TAYLOR' S Clinical Nursing Skills Third Edition

臨床看護スキル大全

看護計画・看護活動・実践　その根拠

著者・編集責任者
パメラ・リン
Pamela Lynn

寄稿・校閲者　95名

日本語版校閲
杉山 美智子／大森 武子

翻訳
山田 浩子／紅 順子／久保 美代子

Copyright © 2011 Wolters Kluwer Health | Lippincott Williams & Wilkins.

Copyright © 2008, 2005 by Lippincott Williams & Wilkins. All rights reserved. This book is protected by copyright. No part of this book may be reproduced or transmitted in any form or by any means, including as photocopies or scanned-in or other electronic copies, or utilized by any information storage and retrieval system without written permission from the copyright owner, except for brief quotations embodied in critical articles and reviews. Materials appearing in this book prepared by individuals as part of their official duties as U.S. government employees are not covered by the above-mentioned copyright. To request permission, please contact Lippincott Williams & Wilkins at Two Commerce Square, 2001 Market Street, Philadelphia, PA 19103, via email at permissions@lww.com, or via our website at lww.com (products and services).

注意

本書は、正確な情報を提供すること、広く実践されている方法を記載することに万全を期している。しかしながら、本書中の誤り、脱落、本書に記載された情報の適用によって生じた結果に対し、著者、編集者、出版社は責任を負わず、本書の内容が最新であるか、完全であるか、正確であるかに関し、明示または黙示を問わず、一切の保証を行わない。特定の状況下における本書に記載された情報の適用は、それを行使する人物の専門家としての責任下にある。すなわち、本書に記載され推奨されている臨床治療法は、絶対的、普遍的なものではない可能性がある。

本書の著者、編集者、出版社は、本書に示された薬剤の選択と投与量が、本書発行時点で推奨され実践されている最新のものと一致するよう、最大限努力した。しかしながら、薬物治療や薬物反応に関連する研究は進行し、政府の規制は変更され、情報は常に変動しているため、本書の読者は医薬品ごとに効能・効果、用量、警告および使用上の注意の付加について添付文書を確認することを奨励する。これは推奨される医薬品が新薬あるいは使用頻度の低い薬剤である場合には特に重要である。

本書に記載されている薬剤や医療機器の中には、研究目的での限定的使用についてのみ、米国食物医薬品局(FDA; US Food and Drug Administration)の承認を受けているものもある。臨床実践で使用する予定の各薬剤や医療機器について、FDAの見解を確認することは、医療供給者の責任である。

欧米と日本の看護システムの違いから、本書に記載されている内容は日本の看護師が行えない看護行為が含まれております。

日本語版発刊にあたって

医療を取り巻く環境は、医療の高度化及び意識の変化、医療提供の場の多様化によって大きく変わってきております。

医療従事者の間においてもそういった認識が浸透しており、このような環境及び意識や認識の変化に応じて、看護職員には、質の高い技術の提供など、ますます幅広い役割を担っていくことが期待されております。

社会状況の課題に応じて医療制度の改革が推進されることが想定され、国により医療提供体制の改革や在宅医療における取り組みが進められています。

近年の医療の提供状況の変化と共に看護活動の範囲も拡大されました。専門看護師(1996年)認定看護師(1997年)制度がもうけられ、さらに特定行為にかかる看護師の研修制度(2015年)が創設されました。諸外国においては効果的な医療提供の方策として、看護職の裁量拡大がひろがりつつあります。

「特定および特定区分(38行為21区分)」の中にもある特定行為が、本書には含まれており、解りやすく掲載されております。

また、看護技術は範囲が広く、覚えるべき看護知識は非常に多岐にわたっています。

本書の特徴は、「本書のねらいと活用法」にもあるように、看護過程の枠組に沿って、アセスメント、看護診断、結果の確認と看護計画、スキルの実施手順の一つ一つに科学的根拠を付し、看護ケアを支持する基本原理の理解を深め、現場での看護活動に瞬時に役立つ知識を提供しているということに尽きます。

本書はその点おおいに役立つものと思われます。

寄稿者と校閲者

本版への寄稿者

リン・バーバンク(Lynn Burbank, MSN, RN, CPNP)　看護学修士、正看護師、小児臨床看護専門認定看護師／
教材コーディネーター
アビントン記念病院付属、ディクソン看護専門学校
5章、薬剤

第2版への寄稿者

メアリー・ハーマン(Mary Hermann, BSN, MSN, EdD)　看護学学士、看護学修士、教育学博士／
助教授
グウィネズマーシー・カレッジ
2章：健康診断
6章：周術期看護
8章：皮膚の完全性と創傷ケア
11章：栄養
15章：体液、電解質、酸-塩基平衡

初版への寄稿者

シェリル・キャスリーン・バックナー(Sheryl Kathleen Buckner, RN, MS, CM)　正看護師、理学士、大学教員と事務職員の能力開発担当者(クリニカルマネジャー)／
大学教員と事務職員の能力開発担当者、医的症例管理者(ケースマネジャー)、臨床講師(クリニカルインストラクター)
オクラホマ大学、看護学部
第III部：統合事例検討

パメラ・エバンス-スミス(Pamela Evans-Smith, MSN, FNP)　看護学修士、ファミリーナースプラクティショナー／
臨床看護学講師
ミズーリ大学

コニー・J・ホーレン(Connie J. Hollen, RN, MS)　正看護師、理学士／
非常勤講師
オクラホマ大学、看護学部
第III部：統合事例検討

ローレン・ネル・メルトン・ステイン(Loren Nell Melton Stein, RNC, MSN)　認定正看護師、看護学修士／
非常勤講師
オクラホマ大学、看護学部
第III部：統合事例検討

校閲者

ファイサル・アボウル-エネイン(Faisal Aboul-Enein, DrPH, MSN, MPH, NP)　公衆衛生学博士、看護学修士、公衆衛生学修士、診療看護師(ナースプラクティショナー)／
看護学助教
テキサスウイメンズ大学

ロビン・エイブラムズ(Robin Abrams, RN, MS, CDE)　正看護師、理学士、糖尿病療養指導士／
看護教員
アルビン・コミュニティカレッジ

ラボンヌ・M・アダムズ(Lavonne M. Adams, PhD, RN, CCRN)　学術博士、正看護師、救命救急看護師／
看護学准教授
テキサスクリスチャン大学、ハリス校看護保健学部

マーガレット・アレクサンダー(Margarett Alexandre, MN, BN, RN)　看護学修士、看護学士、正看護師／
看護教員
サフォークカウンティ・コミュニティカレッジ

ライダ・C・アレバロ-フレチャス(Lyda C. Arévalo-Flechas, PhD, RN)　学術博士、正看護師／
助教
JAHFクレア・M・フェイギン特別研究員
テキサス大学健康科学センター、サンアントニオ校看護学部

リサ・エアーズ(Lisa Ayers, RN, MSN, CNE)　正看護師、看護学修士、看護教員資格者／
助教
ハーパー・カレッジ

ヘレン・バレスタス(Helen Ballestas, PhD, RN, CRRN)　学術博士、正看護師、リハビリテーション認定看護師／
看護学助教
アデルフィ大学

ジェニファー・ベック(Jennifer Beck, PhD, RN, CNE)　学術博士、正看護師、看護教員資格者／
看護学准教授
アワーレディオブザレーク・カレッジ

メアリー・ビョルクルンド(Mary Bjouklund, RN, MSN, CPN)　正看護師、看護学修士、地域精神看護師／
看護学準学士課程教授
ローンスター・カレッジ、キングウッド校

キャスリーン・ブルスト(Kathleen Blust, MSN, RN, BC)　看護学修士、正看護師、ボード認定／
看護学教授
コリン・カレッジ

スー・ボドマン(Sue Bodman, RN, MSN)　正看護師、看護学修士／
看護学助教
グロスターカウンティ・カレッジ

キャロル・ボンバ(Carole Bomba, MSN, RN)
看護学修士、正看護師／
看護学助教
ハーパー・カレッジ

ジョアン・ボーンスティール(Joanne Bonesteel, MS, RN)　理学士、正看護師／
看護教員
エクセルシオ・カレッジ

デイナ・ボッツ(Dana M. Botz, RN, MSN)　正看護師、看護学修士／
看護学講師
ノースヘネピン・コミュニティカレッジ

エセル・ブラット(Ethel Bratt, RN, BScN)　正看護師、看護学士／
看護学講師
サスカチュワン応用科学技術学院(SIAST)

ネル・ブリトン(Nell Britton, MSN, RN, CNE)
看護学修士、正看護師、看護教員資格者／
看護部門新入生コーディネーター
看護学講師
トライデント技術カレッジ

ダナ・バンパス(Donna Bumpus, RN, MSN)
正看護師、看護学修士／
看護学助教
ラマー大学

ジョアン・カールソン(Joan Carlson, RN, MSN, CNE)　正看護師、看護学修士、看護教員資格者／
准教授
ハーパー・カレッジ

ジュリー・カルベリー・カーマン(Julie Calvery Carman, MS, APN, FNP-BC)　理学士、高度実践看護師、ボード認定ファミリー・ナース・プラクティショナー(ボード認定家庭保健診療看護師)／
ファミリー・ナース・プラクティショナー(家庭保健診療看護師)
バンビューレン・ファミリー・メディカル・クリニック

ベロニカ・クラーク-タスカー博士(Dr. Veronica Clarke-Tasker, PhD, RN, MBA, MPH)
学術博士、正看護師、経営学修士、公衆衛生学修士／
看護学教授
ハワード大学、薬、看護、および保健関連学部

ジョン・F・コンクリン(John F. Conklin, RN, MSN, PhD)　正看護師、看護学修士、学術博士／
看護学助教、学科長
ニューヨーク州立大学カントン校

キャスリン・クーパー(Kathryn Cooper, MSN, BSN)　看護学修士、看護学士／
看護学助教
ユニオン大学

グロリア・コシガノ(Gloria Coschigano, RN, MS, ACNS-BC) 正看護師、理学修士、ボード認定アダルト・クリニカル・ナース・スペシャリスト(ボード認定成人臨床看護スペシャリスト)／
看護学准教授
ウエストチェスター・コミュニティカレッジ

デイル・クリスペル(Dale Crispell, MA, BS)
学術修士、理学士／
講師
ニューヨーク州立大学(SUNY)、ロックランド・コミュニティカレッジ

マディ・ディエド(Maddie Diedo, MS, RN) 理学修士、正看護師／
教授
ウェインカウンティ・コミュニティカレッジ

エベリン・ドグビー(Evelyn Dogbey, PhD, APRN, BC) 学術博士、高度実践看護師資格／
看護学助教
テンプル大学

キャスリーン・M・ライリー・ドーリン(Kathleen M. Reilly Dolin, RN, MSN, DNP) 正看護師、看護学修士、看護実践学博士／
看護学准教授
ノーサンプトン・コミュニティカレッジ

リンダ・ドルファス(Lynda Dolphus, RN, MSN) 正看護師、看護学修士／
専任看護教員
ウェインカウンティ・コミュニティカレッジ

デービッド・ダナム(David Dunham, DHEd (c), MS, RN, CRNI) 保健学博士(有資格者)、理学修士、正看護師、輸液看護認定看護師／
看護学助教
ハワイパシフィック大学、保健看護学部

カーラ・ファーガソン(Carla Ferguson, BSN, MSN) 看護学士、看護学修士／
看護学准教授
オークトン・コミュニティカレッジ

シンシア・フィゲロア-ハース(Cynthia Figueroa-Haas, PhD, ANP-BC) 学術博士、ボード認定アダルトナースプラクティショナー(ボード認定成人保健診療看護師)／
臨床助教
フロリダ大学、成人・老人看護学科

カレン・フラニガン(Karen Flanigan, RN, MS)
正看護師、理学修士／
看護教員
チャンドラーギルバート・コミュニティカレッジ

ジャクリーン・フロック(Jaqueline Frock, MSN, RN) 看護学修士、正看護師／
看護学教授
オクラホマシティ・コミュニティカレッジ

ドーン・フチート(Dawn Fucito, MS, RN, BC)
理学修士、正看護師、ボード認定／
上級看護教員
ミドルセックスカウンティ・カレッジ

パトリシア・ゴートロー(Patricia Gautreaux, MSN, M.Ed, RN) 看護学修士、教育学修士、正看護師／
看護教員
サザンミシシッピ大学

メアリー・ガース(Mary Gers, MSN, CNS, RNC) 看護学修士、臨床専門看護師、認定正看護師／
准教授
シミュレーション研究部門長
ノーザンケンタッキー大学

キャロル・ジロッコ(Carol Girocco, MSN, RN)
看護学修士、正看護師／
看護学準学士課程教授
ローンスター・カレッジ、モンゴメリー校

レジーナ・ゴースキー(Regina Gorski, RN, MSN, CNOR) 正看護師、看護学修士、認定手術室看護師／
看護学非常勤講師
エディソン州立カレッジ

ジョイス・ヘル(Joyce Hell, MSN, CMSRN, CNE) 看護学修士、認定医療外科看護師、看護教員資格者／
看護教員
ピッツバーグ大学医療センター(UPMC)附属シェイディサイド看護学校

ベス・ヒッキー(Beth Hickey, MSN, RN, CRRN, CAN) 看護学修士、正看護師、リハビリテーション認定看護師、認定看護管理者／
看護学助教
ノーザンケンタッキー大学

モニカ・ホランド(Monica Holland, MS, RN)
理学修士、正看護師／
看護学教授
オクラホマシティ・コミュニティカレッジ

ロビン・ジョーンズ(Robin Johns, PhD, RN)
学術博士、正看護師／
准教授、コーディネーター
ジョージア医学カレッジ、アセンズ校看護学部

フラン・E・カンプ(Fran E. Kamp, RN, MSN)
正看護師、看護学修士／
看護学助教
マーサー大学附属ジョージア・バプテスト看護大学・短大

キャシー・カイスター(Kathy Keister, PhD, MS, CNE, BSN, BS) 学術博士、理学修士、看護教員資格者、看護学士、理学士／
助教
ライト州立大学、保健看護学部

テレサ・コチェラ(Teresa Kochera, BS, MSN)
理学士、看護学修士／
看護学助教
メーコン州立大学

パメラ・コールブリー(Pamela Kohlbry, RN, MSN, PhD) 正看護師、看護学修士、学術博士／
助教
カリフォルニア州立大学、サンマルコス校、看護学部

リンダ・アン・カッチャー(Linda Ann Kucher, BSN, MSN) 看護学士、看護学修士／
看護学助教
ゴードン・カレッジ

テレサ・レオン(Teresa Leon, MSN, RN, ACNS-BC) 看護学修士、正看護師／
助教
ニューメキシコ州立大学、看護学部

メアリー・ルイス(Mary Lewis, EdD, MBA, MSN, ARNP-BC) 教育学博士、経営学修士、看護学修士、ボード認定上級登録ナースプラクティショナー(ボード認定上級登録診療看護師)／
保健専門学部副学部長、看護部長
エディソン州立カレッジ

ショーン・レウェリン(Shawne Llewellyn, MSN, RN) 看護学修士、正看護師／
看護学準学士課程教員
レベル1カリキュラムコーディネーター、クリニカルコーディネーター(臨床コーディネーター)
ピット・コミュニティカレッジ

パメラ・Y・メイホン(Pamela Y. Mahon, PhD, NEA-BC, RN) 学術博士、ボード認定上級管理職看護師、正看護師／
准教授
ニューヨーク市立大学(CUNY)、ハンター-ベルビュー校看護学部

デボラ・K・マーチン(Deborah K. Martin, RN, MSN, CCRN) 正看護師、看護学修士、救命救急看護師(集中ケア認定看護師)／
講師
セントルークス病院付属看護学校

ジャネット・マッソグリア(Janet Massoglia, MSN) 看護学修士／
講師
デルタ・カレッジ

コニー・マクファデン(Connie McFadden, RN, BSN, MSN) 正看護師、看護学士、看護学修士／
助教
ザ・クライスト病院看護学校

ダイアン・モンシバイス(Diane Monsivais, CRRN, MSN, PhD) リハビリテーション認定看護師、看護学修士、学術博士／
看護学助教
テキサス大学エルパソ校、看護学部

クローディア・ミッチェル (Claudia Mitchell, PhD(c), MSN, RN-BC) 学術博士(有資格者)、看護学修士、ボード認定正看護師／
助教
シンシナティ大学

スーザン・ムーア (Susan Moore, BSN, MSN)
看護学士、看護学修士／
臨床助教
メンフィス大学、ローウェンバーグ看護学部

レジーナ・オドロビナク (Regina O'Drobinak)／
看護教員
アイビーテック・コミュニティカレッジ

ペニー・R・パク (Penny R. Pak, RN, MSN)
正看護師、看護学修士／
看護学准教授
パスコヘルナンド・コミュニティカレッジ

ジェリ・パルマー (Jerri Palmeer, MA, RN) 学術修士、正看護師／
ポルク州立カレッジ

キャロライン・ペルツ (Caroline Peltz, RN, MSN, MSHSA) 正看護師、看護学修士、理学修士(医療経営管理学専攻)／
専任看護学教員
ウェインカウンティ・コミュニティカレッジ

シャロン・フェルプス (Sharon Phelps, BSN, MSN) 看護学士、看護学修士／
上級教育専門職員
チェンバレン看護カレッジ

カレン・ピオトロースキー (Karen Piotrowski, MS, RN, BSN) 理学修士、正看護師、看護学士／
看護学教員
ドュユーブル・カレッジ

キンバリー・プレモンス (Kimberly Plemmons, MSN) 看護学修士／
大学教員
カバラス保健学カレッジ

ミシェル・クーゲル (Michelle Quigel, BSN, RN, CWOCN) 看護学士、正看護師、皮膚・排泄ケア認定看護師／
皮膚・排泄ケア認定看護師
ホーリー・リディーマー病院・医療センター

ロレッタ・キグリー (Loretta Quigley, MS, RN)
理学修士、正看護師／
副学部長
セントジョセフ看護短大

ジェニファー・ラス (Jennifer Rath, RN, BScN)
正看護師、看護学士／
ナーステクノロジスト、臨床講師
モホーク大学

キャロル・リード (Carol Reid, RN, MS) 正看護師、理学修士／
講師
センチュリー・カレッジ

ワンダ・リービス (Wanda Revis)／
グリーンビル技術カレッジ

ヘイゼル・ラフ (Hazel Ruff, MS, BS) 理学修士、理学士／
看護学講師
ノーフォーク州立大学

チェリル・サドラー (Cheryl Sadler, PhD, RN)
学術博士、正看護師／
看護学准教授
アクロン大学

ケイリー・サンド-ジェクリン (Kari Sand-Jecklin, EdD, MSN, RN, AHN-BC) 教育学博士、看護学修士、正看護師、ボード認定上級ホリスティック看護師／
看護学准教授
ウエストバージニア大学

キャサリン・シコルスキー (Catherine Sikorski, RN, MSN) 正看護師、看護学修士／
教授
マコーム・コミュニティカレッジ

ドロレス・ソロスキー (Dolores Solosky, MSN, RN, CS) 看護学修士、正看護師、クリニカルスペシャリスト／
看護学教員
オークランド・コミュニティカレッジ

ジェニファー・スペクト (Jennifer Specht, BSN, MSN) 看護学士、看護学修士／
助教
モラビアン・カレッジ、セントルークス看護学部

メアリー・スパイカ (Mary Spica, RN, MS, CSE) 正看護師、理学修士、認定性教育指導者／
看護学助教
クライスト看護保健科学短大

エイミー・スティーゲン (Amy Stegen, RN, MSN) 正看護師、看護学修士／
看護コーディネーター
デービス応用技術大学

キャスリーン・スティーブンス (Kathleen Stevens, MN, BN, RN) 母性看護専門看護師、看護学士、正看護師／
人材教育センターコーディネーター
看護研究センター

キャシー・S・テイダス (Kathy S. Taydus, RN, MSN) 正看護師、看護学修士／
助教
ジェームスタウン・コミュニティカレッジ

ラメシュ・ウパディヤヤ (Ramesh Upadhyaya, PhD, RN, CRRN, MBA) 学術博士、正看護師、リハビリテーション認定看護師、経営学修士／
臨床講師
ノースカロライナ大学、グリーンボロ校、看護学部

モニカ・テイラー (Monica Taylor, RN, MSN)
正看護師、看護学修士／
看護学教授
サンジェシント・カレッジ

キャスリーン・シード (Kathleen Thiede, MA, RN) 学術修士、正看護師／
看護学教員
カレッジ・オブ・セントスコラスティカ

ジーン・アン・バン・フォッサン (Jeanne Ann Van Fossan, RN, MSN, NP) 正看護師、看護学修士、診療看護師(ナースプラクティショナー)／
看護学教授
ウエストバージニア・ノーザン・コミュニティカレッジ

バーバラ・ビッカーズ (Barbara Vickers, RN, MS, CCRN) 正看護師、理学修士、救命救急看護師(集中ケア認定看護師)／
看護学教授
ニューヨーク州立大学(SUNY)、エリー・コミュニティカレッジ

スーザン・ワルツ (Susan Waltz, RN, DNP)
正看護師、看護実践学博士／
保健学部教授
インディアナ州立アイビーテック・コミュニティカレッジ

ジュリー・ウェルズ-チアツォス (Julie Wells-Tsiatsos, MSN, RN) 看護学修士、正看護師／
看護学講師
セントエリザベス看護短大

キャスリーン・S・ウィルソン (Kathleen S. Wilson, RN. MSN) 正看護師、看護学修士／
看護学教授
ヒューストン・コミュニティカレッジ

ロバート・ワイアット (Robert Wyatt, MSN, RN) 看護学修士、正看護師／
看護学助教
ジャクソン州立コミュニティカレッジ

パティ・ユーデルソン (Patti Yudelson, RN, BS) 正看護師、理学士／
看護学教員
ウィルソン技術センター、実践看護学部

本書のねらいと活用法

本書のねらいは、看護学生や看護師が、認知、技術、対人関係、倫理・法律の各スキルを用い、安全で効果的な患者ケアの実践能力を身につけることである。本書は、新人看護師から経験豊富な看護師にいたる幅広いニーズに対応する。本書で示したスキルの多くは、看護学生が在学中に遭遇することはなくても、看護師となり臨床の場へ出れば遭遇するであろうものである。

本書は患者ケアの基本原則に重点を置いているため、どの基礎看護テキストとの併用も容易である。しかし、本書は特に『看護の基礎：技術と科学（第7版）（*Fundamentals of Nursing: The Art and Science of Nursing Care*, Seventh Edition）』（Taylor, Lillis, LeMone, Lynn共著、以下『看護の基礎』と記載）に合わせて企画されたもので、継続的に学習できるようになっている。テイラーの『看護の基礎』に記載されている看護ケアのスキルとガイドラインは本書にも一部重複して記載されているが、その内容は以下のような増補を行っている。

- 看護計画とプロセスを重視する
- 看護師が遭遇する予期しない状況を多く取り上げ、それに対処するための看護介入についても説明
- 看護技術の中でも重要な手技を強調
- 特定の看護技術を1000枚を超えるカラー写真やイラストで図解
- 現時点で最良の実践ガイドラインと研究に基づいたエビデンスを特記し、実際に通用する看護技術を支援
- 事例検討は各章の内容を十分活用し理解を深められるものを採用し、巻末に典拠を提示

加えて、本書は『看護の基礎』に未収録の、より高度な看護技術を多数掲載している。

学習体験

写真やイラストを豊富に用いている。後に述べるように、一貫性と統合性のある学習体験が得られるように編集されている。

本書の構成

本書は3部構成である。前から順に学習するのが理想的だが、多様なカリキュラムや学生のさまざまなニーズに対応できるように万全を期した。したがって各章は独立した構成になっており、他章を気にすることなく読むことができる。

第1部　看護ケアの基本手技

ここでは、看護技術の基礎となるバイタルサインの測定、健康状態の評価、安全性の向上、無菌状態の維持、薬剤の投与、外科患者のケアを紹介する。

第2部　健全な生理的反応の促進

ここでは、患者の生理的要求、すなわち衛生、皮膚の統合性と創傷ケア、活動、安楽、栄養、排尿、排便、酸素化、体液・電解質・酸塩基平衡、神経系のケア、心血管系のケア、検体採取に焦点をあてる。

第3部　統合的事例検討

看護技術のテキストは理解しやすいように内容を直線的に並べて示すのが一般的であるが、実際の臨床現場では患者の複雑な健康上のニーズに応じて多くの看護技術が組み合わせて実施される。この第3部は、読者が統合的事例検討に取り組むことで、クリティカル（客観的、分析的、論理的）に考え、創意工夫し、患者の複合的なニーズを考慮し、ケアの優先順位を適切に判断し、最終的に看護学生や看護師が日々の臨床実践の場で発生する複雑な状況への対応準備ができるように構成されている。

本書の特色

- **注目する患者ケア**　第1部と第2部の各章の冒頭に、看護技術を実践する状況にある、現実に即した3つの症例シナリオを記載している。これらの症例シナリオは、その章の内容の枠組を提供する。「注目する患者ケア」の後に、章の**学習目標**と**キーワード**が置かれている。
- **基本事項のまとめ**　覚えるべき看護知識は非常に多岐にわたる。そこで、本書は過剰な内容や重複を避け、読者が焦点を絞りやすいように編集した。そのために第1部と第2部の各章にはいくつもの囲み記事、表、あるいは図を配して、スキルの実践の前に理解しておかなければならない重要な概念をまとめてある。
- **手順を追ったスキル解説**　各章に、数多くの関連するスキルについて「手順を追ったスキル解説」を掲載している。スキルの実施については2段組構成で、簡潔、平易に解説されており、容易に着実な実施ができるようになっている。
- 各看護スキルの看護責任は、**看護過程**の枠組に沿って、アセスメント、看護診断*、結果の確認と看護計画、スキルの実施、評価および記録の5段階にまとめてある。
- 看護行為の実施手順の一つ一つに**科学的根拠**を付し、看護ケアを支持する基本原理の理解を深められるようにしてある。
- **看護上の警告**は重要な情報への注意を促す。
- **手指衛生**のアイコンは、微生物の拡散防止にもっとも有効な方法である手指衛生の実施を促す。

- **患者確認**のアイコンは、適正な患者に看護介入が実施されることを保証し、医療ミスの防止に役立つ患者確認を促す。
- **看護記録ガイドライン**によって、看護学生と看護師に実施スキルと所見の正確な記録方法を指導する。また、**記録例**に正しい記録の書き方例を提示する。
- **乳幼児、小児、高齢者、在宅保健**(改変が必要な事項と在宅ケア)などの**特別な注意事項**は頻繁に登場し、人生のさまざまな時点のさまざまな状況下にある患者のさまざまなニーズについて説明する。
- 標準的な結果の説明の後、**予期しない状況**が提示されている。状況説明の後に最良の対処方法とその根拠を示してある。「予期しない状況」はグループディスカッションの開始点としても機能する。
- **実践のためのエビデンス**で、スキルの裏づけとなる最良の実践ガイドラインや研究に基づいたエビデンスを提示する。
- **スキルバリエーション**では、装置や技術のバリエーションの全段階を明確に説明している。
- **写真の多用**。新しいスキルを学習するとき、読むだけで実施方法を理解することは難しい。本書は1000枚を超える写真を使い、各スキルの実施方法を写真入りで解説している。写真入りのテキストを使うことで、スキルはただ学習するものではなく、記憶に残るものとなるはずだ。
- **理解度を高めるために**は、各章末にあり、読者は学んだ内容を復習し、実際に使ってみることができる。
- **クリティカルシンキングのスキルを身につける練習問題**は、前版から評判のよい特色である。章の冒頭で紹介された症例シナリオに戻り、読者にクリティカル(客観的、分析的、論理的)に考えさせる設問をし、その章で学んだ内容を答えさせる。読者はスキルを応用し、新しく学んだ知識を駆使し、クリティカルに考えることが患者ケアにどれほど影響を与え、結果を変える可能性さえあるかを示すように作られた練習問題を"考え抜く"よう求められる。
- **クリティカルシンキングのスキルを身につける練習問題解答例**は、設問への解答例となる看護ケアを示す。
- **関連のある統合的事例検討**は、第3部の事例とその検討内容からその章に適したものを紹介し、その章の内容がどのように使われ、役に立つかを示す。

---

*看護診断に関する材料は、『NANDA-I　看護診断　定義と分類　2009-2011(Nursing Diagnoses-Definitions and Classification 2009-2011)』から得ている。著作権は2009、2007、2005、2003、2001、1998、1996、1994の各年について、NANDA Internationalにある(Copyright© 2009, 2007, 2005, 2003, 2001, 1998, 1996, 1994 by NANDA International)。発行者である、John Wiley & Sons, Inc.傘下の出版社Wiley-Blackwell Publishingの承認により使用。NANDA-I看護診断を用いて安全で効果的な看護診断を行うために、看護師は『NANDA-I　看護診断　定義と分類　2009-2011』に記載された各診断項目の定義と特徴を参照する必要がある。

謝辞

本改訂版は、多くの才能ある人々の著述によるものである。このプロジェクトの完成のために貢献してくれたすべての人々に対し、大変な仕事をしてくれたことへの感謝の意を表したい。キャロル・テイラー、キャロル・リリス、プリシラ・リモーネには、惜しみない支援と励ましを提供してくれたことに感謝したい。あなた方は素晴らしい指導者だ。

今回の改訂は、リッピンコット・ウィリアムズ・アンド・ウィルキンスの看護教育部門の献身的なプロダクトマネージャー、ヘリーン・カプラーリとミシェル・クラークが巧みにコーディネートしてくれた。あなた方の忍耐、サポート、尽きることのない励まし、それに全身全霊を傾けてくれたことに謝意を表する。シニアプロダクトマネージャーのベッツィ・ゲンツラーには、本書の写真および付随するビデオについての彼女の洞察力と疲れを知らない仕事ぶりに感謝する。原稿入手担当編集部長のジーン・ローデンバーガーには、彼女の勤勉な仕事ぶりとプロジェクト全体の誘導に対して、また、デザインコーディネーターのホリー・リード・マクローリン、アートディレクターのブレット・マクノートンに感謝の意を表する。

グウィネズマーシー・カレッジの同僚たちには、惜しみないサポートと専門家としての協力に対し、特別な感謝を捧げる。

最後に、家族の愛情と理解と励ましに心より感謝する。家族の支えなしには長時間にわたる調査・研究と執筆は成し得なかった。

パメラ・リン
Pamela Lynn

目次

第2部　健康的な生理的反応の促進　309

第1部

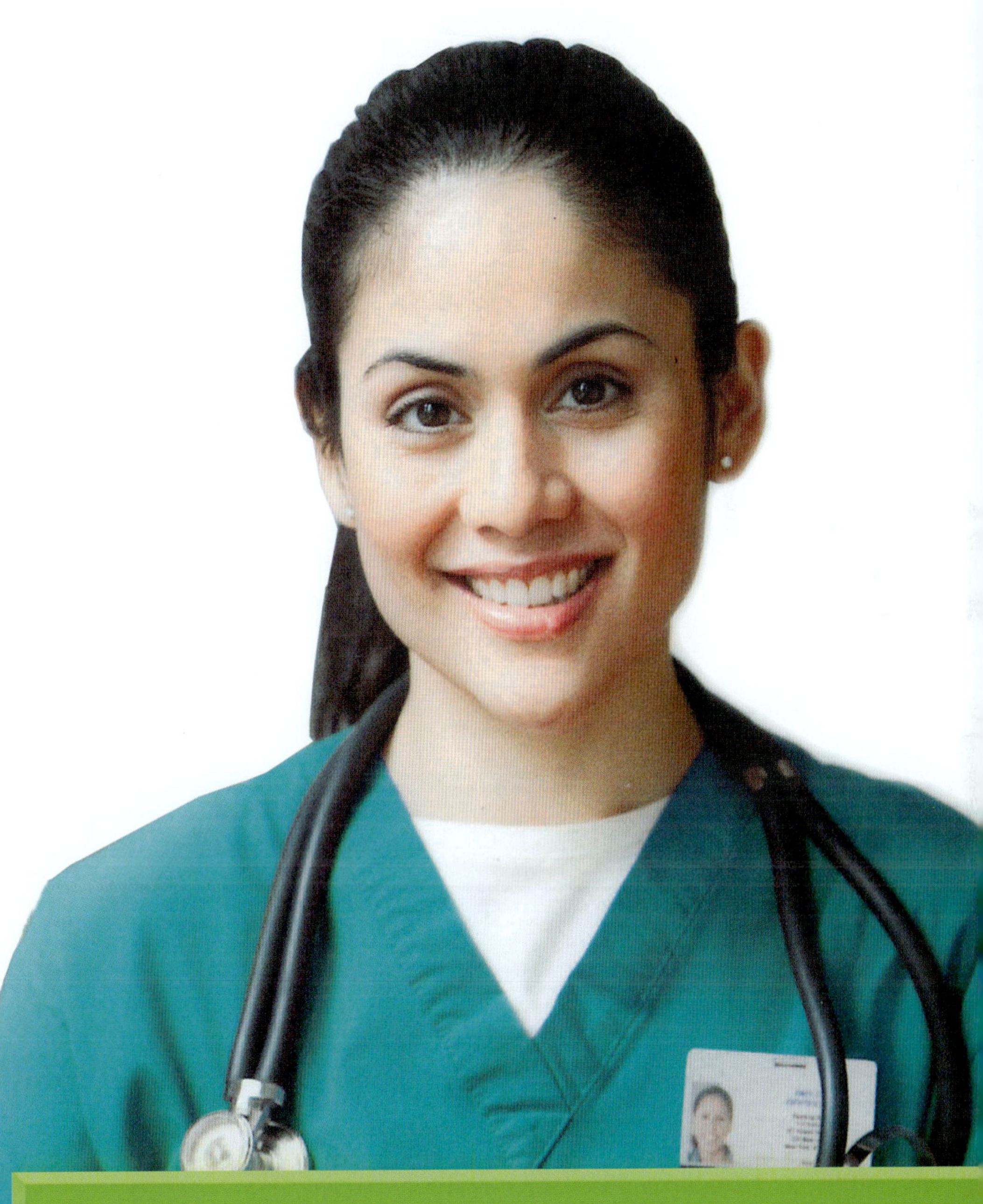

看護ケアの基本手技

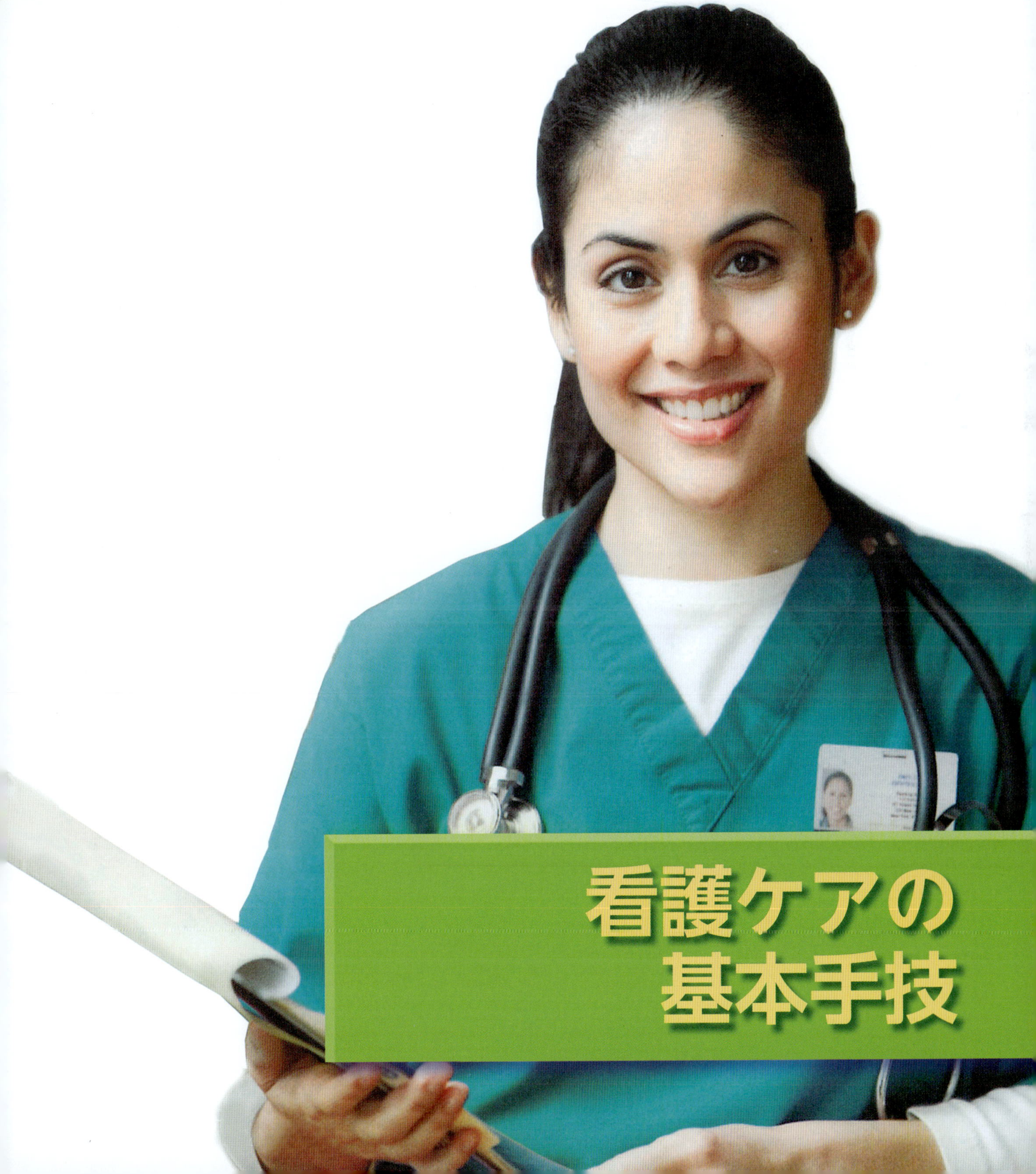

第1章

バイタルサイン

焦点とする患者ケア

本章では、次のような患者のケアに必要なスキルを学ぶ。

ティローン・ジェフリーズ 5歳、38.9℃の発熱があり、現在救急部にいる。

トービー・ホワイト 26歳、喘息の病歴があり、現在の呼吸数は1分間に32回である。

カール・グラッツ 58歳、最近、高血圧を治療する薬剤を服用し始めた。

学習目標

本章学習後に実施できるようになるスキルを以下に示す。

1. 鼓膜温、口腔温、直腸温、腋窩温、側頭動脈温による体温のアセスメント
2. ラジアントウォーマーを使用した新生児の体温管理
3. 冷却ブランケットの使用
4. 末梢動脈触診による脈拍のアセスメント
5. 心尖部聴診による心音のアセスメント
6. 超音波ドップラーによる末梢動脈の脈拍のアセスメント
7. 呼吸数のアセスメント
8. 聴診または自動血圧計による血圧のアセスメント
9. 超音波ドップラーによる収縮期血圧のアセスメント

基本用語

拡張期血圧：心室の収縮と収縮の間の、心臓が拡張して動脈壁にかかる圧力が最小になった時の血圧

起座呼吸：呼吸困難の一種で、座位または立位の方が楽に呼吸ができる状態

吸気：息を吸い込むこと。吸息ともいう

起立性低血圧：立位姿勢をとることにより生じる一時的な血圧の低下。体位性低血圧ともいう

血圧：血液が動脈壁を押す力

高血圧：正常値の上限より高い血圧

呼気：息を吐き出すこと。呼息ともいう

呼吸：呼吸をする行為。また、体内の細胞で酸素を使うこと

呼吸困難：呼吸をするのに苦しさを伴い努力を要する状態

個人防護具(PPE)：感染物質への曝露を最小限にし、予防するために必要な装備や装具で、グローブ、ガウン、マスク、感染防止用ゴーグルなどがある

コロトコフ音：動脈にかけた圧力を開放していくときに生じる、動脈中の血流の変化によって聞こえる連続音

(続く)

基本用語 *(続き)*

収縮期血圧：心室が収縮したときに生じる、動脈壁にかかる血圧の最大値
徐呼吸：呼吸数が病的に少ない状態
徐脈：脈拍数が少ない状態
正常呼吸：正常な呼吸
ダイアフラム面、膜面：(聴診器)呼吸音などの高調音を聴診するための、大きくて表面が平らなディスク状の部分
超高熱：41℃を超える高熱
低血圧：正常値の下限より低い血圧
低体温：正常値の下限より低い体温
バイタルサイン：体温、脈拍、呼吸数、血圧。生命徴候ともいう。
発熱：正常体温の上限より体温が高いこと
頻呼吸：呼吸数が病的に多い状態
頻脈：心拍数が多い状態
不整脈：心臓律動が異常になった状態
ベル面：(聴診器)心雑音などの低調音を聴診するための、上部中央がくぼんだ曲面になった側
脈圧：収縮期血圧と拡張期血圧の差
無呼吸：呼吸がない状態
無熱性：体温が平熱である状態
有熱性：体温が平熱より高い状態

バイタルサインとは、体温、脈拍、**呼吸**、**血圧**を指し、それぞれT、P、R、BPと略される。そのほか、しばしば第5のバイタルサインと言われる疼痛については、「第10章　安楽」に記載されている。パルスオキシメトリで非侵襲的に測定される動脈血酸素飽和度もバイタルサインに含まれることがあり、「第14章　酸素化」に記述されている。個々人の健康状態はこれらの身体機能の指標に反映される。バイタルサインの変化は健康状態の変化を示している可能性がある。

さまざまな状況でバイタルサインはアセスメントの対象となり、一般に認められた正常値や患者の平常時の状態と比較される。バイタルサインの測定を行う適時例(限定するものではない)としては、健康フェアや医院でのスクリーニング、家庭でのチェック、医療施設への入院時、バイタルサインに影響する薬剤の投与時、侵襲的診断法や外科的処置の前後、急変時、などがある。患者の状況がアセスメントを必要とする場合はいつでも、看護師はバイタルサインを測定する。

細部にまで注意を払ってバイタルサインの測定と観察を行い、所見を正確に解釈することがきわめて重要である。バイタルサインの測定を別の医療従事者が代行した場合でも、データの正確性、所見の解釈、異常所見の報告は担当看護師の責任において行う。本章では、各バイタルサインの測定技術について述べる。基礎知識1-1に、バイタルサインの正常値の年齢による変化の概略を示している。基礎知識1-2には乳幼児および小児のバイタルサイン測定のガイドラインを提示する。

基礎知識 1-1

バイタルサインの正常値の年齢による変化

年齢	体温(℃)	脈拍数(回/分)	呼吸(回/分)	血圧(mmHg)
新生児	36.8(腋窩温)	80-180	30-60	73/55
1-3歳	37.7(直腸温)	80-140	20-40	90/55
6-8歳	37(口腔温)	75-120	15-25	95/75
10歳	37(口腔温)	75-110	15-25	102/62
13-19歳	37(口腔温)	60-100	15-20	102/80
成人	37(口腔温)	60-100	12-20	120/80
70歳以上	36(口腔温)	60-100	15-20	120/80

基礎知識 1-2

乳児および小児のバイタルサインの測定技術

- 血圧測定は小児にとって“恐いもの”であるため、血圧測定は最後に行う。小児や乳幼児は血圧のアセスメントの間に泣き出すことが多く、呼吸数や脈拍数のアセスメントに影響する可能性がある。
- 小児が親のひざの上か親の隣の椅子に座っている間に、できるだけ多くの測定を行う。
- アセスメントに使用する機器類は、使用前に小児に見せ、触らせる。
- バイタルサインの測定をゲームにする。たとえば、チュッチュッという音のでる鼓膜体温計を使っている場合、小児に「耳の中の“小鳥さん”を探している」と話す。脈拍を聴診しているときは、「他に動物さんの鳴き声は聞こえないかな」と言う。
- 小児が人形やぬいぐるみを持っている場合は、まず、その人形のバイタルサインを測定するふりをする。

スキル・1-1 体温のアセスメント

体温は、体内で作られた熱量と周辺環境に放散されて失われた熱量との差を度の単位で表したものである。熱は身体の内部組織の代謝過程で作られ、循環血液によって皮膚表面に運ばれて環境中に放散される。深部体温は体表温より高めで、正常な場合は36.0℃から37.5℃の範囲内に維持されている。体温には個人差があり、正常でも時間帯により変化する。深部体温は早朝に最も低くなり、夕方に最も高くなる(Porth & Matfin, 2009)。

体温は身体の部位により異なる。深部体温は体表温より高い。深部体温は鼓膜または直腸で測定されるが、食道、肺動脈、膀胱の侵襲的モニターでも測定可能である。体表温は口腔(舌下)、腋窩、皮膚表面の各部位で測定される。

体温測定に使用される医療機器や手順は数種類ある。図1に種類の異なる体温計を示した。ガラス体温計は割れるおそれがあるので、意識のない患者、判断力が低下している患者、乳幼

(続く)

スキル・1-1　体温のアセスメント（続き）

児に使用してはならない。正確な体温を得るには、患者の状態に合った適正な部位、適切な器具を用いる。口腔以外の部位から体温測定値を得た場合は、測定値と共に測定部位を記録する。測定部位が記入されていない場合は、一般に口腔温とみなされる。

過去に、体温の測定に先端部に水銀が入ったガラス体温計が使われてきたことを知っておくことも重要である。現在では、米国環境保護庁（U.S. Environmental Protection Agency；EPA）の安全勧告（2009年）に基づき、医療施設で水銀体温計は使用されていない。しかし、患

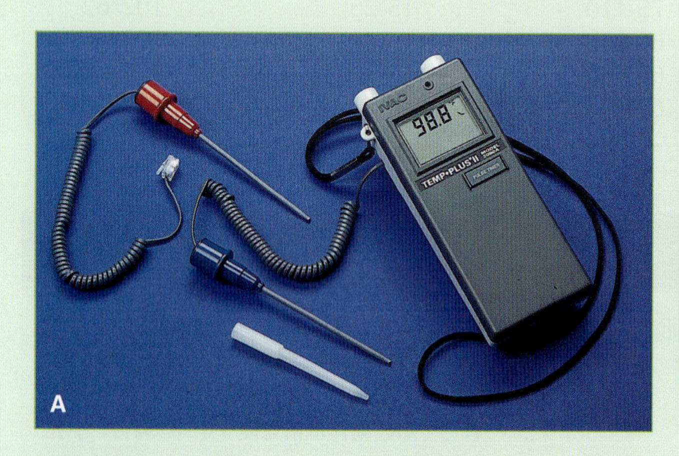

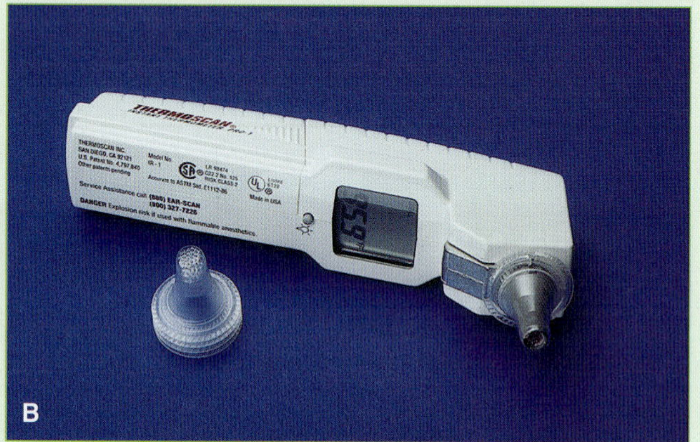

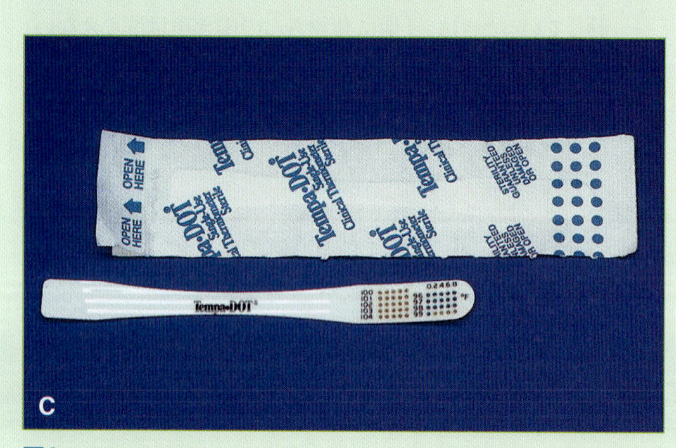

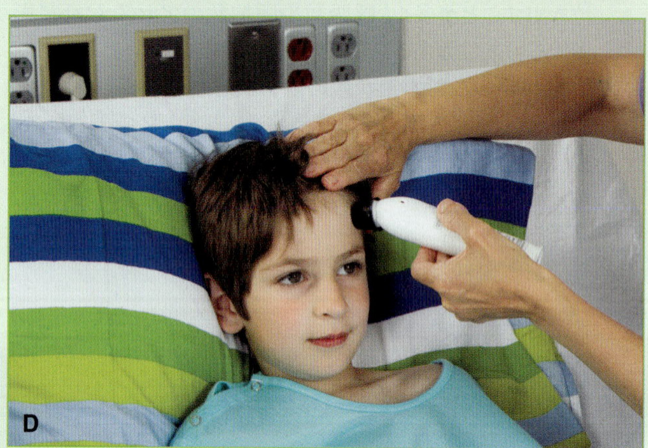

図1　体温計の種類。(**A**)電子体温計。(**B**)鼓膜体温計。(**C**)ディスポーザブル紙製体温計。体温に応じてドットの色が変わる。(**D**)側頭動脈体温計。

者は自宅に水銀体温計を保有し、使用している可能性がある。看護師は患者に体温測定には別の種類の体温計を使うよう薦め、患者指導を看護ケアの一部に含めるべきである。

必要物品

- 使用部位に応じたデジタル、ガラス、または電子式の体温計
- ディスポーザブルプローブカバー
- 水溶性潤滑剤（直腸温測定の場合）
- 非滅菌グローブ（必要に応じて）
- PPE（個人防護具）（指示のある場合）
- トイレットペーパー（必要な場合）
- 鉛筆またはボールペン、記録用紙またはフローシート、電子記録用機器

アセスメント

患者が耳痛を訴えている場合、痛む側の耳に鼓膜体温計を使用してはならない。耳珠が動くと非常に不快に感じる場合がある。耳漏や鼓膜に瘢痕がないかを評価する。これらがあると測定結果が不正確になり、患者にとっては問題の原因となりうる。ただし、外耳道の感染症や耳垢は、鼓膜体温計の測定値にあまり影響しない。患者が頭を横に向けて眠っていた場合は、上側の耳で測定する。特に表面がビニール製の枕カバーを使用している場合、枕側の耳は温度が上がっている可能性がある。その他の場合は、どちらの耳で測定してもよい。

患者の認知機能が正常であることを確認する。指示に従えない患者に口腔温測定を行うと、患者が体温計を噛んで損傷を負うことがある。患者が体温計を挟んで唇を閉じられるかどうかを判定する。できない場合は、口腔で体温測定を行うのは適当でない。口腔温の測定は、口腔に疾患のある患者、鼻や口の手術を受けた患者に行ってはならない。患者に、体温測定の直前に喫煙、ガムを噛む、飲食などの行為がなかったかを訊ねる。これらの行為があった場合は、患者の体温に直接影響する可能性があるため、口腔温の測定を30分間延期する。**頻呼吸**や**徐呼吸**も測定値に影響を及ぼす可能性がある(Higgins, 2008; Quatrara, et al., 2007)。

直腸温を測定する場合は、患者の最新の血小板数を確認する。血小板数が低い患者に直腸体温計を挿入してはならない。直腸は血管が豊富で、体温計の挿入により出血する場合がある。直腸温の測定は、直腸の手術を受けた患者、下痢のある患者、直腸に疾患のある患者に行ってはならない。直腸に体温計を挿入すると、迷走神経を刺激して心拍数が減少することがある。したがって、ある種の心疾患患者や心臓外科手術後の患者の直腸温測定は、医療施設によっては禁じているところもある。

腋窩温を測定する場合は、患者が腕を身体にしっかりと押し付けていられるかを判断する。正確な測定値を得るため、患者の腕が身体にしっかりと密着するよう、看護師の補助が必要な場合もある。

側頭動脈温の測定を行う場合は、頭部の被覆物に注意する。帽子、毛髪、かつら、包帯などは測定部位を覆うため、測定値が不当に高くなる。周辺環境に露出している側頭部のみを測定すること。側頭動脈温は、瘢痕組織、創傷、擦過傷の上で測定してはならない。

看護診断

患者の現在の状態に基づき、看護診断を行うための関連因子を決定する。適切な看護診断として以下のような例がある。

- 身体外傷リスク状態
- 体温平衡異常リスク状態
- 高体温
- 非効果的体温調節機能
- 低体温

成果確認と看護計画立案

体温のアセスメントにおいて望ましい成果は、患者が損傷を負うことなく、また患者の不快感を最小限に抑えたうえで、患者の体温が正確に評価されることである。看護診断によっては、それ以外にも適切な成果がありうる。

看護技術の実際

手順	根拠
1. 医師の指示または看護計画により、測定の頻度と測定部位を確認する。看護判断によっては、もっと頻繁に体温測定を行う方がよい場合もある。必要な物品を床頭台またはオーバーテーブルに運ぶ。	バイタルサインを適正な間隔で測定しアセスメントを行うと、患者の健康状態について重要なデータが得られる。必要な物品をすべてベッド脇に運んでおけば、時間と労力の節約になる。物品を手近に準備すると、便利で時間の節約になり、看護師の無駄な動きが避けられる。
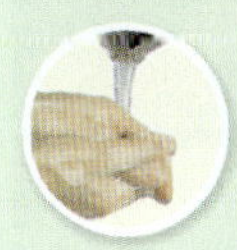 2. 手指衛生を実施し、指示があればPPEを装着する。	手指衛生とPPEにより微生物の拡散が防止される。PPEは感染経路別予防策に基づいた装備が必要である。

(続く)

スキル・1-1　体温のアセスメント（続き）

手順	根拠
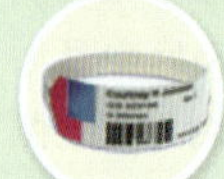 3. 患者の本人確認を行う。	本人確認を行うことで確実に適正な患者に看護介入が実施され、医療過誤の防止に役立つ。
4. ベッド周囲のカーテンを閉め、可能であれば部屋のドアを閉める。これから行う処置について患者と話し合い、患者がどの程度協力できるかを判断する。	これにより患者のプライバシーを保証する。説明により不安を軽減させ、協力を促す。会話は患者の積極性を促し、個々人に応じた看護ケアを可能にする。
5. 電子体温計またはデジタル体温計が正常に動作することを確認する。	正常に動作しない体温計では正確な測定値を得られない。
6. 必要時、指示のある場合はグローブを装着する。	グローブは血液や体液との接触の防止する。血液や体液との接触の心配がなければ、一般に、口腔温、腋窩温、鼓膜温の測定にはグローブは必要ない。直腸温を測定する場合はグローブを装着すべきである。
7. 前回までのアセスメントデータを基に、適正な測定部位を選択する。	これにより、安全で正確な測定が確実に行なえる。
8. 後記の適切な種類の体温計別の手順に従って測定を行う。	
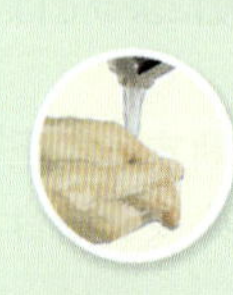 9. 測定が終了したら、グローブを装着している場合は外す。使用した場合は他のPPEも外す。手指衛生を実施する。	適正な方法でPPEを外すことで、感染伝播や他の物品への汚染のリスクが減少する。手指衛生は微生物の拡散を防止する。

鼓膜温の測定

手順	根拠
10. 必要な場合は、“入”ボタンを押し、“使用可”表示が出るまで待つ（図2）。	正常な動作を得るため、体温計の電源を入れてウォーミングアップさせる。
11. 鼓膜体温計のプローブにディスポーザブルカバーをかぶせる。	ディスポーザブルカバーを使用することで、微生物の伝播を防ぐ。
12. **体温計を患者のあごの方向に向け、プローブをやさしく、しっかりと押し当て、外耳道に挿入する（図3）。成人の場合、耳介を上後方に引き上げ、外耳道をまっすぐにする。**	プローブが正しく挿入されていないと、患者の体温が低めに計測されてしまう。

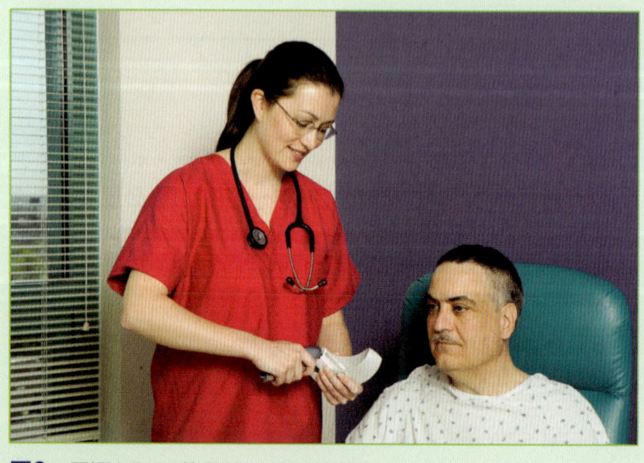
図2　電源を入れ、使用可になるまで待つ。

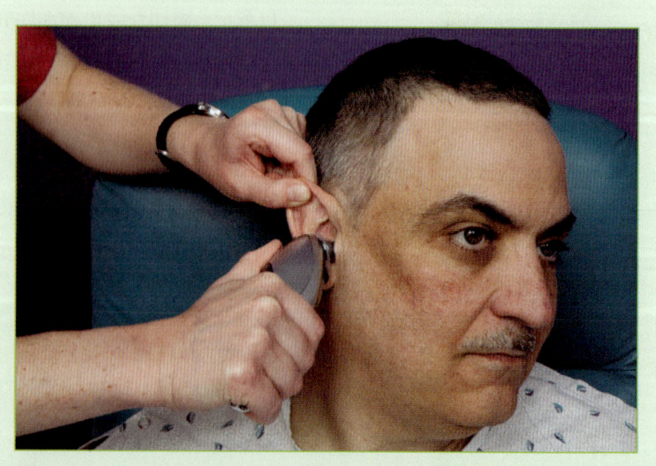
図3　耳介を上後方に引き上げた状態で体温計を外耳道に挿入する。

手順

13. 測定ボタンを押して体温計を作動させる。測定値はすぐ(通常2秒以内)に表示される。測定値を記録する。

根拠

このデジタル体温計は測定ボタンを押さなければ作動しない。

14. 取り外しボタンを押すか、またはプローブカバーの縁をもってカバーを外し、適正な廃棄物用容器に廃棄する(図4)。必要に応じて体温計を充電器に戻す。

プローブカバーを廃棄することで、誤って他の患者に再使用されないようにする。適正な廃棄によって微生物の伝播が防止される。必要な場合は、体温計がいつでも使用できるように充電器にセットしておく。

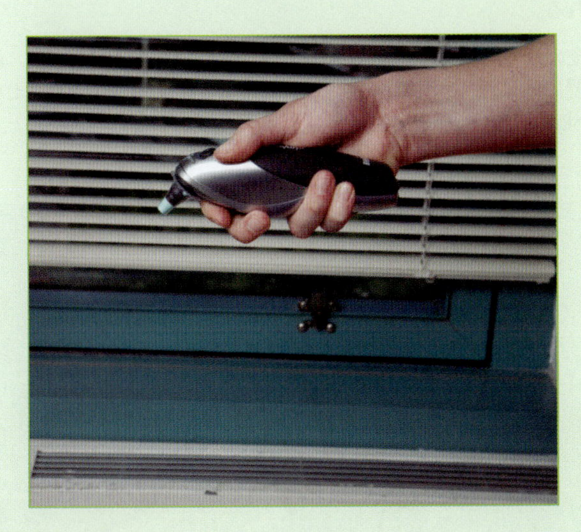

図4　プローブカバーの取り外し。

口腔温のアセスメント

10. 充電器から本体を取り外し、本体の記録用ユニットからプローブを取り出す。

患者の体温のアセスメントを行うには、体温計本体を患者の病室内に持ち込む必要がある。プローブを外すと自動的にスイッチが入る機種もある。

11. 体温計のプローブにディスポーザブルのプローブカバーをかぶせ、パチンとはまるまで押し込む(図5)。

カバーを使うことでプローブの汚染防止になる。

12. **プローブを患者の舌小帯を避けた舌下中央奥に挿入する(図6)。患者にプローブを唇で挟むよう指示する。**

舌小帯を避けた舌下中央奥にプローブを置くと、表層付近にある血管と接触した状態になる。

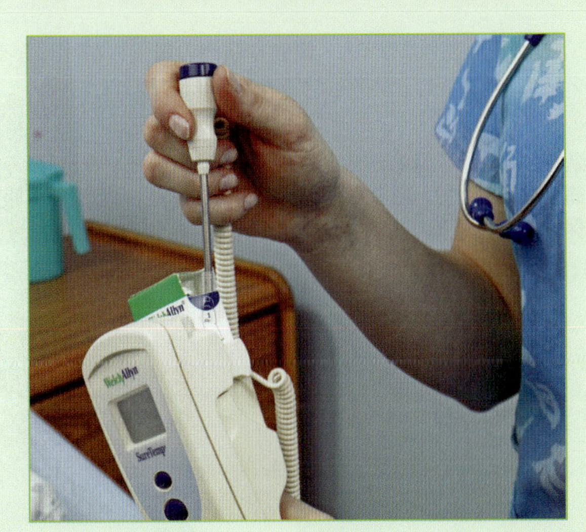

図5　プローブカバーを体温計に装着する。

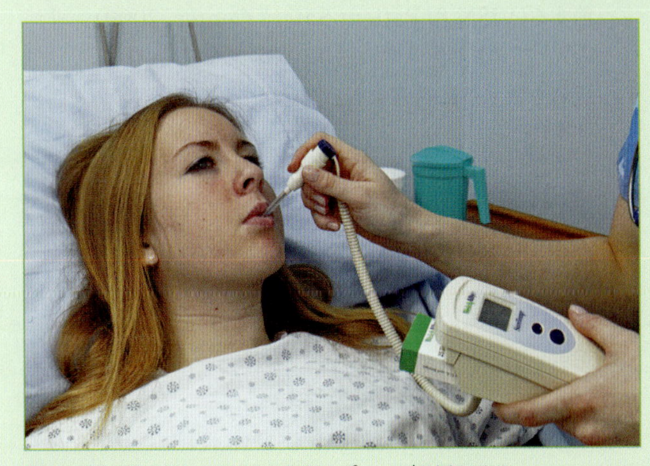

図6　舌小帯を避けた舌下中央奥にプローブを挿入する。

(続く)

スキル・1-1　体温のアセスメント（続き）

手順	根拠
13. **信号音が鳴るまで、プローブは把持し続ける（図7）。体温測定値を記録する。**	支持されていないと、重みで適正な位置からプローブがずれてしまうことがある。測定完了は信号音でわかる。電子体温計では測定値がデジタル表示される。
14. プローブを患者の口から取り出す。プローブを適切な廃棄物用容器の上で把持し、取り外しボタンを押してプローブカバーを廃棄する（図8）。	プローブカバーを廃棄することで、誤って他の患者に再使用されないようにする。適正な廃棄によって微生物の拡散が防止される。
15. 体温計のプローブを記録ユニットの保管位置に戻す。必要に応じて、本体を充電器に戻す。	今後の使用のために、体温計を再充電しておく必要がある。必要に応じて、体温計がいつでも使用できるように充電器にセットしておく。

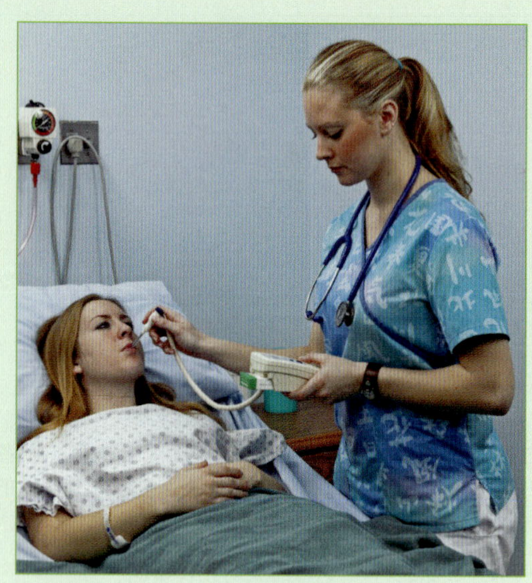

図7　患者の口に入れたプローブは把持し続ける。

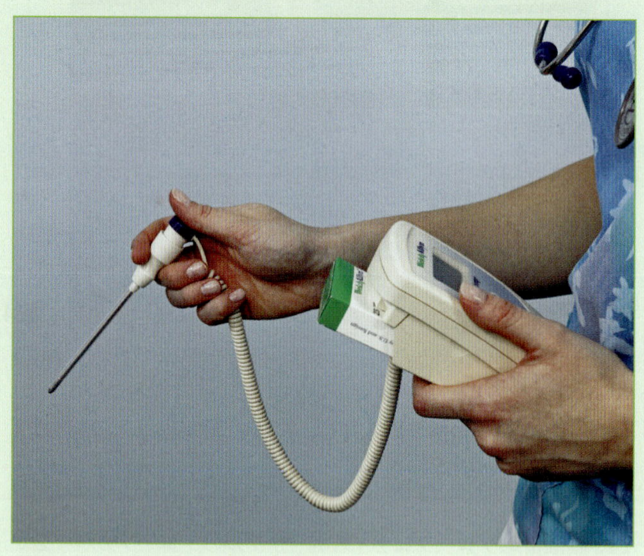

図8　カバー廃棄用のボタンを押す。

直腸温のアセスメント

手順	根拠
10. ベッドを作業しやすい高さ（通常は実施者の肘の高さ）に調節する（VISN 8, Patient Safety Center, 2009）。非滅菌グローブを装着する。	ベッドを適正な高さにすると、腰痛や筋肉の損傷の防止になる。グローブによって汚染物質や体液との接触が避けられる。
11. 患者を側臥位に誘導する。掛け物をよけ、殿部のみを露出させる。	側臥位により、看護師が殿部を見ることができる。殿部のみを露出することで、患者を暖かい状態に維持し、患者の尊厳を保つ。
12. 電子体温計の記録ユニットから直腸温プローブを取り出す。プローブにディスポーザブルのプローブカバーをかぶせ、パチンとはまるまで押し込む（図9）。	カバーの使用により、体温計の汚染を防止する。

手順

13. **プローブの先端の約3㎝に水溶性の潤滑剤をつける（図10）。**

根拠

潤滑剤によって摩擦が減少し、挿入が容易になり、直腸の粘膜の炎症や損傷のリスクを最小限に抑制する。

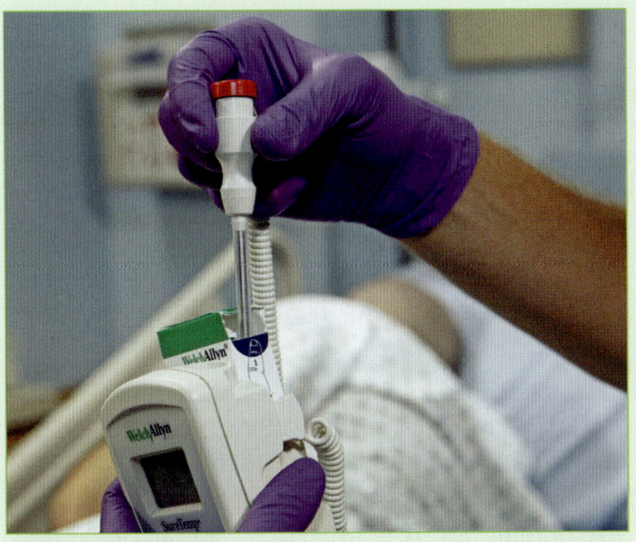

図9　プローブを取り出し、ディスポーザブルのプローブカバーを装着する。

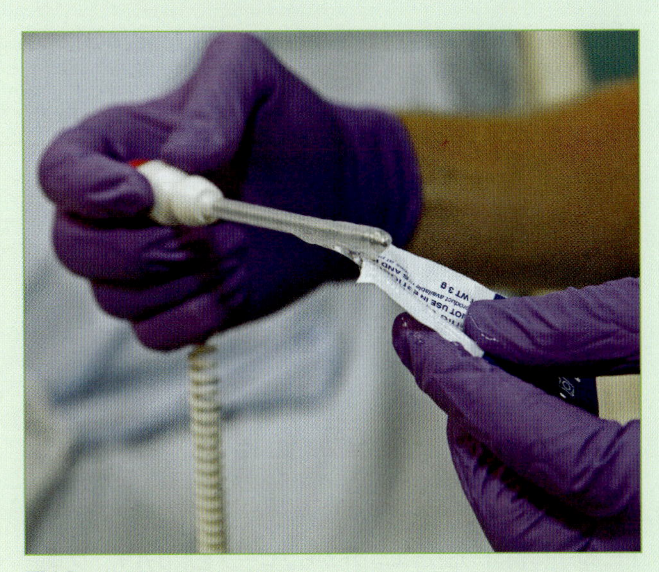

図10　体温計の先端に潤滑剤をつける。

14. 患者に声をかける。肛門括約筋がよく見えるように殿部を広げる。

体温計のプローブが肛門開口部に直接挿入されないと、周辺組織の損傷や不快感を起こすことがある。

15. **体温計のプローブを、成人の場合で約4㎝、小児の場合は約2.5㎝の深さまで肛門から挿入する（図11）。**

挿入の深さは、患者の年齢に基づいて調節しなければならない。一般に乳児の直腸温測定は行わないが、指示されることもある。スキル1-1末尾の注意事項を参照のこと。

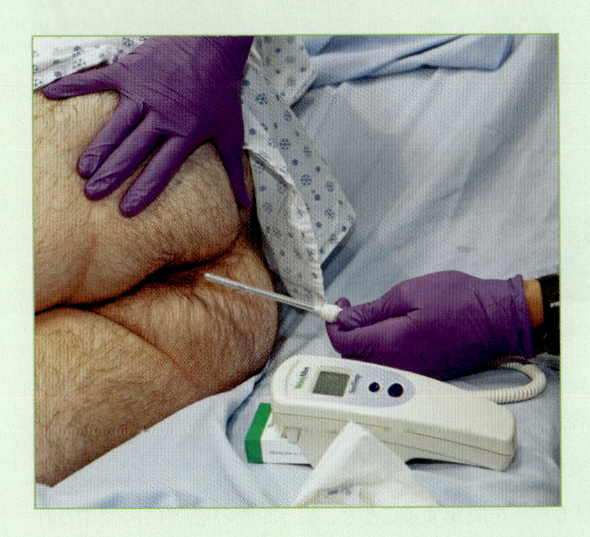

図11　肛門に体温計を挿入する。

（続く）

スキル・1-1　体温のアセスメント（続き）

手順	根拠
16. 信号音が鳴るまでプローブを把持し、注意深くプローブを引き抜く。表示された測定値を記録する。	支持されていなければ、直腸中でプローブが動き、損傷や不快感を引き起こす可能性がある。測定完了は信号音でわかる。電子体温計では測定値がデジタル表示される。
17. プローブカバーは適正な廃棄物用容器の上で取り外しボタンを押して廃棄する。	プローブカバーの適正な廃棄によって、微生物の伝播リスクが減少する。
18. トイレットペーパーで肛門周辺の糞便や潤滑剤を拭き取る。使ったトイレットペーパーを廃棄する。グローブを外し、廃棄する。	拭き取りによって清潔度が増す。トイレットペーパーの廃棄により微生物の伝播リスクを減らす。
19. 患者に掛け物を掛け、安楽な姿勢がとれるように介助する。	患者の安楽を確保する。
20. ベッドを一番低い位置に戻し、必要時はベッド柵を上げる。	患者の安全を確保する。
21. 体温計を充電器に戻す。	今後の使用のために再充電しておく必要がある。

腋窩温のアセスメント

手順	根拠
10. 患者の衣類をよけ、腋窩のみを露出させる。	腋窩は体温計を正しい位置で使うために露出させる必要がある。腋窩のみを露出させることで、患者を暖かい状態に維持し、患者の尊厳を保つ。
11. 電子体温計の記録ユニットからプローブを取り外す。プローブにディスポーザブルのプローブカバーをかぶせ、パチンとはまるまで押し込む。	カバーの使用により、体温計のプローブの汚染が防止される。
12. **プローブの先端を腋窩の中心におく(図13)。患者に腕を下ろして体側につけてもらう。**	もっとも正確な測定値は、腋窩の一番奥の部位で得られる。感温部を皮膚表面で包み込むことで、より信頼性の高い測定値が得られる。

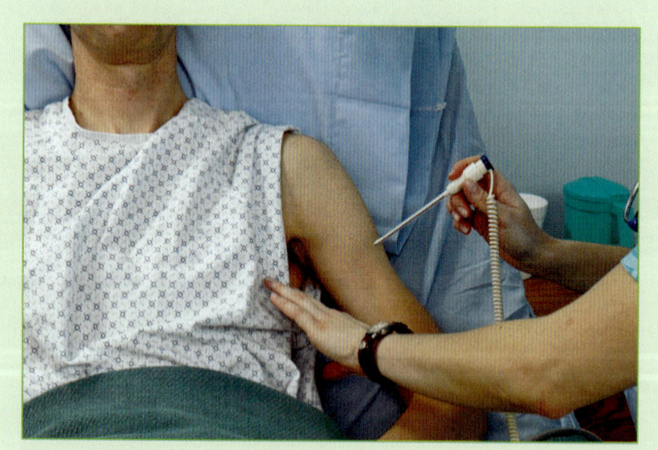

図12　体温測定のために腋窩を露出させる。

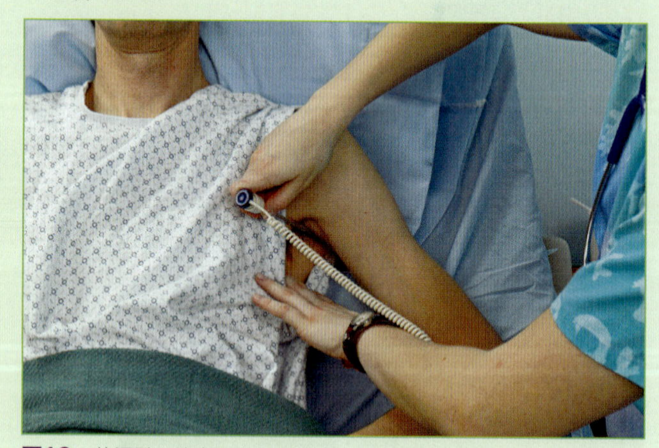

図13　体温計を腋窩の中心に当てる。

手順	根拠
13. 信号音が鳴るまで動かないようにプローブを把持し、注意深くプローブを取り出す。測定値を記録する。	正確な測定値を得るには、腋窩体温計は正しい位置に維持される必要がある。
14. 患者に掛け物を掛け、安楽な姿勢となるよう介助する。	患者の安楽を確保する。
15. プローブカバーは適正な廃棄物容器の上で取り外しボタンを押して廃棄する。	プローブカバーを廃棄することで、誤って他の患者に再使用されるのを防ぐ。
16. ベッドを一番低い位置に戻し、必要に応じてベッド柵を上げる。患者を清潔で安楽な状態にする。	低いベッド位置とベッド柵で患者の安全を確保する。
17. 電子体温計を充電器に戻す。	今後の使用のために再充電しておく必要がある。

手順

根拠

側頭動脈温のアセスメント

10. 患者の毛髪が側頭動脈にかかっている場合は、ヘアブラシでよける。

帽子、毛髪、かつら、包帯など、測定部位を覆うものはすべて断熱材となり、測定値が不当に高くなる。周辺環境に露出した側頭動脈部位のみを測定すること。

11. プローブカバーを装着する。

カバーの使用により、体温計のプローブの汚染が防止される。

12. 体温計の赤い"入"ボタンを親指で押しながら、リモコンのように持つ。体温計が患者の目の前にこないように、患者の正面からではなく側面からプローブの発光部を前額部中央に当てる(図14)。

この持ち方で、体温計が使いやすくなり、また、表示が読みやすくなる。体温計を縦に持つと、特に小児や精神状態に変化がみられる患者の場合、患者を怖がらせることがある。

13. 体温計の"入"ボタンを押していた指を離す。測定中は指を離したままにする。

14. プローブを前額部正中線をまっすぐ横切るようにゆっくりと移動させ、側頭部の生え際にあてる(図15)。体温計からはクリック音がする。速いクリック音は高温部があったことを示し、遅いクリック音はスキャン続行中で、高温部が見つかっていないことを示す。

側頭動脈は、前額部の正中線では皮膚の下2㎜以内にある。頭部側面ではそれより深い位置にある。頭部側面での測定値は、実際の体温より低くなる。

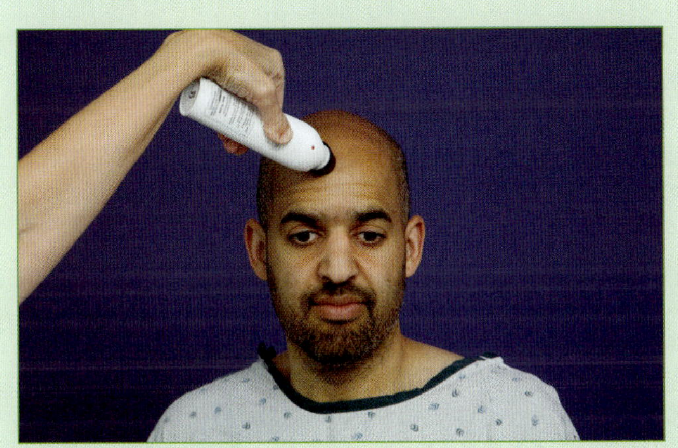

図14　体温計のプローブを額の中央に当てる。

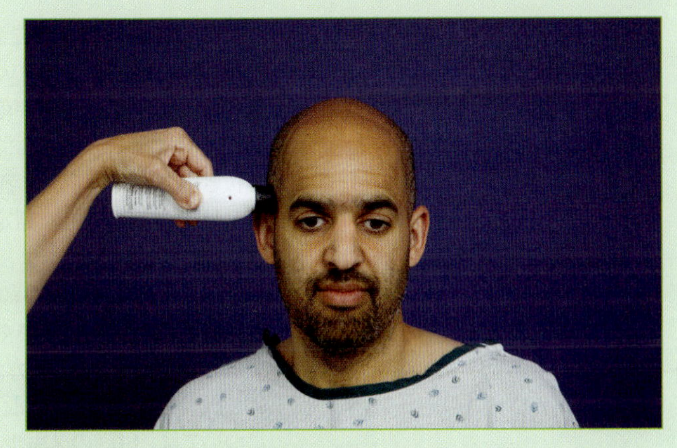

図15　プローブを水平方向に生え際へとスライドさせる。

15. 耳に毛髪がかかっている場合はヘアブラシでよけ、耳垂の下の頸部を露出させる。額からプローブを離し、耳垂のすぐ後ろの頸部、側頭骨乳様突起の直下の窪みに当てる(図16)。

発汗があると額の皮膚の蒸発冷却が起こり、測定値が不当に低くなることがある。発汗中は耳垂後部の領域の血流量が増加し、動脈温の測定条件を満たす。これは、側頭動脈体温測定のダブルチェックになる(Exergen, 2007)。

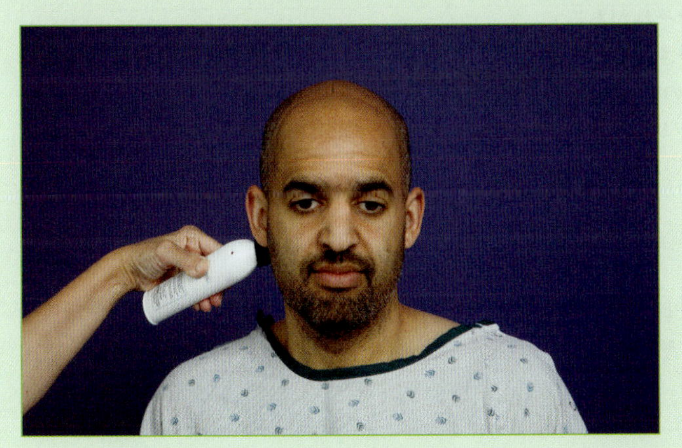

図16　耳の後ろにプローブを当てる。

(続く)

スキル・1-1 体温のアセスメント (続き)

手順	根拠
16. ボタンから指を離し、体温測定値を読む。	
17. プローブカバーは、廃棄物容器の上でカバーの基部を親指でゆっくりと押し、廃棄する。	プローブカバーを廃棄することで、誤って他の患者に再使用されるのを防ぐ。
18. 体温計の電源は30秒後に自動的に切れるが、電源ボタンを押して切ってもよい。	体温計の電源を切る。

評価

望ましい成果は、患者に損傷を負わせることなく、不快感を最小限にとどめたうえで、体温のアセスメントが正確に行われたときに達成される。

記録

ガイドライン

体温は、記録用紙、フローシート、電子記録のいずれかに記録する。異常所見があれば、適切な人物に報告する。口腔以外の部位で測定を行った場合は測定部位を明記する。

記録例

> 2012/10/20 8:00 鼓膜温のアセスメント。体温39.2℃。患者が"ガンガンする"頭痛を訴える。悪寒、不定愁訴はなし。内科医に報告。医師の指示で即座にアセトアミノフェン650mgを投与。インセンティブ・スパイロメーター×10回、2時間毎。
>
> — *M.エバンズ、看護師*

予期しない状況と対処方法

- アセスメントの結果、体温測定値が予想より高い、または低い場合：異なる種類の体温計で再測定する。体温計が正しく較正されていなかった可能性がある。鼓膜温の場合は、プローブの挿入が浅いと測定値が低くなる。
- 直腸温のアセスメント中に、患者がふらつき感を訴えたり、失神したりした場合：直ちに体温計を抜き取る。すばやく患者の血圧と心拍数のアセスメントを行う。医師に報告する。この患者には二度と直腸温の測定を試みてはならない。

注意事項

一般的注意事項

- 鼓膜体温計を使用する時は、正確な測定値を得るため、プローブを外耳道に十分挿入し、耳道の入り口をぴったりふさぐようにする。
- 口腔温測定用の非水銀ガラス体温計は、一般に感温部が細くて長い。直腸温測定用のものは、損傷を防ぐため、感温部が丸くなっている。非水銀ガラス体温計での体温のアセスメントについては、付随のスキルバリエーションを参照のこと。
- 一般に、腋窩温は口腔温より1℃低く、直腸温は口腔温より1℃高い。
- 患者が直前に喫煙、ガムを噛む、高温または低温の飲食物を摂取していた場合は、口腔温測定を30分間延期し、口腔内組織がベースラインの温度に戻るのを待つ。
- 経鼻酸素吸入は口腔温測定に影響しないと考えられている。マスクで酸素の投与を受けている患者の口腔温測定は行わない。口腔温測定のためにマスクをはずしている間に、重大な血中酸素濃度の低下を招くおそれがある。
- 患者の腋窩が直前に洗浄されていた場合は、腋窩温の測定を15-30分間延期し、皮膚がベースラインの温度に戻るのを待つ。
- 側頭動脈体温計のプローブレンズやコーンが汚れていると、測定値が不当に低くなることがある。目視でレンズが汚れていたら、アルコール綿またはアルコールに浸した綿棒で拭く。

乳児と小児についての注意事項

- 3歳未満の小児の鼓膜温測定では、耳介を下後方に引く。3歳以上なら、耳介を動かす必要はない(Kyle, 2008)。
- 幼児は注意力が持続せず、唇を長時間閉じているのが困難なため、正確な口腔温測定は難しい。6歳未満の小児には、腋窩、鼓膜、(正確性は検証途上であるが)温度感受性テープ式体温計のいずれかを用いる。

- 小児科では、他の体温計の代わりに皮膚接触式液晶体温計が使われることがある。このディスポーザブルでフレキシブルな体温計には、温度に応じて色が変化する特殊な化学混合物がドット状に配置されており、0.2℃刻みで体温が測定できる。体温計をドット（センサー）側を下向きにして舌下中央奥に差し入れる。測定時間は、口腔温の場合で1分間、腋窩温は3分間、直腸温は3分間である。体温計を取り出してから10-15秒後に色変化を読み取る。熱源から離れた場所で読むこと。連続使用可能な貼付式体温計も市販されている。腋窩に貼付し、初回は2-3分以上経過後に測定値を読む。以降は連続的に読み取りが可能である。48時間毎に交換し、貼付部位の皮膚の状態を確認する（Higgins, 2008; Hockenberry & Wilson 2009）。
- 米国小児科看護師学会（The Society of Pediatric Nurses；SPN）は、生後90日以内の乳児においては発熱のない場合に限り、生後90日を越えている場合は発熱や疾患の有無にかかわらず、側頭温測定は正確であると認識されている。SPNは、発熱がある、あるいは疾患の診断を受けている生後90日以内の乳児に側頭温測定を行うことは避けるよう勧告している。そのような場合には直腸温測定が推奨されているが、診断により直腸温測定を避ける場合は腋窩温を測定する。また、6か月以上の小児には鼓膜温測定（正しい位置で測定できれば）、または口腔温測定（小児が測定に協力できれば）も使用できる（Asher & Northingon, 2008）。

在宅ケアの注意事項

- 電子体温計やデジタル体温計を使用している患者に、家族間の微生物の伝播を防止するため、使用後にプローブを消毒するよう指導する。方法は製造元の指示に従う。
- 非水銀ガラス体温計を使用している患者には、使用後、洗剤入りのぬるま湯で体温計を洗い、冷水ですすぐよう指導する。ガラスを壊して外傷を負うことのないよう、適正な場所に保管する。
- おしゃぶり体温計は舌上で体温を測定し、発熱のスクリーニング用に使用できる。家庭内では、直腸温に近似する値が得られる（Braun, 2006）。製造者の指示に従い、3-6分かけて測定する。

スキルバリエーション　非水銀ガラス体温計による体温のアセスメント

1. 体温のアセスメントについて、医師の指示または看護計画を確認する。適切な看護判断に基づいて、より頻回に体温の測定を行うこともある。
2. 必要な物品をベッドサイドに準備する。

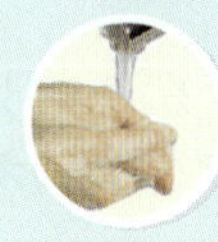

3. 手指衛生を実施し、指示があればPPEを装着する。

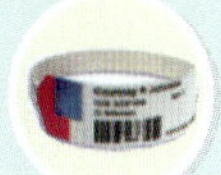

4. 患者の本人確認を行う。
5. ベッド周りのカーテンを閉め、可能であれば部屋のドアを閉じる。
6. 体温計が消毒液中に保管されている場合は、ティッシュペーパーで確実に拭き取る。その際、感温部から手指に向かって拭く。
7. 親指と人差し指で体温計をしっかりと持ち、手首の動きを使って振り、示度が35.5℃以下になるまで体温計の感温剤を下げる。
8. 体温計を目の高さに水平に持って示度を読み取る（図A）。感温剤の線が見えるまで指で体温計を回転させる。示度が35.5℃以下になっていることを確認する。

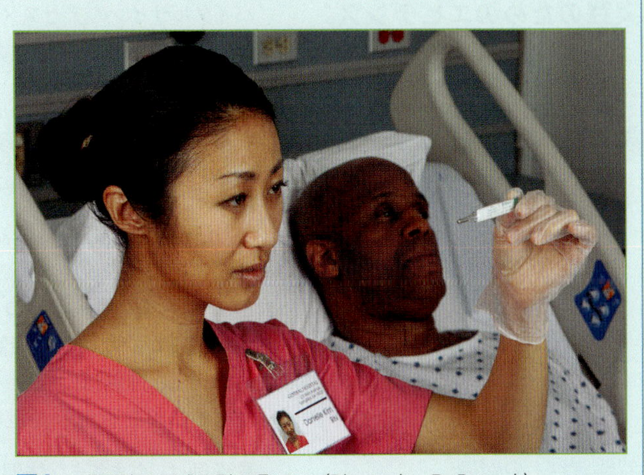

図A　体温計の示度を読み取る。*(Photo by B. Proud.)*

（続く）

スキル・1-1　体温のアセスメント（続き）

スキルバリエーション　非水銀ガラス体温計による体温のアセスメント　（続き）

9. 体温計にディスポーザブルのカバーを装着する。
10. **口腔温測定のためには、体温計の感温部を患者の舌小帯を避けた舌下中央奥に挿入し、患者に体温計を唇で挟むよう指示する。**
11. **直腸温測定のためには、電子体温計の場合と同様の手順で、体温計の感温部を直腸内に挿入する。**
12. **腋窩温測定のためには、体温計の感温部を腋窩の中央に当てる（図B）。患者の腕を胸壁に押し当てる。**
13. **測定時間は3分間（口腔温）、2-3分間（直腸温）、10分間（腋窩温）、あるいは手順書に従う。**
14. 体温計を取り出す。ディスポーザブルのカバーを外し、汚染用の廃棄容器に廃棄する。
15. 体温計の測定値を0.1℃の位まで読み取る。
16. 洗剤入りのぬるま湯で体温計を洗い、冷水ですすぐ。水気を取り、所定の容器に戻す。

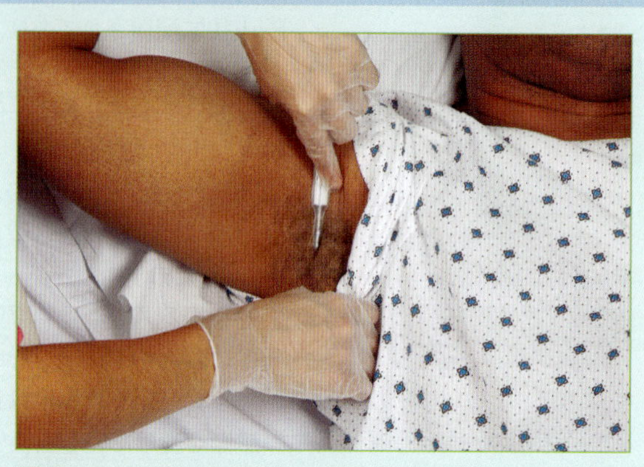

図B　体温計を腋窩の中央に当てる。*(Photo by B. Proud.)*

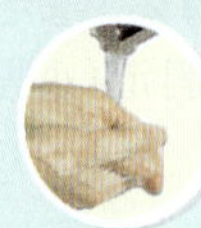

17. 使用した場合はPPEを外す。手指衛生を実施する。
18. 体温測定値と、必要に応じて測定部位を記録する。

実践のためのエビデンス

口腔温の測定値にはさまざまな要因が影響する。口腔温を含め、測定値が正確であることは基本的な患者ケアにおいてきわめて重要である。

関連する研究

Quatrara, B., Coffman, J., Jenkins, T., et al. (2007). The effect of respiratory rate and ingestion of hot and cold beverages on the accuracy of oral temperatures measured by electronic thermometers. *MEDSURG Nursing, 16,*(2), 100, 105-108.

この研究は、高温または低温の飲料の摂取や頻呼吸、徐呼吸が電子口腔体温計の測定値に及ぼす影響を調べたものである。高温または低温の飲料の摂取や徐呼吸は、測定値に大きく影響した。冷たい飲料により、測定値は低下した。熱い飲料や徐呼吸により、測定値は上昇した。温度変化がベースラインに戻るのに、平均15分以上を要した。頻呼吸は体温測定値に大きな影響を与えなかった。

看護実践との関連

患者が飲料を摂取した後、看護師は正確な口腔温を得るために最低30分間待つべきである。徐呼吸のある患者では、口腔温が高めに計測される可能性を念頭に置いておく。

実践のためのエビデンス

バイタルサインのアセスメントを行い、正常値や患者の平常時のパターンと比較する。バイタルサインの変化は健康状態の変化を示唆する。測定の正確性は、基本的な患者ケアを行ううえできわめて重要である。

関連する研究

Lawson, L., Bridges, E., Ballou, I., et al. (2007). Accuracy and precision of noninvasive temperature measurement in adult intensive care patients. *American Journal of Critical Care, 16*(5), 485-496.

この研究の目的は、口腔温、鼓膜温、側頭動脈温、腋窩温の測定値を肺動脈温と比較し、その正確度と精度を決定することである。口腔温と側頭動脈温がもっとも正確で精度が高いことが示された。側頭動脈温については、額と耳の後ろの測定を組み合わせると額のみの測定よりも正確で精度が高かった。腋窩温は肺動脈温より低い値が出た。鼓膜温がもっとも正確度や精度が低かった。挿管は口腔温の正確度に影響を与えた。また、著者らは、発汗と顔面周辺の空気の流れが側頭動脈温の測定に影響すると述べている。

看護実践との関連

看護師は、さまざまな体温測定法の限界を知っておくべきである。看護判断に基づき、体温測定にもっとも適正な部位を選択することは、看護師の重要な役割である。

スキル・1-2　ラジアントウォーマーでの体温管理

新生児・乳児が、多くの処置によるストレスや低温の環境に曝された場合、または、未熟児などで体温調節に支障をきたす状態にある場合、低体温になりやすい。そのため、体温の維持が困難な新生児・乳児にはラジアントウォーマーが使用される。ラジアントウォーマーの使用により、新生児・乳児は体温維持のための酸素消費・カロリー消費を最小限に抑えることができ、その結果、体温変化が代謝活動に与える影響も最小限に抑えられる。

ラジアントウォーマーは空気を暖め、患児にとって暑すぎることも寒すぎることもない、中性温度環境を作りだす。ウォーマーの温度は腹部皮膚温が36.5℃を維持し、最低でも36℃以上となるように、サーボコントロール(自動制御サーモスタット)によって調節する(Sinclair, 2002)。

必要物品

- ラジアントウォーマー
- 体温プローブ
- アルミホイルプローブカバー
- 腋窩体温計または直腸体温計(医療施設の規定に基づいて)
- PPE(指示に従って)

アセスメント

医療施設の規定に基づき、腋窩温または直腸温により患者の体温のアセスメントを行う。また、患児の水分摂取量と排泄量のアセスメントを行う。

看護診断

患児の現在の状態に基づき、看護診断を行うための関連因子を決定する。妥当な看護診断として以下のような例がある。

- 高体温
- 低体温
- 体温平衡異常リスク状態
- 非効果的体温調節機能

成果確認と看護計画立案

ラジアントウォーマーの使用において望ましい成果は、乳児に損傷を負わせることなく、乳児の体温が正常範囲に維持されることである。

看護技術の実際

手順	根拠
1. ラジアントウォーマーの使用についての医師の指示または看護計画を確認する。	患児に安全で適正なケアを供給する。
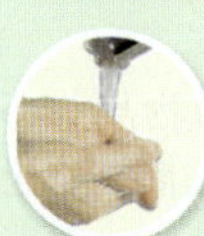 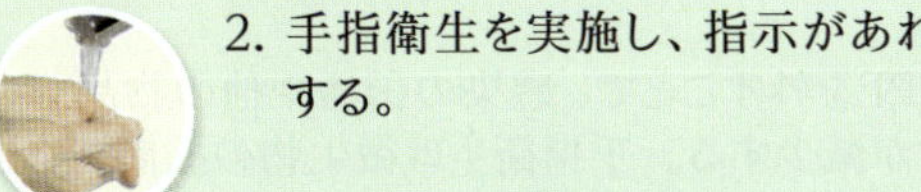 2. 手指衛生を実施し、指示があればPPEを装着する。	手指衛生とPPEにより微生物の拡散が防止される。PPEは感染経路別予防策に基づく装備が必要である。
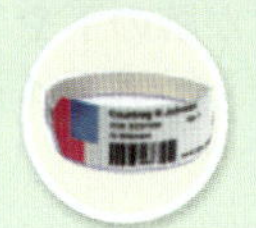 3. 患児の本人確認を行う。	患児の本人確認を行うことで確実に適正な患児に看護介入が実施され、患者誤認の防止に役立つ。
4. ベッド周囲のカーテンを閉め、可能であれば部屋のドアを閉める。これから行う処置について患児の家族と話し合う。	これにより患児のプライバシーを保証する。説明により家族の不安を解消し、協力を促す。
5. ウォーマーの電源をつなぐ。ウォーマーを手動設定にする。乳児をウォーマーの下に寝かせる前にタオルを暖めておく。	乳児をウォーマーの下に寝かせる前にタオルを暖めておくことで、熱伝導による熱損失を防ぐ。ウォーマーを手動設定にすることで、タオルの温度が高くなっても、ウォーマーを設定温度に保つことができる。

(続く)

スキル・1-2　ラジアントウォーマーでの体温管理（続き）

手順	根拠
6. **ウォーマーを自動設定に切り替える。ウォーマーを腹部の皮膚温として好ましい温度（通常36.5℃）に設定する。**	ウォーマーを自動設定にすることにより、放射熱量は乳児の皮膚温に依存して制御される。乳児が過度に熱くなったり冷たくなったりしないよう、設定温度の調整を行う。
7. ウォーマーの下に乳児を寝かせる。プローブを乳児の上腹部中央、剣状突起と臍の間の皮膚に装着する。アルミホイルパッチでプローブを覆う（図1）。	アルミホイルパッチによってプローブが直接熱せられるのを防ぎ、乳児の体温のみが測定されるようにする。
8. 腹部皮膚温が設定温度に達したら、医療施設の規定に基づき、患児の腋窩温または直腸温を測定し、正常範囲内にあることを確認する（図2）。	乳児の体温を監視することで、高体温や低体温の兆候に注意する。

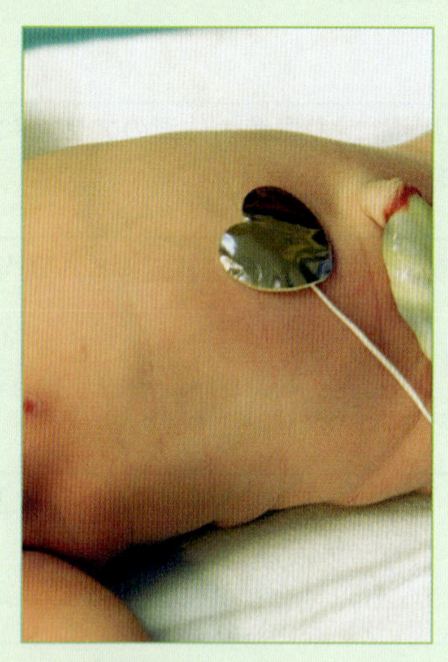

図1　ホイルカバーをかけたプローブが装着されている。*(Photo by Joe Mitchell.)*

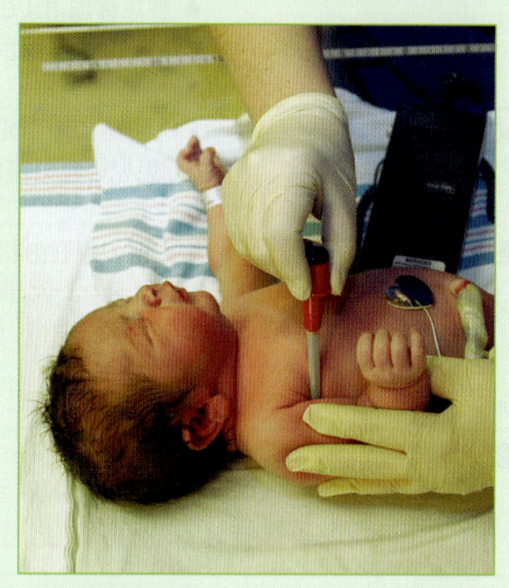

図2　乳児の腋窩温を測定する。*(Photo by Joe Mitchell.)*

手順	根拠
9. 腋窩温または直腸温が異常な場合は必要に応じてウォーマーの設定温度を微調整する。腋窩温または直腸温が正常な場合は設定温度を変えない。	乳児の体温を監視することで、高体温や低体温の兆候に注意する。これにより、乳児が過度に熱くなったり冷たくなったりするのを防ぐ。
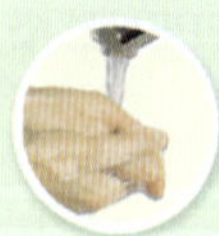 10. 使用した場合はPPEを外す。手指衛生を実施する。	正しい方法でPPEを外すことで、感染の伝播や他の物品への汚染のリスクが減少する。手指衛生は微生物の拡散を防止する。
11. プローブが患児の皮膚にきちんと接触した状態で装着されているか、頻回に確認する。体温その他のバイタルサインの監視を続行する。	確実に接触していないと加熱超過を招く。プローブが腕の下や乳児とマットとの間に挟まると加熱不足を招く。バイタルサインを監視して患児の状態を評価する。

評価

望ましい成果は、乳児がラジアントウォーマーに収容されて体温が十分に管理され、損傷を負わなかったときに達成される。

記録

ガイドライン

乳児の体温、ラジアントウォーマーの使用、ラジアントウォーマーの設定値を含む初期アセスメントを記録する。保育器の器内温を、その後の皮膚温と腋窩または直腸温、その他のバイタルサインの測定値とともに記録する。

記録例

2012/10/13　11:10　乳児をラジアントウォーマーに収容。サーボコントロールは36.7℃に設定。乳児の皮膚温36.8℃、直腸温37℃、ウォーマー内の気温36.7℃。

— M.エバンズ、看護師

予期しない状況と対処方法

- ラジアントウォーマーを使用中に乳児が**有熱**状態になった場合：ウォーマーの電源を切って乳児を裸で放置してはならない。低体温、さらには死に至る危険性がある。ウォーマーを自動制御のままにし、設定温度を調整する。医師に報告する。
- ウォーマーの温度が絶えず変動したり、不正確であったりする場合：プローブカバーを交換する。それでも温度の変動が改善しなければ、プローブ自体を交換する。

注意事項

一般的注意事項

- 整形外科医が、四肢や指の再接着手術を受けた患者にラジアントウォーマーの使用を指示することがよくある。その場合は、プローブで測定したその部位の皮膚温で設定温度を判断する。

乳児と小児についての注意事項

- 低出生体重児は、新生児期にラジアントウォーマーに収容されることで不感蒸泄が増加する。この水分損失は、1日の必要水分量の計算をする時に考慮する必要がある。

スキル・1-3　冷却ブランケットの使用

冷却ブランケット(低体温維持パッド)はバスタオル大の冷却パッドで、プラスチック製のブランケット(パッド)内のコイル管の中を冷却水(通常は蒸留水)が流れる(図1)。患者を冷却ブランケット(パッド)に乗せると、体温を下げる効果がある。看護師は患者の体温を監視し、状態に応じて温度設定を変更することができる。冷却ブランケットは、事前に温度を設定し患者を特定の体温に維持することも可能である。冷却装置は、付属の体温プローブ(直腸または食道に挿入されるか、皮膚上に装着される)を用いて患者の体温を継続的に監視し、体温に応じて循環する液体の温度を調整する仕組みになっている。

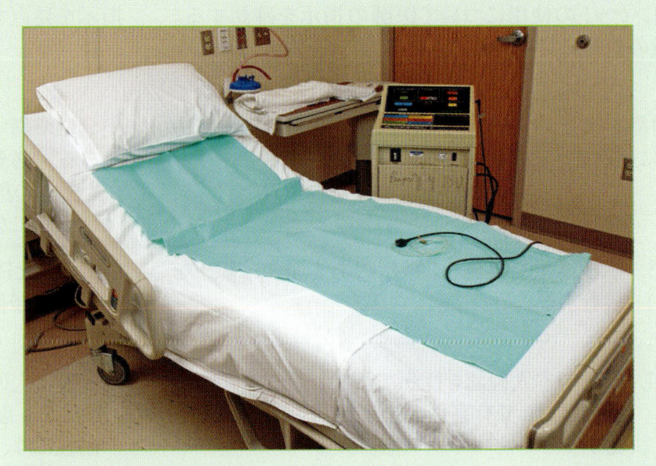

図1　冷却ブランケット。

(続く)

スキル・1-3 冷却ブランケットの使用（続き）

必要物品

- ディスポーザブルの冷却ブランケットまたはパッド
- 電子制御パネル
- 装置に充填するための蒸留水（必要な場合）
- 体温計（患者の体温を測定するのに必要な場合）
- 血圧計
- 聴診器
- 薄手のシーツかタオルケット
- 清潔なグローブ
- 体温プローブ（必要な場合）
- タオル
- PPE（指示に従って）

アセスメント

冷却ブランケットの必要性を検討するため、現在の体温を含む患者の状態のアセスメントを行う。冷却ブランケットを使用する前に、患者の体温を下げるのに役立つ他の方法も考慮する。また、冷却ブランケット使用について医師の指示も確認する。患者のバイタルサイン、神経学的状態、末梢循環、皮膚統合性のアセスメントを行う。使用する装置について、コードの状態、プラグ、冷却部品などの点検を行う。液漏れがないかを調べる。装置を作動させたら、全体が均一に冷却されていることを確認する。

看護診断

患者の現在の状態に基づき、看護診断を行うための関連因子を決定する。適切な看護診断として以下のような例がある。

- 高体温
- 急性疼痛
- 非効果的体温調節機能
- 身体損傷リスク状態
- 皮膚統合性障害リスク状態

成果確認と看護計画立案

冷却ブランケットの使用において望ましい成果は、患者が適切な体温を維持することである。他の妥当な成果としては、患者にシバリング（悪寒戦慄）が起こらない、バイタルサインが正常範囲にある、皮膚統合性、神経学的状態、末梢循環、体液と電解質の状態、浮腫に変化がない、などが挙げられる。

看護技術の実際

手順	根拠
1. 冷却ブランケットの使用について医師の指示を確認する。医療施設の規定に従い、治療へのインフォームドコンセントを得る。	指示を見直すことで、適正な患者と適正な処置であることを確認する。
2. 必要な物品を揃え、ベッドサイドの床頭台またはオーバーテーブルに運ぶ。	十分に準備すると、効率的な時間管理と段取りのよい仕事ができる。必要な物品をすべてベッドサイドに運んでおくと、時間と労力の節約になる。物品を手近に準備すると、便利で時間の節約になり、看護師の無駄な動きが避けられる。
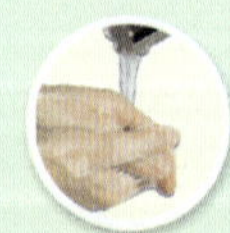 3. 手指衛生を実施し、指示のある場合はPPEを装着する。	手指衛生とPPEにより微生物の拡散が防止される。PPEは感染経路別予防策に基づく装備が必要である。
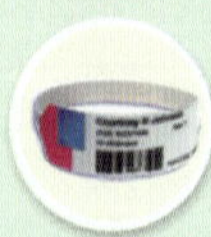 4. 患者の本人確認を行う。患者が過去に低体温療法に対して有害反応を起こしていないかを確認する。	患者の本人確認を行うことで確実に適正な患者に看護介入が実施され、患者誤認の防止に役立つ。特定の治療法に対する耐性には、個人差がある。
5. ベッド周囲のカーテンを閉め、可能であれば部屋のドアを閉める。これから行う処置とその理由を患者に説明する。	これにより患者のプライバシーを保証する。説明により不安が軽減され、協力が促される。

手順	根拠
6. 装置本体中の水量が適切であるか確認する。必要に応じて、水容器の3分の2量または満水線まで蒸留水を入れる。装置の温度設定が安全範囲にあることを確認する。	装置に十分量の水が入っていないと装置が正常に作動しない。水道水を入れると装置内に無機物質の沈殿が残る。設定温度の確認により皮膚や組織の損傷防止に役立つ。
7. 患者のバイタルサイン、神経学的状態、末梢循環、皮膚統合性のアセスメントを行う。	アセスメントによって治療中に比較対照とするベースラインのデータが得られ、治療が禁忌となるような症状があれば明らかになる。
8. ベッドを作業しやすい高さ(一般に実施者の肘の高さ)に調節する(VISN 8, Patient Safety Center, 2009)。	ベッドを適正な高さにすると、腰背部痛や筋肉損傷の防止になる。
9. 患者の病衣が紐結び式であり、スナップやピンが付いていないことを確かめる。	紐結び式は低温障害のリスクを最小限に抑える。
10. ブランケットと接触する患者の皮膚にラノリン(羊毛脂)またはラノリンとコールドクリームの混合物を塗布する。	これらの物質は低温から皮膚を保護するのに役立つ。
11. ブランケットの電源を入れ、冷却ライトの点灯を確認する。温度設定は安全域内で希望する温度に設定されていることを確かめる(図2)。	電源を入れて使用準備をする。温度を安全な範囲に保つことで、過剰な冷却を防ぐ。
12. 冷却ブランケットを薄いシーツまたはタオルケットで覆う。	シーツやタオルケットで患者の皮膚と冷却表面との直接接触が回避され、皮膚損傷のリスクが減少する。
13. 冷却ブランケットを、上端が患者の頸部に来るように患者の下に敷く(図3)。	冷却ブランケットの硬い表面は患者にとって安楽なものではない。低温は組織破壊を引き起こす場合がある。

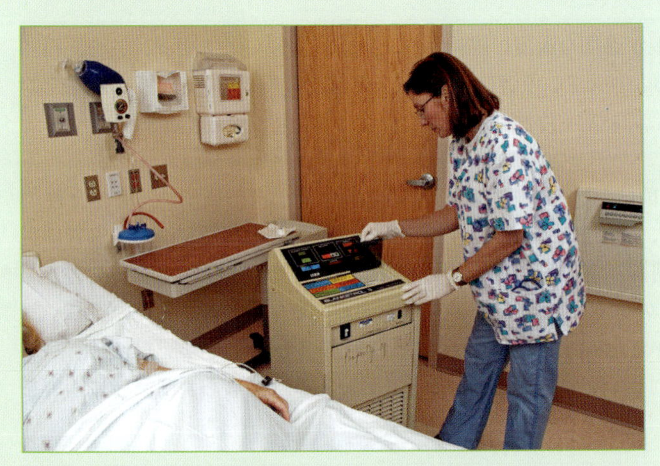

図2　冷却ブランケットの制御パネルで設定を確認し、電源を入れる。

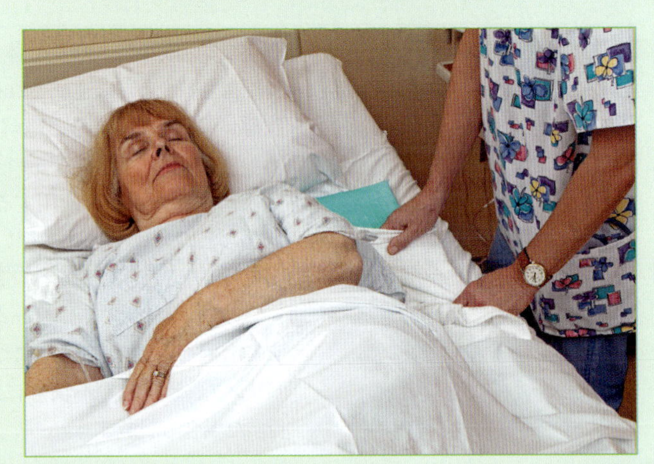

図3　冷却ブランケットの位置を調整する。

手順	根拠
14. グローブを装着する。禁忌でない限り、直腸温プローブに潤滑剤をつけて患者の直腸に挿入する。または、皮膚温プローブを患者の腋窩の奥に入れテープで固定する。昏睡状態や麻酔下の患者には食道温プローブを使用する。グローブを外す。プローブを冷却ブランケットの制御パネルに接続する。	直腸温プローブにより、患者の深部体温を連続的に監視できる。直腸への挿入は、白血球数または血小板数が少ない患者には禁忌となる可能性がある。
15. 指示がある場合や患者が希望する場合は患者の手足をガーゼで包む。男性患者の場合は、陰嚢をタオルの上に乗せ、冷却ブランケットから離す。	これらの行為により、悪寒を最小限にし、安楽を促進し、影響を受けやすい組織を低温との直接接触から保護する。
16. 患者が安楽な体位となるように調整する。ベッドの高さを低くする。その他の物品を適正に片付ける。	ベッドを下げることで、患者の安楽と安全を促進する。
17. 制御パネルの温度表示と温度設定を再確認する。	再確認により、ブランケットの温度が安全なレベルに維持されていることを検証する。

(続く)

スキル・1-3　冷却ブランケットの使用 (続き)

手順 / **根拠**

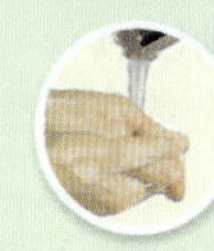

18. 使用した場合はPPEを外す。手指衛生を実施する。
   適正な方法でPPEを外すことで、感染の伝播や他の物品への汚染のリスクが減少する。手指衛生は微生物の拡散を防止する。

19. **定期的に患者の体位変換を行う(30分-1時間毎)。**シーツ類が結露で濡れないようにする。必要に応じてクリームを塗りなおす。患者に皮膚色の変化、口唇色や爪床色の変化、浮腫、疼痛、感覚障害がないか観察する。
   体位変換を行うことで、皮膚統合性の変化を防止し、潜在的な皮膚の損傷についてのアセスメントが行える。

20. **体温が安定するまで、医療施設の規定に従い、一般に15分毎にバイタルサインの測定と神経系のアセスメントを行う。**加えて、患者の体液と電解質の状態を確認する。
   連続的に監視することで、治療に対する患者の反応の評価が行えるとともに、有害作用が生じた場合に早期に認識し、介入することができる。

21. 感覚についての訴え、顔面の筋肉の痙攣、過呼吸、四肢の痙攣など、シバリングの兆候が見られないか、観察する。
   シバリングは熱の発生を増加させる。薬剤によりコントロールできることが多い。

22. 患者の安楽レベルのアセスメントを行う。
   低体温療法は不快感を生じさせることがある。迅速なアセスメントと対処で損傷を防ぐことができる。

23. 医療施設の規定に従い、通常、患者の体温が所定の温度より1℃高い温度に達したら、ブランケットの電源を切る。患者の体温測定は、体温が安定するまで継続する。
   体温は治療終了後も低下し続けることがある。

評価

望ましい成果は、患者の体温が適切な温度に維持され、かつ、他のバイタルサインが正常範囲に維持されたときに達成される。加えて、患者にシバリングが起こらず、皮膚統合性、神経学的状態、末梢循環、体液と電解質の状態、浮腫に変化がないことが成果の達成に含まれる。

記録

ガイドライン

冷却ブランケットを使用する前に、バイタルサイン、神経学的状態、末梢循環、皮膚統合性の状態などのアセスメントを行い、記録する。医師の指示を確認し、この治療法について患者に説明を行ったことを記録する。制御パネルの設定、使用開始と終了時刻、体温測定部位を書き記す。皮膚へのラノリンクリームの塗布や体位変換の頻度も記録に残す。フローシートを用いて、この治療への患者の反応について、特に体温の低下と不快感のアセスメントを記録に残す。シバリング、その他の不快感に対して薬剤を使用した場合は記録する。患者および家族に指導を行った場合も記載する。

記録例

2012/11/10　18：00　体温41℃、脈拍122、呼吸24、血圧118／72。フェンター医師に報告。冷却ブランケット使用の指示あり。患者に治療法について説明する。指示により、皮膚にラノリンを塗布し、ブランケットと患者の間にはタオルケットを使用、腋窩プローブを装着した。冷却ブランケットの設定37.2℃。バイタルサイン、神経学的アセスメント、神経血管のアセスメント、皮膚のアセスメントを30分毎に実施(フローシート参照)。シバリングの徴候なし。

— *J.リー、看護師*

2012/11/10　19：30　悪寒と震えの訴えあり。体温37.8℃、脈拍104、呼吸20、血圧114／68。フェンター医師に報告。指示により冷却ブランケットの使用を中止。

— *J.リー、看護師*

予期しない状況と対処方法

- 患者が寒さと悪寒を訴え、四肢にシバリングを認めた場合：バイタルサインを測定する。他の症状がないかアセスメントを行う。ブランケットの設定温度を上げ、快適な温度にする。指示に従って精神安定剤を投与する。シバリングが止まらない場合、あるいは過度な場合は、冷却療法を中止する。担当医に所見を報告し、患者記録に記載する。
- 治療中に皮膚のアセスメントを行うと、圧迫点が蒼白になり、毛細血管再充満時間に遅延を認め、患者が圧迫点の感覚に変化を訴えた場合：治療を中止し、バイタルサインの測定を行い、他の症状がないかアセスメントを行う。担当医に報告し、この事象を患者記録に記載する。

注意事項

一般的注意事項

- 患者には、二次的な生体防御反応として血管拡張が起こることがある。その場合、治療効果を打ち消す体温の再上昇が起こる。

高齢者についての注意事項

- 高齢者は皮膚が薄く、冷覚が鈍くなり、皮下組織の減少や、体温調節機能の低下が起こるため、皮膚や組織の損傷が生じるリスクが高い。高齢患者については、治療中の観察をより頻回に行う。

スキル・1-4　触診による脈拍のアセスメント

脈拍は橈骨動脈や頸動脈などの末梢動脈で触診される律動的な振動である。心尖部では心臓の拍動と一致して動く心尖拍動が触診され、その部位で聴診を行う。末梢動脈の脈拍は、左心室の収縮によって動脈循環へと送り込まれる血液の波動によって生じる。左心室が収縮し、すでに血液で満たされている大動脈へと血液を駆出するたびに、心血管系に属する動脈壁は拡張し、血液から受ける圧力の増加を緩衝している。脈拍の数、性状、振幅、リズムなどの特徴は、心臓のポンプ機能の効率や、末梢血流が十分であるかどうかについての情報源となる。

脈拍数は、1分間の拍動を測定する。青年・成人期の正常な脈拍数は1分間に60-100回である。脈拍の性状（振幅）は、十分な脈動があるかどうかを脈拍の触れ方の強弱で表わす。これは血管を流れる血流を触診した感覚で判定する。脈拍のリズムは、脈動の規則性と、脈拍と脈拍の間の休止期によって決まる。脈拍のリズムが規則的であれば正常で、脈動と休止期が一定の間隔で起こる。脈動と休止期が不規則な間隔で起こると、脈拍のリズムは不規則となる。

脈拍のアセスメントは、末梢動脈の触診、聴診器による心尖拍動部の聴診、ポータブル超音波ドップラーなどを用いて（後述のスキルバリエーションを参照）行う。脈拍のアセスメントを正確に行うには、患者の状況に応じて測定部位を選択し、どの方法が最適であるかを見極める必要がある。

最も一般的に末梢動脈の脈拍の触診が行われる部位と、脈拍の振幅を表す尺度がBox 1-1に示されている。末梢動脈の脈拍を触診するときは、動脈上の皮膚に指腹部を水平に当てる。指の先端だけで押さえない（図1、手順8参照）。

（続く）

スキル・1-4 触診による脈拍のアセスメント（続き）

Box 1-1 脈拍測定部位と脈拍の振幅

脈拍測定部位

一般的に脈拍のアセスメントに使われる動脈は、側頭動脈、頸動脈、上腕動脈、橈骨動脈、大腿動脈、膝窩動脈、後脛骨動脈、足背動脈などである。

脈拍の振幅

脈拍の振幅は、一般的に0から4までの段階に分けられる。

- 0（脈の欠損）：強く圧迫しても脈拍が感じられない。
- 1+（非常に弱い）：脈拍を感じるのが非常に困難。わずかに圧迫するだけで消失する。
- 2+（弱い）：非常に弱い脈拍よりは強いが、軽く圧迫すると消失する。
- 3+（正常）：脈拍を感じるのが容易。消失させるには中程度の圧迫が必要。
- 4+（大脈、反跳脈）：脈拍は強く、中程度の圧迫では消失しない。

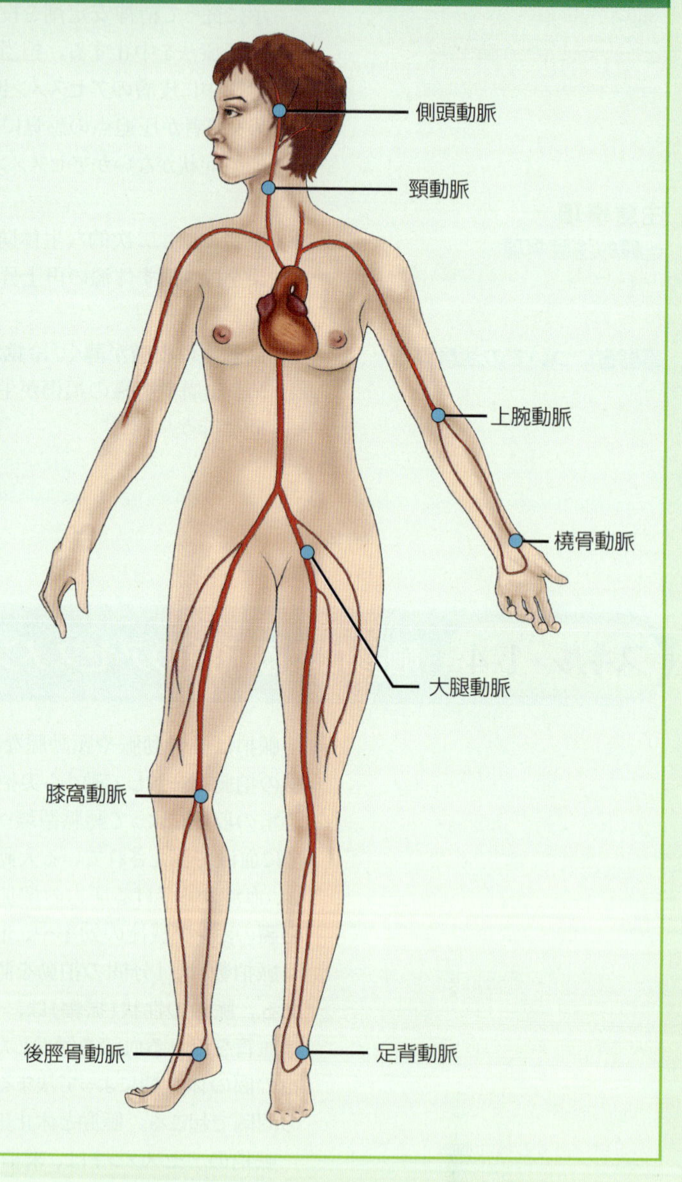

必要物品

- 秒針付きの時計または秒表示のあるデジタル時計
- 鉛筆またはボールペン、記録用紙またはフローシート、電子記録用機器
- 非滅菌グローブ（必要に応じて）、PPE（指示に従って）

アセスメント

脈拍の測定部位を選択する。成人患者の場合、最も一般的な末梢動脈の脈拍測定部位は橈骨動脈である。2歳以上の小児の場合も橈骨動脈を触診する。2歳未満の小児の場合は心尖拍動部を聴診する（スキル1-5参照）。患者の年齢、運動量、体液量平衡、薬剤など、脈拍の特徴に影響を与える因子についてのアセスメントを行う。患者の基準値または前回の測定値に留意する。

看護診断

患者の現在の状態に基づき、看護診断を行うための関連因子を決定する。適切な看護診断として以下のような例がある。

- 心拍出量減少
- 非効果的末梢組織循環
- 体液量不足
- 急性疼痛

成果確認と看護計画立案

脈拍数の測定において望ましい成果は、患者に損傷を負わせることなく、また患者の不快感を最小限に抑えたうえで、患者の脈拍が正確にアセスメントされることである。看護診断によっては、それ以外にも妥当な成果がありうる。

看護技術の実際

手順	根拠
1. 脈拍のアセスメントの頻度について、医師の指示または看護計画を確認する。看護判断に基づいて脈拍の測定頻度を上げることもある。	バイタルサインの測定やアセスメントを適切な間隔で行うことにより、患者の健康状態についての重要なデータが得られる。
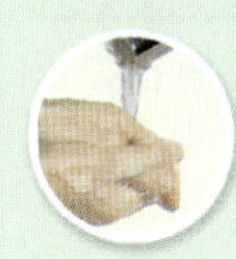 2. 手指衛生を実施し、指示があればPPEを装着する。	手指衛生とPPEにより微生物の拡散が防止される。PPEは感染経路別予防策に基づく装備が必要である。
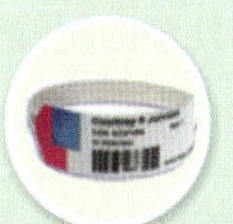 3. 患者の本人確認を行う。	患者の本人確認を行うことで確実に適正な患者に看護介入が実施され、患者誤認の防止に役立つ。
4. ベッド周りのカーテンを閉め、可能であれば部屋のドアを閉める。処置について患者と話し合い、患者がどの程度協力できるかを判断する。	これにより患者のプライバシーを保証する。説明により不安を軽減し、協力を促す。
5. 状況に応じて、グローブを装着する。	血液や体液に接触する可能性がない限り、一般に脈拍の測定の時にはグローブは使用しない。グローブは血液や体液への接触を防止する。
6. アセスメントデータに基づき、適切な末梢動脈部位を選択する。	測定の安全性と正確性を確保する。
7. 患者の衣類を動かし、測定部位のみを露出させる。	測定部位は露出させる必要がある。測定部位のみの露出で患者を保温し、尊厳を保つ。
8. 検者の示指、中指、薬指を動脈上に当てる(図1)。**動脈を軽く圧迫して脈拍を触知できたら数える。**	指先は感覚が鋭く、動脈の脈拍を触知できる。
9. 秒針付きの時計を使用し、30秒間に触知される脈拍の回数を数える(図2)。得られた数字を2倍して1分間あたりの脈拍数とする。**脈拍数、リズム、振幅になんらかの異常がある場合は、触診と測定を1分間続ける。**	測定とアセスメントの正確性を確保する。

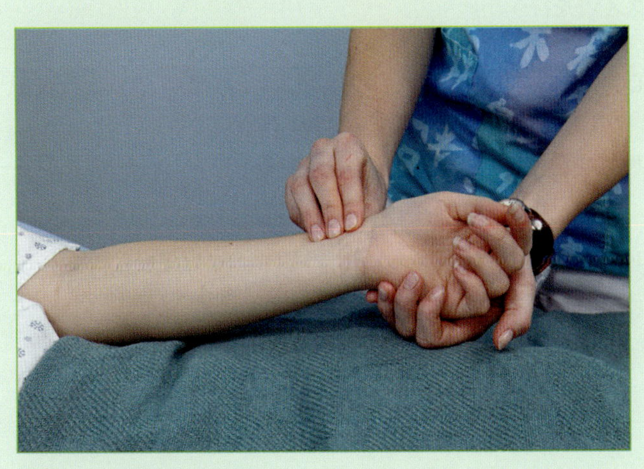

図1　橈骨動脈を触診する。

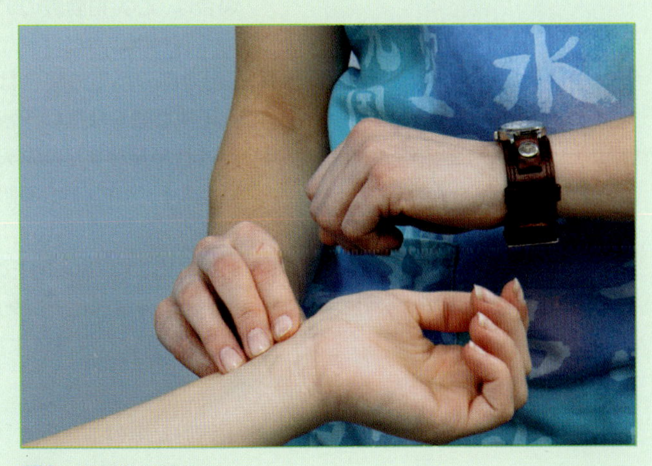

図2　脈拍数を測定する。

(続く)

スキル・1-4　触診による脈拍のアセスメント（続き）

手順	根拠
10. 脈拍のリズムと振幅に注目する。	患者の心血管系の状態に関する補足的なアセスメントデータが得られる。
11. 測定が完了したら、装着していた場合はグローブを外す。患者に掛け物を掛け、安楽な体位がとれるように介助する。	適正な方法でPPEを外し、感染の伝播や他の物品の汚染へのリスクを減らす。患者の安楽を確保する。
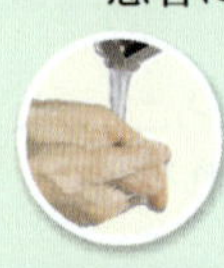 12. PPEを使用した場合は外す。手指衛生を実施する。	適正な方法でPPEを外すことで、感染の伝播や他の物品の汚染へのリスクが減少する。手指衛生は微生物の拡散を防止する。

評価

望ましい成果は、患者に損傷を負わせることなく、不快感を最小限にとどめたうえで、脈拍の正確なアセスメントが行われたときに達成される。

記録

ガイドライン

脈拍数、脈拍の振幅、脈拍のリズムを、記録用紙、フローシート、電子記録のいずれかに記録する。測定部位を明記する。異常所見があれば、適切な人物に報告する。

記録例

> 2012/2/6　10:00　脈拍は規則的、振幅2+、橈骨動脈、膝窩動脈、足背動脈の差はなし。
> ― *M.エバンズ、看護師*

予期しない状況と対処方法

- 脈拍が不規則な場合：脈拍の測定を1分間継続する。脈拍のアセスメントが難しい場合は、心尖拍動を1分間測定して検証する。患者の状態変化がある場合は、医師に報告する。
- 脈拍が容易に触診されたのに、その後消失した場合：測定部位を中程度以上に圧迫しない。圧迫しすぎると脈拍が消失する。
- 脈拍を触知できない場合：ポータブル超音波ドップラーで脈拍のアセスメントを行う。アセスメントに変化が生じた場合、または超音波ドップラーでも脈拍が検知できない場合は、医師に報告する。超音波ドップラーで脈拍が検知された場合は、検知された部位に×印をつける。これにより脈拍が触知される部位が正確にわかるため、脈拍の触知が容易になる。

注意事項

一般的注意事項

- 心拍数の正常値は年齢によって変化する。基礎知識1-1を参照のこと。
- 頸動脈の触診を行うときは、頸部の一方だけを軽く押さえる。決して、同時に両側の頸動脈を押さえてはならない。両側を同時に触診すると、脳血流量の減少を招くことがある（Weber & Kelly, 2007）。
- 末梢動脈の脈拍が不規則、微弱、または極端に速くて正確なアセスメントを行うのが難しい場合は、心尖拍動数のアセスメントを行う。

乳児と小児についての注意事項

- 2歳未満の小児の場合は、心尖拍動のアセスメントを行う（スキル1-5参照）。この年齢層では正確な触診は難しいため、橈骨動脈は測定に用いない（Kyle, 2008）。
- 心血管系障害または先天性心疾患がある小児の場合は、心尖拍動部の聴診により心拍数を測定する（スキル1-5参照）。

在宅ケアの注意事項

- 必要に応じて、患者とその家族に脈拍数の測定方法を指導する。
- 患者とその家族にデジタル式の脈拍・血圧計についての情報を提供する。
- 必要に応じて、家族に末梢動脈の測定部位の見つけ方と測定方法を指導する。

スキルバリエーション　ポータブル超音波ドップラー血流計を用いた脈拍のアセスメント

1. 脈拍のアセスメントについての医師の指示または看護計画を確認する。看護判断によっては、より頻回に脈拍の測定を行う。超音波ドップラー血流計使用の必要性を判断する。
2. 必要な物品をベッドサイドに準備する。

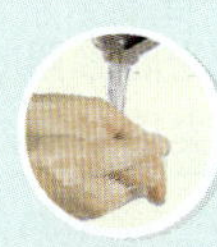

3. 手指衛生を実施し、指示があればPPEを装着する。

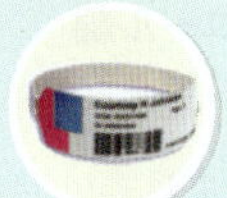

4. 患者の本人確認を行う。
5. ベッド周囲のカーテンを閉め、可能であれば部屋のドアを閉める。
6. 処置について患者に説明する。
7. 必要に応じてグローブを装着する。血液や体液との接触の恐れがなければ、脈拍測定では通常グローブは着用しない。
8. アセスメントデータに基づき、適切な末梢動脈部位を選択する。
9. 患者の衣類を動かして、選択した測定部位のみを露出させる。
10. ドップラーを充電器から外し、電源を入れる。ボリュームは必ず「低」に設定する。
11. 脈拍を検知する部位に超音波検査用のゼリーを塗る。
12. ドップラーの本体を利き手でない方の手に持ち、利き手で超音波プローブの先端をゼリーにつける。必要に応じてボリュームを調整する。脈拍が聞こえるまでプローブの先端を動かす(図A)。
13. **秒針付きの時計を使用し、脈拍数を1分間測定する。**

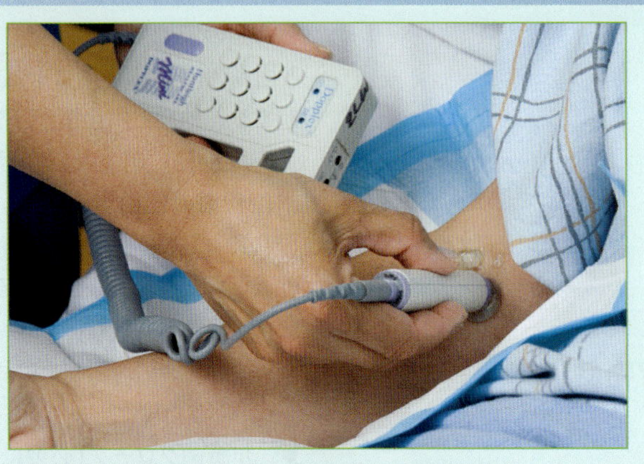

図A　脈拍が聞こえるまで超音波プローブを動かす。

14. プローブを離し、電源を切る。皮膚に残ったゼリーをティッシュで拭き取る。
15. 医療施設の規定に従い、脈拍が聞こえた位置に油性ペンで小さな×印をつける。印をつけておくと、以降のアセスメントが容易になる。また正確な触知部位がわかるため、脈拍の触診も容易になる。
16. 患者に掛け物を掛け、安楽な体位へと介助する。
17. プローブに残ったゼリーをティッシュで拭き取る。プローブは医療施設の規定または製造元の取扱い説明書に従って清潔を保つ。

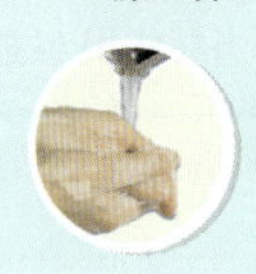

18. 使用した場合はPPEを外す。手指衛生を実施する。
19. 超音波ドップラー血流計を充電器に戻す。
20. 脈拍数、脈拍リズム、測定部位、超音波ドップラーを用いたことを記録する。

スキル・1-5　心尖拍動部の聴診による心音のアセスメント

心尖拍動は、心尖部で心臓の拍動に一致してみられ、その部位を聴診する。心血管系は心臓と血管で構成されている。心臓は円錐形をした、筋肉から成るポンプで、4つの中空の部屋に分かれている。上方の2部屋は心房で、静脈(上下大静脈、左右肺静脈)から血液を受け取る。下方の2部屋は心室で、動脈(左右肺動脈、大動脈)へと血液を駆出する。心臓の中で血液が流れる方向を決める一方向性の弁は、各心室の入り口(三尖弁、僧帽弁)と出口(肺動脈弁、大動脈弁)にある。心音は心臓の弁が閉じるときに生じる音で、特徴的な"lub-dub"(ラブ-ダブ)という音である。心尖拍動は僧帽弁と三尖弁が閉じるときに生じる音"lub"と大動脈弁と肺動脈弁が

(続く)

スキル・1-5　心尖拍動部の聴診による心音のアセスメント（続き）

閉じるときに生じる音“dub”から起こる振動である。これら2音を合わせて、1回の拍動と数える。心拍数は1分間当たりの拍動数である。青年・成人期の心拍数の正常値は、1分間に60-100回の範囲である。心拍リズムのアセスメントも行う。心拍リズムとは、規則的な拍動と、拍動と拍動の間の休止期で形成される。正常な心拍リズムは規則的で、拍動と休止は一定の間隔で起こる。拍動と休止期が不規則に起こると、心拍リズムは不規則となる。

心尖拍動のアセスメントは、心拍数や心拍リズムを変える薬剤を投与するときに行う。加えて、末梢動脈の脈拍が不規則、微弱、あるいは極端に速くて正確なアセスメントを行うことが難しい場合に、心尖拍動部で心音のアセスメントを行う。成人では、心拍数は心尖拍動部を聴診器で聴診しながら1分間測定する。乳児と2歳未満の幼児における心拍数の測定は、心尖拍動部の聴診を優先して行う（Kyle, 2008）。

必要物品

- 秒針付きの時計または秒表示のあるデジタル時計
- 聴診器
- アルコール綿
- 鉛筆またはボールペン、記録用紙またはフローシート、電子記録用機器
- 非滅菌グローブ（必要に応じて）、PPE（指示に従って）

アセスメント

患者の年齢、運動量、体液量平衡、薬剤など、心尖拍動部の拍動数やリズムに影響する可能性のある因子のアセスメントを行う。患者の基準値または前回の測定値に留意する。

看護診断

患者の現在の状態に基づき、看護診断を行うための関連因子を決定する。妥当な看護診断として以下のような例がある。

- 心拍出量減少
- 体液量不足
- 心臓組織循環減少リスク状態
- 急性疼痛

成果確認と看護計画立案

心尖拍動数の測定において望ましい成果は、患者に損傷を負わせることなく、また患者の不快感を最低限に抑えたうえで、患者の心音が正確に評価されることである。看護診断によっては、それ以外にも妥当な成果がありうる。

看護技術の実際

手順	根拠
1. 心音のアセスメントの頻度について、医師の指示または看護計画を確認する。看護判断によっては、もっと頻回に心拍数の測定を行う。心拍数測定の必要性を明確にする。	患者に安全で適正なケアを提供する。
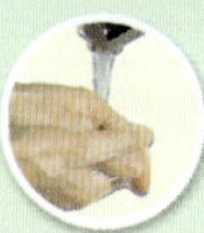 2. 手指衛生を実施し、指示があればPPEを装着する。	手指衛生とPPEにより微生物の拡散が防止される。PPEの必要性は感染予防策に基づいて決まる。
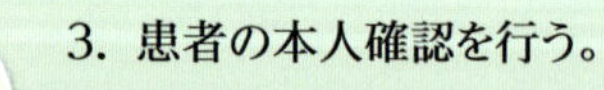 3. 患者の本人確認を行う。	患者の本人確認を行うことで確実に適正な患者に看護介入が実施され、患者誤認の防止に役立つ。
4. ベッド周囲のカーテンを閉め、可能であれば部屋のドアを閉める。処置について患者と話し合い、患者がどの程度協力できるかを判断する。	これにより患者のプライバシーを保証する。説明により不安を軽減し、協力を促す。
5. 必要に応じてグローブを装着する。	血液や体液に接触する恐れがない限り、一般に心拍数の測定時にグローブは使用しない。グローブは血液や体液への接触を防止する。
6. アルコール綿で聴診器の膜面を消毒する。必要に応じ、別のアルコール綿で聴診器のイアーチップを消毒する。	アルコール消毒により微生物の伝播を抑止する。
7. 患者が座位または半座位になるように介助し、患者の胸部を露出する。	これらの体位により、聴診位置の確認が容易になる。

手順

8. 患者の衣類を動かし、心尖部のみを露出させる。

根拠

心音のアセスメントには心尖部の露出が必要である。心尖部のみの露出で、患者を保温し、患者の尊厳を保つ。

9. 聴診器の膜面を自分の手掌に数秒間押し当てる。

聴診器の膜面を温めて患者の安楽を促進する。

10. **触診で第五肋骨と第六肋骨の間（第五肋間）を確認し、その左鎖骨中線上に移動する。** 聴診器の膜面を心尖拍動部に当てる（図1、図2）。

心音が最もよく聴診される心尖拍動部の上に聴診器を当てる。

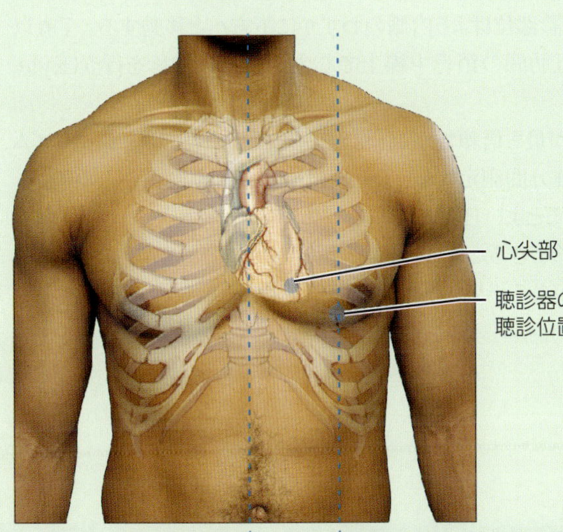

図1　心尖拍動の位置：心尖部

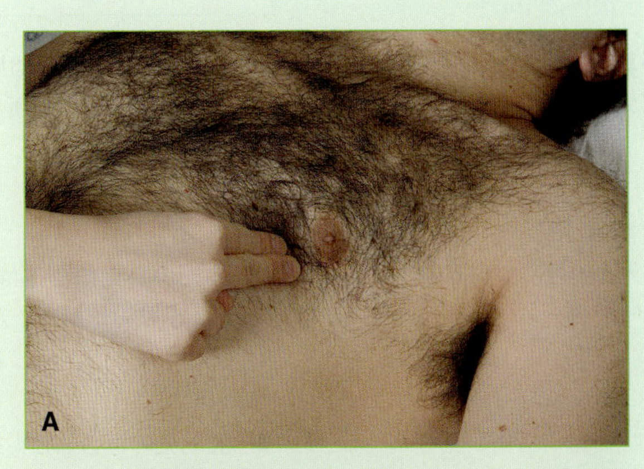

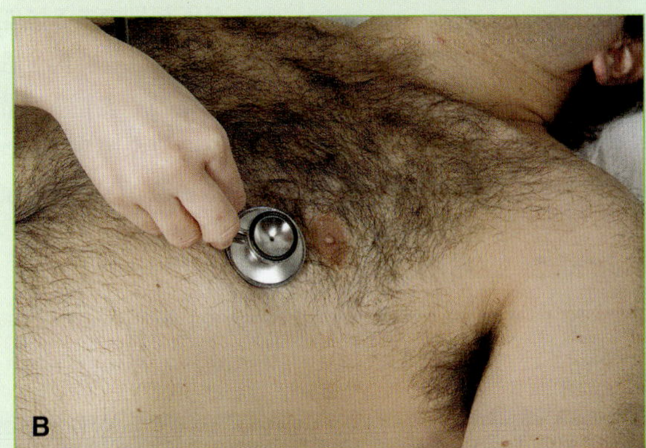

図2　心尖拍動は、一般に、**(A)**第五肋間鎖骨中線のすぐ内側で確認され、**(B)**心尖拍動部で心音を聴取できる。

11. 心音"lub-dub"を聴診する。"lub-dub"各1回が1回の心拍動である。

心音は心臓の弁が閉じるときに生じる音である。

12. 秒針付きの時計を用い、心拍数を1分間数える。

1分間数えることでアセスメントの正確性が向上する。

13. 測定終了後、使用した場合はグローブを外す。患者に掛け物を掛け、安楽な体位へと介助する。

適切な方法でPPEを外すと感染の伝播や他の物品への汚染リスクが減少する。患者の安楽を確保する。

14. 聴診器の膜面をアルコール綿で消毒する。

アルコール消毒で微生物の伝播を抑止する。

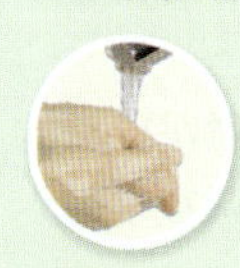

15. PPEを使用した場合は外す。手指衛生を実施する。

適正な方法でPPEを外すことで、感染の伝播や他の物品への汚染リスクが減少する。手指衛生は微生物の拡散を防止する。

（続く）

スキル・1-5　心尖拍動部の聴診による心音のアセスメント（続き）

評価

望ましい成果は、患者に損傷を負わせることなく、不快感を最小限にとどめたうえで、心音のアセスメントが正確に行われたときに達成される。

記録

ガイドライン

心拍数と心拍リズムを、記録用紙、フローシート、電子記録のいずれかに記録する。異常所見があれば、適切な人物に報告する。アセスメント部位を明記する。

記録例

> 2012/2/6　10：00　心拍数82で規則的。指示によりジゴキシン0.125mgを投与。薬剤の効果と副作用に対する理解を言葉で表現できる。
>
> ― *B.クラップ、看護師*

予期しない状況と対処方法

- 心拍数に乱れがある場合：他に、ふらつき感、眩暈、呼吸困難、動悸などの症状がないかアセスメントを行う。所見を担当医に報告する。

注意事項

乳児と小児についての注意事項

- 乳児の心尖拍動部は、左乳頭部外側上方の第三または第四肋間で触診される。7歳までは、小児の年齢が上がるにつれて触診部位はより内側のわずかに下方へと移動する。7歳以上の小児の場合は、第四または第五肋間の鎖骨中線上で心尖拍動部の触診を行う（Kyle, 2008）。
- 乳幼児の場合、心尖拍動部の聴診が最も信頼性が高い。乳児および小児では、心拍リズムが不規則である可能性があるため、1分間測定する（Hockenberry & Wilson, 2009）。
- 幼児には聴診器を触らせて慣れさせるとよい（Kyle, 2008）。
- 乳児の心尖拍動は指先で容易に触診できるため、心拍数の測定が可能である。
- 心血管系障害または先天性心疾患がある小児の場合は、聴診による心拍数のアセスメントを必ず行う（Kyle, 2008）。

スキル・1-6　呼吸のアセスメント

健康な成人の呼吸回数は、通常の状態で1分間に約12-20回である。乳児や小児の呼吸は成人より速い。基礎知識1-1に、年齢層別の正常呼吸数の範囲を示している。呼吸の深さは、浅い呼吸から深い呼吸まで正常でも変化がみられる。正常な呼吸のリズムは規則的で、吸気・呼気とその間の休止期が規則的な間隔で生じる。吸気・呼気サイクルと休止期が不規則に生じると、呼吸リズムは不規則となる。表1-1にさまざまな呼吸パターンを示している。

呼吸数、深さ、リズムのアセスメントは、視覚・聴覚による観察と、聴診器による聴診に基づいて行う。呼吸数は、1分間あたりの呼吸数を測定する。呼吸が非常に浅く観察が難しい場合は、胸骨切痕を観察すると呼吸がわかりやすい。乳幼児の場合は、啼泣により呼吸状態が変化するため、体温を測定する前に呼吸の評価を行う。

脈拍を測定後、速やかに呼吸数測定に移行し、呼吸数を測定されていることを患者が意識しないようにする。患者が呼吸数を測定されていることを意識すると呼吸パターンや呼吸数を変えてしまうことがあるため、測定は患者が意識しない状態で行わなければならない。

表・1-1　呼吸のパターン

	性状	パターン	関連事項
正常	12～20回／分 規則的		正常な呼吸パターン
頻呼吸	25回／分以上 浅い		発熱、不安、運動、 呼吸障害
徐呼吸	9回／分以下 規則的		薬剤や 脳損傷による 呼吸中枢の抑制
過呼吸（過換気）	呼吸数と深さが 増加		過激な運動、恐怖、 糖尿病性ケトアシドーシス （クスマウル呼吸：規則的で 持続性の深呼吸）、 アスピリンの過量摂取
減呼吸（低換気）	呼吸数と深さが 減少 不規則		麻薬あるいは麻酔薬の 過量摂取・過量投与
チェーンストークス呼吸	深く速い呼吸と 無呼吸を交互に 繰り返す 規則的		薬物の過量摂取、 心不全、頭蓋内圧亢進、 腎不全
ビオー呼吸	深さと速さが 不規則な呼吸と 無呼吸を繰り返す 不規則		髄膜炎、重症脳損傷

必要物品

- 秒針付きの時計または秒表示のあるデジタル時計
- 鉛筆またはボールペン、記録用紙またはフローシート、電子記録用機器
- PPE（指示に従って）

アセスメント

運動、薬剤、喫煙、慢性の疾患または症状、神経損傷、疼痛、不安など、患者の呼吸状態に影響すると考えられる因子についてアセスメントする。患者の基準値または前回の測定値に留意する。陥没呼吸、鼻翼呼吸、呻吟、**起坐呼吸**（座位の方が呼吸しやすい状態）、頻呼吸（呼吸数の増加）など、呼吸困難の兆候がないか、アセスメントを行う。

看護診断

患者の現在の状態に基づき、看護診断を行うための関連因子を決定する。妥当な看護診断として以下のような例がある。

- 非効果的呼吸パターン
- ガス交換障害
- 活動耐性低下リスク状態
- 非効果的気道浄化
- 心臓組織循環減少リスク状態
- 体液量過剰

成果確認と看護計画立案

呼吸数の測定において望ましい成果は、患者に損傷を負わせることなく、また患者の不快感を最小限に抑えたうえで、患者の呼吸が正確にアセスメントされることである。看護診断によっては、それ以外にも妥当な成果がありうる。

（続く）

スキル・1-6　呼吸のアセスメント（続き）

看護技術の実際

手順	根拠
1. **脈拍数の測定後、脈に触れたまま、続けて患者の呼吸を観察する（図1）。**	患者は呼吸数を数えられていることに気づくと呼吸の速さを変えてしまうことがある。

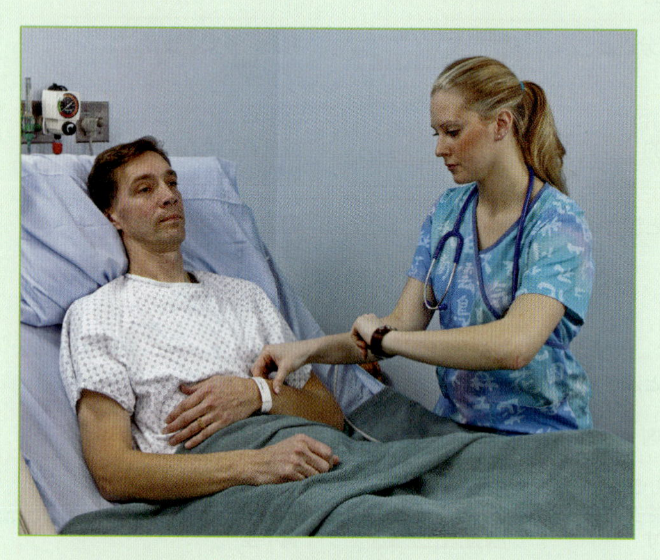

図1　呼吸のアセスメントを行う。

手順	根拠
2. 患者の胸部の上昇と下降に注目する。	**吸気**1回と**呼気**1回を合わせた1周期で1回の呼吸である。
3. 秒針付きの時計を用い、呼吸数を30秒間数える。測定値を2倍して1分間あたりの呼吸数とする。	呼吸の速さ、深さ、その他の特徴を把握するためには、十分な時間をかける必要がある。
4. **呼吸に少しでも異常が認められた場合は、少なくとも1分間は呼吸の回数を数える。**	観察時間を増やすことで、呼吸の間隔が一定でないことが検出できる。
5. 呼吸の深さとリズムに注意する。	患者の呼吸の状態について、付加的なアセスメントデータが得られる。
6. 測定終了後、使用した場合はグローブを外す。患者に掛け物を掛け、安楽な体位へと介助する。	適正な方法でPPEを外すと感染の伝播や他の物品への汚染リスクが減少する。患者の安楽を確保する。
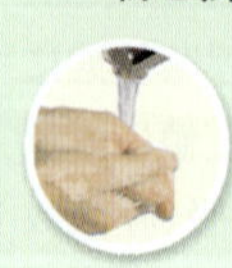 7. PPEを使用した場合は外す。手指衛生を実施する。	適正な方法でPPEを外すことで、感染の伝播や他の物品への汚染リスクが減少する。手指衛生により微生物の拡散が抑止される。

評価

望ましい成果は、患者が呼吸の速さ、リズム、深さなどを変えることなく呼吸のアセスメントが行われたときに達成される。

記録

ガイドライン

呼吸の速さ、リズム、深さを、記録用紙、フローシート、電子記録のいずれかに記録する。異常所見があれば、適切な人物に報告する。

記録例

2012/10/23　08：30　呼吸数16回／分。呼吸は規則的で努力呼吸はない。
— *M.エバンズ、看護師*

予期しない状況と対処方法

- 患者の呼吸が非常に浅く、呼吸数を測定できない場合：肺音を聴診することで呼吸数を測定しやすくなることがある。肺音を聴診し、30秒間呼吸数を数える。その呼吸数を2倍して1分間の呼吸数を算出する。呼吸が不規則な場合は、1分間測定する。呼吸数や浅い呼吸であることを医師に報告する。

注意事項

一般的注意事項

- 呼吸が不規則な場合は、呼吸数の測定を1分間継続して行う。

乳児と小児についての注意事項

- 乳児は正常でも呼吸リズムが不規則なので、呼吸数は1分間継続して測定する。
- 乳幼児は啼泣や授乳、体動が活発な場合に呼吸数が変動することが多いため、呼吸のアセスメントは安静時や静かに座っている状態で行う。乳幼児に何も介入しないうちに測定すると、最も正確な呼吸数が得られる（Kyle, 2008）。
- 乳児の呼吸は主に横隔膜呼吸であり、呼吸数の測定には腹部の動きを数える。1歳以降は、胸部の動きを数える（Kyle, 2008）。

スキル・1-7　上腕動脈の血圧のアセスメント

血圧は、血液が動脈壁を押す力を表す。**収縮期血圧**は、心室の収縮が始まり血液を動脈に駆出するときの血圧で、動脈壁にかかる圧力の最大値である。拍動と拍動の間で心臓が休止する拡張期には、圧力は減少する。拡張期の、動脈壁にかかる圧力の最小値が**拡張期血圧**である（Taylor et al., 2011）。血圧はミリメートル水銀柱（mmHg）という単位で測定し、分数のような形で記録する。分子の位置の数字が収縮期血圧、分母の位置の数字が拡張期血圧である。2つの数値の差は**脈圧**と呼ばれる。たとえば血圧が120/80mmHgならば、120が収縮期血圧、80が拡張期血圧である。この例では脈圧は40である。表1-2に成人の血圧レベルの分類を示す。

表・1-2　成人（18歳以上）における血圧レベルの分類

分類	血圧レベル（mmHg） 収縮期	拡張期
正常	＜120	＜80
前高血圧	120-139	80-89
高血圧		
I度高血圧	140-159	90-99
II度高血圧	≧160	≧100

訳者注:この分類は米国国立心臓肺血液研究所の出典であるため、日本の血圧分類は別途参照のこと。
(出典:The National High Blood Pressure Education Program; National Heart, Lung, and Blood Institute; National Institutes of Health; and are available at www.nhlbi.nih.gov/hbp/detect/categ.htm.)

血圧の正確なアセスメントを得るには、適正な機器、適正な測定部位を選択し、聴取される音を識別する必要がある。ルーチンの測定は、患者が最低5分間は安静にした後に行う。また、血圧測定の前30分間は患者がカフェインやニコチンを摂取していないことを確認する。

（続く）

スキル・1-7　上腕動脈の血圧のアセスメント（続き）

血圧測定の際に聞こえる一連の音は**コロトコフ音**と呼ばれる。表1-3にコロトコフ音の解説と図解を示す。血圧は数種類の機器で測定することができる。一般には、聴診器と血圧計を用いて測定する。また、超音波ドップラー法、触診、電子式(自動)血圧計で測定することもできる。血圧測定においては、正しく機能する機器を正確な技術で使用することが、誤測定を防ぐために非常に重要である。患者に適したサイズのマンシェットを用い、測定する腕(または脚)を正しい位置に置き、推奨される速さで減圧し、聴診される音を正しく解釈することも、確実に正確な血圧測定値を得るために必要である(Smeltzer et al., 2010; Pickering, 2005; Pickering, et.al., 2004)。表1-4に、血圧測定でよくある誤測定の概略を示す。

表・1-3　コロトコフ音

相	解説	図解
第1相	最初に出現する、微弱だがはっきりとした軽くたたくような音で、次第に大きくなる。最初に聞こえる音が収縮期血圧を示す。	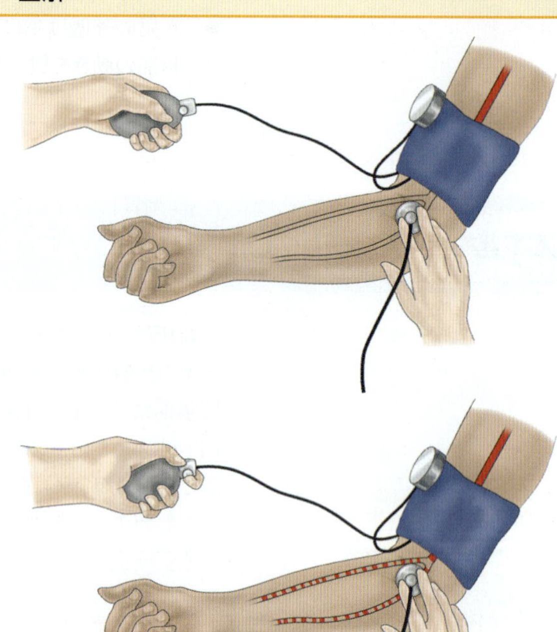
第2相	不明瞭な、あるいはザーザーという雑音様の音。この音は、特に高血圧患者では、一時的に消失することがある。第1相の後半と第2相で音が消失する現象は聴診間隙と呼ばれ、40㎜Hgに及ぶことがある。この間隙に気付かなければ、収縮期血圧を実際より低く認識するか、拡張期血圧を高く認識するという重大な誤測定を生むことがある。	
第3相	動脈の内腔が広くなるにつれ、血液が比較的自由に通過するときに生じる、明瞭で大きな音。	
第4相	明瞭な音が、急速に小さくなり、緩やかな血流を表す音。成人では、この相の開始点を拡張期血圧とすることがある。	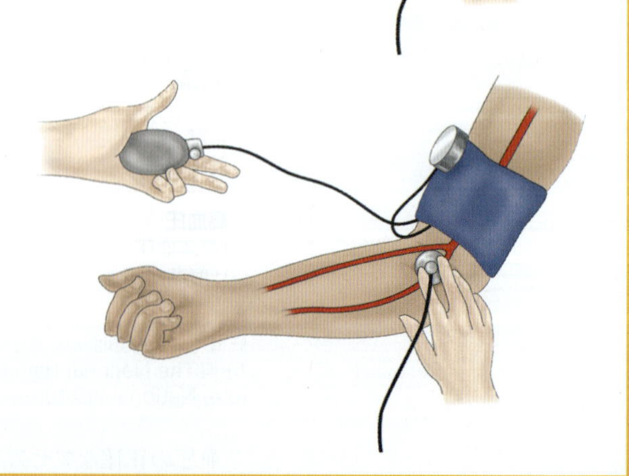
第5相	音が聞こえなくなる前に最後に聞こえた音。最後の音が聞こえた時点の圧力が拡張期血圧である。	

表・1-4　血圧の誤測定とその原因

誤測定の種類	原因
測定値が実際より低い	● 聴診ミス ● 周囲の騒音 ● 水銀柱の液面を上方から見る ● 幅が太すぎるマンシェットを使用 ● 聴診器のイアーチップの不適当な装着 ● 亀裂または汚れのあるチューブの使用 ● 減圧が速すぎる ● 聴診器ベル面を動脈の聴診位置から外れた位置に当てる ● マンシェット圧が脈拍の消失点より20-30mmHg上まで上がっていない
測定値が実際より高い	● 0mmHgの較正ができていない血圧計を使用 ● 運動直後に血圧を測定 ● 水銀柱の液面を下方から見る ● 幅が細すぎるマンシェットを使用 ● 減圧が遅すぎる ● 聴診中に再加圧する

起立性低血圧（体位性低血圧）についてのアセスメントが必要となる場合がある。起立性低血圧は、安静仰臥位から立位に移行した後3分間以内に生じる低血圧で、20mmHg以上の収縮期血圧の低下、あるいは10mmHg以上の拡張期血圧の低下と定義されている（Barclay & Vega, 2004; Pickering, et al., 2004）。Box 1-2に、起立性低血圧のアセスメントのための血圧測定の手順を概説する。

血圧はさまざまな部位で測定される。上腕動脈と膝窩動脈が最も一般的である。本項では、上腕動脈での血圧測定方法を述べる。初めに、収縮期血圧を測定する手順を説明する。収縮期血圧を正しく測定することで、聴診間隙（聴診される音の中断）によって測定値が不正確になるのを防止できる。最初のコロトコフ音を正確に聞き分けるには、脈拍が触れなくなる圧以上にマンシェットを加圧しなければならない。

Box 1-2　血圧測定による起立性低血圧のアセスメント

手順全体を通して、眩暈、ふらつき感、蒼白、発汗、失神などの**低血圧**の徴候や症状のアセスメントを行う。患者が心臓モニターを装着している場合は、不整脈のアセスメントを行う。アセスメント実施中に症状が現れた場合は、患者を直ちに仰臥位に戻す。座位で低血圧症状が生じた場合は、患者を立位にしてはならない。起立性低血圧のアセスメントには以下のガイドラインを使用する。

- ベッドの頭側を下げる。ベッドの位置を低くする。
- 患者に3-10分間、仰臥位になってもらう。その後、初期血圧と脈拍の測定を行う。
- 患者が、ベッドの横に脚を下ろした端座位になるように介助する。1-3分後に血圧と脈拍の測定を行う。
- 禁忌となる問題がなければ、患者を介助し、立位になってもらう。2-3分間待ってから、血圧と脈拍の測定を行う。
- 各体位についての測定値をそれぞれの体位とともに記録する。40以上の脈拍数の増加、あるいは30mmHg以上の血圧の低下は異常所見である。

(出典：Taylor, C., Lillis, C., LeMone, P., et al. [2011]. *Fundamentals of Nursing* (7th ed.). Philadelphia, PA: Lippincott Williams & Wilkins; Rushing, J. [2005]. Assessing for orthostatic hypotension. *Nursing, 35*[1], 30.; and Pickering, T., Hall, J., Appel, L., et al. (2004). American Heart Association Scientific Statement. Recommendations for blood pressure measurement in humans and experimental animals. Part 1: Blood pressure measurement in humans: A statement for professionals from the subcommittee of professional and public education of the American Heart Association Council on High Blood Pressure Research. Available at http://hyper.ahajournals.org/cgi/content/full/45/1/142.)

(続く)

スキル・1-7　上腕動脈の血圧のアセスメント（続き）

必要物品

- 聴診器
- 血圧計
- 適正サイズのマンシェット
- 鉛筆またはボールペン、記録用紙またはフローシート
- アルコール綿
- PPE（指示のある場合）

アセスメント

上腕動脈の脈拍、あるいは血圧測定部位の脈拍のアセスメントを行う。使用する腕側の点滴静脈内注射、胸部または腋窩の外科手術を受けていないかを調べる。また、ギプス、動静脈シャント、創傷または疾患がないかを確認する。この様な状況にある腕は血圧測定に使用しない。適正なサイズのマンシェットで血圧測定を行うために、上腕の太さを確認する。適正サイズは、ゴム嚢の長さが上腕周囲長の80%、幅が上腕周囲長の40%以上である。長さと幅の比は2：1である。上腕周囲長に基づいて推奨されるマンシェットサイズについては表1-5を参照する。患者の年齢、運動量、体位、体重、体液量平衡、喫煙、薬剤など、血圧の測定値に影響を与える可能性のある要因について評価する。患者の基準値あるいは前回の血圧測定値に留意する。患者の疼痛のアセスメントを行う。患者が疼痛を訴えた場合は、血圧測定の前に、医師の指示により鎮痛剤を投与する。疼痛があるときに血圧測定を行い、測定値が高かった場合は疼痛についての注釈をつけて記録する。

表・1-5　推奨される血圧計マンシェットのサイズ

マンシェットサイズ	マンシェットの寸法	上腕周囲長*
新生児・未熟児	4×8cm	
乳児	6×12cm	
小児	9×18cm	
成人用（小）	12×22cm	22-26cm
成人用（中）	16×30cm	27-34cm
成人用（大）	16×36cm	35-44cm
成人大腿用	16×42cm	45-52cm

*ゴム嚢の幅が、肘頭と肩峰の中央付近で測定した上腕周囲長の40%以上ある血圧計用マンシェットを選択する。
(出典：Pickering, T., Hall, J., Appel, L., et al. [2004]. American Heart Association Scientific Statement. Recommendations for blood pressure measurement in humans and experimental animals. Part 1: Blood pressure measurement in humans: A statement for professionals from the subcommittee of professional and public education of the American Heart Association Council on High Blood Pressure Research. Available at http://hyper.ahajournals.org/cgi/content/full/45/1/142.)

看護診断

患者の現在の状態に基づき、看護診断を行うための関連因子を決定する。適切な看護診断として以下のような例がある。

- 心拍出量減少
- 非効果的健康維持
- 効果的治療計画管理
- 転倒リスク状態

成果確認と看護計画立案

血圧測定において望ましい成果は、患者に損傷を負わせることなく、患者の血圧が正確に測定されることである。看護診断によっては、それ以外にも妥当な成果がありうる。

看護技術の実際

手順	根拠
1. 医師の指示または看護計画により、血圧測定の頻度を確認する。看護判断によっては、測定頻度を高くした方がよい場合もある。	患者の安全を確保する。
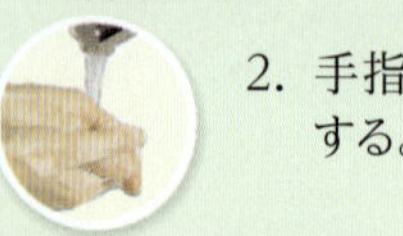 2. 手指衛生を実施し、指示があればPPEを装着する。	手指衛生とPPEにより微生物の拡散が防止される。PPEは感染経路別予防策に基づく装備が必要である。

手順	根拠
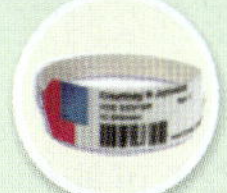 3. 患者の本人確認を行う。	患者の本人確認を行うことで確実に正しい患者に看護介入が実施され、患者誤認の防止に役立つ。
4. ベッド周囲のカーテンを閉め、可能であれば部屋のドアを閉める。処置について患者と話し合い、患者がどの程度協力できるかを判断する。患者が数分間以上休んでいたことを確認する。	これにより患者のプライバシーを保証する。説明により不安を軽減し、協力を促す。測定直前の活動により、測定結果が不正確になる可能性がある。
5. 必要性または指示のある場合はグローブを装着する。	グローブは血液や体液への接触を防止する。血液や体液に接触するおそれがない限り、一般に血圧測定の時にグローブは必要ない。
6. マンシェットの装着に適した腕を選択する。	血圧の測定により、一時的に測定肢への血流が妨げられる。
7. 患者に、安楽な臥位または座位をとってもらい、手掌を上に向けた状態で前腕が心臓と同じ高さになるように調整する（図1）。仰臥位で測定する場合は、腕を枕で支える。座位で測定する場合は看護師自身で支えるか、ベッドサイドのテーブルに載せる。座位の場合は、患者に背もたれに寄りかかってもらう。さらに、患者が脚を組んでいないことを確認する。	腕の位置は血圧測定に大きく影響する。上腕が右心房より低い位置にあると、測定値は実際より高くなる。上腕が心臓より高い位置にあると、測定値は実際より低くなる（Pickering, et al, 2004）。背中に支えがない状態であると、拡張期血圧が実際より高くなる。脚を組むと収縮期血圧が実際より高くなる（Pickering, et al., 2004）。このような姿勢をとると、上腕動脈は肘の内側にくるため、聴診器の**ベル面**または膜面をあてるのが容易になる。このような座位をとると正確な測定ができる。
8. 衣類を脱ぐか、袖がきつくなければ袖をたくし上げて、マンシェットを巻く部位の上まで上腕動脈を露出させる。	動脈の上に衣類が掛かっていると、音が聞こえにくくなり、血圧の誤測定を生じる原因となる。袖がきついとうっ血の原因となり、測定値が不正確になる可能性がある。
9. 上腕動脈を触診する。**マンシェットのゴム嚢の中央を上腕中央付近の上腕動脈に合わせ、マンシェットの下端が肘の内側から2.5-5㎝上にくるようにする。マンシェットの動脈の印は患者の上腕動脈の位置と一致させる。**マンシェットから伸びているチューブは、患者の肘側に出しておく（図2）。	マンシェットの圧力が直接、動脈にかかったとき、最も正確な測定ができる。マンシェットが聴診の邪魔になると、測定値は不正確になる可能性が高い。マンシェットを上下逆に装着し、チューブが患者の頭側に出ていると、誤った測定結果となる場合がある。

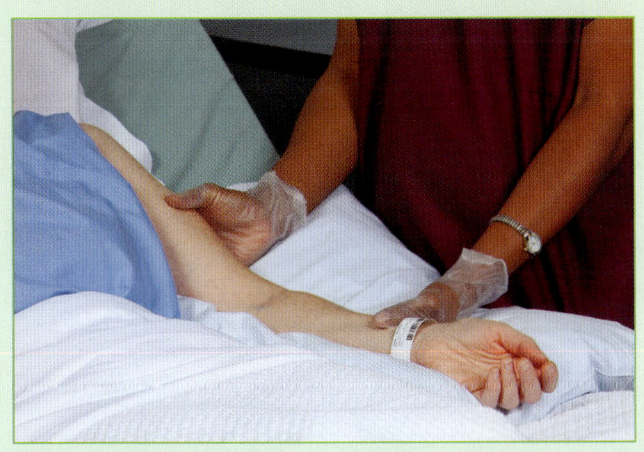

図1　上腕動脈での血圧測定における適切な腕の位置。*(Photo by B. Proud.)*

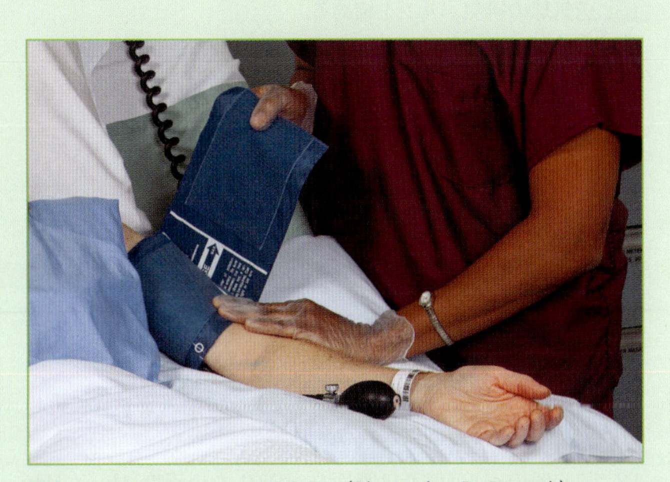

図2　血圧計のマンシェットを巻く。*(Photo by B. Proud.)*

(続く)

スキル・1-7　上腕動脈の血圧のアセスメント（続き）

手順 ／ **根拠**

10. マンシェットを上腕周囲にぴったりと巻いて固定する。衣類などを挟まないように注意する。

マンシェットをぴったりと巻くと、圧力が均一にかかり、正確な測定ができる。巻き方がゆるすぎると、測定値が不正確になる。

11. アネロイド血圧計の針が目盛りのゼロを指していることを確認する（図3）。水銀血圧計を使用する場合は、血圧計の水銀柱が垂直になるように置き、ゼロのレベルにあることを目の高さで確認する。

針の指示がゼロでない場合、血圧測定値は不正確となる可能性がある。水銀血圧計を傾いた状態で使用、較正が不正確、目盛りの読み取り位置が不適切などがあると、誤測定を生じる。

収縮期血圧の推定

12. 上腕動脈または橈骨動脈で、脈拍を指先で軽く押さえて触診する（図4）。

触診により、およその収縮期血圧を測定することができる。

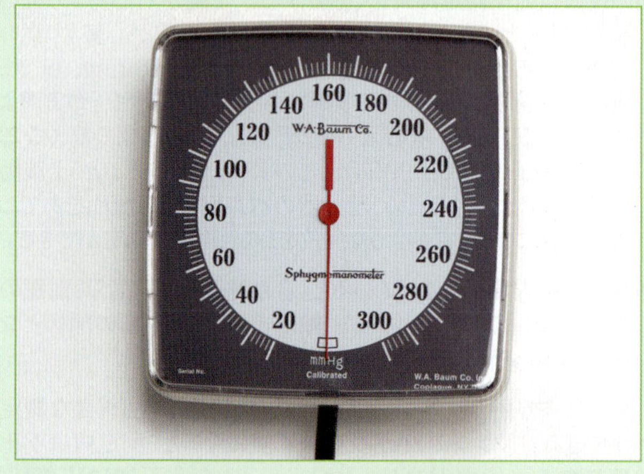

図3　血圧計の針がゼロを指している事を確認する。*(Photo by B. Proud.)*

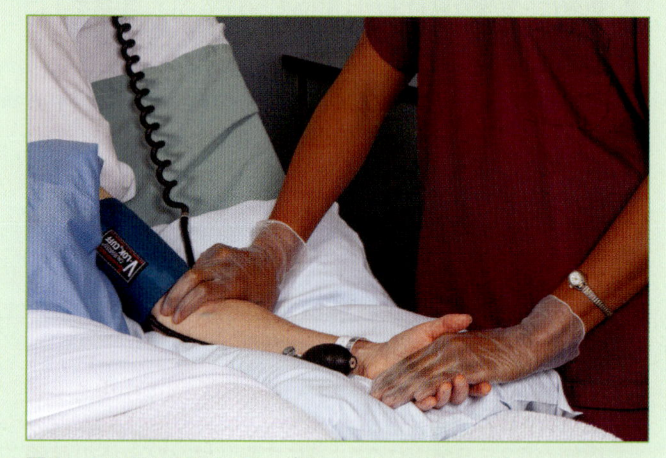

図4　上腕動脈を触診する。*(Photo by B. Proud.)*

13. 送気球の排気バルブを締める。

排気バルブが開いていると、マンシェット中のゴム嚢に空気が入らない。

14. **動脈を触診しながらマンシェットに送気し加圧する。脈拍が消失した時点の血圧計の値を覚えておく。**

脈拍が消失した時の圧がおよその収縮期血圧である。最初のコロトコフ音を正確に聞き分けるには、マンシェットの圧を脈拍が触れなくなった圧より高くしなければならない。

15. マンシェットの空気を抜き、1分間待つ。

測定を続ける前に小休止をとることで、腕に血液が戻り、血液循環が回復する。

実際に血圧を測定する

16. 血圧計から90センチ以内の場所で測定する。

約90㎝以上離れると、圧力計の目盛りを読み間違える可能性がある。

17. 聴診器のイアーチップを耳に挿入する。挿入部は耳に押し付けず、外耳道の方向に入れる。

イアーチップを正しく挿入すると、無関係な音を遮り、聴診音が聞きやすくなる。

18. 聴診器のベル面または膜面を、圧迫しない程度にしっかりと上腕動脈に当てる（図5）。聴診器が衣類やマンシェットに接触しないようにする。

聴診器のベル面または膜面を動脈の真上にあてると、測定値の読み取りがより正確になる。上腕動脈に大きな圧力をかけると、動脈を歪め、音も変化する。ベル面もしくは膜面を衣類やマンシェットから離しておくと、動脈中の血流によって生じる音に雑音が混じるのを防げる。

手順　根拠

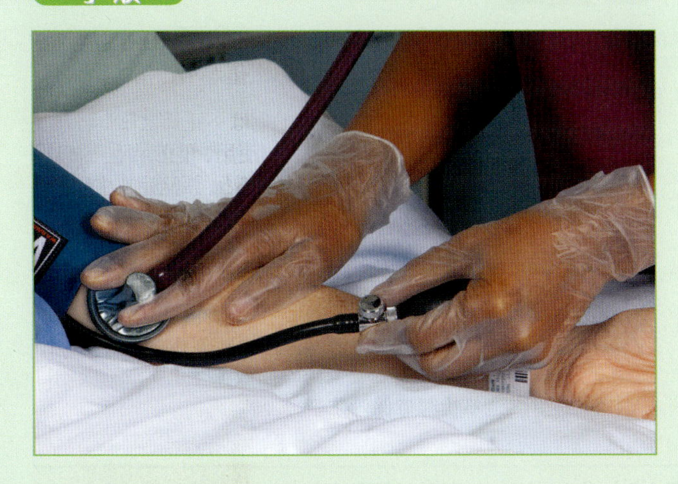

図5　聴診器の膜面を適切な位置にあてる。*(Photo by B. Proud.)*

19. 触診による収縮期血圧の推定値より30mmHg高くなるまで送気球で加圧する。血圧計の排気バルブを開き、ゆっくりと(圧力計の針が1秒間あたり2-3mmHg下がる速さで)空気を抜く。

脈拍が消失した圧力より高い圧力をかけることで、収縮期血圧を示す最初の音が聞こえる前の段階を確保する。それにより、第2相の音を第1相の音と誤解釈する誤りを防げる。

20. **微弱だがはっきりとした音が最初に聞こえた時点の血圧計の目盛りを確認する。この値が収縮期血圧である(図6)。2mmHg刻みの目盛りで、最も近い値を読み取る。音は次第に大きくなる。**

収縮期血圧は、マンシェット内のゴム嚢によってかけられた圧力と同等の圧力を持った動脈中の血液が圧迫されていた血管内を通り抜け始めるときの圧力である。この最初の音が第1相コロトコフ音である。

21. いったん空気を抜き始めたら、収縮期血圧の再確認のためにマンシェットに再び送気してはならない。

血圧測定中に再加圧すると患者は不快感を覚える。また、測定値が不正確になる可能性もある。マンシェットの再加圧により前腕にうっ血が生じ、コロトコフ音が弱くなる。

22. **音が完全に消失した時点の圧力計の目盛りを確認する(図7)。**

音が消失する時点が第5相コロトコフ音の開始点で、一般に、ここで拡張期血圧を読み取るとされている(Pickering, et al. 2004)。

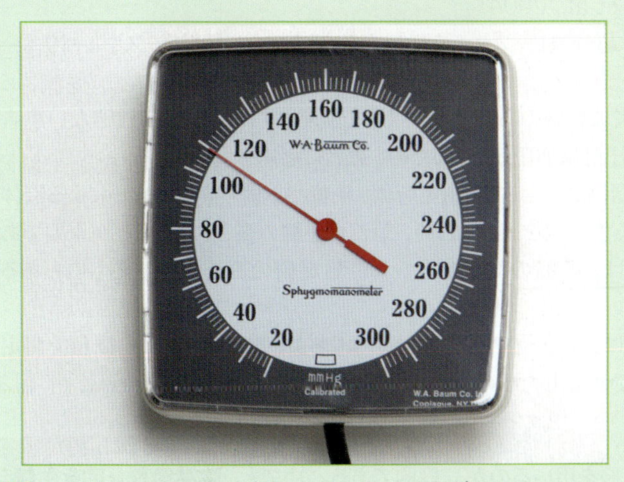

図6　収縮期血圧の測定。*(Photo by B. Proud.)*

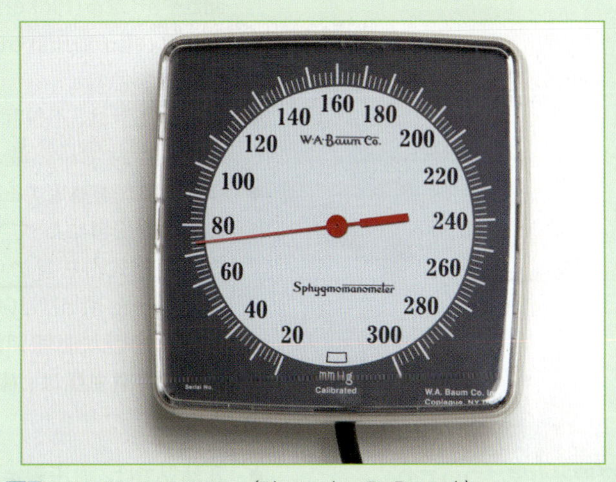

図7　拡張期血圧の測定。*(Photo by B. Proud.)*

(続く)

スキル・1-7　上腕動脈の血圧のアセスメント（続き）

手順	根拠
23. 残った空気をすばやく抜く。測定値に疑問が残る場合は、少なくとも1分間待ってから再測定を行う。再測定を行う前にマンシェットの空気を完全に抜く。	測定を繰り返した場合、測定肢にうっ血があると、誤測定が生じる可能性が高くなる。
24. 測定が終了したら、マンシェットを外す。グローブを装着している場合は外す。患者に掛け物を掛け、安楽な体位へと介助する。	適正な方法でPPEを外すことで感染の伝播や他の物品への汚染のリスクが減少する。患者の安楽を確保する。
25. PPEを使用した場合は外す。手指衛生を実施する。	適正な方法でPPEを外すことで感染の伝播や他の物品への汚染のリスクが減少する。手指衛生は微生物の拡散を抑止する。
26. 聴診器の膜面をアルコール綿で消毒する。医療施設の規定に従って血圧計を消毒し、保管する。	適切な方法で消毒することで微生物の拡散を抑止する。機器はすぐに使用できる状態で保管する。

評価

望ましい成果は、患者に損傷を負わせることなく、血圧が正確に測定されたときに達成される。

記録

ガイドライン

所見を記録用紙、フローシート、電子記録のいずれかに記録する。異常所見があれば適正な人物に報告する。測定肢の腕または上腕動脈以外の部位で測定した場合は測定部位を記録する。

記録例

> 2012/10/18　09：45　右上腕で血圧測定し180／88。医師に報告する。カプトプリル25㎎を1日2回内服の指示あり。投与の30分後に血圧の再測定を行う。
>
> ― *M.エバンズ、看護師*

注意事項

一般的注意事項

- 患者の初回看護アセスメントでは、両腕で血圧測定を行う。5-10㎜Hgの収縮期血圧の左右差は正常範囲内である。以降の血圧測定は、測定値が高かった方の腕で行う。
- 血圧測定の音が聞こえにくい場合は、マンシェットをつけたまま、患者の腕を30秒間頭より上に上げた後、再測定を行う。腕を上げたままの状態でマンシェットを加圧し、腕を支えながらゆっくりと下ろす。聴診器を当て、コロトコフ音を聞きながら通常の速さで減圧する。腕を頭上に上げると、腕内の血管容量が減少し、血液の流入量を増加させるため、コロトコフ音が聞きやすくなる（Pickering, et al., 2004）。
- 血圧は、電子血圧計もしくは超音波ドップラーで測定することもできる（付随のスキルバリエーションを参照）。
- 電子血圧計は、不整脈もしくは振戦のある患者、四肢を動かさずにいることができない患者には推奨されない。電子血圧計は加圧し続けるため、患者に疼痛を生じさせる。
- 手首で血圧を測定する血圧計もある。血圧測定時は、手首と心臓の高さの違いによる流体静力学的影響によって生じる誤測定を避けるため、手首が心臓の高さにあることが重要である。手首式血圧計の中には、心臓の高さで得られた測定値のみを記録するものもある（Pickering et al., 2004）。
- 座位で測定した拡張期血圧は、仰臥位で測定したものよりおよそ5㎜Hg高く、仰臥位で測定した収縮期血圧は、座位で測定したものよりおよそ8㎜Hg高くなる（Pickering et al., 2004）。

乳児と小児についての注意事項

- 乳幼児では、血圧測定に下肢を用いるのが一般的である。中でも、膝窩動脈、足背動脈、後脛骨動脈がよく用いられる。下肢から得られる血圧測定値は、一般に上肢から得られるものより高い。1歳以上の小児の場合、大腿の収縮期血圧は上腕より10-40㎜Hg高い傾向にある。拡張期血圧には差はない（Kyle, 2008）。

- 心臓の不調を呈する乳児と小児については、四肢すべての血圧のアセスメントを行うべきである(Kyle, 2008)。血圧測定値に大きな違いがある場合は、心疾患が疑われる。
- 小児でも、第5相コロトコフ音が拡張期血圧を示す。ただし、小児の場合、コロトコフ音が0mmHgまで続くことがある。その場合は、音が急に小さくなる第4相コロトコフ音が拡張期血圧を示すものとみなす(Schell, 2006)。

在宅ケアの注意事項

- 公共の場所に設置されている自動血圧計は、一般に不正確で一貫性がない。加えて、これら公共の自動血圧計は、腕の太い人には適応しない(Pickering et al., 2004)。
- 測定肢の周囲長に対して適正なサイズのマンシェットを使用する。マンシェットには小児用から大腿用までさまざまなサイズがあり、サイズの合わないマンシェットを使用すると正確な測定ができないことを、情報として患者に伝える。
- 患者に、デジタル血圧計についての情報を伝える。手動の血圧計に比べて高価ではあるが、ほとんどの機種で収縮期血圧、拡張期血圧の記録が見やすく表示される。
- 家庭用血圧計は、1-2年ごとに正確性を点検するべきである(Pickering et al., 2004)。

スキルバリエーション　電子血圧計を用いた血圧のアセスメント

自動電子血圧計は、急性期ケア領域、麻酔中、術後、その他頻繁にアセスメントを行う必要がある場合にしばしば使用される(図A)。電子血圧計は、血流によって生じる音の分析あるいは振動の感知によって血圧を測定する。随時設定した間隔で自動的に血圧を測定し、記録することができる。測定値は不整脈、過度な体動、周囲環境の雑音により干渉を受ける。電子機器は外部からの障害に対して感受性が高いため、誤測定を生じやすい。マンシェットは聴診法と同じ方法で巻き、マイクまたは圧力センサーは直接、動脈上にあてて固定する。自動血圧計を連続的に使用する場合は、マンシェットを巻いた測定肢を頻繁に確認する。測定休止期にマンシェットの脱気が不完全であると、動脈灌流や静脈還流に支障をきたし、測定肢の血液循環が阻害される。

1. 血圧測定の頻度について医師の指示または看護計画を確認する。看護判断によっては、より頻回に血圧の測定を行う。

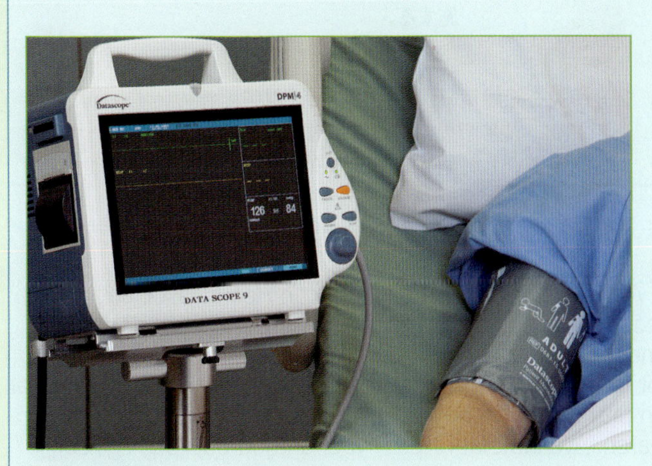

図A　電子血圧計。*(Photo by B. Proud.)*

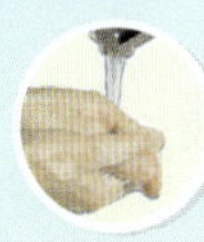

2. 手指衛生を実施し、指示があればPPEを装着する。

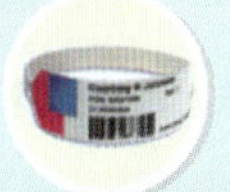

3. 患者の本人確認を行う。
4. ベッド周囲のカーテンを閉め、可能であれば部屋のドアを閉める。
5. 処置について患者と話し合い、患者がどの程度協力できるかを判断する。
6. 患者が数分間は安静にしていたことを確認する。
7. マンシェットの装着に適した測定肢を選択する。
8. 測定肢を露出した状態で、患者に安楽な臥位または座位をとってもらう。
9. **マンシェットのゴム嚢の中心が動脈上になるように、マンシェットの動脈マークを測定肢の動脈に合わせる。**
10. マンシェットを測定肢の周りにぴったりと巻き、固定する。マンシェットを巻くときに衣類をはさまないように注意する。
11. 血圧計の電源を入れる。**血圧計に乳児用、小児用、成人用などの設定がある場合は、適切な設定を選択する。測定開始ボタンを押す。患者に測定肢を動かさないよう伝える。**
12. 信号音が鳴って測定値が表示されるまで待つ。患者からマンシェットを外し、血圧計を清潔に保管する。
13. 使用した場合は、PPEを外す。手指衛生を実施する。
14. 所見を記録用紙、フローシート、電子記録のいずれかに記録する。異常所見があれば、適正な人物に報告する。
15. 測定肢を記録し、上腕動脈以外で測定した場合はその理由も明記する。

(続く)

スキル・1-7　上腕動脈の血圧のアセスメント（続き）

スキルバリエーション　超音波ドップラーを用いた血圧のアセスメント

血圧は音を増幅する超音波ドップラーで測定することができる。これは標準的な聴診器では音が聞き取りにくい場合、聞こえない場合には特に有用である。この方法では、収縮期血圧の推定値しか測定できない。

1. 医師の指示または看護計画により、血圧測定の頻度を確認する。看護判断によっては、より頻繁に測定を行う方がよい場合もある。

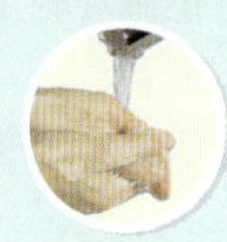

2. 手指衛生を実施し、指示があればPPEを装着する。

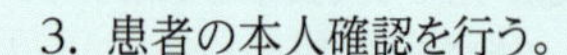

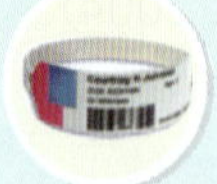

3. 患者の本人確認を行う。
4. これから行う処置について患者に説明する。
5. ベッド周囲のカーテンを閉め、可能であれば部屋のドアを閉める。
6. マンシェットの装着に適した部位を選択する。
7. 患者に、測定肢を露出した状態で、安楽な臥位または座位をとってもらう。
8. **マンシェットのゴム嚢の中心が動脈上になるように、マンシェットの動脈マークを測定肢の動脈に合わせる。**
9. マンシェットを腕の周りにぴったりと巻いて固定する。マンシェットを巻くときに衣類をはさまないように注意する。
10. アネロイド型圧力計の針が目盛りのゼロを指していることを確認する。水銀血圧計を使用する場合は、血圧計の水銀柱が垂直に設置され、水銀柱がゼロのレベルにあることを目の高さで確認する。
11. 動脈の上に少量の超音波検査用ゼリーを塗布する。
12. ドップラーの本体を利き手でない方の手に持つ。利き手で超音波プローブの先端を塗布したゼリーにつける。必要に応じてボリュームを調整する。脈拍が聞こえるまでプローブの先端を動かす。
13. ドップラーで脈拍がみつかったら、送気球の排気バルブを締める。
14. **ドップラーを動脈に当てたまま、マンシェットに空気を送って加圧する。脈拍が消失した時点の圧力計の値を確認する（図B）。**

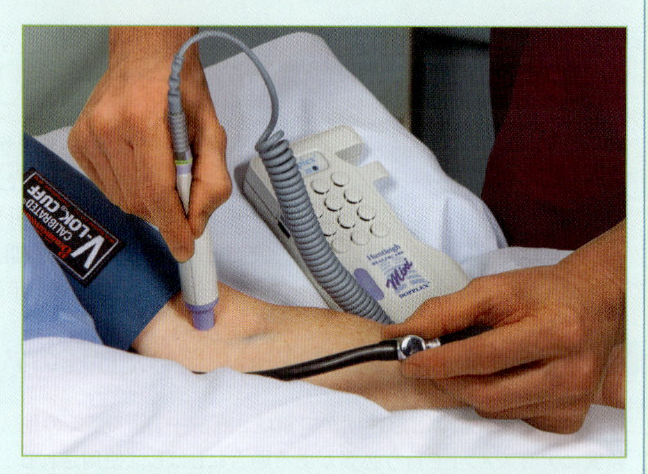

図B　動脈の拍動音を聞きながらマンシェットを加圧する。
(Photo by B. Proud.)

15. 圧力計のバルブを開き、すばやく空気を抜く。測定値に疑問がある場合は再度測定するが、測定肢中の血液循環が正常な状態に戻るよう、間隔は1分間以上開ける。毎回、マンシェットの空気は完全に抜く。
16. ドップラープローブを離し、ドップラーの電源を切る。患者の皮膚に残ったゼリーをティッシュで拭き取る。マンシェットを外す。
17. ドップラープローブに残っているゼリーをティッシュで拭き取る。医療施設の規定または製造元の推奨に従ってドップラーを消毒する。
18. ドップラーを充電器に戻す。

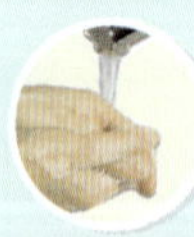

19. 使用した場合は、PPEを外す。手指衛生を実施する。
20. 所見を記録用紙、フローシート、電子記録のいずれかに記録する。異常所見があれば、適正な人物に報告する。用いた測定肢、上腕動脈以外の部位を用いた場合はその理由も明記する。

実践のためのエビデンス

Pickering, T., Hall, J., Appel, L., et al. (2004). American Heart Association Scientific Statement. Recommendations for blood pressure measurement in humans and experimental animals. Part 1: Blood pressure measurement in humans: A statement for professionals from the subcommittee of professional and public education of the American Heart Association Council on High Blood Pressure Research. Available at http://hyper.ahajournals.org/cgi/content/full/45/1/142. Accessed March 12, 2008.

米国心臓協会(American Heart Association；AHA)は1993年に血圧の推奨値を改変した。新しいガイドラインでは、診察室外血圧測定、適正なマンシェットサイズなどに重きを置いている。新ガイドラインでは、医療施設での血圧測定は、患者が数分間安静にした後、素肌の上にマンシェットを巻くよう推奨している。患者は背もたれと肘掛けのある椅子に安楽に座らせ、脚を組んだり会話をしたりしないようにすることも推奨している。また、できるだけコロトコフ音の第1相と第5相を用いて血圧測定を行う。正確な測定を行うにはマンシェットサイズが重要である。血圧測定時には、マンシェットを橈骨動脈の脈拍が消失した圧力より30mmHg上まで加圧する。その後、血圧計の圧を2-3mmHg/秒の速さで減圧する。

理解を高めるために

統合事例検討との関連

本書第3部にある事例検討は、概念を統合することに重点を置いている。以下の事例検討を参照することで、本章のスキルに関連する概念の理解を深めることができる。

- 事例検討基礎編：アビゲイル・カントネッリ、p.953。ジェイムズ・ホワイト、p.956。ナオミ・ベル、p.957。ジョー・リロイ、p.962。
- 事例検討中級編：オリヴィア・グリーンバウム、p.968。ヴィクトリア・ホリー、p.970。ルシール・ハワード、p.977。ジャニス・ロメロ、p.978。グウェン・ギャロウェイ、p.980。
- 事例検討上級編：コール・マッキーン、p.983。

クリティカルシンキングのスキルをのばす練習問題

1. ティローン・ジェフリーズ君(5歳)は、38.5℃の発熱があり、中耳感染症の疑いがある。あなたは、もう一度バイタルサインを測定する必要がある。電子体温計を持って近づくと、ティローンは「あっち行け。いやだ!」と叫びだした。どのように対応すればよいか。
2. トビー・ホワイト氏(26歳)には喘息の既往歴がある。現在の呼吸数は1分間に32回である。他にどのようなアセスメントを行うのが最も重要か。
3. カール・グラッツ氏(58歳)は、高血圧治療薬の投与を受けている。グラッツ氏から在宅での血圧測定方法について質問を受けた。どのような情報を提供すればよいか。

解答例

1. 看護師は、まずティローンの年齢に合ったコミュニケーション方法で接しながら、彼の母親と一緒に話し合い、何が問題かを見極める必要がある。中耳感染症が疑われているので、ティローンは片方または両方の耳に疼痛があるのかもしれない。彼の状態と協力できる能力を評価し、別の部位での体温測定を考慮する。あなたのアセスメントおよび医療施設の規定に基づき、側頭動脈温または腋窩温が想定される。
2. 呼吸数に加えて、呼吸の深さとリズムに留意する。呼吸音を聴診する。パルスオキシメトリで酸素飽和度を測定する。患者に急性喘息発作の原因となるような最近の活動や、運動、薬剤、喫煙、慢性疾患や症状、神経学的損傷、疼痛、不安などの呼吸に影響を与える因子に心当たりがないか尋ねる。患者の基準値または前回の呼吸の測定値に注意する。患者に陥没呼吸、鼻翼呼吸、呻吟、起坐呼吸(上体を起こした体位の方が呼吸しやすい状態)など、呼吸困難の兆候が見られていないかアセスメントを行う。
3. 高血圧患者においては、在宅での血圧測定が強く推奨される。公共の場所に設置された自動血圧計は一般に不正確で一貫性がないことを、グラッツ氏に助言する。測定肢の周囲長に合った適切なマンシェットサイズを用いる。マンシェットサイズには、小児科用から大腿用まであり、サイズの合わないマンシェットを使うと測定値が不正確になることを伝える。デジタル血圧計について話し合う。手動血圧計より高価だが、ほとんどの機種で、収縮期血圧と拡張期血圧の記録が見やすく表示される。

引用文献

Asher, C., & Northington, L. (2008). Society of Pediatric Nurses. Position statement for measurement of temperature/fever in children. *Journal of Pediatric Nursing, 23*(3), 234–326.

Barclay, L., & Vega, C. (2004). American Heart Association (AHA) updates recommendations for blood pressure measurements. Available www.medscape.com/viewarticle/496270. Accessed August 26, 2008.

Bell, E. (2008). University of Iowa Children's Hospital. Department of Pediatrics. *Iowa neonatology handbook. Servocontrol: Incubator and radiant warmer*. Available http://www.uihealthcare.com/depts/med/pediatrics/iowaneonatologyhandbook/temperature/servocontrol.html. Used with permission. Accessed March 12, 2008.

Bern, L., Brandt, M., Mbeiu, N., et al. (2007). Differences in blood pressure values obtained with automated and manual methods in medical inpatients. *MEDSURG Nursing, 16*(6), 356–361.

Braun, C. (2006). Accuracy of pacifier thermometers in young children. *Pediatric Nursing, 32*(5), 413–418.

Bulechek, G., Butcher, H., & McCloskey Dochterman, J. (Eds.). (2008). *Nursing interventions classification (NIC)* (5th ed.). St. Louis, MO: Mosby Elsevier.

Carpenito-Moyet, L. (2008). *Nursing diagnosis: Application to clinical practice*. (12th ed.). Philadelphia, PA: Wolters Kluwer Health/Lippincott Williams & Wilkins.

Cork, A. (2007). Theory and practice of manual blood pressure measurement. *Nursing Standard, 22*(14–16), 47–50.

Eşer, Ì., Khorshid, L., Güneş, Ú., et al. (2006). The effect of different body positions on blood pressure. *Journal of Clinical Nursing, 16*(1), 137–140.

Exergen. (2007). Temporal scanner reference manual. Watertown, MA: Author. Available at www.exergen.com/medical/TAT/TAT5000Manual5.pdf. Accessed October 29, 2008.

Frommelt, T., Ott, C., & Hays, V. (2008). Accuracy of different devices to measure temperature. *MEDSURG Nursing, 17*(3), 171–182.

Giantin, V., Toffanello, El, Enzi, G., et al. (2008). Reliability of body temperature measurements in hospitalized older patients. *Journal of Clinical Nursing, 17*(11), 1518–1525.

Heusch, A., & McCarthy, P. (2005). The patient: A novel source of error in clinical temperature measurement using infrared aural thermometry. *The Journal of Alternative and Complementary Medicine, 11*(3), 473–476.

Higgins, D. (2008). Patient assessment Part 2: Measuring oral temperature. *Nursing Times, 104*(8), 24–25.

Hockenberry, M., & Wilson, D. (2009). *Wong's essentials of pediatric nursing* (8th ed.). St. Louis, MO: Elsevier Mosby.

Jones, S., Simpson, H., & Ahmed, H. (2006). A comparison of two methods of blood pressure measurement. *British Journal of Nursing, 15*(17), 948–951.

Kyle, T. (2008). *Essentials of pediatric nursing*. Philadelphia, PA: Wolters Kluwer Health/Lippincott Williams & Wilkins.

Lawson, L., Bridges, E., Ballou, I., et al. (2007). Accuracy and precision of noninvasive temperature measurement in adult intensive care patients. *American Journal of Critical Care, 16*(5), 485–496.

Ma, G., Sabin, N., & Dawes, M. (2008). A comparison of blood pressure measurement over a sleeved arm versus a bare arm. *Canadian Medical Journal, 178*(5), 585–589.

Moore, T. (2007). Respiratory assessment in adults. *Nursing Standard, 21*(49), 48–56.

Moorhead, S., Johnson, M., Maas, M., et al. (Eds.). (2008). *Nursing outcomes classification* (NOC). (4th ed.). St. Louis, MO: Mosby Elsevier.

NANDA-I. (2009). *Nursing diagnoses: Definitions and classification 2009–2011*. West Sussex, UK: Wiley-Blackwell.

National Heart, Lung, and Blood Institute. National Institutes of Health. (2006). *Categories for blood pressure levels in adults*. Available at www.nhlbi.nih.gov/hbp/detect/categ.htm. Accessed March 13, 2008.

Pickering, T. (2005). Measurement of blood pressure in and out of the office. *Journal of Clinical Hypertension, 7*(2), 123–129.

Pickering, T., Hall, J., Appel, L., et al. (2004). American Heart Association Scientific Statement. Recommendations for blood pressure measurement in humans and experimental animals. Part 1: Blood pressure measurement in humans: A statement for professionals from the subcommittee of professional and public education of the American Heart Association Council on High Blood Pressure Research. Available at http://hyper.ahajournals.org/cgi/content/full/45/1/142. Accessed March 12, 2008.

Porth, C., & Matfin, G. (2009). *Pathophysiology. Concepts of altered health states*. (8th ed.). Philadelphia, PA: Wolters Kluwer Health/Lippincott Williams & Wilkins.

Quatrara, B., Coffman, J., Jenkins, T., et al. (2007). The effect of respiratory rate and ingestion of hot and cold beverages on the accuracy of oral temperatures measured by electronic thermometers. *MEDSURG Nursing, 16*,(2), 100, 105–108.

Rushing, J. (2005). Assessing for orthostatic hypotension. *Nursing, 35*(1), 30.

Schell, K. (2006). Evidence-based practice: Noninvasive blood pressure measurement in children. *Pediatric Nursing, 32*(3), 263–267.

Simpson, H. (2006). Respiratory assessment. *British Journal of Nursing, 15*(9), 484–488.

Sinclair, J. (2002). Servo-control for maintaining abdominal skin temperature at 36C in low birth weight infants. *Cochrane Database of Systematic Reviews*. Issue 1. Article No.:CD001074.DOE 10.1002/14651858.CD001074. Accessed March 12, 2008.

Smeltzer, S., Bare, B., Hinkle, J. H., & Cheever, K. H. (2010). *Brunner & Suddarth's textbook of medical-surgical nursing*. (12th ed.). Philadelphia, PA: Lippincott Williams & Wilkins.

Taylor, C., Lillis, C., LeMone, P., et al. (2011). *Fundamentals of nursing*. (7th ed.). Philadelphia, PA: Wolters Kluwer Health/Lippincott Williams & Wilkins.

Trim, J. (2005). Monitoring pulse. *Nursing Times, 101*(21), 30–31.

Trim, J. (2005). Respirations. *Nursing Times, 101*(22), 30–31.

U.S. Department of Health and Human Services. (2003, May). *The seventh report of the Joint National Committee on Prevention, Detection, Evaluation, and Treatment of High Blood Pressure* (NIH Publication 03-5233). National Institutes of Health, National Heart, Lung, and Blood Institute.

U.S. Environmental Protection Agency (EPA). (2009). Mercury. Information for healthcare providers. Available http://www.epa.gov/mercury/healthcare.htm. Accessed February 4, 2009.

VISN 8 Patient Safety Center. (2009). *Safe patient handling and movement algorithms*. Tampa, FL: Author. Available at http://www.visn8.va.gov/patientsafetycenter/safePtHandling/default.asp. Accessed June 12, 2008.

Wallymahmed, M. (2008). Blood pressure measurement. *Nursing Standard, 22*(19), 45–48.

Weber, J., & Kelly, J. (2007). *Health assessment in nursing*. (3rd ed.). Philadelphia, PA: Wolters Kluwer Health/Lippincott Williams & Wilkins.

Woodrow, P. (2006). Taking tympanic temperature. *Nursing older people, 18*(1), 31–32.

第2章

ヘルスアセスメント

焦点とする患者ケア

この章では、ヘルスアセスメントの構成要素であるフィジカル(身体的)アセスメントのスキル習得を目指し、以下のような患者のケアに必要なスキルを学ぶ。

ウィリアム・リンカン 定期健診のためにクリニックを訪れている。

ロイス・フェルカー 30歳女性、1型糖尿病の病歴がある。入院患者である。

ボビー・ウィリアムズ 10代の少年、両親と共に救急部に来院した。虫垂炎の疑いがある。

学習目標

本章学習後に実施できるようになる項目を以下に示す。

1. 全身の概観における診査項目の説明
2. ベッドスケールを用いた患者の体重測定
3. Head to Toeのフィジカルアセスメントにおける適切な器具の使用
4. Head to Toeのフィジカルアセスメントにおける患者の正しい体位
5. Head to Toeのアセスメント技術の適切な根拠の説明
6. 外皮系のアセスメント
7. 頭部・頸部のアセスメント
8. 胸郭・肺のアセスメント
9. 心血管系のアセスメント
10. 腹部のアセスメント
11. 神経系・筋骨格系・末梢血管系のアセスメント

基本用語

黄疸:肝臓と胆嚢の疾患、ある種の貧血、溶血が原因で見られる皮膚の黄染

血管雑音:聴診で聞かれる、血液の乱流が原因の異常な“シュン、シュン”という音

紅斑:皮膚の発赤

個人防護具(PPE):感染物質への曝露を最小限にし、予防するために必要な装備や装具で、グローブ、ガウン、マスク、感染防止用ゴーグルなどがある

視診:系統的な方法で、目的を持って入念に観察する実施過程

触診:触覚を用いるアセスメント技術

前胸部:大動脈、肺動脈、三尖弁、心尖部、エルブ鎖骨上点の各領域に対応する胸部前面の領域

全身の概観:医療提供者による患者の体格、身体構造、可動性、行動などの全体的な印象

(続く)

基本用語 (続き)

蒼白：皮膚が青白くなること

打診：対象物を別の物体でたたいて音を発生させる診査方法

チアノーゼ：酸素化が不十分なために、皮膚が青紫色、あるいは灰色がかった色になること

聴診：体内で発生する音を聴診器で聞く行為

点状出血：毛細血管の出血によって生じる小さな点状の出血

斑状出血：皮下組織に血液が集まり、紫がかった色に変色すること

皮膚の緊張感（ツルゴール）：皮膚に張りや弾性がある状態

副雑音：正常では聞こえない肺の聴診音

浮腫：組織中の過剰な体液による腫れ（むくみ）

アセスメントは看護過程の第一段階である。ヘルスアセスメントは、患者の健康状態とヘルスケアのニーズについて、重要な情報をもたらす。収集した情報を基に、全体的なケアプランを立案する。このケアプランは、疾患の予防、健康の回復、障害や死に対するコーピング（対処行動）の促進に向けた介入を通して、健康を最善のレベルに増進させようとするものである。

ヘルスアセスメントは、健康歴聴取と身体診査より成る。健康歴は患者の主観的情報を収集したもので、詳細な健康状態を知ることができる（基礎知識2-1に包括的な健康歴の主な項目を要約している）。看護師は健康歴聴取の際に、治療的コミュニケーションスキルやインタビュー技術を用いて、患者の健康上優れた点とともに健康上の問題点および問題となりそうな点を抽出する。また、健康歴聴取は、患者-看護師の効果的な関係が確立する出発点でもある。一般に、健康歴聴取の後、フィジカルアセスメントを実施する。フィジカルアセスメントは客観的情報を系統的に収集したもので、直接的観察によって得られたもの、あるいは**視診、触診、打診、聴診**などの診査技術を通して導き出されたものである（基礎知識2-2）。身体診査を行うには、解剖学および生理学、使用する機器類、患者の適切なポジショニングについての知識と、掛け物で患者を覆い露出を抑える配慮が必要となる。臨床検査・診断検査からも、患者の健康についての非常に重要な情報が得られる。これらの結果はヘルスアセスメントの一部を担う。看護師は“Head to Toe”（頭からつま先まで）の系統的な個別アセスメントを行ない、包括的なアセスメントを完成させる。基礎知識2-3にHead to Toeの項目を示す。

基礎知識 2-1

健康歴の構成要素

個人データ

個人情報は医療施設に入院時に収集されることが多く、特定の形式で記録される。これは患者の確認に役立つ。個人データには以下の項目が含まれる。

- 氏名
- 住所
- 性別
- 婚姻状況
- 人種
- 民族
- 職業
- 宗教
- 事前指示書／リビングウィル（生前発効の遺書）
- 医療費の財源
- プライマリ・ケア提供者

ケアを求める理由

患者がケアを求める理由を知り、以降のアセスメントで重点を置く部分を明確にする。自由質問法を用いる。

基礎知識 2-1 *(続き)*

健康歴の構成要素

「今日はどうして来られたのですか」というような自由回答の質問をする。**必ず患者の言葉どおりに記録する。** たとえば、ニーナ・ダニングがクリニックに来て「よく眠れないのです。夜になると、いろいろ考えてしまって。くよくよしてしまうのです」と言ったとしよう。

悪い記録例：患者は不眠と不安感を訴えている。

正しい記録例：「よく眠れないのです。夜になると、いろいろ考えてしまって。くよくよしてしまうのです」

現在の健康問題の経過

現在の健康問題の経過を聴取する際には、症状を全て網羅するようにする。“PQRST”と覚えておけば、患者の症状分析のガイドとして役立つ。

増悪(provocative)または緩和(palliative)：何が症状を誘発するか。何によって増悪または軽減するか。

- 最初に気づいたとき何をしていたか。
- 何が誘発すると思うか。ストレス？　姿勢？　何らかの活動？　言い争い？(流涙のような症状の場合は、“何が原因で流涙が起こるのか、または悪化すると思うか”、抑うつのような精神症状の場合には、“抑うつ症状が起こるのは特定の出来事の後か”を尋ねる。)
- 何によって症状が緩和されるか。食事を変える？　姿勢を変える？　薬を飲む？　身体を動かす？
- 症状を悪化させる要因は何か。

質(Quality)または量(Quantity)：症状の感じ方、見え方、聞こえ方はどうか。現在の症状の程度はどうか。

- どんな症状か。どのように感じ、見え、または聞こえるか。
- 現在の症状の程度はどうか。何もできないほど強いのか。これまでに経験したものより強いのか、軽いのか。

部位(Region)または放散(Radiation)：症状が出ている部位はどこか。放散痛はあるか。

- どこに症状が出ているか。
- 疼痛の場合、背中や腕、頸部、下肢に放散するか。

強さ(Severity)：疼痛スケールで1から10の段階(10はこれ以上ない痛み)をつけると、症状はどの段階に相当するか。

- 症状が最も強いときはどのような状況か。横になる、座る、または動作の速度を落とす必要に迫られるか。
- 症状は軽減しつつあるか、悪化しつつあるか、変化がないか。

時期(Timing)：症状はいつ始まったか。突然起こったか、徐々に進んだか。頻度はどうか。

- 最初に症状が出た日時は？
- どのように症状が現れたか。突然か、段階的か。
- 症状が現れる頻度はどのくらいか。時間単位？　日単位？　週単位？　月単位？
- 症状が現れるのはいつか。日中？　夜間？　早朝？　症状によって目が覚めるか。食前、食事中、食後か。季節性があるか。
- 1回の症状はどのくらい続くか。

既往歴

患者の既往歴は、現在の症状の原因を突き止める手がかりになることがある。また、特定の危険因子へと看護師の注意を喚起する。既往歴には、過去の疾病、慢性的な健康上の問題と治療、以前に受けた外科手術や入院などが含まれる。以下に質問例を挙げる。

- 「はしか、おたふくかぜなど、子どものころにかかった病気について教えてください」
- 「予防接種は遅滞なく受けていますか」
- 「慢性疾患はありますか」
- 「アレルギーはありますか」
- 「これまでに経験した事故、けが、手術について教えてください」
- 「常用している処方薬または市販薬を教えてください。ハーブやサプリメントを利用していますか」

家族歴

疾患の中には遺伝的要因を含むものがある。たとえばがんの家族歴は、がんの危険因子の一つである。以下に家族歴の質問例を示す。

- 「家族の年齢を教えてください」
- 「家族に亡くなった方がいらっしゃる場合、原因は何でしたか」
- 「他の家族の方にもあなたの抱える健康問題がありますか」
- 「家族に慢性疾患のある方はいらっしゃいますか」

ライフスタイル

患者のライフスタイルは心身の総合的な健康状態に寄与する。たとえば、喫煙は多くの健康問題に関係する。以下は、ライフスタイルについての質問例である。

- 「喫煙、飲酒の習慣はありますか?、常用している薬はありますか。ある場合は期間と量を教えてください」
- 「典型的な1日の食事を教えてください」
- 「睡眠がどのくらい取れているか教えてください」
- 「1日の運動量はどのくらいですか」
- 「健康問題で助けが必要なとき、家族かご近所の方で誰が助けてくれますか」

基礎知識 2-2

アセスメント技術

視診は、系統的な方法で目的を持ち慎重に観察を行う一連の過程である。視診には嗅覚、聴覚、視覚を用いる。

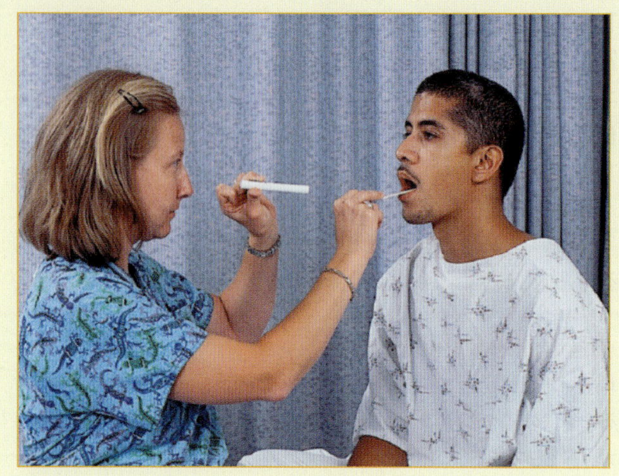
視診

触診は触覚を用いたアセスメント技術である。手や指は敏感な道具であり、温度、**ツルゴール**、手触り、湿気、拍動、振動、形と大きさや、各器官のアセスメントに使用される。浅い触診では、利き手で軽く圧をかけ、円を描くように動かして表面の構造を感じ取る。1cm以上押さえない。深い触診では、利き手を皮膚表面に置き、利き手でない方の手を利き手の上に置いて圧をかける。この技術で、検者はより深く、2.5-5cmの深さまでを感じることができる。

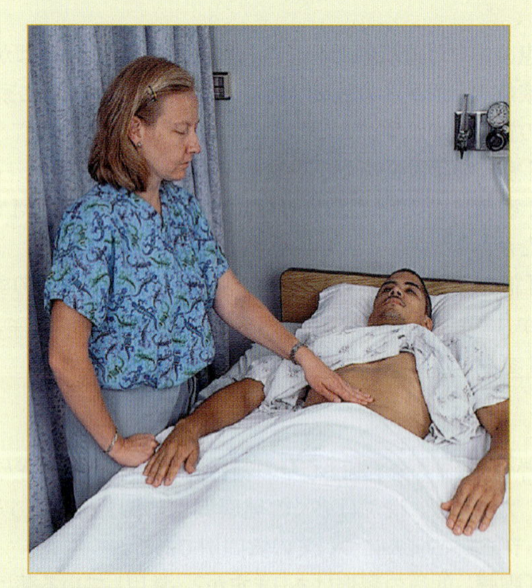
浅い触診

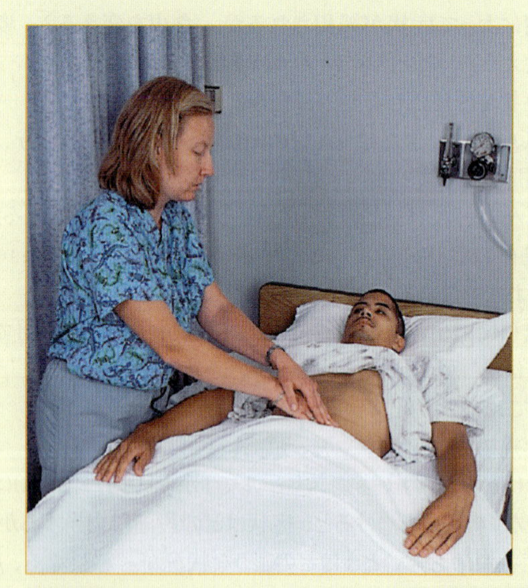
深い触診

基礎知識 2-2 *（続き）*

アセスメント技術

打診は、一つの物体を他の物体でたたいて音を出す診査方法である。身体組織をたたく行為によって生じた振動音を、打診音という。打診は、臓器の位置、形、大きさ、および下にある他の構造や組織の密度のアセスメントに用いられる。

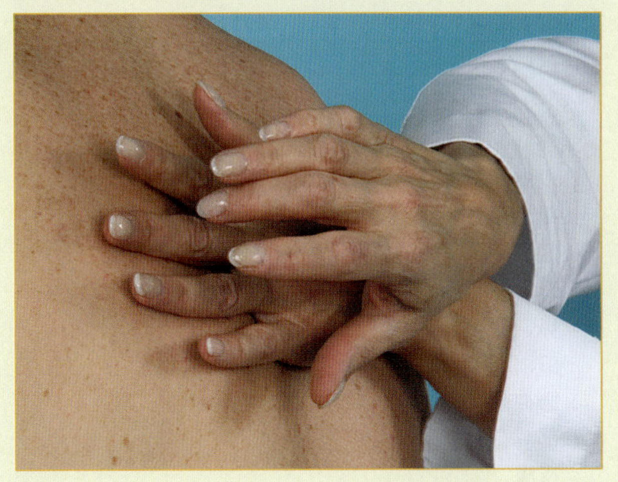

打診

この技術は深部腱反射の誘発にも用いられる。打診音には以下のようなものがある。

打診音	相対的強度	部位例
平坦音	小さい	大腿部
濁音	中程度	肝臓
清音（共鳴音）	大きい	正常な肺
過共鳴音	非常に大きい	肺気腫のある肺
鼓音	大きい	胃の気泡

聴診は、身体内部で発生する音を聴診器で聞く行為である。この診査技術は、血圧、心音、肺音、腸雑音を聞くために用いられる。聴診では音の4種類の特徴でアセスメントを行う。

(1)ピッチ（音の高低）
(2)音の大きさ（音の大小）
(3)音の質（ゴロゴロ、ヒューヒューなど）
(4)持続時間（短い、中程度、長い）

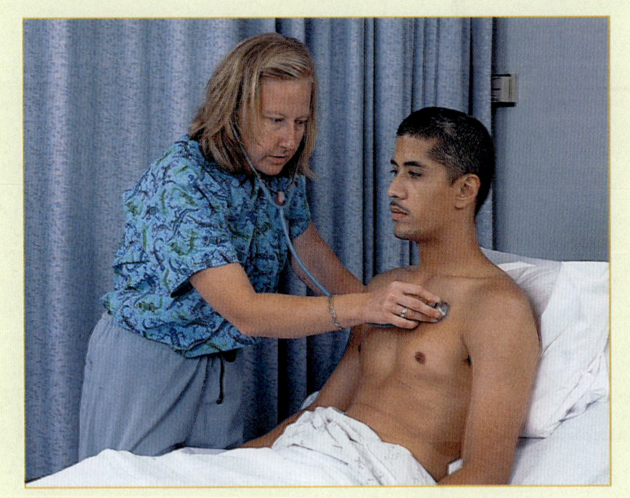

聴診　*(Photos by B. Proud)*

基礎知識 2-3

Head to Toe（頭からつま先まで）のフィジカルアセスメントの概要

- 全身の概観
- 身長と体重
- バイタルサイン
- 頭部
  - 皮膚
  - 顔、頭蓋骨、頭皮、毛髪
  - 眼
  - 耳
  - 鼻、副鼻腔
  - 口、口腔咽頭
  - 脳神経
- 頸部
  - 皮膚
  - リンパ節
  - 筋肉
  - 甲状腺
  - 気管
  - 頸動脈
  - 頸静脈
- 胸部と背部
  - 皮膚
  - 胸部の大きさと形
  - 心臓
  - 肺
  - 乳房、腋窩
  - 脊柱
- 上肢
  - 皮膚
  - 毛髪
  - 爪
  - 感覚
  - 筋肉の大きさ、強度、筋緊張
  - 関節可動域（ROM）
  - 橈骨動脈と上腕動脈の脈拍
  - 腱反射
- 腹部
  - 皮膚
  - 腸雑音
  - 血管雑音
  - 腹腔構造物
  - 肝臓、膀胱など、腹部の特定の臓器
- 生殖器
  - 皮膚、毛髪
  - 尿道
  - 男性の場合：陰茎、睾丸
  - 女性の場合：膣*
  - 男性の場合：前立腺*
- 肛門と直腸*
- 下肢
  - 皮膚
  - 毛髪
  - 爪
  - 歩行とバランス
  - 筋肉の大きさ、強度、筋緊張
  - 関節可動域（ROM）
  - 膝窩動脈、後脛骨動脈、足背動脈の脈拍
  - 腱反射および足底反射

*これらの内部構造は、通常の健康診断では診査しない。

スキル・2-1　全身の概観

全身の概観は、ヘルスアセスメントの最初の項目であり、初めて患者と接触した時から始まる。全身の概観によって得られる情報は患者の総合的な健康状態を知る手がかりとなる。全身の概観には、身体の全体的な外観、身体構造、可動性、行動の観察と、バイタルサイン、身長、体重、胴囲(ウエスト周囲径)の測定、体格指数(BMI)の算出が含まれる。表2-1に肥満関連疾患のリスクとBMIおよび胴囲の関係を示している。

必要物品

- 適切な照明
- メジャー
- PPE(指示に従って)

アセスメント

患者の全体的な外観と行動、バイタルサイン、身長、体重から、患者の全体的な印象を明らかにする。

看護診断

患者の現在の状態に基づき、看護診断を行うための関連因子を決定する。全身の概観に関連する妥当な看護診断として、以下のような例がある。

- セルフケア不足(排泄、更衣、入浴)
- 不安
- 非効果的コーピング

特定の身体部位のアセスメントをさらに実施した場合、それに基づき他の診断もありうる。

成果確認と看護計画立案

全身の概観において望ましい成果は、患者に不安や苦痛を感じさせることなくアセスメントが終了し、患者の全体的な印象が形作られることである。また、所見を記録し、他の医療提供者がさらに進んだ評価を必要とした場合に利用できるように、適切な患者情報を作成することである。看護診断として決定された内容に応じて、他の成果も期待される。

表・2-1　BMIと胴囲からみた肥満関連疾患のリスク(2型糖尿病、高血圧、心血管疾患のリスクについて)

		胴　囲* (ウエスト周囲径)	
	BMI(kg/m²)	男性　≦102cm 女性　≦88cm	男性　>102cm 女性　>88cm
低体重	<18.5	該当せず	該当せず
標準体重	18.5-24.9	該当せず	該当せず
前肥満	25.0-29.9	増加	高い
肥満Ⅰ度	30.0-34.9	高い	非常に高い
肥満Ⅱ度	35.0-39.9	非常に高い	非常に高い
肥満Ⅲ度	≧40.0	極度に高い	極度に高い

* 胴囲の増加は、標準体重であってもリスク増加のマーカーである。(出典:National Institutes of Health, National Heart, Lung and Blood Institute. [2000b]. NHLBI Obesity Education Initiative. *The practical guide: Identification,* 評価*, and treatment of overweight and obesity in adults.* NIH publication no. 00-4084. October 2000. Available at www.nhlbi.nih.gov/guidelines/obesity/prctgd_c.pdf.)

(続く)

スキル・2-1　全身の概観 (続き)

看護技術の実際

手順	根拠
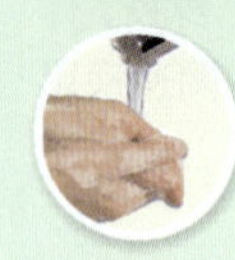 1. 手指衛生を実施し、指示があればPPEを装着する。	手指衛生とPPEにより微生物の拡散が防止される。PPEは感染経路別予防策に基づく装備が必要である。
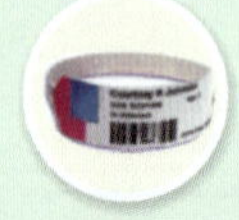 2. 患者の本人確認を行う。	本人確認を行うことで確実に適正な患者に看護介入が実施され、患者誤認の防止に役立つ。
3. ベッド周囲のカーテンを閉め、可能であれば部屋のドアを閉める。身体診査の目的と、実施内容を説明する。患者から質問があれば答える。	これにより患者のプライバシーを守る。説明により不安を軽減し、協力を促す。
4. 患者の身体の外観についてアセスメントを行う。患者が年齢相当に見えるかを観察する。患者の精神状態に留意する。患者は集中し、正しい判断ができる状態で、質問にきちんと反応し、答えているか？　顔貌は左右対称か？　息切れ、疼痛、不安など、急性の障害を示す兆候の有無に注意する。	外観は患者の健康についてさまざまな面での情報をもたらす。認知過程の変化、非対称性、苦痛の兆候は健康上の障害を示していることがある。
5. 患者の身体構造のアセスメントを行う。身長は年齢および遺伝的要素に応じた正常範囲内にあるか？　体重は身長と体格に応じた正常範囲内にあるか？　体脂肪が均等に分布しているかどうかに留意する。身体の各部が左右相称で均整がとれているか？　姿勢は直立位をとっており、年齢相応か？	過度の低身長や高身長、非対称性、片側性の萎縮や肥大、異常姿勢、異常な身体比率は、健康上の問題を示していることがある。
6. 患者の可動性のアセスメントを行う。歩行は滑らかで均等な動きであり、バランス良く、協調性があるか？　関節の可動性(ROM)は滑らかで協調性があり、一般的な最大可動域が確保されるか？　明らかな不随意運動はないか。	歩行や可動域の異常は健康上の問題を示していることがある。
7. 患者の行動のアセスメントを行う。顔の表情は状況に合っているか？　文化的背景に合った行動様式に基づくアイコンタクトを維持しているか？　安楽でリラックスしているか？　言うことは明確で理解できるものか？　患者の衛生状態と身だしなみを観察する。衣類は気候や体格に合致し、清潔で、文化的背景および年齢に合っているか？　患者自身は清潔で、身だしなみがよく、年齢と文化に見合った外観をしているか？	顔の表情、話し方、アイコンタクト、その他の行動は気分や精神衛生の状態を示す手がかりとなる。衛生状態や身だしなみの不備は健康状態の変調を示している場合がある。
8. 疼痛のアセスメントを行う。(「第10章 安楽」を参照。)	疼痛は身体的・精神的な健康の変調を示すことがある。
9. 患者に靴と上着を脱いでもらう。体重計で患者の体重を測定する(図1)。測定値を前回の値、および身長に見合う推奨体重の範囲と比較する。	体重の減少や増加は健康問題を示していることがある。
10. 靴を脱いで直立した状態で、壁掛け式またはスタンド式身長計を用いて患者の身長を測定する(図2)。身長と体重を標準グラフの推奨平均体重と比較する。	身長と体重の比率により健康状態、水分量、栄養の全般的なアセスメントが行なえる。

手順

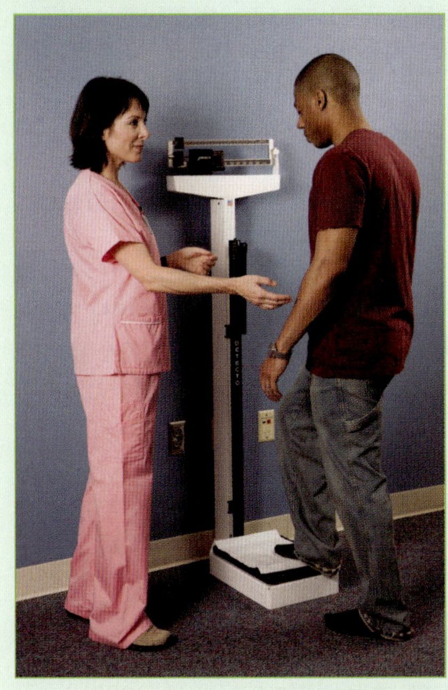

図1　体重計を用いた患者の体重測定。*(Photos by B. Proud)*

根拠

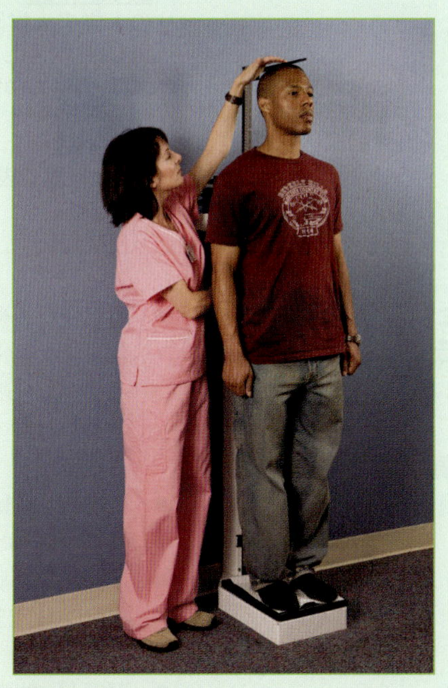

図2　患者の身長測定。*(Photos by B. Proud)*

11. 患者の体重と身長から、BMIを計算する。

$$体格指数(BMI) = \frac{体重(kg)}{身長^2(m)}$$

BMIは一般に体脂肪の蓄積の指標であり、体重測定値単独よりも、より的確な情報となる。加えて、BMIにより心疾患、糖尿病、高血圧などの発症リスクを推定できる。表2-1を参照する。

12. メジャーを用いて患者の胴囲を計測する。メジャーは、臍の高さで患者の胴にぴったりと巻く。

胴囲は腹部脂肪のよい指標となる。胴囲は、2型糖尿病、脂質異常症、高血圧、心血管疾患などに対する重要で信頼性の高い指標と考えられている(Dudek, 2006)。

13. 患者の体温、脈拍、呼吸、血圧、酸素飽和度を測定する。(測定方法の詳細は「第1章 バイタルサイン」「第14章 酸素化」を参照。)

バイタルサインと酸素飽和度の測定により、データベース用の基準値を決定し、現在の、または潜在的な健康問題を検出する。

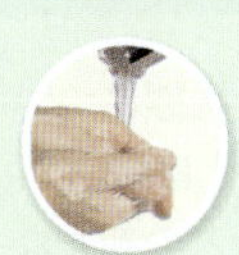

14. PPEを使用した場合は外す。手指衛生を実施する。必要に応じて、または指示された場合は特定の身体部位についてのアセスメントを続けて行う。指示に従い、他の医療提供者がさらに進んだ評価を行う際に必要となる適切な患者情報を作成する。

適正な方法でPPEを外すことで、感染の伝播や他の物品への汚染のリスクが減少する。手指衛生は微生物の拡散を防止する。患者の健康状態を評価するため、指示に従い、さらに進んだアセスメントを実施する。患者の健康状態を評価し対処するため、他の医療提供者による介入が指示されることもある。

評価

望ましい成果が得られるのは、患者に不安や苦痛を感じさせることなくアセスメントが終了し、患者の全体的な印象が形作られる場合である。また、所見が記録され、他の医療提供者がさらに進んだ評価を必要とした場合に利用できるように、適切な患者情報が作成される場合である。

記録

ガイドライン

患者の身体の外観、身体構造、可動性、行動に関連する所見を記録する。患者の身長、体重、BMI、胴囲を記録する。疼痛の有無と、疼痛がある場合は初回の疼痛アセスメントを記録する。患者の体温(T)、脈拍(P)、呼吸(R)、血圧(BP)の測定値と酸素飽和度を記録する。他の患者情報も記載する。

(続く)

スキル・2-1　全身の概観　（続き）

記録例

2012/1/26　10：15　患者は432号室に入院。患者は23歳、アジア系の女性で、地元の大学の大学院生、3人の女子学生とアパートで共同生活をしている。栄養状態は良好、身なりはだらしない、衣類は年齢と季節に相応、疲労が見られる。判断力正常、協力的、急激な苦痛の兆候なし。現在は疼痛なし。体温37.2℃、脈拍78、呼吸16、血圧114/58mmHg（左腕）、座位、ルームエアーでの酸素飽和度96%。身長144cm、体重55kg、BMI26.5。胴囲81.2cm。ナースコール、照明、電話、トイレの使用方法を伝えた。患者は情報を理解したと言葉で表現した。

― *R.ロビンソン、看護師*

予期しない状況と対処方法

- 患者が身長や体重の測定のために立位をとることができない場合：体重測定には椅子型体重計またはベッドスケールを用いる（スキル2-2参照）。身長測定にはメジャーや紐を用いる。ベッドにいる患者を仰臥位にし、頭を正中線に合わせ、脚を真っすぐ伸ばした姿勢で患者の全長に印をつける。その長さを測定する。

注意事項

一般的注意事項

- BMIは、運動選手のように筋肉量が多い場合、**浮腫**や脱水症状のある場合、高齢者など筋肉量が落ちた場合については必ずしも正確ではない（NIH, 2008; Dudek, 2006）。
- 米国国立心臓肺血液研究所発表の最新のBMIガイドラインによると、BMI18.5未満は低体重、BMI 25-29.9は前肥満、BMI 30以上は肥満、BMI40以上は超肥満である（NIH, 2008）。
- 胴囲が、男性で102cm、女性で88cmを越えると、疾患リスクが増加する（NIH, 2000b）。

乳児と小児についての注意事項

- 2歳未満の乳幼児の身長測定は、脚をいっぱいに伸ばした横臥位で行う。
- 乳児の体重測定は衣類を脱がせた状態で行う。
- 小児の体重測定は下着をつけて行う。

スキル・2-2　ベッドスケールを用いた体重測定

患者の体重測定は、アセスメントの重要な要素の一つである。体重は患者の全身状態についての基本情報になるとともに、栄養状態と体液平衡の貴重な指標となる。体重の変化は栄養不足、体液量の過剰または不足などの潜在する問題への手がかりとなり、水分過負荷などの新たな問題の発生の指標となることもある。体重は治療に対する反応の評価にも用いられる。たとえば、栄養補給を受けている患者の場合、毎日あるいは週2回の体重測定で、望ましい成果（体重増加）が達成されているかどうかの判断に用いられる。

体重は、患者が体重計の上に立って測定するのが一般的である。しかし、それは患者が動くことができ、身体の平衡を保つことができることが条件になる。ベッド上安静の患者や、体動制限のある患者、あるいは短時間でも立位での体のバランスを維持できない患者には、ベッドスケールを使用して体重を測定することができる。ベッドスケールを使用する際は、患者にスリングを装着し、ベッドの上に吊り上げる。安全を確保するため、看護師2名で体重測定を行う。体重測定機能付きのベッドを提供している医療施設も多い。以下の手順では、移動式のベッドスケールを用いた体重測定方法を説明する。

必要物品

- ベッドスケール、スリング
- スリングのカバー
- シーツまたはタオルケット
- PPE（指示に従って）

アセスメント

患者が体重測定のために立てるかどうかを評価する。立てなければ、椅子に座れるか、あるいは体重測定のため静かに横になっていられるかを評価する。患者の疼痛を評価し、疼痛がある場合は、ベッドスケール使用の前に鎮痛剤または鎮静剤の投与を考慮する。体重測定の際に絡まったり引っ張られたりする可能性のある管やドレーン、輸液チューブなどについてアセスメントを行う。

看護診断

患者の現在の状態に基づき、看護診断を行うための関連因子を決定する。適切な看護診断として以下のような例がある。

- 身体損傷リスク状態
- 身体可動性障害
- 栄養摂取消費バランス異常：必要量以下
- 栄養摂取消費バランス異常：必要量以上

成果確認と看護計画立案

ベッドスケールを用いた患者の体重測定において望ましい成果は、患者に損傷を負わせることなく、また患者の苦痛を最低限に抑えたうえで、体重測定が正確に行われることである。看護診断の内容によっては、他にも妥当な成果がありうる。

看護技術の実際

手順	根拠
1. 医師の指示または看護計画により、体重測定の頻度を確認する。看護判断によっては、体重測定の頻度を高くする方がよい場合もある。患者の可動性と処置に協力する能力に応じて、他の介助者に応援を依頼する。	これにより、患者に安全で適切なケアを提供する。
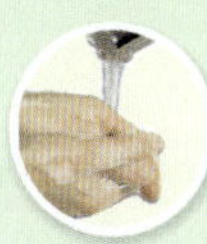 2. 手指衛生を実施し、指示があればPPEを装着する。	手指衛生とPPEにより微生物の拡散が防止される。PPEは感染経路別予防策に基づく装備が必要である。
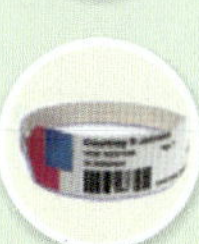 3. 患者の本人確認を行う。	本人確認を行うことで確実に適正な患者に看護介入が実施され、患者誤認の防止に役立つ。
4. ベッド周囲のカーテンを閉め、可能であれば部屋のドアを閉める。処置について患者と話し合い、患者がどの程度協力できるかを判断する。	これにより患者のプライバシーを守る。説明により不安が軽減され、協力が得やすくなる。
5. ベッドスケールのスリングにカバーをかぶせる。	カバーの使用により、微生物の拡散を防止する。
6. スリングをベッドスケールに取り付ける。シーツかタオルケットをスリングの中に敷く。スケールの電源を入れる。**体重表示を0.0に合わせる。**	スリング、タオルケット、カバーを装着した状態でゼロ点合わせをしておかなければ、スリングの重さが体重に加算されてしまう。
7. ベッドを作業しやすい高さ（一般に実施者の肘の高さ）に調節する（VISN 8, 2009）。看護師が2人いる場合は、ベッドの両脇に1人ずつ立つ。ベッドスケールが置かれている側と反対側のベッド柵を上げる。患者にシーツかタオルケットを掛ける。その他の掛け物や枕は取り除く。	ベッドを適正な高さにすると腰背部痛や筋肉損傷の防止になる。ベッドの両側に看護師を置くことで、患者に安全で適切なケアを提供できる。タオルケットは患者の尊厳を守り、患者を保温する。

（続く）

スキル・2-2　ベッドスケールを用いた体重測定　(続き)

手順	根拠
8. 患者にシーツかタオルケットを掛けたまま、ベッド柵に向き合うように患者を側臥位にする。スケールからスリングを外し、長い辺を中央まで巻いていく。スリングの中央に患者が来るように巻いたスリングを患者の下に置く。	患者を側臥位にすると、容易にスリングの上に乗せることができる。タオルケットにより患者の尊厳を守り、温かい状態に保つ。
9. スリングの上を転がすようにして患者を反対向きの側臥位にする。患者の下にシーツを敷くようにスリングを引き出して広げる。	これにより、容易に患者をスリングに乗せられる。
10. スケールのアームが患者の真上に来るようにスケールを動かす。**スケールの足台を広げる。**アームを下げ、アームのフックをスリングの穴に掛ける。	足台を開くことでスケールの基盤が広がり、患者を乗せた際の転倒を防止する。スリングをフックでスケールに掛けることで、スケールにしっかりと固定され、損傷を防ぐ。
11. アームがスリングに掛かったら、徐々にスリングを上げ、患者をベッドから吊り上げる(図1)。**スリングが上がった際に、管やドレーンが引っ張られていないかを確認する。スリングがベッドから完全に離れたら、酸素チューブ、輸液チューブなどがスリングに載っていないことを確かめる。患者にチューブが接続されている場合はチューブを持ち上げ、重さが体重に加算されないようにする。**	正確な体重を得るために、スリングはどこにも接触しないようにする。スリングから垂れ下がっているチューブの重さは患者の体重に加算される。

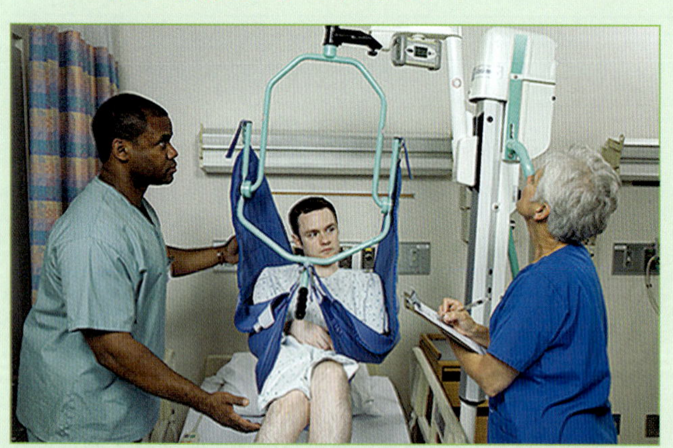

図1　ベッドスケールを使用する。

手順	根拠
12. スケールの体重表示を記録する。静かにゆっくりと患者をベッドに下ろす。アームからスリングを外す。スケールの足台を閉じ、ベッドから離す。	スリングをゆっくり下ろすと、患者を怖がらせずにすむ。スケールは足台を閉じると移動が容易になる。
13. ベッド柵を上げる。患者をベッド柵の方に向ける。患者の背中側のスリングを中心に向けて巻く。	ベッド柵を上げて安全を確保する。
14. 反対側のベッド柵を上げる。スリングの上を転がすように患者を反対側のベッド柵の方に向ける。スリングをベッドから取り除く。使用した場合はグローブを外す。反対側のベッド柵も上げる。	スリングをベッドから取り除くためには、患者をスリングから降ろす必要がある。
15. 患者に掛け物を掛け、安楽な体位へと介助する。ベッドを一番低い位置に下げる。	患者の安楽と安全を確保する。
16. スリングからディスポーザブルのカバーを外し、適切な廃棄物容器に廃棄する。	カバーを使用することで、微生物の拡散を防止する。
17. PPEを使用した場合は外す。手指衛生を実施する。	適正な方法でPPEを外すことで、感染の伝播や他の物品への汚染のリスクが減少する。手指衛生は微生物の拡散を防止する。
18. スケールとスリングを適切な保管場所に戻す。スケールのプラグをコンセントに差し込む。	スケールはいつでも使用できるようにしておく。

評価

望ましい成果は、患者に損傷を負わせることなく、ベッドスケールを用いて体重が正確に測定されたときに達成される。

記録

ガイドライン

体重、測定値の単位、使用した体重計を記録する。

記録例

2012/10/15　2：30　患者は両脚に10段階スケールで5の疼痛を訴える。医師の指示により、体重測定前にパーコセット2錠を経口投与。ベッドスケールを用いて体重測定し、75.2kg。
— *M.エバンズ、看護師*

予期しない状況と対処方法

- 患者を吊り上げたときに、スケールが傾き始めた場合：吊り上げを中止する。ゆっくりと患者をベッドに下ろす。測定開始前に、スケールの足台が十分に広がっていることを確認する。
- 体重が前日の体重と1kg以上違う場合：体重は同じスケールを用いて同じ時刻に測定する。スケールの較正を確認する。患者の着衣が同じであることを確認する。スリングの上にチューブや容器が載っていないかを確認する。失禁のある患者の場合は、下着が汚れておらず、乾いていることを確かめる。
- スリングを吊り上げる際に、患者が興奮した場合：吊り上げを中断して、患者を落ち着かせる。患者が落ち着かない場合はベッドに下ろす。その時刻に体重測定を行う必要性を再評価する。必要に応じて、もう一度体重測定を試みる前に鎮静剤投与の指示を受ける。

スキル・2-3　皮膚・毛髪・爪のアセスメント

外皮系には、皮膚、毛髪、爪、汗腺、皮脂腺が含まれる。皮膚、毛髪、爪のアセスメントにより、栄養状態、水分補給状態、総合的な健康状態についての情報が得られる。また、特定の全身疾患、感染、不動、過度の日光暴露、アレルギー反応についての情報も得られる。アセスメントは皮膚状態の全体的な観察から始める場合が多く、皮膚のアセスメントはヘルスアセスメント全体に統合される。一般に、特定部位の皮膚のアセスメントはその部位を含む身体組織のアセスメントに組み込まれている。皮膚のアセスメントについては、本テキストの学習目的に応じて別の章でも取り上げている。

必要物品

- グローブ
- PPE（指示に従って）
- タオルケット、掛け物
- 検査着
- メジャーまたは定規
- 適切な照明

アセスメント

外皮系に注目した健康歴を詳細に聴取する。以下についての質問を行い、リスク因子を識別する。

- 発疹、皮膚病変、変色、かゆみの既往歴
- 打撲、内出血の既往歴
- 薬剤、植物、食物、その他の物質に対するアレルギーの既往歴
- これまでの入浴習慣と使用している入浴用品
- これまでの日光曝露と日焼け
- 皮膚障害（創傷、挫傷、擦過傷、火傷）の存在
- ほくろの色、大きさ、形状の変化
- 最近受けた化学療法または放射線療法
- 皮膚、毛髪、爪に悪影響を及ぼす可能性のある化学物質への曝露

（続く）

スキル・2-3　皮膚・毛髪・爪のアセスメント（続き）

- 可動性の程度
- 最近の転倒転落または損傷
- 皮膚に関係する文化的慣習
- 毎日摂取する食物と水分の種類
- ライフスタイルによる選択：タトゥ、ボディピアス

看護診断

患者の現在の健康状態に基づき、看護診断を行うための関連因子を決定する。妥当な看護診断として、皮膚統合性障害がある。その他の外皮に関連する看護診断には以下のような例がある。

- 急性疼痛
- 高体温
- 組織統合性障害
- 感染リスク状態
- ボディイメージ混乱
- 低体温
- ラテックスアレルギー反応リスク状態
- 自己傷害

成果確認と看護計画立案

外皮のアセスメントの実施において望ましい成果は、患者に不安や苦痛を感じさせることなくアセスメントが終了することである。また、所見を記録し、他の医療提供者がさらに進んだ評価を必要とした場合に利用できるように、適切な患者情報を作成することである。看護診断の内容に応じて、他の成果も期待される。

看護技術の実際

手順	根拠
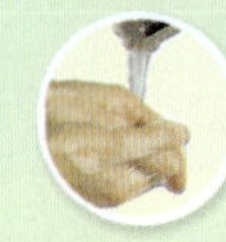 1. 手指衛生を実施し、指示があればPPEを装着する。	手指衛生とPPEにより微生物の拡散が防止される。PPEは感染経路別予防策に基づく装備が必要である。
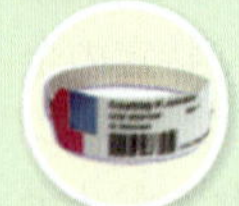 2. 患者の本人確認を行う。	本人確認を行うことで確実に適正な患者に看護介入が実施され、患者誤認の防止に役立つ。
3. ベッド周囲のカーテンを閉め、可能であれば部屋のドアを閉める。外皮系の診査目的と実施内容を説明する。患者から質問があれば答える。	これにより患者のプライバシーを守る。説明により不安が軽減され、協力が得やすくなる。
4. 患者に、衣類を全て脱ぎ検査着に着替えてもらう（必要に応じて）。ほとんどの診査は座位のまま行われるが、身体背面の診査を行う際には、患者に立位または側臥位になってもらい、診査部位のみを露出してもらう必要がある。	診査部位のみを露出させることで、患者のプライバシーを守る。診査の初期段階では露出している皮膚領域（顔、腕、手など）のアセスメントを行う。その他の部位は、アセスメント完了までに皮膚の診査を組み込んで実施する。
5. タオルケット等の掛け物を使用し、アセスメントを行う部位以外の露出した部位を覆う。皮膚全体の色を視診する（図1）。	タオルケット等の掛け物の使用により安楽を提供し保温する。全体的な皮膚色は健康状態を反映する良い指標である。皮膚色は人種や個人によりさまざまであるが、個人の皮膚色は全身で比較的均一である。異常所見には**チアノーゼ**、**蒼白**、**黄疸**、**紅斑**などがある。
6. 皮膚の血管分布、出血、打撲傷について視診する。	これらの兆候は創傷や心血管障害、血液学的障害、肝障害に関連するものかもしれない。
7. 皮膚障害がないか視診する。挫傷、擦過傷、切創、昆虫刺傷、創傷に留意する（「第8章 皮膚統合性と創傷ケア」基礎知識8-3［創傷アセスメント］参照）。皮膚障害があれば、大きさ、形状、色、滲出液、分布・配列に注意する。	皮膚病変には斑（しみ）、雀斑（そばかす）などの正常なものと、黒色腫などの異常なものとがある。
8. 手背で皮膚を触診し、皮膚温のアセスメントを行う。皮膚の開口部を触診する可能性がある場合はグローブを着用する（図2）。	手背は温度に敏感である。皮膚温の上昇は体温の上昇を示していることがある。

手順	根拠
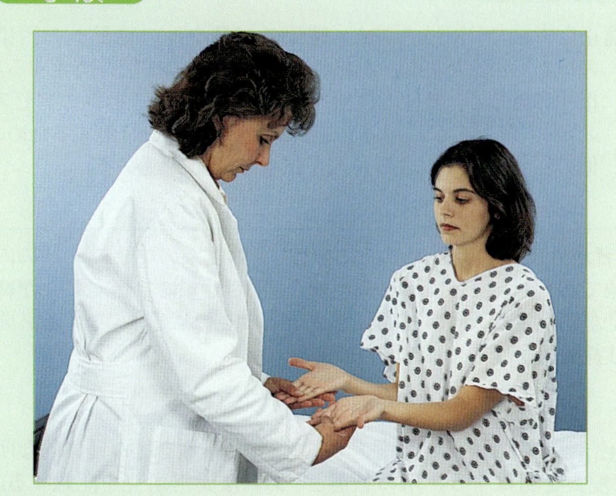 **図1**　全体的な皮膚色の視診。*(Photos by B. Proud)*	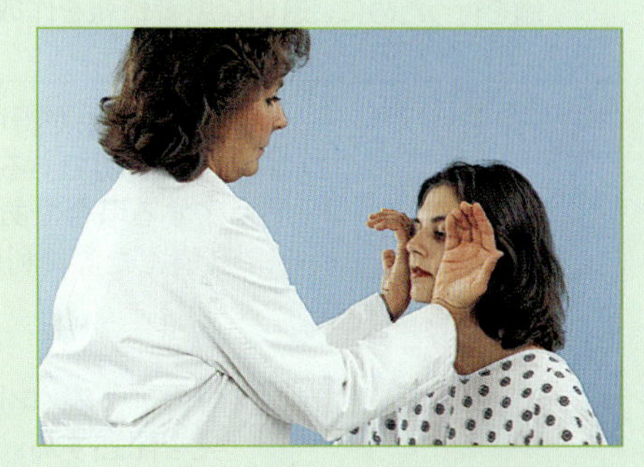 **図2**　皮膚温のアセスメント。*(Photos by B. Proud)*
9. 手触りと潤いについて触診する。	脱水患者では、皮膚が乾燥し張力が低下してしわができる。高体温は発汗の増加をもたらす。
10. 鎖骨の下の皮膚をやさしくつまみ、皮膚のツルゴール（緊張感）のアセスメントを行う（図3）。	この技術で患者の水分補給状態、皮膚の可動性と弾力性についての情報が得られる。弾力性の低下は脱水患者に見られる。
11. 浮腫について触診する。浮腫は腫れを特徴とし、皮膚が張り、光っている。	浮腫は水分過剰、心不全、腎障害、末梢血管疾患を原因とすることがある。
12. 皮膚病変がある場合は、グローブを装着して病変部位を触診する。	皮膚病変の触診により滲出液が見られる場合があり、障害の種類と原因の手がかりとなる。グローブにより、血液や体液との接触を防止する。
13. 爪の状態を視診する。形状、色の他、角度を調べ、ばち指がないか注意する。	爪の状態は潜在する疾患や酸素化の状態についての情報をもたらす。正常な爪は凸状であり、甘皮はピンク色で傷がない。 爪の着床角度は160度である。爪甲の角度が180度を超えるものはばち指である。
14. 爪を触診し、手触りと爪床の毛細血管再充満時間を調べる。	正常ならば、爪は硬くて滑らかであり、爪床の毛細血管再充満時間は短く、3秒未満である。
15. 毛髪と頭皮を視診する（図4）。触診の際、創傷や寄生虫の存在が疑われる場合や、衛生状態が悪い場合はグローブを装着する。	毛髪の状態からは、栄養および酸素化の状態についての情報が得られる。正常であれば、毛髪は頭皮全体に均一に分布する。毛髪の色はさまざまである。正常な頭皮は可動性があり圧痛はない。
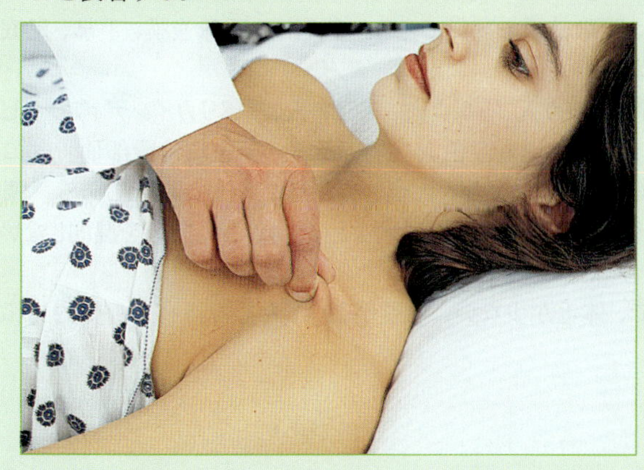 **図3**　触診によるツルゴールのアセスメント。*(Photos by B. Proud)*	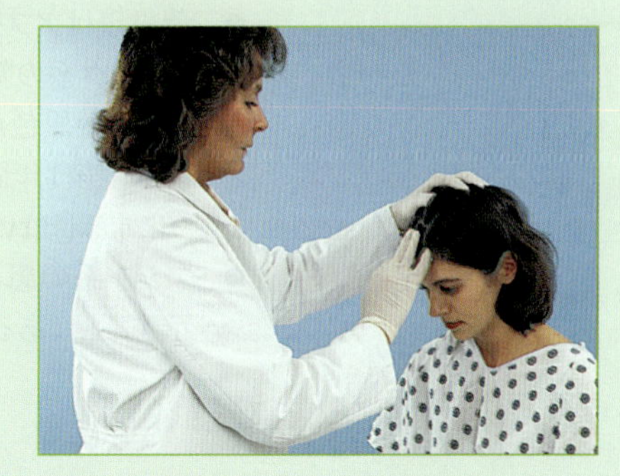 **図4**　頭皮と毛髪の視診。*(Photos by B. Proud)*

（続く）

スキル・2-3　皮膚・毛髪・爪のアセスメント（続き）

手順	根拠
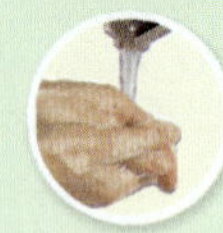 16. グローブその他のPPEを使用した場合は外す。手指衛生を実施する。必要に応じて、特定の身体部位についてのアセスメントを続けて行う。指示に応じて、他の医療従事者がさらに進んだ評価を行うために、適切な患者情報を作成する。	適正な方法でPPEを外すと、感染の伝播や他の物品への汚染のリスクが減少する。手指衛生は微生物の拡散を防止する。指示に応じて、患者の健康状態評価のため、その他のアセスメントを完了する。患者の健康状態を評価し対処するため、他の医療提供者による介入が指示されることもある。

評価

望ましい成果が得られるのは、患者が外皮系のアセスメントに参加し、外皮系のアセスメントの内容が適切であるとの理解を言葉で表現し、患者に不安や不快を感じさせずにアセスメントが終了する場合である。また、所見が記録され、他の医療従事者がさらに進んだ評価をする必要が生じた際に利用する適切な患者情報が作成される場合である。

記録

ガイドライン

皮膚のアセスメントの記録には、色、手触り、湿気、温度、ツルゴール、浮腫などの具体的な所見を記述する。毛髪の分布と髪質を記録する。爪の状態と、あれば異常所見を記録する。皮膚病変がある場合は、種類、大きさ、形状（必要時メジャーを用いる）、高さ、色、部位、滲出液、分布、配列を具体的に記述する。

記録例

> 2012/5/2　皮膚のアセスメントを実施。患者よりアトピー性皮膚炎の既往があるとのこと。皮膚の色は均一（黄褐色）で基調色はピンク。手を除く皮膚全体が軟らかく温かい。つまんだ後の回復は良い。皮膚炎と見られる複数の皮膚病変が両手にあり、赤く鱗状で乾燥している。毛髪は茶色、光沢があり、均一に分布。爪は硬く、爪小皮（甘皮）はピンク色で隆起やくぼみもなく、無傷である。
>
> *— B.ゲンツラー、看護師*

予期しない状況と対処方法

- 皮膚の色が濃い患者の皮膚のアセスメントにおいて、特定の身体部位における皮膚色の変化が、正常か異常か確信が持てない場合：皮膚の色が濃い患者の場合には、人工光下ではなく自然光下でアセスメントを実施するのが重要である。異常がある場合には、まず異常のない部位の皮膚を調べ、それを比較対照として色の異常を判定する。また、薄い色の皮膚で赤または茶色に見える障害は、濃い色の皮膚上では黒または紫に見えることがある。

注意事項

高齢者についての注意事項

- 高齢の患者の場合、全体的な皮膚の薄化、発汗や皮脂の減少、ツルゴールの低下が予想される。

人種・民族についての注意事項

- 皮膚の色が濃い人が蒼白になると、茶色または黒色の皮膚の“赤い色調”が失われる。薄い色の皮膚の蒼白は黄褐色に見え、濃い色の皮膚は灰色に見える。皮膚色が濃い人のチアノーゼは口腔粘膜、口唇、爪床、眼瞼結膜で評価できる。黄疸は、眼球強膜、手掌、足底で黄色を帯びた変色として観察される。
- 蒙古斑はアフリカ人、アフリカ系アメリカ人、トルコ人、アジア人、アメリカインディアン、ヒスパニック系の新生児に共通して見られる過剰な色素沈着である。蒙古斑は殿部仙骨部に見られる青黒色から紫色の色素斑であるが、腹部、大腿、肩、腕に見られることもある。蒙古斑は生後1年間で徐々に薄くなっていく。蒙古斑の過剰な色素沈着と打撲傷を混同しないようにする（Jarvis, 2008）。
- アジア系の患者は正常な状態で、体毛が少ない、毛髪が硬い、などの特有の身体的特徴を示すことがある。

スキル・2-4　頭部・頸部のアセスメント

頭頸部の診査には、多くの構成器官や身体の各システムのアセスメントが含まれる。眼、耳、鼻、口、咽頭は顔面の構造に含まれる。前頸部の構造には気管、食道、甲状腺の他、動脈、静脈、リンパ節も含まれる。後頸部の構造には脊椎の上部が含まれる。

必要物品

- 聴診器
- グローブ
- PPE（指示に従って）
- タオルケット等の掛け物
- 照明、ペンライト
- 喉頭鏡
- 舌圧子
- 耳鏡
- 音叉
- 視力表
- 検眼鏡

アセスメント

頭頸部に注目して健康歴を完成させる。以下についての質問を行い、リスク因子を判別する。

- 視覚や聴覚の加齢変化
- 視力矯正レンズや補聴器の使用歴
- 片眼球の喪失（義眼の使用）
- アレルギーの既往歴
- 視覚または聴覚障害の既往歴
- 高血圧、糖尿病、甲状腺疾患などの慢性疾患の既往歴
- 有害物質や騒音への曝露
- 紫外線への曝露
- 喫煙、噛み煙草、コカインの使用歴
- 眼または耳の感染症の既往歴
- 頭部外傷の既往歴
- 持続性の嗄声の既往歴
- 口腔および歯科ケアの実施

看護診断

患者の現在の健康状態に基づき、看護診断を行うための関連因子を決定する。妥当な看護診断として、口腔粘膜障害がある。他に頭頸部に関連する看護診断には以下のような例がある。

- 入浴セルフケア不足
- 嚥下障害
- 言語的コミュニケーション障害
- 感覚知覚混乱（視覚・聴覚・嗅覚）
- 歯生障害
- 誤嚥リスク状態
- 感染リスク状態

成果確認と看護計画立案

頭頸部の構造の診査において望ましい成果は、患者が不安や苦痛を感じることなくアセスメントが完了することである。また、所見を記録し、他の医療提供者がさらに進んだ評価を必要とした場合に利用できるように、適切な患者情報を作成することである。看護診断の内容に応じて、他の成果も期待される。

看護技術の実際

手順	根拠
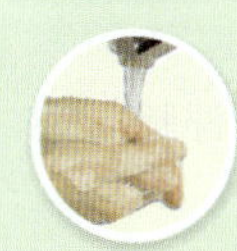 1. 手指衛生を実施し、指示があればPPEを装着する。	手指衛生とPPEにより微生物の拡散が防止される。PPEの必要性は感染経路別予防策に基づいて決まる。

（続く）

スキル・2-4　頭部・頸部のアセスメント（続き）

手順	根拠
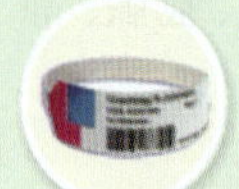 2. 患者の本人確認を行う。	本人確認を行うことで確実に適正な患者に看護介入が実施され、患者誤認の防止に役立つ。
3. ベッド周囲のカーテンを閉め、可能であれば部屋のドアを閉める。頭頸部の診査の目的と実施内容を説明する。患者から質問があれば答える。	これにより患者のプライバシーを守る。説明により不安が軽減され、協力が得やすくなる。
4. 頭部を視診した後、顔面の色、対称性、皮膚の損傷、顔面にある毛（ひげ等）の分布について視診する。顔の表情に注意する。頭皮を触診する。	一般に、頭部は適切な大きさの頭蓋を持ち左右対称である。異常所見には、外傷や疾患に起因する対称性の欠落、大きさや輪郭の異常などがある。正常であれば顔の表情は適切であり、頭皮は可動性があり圧痛はない。
5. 眼の外側の構造（眼瞼、睫毛、眼球、眉）、角膜、結膜、強膜を視診する。色、浮腫、対称性、配置に留意する。	視診により、眼瞼下垂、麦粒腫、結膜炎、強膜の色の異常が発見できる。異常は全身性疾患に関連している場合もある。
6. 瞳孔について、左右の大きさ、形、光への反応（部屋を暗くしてペンライトで瞳孔を片方ずつ照らす）は同じであるかを調べる（図1）。	瞳孔の対光反射と遠近調節の検査は第3脳神経（動眼神経）のアセスメントである。直接性および共感性対光反射で縮瞳が見られる。
7. 患者に鼻の方に物体を近づけ、その物体に眼の焦点を合わるように患者に依頼し、瞳孔の遠近調節と輻輳の機能を検査する。	近くの物体に焦点を合わせる場合の正常な瞳孔反射は、縮瞳と輻輳である。
8. 検眼鏡を用い、赤色反射を調べる（図2）。	赤色反射があれば、角膜、前眼房、水晶体に混濁や陰影がないことを示す。

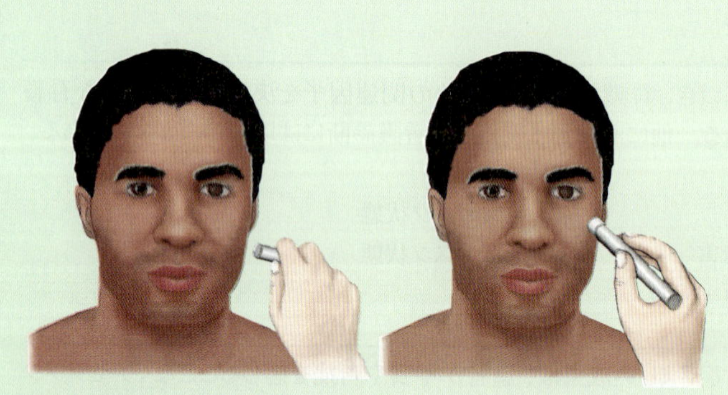

図1　瞳孔反応のアセスメント。

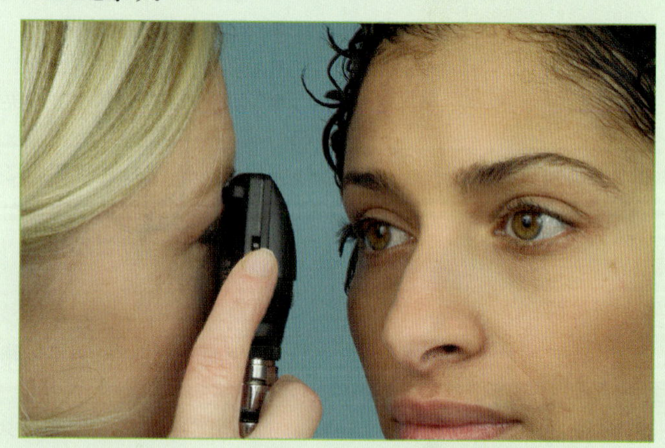

図2　検眼鏡を用いた赤色反射の検査。*(Photos by B. Proud)*

手順	根拠
9. スネレン視力表による視力検査を行う。患者に読むことができる最小の文字の行を、まず両眼で、次に片眼ずつで読んでもらう。	この検査で患者の遠方視力と脳神経Ⅱ（視神経）の機能を評価する。色覚検査には検査用具を補足して実施する。
10. 患者から60㎝離れ、検者の指に患者の眼の焦点を合わせ、患者の眼を基本6方向の注視眼位に動かす（図3）。	この検査で、6つの外眼筋（EOM）におけるそれぞれの機能、および、脳神経Ⅲ、Ⅳ、Ⅵ（動眼、滑車、外転神経）の機能を評価する。
11. 外耳部分の形、大きさの左右相称性、損傷について視診する。耳と乳様突起を触診する。	視診で、色や大きさの不均一、滲出液、損傷、炎症（浮腫）、感染症、結節、圧痛などの異常が見つかることがある。
12. 耳鏡検査を行う（図4）。成人の場合は耳介を上後方に、小児の場合は下後方に引く。耳垢、浮腫、分泌物、異物、鼓膜の状態に留意する。	外耳道は滑らかでピンク色、鼓膜に傷はなく光沢があり灰白色で膨らみはない。赤み、滲出液、鼓膜穿孔は全て異常所見である。

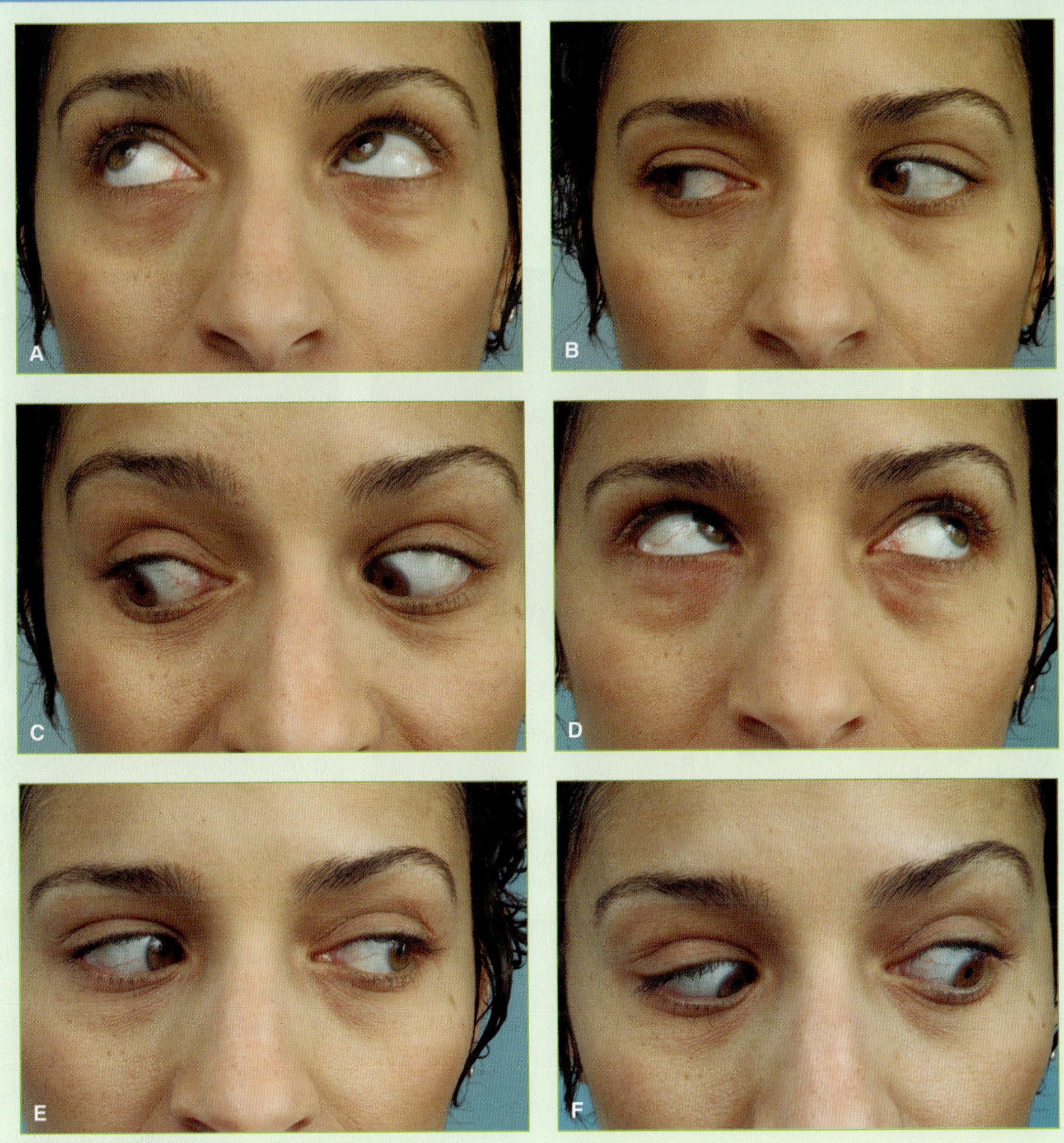

図3　基本6方向の注視眼位。*(Photos by B. Proud)*

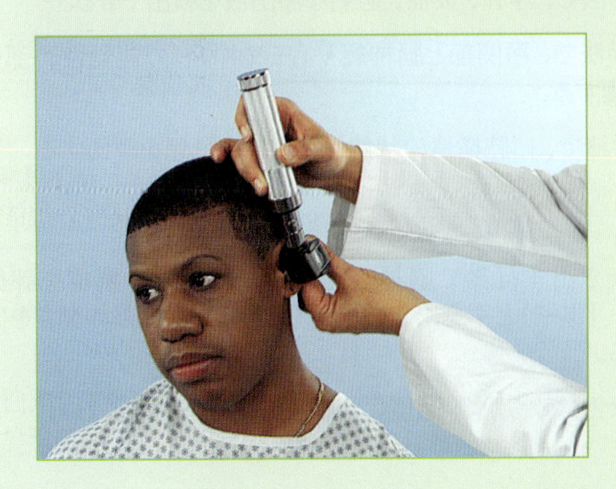

図4　外耳道と鼓膜の視診。*(Photos by B. Proud)*

(続く)

スキル・2-4　頭部・頸部のアセスメント（続き）

手順	根拠
13. ささやき声を用いて聴力検査を行う。30-60cm離れた、患者から見えない位置に立つ。患者に被験側ではない方の耳をふさいでもらう。それぞれの耳を検査する。	この検査で、脳神経Ⅷ（聴神経）の全体的なアセスメントができる。
14. 患者がいずれかの耳の難聴を訴えた場合は、音叉を用いてウェーバー試験とリンネ試験を行う（図5）。	これらの試験で伝音難聴と感音難聴を区別できる。

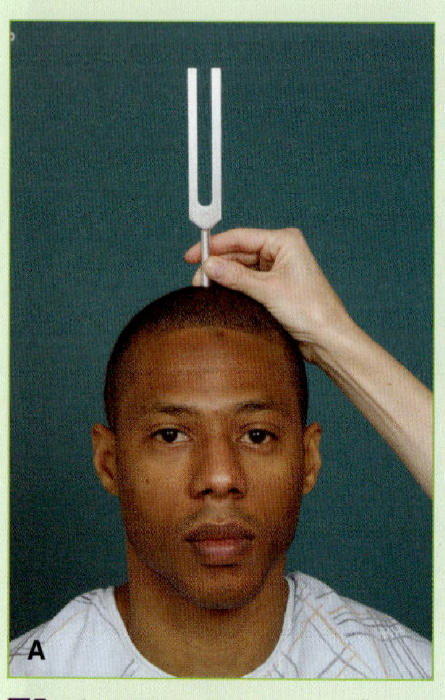
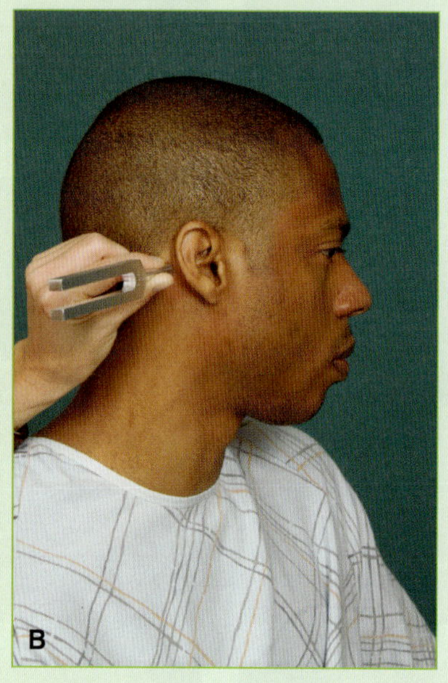
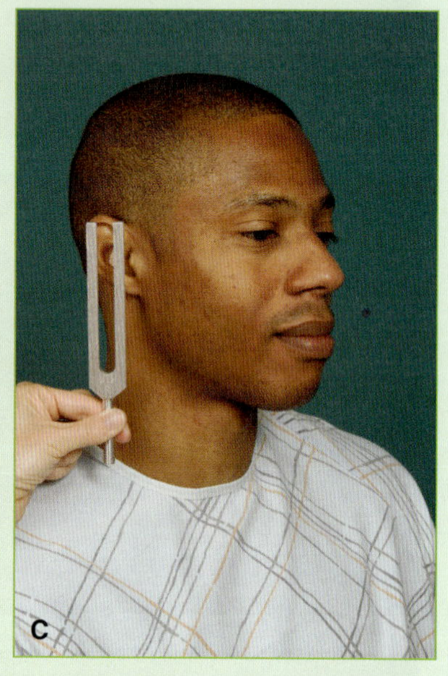

図5　音叉を用いた聴力検査。いずれの試験でも、音叉の基部を片手で持ち、反対の手掌で叩いて振動させる。(A)ウェーバー試験。音叉の基部を患者の頭頂部にあてる。患者に、音がよく聞こえるのは左右どちらか尋ねる。(BとC)リンネ試験。まず、音叉の基部を乳様突起の上にあて、患者に音が聞こえなくなったら知らせてもらう(B)。その後すぐに、音叉の先の部分を外耳の前に動かし(C)、音が聞こえるかを尋ねる。聞こえていれば正常である。*(Photos by B. Proud)*

手順	根拠
15. グローブを装着する。外鼻部分の視診および触診を行う（図6）。	グローブは血液や体液との接触を防止する。鼻の色、形状、堅さ、圧痛のアセスメントを行う。
16. 前頭洞、上顎洞の上を触診および軽く打診する（図7）。	副鼻腔の触診と打診は、副鼻腔の鬱血や感染症を示す圧痛や音を誘発するために行う。
17. 一方の鼻孔を外側から指でふさぎ、他方の鼻孔で呼吸させる。反対の鼻孔でも行う。	この手技で鼻腔の開存性を確認する。
18. 鼻鏡を装着した耳鏡を用いて鼻腔内部を視診する（図8）。	この手法で、浮腫、炎症、過剰な滲出液を検出できる。
19. 検者の両示指を、患者の両耳の前に当てた状態で患者に口を開閉させ、顎関節を触診する。	この手法で、顎関節と脳神経Ｖ（三叉神経）の運動性の部分を評価する。
20. 患者に口を大きく開けさせ、舌圧子とペンライトを用いて、口唇、口腔粘膜、硬口蓋および軟口蓋、歯肉、歯、唾液腺開口部を視診する。	この手法で、口腔構造の状態と患者の水分量を評価する。
21. 舌を視診する。患者に舌を突き出させる。舌圧子を舌の横にあて、舌で左右に押させる。舌を突き出したまま「あー」と声を出させ、口蓋垂を視診する（図9）。舌を触診して筋緊張と圧痛について調べる。グローブを外す。	舌を突き出す行為で脳神経ＸⅡ（舌下神経）の機能を評価する。「あー」と声を出すことで、口蓋垂と軟口蓋の動きを確認する。 正常な舌は軟らかく、適度の筋緊張があり、圧痛はない。

手順　根拠

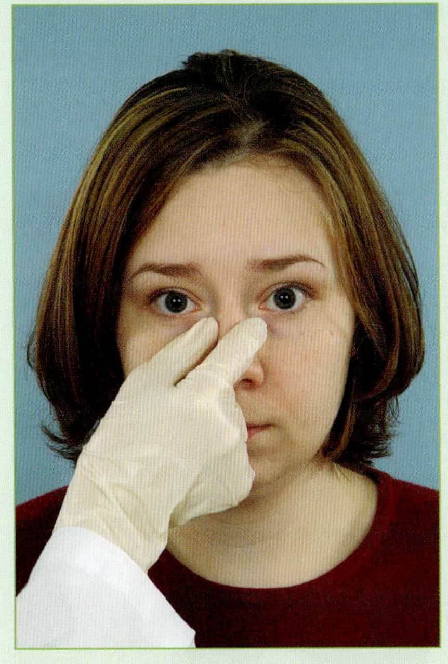

図6　鼻の触診。(Photos by B. Proud)

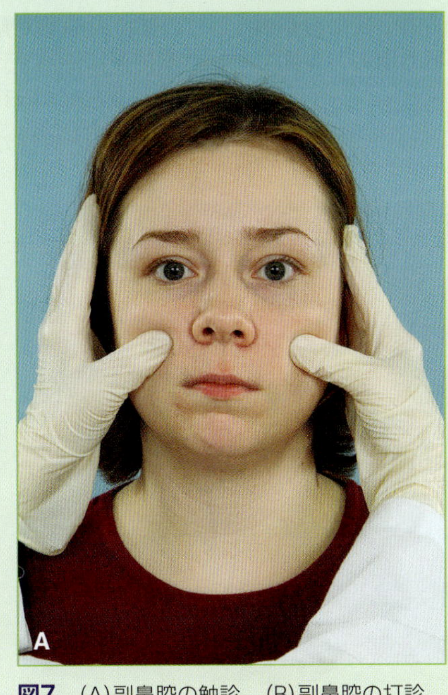

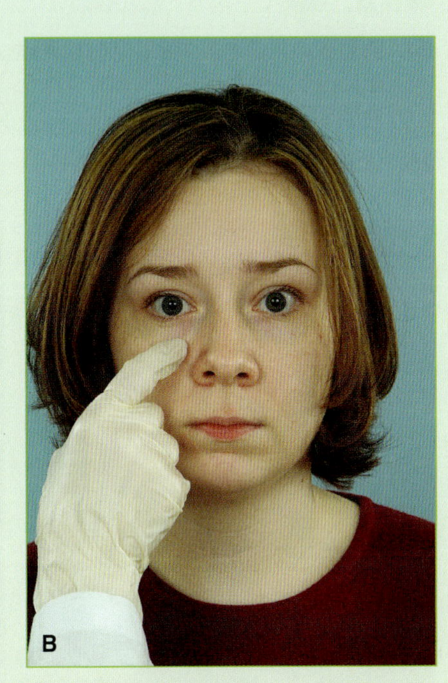

図7　(A)副鼻腔の触診。(B)副鼻腔の打診。(Photos by B. Proud)

22. 指の腹を使い、ゆっくりと円を描くような動きで額から後頸三角にかけてを触診し、頸部リンパ節を調べる。

視診で頭部の非対称性や毛髪の性質を検出できる。触診では、腫脹したリンパ節の大きさ、形状、可動性、堅さ、圧痛の有無が確認できる。

23. 耳の前部と後部、顎下、前頸三角の前頸リンパ節について、視診と触診を行う。

この手法で、リンパ節の腫脹、しこり、腫瘤を検出できる。

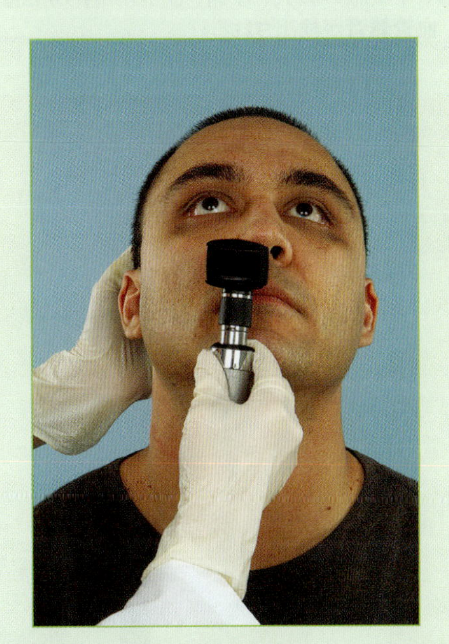

図8　鼻腔内部の視診。(Photos by B. Proud)

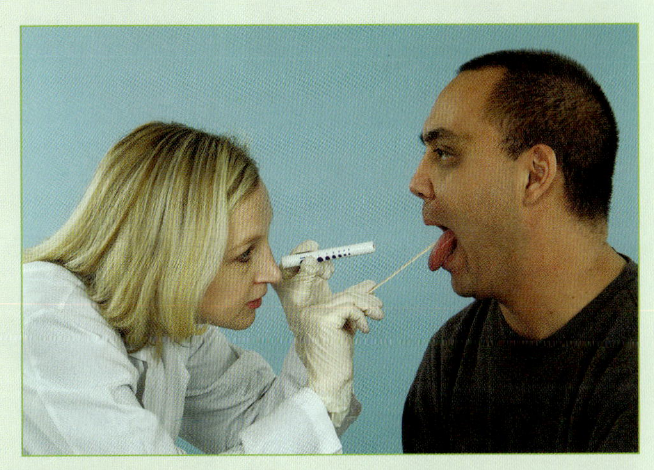

図9　舌圧子とペンライトを用いての口腔の視診。(Photos by B. Proud)

(続く)

スキル・2-4　頭部・頸部のアセスメント（続き）

手順

24. 頸動脈の視診および触診（図10-A）を、左側、次に右側の順に行う。**触診は必ず片側ずつ行う。**聴診器のベル面で動脈を聴診する（図10-B）。

根拠

この部位の触診で動脈中の血液循環を評価する。**両側の動脈を同時に触診すると脳への血流が妨げられる。**聴診では血管雑音が検出される。

25. 気管を視診および触診する（図11）。

頸部の視診と気管の触診で正中線の位置を評価する。

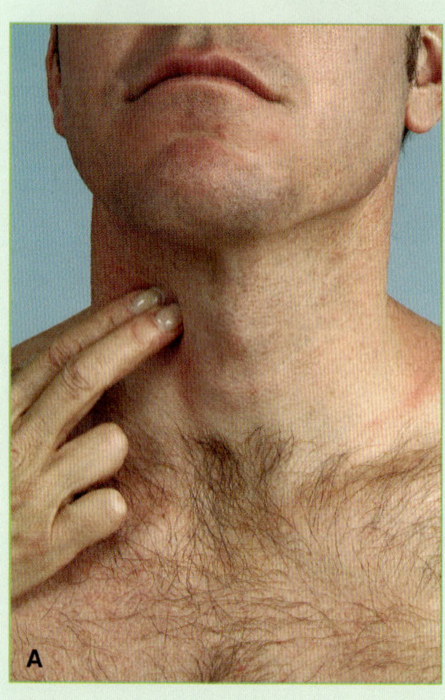

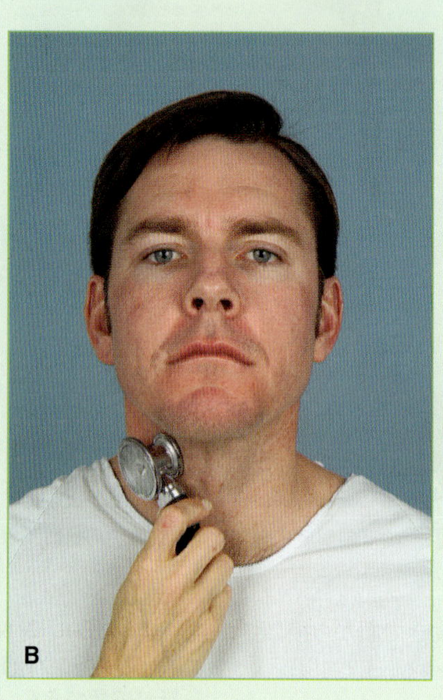

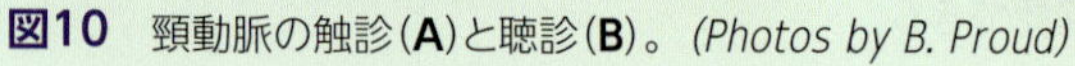

図10　頸動脈の触診（**A**）と聴診（**B**）。*(Photos by B. Proud)*

図11　触診による気管の位置の確認。*(Photos by B. Proud)*

26. 甲状腺を触診する（図12で2種類の技術を例示）。もし肥大があれば、聴診器のベル面を用いて聴診する（図13）。

触診により、甲状腺の腫大、圧痛、しこりが明らかになる。聴診により、**血管雑音**が検出される。

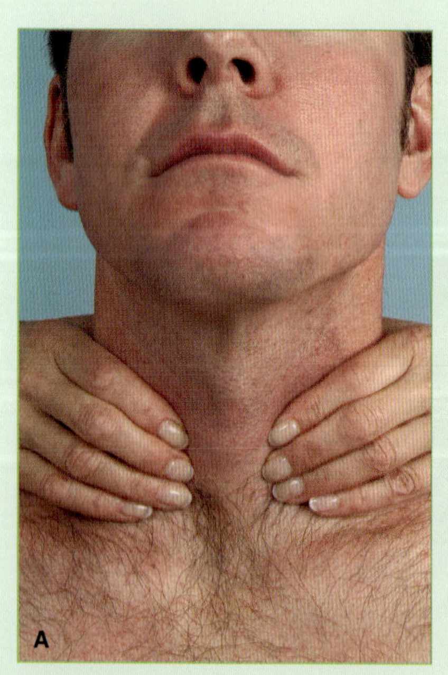

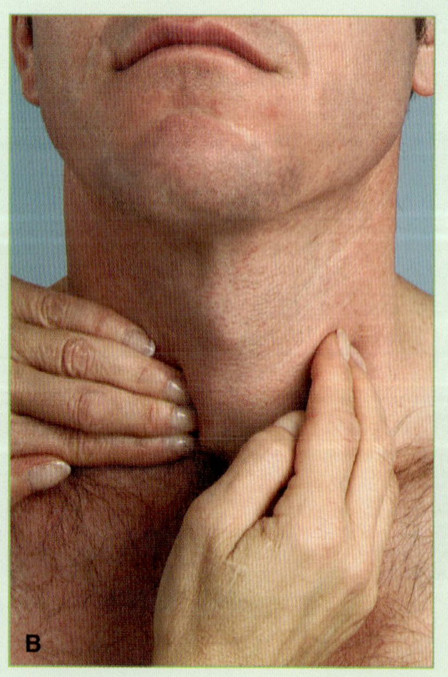

図12　甲状腺の触診。（A）後方からのアプローチ。（B）前方からのアプローチ。*(Photos by B. Proud)*

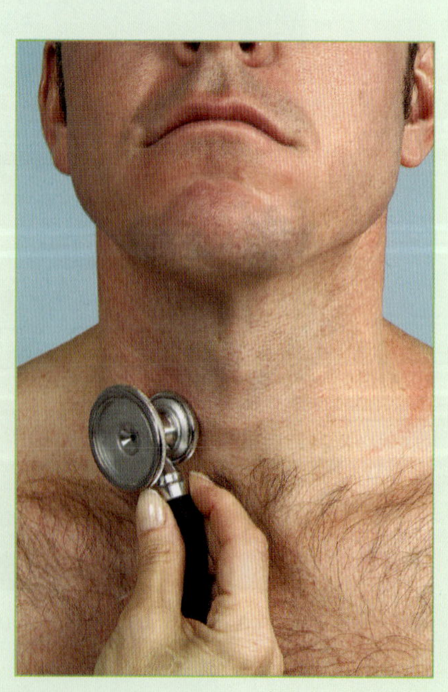

図13　甲状腺の聴診。*(Photos by B. Proud)*

手順

根拠

27. 鎖骨上部の視診と触診を行う(図14)。

この技術でリンパ節の腫脹を検出できる。

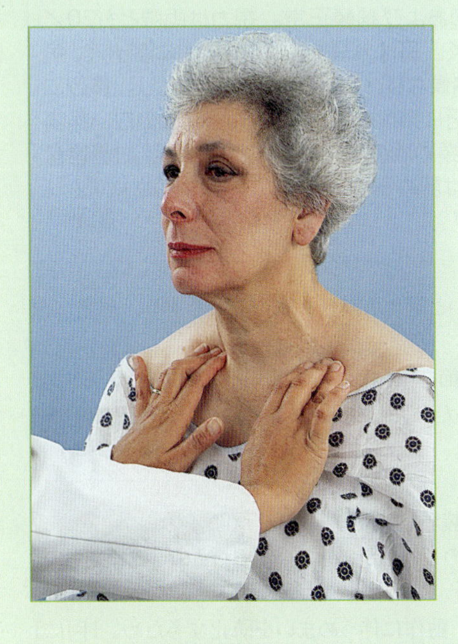

図14　鎖骨上リンパ節の触診。*(Photos by B. Proud)*

28. 患者に頸部を動かしてもらい、運動能力を視診する。患者に、顎を胸および左右の肩に、耳をそれぞれの側の肩につけ、最後に頭を後ろにできるだけ反らせるよう指示する。

この動きで頸部の関節可動域(ROM)のアセスメントを行う。正常であれば、動きは滑らかで制御されている。

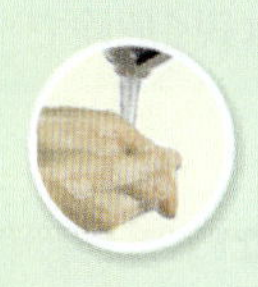

29. グローブおよび他のPPEを使用した場合は外す。手指衛生を実施する。必要に応じて、特定の身体部位についてのアセスメントを続けて行う。指示に応じて、他の医療従事者がさらに進んだ評価を行うために適切な患者情報を作成する。

適正な方法でPPEを外すことで、感染の伝播や他の物品への汚染のリスクが減少する。手指衛生は微生物の拡散を防止する。患者の健康状態を評価するため、指示に従ってその他のアセスメントを実施する。患者の健康状態を評価し対処するため、他の医療提供者による介入が指示されることもある。

評価

望ましい成果が得られるのは、患者が頭頸部のアセスメントに参加し、アセスメントの内容を適切なものであるとの理解を言葉で表現し、患者が不安や苦痛を感じることなくアセスメントが完了した場合である。また、所見が記録され、他の医療提供者がさらに進んだ評価を必要とした場合に利用できるように、適切な患者情報が作成された場合である。

記録

ガイドライン

頭頸部のアセスメントの記録には具体的な所見を記述する。頭部と顔では、対称性、色、損傷、浮腫を記録する。視力、瞳孔反射、眼の外部構造の状態、赤色反射について記録する。遠近調節、輻輳、外眼筋の検査結果を記録する。外耳と外耳道内の状態を、病変や滲出液などに留意して記述する。聴力検査の結果を記録する。外鼻と鼻腔、副鼻腔の状態を記録する。口唇、歯肉、舌、口腔粘膜の状態を記述する。頸動脈の脈拍の状態を記述する。気管の位置、および甲状腺に肥大があれば記録する。触診されたリンパ節の状態を記述する。頸部の関節可動域(ROM)を記録する。疼痛や不快感があれば、記録しておく。

(続く)

スキル・2-4　頭部・頸部のアセスメント（続き）

記録例

2012/6/10　頭頸部のアセスメントが完了。患者は感覚の変化や障害の既往歴は否定したが、「口の中に触ると痛い場所がある」と言う。皮膚の色は均一で基調色はピンク。頭部は左右対称形で大きさ正常。眼も左右対称。損傷や充血は認められない。赤色反射正常。瞳孔は左右同じで対光反射あり。遠近調節および輻輳正常。視力は両眼とも20／20。眼は注視眼位の基本6方向にスムーズに動く。耳は外耳、外耳道内ともに滲出液、病変、圧痛は見られない。ささやき検査で難聴の兆候なし。鼻と副鼻腔に圧痛なし。鼻腔にごく少量の透明な滲出物あり。鼻孔は開存。口唇に損傷なし。直径およそ1㎝の白い病変が頬粘膜と舌に複数認められる。口蓋垂正常。頸動脈の脈拍は両方とも強い。血管雑音は聴診されない。気管は正中線上。甲状腺肥大は認められない。リンパ節触知されず。
— *B.ゲンツラー、看護師*

予期しない状況と対処方法

- 視力検査中に、患者が眼鏡なしでは何も見えないと訴えた場合：検査を中断する。患者に眼鏡をかけさせてから検査を再開する。
- 頸部のリンパ節の診査中に、硬く固定したリンパ節を触知した場合：患者にそのリンパ節に気付いていたか、気付いていた場合はいつからあったか、痛みはあるか尋ねる。患者のフォローアップケアをプライマリ・ケアの医師に依頼する。

注意事項

一般的注意事項

- 視力矯正レンズを使用している患者は、レンズを装着して視力検査を行う。
- 耳垢には濃い橙、茶、黄、灰、黒などの色のもの、軟らかいもの、湿ったもの、乾いたもの、硬いものがある。
- 頸部の関節可動域（ROM）のアセスメントでは、動作に伴うめまいを防止するため、1回に1動作ずつ行い、連続動作で首を1回転させないようにする。

乳児と小児についての注意事項

- 乳児の頭部の診査では、泉門と縫合線を視診し、優しく触診する。
- 乳児および幼児前期の小児の場合、鼻腔はペンライトを用いて視診する。鼻鏡は鋭く危険である。
- 乳児の鼻はやや平坦であることに留意する。
- 8歳未満の小児の場合、前額洞は小さすぎるため、前額洞のアセスメントは行わない。
- 12歳未満の小児の場合、正常でもリンパ節が触知される場合があることに留意する。
- 幼児に耳鏡による診査を行う場合には、耳介は下後方に引く（図15）。
- 小児の歯の数に注意する。小児には最大20本の乳歯がある。

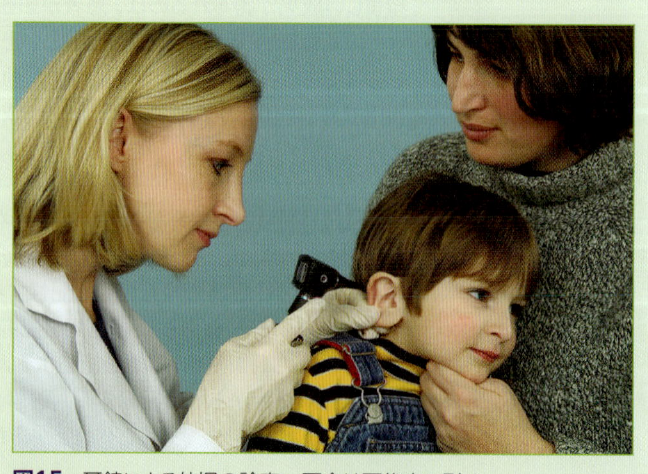

図15　耳鏡による幼児の診査。耳介は下後方に引く。
(Photos by B. Proud)

高齢者についての注意事項

- 角膜に細い灰色のリング（角膜老人環）が見られることがある。高齢者の場合は正常所見である。
- 高齢の患者の神経系を評価する場合には、視覚、聴覚、嗅覚、味覚、自己受容性感覚、触覚の低下など、感覚の正常な加齢変化を予想しておく。

人種・民族についての注意事項

- 眼球突出はアフリカ系アメリカ人患者の場合には正常な所見である。

スキル・2-5 胸郭・肺のアセスメント

胸郭は肺、骨格（肋骨・胸骨・脊椎）、軟骨、肋間筋より成る。呼吸器系の主要な目的は身体に酸素を供給し、二酸化炭素を排出することにより、生命維持システムを機能させることであるため、綿密な診査が必要不可欠である。総合的な呼吸器系のアセスメントを実施するため、4種類の身体診査技術全てを用いる。肺のアセスメントにおいて非常に重要な要素である正常および異常な呼吸音を認識し、聞き分けるためには、練習が必要である（表2-2、表2-3）。

必要物品

- PPE（指示に従って）
- タオルケット等の掛け物
- 検査着
- 照明
- 聴診器
- 定規（cm単位のもの）

アセスメント

胸郭と肺に注目して健康歴を完成させる。以下についての質問を行い、リスク因子を判別する。

- 肋骨への外傷、肺の外科手術の既往歴
- 就寝時に使用する枕の数
- 深呼吸をしたときの胸痛
- 喀痰を伴う、または喀痰を伴わない、長引く咳嗽
- アレルギーの既往歴
- 環境中での化学物質・アスベスト、煤煙への曝露
- 喫煙歴、パックイヤー（=1日の喫煙箱数×喫煙年数）
- 家族、本人の肺疾患の既往歴
- 頻回に繰り返す、または慢性的な呼吸器感染症の既往歴

表・2-2　正常呼吸音

種類と解説	聴診位置	吸気と呼気の比率
気管支（気管）呼吸音 息を吹くような 粗い高調音	気管上	呼気の方が吸気より長く、 音は小さく、高調
気管支肺胞呼吸音 中音調、中程度の呼吸音	前胸部では第1・第2肋間上、 背部では肩甲骨上	吸気と呼気の音のピッチ、 長さが同程度
肺胞呼吸音 軟らかい低調音	肺末梢部上	吸気の方が呼気より長く、 音は大きく、低調

（続く）

スキル・2-5　胸郭・肺のアセスメント（続き）

表・2-3　異常呼吸音

種類と特徴	図解
笛音（wheeze喘鳴）（歯擦音） ● リズミカル、きしむ音 ● 連続した高調音 ● 吸気でも呼気でも聴取される ● 細い気管支の通過に由来	
笛音（wheeze 喘鳴）（共鳴音） ● 共鳴音、いびき様 ● 連続した低調音 ● 吸気でも呼気でも聴取される ● 太い気管支の通過に由来 ● 咳をすると音が消失することがある	Z Z Z Z Z Z
断続性ラ音（crackles クラックル） ● 水泡音、捻髪音、破裂音 ● 断続的で、低調音から高調音まである ● 吸気時のみ聴取される ● 細い気管支、肺胞、細気管支、気管支、気管で生じる	
胸膜摩擦音（friction rub） ● 擦れ合う摩擦音 ● 前側面下部でもっとも大きく聞こえる ● 吸気でも呼気でも聴取される	

看護診断

患者の現在の健康状態に基づき、看護診断を行うための関連因子を決定する。妥当な看護診断として、非効果的気道浄化がある。その他の肺に関連する看護診断には以下のような例がある。

- 睡眠パターン混乱
- 消耗性疲労
- ガス交換障害
- 不安
- 非効果的呼吸パターン
- 活動耐性低下

成果確認と看護計画立案

胸郭と肺の診査において望ましい成果は、患者が不安や苦痛を感じることなくアセスメントが完了することである。また、所見を記録し、他の医療提供者がさらに進んだ評価を必要とした場合に利用できるように、適切な患者情報を作成することである。看護診断の内容に応じて、他の成果も期待される。

看護技術の実際

手順 / **根拠**

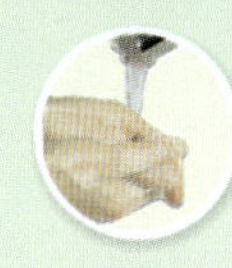

1. 手指衛生を実施し、指示があればPPEを装着する。

手指衛生とPPEにより微生物の拡散が防止される。PPEの必要性は感染経路別予防策に基づいて決まる。

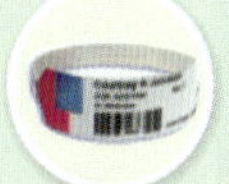

2. 患者の本人確認を行う。

本人確認を行うことで確実に適正な患者に看護介入が実施され、患者誤認の防止に役立つ。

3. ベッド周囲のカーテンを閉め、可能であれば部屋のドアを閉める。胸郭と肺の診査の目的と実施内容を説明する。患者から質問があれば答える。

これにより患者のプライバシーを守る。説明により不安が軽減され、協力が得やすくなる。

4. 必要に応じて患者の脱衣を介助し、検査着を着てもらう。患者を座位にし、後胸郭を露出させる。

患者に検査着を着てもらうと胸郭の診査が容易になり、患者のプライバシーも保護される。

5. タオルケットでアセスメントを行う部位以外を覆う。

後胸郭を視診する。脊椎、肩甲骨、背部の皮膚（図1）、骨、筋肉、さらに、呼吸に伴う胸郭拡張の対称性と補助呼吸筋の使用について観察する。

タオルケットの使用で安楽を提供し、温かい状態に保つ。この診査で呼吸に伴う肺の拡張と補助呼吸筋の使用の情報が得られる。皮膚の視診で色や、皮膚病変・発疹・腫瘤の有無がわかる。

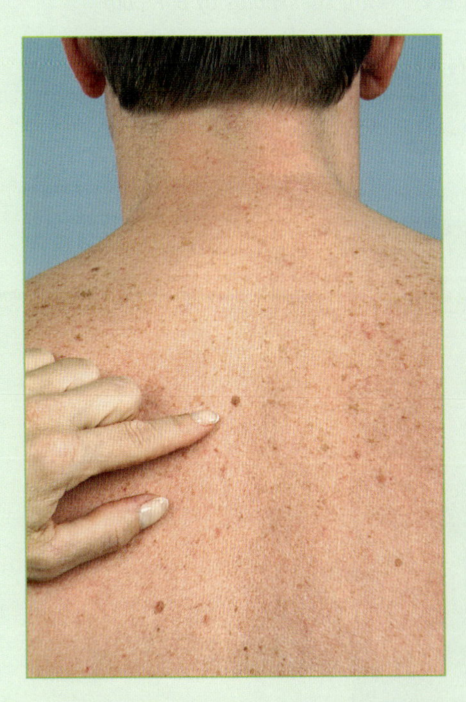

図1　皮膚に異常や変調がないか視診する。
背部の視診で見つかった損傷や色素性母斑（ほくろ）は全て、
フォローアップの際に評価するために患者の診療録に記録する。*(Photos by B. Proud)*

6. 胸郭の前後（AP）径と左右径のアセスメントを行う。

このアセスメントで樽状胸などの変形がわかる。正常では、AP径は左右径より小さい（比率1：2）。

7. 脊椎と後胸郭を触診する。

   a. 手掌で、皮膚温、圧痛、筋肉の発達、腫瘤を触診する（図2）。

触診で、皮膚における過度の乾燥や湿潤、筋肉の非対称性、腫瘤、圧痛などの異常所見が明らかになる。

   b. 患者に深呼吸をしてもらう。患者に「ひと一つ」（または、ナインティナイン）の言葉を繰り返し言ってもらいながら後胸郭を触診し、握りこぶしを使って触覚振盪音のアセスメントを行う（図3）。

触覚振盪音のアセスメントでは、振動によって肺の密度についての情報が得られる（振盪音は肺炎などの硬化した部位の上では亢進する）。

（続く）

スキル・2-5　胸郭・肺のアセスメント（続き）

手順

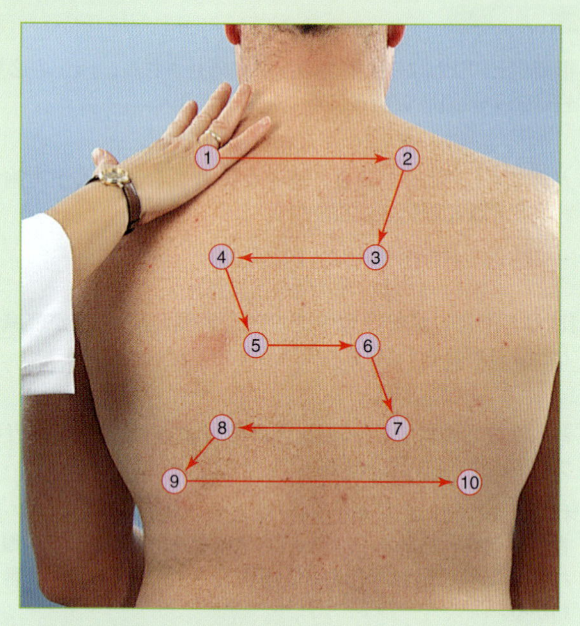

図2　後胸郭の触診および触診の順序。

8. 患者の背後に立ち、胸郭の拡張のアセスメントを行う。第9または第10胸椎の高さで、両手の母指を脊椎の両側に置く（図4-A）。患者に深呼吸させ、手の動きに注目する（図4-B）。

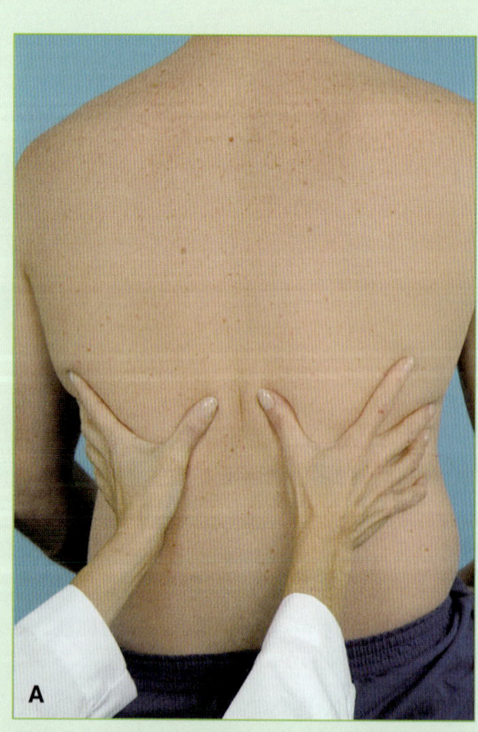

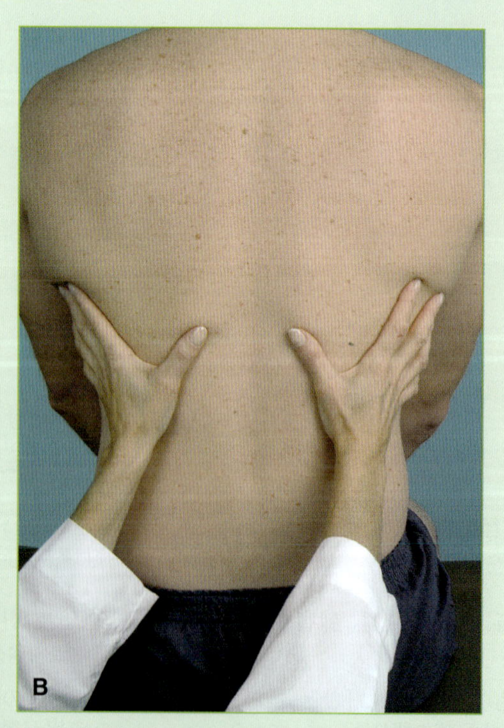

図4　後胸郭可動域の触診。(A)検者は両手を患者の背部に左右対称に置く。(B)患者が息を吸い込むと、検者の手は左右対称に離れる。*(Photos by B. Proud)*

根拠

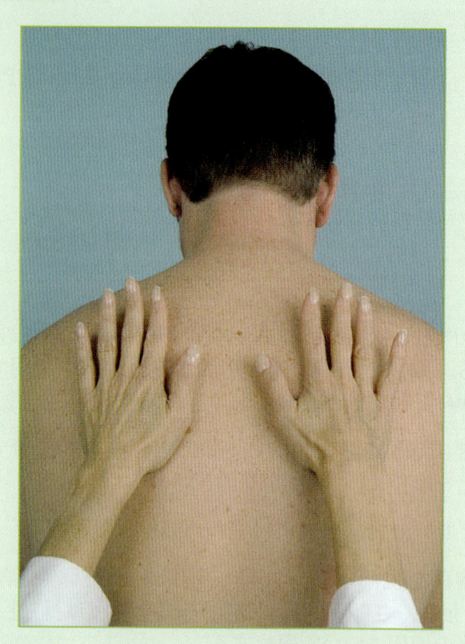

図3　背部を触診し、触覚振盪音（声音振盪音）を調べる。検者は手掌を使い、胸壁を通して振動を検知する。*(Photos by B. Proud)*

正常であれば、左右対称に動くはずである。

手順

9. 肺野の後方および側方を肩甲骨の上から肺底に向かってジグザグに打診する(図5)。音の強さ、ピッチ、持続時間、音質に注意する。後胸郭の両側を打診して横隔膜可動域について調べる。

10. 患者にゆっくりと深く口で呼吸してもらい、後胸郭を横方向、縦方向に肺底部まで聴診して肺音を聞く(図6)。

根拠

肺野の打診により、肺の密度と位置、横隔膜、その他の解剖学的構造がわかる。空気が充満した正常な肺を打診すると、打診音は大きく共鳴する低調音で、持続時間は長い。横隔膜可動域を調べることにより、呼吸に伴う横隔膜の動きについての情報が得られる。可動域は通常3-5㎝である。

肺の聴診では正常呼吸音と異常呼吸音(**呼吸副雑音**)についてアセスメントする。異常呼吸音は喘息や気管支炎などの呼吸障害や呼吸器疾患を示唆する。

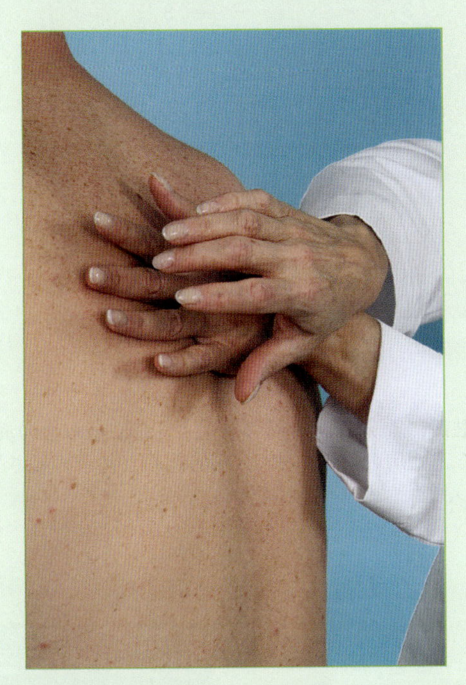

図5　後胸郭の打診。*(Photos by B. Proud)*

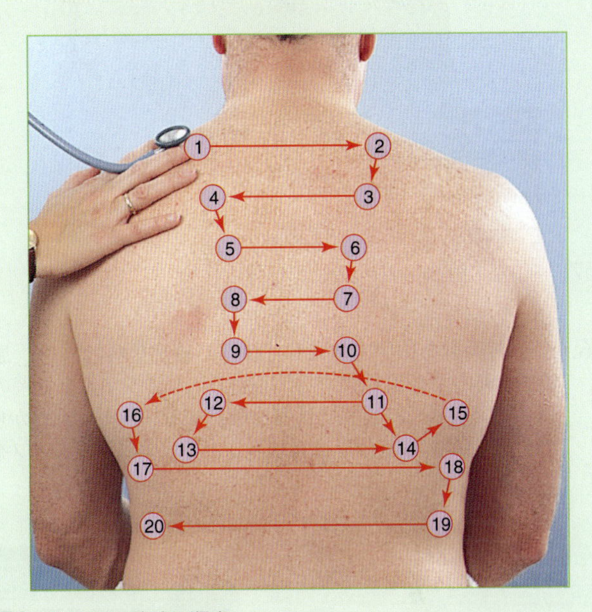

図6　後胸郭の聴診の順序。

11. 前胸部を診査する。患者を座らせたまま、検査着を前胸部が露出するように動かす。皮膚、骨、筋肉、および、肺の拡張の対称性と補助呼吸筋の使用について視診する。

視診により、肺の拡張、補助呼吸筋の使用、呼吸努力、胸郭の変形についての情報が得られる。

12. 前胸部を適切な順序で触診する(図7)。触覚振盪音を触診する(患者に「ひと一つ」と繰り返して言ってもらう)。

触診により、腫瘤、捻髪音、筋肉の発達、圧痛についてのアセスメントを行う。触覚振盪音により肺の密度についての情報が得られる。

13. 前胸部を適切な順序で打診する(図8)。

肺野の打診により、肺、横隔膜その他の解剖学的構造上の密度と位置がわかる。

14. 患者にゆっくりと深く口で呼吸してもらい、肺を前胸部から聴診する。

肺の聴診では、正常呼吸音と異常呼吸音(呼吸副雑音)を聞き分けてアセスメントを行う。

15. 患者が両手を横に垂らした状態、次に腰に当てた状態、さらに頭上に上げた状態で、乳房と腋窩を視診する。

この技術により乳房の全休的な状態が評価され、異常の検出に役立つ。

(続く)

スキル・2-5　胸郭・肺のアセスメント　(続き)

手順

根拠

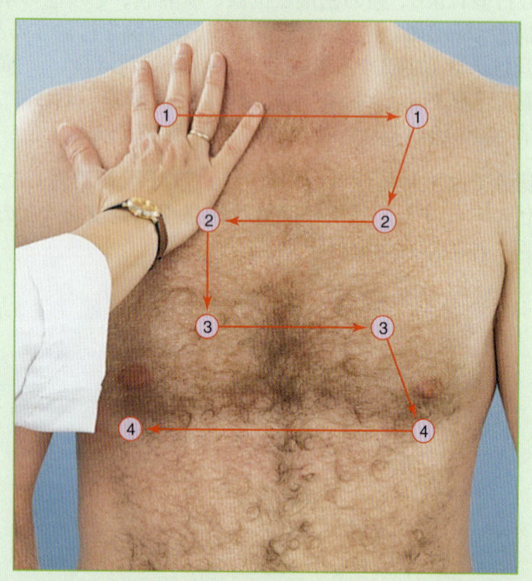

図7　前胸部の触診の順序。

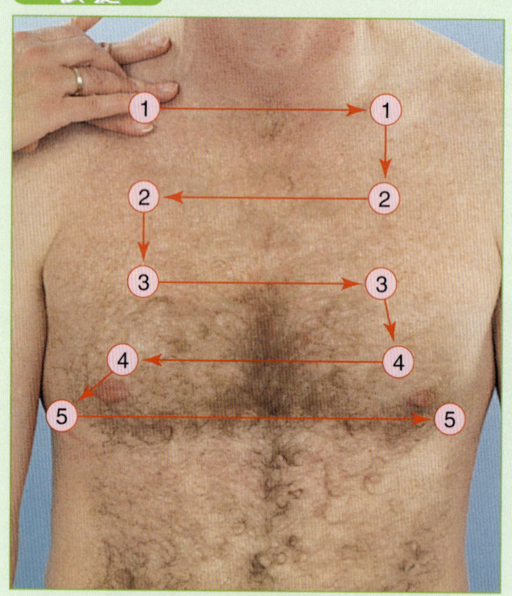

図8　前胸部の打診と聴診の順序。

16. 患者の両腕を体側で休ませた状態で腋窩を触診する。患者を介助して仰臥位にする。小さめの枕かタオルを患者の背中の下に置く。乳房と乳首を触診する(図9)。乳首からの分泌物がある場合や皮膚病変がある場合にはグローブを装着する。

腋窩の触診により、リンパ節の腫大、圧痛、その他の異常が見つかる。乳房の触診により、乳房組織と乳首の硬さと弾力を評価し、腫瘤がないかを調べる。

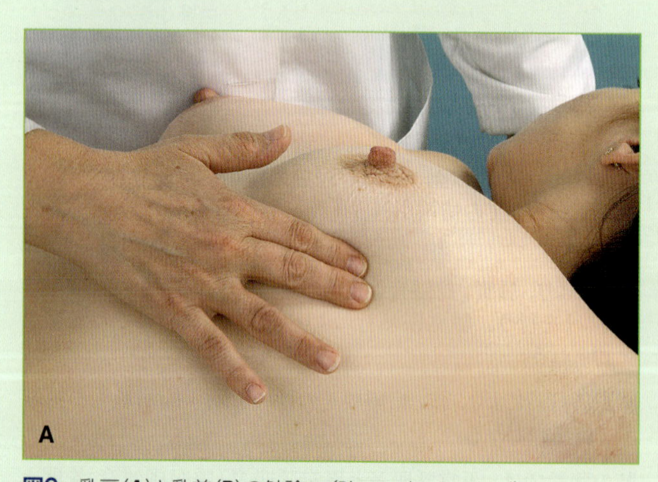

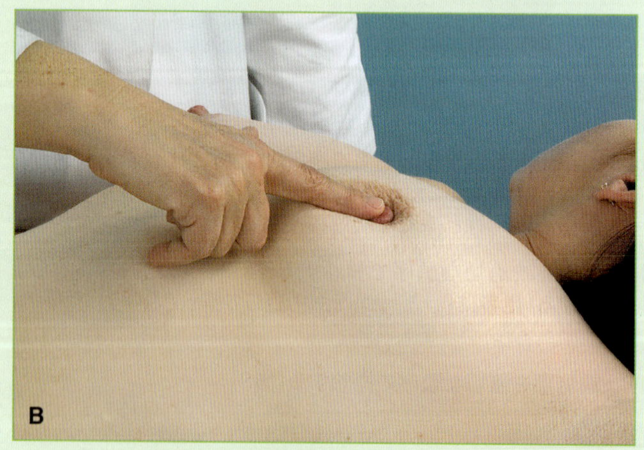

図9　乳房(**A**)と乳首(**B**)の触診。*(Photos by B. Proud)*

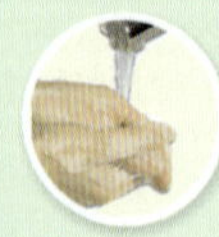

17. 患者が検査着を整えるのを介助する。グローブその他PPEを使用した場合は外す。手指衛生を実施する。必要に応じて、特定の身体部位についてのアセスメントを続けて行う。指示に応じて、他の医療提供者が更に進んだ評価を行うために適切な患者情報を作成する。

検査着を整えることで患者の安楽を確保する。適正な方法でPPEを外すと感染の伝播や他の物品への汚染のリスクが減少する。手指衛生は微生物の拡散を防止する。指示に従い、患者の健康状態を評価するため、他のアセスメントを実施する。患者の健康状態を評価し対処するため、他の医療提供者による介入が指示されることもある。

評価

望ましい成果が達成されるのは、患者が胸郭と肺のアセスメントに参加し、アセスメントの内容が適切であると理解したことを言葉で表現する場合である。また、患者が不安や苦痛を感じることなくアセスメントが完了し、所見が記録された後、必要に応じて他の医療提供者がさらに進んだ評価を行う際に利用する適切な患者情報が作成される場合である。

記録

ガイドライン

胸郭と肺のアセスメントの記録には具体的な所見を記述する。実施した全てのアセスメント項目についての具体的な所見を含める。異常が認められた部位を記録する。乳房のアセスメントでは、所見の部位を記述する際に時計の文字盤を利用することがよくある。

記録例

2012/6/10　患者から「先週から乾いた咳がでていて、力が入らない」と訴えがある。皮膚は蒼白。呼吸数30。努力呼吸軽度、右肋間に陥没呼吸が見られる。樽状胸。右前胸部および右背部で触覚振盪音亢進。打診により共鳴音、聴診により右肺上葉、中葉、下葉に喘鳴あり。

— B.ゲンツラー、看護師

予期しない状況と対処方法

- 患者の肺のアセスメントを行っている際に、吸気時に短く高調な破裂音が聞こえた場合：患者に咳をしてもらい、再び聴診する。音が残っていれば、捻髪音を疑い、患者に呼吸困難または息切れがあるかを尋ねる。断続性ラ音（クラックル）は肺炎や心不全の存在を示す場合がある。所見を記録する。指示に従って患者のアセスメントを続行し、担当医に報告する。

注意事項

一般的注意事項

- 聴診器などの器具は、患者に冷たい思いをさせないよう、使用前に温める。
- 呼吸音の聴診の際には、正確を期すため、室内の騒音を減らすように努める。胸毛があると捻髪音に似た音が聞こえることがあり、また、聴診器に衣類が当たると音が歪む。
- 身体診査による所見とともに、患者の主観的データを得る。たとえば、身体所見は正常なのに、患者が呼吸困難を訴えることもある。その場合、潜在的な疾患の可能性を評価するため、患者を注意深く観察する必要がある。

乳児と小児についての注意事項

- 乳児は胸郭が小さく信頼性に欠けるため、前胸部の打診は行わない。
- 小児の肺の聴診は、小児の啼泣を引き起こす他のアセスメントを行う前に行う。
- 小児の呼吸音は、成人より強く、気管支音が強めに聞こえる。

高齢者についての注意事項

- 高齢患者の場合、年齢変化による呼吸努力の減少を予想しておく。高齢者によく見られる、脊柱に骨格の変形が生じる脊柱後側弯症は、胸郭の前後（AP）径を増加させ、胸郭の短縮をもたらす。また、肺組織の肺胞が減少し、ガス交換に利用する肺胞表面積が減少する。

スキル・2-6 心血管系のアセスメント

心血管系は酸素、栄養、その他の物質を身体組織に運搬し、代謝による老廃物を腎臓や肺に運搬する。生命維持に不可欠な身体組織である心血管系は、注意深くアセスメントする必要がある。本スキルでは、心臓に関連するアセスメントデータを示す。head to toe のアセスメントでは、末梢血管系、神経系、筋骨格系を統合して行なうことが一般的であるが、末梢血管系のアセスメントはスキル2-8に記載している。心臓のアセスメントを行う際は、聴診を慎重に行うことが重要である。心音を聞き分けるには練習が必要である。Box 2-1に正常心音および異常心音をまとめてある。

必要物品

- PPE(指示に従って)
- タオルケット等の掛け物
- 検査着
- 聴診器
- 定規

アセスメント

心臓に注目して健康歴を完成させる。健康歴聴取時に以下についての質問を行い、健康状態の変化をもたらすリスク因子を判別する。

- 胸痛、胸部絞扼感、動悸、眩暈、倦怠感の既往歴
- 足首および足の腫脹
- 就寝時に使用する枕の数
- 毎日飲んでいる薬剤の種類と量
- 心臓障害、リウマチ熱、呼吸器外科手術または心臓外科手術の既往歴
- 高血圧、心筋梗塞、冠動脈疾患、高コレステロール血症、糖尿病の家族歴
- 喫煙歴、パックイヤー(=1日の喫煙箱数×喫煙年数)
- 飲酒歴
- 運動の種類と量
- 毎日の平均的な食事内容

Box 2-1 心音

正常心音

聴診の際、第1心音(S_1)は、"lub-dub"の前半の"lub"として聞かれる。この音は僧帽弁と三尖弁が閉じるときに発生し、心室の収縮の開始点に相当する。低調で鈍いこの音は、心尖部で最もよく聞こえる。第2心音(S_2)は、収縮期の終点に発生し、心室拡張期の開始点に相当する。"lub-dub"の後半の"dub"は、大動脈弁と肺動脈弁が閉じるときに発生する。S_2はS_1より高調で短い。これら2音は心拍数にもよるが1秒以内に起こる。

正常所見では、S_1は三尖弁領域と心尖部で大きく、S_2は大動脈弁領域と肺動脈弁領域で大きく聞こえる。

異常心音

異常所見には、心臓の各標識点で聞かれる過剰心音、心拍数や心拍リズムの異常がある。過剰心音は、患者に貧血や心疾患があるときにしばしば聴取される。心拍数や心拍リズムは、重篤な感染症、心筋または心臓刺激伝導系の疾患、脱水あるいは水分過剰、内分泌疾患、呼吸器疾患、頭部外傷などのさまざまな条件で変化する。過剰心音にはS_3、S_4、心雑音、血管雑音がある。

第3心音(S_3)は、"lub-dub-dee"のリズムで聞こえる("dee"がS_3)。S_3は、患者を左側臥位にして僧帽弁領域を聴診器のベル面で聴診すると最もよく聞こえる。S_3は、小児と成人前期では正常とみなされ、成人中期以降では異常とみなされる。

第4心音(S_4)は、"dee-lub-dub"のリズムで聞こえる。S_4は高齢者では正常とみなされるが、小児と成人では異常である。

心雑音は心臓内部を通過する血液の乱流によって発生する。心雑音の特徴は弁機能、血流速度、弁の開閉と開口径に依存する。以下に心雑音の強さの基準を示す。

段階	解説
Ⅰ度	非常に微弱で、注意深い聴診でやっと聞こえる雑音
Ⅱ度	弱いが容易に聴診される雑音
Ⅲ度	中等度に強い雑音
Ⅳ度	一般にスリルを伴う非常に強い雑音
Ⅴ度	きわめて強い雑音
Ⅵ度	聴診器を皮膚から離した状態でも聞こえる、極端に強い雑音

看護診断

患者の現在の健康状態に基づき、看護診断を行うための関連因子を決定する。妥当な看護診断として、心拍出量減少がある。その他の心臓に関連する看護診断には以下のような例がある。

- 活動耐性低下リスク状態
- 消耗性疲労
- ガス交換障害
- 急性疼痛
- 心臓組織循環減少リスク状態

成果確認と看護計画立案

心血管構造の診査の実施において望ましい成果は、患者に不安や不快を感じさせずにアセスメントが完了し、所見を記録し、他の医療提供者がさらに進んだ評価を必要とした場合に利用できるように、適切な患者情報を作成することである。看護診断の内容に応じて、他の成果も案出される。

看護技術の実際

手順	根拠
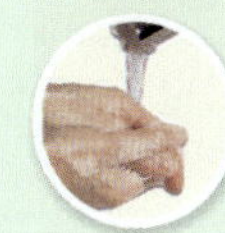 1. 手指衛生を実施し、指示があればPPEを装着する。	手指衛生とPPEにより微生物の拡散が防止される。PPEの必要性は感染経路別予防策に基づいて決まる。
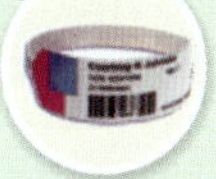 2. 患者の本人確認を行う。	本人確認を行うことで確実に適正な患者に看護介入が実施され、患者誤認の防止に役立つ。
3. ベッド周囲のカーテンを閉め、可能であれば部屋のドアを閉める。心血管系の診査目的と、実施内容を説明する。患者から質問があれば答える。	これにより患者のプライバシーを確保する。説明により不安が軽減され、協力が得やすくなる。
4. 必要に応じて患者の脱衣を介助し、検査着を着てもらう。患者の頭部を30-45度挙上した仰臥位にし、前胸部を露出させる。タオルケットでアセスメントを行う部位以外は覆う。	患者に検査着を着てもらうと心血管系の診査が容易になる。タオルケットの使用で患者に安楽を提供し、温かい状態に保つ。
5. 左頸動脈、ついで右頸動脈の視診と触診を行う。**頸動脈の触診は必ず片方ずつ行う。**聴診器のベル面を用いて頸動脈を聴診する。	この領域の触診で動脈系の循環を評価する。**両頸動脈を同時に触診すると、脳への血流が遮断されうる。**聴診で血管雑音が検出される。
6. 拍動の観察を行いながら、頸静脈怒張がないかどうか、頸部を視診する。	この技術で右心系の圧上昇が検出されることがある。
7. **前胸部**を輪郭、拍動、上下動について視診する。第4、第5肋間(ICS)で心尖拍動を観察する。	前胸部の視診は拍動の検出に役立つ。わずかな心尖拍動を除き、通常、拍動は見られない。
8. 4本の指をそろえ、手掌側で前胸部をやさしく触診して拍動を探す。手は温かくしておく。触診は心臓の位置標識(大動脈弁領域、肺動脈弁領域、三尖弁領域、僧帽弁領域、エルブ領域)に沿って系統的に行う(図1)。僧帽弁領域で心尖拍動を触診する(図2)。拍動の大きさ、持続時間、強さ、鎖骨中線に対する位置に注意する。	これにより、前胸部にスリル(右または左の第2肋間(ICS)上で、指先に感じる微細でつつくような振動)、上下動(心拍毎に起こる、胸骨辺縁の上昇)があれば検出できる。正常所見では、大動脈弁領域および肺動脈弁領域で拍動は触診されず、心尖部では心尖拍動が触診される。
9. 聴診は、大動脈弁領域から始め、肺動脈弁領域、エルブ領域、三尖弁領域、最後に僧帽弁領域の順に系統的に行う(図3)。患者に自然に呼吸するよう促す。まず聴診器の膜面を用いて高調音を聞き、次にベル面を用いて低調音を聞く。全体的な心拍数とリズムに注目し、正常心音であるか聴診する。	聴診で心拍数とリズムを評価し、正常心音(S_1とS_2)と異常心音(S_3とS_4)を判定する。正常心音(S_1とS_2)は弁(大動脈弁、肺動脈弁、三尖弁、僧帽弁)の閉鎖によって生じる。妊娠後期の女性の場合は、心拍出量が増大しているためS_3が聴取されても正常所見とみなされる。

(続く)

スキル・2-6　心血管系のアセスメント　（続き）

手順　**根拠**

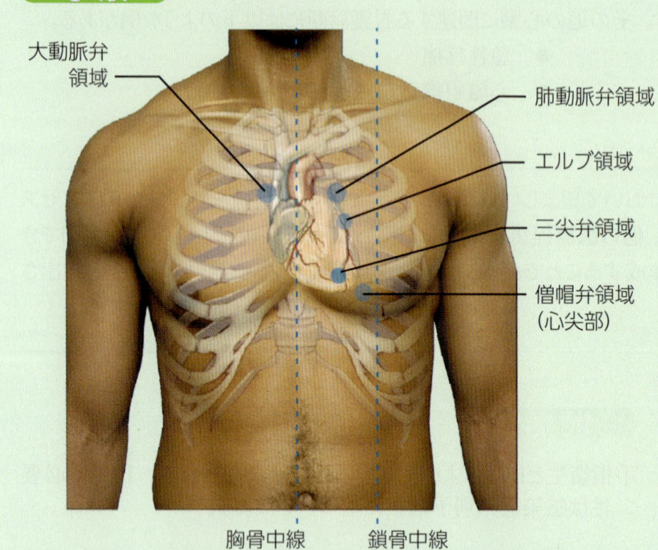

図1　心臓の位置標識。

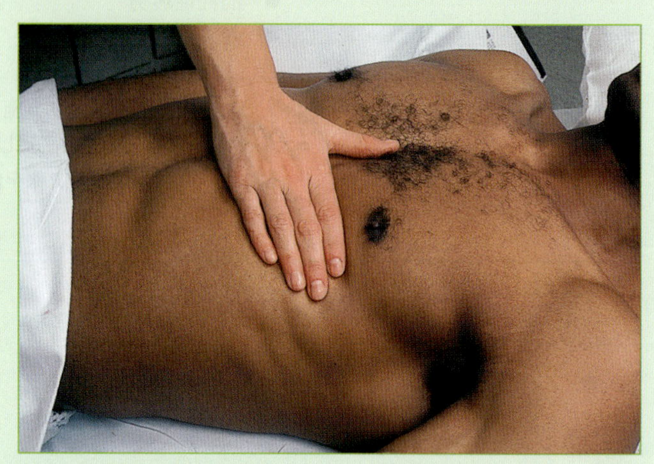

図2　心尖拍動の触診。

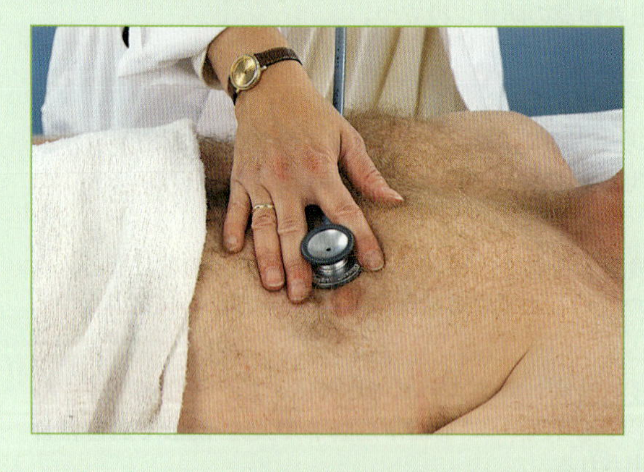

図3　僧帽弁領域の聴診　(*photo by B. Proud*)

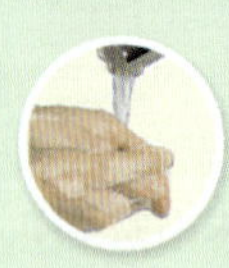

10. 患者が検査着を整えるのを介助する。グローブその他のPPEを使用した場合は外す。手指衛生を実施する。必要に応じて、特定の身体組織についてのアセスメントを続けて行う。他の医療提供者が、さらに進んだ評価を必要とする場合に利用する適切な患者情報を作成する。

検査着の着衣により患者の安楽を確保する。適正な方法でPPEを外すと、感染の伝播や他の物品への汚染のリスクが減少する。手指衛生は微生物の拡散を防止する。指示に従い、患者の健康状態を評価するための補足的なアセスメントを実施する。患者の健康状態を評価し対処するため、他の医療提供者による介入が指示されることもある。

評価

望ましい成果が達成されるのは、患者が心血管系のアセスメントに参加し、アセスメントの内容が適切であると理解したことを言葉で表現した場合である。また、患者が不安や苦痛を感じることなくアセスメントが完了し、所見が記録された後、他の医療提供者が更に進んだ評価を必要とする場合に利用する適切な患者情報が作成された場合である。

記録

ガイドライン

実施したアセスメント項目と具体的な所見を記録する。皮膚色と皮膚温に関連するアセスメントデータを記載する。頸動脈、頸静脈、前胸部胸壁の視診による所見を記録する。胸骨鎖骨領域と前胸壁の触診で得られた拍動、スリル、上下動についての所見を記録する。聴診で得られた、心拍数、リズム、音のピッチ、聴診位置などの所見を記述する。正常心音(S_1とS_2)、異常心音(S_3とS_4)はいずれも記録に残す。

記録例

2012/5/10　患者が、胸痛は否定したが、「週に1回くらいの頻度で動悸がする」と訴える。皮膚の色は蒼白で、冷感がある。毛細血管再充満時間は短い。胸部の視診と触診では、拍動、上下動は認められない。聴診ではS_1は心尖部で最大、S_2は心基部で最大、S_3、S_4は聴診されず。頸動脈雑音は聴診されず。

— S. モーゼズ、看護師

注意事項

一般的注意事項

- 聴診器などの器具は、患者に冷たい思いをさせないよう、使用前に温める。

乳児と小児についての注意事項

- 小児では、機能性心雑音に留意する。胸壁が薄いため、拍動は成人より観察されやすい。小児にはS_3が聴取されることがある。

スキル・2-7　腹部のアセスメント

腹腔は身体の中で最も大きな体腔であり、胃、小腸、大腸、肝臓、胆嚢、膵臓、脾臓、腎臓、膀胱、副腎と、主要な血管が収められている（図1）。女性の場合は、子宮、卵管、卵巣も腹腔内にある。これらの臓器全てのアセスメントを行うことはできない。位置の特定や記録を明確にするために、腹部は四区分に分割して表現される（図2）。

腹部のアセスメントの順序は他の身体組織の場合とは異なる。まず視診から始め、聴診、打診と進み、最後に触診を行う。この順序が適しているのは、聴診の前に打診や触診を行うと、聴診される音が変わることがあるためである。また、腹部のアセスメントを行う前に、患者に膀胱を空にしてもらう。膀胱が充満した状態だと、診査の間に不快を生じたり、所見に影響したりすることがある。

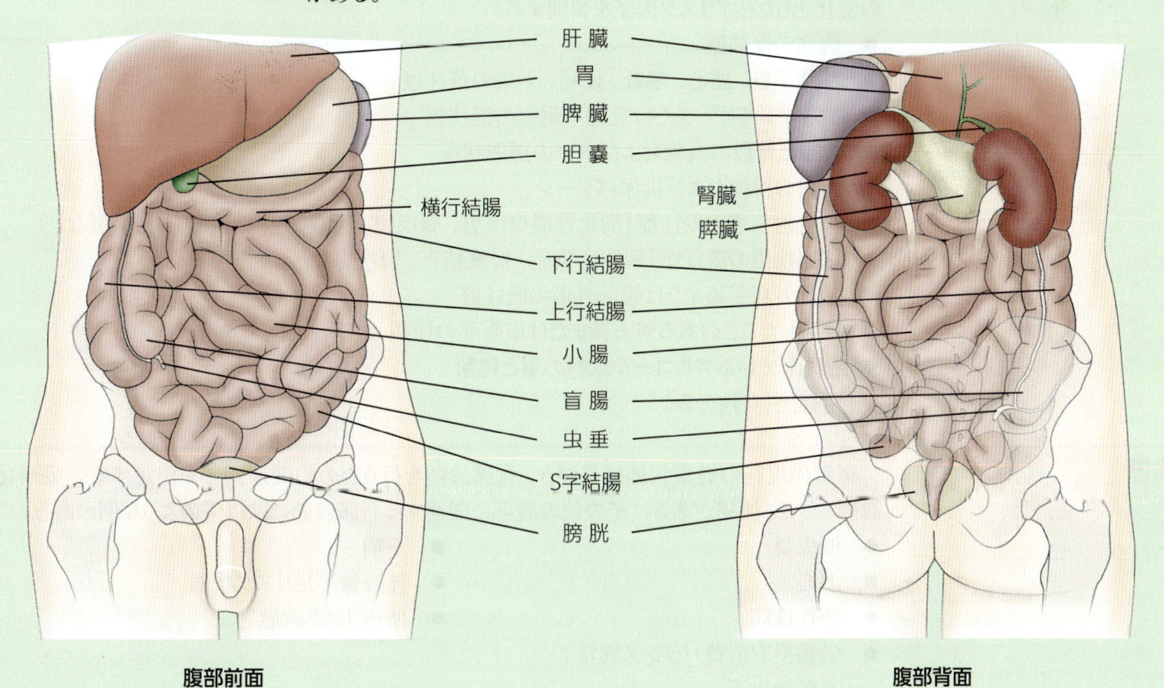

図1　腹腔の器官

（続く）

スキル・2-7　腹部のアセスメント　（続き）

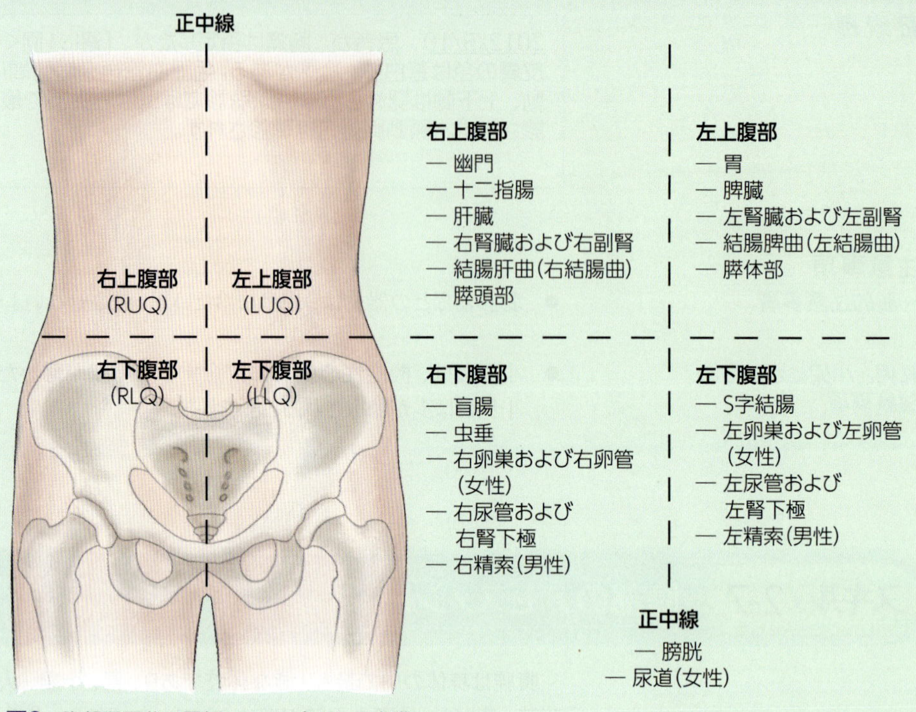

図2　腹部四区分の図解とそこに含まれる内臓。

必要物品

- PPE（指示に従って）
- タオルケット等の掛け物
- 検査着
- 聴診器
- ペンライト
- 定規

アセスメント

腹部に注目して健康歴を完成させる。健康歴聴取時に以下についての質問を行い、健康状態の変化をもたらすリスク因子を判別する。

- 腹痛の既往歴
- 消化不良、悪心、嘔吐、便秘、下痢の既往歴
- 食物アレルギーまたは乳糖不耐症の既往歴
- 食欲と普段の食物および水分の摂取状況
- 普段の排便および排尿パターン
- 消化器疾患の既往歴（消化性潰瘍疾患、腸疾患、胆嚢疾患、肝疾患、虫垂炎など）
- 尿路疾患の既往歴（尿路感染症、腎臓結石、腎疾患など）
- 腹部外科手術または腹部外傷の既往歴
- 使用したことのある処方薬または市販薬の種類と量
- 摂取しているアルコール飲料の量と種類
- 月経歴（女性のみ）

看護診断

患者の現在の健康状態に基づき、看護診断を行うための関連因子を決定する。妥当な看護診断として、便秘がある。その他の腹部に関連する看護診断には以下のような例がある。

- 便失禁
- 悪心
- 急性疼痛
- 栄養摂取消費バランス異常：必要量以下
- 下痢
- 体液量不足リスク状態
- 便秘リスク状態

成果確認と看護計画立案

腹部の診査における望ましい成果は、患者が不安や苦痛を感じることなくアセスメントが完了し、所見が記録されることである。また、他の医療提供者がさらに進んだ評価を必要とした場合に利用できるように、適切な患者情報を作成することである。看護診断の内容に応じて、他の成果も案出される。

看護技術の実際

手順	根拠
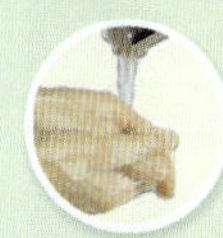 1. 手指衛生を実施し、指示があればPPEを装着する。	手指衛生とPPEにより微生物の拡散が防止される。PPEの必要性は感染経路別予防策に基づいて決まる。
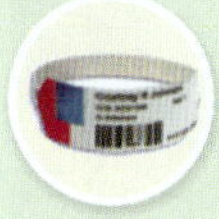 2. 患者の本人確認を行う。	本人確認を行うことで確実に適正な患者に看護介入が実施され、患者誤認の防止に役立つ。
3. ベッド周囲のカーテンを閉め、可能であれば部屋のドアを閉める。腹部の診査目的と実施内容を説明する。患者から質問があれば答える。	これにより患者のプライバシーを確保する。説明により不安が軽減され、協力が得やすくなる。
4. 必要に応じて患者の脱衣を介助し、検査着を着てもらう。患者を仰臥位にして、腹部を露出させる。アセスメントを行う部位以外はタオルケットで覆う。	患者に検査着を着てもらうと腹部の診査が容易になり、患者のプライバシーも保護される。タオルケットの使用で患者に安楽を提供し、温かい状態に保つ。
5. 皮膚の色、輪郭、拍動、臍、その他体表にある特徴(発疹、皮膚病変、腫瘤、瘢痕)について視診する。	臍は正中線上にあり、平らなもの、丸みのあるもの、くぼんだものなどがある。腹部は丸みが均一で左右対称であり、蠕動は目視されない。痩せ型の人の場合は、上腹部正中線上の拍動が正常でも目視できる場合がある。
6. 聴診器の膜面を用い、腹部四区分全ての領域の腸雑音を聴診する。系統的な方法を用いる。	打診や触診の前に聴診を行うことで、打診や触診が聴診の所見に影響を及ぼすのを防ぐ。聴診により、腸蠕動を示す腸雑音が聴取される。
7. 聴診器のベル面を用い、腹部の血管音を聴診する(図3)。	血管雑音が聴診されれば、動脈瘤や動脈狭窄が疑われる。
8. 腹部を叩打して打診音を調べる(図4)。	打診で腹部の内容物、臓器、腫瘤などの密度のアセスメントを行う。空気を含む領域(胃や腸など)上で聞こえる鼓音や、中身が詰まった充実性臓器(肝臓など)上で聞こえる濁音が主な打診音である。右側の打診により肝臓の大きさが、左側の打診で脾臓の大きさが推定される。恥骨結合上の打診では膀胱充満度の判定に役立つ。
9. 腹部四区分の全領域に対して、まず浅い触診を行い、ついで深い触診を行う(図5)。**患者が腹部の特定の領域に疼痛や不快感を訴えている場合は、その領域を最後に触診する。**	触診により臓器の位置、大きさ、圧痛、内部構造の状態について情報が得られる。

(続く)

スキル・2-7　腹部のアセスメント　（続き）

手順

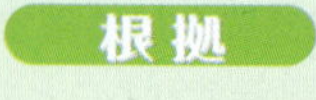

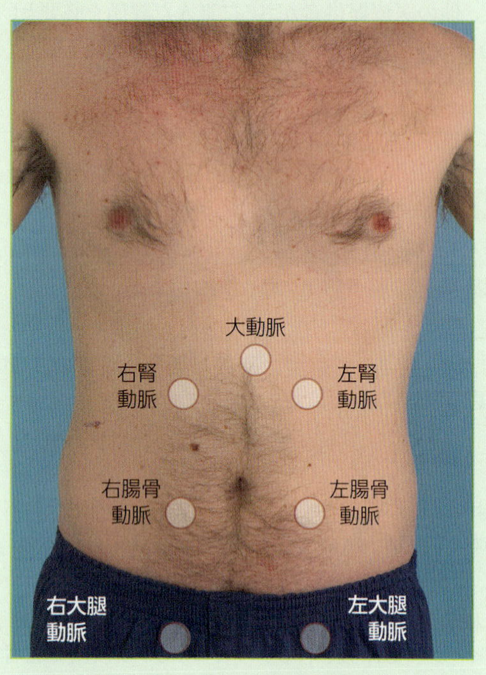

図3　血管雑音の聴診位置。*(Photos by B. Proud)*

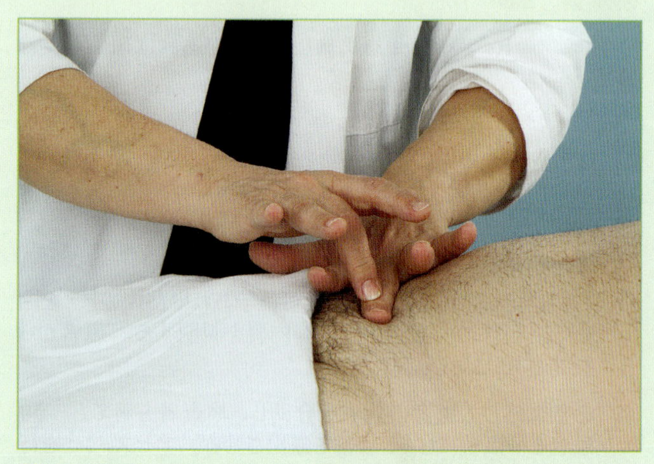

図4　恥骨結合上縁領域の打診。*(Photos by B. Proud)*

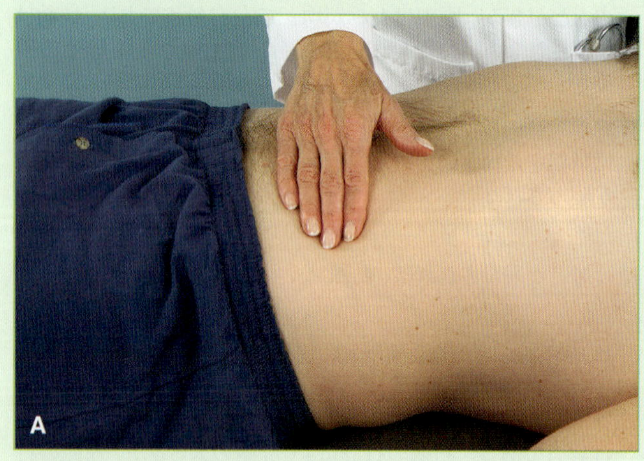

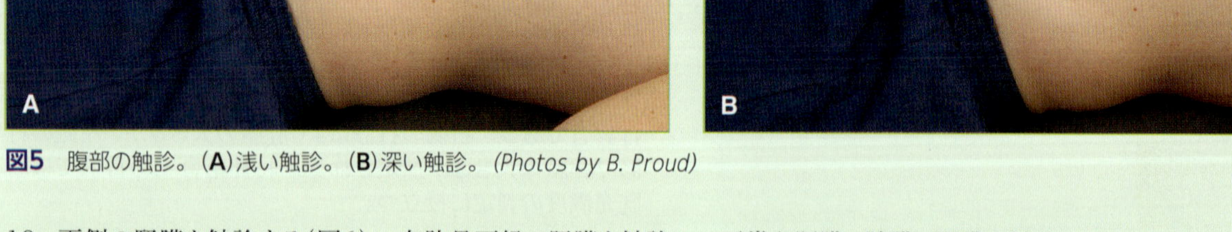

図5　腹部の触診。(**A**)浅い触診。(**B**)深い触診。*(Photos by B. Proud)*

10. 両側の腎臓を触診する(図6)。右肋骨下縁で肝臓を触診する(図7)。左肋骨下縁で脾臓を触診する(図8)。

正常な肝臓、脾臓、腎臓は触診されないことが多い。触診は臓器肥大の検知に有用である。

11. **最後に反跳痛(反動痛)のアセスメントを行う。腹部を手指で深く静かに圧迫し、その後速やかにその指を離すことで患者が疼痛を訴えるかどうか確認する(図9)。**

検者の手が離れるときに疼痛が強くなることを患者が示した場合は、反跳痛が存在する。

反跳痛は虫垂炎などから生じる腹膜刺激の所見である。この診査方法は、疼痛や筋肉の攣縮を引き起こし、他の診査手技の妨げになることがあるため、最後に行う。反跳痛の触診を続けると、虫垂の破裂をまねく場合がある。

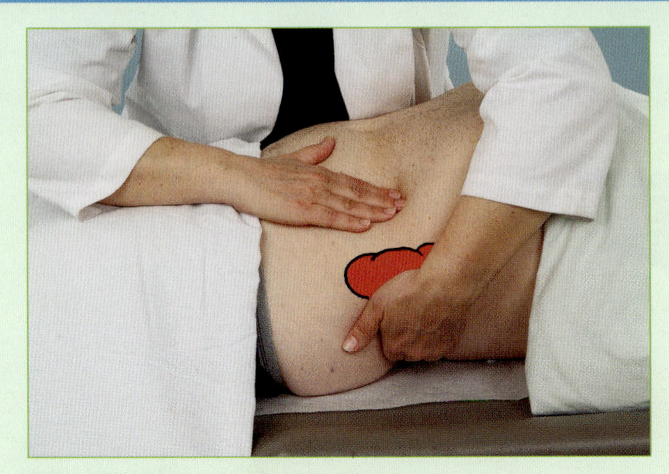

図6　腎臓の触診。*(Photos by B. Proud)*

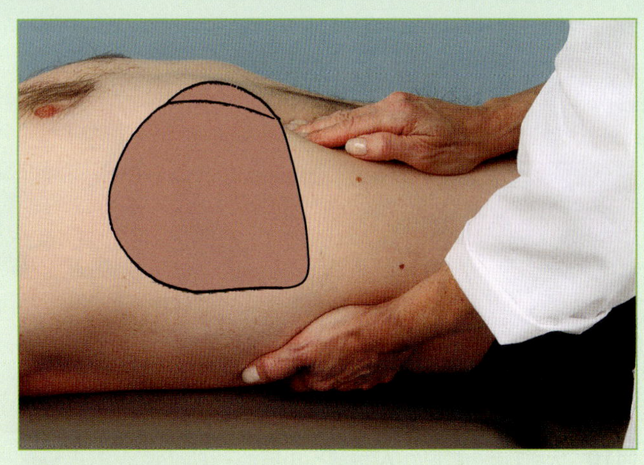

図7　肝臓の触診。*(Photos by B. Proud)*

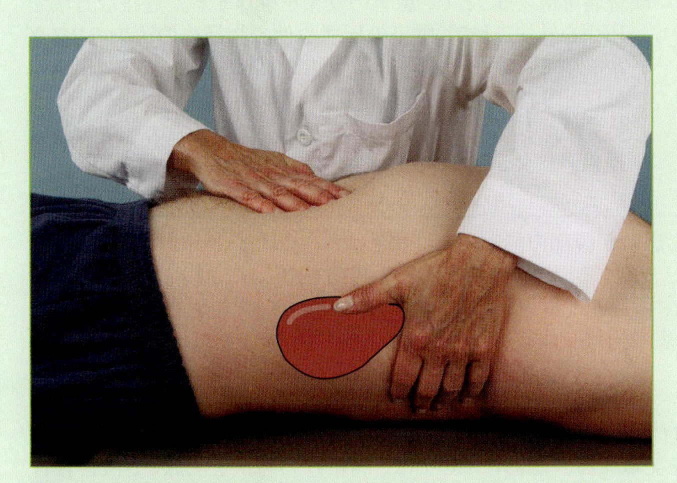

図8　脾臓の触診。*(Photos by B. Proud)*

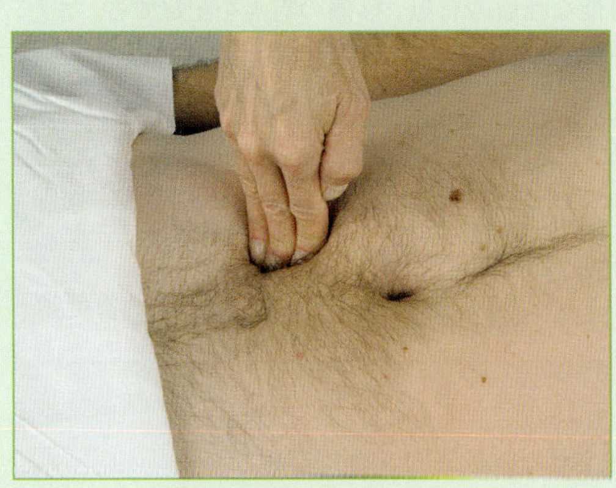

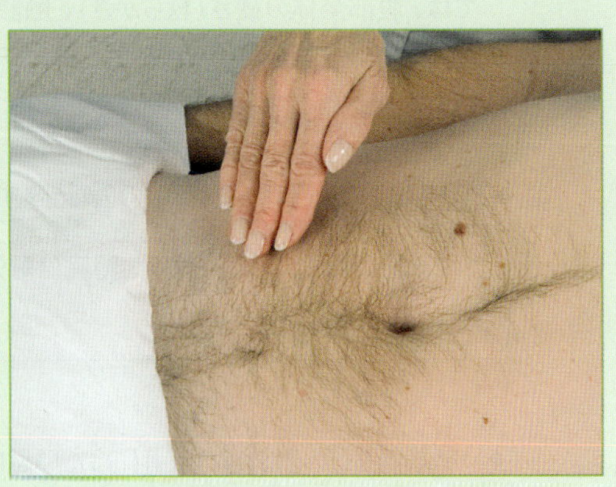

図9　触診による反跳痛（反動痛）のアセスメント。*(Photos by B. Proud)*

(続く)

スキル・2-7　腹部のアセスメント（続き）

手順	根拠
12. 鼠蹊部で大腿動脈の脈拍をまず触診し、ついで聴診する（図10）。	これにより血管の通過性を確認する。

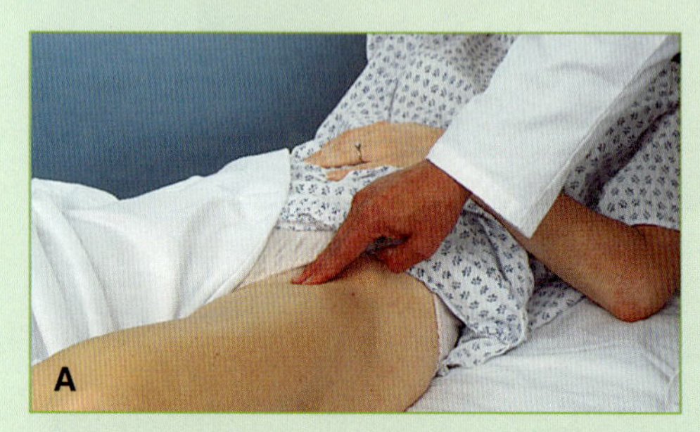

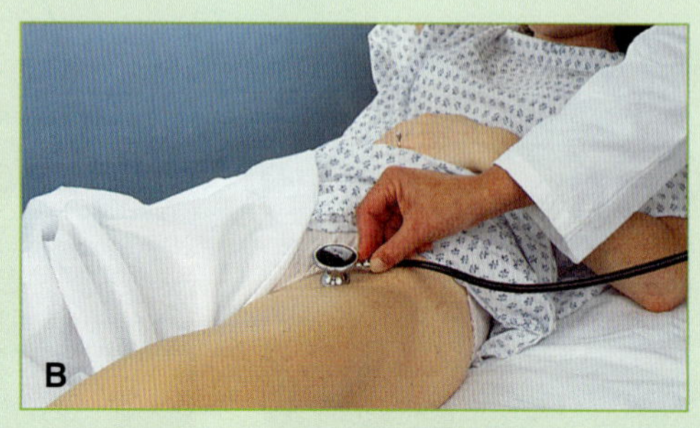

図10　大腿動脈の脈拍の(**A**)触診と(**B**)聴診。*(Photos by B. Proud)*

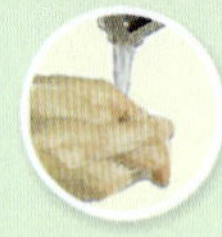

手順	根拠
13. 患者の検査着を整えるのを介助する。グローブその他のPPEを使用した場合は外す。手指衛生を実施する。必要に応じて、特定の身体組織についてのアセスメントを続けて行う。指示に応じて、他の医療提供者が補足的な評価のために利用する適切な患者情報を作成する。	検査着を整えることで、患者の安楽を確保する。適正な方法でPPEを外すことで、感染の伝播や他の物品への汚染のリスクが減少する。手指衛生は微生物の拡散を防止する。指示に従い、患者の健康状態を評価するため、他のアセスメントを実施する。患者の健康状態を評価し対処するため、他の医療提供者による介入が指示されることもある。

評価

望ましい成果が得られるのは、患者が腹部のアセスメントに参加し、アセスメントの内容が適切であると理解したことを言葉で表現する場合、患者が不安や苦痛を感じることなくアセスメントが完了する場合である。また、所見が記録され、他の医療提供者がさらに進んだ評価を必要とする場合に利用する適正な患者情報が作成される場合である。

記録

ガイドライン

実施したアセスメント技術と具体的な所見を記録する。視診については、色、皮膚病変、発疹、瘢痕、膨満、腫瘤の有無を記載する。聴診については、腸雑音の特徴を記録し、血管雑音が聴取された場合も記載する。打診については、「右上腹部(RUQ)に濁音」のように、腹部四区分の打診音を記録する。胃と腸の領域で鼓音が聞かれた場合も記録する。触診については、腹部全体の硬さ(軟らかさ)、触診可能な腫瘤の有無、疼痛の有無を記録する。また、腹部の臓器、たとえばRUQの肝臓や左上腹部(LUQ)の脾臓が触知されるかどうかも記載する。

記録例

2012/3/30　患者から、「この24時間ずっと吐き気がする」と訴えあり。腹痛はなし。腹部は軟らかく、膨満感が軽度ある。臍は正中線上、瘢痕はなく、腸雑音は四区分全てで聴診されるが、減弱。肝臓、脾臓、腎臓は触知されない。

— B.ゲンツラー、看護師

注意事項

一般的注意事項

- 聴診器などの器具は、患者に冷たい思いをさせないよう、使用前に温める。
- 脾臓の充血または損傷が疑われるときは、脾臓の打診および触診は行わない。
- 他の医療従事者がすでに記述している場合は、腹部の反跳痛の再確認は行わない。

乳児と小児についての注意事項

- 乳児では、骨盤に対して腹部が大きいことに留意する。
- 小児の脾臓の打診および触診は避ける。

スキル・2-8　神経系・筋骨格系・末梢血管系のアセスメント

以下に示すアセスメントの焦点は、神経系、筋骨格系、末梢血管系から得た所見の統合である。神経系のアセスメントでは、患者に一連の質問に答えてもらい、全体的な認知機能についてのデータを得る。加えて、身体のさまざまな領域の感覚、特定の脳神経、深部腱反射(DTR)について評価する。筋骨格系の診査により、全身の筋肉と関節の状態と機能に関する情報が得られる。末梢血管系のアセスメントは皮膚と末梢動脈の脈拍の視診と触診によって得られた情報から、四肢の動脈と静脈の状態を判定する。

必要物品

- PPE(指示に従って)
- 舌圧子
- 打腱器(ハンマー)
- タオルケット等の掛け物
- 検査着
- 温湯、冷水をいれた試験管
- においの強い物質(コーヒー、チョコレートなど)が入った容器、および味覚アセスメント用の素材(砂糖、塩、酢など)
- その他の物品(小銭、ピン、綿、ペーパークリップなど)
- 綿棒

アセスメント

神経系、筋骨格系、末梢血管系に注目して健康歴を完成させる。健康歴聴取時に以下についての質問を行い、健康状態の変化をもたらすリスク因子を判定する。

- 感覚の麻痺、(異常感覚としての)刺痛、振戦の既往歴
- てんかん発作の既往歴
- 頭痛の既往歴
- 眩暈の既往歴
- 頭部または脊椎への外傷の既往歴
- 脳の感染症の既往歴
- 脳卒中の既往歴
- 聴覚、視覚、味覚、嗅覚の変化
- 排尿・排便の機能障害
- 喫煙歴
- 慢性的飲酒歴
- 糖尿病の既往歴
- 処方薬および市販薬の使用状況
- アルツハイマー病、てんかん、癌、ハンチントン舞踏病、高血圧、心筋梗塞、冠状動脈疾患、高コレステロール血症、糖尿病の家族歴
- 血中コレステロール検査の頻度と結果
- 環境危険物質(鉛、殺虫剤など)への曝露
- 外傷、関節炎、神経疾患の既往歴
- 関節痛または関節の腫脹の既往歴
- 筋肉痛の既往歴
- 普段行っている運動の頻度と種類
- 食事からのカルシウム摂取量
- 四肢の色と温度の変化
- 就寝中の脚の疼痛、または歩行により増悪する疼痛の既往歴
- 脚の血栓または治癒しない脚の痛みの既往歴

看護診断

患者の現在の健康状態に基づき、看護診断を行うための関連因子を決定する。妥当な看護診断として、転倒・転落リスク状態がある。その他の神経系、筋骨格系、末梢血管系に関連する看護診断には以下のような例がある。

- 慢性混乱
- 言語的コミュニケーション障害
- 状況解釈障害性シンドローム
- 末梢性神経血管性機能障害リスク状態
- 社会的孤立
- 非効果的末梢組織循環
- 身体可動性障害
- 入浴セルフケア不足
- 徘徊
- 活動耐性低下

(続く)

スキル・2-8　神経系・筋骨格系・末梢血管系のアセスメント　（続き）

成果確認と看護計画立案

神経系、筋骨格系、末梢血管系の診査における望ましい成果は、患者が不安や苦痛を感じることなくアセスメントが完了し、所見を記録することである。また、他の医療提供者が更に進んだ評価を必要とする場合に利用する適切な患者情報を作成することである。看護診断として決定された内容によっては、他の成果が案出される。

看護技術の実際

手順	根拠
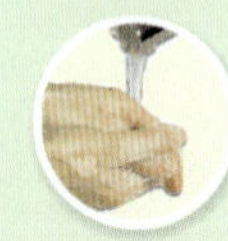 1. 手指衛生を実施し、指示があればPPEを装着する。	手指衛生とPPEにより微生物の拡散が防止される。PPEの必要性は感染経路別予防策に基づいて決まる。
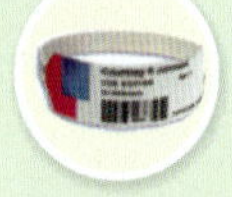 2. 患者の本人確認を行う。	本人確認を行うことで確実に適正な患者に看護介入が実施され、患者誤認の防止に役立つ。
3. ベッド周囲のカーテンを閉め、可能であれば部屋のドアを閉める。神経系、筋骨格系、末梢血管系の診査目的と実施内容を説明する。患者から質問があれば答える。	これにより患者のプライバシーを確保する。説明により不安が軽減され、協力が得やすくなる。
4. 必要に応じて患者の脱衣を介助し、検査着を着てもらう。患者を仰臥位にする。タオルケットを用いてアセスメントを行う部位以外は覆う。	患者が検査着を着ると神経系、筋骨格系、末梢血管系の診査が容易になり、患者のプライバシーも保護される。タオルケットの使用で患者に安楽を提供し、温かい状態に保つ。
5. まず、患者の全体的な衛生状態と身体の外観を把握する。	これにより、患者の最初の印象を形成する。衛生状態と外見から、患者の精神状態と安楽レベルの手がかりが得られる。
6. 患者の精神状態のアセスメントを行う。	
a. 患者の、人、場所、時に対する見当識を評価する。	これは、患者の見当識のレベル判定に役立つ。
b. 意識レベルを評価する。	患者が意識清明であれば意識障害はない。意識レベルが低下すると、嗜眠、混迷、昏睡となる。
c. 記憶（直後再生および過去の記憶）を評価する。	記憶障害は神経障害の徴候である場合がある。
d. 患者に“早起きは三文の得”などのことわざの説明を求め、抽象的論理能力について評価する。	知的能力に障害がある場合には、患者は文字通りの解釈をするか、文をそのまま繰り返す。
e. 話し言葉、書き言葉についての患者の理解力を評価する。	これにより失語症のアセスメントを行う。
7. 脳神経（CN）機能の検査を行う。	
a. 患者に、眼を閉じて片方の鼻孔を塞ぎ、コーヒー、チョコレート、アルコールなど種々の物質の臭いをかぎ分けてもらう。もう一方の鼻孔でも行う。	この方法で第1脳神経（Ⅰ.嗅神経）の機能を検査する。
b. 視力と瞳孔収縮を検査する。	第2、第3脳神経（Ⅱ.視神経、Ⅲ.動眼神経）機能を検査する。
c. 患者の眼を基本6方向の注視眼位に動かす。	この検査で第3、第4、第6脳神経（Ⅲ.動眼神経、Ⅳ.滑車神経、Ⅵ.外転神経）の機能を評価する。
d. 患者に、笑顔を作る、顔をしかめる、額にしわを寄せる、頬を膨らませるように依頼する（図1）。	この方法で第7脳神経（Ⅶ.顔面神経）による運動機能を評価する。
e. 聴力を検査する。	これにより第8脳神経（Ⅷ.聴神経）の機能を評価する。
f. 舌圧子で後咽頭に触れ、咽頭反射を検査する。事前に患者に不快な検査であることを説明する。	正常な咽頭反射は第9、第10脳神経（Ⅸ.舌咽神経、Ⅹ.迷走神経）が正常に機能していることを示す。
g. 検者の両手を患者の両肩に置き（図2）、その力に逆らって肩を挙上してもらう。次に検者の手を患者の左頬、ついで右頬に当て、それぞれ押し返してもらう。	この方法で第11脳神経（Ⅺ.脊椎副神経）機能、および僧帽筋と胸鎖乳突筋の強さを判定する。

手順

根拠

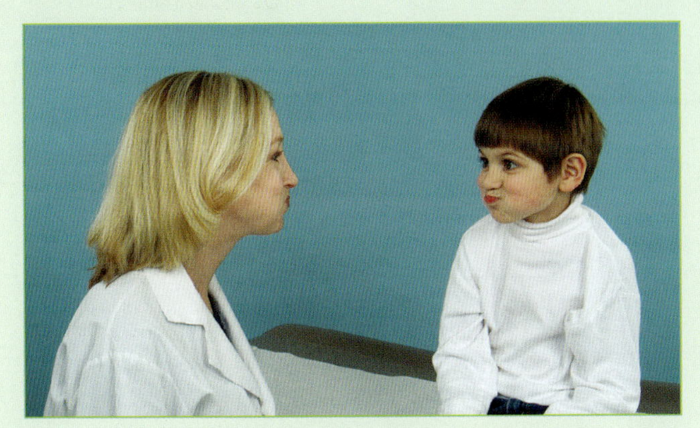

図1　顔面神経の運動機能の評価。患者が指示通りに頬を膨らませている。*(Photos by B. Proud)*

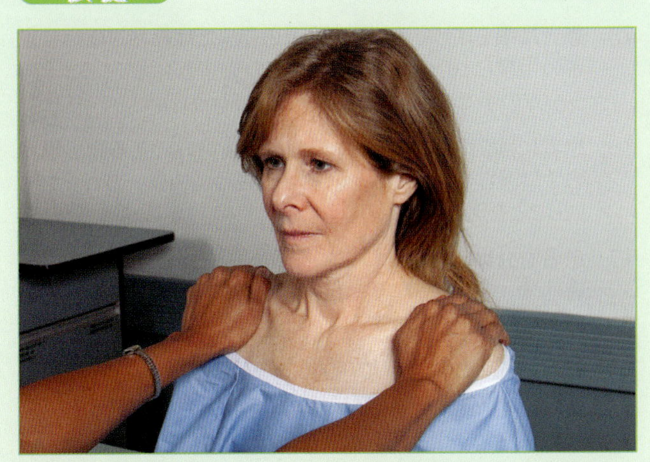

図2　副神経の検査。患者は検者の手の力に逆らって肩を挙上する。*(Photos by B. Proud)*

8. 患者の首を動かす能力を視診する。患者に、顎を自分の胸と左右の肩につける、耳を同じ側の肩につける、頭をできるだけ後ろに反らす、といった動作を行ってもらう。

これらの動作で頸部ROMを評価する。正常なら、動きは滑らかで制御されている。

9. 上肢を視診する。皮膚の色、損傷の有無、発疹、筋肉量について観察する。皮膚温、皮膚の手触り、腫瘤の有無について触診する。

上肢の診査で、循環器系、外皮系、筋骨格系についての情報が得られる。

10. 患者に、両腕を前に伸ばし、手掌をすばやく上下に向けるように動かしてもらう。

この方法で、自己受容性感覚と小脳機能を検査する。

11. 患者に、上腕を曲げ、検者がかける力に抵抗するように力を入れてもらう。

この技術で上肢の筋力のアセスメントを行う。

12. 手、手指、手首(図3)、肘関節の視診と触診を行う。

視診と触診で何らかの異常、圧痛、関節可動域についての情報が得られる。

13. 橈骨動脈と上腕動脈の脈拍を触診する。

脈拍の触診により、上肢の末梢動脈の状態を評価する。

14. 患者に検者の指2本をできるだけ強く握ってもらう(図4)。

この方法で手の筋力検査を行う。

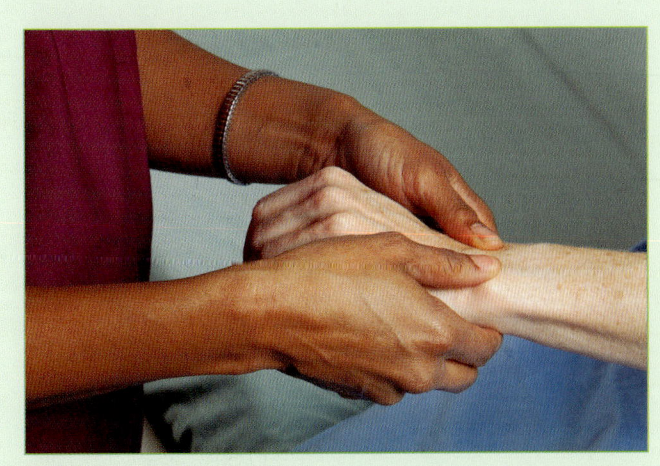

図3　手首の触診。

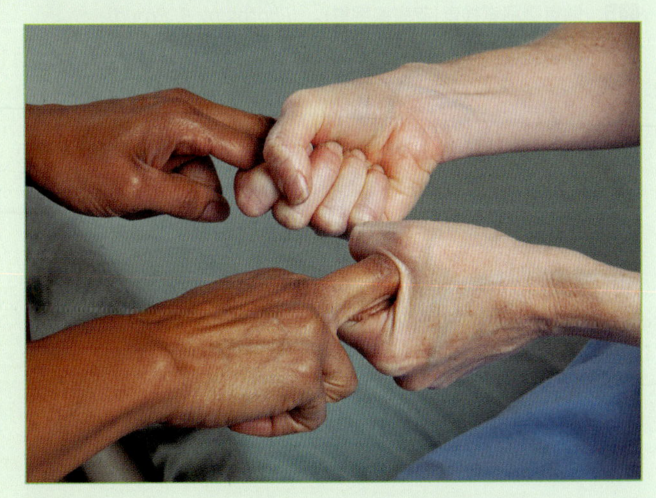

図4　握力テスト。患者が検者の示指と中指を握っている。

(続く)

スキル・2-8　神経系・筋骨格系・末梢血管系のアセスメント　(続き)

手順	根拠
15. 患者に眼を閉じてもらう。検者の指または綿棒を用いて患者の手掌に1桁の数字を書き、その数字を答えてもらう。もう一方の手でも同じことを違う数字で行う(図5)。	この検査で触覚識別覚、特に皮膚書字覚を評価する。
16. 患者に目を閉じてもらう。鍵などの馴染みのある物を患者の手に握らせ、何であるか答えてもらう。もう一方の手でも同じことを別の物で行う。	この検査で触覚識別覚、特に立体覚を評価する。
17. 患者を介助して仰臥位にする。下肢を診査する。色、皮膚病変、静脈瘤、体毛、爪、浮腫、筋肉量について、足部まで下肢全体を視診する。	視診により、末梢血管機能についての情報が得られる。
18. 脛骨前部の皮膚を指で圧迫し、脛骨前部の圧痕性浮腫の検査を行う。指を離した後に皮膚に圧痕が残れば、圧痕性浮腫がある。	この手技で、過剰な間質液についての情報が得られる。浮腫の程度については、深さ約2mmの1+から深さ約8mmの4+までに分類される"圧痕性浮腫スケール"を参照する。
19. 後脛骨動脈、足背動脈、膝窩動脈部位で、脈拍と皮膚温を触診する。	脈拍と皮膚温から、患者の末梢血管の状態についての情報が得られる。
20. 患者の下肢伸展挙上テストを片脚ずつ行う(図6)。	この検査により、椎間板に問題がないか確認する。

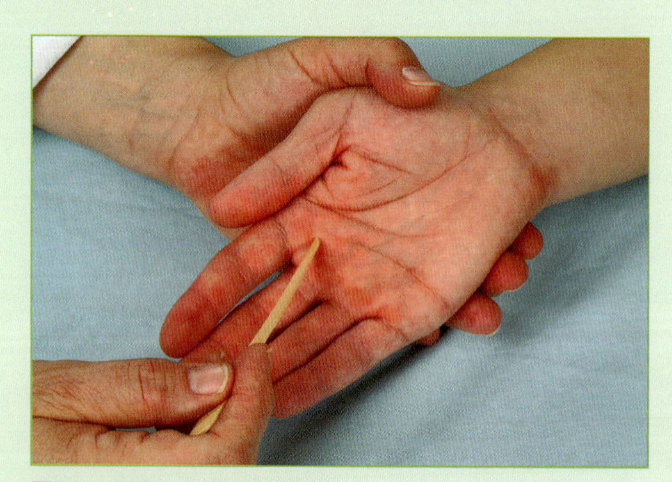

図5　触覚識別覚検査(皮膚書字覚)。*(Photos by B. Proud)*

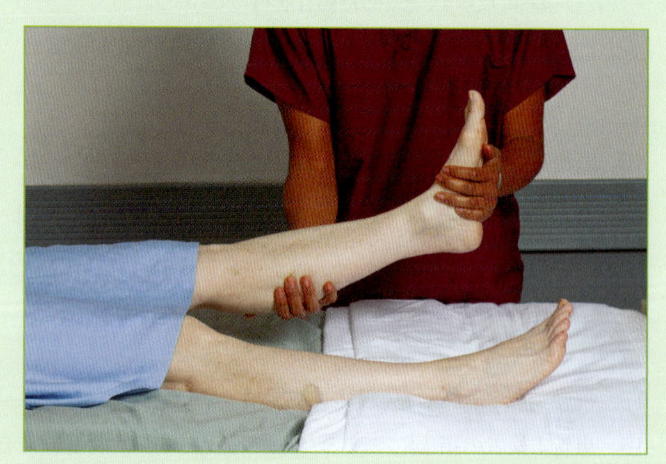

図6　下肢伸展挙上テスト。*(Photos by B. Proud)*

手順	根拠
21. 患者に膝を伸ばしたまま片方の下肢を外側に動かしてもらい、股関節の外転を調べ、その下肢を内側に動かしてもらい、股関節の内転を調べる。	この手技によってROMのアセスメントを行い、関節の問題についての情報を得る。
22. 患者に、検者の手の力に抵抗するように大腿部を上げてもらう(図7)。次いで、検者の手の力に抗して大腿部を外向きに、さらに内向きに動かすよう指示する。反対側も行う。	この方法で、大腿と下腿の筋力をアセスメントする。

手 順

23. 患者の深部腱反射(DTR)のアセスメントを行う。
    a. 検者の指を患者の手首上方に置き、腱を打腱器で叩く。反対の腕でも行う(図8)。
    b. 検者の指を肘関節に置き、母指は肘窩に当て、その上を打腱器で叩く。反対の腕でも行う(図9)。
    c. 検者の指を上腕三頭筋腱領域に置き、腱を打腱器で叩く。反対の腕でも行う(図10)。
    d. 膝蓋骨下部を打腱器で叩く。反対の脚でも行う(図11)。
    e. アキレス腱の上を打腱器で叩く。反対の脚でも行う(図12)。

根 拠

これらの検査により、それぞれ、腕橈骨筋反射、上腕二頭筋反射、上腕三頭筋反射、膝蓋腱反射、アキレス腱反射の評価を行う。

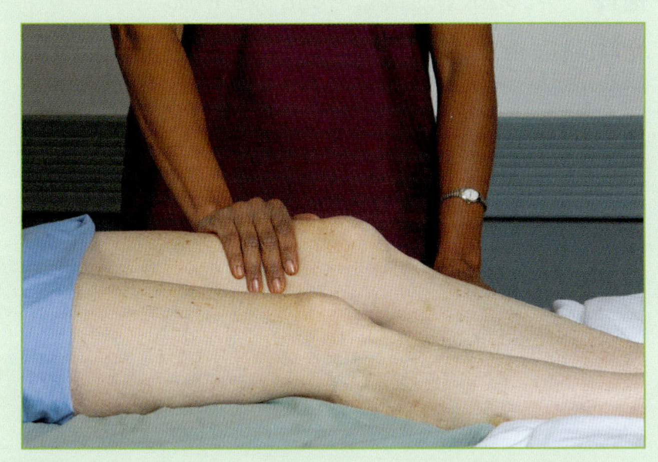

図7　大腿部の筋力検査。患者は検者の手の力に抵抗して大腿を上げようと努める。*(Photos by B. Proud)*

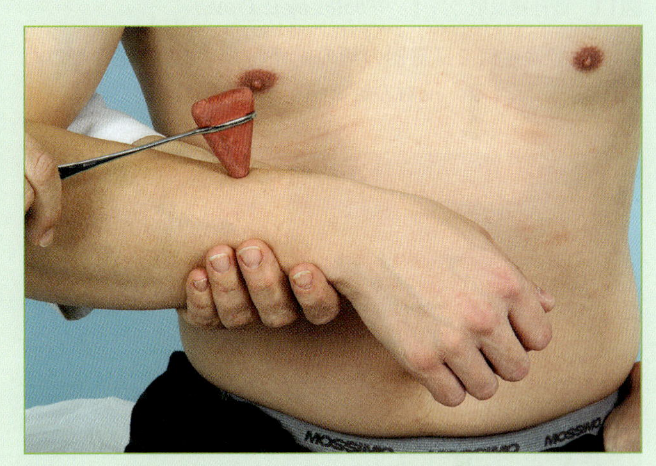

図8　腕橈骨筋反射の評価。*(Photos by B. Proud)*

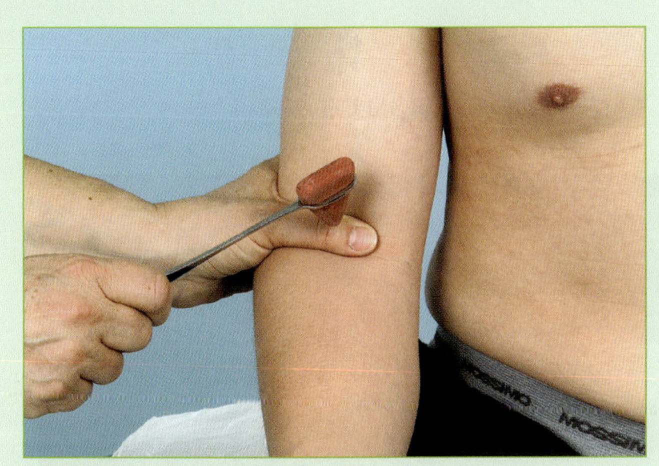

図9　上腕二頭筋反射の評価。*(Photos by B. Proud)*

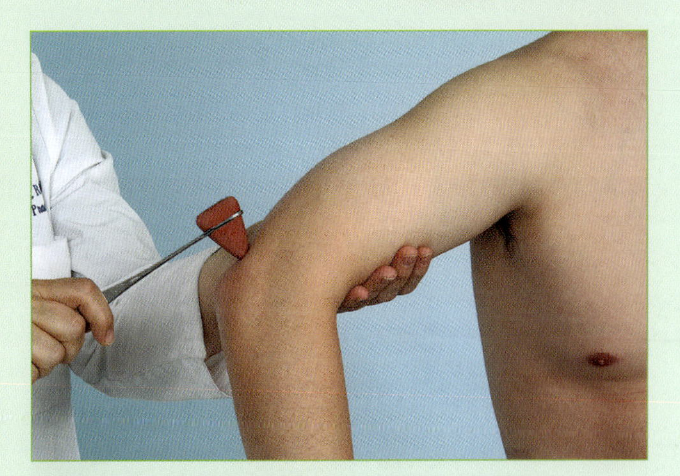

図10　上腕三頭筋反射の評価。*(Photos by B. Proud)*

(続く)

スキル・2-8　神経系、筋骨格系、末梢血管系のアセスメント　(続き)

手順　　**根拠**

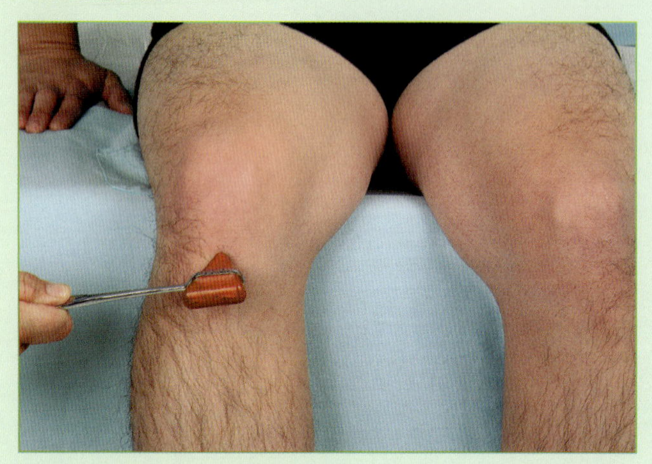

図11　膝蓋腱反射の評価。*(Photos by B. Proud)*

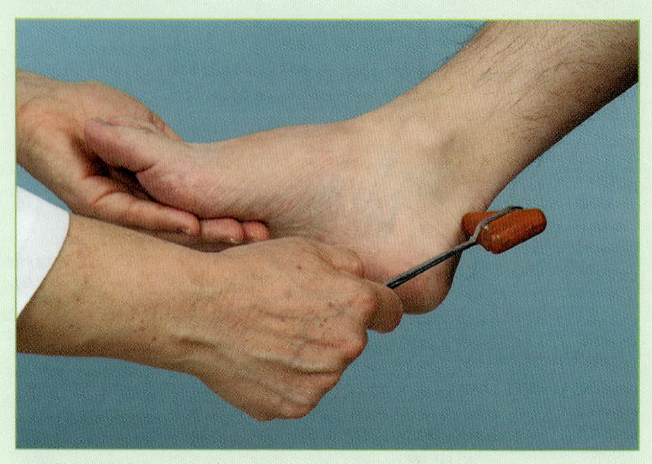

図12　アキレス腱反射の評価。*(Photos by B. Proud)*

24. 患者の足底を打腱器の柄の先(図13)、または鍵などの固い物でこする。反対の足でも行う。

足底反射で全ての足指が屈曲するのは、生後18か月以上では正常所見とみなされ、バビンスキー反射は陰性の判定となる。

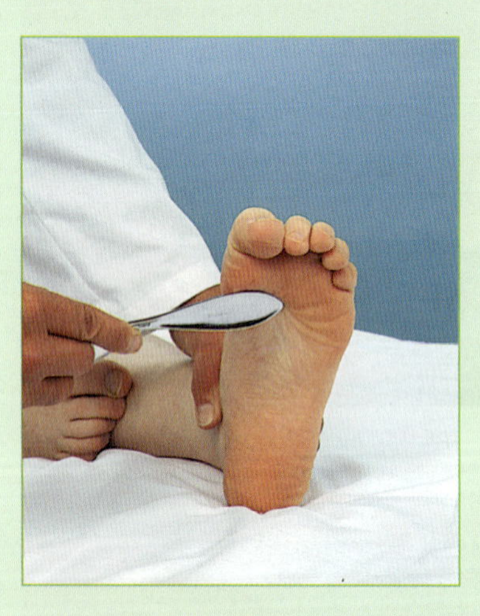

図13　足底反射の誘発。

25. 患者に、検者の手の力に抵抗して両足部の背屈、底屈を行ってもらう(図14)。

この方法で足の筋力とROMを測定する。

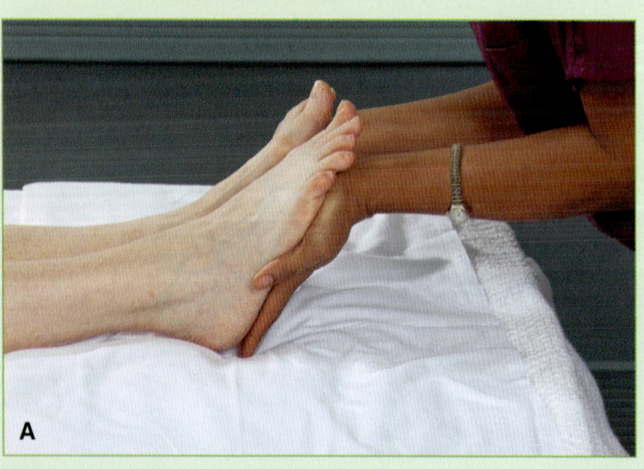

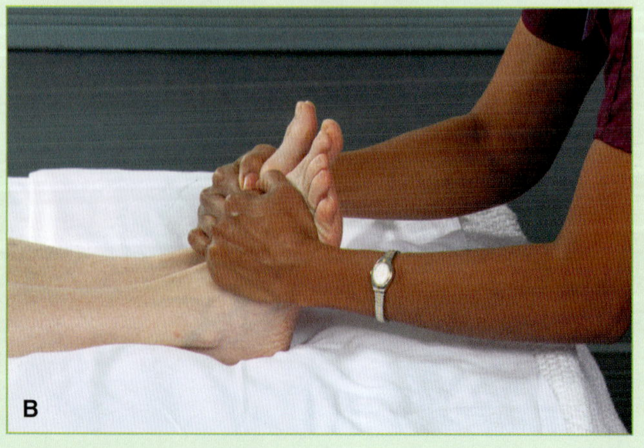

図14　足部の底屈と背屈の検査。患者は、まず、検者の力に抵抗して足の母指球で検者の手を押す(**A**)。次いで、検者の手の力に抵抗して足部を引き寄せる(**B**)。

手順	根拠
26. 必要に応じて患者を介助し、立位になってもらう。患者の普通の歩行、つま先歩き、かかと歩き、継ぎ足歩行を観察する。	この方法で、小脳と運動の機能を評価する。
27. ロンベルグ試験を実施する。患者に、足をそろえ、両眼を閉じ、腕を体側に垂らした直立姿勢をとってもらう。20秒間待ち、患者のふらつき、および平衡を保つ力を観察する。患者が平衡を失って転倒したり、損傷を負ったりしないよう注意する。	この試験で小脳の機能を確認し、身体の平衡、体位の維持、筋肉運動の協調について評価する。わずかなふらつきは正常範囲内だが、患者は平衡を維持できなくてはならない。
28. 安楽な体位へと患者を介助する。	これにより患者の安楽を確保する。
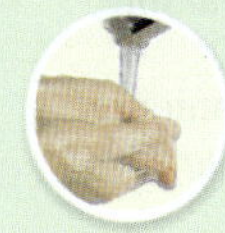 29. PPEを使用した場合は外す。手指衛生を実施する。必要に応じて、特定の身体部位についてのアセスメントを続けて行う。指示に従い、他の医療提供者がさらに進んだ評価を行う際に必要とする適切な患者情報を作成する。	適正な方法でPPEを外すと感染の伝播や他の物品への汚染のリスクが減少する。手指衛生は微生物の拡散を防止する。指示に従い、患者の健康状態を評価するためのその他のアセスメントを完了させる。患者の健康状態を評価し対処するため、他の医療提供者による介入が指示されることもある。

評価

望ましい成果が得られるのは、患者が神経系、筋骨格系、末梢血管系のアセスメントに参加し、アセスメントの内容が適切であると理解したことを言葉で表現する、患者が不安や苦痛を感じることなくアセスメントが完了し、所見が記録される、他の医療提供者がさらに進んだ評価を必要とした際に利用する適切な患者情報が作成される、などの場合である。

記録

ガイドライン

実施したアセスメント技術と具体的な所見を記録する。患者の認識反応、脳神経のテスト、感覚反応と運動反応、反射の検査結果を記録する。疼痛、筋力弱化、関節の異常に関する患者の訴えは全て記述する。色、ツルゴール、温度、脈拍、毛細血管再充満時間など、視診で得られた所見を記録する。

記録例

2012/4/4　患者は意識清明で見当識、認知力は正常。中枢神経系正常。感覚正常。DTRはいずれも+2。全ての関節についてROM最大。筋肉は柔らかく、しっかりしており、圧痛なし、萎縮なし。右下腿後面に患者から疼痛の訴えあり。右下腿後面は左と比較していずれも軽度であるが皮膚色蒼白、冷感、脈拍減弱がある。

— S. モーゼズ、看護師

注意事項

一般的注意事項

- 精神状態の診査に関連した質問をする前に、おかしな質問に思われるものもあるかもしれないが、全体的な認知機能を評価するためであることを患者に伝えておく。

乳児と小児についての注意事項

- 乳児の場合は、一時的に四肢がピクッと痙攣するように動くことがあるが、これは正常な所見である。
- 18か月以下の小児にバビンスキー兆候が見られても正常である。
- 乳児の四肢は関節可動域内で対称に動くが、最大可動域まで伸展しない。
- 乳児の股関節の外転と内転のアセスメントには、バーロー法とオルトラニ法が用いられる（詳細については小児科のテキスト参照）。
- 一般に、5歳未満の小児には感覚機能の検査は行われない。
- 運動の協調性は、幼児では発達段階に応じて変わる。

高齢者についての注意事項

- 最近の出来事の想起である短期記憶は、反応時間の遅延と同様、年齢とともに減少することに留意する。
- 高齢の患者の場合、筋力などの筋骨格系の機能が低下していることを想定しておく。
- 高齢者は、協調運動の検査の動作など、特定の行為を行うのに時間がかかることを念頭に置いておく。

理解を深めるために

統合事例検討との関連

本書第3部の事例検討は、概念を統合することに重点を置いている。以下の事例検討を参照し、本章のスキルに関連する概念の理解を深めよう。

- 事例検討基礎編：アビゲイル・カントネッリ、p.953、ジェイムズ・ホワイト、p.956、ナオミ・ベル、p.957、ジョー・リロイ、p.962。ケート・タウンゼンド、p.964。
- 事例検討中級編：オリヴィア・グリーンバウム、p.968、ヴィクトリア・ホリー、p.970、ジェイソン・ブラウン、p.973、ケント・クラーク、p.975、ルシール・ハワード、p.977、ジョージ・パテル、p.981。
- 事例検討上級編：コール・マッキーン、p.983、ディウェイン・ウォレス、p.985、ロバート・エスピノーザ、p.987。

クリティカルシンキングのスキルをのばす練習問題

1. リンカン氏は、健康歴の聴取の際、鼻づまり、後鼻漏、時々痰が混じる咳があると訴えている。リンカン氏は、過去20年間、1日1箱半の煙草を吸ってきた。リンカン氏の身体診査で最も重要な領域はどこか。
2. 1型糖尿病の病歴があるロイス・フェルカーさんは内科医の予約診療を受けに来ている。この患者の診断名を考慮すると、どの系統について定期健診を行うことが最も重要か。
3. ボビー・ウィリアムズ君には虫垂炎の疑いがある。身体診査のどの部分が、診断の確定に役立つか。

解答例

1. 患者の頭頸部、および胸郭と肺のアセスメントが最も重要である。頭頸部の診査で鼻の症状と咳嗽に関連する補足的な情報が得られるだろう。胸郭と肺のアセスメントにより、咳嗽および喫煙の影響の可能性に関連する補足的情報が得られる。
2. 糖尿病患者のケアに際しては、外皮系、神経系、および末梢血管系の診査を含めるのが重要である。糖尿病の主たる合併症に、網膜症、腎障害、神経障害がある。これらの系統のアセスメントを行うことにより、注意すべき糖尿病の合併症がある場合、その検出の手助けとなる。
3. 患者の腹部のアセスメントが虫垂炎の診断を確定させる補助として重要である。特に、虫垂炎などから生じる腹膜刺激症状を示す反跳痛のアセスメントを行うべきである。

引用文献

Andrews, M., & Boyle, J. (2008). *Transcultural concepts in nursing care*. (5th ed.). Philadelphia, PA: Wolters Kluwer/Lippincott Williams & Wilkins.

Baid, H. (2006). The process of conducting a physical assessment: A nursing perspective. *British Journal of Nursing, 15*(13), 710–714.

Best practices: Evidence-based nursing procedures. (2007). (2nd ed.). Philadelphia, PA: Wolters Kluwer/Lippincott Williams & Wilkins.

Bianchi, J., & Cameron, J. (2008). Assessment of skin integrity in the elderly 1. *Wound Care, 13*(3), S26, S28, S30–S32.

Bickley, L. (2008). *Bates' guide to physical examination and history taking*. (10th ed.). Philadelphia, PA: Wolters Kluwer Health/Lippincott Williams & Wilkins.

Dudek, S. (2006). *Nutrition essentials for nursing practice*. (5th ed.). Philadelphia, PA: Lippincott Williams & Wilkins.

Ferns, T., & West, S. (2008). The art of auscultation: Evaluating a patient's respiratory pathology. *British Journal of Nursing, 17*(12), 772–777.

Giddens, J. (2007). A survey of physical assessment techniques performed by RNs: Lessons for nursing education. *Journal of Nursing Education, 46*(2), 83–87.

Hess, C. (2008). Performing a skin assessment. *Advances in skin & wound care, 21*(8), 392.

Hockenberry, M., & Wilson, D. (2009). *Wong's essentials of pediatric nursing*. (8th ed.). St. Louis, MO: Elsevier Mosby.

Jarvis, C. (2008). *Physical examination & health assessment*. (5th ed.). St. Louis: Saunders Elsevier.

Jevon, P. (2008). Neurological assessment. Part 1: Assessing level of consciousness. *Nursing Standard, 104*(27), 26–27.

Jevon, P. (2008). Neurological assessment. Part 2: Pupillary assessment. *Nursing Standard, 104*(28), 26–27.

Kyle, T. (2008). *Essentials of pediatric nursing*. Philadelphia, PA: Wolters Kluwer/Lippincott Williams & Wilkins.

Ladewig, P., London, M., & Davidson, M. (2010). *Contemporary maternal-newborn nursing care*. (7th ed.). Upper Saddle River, NJ: Pearson Prentice Hall.

Moore, T. (2007). Respiratory assessment in adults. *Nursing Standard, 21*(49), 48–56.

National Institutes of Health, National Heart, Lung and Blood Institute. [2000b]. NHLBI Obesity Education Initiative. *The practical guide: Identification, evaluation, and treatment of overweight and obesity in adults*. NIH publication no. 00-4084. October 2000. Available at www.nhlbi.nih.gov/guidelines/obesity/prctgd_c.pdf. Accessed December 1, 2008.

National Institutes of Health (NIH). National Heart, Lung and Blood Institute. (2008). Diseases and conditions index: Overweight and obesity. Available at nhlbi.nih.gov/health/dci/Diseases/obe/obe_whatare.html. Accessed December 1, 2008.

NANDA-I. (2009). *Nursing diagnoses: Definitions and classification 2009–2011*. West Sussex, UK: Wiley-Blackwell.

Porth, C., & Matfin, G. (2009). *Pathophysiology: Concepts of altered health states*. (8th ed.). Philadelphia, PA: Wolters Kluwer Health/Lippincott Williams & Wilkins.

Purnell, L., & Paulanka, B. (2005). *Guide to culturally competent health care*. Philadelphia, PA: F. A. Davis.

Ridley, K., & Pear, S. (2008). Oral health assessment: A neglected component of comprehensive oral care. *Healthcare Purchasing News, 32*(8), 37.

Simpson, H. (2006). Respiratory assessment. *British Journal of Nursing, 15*(9), 484–488.

Smeltzer, S., Bare, B., Hinkle, J., et al. (2010). *Brunner & Suddarth's textbook of medical-surgical nursing*. (12th ed.). Philadelphia, PA: Wolters Kluwer Health/Lippincott Williams & Wilkins.

Stanley, M., Blair, K., & Beare, P. (2005). *Gerontological nursing: Promoting successful aging with older adults*. (3rd ed.). Philadelphia, PA: F. A. Davis.

Taylor, C., Lillis, C., LeMone, P., et al. (2011). *Fundamentals of nursing*. (7th ed.). Philadelphia, PA: Wolters Kluwer Health/Lippincott Williams & Wilkins.

VISN8 Patient Safety Center. (2009). Safe patient handling and movement algorithms. Tampa, FL: Author. Available at http://www.visit8.va.gov/patientsafetycenter/safePtHandling. Accessed April 23, 2010.

Walker, J. (2007). Evidence for skeletal pin site care. *Nursing Standard, 21*(45), 70–76.

Weber, K., & Kelley, J. (2007). *Health assessment in nursing*. (3rd ed.). Philadelphia, PA: Wolters Kluwer/Lippincott Williams & Wilkins.

West, S. (2006). Physical assessment: Whose role is it anyway? *Nursing in Critical Care, 11*(4), 161–167.

Wilson, S., & Giddens, J. (2009). *Health assessment for nursing practice*. (4th ed.). St. Louis, MO: Elsevier Mosby.

第3章

安全

焦点とする患者ケア

この章では、安全に関連するスキルの習得を目指し、以下のような患者のケアに必要な注意深い観察と介入を行うためのスキルを学ぶ。

ミーガン・ルイス 生後18か月、左前腕に静脈ルートが確保されている。

ケビン・マロリー 35歳、プロのボディビルダー、重篤な閉鎖性頭部外傷により入院中。挿管されており、常に気管内チューブに手を伸ばしている。

ジョン・フローリー 72歳、アルツハイマー病と診断されており、転倒して股関節を骨折した。その後、絶えずベッドから出ようとする。

学習目標

本章学習後に実施できるようになるスキルを以下に示す。

1. 転倒・転落防止策に関連する看護介入の実施
2. 身体拘束の代替策として用いられる看護介入の実施
3. 身体抑制具の使用におけるガイドラインの確認
4. 四肢抑制法の正しく安全な実施
5. 腰部抑制法の正しく安全な実施
6. 肘関節抑制法の正しく安全な実施
7. おくるみ法(マミー抑制)による身体抑制の正しく安全な実施

基本用語

医療安全報告書:医療施設内で、患者が損傷を負った事象や、損傷の可能性があった事象について記録した文書

個人防護具(PPE):感染物質への曝露を最小限にし、または予防するために必要な装備や装具で、グローブ、ガウン、マスク、感染防止用ゴーグルなどがある

身体拘束(身体抑制):患者の上肢・下肢・体幹・頭部の自由な動きを拘束し、または体動が不可能な状態にするために、拘束手技、物理的・機械的な器具、材料、装置などを使用すること。また、患者の行動を管理したり、動作の自由を制限したりするために薬剤を使用することで、患者の健康状態にとっての標準的な治療では使用されない種類や量の薬剤を使用すること(CMS, 2006, p.71427)

安心と安全は人間の基本的ニーズである。安全は、すべての看護ケアの根底にある最優先の課題であり、患者の安全は医療提供者すべての責任である。また、医療施設はもちろん、家庭、職場、地域社会の全てが関心を持つ問題でもある。潜在的な危険を察知し健康を促進する看護活動は、環境中の安全に影響する要因に気付くところから始まる。基礎知識3-1に、患者の年齢層ごとの安全に関するリスクと、患者の安全を促進する患者指導の概略を示している。患者の安全を促進するガイドラインは病院評価機構(The Joint Commission; TJC)が出している。全米患者安全目標(National Patient Safety Goals)は、患者の安全の向上が目的である。全米患者安全目標は医療施設の安全上の問題とその解決方法に焦点を置いている。全米患者安全目標は毎年更新され、病院評価機構のウェブサイト(http://www.jointcommission.org/PatientSafety/NationalPatientSafetyGoals.)で閲覧できる。

本章では、安全に関わる問題を持つ患者を注意深く観察し介入するために必要なスキルを取り扱う。最初のスキルとして、転倒・転落防止策について述べる。以降、身体拘束の代替策の活用と、数種の身体抑制具について、その安全で正しい使用法について述べる。身体拘束とは、患者が上肢・下肢・体幹・頭部を自由に動かせる範囲に制限を加えるもので、徒手による方法、あるいは、物理的または機械的な器具・装置のすべてを指す(CMS, 2006)。身体抑制具等の器具の使用目的が強制的であるか、患者が必要性を認識しているかどうかにより、使用された器具が拘束であるかどうかが決まる(TJC, 2008)。たとえば、ベッド柵がベッドの内外での動作を容易にするために使用されれば、それは拘束ではない。しかし、患者がベッドから離れる自由を制限することになれば、ベッド柵は拘束になる。また、患者が器具を解除したり取り除いたりできるならば、それは拘束ではない(TJC, 2008)。

身体拘束は、その他の代替となるケアがうまくいかなかった場合の最終手段と考えるべきである。

抑制具の使用が必要な場合は、最小限の抑制方法で、できるだけ早期に取り外さなければならない。抑制具の使用に際しては、拘束を制限する法律、医療施設の規定を考慮に入れる。また、医師の指示、アセスメント、保守点検の手順を遵守する。基礎知識3-2に、身体抑制具の使用についての一般的なガイドラインを示す。基礎知識3-3には、抑制具の効果的な使用法の理解を促すために、拘束・抑制(restraint)の頭字語 R-E-S-T-R-A-I-N-T で表現している。患者へのケアは、常に患者を尊重し、尊厳を守ることを意識して行う。

基礎知識 3-1

発達段階に応じた事故防止と安全の促進

発達段階/安全に関するリスク	指導例	指導の根拠
胎児期 成長・発達の異常	● 妊娠中はアルコールとカフェインを控える。 ● 禁煙、または1日に吸う煙草の本数を減らす。 ● 医師または助産師に処方されたもの以外は、市販(OTC)薬を含め、薬剤の使用を避ける。 ● 殺虫剤や環境中の化学物質への曝露を避ける。 ● 放射線への曝露を避ける。	化学物質や物理的要因などのあらゆる因子が、受精卵、胎芽、胎児の成長に有害な影響を与える可能性がある。胎児は環境中の有害物質に対して非常に弱い。

(続く)

基礎知識 3-1 (続き)

発達段階に応じた事故防止と安全の促進

発達段階／安全に関するリスク	指導例	指導の根拠
新生児期(生後28日まで) 感染 転落 乳幼児突然死症候群(SIDS)	● 手を頻繁に洗う。 ● 乳児を柵のない高い場所に監視なしで放置しない。 ● 乳児が車の後側を向いて固定される適正な乳児用カーシートを後部座席に設置する。 ● 乳児の頭部を支え、安全に扱う。 ● 眠るときは仰向けに寝かせる。	新生児の身体ケアには、気道確保、感染と損傷からの保護、最適な栄養が含まれる。
乳児期 転倒・転落 玩具による損傷 熱傷 窒息、溺水 異物の吸入または誤飲	● 損傷を防止するため、しっかりと監督する。 ● 発達段階に応じた適切な玩具を選択する。 ● 家庭で適切な安全装置を使用する(キャビネットの鍵、赤ちゃんゲート、コンセントカバーなど)。 ● 乳児は絶対に浴槽に一人で放置しない。 ● 家全体に小児用安全対策を施す。	乳児は寝返り、おすわり、はいはい、つかまり立ちへと発達する。非常に好奇心が強く、周辺の物で触れる物は全て試そうとする探索行動が盛んになる。
幼児前期 転倒・転落 鋭い物による切創 熱傷 窒息、溺水 異物や毒物の吸入または誤飲	● 中毒情報センター※の電話番号を手近に置いておく。 ● 幼児の体格に合った車用チャイルドシートを使用する。 ● 損傷を防止するため、しっかりと監督する。 ● 毒性のある製品、薬剤、小さな物に幼児の手が届かないように、家中に小児用安全対策を施す。 ● 戸外では小児を監督する人なしに一人で放置しない。 ● レンジの上の熱い物に幼児の手が届かないようにする。	幼児前期は、さまざまな発達課題を達成し、歩行や言語の使用へと発達する。幼児は自立するようになり、周囲の環境に対して探索行動を続ける。 ※訳者注 日本では、日本中毒情報センターが24時間電話で応対している。
幼児後期 転倒・転落 切創 熱傷 溺水 有害物質の吸入または誤飲 銃その他の武器	● 自転車やスクーターに乗るときには適切な安全装備を身につけるよう指導する。 ● 遊び場の安全を確保する。 ● 小児に安全対策の指導を始める。 ● 小児を浴槽内や水場の近くに一人で放置しない。 ● 緊急避難訓練を行う ● 火災安全対策について指導する	自立は進むが、幼児後期はまだ危険な行動についての理解が未熟である。大人の真似をしようとして、危険な行動をとることもある。
学童期 熱傷 溺水 骨折 脳震盪(外傷性脳損傷) 有害物質の吸入または誤飲 銃その他の武器 薬物濫用	● 学校や家庭で事故防止策を指導する。 ● スポーツをするときには安全装備を身につけるよう指導する。 ● すぐに医師の診断を要する症状について指導を強化する。 ● 予定されている予防接種を継続して受ける。 ● 薬物・アルコールに対する教育、性教育を実施する。 ● シートベルトの使用と歩行者の安全指導を強化する。	学童期には筋肉の協調性が増すが、スポーツや遊びの活動により、損傷のリスクも高まる。外傷性脳損傷(TBI)により脳の機能が破壊され、死亡する危険もある。認識力の成熟により、安全指導に対する理解力が高まる。

基礎知識 3-1 （続き）

発達段階に応じた事故防止と安全の促進

発達段階／安全に関するリスク	指導例	指導の根拠
青年期 溺水 自動車両による事故 銃その他の武器 （有害物質の）吸入および誤飲	● ティーンエージャーに与えられる新たな自由に対する責任を教える。 ● 安全指導コース（ドライバー教育、水の事故対策、応急処置）を受講させる。 ● 銃の安全装置に重点を置いて指導する。 ● スポーツを始める前に健康診断を受ける。 ● 思春期の子どもの話を聞き、話し合う時間を持つ（ストレスの軽減に役立つ）。 ● 健康的な生活を送る（栄養、休息など）。 ● 性的関心、性感染症、受胎調節について教育を行う。 ● 性的嫌がらせや性的虐待があれば、どんなものも報告するよう促す。	青年期は成長と発達における非常に重要な段階である。青年期には、大人への準備として、より多くの自由と責任が求められる。この時期の精神活動は、知識を獲得し、使用する能力が大きく発達する。青年期において、十代の仲間は両親より大きな影響力を持つ。
成人期 ストレス 家庭内暴力 自動車両による事故 産業事故 薬物およびアルコールの濫用	● ストレス緩和法（瞑想、運動など）を実践する。 ● 事故を防ぐ運転方法の講習を受ける。 ● 職場の安全上の問題を評価し、規定どおりに安全装置を利用する。 ● アルコールを飲むときは、適量を守る。 ● 違法ドラッグの使用は避ける。 ● 家庭内暴力の被害者には、選択肢を示し、相談先を紹介する。	成人して年数が経つにつれて、加齢による変化が認められるようになる。ライフスタイルによる行動や状況的あるいは家庭内の危機も、成人の健康全般に影響を与え、ストレスの原因となりうる。予防的な健康管理により、人生の質と長さを改善することができる。
老年期 転倒・転落 自動車両による事故 高齢者虐待 感覚運動性の変化 火災	● 周囲環境の安全上の問題を見極める。 ● 必要に応じて周囲の環境を改善する。 ● 高齢ドライバーを対象にした、事故を防ぐ運転方法の講習を受ける。 ● 視覚と聴覚の検査の定期的な受診を奨励する。 ● 眼鏡と補聴器が処方され、機能している場合は、確実に使えるようにしておく。 ● 適切な履物を履く。 ● 煙探知機を設置する。 ● 放置や虐待の兆候が見られたら、客観的に書類を作成し、届け出る。	高齢者には感覚能の衰え、反射の遅延、反応時間の延長、聴覚および視覚の変化、筋力と可動性の衰えがあるため、事故による損傷はより頻繁に生じる。家族と医療提供者が協同すれば、安全で快適な周囲環境と健康的な加齢を実現できる。

基礎知識 3-2

身体拘束に関するガイドライン

- 患者は医学的に必要でない身体拘束を受けない権利を有する。拘束は、スタッフの都合や患者の処罰のために行うものではない。
- ケアプランには、患者の家族に必ず参加してもらう。抑制具の使用を決定する際には、家族と協議しなければならない。その際には、家族に抑制具使用についての医療施設の規定と、選択可能な身体拘束の代替策について説明する必要がある。
- 身体拘束は、患者、環境、状況のアセスメントを実施し、患者の不都合な行動を軽減する介入を行い、可能ならば誘発因子を特定、除去し、他の医療関係者と協議した後にのみ、考慮されるべきである(Park & Tang, 2007)。
- **身体拘束の代替策やより制限の少ない介入を実施したが、失敗に終わった事実がなければ、身体拘束を実施してはならない。講じた代替策はすべて記録しておく必要がある。**
- 身体拘束への反対意見の検討を行う。
- 身体拘束により得られる恩恵が、患者が被るリスクより大きくなければならない。
- 身体拘束は担当医師、開業医など、その患者のケアに責任を持つ有資格者による指示でなければならない。“必要に応じて”いつでも使ってよいという指示であってはならない。
- 抑制具を使用した場合は、継続的な観察と再評価を行う。成人患者の場合は4時間以内、小児(9-17歳)は2時間以内、9歳未満の小児は1時間以内に再評価を行う。
- 担当医師は、患者の再評価とアセスメントを24時間ごとに行わなければならない(内科・外科病棟の場合)。
- 患者のバイタルサイン測定と内科患者の目視による観察は2時間ごとに行わなければならない。
- 個々の患者のニーズは満たさなければならない。水分、栄養、排泄の介助は2時間ごとに行う。
- 皮膚統合性の評価、関節可動域訓練を2時間ごとに行わなければならない。
- 記録の内容としては、身体拘束の理由、方法、部位、使用時間、および患者の観察データが重要である。

※監修注

日本における身体拘束禁止規定は2000年3月31日に厚生省令発令、2001年「身体拘束ゼロ作戦推進会議」を発足。「身体拘束廃止を支えるハード面の改善」事業計画を実行に移しているほか、省令基準により介護老人保健施設などにおける身体拘束が禁止された。また、欧米では拘束禁止の法制度化が行われており、「老人虐待防止法」法律も制定されている。

(出典: Centers for Medicare & Medicaid Services [CMS]. [2006]. Department of Health and Human Services. 42 CFR Part 482. Conditions of Participation: Patients' Rights. Final Rule; and Park, M., & Tang, J. [2007]. Evidence-based guideline. Changing the practice of physical restraint use in acute care. *Journal of Gerontological Nursing, 33*[2], 9–16.)

基礎知識 3-3

R-E-S-T-R-A-I-N-T ── 頭字語で表す抑制具の使用法

以下に示すR-E-S-T-R-A-I-N-T（拘束・抑制）に準じて、抑制具を効果的に使用する（DiBartolo, 1998）。

- Respond（対応）：過去ではなく、現在に対応する。拘束の必要性は患者の過去ではなく現在の状態によって決定する。これには身体、精神、行動の状態のアセスメントが含まれる。
- Evaluate（評価）：損傷の可能性を評価する。患者が患者自身あるいは他者に危害を加える危険性が増大しているかどうかを評価する。
- Speak（話し合う）：家族または介護者と話し合う。患者の行動をどのように捉えているか尋ね、方針決定に関して協力を得る。
- Try（試みる）：まず、代替策を試みる。薬剤の投与計画を調べ、他の選択肢について患者と話し合う。
- Reassess（再評価）：患者の再評価を行い、代替策が有効かどうかを判定する。医療施設ごとに、アセスメントの頻度と記録方法が規定されている。
- Alert（知らせる）：身体拘束が指示された場合、プライマリ・ケア提供者および患者の家族に知らせる。米国内では、抑制具使用にあたり医療施設の規定、病院評価機構、州と国のガイドラインにより、医師等の有資格者からの指示が必要である。指示には、抑制具の種類、正当性、取り外し基準、予定使用期間が含まれているべきである。
- Individualize（個別性）：個別性を考慮した抑制具を使用する。最も制限の少ない抑制具を使用する。
- Note（記録）：医療記録に重要な情報を記録する。拘束を開始した日時、抑制具の種類、試行された代替策とその結果、患者の家族と医師への報告について記録する。アセスメントの頻度、患者の所見、拘束解除の間隔、看護介入を記録に含める。
- Time-limit（使用期限）：拘束の使用制限を設ける。患者自身あるいは他者へのリスクがなくなったら、すぐに拘束から開放する。精神科の患者を除き、抑制具の使用は24時間を超えるべきではない。24時間が経過したら、新たな指示が必要である。

（出典：DiBartolo, V. [1998]. 9 steps to effective restraint use. *RN*, 61*[12]*, 23–24.）

スキル3-1 転倒・転落防止策

転倒・転落は、特に高齢者で、身体的・精心的外傷の原因となる。転倒・転落に起因する損傷は重症になることが多く、致命的な場合もある。転倒・転落は複数の要因によって引き起こされる。転倒・転落の主な原因には以下のようなものがある。

- 平衡感覚の変化または歩行障害
- 筋力低下
- ふらつき、失神、眩暈
- 心血管系の変化(体位性低血圧など)
- 視覚の変化または視覚障害
- 身体環境および身体環境有害物質
- 急性疾患
- 精神・神経疾患(認知症、うつ病など)
- コミュニケーションに支障をきたす言語障害
- 多剤併用投与

これらの原因の多くは、看護責任の範囲内にある。危険な状態にある患者を見極めることは、適切な転倒・転落防止策を立案する上で非常に重要である。アセスメントツールとケア・介入計画を組み合わせることで、最善の防止策を準備することができる(AGS, BGS, AAOS, 2008; Ferris, 2008; Gray-Micelli, 2008; Hendrich, 2007; MacCulloch, et al., 2007; Nadzam, 2008)。正確なアセスメントと適切な転倒・転落防止策の適用により、最大限の防止効果が得られる。表3-1に転倒・転落リスクアセスメントに基づく転倒・転落防止策の例を示す。転倒・転落リスクアセスメントについては、次のアセスメントの項で述べる。患者への指導と、患者の周囲環境をより安全に整備することで、事故を減少させ、転倒や転落による損傷の重篤度を軽減することができる。最終的な目標は、患者と患者の重要他者が経験する身体的・精心的外傷を減らすことにある。

(出典:American Geriatrics Society, British Geriatrics Society, and American Academy of Orthopaedic Surgeons Panel on Falls Prevention [AGS, BGS, AAOS]. [2001; updated 2008]. Guideline for the prevention of falls in older persons, *Journal of the American Geriatrics Society;* MacCulloch, P., Gardner, T., & Bonner, A. [2007]. Comprehensive fall prevention programs across settings: A review of the literature. *Geriatric Nursing, 28*(5), 306-311; Rao, S. [2005]. Prevention of falls in older patients. *American Family Physician, 72*(1), 81-88.)

必要物品

- 転倒・転落リスクのアセスメントツール(利用可能な場合)
- PPE(指示に従って)
- 介入に必要な物品(このスキル内で後述する使用物品を参照)

アセスメント

転倒・転落リスクアセスメントは、最低限、患者の医療施設への入院時、患者の状態の変化後、転倒・転落後、患者の移動前に行う必要がある。患者に転倒・転落のリスクがあると診断された場合は、定期的なアセスメントが必要である(Nadzam, 2008)。患者と診療録を査定し、患者の転倒・転落リスクを増大させている要因を探る。転倒・転落アセスメント・スコアシートを利用すると、客観的、体系的な転倒・転落のアセスメントが容易に行える。図1に転倒・転落アセスメント・スコアシートの例を示す。転倒・転落歴を調べる。患者が以前にも転倒・転落を経験している場合、転倒・転落時の周辺状況と、関連した兆候がなかったかのアセスメントを行う。患者の投薬歴情報を見直し、転倒・転落リスクを増大させている要因がないかを調べる。以下に示す他の転倒・転落リスク要因がないか、アセスメントを行う(Ferris, 2008; Gray-Micelli, 2008; Hendrich, 2007; Kratz, 2008; MacCulloch, et al., 2007; Rao, 2005; Swann, 2008)。

- 下肢の筋力低下
- 歩行障害または平衡機能障害
- 身体抑制具の使用
- 補助機器の使用
- 点滴静脈内注射の実施
- 日常生活活動障害
- 75歳以上の高齢
- 排泄の変化
- 4種類以上の薬剤投与
- うつ病
- 視覚障害
- 関節炎
- 脳血管発作歴
- 認知機能障害
- 合併症、慢性疾患
- 転倒・転落歴
- 麻薬鎮痛薬、抗てんかん薬、ベンゾジアゼピン(精神安定剤)、抗コリン作用薬などのハイリスク薬剤の投与(Hendrich, 2007; Kratz, 2008)

表・3-1　転倒・転落リスクレベルに応じた転倒・転落防止の推奨策

低リスク群	中リスク群	高リスク群
転倒・転落リスクスコア:0-5点 療養環境を安全に保つ対策例 ● 不必要な機器、備品は室内および廊下から取り除く。 ● 余分な電気および電話のコードは巻いて固定する。 ● 病室や廊下の床にこぼれたものはすぐに拭き取る。濡れた床には注意板を置く。 ● 窓の開口部を制限する。 安全のための基本的な介入例 ● 患者にトイレの場所、ベッドの使い方、ナースコールの場所など、周囲の環境について説明する。 ● 使用中はベッドを最も低い位置にしておく(ICUや特別仕様のベッドなど、支障のある場合は除く)。 ● 頭側の2か所のベッド柵は上げておく(ボックスベッドは除く)。ICUではすべてのベッド柵を上げておく。 ● ベッド、ストレッチャー、車椅子のストッパーは確実にロックする。 ● 床面に障害物を置かない(特に、ベッドとトイレまたはコモードの間の通路に注意)。 ● ナースコールと頻繁に使用する物品は、患者の手の届く範囲に置く。ナースコールにはすぐに答える。 ● 介助が必要な場合は、ナースコールを押すように、患者とその家族に伝える。 ● 視覚と聴覚に訴えてわかりやすく説明する。 ● 夜間は特に適切な照明を確保する。 ● 足に合った滑り止め付きの履物を使用する。	**転倒・転落リスクスコア:6-10点** **カラーコード:黄色** ● 医療施設の救護区分表示:病室の入り口に黄色のカードを表示し、診療録に黄色のシールを貼る。Hill ROMシステム(利用可能な場合)、救護区分表示板・電子表示板の利用。 低リスク群の対応策に加えて、以下の対策を講じる。 ● 日々のケアプランに沿って、患者の継続的な観察を行い援助する。 ● 必要に応じて、ベッドサイドでの座位、保清、排泄の介助を行う。 ● 患者に混乱が見られる場合には、必要時、再指導を行う。 ● ベッドサイドでのコモード使用も検討し、排泄スケジュールを確立する。 ● 患者に転倒・転落歴または運動障害があれば、PT(理学療法)に助言を求める。 以下の必要性を検討する。 ● OT(作業療法)へのコンサルト ● 滑り止めチェアマット(シャワー用の椅子には使用しない) ● 車椅子でのシートベルトの使用	**転倒・転落リスクスコア:11点以上** **カラーコード:赤色** ● 医療施設の救護区分表示:病室の入り口に赤色のカードを表示し、診療録に赤色のシールを貼る。救護区分表示板・電子表示板の利用。ナースコール親機の救護区分表示の利用。 低・中リスク群対応策に加えて、以下の対策を執る。 ● 排泄中は患者を一人にしない。 ● 離床アラームを使用していない場合は、60分ごとに患者を観察する。 ● 患者にエアマットレスが必要な場合は、(機種によって無理な場合を除き)ベッドのマットレスは外すか、ベッド柵プロテクターを使用する。 ● 病院内の移送は、看護師か訓練を受けた介助者が行う。代替策として、ベッドサイドでの処置を検討する。移送先のスタッフに転倒・転落のハイリスク患者であることを知らせておく。 以下の必要性を検討する。制限の少ない方法から多い方法へと記載されている。 ● ナースステーションから最も目の届きやすい部屋への患者の移動 ● 離床警報装置 ● 転倒・転落防止機能つきベッド ● 24時間体制の監視 ● 身体拘束／包囲型ベッド(拘束の少ない代替策が考慮され、実施しても効果がない場合のみ)

(転倒・転落リスクレベル別の転倒・転落防止対策、許可を得て転載。©2003、ジョンズ・ホプキンス病院)

(続く)

スキル・3-1　転倒・転落防止策　(続き)

転倒・転落リスク要因の分類* (昏睡、完全麻痺、完全不動の場合は該当しない)	点数
年齢 ● 70-79歳(2点) ● 80歳以上(3点)	
転倒・転落の既往 ● 入院前の3か月以内に転倒・転落あり(5点) ● 今回の入院中に転倒・転落あり(11点)	
可動性 ● 歩行や移動は不安定だが、介助や補助具は**不要**(2点) ● 介助や補助具があれば、歩行または移動できる(2点) ● 視覚または聴覚の障害が、可動性に影響している(4点)	
排泄 ● 尿意切迫感／夜間頻尿(2点) ● 失禁(5点)	
精神状態の変化 ● 周囲の環境の認識に精神状態が影響(2点) ● 身体的制限の認識に精神状態が影響(4点)	
薬剤:1剤(3点)、2剤以上、または24時間以内に鎮静薬の投与を受けた(5点) 向精神薬(抗うつ薬、催眠薬、抗精神病薬、鎮静薬、ベンゾジアゼピン系、制吐薬の一部) 抗痙攣薬 利尿薬／下剤 自己調節鎮静(PCS)／麻薬／オピエート 降圧薬	
使用中の医療機器:1種類使用(1点)、2種類以上使用(2点) (点滴静脈内注射、胸腔チューブ、留置カテーテル、間欠的空気圧迫装置(SCDs)など、)	
合計点	

* 中リスク=6-10点、ハイリスク=11点以上

図1　ジョンズ・ホプキンス病院転倒・転落リスクのアセスメント・スコアシート。
(許可を得て転載。©2003、ジョンズ・ホプキンス病院)

看護診断

患者の現在の状態に基づき、看護診断を行うための関連因子を決定する。妥当な看護診断として、以下のような例がある。

- 転倒リスク状態
- 身体損傷リスク状態
- 排尿障害
- 安全対策に関連した知識不足
- 活動耐性低下
- 家事家政障害
- 身体可動性障害

成果確認と看護計画立案

期待される成果は、患者が転倒・転落を経験せず、損傷を負わないことである。それ以外にも妥当な成果の例として、患者の周囲の環境に危険物がないこと、患者および介護者が転倒・転落防止のための適切な介入について理解し、実施すること、患者が補助具を正しく使用すること、患者が安全な移動手段をとること、転倒・転落リスクを増大させる薬剤の使用に対して適切な予防策が実施されること、などがある。

看護技術の実際

手順	根拠
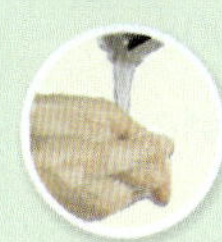 1. 手指衛生を実施し、指示があればPPEを装着する。	手指衛生とPPEにより微生物の拡散が防止される。PPEの必要性は感染経路別予防策に基づいて決まる。
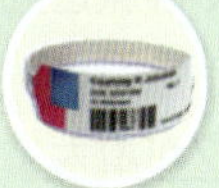 2. 患者の本人確認を行う。	本人確認を行うことで確実に適正な患者に看護介入が実施され、患者誤認の防止に役立つ。
3. 転倒・転落防止のための介入の根拠を、患者、家族、重要他者に説明する。	説明により不安を軽減し、遵守と理解を促す。
4. ケアプランに、患者の家族および重要他者の参加を含める。	これにより、ケアの継続性と協力が促される。
5. 適切な照明を提供する。就寝時間には常夜灯を使用する。	適切な照明は、見えないためにつまずいたり、物にぶつかったりする事故を減少させる。常夜灯は慣れない環境での照明を提供する。
6. 余分な機器、備品、その他を病室と通路から取り除く。人通りの多い場所、およびトイレまでの経路には特に注意を払う。	すべて、障害物となりうる。
7. 患者と重要他者に、電話、ナースコール、患者用ベッド、病室の照明器具の使い方を教え、新しい環境になじませる。患者用トイレの場所を伝える。	備品の適正な使用法を知ることで、不安を軽減し、遵守を促す。
8. 標準的な病院ベッドではなく、“低床ベッド”を提供する。	低床ベッドは床からの高さが35cmで、ベッドからの転落に関連する損傷のリスクを減少させる。
9. 患者に重大な損傷のリスクがある場合は、フロアマットを使用する。	フロアマットは転落の衝撃を和らげ、骨粗鬆症などのリスクを持つ患者の重大な損傷を防ぐ(Gray-Micelli, 2008)。
10. 滑り止めつき靴下またはウォーキングシューズを使用する(図2)。	滑り止めつき靴下はスリップ事故を防ぎ、ウォーキングシューズは歩行や移動の際のバランスを向上させる。

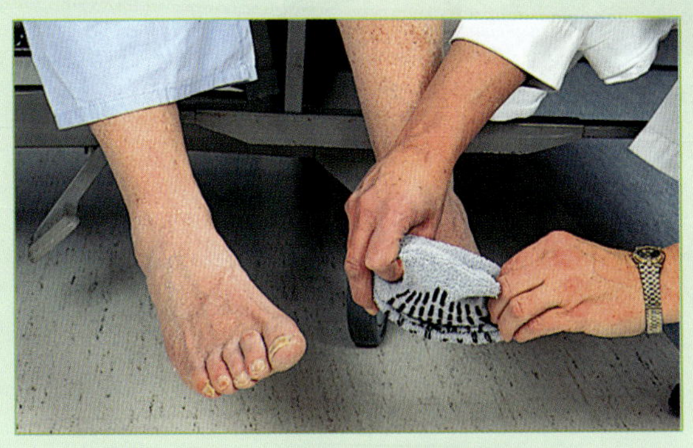

図2　滑り止めつき靴下を着用する。

手順	根拠
11. 必要に応じて、排泄管理計画を立案する。	定期的な排泄により、転倒・転落リスクが減少する。
12. 必要に応じて、ベッドサイドにコモード、または尿器、便器を準備する。常にベッドのそばに置いておく。	これにより、失禁に関連する転倒・転落や、トイレに行こうとしての転倒・転落を防止する。
13. ナースコール、オーバーテーブル、電話、その他の個人用品は常に患者の手の届く範囲に置いておく。	これにより、患者が物を取るために無理に体を伸ばしたり、介助なしで歩行や移動を試みたりするのを防ぐ。
14. 適切な運動と理学療法について担当医と話し合う。	筋力強化、平衡訓練、歩行訓練などの運動プログラムにより、転倒および転倒関連の損傷を減少させる。
15. 杖や歩行器などの歩行補助用具について担当医と話し合う。	歩行補助用具はバランスを向上させ、患者の歩行を安定させる。

(続く)

スキル・3-1　転倒・転落防止策（続き）

手順	根拠
16. カルシウム、ビタミンD、骨粗鬆症治療薬などの骨強化剤の使用について、担当医と話し合う。	骨強化により転倒に伴う骨折の割合が減少することが示唆されている（AGS, BGS, AAOS, 2008: Nadzam, 2008）。
17. 患者に、起き上がりや体位変換はゆっくり行い、立ち上がる前に数分間座位を保つよう勧める。	ゆっくりとした体位変換により、起立性低血圧による転倒のリスクが減少する。
18. 弾性ストッキングの着用について、適否を検討する。	弾性ストッキングにより、静脈うっ滞を最小限にとどめ、静脈還流を促進する。
19. 潜在的危険性がないか、投薬内容を見直す。	ある種の薬剤や薬剤の組み合わせにより、転倒リスクが増大することがある。
20. 使用中はベッドを最も低い位置に下げておく。ケア提供者の負担減のためベッドを上げた場合は、ケア終了後、確実に最低位置に戻す。	ベッドを最低位置にすることで、転倒・転落関連の損傷のリスクが減少する。
21. ベッドや車椅子のストッパーは、常時、確実にロックする（図3）。	ストッパーにより、ベッドや車椅子が患者の下から移動するのを防ぐ。
22. 医療施設の規定に従い、適切にベッド柵を使用する（図4）。	ベッド柵の使用方法が不適切だと、患者の損傷の原因となり、転落リスクが増大する。ベッド柵は、歩行可能な患者の離床を妨げるために使用すると、拘束とみなされることもある。

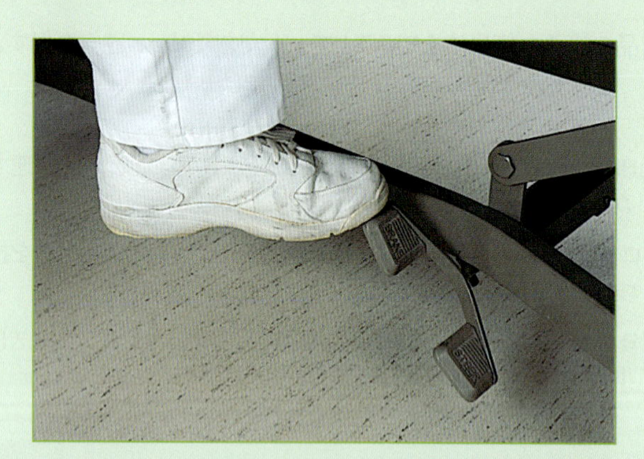

図3　ベッドのストッパーをロックする。

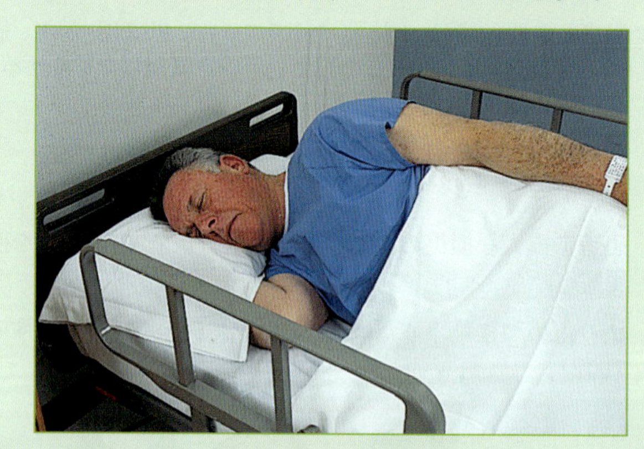

図4　患者の要望でベッド柵を上げている。

手順	根拠
23. 患者の要望を待つのではなく、患者のニーズを予想して活動を補助する。	ニーズの満たされた患者は、転倒・転落の頻度が低い。
24. 個人用警報装置または圧力センサーによる離床警報装置の使用を検討する（図5）。	アラーム装置により、患者が介助なしに位置を変えたことが医療スタッフに警告される。

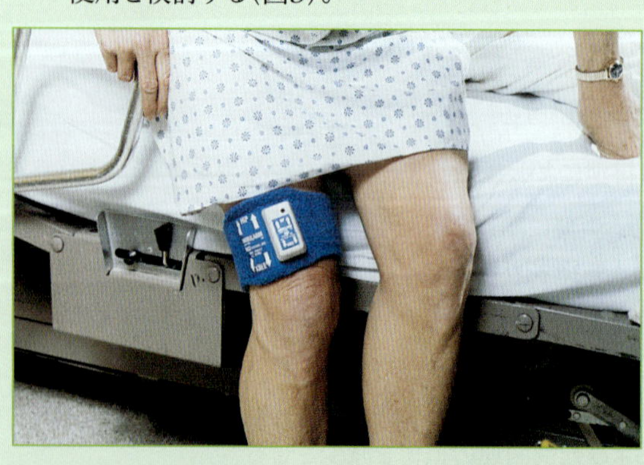

図5　個人用警報装置を装着している。

手順	根拠
25. 然るべき家族が患者の付き添いをする可能性を話し合う。	家族が一緒にいると安心感がもたらされ、話し相手にもなる。
26. 付添い人の利用を検討する。	付添い人は、話し相手兼監視役になる。

手 順

27. 患者の観察の頻度を上げる。看護師の巡回は1-2時間ごとに行い、疼痛のアセスメント、排泄介助、患者の安楽、個人用品が手近にあるかに気を配り、その他患者のニーズに応える。

根 拠

定期的な患者ケアと看護師の巡回により、患者の転倒・転落事故が減少する（Meade, et al., 2006; Weisgram & Raymond, 2008）。

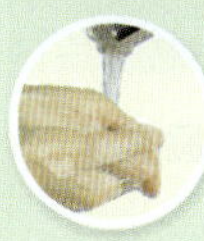

28. 使用した場合はPPEを外す。手指衛生を実施する。

適正な方法でPPEを外すことで、感染の伝播や他の物品への汚染のリスクが減少する。手指衛生は微生物の拡散を防止する。

評価

望ましい成果が達成されるのは、1）患者が転倒・転落せず、突然の転倒・転落につながるリスク要因を最小限にする損傷防止措置がとられている、2）患者の周辺環境に危険物がない、3）患者・介護者が転倒・転落防止のための適切な介入について理解し実行している、4）患者が補助具を正しく使用している、5）患者が安全な方法で移動する、6）転倒・転落リスクを増大させる薬剤を使用した際に適切な予防策が実施される、などの場合である。

記録

ガイドライン

患者の転倒・転落リスクのアセスメントを記録する。転倒・転落リスクを減少させる適切な介入を看護計画に含める。転倒・転落を減らすための患者と家族への指導内容を記録に残す。実施した介入を記録する。

記録例

2012/11/1　17：30　患者は650W号室に入院。部屋の設備を紹介。転倒・転落低リスク（5点）。医療施設の転倒・転落防止策ガイドラインに従い、基本的な安全介入を実施。観察と再評価を継続する。

— B. クラップ、看護師

予期しない状況と対処方法

- 患者が転倒・転落した場合：すぐに患者の状態のアセスメントを行う。状態と損傷に応じたケアと介入を行う。担当医に患者の転倒・転落とアセスメントの結果を報告する。レントゲン撮影やCTスキャンなどの診断検査の指示があれば、すぐに指示どおりに行い、結果を確認する。転倒・転落の状況と患者の周囲の環境を評価し、それ以上の転倒・転落を防止するための適切な方策を設ける。転倒・転落、アセスメント、介入を患者の診療録に記載する。医療施設の規定に従って**医療安全報告書**を作成する。

注意事項

在宅ケアの注意事項

- 家庭内環境において、患者は転倒・転落のリスクにさらされている。家庭内環境のリスク要因を評価する。転倒・転落についての患者指導を看護計画に含める。家庭内環境において介入可能な対策については、Box 3-1を参照のこと。

実践のためのエビデンス

患者の転倒・転落リスクを増大させる要因は、認知障害、日常生活動作（ADL）の行動能力の障害、排泄障害など多岐にわたる。患者の安楽および患者の行動の先を見越して患者を守るという看護戦略に重点をおいた看護介入によって、転倒・転落リスクを減少させることができるだろうか？

関連する研究

Meade, C., Bursell, A., & Ketelsen, L. (2006). Effects of nursing rounds on patients' call bell use, satisfaction and safety. *American Journal of Nursing, 106(9)*, 58-71.

この研究は、患者のナースコール使用頻度と理由、1-2時間ごとの看護師の巡回が患者のナースコール使用に与える影響、1-2時間ごとの看護師の巡回が患者の満足度、および患者の転倒・転落率から見た患者の安全に与える影響を調べたものである。巡回の際には、疼痛のアセスメント、排泄のニーズの充足、体位変換、ナースコール・電話・ティッシュ・ゴミ箱の位置調整など、患者と看護師間の相互交流（または患者と介護者間の相互交流）がある。看護師の巡回は、患者全体のナースコールの使用頻度、患者の転倒・転落の頻度を統計的に有意に減少させ、患者の満足度を有意に増加させた。

（続く）

スキル・3-1　転倒・転落防止策　(続き)

看護実践との関連性

看護師の巡回は、実施が容易な介入である。1-2時間毎の巡回は、患者のナースコール使用頻度を減らし、看護ケアに対する患者の満足度を上昇させ、転倒・転落事故を減少させる。その結果、より効果的な患者ケアの運用、患者の満足度の向上、患者の安全につながる。

Box 3-1　家庭内における転倒・転落防止のための患者指導

- 担当医師と運動プログラム計画について相談する。定期的な運動により体力と柔軟性を維持し、骨量の減少を遅らせることができる。
- 定期的に聴覚と視覚の検査を受ける。処方された眼鏡、補聴器は常に装着する。視覚や聴覚のわずかな変化が安定性に影響する。
- かかとの低い、ゴム底の靴を履く。ソックスのみ、あるいは滑りやすい靴は避ける。
- 階段には両側に手すりをつけ、階段昇降時には手すりを使う。物を持って階段を昇降しない。どうしても必要なら、物は片手に持ち、反対の手で手すりを使う。
- 高くて届かない物を取るために、椅子やテーブルをはしご代わりに使うのは避ける。
- 電気や電話のコードは壁際に寄せ、通路に出ないようにする。
- トイレ横、シャワー、浴槽の手すりや、補高便座の設置を検討する。
- 使用している薬剤の副作用を知っておく。筋肉の協調運動や身体の平衡に影響を与える薬剤もある。
- 安定性の向上のため、杖、ステッキ、歩行器を使用する。
- 屋内の気温を適温に保つ。気温が高すぎたり、低すぎたりするとめまいを誘発する場合がある。
- 食後、起床時、休息後には、ゆっくりと立ち上がる。急に立つと、失神、眩暈を起こす。
- 適切な照明をつけ、特に階段は十分な明るさを確保する。
- 常夜灯を使用する。
- 家内外の歩行路が乱雑に散らかっていないように物を取り除く。
- カーペットは、滑らないようにしっかりと床に固定する。カーペットのない床面には滑り止めテープをはる。
- 水で濡れる場所には、滑り止めマット、テープ、カーペットを使用する。
- 処方薬、市販薬、ハーブ、ビタミン剤を含めたすべての薬剤を、担当医や薬剤師と一緒に見直し、転倒・転落を引き起こすリスクのあるものがないかを確認する。

(出典：Bandos, J. [2008]. Protection in the home. Tips on safety for older adults. *Advance for Nurses, 10*[22], 40; and National Institute on Aging. [2008]. Age page: Falls and fractures. Available at www.nia.nih.gov/HealthInformation/Publications/falls.htm.)

スキル・3-2　身体拘束の代替策

保健医療施設での身体拘束に対して問題意識が高まり、抑制具の使用を最小限に、または排除に向けた取り組みが行われている。抑制具使用に関して、エビデンスに基づいた看護実践の目標は、いかなる臨床上の正当性があろうとも抑制具を使用しないことである(Park & Tang, 2007)。身体拘束は患者の損傷や死亡にも関連している(Joanna Briggs Institute, 2002a)。抑制具使用を最小限にする対策と身体拘束の代替策の実践は、ヘルスケア提供者への教育が必要であり、複数の活動プログラムがある(Joanna Briggs Institute, 2002b; Park & Tang, 2007)。以下の各スキルにおいて、身体拘束の代替策となりうる抑制法の概略を示す。

必要物品

- PPE(指示に従って)
- 介入に必要な物品(このスキル内で後述する使用物品を参照)

アセスメント

患者の状態のアセスメントを行う。抑制具使用のリスクを高める行動パターン(徘徊、転倒・転落リスク、医療機器を勝手にいじる、ケアに抵抗する、自身や他者に危害を加える)があるかどうかを判定する。アセスメントにより、行動の意味とその原因を見極める。疼痛のアセスメントを行う。呼吸状態、バイタルサイン、血糖値、体液・電解質、薬剤についてのアセスメントを行う。患者の身体機能、精神、心理状態のアセスメントを行う。騒音レベル、照明、床面、機器・備品類の設計と適合性、視覚的手がかり、移動時の障壁、プライバシー空間、衣類など、患者の周囲環境の評価を行う。身体拘束の代替策の効果を検討し、評価を行う。

看護診断

患者の現在の状態に基づき、看護診断を行うための関連因子を決定する。適切な看護診断として、以下のような例がある。

- 急性混乱
- 身体損傷リスク状態
- 自己傷害リスク状態
- 自殺リスク状態
- 対他者暴力リスク状態
- 不安
- 自己傷害
- 感覚知覚混乱
- 対自己暴力リスク状態

成果確認と看護計画立案

身体拘束の代替策の実施において期待される成果は、抑制具の使用が回避され、患者および他者に危害が及ばないことである。

看護技術の実際

手順	根拠
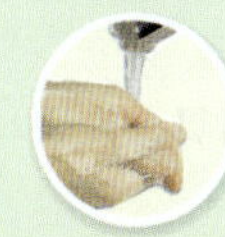 1. 手指衛生を実施し、指示があればPPEを装着する。	手指衛生とPPEにより微生物の拡散が防止される。PPEの必要性は感染経路別予防策に基づいて決まる。
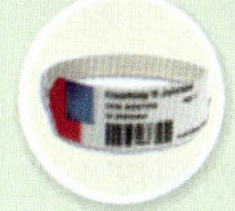 2. 患者の本人確認を行う。	本人確認を行うことで確実に適正な患者に看護介入が実施され、患者誤認の防止に役立つ。
3. 介入の根拠を、患者、家族、重要他者に説明する。	説明により不安を軽減し、遵守と理解を促す。
4. ケアプランに患者の家族および重要他者の参加を含める。	これにより、ケアの継続性と協力が促される。
5. 身体拘束のリスク要因となっている患者の行動を明らかにする。前述のアセスメント項目に従い、患者の状態と周囲環境のアセスメントを行う。	身体拘束を実施するリスクが高い行動は、治療や処置を妨げる行為、転倒・転落リスク、興奮や落ち着きのなさ、ケアへの抵抗、徘徊、認知障害などである。 患者の行動をアセスメントし解釈すると、満たされていない生理的、心理社会的なニーズや精神または身体状態の急変が明らかになり、適正な環境や個々に応じたケアの提供、患者のニーズや権利の尊重につながる(Evans & Cotter, 2008; Joanna Briggs Institute, 2002a; Park & Tang, 2007)。
6. 問題の行動を誘発する要因を明らかにする。認知障害や体動困難、転倒・転落リスク増大の原因となっている薬剤がないか、薬剤使用状況を確認する。	誘発要因を取り除くことで、身体拘束の必要性が減少する。処方薬を変えることで、副作用や身体拘束の必要性が減少する可能性がある。
7. 前述の概説に従い、患者の身体機能、精神状態、心理状態、および周囲環境のアセスメントを行う。	アセスメントにより行動の理由をよりよく理解することができ、個別的な介入により身体拘束を実施せずに、患者の安全の確保が可能となる。
8. 適切な照明をつけ、明るさを確保する。就寝時間帯には常夜灯をつける。	適切な照明により、慣れない環境中での恐怖から来る問題行動を減らすことができる。
9. 担当医や他の適切なヘルスケア提供者に、治療継続の必要性、および最も侵襲の少ないケアの方法について助言を求める。	より侵襲性の低い治療を実施し、すでに不必要となった治療を止める可能性を探ることで、身体抑制具の使用リスクを増大させていた行動の誘発刺激を取り除くことができる。
10. 患者の疼痛と不快感のアセスメントを行う。適切な薬理学的、非薬理学的な介入を行う(「第10章 安楽」を参照)。	解消されない疼痛が、身体抑制具の使用リスクを高める行動の一因である可能性がある。

(続く)

スキル・3-2　身体拘束の代替策　（続き）

手順	根拠
11. 家族または重要他者に、患者の付き添いを頼む。	誰かが付き添うことで、話し相手ができ、環境になじみやすくなる。
12. 不必要な環境刺激や騒音を減らす。	刺激が多いと身体抑制具の使用リスクを高める行動を引き起こす原因になりうる。
13. 治療とケアについて、単純明快な説明をする。必要に応じて説明を繰り返し、定着させる。	説明により、不安を軽減し、遵守と理解を促す。
14. 落ち着いた口調で患者の気をそらし、別のものに注意を向けさせる。	気をそらし、注意を他に向けさせると、身体抑制具の使用リスクを高める行動の減少または消失が期待される。
15. 患者の観察と巡回の頻度を増やす。1-2時間ごとに看護師の巡回を行い、疼痛のアセスメント、排泄介助、患者の安楽、個人用品の手近な場所への配置、患者のニーズへの対応を行う。	患者ケアの実施、看護師の巡回により、満たされていないニーズへの対応が改善され、身体抑制具の使用リスクを高める行動が減少する（Joanna Briggs Institute, 2002a; Meade, et al., 2006; Weisgram & Raymond, 2008）。
16. 転倒・転落防止策を講じる。スキル3-1参照。	身体抑制具の使用リスクを高める行動により、転倒・転落リスクも増大する。
17. チューブや他の治療器具使用部位を布、弾性スリーブ、包帯などで隠す。	チューブ、その他の治療部位を隠すことで、身体抑制具の使用リスクを高める行動を誘発する刺激を取り除く。
18. 眼鏡や補聴器が必要な場合は確実な装着を確認する。	眼鏡や補聴器の使用により、周囲の環境や活動を正しく理解し、混乱を減らせる。
19. ナースステーション近くへの患者の転室を検討する。	ナースステーションの近くに転室させることで、観察の頻度を上げることができる。
20. 毎日の運動を奨励し、運動や娯楽的活動、リラクゼーションを提供する。	活動はエネルギーや刺激を発散させ、身体抑制具の使用リスクを高める行動を減少させる。
21. 周囲環境をできる限り家庭的にする。慣れ親しんだ物を置く。	見慣れた物があると、安心と安楽が得られ、不安が軽減され、身体抑制具の使用リスクを高める行動が減少する。
22. 落ち着きのない患者には、周囲環境の安全を確保した上で歩行させる。大きな植物か備品で障壁を作り、所定の場所から出ないようにする。	活動はエネルギーや刺激を発散させ、身体抑制具の使用リスクを高める行動を減少させる。
23. 付添い人の利用を検討する。	付添い人は話し相手となり、患者の観察ができる。
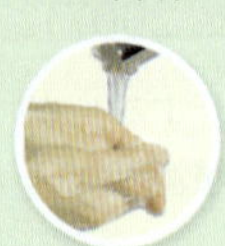 24. 使用した場合はPPEを外す。手指衛生を実施する。	適正な方法でPPEを外すことで、感染の伝播や他の物品への汚染のリスクが減少する。手指衛生は微生物の拡散を防止する。

評価

期待される成果は、身体抑制具の使用が回避され、患者および他の人々に危害が及ばない場合に達成される。

記録

ガイドライン

患者のアセスメント結果を記録する。身体拘束の必要性を減少させるための適切な介入を看護計画に含める。看護介入として行う患者と家族への指導内容を記録に残す。ケア中に実施した介入を記録する。

記録例

2012/1/1　23：30　患者が点滴チューブを引っ張り、左前腕刺入部位のドレッシング材を取ろうとしていた。NPOのため、点滴は水分補給と薬剤投与のために必要である。点滴ルートについて患者とその妻に再度説明。点滴部位はガーゼで覆い、チューブは掛物の下を通し、できるだけ見えないようにした。妻が、好きな音楽のCDとパズルを用意。家族不在時の巡回を30分間隔に増やす。

— B. クラップ、看護師

予期しない状況と対処方法

- 気をそらすための介入の効果がなくなり、患者が点滴部位やチューブを引っ張り続ける場合：点滴による輸液の必要性を再評価する。間欠的な輸液への変更の可能性について担当医と相談する。患者と周囲の環境を再評価する。これまでのものとは異なる介入を試みる。

実践のためのエビデンス

以下に示すのは、身体拘束の代替策として用いる介入について、現時点での最良のエビデンスを要約した論文である。

- Centers for Medicare & Medicaid Services (CMS). (2006). Department of Health and Human Services. 42 CFR Part 482. Conditions of Participation: Patients' Rights. Final Rule. Available www.cms.hhs.gov/CFCsAndCoPs/downloads/finalpatientrightsrule.pdf. Accessed March 5, 2009.
- The Joanna Briggs Institute. (2002a). Physical restraint. Part 1: Use in acute and residential care facilities. *Best Practice, 6*(3), 1-6.
- The Joanna Briggs Institute. (2002b). Physical restraint. Part 2: Minimisation in acute and residential care facilities. *Best Practice, 6*(4), 1-6.
- Park, M., & Tang, J. (2007). Evidence-based guideline. Changing the practice of physical restraint use in acute care. *Journal of Gerontological Nursing, 33*(2), 9-16.

スキル・3-3 四肢の抑制法

布による四肢の拘束は、1か所以上の四肢の動きを制限する。四肢の拘束は、患者が輸液ルート、気管内チューブ、酸素、その他の治療に必要な機器を外してしまう行為を、他の方法では阻止できなかった場合に指示される。抑制具は、手、手首、足首に使用される。**抑制具は、より制限の少ない方法がうまくいかなかった場合に限り使用されるものである。また、医師の指示を遵守し、アセスメント、抑制具の保守点検の手順は確実に行う。本章の序文と基礎知識3-2、3-3に示した身体拘束についての一般的なガイドラインを復習しておくことが望ましい。身体抑制具の使用を最小限に抑えるか、または廃止し、身体拘束の代替策を利用するための介入について、最良のエビデンスをスキル3-2の実践のためのエビデンスの中に示したので参照されたい。**

必要物品

- 四肢の動きを抑制する適切な布製身体抑制具
- 骨突出部用のクッションパッド(必要に応じて)
- PPE(指示に従って)

アセスメント

患者の身体の状態、および自己や他者への傷害が生じる可能性についてアセスメントを行う。生命の維持に必要な機器を外してしまう可能性のある混乱した患者は、自己傷害のリスクがあるとみなされ、身体拘束が必要となる。混乱、興奮、闘争的態度などがないかを含めて患者の行動をアセスメントし、患者が指示を理解して従うことができるかについても評価する。最も制限の少ない抑制具について、適否を判断する。たとえば、脳卒中の患者が左腕を動かせない状態なら、拘束が必要なのは右腕のみである。抑制具を使用する部位を視診する。後に抑制具をつけた状態で行うアセスメントとの比較のためにベースラインの皮膚状態を記録する。抑制具が抑制部位に損傷を与える可能性があれば、別の型の抑制具を検討する。抑制具の使用の前に、拘束する部位に十分な血液循環があるかどうかを、毛細血管再充満と近位の脈拍で確認する。

看護診断

患者の現在の状態に基づき、看護診断を行うための関連因子を決定する。適切な看護診断として、以下のような例がある。

- 自己傷害リスク状態
- 急性混乱
- 皮膚統合性障害リスク状態
- 不安

(続く)

スキル・3-3　四肢の抑制法　（続き）

成果確認と看護計画立案

期待される成果は、患者が拘束を強要されたり、損傷を負ったりすることがなく、拘束によって治療に必要な機器を妨げないことである。他には、患者が皮膚統合性障害を負わない、患者が拘束のために損傷を負わない、患者の家族が抑制具の使用と患者ケアにおける家族の役割について理解を示す、などが妥当な成果として考えられる。

看護技術の実際

手順	根拠
1. 身体拘束の必要性を判定する。患者の身体の状態、行動、精神状態のアセスメントを行う（本章の冒頭の基礎知識3-1、3-2、3-3参照）。	身体拘束は、代替策がうまくいかず、患者が自己または他者に危害を与えるリスクが高い場合の最終手段として使用されるべきである。
2. 抑制具の使用についての医療施設の規定を確認する。**必ず担当医から指示をもらう。または、医師の指示が24時間以内のものであることを確認する。**	医療施設の規定は、患者と看護師を保護するもので、身体抑制具使用基準、抑制具の種類、使用期間のガイドラインを明確に示す。**病院評価機構（TJC）の基準では、医師による身体拘束の指示は24時間ごとに更新が必要である。**
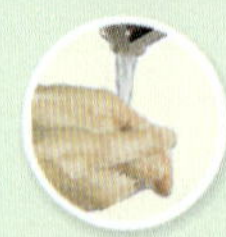 3. 手指衛生を実施し、指示があればPPEを装着する。	手指衛生とPPEにより微生物の拡散が防止される。PPEの必要性は感染経路別予防策に基づいて決まる。
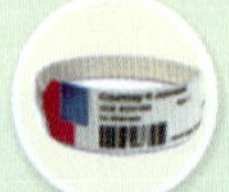 4. 患者の本人確認を行う。	本人確認を行うことで確実に適正な患者に看護介入が実施され、患者誤認の防止に役立つ。
5. 身体抑制具の使用理由を患者と家族に説明する。ケアがどのように提供され、ニーズが満たされるかを明確にする。拘束が一時的なものであることを説明する。	患者や家族への説明により混乱や怒りを和らげ、安心感を与える。身体抑制具使用についてわかりやすく説明した医療施設の規定を患者や家族が読めるよう準備しておく。長期ケア施設では、抑制具使用の前に家族の承諾が必要である。
6. ケアプランに患者の家族および重要他者の参加を含める。	これにより、ケアの継続性と協力が促される。
7. 製造元の指示に従って抑制具を使用する。	適正な使用により、損傷を予防する。
a. 最も制限が少なく、最も可動性の大きな抑制具を選択する。	これにより、制限を最小限にする。
b. 骨突出部にクッションパッドをあてる。	クッションパッドにより、皮膚損傷を防ぐ。
c. 抑制帯は、柔らかい面を皮膚側にして必要な部位に巻く。ミトン型手袋を使用する場合は、クッションを手掌側にして患者の手にかぶせる（図1）。マジックテープで固定する。	これにより、装着肢に過剰な圧力が加わるのを防ぐ。

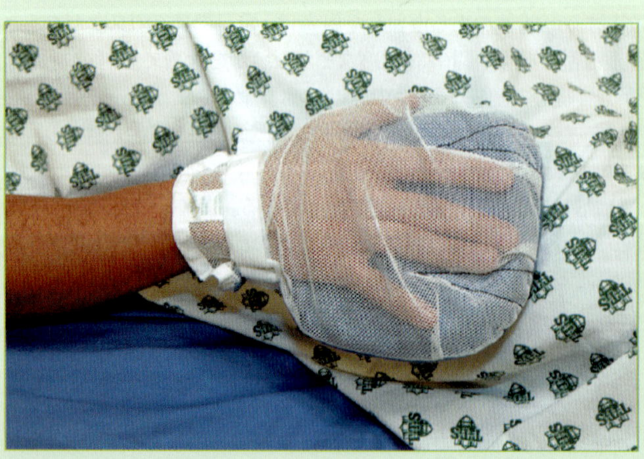

図1　ミトン型手袋。

手 順

8. **抑制具と患者の手首や足首との間に指が2本入ることを確認する(図2)。**

根 拠

適切に装着した抑制具によって、患者の血液循環が妨げられたり神経血管の状態に潜在的変化が生じたりすることはない。

9. 抑制具の装着肢を正常な解剖学的肢位に保つ。**クイックリリース結びで、ベッド柵ではなくベッドの枠に抑制具の紐を固定する(図3)。抑制具の紐は車椅子の枠につないでもよい。**結び目は患者から届かない位置にする。

正常な肢位を保つことで、損傷の可能性を減少させる。クイックリリース結びにより、引っ張られても結び目が固くならず、緊急時にはすばやく外せる。抑制具の紐をベッド柵に固定すると、柵を下げたときに患者が損傷を負うことがある。患者の手の届かないところに抑制具の紐を固定し、安全を確保する。

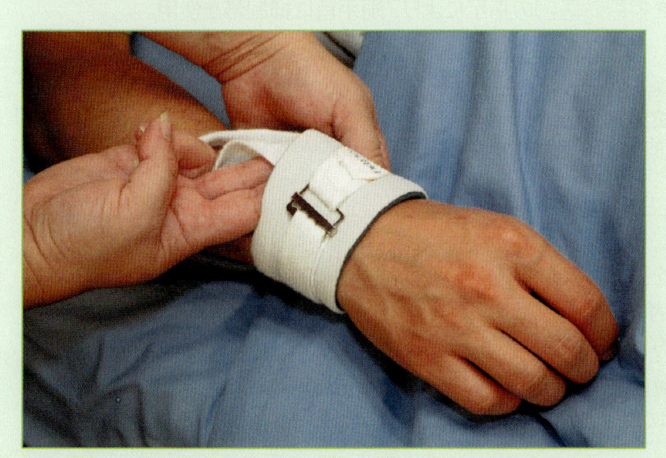

図2　抑制具と患者の手首の間に指が2本入る余裕を確保する。

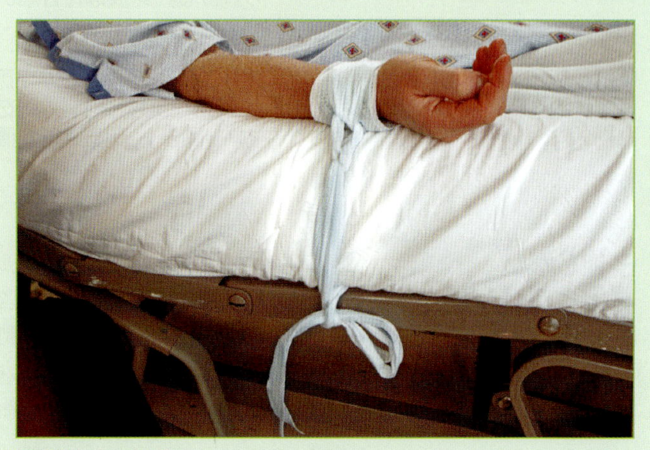

図3　抑制具の紐をベッドの枠に固定する。

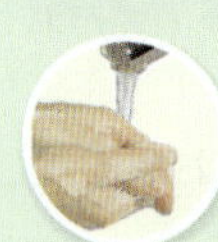

10. 使用した場合はPPEを外す。手指衛生を実施する。

適正な方法でPPEを外すことで、感染の伝播や他の物品への汚染のリスクが減少する。手指衛生は微生物の拡散を防止する。

11. 少なくとも1時間ごと、または医療施設の規定に従って患者のアセスメントを行う。アセスメントには拘束部位、装着肢の神経血管のアセスメント、皮膚統合性を含める。加えて、睡眠時間の増加、白昼夢、不安、パニック、幻覚などの感覚遮断の兆候がないかをアセスメントする。

抑制具の使用法が不適切だと、皮膚裂傷、表皮剥離、皮下出血などを生じることがある。血液循環の減少は、装着肢に蒼白、温度低下、感覚低下、刺痛、しびれ、疼痛をもたらす。抑制具の使用により、環境刺激が減少し、感覚遮断を生じやすくなる。

12. **少なくとも2時間ごと、または医療施設の規定や患者のニーズに従って抑制具を外す。**関節可動域訓練を行う。

抑制具を外すことで、患者のアセスメントが可能となり、拘束の必要性を再評価できる。また、排泄介助、栄養と水分の供給、運動、体位変換ができる。運動により、抑制具装着部位の血液循環が増加する。

13. 拘束継続の必要性を評価する。継続使用の必要性が明らかで、医師の抑制具使用の指示がまだ有効な場合のみ、抑制具を継続使用する。

抑制具の継続使用が必要な場合は、続行の必要性を記録に残す必要がある。

14. 定期的に訪室し患者に安心感を与える。介入の根拠の説明、必要な場合は再教育、看護計画の説明を継続して行う。**ナースコールは常に手近に置く。**

患者の安心感は良いケアの実証であり、感覚の状態を把握し、継続的なアセスメントおよび評価を行う機会となる。患者はナースコールですぐに看護師を呼ぶことができる。

評価

期待される成果は、患者および他者が損傷を負わず、四肢への血液循環が十分あり、拘束下で皮膚統合性が障害されず、患者と家族が拘束理由を理解しているときに達成される。

身体抑制具の使用前に試みた代替策を記述する。抑制具使用前の患者のアセスメント結果を

(続く)

スキル・3-3　四肢の抑制法　(続き)

記録

ガイドライン

記録する。抑制具使用についての患者と家族に対する説明内容と理解度を記録に残す。必要な場合は、医療施設の規定に従い、家族の同意書を得る。拘束の理由、日付、使用時間、抑制具の種類、抑制具を外した時間、看護アセスメントの結果と頻度を記録する。さらに拘束が必要な場合は、24時間後に医師に新たな指示を出してもらう。

記録例

2012/7/10　08：30　患者は見当識を失い、闘争的。気管切開チューブや尿道留置カテーテルを抜こうとする。ベッドサイドに座っても、カテーテルや気管切開チューブを引っ張り続ける。家族は付き添いを拒否。医師の指示により、両手首に抑制帯を使用。

— *K.アーハーン、看護師*

2012/7/10　10：30　患者はいまだに見当識がなく、闘争的。患者の入浴中、両手首の抑制帯を30分間外す。皮膚障害なし、両手は温かく、皮膚の張りは均一。橈骨動脈の脈拍+、動き+、受動的・能動的関節可動域訓練完了。手首抑制帯を継続使用。

— *K.アーハーン、看護師*

予期しない状況と対処方法

- 右手首に静脈カテーテルを挿入された患者が、創部のドレーンを抜こうとする場合：左手首には布製抑制帯の使用を考慮する。右手首は静脈ルートがあるため、布製拘束ミットや肘関節抑制帯など、別の抑制方法を試みる。
- 患者が左腕を動かせない場合：動かない四肢に抑制具を使用しない。患者が動かせない部位に抑制具を使用する必要はない。抑制具は、担当医から指示を得たうえで、右腕に装着する。

注意事項

- 手首を拘束した患者を仰臥位にしない。患者が嘔吐した場合、吐瀉物を誤嚥することがある。
- 使用前に抑制具が適正サイズかどうか確認する。四肢の抑制具にはさまざまなサイズがある。大きすぎると抜けてしまうし、小さすぎると血液循環に影響する可能性がある。
- 身体抑制具がすばやく外せない場合に備えて、緊急用備品の中にハサミを入れておくことを検討する。

実践のためのエビデンス

身体拘束の代替策として使用される介入、および身体抑制具の使用を最小限にし、廃止するための介入について、現時点での最良のエビデンスを要約した論文が複数発表されている。

スキル3-2の実践のためのエビデンスを参照されたい。

スキル・3-4　腰部の抑制法

腰部の抑制法は、患者の体幹に抑制具を使用する。患者の衣類、病衣、パジャマなどの上に抑制具を装着する。その場合、患者は四肢を動かすことはできるが、ベッドや車椅子から離れることができない。**抑制具は、より制限の少ない方法がうまくいかなかった後にのみ、使用されるべきである。**医師の指示を遵守し、アセスメント、抑制具の保守点検の手順は確実に行う。**かつては、患者の移動を妨げるベストやジャケット型の拘束衣が使用されたが、その使用による窒息の危険性が懸念され、使用頻度は大幅に減少している。腰部の抑制具には潜在的に拘束衣と同じ窒息死の危険性がある(Capezuti, et al., 2008)。ヘルスケア提供者はこの潜在的な危険性を自覚し、抑制具使用の有益性と比較検討する必要がある。**本章の冒頭と基礎知識3-2、3-3に示した身体拘束に関するガイドラインを復習することが望ましい。また、スキル3-2の実践のためのエビデンスに記載した身体拘束の代替策として用いられる介入について、および、身体拘束の制限と廃止についての最良のエビデンスを参照されたい。

必要物品

- 腰部の抑制具
- クッションパッド(必要に応じて)
- PPE(指示に従って)

アセスメント

患者の身体の状態、および自己や他者への傷害を生じる可能性についてアセスメントを行う。混乱した患者は、気管内挿管などの生命の維持に必要な機器をつけたまま歩き回ろうとするなど自己傷害のリスクがあると考えられ、身体拘束が必要になる場合がある。混乱、興奮、闘争的態度がないか、患者の行動をアセスメントし、患者が指示を理解して従うことができるかどうかも評価する。最も制限の少ない抑制具について、使用が適切であるかを判断する。

腰部の拘束によって影響を受ける可能性のある創傷や治療用機器がないか、患者の体幹を視診する。抑制具使用によってその部位にさらに損傷が生じる懸念がある場合は、別の抑制方法を考慮する。患者の呼吸の状態を評価する。使用方法が不適切だと、腰部の抑制具は患者の呼吸の妨げとなる可能性がある。

看護診断

患者の現在の状態に基づき、看護診断を行うための関連因子を決定する。適切な看護診断として、以下のような例がある。

- 身体損傷リスク状態
- 不安
- 徘徊
- 皮膚統合性障害リスク状態
- 急性混乱
- 身体可動性障害

成果確認と看護計画立案

期待される成果は、患者が抑制具によって損傷を負うことなく身体の拘束が行われ、拘束が治療用機器の妨げにならないことである。他にも、患者が皮膚統合性障害を負わない、患者が拘束のために損傷を負わない、患者の家族が抑制具の使用と患者ケアにおける家族の役割について理解を示す、などが妥当な成果として考えられる。

看護技術の実際

手順	根拠
1. 身体拘束の必要性を判定する。患者の身体の状態、行動、精神状態のアセスメントを行う(本章冒頭に記載した基礎知識3-1、3-2、3-3参照)。	身体拘束は、代替策がうまくいかず、患者が自己または他者に危害を与える危険性が増大した場合の最終手段として実施されるべきである。
2. 抑制具の使用について医療施設の規定を確認する。**必ず担当医から指示をもらう。または、医師の指示が24時間以内のものであることを確認する。**	医療施設の規定は、患者と看護師を保護し、身体抑制具使用基準、抑制具の種類、使用期間のガイドラインを明確に示すものである。**病院評価機構(TJC)の基準では、医師による身体拘束の指示は24時間ごとの更新が必要である。**
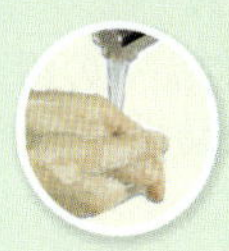 3. 手指衛生を実施し、指示があればPPEを装着する。	手指衛生とPPEにより微生物の拡散が防止される。PPEの必要性は感染経路別予防策に基づいて決まる。
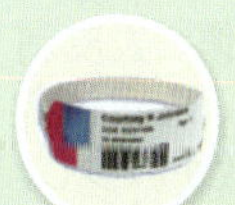 4. 患者の本人確認を行う。	本人確認を行うことで確実に適正な患者に看護介入が実施され、患者誤認の防止に役立つ。
5. 身体抑制具使用の理由を患者と家族に説明する。ケアがどのように提供され、ニーズが満たされるかを明確にする。拘束が一時的なものであることを説明する。	患者と家族への説明により混乱や怒りを和らげ、安心感を与える。身体抑制具使用についてわかりやすく説明した医療施設の規定を患者や家族が読めるよう準備しておく。長期ケア施設では、抑制具使用の前に家族の承諾が必要である。
6. ケアプランに患者の家族および重要他者の参加を含める。	これにより、ケアの継続性と協力が促される。

(続く)

スキル・3-4　腰部の抑制法（続き）

手順	根拠
7. 製造元の指示に従って抑制具を使用する。	適正な使用によって損傷を予防する。適正に使用すれば、患者の呼吸を妨げることはない。
a. 最も制限が少なく、最も可動性の大きな抑制具を選択する。	これにより、拘束は最小限となる。
b. 腰部の拘束で影響を受けやすい骨突出部にクッションパッドをあてる。	クッションパッドで損傷を予防する。
c. 禁忌でなければ、患者を介助して座位にする。	患者が座位であれば、腰部の抑制具を装着しやすい。
d. **腰部の抑制具を患者の病衣の上から巻きつける。抑制具の穴から紐を引き出す。穴は患者の背部にもってくる(図1)。**	病衣の上から腰部の抑制具をつけることで、患者の皮膚を保護する。紐を出す穴が患者の背部にあれば、患者の視界に入らずにすむ。
e. 紐を引いて固定する。**抑制具を締めすぎないように、しわが寄らないように気をつける。**	締め付けすぎると呼吸を妨げる。抑制具にしわがあると、皮膚の障害の原因となる。
f. **抑制具と患者の間に手拳を入れて、呼吸が制限されないように余裕を持たせる。抑制具をつけた後で呼吸のアセスメントを行う。**	これにより、妨げられないようにする。
8. **クイックリリース結びで、抑制具の紐をベッド柵ではなく、ベッドの枠に固定する(図3)。**患者が車椅子に座っている場合は、ストッパーをロックし、紐を肘掛けの下を通して車椅子の後ろに結びつける(図2)。結び目は、患者の手が届かない位置にする。	解きやすい結び方(クイックリリース)は、引っ張っても結び目が固くならず、緊急時にすばやく外せる結び方である。抑制具の紐をベッド柵に固定すると、柵を下げたときに患者が損傷を負うことがある。患者の手の届かないところに抑制具を固定することで、安全を確保する。

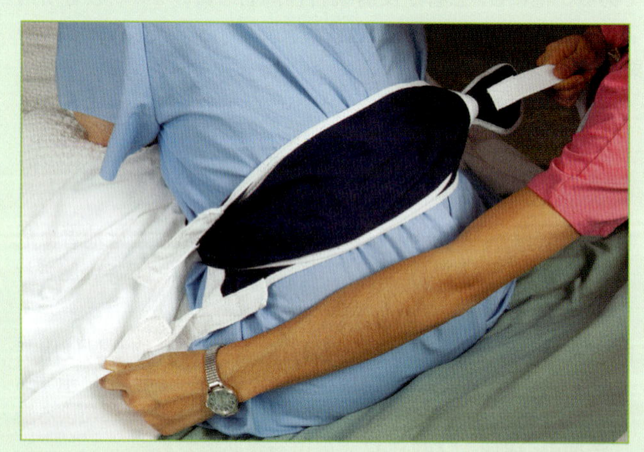

図1　腰部の抑制具を装着する。(*Photo by B. Proud.*)

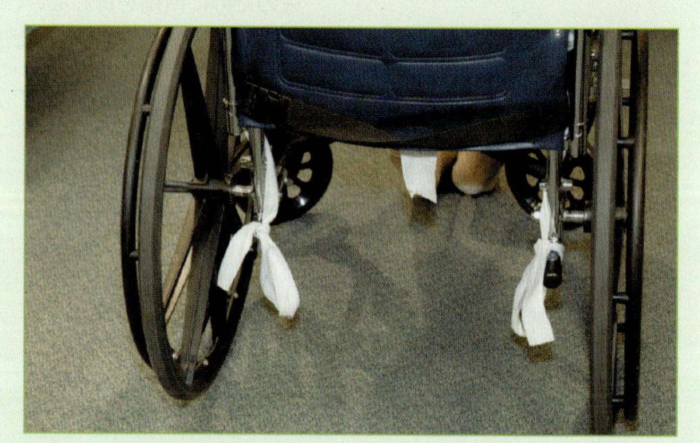

図2　抑制具の紐は車椅子の後ろの患者から届かない位置で結ぶ。

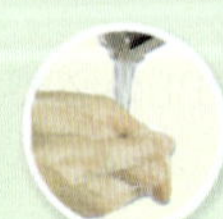

手順	根拠
9. 使用した場合はPPEを外す。手指衛生を実施する。	適正な方法でPPEを外すことで、感染の伝播や他の物品への汚染のリスクが減少する。手指衛生は微生物の拡散を防止する。
10. 少なくとも1時間ごと、または医療施設の規定に従って、患者のアセスメントを行う。アセスメントには拘束部位、呼吸のアセスメント、皮膚統合性を含める。睡眠の増加、白昼夢、不安、パニック、幻覚などの感覚遮断の兆候についても評価する。	抑制具の使用法が不適切だと、呼吸困難、皮膚裂傷、表皮剥離、皮下出血などを生じ、血液循環が減少すると、皮膚統合性が障害される。抑制具の使用により、環境刺激が減少し、感覚遮断を生じやすくなる。
11. **少なくとも2時間ごと、または医療施設の規定や患者のニーズに従って抑制具を外す。**ROM運動を行う。	抑制具を外すことで、患者のアセスメントが実施可能となり、拘束の必要性を再評価できる。また、排泄介助、栄養と水分の供給、運動、体位変換が可能となる。運動により拘束部位の血液循環が増加する。
12. 拘束を継続する必要性を評価する。継続使用の必要性が明らかで、医師の指示がまだ有効な場合のみ、再度抑制具を使用する。	抑制具の継続使用にあたっては、続行の必要性を記録する必要がある。

手順	根拠
13. 定期的に訪室し患者に安心感を与える。介入の根拠の説明、必要な場合は再教育、看護計画の説明を継続して行う。**ナースコールは常に手近な場所に置く。**	患者の安心感は良いケアの実証となり、感覚の状態を把握し、継続的なアセスメントおよび評価を行う機会となる。患者はナースコールですぐに看護師を呼ぶことができる。
14. 手指衛生を実施する。	手指衛生により微生物の拡散を抑止する。

評価

期待される成果は、患者が損傷を負わず、腰部の拘束が患者および他者の傷害を防ぐ場合、患者の呼吸は楽で努力呼吸はなく、拘束中に皮膚の統合性が障害されていない場合、患者と家族が拘束理由を理解し、それを示した場合に達成される。

記録

ガイドライン

身体拘束前に試みた代替策を記録する。抑制具使用前の患者のアセスメント結果を記録する。抑制具使用についての患者と家族に対する説明内容と理解度を記録に残す。必要に応じて、医療施設の規定に従い、家族の同意書を得る。拘束の理由、日付、使用時間、抑制具の種類、抑制具を外した時間、看護アセスメントの頻度と結果を記録する。さらに拘束が必要な場合は、24時間後に医師から新たな指示を出してもらう。

記録例

2012/9/30　21：30　患者が引き続き介助なしでベッドから出ようとする。医師の指示により、家族のいない夜間は腰部の抑制具を使用。ベッドは低位置にし、ベッド柵は2箇所とする。
— B.クラップ、看護師

2012/9/30　23：00　腰部の抑制具を外す。皮膚障害なし。トイレ歩行の介助を行う。患者から、軽食を取りに歩いてキッチンに行きたいと希望あり。キッチンへと付き添う。グラハムクラッカーと牛乳を持ってベッドに戻る。軽食の後、腰部の拘束を再開する。
— B.クラップ、看護師

予期しない状況と対処方法

- 患者がずり落ちて首が抑制具の紐に引っかかった場合：即座に抑制具を外す。別の抑制方法を決める。
- 患者がずり落ちて抑制具から抜けてしまった場合：即座に抑制具を外す。抑制具の適正な使用方法を厳守する。別の抑制方法を決める。
- 患者が呼吸困難の徴候を示した場合：抑制具を外す。抑制具を締めすぎて、胸部の拡張が困難になっている可能性がある。

注意事項

- 身体抑制具がすばやく外せない場合に備えて、緊急用備品の中にハサミを入れておくことを検討する。

実践のためのエビデンス

身体拘束の代替策として用いられる介入、および身体抑制具の使用を最小限にし、廃止するために用いられる介入について、現時点での最良のエビデンスを要約した論文が複数発表されている。

スキル3-2中の実践のためのエビデンスを参照されたい。

スキル・3-5　肘関節の抑制法

肘関節の抑制具は、一般に、乳児と小児に使用されるが、成人に使われることもある。患者の肘関節の屈曲を制限し、創部や治療用機器に触れないようにする。患者は、肘関節以外のすべての関節や四肢を動かすことができる。**抑制具は、より制限の少ない方法がうまくいかなかった後にのみ、使用されるべきである。**医師の指示を順守し、アセスメントや抑制具の保守の手順を確実に行う。本章の冒頭と基礎知識3-2、3-3に示した身体拘束に関するガイドラインを復習することが望ましい。また、スキル3-2の実践のためのエビデンスに記載した身体拘束の代替策として用いる介入について、および、身体抑制具使用の制限と廃止するための最良のエビデンスを参照されたい。

（続く）

スキル・3-5　肘関節の抑制法（続き）

必要物品

- 肘関節抑制具
- クッションパッド（必要に応じて）
- PPE（指示に従って）

アセスメント

患者の身体の状態、および自己や他者への傷害を生じるリスクについてアセスメントを行う。生命の維持に必要な機器を外してしまう可能性のある混乱した患者は、自己の傷害のリスクがあると考えられ、身体拘束が必要になる場合がある。混乱、興奮、闘争的態度などがないか患者の行動を評価し、患者が指示を理解して従うことができるかについても評価する。最も制限の少ない抑制具について、適否を判断する。肘関節抑制具を装着する患者の腕を視診する。後で抑制具使用中に行うアセスメントと比較するため、使用前の皮膚状態を確認しておく必要がある。抑制具の使用によってその部位にさらに損傷が生じる懸念がある場合は、別の抑制方法を考慮する。抑制具を使用する腕の毛細血管再充満と近位の脈拍のアセスメントを行う。これにより、抑制具使用前の腕に十分な血液循環があるかどうかがわかる。抑制具は血液循環を妨げてはならない。患者の肩から手首までの距離を測定し、適切なサイズの肘関節抑制具を選択する。

看護診断

患者の現在の状態に基づき、看護診断を行うための関連因子を決定する。適切な看護診断として、以下のような例がある。

- 身体損傷リスク状態
- 皮膚統合性障害リスク状態
- 不安

成果確認と看護計画立案

肘関節抑制具の使用において期待される成果は、患者が抑制具によって損傷を負うことなく身体が拘束され、抑制具が治療に必要な機器の妨げにならないことである。それ以外にも、患者が皮膚統合性障害を負わない、患者が抑制具による損傷を負わない、患者の家族が抑制具の使用と患者ケアにおける家族の役割について理解を示す、などが妥当な成果として考えられる。

看護技術の実際

手順	根拠
1. 身体拘束の必要性を判定する。患者の身体の状態、行動、精神状態のアセスメントを行う。本章の冒頭に挙げた基礎知識の内容を参照する。	身体拘束は、代替策がうまくいかず、患者が自己または他者に危害を与える危険性が増大している場合の最終手段として使用されるべきである。
2. 抑制具の使用について医療施設の規定を確認する。**必ず担当医から指示をもらう。または、医師の指示が24時間以内のものであることを確認する。**	医療施設の規定は、患者と看護師を保護し、身体抑制具使用基準、抑制具の種類、使用期間のガイドラインを明確に示すものである。**病院評価機構（TJC）の基準では、医師による身体拘束の指示は24時間ごとの更新が必要である。**
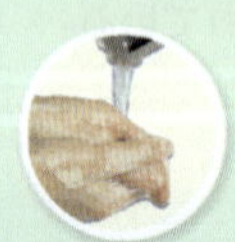 3. 手指衛生を実施し、指示があればPPEを装着する。	手指衛生とPPEにより微生物の拡散が防止される。PPEの必要性は感染経路別予防策に基づいて決まる。
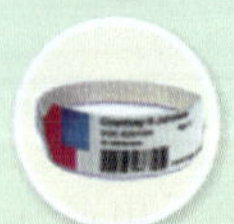 4. 患者の本人確認を行う。	本人確認を行うことで確実に適正な患者に看護介入が実施され、患者誤認の防止に役立つ。
5. 身体抑制具の使用理由を患者と家族に説明する。ケアがどのように提供され、ニーズが満たされるかを明確にする。拘束が一時的なものであることを説明する。	患者と家族への説明により混乱や怒りを減らし、安心感を与える。身体抑制具についてわかりやすく説明した医療施設の規定を患者や家族が読めるよう準備しておく。長期ケア施設では、抑制具使用の前に家族の承諾が必要である。

手順	根拠
6. 製造元の指示に従って抑制具を使用する。	適正な使用によって傷害を予防する。適正に使用すれば、患者の血液循環を妨げることはない。
a. サイズが適切で、最も制限が少なく、最も可動性の大きな抑制具を選択する。	これにより、拘束は最小限となる。
b. 抑制具の影響を受ける骨突出部にクッションパッドをあてる。	クッションパッドで損傷を予防する。
c. 肘関節抑制具を平らに広げる。抑制具の中央を患者の肘の後ろ側に置く。**手首を越えたり、腋窩を圧迫したりしてはならない。**	肘関節抑制具は、患者が肘関節を屈曲できないように腕の中央部に装着する。手首は動かせるようにする。腋窩に圧力がかかると皮膚障害の原因になる。
d. **抑制具を患者の腕にぴったりと巻きつけるが、必ず、指2本が抑制具の下に入る余裕を残す。**	抑制具をぴったりと巻くと、確実に患者は抑制具を外せなくなる。指2本が入る余裕があれば、血液循環を妨げず、神経血管状態の変化を防ぐ。
e. マジックテープで固定する(図1)。	マジックテープで抑制具の位置を保ち、抑制具が外れるのを防ぐ。
f. 患者が腕を動かせる場合は、反対の腕にも抑制具をつける。	患者が両腕を動かせる場合は、両肘の拘束が必要である。
g. 一方の肘関節抑制具と反対側の肘関節抑制具を、背部を通したマジックテープでつなぐ。	背中を通して結びつけることで、患者が肘関節抑制具から抜けるのを防ぐ。

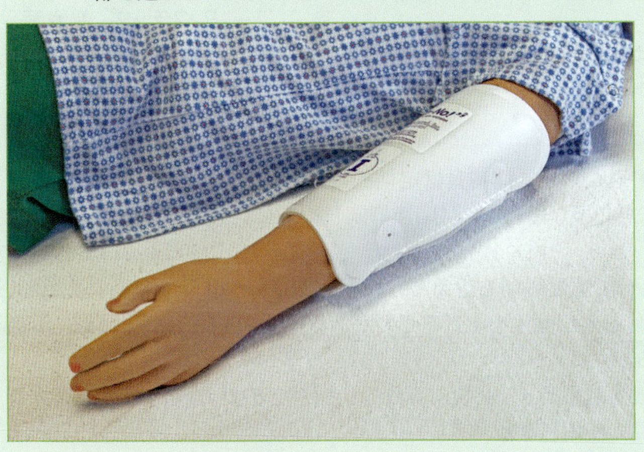

図1 肘関節抑制具を装着した小児。

手順	根拠
7. **手指と手への血液循環のアセスメントを行う。**	肘関節抑制具によって、血液循環が妨げられてはならない。
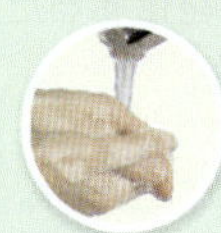 8. 使用した場合はPPEを外す。手指衛生を実施する。	適正な方法でPPEを外すことで、感染の伝播や他の物品への汚染のリスクが減少する。手指衛生は微生物の拡散を防止する。
9. 少なくとも1時間ごと、または医療施設の規定に従って、患者のアセスメントを行う。アセスメントには拘束部位、神経血管のアセスメント、皮膚統合性を含める。長時間の睡眠、白昼夢、不安、あやしても落ち着かない啼泣、パニックなどの感覚遮断の兆候についても評価する。	抑制具の使用法が不適切な場合、血液循環の変化、皮膚裂傷、表皮剥離、皮下出血などを生じることがある。血液循環が減少すると皮膚の統合性が障害される。抑制具の使用により環境刺激が減少し、感覚遮断を生じやすくなる。
10. **少なくとも2時間ごと、または医療施設の規定や患者のニーズに従って抑制具を外す。9-17歳の小児の場合は少なくとも2時間ごと、9歳未満の小児の場合は少なくとも1時間ごと、または医療施設の規定や患者のニーズに従って抑制具を外す。**関節可動域訓練を行う。	抑制具を外すことで、患者のアセスメントが可能となり、拘束の必要性を再評価できる。また、排泄介助、栄養と水分の供給、運動、体位変換が可能となる。運動により、抑制具装着部位の血液循環が増加する。
11. 拘束継続の必要性を評価する。継続使用の必要性が明らかな場合のみ、抑制具を再装着する。	抑制具の継続使用にあたっては、継続の必要性を記録に残す必要がある。

(続く)

スキル・3-5 肘関節の抑制法 （続き）

手順

12. 定期的に訪室し患者に安心感を与える。**ナースコールは常に手近な場所に置いておく。**

根拠

患者の安心感は良いケアの実証となり、感覚の状態を把握し、継続的なアセスメントおよび評価の機会となる。親またはナースコールを使用できる小児は、すぐに看護師を呼ぶことができる。

評価

期待される成果は、抑制具使用により患者および他者の傷害を防ぐことができたときに達成される。加えて、患者が肘関節の屈曲を制限される場合、拘束下で皮膚の統合性が障害されない場合、家族が肘関節の拘束理由を理解し、それを示す場合に成果が達成されたと考えられる。

記録

ガイドライン

身体拘束前に試みた代替策を記録する。抑制具使用前の患者のアセスメント結果を記録する。抑制具使用についての患者と家族に対する説明内容と理解度を記録に残す。必要な場合は、医療施設の規定に従って、家族から同意書を得る。拘束の理由、日付、使用時間、抑制具の種類、抑制具を外した時間、看護アセスメントの頻度と結果を記録する。さらに拘束が必要な場合は、24時間後に医師に新たな指示を出してもらう。

記録例

2012/9/1　08：00　AMのケア中は肘関節抑制具を外す（45分間）。皮膚は温かく、乾燥、張り均一。橈骨動脈、上腕動脈の脈拍+で、左右差なし。毛細血管再充満時間<3秒。腕の動きは良好。やはり人工肛門用バッグを引っ張る行為がみられる。気をそらそうとしたが効果なし。腹帯を装着しても外してしまう。

— B.クラップ、看護師

2012/9/1　08：55　皮膚は障害なく、温かい。肘関節抑制具を再度装着する。家族がベッドサイドに到着後、抑制具を外す予定。それまでは2時間毎か医療施設の規定に従って外す。

— B.クラップ、看護師

予期しない状況と対処方法

- 肘関節の皮膚に損傷が見られた場合：抑制具は定期的に、少なくとも30分間は外し、皮膚の視診を行う。抑制具がまだ必要な場合は、肘関節抑制具の下にクッション性のあるドレッシング材を貼付する。
- 肘関節を動かすと患者が不快感と疼痛を訴える、または啼泣する場合：抑制具を外し、ROM自動運動、ROM他動運動の頻度を上げる必要がある。関節を動かさずにいると、硬直し疼痛を感じるようになる。
- 肘関節抑制具が患者の体動を制限せず、必要な診察や治療ができない場合：状況を再評価し、より制限の大きな抑制具の使用を考慮する。

実践のためのエビデンス

身体拘束の代替策として用いられる介入、および身体抑制具の使用を最小限にし、廃止するために用いられる介入について、現時点での最良のエビデンスを要約したものが複数ある。

スキル3-2の実践のためのエビデンスを参照されたい。

スキル・3-6 おくるみ法による身体抑制（マミー抑制）

おくるみ法（マミー抑制）は、乳幼児の短時間の抑制に適しており、頭頸部の診察やケアを行う間、小児の動きを制限する。**拘束は、より制限の少ない方法で効果がない場合にのみ、使用されるべきである。**医師の指示を遵守し、アセスメント、抑制具の保守点検を確実に行う。本章の冒頭と基礎知識3-2、3-3に示した身体拘束に関するガイドラインを復習することが望ましい。また、スキル3-2の実践のためのエビデンスに記載した身体拘束の代替策として用いられる介入について、および、身体抑制の使用の制限と廃止についての最良のエビデンスを参照されたい。

必要物品

- 小さいサイズの毛布またはシーツ
- PPE（指示に従って）

アセスメント

患者の行動のアセスメントを行い、拘束の必要性について検討する。抑制具によって影響を受ける治療用機器や損傷がないかをアセスメントする。損傷を避けるためには、別の抑制方法が適切な場合もある。

看護診断

患者の現在の状態に基づき、看護診断を行うための関連因子を決定する。適切な看護診断として、以下のような例がある。

- 身体損傷リスク状態
- 身体可動性障害
- 不安

成果確認と看護計画立案

期待される成果は、患者が抑制によって体動が制限され、損傷を負うことなく、抑制が治療用機器の妨げにならないことである。他には、診察や治療が問題なく行われ、患者の家族が抑制の使用と、患者ケアにおける抑制の役割について理解を示す、などが妥当な成果として考えられる。

看護技術の実際

手順	根拠
1. 身体拘束の必要性を判定する。患者の身体の状態、行動、精神状態のアセスメントを行う。本章の冒頭で挙げた基礎知識の内容を参照する。	身体拘束は、代替策がうまくいかず、患者が自己または他者に危害を与える危険性が増大した場合の最終手段として使用されるべきである。
2. 抑制具の使用について医療施設の規定を確認する。**必ず担当医から指示をもらう。または、医師の指示が24時間以内のものであることを確認する。**	医療施設の規定は、患者と看護師を保護し、身体抑制具使用基準、抑制具の種類、使用期間のガイドラインを明確に示すものである。**病院評価機構(TJC)の基準では、医師による身体拘束の指示は24時間ごとの更新が必要である。**
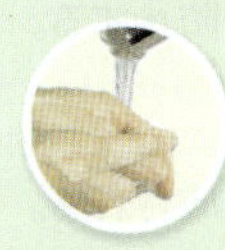 3. 手指衛生を実施し、指示があればPPEを装着する。	手指衛生とPPEにより微生物の拡散が防止される。PPEの必要性は感染経路別予防策に基づいて決まる。
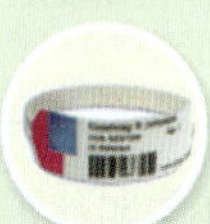 4. 患者の本人確認を行う。	本人確認を行うことで確実に適正な患者に看護介入が実施され、患者誤認の防止に役立つ。
5. 身体抑制具使用の理由を患者と家族に説明する。ケアがどのように提供され、ニーズが満たされるかを明確にする。抑制が一時的なものであることを説明する。	患者と家族への説明によって、混乱や怒りを和らげ、安心感を与える。身体抑制具使用についてわかりやすく説明した医療施設の規定を患者や家族が読めるよう準備しておく。長期ケア施設では、抑制具使用の前に家族の承諾が必要である。
6. 毛布またはシーツを広げる。毛布の上縁が頸部の位置に来るように、小児を毛布の上に寝かせる。	これにより、小児が毛布の正しい位置にくる。
7. 小児の右腕を体側につける。この時点では左腕は拘束しない。毛布の右側を小児の右肩と胸を覆うようにしっかりと引っ張り、小児の左体側の下に入れ込む(図1)。	ぴったりと包むことで、小児の細かい動きが抑制できる。
8. 小児の左腕を体側につける。毛布の左側を小児の左肩と胸を覆うようにしっかりと引っ張り、小児の右体側の下に入れ込む(図2)。	ぴったりと包むことで、小児の細かい動きが抑制できる。
9. 毛布の下部を折り曲げ、小児の体を上から覆う。両端を小児の体の下に入れ込む(図3)。	これにより、小児の細かい動きが抑制できる。

(続く)

スキル・3-6　おくるみ法による身体抑制（マミー抑制）（続き）

手順　**根拠**

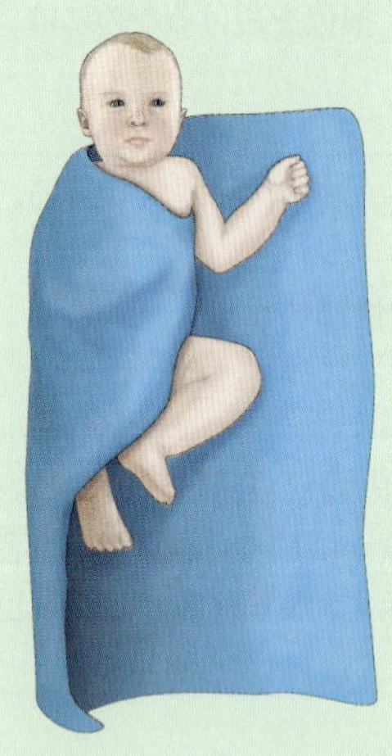

図1　毛布を右肩と胸を覆うように引っ張り、左体側の下に入れ込む。

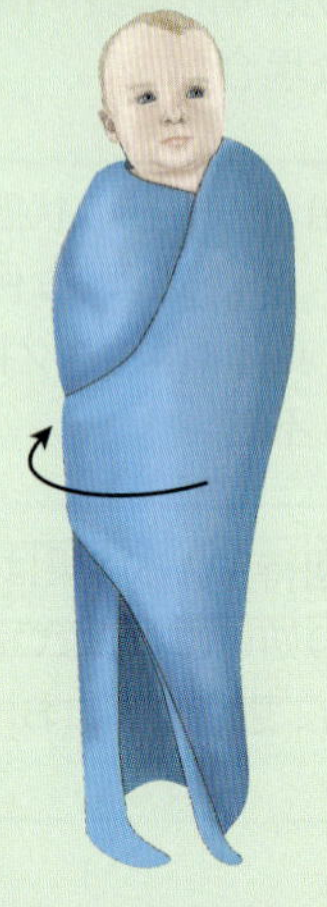

図2　毛布を右体側の下に入れ込む。

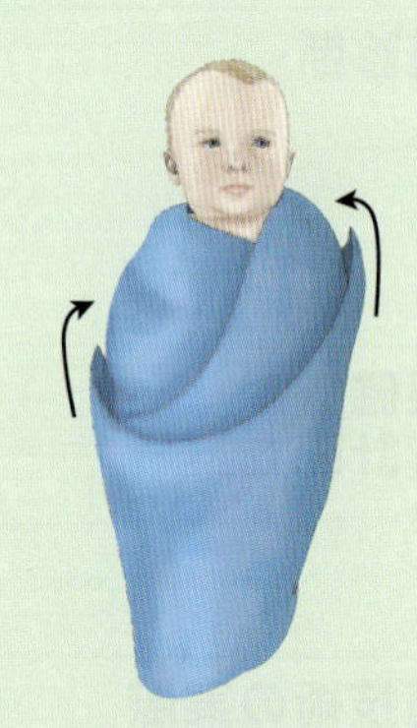

図3　毛布の下端を両体側の下に入れ込む。

10. おくるみ法での抑制中は小児から離れない。小児と両親に定期的に声掛けをし、安心させる。診察や治療が終了したら、抑制を解除する。

小児の側にいることで、損傷を防止する。患者の安心感は良いケアの実証となり、感覚の状態を把握し、継続的なアセスメントおよび評価の機会となる。

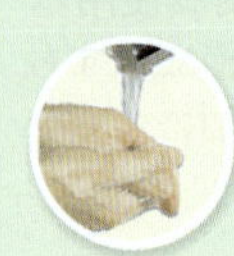

11. 使用した場合はPPEを外す。手指衛生を実施する。

適正な方法でPPEを外すことで、感染の伝播や他の物品への汚染のリスクが減少する。手指衛生は微生物の拡散を防止する。

評価

期待される成果は、抑制により患者および他者の傷害を防ぐことができた場合に達成される。加えて、診察や治療が問題なく行われ、患者の家族がおくるみ法による抑制の根拠について理解を示す場合も成果の達成と考えられる。

記録

ガイドライン

身体抑制前に試みた代替策を記録する。抑制具使用前の患者のアセスメント結果を記録する。抑制具使用についての患者と家族に対する説明内容と理解度を記録に残す。必要に応じて、医療施設の規定に従い、家族から同意書を得る。抑制の理由、日付、使用時間、抑制具の種類、抑制を外した時間、看護アセスメントの結果と頻度を記録する。

記録例

> 2012/6/9　02：30　患児は額の縫合が必要である。親が患児を抑えようとするが、うまくいかず。身体抑制を行う必要性を両親に説明。両親の承諾を得て、おくるみ法による身体抑制を実施。抑制は20分後に解除。縫合部は問題なし。両親に創傷ケアを指導（口頭および書面）。両親は言葉で理解を示す。
>
> *— D.ダン、看護師*

予期しない状況と対処方法

- おくるみ法を実施しても乳幼児の体動を止められず、必要な診察や治療が実施できない場合：状況を再評価し、より制限の強い抑制方法を検討する。

実践のためのエビデンス

身体拘束の代替策として用いられる介入、および身体抑制具の使用を最小限にし、廃止するために用いられる介入について、現時点での最良のエビデンスを要約した論文が複数発表されている。

スキル3-2の実践のためのエビデンスを参照されたい。

理解を深めるために

統合事例検討との関連

本書第3部の事例検討は、概念を統合することに重点を置いている。以下の事例検討を参照し、本章のスキルに関連する概念の理解を深めよう。

- 事例検討基礎編：アビゲイル・カントネリ、p.953。クローディア・トラン、p.961。
- 事例検討中級編：オリビア・グリーンバウム、p.968。ケント・クラーク、p.975。

クリティカルシンキングのスキルをのばす練習問題

1. 18か月のミーガン・ルイスちゃんは左前腕に静脈ルートが確保されているが、その静脈ルートとドレッシングをしきりにいじっている。身体拘束の代替策として適切な介入は何か。それでうまくいかない場合、どのような抑制方法が適切か。
2. 閉鎖性頭部外傷を負ったケビン・マロリー氏は35歳のボディビルダーで非常に力が強い。布製の抑制具を引きちぎって気管内チューブを引き抜くおそれがある。他の抑制方法として何が考えられるか。
3. ジョン・フローリー氏は72歳、アルツハイマー病があり、常に介助なしでベッドから出ようとする。歩行は不安定で、転倒により股関節を骨折している。フローリー氏への介入として適切なものは何か。

解答例

1. ミーガンちゃんに対しては、遊び、おもちゃ、音楽、ゲームなどの気をそらす看護介入を行う。（スキル3-2を参照。）また、両親に付き添ってもらい、監督しながら気をそらしてもらうように勧める。静脈ルートの穿刺部位をドレッシング材とガーゼ、またはI.V. House®（プラスチック製の刺入部カバー）などの被覆剤で覆う。拘束の代替策をすべて試みた後でも点滴静脈内注入が継続して必要な場合は、ミーガンちゃんの静脈ルートの抜去を防ぐ最も制限の少ない抑制具は、肘関節抑制帯（スキル3-5）またはミトン型手袋（スキル3-3）だろう。
2. マロリー氏には、可能な限り多くの抑制代替策を実施すべきである。スキル3-2を参照する。加えて、担当医と相談し、抜管が可能となる時期について協議する。この患者への看護計画の一部として、観察の回数を増やし、説明を繰り返し、気をそらすものを提供する。抑制が必要と決定された場合は、肘関節抑制具（スキル3-5）が解決策となる可能性がある。
3. 転倒・転落防止は、複数の対策を組み合わせて実施すると最も効果が高い。まず、患者が介助なしで活動しようとする動機のアセスメントから始める。患者に安心感を与え、ケアに関しての説明を繰り返す。できれば、観察回数を増やせるナースステーションの近くにフローリー氏を転室させる。さらに追加して試みる看護介入として、フローリー氏の家族に付き添ってもらい、家族から好きな活動について情報を得て、それに基づく気晴らしを提供する。また、看護師の巡回頻度を増やし、排泄や水分補給のニーズを確実に満たす。低床ベッド、フロアマットを利用し、フローリー氏が転倒・転落した場合に被る重大な損傷のリスクを低減させる。さらに追加する介入については、スキル3-1の推奨案を参照する。

引用文献

American Geriatrics Society, British Geriatrics Society, and American Academy of Orthopaedic Surgeons Panel on Falls Prevention (AGS, BGS, AAOS). (2001; updated 2008). Guideline for the prevention of falls in older persons. *Journal of the American Gerontological Society, 49*(5), 664–672. Available www.americangeriatrics.org/education/cp-indexes.5html. Accessed February 15, 2009.

Bandos, J. (2008). Protection in the home. Tips on safety for older adults. *Advance for Nurses, 10*(22), 40.

Best practices: Evidence-based nursing procedures. (2007). (2nd ed.). Philadelphia, PA: Wolters Kluwer/Lippincott Williams & Wilkins.

Brenner, Z., & Duffy-Durnin, K. (1998). Toward restraint-free care. *American Journal of Nursing, 98*(12), 16F–16I.

Bulechek, G., Butcher, H., & McCloskey Dochterman, J. (Eds.). (2008). *Nursing interventions classification (NIC)*. (5th ed.). St. Louis, MO: Mosby Elsevier.

Capezuti, E., Brush, B., Won, R., et al. (2008). Least restrictive or least understood? Waist restraints, provider practices, and risk of harm. *Journal of Aging & Social Policy, 20*(3), 305–322.

Castledine, G., Grainger, M., & Close, A. (2005). Clinical nursing rounds. Part 3: Patient comfort rounds. *British Journal of Nursing, 14*(17), 928–930.

Centers for Medicare & Medicaid Services (CMS). (2006). Department of Health and Human Services. Federal Register. 42 CFR Part 482. Conditions of Participation: Patients' Rights. Final Rule. Available www.cms.hhs.gov/CFCsAndCoPs/downloads/finalpatientrightsrule.pdf. Accessed March 5, 2009.

Denholm, B. (2008). Perioperative fall prevention. *AORN Journal, 88*(3), 456–457.

DiBartolo, V. (1998). 9 steps to effective restraint use. *RN, 61*(12), 23–24.

Evans, L., & Cotter, V. (2008). Avoiding restraints in patients with dementia: Understanding, prevention, and management are the keys. *American Journal of Nursing, 108*(3), 40–49.

Ferris, M. (2008). Protecting hospitalized elders from falling. *Topics in Advanced Practice Nursing eJournal, 8*(4). Available www.medscape.com/viewarticle/585961.

Gray-Micelli, D. (2008). Hartford Institute for Geriatric Nursing. FALLS. Nursing standard of practice protocol: Fall Prevention. Available www.consultgerirn.org/topics/falls/want_to_know_more. Accessed March 5, 2009.

Hendrich, A. (2007). Predicting patient falls. *American Journal of Nursing, 107*(11), 50–58.

Hignett, S., & Griffiths, P. (2005). Do split-side rails present an increased risk to patient safety? *Quality & Safety in Health Care, 149*(20), 113–116.

Hockenberry, M., & Wilson, D. (2009). *Wong's essentials of pediatric nursing*. (8th ed.). St. Louis, MO: Elsevier Mosby.

Janelli, L., Stamps, D., & Delles, L. (2006). Physical restraint use: A nursing perspective. *MEDSURG Nursing, 15*(3), 163–167.

Joanna Briggs Institute. (2002a). Physical restraint. Part 1: Use in acute and residential care facilities. *Best Practice, 6*(3), 1–6.

Joanna Briggs Institute. (2002b). Physical restraint. Part 2: Minimisation in acute and residential care facilities. *Best Practice*, *6*(4), 1–6.

Joint Commission (TJC). (2008). National patient safety goals. Available www.jointcommission.org/NR/rdonlyres/31666E86-E7F4-423E-9BE8-F05BD1CB0AA8/0/HAP_MPSG.pdf. Accessed March 6, 2009.

Joint Commission (TJC). (2008). Provision of care, treatment, and services. Restraint and seclusion. Available www.jointcommission.org/AccreditationPrograms/BehavioralHealthCare/Standards/09_FAQs/PC/Restraint+Seclusion.htm. Accessed March 5, 2009.

Joint Commission on Accreditation of Healthcare Organizations (JCAHO). (2001). Care of the patient: Restraint and seclusion standards. Comprehensive accreditation manual for hospitals, TX.7.1-TX.7.5.5.

Kratz, A. (2008). Use of the acute confusion protocol: A research utilization project. *Journal of Nursing Care Quality*, *23*(4), 331–337.

Kyle, T. (2008). *Essentials of pediatric nursing*. Philadelphia, PA: Wolters Kluwer/Lippincott Williams & Wilkins.

Ludwick, R., Meehan, A., Zeller, R., et al. (2008). Safety work: Initiating, maintaining, and terminating restraints. *Clinical Nurse Specialist*, *22*(2), 81–87.

MacCulloch, P., Gardner, T., & Bonner, A. (2007). Comprehensive fall prevention programs across settings: A review of the literature. *Geriatric Nursing*, *28*(5), 306–311.

Meade, C., Bursell, A., & Ketelsen, L. (2006). Effects of nursing rounds on patients' call light use, satisfaction and safety. *American Journal of Nursing*, *106*(9), 58–71.

Miller, L., & Limbaugh, C. (2008). Applying evidence to develop a medical oncology fall-prevention program. *Clinical Journal of Oncology Nursing*, *12*(1), 158–160.

Mion, L. (2008). Physical restraint in critical care settings: Will they go away? *Geriatric Nursing, 29*(6), 421–423.

Moorhead, S., Johnson, M., Maas, M., et al. (Eds.). (2008). *Nursing outcomes classification (NOC)*. (4th ed.). St. Louis, MO: Mosby Elsevier.

Nadzam, D. (2008). Joint Commission Resources. Preventing patient falls. Available www.jcrinc.com/Preventing-Patient-Falls/. Accessed February 25, 2009.

National Institute on Aging. (2008). *Age page: Falls and fractures*. Available at http://www.nia.nih.gov/HealthInformation/Publications/falls.htm. Accessed October 1, 2005.

NANDA-I. (2009). *Nursing diagnoses: Definitions and classification 2009–2011*. West Sussex, UK: Wiley-Blackwell.

Park, M., & Tang, J. (2007). Evidence-based guideline. Changing the practice of physical restraint use in acute care. *Journal of Gerontological Nursing*, *33*(2), 9–16.

Poe, S., Gartrell, D., Radzik, B., et al. (2005). An evidence-based approach to fall risk assessment, prevention, and management: Lessons learned. *Journal of Nursing Care Quality*, *20*(2), 107–116.

Rao, S. (2005). Prevention of falls in older patients. *American Family Physician*, *72*(1), 81–88.

Renteln-Kruse, W., & Krause, T. (2007). Incidence of in-hospital falls in geriatric patients before and after the introduction of an interdisciplinary team-based fall-prevention intervention. *Journal of American Geriatrics Society*, *55*(12), 2068–2074.

Sherrington, C., Whitney, J., Lord, S., et al. (2008). Effective exercise for the prevention of falls: A systematic review and meta-analysis. *Journal of the American Geriatrics Society*, *56*(12), 2234–2243.

Swann, J. (2008). Fall prevention is everyone's responsibility. *Nursing & Residential Care*, *10*(6), 294–298.

Taylor, C., Lillis, C., LeMone, P., et al. (2011). *Fundamentals of Nursing*. (7th ed.). Philadelphia, PA: Wolters Kluwer Health/Lippincott Williams & Wilkins.

Tzeng, H., Yin, C., & Grunawalt, J. (2008). Effective assessment of use of sitters by nurses in inpatient care settings. *Journal of Advanced Nursing*, *64*(2), 176–184.

U.S. Food and Drug Administration (FDA). Centers for Devices and Radiological Health. (2008). A guide to bed safety bed rails in hospitals, nursing homes, and home health care: The facts. Available www.fda.gov/cdrh/beds/bed_brochure.html. Accessed January 21, 2009.

Weisgram, B., & Raymond, S. (2008). Using evidence-based nursing rounds to improve patient outcomes. *MEDSURG Nursing*, *17*(6), 429–430.

第4章 無菌操作と感染制御

焦点とする患者ケア

この章では、無菌操作と感染制御に関連するスキルの習得を目指し、次のような患者のケアに必要なスキルを学ぶ。

ジョー・ウィルソン 本日午前中に心臓カテーテル検査を受ける予定である。

シェリ・ローレンス 医師から尿道留置カテーテル挿入の指示が出されている。

エドガー・バロースキー 結核の疑いがあり、感染制御のための予防策を講じる必要がある。

学習目標

本章学習後に実施できるようになるスキルを以下に示す。

1. 石鹸と流水を使用した手指衛生(手洗い)
2. 擦式アルコール製剤を使用した手指衛生
3. 滅菌野の準備
4. 滅菌野への滅菌物品の準備
5. 滅菌グローブの着脱
6. 個人防護具の安全な着脱

基本用語

医療関連感染:医療施設への入院時にはなかった感染。感染以外の疾患を治療している間に起こった感染

感染経路別予防策:医療施設内で、標準予防策に加え、空気感染、飛沫感染、接触感染によって伝播する病原体への感染が疑われる患者に適用される予防策。これらの予防策は、疾患別、あるいは分野別に分類された感染症一覧中のすべての疾患が対象である

外科的無菌法:無菌操作。機材と領域を微生物がいない状態にし、それを維持する技術

個人防護具(PPE):感染性物質への曝露を最小限にし、感染を予防するために必要な装具で、グローブ、ガウン、マスク、感染防止用ゴーグルなどがある

内科的無菌法:清潔操作。病原体の数を減少させ、伝播を抑える手技と手順

標準予防策(スタンダードプリコーション):疾患や感染の可能性の有無に関係なく(疾患非特異性)、医療施設内にいるすべての人のケアに適用される予防策。標準予防策は血液、すべての体液、分泌物、排泄物(汗は除く)、障害のある皮膚、粘膜に適用される

看護師を含め、全ての医療従事者は、疾患の蔓延を防止し、合併症を最小限にとどめ、患者にとって有害な結果をもたらさないために、非常に重要な役割を果たしている。微生物の拡散は、感染の連鎖を断ち切ることで抑止することができる。無菌操作に含まれる行為はすべて、感染予防と感染の連鎖を止めるための活動である。**内科的無菌法**(清潔操作)には、病原体の数を減らし伝播を抑える手順と技術が含まれる(基礎知識4-1参照)。**外科的無菌法**(無菌操作)には、物品と領域に微生物が存在しない状態を作り出し、その状態を維持する技術が含まれる(基礎知識4-2参照)。

本章では、PPEの使用、手指衛生、無菌操作など、感染の拡散防止に役立つ看護技術を学習する。手指衛生は、微生物の拡散防止において最も効果的な方法である。医療従事者のための手指衛生に関する一般的なガイドラインについては、基礎知識4-3を参照する。米国疾病予防管理センター(CDC)は、手洗いが疾患の伝播を防止するために最も効果的な方法であるとする既存のガイドラインを推奨している。しかし、CDCは他の方法にも目を向けており、ガイドラインには日常的な擦式アルコール製剤の使用も含まれている。手指衛生の遵守が向上すると、医療施設の全体的な感染率が下がることが示されている(CDC, 2002b)。病院評価機構(The Joint Commission；TJC)は、『全米患者安全目標(National Patient Safety Goals)2009』に、“感染防止策”として手指衛生の推奨を含めている(TJC, 2008)。加えて、TJCは、患者参加啓発活動である“Speak Up(声に出そう)”プログラムの一環として、自分たちのケアに関わるすべての医療従事者に対し手指衛生を要求することを勧めている(TJC, 2007)。

標準予防策と**感染経路別予防策**の実践は、患者と医療従事者を保護し、感染の拡散を防止するためのもう一つの重要手段である。基礎知識4-4、基礎知識4-5に、CDCが推奨する標準予防策および感染経路別予防策の概略を示す。

基礎知識 4-1

患者ケアにおける清潔操作の基本原則

- 確実に手指衛生を実践する。
- シーツ、機器類、使用後の汚れた物品は、衣類に触れないように体から離して運ぶ。
- 汚れたベッドシーツや他の物品を床の上に置かない。床は基本的に汚染されている。この行為は両方の表面の汚染を増大させる。
- 患者が直接他者に向かって、咳、くしゃみ、息を吹きかけないように注意する。指示に従い、患者にはティッシュを渡し、空気・飛沫感染による拡散防止のために口と鼻を覆うように指導する。
- 物品にブラシをかける、埃をとる、こすり洗いする時は、自分から離れる向きにブラシ等を動かす。汚染された粒子が毛髪や顔、制服などに付着するのを防ぐ。
- 埃をたてないようにする。特別な処理を施した布か、湿らせた布を使用する。シーツは振らない。埃や繊維粒子は、微生物が一つの場所から他の場所へ移動するための移動手段になる。
- 最も汚染の少ない部分を最初に清潔にし、その後、より汚染のひどい方に移動する。これにより、清潔な場所が不潔な場所によって汚染されるのを防ぐ。
- 汚染物、使用後の物品は、直接、適切な容器に廃棄する。排泄物や排液で湿った物品は、廃棄物の取扱者が接触しないように、ビニール袋などの水を通さない容器に入れてから廃棄物入れに廃棄する。
- 風呂の水や口をすすいだ水などの廃水は、直接排水管に流す。シンクに捨てると飛沫がシンク内に飛び散り、自分も汚染の危険がある。
- 病原体を含む可能性のある物品は滅菌する。滅菌後は、必要に応じて、清潔な物品として管理してよい。
- 自らの身だしなみを整えることで、微生物の拡散防止の一助となる。定期的に洗髪する。爪は短く切り、甘皮を無傷に保ち、先端を滑らかにする。付け爪は付けない。微生物の温床となりうる溝や石のついた指輪ははめない。
- 医療施設が規定した感染制御または微生物に対する障壁(バリア)設置のガイドラインに忠実に従う。

基礎知識 4-2

無菌操作の基本原則

- 無菌の物品に接触してもよいのは無菌の物品のみである。無菌でない物品が触れたということは、汚染が生じたということである。
- 滅菌物の包装を開けるときは、滅菌面が滅菌されていない部分に触れる可能性を排除するため、包装を開封した縁が実施者から離れた向きになるようにする。包装の外側は汚染されているものとみなす。
- 滅菌野として用意した布または紙の上に液体をこぼさないようにする。水分は滅菌布や滅菌紙にしみこみ、毛細管現象により微生物を運び、滅菌野を汚染する。直下が滅菌状態でなければ、濡れた滅菌野は汚染されたものとみなす。
- 滅菌された物品はウエストより高い位置に保つ。これにより、その物品を確実に視界中に保つことができ、偶発的な汚染を防止する。
- 会話、咳嗽、くしゃみ、滅菌野や滅菌物品の上に手を伸ばすことは避ける。これにより、鼻や口からの飛沫や実施者の腕から落ちる粒子による汚染を防止する。
- 決して、滅菌野から離れたり、背中を向けたりしてはならない。これにより、実施者が滅菌野を見ていないときに汚染が生じるのを防ぐ。
- 損傷のある皮膚に接触する器具、皮膚を通過して物質を体内に注入するための器具、通常は無菌状態である体腔へ挿入する器具は無菌でなければならない。これらの医療器具には、創傷や切開部を覆うドレッシング材や、注射針、膀胱から尿を排出させるチューブ(カテーテル)などが含まれる。
- 必要時は、乾いた滅菌摂子を用いる。消毒薬に浸した摂子は無菌とはみなされない。
- 滅菌野の端から2.5cmの範囲は汚染されているものとみなす。
- 無菌であることが確信できない物品は汚染されているものとみなす。

基礎知識 4-3

医療従事者のための手指衛生

手指衛生が必要な場合

- 各患者と接触する前後
- 滅菌グローブを装着する前
- 末梢血管カテーテルの挿入など、侵襲的な処置を実施する前
- 偶発的に体液、分泌物、粘膜、障害のある皮膚、創傷のドレッシングに接触した後は、肉眼的な汚れがなくても実施
- 患者ケアの間に、体の汚染部位から汚染されていない部位に手指を移動させるとき
- 患者の持ち物に接触した後
- グローブを外した後

補足的ガイドライン

- グローブを使用しても、手指衛生の必要性は変わらない。
- 手指衛生を実施しても、グローブの必要性は変わらない。
- 爪は自然のままにし、長さは0.6cm以下に保つ。
- ハイリスク患者に直接接触する時には、付け爪はすべきではない。
- 血液、感染性のある物質、粘膜、損傷のある皮膚と接触するときは、グローブを装着するべきである。
- 手指衛生に付随して生じる刺激性皮膚炎を予防するため、ハンドクリーム等で水分を補い、皮膚を保護することが推奨される。

(出典：Centers for Disease Control and Prevention [2002]. Guidelines for hand hygiene in health-care settings. *Morbidity and Mortality Weekly Report*, 51(RR16), 1–45.より、許可を得て改訂。)

基礎知識 4-4

標準予防策

標準予防策は、病院でケアを受けるすべての患者に対し、診断結果や感染の可能性に関わらず実施されるものである。標準予防策は、血液、すべての体液、分泌物、汗を除くすべての排泄物（可視的な血液の混入の有無によらない）、障害のある皮膚、粘膜に適用される。標準予防策は、医療関連感染を引き起こす微生物の伝播リスクを減少させる。

標準予防策（第1段階）

- 手指衛生の手技に準じて行う。
- 血液、体液、排泄物、分泌物、汚染された物品、粘膜、障害のある皮膚に触るときは、清潔な非滅菌グローブを装着する。同じ患者でも、必要に応じて介入の種類ごとにグローブを交換し、使用後はすぐにグローブを外す。
- 血液や体液の飛散が予想される処置やケアの間は、マスク、感染防止用ゴーグル、フェイスシールド、撥水ガウンなどの**個人防護具（PPE）**を装着する。ガウンは、皮膚を保護し、衣類の汚れを防止するために使用する。
- 使用済みの注射針はリキャップしない。どうしても必要な場合、絶対に両手を使ってはならない。注射針リキャップ補助具を使うか、片手でキャップを針ですくい取りリキャップする。針、先端が鋭利なもの、外科用メスの使用後は、適切な耐貫通性の専用容器に廃棄する。
- 血液や体液、分泌物、排泄物で汚れた使用済みの患者ケア用品は、微生物の伝播を防止するため、慎重に扱う。他の患者に使用する場合は、適切な方法で清潔にし、再処理してから使用する。

基礎知識 4-5

感染経路別予防策

感染経路別予防策は、空気、飛沫、接触によって感染する病原体に感染の疑いのある病院内の患者に対し、標準予防策に加えて実施される。3種類の対策のいずれも他の種類と組み合わせて実施できる。体温計、血圧計、聴診器などの患者ケアに必要な物品はディスポーザブルのものを用意して患者の病室内に保管し、他の患者には使用しない。

空気予防策（第2段階）

- 結核、水痘（水疱瘡）、麻疹（はしか）、あるいは重症急性呼吸器症候群（SARS）などの、空気を媒体として拡散する感染症の患者には、空気予防策を適用する。
- 患者の病室は、周辺の領域に対して陰圧に調整された個室とし、1時間当たり6-12回の換気を行い、空気を循環させる場合は、適切な排気を行うか監視装置付きの空気ろ過装置を使用する。部屋のドアは閉め、患者を室外に出さない。
- 結核患者あるいは結核が疑われる患者の病室に入るときは、呼吸器防護具を装着する。麻疹または水痘の患者（疑いも含め）の病室に入るときも、これらの疾患に免疫がない場合は、同様に呼吸器防護具を装着する。
- 患者を病室外に移動させるのは必要な場合のみとし、可能であれば患者にサージカルマスクをつける。
- 他の結核の感染予防策については、CDCのガイドラインを参照する。

飛沫予防策

- 乳幼児が罹患する風疹、流行性耳下腺炎、ジフテリア、アデノウイルス感染症などの、粒子の大きな飛沫によって拡散する感染症の患者に対しては、飛沫予防策を適用する。
- 用意できれば、病室は個室とする。ドアは開けておいてもよい。
- 患者との接触、患者の周囲環境中で汚染の可能性がある領域との接触を伴うときは、病室への入室時にPPEを装着する。
- 患者を病室外に移動させるのは必要な場合のみとし、可能であれば患者にはサージカルマスクをつけてもらう。
- 面会者は、感染者から90cm以上の距離を保つ。

接触予防策

- 多剤耐性菌（MDRO）の感染発症者または保菌者に対しては、接触予防策を適用する。
- 可能であれば、患者の病室は個室とする。
- 患者との接触、患者の周囲環境中で汚染の可能性があ

基礎知識 4-5 *(続き)*

感染経路別予防策

る領域との接触を伴うときは必ず、PPEを装着して入室する。感染性物質に接触した後にはグローブを交換する。患者の周囲環境から離れるときはPPEを外し、抗菌石鹸を用いた手洗いまたは水を必要としない速乾性擦式消毒薬を使用した手指衛生を行う。

- 感染性の病原菌と接触する可能性が高い場合、すなわち、患者に下痢、回腸瘻造設術、人工肛門、ドレッシング材に吸収されていない創部の排液がある場合は、ガウンを着用する。
- 患者の病室外への移動を制限する。
- 患者ケア用品の共通使用を避ける。

(出典：Centers for Disease Control and Prevention (CDC). (2007d). *Guideline for isolation precautions: Preventing transmission of infectious agents in healthcare settings*. Available at www.cdec.gov/mcidod/dhqp/pdf/guidelines/Isolation2007.pdf. Accessed June 12, 2009.)

スキル・4-1　石鹸と流水を使用した手指衛生（手洗い）

手洗いは、現在でも手の汚染を除去する最良の方法である。擦式アルコール製剤による手指衛生ではなく、手洗いが必要とされるのは、以下のような場合である(CDC, 2002a)。

- 肉眼的に明らかな手の汚れがある場合
- 手に血液・体液が付着しているのが見て分かる場合
- 食事前とトイレの使用後
- 炭疽菌やクロストリジウム・ディフィシルなどの特定の微生物への曝露が明らかな場合、または疑われる場合(他の薬剤はこれらの微生物に対しては効果が弱い)。

必要物品

- 抗菌石鹸または非抗菌石鹸(固形石鹸の場合は石鹸受けに置く)
- ペーパータオル
- オイルフリーのクリーム(オプション)

アセスメント

上記の手洗いが必要とされる条件に該当するかどうかを判断する。該当しない場合は、石鹸と流水による手洗い、擦式アルコール製剤による手指衛生のいずれかを選択してよい。

看護診断

患者の現在の状態に基づき、看護診断を行うための関連因子を決定する。適切な看護診断として、感染リスク状態がある。他の多くの看護診断も、このスキルを必要とする場合がある。

成果確認と看護計画立案

手洗いの実施による望ましい成果は、手指に見て分かる汚染がなくなり、一過性に存在した微生物が排除されることである。患者について決定された特定の看護診断によっては、それ以外にも妥当な成果がありうる。

看護技術の実際

手順	根拠
1. 必要物品を準備する。手洗いシンクの正面に立つ。手洗いの間、衣類がシンクに触れないように注意する(図1)。	シンクは汚染されているものとみなす。衣類についた微生物は至る所に運ばれる。
2. 可能であれば指輪等は外し、安全な場所に保管する。装飾のない結婚指輪ははめたままでもよい。	指輪等を外すと手洗いが容易になる。指輪等には微生物が蓄積することがある。指輪等をつけたままケアを実施する場合は、そのまま手洗いを行う。
3. 水を出し、水量を調節する(図2)。温水になるように温度を調整する。	汚染されたシンクからはねた水は衣類を汚染する。微温水はより快適で、毛穴を広げにくく、皮脂を奪いにくい。荒れた皮膚の角質化部位、表皮剥離部位には微生物が繁殖する可能性がある。

(続く)

スキル・4-1　石鹸と流水を使用した手指衛生(手洗い)　(続き)

手順

根拠

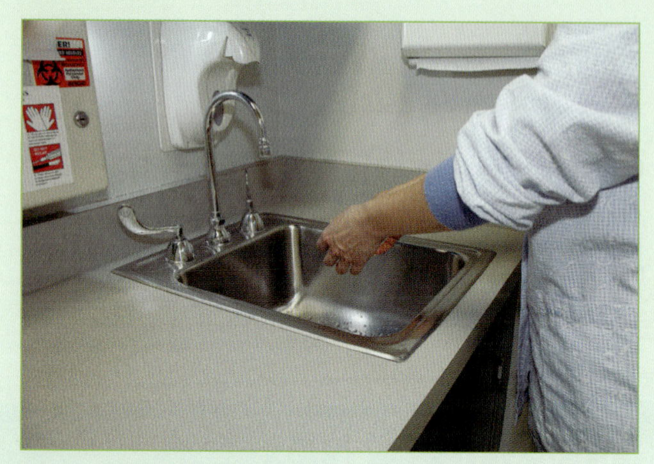

図1　シンクの正面に立つ。

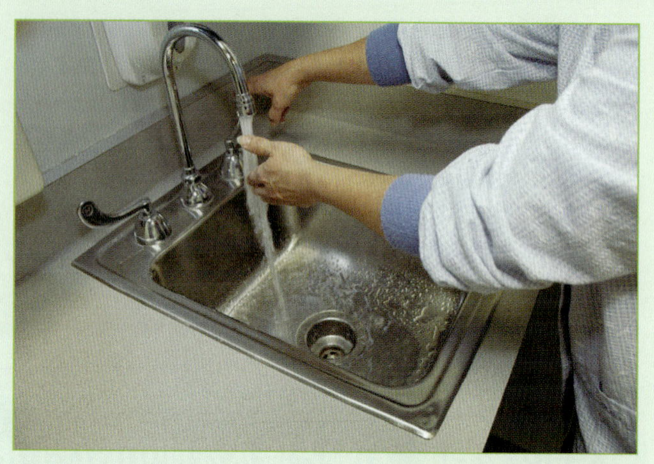

図2　シンクに水を出す。

4. 手と手首をぬらす。手は常に肘より下げ、水が指先に向かって流れるようにする(図3)。

水は、きれいな領域から汚染された領域へと流す。手は前腕よりも汚染されている。

5. ディスペンサーから小さじ1杯ほどの液体石鹸を出し、または固形石鹸を濡らして、しっかりと泡立てる(図4)。石鹸の泡を手の表面全体に行き渡らせる。固形石鹸はさっと流して石鹸受けに戻す。

石鹸の使用前後に水で流し、泡を除去する。泡には微生物が含まれている。

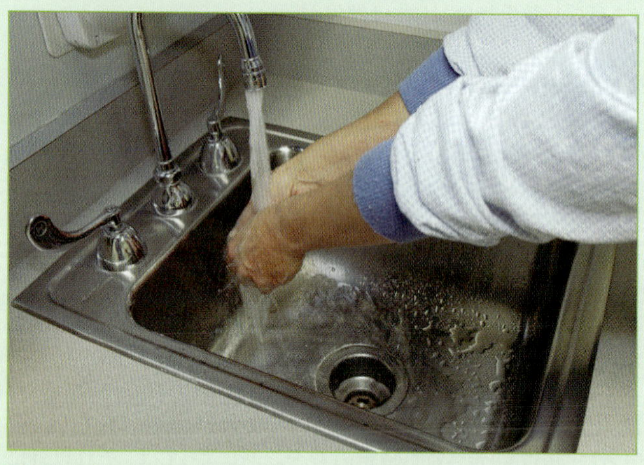

図3　手首まで水でぬらす。

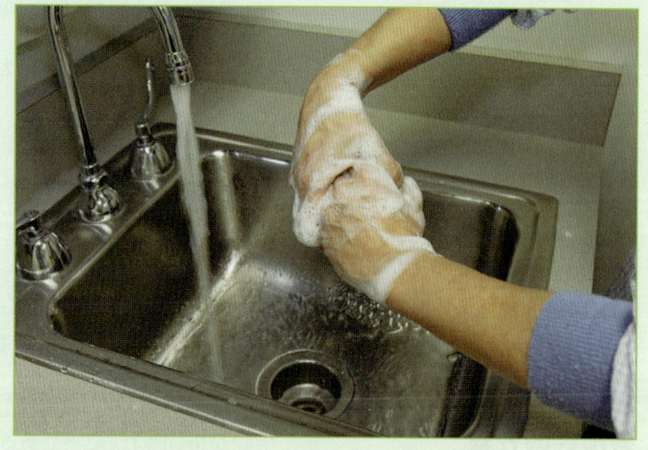

図4　手で石鹸を泡立てて、円を描くような動作でしっかりとこする。

6. 円を描くような動作でしっかりと擦り合わせ、手掌と手背、指の一本一本、指と指の間(図5)、手指の関節、手首、前腕を洗う。**汚染された領域の少なくとも2.5㎝上まで洗う。**肉眼的に見て手が汚れていない場合は、手首の2.5㎝上まで洗う(図6)。

しっかりと擦り合わせることと円を描くような動作から生じる摩擦により、指の間、手指の関節のしわの中、手掌、手背、手首、前腕に潜む汚れと微生物を浮きあがらせる。より汚染の少ない領域(前腕と手首)を手が清潔になってから洗うことで、手から前腕や手首への微生物の拡散を防ぐ。

7. この擦り合わせ動作を少なくとも15秒間続ける。

手洗い時間は汚染の程度によって決まる。

8. 反対の手の爪または清潔なオレンジウッドスティックで爪の内側をきれいにする(図7)。

爪の内側は微生物が多い部位であり、微生物が残って繁殖し、他者に拡散することがある。

9. 指先に向かって水が流れるようにして、流水で十分に洗い流す(図8)。

流水は微生物と汚れをシンクの中に洗い流す。

手順

根拠

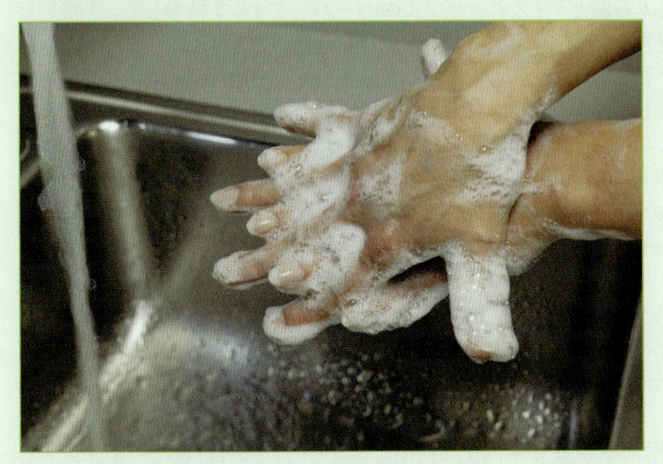
図5　指と指の間を洗う。

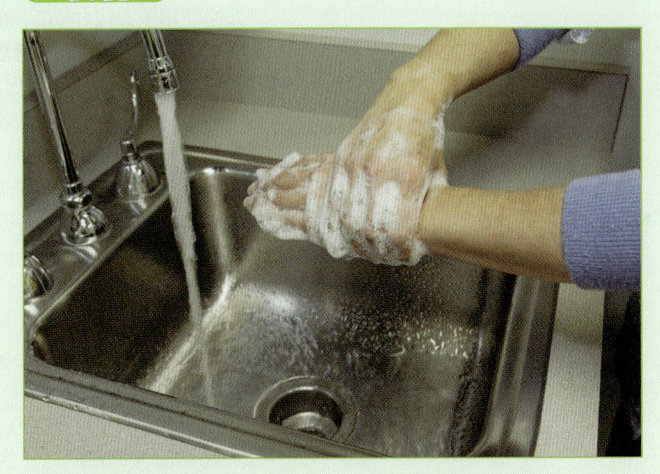
図6　手首の2.5㎝上まで洗う。

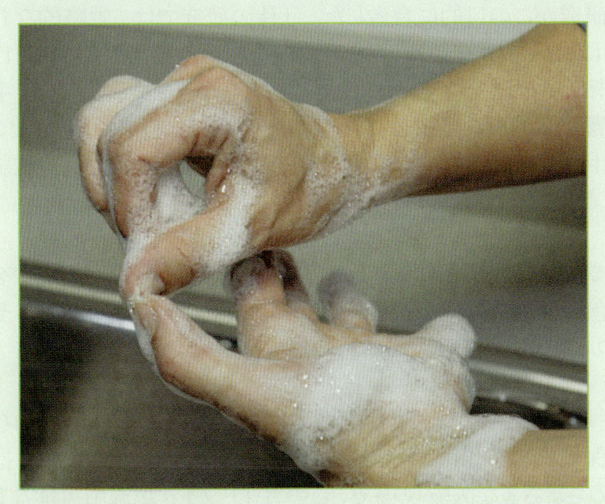
図7　爪を使って反対側の爪の内側を洗う。

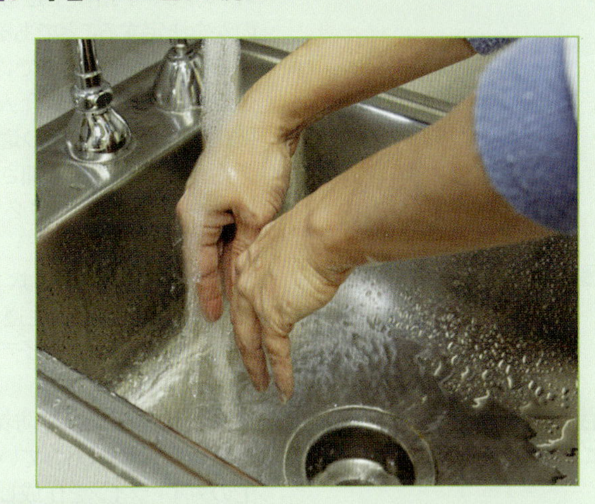
図8　指先に向かって水が流れるように、流水で洗い流す。

10. 手指から前腕方向にペーパータオルを移動させ、叩くように水気をとり、タオルはすぐに廃棄する。別の清潔なタオルで蛇口を閉める。タオルは清潔な反対の手に触れないようにし、すぐに廃棄する。

叩いて水気を取ると、手荒れ防止になる。最も清潔で汚染がないと考えられる手を最初に乾燥させる。清潔なペーパータオルを使って蛇口を閉め、清潔な手に汚れた面が触れないようにする。

11. 必要に応じて、オイルフリーのクリームを手につける。

オイルフリーのクリームで皮膚を柔軟に保ち、手荒れを防止する。小容器に入れて携帯し、患者ケア終了後につけるのが最も良い。グローブ劣化のおそれがあるため、油性のクリームは使用しない。

評価

望ましい成果は、手に肉眼的な汚れがなくなり、一過性に存在した微生物が除去されたときに達成される。

記録

一般に、手洗いの実施を記録することはない。

注意事項

一般的注意事項

- 侵襲的な処置を行う前、および血液や体液に曝露した後の手洗いには、抗菌石鹸の使用が推奨される。擦り洗いの時間は、必要に応じて変える。
- 非抗菌石鹸の場合は、液体、固形、顆粒状、小片状のいずれを使用してもよい。

（続く）

スキル・4-1　石鹸と流水を使用した手指衛生（手洗い）　（続き）

在宅ケアの注意事項

- 在宅ケアの提供者は、潜在的に汚染されている可能性がある患者の家庭にある石鹸やタオルを使用する代わりに、液体石鹸とディスポーザブルのペーパータオルを持参して、手洗いと手の乾燥を行うことを考慮する（Grossman & DeBartolomeo, 2008）。
- 1件の家庭訪問終了時と、次の家庭訪問開始時には、適正な手指衛生を行うことを怠ってはならない（McGoldrick & Rhinehart, 2007）。

実践のためのエビデンス

医療関連感染の防止は医療従事者の大きな課題である。手指衛生は効果的な防止策と考えられている。しかしながら、この手順の実施は、未だに医療現場で徹底されていない（Institute for Healthcare Improvement, 2006a）。

関連する研究

Gould, D., Chudleigh, J., Moralejo, D., et al. (2009). Interventions to improve hand hygiene compliance in patient care. *The Cochrane Database of Systematic Reviews, Vol. 2.* Available at www.cochrane.org/reviews/en/ab005186.html. Accessed June 16, 2009.

この総括論文の目的は、手指衛生の遵守率向上を目指した短期的、長期的戦略の結果をアセスメントし、手指衛生遵守率の継続的な向上が、医療関連感染の比率を減少させることができるのかを決定することである。2件の研究がこの目的に合致した。1件の研究では、戦略的な介入を実施した4か月後まで、統計学的に有意な手洗い遵守率の増加を認める結果が報告された。もう1件の研究では、介入による手指衛生の遵守率の増加は認められなかった。著者らは、手指衛生を改善する介入の選択肢に影響する確実な証拠は見出せなかったと結論付けた。また、手指衛生の遵守率を増加させることを目的とした効果的な介入方法を探求するためには、方法論のしっかりした研究を行う必要があることを認識した。

看護実践との関連性

効果的な手指衛生は、看護ケアにおいては必須項目である。看護師は、安全な患者ケアを保証するため、手指衛生遵守率の改善に関連する研究を継続して実施していく必要がある。そのような研究はまた、エビデンスに基づく看護実践を支える知識の根幹を形作るものである。

実践のためのエビデンス

医療関連感染の予防策は医療従事者にとっての大きな課題である。手指衛生は効果的な防止策の1つと考えられている。世界保健機構（The World Health Organization）が手指衛生のガイドラインを作成し、世界中のさまざまな医療現場で、このガイドラインが適用可能なものかどうか研究が行われている。

関連する研究

Allegranzi, B., Memish, Z., Donaldson, L., et al. (2009). World Health Organization Global Patient Safety Challenge Task Force on Religious and Cultural Aspects of Hand Hygiene. Religion and culture: Potential undercurrents influencing hand hygiene promotion in health care. *American Journal of Infection Control, 37*(1), 28–34.

著者らは、文献調査と専門家および宗教関係者への聞き取り調査を行い、手指衛生の促進に潜在的に影響する宗教文化的な要因について研究し、解決策を提案し、将来研究すべき分野を提唱した。世界中の宗教のうち主要な7つの宗教において、手をきれいにすることに対する特異的な対応、手の動作の解釈、“肉眼的な汚れ”がある手の概念、擦式アルコール製剤の使用と一部の宗教によるアルコールの使用禁止についてデータが収集された。著者らは、宗教の信仰と文化が医療従事者の手指衛生の行動に強く影響しており、最善の方法で手指衛生が遵守できるかどうかに影響する可能性があると結論付けた。

看護実践との関連性

看護師は、患者ケアの実施および手洗いや手指衛生の指導にあたり、宗教的信仰と文化的特異性の影響力を考慮する必要がある。

スキル・4-2　擦式アルコール製剤を使用した手指衛生

擦式アルコール製剤は医療現場で使用され、従来の手洗いよりも手指衛生にかかる時間が少ない。このような製品を使用するときは、製品のラベルで正しい使用量を確認する。擦式アルコール製剤の特徴を以下に示す(CDC, 2002a; 2002b)。

- 手に肉眼的な汚れがない場合、血液や体液と接触していない場合であれば、使用してもよい。
- 患者一人一人への接触前後、患者の周囲環境中にある物品への接触前後には使用すべきである
- 皮膚に付着した微生物の数を大幅に減少させ、即効性、低刺激性である。

必要物品

- 擦式アルコール製剤
- オイルフリーのクリーム(オプション)

アセスメント

肉眼的な汚れや血液や体液との接触がないかについて、手指のアセスメントを行う。肉眼的な汚れや血液や体液との接触がなければ、擦式アルコール製剤を使用できる。食事前やトイレの使用後には、石鹸と流水で手を洗わなければならない。手が肉眼的に見て汚れている場合も、石鹸と流水での手洗いを行う。血液や体液との接触があれば、肉眼的な汚れがなくても、石鹸と流水での手洗いを行う。

看護診断

患者の現在の状態に基づき、看護診断を行うための関連因子を決定する。適切な看護診断として、感染リスク状態がある。他の多くの看護診断も、このスキルの使用を必要とする場合がある。

成果確認と看護計画立案

擦式アルコール製剤を用いた手指の汚染除去の望ましい成果は、手指に一過性に存在した微生物が除去されることである。患者の状況に応じて決定された看護診断によっては、その他にも妥当な成果がありうる。

看護技術の実際

手順	根拠
1. 可能であれば指輪等は外し、安全な場所に保管する。装飾のない結婚指輪ははめたままでもよい。	指輪等を外すと手の消毒が容易になる。指輪等には微生物が蓄積している。指輪等をつけたままケアを行う場合は、手洗い中もつけておく。
2. 製品のラベルで正しい使用量を確認する(図1)。	効果を発揮するために必要な量は製造者ごとに異なるが、通常1-3mℓである。

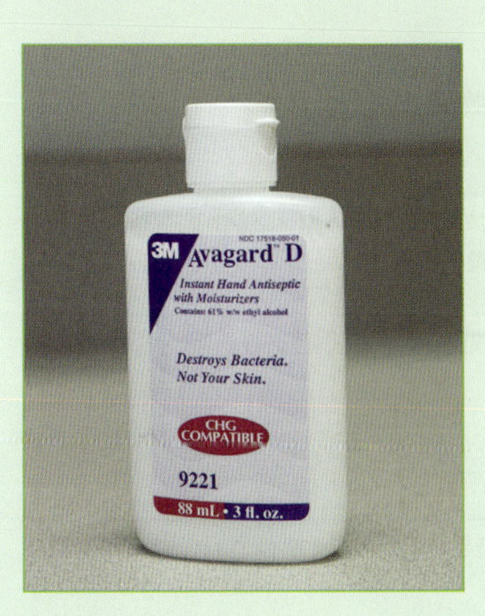

図1　製品のラベルで正しい使用量を確認する。

(続く)

スキル・4-2 擦式アルコール製剤を使用した手指衛生 (続き)

手順	根拠
3. 片方の手掌に正しい使用量の製剤を出す。両手を擦り合わせ、手、指、指間の全表面に行き渡らせる。指先と爪の内側にもつける。	手の全表面に行き渡らせるには、十分量の製剤が必要である。疾病の伝播を防ぐには、手の表面全体を消毒しなければならない。
4. 両手が乾くまで擦り合わせる(少なくとも15秒間)。	乾燥させることで消毒効果が確実になる。
5. 必要に応じて、手にオイルフリーのクリームをつける。	オイルフリーのクリームで皮膚を柔軟に保ち、手荒れを防止する。小容器に入れて携帯し、患者ケア終了後につけるのが最も良い。グローブ劣化のおそれがあるため、油性のクリームは使用しない。

評価

望ましい成果は、一過性に存在した微生物が手指から除去されたときに達成される。

記録

一般に、擦式アルコール製剤を用いた手指衛生の実施は記録しない。

注意事項

在宅ケアの注意事項

- 家庭訪問の終了時と次の家庭訪問開始時には、擦式アルコール製剤の使用を含む適切な手指衛生を必ず行う(McGoldrick & Rhinehart, 2007)。

スキル・4-3 滅菌ドレープを使用した滅菌野の準備

滅菌野は外科的無菌法の作業領域を確保するために準備される。滅菌野は制限領域とみなされる。滅菌ドレープは、滅菌野の設置や、滅菌された作業領域を拡大するために用いられる。滅菌ドレープは片面が防水加工されたものを用い、その面を下にして作業台上に置く。滅菌野を設置した後、必要な滅菌物品や液剤を加える。滅菌野に入れることができるのは、滅菌物品および滅菌グローブを装着した手のみである。外科的無菌法の基本原則の復習には、基礎知識4-2を参照する。

必要物品

- 包装された滅菌ドレープ
- ドレッシング材、容器、液剤など、追加が必要な滅菌物品
- PPE(指示に従って)

アセスメント

滅菌野を準備する必要性があるかどうかを判定するため、状況をアセスメントする。滅菌野を準備する領域のアセスメントを行う。不必要な機器は邪魔にならない場所に移動させる。

看護診断

患者の現在の状態に基づき、看護診断を行うための関連因子を決定する。妥当な看護診断には、以下のような例がある。

- 感染リスク状態
- 非効果的抵抗力

成果確認と看護計画立案

滅菌野の準備における望ましい成果は、滅菌野が汚染されることなく準備され、患者が、微生物由来の潜在的な感染症に曝露されないことである。

看護技術の実際

手順	根拠
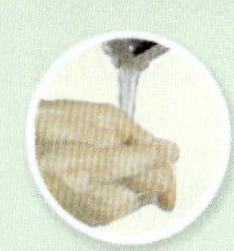 1. 手指衛生を実施し、指示があればPPEを装着する。	手指衛生とPPEにより微生物の拡散が防止される。PPEの必要性は感染経路別予防策に基づいて決まる。
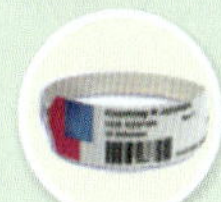 2. 患者の本人確認を行う。これから行う処置について患者に説明する。	本人確認により、確実に正しい患者に正しい処置が行われるようにする。話し合いと説明により、患者は不安を鎮め、処置に対して心の準備ができる。
3. 滅菌ドレープの包装が乾燥しており未開封であることを確認する。使用期限にも留意し、使用期限内であることを確認する。	湿気は滅菌包装の汚染の原因となる。使用期限は包装が滅菌状態を保てる期間を示す。
4. 作業領域としてウエスト以上の高さの場所を選ぶ。	作業領域を視界に入れる。細菌は落下して定着する傾向があるため、ウエストより上の方が汚染が少ない。
5. ドレープの外側の包装を開ける。滅菌ドレープを取り出し、角を持って慎重に持ち上げる。体から離し、ウエストや作業台より上に把持する。	包装の外側に触ることで、滅菌状態を維持する。ドレープがどこかの表面に触れると、滅菌野が汚染される。
6. 角のみを把持し続ける。体や他の物品から離したまま、ドレープを広げる(図1)。	ドレープの外縁2.5cmの範囲と、この範囲に接触した物品は全て汚染されたものとみなす。
7. ドレープの防水面を下にして作業台の上に設置する(図2)。防水面は光沢面か青色面である。ドレープは他のどの物品にも触れないようにする。ドレープが作業台から垂れ下がった場合、その部分は汚染されたものとみなす。	防水面により、滅菌野がぬれた場合の汚染が防止される。湿気は滅菌布または紙にしみ込み、毛細管現象で微生物を運び滅菌野を汚染する。ぬれた滅菌野は、直下の表面が滅菌されていなければ、汚染されたものとみなす。

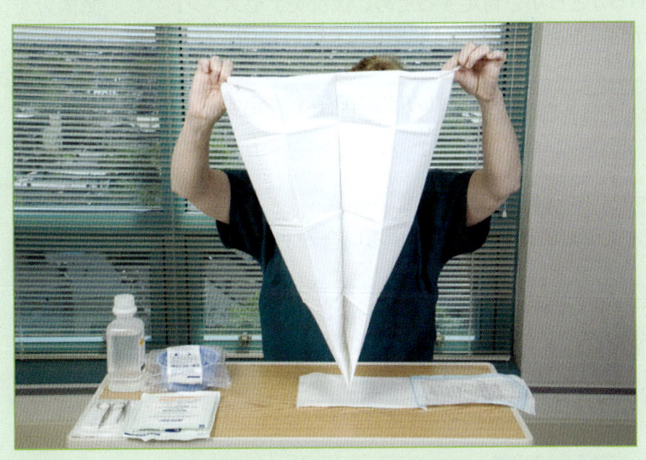

図1　ドレープの角を持ち、体その他の表面から離して自然に広がるのを待つ。

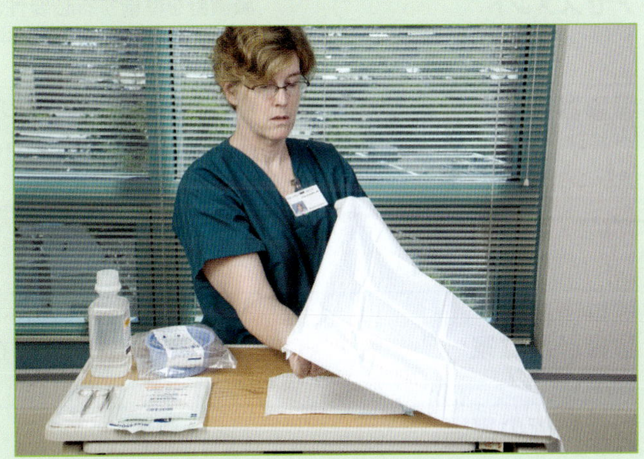

図2　防水面を下にしてドレープを作業台の上に設置する。

手順	根拠
8. 必要に応じて滅菌野に追加の滅菌物品を置く。スキル4-5を参照する。続けて指示通りに処置を行う。	滅菌野の滅菌状態は維持される。
9. 処置が完了したら、使用した場合はPPEを外す。手指衛生を実施する。	適正な方法でPPEを外すことで、感染の伝播や他の物品への汚染のリスクが減少する。手指衛生は微生物の拡散を防止する。

評価

望ましい成果は、滅菌野が汚染されることなく準備され、患者が微生物由来の潜在的な感染症に曝露されなかったときに達成される。

記録

一般に、滅菌野の準備について記録する必要はない。しかし、無菌操作を用いて実施した処置については、無菌操作で実施したことを記録する。

(続く)

スキル・4-3　滅菌ドレープを使用した滅菌野の準備　(続き)

予期しない状況と対処方法

- 滅菌野の一部が汚染された場合：滅菌野のいずれかの部分が汚染された場合は、その滅菌野を破棄して最初からやり直す。
- 滅菌野を準備した後で、看護師が物品の不足に気づいた場合：他のスタッフに依頼する。監視のない状態で滅菌野から離れない。看護師が見ていなかった時間帯があれば、その滅菌野は汚染されたものとみなす。
- 患者が滅菌野に触った場合：もし患者が滅菌野に触れたら、物品を破棄し、新しい滅菌野を準備する。患者が混乱している場合は、他のスタッフに患者の手を押さえてもらい、処置が終わるまで支援を依頼する。

スキル・4-4　滅菌トレーを使用した滅菌野の準備

滅菌野は外科的無菌法の作業領域を確保するために準備される。滅菌野は制限領域とみなされる。市販の滅菌キットや滅菌トレーは滅菌包装されており、開封して広げると滅菌野になる。滅菌野に入れることができるのは、滅菌物品および滅菌グローブを装着した手のみである。その他のものが接触した場合は、滅菌野全体が汚染されたものとみなす。滅菌野での作業に関連するガイドラインについては、基礎知識4-2を参照する。

必要物品

- 市販の滅菌キットまたは滅菌トレー
- ドレッシング材、容器、液剤など、必要に応じて追加する滅菌物品
- PPE(指示に従って)

アセスメント

滅菌野を準備する必要性があるかどうかを判定するため、状況をアセスメントする。滅菌野を準備する領域のアセスメントを行う。不必要な機器は邪魔にならない場所に移動させる。

看護診断

患者の現在の状態に基づき、看護診断を行うための関連因子を決定する。妥当な看護診断には、以下のような例がある。

- 感染リスク状態
- 非効果的抵抗力

加えて、他の看護診断でも、本スキルの使用を必要とする場合がある。

成果確認と看護計画立案

市販の滅菌キットや滅菌トレーを開く際の望ましい成果は、滅菌野が汚染されることなく準備され、患者が微生物由来の潜在的な感染症に曝露されないことである。

看護技術の実際

手順	根拠
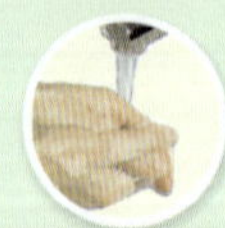 1. 手指衛生を実施し、指示があればPPEを装着する。	手指衛生とPPEにより微生物の拡散が防止される。PPEの必要性は感染経路別予防策に基づいて決まる。
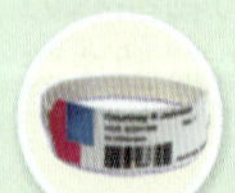 2. 患者の本人確認を行う。これから行う処置について患者に説明する。	本人確認により、確実に正しい患者に正しい処置が行われるようにする。話し合いと説明により、患者は不安を鎮め、処置に対して心の準備ができる。
3. 滅菌キットまたはトレーが乾燥した状態で、未開封であり、使用期限内であることを確認する。	湿気は滅菌包装の汚染原因となる。使用期限は包装が滅菌状態を保てる期間を示す。
4. 作業領域としてウエスト以上の高さの場所を選ぶ。	作業領域を視界に入れる。細菌は落下して定着する傾向にあるので、ウエストより上の方が汚染が少ない。

手順

5. 外側の包装を開け、トレーを取り出す（図1）。作業台の中央に、内側の包装の一番上にある折り返しが向こう側になるように置く。

根拠

これにより、滅菌野のために十分な場所を確保できる。

6. トレーの外側から手を回し、一番上の折り返しを端から2.5㎝以内の所で外側からつまむ。内側に触れないように腕を伸ばし、体から離れる方向に折り返しを引いて、包装を開く（図2）。包材は作業台にそのまま広げておく。

できるだけ端をつまむことで、滅菌野となる包材の内側の滅菌状態を維持する。包材の外側は滅菌状態とはみなさない。包材の縁から2.5㎝以内は汚染されているものとみなす。

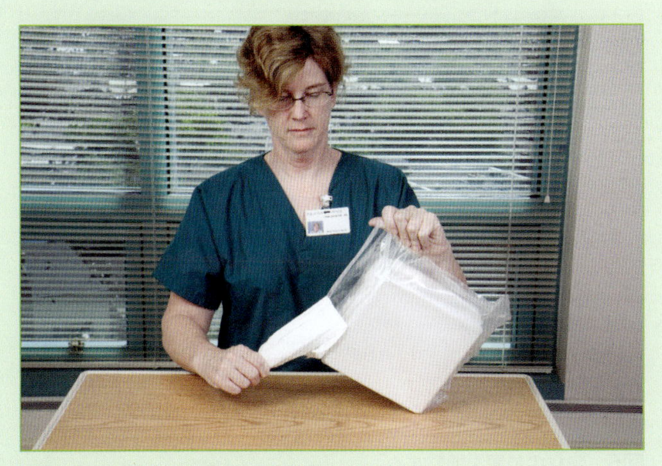

図1　滅菌トレーの外側の包装を開ける。

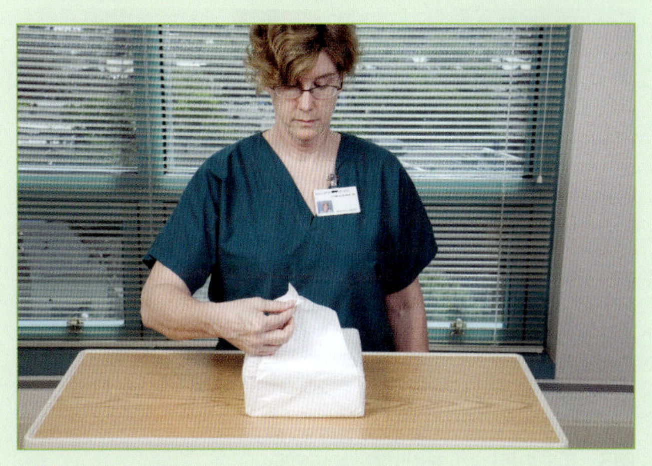

図2　内側の包装を体から離れる方向に開く。

7. トレーの外側から手を回し、一番上になった横の折り返しを端から2.5㎝以内の所で外側からつまむ。腕を伸ばしトレーから離れる横方向に引いて、包装を開く（図3）。包材は作業台にそのまま広げておく。

できるだけ端をつまむことで、滅菌野となる包材の内側の滅菌状態を維持する。包材の外側は滅菌状態とはみなさない。包材の縁から2.5㎝以内は汚染されているものとみなす。

8. トレーの外側から手を回し、残った横の折り返しを端から2.5㎝以内の所で外側をつまむ。腕を伸ばしトレーから離れる横方向に引いて、包装を開く（図4）。包材は作業台にそのまま広げておく。

できるだけ端をつまむことで、滅菌野となる包材の内側の滅菌状態を維持する。包材の外側は滅菌状態とはみなさない。包材の縁から2.5㎝以内は汚染されているものとみなす。

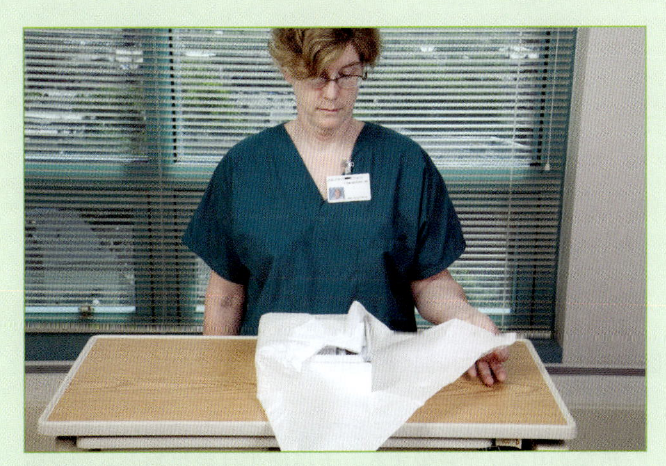

図3　最初の横の折り返しを引いて、包装を開く。

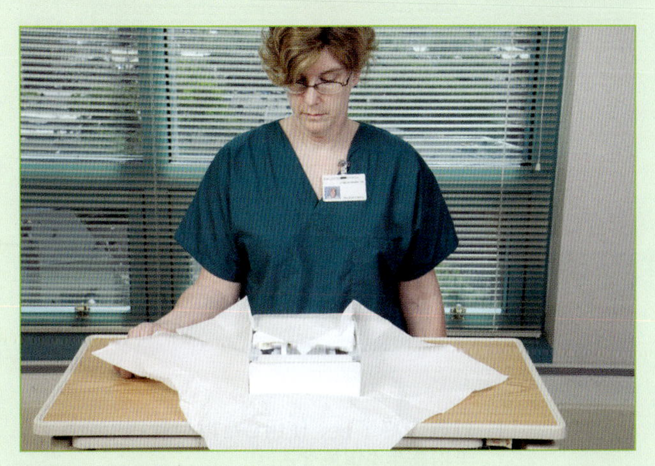

図4　残った横の折り返しを引いて、包装を開く。

（続く）

スキル・4-4　滅菌トレーを使用した滅菌野の準備　（続き）

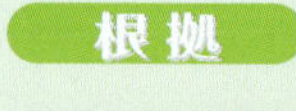

手順

9. トレーと作業領域から離れて立つ。残った手前の折り返しを端から2.5cm以内の所で外側からつまむ。腕を伸ばしトレーから離れる手前方向に引いて、包装を開く(図5)。この手は包材をつまんだままにし、もう一方の手で包材の下面(作業台に面した側)をつまむ。平らになったときに縁が作業台の横から垂れ下がらず、作業台の上にあるように、包材の位置を整える(図6)。包材を作業台に平らに広げる。

根拠

できるだけ端をつまむことで、滅菌野となる包材の内側の滅菌状態を維持する。包材の外側は滅菌状態とはみなさない。包材の縁から2.5cm以内は汚染されているものとみなす。

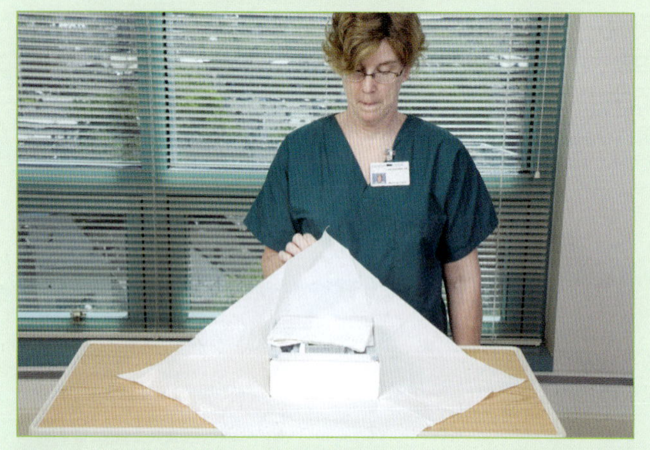

図5　手前の折り返しを引いて、包装を開く。

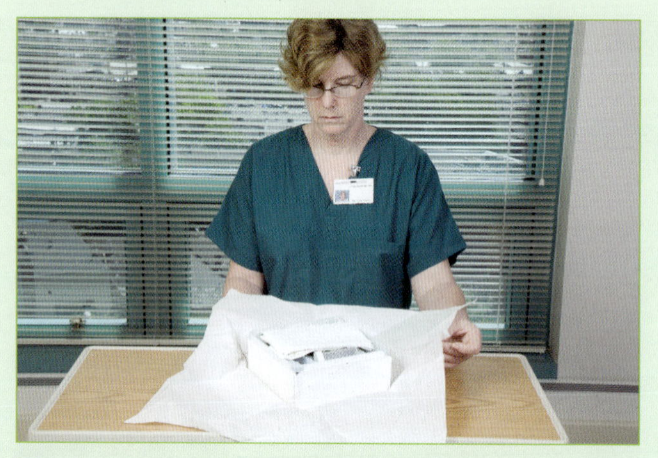

図6　包材の位置を調整する。

10. 広げた包材が滅菌野となり、中央に滅菌トレーを置く(図7)。滅菌野への接触、滅菌野の上に手を伸ばす動作を行ってはならない。必要に応じて、滅菌野に滅菌物品を追加する。スキル4-5参照。続けて指示通りに処置を行う。

滅菌野と中の物品の滅菌状態は維持される。

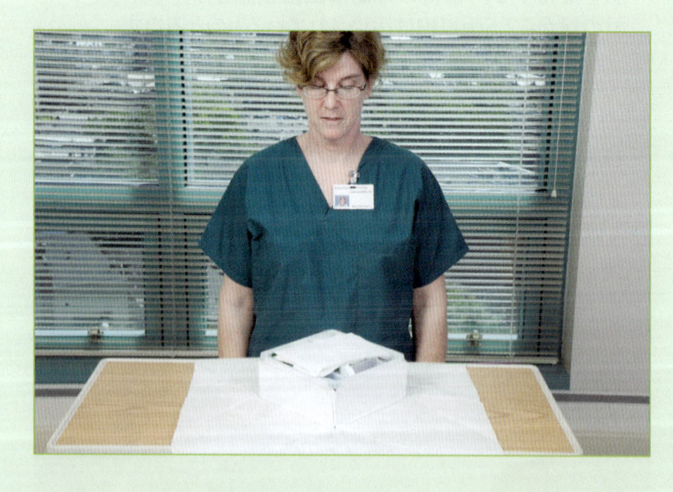

図7　滅菌トレーの包材を開くと滅菌野が完成する。

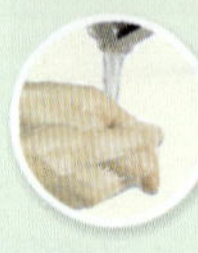

11. 処置の終了後、使用した場合はPPEを外す。手指衛生を実施する。

適正な方法でPPEを外すことで、感染の伝播や他への物品の汚染のリスクが減少する。手指衛生は微生物の拡散を防止する。

評価

望ましい成果は、滅菌野が汚染されることなく準備され、包装内の物品が滅菌状態を保ち、患者が微生物由来の潜在的な感染症に曝露されない場合に達成される。

記録

一般に、滅菌野の準備について記録する必要はない。しかし、無菌操作を用いて実施した処置については、無菌操作で実施したことを記録する。

予期しない状況と対処方法

- 滅菌野の一部が汚染された場合：滅菌野のいずれかの部分が汚染された場合は、その滅菌野を廃棄して最初からやり直す。
- 滅菌野を準備した後で、看護師が物品の不足に気づいた場合：他のスタッフに依頼する。監視のない状態で滅菌野から離れない。看護師が見ていなかった時間帯があれば、その滅菌野は汚染されたものとみなす。
- 患者が滅菌野に接触した場合：もし患者が滅菌野に接触したら、物品を廃棄し、新しい滅菌野を準備する。患者が混乱している場合は、他のスタッフに患者の手を押さえてもらうか、処置が終了するまで支援を依頼する。

スキル・4-5　滅菌野への滅菌物品の準備

滅菌野は外科的無菌法の作業領域を確保するために準備される。滅菌野は制限領域とみなされる。滅菌野を準備した後、必要な滅菌物品や液剤を滅菌野に準備する。滅菌物品は医療施設内で包装・滅菌されたものでも、市販のものでもよい。手や衣類など滅菌されていないものが滅菌野や滅菌野内の物品に触れることのないように注意する。滅菌野での作業に関連するガイドラインについては、基礎知識4-2を参照する。

必要物品

- 滅菌野
- 滅菌ガーゼ、摂子、ドレッシング材、容器、その他必要に応じた滅菌物品
- PPE（指示に従って）

アセスメント

滅菌野を準備する必要性があるかどうかを判定するため、状況をアセスメントする。滅菌野を準備する領域のアセスメントを行う。不必要な機器は邪魔にならない場所に移動させる。処置に必要な準備すべき物品は何かを明らかにする。

看護診断

患者の現在の状態に基づき、看護診断を行うための関連因子を決定する。適切な看護診断には、以下のような例がある。

- 感染リスク状態
- 非効果的抵抗力

加えて、他の看護診断でも、本スキルの使用を必要とする場合がある。

成果確認と看護計画立案

滅菌野に滅菌物品を準備する際の望ましい成果は、滅菌野が汚染されることなく準備され、滅菌物品が汚染されずに滅菌野に準備され、患者が微生物由来の潜在的な感染症に曝露されないことである。

看護技術の実際

手順	根拠
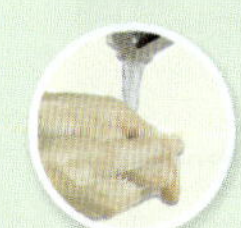 1. 手指衛生を実施し、指示があればPPEを装着する。	手指衛生とPPEにより微生物の拡散が防止される。PPEの必要性は感染経路別予防策に基づいて決まる。

（続く）

スキル・4-5　滅菌野への滅菌物品の準備　（続き）

手順	根拠
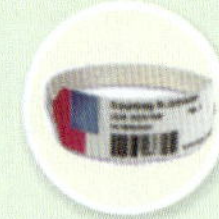 2. 患者の本人確認を行う。これから行う処置について患者に説明する。	本人確認により、確実に正しい患者に正しい処置が行われるようにする。話し合いと説明により、患者は不安を鎮め、処置に対して心の準備ができる。
3. 滅菌ドレープや滅菌物の包装が乾燥した状態で、未開封であることを確認する。また、使用期限に注意し、使用期限内であることを確認する。	湿気は滅菌包装の汚染原因となる。使用期限は包装が滅菌状態を保てる期間を示す。
4. 作業領域としてウエスト以上の高さの場所を選ぶ。	作業領域を視界に入れる。細菌は落下して定着する傾向があるので、ウエストより上の方が汚染が少ない。
5. スキル4-3または4-4に従い、滅菌野を準備する。	適切な操作により滅菌状態が維持される。
6. 滅菌野への滅菌物品の準備は以下の手順に従う。	
医療施設内で包装・滅菌された物品の準備	
a. 利き手で施設内滅菌された物品を上部の折り返しが体の反対に向くように持つ。もう一方の手を回りこませて上部と両側の折り返しをつまんで包装を開く。	滅菌野に物品を落とす前に、滅菌表面と滅菌物品のみが露出している状態にする。
b. 利き手で包装の上から中の物品をしっかり持つ。包装の内側の面や中の物品に触れないように注意して、手前側にある包装の残りの折り返し部分をつまむ。包装が手と手首を覆うように、折り返しを手首の方に引く。	滅菌野に物品を落とす前に、滅菌表面と滅菌物品のみが露出している状態にする。
c. 利き手でない方の手で包装の四隅を一緒につかみ、手と手首を覆うように手首の方に引く。そのまま把持する。	滅菌野に物品を落とす前に、滅菌表面と滅菌物品のみが露出している状態にする。
d. 物品を滅菌野の表面の約15cm上から滅菌野上に落とす。表面や他の物品への接触や、縁から2.5cm以内に落とすことのないよう注意する。	適度な高さから落とすことで滅菌野の汚染と、不注意により滅菌物品を滅菌野の端や外に落とすのを防ぐ。縁から2.5cm以内に落ちた物品は汚染されたものとみなす。
市販の滅菌包装された物品の準備	
a. 片手で包装された滅菌物品を持つ。反対の手で包装の上部を手前に引く。または、両手で慎重に端からはがす（図1）。	中の物品を手によって汚染しない。
b. 包装の上部または端を途中まで開いた後、物品を滅菌野の表面の約15cm上に把持する。包装をさらに開き、物品を滅菌野上に落とす（図2）。表面や他の物品への接触や、縁から2.5cm以内に落とすことのないように注意する。	適度な高さから落とすことで滅菌野の汚染と、不注意により滅菌物品を滅菌野の端や外に落とすのを防ぐ。縁から2.5cm以内に落ちた物品は汚染されたものとみなす。
c. 包材を廃棄する。	作業領域が片付いていると操作が適切に行われやすく、滅菌野の不注意な汚染が避けられる。

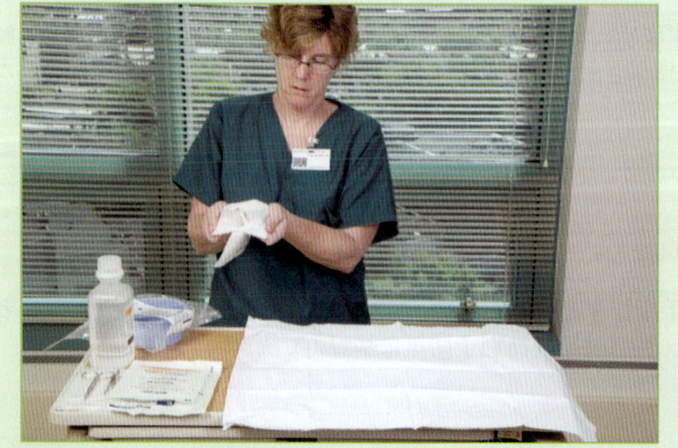

図1　包装の端を慎重にはがす。

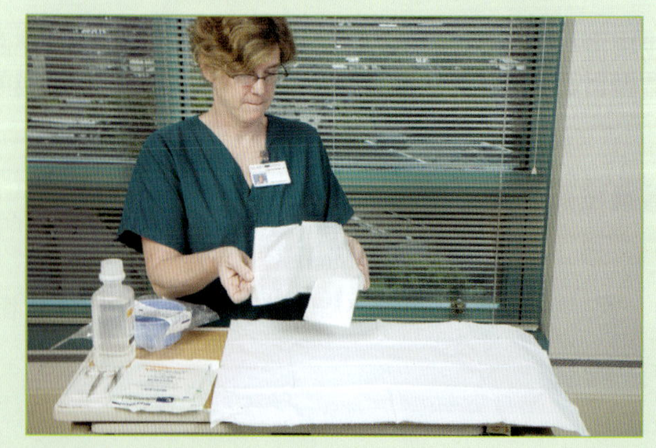

図2　滅菌物品を滅菌野上に落とす。

手順	根拠
滅菌溶液の準備	
a. 必要な溶液を用意し、使用期限を確認する。	開封後は、ボトルに開封日と時刻を書き込む。開封から24時間は滅菌状態を維持できる。
b. 使用方法に従って溶液の容器のふたを取り、**ふたを滅菌野から離して縁を上に向けて置く(図3)。**	ふたの内側の滅菌状態が保たれる。
c. 滅菌野の外側で、ラベルが手掌側に来るようにボトルを持ち、10-15cmの高さから注ぐ準備をする。ボトルの先は絶対に滅菌容器や滅菌野に触れないようにする。	ラベルを乾いた状態に保ち、滅菌野を横切らずに溶液を注げる。この高さであれば飛散しにくい。容器やドレッシング材にボトルの先端が触れてしまうと、両方が汚染される。
d. 滅菌野の端の方に事前に準備しておいた滅菌容器、またはドレッシング材の上に、必要量の溶液を一定の速さで注ぐ(図4)。**液体が飛び散らないようにする。**	一定の速さで注ぐと、飛び散りのリスクが最小限になる。滅菌野は、ぬれると汚染される。
e. 溶液にふたをするときは、ふたの外側のみを持つ。溶液に開封した日付と時刻を書き込む。	溶液は汚染されないままであり、まだ使用できる。

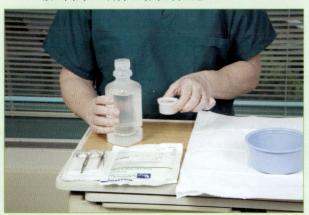

図3　滅菌溶液のふたを取り、縁を上に向けてテーブル上に置く。

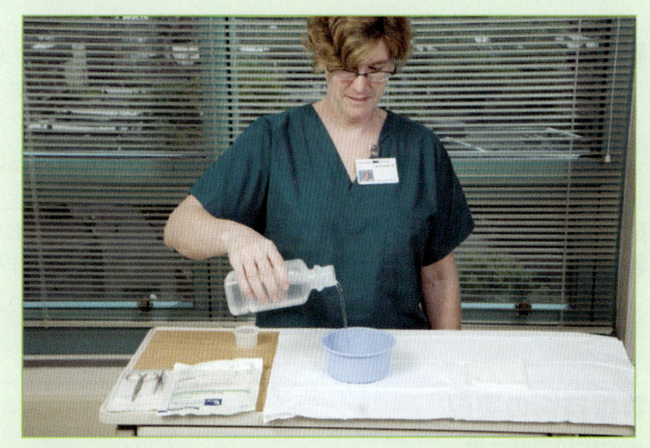

図4　溶液を滅菌容器に注ぐ。

7. 続けて、指示通りに処置を行う。

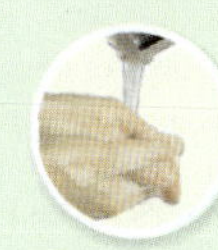

手順	根拠
8. 処置が完了したら、使用していた場合はPPEを外す。手指衛生を実施する。	適正な方法でPPEを外すことで、感染の伝播や他の物品への汚染のリスクが減少する。手指衛生は微生物の拡散を防止する。

評価

望ましい成果は、滅菌野が汚染されることなく準備され、滅菌物品が汚染されることなく滅菌野に準備され、患者が微生物由来の潜在的な感染症に曝露されない場合に達成される。

記録

一般に、滅菌野への物品の準備は記録する必要はない。しかし、無菌操作を用いて実施した処置については、無菌操作で実施したことを記録する。

予期しない状況と対処方法

- 加えた物品が滅菌野の縁の近くや縁の上に落ちた場合：滅菌野の縁から2.5cm以内は汚染されているとみなす。外縁から2.5cm以内にある物品はすべて汚染されているとみなす。
- 滅菌野の一部が汚染された場合：滅菌野のいずれかの部分が汚染された場合は、その滅菌野を廃棄して最初からやり直す。
- 滅菌野を準備した後で、看護師が物品の不足に気づいた場合：他のスタッフに依頼する。監視のない状態で滅菌野を離れない。看護師が見ていなかった時間帯があれば、その滅菌野は汚染されたものとみなす。
- 患者が滅菌野に触った場合：もし患者が滅菌野に触れたら、物品を廃棄し、新しい滅菌野を準備する。患者が混乱している場合は、他のスタッフに患者の手を押さえてもらうか、処置が終了するまで援助を依頼する。

スキル・4-6　滅菌グローブの装着方法と汚染グローブの外し方

滅菌グローブの装着時と装着中は、手はウエストより上に上げ、滅菌されていない面から離しておく。グローブに穴や亀裂が生じたとき、素材の強度が脆弱になったとき、滅菌されていない面や物品と接触したときには交換する。滅菌グローブの使用に関連したガイドラインの詳細は基礎知識4-2を参照する。医療施設の規定次第だが、物品を準備するときにグローブを余分に用意しておくとよい。そうすれば、最初のグローブが何らかの原因で汚染されて交換の必要が生じても、処置を中断して新しいグローブを取りに行かずにすむ。

必要物品

- 適切なサイズの滅菌グローブ
- PPE（指示に従って）

アセスメント

滅菌グローブの必要性を判定するため、状況をアセスメントする。加えて、ラテックスアレルギーの可能性について情報がないか、患者記録を確認する。さらに、ラテックスに対するアレルギーや感受性、およびこれまでに経験したラテックスアレルギーの兆候や症状を含むすべてのアレルギーの既往歴について患者に質問する。患者にラテックスアレルギーがある場合は、ラテックスフリーのグローブを準備する必要がある。

看護診断

患者の現在の状態に基づき、看護診断を行うための関連因子を決定する。妥当な看護診断として、感染リスク状態がある。その他の妥当な看護診断には、以下のような例がある。

- 非効果的抵抗力
- ラテックスアレルギー反応リスク状態

成果確認と看護計画立案

滅菌グローブの着脱において望ましい成果は、汚染なくグローブが着脱されることである。それ以外にも、患者が感染症を引き起こす微生物に曝露されない、患者がラテックスアレルギー反応の兆候や症状を示さない、などの成果が妥当であると考えられる。

看護技術の実際

手順	根拠
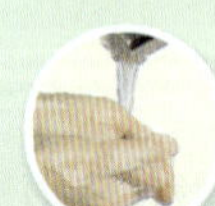 1. 手指衛生を実施し、指示があればPPEを装着する。	手指衛生とPPEにより微生物の拡散が防止される。PPEの必要性は感染経路別予防策に基づいて決まる。
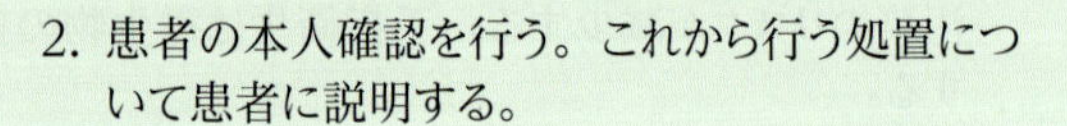 2. 患者の本人確認を行う。これから行う処置について患者に説明する。	本人確認により、確実に正しい患者に正しい処置が行われるようにする。話し合いと説明により、患者は不安を鎮め、処置に対して心の準備ができる。
3. 滅菌グローブの包装が乾燥しており、未開封であることを確認する。また、使用期限に注意し、使用期限内であることを確認する。	湿気は滅菌包装の汚染の原因となる。使用期限は包装が滅菌状態を保つ期間を示す。
4. 滅菌グローブの包装を、清潔で乾燥したウエストより高い場所に置く。	湿気があると滅菌グローブが汚染されうる。ウエストより下になった滅菌物品は汚染されたとみなす。
5. 外袋の端を慎重にめくり開封する（図1）。内袋を、外側にしか触れないようにして取り出す。	これにより、内袋の中にあるグローブの滅菌状態が保たれる。
6. 表示を見て、手首側が手前になるように内袋を作業台の上に置く。	グローブの装着が容易になる。
7. 内袋を注意深く開く。上部、下部、両側の順に折り返しを広げる（図2）。内袋の内側やグローブに触れないように注意する。	内袋の内側は滅菌状態である。内袋内側の縁から2.5㎝以内は汚染されたものとみなす。滅菌グローブの手首側が手前になるように開く。

手順

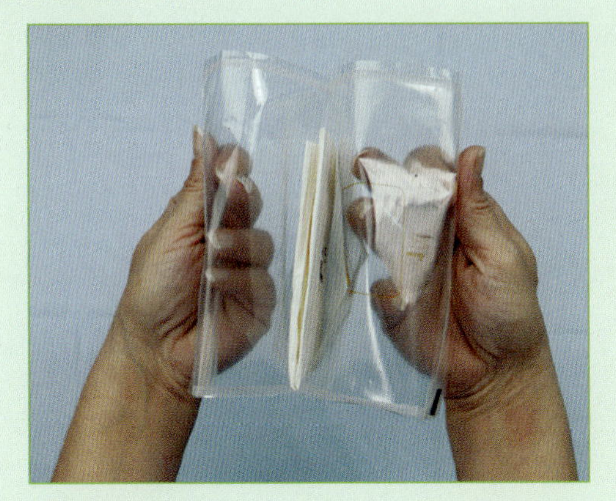

図1　外袋の端をめくる。

根拠

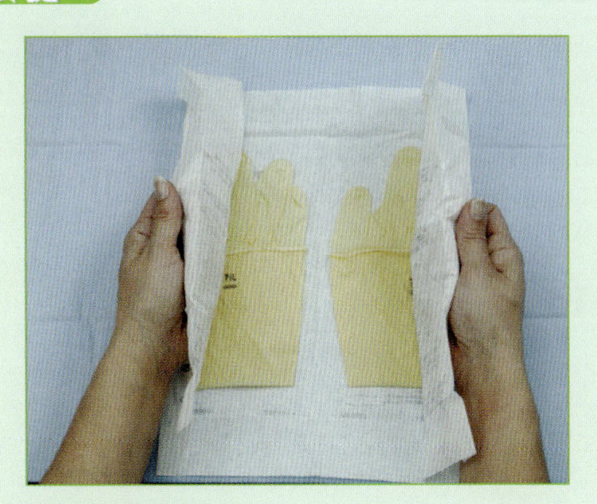

図2　両側の折り返しを広げる。

8. 利き手でない方の母指と示指で、利き手用グローブの手首の折り返し部分だけをつまみ、他の部分には触れないようにする（図3）。

手は滅菌状態ではないため、グローブの内側にしか触れてはならない。外側の滅菌状態は保たれる。

9. 手をウエストより高い位置に保ったまま、指を下向きにしてグローブを開いた内袋から取り出す（図4）。**グローブが滅菌されていない物品に触れないように注意する。**

滅菌されていない物品に接触した場合、グローブは汚染される。

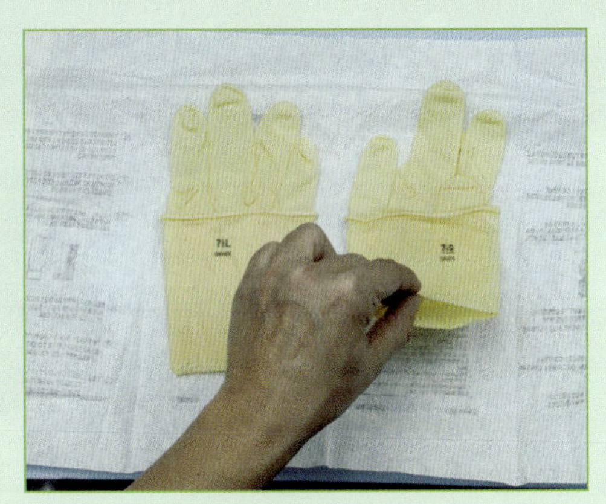

図3　利き手用グローブの手首の折り返しをつまむ。

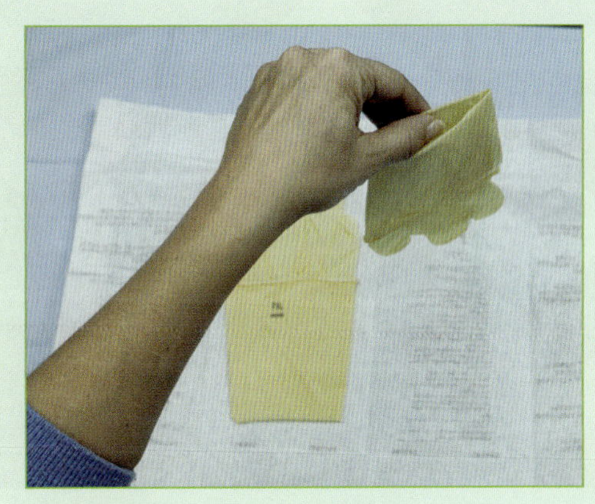

図4　グローブを開いた内袋から持ち上げる。

10. 利き手の手掌を上にして注意深くグローブに差し入れ（図5）、グローブを引っ張ってはめる。手首の折り返しは反対の手にグローブをはめるまでそのままにしておく。

滅菌されていない手で折り返しを伸ばそうとすると、滅菌グローブを汚染しかねない。

11. グローブをはめた手の母指は外側に伸ばす。他の4本の指を残ったグローブの折り返しの中に入れる（図6）。グローブや手で何も触らないように注意してグローブを持ち上げる。

母指は外に伸ばしておけば、汚染されにくい。滅菌面には滅菌面しか接触させないようにすることで汚染を防ぐ。

12. 利き手でない方の手を注意深くグローブに入れる。皮膚がグローブの外側表面に触ることのないように注意して、グローブを引っ張ってはめる。

滅菌面には滅菌面しか接触させないようにすることで汚染を防ぐ。

（続く）

スキル・4-6 滅菌グローブの装着方法と汚染グローブの外し方 （続き）

手順

根拠

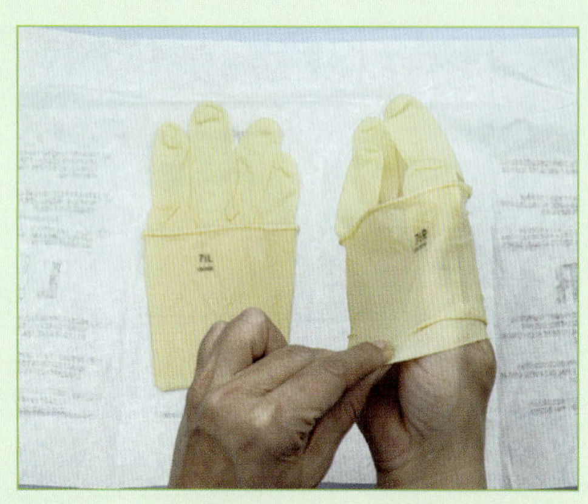

図5 利き手をグローブに差し入れる。

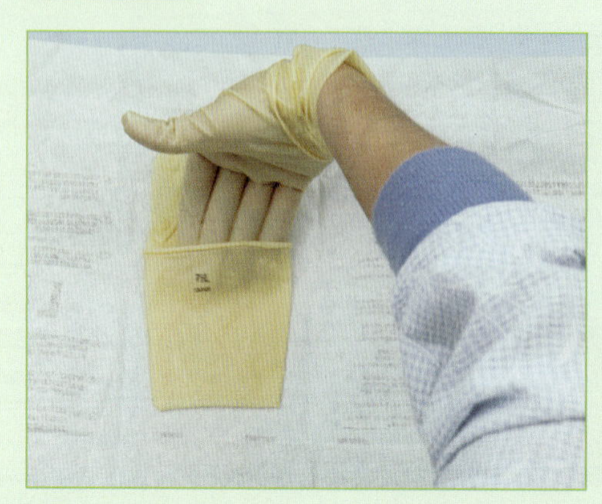

図6 利き手でない方のグローブの折り返しに指を差し込む。

13. **一方の手指を他方のグローブの折り返しに差し込み、グローブの滅菌された外側にしか触らないようにして、折り返し部分を手首の方に伸ばす(図7)。反対も同様にする。**

滅菌面には滅菌面しか接触させないようにすることで汚染を防ぐ。

14. **滅菌領域同士しか触れないようにしながら、両手のグローブをぴったりとはめる(図8)。**

滅菌面には滅菌面しか接触させないようにすることで汚染を防ぐ。

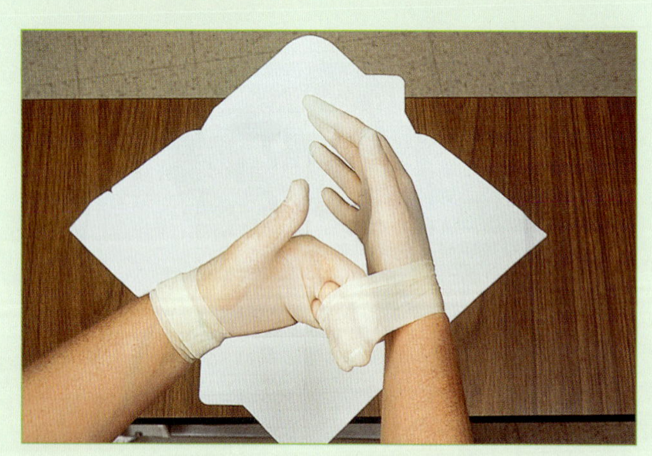

図7 一方の手指を他方の手の折り返しに差し込み、折り返しを手首の方に伸ばす。

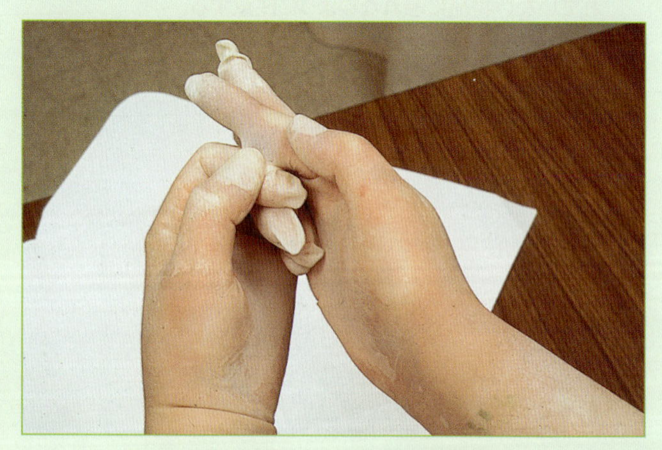

図8 必要に応じて、グローブを手にぴったり合わせる。

15. 続けて、指示通りに処置を行う。

汚染グローブの外し方

16. 利き手で反対側のグローブの手首部分の外側をつまむ。汚染された部分が内側になるように、グローブを裏返しにしながら引っ張って外す(図9)。外したグローブを、グローブをはめたままの手の中に握る。

こうすれば、汚染された部分が手や手首と接触しない。

17. グローブを外した手の指を、残りのグローブと手首の間に差し込む(図10)。**グローブの外側に触れないように注意する。**汚染された部分が内側になるように、グローブを裏返しにしながら引っ張り、初めに外したグローブを中に閉じ込めるようにして外す。(図11)。

こうすれば、汚染された部分が手や手首と接触しない。

手順

根拠

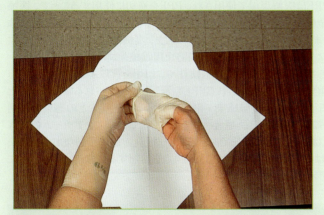

図9　グローブは裏返しながら外す。

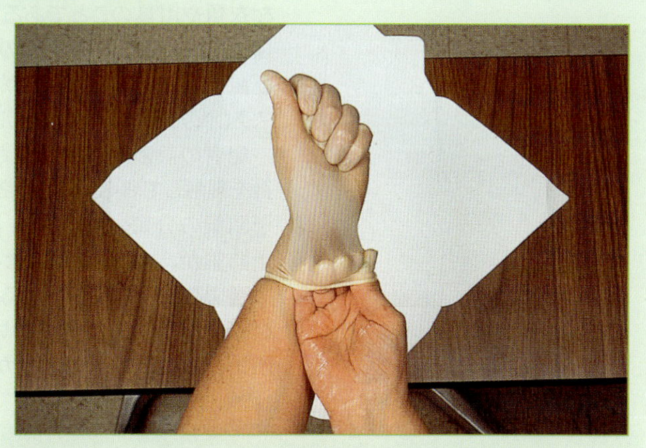

図10　グローブを外した側の手指を残ったグローブの内側に差し入れる。

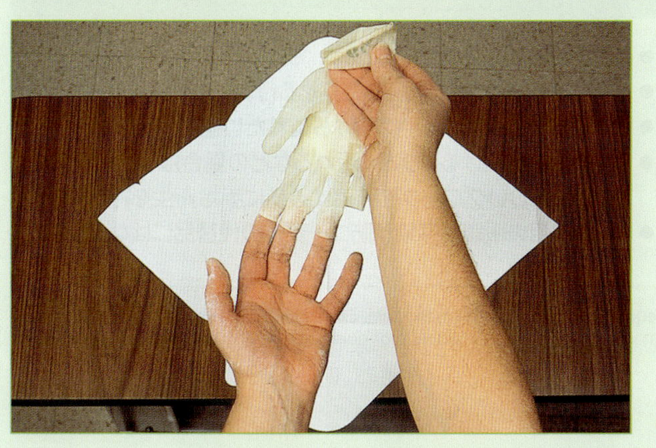

図11　グローブを裏返しながら外し、初めに外したグローブを内側に閉じ込める。

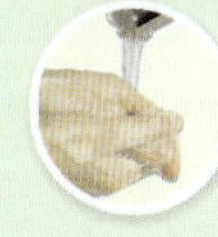

18. 適切な容器にグローブを廃棄する。使用した場合はその他のPPEを外す。手指衛生を実施する。

適正な方法でPPEを外し、廃棄することで、感染の伝播や他の物品への汚染のリスクが減少する。手指衛生は微生物の拡散を防止する。

評価

望ましい成果は、グローブが汚染なく着脱されたときに達成される。その他の望ましい成果は、患者が微生物由来の潜在的な感染症に曝露されず、ラテックスアレルギー反応の兆候や症状を示さない場合に達成される。

記録

一般に、滅菌グローブの装着方法と汚染グローブの外し方について記録する必要はない。しかし、無菌操作を用いて実施した処置については、無菌操作で実施したことを記録する。

予期しない状況と対処方法

- 滅菌グローブの装着の途中で汚染が生じた場合：グローブを廃棄し、新しい滅菌グローブの包装を開ける。
- 片方のグローブに穴または亀裂が見つかった場合：グローブを廃棄し、新しい滅菌グローブの包装を開ける。
- 処置の途中で片方のグローブに穴または亀裂が見つかった場合：処置を中断する。グローブを外す。手洗いまたは擦式アルコール製剤による手指衛生を（手の汚染状況に応じて）実施し、新しい滅菌グローブを装着する。
- 患者が看護師の手や滅菌野に触れた場合：患者が看護師の手のみに触れた場合は、汚染されたグローブを外し、新しい滅菌グローブを装着する。医療施設の規定によるが、滅菌グローブは常に2組準備しておくとよい。患者が滅菌野に触れた場合は、物品を廃棄し、新しい滅菌野を準備する。患者が混乱している場合は、他のスタッフに患者の手を押さえてもらうなど、処置が終了するまで援助を依頼する。
- 患者にラテックスアレルギーがある場合：ラテックスフリーの滅菌グローブを用意する。

スキル・4-7　個人防護具の使用

個人防護具（PPE）とは、医療従事者が感染性物質から自分自身を守るために装着する、特別な衣類や用具のことである。PPEは医療現場で使用され、PPEを適切に使用することで、医療環境における医療従事者の安全性が向上する（CDC, 2004a）。PPEには、清潔（非滅菌）および滅菌グローブ、防水性ガウンまたはエプロン、サージカルマスク、高機能微粒子用（HEPA）マスク、N95ディスポーザブルマスク、フェイスシールド、感染防止用眼鏡／ゴーグルなどがある。

患者の診断や状態から考えられる潜在的な汚染の危険性や、PPEを管理する医療施設の方針を理解しておくことは非常に重要である。使用されるPPEの種類は、予想される曝露の種類と予防策の分類、すなわち、標準予防策か、接触感染・飛沫感染・空気感染などの感染経路別予防策か、どの予防策をとるかによって変わる。患者ケアを行う際に、ヘルスケアチームの各人に適切なPPEを装着させることは、看護師の責任である。CDC推奨の標準予防策および感染経路別予防策の実際については、基礎知識4-4と基礎知識4-5を参照する。また、Box 4-1にPPEの効果的な使用法のガイドラインを示す。

Box 4-1　PPEの効果的な使用法についてのガイドライン

- 患者と接触する前、できれば患者の部屋に入る前にPPEを装着する。
- 予想される曝露の種類と隔離予防策の分類に基づき、適切なPPEを選択する。
- グローブ装着時には、“清潔な”部位から“不潔な”部位へと作業を進める。
- PPEが触る表面や物品の数は、できるだけ少なくする。
- 他のPPEに触ったり調整したりする行為は避ける。
- グローブを装着した手は顔から離れた位置に保つ。
- グローブが裂ける、ひどく汚れるなどの場合は、外して交換する。新しいグローブを装着する前に手指衛生を行う。
- 個人使用の眼鏡は感染予防ゴーグルの代替品にはならない。

（出典：Centers for Disease Control and Prevention (CDC). (2007e). Personal protective equipment for healthcare personnel. Excerpted from guideline for isolation precautions: Preventing transmission of infectious agents in healthcare settings. Available at www.cdec.gov/mcidod/dhqp/pdf/guidelines/Isolation2007.pdf. Accessed June 12, 2009.）

必要物品

- グローブ
- マスク（サージカルマスクまたは微粒子用マスク）
- 防水性ガウン
- 感染防止用ゴーグル（眼鏡は含まれない）

PPEとして準備される物品は、医療施設の規定によって異なる場合がある。

アセスメント

PPEの必要性を判定するため、状況をアセスメントする。加えて、感染症や伝染性疾患の疑いや確定した診断の情報がないか、患者の医療記録を確認する。血液や体液への曝露の可能性を判断し、曝露を防止するために必要な物品を明らかにする。所属医療施設の感染管理マニュアルを参照する。

看護診断

患者の現在の状態に基づき、看護診断を行うための関連因子を決定する。妥当な看護診断には、以下のような例がある。

- 感染リスク状態
- 非効果的抵抗力
- 下痢
- 皮膚統合性障害
- 知識不足
- 便失禁

成果確認と看護計画立案

PPEの使用による望ましい成果は、微生物の伝播が防止されることである。それ以外にも、患者と医療従事者が感染症を引き起こす可能性のある微生物に曝露されない、患者がPPE使用の妥当性についての理解を言葉で表現する、などの成果が妥当であると考えられる。

看護技術の実際

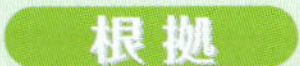

手順	根拠
1. 診療録と看護計画で感染予防策の種類を確認し、感染制御マニュアルの予防策を見直す。	微生物の伝播様式によって、必要な予防策が決まる。
2. 患者の部屋に入る前に、看護活動の計画を立てる。	計画的な活動は、仕事の実施と予防策の厳守を容易にする。
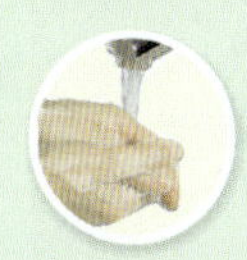 3. 手指衛生を実施する。	手指衛生とPPEにより微生物の拡散が防止される。
4. 感染予防策について、患者、家族、面会者に説明する。	説明により、患者と家族の協力が得やすくなり、予防策としての処置に関する不安を軽減する。
5. 予想される曝露の種類と隔離予防策の分類に基づき、ガウン、グローブ、マスク、感染防止用ゴーグルを装着する。	PPEの使用により感染の連鎖を断ち切り、患者や看護師を保護する。ガウンはユニフォーム全体を保護し、グローブは手と手首を微生物から守る。マスクは看護師や患者を飛沫核や大粒子を含んだエアロゾルから保護し、保護用ゴーグルは眼の粘膜を飛散物から守る。
a. 開いている方が後ろになるようにガウンを着用する。頚部とウエストで紐をしっかり結ぶ（図1）。	ガウンは頚部から膝までの体幹、手首までの上肢、背部全体を覆うものでなくてはならない。
b. 鼻、口、顎を覆うマスクまたはレスピレーターを装着する（図2）。紐またはゴムバンドを頭頂部と頚部にかけしっかり留める。レスピレーター使用の際はフィットチェックを行い、吸気でマスクが凹み、呼気で空気もれがないことを確認する。	マスクは看護師や患者を飛沫核や大粒子のエアロゾルから保護する。保護のためには、マスクはぴったりとフィットしていなければならない。
c. ゴーグルを装着する（図3）。眼の上にあて、フィットするよう調整する。マスクとゴーグルの代わりにフェイスシールドも使用可能である（図4）。	保護用ゴーグルは眼の粘膜を飛散した液体から保護する。保護のためには、ぴったりとフィットしていなければならない。
d. 清潔なディスポーザブルグローブを装着する。ガウンの袖口にグローブをかぶせる（図5）。	グローブは手と手首を微生物から保護する。

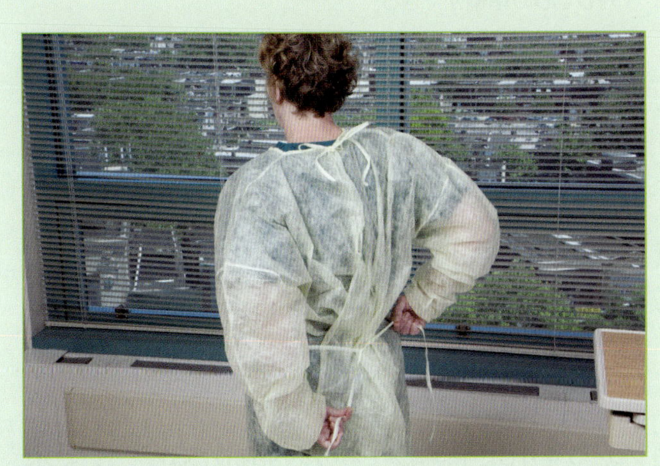

図1　頚部とウエストの位置でガウンの紐を結ぶ。

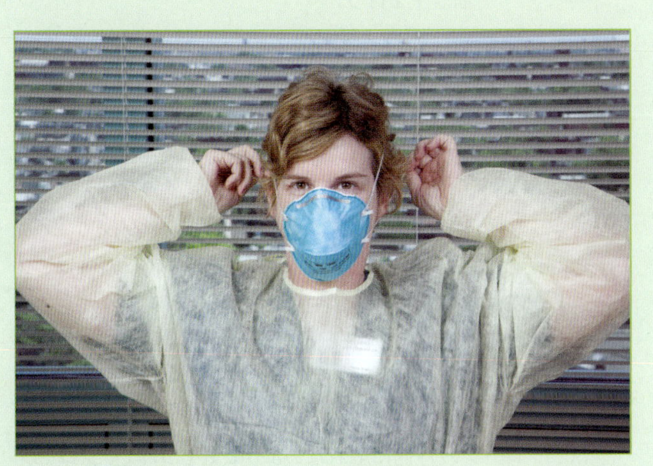

図2　鼻、口、顎を覆うようにマスクを装着する。

（続く）

スキル・4-7　個人防護具の使用（続き）

手順　　**根拠**

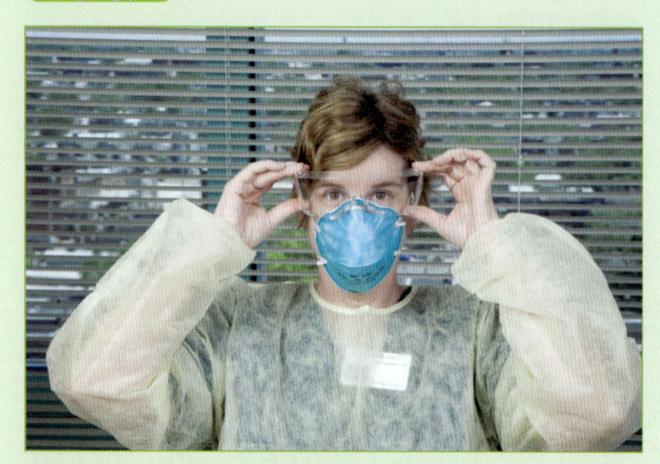

図3　感染防止用ゴーグルを装着する。

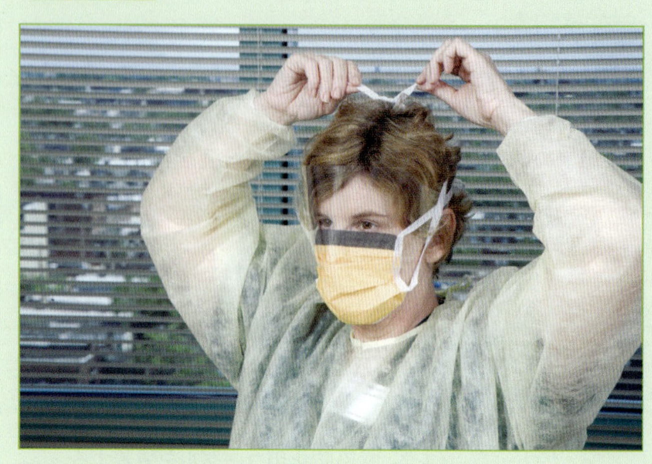

図4　フェイスシールドを装着する。

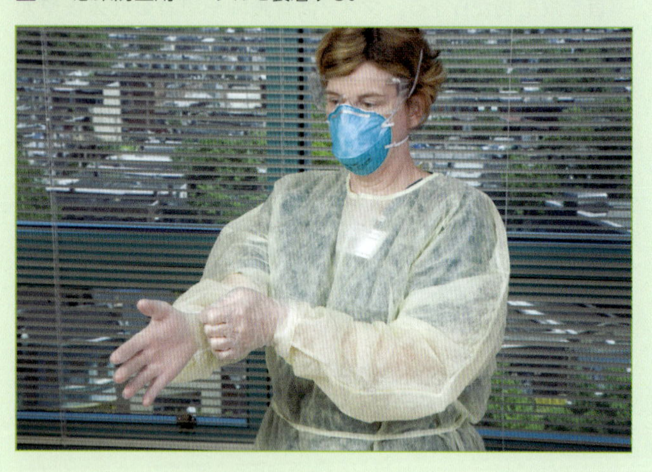

図5　グローブがガウンの袖口を覆うように装着する。

6. 患者の本人確認を行う。これから行う処置について患者に説明する。続けて、必要に応じた患者ケアを行う。

本人確認により、確実に正しい患者に正しい処置が行われるようにする。話し合いと説明により、患者は不安を鎮め、処置に対して心の準備ができる。

PPEの外し方

7. PPEを外す場合、レスピレーター以外は部屋のドア手前や前室で外す。レスピレーターは、患者の部屋を出てドアを閉めた後で外す。

適正な方法でPPEを外すことで、微生物との接触や微生物の拡散を防止する。防護具の前面外側は汚染されているものとみなす。内側、背面外側、頭部や背部の紐やバンドは、感染性微生物と接触しにくく、清潔であるとみなす。

a. 防水性ガウンの紐が体の前で結ばれている場合は、グローブを外す前に解いておく。

ウエストの紐を含むガウンの前面は汚染されている。体の前で結んだ紐はグローブを外す前に解く。

b. 片方のグローブの外側を反対のグローブをはめたままの手でつまみ、裏返しながら外す（図6）。外したグローブをまだグローブをはめたままの手の中に握る。

グローブの外側は汚染されている。

c. グローブの外側に触れないように気をつけて、グローブを外した手の指先を残りのグローブと手首の間に差し込む（図7）。

グローブを外した手は清潔であり、汚染部位には触らないようにする。

d. 先に外して手中にあるグローブにかぶせるようにグローブを裏返して外し、手中のグローブを外したグローブの内側に入れる（図8）。適切な容器に廃棄する。

適正な方法で廃棄することで、微生物の伝播を防止する。

手順	根拠
e. ゴーグルまたはフェイスシールドを外す場合、ヘッドバンドまたはイヤーピースを持って外す(図9)。顔から離す。規定の置き場に置いて再処理に回すか、廃棄物容器に廃棄する。	ゴーグルやフェイスシールドの外側は汚染されている。ヘッドバンドやイヤーピースを持って顔から外せば、微生物の伝播の防止になる。適正な廃棄により、微生物の伝播を防止する。
f. ガウンを脱ぐ場合は、まず後頸部と背部の結び目を解く。ガウンを肩から下に向けて外す。ガウンの内側だけを触って体から離す。ガウンの内側を持って腕から外す。ガウンを裏返しにする。たたむか丸めて廃棄する。	ガウンの前面と袖は汚染されている。ガウンの内側のみに触って体から引き離すことで、微生物の伝播を防止する。適正な方法での廃棄により、微生物の伝播を防止する。
g. マスクまたはレスピレーターを外す場合は、まず頸部、次に頭部の紐またはゴムバンドを外す。マスクやレスピレーターの前面には触らない。廃棄物容器に廃棄する。レスピレーター使用の場合は、今後の使用に備えて規定の場所に保管する。	マスクやレスピレーターの前面は汚染されている。**触ってはならない。**前面に触らず、適正な方法で廃棄することで、微生物の伝播が防止される。

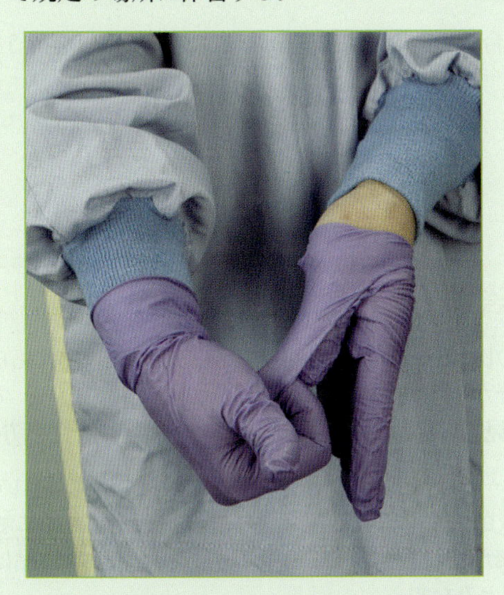

図6　片方のグローブの外側をつまんで、剥がすように外す。

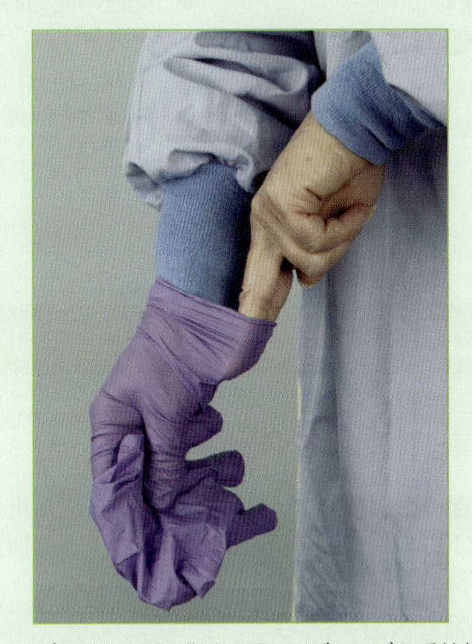

図7　グローブを外した手の指先を残ったグローブの手首部分に差し込む。

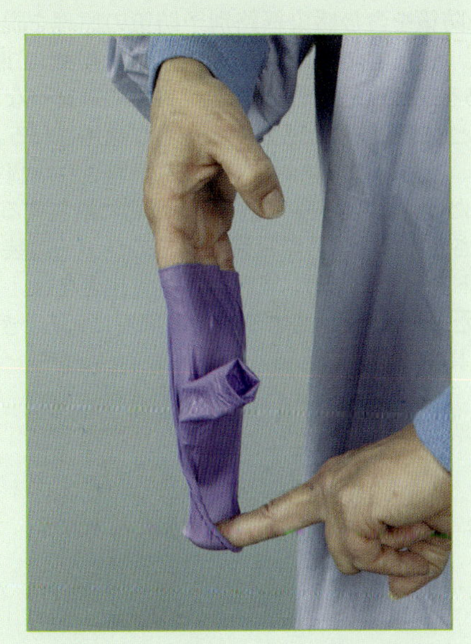

図8　グローブをもう一方のグローブにかぶせつつ手から外す。

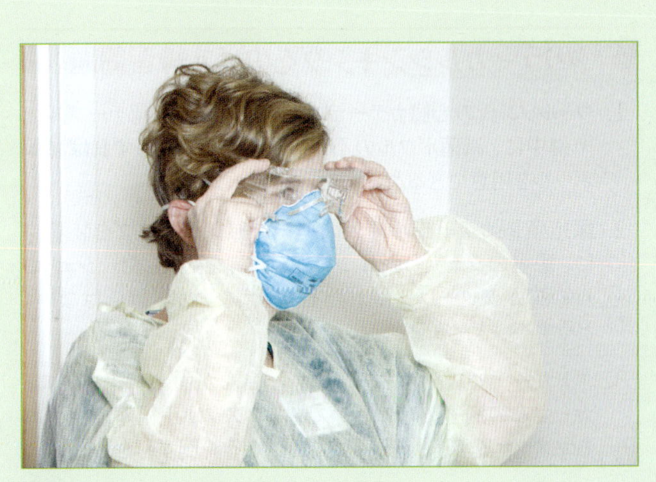

図9　イヤーピースを持ってゴーグルを外す。

(続く)

スキル・4-7 個人防護具の使用 (続き)

手順	根拠
8. すべてのPPEを外したら、直ちに手指衛生を実施する。	手指衛生により、微生物の拡散が防止される。

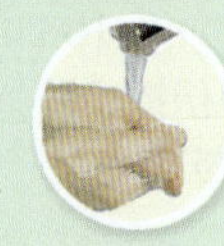

評価

望ましい成果は、微生物の伝播が防止され、患者と医療従事者が感染症を引き起こす可能性のある微生物に曝露されず、患者がPPE使用の妥当性についての理解を言葉で表現する場合に達成される。

記録

一般に、特定のPPEの使用や個々のPPEの装着について記録する必要はない。しかし、特定の感染経路別予防策の実施と継続については、患者ケアの一部として記録する。

予期しない状況と対処方法

- 処置の開始時に防護具の必要性に気付いていなかった場合：処置を中断し、適切な防護具を装着する。
- 血液や体液に曝露されてしまった場合：処置を中止し、直ちに、曝露の報告を行うなど、医療施設の曝露時の規定に従う。

理解を深めるために

統合事例検討との関連

本書第3部の事例検討は、概念を統合することに重点を置いている。以下の事例検討を参照し、本章のスキルに関連する概念の理解を深めよう。

- 事例検討基礎編：ティファニー・ジョーンズ、p.954。ジョン・ウィリス、p.959。
- 事例検討中級編：トゥーラ・スティルウォーター、p.972。グウェン・ギャロウェー、p.980。ジョージ・パテル、p.981。

クリティカルシンキングをのばす練習問題

1. ウィルソン氏の心臓カテーテル検査に用いる滅菌テーブルの準備中に、滅菌ボウルの不足に気付いた。どうすれば滅菌ボウルを用意できるか。
2. 尿道留置カテーテル挿入の準備で滅菌グローブを装着中に、患者のシェリ・ローレンスさんが脚を動かした。シェリさんの脚がグローブに触れたとは思えないが、確信はない。どうするべきだろうか。
3. エドガー・バロースキー氏の息子さんが面会に来て、エドガーさんの病室の前に置いてあるマスクが手術室で使われるマスクと違う理由を尋ねてきた。どう説明すべきか。

解答例

1. 別の医療スタッフに依頼してボウルを持ってきてもらう。滅菌野から離れたり背中を向けたりしてはならない。これにより、見ていない間に滅菌野が汚染される可能性を防ぐ。
2. グローブを交換するべきである。滅菌物品に触れてよいのは滅菌物品のみである。非滅菌物が滅菌物品に触れれば汚染が生じる。少しでも疑いがあれば、その物品は汚染されたとみなす。
3. 空気予防策を含む感染経路別予防策の原理を説明すべきである。空気予防策は、結核、水痘(水疱瘡)、麻疹(はしか)、あるいは重症急性呼吸器症候群(SARS)などの空気を媒体として拡散する感染症の患者に適用される。患者の病室は、周辺の領域に対して陰圧に調整された個室とし、1時間当たり6-12回の換気を行い、適切に排気するか、空気を循環させる場合は、監視装置付きの空気ろ過装置を使用する。ドアは常に閉め、患者は室外に出さない。結核と診断された、または疑いのある患者の部屋に入るときは、呼吸器防護具を使用する。

引用文献

Allegranzi, B., Memish, Z., Donaldson, L., et al. (2009). World Health Organization Global Patient Safety Challenge Task Force on Religious and Cultural Aspects of Hand Hygiene. Religion and culture: Potential undercurrents influencing hand hygiene promotion in health care. *American Journal of Infection Control, 37*(1), 28–34.

Association of Periperative Registered Nurses (AORN). (2009c). *Perioperative standards and recommended practices*. Denver, CO: AORN, Inc.

Association for Professionals in Infection Control and Epidemiology (APIC). (2005). *Hand hygiene for healthcare workers*. Available at http://www.apic.org/AM/Template.cfm?Section=Search§ion=Brochures&template=/CM/ContentDisplay.cfm&ContentFileID=297. Accessed June 16, 2009.

Best practices: Evidence-based nursing procedures. (2007). (2nd ed.). Philadelphia, PA: Wolters Kluwer/Lippincott Williams & Wilkins.

Bulechek, G., Butcher, H., & McCloskey Dochterman, J. (Eds.). (2008). *Nursing interventions classification (NIC)*. (5th ed.). St. Louis, MO: Mosby Elsevier.

Centers for Disease Control and Prevention. (2002a). Guidelines for hand hygiene in health-care settings. *Morbidity and Mortality Weekly Report, 51*(RR16), 1–45.

Centers for Disease Control and Prevention (CDC). (2002b). *Hand hygiene guidelines fact sheet*. Available at www.cdc.gov/od/oc/media/preswsrel/fs021025.htm. Accessed June 10, 2009.

Centers for Disease Control and Prevention. (2004a). *Guidance for the selection and use of personal protective equipment (PPE) in healthcare settings*. (Slide presentation). Available at www.cdc.gov/ncidod/dhqp/ppe.html. Accessed June 10, 2009.

Centers for Disease Control and Prevention. (2004b). *Sequence for donning and removing personal protective equipment (PPE)*. Poster. Available at www.cdc.gov/ncidod/dhqp/ppe.html. Accessed June 10, 2009.

Centers for Disease Control and Prevention (CDC). (2007a). *Airborne infection isolation precautions. Excerpted from guideline for isolation precautions: Preventing transmission of infectious agents in healthcare settings*. Available at www.cdec.gov/mcidod/dhqp/pdf/guidelines/Isolation2007.pdf. Accessed June 12, 2009.

Centers for Disease Control and Prevention (CDC). (2007b). *Contact precautions. Excerpted from guideline for isolation precautions: Preventing transmission of infectious agents in healthcare settings*. Available at www.cdec.gov/mcidod/dhqp/pdf/guidelines/Isolation2007.pdf. Accessed June 12, 2009.

Centers for Disease Control and Prevention (CDC). (2007c). *Droplet precautions. Excerpted from guideline for isolation precautions: Preventing transmission of infectious agents in healthcare settings*. Available at www.cdec.gov/mcidod/dhqp/pdf/guidelines/Isolation2007.pdf. Accessed June 12, 2009.

Centers for Disease Control and Prevention (CDC). (2007d). *Standard precautions. Excerpted from guideline for isolation precautions: Preventing transmission of infectious agents in healthcare settings*. Available at www.cdec.gov/mcidod/dhqp/pdf/guidelines/Isolation2007.pdf. Accessed June 12, 2009.

Centers for Disease Control and Prevention (CDC). (2007e). *Personal protective equipment for healthcare personnel. Excerpted from guideline for isolation precautions: Preventing transmission of infectious agents in healthcare settings*. Available at www.cdec.gov/mcidod/dhqp/pdf/guidelines/Isolation2007.pdf. Accessed June 12, 2009.

Centers for Disease Control and Prevention (CDC). (2007f). *MRSA in Healthcare Settings*. Available at http://www.cdc.gov/ncidod/dhqp/ar_MRSA_spotlight_2006.html

Cooper, E. (2008). VRE: How you can stop the spread of this drug-resistant organism. *RN, 71*(2), 27–31.

Gould, D., Chudleigh, J., Moralejo, D., et al. (2009). Interventions to improve hand hygiene compliance in patient care. *The Cochrane Database of Systematic Reviews, Vol.2*. Available at www.cochrane.org/reviews/en/ab005186.html. Accessed June 16, 2009.

Grossman, S., & DeBartolomeo Mager, D. (2008). Managing the threat of methicillin-resistant *Staphylococcus aureus* in home care. *Home Healthcare Nurse, 26*(6), 356–366.

Haas, J., & Larsen, E. (2008). Compliance with hand hygiene guidelines: Where are we in 2008? *American Journal of Nursing, 108*(8), 40–45.

Hinkin, J., Gammon, J., & Cutter, J. (2008). Review of personal protection equipment used in practice. *British Journal of Community Nursing, 13*(1), 14–19.

Institute for Healthcare Improvement (IHI). (2006a). *How to guide: Improving hand hygiene, A guide for improving practices among health care workers*. Cambridge, MA.

Institute for Healthcare Improvement (IHI). (2006b). *Protecting 5 million lives from harm*. Available at http://www.ihi.org/IHI/Programs/Campaign/Campaign.htm?TabID=1. Accessed June 14, 2009.

The Joint Commission (TJC). (2007). Speak up: Five things you can do to prevent infection. Available www.jointcommission.org/PatientSafety/SpeakUp/speak_up_ic.htm. Accessed June 16, 2009.

The Joint Commission (TJC). (2008). National patient safety goals. Available www.jointcommission.org/NR/rdonlyres/31666E86-E7F4-423E-9BE8-F05BD1CB0AA8/0/HAP_MPSG.pdf. Accessed March 6, 2009.

Klevens, R., Edwards, J., Richards, C., et al. (2007). Estimating health care-associated infections and deaths in U.S. hospitals, 2002. *Public Health Reports, 122*, 160–166.

Kurtzman, E., & Buerhaus, P. (2008). New Medicare payment rules: Danger or opportunity for nursing? *American Journal of Nursing, 108*(6), 30–35.

McCaughey, B. (2008). *Unnecessary deaths: The human and financial cost of hospital infections*. (3rd ed.). Committee to Reduce Infection Deaths (rid). Available at http://www.hospitalinfection.org/ridbooklet.pdf. Accessed March 26, 2010.

McGoldrick, M., & Rhinehart, E. (2007). Managing multidrug-resistant organisms in home care and hospice: Surveillance, prevention, and control. *Home Healthcare Nurse, 25*(9), 580–588.

Moorhead, S., Johnson, M., Maas, M., et al. (Eds.). (2008). *Nursing outcomes classification* (NOC). (4th ed.). St. Louis, MO: Mosby Elsevier.

NANDA. (2009). *Nursing diagnoses: Definitions and classification 2009–2011*. West Sussex, UK: Wiley-Blackwell.

Porth, C., & Matfin, G. (2009). *Pathophysiology: Concepts of altered health states*. (8th ed.). Philadelphia, PA: Wolters Kluwer Health/Lippincott Williams & Wilkins.

Rupp, M., Fitzgerald, T., Pumala, M. et al. (2008). Prospective, controlled, cross-over trial of alcohol-based hand gel in critical care units. *Infection Control & Hospital Epidemiology, 29*, 8–15.

Sickbert-Bennett, E., Weber, D., Gergen-Teague, M., et al. (2005). Comparative efficacy of hand hygiene agents in the reduction of bacteria and viruses. *American Journal of Infection Control. 33*(2), 67–77.

Smeltzer, S., Bare, B., Hinkle, J. H., & Cheever, K. H. (2010). *Brunner & Suddarth's textbook of medical-surgical nursing*. (12th ed.). Philadelphia, PA: Lippincott Williams & Wilkins.

Taylor, C., Lillis, C., LeMone, P., et al. (2011). *Fundamentals of nursing*. (7th ed.). Philadelphia, PA: Wolters Kluwer Health/Lippincott Williams & Wilkins.

Walker, B. (2007). New guidelines for fighting multidrug-resistant organisms. *Nursing, 37*(5), 20.

第5章

与薬

焦点とする患者ケア

本章では、次のような患者に対して、安全に与薬を行うために必要なスキルを身につけてもらう。

クーパー・ジャクソン 2歳、処方された抗生物質の内服を嫌がっている。

エリカ・ジェンキンズ 20歳、避妊薬の注射のために来院中であるが、注射針をとても怖がっている。

ジョーナ・ダイナーマン 63歳、最近糖尿病と診断され、インスリンの自己注射の指導を受ける必要がある。

学習目標

本章学習後に実施できるようになるスキルを以下に示す。

1. 安全な方法での与薬準備
2. 経口与薬
3. 胃管からの与薬
4. アンプルから薬液を吸い上げる
5. バイアルから薬液を吸い上げる
6. 2本のバイアルの薬剤を1本のシリンジに混合する
7. 皮内・皮下・筋肉内注射における注射針のサイズと刺入角度の選択
8. 適切な皮内注射部位の選択
9. 皮内注射による与薬
10. 適切な皮下注射部位の選択
11. 皮下注射による与薬
12. 適切な筋肉内注射部位の選択
13. 筋肉内注射による与薬
14. インスリンポンプの使用
15. ボーラス投与(ワンショット投与)による静脈内注射
16. ピギーバック法による間欠的点滴静脈内注射
17. 定量筒付き輸液セットを用いた間欠的点滴静脈内注射
18. 生食ロックと末梢静脈留置針の管理
19. 経皮吸収パッチの貼布
20. 点眼薬の点眼方法
21. 洗眼の実施
22. 点耳薬の点耳方法
23. 耳洗の実施
24. 点鼻薬の点鼻方法
25. 腟坐剤の挿入
26. 肛門坐剤の挿入
27. 定量噴霧式吸入器による吸入
28. 小型ネブライザーによる吸入
29. ドライパウダー吸入器による吸入

基本用語

アンプル：非経口投与1回分の薬剤が入ったガラス製容器

吸入：肺や気道内に直接、薬剤を投与する方法

筋肉内注射：筋肉組織の中への注射。よく使われる部位は、腹側殿筋部、外側広筋部、三角筋部、背側殿筋部である

個人防護具(PPE)：感染物質への曝露を最小限にし予防するために必要な装備や装具で、グローブ、ガウン、マスク、感染防止用ゴーグルなどがある

坐剤：体腔内に挿入されて体温で溶ける、楕円形または円錐形の薬剤

静脈路(IVルート)：直接、静脈に薬剤を投与する経路。薬剤投与で最も危険を伴う経路である

注射針のゲージ(G)：針の直径を表す単位

定量噴霧式吸入器(MDI)：規定の量の薬剤を噴霧して吸入する器具

ネブライザー：液体を細かい霧状にする装置。薬液の中に空気を通し、吸入用の微細な粒子にする装置

バイアル：針を抜いた後も密閉されるゴム栓が付いており、そこから薬剤を抜き取ることのできるガラス瓶

皮下注射：表皮と筋肉の間の皮下組織への注射。よく使われる部位は、上腕の外側、腹部、大腿の前面、上背部、腹部および殿部である

皮内注射：表皮と真皮の間への注射。よく使われる部位は、前腕の内側、上腕の背面、上背部である

薬物有害作用：薬剤投与における、意図した治療効果以外の望ましくない有害な作用

与薬は看護師の基本的職務であり、専門的技術と、患者の年齢層、健康状態、安全への配慮が求められる。与薬を行う看護師には、薬剤名、調剤方法、分類、有害作用、薬剤の作用に影響する生理学的因子などを含む、薬剤に対する基礎知識が要求される(基礎知識5-1参照)。

看護師は、薬剤を安全に投与するために、与薬の“3回確認”と“与薬の5R”を遵守する(これらの重要なツールについては、基礎知識5-2、5-3を参照)。誤薬防止のもう一つの方法は、投薬指示が以下のような場合、不明な点は必ず確認することである。

- はっきり読めない
- 不完全
- 不適切な投与経路または投与量
- 患者の現在の診断からみて望ましくない

与薬についての看護責任は、基礎知識5-4にまとめてある。本章は、さまざまな投与経路から安全に与薬を行うために看護師に必要とされるスキルを扱う。それには、適切な機器の使用と適切な技術が必須である。基礎知識5-5および図5-1に、非経口投与に関する重要なガイドラインをまとめてある。

与薬の際は、常に、年齢について配慮する。高齢者は、胃の運動機能の低下、筋肉量の減少、酸産生の低下、血流の低下など、薬剤の吸収に影響する要因を持ち、加齢に伴う体の生理学的変化のため薬剤への感受性が高い。薬剤によっては、高齢者は副作用に敏感な場合もある。基礎知識5-6に、高齢者の薬剤への感受性を高める生理学的変化をまとめてある。高齢者は複数の薬剤を服用している場合が多く、高齢者における薬剤の相互作用は、現実に起こりやすい、危険な問題である。

基礎知識 5-1

必要な薬剤の知識

よく知らない薬剤は、投与する前に以下の知識を得ておく。

- 薬剤の作用機序および投与の目的（その薬剤が患者の診断に対して適切であることを確認する）
- 薬剤の副作用および禁忌
- 薬剤の拮抗薬（必要に応じて）
- 薬剤の用量の安全域
- 他の薬剤との相互作用
- 投与前の注意事項
- 適切な与薬技術

基礎知識 5-2

3回確認

“3回確認”は、薬剤の準備から投与までの間に、薬剤の包装・容器に記載されている薬剤名を3回確認するという意味である。以下の時点で薬剤名のラベルを確認する。

(1) 保管場所から薬袋を取り出すとき
(2) コンピューターの薬剤投与記録（CMAR）を確認しながら、保管場所から薬袋を取り出した後、または、薬袋から薬を取り出すとき
(3) 薬袋を保管場所に戻すとき、または、1回分の薬剤を患者に与薬する前

基礎知識 5-3

与薬の5R

“与薬の5R”は、与薬を正確に行うための確認項目である。誤投与を防止するには、常に以下の確認を行う。

(1) 正しい薬剤を（Right medication）
(2) 正しい患者に（Right patient）
(3) 正しい用量で（Right dosage）
(4) 正しい投与経路から（Right route）
(5) 正しい時刻に（Right time）

さらに、(6)正しい投与理由（Right reason）、(7)正しい記録（Right documentation）の2Rを追加した方がよいとの意見もある。投与理由が正しいことを証明するには、与薬の根拠を理解し、“投与理由は正当なものか?”という問いに答えられる必要がある。正しい記録とは、与薬内容を正確に、速やかに記録することを意味する。

基礎知識 5-4

与薬における看護責任

- 患者のアセスメントを行い、その患者にその薬剤が投与される理由を明確に理解する。
- 与薬の5Rを確実に行う。(1)正しい薬剤が(2)正しい患者に(3)正しい用量、(4)正しい投与経路で(5)正しい時刻に投与され、確実に(6)正しい投与理由と(7)正しい記録が実行されるようにする。
- 投与する薬剤を準備する。(ラベルをチェックする、注射の準備をする、針やシリンジについては適切な無菌操作で扱う)
- 正確な用量を計算する。
- 別の看護師と用量計算を確認する。
- 薬剤を投与する。(適切な注射技術、経口薬の嚥下の援助、局所への投与、など)
- 投与した薬剤を記録する。
- 薬剤に対する患者の反応を観察し、反応を評価する。
- 処方された薬剤と投与計画について、患者を指導する。

基礎知識 5-5

注射針とシリンジの選択

- 針のパッケージに記載されている最初の数字が針の直径を表すゲージ(18G、20Gなど)、次の数字がインチ(in.)で表した針の長さ(1、1 ½など)である。
- ゲージの数字が大きいほど針の直径は小さくなる。たとえば、24Gの針は18Gの針より細い。
- 注射の場合、薬液の粘度により選択するゲージ(直径)が決まる。ホルモン剤などの粘度の高い薬剤は、20Gのような直径の大きな針で注射する。モルヒネなどの粘度の低い薬剤は、細めの24Gなどの針で注射する。
- シリンジのサイズは投与する薬剤の量で決まる。薬剤の量が1mℓ未満なら、投与には1mℓのシリンジを使う。1mℓのシリンジでは、小数点以下100分の1単位の量まで目盛がある。1mℓより大きなシリンジでは、小数点以下10分の1単位の量まで目盛がある。薬剤の量が3mℓ未満であれば、投与には3mℓのシリンジを使用する。薬剤の量がシリンジのサイズと同じ場合(たとえば、薬剤の量が1mℓで1mℓのシリンジを使用する場合)は、内筒を引いたときに扱いにくくなるので、一つ上のサイズのシリンジを使用する。

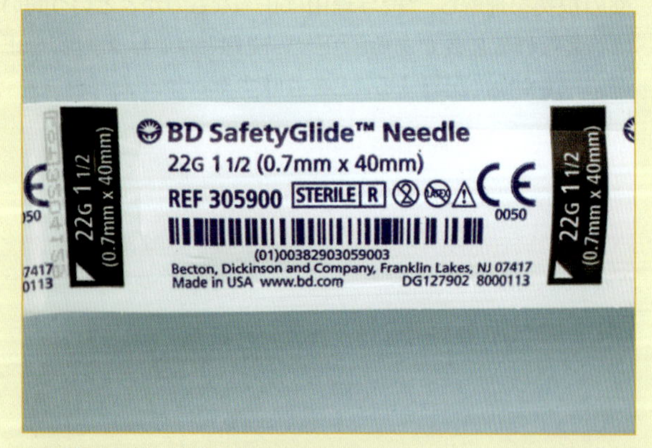

注射針の包装に表示される最初の数字(針の直径を表すゲージ)と2番目の数字(インチで表した針の長さ)。

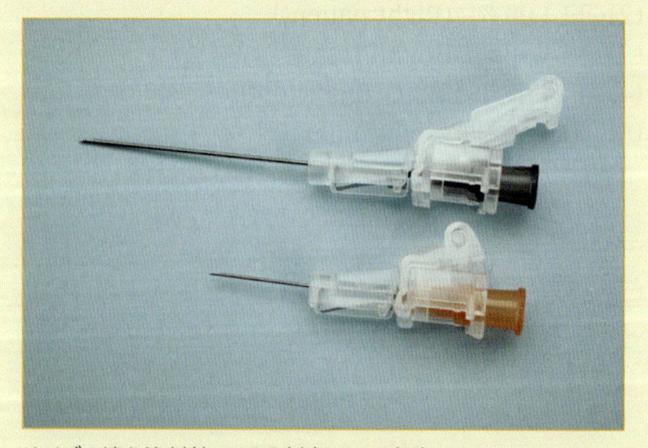
サイズの違う注射針。18G(上)と24G(下)。

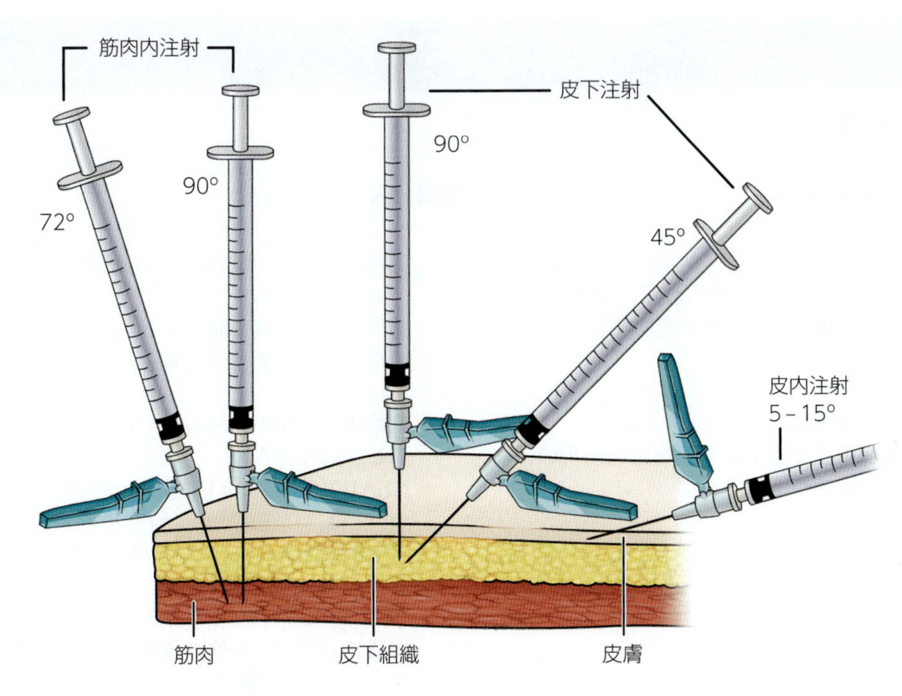

図5-1　筋肉内注射、皮下注射、皮内注射の刺入角度の比較。

基礎知識 5-6

高齢者の薬剤に対する反応の変化

年齢による変化	関連する反応	看護介入
胃の運動機能の低下 胃内のpHの上昇	胃炎、悪心、嘔吐、胃潰瘍	● 胃腸の不快感がないかのアセスメントを行う。 ● 血便についてのアセスメントを行う。
除脂肪体重の減少 体内総水分量の減少	水溶性薬物の分布容積減少と血中濃度の上昇により、薬物毒性が現れる可能性が高くなる。	● 薬物相互作用や薬物毒性の徴候をアセスメントする。 ● 薬物の血中濃度を測定する。 ● 体液量平衡（水分出納）を確認する。
脂肪組織量の増加	脂溶性薬物の蓄積。体内からの排泄遅延、体内への薬物蓄積により作用が持続し、薬物毒性が現れる可能性が高くなる。	● 薬物相互作用や薬物毒性の徴候がないかアセスメントする。 ● 薬物の血中濃度を測定する。
たんぱく質結合部位の減少	薬物の血中濃度が上昇し、薬物毒性が現れる可能性が高くなる。	● 薬物相互作用や薬物毒性の徴候をアセスメントする。 ● 薬物の血中濃度を測定する。 ● アルブミン、プレアルブミンの検査値を確認する。

（続く）

基礎知識 5-6 (続き)

高齢者の薬剤に対する反応の変化

年齢による変化	関連する反応	看護介入
肝機能の低下 薬物代謝酵素の産生低下 肝血流量の低下	薬物代謝の遅滞、薬物血中濃度の上昇により、作用が持続し、薬物毒性が現れる可能性が増加する。	● 薬物相互作用や薬物毒性の徴候をアセスメントする。 ● 薬物の血中濃度を測定する。 ● 肝酵素の検査値を確認する。
腎機能の低下 腎体積の減少 腎血流量の低下	薬物の排泄減少により、薬物の血中濃度の上昇や薬物毒性出現の可能性が増加する。	● 薬物相互作用や薬物毒性の徴候をアセスメントする。 ● NSAID(非ステロイド性抗炎症薬)については特に注意する。腎血流量の低下や腎機能低下をもたらす場合がある。 ● 薬物の血中濃度を測定する。 ● クレアチニンクリアランス、血中尿素窒素、血清クレアチニンの検査値を確認する。
ホメオスタシスの変化 末梢血管壁緊張の変化	心血管系薬剤への反応性の上昇、薬剤による血圧降下作用があらわれやすい。	● 薬物相互作用や薬物毒性の徴候をアセスメントする。 ● 薬物の血中濃度を測定する。 ● バイタルサインを測定する。 ● 起立性低血圧の予防策を講じる。
血液脳関門の変化	中枢神経系への脂溶性薬物の透過率の上昇により、精神状態変化、眩暈、歩行障害の可能性が増加する。	● 薬物相互作用や薬物毒性の徴候をアセスメントする。 ● めまいやふらつき感についてアセスメントする。 ● 転倒・転落防止策を講じる。
中枢神経系の機能低下	中枢神経系への薬剤の作用時間が延長することにより、鎮痛剤や鎮静剤への反応が強くあらわれる。	● 薬物相互作用や薬物毒性の徴候をアセスメントする。 ● 神経学的状態の変化をアセスメントする。 ● バイタルサインとパルスオキシメトリ値を測定する。
口腔内分泌物の減少 口腔乾燥症	経口薬を嚥下するのが難しい。	● 薬剤、特に錠剤とカプセル剤の嚥下能力を確認する。 ● 処方医に相談し、薬剤の形態を粉状または液状に変える。
皮脂の減少	経皮吸収型製剤の吸収効率が低下している可能性がある。	● 経皮吸収型製剤の効果を確認する。

(Adapted from Aschenbrenner, D., & Venable, S. (2009). *Drug therapy in nursing*. (3rd ed.). Philadelphia: Wolters Kluwer Health/Lippincott Williams & Wilkins; Porth, C., & Matfin, G. (2009). *Pathophysiology: Concepts of altered health states*. (8th ed.). Philadelphia: Wolters Kluwer Health/Lippincott Williams & Wilkins; Smeltzer, S., Bare, B., Hinkle, J., et al. (2010). *Brunner & Suddarth's textbook of medical-surgical nursing*. (12th ed.). Philadelphia: Wolters Kluwer Health/Lippincott Williams & Wilkins; and Tabloski, P. (2010). *Gerontological nursing: The essential guide to clinical practice*. (2nd ed.). Upper Saddle River, NJ: Pearson Prentice Hall.)

スキル・5-1　経口与薬

薬剤の経口投与は、薬剤を胃と小腸で吸収させることを目的としている。経口与薬は最も一般的な投薬経路である。通常、患者にとって最も便利で安楽な経路である。経口投与された薬剤は、他の経路よりも作用の開始は遅く、持続性はあるが効果は弱い。

必要物品

- ディスポーザブルのカップまたは経口与薬用シリンジに入った薬剤
- 液体(水、ジュースなど)とストロー(禁忌でない場合)
- 与薬カートまたは与薬トレー
- 電子薬剤投与記録(CMAR)または薬剤投与記録(MAR)
- PPE(指示に応じて)

アセスメント

患者に投与する薬剤が適切であるかをアセスメントする。薬剤の投与に影響を与えるような既往歴、アレルギー、アセスメント、検査データがないか、患者記録を再確認する。患者の薬剤の嚥下能力を評価する。嚥下ができない場合、NPO(絶飲食)の場合、悪心・嘔吐がある場合は投与を見合わせ、担当医に報告し、適切に記録を残す。薬剤についての患者の知識を評価する。その薬剤についての患者の知識が不足しているようなら、その薬剤についての教育を行うよい機会となる。薬剤が患者のバイタルサインに影響する可能性がある場合は、投与前にバイタルサインのアセスメントを行う。鎮痛剤については、投与の前後に患者の疼痛レベルのアセスメントを行う。患者の氏名、用量、投与経路、投与時刻が正しいことを確認する。

看護診断

患者の現在の状態に基づき、看護診断を行うための関連因子を決定する。妥当な看護診断として、以下のような例がある。

- 嚥下障害
- 知識不足
- ノンコンプライアンス
- 誤嚥リスク状態
- 不安

成果確認と看護計画立案

経口与薬における望ましい成果は、患者が薬剤を嚥下することである。それ以外にも、薬剤から望ましい効果が得られる、患者が薬剤を誤嚥しない、患者の不安が軽減される、有害作用が起こらない、患者が投与計画を理解し遵守する、などが妥当な成果となりうる。

看護技術の実際

手順	根拠
1. 必要物品を準備する。医療施設の規定に従い、投薬指示を診療録中の原本と照合する。不一致があれば解明する。患者記録でアレルギーを確認する。	照合によって、投薬指示の文書化の過程で生じた誤りが見つかることがある。各医療施設にとって、担当医の指示は投薬指示の法的な記録になる。
2. 投与する薬剤の作用、特別な看護上の注意点、用量の安全域、投与目的、有害作用を知っておく。その患者への投与が適切であるかを考える。	この知識があると、患者の疾患に対する薬剤の治療効果を評価するときの助けとなり、また、薬剤について患者指導を行うときに利用できる。
3. 手指衛生を実施する。	手指衛生により、微生物の拡散が防止される。
4. 与薬カートを患者の部屋の前まで運ぶ。または、薬剤準備専用の場所で与薬準備を行う。	作業の系統化は薬剤の誤投与の防止になり、時間の節約にもなる。
5. 与薬カートまたは引き出しを開錠する。必要に応じて、コンピューターに暗証番号を入力し、職員証をスキャンする。	与薬カートや引き出しの施錠により安全な薬剤管理を行う。使用時以外の与薬カートの施錠は、医療機能評価機構による必要事項である。許可された職員だけが、暗証番号の入力とIDカードのスキャンによってコンピューターシステムの利用と記録を行うことができる。

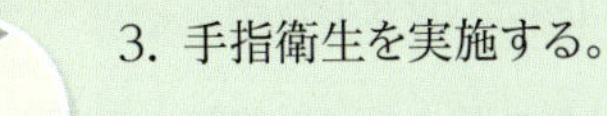

(続く)

スキル・5-1　経口与薬　（続き）

手順	根拠
6. **薬剤は、1度に患者1人分ずつ準備する。**	これにより、薬剤の誤投与を防止する。
7. CMAR／MARを読み、その患者専用の薬剤引き出しまたはストック薬から、適切な薬剤を選び出す。	これが薬剤名のラベル確認の1回目である。
8. 薬剤名のラベルをCMAR／MARと照合する（図1）。使用期限を確認し、必要に応じて用量計算を行う。必要に応じて薬袋のバーコードを読み取る。	これがラベル確認の2回目である。必要に応じて、用量計算は他の看護師にも確認し、事故防止を図る。
9. 必要な薬剤を準備する。	
a. 1回量包装の場合：1回量包装の薬剤をディスポーザブルカップに入れる。**ベッドサイドに行くまで開封しない。**麻薬や特別な看護アセスメントが必要な薬剤は別容器に保管する。	この後もラベルの再確認が必要なため、包装は開封しない。投与前に特別なアセスメントが必要な薬剤もある。それにはバイタルサインのアセスメントや検査値の確認などがある。
b. 多回投与容器の場合：錠剤やカプセル剤を多回投与容器から取り出すときは、必要数を容器のふたに出した後、与薬カップに入れる。割線のある錠剤だけは、必要時適切な用量を得るために割ってもよい。それ以外は、錠剤やカプセル剤を手で触ってはならない。	容器のふたに薬剤を出すと、余分な薬剤を容易に容器に戻せる。錠剤やカプセル剤を手の上に出すのは非衛生的である。
c. 多回投与容器に入った液剤の場合：多回投与容器から液剤を取り出すときは、容器のラベルを手掌側にする。液剤を注ぐときは適切な計量器具を用い、薬剤の容量はメニスカス（界面張力が働いている液面）の下面の位置を目の高さで読み取る（図2）。ペーパータオルで容器の口の部分を拭く。	ラベルに液体が垂れると、ラベルが読みにくくなる。適切な計量器具を用いて正しく計量しないと、正確な量が量れない。

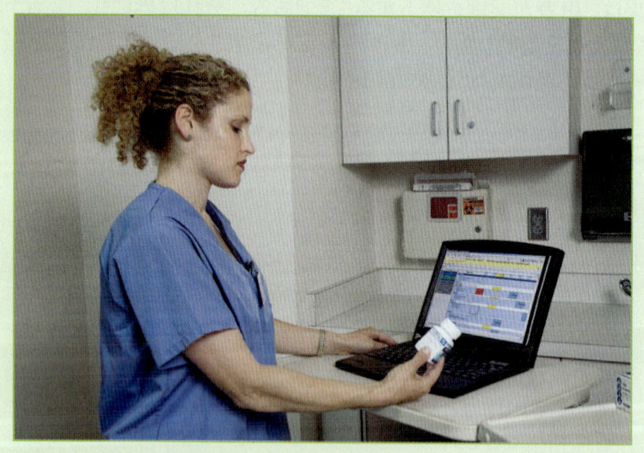

図1　薬剤のラベルをCMARと照合する。

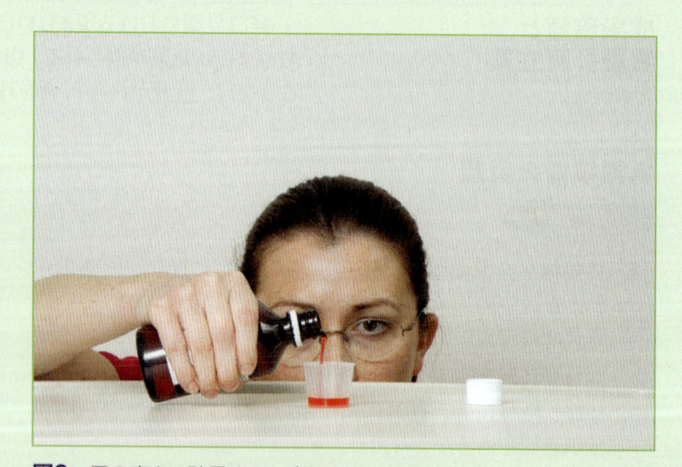

図2　目の高さで計量する。*(Photo by B. Proud)*

手順	根拠
10. **1人の患者に投与する薬剤がすべて準備できたら、患者の所に運ぶ前に（薬剤名、患者名、投与時間などが記入されている）ラベルをCMAR／MARで再確認する。多回投与容器は患者用引き出しまたはストック薬保管場所に戻す。与薬カートを離れる前に、カートを施錠する。**	これが、正確を期し、誤投与を防ぐラベル確認の3回目である。与薬カートや引き出しの施錠により、各患者の薬剤を安全に保管する。使用時以外の与薬カートの施錠は、医療機能評価機構による必要事項である。3回目の確認を、患者の本人確認後にベッドサイドで与薬前に行うことを規定する医療施設もある。
11. 薬剤を患者のベッドサイドに注意深く運ぶ。薬剤から目を離さないようにする。	注意深く取り扱い、目を離さないことで、薬剤が偶然または故意に乱されるのを防ぐ。
12. **必ず、正しい時刻に患者に薬剤が投与されるようにする。**	医療施設の規定を確認する。決められた時刻の前後30分間を投与時間として認めている場合もある。

手 順　／　**根 拠**

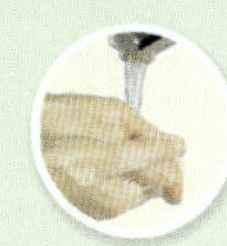

13. 手指衛生を実施し、指示がある場合はPPEを装着する。

手指衛生とPPEにより、微生物の拡散が防止される。PPEの必要性は感染経路別予防策に基づいて決まる。

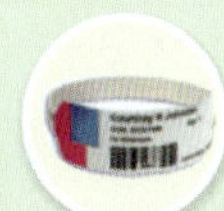

14. 患者の本人確認を行う。通常、患者確認は2種類の方法で行う。情報をCMAR／MARと照合する。

本人確認を行うことで確実に正しい患者に薬剤が投与され、誤投与の防止に役立つ。

a. 患者の氏名と識別番号を患者識別バンドで確認する(図3)。

これが最も信頼できる方法である。患者識別バンドが行方不明や不正確である場合は、取り替える。

b. 医療施設の規定に基づき、患者に氏名と生年月日を尋ねる。

これには患者からの応答が必要であるが、疾患や環境の変化により、患者は混乱することがあることがある。

c. 患者が自分で氏名などを言えない場合は、2つ目の確認手段として、患者を知っている医療スタッフに確認する。

これは、患者の本人確認のダブルチェックを行うもう一つの方法である。ドアやベッドに表示された氏名は不正確な場合もあるので、患者の本人確認のために利用しない。

15. **必要に応じて、患者識別バンドのバーコードを読み取る**(図4)。

バーコードにより、薬剤が確実に正しい患者に投与されることの追加確認が可能になる。

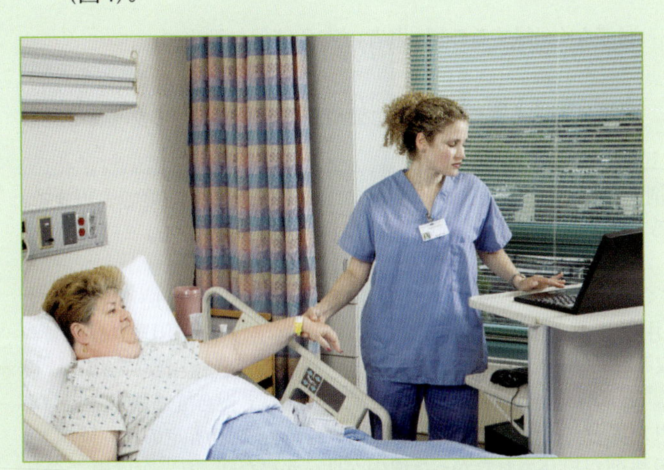

図3　患者の氏名と識別番号をCMARと照合する。

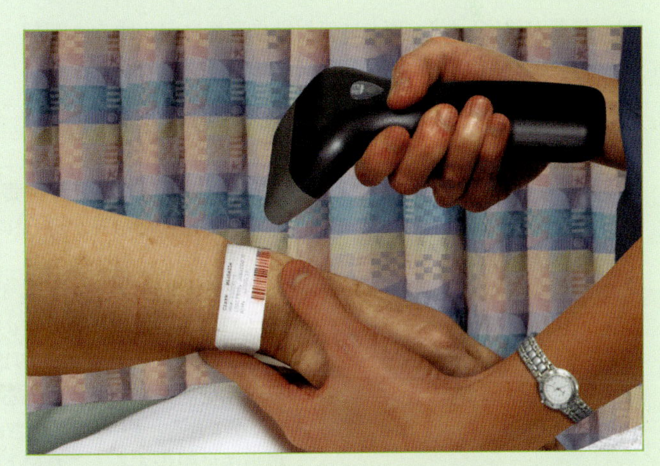

図4　患者識別バンドのバーコードを読み取る。*(Photo by B. Proud)*

16. **与薬の前に、必要なアセスメントを完了する。患者のアレルギーリストバンドを確認するか、患者にアレルギーについて尋ねる。患者に各薬剤の目的と作用を説明する。**

与薬前にアセスメントを行うことは必要条件である。

17. 患者を介助して座位または側臥位にする。

適切な体位をとると、薬剤の嚥下が容易になる。座位または側臥位は患者を誤嚥から守る。

18. 薬剤を投与する。

a. 錠剤、カプセル、液剤と、水または許可された液体を提供する。

液体があると固形の薬剤の嚥下が容易になる。液剤の中には咽頭領域に付着することを意図したものもあり、その場合、液体は提供しない。

b. 患者に薬剤を手で口に入れるのと、カップから口に入れるのとどちらがよいか尋ねる。

これにより、薬剤の服用への患者の参加を促す。

19. **患者が薬剤をすべて嚥下し終わるまで、患者に付き添う。患者のそばに薬剤を放置しない**(図5)。

患者が薬剤を嚥下するのを見届けなければ、その薬剤の投与を記録することはできない。患者記録は法的に有効な記録である。薬剤をベッドサイドに残してよいのは、医師の指示がある場合に限る。

(続く)

スキル・5-1　経口与薬（続き）

手順	根拠
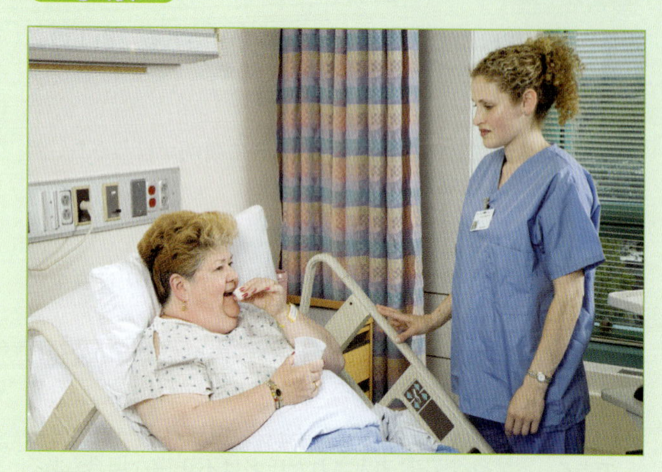	図5　患者が薬剤をすべて嚥下し終わるまで付き添う。
20. 患者が安楽な姿勢になるように介助する。使用したPPEを外す。手指衛生を行う。	患者の安楽を促進する。適正な方法でPPEを外すことで、感染の伝播を予防する。手指衛生は微生物の拡散を防止する。
21. 与薬が終了したら、直ちに薬剤投与記録に記入する。下記の記録の項を参照する。	遅滞なく記録することは患者の安全確保に役立つ。
22. 適切な時期に、患者の薬剤への反応を評価する。	患者に対する薬剤の治療効果や副作用を評価する必要がある。

評価

望ましい成果は、患者が薬剤を嚥下し、誤嚥がない、薬剤についての理解を言葉で表現する、薬剤から望んだ効果が得られる、有害作用が起こらない、などの場合に達成される。

記録

ガイドライン

与薬の記録は、与薬後すぐに、投与したそれぞれの薬剤について日付と時刻も含めてCMAR／MARまたは規定の用紙に記入する(図6)。バーコードシステムを使用している場合は、与薬はバーコードを読み取ると同時に自動的に記録される。PRN薬剤(頓用薬)の場合、投与理由を記録する必要がある。遅滞なく記録することで、薬剤を重複して投与する事故を避けることができる。服薬が拒絶された場合、投与していない場合は、与薬記録の所定の欄に記入し、担当医に報告する。これにより薬剤が投与されなかった理由が明らかになり、担当医は患者の状態を知ることができる。麻薬の与薬記録は、麻薬施用記録用紙に品名、数量、その他特定の情報を記入するといった、追加の書類作成が必要になる場合がある。水分出納の測定記録も必要である。

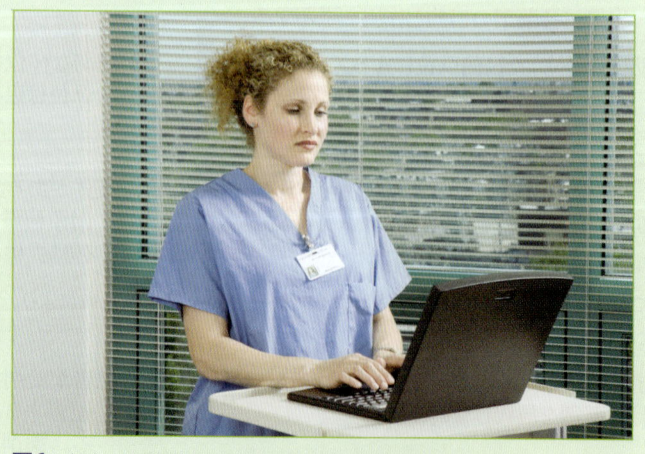

図6　投与した薬剤それぞれをCMARに記録する。

記録例

<u>12/8/6</u>　08:35　患者が下肢に持続的な刺痛を訴える。疼痛スケールで8／10。パーコセット2錠を投与。

——*K.サンダース、看護師*

<u>12/8/6</u>　09:05　患者は安楽に休んでいる。下肢の痛みは疼痛スケール1／10。

——*K.サンダース、看護師*

<u>12/8/6</u>　13:00　下肢の疼痛が再発したが、患者は鎮痛剤を飲みたくないと言う。「前回の鎮痛剤でむかむかした」と訴えあり。患者と症状について話し合う。患者は、今回はパーコセット1錠の服用に同意する。

——*K.サンダース、看護師*

<u>12/8/6</u>　13:20　パーコセット1錠POする。

——*K.サンダース、看護師*

予期しない状況とその対処方法

- 患者が、薬剤が喉に引っかかったような感じがすると訴えた場合：飲み物を提供する。許可されていれば、薬剤を胃内に送るためにパンかクラッカーを食べてみることを勧める。
- 患者が薬剤を嚥下したかどうかはっきりしない場合：患者の口の中、舌下、頬と歯茎の間を確認する。意識状態に変化が見られる患者は、薬剤を嚥下していなくても気が付かない場合がある。また、患者は薬剤を飲まずに済ませようとしたり、後にとっておこうとしたりして、"頬に隠す"ことがある。自殺防止策が必要な患者は注意深く観察し、薬剤を"頬に隠し"たり口の中に隠したりしないようにする。このような患者は、自殺を目的に大量の薬剤を集めて一度に飲もうとすることがある。薬物中毒者は、高揚感を味わおうとして、大量の薬剤を集めて一度に飲もうとすることがある。
- 経口薬を内服した直後、あるいはしばらく後で、患者が嘔吐した場合：吐物に錠剤や薬剤の残存物が混じっているかを調べる。担当医に報告せずに薬剤を再投与してはならない。錠剤が丸ごと見つかり、確認できる場合、担当医が再投与を指示することがある。錠剤が見つからない場合、または確認できない場合は、過剰投与を避けるため、再投与してはならない。
- 小児が経口薬を飲むのを嫌がった場合：薬剤によっては、プリンやアイスクリームなどの少量の食べ物と混ぜてもよい。液体の味が変わってしまうことがあるので、薬剤を液体に加えるのは避ける。小児が残りの液体を嫌がって飲まなくなった場合、摂取された薬剤の量がわからなくなる。小児に薬剤を投与するときは、創意工夫する。下記の乳児と小児についての注意事項の項をヒントとして参照する。
- 投与中に、カプセル剤や錠剤が床に落ちた場合：落ちた薬剤は廃棄し、新たな薬剤を用意する。これにより汚染を防止し、微生物の伝播を防ぐ。
- 患者が薬剤を拒否した場合：患者が拒否する理由を探る。その薬剤を使う理由やその他適切と思われる情報を見直す。説明や話し合いをしても飲んでもらえない場合は、医療施設の規定に従って投与できなかったことを記録し、担当医に報告する。

注意事項

一般的注意事項

- 懸濁剤などの液剤のなかには、溶液中の薬剤を均一にするために振り混ぜる必要があるものもある。投与する薬剤独特の必要条件に慣れておく。
- 舌下錠は患者の舌下に置く。患者に薬剤が完全に溶けるまで待つように指示する。錠剤を嚥下しないことの重要性を繰り返して伝える。
- 経口薬の中には粉末状で提供されるものもある。投与のために薬剤を溶かす液は適正なものを用いる。そのための情報は、通常、包装に記されている。不明な点は薬剤師か医薬品の添付文書で確認する。薬剤を溶解する液体の候補が複数ある場合は、決定時に患者を参加させる。患者は、考えていたものと別の選択肢を好むかもしれない。
- 投与された薬剤に対する反応を評価し、有害作用を早期に検出するため、アセスメントを継続的に行うことが、看護ケアにおいて重要である。有害作用の疑いがあれば、以降の薬剤の投与を中止し、患者の担当医に報告する。それ以上の介入は、反応の種類と患者のアセスメントに基づいて行う。

(続く)

スキル・5-1　経口与薬　(続き)

- 患者が投薬指示に疑問を持ったり、薬剤の用量がいつもと違うと述べたりした場合は、必ず投薬指示の原本、または担当医への再確認を行い、疑問点を解決してから投与する。
- 患者の意識レベルに変化があり嚥下能力に障害がある場合は、投与経路や剤形の選択について担当医に確認する。この方法は、薬剤を飲むのを嫌がっている小児や混乱した患者への対応策にもなる。
- 視力の弱い患者には、薬剤容器のラベルの文字を大きくするのが有効な場合がある。拡大鏡も有用である。
- 患者が文字を読める場合は、薬剤の情報を適切な言語で書いたものを用意し、話し合いや説明に役立てる。患者が文字を読めない場合は、必要に応じて、家族か重要他者に情報を文書で提供する。確実に理解してもらうために、情報を提供する文書は小学5年生レベルで書かれたものとする。
- 錠剤の嚥下が困難な場合、投与を容易にするため、錠剤を粉砕するとよい場合がある。しかし、すべての薬剤が粉砕や剤形の変更に適しているわけではない。長時間作用型薬剤や徐放性薬剤は、破砕してはならない薬剤の例である。したがって、医薬品の添付文書や薬剤師に確認をとることが大切である。破砕してよい薬剤の場合は、錠剤粉砕機または乳鉢と乳棒を用いて錠剤を粉末状に粉砕する。粉砕するのは1回1錠ずつとする。粉末は、与薬用カップ内の水または他の推奨される液体に、他の薬剤と混ざらないように1種類ずつ溶解する。薬剤の包装ラベルは、後で情報を照合するためにカップと一緒にとっておく。投与を容易にするには、粉砕した薬剤を少量のアップルソースやプリンなどの軟らかい食べ物と混ぜ合わせる。

乳児と小児についての注意事項

- 乳幼児用には、正確な計量ができる経口与薬用のシリンジや乳首などの与薬器具を薬局で入手できる。
- 小児への創造的な与薬方法のいくつかを以下に紹介する。薬剤カップで“お茶会ごっこ”をする。経口用シリンジ(針のないもの)かスポイトを頬と歯茎の間に入れ、ゆっくりと薬剤を投与する。与薬の後に特別な楽しみ(映画、プレイルームでのお遊びタイム、許可されるなら特別な食べ物など)を用意する。
- 与薬に使用されたシリンジのキャップによる乳児の窒息事故が、FDAに複数報告されている。FDAは以下を推奨している。シリンジを患者や家族に渡す前にキャップを廃棄する。ケアを行う家族に、市販のシリンジを使用する場合はキャップを外すように指導する。また、シリンジのキャップに関する問題はすべてFDAに報告する。“経口与薬用”とラベルされたキャップのないシリンジも製造されている。

高齢者についての注意事項

- 関節炎のある高齢者には、子供への安全対策を施されたキャップは開けづらいことがある。要望があれば、薬剤師は開けやすいキャップに交換できる。キャップの周りに輪ゴムを巻くと、高齢者がしっかり握りやすい。
- 必要に応じて、薬剤の情報が大きな文字で書かれたものを用意する。
- 老化に伴う生理学的変化である胃の運動機能の低下、筋肉量の減少、胃酸産生の低下、血流の低下などは、薬剤の吸収や反応に影響を与え、有害作用のリスクを増加させる。高齢者は複数の薬剤を服用している場合が多く、高齢者における薬物相互作用は、現実に起こりやすい、危険な問題である。基礎知識5-6を参照すること。

在宅ケアの注意事項

- 使用期限の切れた薬剤は廃棄するように患者に指導する。
- 家庭環境の中に小児やペットがいる場合は、薬剤の安全な保管について検討する。
- 市販の乳児用薬剤と小児用薬剤の違いについて親と話し合う。実際の薬剤の効果に違いがあることを認識していない親が多く、過少投与、過量投与をする可能性がある。
- 緊急の場合に備えて、すべての薬剤、用量、使用頻度を書いたカードを持ち歩くよう、患者に指導する。
- 液剤については適切な計量器具を用いて計量することの重要性を話し合う。食事用の器具は使用しないように注意を喚起する。薬剤用計量カップ、経口用シリンジ、薬剤用計量スプーンのいずれかを用いて正確な用量を計測するよう指導する。

スキル・5-2 胃管からの与薬

胃腸に挿入されているチューブ（経鼻胃管、経鼻腸管、経皮内視鏡的胃瘻造設術（PEG）チューブ、空腸瘻造設術（J）チューブ）は、しばしば薬剤投与に使用される。経腸栄養チューブを留置中の患者のケアについては、「第11章 栄養」に記述されている。液剤は吸収されやすく、チューブの閉塞を生じにくいので、可能な場合は液剤を使用する。固形の薬剤の中には、粉砕し液体と混ぜ合わせることができるものもある。その場合、細かい粉末になるまで粉砕し、15-30mℓの水と混ぜ合わせてから、チューブを通して投与する。カプセル剤の中にも、カプセルを開けて中身を液体に混ぜ、チューブを通して投与できるものがある（Toedter Williams, 2008）。製造業者の推奨条件や薬剤師に適用可能かどうかを確認する。

必要物品

- 60mℓシリンジと計量カップ
- 薬剤
- 白湯（胃瘻チューブの場合）、または滅菌水（経鼻胃管の場合）（医療施設の規定に従って）
- グローブ
- その他のPPE（指示に応じて）

アセスメント

投与する薬剤については、特に作用機序、副作用、必要な看護援助、粉砕してよいかどうか、食物と共に投与してもよいか、などを調べておく。患者の氏名、投与量、投与経路、投与時刻を確認する。また、患者の薬剤および投与理由についての知識を評価する。腹部の聴診を行い、腸動音を聞く。圧痛や腹部膨満がないか、腹部の打診と触診を行う。必要に応じて、患者の最後の排便の時刻を確かめ、腹囲を計測する。

看護診断

患者の現在の状態に基づき、看護診断を行うための関連因子を決定する。妥当な看護診断として、以下のような例がある。

- 知識不足
- 嚥下障害
- 身体損傷リスク状態

成果確認と看護計画立案

望ましい成果は、患者が栄養チューブ経由で薬剤を投与され、意図された薬剤の効果を得ることである。加えて、患者が投与される薬剤についての知識を言葉で表現し、有害作用や損傷が起こらず、チューブの通過性が維持されていることが、成果として期待される。

看護技術の実際

手順	根拠
1. 必要物品を準備する。医療施設の規定に従い、投薬指示を診療録中の投薬指示の原本と照合する。不一致があれば解明する。患者記録でアレルギーを確認する。	照合によって、投薬指示の文書化の過程で生じた誤りが見つかることがある。各医療施設にとって、担当医の指示は投薬指示の法的な記録になる。
2. 投与する薬剤の作用、特別な看護上の注意点、用量の安全域、投与目的、有害作用を知っておく。その患者への投与が適切であるかを考える。	この知識があると、患者の疾患に対する薬剤の治療効果を評価するときの助けとなり、また、薬剤について患者指導を行うときに利用できる。
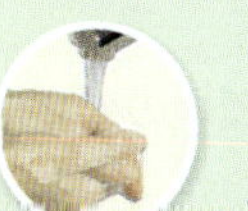 3. 手指衛生を実施する。	手指衛生により、微生物の拡散が防止される。
4. 与薬カートを患者の部屋の前まで運ぶ。または、薬剤準備専用の場所で与薬準備を行う。	系統的な作業は薬剤の誤投与の防止になり、時間の節約にもなる。
5. 与薬カートまたは引き出しを開錠する。必要に応じて、コンピューターに暗証番号を入力し、職員証をスキャンする。	与薬カートや引き出しの施錠により各患者の薬剤を安全に管理する。使用時以外の与薬カートの施錠は、医療機能評価機構による必要事項である。許可された職員だけが暗証番号の入力とIDカードのスキャンにより、コンピューターシステムの利用と記録の記入を行える。
6. **薬剤は、1回に患者1人分ずつ準備する。**	これにより、薬剤の誤投与を防止する。

（続く）

スキル・5-2　胃管からの与薬 (続き)

手順	根拠
7. CMAR／MARを読み、その患者専用の薬剤引き出しまたはストック薬から、適切な薬剤を選び出す。	これがラベル確認の1回目である。
8. 薬剤名ラベルをCMAR／MARと照合する。使用期限を確認し、必要に応じて用量計算を行う。必要に応じて薬品包装のバーコードを読み取る。	これがラベル確認の2回目である。必要に応じて、用量計算は他の看護師にも確認し、安全性を高める。
9. 投与する薬剤が液状なのかどうかを確認する。**錠剤やカプセル剤の場合は、薬剤部または医薬品の添付文書で、粉砕してもよいかまたはカプセルを開けてもよいかの確認をとる。**	チューブが閉塞するのを防ぐため、薬剤は可能な限り液状にして投与する。徐放性製剤の薬剤は投与前に粉砕してはならない。
10. 必要な薬剤を準備する。 錠剤の場合：錠剤粉砕機を用いて1度に1種類ずつ粉砕する。粉末は、薬剤カップ中で、水または推奨される液体に溶解する。各薬剤は他の薬剤と混ざらないようにする。薬剤の包装ラベルは、後で照合するときのために薬剤カップと一緒にとっておく。	薬剤によっては水以外の液体に溶解しなければならないものもある。ラベルは追加的な安全確認のために必要である。薬剤により、投与前にアセスメントを必要とするものもある。
液剤の場合：多回投与容器から液剤を注ぐときは、瓶のラベルを手掌側にして持つ。液剤を取り出すときは、適切な計量器具を使用し、薬剤の量はメニスカスの底部を目の高さで読み取る。瓶の口をペーパータオルで拭く。	ラベルに液体が垂れると、ラベルが読みにくくなる。適切な計量器具を用いて正確に計量することで、正確性が高くなる。
11. **1人の患者に投与する薬剤がすべて準備できたら、患者の所に運ぶ前に、薬剤ラベルをMARで再確認する。**	これが、正確を期し、誤投与を防ぐラベル確認の3回目である。3回目の確認を、ベッドサイドで患者の本人確認後、与薬前に行うことを規定する医療施設もある。
12. 与薬カートを離れる前に、カートを施錠する。	与薬カートや引き出しの施錠により、各患者の薬剤を安全に管理する。使用時以外の与薬カートの施錠は、医療機能評価機構による必要事項である。
13. 薬剤を患者のベッドサイドに注意深く運ぶ。薬剤から目を離さないようにする。	注意深く取り扱い、目を離さないことで、薬剤が偶然または故意に乱されるのを防ぐ。
14. **必ず、正しい時刻に患者に薬剤が投与されるようにする。**	医療施設の規定を確認する。決められた時刻の前後30分間を投与時間として認めている場合もある。
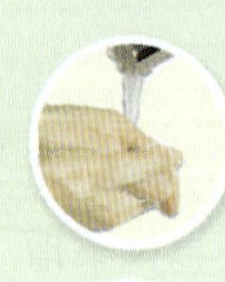 15. 手指衛生を実施し、指示がある場合はPPEを装着する。	手指衛生とPPEにより、微生物の拡散が防止される。PPEの必要性は感染経路別予防策に基づいて決まる。
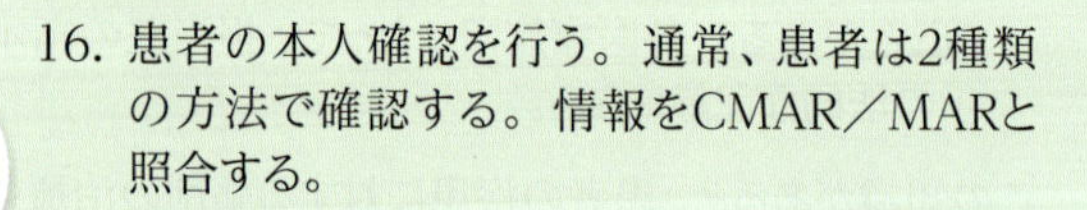 16. 患者の本人確認を行う。通常、患者は2種類の方法で確認する。情報をCMAR／MARと照合する。	本人確認を行うことで確実に正しい患者に薬剤が投与され、誤投与の防止に役立つ。
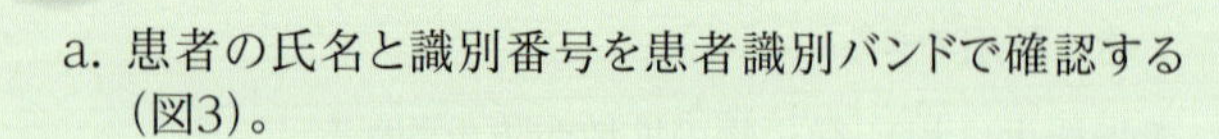 a. 患者の氏名と識別番号を患者識別バンドで確認する(図3)。	これが最も信頼できる方法である。患者識別バンドが行方不明や不正確である場合は、取り替える。
b. 医療施設の規定に基づき、患者に氏名と生年月日を尋ねる。	これには患者からの応答が必要であるが、疾患や環境の変化により、患者は混乱することがある。
c. 患者が自分で氏名などを言えない場合は、2つ目の確認手段として、患者を知っている医療スタッフに確認する。	これは、患者の本人確認のダブルチェックを行うもう一つの方法である。ドアやベッドに表示された氏名は不正確な場合もあるので、患者の本人確認には利用しない。
17. 与薬前に、必要なアセスメントを完了する。患者のアレルギーをリストバンドで確認するか、患者にアレルギーについて尋ねる。患者に、これから行う処置とその理由を説明する。	与薬前にアセスメントを行うことは必要条件である。説明により不安を軽減し、協力を促す。
18. 必要に応じて、患者識別バンドのバーコードを読み取る。	バーコードでの再確認により、薬剤が正しい患者に投与されることがさらに確実になる。

手順	根拠
19. 禁忌でなければ、患者がファーラー位になるように介助する。	この体位により誤嚥のリスクを軽減する。
20. グローブを装着する。	グローブにより粘膜や体液との接触を防止する。
21. 持続的経管栄養を実施している場合は、経管栄養注入ポンプを一時停止させる（図1）。	ポンプを停止させなければ、栄養剤がチューブからあふれ、患者にかかってしまう。
22. 計量カップに水を30mℓ注ぐ。栄養剤のチューブにクランプがある場合は閉じる。または、胃管のポートの直下を指で折り返すか、三方活栓で止める。胃管の与薬用の側注ポートを開ける（図2）か、または栄養剤のチューブを胃管から外して先端にキャップをつける。	チューブを洗浄するための水を準備する。胃内容物の逆流を防ぐために、チューブをクランプで閉じる、折り返してつまむ、三方活栓を正しい位置にする、のいずれかを行う。栄養剤のチューブの先端を覆うことで汚染を防ぐ。

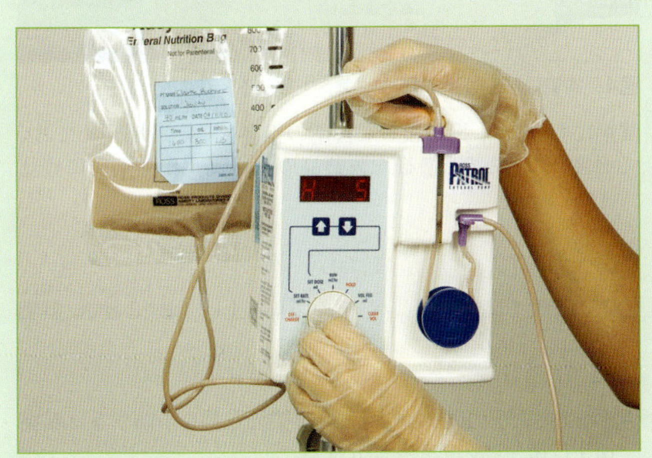

図1　栄養注入ポンプを一時停止させる。*(Photo by B. Proud)*

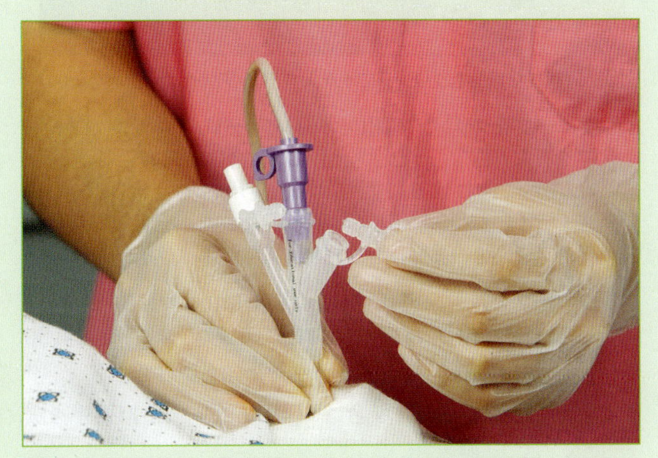

図2　胃管をつまんで胃内容物の逆流を防ぎながら与薬ポートを開ける。*(Photo by B. Proud)*

手順	根拠
23. **胃管のタイプと医療施設の規定に従って、胃管の先端の位置を確認する**（「第11章 栄養」を参照）。	不注意による気道への誤注入を防ぐため、胃管から何かを投与する場合は必ず、投与前に胃管の位置を確認しなければならない。
24. 胃内容物の残量に注意する。「第11章　栄養」を参照する。医療施設の規定に従い、60mℓシリンジで、吸引した胃内残留物を胃に戻す。	体液量や電解質の平衡失調を避けるために胃内容物を胃や腸に戻すことは一般的に実践されてきたが、その有益性は研究では確立されていない。実施については、医療施設の規定を考慮する（Bourgault, et al., 2007; Keithley & Swanson, 2004; Metheny, 2008）。
25. 側注のチューブにクランプがある場合は締める。または、胃管のポートの直下を指でつまむか、三方活栓を正しい方向に合わせる。60mℓシリンジを胃管から外す。シリンジの内筒を抜き取る。シリンジの外筒だけを胃管に接続する。水30mℓをシリンジに入れる（図3）。**側注のクランプを開き、胃に水を自然落下で注入する。**	チューブを折り返してクランプすると、胃内容物の逆流を防ぐことができる。水を流すことにより、確実にチューブの内容物を流し、チューブを洗浄することができる。
26. 1種類目の薬剤をシリンジに入れて投与する（図4）。薬剤と薬剤の間には5-10mℓの水を流して洗浄する。最後の薬剤の投与後には30-60mℓの水を流して洗浄する。	薬剤と薬剤の間に水を流すことで、薬剤同士の相互作用を防ぐ。最後に水を流すと、チューブの通過性が維持され、薬剤の粒子による閉塞が防止され、投与した薬剤がすべて確実に胃に入ることになる。

(continued)

スキル・5-2　胃管からの与薬　(続き)

手順

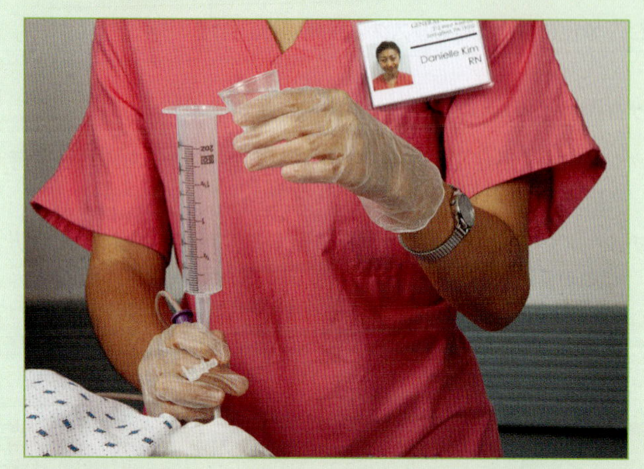

図3　胃管に接続したシリンジに水を入れる。*(Photo by B. Proud)*

根拠

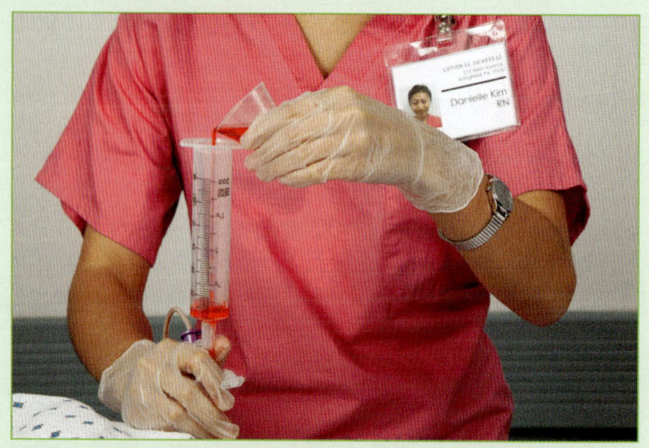

図4　胃管に接続したシリンジに薬剤を入れる。*(Photo by B. Proud)*

27. チューブをクランプで閉じ、シリンジを外し、栄養剤のチューブを元に戻す。三方活栓使用の場合は、三方活栓を適正な位置に合わせる。側注ポート使用の場合は、ポートのキャップをはめる。正しく与薬が行われた場合は、胃管のクランプを開き、栄養投与を再開する。

　薬剤によっては、投与後、栄養剤の投与を一定時間止めておく必要があるものもある。医薬品の添付文書か薬剤師に確認する。

28. グローブを外す。患者が安楽な姿勢になるように介助する。経管栄養が投与されている場合は、ベッドの頭部を最低30度は挙上する。

　患者の安楽を確保する。ベッドの頭部を上げておくことで、誤嚥が防止される。

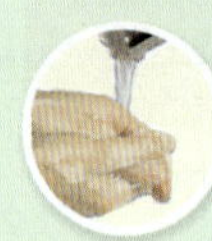

29. 使用した場合は、PPEを外す。手指衛生を実施する。

　適正な方法でPPEを外すことで、感染の伝播を予防する。手指衛生は微生物の拡散を防止する。

30. 与薬が終了したら、直ちに与薬記録に記入する。下記の記録の項を参照する。

　遅滞なく記録することは、患者の安全確保に役立つ。

31. 適切な時期に、薬剤への患者の反応を評価する。

　患者に対する薬剤の治療効果や有害作用を評価する必要がある。

評価

望ましい成果は、患者が指示された薬剤を投与され、投与された薬剤から期待された効果が得られたときに達成される。加えて、胃管の通過性と機能が維持されており、患者が投与される薬剤についての知識を言葉で表現し、有害作用や損傷がないときに成果が達成される。

記録

ガイドライン

与薬記録は投与直後に、日付、時刻、用量、投与経路を含めてCMAR／MARまたは規定の用紙に記入する。バーコードシステムを使用している場合は、与薬はバーコードを読み取ると同時に自動的に記録される。PRN薬剤(頓用薬)の場合、投与理由を記録する必要がある。遅滞なく記録することで、薬剤を重複して投与する事故を避けることができる。必要に応じて、胃内容物の残留量を記録する。与薬に使用した水分量を、水分出納表に記載する。与薬を拒絶された場合、与薬していない場合は、与薬記録の所定の欄に記入し、担当医に報告する。これにより薬剤が投与されなかった理由が明らかになり、担当医は患者の状態を知ることができる。

予期しない状況と対処方法

- チューブ内に薬剤を注入した後でチューブが詰まった場合：10mℓシリンジをチューブに接続する。内筒を引き、軽く圧力をかける動作を繰り返す。これで詰まった薬剤が取り除かれる場合がある。薬剤がチューブを通り抜けない場合は、担当医に報告する。チューブの交換が必要になる場合もある。

注意事項

- 吸引のために留置している経鼻胃管（NGチューブ）から薬剤を投与する場合、与薬後は一定時間、チューブをクランプで閉じ、吸引を一時停止する。これにより、薬剤は吸引されずに吸収される。薬剤に関する特異的な必要事項については、医療施設の規定や医薬品の添付文書で確認しておく。
- 与薬にシリンジの内筒を使用する必要がある場合は、静かにゆっくりと注入する。過剰な加圧を避けるためには、自然落下による投与が最も安全と考えられている。
- 薬剤は1種類ずつ別々に投与し、各薬剤の投与の間に水を流す。薬剤の中には、他の薬剤と混ざると相互作用を起こしたり、効力が弱まったりするものがある。
- 患者が経管栄養を投与されている場合は、投与されている薬剤についての情報を再確認する。フェニトイン（ディランティン）など一部の薬剤の吸収は、経管栄養剤の影響を受ける。添付文書や医療施設の規定に従い、与薬前後の必要な時間、持続経管栄養を中断し、チューブをクランプする。
- 投与された薬剤に対する反応を評価し、副作用を早期に検出するため、アセスメントを継続的に行うことが、看護ケアにおいて重要である。有害作用の疑いがあれば、以降の薬剤の投与を中止し、患者の担当医に報告する。それ以上の介入は、反応の種類と患者のアセスメントに基づいて行う。

スキル・5-3　薬剤の準備（アンプル）

アンプルは、1回分の非経口与薬用の薬液が入ったガラス製容器である。開封したアンプルの薬液がすべて使用されなかった場合、残った薬液の汚染を防ぐ方法はないため、残った薬液はすべて廃棄する。薬液はアンプルの頸部の細い部分を折って吸い上げる。

必要物品

- 滅菌シリンジとフィルター針
- 薬液のアンプル
- 小サイズのガーゼ
- 電子薬剤投与記録（CMAR）または薬剤投与記録（MAR）

アセスメント

アンプル中の薬液に異物の混入や変色がないかを調べる。アンプルにひびや欠損がないか調べる。投与前に使用期限を確認する。患者の氏名、投与量、投与経路、投与時刻を確認する。薬剤がその患者に投与されるものとして適切であるかを評価する。薬剤投与に影響を与える可能性のある患者のアセスメントデータおよび検査値を再確認する。

看護診断

患者の現在の状態に基づき、看護診断を行うための関連因子を決定する。妥当な看護診断として、以下のような例がある。

- 感染リスク状態
- 知識不足
- 不安
- 身体損傷リスク状態

成果確認と看護計画立案

アンプルの薬液の吸い上げにおける望ましい成果は、薬液が無菌操作で吸い上げられ、ガラス片の混入がなく、適正な用量が準備されることである。

看護技術の実際

手順	根拠
1. 必要物品を準備する。医療施設の規定に従い、投薬指示を診療録の原本と照合する。不一致があれば解明する。患者記録でアレルギーを確認する。	照合によって、投薬指示の文書化の過程で生じた誤りが見つかることがある。各医療施設にとって、担当医の指示は投薬指示の法的な記録になる。

（続く）

スキル・5-3 薬剤の準備（アンプル） （続き）

手順	根拠
2. 投与する薬剤の作用、特別な看護上の注意点、用量の安全域、投与目的、有害作用を知っておく。その患者への投与が適切であるかを考える。	この知識があると、患者の疾患に関連する薬剤の治療効果を評価するときの助けとなり、また、薬剤について患者指導を行うときに利用できる。
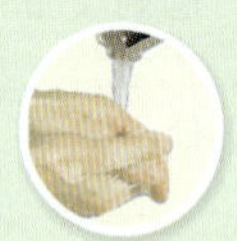 3. 手指衛生を実施する。	手指衛生により、微生物の拡散が防止される。
4. 与薬カートを患者の部屋の前まで運ぶ。または、薬剤準備専用の場所で与薬準備を行う。	系統的な作業は薬剤の誤投与の防止になり、時間の節約にもなる。
5. 与薬カートまたは引き出しを開錠する。必要に応じて、コンピューターに暗証番号を入力し、職員証をスキャンする。	与薬カートや引き出しの施錠により、各患者の薬剤を安全に保管する。使用時以外の与薬カートの施錠は、医療機能評価機構による必要事項である。許可された職員だけが暗証番号の入力とIDカードのスキャンにより、コンピューターシステムの利用と記録の記入を行える。
6. **薬剤は、1回に患者1人分ずつ準備する。**	これにより、薬剤の誤投与を防止する。
7. CMAR／MARを読み、その患者専用の薬剤引き出しまたはストック薬から適切な薬剤を選び出す。	これがラベル確認の1回目である。
8. ラベルをCMAR／MARと照合する。使用期限を確認し、必要に応じて用量計算を行う。必要に応じて包装のバーコードを読み取る。	これがラベル確認の2回目である。必要に応じて、用量計算は他の看護師にも確認し、安全性を高める。
9. **アンプル**を垂直に持ち、頭部を指ではじく（図1）か、頭部を指でつまんで手首をすばやくひねり、頭部の薬液をアンプル内に落とす（図2）。	この動作で、アンプル頭部の薬液をアンプル内に移動させる。

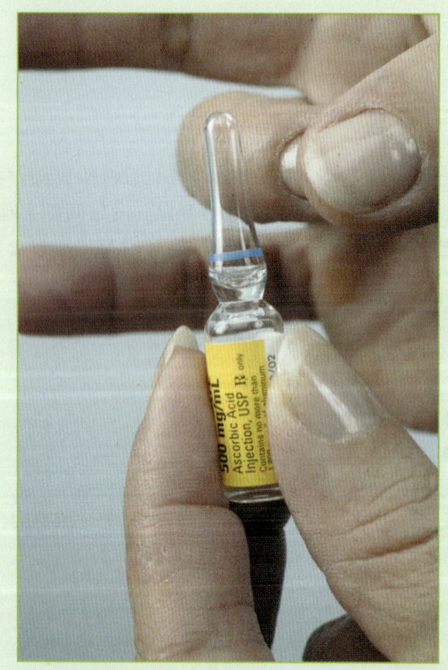

図1　アンプルの頭部を指ではじく。

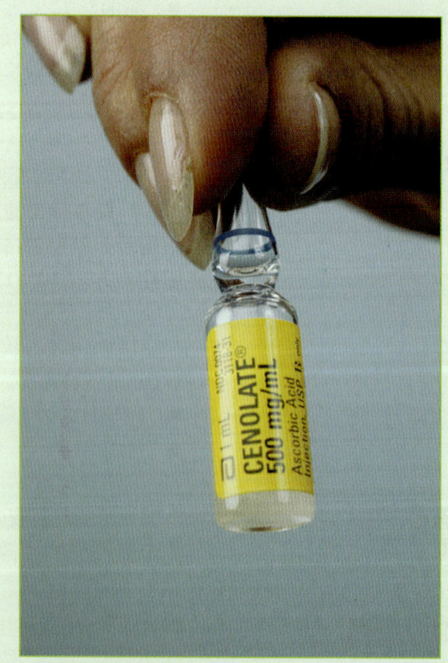

図2　アンプルを垂直に保ちながら手首をすばやくひねる。

手順	根拠
10. 小サイズのガーゼをアンプルの頚部に巻く。	これで、アンプルのカット面のガラスから指を保護する。
11. 頚部の切れ目のところでポキッと折る感じでアンプルの頭部を折る（図3）。**必ず、アンプルの頭部を体から離れる方向に折る。**	こうすることで、ガラス片が飛散した場合に顔や指が保護される。

手 順

根 拠

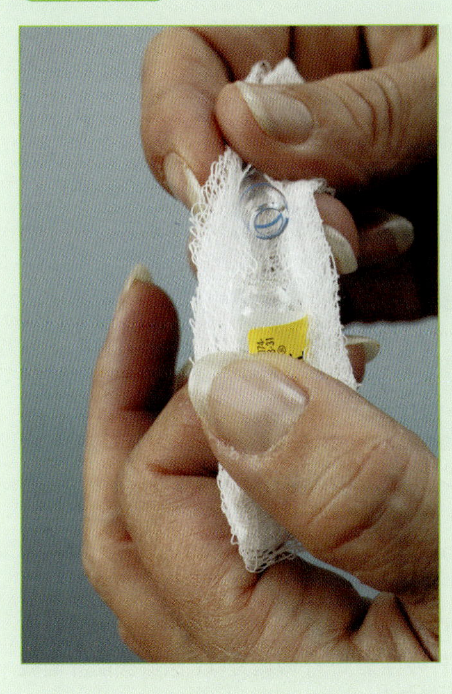

図3　ポキッと折る動作でアンプルの頭部を折る。

12. シリンジにフィルター針を装着する。フィルター針からキャップをまっすぐに引いて外す。

フィルター針を使用することで、薬液と共にガラス片を吸い上げてしまうのを防ぐ。キャップをまっすぐに引くことで針刺し事故を防ぐ。

13. 指示された量より少し多い量（約30%増量）の薬液を吸い上げる。**薬液中に空気を注入してはならない。**以下の記載した2つの方法のいずれかで行う。**フィルター針をアンプルに挿入する際、アンプルの切り口に触れないように注意する。**

少量の薬液を余分に吸い上げることで、シリンジをアンプルから抜いた後、シリンジ中の気泡を抜いても十分量の薬液をシリンジ中に残せる。アンプル内はバイアルのように加圧されているわけではないため空気の注入は不要で、空気注入により薬液をあふれさせることもある。アンプルの縁は汚染されているものとみなす。

a. 平らな面に垂直に立てたアンプルに針先を入れ、薬液をシリンジに吸い上げる（図4）。**内筒で触れてよいのは末端のハンドル部分のみである。**

内筒をハンドル部のみで操作することで、内筒の軸を無菌に保つ。

b. 針先をアンプルに入れ、アンプルを逆さにする。針は中心に保ち、アンプルの切り口に触れないようにする。溶液をシリンジ中に吸い上げる（図5）。**内筒で触れてよいのは末端のハンドル部分のみである。**

表面張力により、アンプルを倒立させても薬液はこぼれない。針がアンプルの縁に触れたり、一度針を抜いて再挿入したりすると、表面張力が破綻し薬液が流出する。内筒をハンドルのみで操作することで、内筒の軸を無菌に保つ。

14. 針を引き抜いてから、シリンジを指ではじき、慎重に内筒を押して空気を抜く。**シリンジ中の薬液の量と投与量とを照合し、過剰な薬液は医療施設の規定に従って廃棄する。**

空気をアンプル中に排出すると、アンプル内の圧力が上がり、薬液がアンプル外にあふれ出ることがある。アンプルには容量以上の薬液が入っている場合がある。注意深く計量することで、適正な用量を吸い上げることができる。

15. 薬剤ラベルをCMAR／MARと照合する。

これが、正確を期し、誤投与を防ぐラベル確認の3回目である。3回目の確認をベッドサイドで、患者の本人確認後、与薬前に行うことを規定する医療施設もある。

16. **フィルター針に安全装置を付け、針を外す。適切な廃棄容器にフィルター針を廃棄する。適切な投与器具をシリンジに接続する。**

薬液の吸い上げに使用したフィルター針は、ガラス片が患者に注入されるのを避けるため、与薬には使用しない。

（続く）

スキル・5-3　薬剤の準備（アンプル）　（続き）

手順

根拠

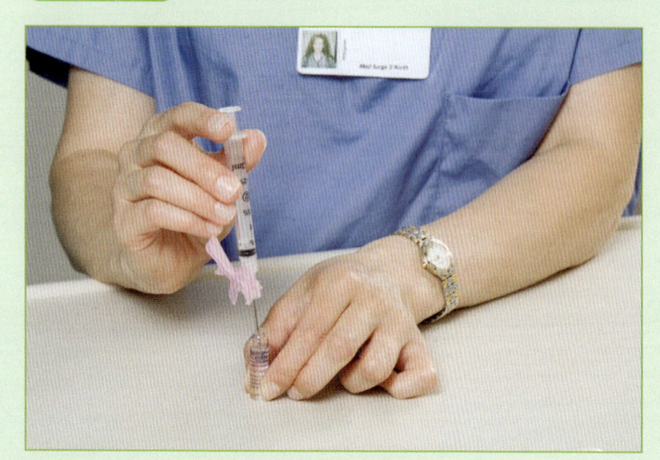

図4　立てたアンプルから薬液を吸い上げる。

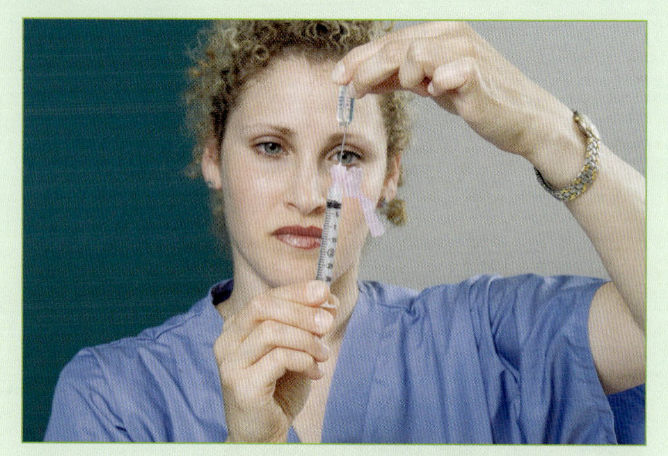

図5　逆さまにしたアンプルから薬液を吸い上げる。

17. アンプルを適切な容器に廃棄する。

開封したアンプルの薬液を無菌状態に維持する方法はないので、アンプルに残った薬液はすべて廃棄しなければならない。

18. 与薬カートを離れる前に、カートを施錠する。

与薬カートや引き出しの施錠により、各患者の薬剤を安全に保管する。使用時以外の与薬カートの施錠は、医療機能評価機構による必要事項である。

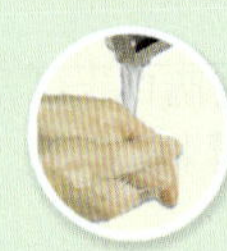

19. 手指衛生を実施する。

手指衛生により、微生物の拡散が防止される。

20. 指示された経路から与薬する。

指示された投与経路に応じた適切なスキルを参照する。

評価

望ましい成果は、薬液がアンプルから無菌操作で吸い上げられ、ガラス片の混入がなく、適正な用量が準備されたときに達成される。

記録

ガイドライン

アンプルからの薬液の吸い上げを記録する必要はない。与薬の記録は投与直後に、日付と時刻を含め、CMAR／MARまたは規定の用紙に記入する。バーコードシステムを使用している場合は、与薬はバーコードを読み取ると同時に自動的に記録される。PRN薬剤（頓用薬）の場合、投与理由を記録する必要がある。すぐに記録することで、薬剤を重複して投与する事故を避けることができる。与薬を拒絶された場合、与薬していない場合は、与薬記録の所定の欄に記入し、担当医に報告する。これにより薬剤が投与されなかった理由が明らかになり、担当医は患者の状態を知ることができる。麻薬の与薬記録は、麻薬施用記録用紙に品名、数量、その他所定の情報を記入するなど、追加の書類作成が必要になる場合がある。水分出納の測定が必要な場合は、与薬に使用された水分量を記録する。

予期しない状況と対処方法

- アンプルを開ける際に手を切ってしまった場合：汚染の可能性があるため、アンプルは廃棄する。創傷処置を行い、新しいアンプルを用意する。医療施設の規定に従って報告する。
- アンプル頭部に薬液が残っており、アンプル内の薬液では用量に不十分な場合：アンプルと吸い上げた薬液を廃棄する。新しいアンプルを用意し、最初からやり直す。元のアンプルの頭部に残った薬液は、アンプル頭部が滅菌されていない面に置かれた時点で汚染されたものとみなす。
- 逆さまにしたアンプル内に空気を注入してしまい、薬液が飛び散った場合：手洗いにより薬液を取り除く。薬液が目に入った場合は、洗眼を行う。投与用に新しいアンプルを用意する。必要に応じて、医療施設の規定に従い、事故報告を行う。

- フィルター針を使用せずに薬液を吸い上げた場合：針をフィルター針に交換する。フィルター針を通して薬液を新しいシリンジ内に注入し、患者に投与する。
- アンプルに挿入する前に内筒が汚染された場合：針とシリンジを廃棄して最初からやり直す。内筒が薬液をシリンジ内に吸い上げた後で汚染された場合は、最初からやり直す必要はない。汚染された内筒は薬液を押し出しながらシリンジの外筒中に入っていくので、薬液を汚染することはない。

スキル・5-4　薬剤の準備（バイアル）

バイアルは、針を抜くと自動的に密閉されるゴム栓が付いており、そこから薬液を採取することのできるガラス瓶である。輸送と保管を安全に行うため、通常、バイアルの頭部には軟らかく、簡単に取り外しできる金属キャップ、またはプラスチックキャップが付いている。キャップを取り除くと現れるゴム栓が、バイアル内への入口である。1回用量のバイアルは、薬剤の使用量に関わらず、一度使用すれば廃棄する。多用量バイアルには複数回の投与に対応する量の薬剤が入っており、複数回使用できる。米国疾病管理予防センター（CDC）は、多用量バイアルの薬剤は、可能な限り、1人の患者に使用することを推奨している。加えて、投与の度にバイアルのゴム栓を消毒し、新しい滅菌注射針と滅菌シリンジの使用を推奨している（CDC, 2008a; CDC, 2008b）。バイアル中の薬剤は液剤または粉末剤である。粉末剤は、適切な溶解液に溶解してから投与する。以下のスキルで、バイアルからの薬液の吸い上げを概説する。粉末剤の溶解の手順については、後出のスキルバリエーションを参照のこと。

必要物品

- 滅菌シリンジと注射針または鈍針カニューレ（サイズは投与する薬剤や患者によって決める）
- 薬剤のバイアル
- アルコール綿
- 2本目の針（任意）
- フィルター針（任意）
- 電子薬剤投与記録（CMAR）または薬剤投与記録（MAR）

アセスメント

バイアル中の薬剤に変色や異物の混入がないかを確認する。与薬前に使用期限を確認する。患者の氏名、投与量、投与経路、投与時刻を確認する。薬剤がその患者に投与されるものとして適切であるかを判断する。与薬に影響を与える可能性のある患者のアセスメントデータおよび検査値を再確認する。

看護診断

患者の現在の状態に基づき、看護診断を行うための関連因子を決定する。妥当な看護診断として、以下のような例がある。

- 感染リスク状態
- 身体損傷リスク状態
- 知識不足
- 不安

成果確認と看護計画立案

バイアルからの薬液の吸い上げにおける望ましい成果は、薬液が無菌操作でシリンジ内に吸い上げられ、適正な用量が準備されることである。

看護技術の実際

手順	根拠
1. 必要物品を準備する。医療施設の規定に従い、投薬指示を診療録中の原本と照合する。	照合によって、投薬指示の文書化の過程で生じた誤りが見つかることがある。各医療施設にとって、担当医の指示は投薬指示の法的な記録になる。

（続く）

スキル・5-4 薬剤の準備（バイアル）（続き）

手順	根拠
2. 投与する薬剤の作用、特別な看護上の注意点、用量の安全域、投与目的、副作用を知っておく。その患者への投与が適切であるかを考える。	この知識があると、患者の疾患に関連する薬剤の治療効果を評価するときの助けとなり、また、薬剤について患者指導を行うときに利用できる。
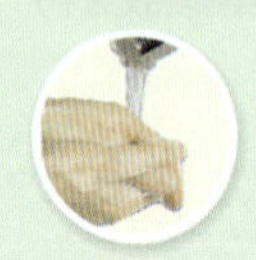 3. 手指衛生を実施する。	手指衛生により、微生物の拡散が防止される。
4. 与薬カートを患者の部屋の前まで運ぶ。または、薬剤準備専用の場所で与薬準備を行う。	系統的な作業は、薬剤の誤投与の防止になり、時間の節約にもなる。
5. 与薬カートまたは引き出しを開錠する。必要に応じて、コンピューターに暗証番号を入力し、職員証をスキャンする。	与薬カートや引き出しの施錠により、各患者の薬剤を安全に管理する。使用時以外の与薬カートの施錠は、医療機能評価機構による必要事項である。許可された職員だけが暗証番号の入力とIDカードのスキャンにより、コンピューターシステムの利用と記録の記入を行える。
6. **薬剤は、1回に患者1人分ずつ準備する。**	これにより、薬剤の誤投与を防止する。
7. CMAR／MARを読み、その患者専用の薬剤引き出しまたはストック薬から、適切な薬剤を選び出す。	これがラベル確認の1回目である。
8. 薬剤名ラベルをCMAR／MARと照合する。使用期限を確認し、必要に応じて用量計算を行う。必要に応じて包装のバーコードを読み取る。	これがラベル確認の2回目である。必要に応じて、用量計算は他の看護師にも確認し、安全性を高める。
9. バイアルのゴム栓を保護している金属またはプラスチックのキャップを外す。	**バイアル**中の薬剤を吸引するには、キャップを外す必要がある。
10. **アルコール綿でバイアルのゴム栓を拭き、自然乾燥させる。**	アルコール綿で細菌による表面の汚染を取り除く。アルコールを乾燥させることで、アルコールが針についてバイアル中に入るのを防ぐ。
11. 注射針または鈍針カニューレのキャップをまっすぐ引き抜いて外す。内筒は、ハンドル以外に触れない。シリンジに吸い上げる薬液量相当の空気をシリンジに吸い込む。多用量バイアルから事前に混合された薬液を吸い上げる場合、医療施設によってはフィルター針を使用する規定がある。	キャップをまっすぐに引いて外すと、針刺し事故の防止になる。内筒のハンドルのみを触ることで、軸を無菌に保つ。バイアルは密閉容器なので、液体を吸い上げる前に同量の空気を注入し、内部が陰圧になるのを防ぐ必要がある。空気の注入量が不足すると、陰圧により薬液の吸い上げが困難になる。フィルター針の使用により、小片の吸い上げが防げる。
12. バイアルを平らな面に置く。注射針をゴム栓の中央に刺し、シリンジ内の空気を薬液の上の空間に注入する（図1）。空気を薬液中に注入してはならない。	溶液中を通過させて気泡を出すと、薬液の吸い上げ量が不正確になることがある。
13. **バイアルを逆さにして持つ。注射針または鈍針カニューレの先端を液面より下に保つ（図2）。**	これにより、シリンジに空気が吸引されるのを防ぐ。
14. バイアルを片手で把持し、他方の手で薬液を吸い出す。内筒への接触はハンドルのみとする。**シリンジを垂直にして目の高さに保ちながら、処方された量の薬液を吸い出す（図3）。**	内筒をハンドルのみで操作することで、内筒の軸を無菌に保つ。シリンジを目の高さに把持すると量の読み取りが正確になり、シリンジを垂直にすると気泡の除去が容易になる。
15. シリンジ中に気泡が入った場合は、シリンジの外筒を鋭くはじき、針先を液面より上に出し、気泡をバイアル内の空気中に出す。針先を薬液中に戻し、薬液の吸引を続ける。	気泡の除去は、正確な量の薬液を投与するために必要である。

手順 **根拠**

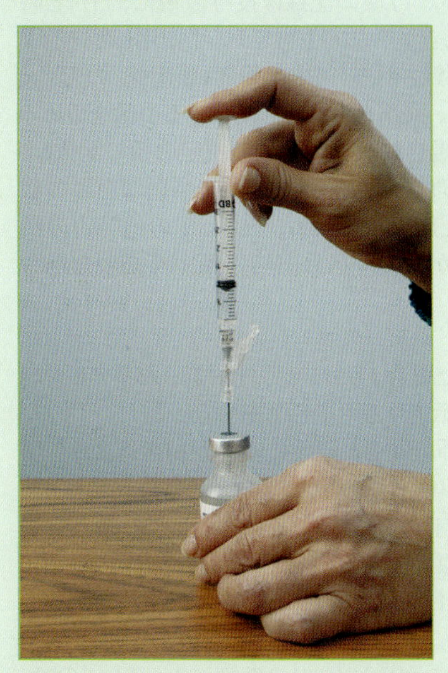

図1 立てたバイアルに空気を注入する。

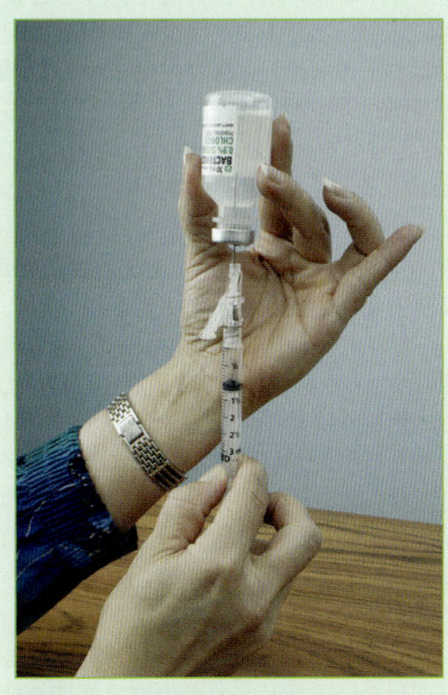

図2 針先を薬液中に入れる。

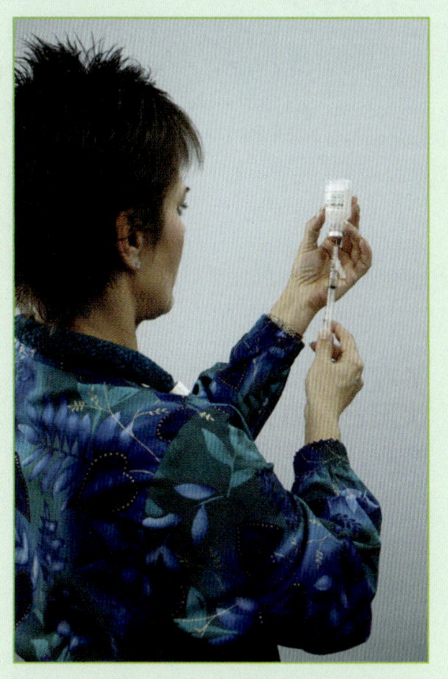

図3 目の高さで薬液を吸い出す。

16. 適正な用量を吸い上げた後、針をバイアルから引き抜き、慎重に針をリキャップする。**薬液の吸い上げにフィルター針を使用した場合は、針は外し、適切な投与器具に接続する。** 薬液の吸い上げに針を使用した場合、与薬前の針交換が必要となる。

これにより、針の汚染を防ぎ、針刺し事故から守る。針を汚染させないように注意しながらであれば、片手でキャップを針ですくい取るリキャップを行ってよい。使用後のフィルター針は、小片が患者に注入されるのを避けるため、薬剤投与には使用しない。バイアルのゴム栓を通過した針は先端が鈍くなるため、針の交換が必要である。

17. **シリンジ中の薬液の量と投与量とを照合し、過剰な薬液は廃棄する。**

注意深く計量することで、正確な量を吸い上げられる。

18. **薬剤ラベルをCMAR／MARと照合する。**

これが、正確を期し、誤投与を防ぐラベル確認の3回目である。3回目の確認をベッドサイドで、患者の本人確認後、与薬前に行うことを規定する医療施設もある。

19. **多用量バイアルを使用した場合は、バイアルに開封した日付と時刻を記入し、医療施設の規定に従って残りの薬液が入ったバイアルを保存する。**

バイアルは密封されているため、中の薬液は無菌に保たれており、再度注射薬として使用できる。開封したバイアルに日付と時刻を記入することで、開封後の使用期限を明らかにする。

20. 与薬カートを離れる前に、カートを施錠する。

与薬カートや引き出しの施錠により、各患者の薬剤を安全に保管する。使用時以外の与薬カートの施錠は、医療機能評価機構による必要事項である。

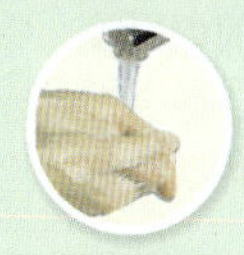

21. 手指衛生を実施する。

手指衛生により、微生物の拡散が防止される。

22. 指示された経路から薬剤を投与する。

指示された投与経路に応じた適切なスキルを参照する。

評価

望ましい成果は、薬液が無菌操作でシリンジに吸い上げられ、適正な用量が準備されたときに達成される。

（続く）

スキル・5-4　薬剤の準備（バイアル）（続き）

記録

ガイドライン

バイアルからの薬液の吸い上げを記録する必要はない。与薬の記録は投与直後に、日付と時刻を含め、CMAR／MARまたは規定の用紙に記入する。バーコードシステムを使用している場合は、与薬はバーコードを読み取ると同時に自動的に記録される。PRN薬剤（頓用薬）の場合、投与理由を記録する必要がある。すぐに記録することで、薬剤を重複して投与する事故を避けることができる。与薬を拒絶された場合、与薬していない場合は、与薬記録の所定の欄に記入し、担当医に報告する。これにより薬剤が投与されなかった理由が明らかになり、担当医は患者の状態を知ることができる。麻薬の与薬記録は、麻薬施用記録用紙に品名、数量、その他特定の情報を記入するなど、追加の書類作成が必要になる場合がある。水分出納の測定が必要な場合は、与薬に使用された水分量を記録する。

予期しない状況と対処方法

- ゴム栓のかけらがシリンジ内の薬液中に混入していた場合：シリンジ、注射針、バイアルを廃棄する。新しいバイアル、シリンジ、針を使用し、指示通りの用量を準備する。
- 空気を満たしたシリンジに装着した針をバイアルに挿入すると同時に内筒が引き込まれた場合：可能ならば、上記の手順に従って薬液を吸い上げる。それができないほど陰圧になっている場合は、シリンジを抜き、さらに空気をバイアル内に注入する。これは、前回の薬液の吸い上げ時にバイアル内に空気を注入しなかったのが原因である。
- バイアルに空気を注入する前に内筒が汚染された場合：針とシリンジを廃棄し、最初からやり直す。内筒が汚染されたのがシリンジに薬液を吸い上げた後ならば、廃棄して最初からやり直す必要はない。汚染された内筒は薬液を押し出しながらシリンジの外筒に入っていくので、薬液を汚染することはない。

スキルバリエーション　バイアル中の散剤の溶解

液剤にすると不安定な薬剤は、しばしば粉末の形で提供される。投与する薬液を準備するには、適切な溶解液を用いて適正な量で散剤を溶解しなければならない。処方された薬剤の溶解液の適正な量と種類を確認する。この情報は、バイアルのラベル、包装内の添付文書、製薬会社によるオンライン情報、薬剤師から得られる。以下に散剤を溶解する手順を示す。

1. 必要物品を準備する。医療施設の規定に従い、投薬指示を診療録の原本と照合する。
2. 与薬する薬剤の作用、特別な看護上の注意点、用量の安全域、投与目的、有害作用を知っておく。その患者への投与が適切であるかを考える。

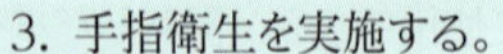

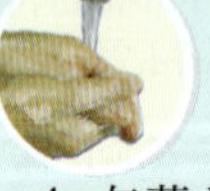

3. 手指衛生を実施する。
4. 与薬カートを患者の部屋の前まで運ぶ。または、薬剤準備専用の場所で与薬準備を行う。
5. 与薬カートまたは引き出しを開錠する。必要に応じて暗証番号を入力し、職員証をスキャンする。
6. **薬剤は、1回に患者1人分ずつ準備する。**
7. CMAR／MARを読み、その患者専用の薬剤引き出しまたはストック薬から適切な薬剤を選ぶ。
8. 薬剤名ラベルをCMAR／MARと照合する。使用期限を確認し、必要に応じて用量計算を行い、他の看護師と用量計算を確認する。必要に応じて包装のバーコードを読み取る。
9. 薬剤と溶解液それぞれのバイアルのゴム栓を保護している金属またはプラスチックのキャップを外す。
10. アルコール綿でバイアルのゴム栓を拭き、自然乾燥させる。
11. **適切な量の溶解液をシリンジに吸い上げる。**
12. 注射針または鈍針カニューレを散剤が入ったバイアルのゴム栓の中央に刺す。
13. 散剤が入ったバイアルに溶解液を注入する。
14. 注射針または鈍針カニューレをバイアルから抜き取り、リキャップする。
15. **バイアルを静かに振とうし、散剤と溶解液をよく転倒・混和させる。激しく振ってはならない。**
16. **シリンジを垂直に把持し、目の高さに保ちながら、処方された量の薬液を吸い出す。**
17. 適正な用量を吸い出した後、針をバイアルから抜き、慎重に針をリキャップする。**薬液の吸い出しにフィルター針を使用した場合は、針は外し、適切な投与器具に接続する。**薬液の吸い出しに針を使用した場合、与薬前の針交換を行う。
18. **シリンジ中の薬液の量と投与量とを照合し、過剰な薬液は廃棄する。**
19. **薬剤のラベルをCMAR／MARと照合する。**
20. 与薬カートを離れる前に、カートを施錠する。

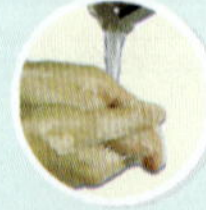

21. 手指衛生を実施する。
22. 指示された経路から薬剤を投与する。

スキル・5-5　薬剤の準備（2種類のバイアル）

1本のシリンジに複数の薬剤を準備する方法は、薬剤の使用方法によって決まる。1回用量バイアルと多用量バイアルを用いる場合は、両方のバイアルに空気を注入し、多用量バイアルの薬剤を先にシリンジに吸い上げる。これにより、多用量バイアルの薬剤が1回用量バイアルの薬剤の混入によって汚染されるのを防ぐことができる。CDCは、多用量バイアルの薬剤は、可能な限り、1人の患者に使用することを推奨している。加えて、投与の度にバイアルのゴム栓を消毒し、新しい滅菌注射針と滅菌シリンジの使用を推奨している（CDC, 2008a; CDC, 2008b）。

2本のバイアルの薬剤を1本のシリンジに混合する場合、その2剤が配合可能であることを確認する。1本のシリンジに複数の薬剤を準備する場合は、薬剤の配合禁忌に留意する。ジアゼパム（バリアム）などの特定の薬剤は、同じシリンジ内での他の薬剤との配合は禁忌である。配合に制限のある薬剤もあり、それらは混合後15分以内に投与しなければならない。配合禁忌の薬剤を混合すると、シリンジ内で混濁したり、沈殿を生じたりする場合がある。そのような場合は薬剤を廃棄し、新たに別々のシリンジに薬剤を準備する。3種類以上の薬剤を1本のシリンジ中で混合することは推奨されない。どうしても必要な場合には薬剤師と連絡を取り、3薬剤が配合可能であるかどうかをpHや各薬剤に含まれている保存剤も含めて検討した後に決定する。薬剤配合変化表は薬剤を準備する看護師がいつでも見られるようにしておくべきである。

さまざまな種類があるインスリンは、注射薬として1本のシリンジ中で混合される薬剤の1例である。インスリンは作用の発現や持続時間がさまざまで、超短時間型、短時間型、中間型、持続型に分類される。インスリン投与前に、効果の発現時、ピーク時、持続時間に留意し、適切な食物を用意しておく。ランタスやレベミルなどの一部のインスリンは、他のインスリンと混合できないことに留意する。医薬品の添付文書でさまざまな種類のインスリンと種類ごとの作用の特異性を調べておく。インスリンの用量は単位で計算する。よく使われる量は、1mℓの薬液中に100単位のインスリンが含まれるU100である。

以下の手順解説では、2種類のインスリンを1本のシリンジ内で混合する場合を例にしている。

必要物品

- 2種類の薬剤のバイアル（このスキルではインスリン）
- 滅菌シリンジ（このスキルではインスリンシリンジ）
- アルコール綿
- 電子薬剤投与記録（CMAR）または薬剤投与記録（MAR）

アセスメント

2薬剤の配合の可否を判定する。すべてのインスリンが混合できるわけではない。たとえば、ランタスやレベミルは他のインスリンと混合できない。

各バイアル中のインスリンの状態を評価する。特定の薬剤の性状を熟知していることは、吸い上げ前にバイアル中の薬剤の品質を見極めるために大変重要である。非修飾インスリン（ヒトインスリン製剤）は一般的に透明な物質で、粒子や異物は入っていないはずである。修飾インスリン（遺伝子組み換えにより修飾されたインスリンアナログ製剤）は一般的に懸濁液であり、透明ではない。“透明”か“混濁”しているかはインスリンの種類を表す用語として確実でないことは念頭においておく。その例として、インスリングラルギン（ランタス）はインスリンアナログ製剤であるが、透明な持続型インスリン（持続時間24時間）である。

与薬前に使用期限を確認する。また、薬剤がその患者に投与されるものとして適切であるかを判断する。与薬に影響を与える可能性のある患者のアセスメントデータおよび検査値を再確認する。必要に応じて、インスリン投与前に患者の血糖値を確認する。患者の氏名、投与量、投与経路、投与時刻を確認する。

看護診断

患者の現在の状態に基づき、看護診断を行うための関連因子を決定する。妥当な看護診断として、以下のような例がある。

- 感染リスク状態
- 身体損傷リスク状態
- 知識不足
- 不安

成果確認と看護計画立案

異なる2種類の薬剤を1本のシリンジの中で混合する場合の望ましい成果は、薬剤が無菌操作で正確にシリンジ内に吸い上げられ、適正な用量が準備されることである。

（続く）

スキル・5-5 薬剤の準備（2種類のバイアル） （続き）

看護技術の実際

手順	根拠
1. 必要物品を準備する。医療施設の規定に従い、投薬指示を診療録の原本と照合する。	照合によって、投薬指示の文書化の過程で生じた誤りが見つかることがある。各医療施設にとって、担当医の指示は投薬指示の法的な記録になる。
2. 投与する薬剤の作用、特別な看護上の注意点、用量の安全域、投与目的、有害作用を知っておく。その患者への投与が適切であるかを考える。	この知識があると、患者の疾患に対する薬剤の治療効果を評価するときの助けとなり、また、薬剤について患者指導を行うときに利用できる。
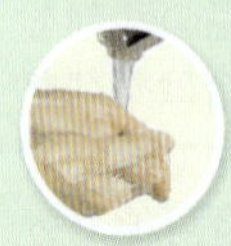 3. 手指衛生を実施する。	手指衛生により、微生物の拡散が防止される。
4. 与薬カートを患者の部屋の前まで運ぶ。または、薬剤準備専用の場所で与薬準備を行う。	系統的な作業は、薬剤の誤投与の防止になり、時間の節約にもなる。
5. 与薬カートまたは引き出しを開錠する。必要に応じて、コンピューターに暗証番号を入力し、職員証をスキャンする。	与薬カートや引き出しの施錠により、各患者の薬剤を安全に管理する。使用時以外の与薬カートの施錠は、医療機能評価機構による必要事項である。許可された職員だけが暗証番号の入力とIDカードのスキャンによって、コンピューターシステムの利用と記録の記入を行うことができる。
6. **薬剤は、1回に患者1人分ずつ準備する。**	これにより、薬剤の誤投与を防止する。
7. CMAR／MARを読み、その患者専用の薬剤引き出しまたはストック薬から、適切な薬剤を選び出す。	これがラベル確認の1回目である。
8. 薬剤名ラベルをCMAR／MARと照合する。使用期限を確認し、必要に応じて用量計算を行う。必要に応じて包装のバーコードを読み取る。	これがラベル確認の2回目である。必要に応じて、用量計算は他の看護師にも確認し、安全性を高める。
9. バイアルのゴム栓を保護しているキャップを外す。	キャップはゴム栓の保護用である。
10. **薬剤が懸濁液（NPH〔中間型〕インスリンなど）の場合は、バイアルを回転または振とうさせてよく混和する。**	インスリン懸濁液の混和方法には論議がある。バイアルを回転させる方法と振とうさせる方法がある。医療施設の規定を確認する。方法に関わらず、懸濁液はよく混和させて投与量を一定にすることが必須である。一般的なインスリンは透明溶液であり、吸い上げる前に混ぜる必要はない。
11. アルコール綿でバイアルのゴム栓を消毒する。	アルコール綿で表面の細菌による汚染を取り除く。アルコール消毒で実際に滅菌されるのか、手から別の表面に常在菌を移行させているのか、疑問視する向きもある。
12. 注射針からキャップをまっすぐに引いて外す。内筒に触るのはハンドル部分のみとする。吸い上げる1回用量分の修飾インスリンと同量の空気をシリンジに吸う。	キャップをまっすぐに引いて外すと、針刺し事故の防止になる。内筒のハンドルのみを触ることで、軸を無菌に保つ。バイアルは密閉容器なので、液体を吸い上げる前に同量の空気を注入し、内部が陰圧になるのを防ぐ必要がある。空気の注入量が不足すると、陰圧により薬液の吸い上げが困難になる。
13. 修飾インスリンのバイアルを平らな表面上に置く。注射針をゴム栓の中央に刺し、シリンジ内の空気を薬液の上の空間に注入する（図1）。空気を薬液中に注入してはならない。バイアルから針を抜く。	絶対に非修飾インスリンに修飾インスリンを混入させてはならない。初めに修飾インスリンの薬液に針を触れさせずに空気を注入すれば、2番目のバイアルの非修飾インスリンに他方のバイアルの薬剤は混入しない。薬液中に気泡を出すと、薬液の吸い上げ量が不正確になることがある。

手順	根拠
14. 1回用量分の非修飾インスリンと同量の空気をシリンジに吸う。	バイアルは密閉容器なので、液体を吸い上げる前に同量の空気を注入し、内部が陰圧になるのを防ぐ必要がある。空気の注入量が不足すると、陰圧により薬液の吸い上げが困難になる。
15. 非修飾インスリンのバイアルを平らな面に置く。注射針をゴム栓の中央に刺し、シリンジ内の空気を薬液の上の空間に注入する(図2)。空気を薬液中に注入してはならない。針はバイアルに刺したままにする。	薬液中に気泡を出すと、薬液の吸い上げ量が不正確になることがある。

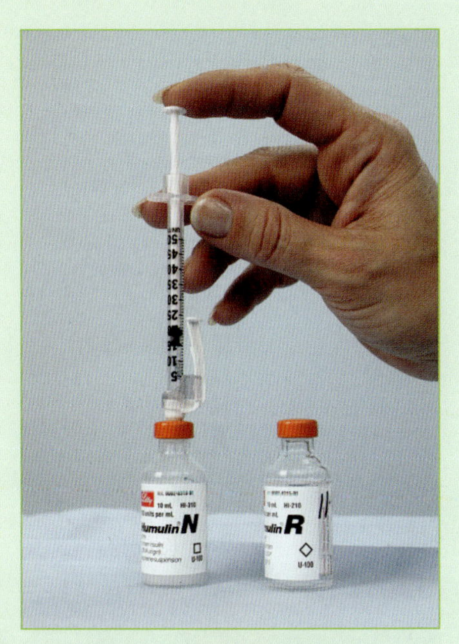

図1 修飾インスリンのバイアルに空気を注入する。

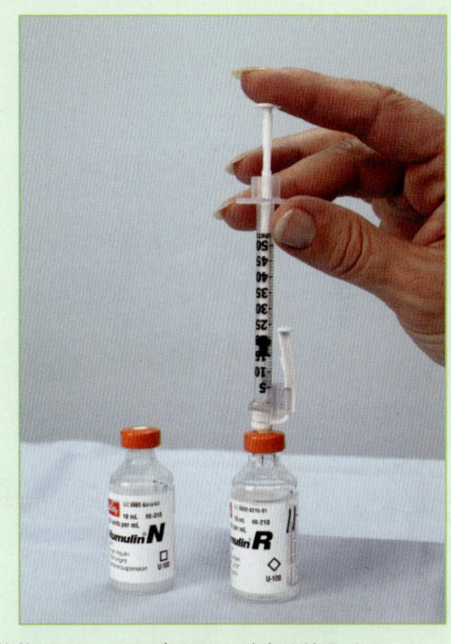

図2 非修飾インスリンのバイアルに空気を注入する。

手順	根拠
16. 非修飾インスリンのバイアルを逆さまにする。バイアルを片手で把持し、他方の手で薬液を吸い出す。内筒はハンドルのみに触る。**シリンジを垂直にして目の高さに保ちながら、処方された量の薬液を吸い出す(図3)**。バイアルを元に戻し、針を抜く。	シリンジを目の高さに把持すると量の読み取りが容易になり、シリンジを垂直にすると気泡の除去が容易になる。第一の薬液の準備が終わり、修飾インスリンの混入はない状態になっている。
17. シリンジ内に気泡がないことを確かめる。	シリンジ中に気泡があると、薬剤の用量が不正確になる。
18. **シリンジ中の薬液の量と投与量とを照合し、過剰な薬剤は廃棄する。**	注意深く計量することで、正確な量を吸い上げられる。
19. **バイアルのラベルをCMAR/MARと再照合する。**	これが、正確を期し、誤投与を防ぐラベル確認の3回目である。3回目の確認をベッドサイドで、患者の本人確認後、与薬前に行うことを規定する医療施設もある。
20. それぞれの単位数のインスリンを合わせたときに、混合インスリン液がシリンジのどこまで入るのかを計算する。	2番目の薬剤の正確な吸い上げを可能にする。

(続く)

スキル・5-5　薬剤の準備（2種類のバイアル）（続き）

手順

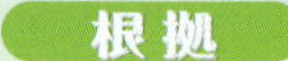

根拠

21. 内筒を押してシリンジ中の薬液をバイアル中に注入してしまわないように気をつけながら、修飾インスリンのバイアルに注射針を刺し、逆さまにする。バイアルを片手で把持し、他方の手で薬液を吸い上げる。内筒はハンドルのみに触る。**シリンジを垂直にして目の高さに保ちながら、指示量の薬液を吸い出す（図4）。指示量だけを吸い出すように気をつける。**バイアルをひっくり返し、針を抜く。慎重に針をリキャップする。

先に空気を注入しておいたので、陽圧を作る必要がない。シリンジを目の高さに把持すると量の読み取りが容易になる。針のリキャップにより、針の汚染を防ぎ、針刺し事故から看護師を守る。針を汚染させないように気をつければ、片手リキャップを行ってよい。

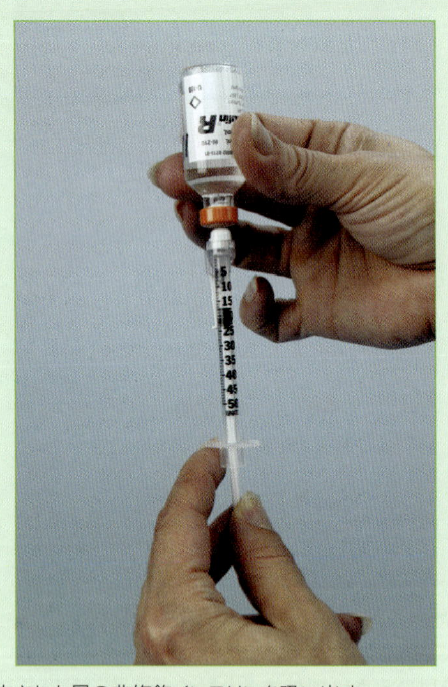

図3　処方された量の非修飾インスリンを吸い出す。

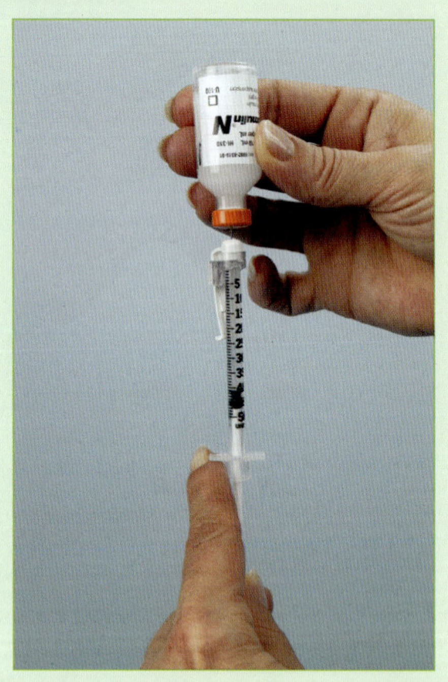

図4　修飾インスリンを吸い出す。

22. **シリンジ中の薬液の量と投与量とを照合する。**

注意深く計量することで、正確な量を吸い上げられる。

23. **バイアルのラベルをCMAR／MARと再照合する。**

これが、正確を期し、誤投与を防ぐラベル確認の3回目である。3回目の確認をベッドサイドで、患者の本人確認後、薬剤投与前に行うことを規定する医療施設もある。

24. **バイアルに開封した日付と時刻を記入し、医療施設の規定に従って残りの薬剤が入ったバイアルを保管する。**

バイアルは密封容器のため、中の薬剤は無菌に保たれており、後で注射薬として使用できる。バイアルに開封した日付と時刻を記入し、開封後の使用期限を明らかにする。CDCは、多用量バイアルの薬剤は、可能な限り1人の患者へ使用することを推奨している（CDC, 2008a; CDC, 2008b）。

25. 与薬カートを離れる前に、カートを施錠する。

与薬カートや引き出しの施錠により、各患者の薬剤を安全に保管する。使用時以外の与薬カートの施錠は、医療機能評価機構による必要事項である。

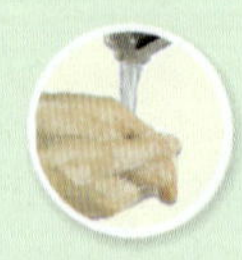

26. 手指衛生を実施する。

手指衛生により、微生物の拡散が防止される。

27. 指示された経路から薬剤を投与する。

指示された投与経路に応じた適切なスキルを参照する。

評価

望ましい成果は、薬剤が無菌操作でシリンジに吸い上げられ、適正な用量が準備されたときに達成される。

記録

ガイドライン

バイアルからの薬液の吸い上げを記録する必要はない。与薬の記録は投与直後に、日付と時刻を含め、CMAR／MARまたは規定の用紙に記入する。バーコードシステムを使用している場合は、与薬はバーコードを読み取ると同時に自動的に記録される。PRN薬剤(頓用薬)の場合、投与理由を記録する必要がある。すぐに記録することで、薬剤を重複して投与する事故を避けることができる。与薬を拒絶された場合、投与していない場合は、与薬記録の所定の欄に記入し、担当医に報告する。これにより薬剤が投与されなかった理由が明らかになり、担当医は患者の状態を知ることができる。麻薬の与薬記録は、麻薬施用記録用紙に品名、数量、その他特定の情報を記入する、など追加の書類作成が必要になる場合がある。

予期しない状況と対処方法

- インスリンのバイアルに空気を注入する前に内筒が汚染された場合：針とシリンジを廃棄し、最初からやり直す。内筒が汚染されたのがシリンジに薬剤を吸い上げた後ならば、廃棄して最初からやり直す必要はない。汚染された内筒は薬液を押し出しながらシリンジの外筒に入っていくので、薬液を汚染することはない。
- 非修飾インスリンのバイアルに刺す前に、注射針を修飾インスリンに接触させてしまった場合：針とシリンジを廃棄し、やり直す。
- 混合した量が指示された量と異なることに気付いた場合(シリンジの混合液中に指示より少ない、または多くの単位数が含まれている場合)：シリンジを廃棄して最初からやり直す。どちらの用量が間違っているのか、どちらの薬剤を減らすべきかを知る手段はない。
- 最初のバイアルからシリンジに吸い上げた薬剤を2番目のバイアルに注入してしまった場合：バイアルとシリンジを廃棄して最初からやり直す。

注意事項

一般的注意事項

- 視覚障害を持つ糖尿病患者には、シリンジの周りに装着する拡大鏡が有用な場合がある。
- 弱視の糖尿病患者の薬剤準備を支援するための器具の使い方を患者に説明もしくは実演する前に、同様の条件下において自分でその器具を使ってみる。患者が難しいと感じそうな点を見つけるため、目をつぶるか、照明を落とした部屋で支援器具の使い方を実習する。

乳児と小児についての注意事項

一般に学童期の小児は、監督者がいれば、自分でインスリンなどの薬剤を準備し、注射することができる(Kyle, 2008)。両親または重要他者と小児は共に指導に参加させる。

スキル・5-6 皮内注射

皮内注射は、表皮直下の真皮内に薬剤を投与する。皮内注射は非経口経路の中で最も吸収に時間を要する経路である。そのため、皮内注射はツベルクリン反応検査やアレルギー検査などの感受性テストや局所麻酔に用いられる。これらの検査における皮内注射の利点は、投与した物質に対する体の反応が見えやすいこと、比較検討により、反応の程度が識別できることなどがある。

皮内注射によく用いられる部位は、前腕内側と背部(肩甲骨の下)である。皮内注射に用いられる器具は、10分の1または100分の1mℓの目盛が付いたツベルクリンシリンジと、長さ¼ - ½ in.、26G - 27Gの注射針である。皮内注射で注入される投与量は少なく、通常0.5mℓ未満である。皮内注射の刺入角度は5-15度である(本章の図5-1参照)。

(続く)

スキル・5-6 皮内注射 (続き)

必要物品

- 指示された薬剤
- 滅菌シリンジ(10分の1または100分の1mℓの目盛付き)、注射針(長さ¼ - ½ in.、26Gまたは27G)
- アルコール綿
- ディスポーザブルグローブ
- ガーゼ(小)
- 電子薬剤投与記録(CMAR)または薬剤投与記録(MAR)
- PPE(指示に従って)

アセスメント

患者のアレルギーをアセスメントする。与薬前に使用期限を確認する。また、薬剤がその患者に投与されるものとして適切であるかを判断する。与薬に影響を与える可能性のある患者のアセスメントデータおよび検査値を再確認する。患者の注射予定部位のアセスメントを行う。皮膚に損傷や開放創がある部位は避ける。色素の蓄積が多く見られる部位、あざ、瘢痕、体毛が多い部位も避ける。薬剤についての患者の知識をアセスメントする。これは患者指導を行うよい機会となる。患者の氏名、投与量、投与経路、投与時刻を確認する。

看護診断

患者の現在の状態に基づき、看護診断を行うための関連因子を決定する。妥当な看護診断として、以下のような例がある。

- 知識不足
- 感染リスク状態
- 不安
- アレルギー反応リスク状態
- 身体損傷リスク状態

成果確認と看護計画立案

皮内注射の実施における望ましい成果は、注射部位に膨隆が形成されることである。それ以外にも、患者が注射部位をこすらない、患者の不安が軽減される、患者に有害作用が起こらない、患者が投薬計画を理解し遵守する、などが妥当な成果となりうる。

看護技術の実際

手順	根拠
1. 必要物品を準備する。医療施設の規定に従い、投薬指示を診療録の原本と照合する。不一致があれば、確認を行う。患者記録でアレルギーを確認する。	照合によって、投薬指示の文書化の過程で生じた誤りが見つかることがある。各医療施設にとって、担当医の指示は投薬指示の法的な記録になる。
2. 投与する薬剤の作用、特別な看護上の注意点、用量の安全域、投与目的、有害作用を知っておく。その患者への与薬が適切であるかを考える。	この知識があると、患者の疾患に対する薬剤の治療効果を評価するときの助けとなり、また、薬剤について患者指導を行うときに利用できる。
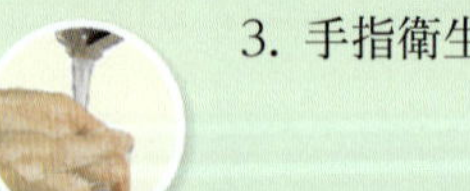 3. 手指衛生を実施する。	手指衛生により、微生物の拡散が防止される。
4. 与薬カートを患者の部屋の前まで運ぶ。または、薬剤準備専用の場所で投薬準備を行う。	系統的な作業は、薬剤の誤投与の防止になり、時間の節約にもなる。
5. 与薬カートまたは引き出しを開錠する。必要に応じて、コンピューターに暗証番号を入力し、職員証をスキャンする。	与薬カートや引き出しの施錠により、各患者の薬剤を安全に保管する。使用時以外の与薬カートの施錠は、医療機能評価機構による必要事項である。許可された職員だけが暗証番号の入力とIDカードのスキャンにより、コンピューターシステムの利用と記録を行うことができる。
6. **薬剤は、1回に患者1人分ずつ準備する。**	これにより、薬剤の誤投与を防止する。
7. CMAR/MARを読み、その患者専用の薬剤引き出しまたはストック薬から適切な薬剤を選び出す。	これがラベル確認の1回目である。

手順	根拠
8. 薬剤名ラベルをCMAR／MARと照合する。使用期限を確認し、必要に応じて用量計算を行う。必要に応じて包装のバーコードを読み取る。	これがラベル確認の2回目である。必要に応じて、用量計算は他の看護師にも確認し、安全性を高める。
9. 必要に応じて、スキル5-3、5-4に従い、アンプルまたはバイアルから薬液を吸い上げる。	
10. **1人の患者に投与する薬剤がすべて準備できたら、患者の所に運ぶ前に、薬剤ラベルをCMAR／MARで再確認する。**	これが、正確を期し、誤投与を防ぐラベル確認の3回目である。3回目の確認をベッドサイドで、患者の本人確認後、与薬前に行うことを規定する医療施設もある。
11. 与薬カートを離れる前に、カートを施錠する。	与薬カートや引き出しの施錠により、各患者の薬剤を安全に保管する。使用時以外の与薬カートの施錠は、医療機能評価機構による必要事項である。
12. 薬剤を患者のベッドサイドに注意深く運ぶ。薬剤から目を離さないようにする。	注意深く取り扱い、目を離さないことで、薬剤が偶然または故意に乱されるのを防ぐ。
13. **必ず、正しい時刻に患者に薬剤が投与されるようにする。**	医療施設の規定を確認する。決められた時刻の前後30分間を与薬時間として認めている場合もある。
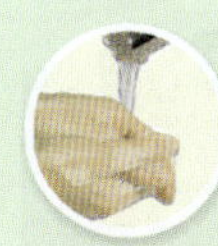 14. 手指衛生を実施し、指示がある場合はPPEを装着する。	手指衛生とPPEにより、微生物の拡散が防止される。PPEの必要性は感染経路別予防策に基づいて決まる。
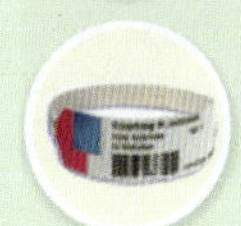 15. 患者の本人確認を行う。通常、患者確認は2種類の方法で行う。情報をCMAR／MARと照合する。	本人確認を行うことで確実に正しい患者に薬剤が投与され、誤投与の防止に役立つ。
a. 患者の氏名と識別番号を患者識別バンドで確認する。	これが最も信頼できる方法である。患者識別バンドが行方不明や不正確である場合は、取り替える。
b. 医療施設の規定に基づき、患者に氏名と生年月日を尋ねる。	これには患者からの応答が必要であるが、疾患や環境の変化により、患者は混乱することがある。
c. 患者が自分で氏名などを言えない場合は、2つ目の確認手段として、患者を知っている医療スタッフに確認する。	これは、患者の本人確認のダブルチェックを行うもう一つの方法である。ドアやベッドに表示された氏名は不正確な場合もあるので、患者の本人確認の方法としては利用しない。
16. 部屋のドア、またはベッド周囲のカーテンを閉める。	患者のプライバシーを確保する。
17. 与薬の前に、必要なアセスメントを完了する。患者のアレルギーをリストバンドで確認するか、患者にアレルギーについて尋ねる。患者に投薬の目的と作用を説明する。	与薬前にアセスメントを行うことは必要条件である。説明により納得が得られ、知識が増え、不安が軽減される。
18. 必要に応じて、患者識別バンドのバーコードを読み取る。	バーコードでの再確認により、薬剤が正しい患者に投与されることがさらに確実になる。
19. 清潔なグローブを装着する。	グローブにより汚染菌への曝露が防止される。
20. 適切な注射部位を選択する。患者が、選択部位に注射しやすい体位をとることができるように介助する。必要に応じて、注射部位のみを露出させるように掛け物を掛ける。	適切な部位を選択することで損傷を防ぎ、適切な時間に正確に検査部位を読み取れる。掛け物によりプライバシーを守り、保温ができる。
21. しっかりとした円を描くような動作で注射部位から外側に向かってアルコール綿で拭き、注射部位を消毒する。	皮膚表面の病原体は、注射針の刺入と共に組織内に侵入しうる。中央から外へと拭くと、注射部位の汚染が防げる。皮膚を乾燥させ、刺激や不快の原因となるアルコールが組織中に入るのを防ぐ。
22. 利き手でない方の手で注射針のキャップをまっすぐに引いて外す。	この技術により、針刺し事故のリスクが減る。

（続く）

スキル・5-6 皮内注射 (続き)

手順 / **根拠**

23. 利き手でない方の手で注射部位の皮膚を引っ張るように伸展する(図1)。

皮膚の緊張が良いと真皮内に針が入りやすい。

24. シリンジを利き手の母指と示指で挟むように、針の切面を上に向けて把持する。

利き手でシリンジを扱うと容易に適切な操作ができる。切面を上にすると、針がスムーズに刺入され、薬液が真皮内に注入される。

25. シリンジを注射部位に対して5-15度の角度に把持する。**針を、切面を上にして患者の皮膚にほとんど平行に置き(図2)、皮膚内に刺入する。針は、切面がすべて皮膚の下に入るように約3mm入れる。**

皮膚にできるだけ平行に針の先端約3mmが刺入されれば、真皮に到達する。

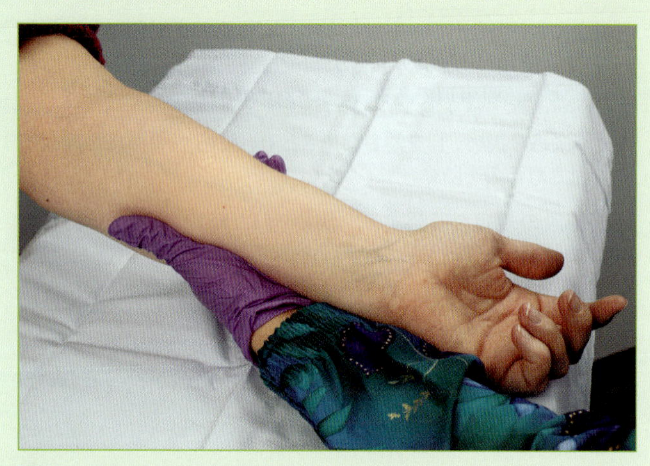

図1　注射部位の皮膚を引っ張るように伸展する。

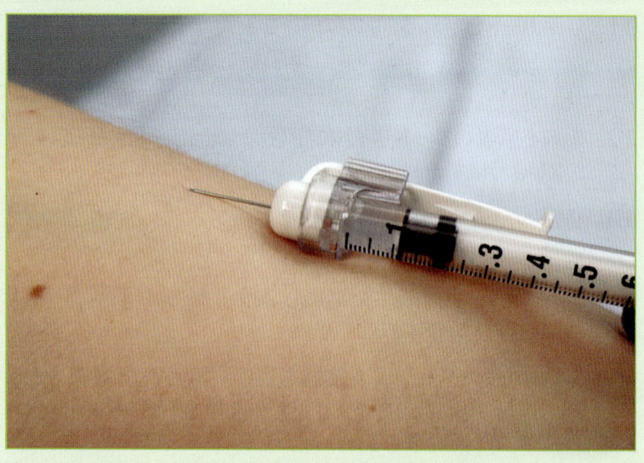

図2　針を皮膚とほぼ平行に刺入する。

26. 針を刺したら、シリンジの針基部を安定させる。利き手を内筒の末端部に移動させる。

損傷を防ぎ、針が深く入りすぎたり抜けてしまったりするのを防ぐ。

27. 小さな膨隆が形成されるのを確認しながら、ゆっくりと薬液を注入する(図3)。

膨隆の形成は薬液が真皮内に入っていることを示す。

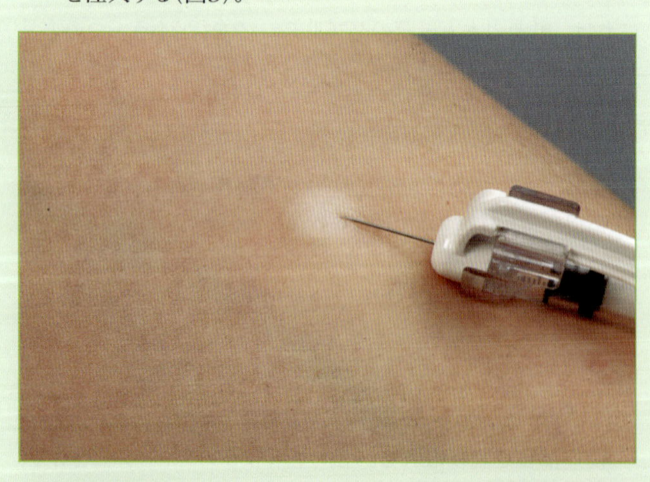

図3　薬液の注入に伴って膨隆が形成されることを確認する。

28. 針を刺入角度と同じ角度ですばやく抜く。使用済みの針にリキャップしてはならない。安全シールドか注射針ガードを使用する。

針を素早く、刺入したときと同じ角度で抜去すると、組織への損傷と患者の不快感を最小限にする。安全シールドや注射針ガードにより、針刺し事故を防ぐことができる。

29. **針の抜去後、注射部位を揉まない。患者にこすったり引っ掻いたりしないよう指導する。薬液がにじんで出てきた場合は、乾いたガーゼを軽く当てて吸い取る。圧力をかけたりこすったりしないようにする。**

皮内注射した部位を揉むと、薬剤が下の皮下組織に広がってしまうことがある。

手順	根拠
30. 患者が安楽な体位となるよう介助する。	これは患者の安楽に貢献する。
31. 注射針とシリンジを適切な容器に廃棄する。	針の適切な廃棄で損傷を防ぐ。
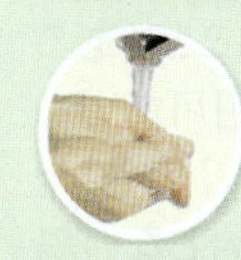 32. グローブと使用した場合はその他のPPEを外す。手指衛生を実施する。	適正な方法でPPEを外すことで、感染の伝播や他の物品への汚染のリスクが減少する。手指衛生は微生物の拡散を防止する。
33. 与薬が終了したら、直ちに与薬記録を記入する。下記の記録の項を参照する。	遅滞なく記録することは、患者の安全確保に役立つ。
34. 適切な時期に、薬剤への患者の反応を評価する。	患者に対する薬剤の治療効果や有害作用を評価する必要がある。
35. 注入後、規定の時間に注射部位の反応を観察する。結果の確認が必要なことを患者に伝えておく。	皮内注射では多くの場合、注射部位の局所反応を観察する時間は、薬剤の種類と目的によって決められている。これを患者に説明しておけば確認作業への協力を得やすい。

評価

望ましい成果は、注射部位に膨隆が形成された場合に達成される。他に、患者が注射部位をこすらない、患者の不安が軽減される、患者に有害作用が起こらない、患者が言葉で投薬計画の理解と遵守を表現する、などの場合に達成される。

記録

ガイドライン

与薬記録は、各薬剤の投与直後に日付、時刻、投与部位を含めてCMAR／MARまたは規定の用紙に記入する。医療施設によっては、油性ペンで注射部位に印をつけることを推奨している。注射部位を丸で囲んでおくと、皮内注射部位を判別し、正確な領域を注意深く観察することが容易になる。バーコードシステムを使用している場合は、与薬はバーコードを読み取ると同時に自動的に記録される。PRN薬剤（頓用薬）の場合、投与理由を記録する必要がある。すぐに記録することで、薬剤を重複して投与する事故を避けることができる。与薬を拒絶された場合、投与しなかった場合は、与薬記録の所定の欄に記入し、担当医に報告する。これにより薬剤が投与されなかった理由が明らかになり、担当医は患者の状態を知ることができる。

予期しない状況と対処方法

- 注射部位に膨隆が見られない場合：薬剤は皮下に注入されている。医療施設の規定に従って記録をし、担当医に報告する。処置をやり直すために新たに指示を得る必要があるかもしれない。
- 針を抜く前に薬液が注射部位から漏れてしまった場合：針先が3㎜入っていなかったものと考えられる。医療施設の規定に従って記録をし、担当医に報告する。処置をやり直すために新たに指示を得る必要があるかもしれない。
- 患者に注射する前に針を自分に刺してしまった場合：針とシリンジを適切な方法で廃棄する。針刺し事故に関する医療施設の規定に従って創傷処置を行う。新しい薬液を入れたシリンジを準備し、患者に投与する。適切な書類作成を行い、針刺し事故における医療施設の規定に従う。
- 患者に注射した後に針を自分に刺してしまった場合：針とシリンジを適切な方法で廃棄する。針刺し事故についての医療施設の規定に従って創傷処置を行う。適切な書類作成を行い、針刺し事故における医療施設の規定に従う。

注意事項

- 投与された薬剤に対する反応を評価し、有害作用を早期に検出するため、アセスメントを継続的に行うことが、看護ケアにおいて重要である。有害作用の疑いがあれば、以降の薬剤の投与を中止し、患者の担当医に報告する。それ以上の介入は、反応の種類と患者のアセスメントに基づいて行う。
- 針の刺入後、薬剤の注入前に内筒を引く吸引は、皮内注射では勧められない。真皮に大きな血管はない。
- 医療施設によっては、皮内注射の際、針の切面を上向きでなく、下向きにして注入することを推奨している。医療施設の規定を確認する。

スキル・5-7 皮下注射

皮下注射は、表皮と真皮の下にある脂肪組織の層に薬剤を注入する。この組織には血管がほとんどないため、ここに投与された薬剤はゆっくりと持続的に毛細血管に吸収される。

薬液を、下にある筋肉ではなく、確実に皮下組織に注入するためには、正しい器具を選択することが重要である。皮下注射に使用されるシリンジは、投与する薬液の量に見合った適切な容量のものを選択する。インスリンの皮下注射にはインスリンペン型注入器が使用されることもある（本スキル末尾のスキルバリエーションを参照）。25-30G、3/8 -1 in.の注射針が使用可能であるが、3/8 と 5/8 の針が最も一般的である。薬剤の中には、事前に注射針付きのカートリッジに充填されているものもある。使用前に、付属の針が患者に合ったものかを確認する。適合しない場合は、薬剤を別のシリンジに移し替え、適切な針を接続して使用する必要がある。

患者に投与する前に、薬剤の特性を確認しておく。皮下注射には、上腕外側、腹部（肋骨弓の下から腸骨稜にかけて）、大腿前面、上背部、上殿部などのさまざまな部位が使用される。図1に、皮下注射に適した身体の部位が示されている。部位が異なると吸収速度も異なる。腹部へ注射した場合が最も吸収が速く、上腕、大腿の順に吸収が遅くなり、上殿部が最も遅い（American Diabetes Association, 2004; Caffrey, 2003）。

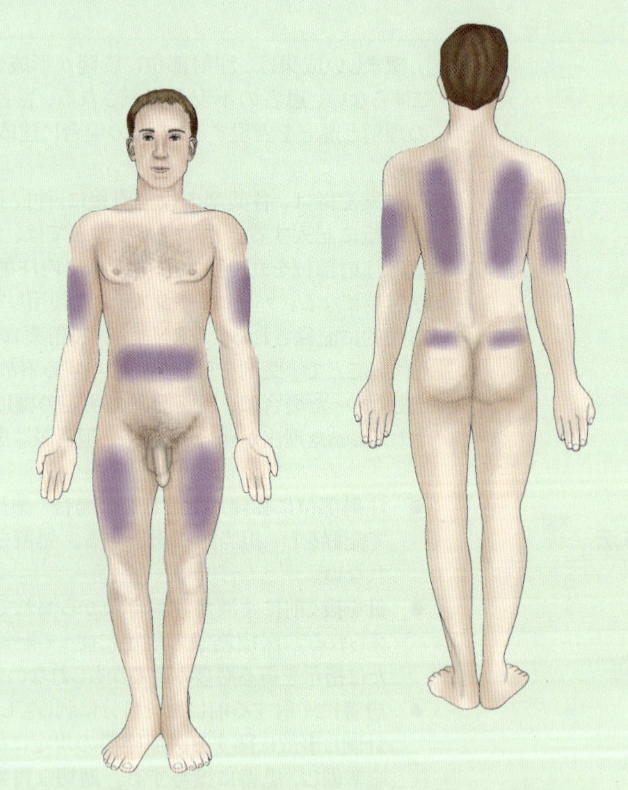

図1　皮下注射が可能である身体の部位。

皮下注射の刺入角度は45-90度である。針の刺入角度は皮下組織の量と注射針の長さに基づいて決める。針の長さは、患者の体重と体格から割り出される皮下組織の量に基づいて選択する（Annersten & Willman, 2005）。一般に、短めの3/8 in.（10㎜）の針は90度、長めの5/8 in.（16㎜）の針は45度の角度で刺入される。本章の図5-1に、皮下注射における刺入角度が示されている。

推奨される方法については、投与のために皮膚をつまむかどうかで意見が分かれている。痩せ型の患者に長めの針を使用する場合は、皮膚をつまみ、下にある筋肉やその他の組織から脂肪組織を浮かせるように持ち上げて行うことが推奨される。皮膚をつまんだ場合は、針が入ったら皮膚を離し、圧縮された組織に薬液を注入するのは避ける（Rushing, 2004）。

逆血確認、すなわち血管に針が入っていないかを確認するため内筒を引くことは不要で、針の位置確認の手段として信頼できるものではないということがわかっている。血管内に刺入する確率は低いためである(Rushing, 2004; Stephens, 2003)。米国糖尿病学会(The American Diabetes Association)(2004)は、インスリン注射の際に日常的に逆血確認を行うことは必要ないと述べている。逆血確認は、ヘパリン投与の際に行うと血腫形成の原因になるため、絶対に禁忌である。

通常、皮下注射は1mℓ以下の薬液の投与に用いられる。それ以上の容量を投与すると、患者の苦痛が強く、また、吸収が悪くなる場合がある。

必要物品

- 指示された薬剤
- 滅菌シリンジと注射針。注射針のサイズは投与する薬剤と患者の体型による(前述の解説参照)。
- アルコール綿
- ガーゼ(小)
- PPE(指示に従って)
- ディスポーザブルグローブ
- 電子薬剤投与記録(CMAR)または薬剤投与記録(MAR)

アセスメント

患者のアレルギーを調べる。与薬する前に使用期限を確認する。また、薬剤がその患者に投与されるものとして適切であるかを判断する。患者の氏名、投与量、投与経路、投与時刻を確認する。薬剤投与に影響を与える可能性のある患者のアセスメントデータおよび検査値を再確認する。患者の注射予定部位のアセスメントを行う。挫傷、圧痛、硬化、浮腫、炎症、瘢痕のある部位は避ける。これらの状態は吸収に影響したり、不快感や損傷を生じさせたりする可能性がある(Hunter, 2008)。薬剤についての患者の知識をアセスメントする。知識が不足している場合は、教育を始めるよい機会となる。薬剤が患者のバイタルサインに影響する可能性がある場合は、与薬前にバイタルサインのアセスメントを行う。鎮痛剤については、投与の前と後に疼痛レベルのアセスメントを行う。

看護診断

患者の現在の状態に基づき、看護診断を行うための関連因子を決定する。妥当な看護診断として、以下のような例がある。

- 知識不足
- 感染リスク状態
- アレルギー反応リスク状態
- 急性疼痛
- 身体損傷リスク状態
- 不安

成果確認と看護計画立案

望ましい成果は、患者が皮下の経路から薬剤を投与されることである。それ以外にも、患者の不安が軽減される、患者に有害作用が起こらない、患者が投薬計画を理解し遵守する、などが妥当な成果となりうる。

看護技術の実際

手順	根拠
1. 必要物品を準備する。医療施設の規定に従い、投薬指示を診療録の原本と照合する。不一致があれば、確認を行う。患者記録でアレルギーを確認する。	照合によって、投薬指示の文書化の過程で生じた誤りが見つかることがある。各医療施設にとって、担当医の指示は投薬指示の法的な記録になる。
2. 投与する薬剤の作用、特別な看護上の注意点、用量の安全域、投与目的、有害作用を知っておく。その患者への投与が適切であるかを考える。	この知識があると、患者の疾患に対する薬剤の治療効果を評価するときの助けとなり、また、薬剤について患者指導を行うときに利用できる。
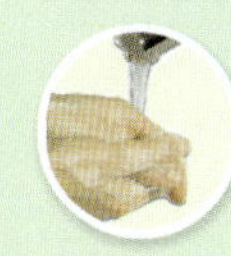 3. 手指衛生を実施する。	手指衛生により、微生物の拡散が防止される。

(続く)

スキル・5-7　皮下注射　*(続き)*

手順	根拠
4. 与薬カートを患者の部屋の前まで運ぶ。または、薬剤準備専用の場所で与薬準備を行う。	系統的な作業は、薬剤の誤投与の防止になり、時間の節約にもなる。
5. 与薬カートまたは引き出しを開錠する。必要に応じて、コンピューターに暗証番号を入力し、職員証をスキャンする。	与薬カートや引き出しの施錠により、各患者の薬剤を安全に保管する。使用時以外の与薬カートの施錠は、医療機能評価機構による必要事項である。許可された職員だけが暗証番号の入力とIDカードのスキャンにより、コンピューターシステムの利用と記録の記入を行うことができる。
6. **薬剤は、1回に患者1人分ずつ準備する。**	これにより、薬剤の誤投与を防止する。
7. CMAR／MARを読み、その患者専用の薬剤引き出しまたはストック薬から、適切な薬剤を選び出す。	これがラベル確認の1回目である。
8. 薬剤名ラベルをCMAR／MARと照合する。使用期限を確認し、必要に応じて用量計算を行う。必要に応じて包装のバーコードを読み取る。	これがラベル確認の2回目である。必要に応じて、用量計算は他の看護師にも確認し、安全性を高める。
9. 必要に応じて、スキル5-3、5-4に従い、アンプルまたはバイアルから薬液を吸い上げる。	
10. **1人の患者に投与する薬剤がすべて準備できたら、患者の所に運ぶ前に、薬剤ラベルをCMAR／MARで再確認する。**	これが、正確を期し、誤投与を防ぐラベル確認の3回目である。3回目の確認をベッドサイドで、患者の本人確認後、薬剤投与前に行うことを規定する医療施設もある。
11. 与薬カートを離れる前に、カートを施錠する。	与薬カートや引き出しの施錠により、各患者の薬剤を安全に保管する。使用時以外の与薬カートの施錠は、医療機能評価機構による必要事項である。
12. 薬剤を患者のベッドサイドに注意深く運ぶ。薬剤から目を離さないようにする。	注意深く取り扱い、目を離さないことで、薬剤が偶然または故意に乱されるのを防ぐ。
13. **必ず、正しい時刻に患者に薬剤が投与されるようにする。**	医療施設の規定を確認する。決められた時刻の前後30分間を投与時間として認めている場合もある。
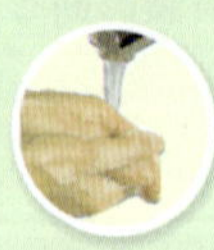 14. 手指衛生を実施し、指示がある場合はPPEを装着する。	手指衛生とPPEにより、微生物の拡散が防止される。PPEの必要性は感染経路別予防策に基づいて決まる。
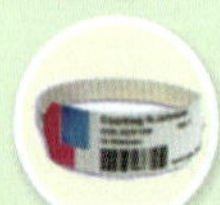 15. 患者の本人確認を行う。通常、患者は2種類の方法で確認する。情報をCMAR／MARと照合する。	本人確認を行うことで確実に正しい患者に薬剤が投与され、誤投与の防止に役立つ。
a. 患者の氏名と識別番号を患者識別バンドで確認する。	これが最も信頼できる方法である。患者識別バンドが行方不明や不正確である場合は、取り替える。
b. 医療施設の規定に基づき、患者に氏名と生年月日を尋ねる。	これには患者からの応答が必要であるが、疾患や環境の変化により、患者は混乱することがある。
c. 患者が自分で氏名などを言えない場合は、2種類目の確認手段として、患者を知っている医療スタッフに確認する。	これは、患者の本人確認のダブルチェックを行うもう一つの方法である。ドアやベッドに表示された氏名は不正確な場合もあるので、患者の本人確認を行う場合には利用しない。
16. 部屋のドア、またはベッド周りのカーテンを閉める。	患者のプライバシーを確保する。
17. 与薬の前に、必要なアセスメントを完了する。患者のアレルギーをリストバンドで確認するか、患者にアレルギーについて尋ねる。患者に与薬の目的と作用を説明する。	与薬前にアセスメントを行うことは必要条件である。説明により納得が得られ、知識が増え、不安が軽減される。
18. 必要に応じて、患者識別バンドのバーコードを読み取る。	バーコードでの再確認により、薬剤が正しい患者に投与されることがさらに確実になる。
19. 清潔なグローブを装着する。	グローブにより汚染菌への曝露が防止される。
20. 適切な注射部位を選択する。	適切な部位の選択により、損傷を防ぐことができる。

手 順

21. 患者が選択部位に応じた注射しやすい体位を取れるように介助する。必要であれば注射部位のみを露出させて掛け物を掛ける。

適切な部位の選択により、損傷を防ぐことができる。掛け物により患者のプライバシーを守る。

22. 選択した部位について、適切な位置標識を見つける。

正しい注射部位を選択し、組織への損傷を防ぐには、部位がよく見えることが必要である。

23. 注射部位を消毒する。しっかりと円を描くような動作で、注射部位から外側に向かってアルコール綿で拭く(図2)。自然に乾燥させる。

皮膚表面の病原体は、注射針の刺入時に組織内に侵入する。中央から外へと拭くと、注射部位の汚染が防げる。皮膚を乾燥させ、刺激や不快の原因となるアルコールが組織内に入るのを防ぐ。

24. 利き手でない方の手で注射針のキャップをまっすぐに引いて外す。

キャップにより微生物との接触から針を保護する。この手技で針刺し事故のリスクが減少する。

25. 注射部位周辺をつまむか、注射部位の皮膚を引っ張って伸展させる(図3)。

皮膚をつまむかどうかは、患者のアセスメントと使用する針の長さを基に決める。痩せ型の患者に長めの針を使用する場合は皮膚をつまみ、下の筋肉や組織から脂肪組織を持ち上げての穿刺が推奨される。皮膚をつまんだ場合は針の刺入後に皮膚を離し、圧縮された組織への注入は避ける。皮膚がピンと張っていると、皮下組織への穿刺が容易で痛みも少ない。

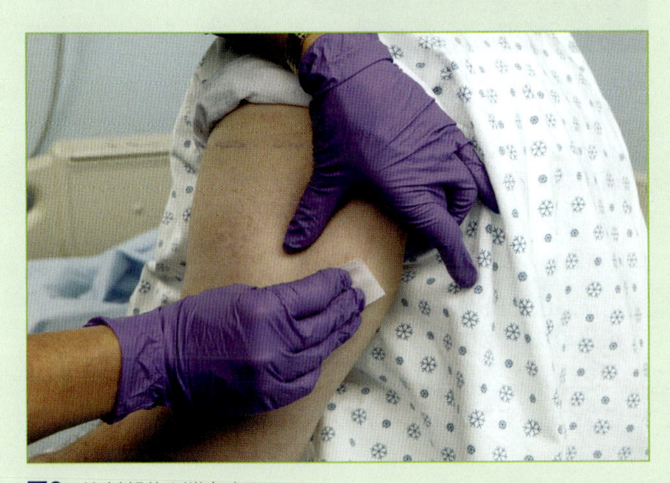

図2 注射部位を消毒する。

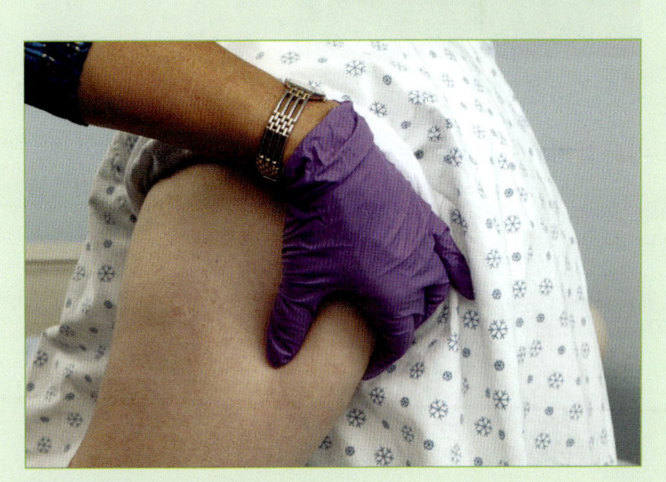

図3 注射部位周辺の組織をつまむ。

26. **シリンジを利き手の母指と示指で挟むように持つ。注射部位に対して45-90度の角度ですばやく針を穿刺する(図4)。**

針をすばやく穿刺すると、患者の痛みが少ない。皮下組織は、栄養状態が良く、水分補給が十分な人には豊富で、衰弱している人、脱水のある人、痩せている人には少ない。皮下組織の少ない人への針の刺入角度は45度が良い。

27. 刺入後、つまんでいる手を離す。大きくつまんでいた場合は、針の位置が変わらないよう注意する。すぐに離した手を動かしてシリンジの針基部を支える。利き手を内筒の端に滑らせる。シリンジを動かさないように注意する。

圧縮された組織中に薬液を注入すると、神経線維に圧力がかかり不快感が生じる。大きくつまんだ場合、皮膚が戻るときに針が抜ける場合がある。利き手と反対の手でシリンジを支える。シリンジを動かすと組織が損傷し、誤った領域に薬剤が注入される懸念がある。

28. ゆっくりと薬液を注入する(1mℓあたり10秒の速さで)。

注入が速いと組織に圧力がかかり、苦痛を生じる。

29. 利き手でない方の手で注射部位の周りの組織を押さえながら、針を刺入角度と同じ角度ですばやく抜く。

針をゆっくり抜くと組織が引っ張られ、苦痛を生じる。注射部位周辺を押さえると、針の抜去に伴って組織が引っ張られるのを防ぐ。刺入角度と同じ角度で針を抜くと、組織の損傷と患者の苦痛を最小限に抑えられる。

(続く)

スキル・5-7 皮下注射 (続き)

手順	根拠
30. 小さい折りたたみガーゼを用い、針を抜いた後の注射部位を軽く圧迫する(図5)。注射部位は揉まない。	注射部位を揉むと、下部組織に損傷を与え、薬剤の吸収を増加させることがあるため、揉むことは不要である。ヘパリン投与後に揉むと、血腫形成の原因になりうる。インスリン注射後に揉むと、予期しない吸収が起こる原因となる。

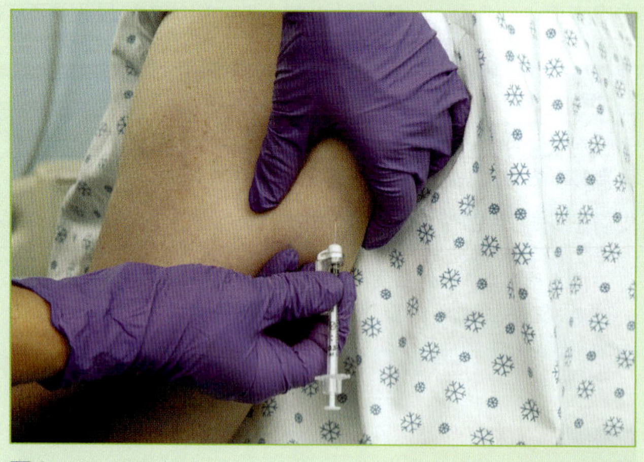

図4 針を穿刺する。

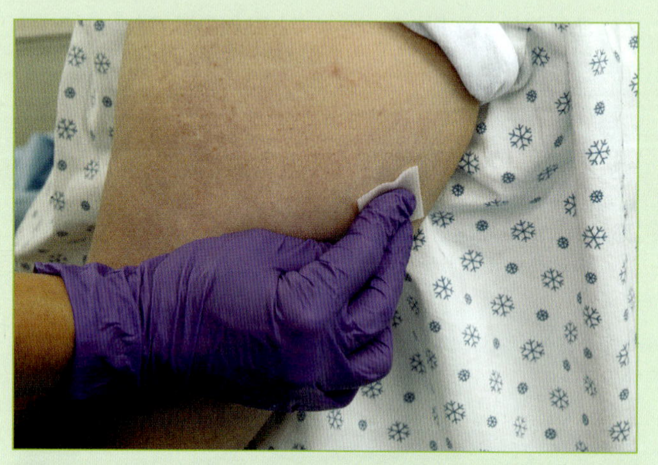

図5 注射部位を圧迫する。

手順	根拠
31. 使用済みの針にリキャップしてはならない。安全シールドか注射針ガードを使用する。針とシリンジは適切な廃棄物容器に廃棄する。	安全シールドか注射針ガードの使用で針刺し事故を防ぐ。針の適切な廃棄で損傷を防ぐ。
32. 患者が安楽な体位になるように介助する。	これは患者の安楽を向上させる。
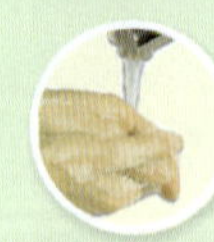 33. グローブと、使用した場合はPPEを外す。手指衛生を実施する。	適正な方法でPPEを外すことで、感染の伝播や他への物品の汚染のリスクが減少する。手指衛生は微生物の拡散を防止する。
34. 薬剤の投与が終了したら、直ちに与薬記録を記入する。下記の記録の項を参照する。	遅滞なく記録することは、患者の安全確保に役立つ。
35. 投与した薬剤に対応する適切な時期に、患者の薬剤への反応を評価する。	患者に対する薬剤の治療効果や有害作用を評価する必要がある。

評価

望ましい成果は、患者が皮下注射によって薬剤を投与される、患者の不安が軽減される、患者に有害作用が起こらない、患者が投薬計画を理解し遵守する、などの場合に達成される。

記録

ガイドライン

与薬の記録は、投与直後に日付、用量、時刻、投与部位を含めてCMAR／MARまたは規定の用紙に記入する。バーコードシステムを使用している場合、与薬はバーコードを読み取ると同時に自動的に記録される。PRN薬剤(頓用薬)の場合、投与理由を記録する必要がある。すぐに記録することで、薬剤を重複して投与する事故を避けることができる。与薬を拒絶された場合、投与していない場合は、与薬記録の所定の欄に記入し、担当医に報告する。これにより薬剤が投与されなかった理由が明らかになり、担当医は患者の状態を知ることができる。

予期しない状況と対処方法

- つまんだ皮膚が元に戻るときに針が抜けてしまった場合：安全シールドか注射針ガードをかける。適切な方法で針を廃棄する。新しい針をシリンジに接続し、注射する。
- 患者が違う部位への注射を拒否する場合：注射部位を変える根拠を説明する。患者と別の注射可能な部位について話し合う。それでも患者が別の部位への注射を拒否した場合は、患者が希望する部位に注射し、患者の拒否について話し合いの経過を記録し、担当医に報告する。
- 患者に注射する前に針を自分に刺してしまった場合：針とシリンジを適切な方法で廃棄する。医療施設の規定に従い創傷の処置を行う。新しい薬液を入れたシリンジを準備し、患者に投与する。適切な書類作成を行い、針刺し事故における医療施設の規定に従う。
- 患者に注射した後に針を自分に刺してしまった場合：針とシリンジを適切な方法で廃棄する。適切な書類作成を行い、針刺し事故における医療施設の規定に従う。
- 注射の実施中、薬液が全部注入される前に患者が動いて針がずれてしまった場合：針を抜き、適切な方法で廃棄する。シリンジに新しい針を装着し、残った薬液を異なる部位に注射する。医療施設の規定に従って、事象の発生状況と処置を記録する。

注意事項

一般的注意事項

- 投与された薬剤に対する反応を評価し、有害作用を早期に検出するため、アセスメントを継続的に行うことが、看護ケアにおいて重要である。有害作用の疑いがあれば、以降の薬剤の投与を中止し、患者の担当医に報告する。それ以上の介入は、反応の種類と患者のアセスメントに基づいて行う。
- ヘパリンも皮下注射で投与される薬剤である。腹部が注射部位として最もよく使用される。臍の周囲5㎝とベルトラインは避ける。製造業者（Sanofi Aventis, 2007）の添付文書には、エノキサパリン（ラブノックス）などの低分子量ヘパリン製剤の皮下注射による投与について、投与部位や投与手技に関する指示が記載されている。エノキサパリンは腹部の左右の前側腹壁または後側腹壁に投与する（図6）。薬剤を注入するには、組織をそっとつまみ、刺入角度90度で針を穿刺する。さらに、エノキサパリンは気泡入りのプレフィルドシリンジとして包装されている。注入前に気泡を排出してはならない。

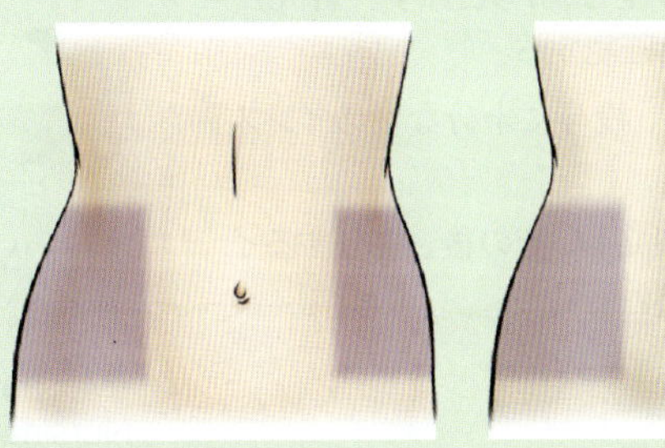

図6　エノキサパリンの投与部位。

乳児と小児についての注意事項

- 小児に、「注射は痛くない」と言ってはならない。注射で受ける感覚を、つねったくらいの痛み、あるいはチクッとする痛み、と説明する。小児に嘘つきだと思われると、以降の処置で協力を得られなくなる。

高齢者についての注意事項

- 高齢者では脂肪組織が少なくなっていることが多い。注射針の長さ、刺入角度を調整して対応する。皮下注射用の薬剤を筋肉内に注入してしまうことのないよう注意する。

在宅ケアの注意事項

- 家庭環境でのシリンジの再使用は避ける。
- インスリン注射の苦痛をなくすために、インスリン用シリンジの改良が行われた結果、針はより細く、より短く、より鋭く、より滑らかになっている。このような注射針は、1回の刺入で繊細な針先が曲がってフックを形成し、再使用すると組織に裂傷を起こす可能性もある。また、繊細な針を再使用すると、折れて皮膚や組織の中に破片が残る結果になりかねない。再使用は、針の潤滑剤の減少と先端の変形により、より苦痛の大きな注射になる（Caffrey, 2003）。
- 患者に、感染性廃棄物、鋭利な医療廃棄物について、地元自治体の規定を調べることを勧める。針やシリンジは硬質プラスチック容器に廃棄するのが肝要である。液体洗剤や液体柔軟仕上げ剤の容器が適している。ガラス容器は絶対に使用してはならない。

（続く）

スキル・5-7　皮下注射　(続き)

スキルバリエーション　インスリンペン型注入器を用いたインスリンの皮下注射

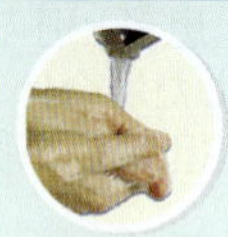

1. 手指衛生を行い、指示に従ってPPEを装着する。

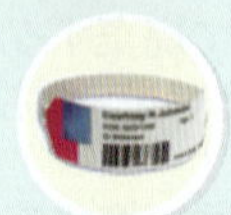

2. 患者の本人確認を行う。
3. 処置の内容を患者に説明する。
4. ペン型注入器のキャップを外す。
5. 製造業者の使用説明書に従って、注入器にインスリンのカートリッジを挿入する。
6. カートリッジホルダーの先端をアルコール消毒する。
7. 懸濁液使用の場合は、注入器を20回転倒混合する。
8. 注射針の保護シールを剥がす。
9. 針をカートリッジホルダーの先端に取り付ける。
10. 針ケースと針キャップを外す。
11. 針先を上に向け、指ではじいて気泡を上端に集める。
12. 単位設定ダイアルを2単位に設定し、“空打ち”をして気泡を抜く。
13. 針先を上に向け、注入ボタンをしっかりと押す。針先からインスリンが出てくることを確認する。
14. カートリッジホルダーを調べ、投与に十分な量のインスリンがあることを確認する。
15. 単位設定ダイアルを“0”に設定し、その後、投与するインスリンの単位数を設定する。
16. グローブを装着する。

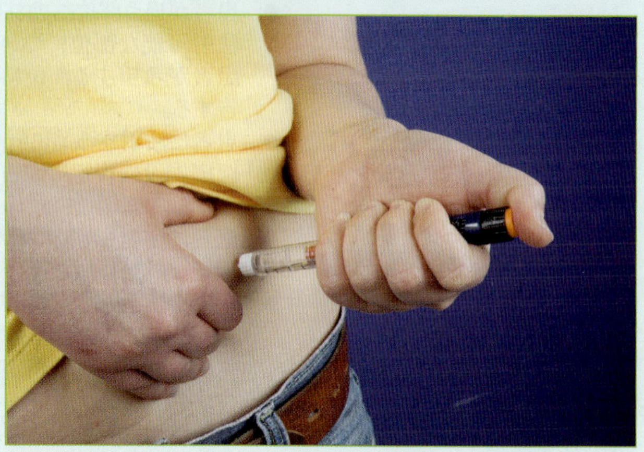

図A　インスリンペン型注入器による自己注射。

17. 注射部位を消毒し、ペン型注入器をダーツの矢のように持って針を刺入し、図Aのように持ち変えて皮下注射を行う。注入ボタンを最後まで押し込む(図A)。
18. 注入ボタンを押したまま6まで数え、皮膚から離す。
19. 針を注入器から外し、鋭利物専用容器に廃棄する。
20. グローブその他のPPEを外す。

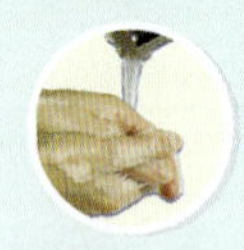

21. 手指衛生を行う。
22. CMAR／MARに注射部位を含めた与薬記録を記入する。

(Moshang, J.(2005). Making a point about insulin pens. Nursing, 35(2), 46–47.より転載。)

スキル・5-8　筋肉内注射

筋肉内注射は、皮膚と皮下組織を通過し、その奥にある筋肉内に薬剤を注入する。筋肉内には皮下組織よりも太い血管が数多くあり、皮下注射よりも速く効果が発現する。筋肉内注射は、薬剤が速く体に吸収され、比較的長く作用が持続することが必要な場合に選択される(Hunter & Clark, 2008)。筋肉内注射で投与される薬剤の中には、作用の持続時間が長い製剤もある。注入された薬剤は局所に貯留し、時間単位、日単位、あるいは週単位でゆっくりと持続的に薬剤を放出する。

筋肉内注射を正しく効果的に行うには、適正な器具を選び、適切な部位を選択し、正しい技術で、正しい用量を注射する。薬剤を、皮下組織の下の筋膜が厚めの部分の筋肉内に注入する。筋肉内注射の利点としては、骨格筋には皮下組織より痛覚神経が少ないこと、また、筋線維を介してすばやく薬剤が血流に入っていくため、より大きな容量の薬液を吸収することが可能であることが挙げられる(Hunter, 2008)。

筋肉内注射においては、正しい長さの針を選択することが重要である。針の長さは注射部位と患者の年齢に基づいて選択する。筋肉内注射で推奨されている注射針の長さについては表5-1を参照する。肥満のある患者には長めの針が、痩せ型の患者には短めの針が必要になる場合がある。適切なゲージは投与する薬剤によって決まる。一般に、生物学的製剤や水性注射液は20-25Gの針で投与する。油性注射液は18-25Gの針で投与する。薬剤の多くは、予め薬剤がシリンジ内に準備されているプレフィルドシリンジになっている。プレフィルドシリンジに注射針がセットされている場合、患者と状況に応じた適切な長さの針であることを確認する。

注射による合併症を防ぐため、解剖学的標識と注射部位の範囲を特定できるようにする。図1に、筋肉内注射の実施部位の解剖学的標識と範囲を示す。

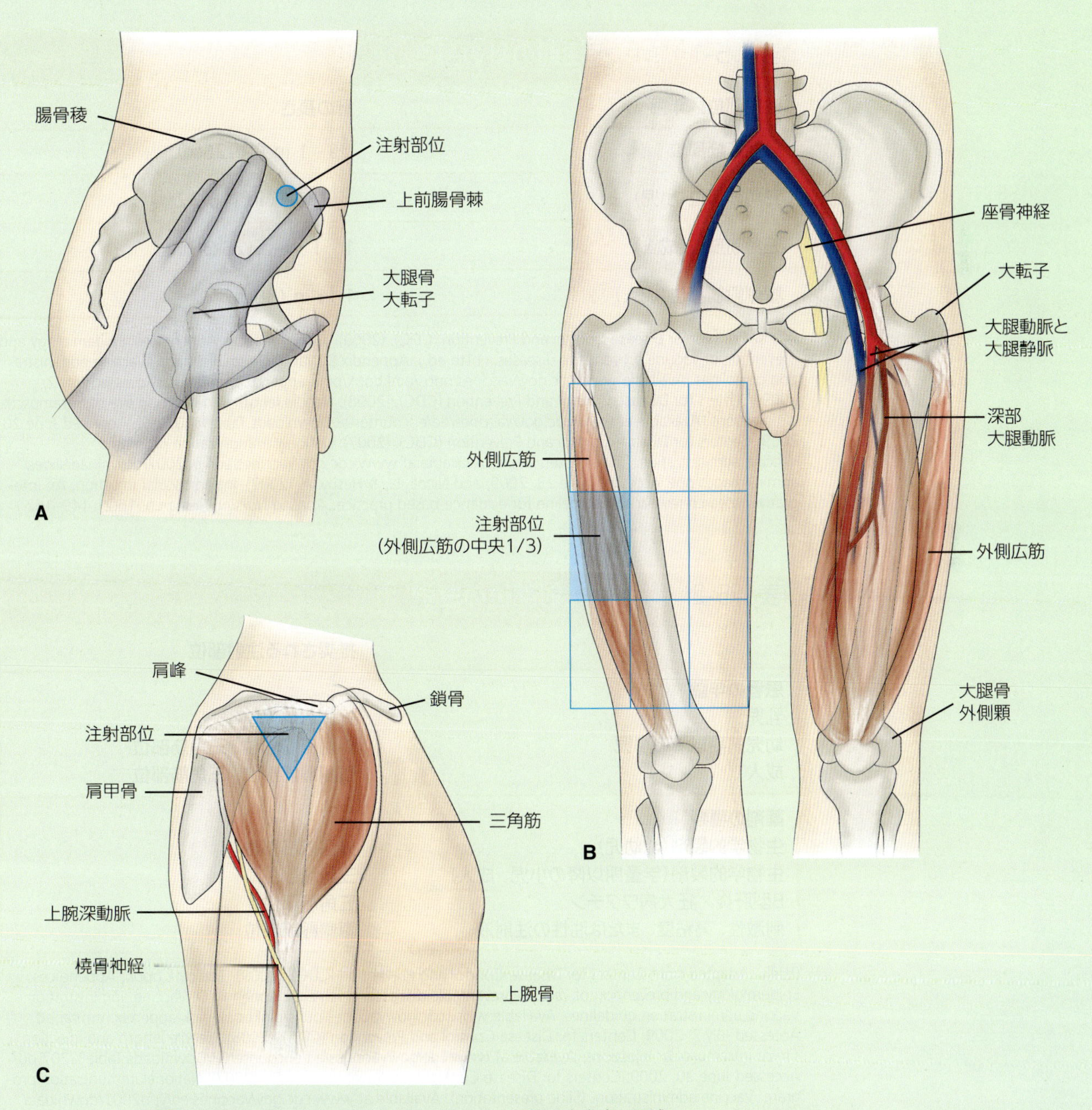

図1　筋肉内注射部位。部位を特定するための解説は本文中に記述。
(A) 腹側殿筋部位は手掌を大腿骨大転子に置き、示指を上前腸骨棘に置くと特定できる。
(B) 外側広筋部位は、大腿を水平方向、垂直方向に3分割するとわかる。
(C) 三角筋部位は、肩峰の下縁を触診すれば特定できる。

(続く)

スキル・5-8　筋肉内注射　(続き)

筋肉内注射部位を選択する際は、患者の年齢、薬剤の種類、薬剤の量を考慮する。筋肉内注射部位の選択に関する情報については表5-2を参照する。治療のため、複数回の筋肉内注射が必要な場合は、毎回、注射部位を変える。それぞれの注射部位にどのような順序で注射するかを患者の看護計画に記載する。注射部位の選択によっては、患者の体位変換が必要である(表5-3)。

筋肉内注射を行うときは、正確かつ慎重に実施する。注意を怠ると、膿瘍形成、蜂窩織炎、血管・骨・神経の損傷、長引く疼痛、組織壊死、骨膜炎(骨を覆う膜の炎症)などの合併症を引き起こすことがある。筋肉内注射では、針を患者の身体に垂直に刺入する。この注射角度であ

表・5-1　筋肉内注射の針の長さ

注射部位／年齢	針の長さ
外側広筋部位	⅝ - 1 in.(16-25㎜)
三角筋部位(小児)	⅝ - 1 ¼ in.(16-32㎜)
三角筋部位(成人)	1 - 1 ½ in.(25-38㎜)
腹側殿筋部位(成人)	1 ½ in.(38㎜)

(出典：Centers for Disease Control and Prevention (CDC). (2009). *The pink book*: Appendices. Epidemiology and prevention of vaccine preventable diseases. (11th ed.). Appendix D. Vaccine administration. Vaccine administration guidelines. Available www.cdc.gov/vaccines/pubs/pinkbook/pink-appendx.htm#appd. Accessed July 2, 2009; Centers for Disease Control and Prevention (CDC). (2008). Needle length and injection site of intramuscular injections. Available at www.cdc.gov/vaccines/ed/encounter08/Downloads.Table%207.pdf. Accessed June 20, 2009; Centers for Disease Control and Prevention (CDC). (2007). National immunization program. Vaccine administration. (Slide presentation). Available at www.cdc.gov/vaccines/ed/vpd2007/download/slides/admin-images.ppt. Accessed June 23, 2009; and Nicoll, L., & Hesby, A. (2002). Intramuscular injection: An integrative research review and guideline for evidence-based practice. *Applied Nursing Research*, 16(2), 149–162.)

表・5-2　筋肉内注射部位の選択

	推奨される注射部位
患者の年齢	
乳児	外側広筋部位
幼児前期以降の小児	外側広筋部位、三角筋部位
成人	腹側殿筋部位、三角筋部位
薬剤の種類	
生物学的製剤(乳幼児)	外側広筋部位
生物学的製剤(学童期以降の小児、成人)	三角筋部位
B型肝炎／狂犬病ワクチン	三角筋部位
刺激性、高粘度、または油性の注射液	腹側殿筋部位

(出典：Adapted from Centers for Disease Control and Prevention (CDC). (2009). *The pink book*: Appendices. Epidemiology and prevention of vaccine preventable diseases. (11th ed.). Appendix D. Vaccine administration. Vaccine administration guidelines. Available www.cdc.gov/vaccines/pubs/pinkbook/pink-appendx.htm#appd. Accessed July 2, 2009; Centers for Disease Control and Prevention (CDC). (2008). Needle length and injection site of intramuscular injections. Available at www.cdc.gov/vaccines/ed/encounter08/Downloads.Table%207.pdf. Accessed June 20, 2009; Centers for Disease Control and Prevention (CDC). (2007). National immunization program. Vaccine administration. (Slide presentation). Available at www.cdc.gov/vaccines/ed/vpd2007/download/slides/ admin-images.ppt. Accessed June 23, 2009; and Nicoll, L., & Hesby, A. (2002). Intramuscular injection: An integrative research review and guideline for evidence-based practice. *Applied Nursing Research*, 16(2), 149–162.)

表・5-3　筋肉内注射における患者の体位

注射部位	患者の体位
三角筋部位	座位または立位。小児の場合は成人の膝に抱かれた姿勢も可。
腹側殿筋部位	立位、座位、側臥位、仰臥位。
外側広筋部位	座位または仰臥位。 乳幼児の場合は仰臥位または成人の膝に抱かれた姿勢も可。

(Centers for Disease Control and Prevention (CDC). (2009). The pink book: Appendices. *Epidemiology and prevention of vaccine preventable diseases*. (11th ed.). Appendix D. Vaccine administration. Vaccine administration guidelines. Available www.cedc.gov/vaccines/pubs/pinkbook/pink-appendx.htm#appd. Accessed July 2, 2009.)

れば確実に72-90度の範囲に収まる(Nicoll & Hesby, 2002)。本章の図5-1に、筋肉内注射の刺入角度が示されている。

筋肉内注射で投与できる薬液の量は、部位によって異なる。1-4mℓが通常使用される範囲であり、三角筋部位には1-2mℓを超えて投与しない。小児や高齢者で筋肉が発達していない場合、筋肉内注射は1-2mℓに制限する。

従来、筋肉内注射の際には逆血確認(薬剤が血管内に注入されないように、注入前にシリンジの内筒を引いて血液の逆流がないか確認すること)が実施されてきたが、CDC(2009)では、逆血確認は必要ないとの見解を示している。

必要物品

- ディスポーザブルグローブ
- その他のPPE(指示に従って)
- 指示された薬剤
- 滅菌シリンジ、適切な長さとゲージの注射針
- アルコール綿
- ガーゼ(小)
- 電子薬剤投与記録(CMAR)または薬剤投与記録(MAR)

アセスメント

患者のアレルギーを調べる。与薬前に使用期限を確認する。また、薬剤がその患者に投与されるものとして適切であるかを判断する。患者の氏名、投与量、投与経路、投与時刻を確認する。薬剤投与に影響を与える可能性のある患者のアセスメントデータおよび検査値を再確認する。患者の注射予定部位のアセスメントを行う。挫傷、圧痛、硬化、浮腫、炎症、瘢痕のある部位は避ける。

薬剤についての患者の知識をアセスメントする。患者の知識が不足している場合は、教育を始めるよい機会となる。薬剤が患者のバイタルサインに影響する可能性がある場合は、与薬前にバイタルサインのアセスメントを行う。鎮痛剤については、与薬の前後に患者の疼痛レベルのアセスメントを行う。

看護診断

患者の現在の状態に基づき、看護診断を行うための関連因子を決定する。妥当な看護診断として、以下のような例がある。

- 知識不足
- アレルギー反応リスク状態
- 身体損傷リスク状態
- 急性疼痛
- 不安

成果確認と看護計画立案

筋肉内注射を実施する際の望ましい成果は、患者が筋肉内へ薬剤を投与されることである。それ以外にも、患者の不安が軽減される、患者に有害作用が起こらない、患者が投薬計画を理解し遵守する、などが妥当な成果となりうる。

(続く)

スキル・5-8　筋肉内注射　(続き)

看護技術の実際

手順	根拠
1. 必要物品を準備する。医療施設の規定に従い、投薬指示を診療録の原本と照合する。不一致があれば、確認を行う。患者記録でアレルギーを確認する。	照合によって、投薬指示の文書化の過程で生じた誤りが見つかることがある。各医療施設にとって、担当医の指示は投薬指示の法的な記録になる。
2. 投与する薬剤の作用、特別な看護上の注意点、用量の安全域、投与目的、有害作用を知っておく。その患者への投与が適切であるかを考える。	この知識があると、患者の疾患に対する薬剤の治療効果を評価するときの助けとなり、また、薬剤について患者指導を行うときに利用できる。
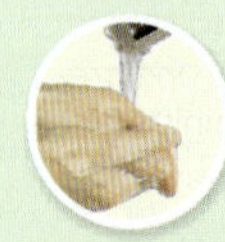 3. 手指衛生を実施する。	手指衛生により、微生物の拡散が防止される。
4. 与薬カートを患者の部屋の前まで運ぶ。または、薬剤準備専用の場所で与薬準備を行う。	系統的な作業は、薬剤の誤投与の防止になり、時間の節約にもなる。
5. 与薬カートまたは引き出しを開錠する。必要に応じて、コンピューターに暗証番号を入力し、職員証をスキャンする。	与薬カートや引き出しの施錠により、各患者の薬剤を安全に保管する。使用時以外の与薬カートの施錠は、医療機能評価機構による必要事項である。許可された職員だけが暗証番号の入力とIDカードのスキャンにより、コンピューターシステムの利用と記録の記入を行うことができる。
6. **薬剤は、1回に患者1人分ずつ準備する。**	これにより、薬剤の誤投与を防止する。
7. CMAR／MARを読み、その患者専用の薬剤引き出しまたはストック薬から、適切な薬剤を選び出す。	これがラベル確認の1回目である。
8. 薬剤名ラベルをCMAR／MARと照合する。使用期限を確認し、必要に応じて用量計算を行う。必要に応じて包装のバーコードを読み取る。	これがラベル確認の2回目である。必要に応じて、用量計算は他の看護師にも確認し、安全性を高める。
9. 必要に応じて、スキル5-3、5-4に従い、アンプルまたはバイアルから薬液を吸い上げる。	
10. **1人の患者に投与する薬剤がすべて準備できたら、患者の所に運ぶ前に、薬剤ラベルをCMAR／MARで再確認する。**	これが、正確を期し、誤投与を防ぐラベル確認の3回目である。3回目の確認をベッドサイドで、患者の本人確認後、与薬前に行うことを規定する医療施設もある。
11. 与薬カートを離れる前に、カートを施錠する。	与薬カートや引き出しの施錠により、各患者の薬剤を安全に保管する。使用時以外の与薬カートの施錠は、医療機能評価機構による必要事項である。
12. 薬剤を患者のベッドサイドに注意深く運ぶ。薬剤から目を離さないようにする。	注意深く取り扱い、目を離さないことで、薬剤が偶然または故意に乱されるのを防ぐ。
13. **必ず、正しい時刻に患者に薬剤が投与されるようにする。**	医療施設の規定を確認する。定刻の前後30分間を投与時間として認めている場合もある。
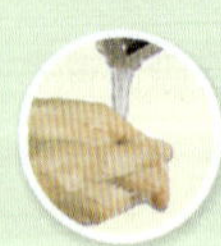 14. 手指衛生を実施し、指示がある場合はPPEを装着する。	手指衛生とPPEにより、微生物の拡散が防止される。PPEの必要性は感染経路別予防策に基づいて決まる。
15. 患者の本人確認を行う。通常、患者は2種類の方法で確認する。情報をCMAR／MARと照合する。	本人確認を行うことで確実に正しい患者に薬剤が投与され、誤投与の防止に役立つ。
a. 患者の氏名と識別番号を患者識別バンドで確認する。	これが最も信頼できる方法である。患者識別バンドが行方不明や不正確である場合は、取り替える。
b. 医療施設の規定に基づき、患者に氏名と生年月日を尋ねる。	これには患者からの応答が必要であるが、疾患や環境の変化により、患者は混乱することがある。

手 順	根 拠
c. 患者が自分で氏名などを言えない場合は、2つ目の確認手段として、患者を知っている医療スタッフに確認する。	これは、患者の本人確認のダブルチェックを行うもう一つの方法である。ドアやベッドに表示された氏名は不正確な場合もあるので、患者の本人確認には利用しない。
16. 部屋のドア、またはベッド周囲のカーテンを閉める。	患者のプライバシーを確保する。
17. 与薬の前に、必要なアセスメントを完了する。患者のアレルギーをリストバンドで確認するか、患者にアレルギーについて尋ねる。患者に投薬の目的と作用を説明する。	薬剤投与前にアセスメントを行うことは必要条件である。説明により納得が得られ、知識が増え、不安が軽減される。
18. 必要に応じて、患者識別バンドのバーコードを読み取る。	バーコードの再確認により、正しい患者に確実な与薬を行える。
19. 清潔なグローブを装着する。	グローブにより汚染菌への曝露が防止される。
20. 適切な注射部位を選択する。	適切な部位の選択により、損傷を防ぐことができる。
21. 患者が選択部位に応じて注射しやすい体位を取れるように介助する。表5-3を参照する。必要に応じて注射部位のみを露出させるように掛け物を掛ける。	選択部位に適した体位を取ることにより、損傷を防ぐ。掛け物により患者のプライバシーを守る。
22. **選択した部位についての適切な位置標識を見つける。**	正しい注射部位を設定し、組織への損傷を防ぐには、部位がよく見えることが必要である。
23. 注射部位をアルコール綿で消毒する。注射部位から外側に向かって、しっかりと円を描くような動作で拭く。自然に乾燥させる。	皮膚表面の病原体は注射針の刺入により組織内に侵入する。中央から外へと拭き注射部位の汚染を防ぐ。皮膚を乾燥させ、刺激や不快の原因となるアルコールが組織内に入るのを防ぐ。
24. 利き手でない方の手で注射針のキャップをまっすぐに引いて外す。注射器は利き手の母指と示指で挟むように持つ。	この手技で針刺し事故のリスクが減り、シリンジからの針の抜け落ちを防止する。
25. Z-トラック法により、利き手でない方の手で皮膚を下方または側方に2.5㎝ほど引っ張り、皮膚と組織をその位置に保持する(図2)。(Z-トラック法を用いない筋肉内注射の実施については、後述のスキルバリエーションを参照。)	この方法で、薬液が注射針の刺入跡をから皮下組織に漏れ出すのが防止される。

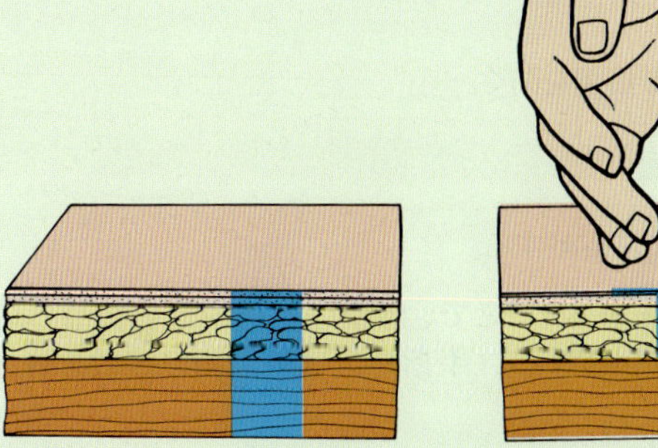

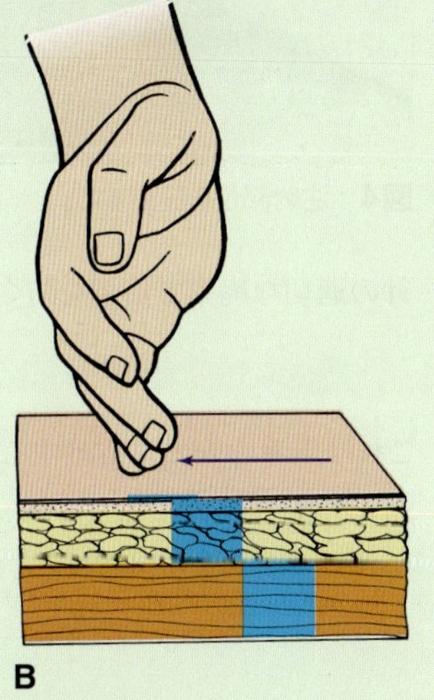

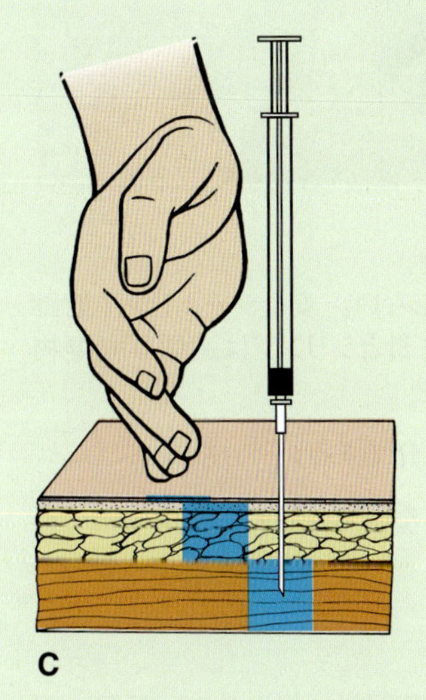

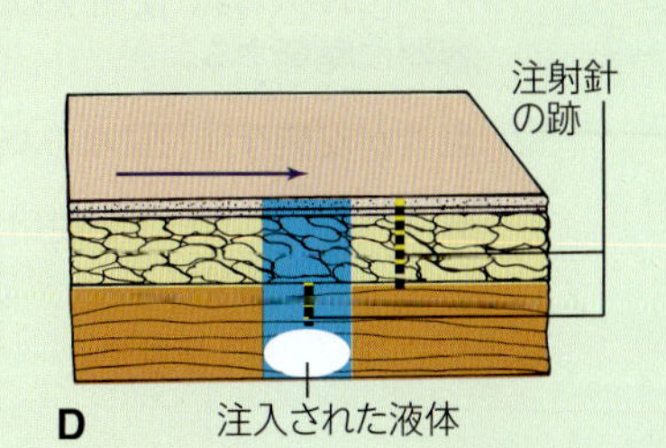

図2　筋肉内注射ではZ-トラック法が推奨されている。
(A) 正常な位置にある皮膚と組織。
(B) 皮膚を一方向に動かす。
(C) 針を90度の角度で刺入する。
(D) 針の抜去後、ずらした組織が元の正常な位置に戻ると、薬液が筋肉組織から漏れ出すのを防止する。

(続く)

スキル・5-8　筋肉内注射 (続き)

手順	根拠
26. 患者の体に対して垂直、かつ迅速に針を筋肉内に穿刺する(図3)。この方法であれば、確実に筋肉内注射の注射角度72-90度が守られるはずである。	針をすばやく穿刺すると、患者の痛みが少ない。針を72-90度の角度で刺入すると、筋肉組織への穿刺が容易になる。
27. 針が正しい位置に入ったら、利き手でない方の手の母指と示指でシリンジの針基部を支持する。利き手を内筒の端に滑らせる。ゆっくりと薬液を注入する(10秒/1mℓの速さで)。	シリンジが動くと組織の損傷の原因となり、投与部位が不正確になる可能性がある。注入速度が速いと組織中に圧力がかかり、苦痛を生じさせる。逆血確認(薬剤が血管内に注射されないよう、注入前にシリンジの内筒を引いて確認すること)は、過去にはこの段階で実施されてきたが、現在では不要との見方がある。CDC(2009)により、逆血確認は不要との見解が出された。
28. 薬液の注入完了後、10秒間待ってから針を抜去する。	周辺の筋肉組織への薬剤の拡散を開始させる(Nicoll & Hesby, 2002)。
29. 利き手でない方の手で注射部位周囲の組織を押さえながら、針を刺入角度と同じ角度で、一定速度で滑らかに抜去する。	針をゆっくり抜くと組織が引っ張られ、苦痛を生じる。注射部位周辺を押さえると、針の抜去に伴って組織が引っ張られるのを防ぐ。刺入角度と同じ角度で針を抜くと、組織の損傷と患者の苦痛を最小限に抑えられる。
30. **乾いたガーゼを用い、針を抜いた後の注射部位を軽く圧力をかけて押さえる**。薬剤によっては注射部位を揉まない場合がある。	軽く圧迫することで組織への傷害や刺激が起こりにくくなる。マッサージすると薬液が皮下組織に漏れ出すおそれがある。

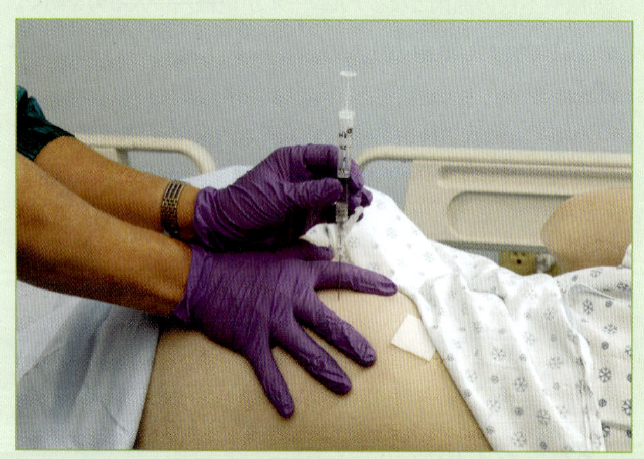

図3　針を筋肉内に素早く刺入する。

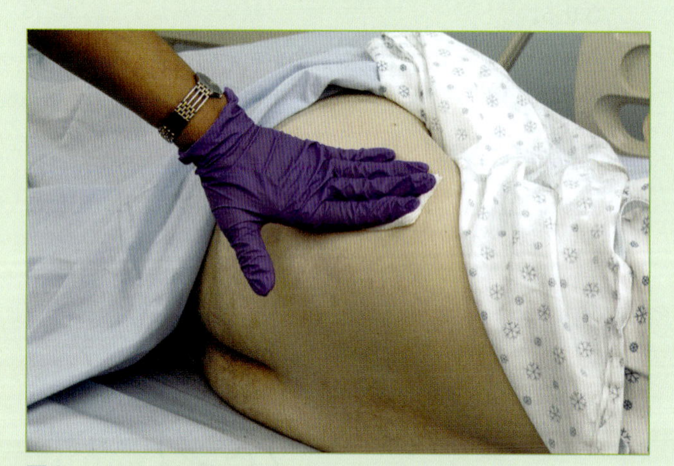

図4　注射部位を圧迫する。

手順	根拠
31. 使用済みの針にはリキャップしない。安全シールドか注射針ガードがあれば、使用する。針とシリンジは適切な廃棄物容器に廃棄する。	針の適切な廃棄で損傷を防ぐ。
32. 患者が安楽な体位になるよう介助する。	これは患者の安楽に貢献する。
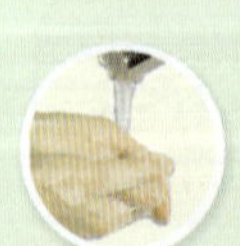 33. グローブと使用したPPEを外す。手指衛生を実施する。	適正な方法でPPEを外すことで、感染の伝播や他の物品への汚染のリスクが減少する。手指衛生は微生物の拡散を防止する。
34. 与薬が終了したら、直ちに与薬記録に記入する。下記の記録の項を参照する。	遅滞なく記録することは、患者の安全確保に役立つ。
35. 投与した薬剤に対応する適切な時期に、患者の薬剤への反応を評価する。可能であれば、投与後2-4時間以内に注射部位のアセスメントを行う。	患者に対する薬剤の治療効果や有害作用を評価する必要がある。注射部位を観察することで、不適切な作用のアセスメントができる。

評価

望ましい成果は、患者が筋肉内に薬剤を投与された場合、患者の不安が軽減され、患者に有害作用や損傷が起こらず、患者が投薬計画を理解し遵守した場合に達成される。

記録

ガイドライン

与薬の記録は、投与直後に日付、時刻、投与部位を含めてCMAR／MARまたは規定の用紙に記入する。バーコードシステムを使用している場合、与薬はバーコードを読み取ると同時に自動的に記録される。PRN薬剤（頓用薬）の場合は、投与理由を記録する必要がある。すぐに記録することで、薬剤を重複して投与する事故を避けることができる。与薬を拒絶された場合、投与していない場合は、与薬記録の所定の欄に記入し、担当医に報告する。これにより薬剤が投与されなかった理由が明らかになり、担当医は患者の状態を知ることができる。

予期しない状況と対処方法

- 患者に注射する前に針を自分に刺してしまった場合：針とシリンジを適切な方法で廃棄する。針刺し事故についての医療施設の規定に従って、創傷の処置を行う。新しい薬液を入れたシリンジを準備し、患者に投与する。適切な書類作成を行い、針刺し事故における医療施設の規定に従う。
- 患者に注射した後に針を自分に刺してしまった場合：針とシリンジを適切な方法で廃棄する。針刺し事故における医療施設の規定に従って、創傷の処置を行う。適切な書類作成を行い、針刺し事故における医療施設の規定に従う。
- 注射中、薬液が全部注入される前に患者が動いて針がずれてしまった場合：針を抜き、針を適切な方法で廃棄する。シリンジに新しい針を装着し、残った薬液を異なる部位に注射する。医療施設の規定に従って、発生した事象と処置を記録する。
- 患者に注射した際に、針が骨に当たってしまった場合：針を抜き、廃棄する。シリンジに新しい針を接続し、別の部位に投与する。患者の診療録にインシデントの記録をする。担当医に報告する。医療施設の規定に従い、インシデントのレベルに応じた適切な書類作成を行う。

注意事項

一般的注意事項

- 投与された薬剤に対する反応を評価し、有害作用を早期に検出するため、アセスメントを継続的に行うことが、看護ケアにおいて重要である。有害作用の疑いがあれば、以降の薬剤の投与を中止し、患者の担当医に報告する。それ以上の介入は、反応の種類と患者のアセスメントに基づいて行う。

乳児と小児についての注意事項

- 乳児への筋肉内注射では、外側広筋部位が第一選択肢である。

高齢者についての注意事項

- 老化に伴い筋肉量は減少する。患者の筋肉量と身体の構成を評価するようにする。患者の身体の構成に見合った適切な長さ、適切なゲージの針を使用する。患者の身体の構成に適した注射部位を選択する。

在宅ケアの注意事項

- 患者に、感染性廃棄物、鋭利物の廃棄について、地元自治体の規定を調べることを勧める。針やシリンジは硬質プラスチック容器に入れて廃棄しなければならないことを説明する。液体洗剤や液体柔軟仕上げ剤の容器が適している。ガラス容器は使用してはならない。

（続く）

スキル・5-8　筋肉内注射　（続き）

スキルバリエーション　Z-トラック法を用いない筋肉内注射

Z-トラック法を用いない場合、2本の指で皮膚を平らに伸展させ、ピンと張った状態に保って針を穿刺する。以下の手順で注射する。

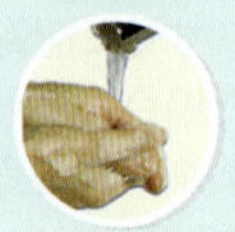

1. 手指衛生を行い、指示に従ってPPEを装着する。

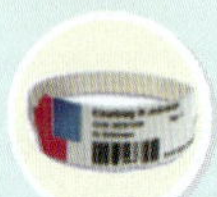

2. 患者の本人確認を行う。
3. 処置の内容を患者に説明する。
4. 適切な注射部位を選択する。
5. 患者が注射部位に合った適切な体位をとれるように介助する。
6. グローブを装着する。
7. 利き手でない方の手で、選択した注射部位の適切な位置標識を判別する。
8. 注射部位をアルコール綿で消毒する。注射部位から外側に向かって、しっかりと円を描くような動作で拭く。自然に乾燥させる。
9. 利き手でない方の手で注射針のキャップをまっすぐに引いて外す。シリンジを利き手の母指と示指で挟むように持つ。
10. 針を穿刺するため、2本の指で皮膚を平らに伸展させ、ピンと張った状態に保つ。
11. 患者の体に対して垂直に、すばやく針を組織中に穿刺する。こうすれば、確実に筋肉内注射の注射角度72-90度が守られるはずである。
12. 針が正しい位置に入ったら、利き手でない方の手の母指と示指でシリンジの針基部を支える。利き手を内筒の端に滑らせる。
13. ゆっくりと薬液を注入する（10秒／1mℓの速さで）。
14. 利き手でない方の手で注射部位の周りの組織を押さえながら、針を刺入角度と同じ角度で、一定速度で滑らかに抜去する。
15. 乾いたガーゼで、注射部位を軽く圧迫する。
16. 使用済みの針にはリキャップしない。安全シールドか注射針ガードを使用する。針とシリンジは適切な廃棄物容器に廃棄する。
17. 患者が安楽な体位になるように介助する。

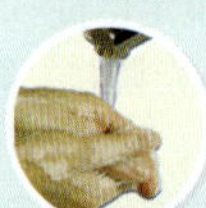

18. グローブと使用したPPEを外す。手指衛生を実施する。
19. 与薬が終了したら、直ちにCMAR／MARに記録する。
20. 投与した薬剤に対応する適切な時期に、患者の薬剤への反応を評価する。可能なら、投与後2-4時間以内に注射部位のアセスメントを行う。

スキル・5-9　持続皮下注入――インスリンポンプ

インスリンやモルヒネなどの一部の薬剤は、投与経路として皮下から持続的投与が行われる場合がある。持続皮下インスリン注入（CSII、インスリンポンプ）はインスリンの注入速度を状況に応じて調節することができる。このシステムは、小さな電子制御のリザーバーを用い、皮下組織に挿入した注射針とチューブを介してインスリンを注入する。ポンプは、インスリンの注入速度をいつでも変更できるようにプログラムされている。設定値は運動や疾患に合わせて調整することができ、食事に合わせたボーラス投与も設定できる。組織への損傷や吸収の問題を防止するため、注入部位は2-3日ごとに変える（Olohan & Zappitelli, 2003）。持続皮下注入の利点には、インスリンを皮下から一定の割合で持続的に吸収することと、患者の利便性が高いことが挙げられる。

必要物品

- インスリンポンプ
- ポンプ用シリンジとバイアル、または、プレフィルドカートリッジ(医師の指示に従って)
- 滅菌済み注入セット
- 穿刺補助器具
- 注射針(22G−24G)、または鈍針
- アルコール綿
- 滅菌ドレッシング材
- 電子薬剤投与記録(CMAR)または薬剤投与記録(MAR)
- 清潔なグローブ
- PPE(指示に従って)

アセスメント

患者のアレルギーを調べる。与薬する前に使用期限を確認する。また、薬剤がその患者に投与されるものとして適切であるかを判断する。薬剤投与に影響を与える可能性のある患者のアセスメントデータおよび検査値を見直す。患者の氏名、投与量、投与経路、投与時刻を確認する。患者の注入予定部位のアセスメントを行う。典型的な注入部位は、皮下注射部位に準ずる。ポンプを装着する部位のアセスメントを行う。炎症や創傷のある皮膚の上にポンプを装着しない。

薬剤についての患者の知識をアセスメントする。患者の知識が不足している場合は、教育を始めるよい機会となる。必要に応じて、あるいは医師の指示に従って、患者の血糖値のアセスメントを行う。

看護診断

患者の現在の状態に基づき、看護診断を行うための関連因子を決定する。妥当な看護診断として、以下のような例がある。

- 知識不足
- アレルギー反応リスク状態
- 皮膚統合性障害リスク状態
- 急性疼痛
- 感染リスク状態

成果確認と看護計画立案

望ましい成果は、装置がうまく装着され、薬剤が投与されることである。それ以外にも、患者がポンプ使用の根拠と作動の仕組みを理解する、患者にアレルギー反応が起こらない、患者の皮膚に損傷が生じない、ポンプが無菌操作で装着される、患者に有害作用が起こらない、などが妥当な成果となりうる。

看護技術の実際

手順	根拠
1. 必要物品を準備する。医療施設の規定に従い、投薬指示を診療録の原本と照合する。不一致があれば、確認を行う。患者記録でアレルギーを確認する。	照合によって、投薬指示の文書化の過程で生じた誤りが見つかることがある。各医療施設にとって、担当医の指示は投薬指示の法的な記録になる。
2. 投与する薬剤の作用、特別な看護上の注意点、用量の安全域、投与目的、有害作用を知っておく。その患者への投与が適切であるかを考える。	この知識があると、患者の疾患に関連する薬剤の治療効果を評価するときの助けとなり、また、薬剤について患者指導を行うときに利用できる。
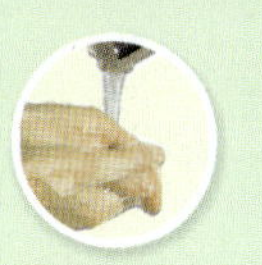 3. 手指衛生を実施する。	手指衛生により、微生物の拡散が防止される。
4 与薬カートを患者の部屋の前まで運ぶ。または、薬剤準備専用の場所で投薬準備を行う。	系統的な作業は、薬剤の誤投与の防止になり、時間の節約にもなる。
5. 与薬カートまたは引き出しを開錠する。必要に応じて、コンピューターに暗証番号を入力し、職員証をスキャンする。	与薬カートや引き出しの施錠により、各患者の薬剤を安全に保管する。使用時以外の与薬カートの施錠は、医療機能評価機構による必要事項である。許可された職員だけが暗証番号の入力とIDカードのスキャンにより、コンピューターシステムの利用と記録の記入を行うことができる。

(続く)

スキル・5-9　持続皮下注入—インスリンポンプ　（続き）

手順	根拠
6. **薬剤は、1回に患者1人分ずつ準備する。**	これにより、薬剤の誤投与を防止する。
7. CMAR／MARを読み、その患者専用の薬剤引き出しまたはストック薬から、適切な薬剤を選び出す。	これがラベル確認の1回目である。
8. 薬剤名ラベルをCMAR／MARと照合する。使用期限を確認し、必要に応じて用量計算を行う。必要に応じて包装のバーコードを読み取る。	これがラベル確認の2回目である。必要に応じて、用量計算は他の看護師にも確認し、安全性を高める。
9. 細い注射針をシリンジに接続する。必要ならスキル5-4に従い、患者の2-3日分の量にチューブのプライミング用の30単位を追加してバイアルからインスリンを吸い上げる。プレフィルドシリンジまたはカートリッジの場合は包装から取り出す。	患者はシリンジやチューブの交換なしに、最長3日間ポンプを装着し続ける。鈍針で吸い上げてもよい。
10. **1人の患者に投与する薬剤がすべて準備できたら、患者の所に運ぶ前に、薬剤ラベルをCMAR／MARで再確認する。**	これが、正確を期し、誤投与を防ぐラベル確認の3回目である。3回目の確認をベッドサイドで、患者の本人確認後、与薬前に行うことを規定する医療施設もある。
11. 与薬カートを離れる前に、カートを施錠する。	与薬カートや引き出しの施錠により、各患者の薬剤を安全に保管する。使用時以外の与薬カートの施錠は、医療機能評価機構による必要事項である。
12. 薬剤を患者のベッドサイドに注意深く運ぶ。薬剤から目を離さないようにする。	注意深く取り扱い、目を離さないことで、薬剤が偶然または故意に乱されるのを防ぐ。
13. **必ず、正しい時刻に患者に薬剤が投与されるようにする。**	医療施設の規定を確認する。定刻の前後30分間を投与時間として認めている場合もある。
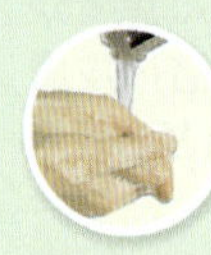 14. 手指衛生を実施し、指示がある場合はPPEを装着する。	手指衛生とPPEにより、微生物の拡散が防止される。PPEの必要性は感染経路別予防策に基づいて決まる。
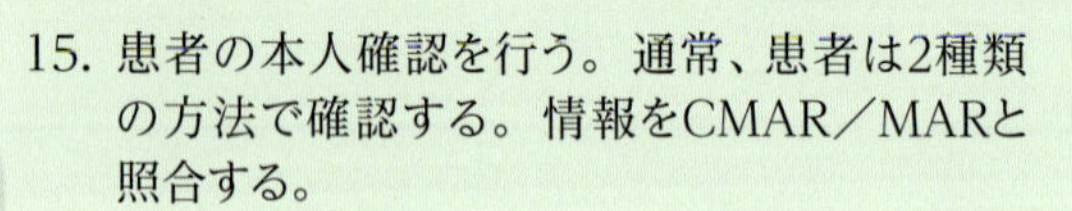 15. 患者の本人確認を行う。通常、患者は2種類の方法で確認する。情報をCMAR／MARと照合する。	本人確認を行うことで確実に正しい患者に薬剤が投与され、誤投与の防止に役立つ。
a. 患者の氏名と識別番号を患者識別バンドで確認する。	これが最も信頼できる方法である。患者識別バンドが行方不明や不正確である場合は、取り替える。
b. 医療施設の規定に基づき、患者に氏名と生年月日を尋ねる。	これには患者からの応答が必要であるが、疾患や環境の変化により、患者は混乱することがある。
c. 患者が自分で氏名などを言えない場合は、2つ目の確認手段として、患者を知っている医療スタッフに確認する。	これは、患者の本人確認のダブルチェックを行うもう一つの方法である。ドアやベッドに表示された氏名は不正確な場合もあるので、患者の本人確認には利用しない。
16. 部屋のドア、またはベッド周囲のカーテンを閉める。	これにより患者のプライバシーを確保する。
17. 与薬の前に、必要なアセスメントを完了する。患者のアレルギーをリストバンドで確認するか、患者にアレルギーについて尋ねる。患者に投薬の目的と作用を説明する。	与薬前にアセスメントを行うことは必要条件である。説明により納得が得られ、知識が増え、不安が軽減される。
18. 必要に応じて、患者識別バンドのバーコードを読み取る。	薬剤が正しい患者に投与されることがさらに確実になる。
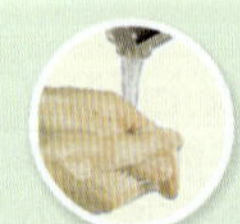 19. 手指衛生を実施する。グローブを装着する。	手指衛生は微生物の拡散を防止する。グローブにより、血液や体液との接触を防ぐ。
20. シリンジまたはインスリンカートリッジのキャップを外し（図1）、滅菌チューブを接続する。ポンプを開き、製造業者の説明に従ってシリンジまたはカートリッジを装着する（図2）。ポンプを閉じる。	インスリンが投与されるためには、シリンジがポンプ内に正しく装着されていなければならない。

手順　　**根拠**

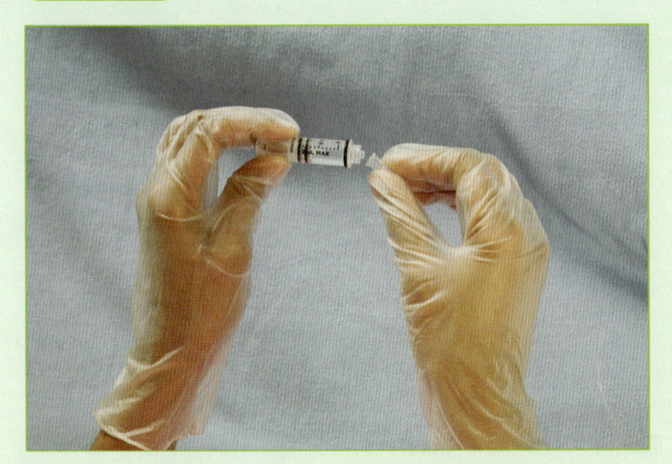

図1　シリンジまたはインスリンカートリッジのキャップを外す。

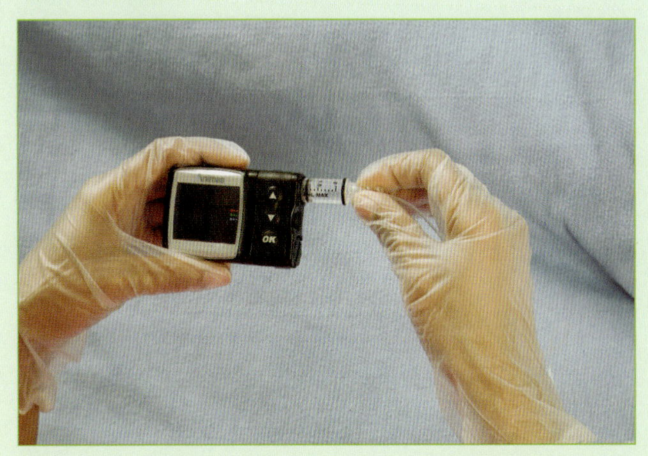

図2　製造業者の説明に従い、シリンジまたはカートリッジをポンプに装着する。

21. 製造業者の説明に従い、チューブをプライミングする。製造業者の推奨方法に従い、担当医の指示通りにポンプのプログラム設定を行う(図3)。**チューブに気泡が入っていないか確認する。**

チューブから空気をすべて追い出すことで、正しい量のインスリンが投与される。

22. 穿刺補助器具をセットする。穿刺補助器具の爪の間に先端を外向きに針を入れる。バネをカチッと音がするまで押し下げる。

インスリンポンプの針を確実に正しく刺入するため、穿刺補助器具を使用しなければならない。

23. 適切な穿刺部位を選択する。

適切な部位の選択により、損傷を防ぐ。

24. 患者が選択部位に応じた体位になるように介助する。必要に応じ、使用部位のみを露出させて掛け物をかける。

適切な部位の選択により、損傷を防ぐ。掛け物によりプライバシーを守り、保温する。

25. 選択部位についての適切な位置標識を見つける。

正しい注射部位を設定し、組織への損傷を防ぐには、部位がよく見える必要がある。

26. 穿刺部周辺をアルコール綿で消毒する(図4)。穿刺部位から外側に向かって、しっかりと円を描くような動作で拭く。自然に乾燥させる。

皮膚表面の病原体は針の刺入によって組織内に侵入する。中央から外へと拭くと注射部位の汚染が防げる。皮膚を乾燥させ、刺激や不快の原因となるアルコールが組織中に入るのを防ぐ。

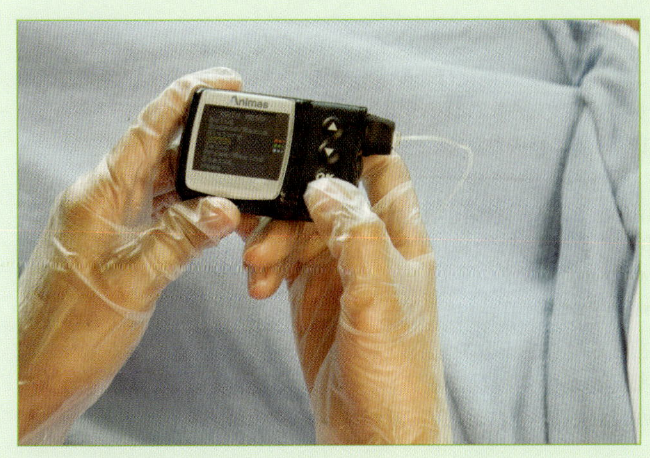

図3　製造業者の推奨方法に従い、担当医の指示通りにポンプのプログラム設定を行う。

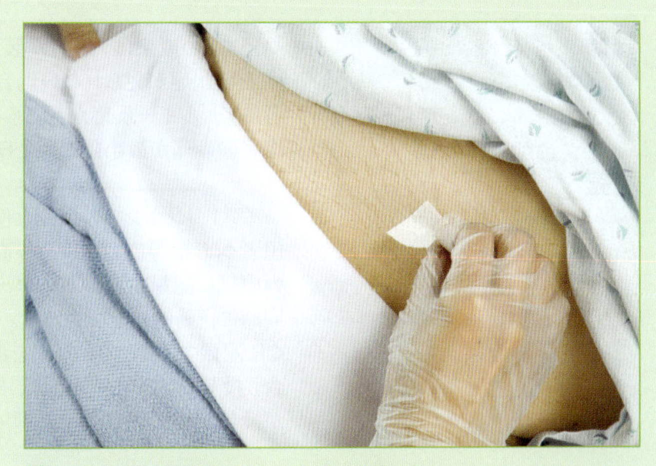

図4　注射部位周辺をアルコール綿で消毒する。

(続く)

スキル・5-9　持続皮下注入─インスリンポンプ　(続き)

手順　　**根拠**

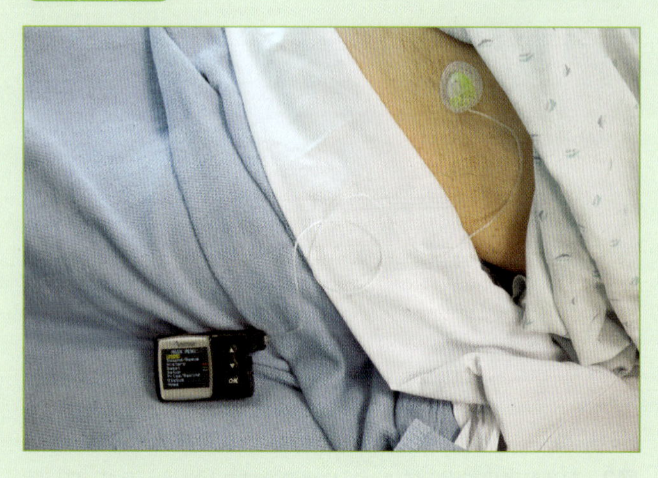

図5　インスリンポンプを装着。

27. 粘着面の裏紙を剥がす。針ガードを外す。穿刺部位の皮膚をつまみ、穿刺補助器具を押し付け、ボタンを押して針を挿入する。穿刺補助器具を外す。

インスリンを確実に皮下組織に投与するために、針の挿入前に皮膚をつまんで隆起を作る。

28. 穿刺補助器具に付属していない場合は、滅菌ドレッシング材を針挿入部位に貼付する。希望に応じて、ポンプを患者の衣類に装着する。

ドレッシング材により、針挿入部位の汚染を防ぐ。ポンプが患者にしっかりと装着されていないと、簡単に外れてしまう。

29. 患者が安楽な体位となるように介助する。

これは患者の安楽に貢献する。

30. 針とシリンジは適切な廃棄物容器に廃棄する。

針の適切な廃棄により損傷を防ぐ。

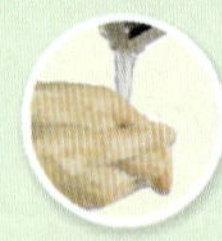

31. グローブと使用したPPEを外す。手指衛生を実施する。

適正な方法でPPEを外すことで、感染の伝播や他の物品への汚染のリスクが減少する。手指衛生は微生物の拡散を防止する。

32. 与薬が終了したら、直ちに与薬記録を記入する。下記の記録の項を参照する。

遅滞なく記録することは、患者の安全確保に役立つ。

33. 投与した薬剤に対応する適切な時期に、患者の薬剤への反応を評価する。必要に応じ、また、医師の指示に従って、患者の血糖値を測定する。

ポンプが適正に薬剤を注入していることを確認するため、患者の評価を行う必要がある。患者に対する薬剤の治療効果や有害作用を評価する必要がある。

評価

望ましい成果は、患者が装着したポンプによって適切にインスリンを投与され、低血糖あるいは高血糖状態が見られない場合に達成される。他には、患者がポンプ装着の根拠を理解する、患者にアレルギー反応が起こらない、患者の皮膚に損傷が生じない、患者が感染症を起こさない、患者の疼痛が最小限に抑えられる場合に達成される。

記録

ガイドライン

インスリンポンプの使用と使用したインスリンの種類、ポンプのプログラム設定、針挿入部位、患者への指導内容を、投与直後に、日付、時刻、投与部位を含めてCMAR／MARまたは規定の用紙に記録する。バーコードシステムを使用している場合は、与薬はバーコードを読み取ると同時に自動的に記録される。PRN薬剤(頓用薬)の場合、投与理由を記録する必要がある。すぐに記録することで、薬剤を重複して投与する事故を避けることができる。与薬を拒絶された場合、投与していない場合は、与薬記録の所定の欄に記入し、担当医に報告する。これにより薬剤が投与されなかった理由が明らかになり、担当医は患者の状態を知ることができる。

記録例

> 2012/9/22　患者がインスリンポンプを左上腹部に最小限の介助で挿入。ポンプには300単位（3mℓ）のリスプロインスリンを充填。速度は毎時1単位に設定。患者は、次回の交換の際には介助なしでポンプを装着したいと話される。
> ── *B・クラップ、看護師*

予期しない状況と対処方法

- ポンプを患者に装着した後で、チューブ中に大きな気泡が見つかった場合：患者からポンプを外す。新しい滅菌チューブと留置針を準備する。チューブをプライミングし、針を再刺入する。
- インスリン使用量が多いため、2-3日毎よりも頻繁に針の挿入部位を変えなくてはならない場合：製造業者の推奨内容を確認する。ほとんどのポンプについて、初期設定では少量使用モードになっているが、多量のインスリン投与ができるように設定を変更できる。
- 患者が3日毎に穿刺部位を変えるのを拒否した場合：患者に、3日以降は薬剤の吸収量が減少し、より多くのインスリンが必要になる場合があることを伝える。穿刺部位を変えれば吸収量の減少が生じるのを防げる。加えて、穿刺部位を変えることにより、部位からの感染のリスクを減少させることができる。
- 針挿入部位に紅斑を認めた場合：針を抜去し、新しいポンプセットを準備する。元の部位からすくなくとも2.5cmは離れた部位に挿入する。
- ドレッシング材が発汗のために貼付できない場合：制汗剤を針挿入部位につけないように部位の周辺につける。または、スキンバリア（皮膚保護剤）を針挿入部位につけないように部位の周辺につける。

注意事項

一般的注意事項

- 炎症、アレルギー反応、感染症、リポジストロフィ（脂肪組織萎縮）が起きていないか、注入部位の周辺を日常的にアセスメントする。
- 針挿入部位を清潔に保ち、定期的に部位を変えることで、合併症のリスクを減少させる。針挿入部位は2-3日ごとに変える。
- 針挿入部位の接触皮膚炎が問題となることがある。接触皮膚炎の治療のため、担当医が局所への抗生物質、アロエ、ビタミンE、副腎皮質ステロイド剤を指示する場合がある。
- 患者がインスリンポンプを使用して自分でインスリン投与を行う場合、投与時に看護師に知らせてもらう必要がある。これにより、インスリンの必要量を正確に記録に残すことができる。
- 投与された薬剤に対する反応を評価し、有害作用を早期に検出するため、アセスメントを継続的に行うことが、看護ケアにおいて重要である。有害作用の疑いがあれば、以降の薬剤の投与を中止し、患者の担当医に報告する。それ以上の介入は、反応の種類と患者のアセスメントに基づいて行う。

在宅ケアの注意事項

- 患者に、感染性廃棄物、医療鋭利物の廃棄について、地元自治体の規定を調べるように勧める。針その他の鋭利物は硬質プラスチック容器に入れて廃棄しなければならないことを説明する。液体洗剤や液体柔軟仕上げ剤の容器が適している。ガラス容器は使用すべきではない。

スキル・5-10　静脈内ルートからのボーラス投与（ワンショット投与）

薬剤は、ボーラス投与（ワンショット投与）によって静脈内に投与される場合がある。これは、静脈ラインに直接、高濃度の薬液を単回で注入するものである。ワンショット投与される薬剤は、間欠的投与、または緊急時に投与されるものである。

一般に、この場合の薬剤は非常にゆっくりと、少なくとも1分間以上の時間をかけて投与される。これは手動で実施しても、シリンジポンプを使用してもよい。正確な投与時間については、薬剤師または医薬品の添付文書で確認する。

（続く）

スキル・5-10 静脈内ルートからのボーラス投与（ワンショット投与）（続き）

必要物品

- アルコール綿
- 秒針つき時計、またはストップウォッチ
- 清潔なグローブ
- その他のPPE（指示に従って）
- 指示された薬剤
- 針なし、または23-25G、1 in.（25㎜）の注射針付きのシリンジ（医療施設の規定に従う）
- シリンジポンプ（必要に応じて）
- 電子薬剤投与記録（CMAR）または薬剤投与記録（MAR）

アセスメント

患者のアレルギーを調べる。与薬前に使用期限を確認する。また、薬剤がその患者に投与されるものとして適切であるかを判断する。指示された薬剤と静脈内輸液の配合適合性のアセスメントを行う。薬剤投与に影響を与える可能性のある患者のアセスメントデータおよび検査値を再確認する。患者の氏名、投与量、投与経路、投与時刻を確認する。患者の静脈注射刺入部位に浮腫、低温、液漏れ、疼痛がないか、アセスメントを行う。薬剤についての患者の知識を評価する。

患者の知識が不足している場合は、教育を始めるよい機会となる。薬剤が患者のバイタルサインに影響する可能性がある場合は、与薬前にバイタルサインのアセスメントを行う。鎮痛剤については、与薬の前後に患者の疼痛レベルのアセスメントを行う。

看護診断

患者の現在の状態に基づき、看護診断を行うための関連因子を決定する。妥当な看護診断として、以下のような例がある。

- 急性疼痛
- 知識不足
- 身体損傷リスク状態
- アレルギー反応リスク状態
- 感染リスク状態
- 不安

成果確認と看護計画立案

望ましい成果は、患者に**静脈路（IVルート）**を通して安全に薬剤が投与されることである。それ以外にも、患者に有害作用が起こらない、患者にアレルギー反応が起こらない、患者がボーラス投与で追加される薬剤について知識がある、患者に感染症が起こらない、患者の不安が消失、または軽減される、などが妥当な成果となりうる。

看護技術の実際

手順	根拠
1. 必要物品を準備する。医療施設の規定に従い、投薬指示を診療録の原本と照合する。不一致があれば確認する。患者記録でアレルギーを確認する。薬剤と静脈内輸液の配合適合性を確認する。投与前に薬剤の希釈の必要性を医薬品の添付文書で確認する。注入速度を確認する。	照合によって、投薬指示の文書化の過程で生じた誤りが見つかることがある。各医療施設にとって、担当医の指示は投薬指示の法的な記録になる。薬剤と輸液に配合禁忌があると合併症が生じる可能性がある。処方通りの正しい用量を静注する。
2. 投与する薬剤の作用、特別な看護上の注意点、用量の安全域、投与目的、有害作用を知っておく。その患者への投与が適切であるかを考える。	この知識があると、患者の疾患に対する薬剤の治療効果を評価するときの助けとなり、薬剤について患者指導を行うときにも利用できる。
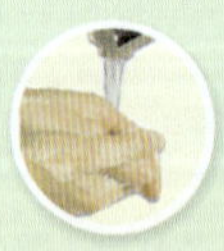 3. 手指衛生を実施する。	手指衛生により、微生物の拡散が防止される。
4. 与薬カートを患者の部屋の前まで運ぶ。または、薬剤準備専用の場所で与薬準備を行う。	系統的な作業は、薬剤の誤投与の防止になり、時間の節約にもなる。
5. 与薬カートまたは引き出しを開錠する。必要に応じて、コンピューターに暗証番号を入力し、職員証をスキャンする。	与薬カートや引き出しの施錠により各患者の薬剤を安全に保管する。使用時以外の与薬カートの施錠は、医療機能評価機構による必要事項である。許可された職員だけが暗証番号の入力とIDカードのスキャンによって、コンピューターシステムの利用と記録の記入を行うことができる。

手順	根拠
6. **薬剤は、1回に患者1人分ずつ準備する。**	これにより、薬剤の誤投与を防止する。
7. CMAR／MARを読み、その患者専用の薬剤引き出しまたはストック薬から、適切な薬剤を選び出す。	これがラベル確認の1回目である。
8. 薬剤名ラベルをCMAR／MARと照合する。使用期限を確認し、必要に応じて用量計算を行う。必要に応じて包装のバーコードを読み取る。	これがラベル確認の2回目である。必要に応じて、用量計算は他の看護師にも確認し、安全性を高める。
9. 必要に応じて、スキル5-3、5-4に従い、アンプルまたはバイアルから薬液を吸い上げる。	
10. **患者の所に運ぶ前に、薬剤ラベルをCMAR／MARで再確認する。**	これが、正確を期し、誤投与を防ぐラベル確認の3回目である。3回目の確認をベッドサイドで、患者の本人確認後、与薬前に行うことを規定する医療施設もある。
11. 与薬カートを離れる前に、カートを施錠する。	与薬カートや引き出しの施錠により、各患者の薬剤を安全に保管する。使用時以外の与薬カートの施錠は、医療機能評価機構による必要事項である。
12. 薬剤を患者のベッドサイドに注意深く運ぶ。薬剤から目を離さないようにする。	目を離さず注意深く取り扱うことで、薬剤が偶然または故意に乱されるのを防ぐ。用意を周到にすると、時間が節約でき、仕事の実施が容易になる。
13. **必ず、正しい時刻に患者に薬剤が投与されるようにする。**	医療施設の規定を確認する。決められた時刻の前後30分間を投与時間として認めている場合もある。
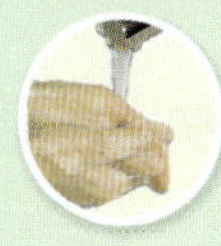 14. 手指衛生を実施し、指示がある場合はPPEを装着する。	手指衛生とPPEにより微生物の拡散が防止される。PPEの必要性は感染経路別予防策に基づいて決まる。
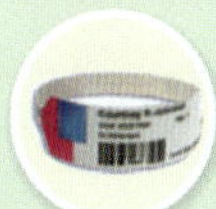 15. 患者の本人確認を行う。通常、患者は2種類の方法で確認する。情報をCMAR／MARと照合する。	本人確認を行うことで確実に正しい患者に薬剤が投与され、誤投与の防止に役立つ。
a. 患者の氏名と識別番号を患者識別バンドで確認する。	これが最も信頼できる方法である。患者識別バンドが行方不明や不正確である場合は、取り替える。
b. 医療施設の規定に基づき、患者に氏名と生年月日を尋ねる。	これには患者からの応答が必要であるが、疾患や環境の変化により、患者は混乱することがある。
c. 患者が自分で氏名などを言えない場合は、2つ目の確認手段として、患者を知っている医療スタッフに確認する。	これは、患者の本人確認のダブルチェックを行うもう一つの方法である。ドアやベッドに表示された氏名は不正確な場合もあるので、患者の本人確認には利用しない。
16. 部屋のドア、またはベッド周囲のカーテンを閉める。	患者のプライバシーを確保する。
17. 与薬の前に、必要なアセスメントを完了する。患者のアレルギーをリストバンドで確認するか、患者にアレルギーについて尋ねる。患者に与薬の目的と作用を説明する。	与薬前にアセスメントを行うことは必要条件である。説明により納得が得られ、知識が増え、不安が軽減される。
18. 必要に応じて、患者識別バンドのバーコードを読み取る。	薬剤が正しい患者に投与されることがさらに確実になる。
19. **静脈注射（IV）刺入部位に炎症や血管外漏出がないかをアセスメントする。**	安全な与薬のためには、静注用薬剤は直接、静脈内に投与しなければならない。
20. 点滴静脈内注射が輸液ポンプで行われている場合は、ポンプを一時停止させる。	一時停止により、ボーラス投与中の静脈内輸液の注入を止め、ポンプの閉塞アラームが鳴らないようにする。
21. 清潔なグローブを装着する。	グローブにより血液や体液への接触を防止する。
22. 輸液チューブ上でIV刺入部位に最も近い側管注ポートを選ぶ。ポートをアルコール綿で消毒する。	IV刺入部位に最も近いポートの使用で、薬剤の希釈が最小限に抑えられる。消毒により、シリンジ挿入時のポートへの微生物の混入を防止する。

（続く）

スキル・5-10 静脈内ルートからのボーラス投与（ワンショット投与）（続き）

手 順	根 拠
23. シリンジのキャップを外す。利き手ではない方の手で側管注ポートを把持し、ポート中央にシリンジを挿入する。	側管注ポートを把持し、誤って輸液ラインを外したり、誤ったポートに注入したりするリスクを減らす。
24. 利き手ではない方の手をポートのすぐ上のチューブに移動させる。指でチューブを折り曲げる。	これにより自然滴下による点滴静脈内注射を一時的に止め、薬剤がチューブ内を逆流するのを防ぐ。
25. チューブ中に血液の逆流が確認されるまで、わずかに内筒を引く。	これにより、確実に薬剤が血流中に注入される。
26. **推奨される速度で薬液を注入する**（後述の注意事項を参照する）（図1）。	これにより、製造業者が推奨する適正な量の薬剤が適切な間隔で投与される。

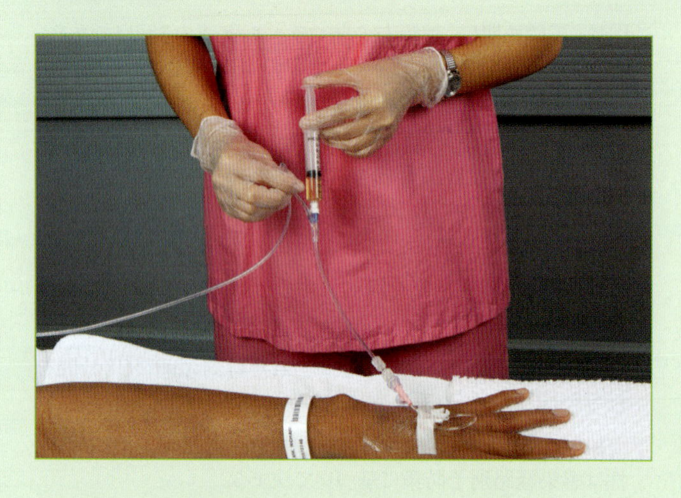

図1 輸液の流れを止めた状態で薬液を注入する。*(Photo by B. Proud)*

手 順	根 拠
27. チューブを開放する。シリンジを外す。針にリキャップはしない。あれば安全シールドか針ガードを使用する。チューブを開放し輸液を流す。針とシリンジは適切な廃棄物容器に廃棄する。	針の適切な廃棄で損傷を防ぐ。
28. 輸液の注入速度を確認する。必要に応じて輸液ポンプを再稼動させる。	薬剤のボーラス投与により、自然滴下による輸液注入速度は変化している可能性がある。
29. グローブと使用したPPEを外す。手指衛生を実施する。	適正な方法でPPEを外すことで、感染の伝播や他の物品への汚染のリスクが減少する。手指衛生は微生物の拡散を防止する。
30. 与薬が終了したら、直ちに与薬記録を記入する。下記の記録の項を参照する。	遅滞なく記録することは、患者の安全確保に役立つ。
31. 投与した薬剤に対応する適切な時期に、患者の薬剤への反応を評価する。	患者に対する薬剤の治療効果や有害作用を評価する必要がある。

評価

望ましい成果は、患者がボーラス投与によって安全に薬剤を静注される場合、患者の不安が軽減され、患者に有害作用が起こらない場合、患者が投薬計画を理解し遵守した場合に達成される。

記録

ガイドライン

与薬の記録は投与直後に、日付、時刻、用量、投与経路、投与部位、投与速度を含めてCMAR／MARまたは規定の用紙に記入する。バーコードシステムを使用している場合は、与薬はバーコードを読み取ると同時に自動的に記録される。PRN薬剤（頓用薬）の場合、投与理由を記録する必要がある。すぐに記録することで、薬剤を重複して投与する事故を避けることができる。与薬を拒絶された場合、投与していない場合は、与薬記録の所定の欄に記入し、担当医に報告する。これにより薬剤が投与されなかった理由が明らかになり、担当医は患者の状態を知ることができる。

予期しない状況と対処方法

- 与薬前にIV刺入部位のアセスメントを行った際に、血液の逆流が確認できなかった場合：IVラインが開通しており、血管外漏出の徴候がなく、静脈内輸液は問題なく注入されている場合は投与を続ける。投与中および投与後に血管外漏出の徴候がないか、よく観察する。
- 与薬前にIV刺入部位のアセスメントを行った際に、輸液が血管外に漏出していることに気付いた場合：静脈内輸液を止め、刺入部位から抜去する。異なる部位で静脈内輸液を再開する。薬剤が投与されている間、新しいIV刺入部位を継続的に観察する。
- 薬剤投与中に、輸液セットの中に白色浮遊物が生じているのに気付いた場合：輸液を止め、薬剤投与を中止する。患者に最も近い位置のクランプでチューブを閉じる。輸液セットを交換し、注入を再開する。薬剤と静脈内輸液の適合性について、添付文書や薬剤師に確認する。
- 薬剤投与中に、患者がIV刺入部位の疼痛を訴えた場合：薬剤投与を止める。IV刺入部位に血管外漏出や静脈炎の徴候がないか、アセスメントを行う。IVラインを生理食塩水（生食）でフラッシュし、通過を確認する。IV刺入部位が正常範囲内の状態にあれば、速度を落として薬剤投与を再開する。

注意事項

- 医療施設によっては、ボーラス投与の際に以下のような方法を実施している場合がある。
  - 各薬剤が指示された速度でボーラス投与された後は、折り曲げていたチューブを開放し、輸液の流入を促す。
  - ボーラス投与の後には、1mℓの生食が入ったシリンジでチューブをフラッシュする。チューブ内に残った薬剤の注入が速くなり過ぎないように注意する。
- 薬剤投与後、生食によるフラッシュが必要かどうかは、静脈内輸液の流速を考慮して決定する。輸液の流速が50mℓ／時より遅い場合、薬剤が患者に到達するのに30分以上かかる場合がある。これは、医療施設で使用されている輸液セットの種類によっても異なる。
- 輸液ラインが小さいゲージ（22-24G）の針を細い血管に穿刺している場合、輸液ラインに異常がなくても血液の逆流は起こらない場合がある。また、静脈への刺激が原因となり、静注中に患者が血管痛を訴える場合がある。血管の上に温罨法を施したり、注入速度を下げたりすると不快感が軽減することがある。
- 薬剤と静脈内輸液が配合禁忌である場合は、ボーラス投与の前後にチューブを生食でフラッシュすればボーラス投与可能である。医療施設の規定を確認する。
- 投与された薬剤に対する反応を評価し、有害作用を早期に検出するため、アセスメントを継続的に行うことが、看護ケアにおいて重要である。有害作用の疑いがあれば、以降の薬剤の投与を中止し、患者の担当医に報告する。それ以上の介入は、反応の種類と患者のアセスメントに基づいて行う。

スキル・5-11　ピギーバック法による間欠的点滴静脈内注射

間欠的静脈内注射では、薬剤を50-100mℓ程度の溶液と混合し、指示された間隔（4時間ごとなど）で投与する。多くの場合、投与には輸液ポンプが用いられ、看護師がポンプの注入速度を設定する必要がある。多くの医療施設で、間欠的静脈内注射を含む静脈内輸液にはコンピューター制御の輸液ポンプ各種が使用されている。輸液ポンプには注入速度を入力する必要があるが、限界用量の確認や、安全な与薬を行うためのガイドラインの実践に役立てることもできる。ポンプを使用せず自然落下による投与も可能であるが、その場合は看護師が注入速度を1分間あたりの滴数から計算する必要がある。輸液ポンプを用いる方が正確な速度で投与できると考えられる。

ピギーバック法による点滴静脈内注射では、間欠的・付加的な輸液を主要ラインの輸液バッグよりも高い位置に設置する必要がある。点滴スタンドの調節で、容易に主要ラインの輸液バッグの高さを低くすることができる。主要輸液ラインの側管注ポートには逆止弁が付いている製品もあり、ピギーバックの輸液セットが接続されると、主要ラインの輸液が自動的に止まり、側管注ラインの輸液が流れる仕組みになっている。製品により設計が異なるので、所属医療施設で使用されている製品の使用法を注意深く確認しておくことが重要である。輸液ポンプを用いた、あるいは自然落下での間欠的静脈内輸液の流速の計算と調整の責任は看護師にある。

（続く）

スキル・5-11　ピギーバック法による間欠的点滴静脈内注射 （続き）

必要物品

- 薬剤名ラベル付き側管注用バッグに準備された薬剤
- 側管注用輸液セット（自然落下用、または輸液ポンプ用）
- 輸液ポンプ
- 医療施設で使用されている輸液セットに適合する三方活栓（必要に応じて）
- アルコール綿
- 金属製またはプラスチック製のフック
- 点滴スタンド
- 輸液セット用日付ラベル
- 電子薬剤投与記録（CMAR）または薬剤投与記録（MAR）
- PPE（指示に従って）

アセスメント

患者のアレルギーのアセスメントを行う。与薬前に使用期限を確認する。また、薬剤がその患者に投与されるものとして適切であるかを判断する。指示された薬剤、希釈液、静脈内輸液の配合適合性のアセスメントを行う。薬剤投与に影響を与える可能性のある患者のアセスメントデータおよび検査値を確認する。患者の氏名、投与量、投与経路、投与時刻を確認する。薬剤についての患者の知識をアセスメントする。患者の知識が不足している場合は、教育を始めるよい機会となる。薬剤が患者のバイタルサインに影響する可能性がある場合は、投与前にバイタルサインのアセスメントを行う。患者のIV刺入部位に浮腫、冷感、血管外漏出、発赤、疼痛がないか、アセスメントを行う。

看護診断

患者の現在の状態に基づき、看護診断を行うための関連因子を決定する。妥当な看護診断として、以下のような例がある。

- アレルギー反応リスク状態
- 感染リスク状態
- 知識不足
- 身体損傷リスク状態

成果確認と看護計画立案

望ましい成果は、患者がIVルートから無菌操作で薬剤を投与されることである。それ以外にも、薬剤が適切な注入速度で安全に投与される、患者にアレルギー反応が起こらない、患者に感染症が起こらない、患者が投薬計画を理解し遵守する、などが妥当な成果となりうる。

看護技術の実際

手順	根拠
1. 必要物品を準備する。医療施設の規定に従い、投薬指示を診療録の原本と照合する。不一致があれば確認する。患者記録でアレルギーを確認する。	照合により、投薬指示の文書化の過程で生じた誤りが見つかることがある。各医療施設にとって、担当医の指示は投薬指示の法的な記録になる。
2. 投与する薬剤の作用、特別な看護上の注意点、用量の安全域、投与目的、有害作用を知っておく。その患者への投与が適切であるかを考える。	この知識があると、患者の疾患に対する薬剤の治療効果を評価するときの助けとなり、薬剤について患者指導を行うときにも利用できる。
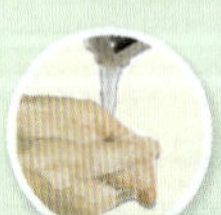 3. 手指衛生を実施する。	手指衛生により、微生物の拡散が防止される。
4. 与薬カートを患者の部屋の前まで運ぶ。または、薬剤準備専用の場所で投薬準備を行う。	系統的な作業は、薬剤の誤投与の防止になり、時間の節約にもなる。
5. 与薬カートまたは引き出しを開錠する。必要に応じて、コンピューターに暗証番号を入力し、職員証をスキャンする。	与薬カートや引き出しの施錠により各患者の薬剤を安全に保管する。使用時以外の与薬カートの施錠は、医療機能評価機構による必要事項である。許可された職員だけが暗証番号の入力とIDカードのスキャンによって、コンピューターシステムの利用と記録の記入を行うことができる。
6. 薬剤は、1回に患者1人分ずつ準備する。	これにより、薬剤の誤投与を防止する。
7. CMAR／MARを読み、その患者専用の薬剤引き出しまたは薬剤ストックから、適切な薬剤を選び出す。	これがラベル確認の1回目である。

手順	根拠
8. 側注用バッグのラベルをCMAR／MARと照合する。使用期限を確認する。指示された、または適切な注入速度を確認する。自然落下で注入する場合は滴下速度を計算する。必要に応じて包装のバーコードを読み取る。	これがラベル確認の2回目である。必要に応じて、用量計算は他の看護師にも確認し、安全性を高める。適正な速度での注入で損傷を予防する。
9. 1人の患者に投与する薬剤がすべて準備できたら、患者の所に運ぶ前に、側注用バッグのラベルをCMAR／MARで再確認する。	これが、正確を期し、誤投与を防ぐラベル確認の3回目である。3回目の確認をベッドサイドで、患者の本人確認後、与薬前に行うことを規定する医療施設もある。
10. 与薬カートを離れる前に、カートを施錠する。	与薬カートや引き出しの施錠により、各患者の薬剤を安全に保管する。使用時以外の与薬カートの施錠は、医療機能評価機構による必要事項である。
11. 薬剤を患者のベッドサイドに注意深く運ぶ。薬剤から目を離さないようにする。	目を離さず注意深く取り扱うことで、薬剤が偶然または故意に乱されるのを防ぐ。
12. 必ず、正しい時刻に患者に薬剤が投与されるようにする。	医療施設の規定を確認する。決められた時刻の前後30分間を投与時間として認めている場合もある。
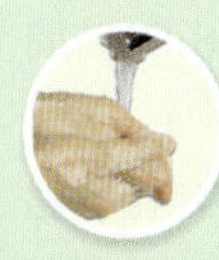 13. 手指衛生を実施し、指示がある場合はPPEを装着する。	手指衛生とPPEにより、微生物の拡散が防止される。PPEは伝播の予防策として必要である。
14. 患者の本人確認を行う。通常、患者は2種類の方法で確認する。情報をCMAR／MARと照合する。 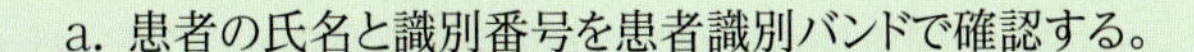	本人確認を行うことで確実に正しい患者に薬剤が投与され、誤投与の防止に役立つ。
a. 患者の氏名と識別番号を患者識別バンドで確認する。	これが最も信頼できる方法である。患者識別バンドが行方不明や不正確である場合は、取り替える。
b. 医療施設の規定に基づき、患者に氏名と生年月日を尋ねる。	これには患者からの応答が必要であるが、疾患や環境の変化により、患者は混乱することがある。
c. 患者が自分で氏名などを言えない場合は、2つ目の確認手段として、患者を知っている医療スタッフに確認する。	これは、患者の本人確認のダブルチェックを行うもう一つの方法である。ドアやベッドに表示された氏名は不正確な場合もあるので、患者の本人確認には利用しない。
15. 部屋のドア、またはベッド周りのカーテンを閉める。	患者のプライバシーを確保する。
16. 与薬前に、必要なアセスメントを完了する。患者のアレルギーをリストバンドで確認するか、患者にアレルギーについて尋ねる。患者に投薬の目的と作用を説明する。	薬剤投与前にアセスメントを行うことは必要条件である。説明により納得が得られ、知識が増え、不安が軽減される。
17. 必要に応じて、患者識別バンドのバーコードを読み取る。	バーコードでの再確認により、薬剤が正しい患者に投与されることがさらに確実になる。
18. IV刺入部位に炎症や血管外漏出がないかをアセスメントする。	安全な薬剤投与のためには、静注用薬剤は、直接、静脈内に投与しなければならない。
19. 側管注ラインの輸液セットのクレンメを閉じる。無菌操作で、輸液セットのビン針のキャップとピギーバック容器のキャップを外す。いずれの先端も汚染しないように注意する。	クレンメを閉じると、看護師の準備が整うまで薬液が輸液ラインに入らない。輸液セットや側管注ポートの無菌状態を保つことで、汚染を防ぐ。
20. 両接続部を汚染しないよう注意しながら、輸液セットのビン針をピギーバック容器にしっかりとねじ込んで接続する。	輸液セットや側管注ポートの無菌状態を保つことで、汚染を防ぐ。
21. 製造業者の推奨する方法に従い、主要ラインの輸液より高くなるようにピギーバックの薬剤を点滴スタンドに吊るす(図1)。金属またはプラスチック製のフックを用い、主要輸液バッグの位置を下げる(タンデム法による間欠的静脈内注射については、後述のスキルバリエーションを参照)。	輸液バッグの高さは、主要ラインへの流入に影響する。

(続く)

スキル・5-11　ピギーバック法による間欠的点滴静脈内注射　(続き)

手順	根拠
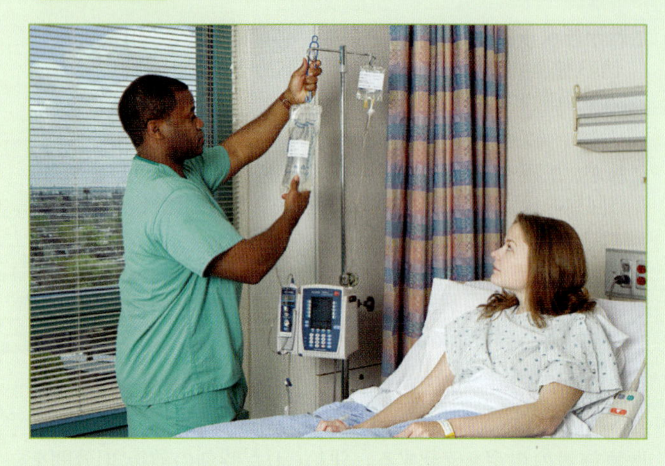	図1　ピギーバックの薬剤容器を点滴スタンドに吊るす。
22. 側管注ラインの輸液セットに適切な日付のラベルをつける。	ピギーバック用輸液セットは、医療施設の規定により48-96時間使用可能である。ラベルにより、次の交換日がわかる。
23. 輸液セットのチャンバーを押して放し、チャンバーに付いている線または半分まで薬液を満たす。クレンメを開き、チューブをプライミングする。クレンメを閉じる。必要に応じ、無菌操作で三方活栓をチューブの端に接続する。	これにより、輸液チューブから空気を抜き、システムの無菌状態を維持する。
24. 主要ラインの輸液セットのローラークレンメより上の側管注ポートまたは三方活栓をアルコール綿で消毒する(図2)。	ピギーバックを側管注ポートへ接続する際の微生物の侵入を抑止する。側管注ポートに逆止弁がある場合は、ピギーバック輸液が注入されている間、主要ラインの輸液を止める。ピギーバック輸液の注入が完了すると逆止弁が開き、主要ラインの輸液の注入が再開される。
25. ピギーバック輸液セットを側管注ポートまたは三方活栓に接続する(図3)。三方活栓使用の場合は栓を開ける。	注射針を使用しないタイプのコネクターは針を必要とせず、CDCによって推奨されている。
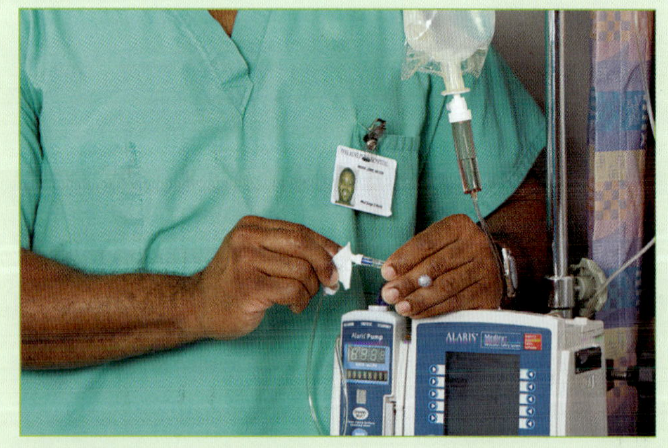 図2　側管注ポートを消毒する。	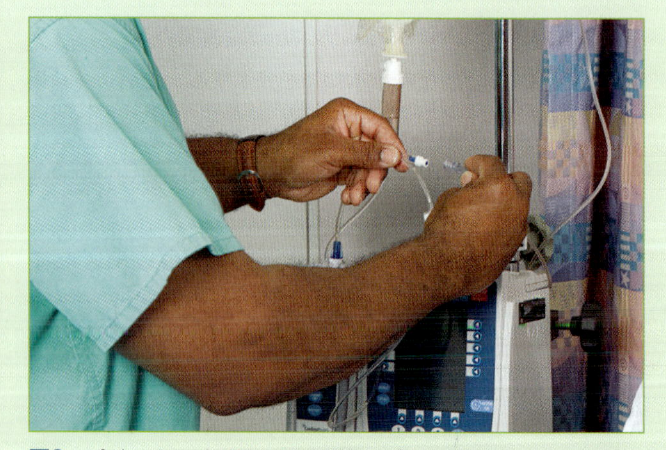 図3　ピギーバックの輸液セットを側管注ポートに接続する。
26. 側管注ラインの輸液セットのクランプを開ける。側管注ラインの輸液の注入速度を輸液ポンプに入力し、注入を開始する(図4)。自然落下の場合は、主要ライン(または側管注ライン)の輸液セットのローラークレンメで指示された速度に調節する。定期的に輸液の注入状態を確認する。	側管注ポートの逆止弁により、ピギーバック輸液が注入されている間、主要ラインの輸液の注入は止まる。側管注輸液の注入が終わると逆止弁が開き、主要ラインの輸液が再開する。有害作用の防止のため、両薬剤の安全な注入速度を守ることが重要である。

手順 / 根拠

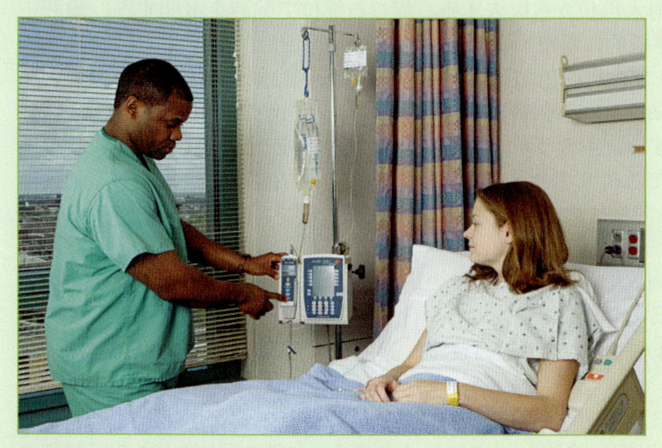

図4　輸液ポンプに注入速度を入力する。

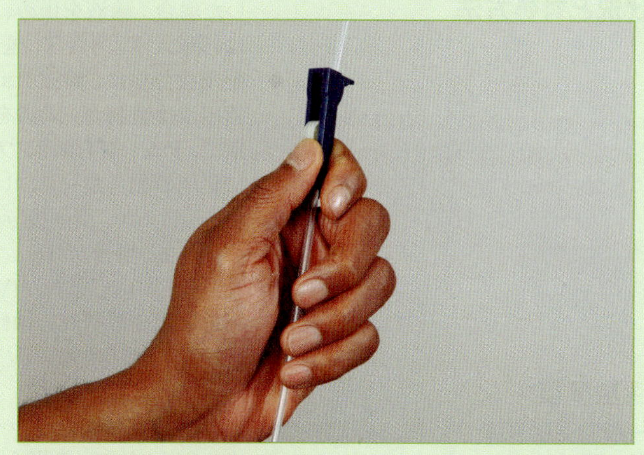

図5　主要ラインの輸液セットのローラークレンメを用いて自然滴下の速度を調節する。*(Photo by B. Proud)*

27. 注入が完了したら、ピギーバック用輸液セットのクレンメを閉じる。物品の廃棄については医療施設の規定に従う。

大多数の医療施設が48-96時間は輸液セットの継続使用を行っている。この操作で主要輸液ラインの汚染リスクが下がる。

28. 主要ラインの輸液バッグを元の高さに戻す。**主要ラインの輸液ポンプの速度設定を確認する。自然落下の場合は、再度、主要ラインの輸液の流速を調節する。**

輸液ポンプによって、側管注ラインの輸液終了後、自動的に主要ラインの輸液を元の速度で再開させることができる。自然落下の場合は、ピギーバックにより主要ラインの輸液の速度は影響を受けている。流速の再調整が必要となる。

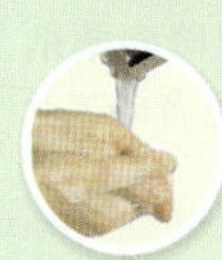

29. 使用した場合はPPEを外す。手指衛生を実施する。

適正な方法でPPEを外すことで、感染の伝播や他の物品への汚染のリスクが減少する。手指衛生は微生物の拡散を防止する。

30. 薬剤の投与が終了したら、直ちに与薬記録を記入する。下記の記録の項を参照する。

遅滞なく記録することは、患者の安全確保に役立つ。

31. 投与した薬剤に対応する適切な時期に、患者の薬剤への反応を評価する。定期的にIV刺入部位を観察する。

患者への薬剤の治療効果や有害作用を評価する必要がある。

評価

望ましい成果は、患者がIVルートから無菌操作で薬剤を投与される、薬剤が患者に安全に適切な注入速度で投与される、患者にアレルギー反応が起きない、患者に感染症が起こらない、患者が投薬計画を理解し遵守する、などの場合に達成される。

記録

ガイドライン

与薬の記録は投与直後に、日付、時刻、用量、投与経路、投与部位、投与速度を含めてCMAR／MARまたは規定の用紙に記入する。バーコードシステムを使用している場合は、与薬はバーコードを読み取ると同時に自動的に記録される。PRN薬剤（頓用薬）の場合、投与理由を記録する必要がある。すぐに記録することで、薬剤を重複して投与する事故を避けることができる。与薬を拒絶された場合、投与しなかった場合は、投薬記録の所定の欄に記入し、担当医に報告する。これにより薬剤が投与されなかった理由が明らかになり、担当医は患者の状態を知ることができる。必要に応じて、与薬に使用された水分量を水分出納表に記載する。

（続く）

スキル・5-11　ピギーバック法による間欠的点滴静脈内注射　（続き）

予期しない状況と対処方法

- 与薬前にIV刺入部位のアセスメントを行った際に、輸液が血管外に漏出していることに気付いた場合：輸液を止め、刺入部位から抜去する。異なる部位で輸液を再開する。輸液中は、新しいIV刺入部位を継続的に観察する。
- 薬剤投与中に、輸液チューブ内に白色の浮遊物が生じているのに気付いた場合：患者の血管内に浮遊物が入るのを防ぐため、輸液を止め、薬剤投与を中止する。患者に最も近い位置で、チューブをクランプする。主要ライン、側管注ラインの輸液セットを交換する。投与前に薬剤の配合禁忌について添付文書を確認する。薬剤の静脈内注射には、別のIV刺入部位を設けるか、薬剤投与の前後にタンデムシステムを用いるなどで、輸液セットのフラッシュが必要となる場合がある。
- 薬剤投与中に、患者がIV刺入部位の疼痛を訴えた場合：投与を中止する。IV刺入部位に血管外漏出や静脈炎の徴候がないか、アセスメントを行う。IVラインを生理食塩水でフラッシュし、通過を確認する。IV刺入部位に問題がなければ、速度を落として薬剤投与を再開する。

注意事項

一般的注意事項

- 側管注輸液セットのプライミングの別法として、特に前回の投与時の側管注輸液セットがそのまま設置されている場合、側管注輸液セットを"バックプライミング"する方法がある。薬剤のバッグを側管注輸液チューブに接続する。薬剤のバッグを主要ラインの輸液バッグよりも下に下げ、側管注輸液セットのクレンメを開ける。こうすると主要ラインの輸液が側管注輸液セットを逆流してチューブを"バックプライミング"し、チャンバーに入る。チャンバーの半分まで液を満たす。側管注輸液セットのクレンメを閉じ、薬剤のバッグを点滴スタンドに吊るす。主要ラインの輸液バッグの位置を下げ、上記のように薬剤を投与する。この"バックプライミング（逆流法）"は輸液システムを無菌状態に保ち、微生物の侵入を防ぎ、チューブをプライミングする際の薬剤の損失を防ぐ。"バックプライミング"の使用については、医療施設の規定を確認する。
- 投与された薬剤に対する反応を評価し、有害作用を早期に検出するため、アセスメントを継続的に行うことが、看護ケアにおいて重要である。有害作用の疑いがあれば、以降の薬剤の投与を中止し、患者の担当医に報告する。それ以上の介入は、反応の種類と患者のアセスメントに基づいて行う。

乳児と小児についての注意事項

- 水分量の摂取が制限される乳幼児は、ピギーバック法や定量筒付き輸液セットでは正確に輸液できない場合がある。そのような乳幼児には、シリンジポンプの使用を考慮する。

スキルバリエーション　タンデム法（連結法）

タンデム法は、主要ラインの輸液と側管注ラインの輸液を同時に静脈内注射する方法である。両輸液バッグは同じ高さに吊るす。側管注輸液セットは、主要輸液セットのローラークレンメより下の側管注ポートに接続する。この主要輸液セット上の側管注用ポートには逆止弁はない。間欠投与の薬剤の注入が終わり次第クランプで閉じなければ、主要ラインの輸液がタンデムの輸液セットに逆流してしまうため、タンデム法は頻繁には用いられない。側管注ラインの輸液の流速を制御するには、側管注ラインに輸液ポンプ（自然落下の場合は主要ラインの輸液セットを使用）が必要である。

1. 医療施設の規定に従い、投薬指示を診療録の原本と照合する。不一致があれば確認する。患者記録でアレルギーを確認する。薬剤と静脈内輸液の配合適合性を確認する。
2. 投与する薬剤の作用、特別な看護上の注意点、用量の安全域、投与目的、副作用を知っておく。その患者への投与が適切であるかを考える。

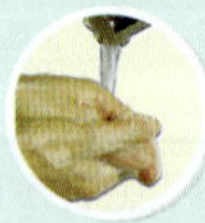

3. 手指衛生を実施する。
4. 与薬カートを患者の部屋の前まで運ぶ。または、薬剤準備専用の場所で投薬準備を行う。
5. 与薬カートまたは引き出しを開錠する。必要に応じて、コンピューターに暗証番号を入力し、職員証をスキャンする。
6. CMAR／MARを読み、その患者専用の薬剤引き出しまたはストック薬から、適切な薬剤を選び出す。
7. 薬剤のラベルをCMAR／MARと照合する。使用期限を確認する。指示された、または適切な注入速度を確認する。自然落下注入の場合は滴下速度を計算する。必要に応じて包装のバーコードを読み取る。
8. **患者の所に運ぶ前に、薬剤ラベルをCMAR／MARで再確認する。** 3回目の確認をベッドサイドで、患者の本人確認後、与薬前に行うことを規定する医療施設もある。

スキルバリエーション タンデム法（連結法） *（続き）*

9. 与薬カートを離れる前に、カートを施錠する。
10. 薬剤を患者のベッドサイドに注意深く運ぶ。薬剤から目を離さないようにする。
11. **必ず、正しい時刻に患者に薬剤が投与されるようにする。**

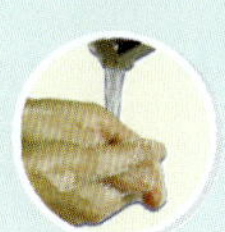

12. 手指衛生を実施し、指示がある場合はPPEを装着する。

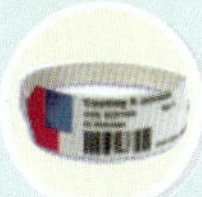

13. 患者の本人確認を行う。患者は2種類の方法で確認する。
14. 部屋のドア、またはベッド周囲のカーテンを閉める。
15. 与薬の前に、必要なアセスメントを完了する。患者のアレルギーをリストバンドで確認するか、患者にアレルギーについて尋ねる。患者に投薬の目的と作用を説明する。
16. 必要に応じて、患者識別バンドのバーコードを読み取る。
17. IV刺入部位に炎症や血管外漏出がないかをアセスメントする。
18. 側管注輸液セットのクレンメを閉じる。無菌操作で、輸液チューブのビン針のキャップと薬剤容器のキャップを外す。いずれの先端も汚染しないように注意する。
19. いずれの先端も汚染しないよう注意して、輸液チューブのビン針を薬剤容器にしっかりとねじ込み、接続する。
20. 主要ラインの輸液と同じ高さになるように側管注ラインの輸液を点滴スタンドに吊るす。
21. 輸液セットに適切な日付のラベルをつける。
22. チャンバーを押して放し、チャンバーの線または半分まで薬液を満たす。クレンメを開け、輸液セットをプライミングする。クレンメを閉じる。必要に応じ、無菌操作で三方活栓をチューブの先端に付ける。製造業者の使用説明書に従い、輸液セットを輸液ポンプに接続する。
23. 主要輸液ライン上のローラークレンメの下で、IV刺入部位に最も近い側管注ポートまたは三方活栓をアルコール綿で消毒する。
24. 側管注輸液セットを側管注ポートまたは三方活栓に接続する。三方活栓使用の場合は栓を開ける。
25. 側管注輸液セットのクレンメを開ける。側管注輸液の注入速度を輸液ポンプに入力する。自然落下注入の場合は、ローラークレンメを使って指示された注入速度に調節する。定期的に輸液の注入状態を確認する。
26. 側管注ラインの輸液が終了したら、輸液ポンプを止め、側管注輸液ラインのクレンメを閉じる。側管注輸液セットをポートから外して新しい三方活栓に交換するか、再利用する場合はキャップをする。医療器材の廃棄については医療施設の規定に従う。
27. 主要ラインの輸液の注入速度を確認する。

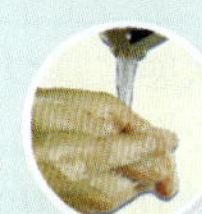

28. 使用した場合はPPEを外す。手指衛生を実施する。
29. 適切な時期に患者の薬剤への反応を評価する。定期的に静脈注射刺入部位を観察する。

実践のためのエビデンス

“コンピューター制御の輸液ポンプ”

医療現場において、薬剤の誤投与は頻繁に発生する重大な問題である。薬剤の誤投与は重大な結果をもたらす。医療施設や医療提供者には薬剤の誤投与を防止する責任がある。“輸液ポンプ”技術は薬剤の誤投与を減らすために使用できる介入の一つである。

関連する研究

Rosenkoetter, M., Bowcutt, M., Khasanshina, E., et al. (2008). Perceptions of the impact of “Smart Pumps” on nurses and nursing care provided. *Journal of the Association for Vascular Access, 13*(2), 60–69.

この研究は、“輸液ポンプ”技術の使用が、提供される看護ケアや薬剤の誤投与、仕事の満足度に与える影響について、看護師の認知に注目したものである。その結果、看護師は輸液ポンプの使用により与薬がより安全になり、誤投与の報告に対する処罰的側面が減少することはなく、仕事量は増加しないと感じていることが示された。また、被験者の報告によれば、輸液ポンプの使用により日常的な看護がより容易になった。輸液ポンプにより自信は高まるが、薬剤師の利用には影響しなかった。また、輸液ポンプはケアを受ける患者やその家族の信頼も高められた。看護師の年齢、経験年数、看護に関する学位の種類に関連性は認められなかった。

看護実践との関連性

看護師は、看護実践を向上させ誤投与を減らすために、新しい技術の導入に積極的であるべきである。この研究は、新技術が使いやすく恐れるべきではないこと、輸液ポンプの使用が仕事の満足度と自信を増加させ、静脈内注射における誤投与の不安を軽減させることを裏付けている。大規模な医療機器刷新を計画中の医療施設は、新技術の実践における看護職員の認知を考慮することが重要である。

スキル・5-12 シリンジポンプを使用した間欠的静脈内注射

間欠的静脈内注射では、薬剤を静脈注射用の溶液と混合し、指示された間隔(4時間ごとなど)で投与する。間欠的静脈内注射用のシリンジポンプは充電式または電動式で、シリンジ内で混合された薬剤を主要輸液ラインに接続し、シリンジの内筒にかけられた機械的な圧力で薬液を押し出す仕組みになっている(図1)。多くの医療施設で、間欠的静脈内注射を含む静脈内輸液には“コンピューター制御の輸液ポンプ”が使用されている。輸液ポンプは看護師が注入速度をプログラムする必要があるが、限界用量の確認や、安全に与薬を行うためのガイドラインの実践に役立てることもできる。

必要物品

- 薬剤名ラベル付きシリンジに準備された薬剤
- シリンジポンプと輸液チューブ(延長チューブ)
- 医療施設で使用されている輸液チューブに適合する三方活栓(必要に応じて)
- アルコール綿
- 輸液チューブ用日付ラベル
- 電子薬剤投与記録(CMAR)または薬剤投与記録(MAR)
- PPE(指示に従って)

アセスメント

患者のアレルギーのアセスメントを行う。与薬前に使用期限を確認する。また、薬剤がその患者に投与されるものとして適切であるかを判断する。指示された薬剤、希釈液、静脈内輸液の配合適合性のアセスメントを行う。薬剤投与に影響を与える可能性のある患者のアセスメントデータおよび検査値を再確認する。患者の氏名、投与量、投与経路、投与時刻を確認する。薬剤についての患者の知識をアセスメントする。患者の知識が不足している場合は、教育を始めるよい機会となる。薬剤が患者のバイタルサインに影響する可能性がある場合は、投与前にバイタルサインのアセスメントを行う。患者のIV刺入部位に浮腫、冷感、血管外漏出、発赤、疼痛がないか、アセスメントを行う。

看護診断

患者の現在の状態に基づき、看護診断を行うための関連因子を決定する。妥当な看護診断として、以下のような例がある。

- アレルギー反応リスク状態
- 身体損傷リスク状態
- 知識不足
- 感染リスク状態

成果確認と看護計画立案

望ましい成果は、患者がIVルートから無菌操作で薬剤を投与されることである。それ以外にも、薬剤が適切な注入速度で安全に投与される、患者にアレルギー反応が起こらない、患者が感染症に罹患しない、患者が投薬計画を理解し遵守する、などが妥当な成果となりうる。

看護技術の実際

手順	根拠
1. 必要物品を準備する。医療施設の規定に従い、投薬指示を診療録の原本と照合する。不一致があれば確認する。患者記録でアレルギーの確認を行う。	照合によって、投薬指示の文書化の過程で生じた誤りが見つかることがある。各医療施設にとって、担当医の指示は投薬指示の法的な記録になる。
2. 投与する薬剤の作用、特別な看護上の注意点、用量の安全域、投与目的、有害作用を知っておく。その患者への投与が適切であるかを考える。	この知識があると、患者の疾患に対する薬剤の治療効果を評価するときの助けとなり、薬剤について患者指導を行うときにも利用できる。
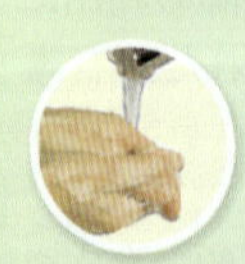 3. 手指衛生を実施する。	手指衛生により、微生物の拡散が防止される。
4. 与薬カートを患者の部屋の前まで運ぶ。または、薬剤準備専用の場所で投薬準備を行う。	系統的な作業は、薬剤の誤投与の防止になり、時間の節約にもなる。

手順	根拠
5. 与薬カートまたは引き出しを開錠する。必要に応じて、コンピューターに暗証番号を入力し、職員証をスキャンする。	与薬カートや引き出しの施錠により各患者の薬剤を安全に保管する。使用時以外の与薬カートの施錠は、医療機能評価機構による必要事項である。許可された職員だけが暗証番号の入力とIDカードのスキャンによって、コンピューターシステムの利用と記録の記入を行うことができる。
6. **薬剤は、1回に患者1人分ずつ準備する。**	これにより、薬剤の誤投与を防止する。
7. CMAR／MARを読み、その患者専用の薬剤引き出しまたはストック薬から、適切な薬剤を選び出す。	これがラベル確認の1回目である。
8. 薬剤のラベルをCMAR／MARと照合する。使用期限を確認する。指示された、または適切な注入速度を確認する。必要に応じて包装のバーコードを読み取る。	これがラベル確認の2回目である。必要に応じて、用量計算は他の看護師にも確認し、安全性を高める。適正な速度での注入により損傷を予防する。
9. **1人の患者に投与する薬剤がすべて準備できたら、患者の所に運ぶ前に、薬剤ラベルをCMAR／MARで再確認する。**	これが、正確を期し、誤投与を防ぐラベル確認の3回目である。3回目の確認をベッドサイドで、患者の本人確認後、与薬前に行うことを規定する医療施設もある。
10. 与薬カートを離れる前に、カートを施錠する。	与薬カートや引き出しの施錠により、各患者の薬剤を安全に保管する。使用時以外の与薬カートの施錠は、医療機能評価機構による必要事項である。
11. 薬剤を患者のベッドサイドに注意深く運ぶ。常に薬剤から目を離さないようにする。	目を離さず注意深く取り扱うことで、薬剤が偶然または故意に乱されるのを防ぐ。
12. **必ず、正しい時刻に患者に薬剤が投与されるようにする。**	医療施設の規定を確認する。決められた時刻の前後30分間を投与時間として認めている場合もある。
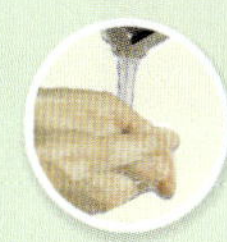 13. 手指衛生を実施し、指示がある場合はPPEを装着する。	手指衛生とPPEにより、微生物の拡散が防止される。PPEの必要性は感染経路別予防策に基づいて決まる。
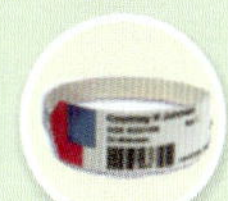 14. 患者の本人確認を行う。通常、患者は2種類の方法で確認する。情報をCMAR／MARと照合する。	本人確認を行うことで確実に適正な患者に薬剤が投与され、誤投与の防止に役立つ。
a. 患者の氏名と識別番号を患者識別バンドで確認する。	これが最も信頼できる方法である。患者識別バンドが行方不明や不正確である場合は、取り替える。
b. 医療施設の規定に基づき、患者に氏名と生年月日を尋ねる。	これには患者からの応答が必要であるが、疾患や環境の変化により、患者は混乱することがある。
c. 患者が自分で氏名などを言えない場合は、2つ目の確認手段として、患者を知っている医療スタッフに確認する。	これは、患者の本人確認のダブルチェックを行うもう一つの方法である。ドアやベッドに表示された氏名は不正確な場合もあるので、患者の本人確認には利用しない。
15. 部屋のドア、またはベッド周囲のカーテンを閉める。	患者のプライバシーを確保する。
16. 与薬前に、必要なアセスメントを完了する。患者のアレルギーをリストバンドで確認するか、患者にアレルギーについて尋ねる。患者に投薬の目的と作用を説明する。	与薬前にアセスメントを行うことは必要条件である。説明により納得が得られ、知識が増え、不安が軽減される。
17. 必要に応じて、患者識別バンドのバーコードを読み取る。	バーコードでの再確認により、薬剤が正しい患者に投与されることがさらに確実になる。
18. IV刺入部位に炎症や血管外漏出がないかをアセスメントする。	安全な与薬のために、静脈内注射用の薬剤は、直接、静脈内に投与しなければならない。
19. 無菌操作で輸液チューブとシリンジのキャップを外す。いずれの先端も汚染しないよう注意する。	輸液チューブやシリンジの無菌状態を保つことで、汚染を防ぐ。
20. いずれの先端も汚染しないよう注意して、輸液チューブをシリンジに接続する。	輸液チューブや側管注ポートの無菌状態を保つことで、汚染を防ぐ。

（続く）

スキル・5-12 シリンジポンプを使用した間欠的静脈内注射 (続き)

手順 / **根拠**

21. 輸液チューブに適切な日付のラベルをつける。

ピギーバック輸液システムのチューブは、医療施設の規定により48-96時間は再使用可能である。ラベルにより次の交換日がわかる。

22. シリンジの内筒を静かに押し、輸液チューブの中に薬液を満たす。必要に応じて、無菌操作で三方活栓をチューブの先端に取り付ける。

これにより、輸液チューブから空気を抜き、輸液システムの無菌状態を維持する。

23. 製造業者の指示に従って、シリンジをシリンジポンプにセットする(図1)。

適正に作動するためには、シリンジがポンプ装置にしっかりとはまっていなければならない。

24. 主要輸液セットのローラークレンメより下にある側管注ポートまたは三方活栓(一般にIV刺入部位に最も近いポート)をアルコール綿で消毒する(図2)。

ピギーバックをポートへ接続する際の微生物の侵入を防止する。正しく接続すれば、側管注ラインの輸液が主要輸液ラインに流入する。

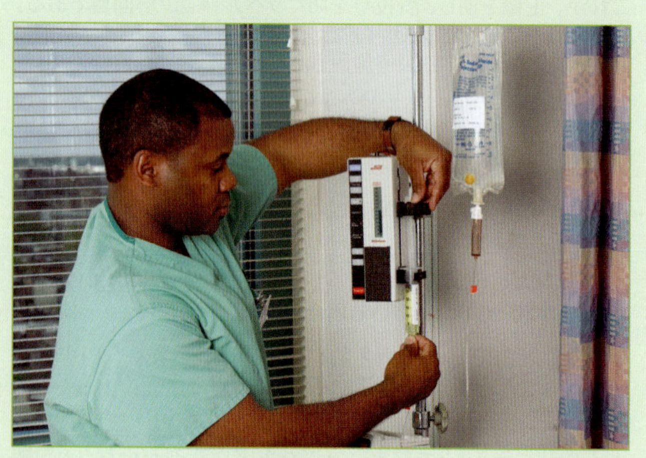

図1 シリンジをシリンジポンプにセットする。

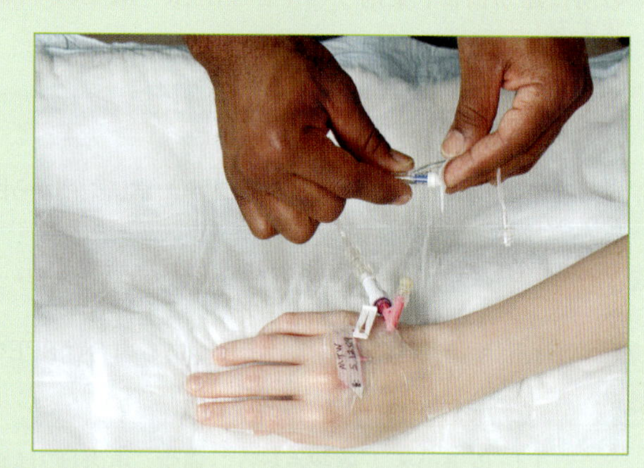

図2 IV刺入部位に最も近い側管注ポートを消毒する。

25. 主要輸液ラインの消毒した側管注ポートに、側管注輸液ラインを接続する(図3)。

薬液の投与が可能となる。

26. シリンジポンプを適切な速度に設定し、注入を開始する(図4)。製造業者が推奨するアラームをセットする。

ポンプは薬液を一定速度で注入する。ポンプの安全装置を利用する場合はアラームの使用が推奨される。

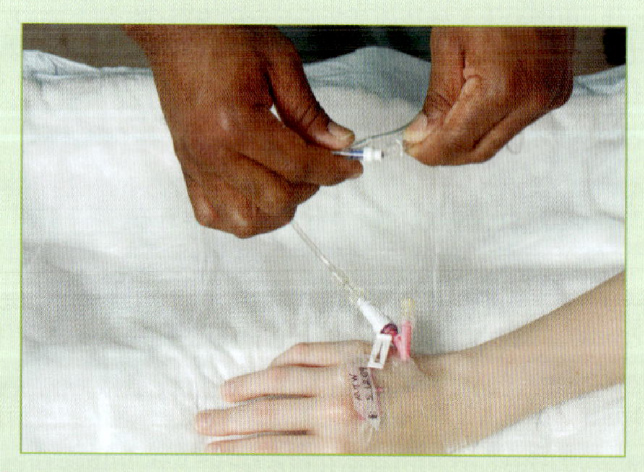

図3 主要輸液ラインに側管注輸液ラインのチューブを接続する。

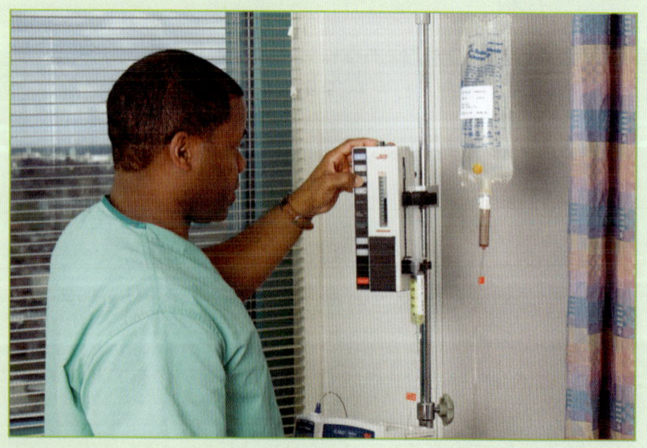

図4 シリンジポンプの設定を行う。

27. 薬液の注入が終了したら、側管注輸液ラインのチューブをクランプする。側管注輸液チューブをポートから外し、新しい三方活栓に交換するか、再利用する場合はキャップをする。

多くの医療施設が48-96時間はチューブの再使用を行っている。三方活栓や針を新しいものと交換したり、キャップをしたりすることでシステムの無菌状態を維持する。

手順	根拠
28. 主要輸液ラインの注入速度を確認する。	側管注ラインから輸液を行うと、主要ラインの輸液の注入速度が変わってしまう可能性がある。
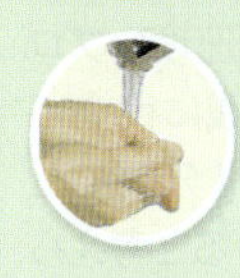 29. 使用した場合はPPEを外す。手指衛生を実施する。	適正な方法でPPEを外すことで、感染の伝播や他の物品への汚染のリスクが減少する。手指衛生は微生物の拡散を防止する。
30. 薬剤の投与が終了したら、直ちに与薬記録を記入する。下記の記録の項を参照する。	遅滞なく記録することは、患者の安全確保に役立つ。
31. 投与した薬剤に対応する適切な時期に、患者の薬剤への反応を評価する。定期的にIV刺入部位を観察する。	患者に対する薬剤の治療効果や有害作用を評価する必要がある。

評価

望ましい成果は、1)患者が静脈路から無菌操作で薬剤を投与される、2)薬剤が適切な注入速度で安全に投与される、3)患者にアレルギー反応が起こらない、4)患者が感染症に罹患しない、5)患者が投薬計画を理解し遵守する、などの場合に達成される。

記録

ガイドライン

与薬の記録は投与直後に、日付、時刻、用量、投与経路、投与部位、投与速度を含めてCMAR／MARまたは規定の用紙に記入する。バーコードシステムを使用している場合は、与薬はバーコードを読み取ると同時に自動的に記録される。PRN薬剤(頓用薬)の場合、投与理由を記録する必要がある。すぐに記録することで、薬剤を重複して投与する事故を避けることができる。与薬を拒絶された場合、投与していない場合は、投薬記録の所定の欄に記入し、担当医に報告する。これにより薬剤が投与されなかった理由が明らかになり、担当医は患者の状態を知ることができる。必要に応じて、薬剤投与に使用された水分量を水分出納表に記載する。

予期しない状況と対処方法

- 与薬前にIV刺入部位のアセスメントを行った際に、輸液が血管外に漏出していることに気付いた場合：静脈内注射を中止し、刺入部位から抜去する。異なる部位で静脈内注射を再開する。薬剤が投与されている間、新しいIV刺入部位を継続的に観察する。
- 薬剤投与中に、輸液チューブ内に白色浮遊物が生じているのに気付いた場合：患者の血管内に浮遊物が入るのを防ぐため、輸液を止め、薬剤投与を中止する。患者に最も近い位置で、チューブをクランプする。主要輸液ライン、側管注ラインの輸液チューブを交換する。投与前に薬剤の配合禁忌について文献を確認する。薬剤の静脈内注射には、別のIV刺入部位を設けるか、薬剤投与の前後にチューブのフラッシュが必要となる場合がある。
- 薬剤投与中に、患者がIV刺入部位の疼痛を訴えた場合：投与を中止する。IV刺入部位に血管外漏出や静脈炎の徴候がないか、アセスメントを行う。IVラインを生理食塩水でフラッシュし、通過を確認する。IV刺入部位に問題がなければ、速度を落として薬剤投与を再開する。

注意事項

- 投与された薬剤に対する反応を評価し、有害作用を早期に検出するため、アセスメントを継続的に行うことが、看護ケアにおいて重要である。有害作用の疑いがあれば、以降の薬剤の投与を中止し、患者の担当医に報告する。それ以上の介入は、反応の種類と患者のアセスメントに基づいて行う。

実践のためのエビデンス

“コンピューター制御された輸液ポンプ”

医療現場において、薬剤の誤投与は頻繁に発生する重大な問題である。薬剤の誤投与は重大な結果を招くこともある。医療施設や医療提供者には薬剤の誤投与を防止する責任がある。“輸液ポンプ”技術は薬剤の誤投与を減らすために使用できる介入の一つである。

実践のためのエビデンスとして、スキル5-11の最後に記載している関連する研究の項を参照されたい。

スキル・5-13　定量筒付輸液セットを使用した間欠的点滴静脈内注射

間欠的静脈内注射では、薬剤を50-100mℓの静脈注射用の溶液と混合し、指示された間隔(4時間ごとなど)で投与する。ほとんどの場合、投与には輸液ポンプが用いられ、看護師が注入速度を設定する必要がある。間欠的点滴静脈内注射を含む点滴静脈内注射には"コンピューター制御の輸液ポンプ"が多くの医療施設で使用されている。輸液ポンプは看護師が注入速度をプログラムする必要があるが、限界用量の確認や、安全な投与のためのガイドラインの実践に役立てることもできる。自然落下による投与も可能であり、その場合は看護師が注入速度を1分間あたりの滴数から計算する必要がある。しかし、輸液ポンプを用いる方が正確に投与できると考えられる。

本スキルでは、定量筒付輸液セットを用いた間欠的点滴静脈内注射について述べる。薬剤は少量の溶液で希釈され、患者のIVラインから投与される。このタイプの器具は、小児、重症患者、高齢者など、注入する液量が重要となる患者への点滴静脈内注射によく用いられる。米国疾病管理予防センター(CDC)と米国職業安全衛生局(Occupational Safety and Health Administration；OSHA)が推奨する注射針が不要のコネクターを用いれば、針刺し事故を防止しつつ主要輸液ラインに接続できる。間欠的静脈内注射の接続には、鈍針カニューレまたはメスコネクターが用いられる。

必要物品

- 処方された薬剤
- シリンジと注射針不要のコネクター、または鈍針(医療施設のシステムに準じて、必要に応じて)
- 定量筒付輸液セット
- 輸液ポンプ(必要に応じて)
- 輸液チューブ用日付ラベル
- 電子薬剤投与記録(CMAR)または薬剤投与記録(MAR)
- PPE(指示に従って)
- 注射針不要のコネクター、三方活栓(必要に応じて)
- アルコール綿
- 薬剤名のラベル

アセスメント

患者のアレルギーのアセスメントを行う。与薬前に使用期限を確認する。また、薬剤がその患者に投与されるものとして適切であるかを判断する。指示された薬剤、希釈液、静脈内輸液の配合適合性のアセスメントを行う。薬剤投与に影響を与える可能性のある患者のアセスメントデータおよび検査値を再確認する。薬剤についての患者の知識をアセスメントする。患者の知識が不足している場合は、教育を始めるよい機会となる。薬剤が患者のバイタルサインに影響する可能性がある場合は、投与前にバイタルサインのアセスメントを行う。患者のIV刺入部位に浮腫、冷感、血管外漏出、発赤、疼痛がないか、アセスメントを行う。

看護診断

患者の現在の状態に基づき、看護診断を行うための関連因子を決定する。妥当な看護診断として、以下のような例がある。

- アレルギー反応リスク状態
- 知識不足
- 身体損傷リスク状態
- 感染リスク状態

成果確認と看護計画立案

定量筒付輸液セットを用いて間欠的点滴静脈内注射を行う際の望ましい成果は、患者が静脈路から無菌操作で薬剤を投与されることである。それ以外にも、薬剤が適切な注入速度で安全に投与される、患者にアレルギー反応が起こらない、患者に感染症が起こらない、患者が投薬計画を理解し遵守する、などが妥当な成果となりうる。

看護技術の実際

手順	根拠
1. 必要物品を準備する。医療施設の規定に従い、投薬指示を診療録の原本と照合する。不一致があれば確認する。患者記録でアレルギーを確認する。薬剤と静脈内輸液の配合適合性を確認する。	照合によって、投薬指示の文書化の過程で生じた誤りが見つかることがある。各医療施設にとって、担当医の指示は投薬指示の法的な記録になる。薬剤と輸液に配合禁忌があると合併症が生じる可能性がある。

手順	根拠
2. 投与する薬剤の作用、特別な看護上の注意点、用量の安全域、投与目的、有害作用を知っておく。その患者への投与が適切であるかを考える。	この知識があると、患者の疾患に対する薬剤の治療効果を評価するときの助けとなり、薬剤について患者指導を行うときにも利用できる。
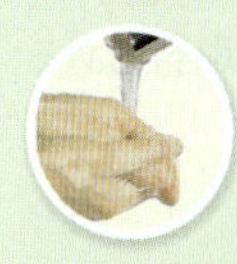 3. 手指衛生を実施する。	手指衛生により、微生物の拡散が防止される。
4. 与薬カートを患者の部屋の前まで運ぶ。または、薬剤準備専用の場所で投薬準備を行う。	系統的な作業は、薬剤の誤投与の防止になり、時間の節約にもなる。
5. 与薬カートまたは引き出しを開錠する。必要に応じて、コンピューターに暗証番号を入力し、職員証をスキャンする。	与薬カートや引き出しの施錠により各患者の薬剤を安全に保管する。使用時以外の与薬カートの施錠は、医療機能評価機構による必要事項である。許可された職員だけが暗証番号の入力とIDカードのスキャンによって、コンピューターシステムの利用と記録の記入を行うことができる。
6. **薬剤は、1回に患者1人分ずつ準備する。**	これにより、薬剤の誤投与を防止する。
7. CMAR／MARを読み、その患者専用の薬剤引き出しまたはストック薬から、適切な薬剤を選び出す。	これがラベル確認の1回目である。
8. 薬剤名ラベルをCMAR／MARと照合する。使用期限を確認し、必要に応じて用量計算を行う。指示された、または適切な注入速度を確認する。自然落下で注入する場合は滴下速度を計算する。必要に応じて包装のバーコードを読み取る。注入速度を確認する。	これがラベル確認の2回目である。必要に応じて用量計算は他の看護師にも確認し、安全性を高める。処方どおりの正しい用量の薬剤を投与する。
9. 必要に応じて、スキル5-3、5-4に従い、アンプルまたはバイアルから薬液を吸い上げる。必要に応じて、針不要のコネクターまたは鈍針をシリンジに取り付ける。	定量筒付輸液セットの定量筒に薬剤を注入する準備が整う。
10. **1人の患者に投与する薬剤がすべて準備できたら、患者の所に運ぶ前に、薬剤ラベルをCMAR／MARで再確認する。**	これが、正確を期し、誤投与を防ぐラベル確認の3回目である。3回目の確認をベッドサイドで、患者の本人確認後、与薬前に行うことを規定する医療施設もある。
11. 薬剤名、用量、希釈液を含む総容量、投与時刻を書き込んだ薬剤ラベルを準備する。	薬剤を正確に識別するのに役立つ。
12. 与薬カートを離れる前に、カートを施錠する。	与薬カートや引き出しの施錠により、各患者の薬剤を安全に保管する。使用時以外の与薬カートの施錠は、医療機能評価機構による必要事項である。
13. 薬剤を患者のベッドサイドに注意深く運ぶ。常に薬剤から目を離さないようにする。	目を離さず注意深く取り扱うことで、薬剤が偶然または故意に乱されるのを防ぐ。準備がよいと時間の節約になり、仕事の実施が容易になる。
14. **必ず、正しい時刻に患者に薬剤が投与されるようにする。**	医療施設の規定を確認する。定刻の前後30分間を投与時間として認めている場合もある。
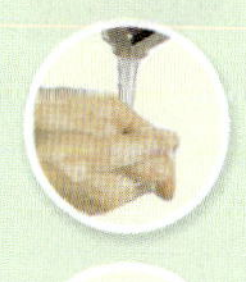 15. 手指衛生を実施し、指示がある場合はPPEを装着する。	手指衛生とPPEにより、微生物の拡散が防止される。PPEは感染経路別予防策として必要である。
16. 患者の本人確認を行う。通常、患者は2種類の方法で確認する。情報をCMAR／MARと照合する。	本人確認を行うことで確実に正しい患者に薬剤が投与され、誤投与の防止に役立つ。
a. 患者の氏名と識別番号を患者識別バンドで確認する。	これが最も信頼できる方法である。患者識別バンドが行方不明や不正確である場合は、取り替える。

（続く）

スキル・5-13　定量筒付輸液セットを使用した間欠的点滴静脈内注射　（続き）

手順	根拠
b. 医療施設の規定に基づき、患者に氏名と生年月日を尋ねる。	これには患者からの応答が必要であるが、疾患や環境の変化により、患者は混乱することがある。
c. 患者が自分で氏名などを言えない場合は、2つ目の確認手段として、患者を知っている医療スタッフに確認する。	これは、患者の本人確認のダブルチェックを行うもう一つの方法である。ドアやベッドに表示された氏名は不正確な場合もあるので、患者の本人確認には利用しない。
17. 部屋のドア、またはベッド周囲のカーテンを閉める。	患者のプライバシーを確保する。
18. 与薬の前に、必要なアセスメントを完了する。患者のアレルギーをリストバンドで確認するか、患者にアレルギーについて尋ねる。患者に投薬の目的と作用を説明する。	与薬前にアセスメントを行うことは必要条件である。説明により納得が得られ、知識が増え、不安が軽減される。
19. 必要に応じて、患者識別バンドのバーコードを読み取る。	バーコードでの再確認により、薬剤が正しい患者に投与されることがさらに確実になる。
20. IV刺入部位に炎症や血管外漏出がないかをアセスメントする。	安全な投与のために、静脈内注射用の薬剤は、直接、静脈内に投与されなければならない。
21. 輸液製剤と定量筒の間のクレンメを開け、定量筒付輸液セット（図1）を指示量の輸液で満たす。製造業者の説明書に従い、指示量の輸液で満たす（図2）。クレンメを閉じる。	これにより最小限の液量で薬剤の希釈ができる。クレンメを閉じることで薬剤と混合される液量の増加を防ぐ。
22. 定量筒付輸液セットの定量筒の空気口が開いていることを確認する。	空気口があると、定量筒中の輸液が一定速度で流れる。
23. アルコール綿を用いて、定量筒付輸液セットの定量筒の混注口を消毒する（図3）。	これにより、シリンジを定量筒に挿入するときに微生物が侵入するのを防止する。

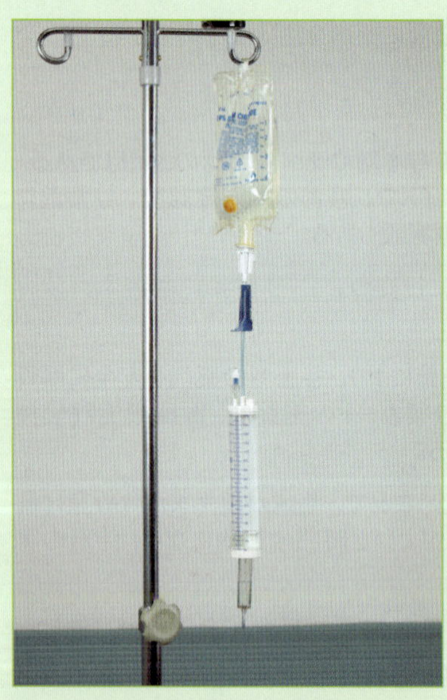

図1　定量筒付輸液セットと薬剤希釈用の輸液製剤。*(Photo by B. Proud.)*

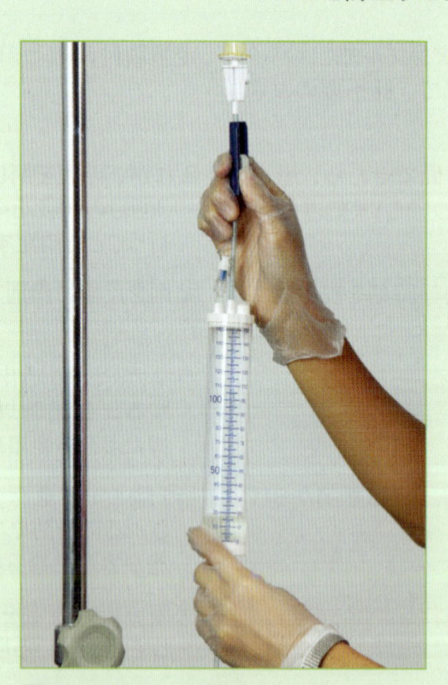

図2　輸液製剤と定量筒付輸液セットとの間のクレンメを開け、定量筒を指示量の輸液で満たす。*(Photo by B. Proud.)*

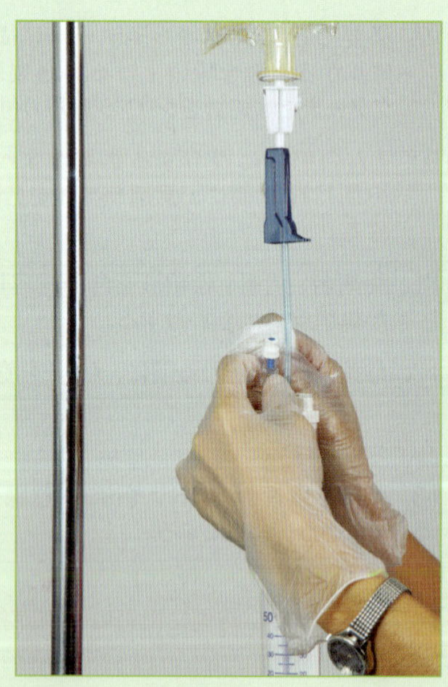

図3　混注口を消毒する。*(Photo by B. Proud.)*

手順	根拠
24. シリンジをしっかりと把持しつつ、混注口に接続する（図4）。または、針不要のコネクターか鈍針を混注口に挿入する。定量筒に薬剤を注入する（図5）。定量筒を静かに回転させて混和する。	これにより、確実に薬剤が輸液と均一に混和されている状態にする。

手順　　根拠

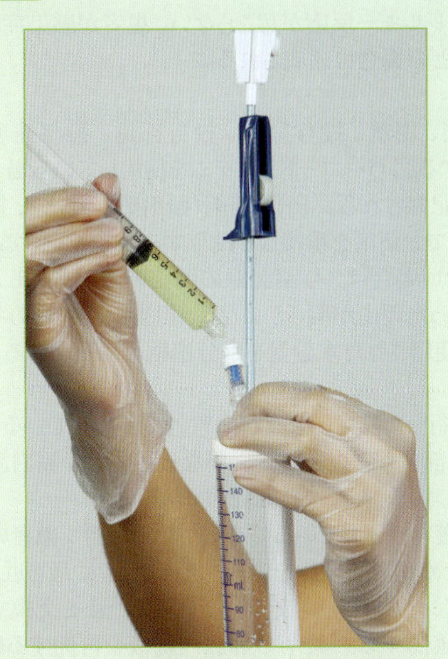

図4　シリンジを混注口に接続する。*(Photo by B. Proud.)*

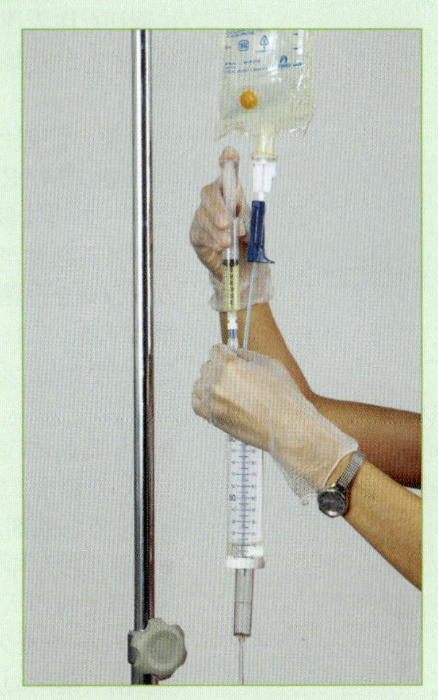

図5　定量筒に薬剤を加える。*(Photo by B. Proud.)*

手順	根拠
25. 定量筒に薬剤ラベルを張る。	輸液セットの中身を明らかにし、誤投与を防止する。
26. 主要輸液セットのローラークレンメより下にある側管注ポートまたは三方活栓（一般にIV刺入部位に最も近いポート）をアルコール綿で消毒する。	希釈用輸液製剤をポートへ接続する際の微生物の侵入を防止する。正しく接続することで、側管注ラインの輸液が主要輸液ラインに流入する。
27. 消毒した側管注ポートに定量筒のラインを接続する。	薬液の供給ができるようになる。
28. 定量筒付輸液セットは適切な用量設定をプログラムした輸液ポンプに接続するか、あるいは定量筒付輸液セットのローラークレンメを用いて、注入速度を調整する。	点滴静脈内注射は30-60分間の時間をかけて注入するのが安全な方法である。
29. シリンジを適切な廃棄物容器に廃棄する。	適切な方法で廃棄して損傷を防ぐ。
30. 輸液の注入終了後、側管注ラインの輸液セットのクレンメを閉じる。側管注ラインの輸液セットを側管注ポートから外し、コネクターを新しいものに交換するか、再使用する場合はキャップをする。器具の廃棄については医療施設の規定に従う。	多くの医療施設が48-96時間は輸液セットの再使用を認めている。コネクターや針をキャップ付きの新品と交換すればシステムの滅菌状態が維持される。
31. 主要ラインの輸液の注入速度を確認する。	側管注ラインの輸液を投与すると主要ラインの輸液の注入速度が変わってしまう可能性がある。
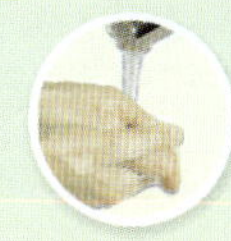 32. 使用した場合はPPEを外す。手指衛生を実施する。	適正な方法でPPEを外すことで、感染の伝播や他の物品への汚染のリスクが減少する。手指衛生は微生物の拡散を防止する。
33. 薬剤の投与が終了したら、直ちに与薬記録を記入する。下記の記録の項を参照する。	遅滞なく記録することは、患者の安全確保に役立つ。
34. 投与した薬剤に対応する適切な時期に、患者の薬剤への反応を評価する。定期的にIV刺入部位を観察する。	患者に対する薬剤の治療効果や有害作用を評価する必要がある。IV刺入部位が見えるようにしておくことも、異常が生じた際のアセスメントに役立つ。

（続く）

スキル・5-13 定量筒付輸液セットを使用した間欠的点滴静脈内注射（続き）

評価

望ましい成果は、患者が静脈ルートによって無菌操作で薬剤を投与される、薬剤が患者に安全に適切な注入速度で投与される、患者にアレルギー反応が起こらない、患者が感染症に罹患しない、患者が投薬計画を理解し遵守する、などの場合に達成される。

記録

ガイドライン

与薬の記録は投与直後に、日付、時刻、用量、投与経路、投与部位、投与速度を含めてCMAR／MARまたは規定の用紙に記入する。バーコードシステムを使用している場合は、与薬はバーコードを読み取ると同時に自動的に記録される。PRN薬剤（頓用薬）の場合、投与理由を記録する必要がある。すぐに記録することで、薬剤を重複して投与する事故を避けることができる。与薬を拒絶された場合、投与していない場合は、与薬記録の所定の欄に記入し、担当医に報告する。これにより薬剤が投与されなかった理由が明らかになり、担当医は患者の状態を知ることができる。必要に応じて、薬剤投与に使用された水分量を水分出納表に記載する。

予期しない状況と対処方法

- 与薬前にIV刺入部位のアセスメントを行った際に、輸液が血管外に漏出していることに気付いた場合：静脈内注射を中止し、刺入部位から抜去する。異なる部位で静脈内注射を再開する。薬剤が投与されている間、新しいIV刺入部位を継続的に観察する。
- 薬剤投与中に、輸液セット内に白色浮遊物が生じているのに気付いた場合：患者の血管内に浮遊物が入るのを防ぐため、輸液を止め、薬剤投与を中止する。患者に最も近い位置で、チューブをクランプする。主要輸液ライン、側管注輸液ラインの輸液セットを交換する。投与前に薬剤の配合禁忌について文献を確認する。薬剤の静脈内輸液を再開するには、別のIV刺入部位を設けるか、薬剤投与の前後に輸液セットのフラッシュが必要となる場合がある。
- 薬剤投与中に、患者がIV刺入部位の疼痛を訴えた場合：投与を停止する。IV刺入部位に血管外漏出や静脈炎の徴候がないか、アセスメントを行う。IVラインを生理食塩水でフラッシュし、通過を確認する。IV刺入部位に問題がなければ、速度を落として輸液を再開する。

注意事項

- 投与された薬剤に対する反応を評価し、有害作用を早期に検出するため、アセスメントを継続的に行うことが、看護ケアにおいて重要である。有害作用の疑いがあれば、以降の薬剤の投与を中止し、患者の担当医に報告する。それ以上の介入は、反応の種類と患者のアセスメントに基づいて行う。

実践のためのエビデンス

“コンピューター制御の輸液ポンプ”

医療現場において、薬剤の誤投与は頻繁に発生する重大な問題である。薬剤の誤投与は重大な結果を招くこともある。医療施設や医療提供者には薬剤の誤投与を防止する責任がある。“輸液ポンプ”技術は薬剤の誤投与を減らすために使用できる介入の一つである。

実践のためのエビデンスとして、スキル5-11の最後に記載している関連する研究の項を参照されたい。

スキル・5-14 生食ロックと末梢静脈留置針の管理

間欠的に静脈内注射を必要とするが、連続的な点滴静脈内注射は必要としない患者には、末梢静脈留置針に閉鎖式コネクターを接続して生理食塩水（生食）でロックする手技が用いられる。ここで使用するコネクターは、一端が閉鎖式注入ポートになっている短いチューブで、留置針やカテーテルに接続して用いる。患者の静脈に留置針を挿入した後、留置針とコネクターを患者の腕に固定し、静脈路からの間欠的な薬剤投与が必要なくなるまで留置する。

閉鎖式コネクターを接続した末梢静脈留置針が設置されている患者は、持続的な輸液を行っている患者よりも自由に動ける時間が長い。患者は薬剤投与を受けるときに静脈ルートにつながれ、投与が完了すると静脈内輸液から開放される。末梢静脈留置針は、少量の生食を定期的にフラッシュすることで通過性を維持する。ヘパリン溶液を使用せず生食を用いることで、血液凝固に関わる全身への影響、ヘパリンアレルギーの発症、薬剤の配合禁忌などの問題が起こる可能性を排除できる。間欠的静脈内注射は、看護師が静脈ルートの通過性を確認してから開始させる。生食ロックは、静脈内注射開始前と終了後に、コネクターと留置針内の薬剤を洗い流し、留置針の中で血栓が形成されるのを防ぐために生食をフラッシュする手技である。血管外漏出や静脈炎を生じている場合は、留置針を抜去し、新しい刺入部位から実施する。

必要物品

- 処方された薬剤
- 生食フラッシュ(2回分)、量は医療施設の規定によるが、一般に2-3mℓ
- アルコール綿
- グローブ
- 秒針またはストップウォッチ機能つきの時計
- 電子薬剤投与記録(CMAR)または薬剤投与記録(MAR)

アセスメント

患者のアレルギーのアセスメントを行う。与薬前に使用期限を確認する。また、薬剤がその患者に投与されるものとして適切であるかを判断する。指示された薬剤と静脈内輸液の配合適合性のアセスメントを行う。薬剤投与に影響を与える可能性のある患者のアセスメントデータおよび検査値を再確認する。患者のIV刺入部位に浮腫、冷感、血管外漏出、発赤、疼痛がないかアセスメントする。薬剤についての患者の知識をアセスメントする。患者の知識が不足している場合は、教育を始めるよい機会となる。薬剤が患者のバイタルサインに影響する可能性がある場合は、投与前にバイタルサインのアセスメントを行う。疼痛緩和を目的とする薬剤の場合は、投与前後に疼痛のアセスメントを行う。

看護診断

患者の現在の状態に基づき、看護診断を行うための関連因子を決定する。妥当な看護診断として、以下のような例がある。

- アレルギー反応リスク状態
- 身体損傷リスク状態
- 感染リスク状態
- 知識不足

成果確認と看護計画立案

閉鎖式コネクターを接続した末梢静脈留置針を介して、間欠的静脈内注射を行う場合に期待される成果は、患者がIVルートから無菌操作で薬剤を投与されることである。それ以外にも、薬剤が適切な注入速度で安全に投与される、患者に有害作用が起こらない、患者が投薬計画を理解し遵守する、などが妥当な成果となりうる。

看護技術の実際

手順	根拠
1. 必要物品を準備する。医療施設の規定に従い、投薬指示を診療録の原本と照合する。不一致があれば確認する。患者記録でアレルギーを確認する。投与する前に希釈の必要があるか、薬剤情報を確認する。推奨される注入速度を確認する。	照合により、投薬指示の文書化の過程で生じた誤りが見つかることがある。各医療施設にとって、担当医の指示は投薬指示の法的な記録になる。薬剤と輸液に配合禁忌があると合併症が生じる可能性がある。推奨された速度で注入することで、指示通りに正しい用量の薬剤を投与できる。
2. 投与する薬剤の作用、特別な看護上の注意点、用量の安全域、投与目的、有害作用を知っておく。その患者への投与が適切であるかを考える。	この知識があると、患者の疾患に対する薬剤の治療効果を評価するときの助けとなり、薬剤について患者指導を行うときにも利用できる。
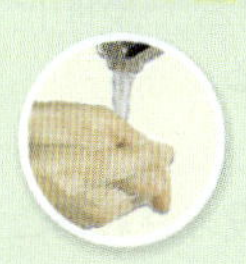 3. 手指衛生を実施する。	手指衛生により、微生物の拡散が防止される。

(続く)

スキル・5-14　生食ロックと末梢静脈留置針の管理（続き）

手順	根拠
4. 与薬カートを患者の部屋の前まで運ぶ。または、薬剤準備専用の場所で投薬準備を行う。	系統的な作業は、薬剤の誤投与の防止になり、時間の節約にもなる。
5. 与薬カートまたは引き出しを開錠する。必要に応じて、コンピューターに暗証番号を入力し、職員証をスキャンする。	与薬カートや引き出しの施錠により各患者の薬剤を安全に保管する。使用時以外の与薬カートの施錠は、医療機能評価機構による必要事項である。許可された職員だけが暗証番号の入力とIDカードのスキャンにより、コンピューターシステムの利用と記録の記入を行うことができる。
6. **薬剤は、1回に患者1人分ずつ準備する。**	これにより、薬剤の誤投与を防止する。
7. CMAR／MARを読み、その患者専用の薬剤引き出しまたはストック薬から、適切な薬剤を選び出す。	これがラベル確認の1回目である。
8. 薬剤名ラベルをCMAR／MARと照合する。使用期限を確認し、必要に応じて用量計算を行う。必要に応じて包装のバーコードを読み取る。	これがラベル確認の2回目である。必要に応じて用量計算は他の看護師にも確認し、安全性を高める。
9. 必要に応じて、スキル5-3、5-4に従い、アンプルまたはバイアルから薬液を吸い上げる。	薬剤投与の準備となる。
10. **1人の患者に投与する薬剤がすべて準備できたら、患者の所に運ぶ前に、薬剤ラベルをCMAR／MARで再確認する。**	これが、正確を期し、誤投与を防ぐラベル確認の3回目である。3回目の確認をベッドサイドで、患者の本人確認後、与薬前に行うことを規定する医療施設もある。
11. 与薬カートを離れる前に、カートを施錠する。	与薬カートや引き出しの施錠により、各患者の薬剤を安全に保管する。使用時以外の与薬カートの施錠は、医療機能評価機構による必要事項である。
12. 薬剤を患者のベッドサイドに注意深く運ぶ。常に薬剤から目を離さないようにする。	目を離さず注意深く取り扱うことで、薬剤が偶然または故意に乱されるのを防ぐ。準備がよいと時間の節約になり、仕事の実施が容易になる。
13. **必ず、正しい時刻に患者に薬剤が投与されるようにする。**	医療施設の規定を確認する。定刻の前後30分間を投与時間として認めている場合もある。
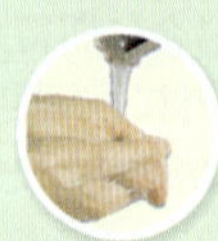 14. 手指衛生を実施し、指示がある場合はPPEを装着する。	手指衛生とPPEにより、微生物の拡散が防止される。PPEの必要性は感染経路別予防策に基づいて決まる。
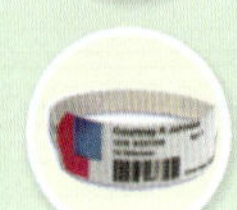 15. 患者の本人確認を行う。通常、患者は2種類の方法で確認する。情報をCMAR／MARと照合する。	本人確認を行うことで確実に正しい患者に薬剤が投与され、誤投与の防止に役立つ。
a. 患者の氏名と識別番号を患者識別バンドで確認する。	これが最も信頼できる方法である。患者識別バンドが行方不明や不正確である場合は、取り替える。
b. 医療施設の規定に基づき、患者に氏名と生年月日を尋ねる。	これには患者からの応答が必要であるが、疾患や環境の変化により、患者は混乱することがある。
c. 患者が自分で氏名などを言えない場合は、2つ目の確認手段として、患者を知っている医療スタッフに確認する。	これは、患者の本人確認のダブルチェックを行うもう一つの方法である。ドアやベッドに表示された氏名は不正確な場合もあるので、患者の本人確認には利用しない。
16. 部屋のドア、またはベッド周囲のカーテンを閉める。	患者のプライバシーを確保する。
17. 与薬前に、必要なアセスメントを完了する。患者のアレルギーをリストバンドで確認するか、患者にアレルギーについて尋ねる。患者に投薬の目的と作用を説明する。	薬剤投与前にアセスメントを行うことは必要条件である。説明により納得が得られ、知識が増え、不安が軽減される。
18. 必要に応じて、患者識別バンドのバーコードを読み取る。	バーコードでの再確認により、薬剤が正しい患者に投与されることがさらに確実になる。
19. IV刺入部位に炎症や血管外漏出がないかをアセスメントする。	安全な投与のために、静脈内注射用の薬剤は、直接、静脈内に投与されなければならない。

手 順	根 拠
20. 清潔なグローブを装着する。	グローブは看護師の手を患者の血液との接触から守る。
21. 閉鎖式コネクターの注入ポートをアルコール綿で消毒する(図1)。	消毒によりIV刺入部位の皮膚表面汚染を除去する。
22. 利き手でない方の手で注入ポートを支え、シリンジ(針なし)を注入ポートに挿入する(図2)。	これにより、閉鎖式コネクターの中心にしっかりと挿入できる。
23. 閉鎖式コネクターの延長チューブのクランプを開ける。ゆっくりと吸引し、血液の逆流を確認する(図3)。	これにより、末梢静脈留置針が静脈内に入っていることを確認する。

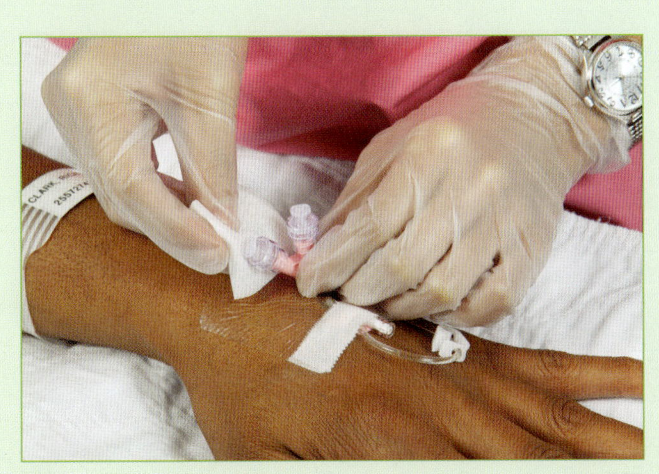

図1　注入ポートを消毒する。*(Photo by B. Proud.)*

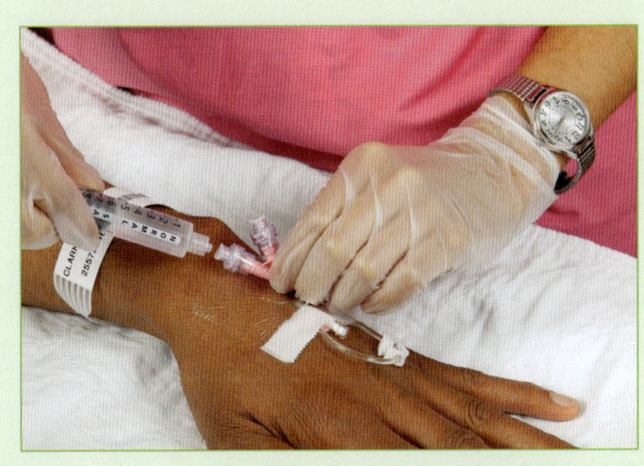

図2　注入ポートにシリンジを挿入する。*(Photo by B. Proud.)*

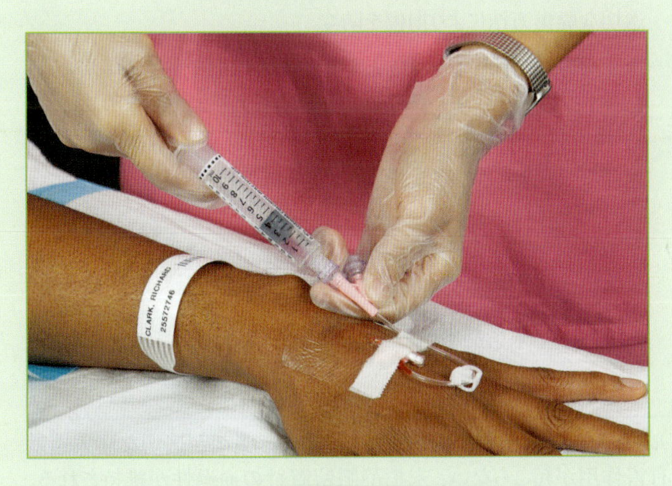

図3　血液の逆流を確認する。*(Photo by B. Proud.)*

手 順	根 拠
24. シリンジの内筒をゆっくりと押し、生食によるフラッシュを行う。生食を注入する間、刺入部位を観察する。終了後、シリンジを外す。	生食フラッシュにより静脈ラインの通過性を確認する。フラッシュに伴って挿入部位が腫脹あるいは隆起する場合は、血管外漏出が疑われる。
25. 薬液の入ったシリンジ(針なし)をポートに挿入し、薬液をゆっくりと注入する。**時計を使い、適正な注入速度を守る。抵抗を感じたら無理に注入しない。**	一般に、薬液が容易に入っていく場合は留置針が静脈内あり、開存していることを示す。抵抗に逆らって力を加えると、血栓を血管内に押し出してしまうため、体内の別の部位で塞栓となることがある。

(続く)

スキル・5-14 生食ロックと末梢静脈留置針の管理 （続き）

手順

26. 注入ポートからシリンジを外す。利き手でない方の手で注入ポートを支え、生食が入ったシリンジを注入ポートに挿入する。シリンジの内筒をゆっくりと押し、生食でフラッシュを行う（図4）。**末梢静脈留置針が陽圧メカニカルバルブを備えたコネクターで閉鎖されている場合は、シリンジを外してからコネクターの延長チューブをクランプする（図5）。**陽圧メカニカルバルブを備えていない場合は、生食をポートからフラッシュしながら延長チューブをクランプする。終了後、シリンジを外す。

根拠

陽圧をかけておくと、留置針内への血液の逆流を防止し、末梢静脈留置針が凝血塊で閉塞するのを防ぐ。

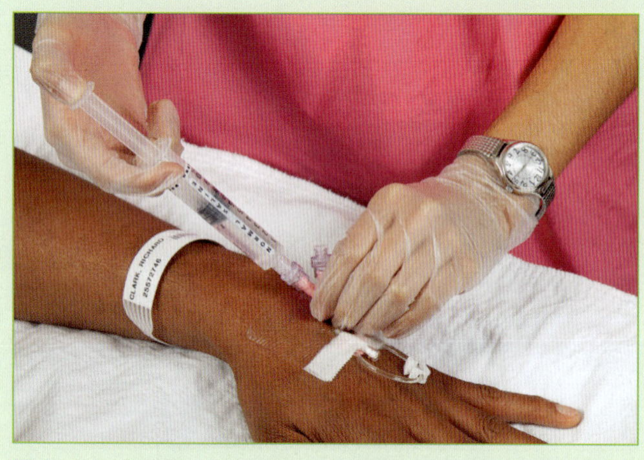

図4 注入ポートから生食でフラッシュする。*(Photo by B. Proud.)*

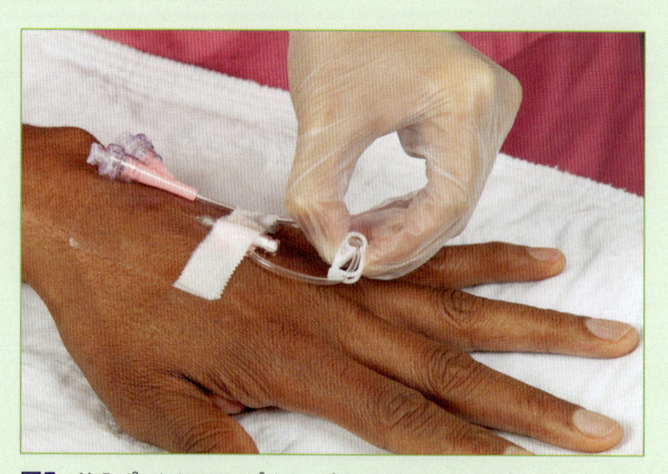

図5 注入ポートをクランプする。*(Photo by B. Proud.)*

27. シリンジを適切な廃棄物容器に廃棄する。

適切な廃棄方法により損傷を防ぐ。

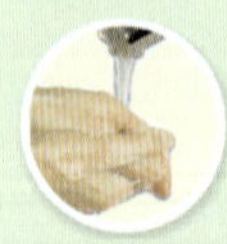

28. 使用した場合はPPEを外す。手指衛生を実施する。

適正な方法でPPEを外すことで、感染の伝播や他への物品の汚染のリスクが減少する。手指衛生は微生物の拡散を防止する。

29. 薬剤の投与が終了したら、直ちに与薬記録を記入する。下記の記録の項を参照する。

遅滞なく記録することは、患者の安全確保に役立つ。

30. 投与した薬剤に対応する適切な時期に、患者の薬剤への反応を評価する。

患者に対する薬剤の治療効果や有害作用を評価する必要がある。

31. 少なくとも8時間ごと、または医療施設の規定に従って、末梢静脈留置針挿入部位を確認する。

これにより、末梢静脈留置針の通過性を維持する。

評価

望ましい成果は、患者がIVルートから無菌操作で薬剤を投与される、薬剤が適切な注入速度で安全に投与される、患者に有害作用が起こらない、末梢静脈留置針の通過性が維持される、患者が投薬計画を理解し遵守する、などの場合に達成される。

記録

ガイドライン

薬剤の投与および生食ロックは、投与直後に、日付、時刻、用量、投与経路、投与部位、投与速度を含めてCMAR／MARまたは規定の用紙に記録する。バーコードシステムを使用している場合、与薬はバーコードを読み取ると同時に自動的に記録される。PRN薬剤（頓用薬）の場合、投与理由を記録する必要がある。すぐに記録することで、薬剤を重複して投与する事故を避けることができる。与薬を拒絶された場合、投与していない場合は、投薬記録の所定の欄に記入し、担当医に報告する。これにより薬剤が投与されなかった理由が明らかになり、担当医は患者の状態を知ることができる。

予期しない状況と対処方法

- 与薬前にIV留置針ロック部位のアセスメントを行っている際に、血管外漏出に気付いた場合：留置針を抜去する。異なる部位に留置針を挿入する。薬剤投与中は、新しい挿入部位を継続的に観察する。
- 薬剤投与中に、患者が末梢静脈留置針の挿入部位の疼痛を訴えた場合：投与を中止する。留置針挿入部位に血管外漏出や静脈炎の徴候がないか、アセスメントを行う。留置針を生食でもう一度フラッシュし、通過性を再確認する。留置針挿入部位に問題がなければ、速度を落として薬剤投与を再開する。疼痛が続く場合は、投与を中止して留置針を抜去し、別の部位で再開する。
- シリンジを注入ポートに接続する際に、シリンジの先端が患者の腕に触れてしまった場合：シリンジを廃棄し、新しい薬剤を準備する。
- 吸引しても血液の逆流が確認できない場合：留置針が開通していると考えられ、血管外漏出の徴候がなく、生食が問題なく注入されるならば、そのまま投与を続ける。投与中および投与後に、血管外漏出の徴候がないか、よく観察する。

注意事項

一般的注意事項

- 閉鎖式コネクターを使用しない場合は、医療施設の規定に従い、8-12時間ごとに生食でフラッシュして通過性を維持する。
- 医療施設の規定に従い、末梢静脈留置針の挿入部位は定期的(72-96時間ごと)に変更する。
- 少量の間欠的点滴静脈内注射も閉鎖式コネクターから投与することができる。点滴静脈内注射用のバッグを輸液セットに接続し、プライミングを行う。末梢静脈留置針を上記のように生食でフラッシュした後、輸液セットを閉鎖式コネクターに接続する。注入速度は輸液セットのローラークレンメで調整する。注入が終了したら、上記のように、閉鎖式コネクターから輸液セットを外し、生食でフラッシュする。
- 投与された薬剤に対する反応を評価し、有害作用を早期に検出するため、アセスメントを継続的に行うことが、看護ケアにおいて重要である。有害作用の疑いがあれば、以降の薬剤の投与を中止し、患者の担当医に報告する。それ以上の介入は、反応の種類と患者のアセスメントに基づいて行う。

乳児と小児についての注意事項

- 投与する薬液が少量(1.0mℓ未満)の場合は、投与速度を決定する際、必ずフラッシュに用いる液量を注射薬液量に付加して計算する。たとえば、薬剤の投与速度が1分間に1.0mℓで、注射される溶液の総量が2.25mℓ(薬液0.25mℓと生食フラッシュに用いる生食の液量2.0mℓを合計して2.25mℓ)の場合は、薬剤の注射には2分15秒以上の時間がかかることになる。

スキル・5-15　経皮吸収パッチ

薬剤を皮膚から吸収させて投与する経皮吸収型製剤の使用頻度は増加しつつある。経皮による薬剤投与は、使用する薬剤を含むパッチを患者の皮膚に日常的にまたは長期間続けて貼布する。経皮吸収パッチはホルモン剤、麻薬性鎮痛薬、心臓疾患薬、ニコチン製剤の投与によく用いられる。誤投与の例としては、患者が複数のパッチを一度に貼る、皮膚を薬剤に接触させるために剥がしてから貼付するパッチの保護シートを剥がさずに貼付する、などがある。経皮吸収パッチによる**副作用**のほとんどは麻薬性鎮痛薬経皮製剤が関連している。透明なパッチは外見的にはよいが、取り除いたり貼り替えたりするときに患者の皮膚から見つけにくい場合がある。

(続く)

スキル・5-15　経皮吸収パッチ　（続き）

必要物品

- 経皮吸収パッチ
- はさみ（オプション）
- 電子薬剤投与記録（CMAR）または薬剤投与記録（MAR）
- その他のPPE（指示に従って）
- グローブ
- ウォッシュクロス、石鹸、水

アセスメント

患者のアレルギーのアセスメントを行う。与薬前に使用期限を確認する。また、薬剤がその患者に投与されるものとして適切であるかを判断する。薬剤投与に影響を与える可能性のある患者のアセスメントデータおよび検査値を再確認する。患者の氏名、用量、投与経路、投与時刻が正しいことを確認する。経皮吸収型パッチを貼付する予定部位のアセスメントを行う。経皮吸収製剤の多くは貼付部位を指定する指示があり、その部位はさまざまである。たとえば、エストロゲンを含む経皮吸収パッチは乳房に貼ってはならない。貼付する際には、清潔で乾燥し体毛のない部位を選択する。炎症や損傷のある部位は避ける。薬剤の添付文書で貼付部位を確認する。患者に古いパッチが残っていないか調べる。古いパッチが取り除かれるまで新しいパッチを貼付してはならない。その薬剤についての貼り替えの頻度を確認する。薬剤についての患者の知識をアセスメントする。患者の知識が不足している場合は、教育を始めるよい機会かもしれない。薬剤が患者のバイタルサインに影響する可能性がある場合は、貼付前にバイタルサインのアセスメントを行う。疼痛緩和を目的とする薬剤の場合は、貼付前後に疼痛のアセスメントを行う。

看護診断

患者の現在の状態に基づき、看護診断を行うための関連因子を決定する。妥当な看護診断として、以下のような例がある。

- アレルギー反応リスク状態
- 皮膚統合性障害リスク状態
- 知識不足

成果確認と看護計画立案

望ましい成果は、経皮の経路で薬剤が投与されることである。それ以外にも、患者に有害作用が起こらない、患者の皮膚に損傷が生じない、患者が投薬計画を理解し遵守する、などが妥当な成果となりうる。

看護技術の実際

手順	根拠
1. 必要物品を準備する。医療施設の規定に従い、投薬指示を診療録の原本と照合する。不一致があれば確認する。患者記録でアレルギーを確認する。	照合により、投薬指示の文書化の過程で生じた誤りが見つかることがある。各医療施設にとって、担当医の指示は投薬指示の法的な記録になる。
2. 投与する薬剤の作用、特別な看護上の注意点、用量の安全域、投与目的、有害作用を知っておく。その患者への投与が適切であるかを考える。	この知識があると、患者の疾患に対する薬剤の治療効果を評価するときの助けとなり、薬剤について患者指導を行うときにも利用できる。
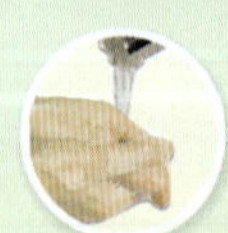 3. 手指衛生を実施する。	手指衛生により、微生物の拡散が防止される。
4. 与薬カートを患者の部屋の前まで運ぶ。または、薬剤準備専用の場所で投薬準備を行う。	系統的な作業は、薬剤の誤投与の防止になり、時間の節約にもなる。
5. 与薬カートまたは引き出しを開錠する。必要に応じて、コンピューターに暗証番号を入力し、職員証をスキャンする。	与薬カートや引き出しの施錠により各患者の薬剤を安全に保管する。使用時以外の与薬カートの施錠は、医療機能評価機構による必要事項である。許可された職員だけが暗証番号の入力とIDカードのスキャンによって、コンピューターシステムの利用と記録の記入を行うことができる。
6. **薬剤は、1回に患者1人分ずつ準備する。**	これにより、薬剤の誤投与を防止する。
7. CMAR／MARを読み、その患者専用の薬剤引き出しまたはストック薬から、適切な薬剤を選び出す。	これがラベル確認の1回目である。

手順	根拠
8. 薬剤名ラベルをCMAR／MARと照合する。使用期限を確認し、必要に応じて用量計算を行う。必要に応じて包装のバーコードを読み取る。	これがラベル確認の2回目である。必要に応じて用量計算は他の看護師にも確認し、安全性を高める。
9. **1人の患者に投与する薬剤がすべて準備できたら、患者の所に運ぶ前に、薬剤ラベルをCMAR／MARで再確認する。**	これが、正確を期し、誤投与を防ぐラベル確認の3回目である。3回目の確認をベッドサイドで、患者の本人確認後、薬剤投与前に行うことを規定する医療施設もある。
10. 与薬カートを離れる前に、カートを施錠する。	与薬カートや引き出しの施錠により、各患者の薬剤を安全に保管する。使用時以外の与薬カートの施錠は、医療機能評価機構による必要事項である。
11. 薬剤を患者のベッドサイドに注意深く運ぶ。常に薬剤から目を離さないようにする。	目を離さず注意深く取り扱うことで、薬剤が偶然または故意に乱されるのを防ぐ。
12. **必ず、正しい時刻に患者に薬剤が投与されるようにする。**	医療施設の規定を確認する。定刻の前後30分間を投与時間として認めている場合もある。
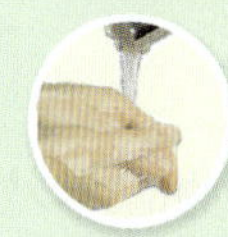 13. 手指衛生を実施し、指示がある場合はPPEを装着する。	手指衛生とPPEにより、微生物の拡散が防止される。PPEの必要性は感染経路別予防策に基づいて決まる。
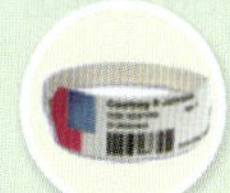 14. 患者の本人確認を行う。通常、本人確認は2種類の方法で行う。情報をCMAR／MARと照合する。	本人確認を行うことで確実に適正な患者に薬剤が投与され、誤投与の防止に役立つ。
a. 患者の氏名と識別番号を患者識別バンドで確認する。	これが最も信頼できる方法である。患者識別バンドが行方不明や不正確である場合は、取り換える。
b. 医療施設の規定に基づき、患者に氏名と生年月日を尋ねる。	これには患者からの応答が必要であるが、疾患や環境の変化により、患者は混乱することがある。
c. 患者が自分で氏名などを言えない場合は、2つ目の確認手段として、患者を知っている医療スタッフに確認する。	これは、患者の本人確認のダブルチェックを行うもう一つの方法である。ドアやベッドに表示された氏名は不正確な場合もあるので、患者の本人確認には利用しない。
15. 与薬の前に、必要なアセスメントを完了する。患者のアレルギーをリストバンドで確認するか、患者にアレルギーについて尋ねる。患者に投薬の目的と作用を説明する。	与薬前にアセスメントを行うことは必要条件である。
16. 必要に応じて、患者識別バンドのバーコードを読み取る。	バーコードでの再確認により、薬剤が正しい患者に投与されることがさらに確実になる。
17. グローブを装着する。	グローブは経皮吸収パッチの薬剤を取り扱う際に看護師を保護する。
18. 経皮吸収パッチを貼付する予定部位の患者の皮膚に炎症や損傷がないかをアセスメントする。清潔で乾燥し体毛のない部位が適している。貼付部位は毎回変える。	経皮吸収パッチは、炎症や損傷のある皮膚に貼付してはならない。体毛があると経皮吸収パッチの皮膚への接着が妨げられる。毎回部位を変えると皮膚炎を生じるリスクが減少する。
19. **患者の皮膚に残っている経皮吸収パッチがあれば、すべて取り除く。** 古いパッチは粘着面を内側にして半分に折り、医療施設の規定に従って廃棄する。古いパッチの貼付部位を石鹸と温湯でやさしく洗う。	古いパッチを残したまま新しいパッチを貼付すると、有害レベルの薬剤が投与される可能性がある。パッチを折りたたむことで残った薬剤への意図しない接触を防ぐ。石鹸と温湯で洗浄し、残った薬剤をすべて除去する。
20. 包装袋からパッチを取り出す。パッチの外側面にイニシャルと投与日時を書き入れる。	これにより、貼付日時が容易に確認できる。
21. 薬剤面に触れないように注意してパッチの保護シートをはがす(図1)。パッチを患者の皮膚に貼付する(図2)。手掌で約10秒間、しっかりと押さえる。揉んではならない。	粘着面に触れるとパッチに残る薬剤の量が変わる可能性がある。10秒間しっかりと押さえると、患者の皮膚に十分に接着する。貼付部位をマッサージすると薬剤の吸収が増加する可能性がある。

(続く)

スキル・5-15 経皮吸収パッチ (続き)

手順 **根拠**

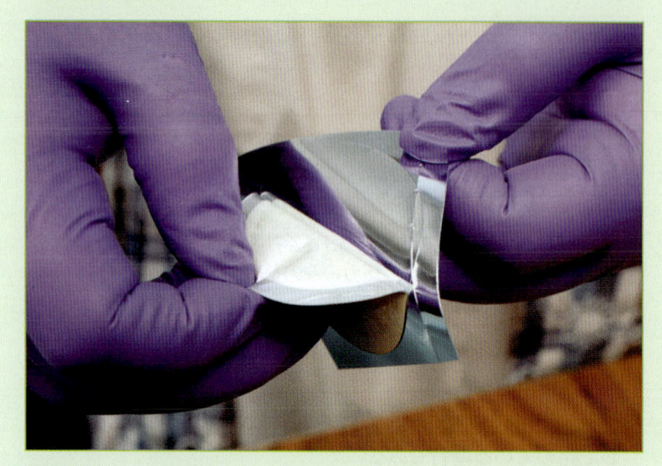

図1 パッチの保護シートをはがす。

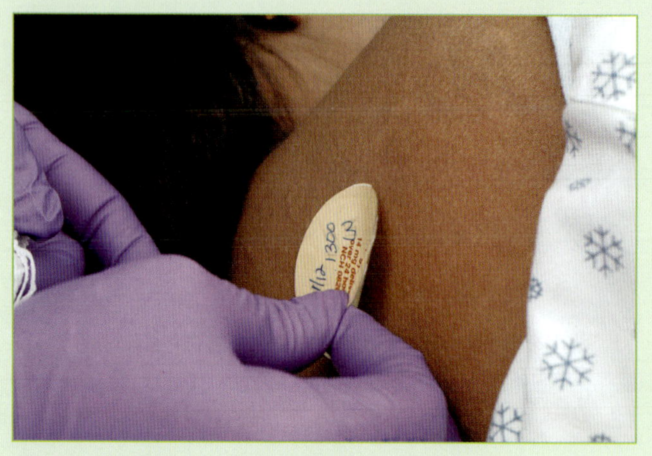

図2 患者の皮膚にパッチを貼付する。

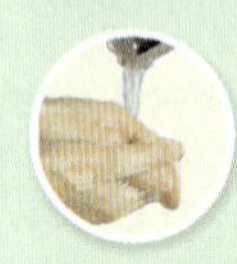

22. グローブと使用したPPEを外す。手指衛生を実施する。

適正な方法でPPEを外すことで、感染の伝播や他の物品への汚染のリスクが減少する。手指衛生は微生物の拡散を防止する。

23. パッチの貼布、直ちに与薬記録を記入する。下記の記録の項を参照する。

遅滞なく記録することは、患者の安全確保に役立つ。

24. 投与した薬剤に対応する適切な時期に、患者の薬剤への反応を評価する。

患者に対する薬剤の治療効果や有害作用を評価する必要がある。

評価

望ましい成果は、患者が経皮経路によって薬剤を投与される、患者に有害作用が起こらない、患者の皮膚に問題や損傷が生じない、患者が投薬計画を理解し遵守する、などの場合に達成される。

記録

ガイドライン

与薬の記録は投与直後に、日付、時刻、用量、投与経路、投与部位、投与速度を含めてCMAR/MARまたは規定の用紙に記入する。バーコードシステムを使用している場合は、与薬はバーコードを読み取ると同時に自動的に記録される。PRN薬剤(頓用薬)については、投与理由を記録する必要がある。すぐに記録することで、薬剤を重複して投与する事故を避けることができる。与薬を拒絶された場合、投与していない場合は、投薬記録の所定の欄に記入し、担当医に報告する。これにより薬剤が投与されなかった理由が明らかになり、担当医は患者の状態を知ることができる。

予期しない状況と対処方法

- 経皮吸収パッチを貼付するときにグローブを装着していなかった場合:即座に石鹸と流水で丁寧に手洗いを行い、皮膚の上に残った薬剤をすべて除去する。皮膚が薬剤に接触した場合は、薬剤の作用の影響が現れる可能性がある。
- 新しい経皮吸収パッチを貼付する際に、複数の古い経皮吸収パッチを見つけた場合:同種の古い経皮吸収パッチはすべて取り除く。経皮吸収パッチで投与される薬剤は1種類とは限らないことに留意する。その薬剤の投薬指示がまだ有効なものであるか、診療録の投薬指示を確認する。古い経皮吸収パッチの取り忘れは、誤投与とみなされる重大な医療過誤である。薬剤の過量投与の可能性を担当医に報告する。医療過誤についての書類作成については、医療施設の規定に従う。
- 古い経皮吸収パッチを取り除いてみると、パッチの下の皮膚に紅斑と腫脹が見られた場合:皮膚を石鹸と温湯で洗浄し、患者にラテックスや粘着剤に対するアレルギーがないか調べる。パッチの貼付位置を毎回換えていたかどうかを患者に確認する。新しいパッチを貼付する前に担当医に報告する。

注意事項

- 経皮吸収型製剤は、薬剤ごとに特定の投与部位、投与間隔、注意事項がある。投与する薬剤の詳細についての知識を得ておくことが大切である。たとえば、フェンタニル(デュラジェシック)は前胸部、背部、側腹部、上腕に貼付し3日毎に交換する。フェンタニルは温度が39℃以上になると吸収性が高まることがある(Ball & Smith, 2008)。フェンタニル・イオントフォレーシス経皮吸収システム(IONSYS)は前胸部または上腕外側に貼付する。IONSYSは24時間毎、または80回使用後に貼り換える。金属部品を含んでいるため、MRI、電気的除細動の実施前には取り除かなくてはならない(Ball & Smith, 2008)。ニトログリセリン(ミニトラン)は、前腕と下腿を除く体毛のない皮膚表面ならどこに貼付してもよく、前胸部が好まれる。貼付後12-14時間で取り除き、その後は耐性が生じるのを防ぐため、毎日10-12時間の不使用時間を置く(Ball & Smith, 2008)。
- 投薬指示と薬剤の使用説明書に従い、経皮吸収パッチの貼布時刻は毎回同じにする。
- 患者が活動的な場合は、経皮吸収パッチが外れていないか確認する。経皮吸収パッチの説明書を読むか、薬剤師に相談し、再貼付の条件と手順を決定する。
- アルミニウムの裏打ちがある経皮吸収パッチは、除細動が必要になった場合に注意が必要である。火傷や発煙の可能性がある。
- 貼付部位の皮膚に炎症が起きていないかをアセスメントする。必要に応じて経皮吸収パッチを取り除き、石鹸と温湯でその領域を洗浄し、自然乾燥させる。新しいパッチを別の部位に貼付する。有害作用が起こっていないかアセスメントを行う。
- 投与された薬剤に対する反応を評価し、有害作用を早期に検出するため、アセスメントを継続的に行うことが、看護ケアにおいて重要である。有害作用の疑いがあれば、以降の薬剤の投与を中止し、患者の担当医に報告する。それ以上の介入は、反応の種類と患者のアセスメントに基づいて行う。

スキル・5-16 点眼

点眼薬は、眼の診察の際に瞳孔散大や瞳孔縮小を起こすために使用され、また感染症の治療、眼圧の調節(緑内障患者の場合)などの局所効果を得るために点眼される。点眼液の種類や量は点眼の目的によって異なる。

眼は繊細な器官であり、感染や損傷を受けやすい。眼には常に微生物が存在するが、結膜からの分泌液によって多くの病原体から守られている。患者の安全を最大限守るためには、結膜嚢に挿入される器具、点眼液、眼軟膏は無菌であることが望ましい。それが不可能な場合は、内科的無菌法のガイドラインに厳密に従う。

眼軟膏の投与の手順については、本スキル末尾のスキルバリエーションを参照する。

必要物品

- グローブ
- 点眼薬
- 生理食塩水(生食)
- 電子薬剤投与記録(CMAR)または薬剤投与記録(MAR)
- その他のPPE(指示に従って)
- ティッシュペーパー
- ウォッシュクロス、綿球またはガーゼ

アセスメント

患者のアレルギーのアセスメントを行う。与薬前に使用期限を確認する。また、薬剤がその患者に投与されるものとして適切であるかを判断する。薬剤投与に影響を与える可能性のある患者のアセスメントデータおよび検査値を見直す。患者の氏名、用量、投与経路、投与時刻が合っているかを確認する。患者の眼に分泌物、紅斑、腫脹などがないかを調べる。薬剤についての患者の知識をアセスメントする。患者の知識が不足している場合は、教育を始めるよい機会となる。薬剤が患者のバイタルサインに影響する可能性がある場合は、点眼前にバイタルサインのアセスメントを行う。

(続く)

スキル・5-16 点眼 （続き）

看護診断

患者の現在の状態に基づき、看護診断を行うための関連因子を決定する。妥当な看護診断として、以下のような例がある。

- アレルギー反応リスク状態
- 身体損傷リスク状態
- 知識不足

成果確認と看護計画立案

点眼薬を使用する際の望ましい成果は、薬剤が確実に眼の中に投与されることである。それ以外にも、患者にアレルギー反応が起こらない、患者に全身的な薬剤の影響が現れない、患者の眼に損傷が生じない、患者が薬剤投与の根拠を理解する、などが妥当な成果となりうる。

看護技術の実際

手順	根拠
1. 必要物品を準備する。医療施設の規定に従い、投薬指示を診療録の原本と照合する。不一致があれば確認する。患者記録でアレルギーを確認する。	照合により、投薬指示の文書化の過程で生じた誤りが見つかることがある。各医療施設にとって、担当医の指示は投薬指示の法的な記録になる。
2. 投与する薬剤の作用、特別な看護上の注意点、用量の安全域、投与目的、有害作用を知っておく。その患者への投与が適切であるかを考える。	この知識があると、患者の疾患に対する薬剤の治療効果を評価するときの助けとなり、薬剤について患者指導を行うときにも利用できる。
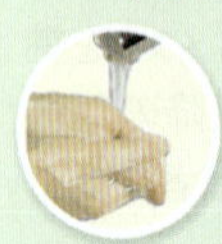 3. 手指衛生を実施する。	手指衛生により、微生物の拡散が防止される。
4. 与薬カートを患者の部屋の前まで運ぶ。または、薬剤準備専用の場所で投薬準備を行う。	系統的な作業は、薬剤の誤投与の防止になり、時間の節約にもなる。
5. 与薬カートまたは引き出しを開錠する。必要に応じて、コンピューターに暗証番号を入力し、職員証をスキャンする。	与薬カートや引き出しの施錠により各患者の薬剤を安全に保管する。使用時以外の与薬カートの施錠は、医療機能評価機構による必要事項である。許可された職員だけが暗証番号の入力とIDカードのスキャンによって、コンピューターシステムの利用と記録の記入を行うことができる。
6. **薬剤は、1回に患者1人分ずつ準備する。**	これにより、薬剤の誤投与を防止する。
7. CMAR／MARを読み、その患者専用の薬剤引き出しまたはストック薬から、適切な薬剤を選び出す。	これがラベル確認の1回目である。
8. 薬剤名ラベルをCMAR／MARと照合する。使用期限を確認し、必要に応じて用量計算を行う。必要に応じて包装のバーコードを読み取る。	これがラベル確認の2回目である。必要に応じて用量計算は他の看護師にも確認し、安全性を高める。
9. **1人の患者に投与する薬剤がすべて準備できたら、患者の所に運ぶ前に、薬剤ラベルをCMAR／MARで再確認する。**	これが、正確を期し、誤投与を防ぐラベル確認の3回目である。3回目の確認をベッドサイドで、患者の本人確認後、与薬前に行うことを規定する医療施設もある。
10. 与薬カートを離れる前に、カートを施錠する。	与薬カートや引き出しの施錠により、各患者の薬剤を安全に保管する。使用時以外の与薬カートの施錠は、医療機能評価機構による必要事項である。
11. 薬剤を患者のベッドサイドに注意深く運ぶ。常に薬剤から目を離さないようにする。	目を離さず注意深く取り扱うことで、薬剤が偶然または故意に乱されるのを防ぐ。
12. **必ず、正しい時刻に患者に薬剤が投与されるようにする。**	医療施設の規定を確認する。決められた時刻の前後30分間を投与時間として認めている場合もある。
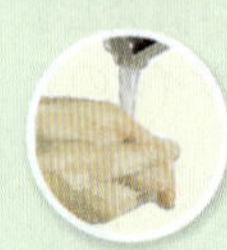 13. 手指衛生を実施し、指示がある場合はPPEを装着する。	手指衛生とPPEにより、微生物の拡散が防止される。PPEの必要性は感染経路別予防策に基づいて決まる。

手順 / **根拠**

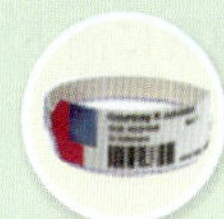

14. 患者の本人確認を行う。通常、患者は2種類の方法で確認する。情報をCMAR／MARと照合する。

本人確認を行うことで確実に正しい患者に薬剤が投与され、誤投与の防止に役立つ。

a. 患者の氏名と識別番号を患者識別バンドで確認する。

これが最も信頼できる方法である。患者識別バンドが行方不明や不正確である場合は、取り換える。

b. 医療施設の規定に基づき、患者に氏名と生年月日を尋ねる。

これには患者からの応答が必要であるが、疾患や環境の変化により、患者は混乱することがある。

c. 患者が自分で氏名などを言えない場合は、2つ目の確認手段として、患者を知っている医療スタッフに確認する。

これは、患者の本人確認のダブルチェックを行うもう一つの方法である。ドアやベッドに表示された氏名は不正確な場合もあるので、患者の本人確認には利用しない。

15. 与薬の前に、必要なアセスメントを完了する。患者のアレルギーをリストバンドで確認するか、患者にアレルギーについて尋ねる。患者に投薬の目的と作用を説明する。

薬剤投与前にアセスメントを行うことは必要条件である。

16. 必要に応じて、患者識別バンドのバーコードを読み取る。

バーコードでの再確認により、薬剤が正しい患者に投与されることがさらに確実になる。

17. グローブを装着する。

グローブは粘膜や体液との接触から看護師を保護する。

18. 患者にティッシュペーパーを渡す。

処置の途中で点眼液や涙が眼からあふれることがある。

19. 眼瞼と睫毛を、生食をしみ込ませたウォッシュクロス、綿球、ガーゼなどで清拭する。ウォッシュクロス等の表面は1箇所につき1回の使用とし、内眼角（目頭）から外眼角（目尻）に向けて拭く（図1）。

結膜を露出させたときに眼脂などが眼に入ることがある。ガーゼの1回使用と内眼角から外眼角に向けての清拭で、異物が涙管に入るのを防ぐ。

20. 患者の頭を座位の場合は少し後屈させ、仰臥位の場合は枕の上方に載せる。点眼液や涙が反対の眼に流れていかないように、頭を少しだけ点眼する側に傾ける（図2）。

患者の頭部を少し後屈させると、結膜嚢への点眼が容易になる。頸椎損傷の患者の頭部後屈は避ける。点眼側に頭を傾けることで、点眼液や涙が反対の眼の方に流れるのを防ぐ。

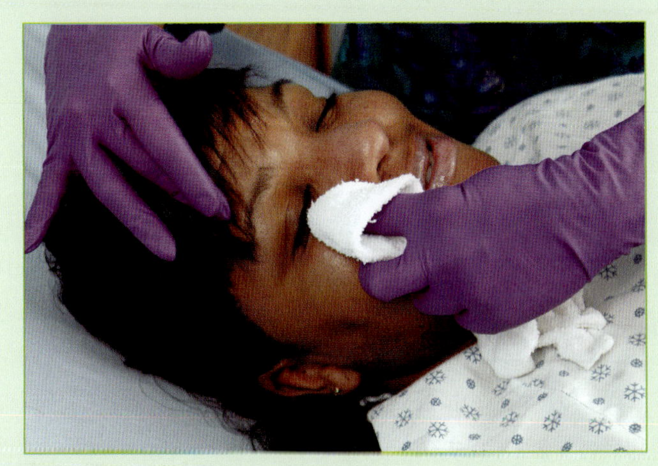

図1　内眼角から外眼角の向きに眼瞼と睫毛を清拭する。

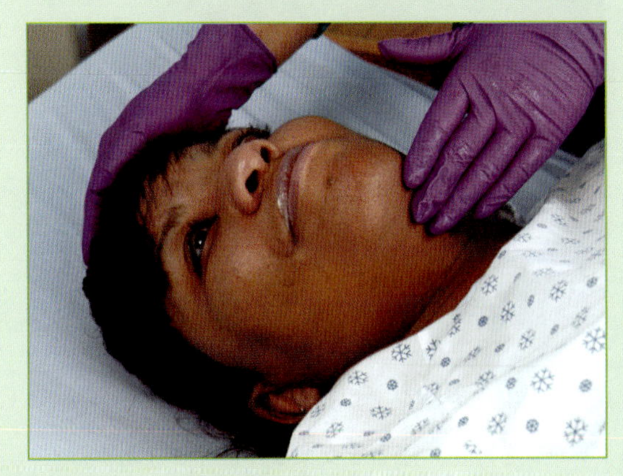

図2　頭を少しだけ点眼する側に傾ける。

21. キャップの内側に触れないように注意して薬剤ボトルからキャップを外す。（眼軟膏の投与については後述のスキルバリエーションを参照する）。

キャップの内側に触れると、ボトル内の薬液が汚染される可能性がある。

22. 一般的に点眼に使用される滴下タイプの点眼ボトルを逆さまにする。患者に上方を見てもらい、天井の1箇所を凝視してもらう。

患者に上方を凝視してもらい、別のものに集中させることで、処置への恐怖心が減り、眼球も静止する。

（続く）

スキル・5-16　点眼 *(続き)*

手順	根拠
23. 母指、または示指と中指を下睫毛直下の下眼瞼の縁近くに置き、頬骨突出部の方に引き下げる。下眼瞼を引き下げると下結膜嚢が露出する(図3)。	点眼薬は、直接、眼球に滴下するのではなく、結膜嚢に滴下する。
24. **点眼薬を眼の近くに把持するが、眼瞼や睫毛に触れないように注意する。**容器を押し、処方された滴数の薬剤を下結膜嚢に滴下する(図4)。	眼球、眼瞼、睫毛に触れると、ボトル内の薬剤が汚染される、患者を驚かす、患者が瞬きする、眼球を損傷する、などが生じることがある。薬液を角膜に落とさない。角膜損傷や不快感を生じる場合がある。
25. 点眼薬の滴下後、下眼瞼を元に戻す。患者に軽く眼を閉じるように指示する。	これにより、薬剤が眼全体にいきわたる。
26. 内眼角を軽く押さえ、点眼薬が涙管に流れ込むのを防ぐ(図5)。	これにより、薬剤が全身に影響を及ぼすリスクを最小限にする。

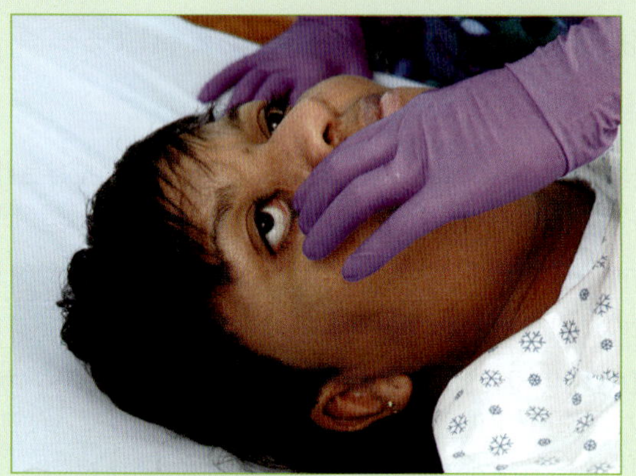

図3　下結膜嚢を露出させるため、下眼瞼を下に引く。

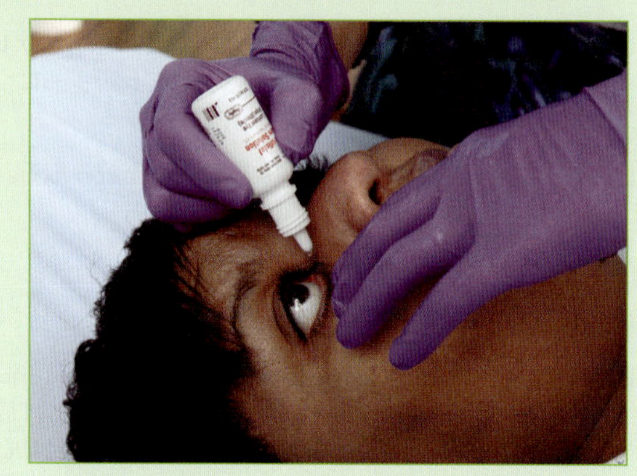

図4　下結膜嚢に点眼薬を滴下する。

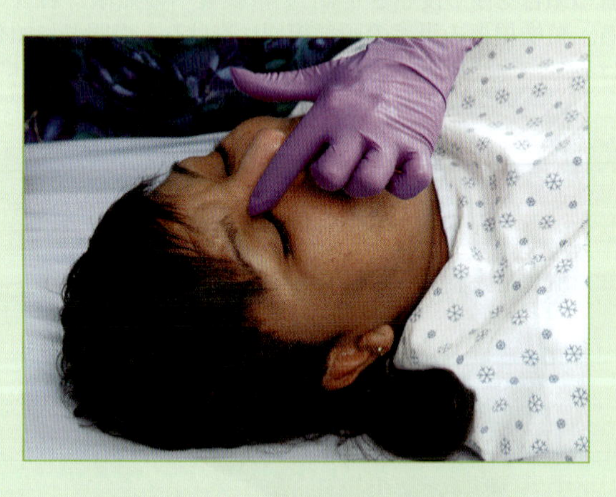

図5　内眼角を軽く押さえる。

手順	根拠
27. 患者に点眼した眼をこすらないよう指示する。	これにより、眼への損傷や炎症を防ぐ。
28. グローブを外す。患者を安楽な体位へと介助する。	患者の安楽を確保する。
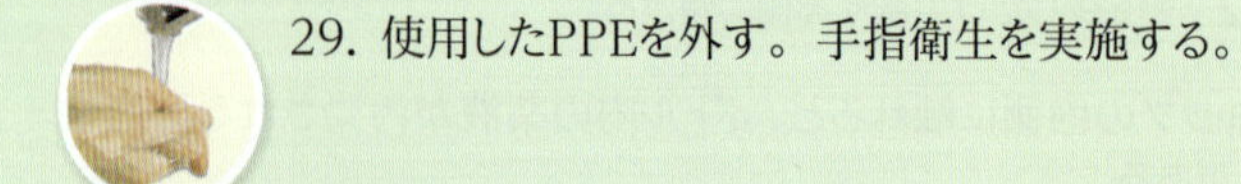 29. 使用したPPEを外す。手指衛生を実施する。	適正な方法でPPEを外すことで、感染の伝播や他の物品への汚染のリスクが減少する。手指衛生は微生物の拡散を防止する。
30. 薬剤の点眼後、直ちに与薬記録を記入する。下記の記録の項を参照する。	遅滞なく記録することは、患者の安全確保に役立つ。
31. 投与した薬剤に対応する適切な時期に、患者の薬剤への反応を評価する。	患者に対する薬剤の治療効果や有害作用を評価する必要がある。

評価

望ましい成果は、患者が点眼薬を投与される、患者にアレルギー反応や全身的作用を含む有害作用が起こらない、患者に損傷が生じない、患者が薬剤投与の根拠を理解する、などの場合に達成される。

記録

ガイドライン

与薬の記録は投与直後に、日付、時刻、用量、投与経路、投与部位が左眼、右眼、両眼のいずれであるかを含めてCMAR／MARまたは規定の用紙に記入する。バーコードシステムを使用している場合は、与薬はバーコードを読み取ると同時に自動的に記録される。PRN薬剤(頓用薬)については、投与理由を記録する必要がある。すぐに記録することで、薬剤を重複して投与する事故を避けることができる。与薬を拒絶された場合、投与していない場合は、与薬記録の所定の欄に記入し、担当医に報告する。これにより薬剤が投与されなかった理由が明らかになり、担当医は患者の状態を知ることができる。

予期しない状況と対処方法

- 患者が瞬きをしたり動いたりしたために点眼薬が眼瞼の上に落ちた場合：この滴数は投与した滴数の合計に含めない。患者が落ち着くのを待ち、薬剤の投与を続ける。点眼ボトルを患者の視野の下限から近づけることを検討する。
- 眼脂が固着して眼瞼を開くことができない場合：湿った暖かいタオルを眼の上に載せ、3分間ほど待つ。前述の方法で眼の清拭を行う。固着した眼脂の量が多ければ、この処置を繰り返すことも必要となる。
- 薬剤のボトルまたはチューブが眼球に接触した場合：ボトルは汚染されているので、適切な方法で廃棄する。次回の点眼のために薬剤部に請求しておくか、新しいボトルを準備しておく。

注意事項

一般的注意事項

- 投与された薬剤に対する反応を評価し、有害作用を早期に検出するため、アセスメントを継続的に行うことが、看護ケアにおいて重要である。有害作用の疑いがあれば、以降の薬剤の投与を中止し、患者の担当医に報告する。それ以上の介入は、反応の種類と患者のアセスメントに基づいて行う。

乳児と小児についての注意事項

- 乳幼児に点眼薬を投与する場合は、小児の動きを抑制するために2人以上のスタッフが必要である。小児が眼の中に点眼ボトルが刺さるのではないかと怖がって、手を眼の方に伸ばさないようにする。

スキルバリエーション　眼軟膏の塗布

1. 医療施設の規定に従い、投薬指示を診療録の原本と照合する。不一致があれば確認する。患者記録でアレルギーを確認する。投与する薬剤の作用、特別な看護上の注意点、用量の安全域、投与目的、有害作用を知っておく。その患者への投与が適切であるかを考える。
2. 手指衛生を実施する。
3. 与薬カートを患者の部屋の前まで運ぶ。または、薬剤準備専用の場所で投薬準備を行う。
4. 与薬カートまたは引き出しを開錠する。必要に応じて、コンピューターに暗証番号を入力し、職員証をスキャンする。
5. CMAR／MARを読み、その患者専用の薬剤引き出しまたはストック薬から、適切な薬剤を選び出す。
6. 薬剤名ラベルをCMAR／MARと照合する。使用期限を確認する。必要に応じて包装のバーコードを読み取る。
7. 1人の患者に投与する薬剤がすべて準備できたら、患者の所に運ぶ前に、薬剤ラベルをCMAR／MARで再確認する。3回目の確認をベッドサイドで、患者の本人確認後、与薬前に行うことを規定する医療施設もある。
8. 与薬カートを離れる前に、カートを施錠する。
9. 薬剤を患者のベッドサイドに注意深く運ぶ。常に薬剤から目を離さないようにする。

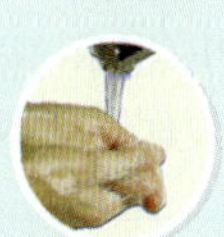

10. 手指衛生を実施し、指示がある場合はPPEを装着する。

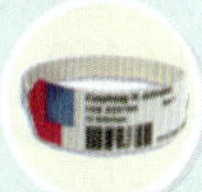

11. 患者の本人確認を行う。本人確認は2種類の方法で行う。

(続く)

スキル・5-16　点眼　（続き）

スキルバリエーション　眼軟膏の塗布　（続き）

12. 部屋のドアまたはベッド周囲のカーテンを閉める。
13. 与薬の前に、必要なアセスメントを完了する。患者のアレルギーをリストバンドで確認するか、患者にアレルギーについて尋ねる。患者に投薬の目的と作用を説明する。
14. 必要に応じて、患者識別バンドのバーコードを読み取る。
15. グローブを装着する。患者にティッシュペーパーを渡す。
16. 眼瞼と睫毛を、生食をしみ込ませた綿球、ガーゼなどで清拭する。ガーゼ等の表面は1か所1回使用とし、内眼角から外眼角に向けて拭く。
17. 患者の頭部を座位の場合は少し後屈させ、仰臥位の場合は枕の上方に載せる。眼軟膏や涙が反対の眼に流れていかないように、頭を少しだけ塗布する側に傾ける。
18. 患者に上方を見てもらい、天井の1箇所を凝視してもらう。
19. 母指、または示指と中指を下睫毛直下の下眼瞼の縁近くに置き、頬骨突出部の方に引き下げる。下眼瞼を引き下げると下結膜嚢が露出する。
20. 眼軟膏を眼の近くに把持するが、眼瞼や睫毛には触れないようにする。軟膏を絞り出し、約1㎝分の軟膏を露出した結膜嚢に乗せる。軟膏は内眼角から外眼角の方向に絞り出す。チューブをひねって細長く出た軟膏を切る。チューブの先端が眼に触れないようにする。
21. 眼軟膏の塗布後、下眼瞼を元に戻す。患者に軽く眼を閉じるように伝える。
22. 体温で軟膏が溶ける。眼瞼の下で軟膏が眼球表面に広がるのを助けるため、患者に眼球を動かすように伝える。
23. 患者を安楽な姿勢へと介助する。軟膏によって視界が一時的にぼやけることを患者に説明し、眼をこすらないように注意を喚起する。

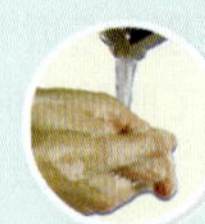

24. 使用した場合はグローブその他のPPEを外す。手指衛生を実施する。
25. 薬剤の投与が終了したら、直ちに与薬記録をCMAR／MARに記入する。
26. 投与した薬剤に対応する適切な時期に、患者の薬剤への反応を評価する。

スキル・5-17　洗眼

洗眼は、分泌物や異物を取り除いたり、洗浄して眼の苦痛を和らげたりするために実施される。片方の眼の洗眼を行っているときに、あふれた洗浄液がもう一方の眼を汚染しないように注意を払う必要がある。

必要物品

- 滅菌洗浄液（37℃に温めたもの）
- 滅菌洗眼セット（滅菌容器と洗浄用シリンジ）
- 口腔膿盆または洗眼用ベースン
- ウォッシュクロス
- 防水パッド
- タオル
- ディスポーザブルグローブ
- その他のPPE（指示に従って）
- 電子薬剤投与記録（CMAR）または薬剤投与記録（MAR）

アセスメント

患者の眼に発赤、紅斑、浮腫、分泌物、圧痛がないか、アセスメントを行う。患者のアレルギーのアセスメントを行う。患者の氏名、用量、投与経路、投与時刻を確認する。処置についての患者の知識をアセスメントする。患者の知識が不足している場合は、教育を始めるよい機会となる。患者が処置にどのくらい協力できるかをアセスメントする。

看護診断

患者の現在の状態に基づき、看護診断を行うための関連因子を決定する。妥当な看護診断として、以下のような例がある。

- 知識不足
- 急性疼痛
- 身体損傷リスク状態

成果確認と看護計画立案

望ましい成果は、眼がきちんと洗浄されることである。それ以外にも、患者が処置の根拠を理解し協力することができる、患者の眼に損傷が生じない、患者に疼痛が起こらない、などが妥当な成果となりうる。

看護技術の実際

手順	根拠
1. 必要物品を準備する。医療施設の規定に従い、診療録の原本で医師の洗眼の指示を確認する。矛盾があれば解明する。患者記録でアレルギーを確認する。	照合により、医師の指示を文書化する過程で生じた誤りが見つかることがある。各医療施設にとって、担当医の指示は投薬指示の法的な記録になる。
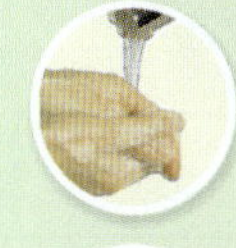 2. 手指衛生を実施し、指示がある場合はPPEを装着する。	手指衛生とPPEにより、微生物の拡散が防止される。PPEは感染経路別予防策に基づいて必要となる。
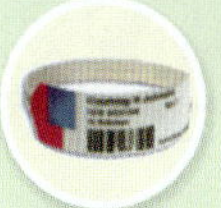 3. 患者の本人確認を行う。通常、患者は2種類の方法で確認する。情報をCMAR／MARと照合する。	本人確認を行うことで確実に適正な患者に処置が実施され、医療過誤の防止に役立つ。
a. 患者の氏名と識別番号を患者識別バンドで確認する。	これが最も信頼できる方法である。患者識別バンドが行方不明や不正確である場合は、取り換える。
b. 医療施設の規定に基づき、患者に氏名と生年月日を尋ねる。	これには患者からの応答が必要であるが、疾患や環境の変化により、患者は混乱することがある。
c. 患者が自分で氏名などを言えない場合は、2つ目の確認手段として、患者を知っている医療スタッフに確認する。	これは、患者の本人確認のダブルチェックを行うもう一つの方法である。ドアやベッドに表示された氏名は不正確な場合もあるので、患者の本人確認には利用しない。
4. 患者に処置の説明をする。	説明により、協力が得やすくなり、患者が安心する。
5. 患者のベッドサイドに必要物品を準備する。	これにより、系統的に業務を進めることができる。
6. 患者を座位または仰臥位にし、洗眼する側に患者の頭部を傾ける(図1)。防水パッドで患者とベッドを保護する。	重力により、洗浄液が洗眼していない眼の方に流れず、洗眼側の眼の内眼角から外眼角に向かって流れる。
7. グローブを装着する。眼瞼と睫毛を生理食塩水(生食)か洗浄用の溶液をしみ込ませたウォッシュクロスで清拭する。内眼角から外眼角の方向に拭く(図2)。1回拭くたびにウォッシュクロスの別の面を使用する。	グローブを装着することで、看護師を粘膜、体液、汚染物質との接触から保護する。眼瞼や睫毛に付着した物質は眼の中に流れ込む可能性がある。この洗浄手技で鼻涙管と他方の眼を守る。

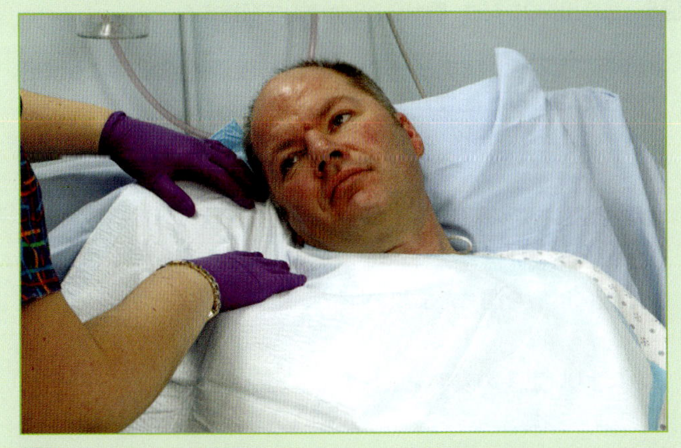

図1　頭を洗眼する側に傾ける。

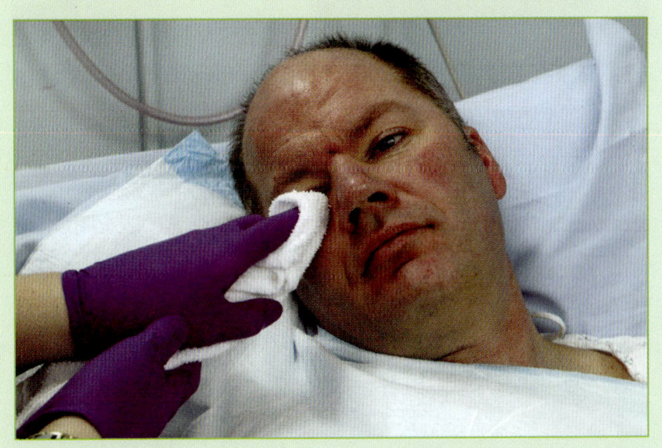

図2　眼瞼と睫毛を目頭から目尻に向かって清拭する。

(続く)

スキル・5-17 洗眼 (続き)

手順	根拠
8. 洗眼の洗浄液を受けるため、洗眼側の頬に口腔膿盆か洗眼用ベースンをあてる(図3)。可能であれば、患者にベースンを支えてもらう。	溶液は重力の方向に流れる。
9. 利き手でないほうの手で下結膜嚢を露出させ、上眼瞼を開けて押さえる(図4)。	角膜は敏感で傷つきやすいので、洗浄液は下結膜嚢に向けて流す。これにより瞬目反射も抑えられる。

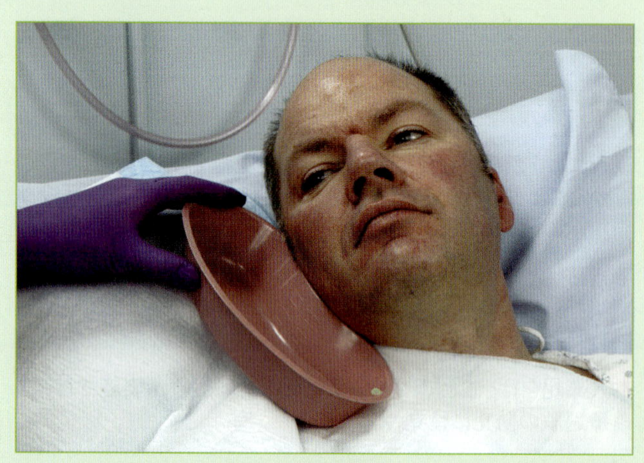

図3　洗浄液を受けるため、ベースンを置く。

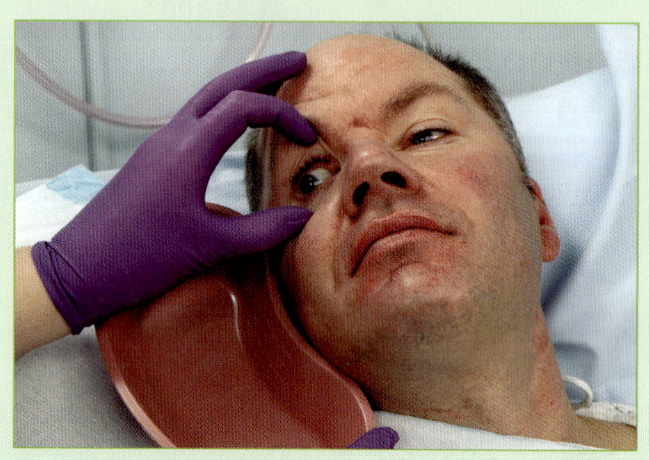

図4　眼瞼を開いた状態で押さえる。

手順	根拠
10. 洗浄用シリンジを指示通りの洗浄液で満たす。**洗浄用シリンジを眼から約2.5cm離して把持する(図5)。洗浄液を結膜嚢に沿って内眼角から外眼角へと流す。**	これにより角膜損傷のリスクを最小限に抑える。洗浄液を外眼角の方向に流すことで、眼から涙嚢、涙管、鼻へと汚染が広がるのを防ぐ。

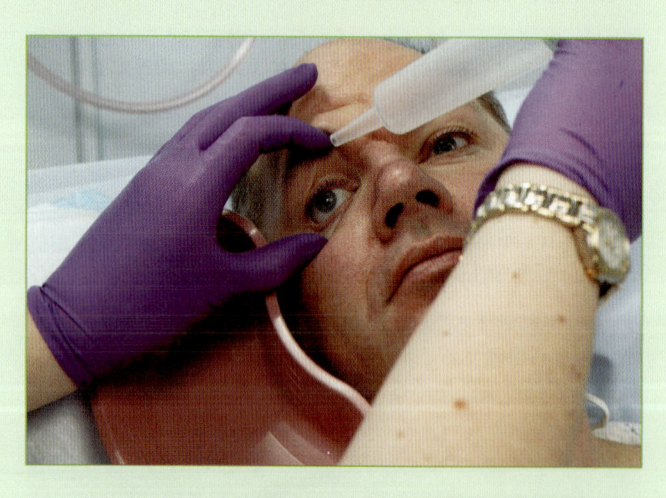

図5　洗浄用シリンジは、眼から2.5cm離して把持する。

手順	根拠
11. 洗浄液が透明になるまで、または洗浄液がなくなるまで洗浄する。**結膜から分泌物をやさしく取り除く程度の力で洗浄し、それ以上の力は加えない。シリンジの先端が眼のどこにも触れないようにする。**	洗浄液を勢いよく流すと、結膜および結膜以外の組織にも損傷を生じさせる可能性がある。眼に触れると患者にとって不快であり、角膜損傷の原因となる。
12. 処置中は定期的に洗浄を一時停止し、患者に眼を閉じてもらう。	眼瞼を閉じる際の眼球の動きにより、上結膜嚢の分泌物が下結膜嚢へ移動する。
13. 洗浄後、眼窩周囲をガーゼスポンジで拭く。顔や頸が濡れていれば、患者にタオルを渡す。	洗眼後に皮膚を濡れたままにすると、患者は不快である。
14. グローブを外す。患者を安楽な体位へと介助する。	これにより、患者の安楽を確保する。

手順	根拠
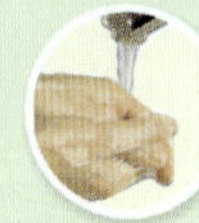 15. 使用したPPEを外す。手指衛生を実施する。	適正な方法でPPEを外すことで、感染の伝播や他の物品への汚染のリスクが減少する。手指衛生は微生物の拡散を防止する。
16. 洗眼後の適切な時期に、患者の処置への反応を評価する。	患者に対する処置の治療効果や有害作用を評価する必要がある。

評価

望ましい成果は、患者の眼が十分に洗浄される、患者が処置の根拠を理解して処置に協力する、眼に損傷が起こらない、患者の不快感が最小限に抑えらる、などの場合に達成される。

記録

ガイドライン

処置内容、部位、使用した洗浄液の種類と量、洗浄にかかった時間、処置前および処置後のアセスメント、分泌物の性質、処置に対する患者の反応を記録する。

記録例

12/8/26　18:20　左眼の強膜に発赤、眼窩周囲に浮腫と紅斑が認められる。左眼に粘調性のある黄色の水様性分泌物あり。500mℓの滅菌生理食塩水を用いて左眼の洗眼を実施。強膜の発赤、軽度の浮腫と紅斑は持続。洗眼後は左眼の分泌物は見られず。不快感は最小限に抑え処置を終了した。現時点で鎮痛薬は不要とのこと。現在の疼痛レベルは1／10。

—— *B.クラップ、看護師*

予期しない状況と対処方法

- 患者が処置中に強い疼痛を訴えた場合：処置を止め、医師に報告する。洗眼を継続する前に、担当医がガラスなどの異物がないかを確認する必要があるかもしれない。
- 処置の間、患者が眼を開けていることができない場合：患者の目を開けておくための介助者が必要である。

注意事項

- 実施された処置に対する反応を評価し、有害作用を早期に検出するため、アセスメントを継続的に行うことが、看護ケアにおいて重要である。有害作用の疑いがあれば、患者の担当医に報告する。それ以上の介入は、反応の種類と患者のアセスメントに基づいて行う。

スキル・5-18　点 耳

点耳薬は、局所効果を得るために外耳道に点耳される。投与目的には耳垢の軟化、疼痛の緩和、局所麻酔、感染症の治療、などがある。

鼓膜が外耳と中耳を隔てている。正常な状態では、鼓膜に損傷がなく、中耳への開口部は完全に閉鎖している。鼓膜穿孔が起こったり、外科的介入によって鼓膜を切開すると、中耳と内耳は直接、外耳とつながる。このような場合は、点耳薬が外耳から中耳および内耳に侵入しないように最大限の注意を払って点耳を行う必要がある。感染を防ぐため、無菌操作で行う。

(続く)

スキル・5-18 点耳 (続き)

必要物品

- 点耳薬(37℃に温めておく)
- スポイト
- ティッシュペーパー
- 綿球(オプション)
- グローブ
- その他のPPE(指示に従って)
- ウォッシュクロス(オプション)
- 生理食塩水(生食)
- 電子薬剤投与記録(CMAR)または薬剤投与記録(MAR)

アセスメント

点耳する側の耳に発赤、紅斑、浮腫、分泌物、圧痛がないか、アセスメントする。患者のアレルギーのアセスメントを行う。患者の氏名、用量、投与経路、投与時刻が合っているかを確認する。薬剤と処置についての患者の知識をアセスメントする。薬剤についての患者の知識が不足している場合は、教育を始めるよい機会となる。患者が処置にどの程度協力できるかをアセスメントする。

看護診断

患者の現在の状態に基づき、看護診断を行うための関連因子を決定する。妥当な看護診断として、以下のような例がある。

- 知識不足
- 不安
- 身体損傷リスク状態
- 急性疼痛
- アレルギー反応リスク状態

成果確認と看護計画立案

望ましい成果は、点耳薬が確実に投与されることである。それ以外にも、患者が点耳薬を点耳する根拠を理解する、患者の不安が減少する、患者に疼痛が生じない、患者にアレルギー反応や損傷が生じない、などが妥当な成果となりうる。

看護技術の実際

手順	根拠
1. 必要物品を準備する。医療施設の規定に従い、投薬指示を診療録の原本と照合する。不一致があれば確認する。患者記録でアレルギーを確認する。	照合により、投薬指示の文書化の過程で生じた誤りが見つかることがある。各医療施設にとって、担当医の指示は投薬指示の法的な記録になる。
2. 投与する薬剤の作用、特別な看護上の注意点、用量の安全域、投与目的、有害作用を知っておく。その患者への投与が適切であるかを考える。	この知識があると、患者の疾患に対する薬剤の治療効果を評価するときの助けとなり、薬剤について患者指導を行うときにも利用できる。
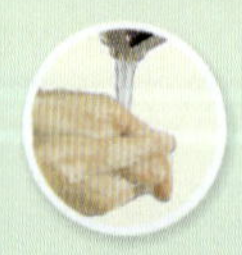 3. 手指衛生を実施する。	手指衛生により、微生物の拡散が防止される。
4. 与薬カートを患者の部屋の前まで運ぶ。または、薬剤準備専用の場所で投薬準備を行う。	系統的な作業は、薬剤の誤投与の防止になり、時間の節約にもなる。
5. 与薬カートまたは引き出しを開錠する。必要に応じて、コンピューターに暗証番号を入力し、職員証をスキャンする。	与薬カートや引き出しの施錠により各患者の薬剤を安全に保管する。使用時以外の与薬カートの施錠は、医療機能評価機構による必要事項である。許可された職員だけが暗証番号の入力とIDカードのスキャンによって、コンピューターシステムの利用と記録の記入を行うことができる。
6. **薬剤は、1回に患者1人分ずつ準備する。**	これにより、薬剤の誤投与を防止する。
7. CMAR/MARを読み、その患者専用の薬剤引き出しまたはストック薬から、適切な薬剤を選び出す。	これがラベル確認の1回目である。

手順	根拠
8. 薬剤名ラベルをCMAR／MARと照合する。使用期限を確認し、必要に応じて用量計算を行う。必要に応じて包装のバーコードを読み取る。	これがラベル確認の2回目である。必要に応じて用量計算は他の看護師にも確認し、安全性を高める。
9. **1人の患者に投与する薬剤がすべて準備できたら、患者の所に運ぶ前に、薬剤ラベルをCMAR／MARで再確認する。**	これが、正確を期し、誤投与を防ぐラベル確認の3回目である。3回目の確認をベッドサイドで、患者の本人確認後、与薬前に行うことを規定する医療施設もある。
10. 与薬カートを離れる前に、カートを施錠する。	与薬カートや引き出しの施錠により、各患者の薬剤を安全に保管する。使用時以外の与薬カートの施錠は、医療機能評価機構による必要事項である。
11. 薬剤を患者のベッドサイドに注意深く運ぶ。常に薬剤から目を離さないようにする。	目を離さず注意深く取り扱うことで、薬剤が偶然または故意に乱されるのを防ぐ。
12. **必ず、正しい時刻に患者に薬剤が投与されるようにする。**	医療施設の規定を確認する。決められた時刻の前後30分間を投与時間として認めている場合もある。
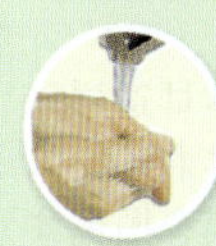 13. 手指衛生を実施し、指示がある場合はPPEを装着する。	手指衛生とPPEにより、微生物の拡散が防止される。PPEの必要性は感染経路別予防策に基づいて決まる。
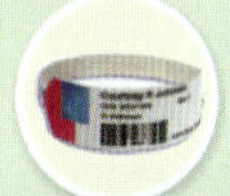 14. 患者の本人確認を行う。通常、患者は2種類の方法で確認する。情報をCMAR／MARと照合する。	本人確認を行うことで確実に適正な患者に薬剤が投与され、誤投与の防止に役立つ。
a. 患者の氏名と識別番号を患者識別バンドで確認する。	これが最も信頼できる方法である。患者識別バンドが行方不明や不正確である場合は、取り換える。
b. 医療施設の規定に基づき、患者に氏名と生年月日を尋ねる。	これには患者からの応答が必要であるが、疾患や環境の変化により、患者は混乱することがある。
c. 患者が自分で氏名などを言えない場合は、2つ目の確認手段として、患者を知っている医療スタッフに確認する。	これは、患者の本人確認のダブルチェックを行うもう一つの方法である。ドアやベッドに表示された氏名は不正確な場合もあるので、患者の本人確認には利用しない。
15. 与薬の前に、必要なアセスメントを完了する。患者のアレルギーをリストバンドで確認するか、患者にアレルギーについて尋ねる。患者に投薬の目的と作用を説明する。	与薬前にアセスメントを行うことは必要条件である。
16. 必要に応じて、患者識別バンドのバーコードを読み取る。	バーコードでの再確認により、薬剤が正しい患者に投与されることがさらに確実になる。
17. グローブを装着する。	グローブは汚染物質や体液との接触の可能性から看護師を保護する。
18. 耳介とその周囲を、生食をしみ込ませた綿球かウォッシュクロスで清拭する(図1)。	ごみや分泌物により、薬剤が外耳道に入るのが妨げられることがある。
19. ベッドにいる患者は点耳を行う側を上にした側臥位とし、外来患者であれば座位で頭部を大きく傾け、点耳側の耳を真上に向けてもらう(図2)。	この体位により、点耳薬が耳から流出するのを防ぐ。
20. スポイトに必要量の薬液を吸い上げる。過剰な薬液は容器に戻さない。小型容器入りで滴下タイプの点耳薬も使われる(図3)。	薬液が容器に戻されると、汚染のリスクが増加する。
21. 耳介軟骨部を上後方に引き(成人の場合)、外耳道をまっすぐにする。	耳介を上後方に引くと、外耳道がまっすぐになり、点耳薬の滴下が容易になる。

(続く)

スキル・5-18　点耳（続き）

手順　**根拠**

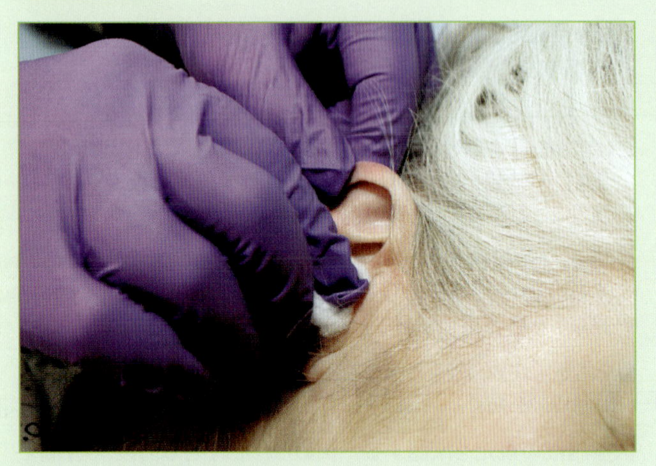

図1　耳介を清拭する。

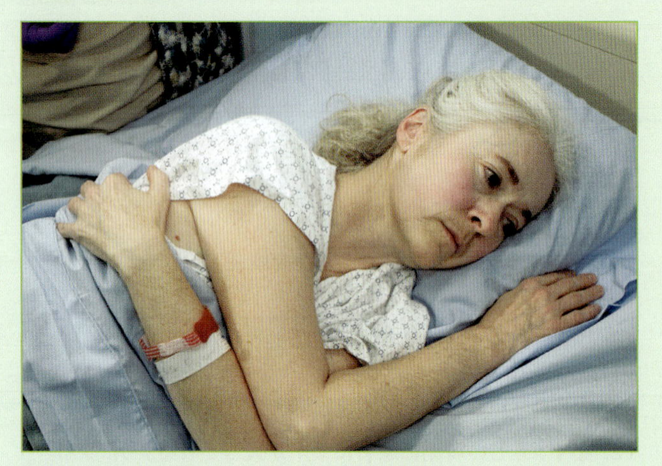

図2　患者は、点耳を行う耳を上にした体位をとる。

22. スポイトの先端が外耳道の上に来るように、スポイトを把持する（図4）。スポイトの先端が耳に触れないようにする。乳児、不穏状態の患者、混乱している患者の場合は、スポイトの先端に軟らかいチューブを付けて耳への損傷を予防する。

スポイトを耳の中に把持することで、薬液はほとんど外耳道に入る。スポイトが耳に触れるとスポイトと薬液が汚染される。スポイトの先端が硬いと、耳の中に入った場合に鼓膜を損傷する可能性がある。

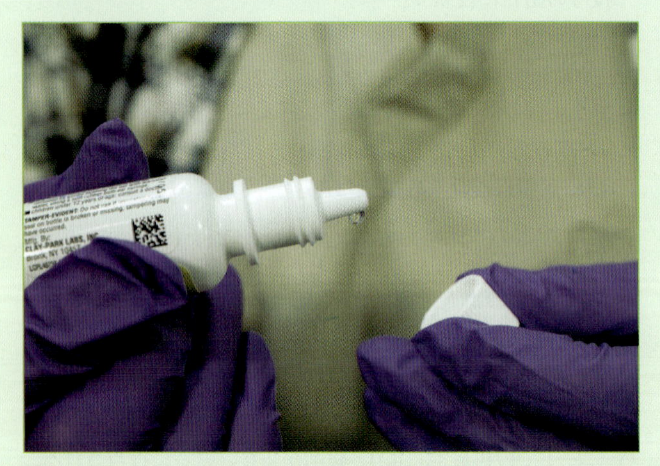

図3　滴下タイプの小型容器入り点耳薬。

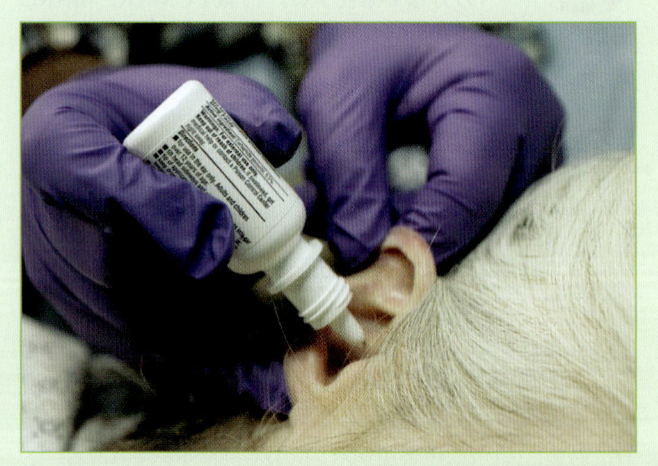

図4　耳介を上後方に引き、スポイトの先端を外耳道の上に持っていく。

23. 外耳道の壁に点耳薬を滴下する。

薬液が直接、鼓膜の上に落ちると、患者は不快に感じる。

24. 点耳薬の滴下後は耳介を離すが、薬液が流れ出ないように患者にはそのままの姿勢を維持してもらう。

薬剤は少なくとも5分間は外耳道の中に留まっていなければならない。

25. 耳珠を静かに数回押さえる（図5）。

耳珠を押さえると、薬液が外耳道から鼓膜の方に向かって移動する。

26. 指示があれば、外耳道に綿球を軽く挿入する（図6）。

綿球は薬液が外耳道から流れ出るのを防ぐ。

手順 | 根拠

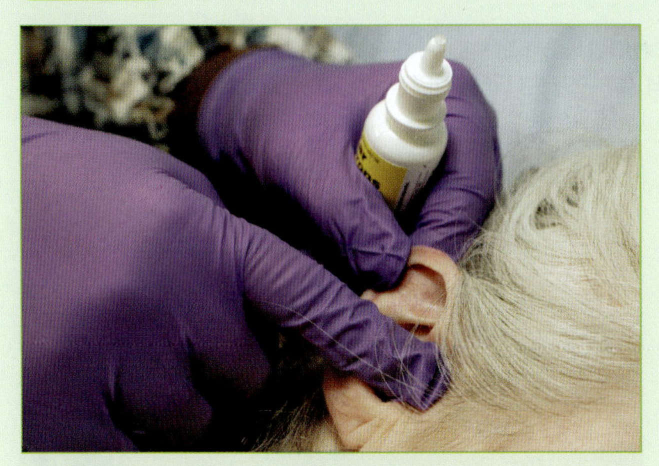

図5 耳珠を圧迫する。

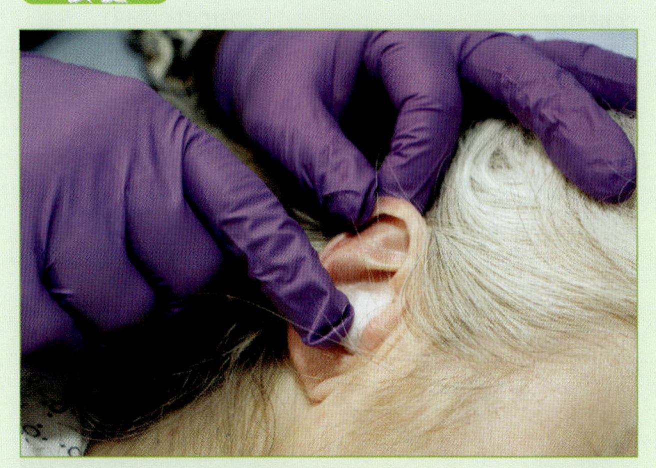

図6 綿球を外耳道に挿入する。

27. グローブを外す。患者を安楽な姿勢へと介助する。

これにより患者の安楽を確保する。

28. 使用したPPEを外す。手指衛生を実施する。

適正な方法でPPEを外すことで、感染の伝播や他の物品への汚染のリスクが減少する。手指衛生は微生物の拡散を防止する。

29. 薬剤の点耳後、直ちに与薬記録を記入する。下記の記録の項を参照する。

遅滞なく記録することは、患者の安全確保に役立つ。

30. 投与した薬剤に対応する適切な時期に、患者の薬剤への反応を評価する。

患者に対する薬剤の治療効果や有害作用を評価する必要がある。

評価

望ましい成果は、患者が確実に点耳薬を投与される、患者が点耳薬の投与の根拠を理解する、不安が全くないかまたは軽減されたことを示す、疼痛が全くないかまたは最小限にとどまる、患者にアレルギー反応や損傷が生じない、などの場合に達成される。

記録

ガイドライン

与薬の記録は投与直後に、日付、時刻、用量、投与経路、投与部位が右耳、左耳、両耳のいずれであるかを含めてCMAR／MARまたは規定の用紙に記入する。バーコードシステムを使用している場合、与薬はバーコードを読み取ると同時に自動的に記録される。PRN薬剤(頓用薬)については、投与理由を記録する必要がある。すぐに記録することで、薬剤を重複して投与する事故を避けることができる。必要に応じて、投与前後のアセスメント、分泌物の特性、治療に対する患者の反応を記録する。与薬を拒絶された場合、投与していない場合は、投薬記録の所定の欄に記入し、担当医に報告する。これにより薬剤が投与されなかった理由が明らかになり、担当医は患者の状態を知ることができる。

予期しない状況と対処方法

- 薬液が耳から流れ出て眼に入ってしまった場合：担当医に報告し、薬剤部に相談する。洗眼の実施が必要になる可能性がある。
- 耳珠を押さえた際に、患者が激しい疼痛を訴えた場合：患者に耳珠を押さえさせる。押さえられないほど疼痛が強い場合は、耳珠の圧迫は見送る。

注意事項

一般的注意事項

- 両耳に点耳する場合は、もう一方の耳に点耳を行う前に5分間待つ。
- 投与された薬剤に対する反応を評価し、有害作用を早期に検出するため、アセスメントを継続的に行うことが、看護ケアにおいて重要である。有害作用の疑いがあれば、以降の薬剤の投与を中止し、患者の担当医に報告する。それ以上の介入は、反応の種類と患者のアセスメントに基づいて行う。

(続く)

スキル・5-18 点耳 (続き)

乳児と小児についての注意事項

- 3歳以上の小児の場合は耳介をまっすぐ後方に引き(図7)、3歳未満の乳幼児の場合は下後方に引く(図8)。
- 小児を5分間静かにさせておくには、テレビや静かに遊べるおもちゃなどで気をそらす方法が役に立つ場合がある。点耳薬の投与中は聴覚が障害されている可能性があるため、本の読み聞かせは適切ではない。

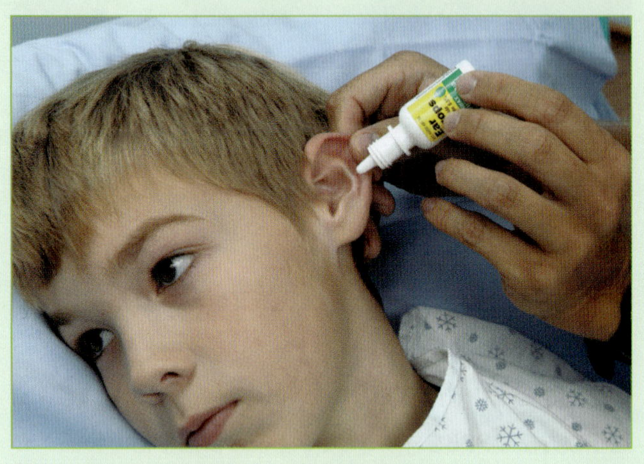

図7　3歳以上の小児の場合、耳介をまっすぐ後方に引く。

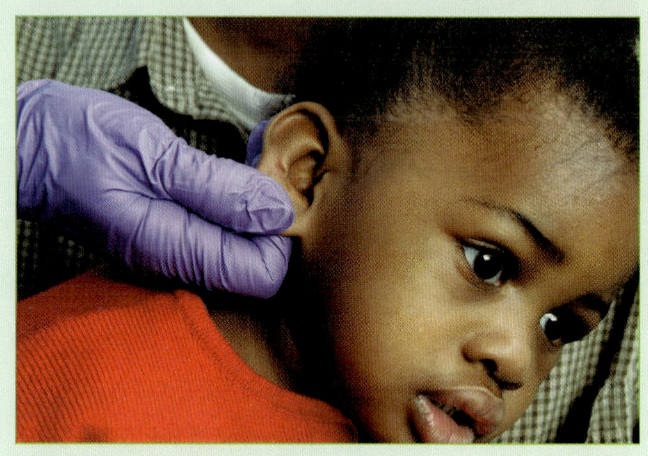

図8　3歳未満の乳幼児の場合、耳介を下後方に引く。

スキル・5-19 耳洗

一般に、外耳道の洗浄は、外耳道を清潔にするため、または外耳道を温めるために行われる。局所効果を得るために消毒液での耳洗が指示される場合もあるが、通常は生理食塩水(生食)が使用される。疼痛が生じないように、洗浄液は少なくとも室温にしておく。洗浄用シリンジを用いるのが一般的であるが、特に外耳道を温めるのが目的の場合、洗浄容器にチューブとイヤーチップを備えた器具も使用される。

必要物品

- 指示通りの洗浄液(37℃に温めたもの)
- 耳洗セット(容器と洗浄用シリンジ)
- 防水パッド
- 口腔膿盆、洗浄用ベースン
- 綿棒
- ディスポーザブルグローブ
- その他のPPE(指示に従って)
- 綿球
- 電子薬剤投与記録(CMAR)または薬剤投与記録(MAR)

アセスメント

耳洗を行う耳に発赤、紅斑、浮腫、分泌物、圧痛がないか、アセスメントを行う。患者の聴力のアセスメントを行う。患者のアレルギーのアセスメントを行う。患者の氏名、用量、投与経路、投与時刻を確認する。薬剤と処置についての患者の知識をアセスメントする。患者の知識が不足している場合は、教育を始めるよい機会となる。患者が処置にどのくらい協力できるかをアセスメントする。

看護診断

患者の現在の状態に基づき、看護診断を行うための関連因子を決定する。妥当な看護診断として、以下のような例がある。

- 急性疼痛
- 身体損傷リスク状態
- 皮膚統合性障害
- 知識不足

成果確認と看護計画立案

望ましい成果は、耳洗が確実に実施されることである。それ以外にも、患者に疼痛や損傷が生じない、患者の聴力が改善する、患者が処置の根拠を理解する、などが妥当な成果となりうる。

看護技術の実際

手順	根拠
1. 必要物品を準備する。処置の指示書と診療録の医師の指示原本とを照合する。矛盾があれば確認する。患者記録でアレルギーを確認する。	照合により、医師の指示を文書化する過程で生じた誤りが見つかることがある。各医療施設にとって、担当医の指示は処置の指示の法的な記録になる。
2. 使用する薬剤の作用、特別な看護上の注意点、用量の安全域、使用目的、有害作用を知っておく。その患者への使用が適切であるかを考える。	この知識があると、患者の疾患に対する処置の治療効果を評価するときの助けとなり、処置について患者指導を行うときにも利用できる。
3. 手指衛生を実施する。	手指衛生により、微生物の拡散が防止される。
4. 与薬カートを患者の部屋の前まで運ぶ。または、薬剤準備専用の場所で使用準備を行う。	系統的な作業は、処置における過誤の防止になり、時間の節約にもなる。
5. 与薬カートまたは引き出しを開錠する。必要に応じて、コンピューターに暗証番号を入力し、職員証をスキャンする。	与薬カートや引き出しの施錠により各患者の薬剤を安全に保管する。使用時以外の与薬カートの施錠は、医療機能評価機構による必要事項である。許可された職員だけが暗証番号の入力とIDカードのスキャンによって、コンピューターシステムの利用と記録の記入を行うことができる。
6. **薬剤は、1回に患者1人分ずつ準備する。**	これにより、薬剤の誤使用を防止する。
7. CMAR／MARを読み、その患者専用の薬剤引き出しまたはストック薬から、適切な薬剤を選び出す。	これがラベル確認の1回目である。
8. 薬剤名ラベルをCMAR／MARと照合する。使用期限を確認し、必要に応じて用量計算を行う。必要に応じて包装のバーコードを読み取る。	これがラベル確認の2回目である。必要に応じて用量計算は他の看護師にも確認し、確実にする。
9. **1人の患者に使用する薬剤がすべて準備できたら、患者の所に運ぶ前に、薬剤ラベルをCMAR／MARで再確認する。**	これが、正確を期し、誤投与を防ぐラベル確認の3回目である。3回目の確認をベッドサイドで、患者の本人確認後、与薬前に行うことを規定する医療施設もある。
10. 与薬カートを離れる前に、カートを施錠する。	与薬カートや引き出しの施錠により、各患者の薬剤を安全に保管する。使用時以外の与薬カートの施錠は、医療機能評価機構による必要事項である。
11. 薬剤を患者のベッドサイドに注意深く運ぶ。常に薬剤から目を離さないようにする。	目を離さず注意深く取り扱うことで、薬剤が偶然または故意に乱されるのを防ぐ。
12. **必ず、正しい時刻に患者に処置が実施されるようにする。**	医療施設の規定を確認する。決められた時刻の前後30分間を実施時間として認めている場合もある。
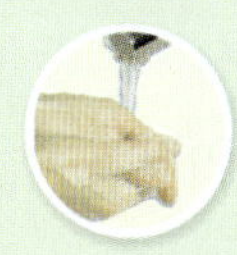 13. 手指衛生を実施し、指示がある場合はPPEを装着する。	手指衛生とPPEにより、微生物の拡散が防止される。PPEは感染経路別予防策に基づく装備が必要である。

（続く）

スキル・5-19 耳洗 *(続き)*

手順	根拠
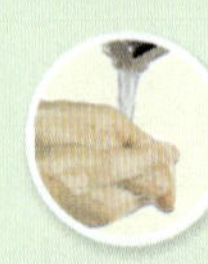 14. 患者の本人確認を行う。通常、患者は2種類の方法で確認する。情報をCMAR/MARと照合する。	本人確認を行うことで確実に適正な患者に処置が実施され、薬剤の誤使用の防止に役立つ。
a. 患者の氏名と識別番号を患者識別バンドで確認する。	これが最も信頼できる方法である。患者識別バンドが行方不明や不正確である場合は、取り換える。
b. 医療施設の規定に基づき、患者に氏名と生年月日を尋ねる。	これには患者からの応答が必要であるが、疾患や環境の変化により、患者は混乱することがある。
c. 患者が自分で氏名などを言えない場合は、2つ目の確認手段として、患者を知っている医療スタッフに確認する。	これは、患者の本人確認のダブルチェックを行うもう一つの方法である。ドアやベッドに表示された氏名は不正確な場合もあるので、患者の本人確認には利用しない。
15. 患者に処置の説明をする。	説明により、協力を得やすくなり、患者を安心させる。
16. 患者のベッドサイドに必要物品を準備する。	これにより、系統的に作業を進められる。
17. グローブを装着する。	グローブを装着することで、看護師を汚染物質や体液との接触から保護する。
18. 患者に頭を耳洗する耳側に傾けた状態の座位または仰臥位になってもらう。防水パッドで患者とベッドを保護する。洗浄液を受けるベースンを患者に支えてもらう(図1)。	重力により、洗浄液は耳からベースンへと流れる。
19. 必要に応じて、温湯または洗浄液で湿らせた綿棒で耳介と外耳道を清拭する。	耳介や外耳道に付着している物質は、洗浄液とともに耳の奥に流れ込む可能性がある。
20. 洗浄用シリンジを温かい洗浄液で満たす。洗浄容器を使用する場合は、チューブをプライミングする。	チューブをプライミングし、チューブの中の空気を追い出す。空気が外耳道に入ると雑音がするため、患者が不快に感じる。
21. 成人の場合は耳介軟骨部を上後方に引き、外耳道をまっすぐにする(図2)。	外耳道をまっすぐにすることで、洗浄液が容易に外耳道全体に届く。

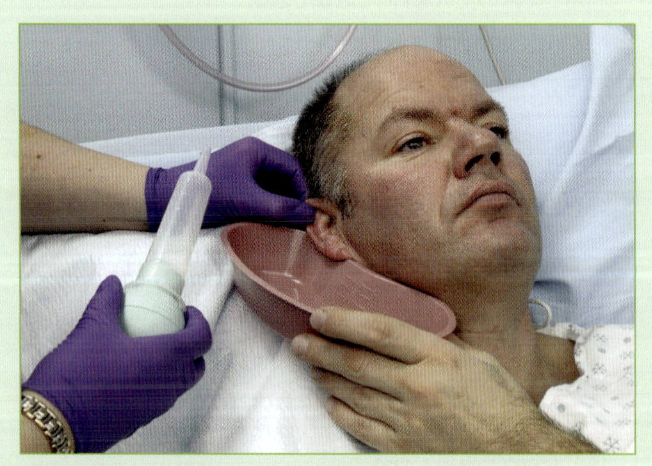
図1 耳洗を行う体勢。

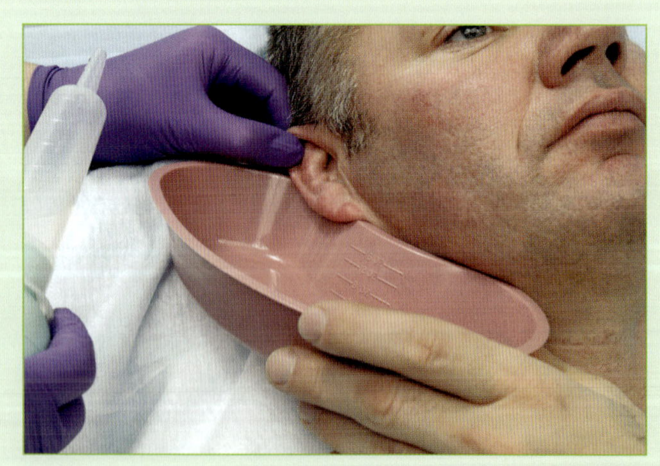
図2 耳洗のために外耳道をまっすぐにする。

手順	根拠
22. **外耳道の上壁に向けて洗浄液をゆっくりとした一定速度で注入する。分泌物の除去に必要な力程度で洗浄し、それ以上の力は加えない。外耳道を洗浄液のノズルで塞がないようにする。洗浄液が滞りなく流れ出るようにする(図3)。**	洗浄液を外耳道の上壁に向かって注入すると、鼓膜への損傷を防ぐのに役立つ。洗浄液の注入と流出が常に起こっていれば、外耳道に圧力がかからずにすむ。
23. 洗浄が終了したら、綿球を外耳道にゆるく詰め(図4)、耳洗した耳を下にしてタオルか吸水パッドの上に載せた側臥位になってもらう。	綿球は過剰な液体を吸い取り、残った洗浄液は重力の作用で耳から流れ出る。

手 順　　**根 拠**

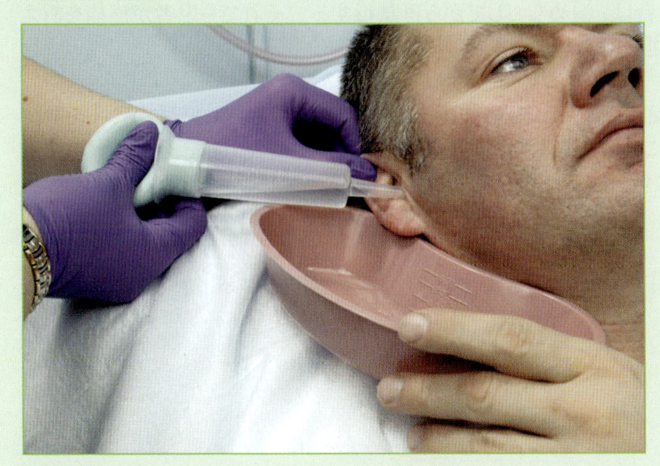
図3　洗浄液を注入する。

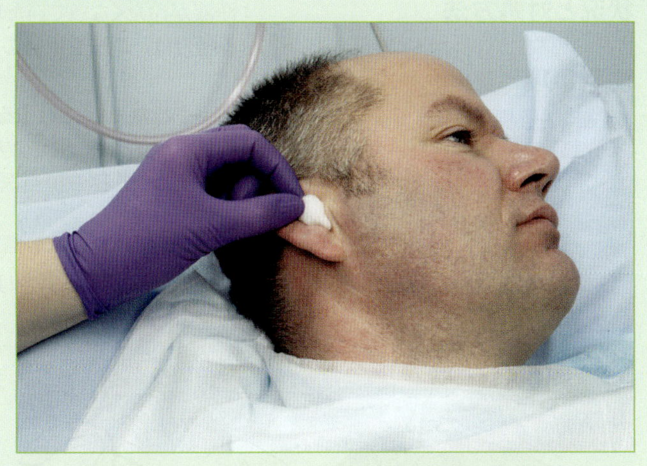
図4　綿球を耳に詰める。

24. グローブを外す。患者を安楽な体位へと介助する。

これにより患者の安楽を確保する。

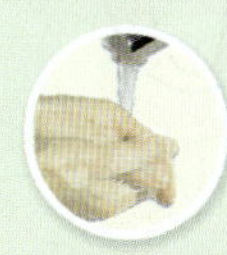

25. 使用したPPEを外す。手指衛生を実施する。

適正な方法でPPEを外すことで、感染の伝播や他の物品への汚染のリスクが減少する。手指衛生は微生物の拡散を防止する。

26. 処置が終了したら、直ちに与薬記録を記入する。下記の記録の項を参照する。

遅滞なく記録することは、患者の安全確保に役立つ。

27. 処置への患者の反応を評価する。10-15分後に患者の所に戻り、綿球を除去し、分泌物のアセスメントを行う。適切な時期に患者の薬剤への反応を評価する。

患者に対する処置の有害作用を評価する必要がある。浸出液や疼痛があれば、鼓膜の損傷が疑われる。患者に対する薬剤の治療効果や有害作用を評価する必要がある。

評価

望ましい成果は、患者の外耳道が確実に洗浄される、患者に疼痛や不快感が全く生じないか最小限に抑えられる、患者の聴力が改善する、患者が耳洗の根拠を理解する、などの場合に達成される。

記録

ガイドライン

処置の記録は実施直後に、日付、時刻、用量、投与経路、使用部位が右耳、左耳、両耳のいずれであるかを含めてCMAR／MARまたは規定の用紙に記入する。バーコードシステムを使用している場合は、薬剤の使用はバーコードを読み取ると同時に自動的に記録される。PRN薬剤（頓用薬）については、使用理由を記録する必要がある。すぐに記録することで、薬剤を重複して使用する事故を避けることができる。処置の内容、部位、使用された洗浄液の種類と量、耳洗を行った時間を記録する。必要に応じて、処置前後のアセスメント、分泌物の特性、処置に対する患者の反応を記録する。処置を拒絶された場合、実施していない場合は、薬剤使用記録の所定の欄に記入し、担当医に報告する。これにより処置が実施されなかった理由が明らかになり、担当医は患者の状態を知ることができる。

記録例

12/7/6　18.30　右耳に浮腫や発赤は認められず。分泌物なし。患者は右耳にわずかな聴力の低下を訴える。触診にて圧痛軽度。温めた100mℓの生食で右耳の耳洗を行う。洗浄後の洗浄液は透明で耳垢を認める。患者の不快感は最小限に抑えられ処置を終了。患者は右耳の聴力に変化を認めず。鎮痛薬は不要とのこと。現在の疼痛レベルは1／10。
—— *B.クラップ、看護師*

（続く）

スキル・5-19　耳洗（続き）

予期しない状況と対処方法

- 患者が耳洗中に強い疼痛を訴えた場合：処置を中止する。洗浄液の温度を確認する。洗浄液が冷たくなっていた場合は、温めなおしてから再試行する。それでも患者が疼痛を訴える場合は、耳洗を中止し、担当医に報告する。

注意事項

一般的注意事項

- 実施された処置に対する反応を評価し、有害作用を早期に検出するため、アセスメントを継続的に行うことが、看護ケアにおいて重要である。有害作用の疑いがあれば、それ以上の使用を中止し、患者の担当医に報告する。それ以上の介入は、反応の種類と患者のアセスメントに基づいて行う。

乳児と小児についての注意事項

- 3歳以上の小児の場合は耳介をまっすぐ後方に引き（図5）、3歳未満の乳幼児の場合は下後方に引く（図6）。

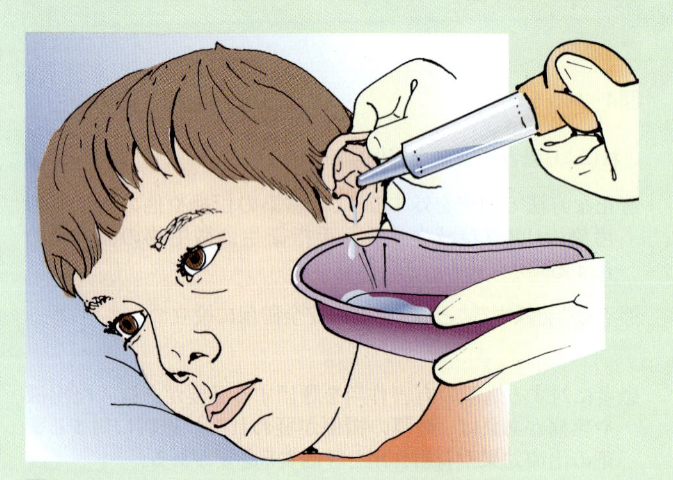

図5　3歳以上の小児の場合、耳介をまっすぐ後方に引く。

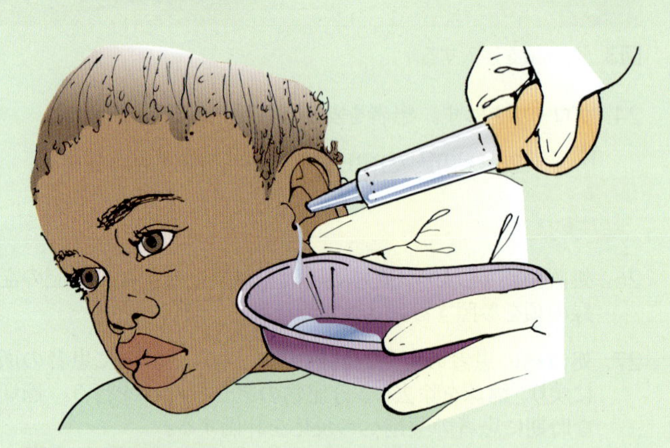

図6　3歳未満の乳幼児の場合、耳介を下後方に引く。

スキル・5-20　点鼻

点鼻薬は、アレルギー、副鼻腔炎、鼻閉の治療に用いられる。バソプレシンのように全身的な作用のある薬剤が、点鼻薬という剤形をとることもある。鼻腔は通常、無菌の腔ではないが、副鼻腔とつながっているため、点鼻薬の点鼻は注意深く、清潔操作で行うことが重要である。

以下に点鼻薬の投与手順を示す。スプレー式点鼻薬の使用ガイドラインについては、本スキル末尾のスキルバリエーションを参照する。

必要物品

- 点鼻薬
- スポイト（薬剤容器が滴下タイプでない場合）
- グローブ
- その他のPPE（指示に従って）
- ティッシュペーパー
- 電子薬剤投与記録（CMAR）または薬剤投与記録（MAR）

アセスメント

鼻孔に発赤、紅斑、浮腫、分泌物、圧痛がないかを調べる。患者のアレルギーのアセスメントを行う。患者の氏名、用量、投与経路、投与時刻が合っているかを確認する。薬剤および処置についての患者の知識をアセスメントする。患者の知識が不足している場合は、処置についての教育を始めるよい機会となる。患者が処置にどの程度協力できるかを判断する。

看護診断

患者の現在の状態に基づき、看護診断を行うための関連因子を決定する。妥当な看護診断として、以下のような例がある。

- 知識不足
- アレルギー反応リスク状態

成果確認と看護計画立案

望ましい成果は、薬剤が確実に鼻孔内に投与されることである。それ以外にも、患者が点鼻薬投与の根拠を理解する、患者にアレルギー反応が起こらない、患者の皮膚に損傷が生じない、患者が疼痛を全く感じないかまたは最小限に抑えられる、などが妥当な成果となりうる。

看護技術の実際

手順	根拠
1. 必要物品を準備する。医療施設の規定に従い、投薬指示を診療録の原本と照合する。不一致があれば確認する。患者記録でアレルギーを確認する。	照合により、投薬指示の文書化の過程で生じた誤りが見つかることがある。各医療施設にとって、担当医の指示は投薬指示の法的な記録になる。
2. 投与する薬剤の作用、特別な看護上の注意点、用量の安全域、投与目的、有害作用を知っておく。その患者への投与が適切であるかを考える。	この知識があると、患者の疾患に対する薬剤の治療効果を評価するときの助けとなり、薬剤について患者指導を行うときにも利用できる。
3. 手指衛生を実施する。	手指衛生により、微生物の拡散が防止される。
4. 与薬カートを患者の部屋の前まで運ぶ。または、薬剤準備専用の場所で投薬準備を行う。	系統的な作業は、薬剤の誤投与の防止になり、時間の節約にもなる。
5. 与薬カートまたは引き出しを開錠する。必要に応じて、コンピューターに暗証番号を入力し、職員証をスキャンする。	与薬カートや引き出しの施錠により各患者の薬剤を安全に保管する。使用時以外の与薬カートの施錠は、医療機能評価機構による必要事項である。許可された職員だけが暗証番号の入力とIDカードのスキャンにより、コンピューターシステムの利用と記録の記入を行うことができる。
6. **薬剤は、1回に患者1人分ずつ準備する。**	これにより、薬剤の誤投与を防止する。
7. CMAR／MARを読み、その患者専用の薬剤引き出しまたはストック薬から、適切な薬剤を選び出す。	これがラベル確認の1回目である。
8. 薬剤名ラベルをCMAR／MARと照合する。使用期限を確認し、必要に応じて用量計算を行う。必要に応じて包装のバーコードを読み取る。	これがラベル確認の2回目である。必要に応じて用量計算は他の看護師にも確認し、安全性を高める。
9. **1人の患者に投与する薬剤がすべて準備できたら、患者の所に運ぶ前に、薬剤ラベルをCMAR／MARで再確認する。**	これが、正確を期し、誤投与を防ぐラベル確認の3回目である。3回目の確認をベッドサイドで、患者の本人確認後、与薬前に行うことを規定する医療施設もある。
10. 与薬カートを離れる前に、カートを施錠する。	与薬カートや引き出しの施錠により、各患者の薬剤を安全に保管する。使用時以外の与薬カートの施錠は、医療機能評価機構による必要事項である。
11. 薬剤を患者のベッドサイドに注意深く運ぶ。常に薬剤から目を離さないようにする。	目を離さず注意深く取り扱うことで、薬剤が偶然または故意に乱されるのを防ぐ。
12. **必ず、正しい時刻に患者に薬剤が投与されるようにする。**	医療施設の規定を確認する。定刻の前後30分間を投与時間として認めている場合もある。

(続く)

スキル・5-20 点鼻 (続き)

手順	根拠
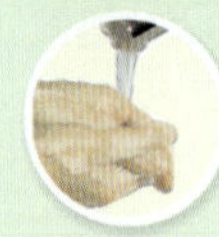 13. 手指衛生を実施し、指示がある場合はPPEを装着する。	手指衛生とPPEにより、微生物の拡散が防止される。PPEの必要性は感染経路別予防策に基づいて決まる。
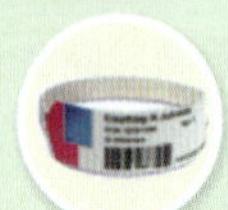 14. 患者の本人確認を行う。通常、患者は2種類の方法で確認する。情報をCMAR/MARと照合する。	本人確認を行うことで確実に適正な患者に薬剤が投与され、誤投与の防止に役立つ。
a. 患者の氏名と識別番号を患者識別バンドで確認する。	これが最も信頼できる方法である。患者識別バンドが行方不明や不正確である場合は、取り換える。
b. 医療施設の規定に基づき、患者に氏名と生年月日を尋ねる。	これには患者からの応答が必要であるが、疾患や環境の変化により、患者は混乱することがある。
c. 患者が自分で氏名などを言えない場合は、2つ目の確認手段として、患者を知っている医療スタッフに確認する。	これは、患者の本人確認のダブルチェックを行うもう一つの方法である。ドアやベッドに表示された氏名は不正確な場合もあるので、患者の本人確認には利用しない。
15. 与薬の前に、必要なアセスメントを完了する。患者のアレルギーをリストバンドで確認するか、患者にアレルギーについて尋ねる。患者に各薬剤の投与目的と作用を説明する。	与薬前にアセスメントを行うことは必要条件である。
16. 必要に応じて、患者識別バンドのバーコードを読み取る。	バーコードでの再確認により、薬剤が正しい患者に投与されることがさらに確実になる。
17. グローブを装着する。	グローブは汚染物質や体液との接触から看護師を保護する。
18. 患者にティッシュペーパーを渡し、鼻をかむように伝える。	鼻をかむことで、薬剤投与の前に鼻粘膜上の余分な物質を取り除く。
19. 患者を座位姿勢にし、頭を大きく後屈させる。臥床姿勢の場合は枕を使って頭を後屈させる(図1)。	これらの体位により薬液が鼻孔の奥まで流れ込む。頸椎損傷がある場合は頭を後屈させてはならない。
20. 両鼻孔の点鼻に十分な量の薬剤をスポイトに吸い上げる。過剰な薬剤は容器に戻さない。	容器に薬液を戻すと、容器内の薬剤の汚染リスクを増加させる。
21. 患者に口呼吸をしてもらう。鼻先を上げて押さえ、スポイトを鼻孔のすぐ上約0.8cmに把持する(図2)。一方の鼻孔に処方された滴数の点鼻薬を点鼻し、それから他方の鼻孔に点鼻する。乳幼児に点鼻する場合は、スポイトを軟らかいチューブで保護する。スポイトが鼻孔に触れないようにする。	口呼吸により薬液の誤嚥を防ぐ。軟らかいチューブにより、薬剤投与による損傷から患者の鼻孔を守る。鼻孔に触れると患者のくしゃみを誘発し、スポイトが汚染される。

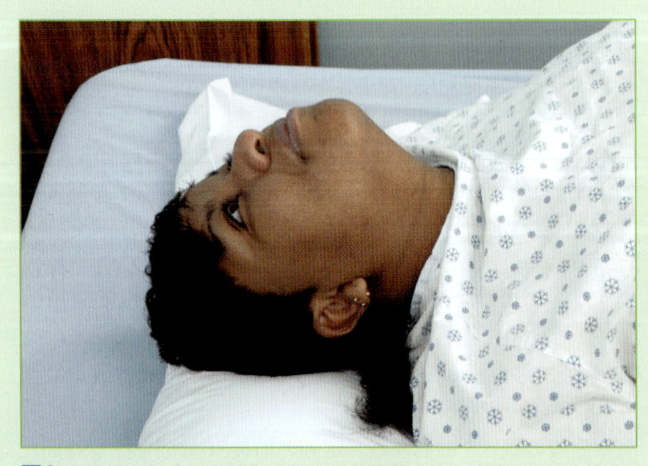

図1 仰臥位の場合は、頭部は枕を超える位置に置き、頭部を後屈させる。

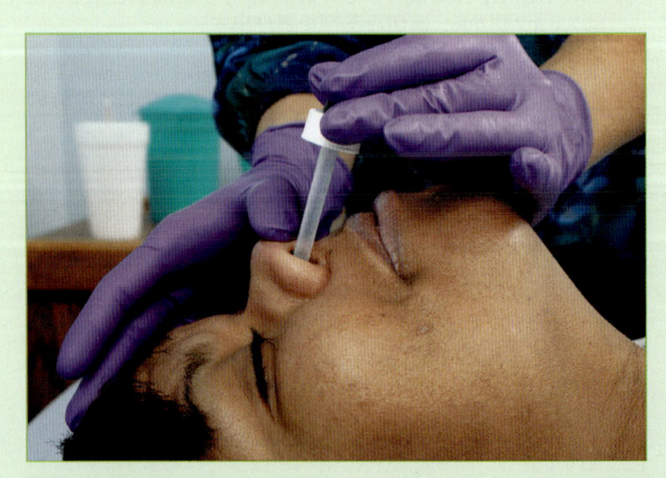

図2 画像のように鼻孔に点鼻薬入りスポイトは入れず、鼻孔の0.8cm上にもっていく。

手順	根拠
22. 患者に数分間は頭を後屈させた同じ姿勢を保たせる。	頭を後屈させておくと、薬液が外に流れ出さない。
23. グローブを外す。患者を安楽な姿勢へと介助する。	患者の安楽を確保する。
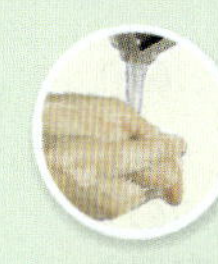 24. 使用した場合はその他のPPEを外す。手指衛生を実施する。	適正な方法でPPEを外すことで、感染の伝播や他の物品への汚染のリスクが減少する。手指衛生は微生物の拡散を防止する。
25. 薬剤の投与が終了したら、直ちに与薬記録を記入する。下記の記録の項を参照する。	遅滞なく記録することは、患者の安全確保に役立つ。
26. 投与した薬剤に対応する適切な時期に、患者の薬剤への反応を評価する。	患者に対する薬剤の治療効果や有害作用を評価する必要がある。

評価

望ましい成果は、患者が確実に点鼻薬を投与される、患者が点鼻薬の投与の根拠を理解する、患者にアレルギー反応が起こらない、患者の皮膚に損傷が生じない、患者に疼痛や不快感が全くないか最小限に抑えられる、などの場合に達成される。

記録

ガイドライン

与薬の記録は投与直後に、日付、時刻、用量、投与経路、投与部位が左、右、両方の鼻孔のいずれであるかを含めてCMAR／MARまたは規定の用紙に記入する。バーコードシステムを使用している場合は、与薬はバーコードを読み取ると同時に自動的に記録される。PRN薬剤（頓用薬）については、投与理由を記録する必要がある。すぐに記録することで、薬剤を重複して投与する事故を避けることができる。必要に応じて、投与前後のアセスメント、分泌物の性質、治療に対する患者の反応を記録する。与薬を拒絶された場合、投与していない場合は、与薬記録の所定の欄に記入し、担当医に報告する。これにより薬剤が投与されなかった理由が明らかになり、担当医は患者の状態を知ることができる。

予期しない状況と対処方法

- 患者が点鼻薬の投与直後にくしゃみをした場合：実際に吸収された薬剤の量が不明なので、再投与は実施しない。

注意事項

- 投与された薬剤に対する反応を評価し、有害作用を早期に検出するため、アセスメントを継続的に行うことが、看護ケアにおいて重要である。有害作用の疑いがあれば、以降の薬剤の投与を中止し、患者の担当医に報告する。それ以上の介入は、反応の種類と患者のアセスメントに基づいて行う。

スキルバリエーション　スプレー式点鼻薬の投与

1. 医療施設の規定に従い、投薬指示を診療録の原本と照合する。不一致があれば確認する。患者記録でアレルギーを確認する。投与する薬剤の作用、特別な看護上の注意点、用量の安全域、投与目的、有害作用を知っておく。その患者への投与が適切であるかを考える。
2. 手指衛生を実施する。
3. 与薬カートを患者の部屋の前まで運ぶ。または、薬剤準備専用の場所で投薬準備を行う。
4. 与薬カートまたは引き出しを開錠する。必要に応じて、コンピューターに暗証番号を入力し、職員証をスキャンする。
5. CMAR／MARを読み、その患者専用の薬剤引き出しまたはストック薬から、適切な薬剤を選び出す。
6. 薬剤名ラベルをCMAR／MARと照合する。使用期限を確認する。必要に応じて包装のバーコードを読み取る。
7. 1人の患者に投与する薬剤がすべて準備できたら、患者の所に運ぶ前に、薬剤ラベルをCMAR／MARで再確認する。3回目の確認をベッドサイドで、患者の本人確認後、与薬前に行うことを規定する医療施設もある。
8. 与薬カートを離れる前に、カートを施錠する。
9. 薬剤と器具を患者のベッドサイドに注意深く運ぶ。常に薬剤から目を離さないようにする。

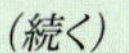
（続く）

スキル・5-20 点鼻 (続き)

スキルバリエーション スプレー式点鼻薬の投与 (続き)

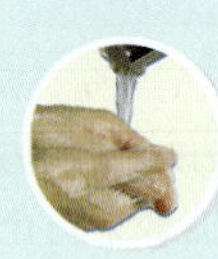

10. 手指衛生を実施し、指示がある場合はPPEを装着する。
11. 患者の本人確認を行う。本人確認は2種類の方法で行う。
12. 部屋のドアまたはベッド周囲のカーテンを閉める。
13. 与薬前に、必要なアセスメントを完了する。患者のアレルギーをリストバンドで確認するか、患者にアレルギーについて尋ねる。患者に投薬の目的と作用を説明する。
14. 必要に応じて、患者識別バンドのバーコードを読み取る。
15. グローブを装着する。患者を介助し、頭を後屈させた座位にする。
16. 患者に、点鼻薬をスプレーされている間は鼻から静かに息を吸い込むよう指示する。
17. 患者に片方の鼻孔を閉じてもらう。スプレー式点鼻薬投与の指示が片方の鼻孔のみに出ている場合は投薬指示の出ていない鼻孔を閉じてもらう。
18. 必要に応じて薬剤の容器を振り、点鼻薬をよく混和する。
19. 点鼻薬の容器のノズルを鼻孔の開口部のすぐ内側に挿入する。
20. 患者がゆっくりと鼻から息を吸い込む間に容器を押し、鼻孔の中に薬剤をスプレーする。
21. 薬剤容器を押したまま鼻孔から抜く。容器を押さえるのを止め、元に戻す。容器内の薬剤の汚染を防ぐため、容器を患者の鼻から抜き取るまで容器を元の状態に戻してはならない。
22. 指示があれば、もう一方の鼻孔にもスプレーする。
23. 患者に頭の後屈を1-2分間続けるように指示する。
24. グローブを外す。患者を安楽な姿勢へと介助する。

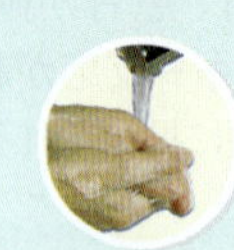

25. 使用した場合は他のPPEを外す。手指衛生を実施する。
26. 薬剤の投与が終了したら、直ちに与薬記録を記入する。一方の鼻孔のみに投与した場合は、投与部位を記録する。
27. 投与した薬剤に対応する適切な時期に、患者の薬剤への反応を評価する。

スキル・5-21 膣坐剤の挿入

膣内には、内筒が付属した筒状のアプリケーターを用いてクリーム、発泡錠、錠剤が挿入される。体温で融ける坐剤も、膣内に挿入することにより投与される(本スキル末尾のスキルバリエーション参照)。坐剤は冷所で保管する。投与後は、薬剤を膣内に保持するために臥床する時間が取れるように、投与する時間を考慮する。

必要物品

- 薬剤、アプリケーター(必要に応じて)
- 水溶性潤滑剤
- 生理用ナプキン
- ウォッシュクロス、洗浄剤、温湯
- グローブ
- その他のPPE(指示に従って)
- 電子薬剤投与記録(CMAR)または薬剤投与記録(MAR)

アセスメント

外性器と膣に発赤、紅斑、浮腫、分泌物、圧痛がないかを調べる。患者のアレルギーのアセスメントを行う。患者の氏名、用量、投与経路、投与時刻が合っているかを確認する。薬剤および処置についての患者の知識をアセスメントする。患者の知識が不足している場合は、処置についての教育を始めるよい機会となる。患者が処置にどの程度協力できるかを判断する。

看護診断

患者の現在の状態に基づき、看護診断を行うための関連因子を決定する。妥当な看護診断として、以下のような例がある。

- 知識不足
- 皮膚統合性障害リスク状態
- 不安
- アレルギー反応リスク状態
- 急性疼痛

成果確認と看護計画立案

望ましい成果は、薬剤が確実に腟内に投与されることである。それ以外にも、患者が腟内投与の根拠を理解する、患者にアレルギー反応が起こらない、患者の皮膚に損傷が生じない、患者に疼痛が全くないかまたは最小限に抑えられる、患者の不安が最小限に抑えられる、などが妥当な成果となりうる。

看護技術の実際

手順	根拠
1. 必要物品を準備する。医療施設の規定に従い、投薬指示を診療録の原本と照合する。不一致があれば確認する。患者記録でアレルギーを確認する。	照合により、投薬指示の文書化の過程で生じた誤りが見つかることがある。各医療施設にとって、担当医の指示は投薬指示の法的な記録になる。
2. 投与する薬剤の作用、特別な看護上の注意点、用量の安全域、投与目的、有害作用を知っておく。その患者への投与が適切であるかを考える。	この知識があると、患者の疾患に対する薬剤の治療効果を評価するときの助けとなり、薬剤について患者指導を行うときにも利用できる。
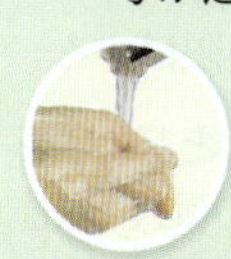 3. 手指衛生を実施する。	手指衛生により、微生物の拡散が防止される。
4. 与薬カートを患者の部屋の前まで運ぶ。または、薬剤準備専用の場所で投薬準備を行う。	系統的な作業は、薬剤の誤投与の防止になり、時間の節約にもなる。
5. 与薬カートまたは引き出しを開錠する。必要に応じて、コンピューターに暗証番号を入力し、職員証をスキャンする。	与薬カートや引き出しの施錠により各患者の薬剤を安全に保管する。使用時以外の与薬カートの施錠は、医療機能評価機構による必要事項である。許可された職員だけが暗証番号の入力とIDカードのスキャンにより、コンピューターシステムの利用と記録の記入を行うことができる。
6. **薬剤は、1回に患者1人分ずつ準備する。**	これにより、薬剤の誤投与を防止する。
7. CMAR／MARを読み、その患者専用の薬剤引き出しまたはストック薬から、適切な薬剤を選び出す。	これがラベル確認の1回目である。
8. 薬剤名ラベルをCMAR／MARと照合する。使用期限を確認し、必要に応じて用量計算を行う。必要に応じて包装のバーコードを読み取る。	これがラベル確認の2回目である。必要に応じて用量計算は他の看護師にも確認し、安全性を高める。
9. **1人の患者に投与する薬剤がすべて準備できたら、患者の所に運ぶ前に、薬剤ラベルをCMAR／MARで再確認する。**	これが、正確を期し、誤投与を防ぐラベル確認の3回目である。3回目の確認をベッドサイドで、患者の本人確認後、与薬前に行うことを規定する医療施設もある。
10. 与薬カートを離れる前に、カートを施錠する。	与薬カートや引き出しの施錠により、各患者の薬剤を安全に保管する。使用時以外の与薬カートの施錠は、医療機能評価機構による必要事項である。
11. 薬剤を患者のベッドサイドに注意深く運ぶ。常に薬剤から目を離さないようにする。	目を離さず注意深く取り扱うことで、薬剤が偶然または故意に乱されるのを防ぐ。
12. **必ず、正しい時刻に患者に薬剤が投与されるようにする。患者に排泄を済ませておくように伝える。**	医療施設の規定を確認する。決められた時刻の前後30分間を投与時間として認めている場合もある。
13. 手指衛生を実施し、指示がある場合はPPEを装着する。	手指衛生とPPEにより、微生物の拡散が防止される。PPEの必要性は感染経路別予防策に基づいて決まる。

(続く)

スキル・5-21　膣坐剤の挿入　(続き)

手順 / **根拠**

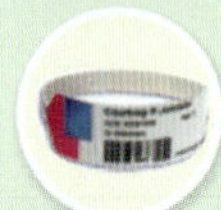

14. 患者の本人確認を行う。通常、患者は2種類の方法で確認する。情報をCMAR／MARと照合する。
    本人確認を行うことで確実に適正な患者に薬剤が投与され、誤投与の防止に役立つ。
   a. 患者の氏名と識別番号を患者識別バンドで確認する。
      これが最も信頼できる方法である。患者識別バンドが行方不明や不正確である場合は、取り換える。
   b. 医療施設の規定に基づき、患者に氏名と生年月日を尋ねる。
      これには患者からの応答が必要であるが、疾患や環境の変化により、患者は混乱することがある。
   c. 患者が自分で氏名などを言えない場合は、2つ目の確認手段として、患者を知っている医療スタッフに確認する。
      これは、患者の本人確認のダブルチェックを行うもう一つの方法である。ドアやベッドに表示された氏名は不正確な場合もあるので、患者の本人確認には利用しない。
15. 与薬の前に、必要なアセスメントを完了する。患者のアレルギーをリストバンドで確認するか、患者にアレルギーについて尋ねる。患者に各薬剤の投与目的と作用を説明する。
    与薬前にアセスメントを行うことは必要条件である。
16. 必要に応じて、患者識別バンドのバーコードを読み取る。
    バーコードでの再確認により、薬剤が正しい患者に投与されることがさらに確実になる。
17. グローブを装着する。
    グローブは汚染物質や体液との接触から看護師を保護する。
18. 患者に、薬剤の挿入前に排泄を済ませたか、確認する。
    膀胱を空にすることで、投与中の圧力と不快感を最小限にする。
19. 患者に膝を曲げた仰臥位になってもらう。ドレープを用いてプライバシーを守る。膣口がよく見えるように適切な照明を準備する。
    この体位で行うと膣内に挿入しやすく、薬剤も膣内にとどまりやすくなる。ドレープを掛けることで患者の露出を減らし、保温とプライバシーの保護に役立つ。適切な照明により挿入が容易になる。
20. 陰唇を指で広げ、膣口をウォッシュクロスと温湯で洗浄する。一拭きごとにウォッシュクロスの別の面を使用する。膣口の上から下の仙骨方向に(前から後ろに)清拭する(図1)。
    この手技で肛門周囲の汚染物による膣口の汚染を除去する。
21. グローブを外し、新しいグローブを装着する。
    微生物の拡散を防止する。
22. 膣用アプリケーターに処方された量のクリームを詰める(図2)。(膣**坐剤**の挿入については、本スキル末尾のスキルバリエーションを参照する。)
    これにより、正しい用量の薬剤が投与される。

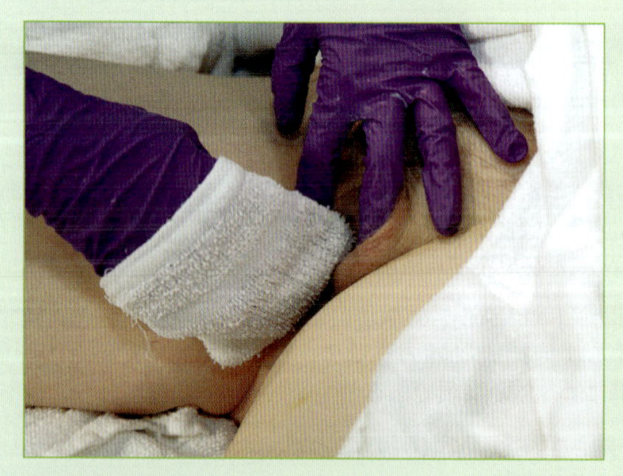

図1　陰部ケアの実施。

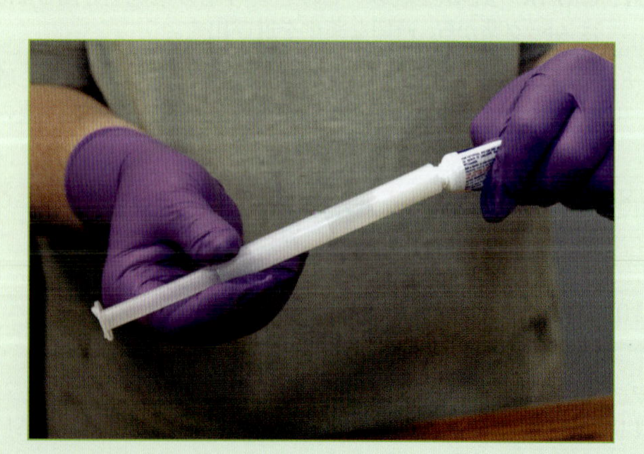

図2　膣用アプリケーターにクリームを詰める。

23. 必要に応じて、アプリケーターに潤滑剤をつける。
    通常は、潤滑剤は不要であるが、アプリケーター挿入時の摩擦を減らすために使用してもよい。

手順	根拠
24. 陰唇を利き手でない方の手で広げ、利き手でアプリケーターを下後方に向かって回しながらゆっくりと挿入する。	このような手技により、膣の形態が正常であれば奥まで挿入できる。
25. アプリケーターが適正な位置に挿入されたら(図3)、アプリケーター内筒の操作に必要であれば陰唇から手を離してよい。内筒を最後まで押し込み、そのままゆっくりとアプリケーターを抜き取る。	内筒を押すと、クリームが膣内にゆっくりと広がる。

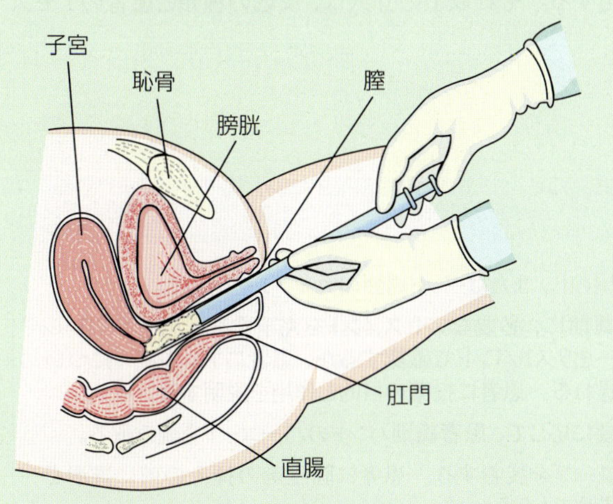

図3　膣内に挿入したアプリケーターの位置。

手順	根拠
26. **患者に、膣クリーム挿入後5-10分間、仰臥位のままでいるように指示する。**患者に分泌物の吸収用として生理用ナプキンを使用するように伝える。	この時間を取ることにより、薬剤が膣内で吸収される。薬剤の温度が上がるにつれ、薬剤の一部は膣口から漏れ出す可能性がある。
27. アプリケーターを適切な廃棄物容器に廃棄する。ディスポーザブルではないアプリケーターは製造業者の説明書に従って洗浄する。	廃棄により微生物の伝播が防止される。洗浄により、アプリケーターの再使用に備える。
28. グローブと、使用したPPEを外す。手指衛生を実施する。	適正な方法でPPEを外すことで、感染の伝播や他の物品への汚染のリスクが減少する。手指衛生は微生物の拡散を防止する。
29. 薬剤の投与が終了したら、直ちに与薬記録に記入する。下記の記録の項を参照する。	遅滞なく記録することは、患者の安全確保に役立つ。
30. 投与した薬剤に対応する適切な時期に、患者の薬剤への反応を評価する。	患者に対する薬剤の治療効果や有害作用を評価する必要がある。

評価

望ましい成果は、患者が薬剤を経膣投与される、患者が薬剤の投与の根拠を理解する、患者にアレルギー反応が起こらない、患者の皮膚に損傷が生じない、患者に不快感がないか最小限にとどまる、患者に不安がないか最小限に抑えられる、などの場合に達成される。

記録

ガイドライン

与薬の記録は投与直後に、日付、時刻、用量、投与経路を含めてCMAR／MARまたは規定の用紙に記入する。バーコードシステムを使用している場合は、与薬はバーコードを読み取ると同時に自動的に記録される。PRN薬剤(頓用薬)については、投与理由を記録する必要がある。必要に応じて、アセスメント、分泌物の性質、治療に対する患者の反応を記録する。すぐに記録することで、薬剤を重複して投与する事故を避けることができる。与薬を拒絶された場合、投与していない場合は、与薬記録の所定の欄に記入し、担当医に報告する。これにより薬剤が投与されなかった理由が明らかになり、担当医は患者の状態を知ることができる。

(続く)

スキル・5-21 膣坐剤の挿入 (続き)

記録例

12/7/23　23:00　医師の指示通りモニスタット膣坐剤を挿入。膣に少量のカッテージチーズ状の白色帯下あり。陰部の皮膚の紅斑は持続。患者は「前ほど痒くない。」と述べる。
—— *K. サンダース、看護師*

注意事項

- 投与された薬剤に対する反応を評価し、有害作用を早期に検出するため、アセスメントを継続的に行うことが、看護ケアにおいて重要である。副作用の疑いがあれば、以降の薬剤の投与を中止し、患者の担当医に報告する。それ以上の介入は、反応の種類と患者のアセスメントに基づいて行う。

スキルバリエーション 膣坐剤の挿入

1. 医療施設の規定に従い、投薬指示を診療録の原本と照合する。不一致があれば確認する。患者記録でアレルギーを確認する。投与する薬剤の作用、特別な看護上の注意点、用量の安全域、投与目的、有害作用を知っておく。その患者への投与が適切であるかを考える。

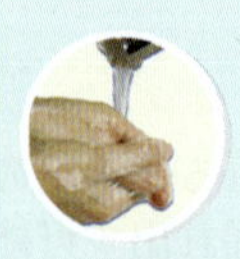

2. 手指衛生を実施する。
3. 与薬カートを患者の部屋の前まで運ぶ。または、薬剤準備専用の場所で投薬準備を行う。
4. 与薬カートまたは引き出しを開錠する。必要に応じて、コンピューターに暗証番号を入力し、職員証をスキャンする。
5. CMAR／MARを読み、その患者専用の薬剤引き出しまたはストック薬から、適切な薬剤を選び出す。
6. 薬剤名ラベルをCMAR／MARと照合する。使用期限を確認する。必要に応じて包装のバーコードを読み取る。
7. 1人の患者に投与する薬剤がすべて準備できたら、患者の所に運ぶ前に、薬剤ラベルをCMAR／MARで再確認する。3回目の確認をベッドサイドで、患者の本人確認後、与薬前に行うことを規定する医療施設もある。
8. 与薬カートを離れる前に、カートを施錠する。
9. 薬剤と器具を患者のベッドサイドに注意深く運ぶ。常に薬剤から目を離さないようにする。

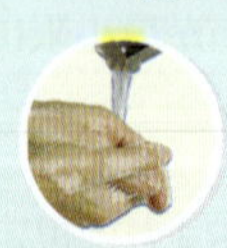

10. 手指衛生を実施し、指示がある場合はPPEを装着する。

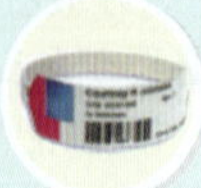

11. 患者の本人確認を行う。本人確認は2種類の方法で行う。
12. 部屋のドアまたはベッド周囲のカーテンを閉める。
13. 与薬前に、必要なアセスメントを完了する。患者のアレルギーをリストバンドで確認するか、患者にアレルギーについて尋ねる。患者に投薬の目的と作用を説明する。
14. 必要に応じて、患者識別バンドのバーコードを読み取る。
15. グローブを装着する。患者に膣坐剤の挿入の前に排泄を済ませてもらう。
16. 患者に、膝を曲げた状態の仰臥位になってもらう。ドレープを掛けてプライバシーを守る。膣口がよく見えるように適切な照明を準備する。
17. 陰唇を指で広げ、膣口をウォッシュクロスと温湯で洗浄する。一拭きごとにウォッシュクロスの別の面を使用する。膣口の上から下の仙骨方向に(前から後ろに)清拭する。
18. グローブを外し、新しいグローブを装着する。
19. 坐剤を包装から取り出し、丸いほうの先端に水溶性の潤滑剤をつける(図A)。グローブを装着した利き手の示指に潤滑剤をつける。

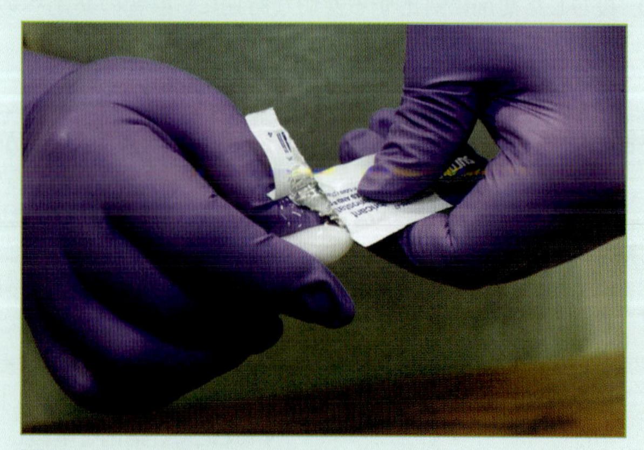

図A　坐剤に潤滑剤をつける。

スキルバリエーション 膣坐剤の投与 (続き)

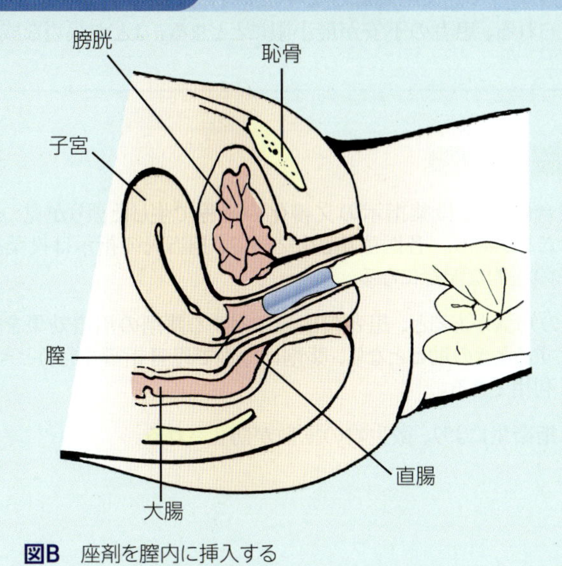

図B 座剤を膣内に挿入する

20. 利き手でない方の手で陰唇を広げる。
21. 坐剤の丸い方の端を膣の後壁に沿って挿入する(図B)。指の付け根まで挿入する。
22. グローブを外す。患者を安楽な姿勢へと介助する。
23. **患者に、膣坐剤挿入後5-10分間、仰臥位のままでいるように伝える。**
24. 患者に分泌物の吸収用として生理用ナプキンを使用するように伝える。

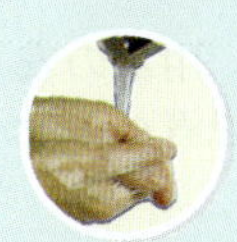

25. 使用したPPEを外す。手指衛生を実施する。
26. 薬剤の投与が終了したら、直ちに与薬記録にCMAR／MARに記入する。
27. 投与した薬剤に対応する適切な時期に、患者の薬剤への反応を評価する。
28. 膣坐剤の挿入後、患者のアセスメントを行っているときに、膣坐剤が膣中ではなく、陰唇の間にあるのに気付いた場合：グローブを装着し、坐剤を再挿入する。十分奥まで挿入するよう注意する。

スキル・5-22 肛門坐剤の挿入

肛門坐剤は、緩下剤として排便を促し、便を軟らかくするために使用されるなど、主として局所効果を目的に投与される。全身作用を持つ肛門坐剤もある。肛門坐剤は内肛門括約筋より奥の直腸粘膜上に挿入する。

必要物品

- 坐剤
- 水溶性潤滑剤
- 清潔なグローブ
- 電子薬剤投与記録(CMAR)または薬剤投与記録(MAR)
- その他のPPE(指示に従って)

アセスメント

肛門の周囲に皮膚統合性の変化がないか、アセスメントを行う。肛門坐剤は直腸や前立腺の手術を最近受けた患者には投与すべきではない。最近の検査値、特に白血球数と血小板数を調べる。血小板減少症や好中球減少症を有する患者には肛門坐剤を挿入してはならない。また、肛門坐剤は不整脈のリスクのある患者には投与すべきではない。投与する薬剤に影響を受ける身体組織のアセスメントを行う。患者のアレルギーのアセスメントを行う。患者の氏名、用量、投与経路、投与時刻が合っているかを確認する。薬剤および処置についての患者の知識をアセスメントする。患者の知識が不足している場合は、処置についての教育を始めるよい機会となる。患者が処置にどの程度協力できるかを判断する。

看護診断

患者の現在の状態に基づき、看護診断を行うための関連因子を決定する。妥当な看護診断として、以下のような例がある。

- 知識不足
- 身体損傷リスク状態
- 不安
- 便秘

スキル・5-22　肛門坐剤の挿入　（続き）

成果確認と看護計画立案

望ましい成果は、薬剤が確実に直腸の中に投与されることである。それ以外にも、患者が直腸内投与の根拠を理解する、患者にアレルギー反応が起きない、患者の皮膚に損傷が生じない、患者に疼痛がないか最小限に抑えられる、患者の不安が最小限にとどまる、などが妥当な成果となりうる。

看護技術の実際

手順	根拠
1. 必要物品を準備する。医療施設の規定に従い、投薬指示を診療録の原本と照合する。不一致があれば確認する。患者記録でアレルギーを確認する。	照合により、投薬指示の文書化の過程で生じた誤りが見つかることがある。各医療施設にとって、担当医の指示は投薬指示の法的な記録になる。
2. 投与する薬剤の作用、特別な看護上の注意点、用量の安全域、投与目的、有害作用を知っておく。その患者への投与が適切であるかを考える。	この知識があると、患者の疾患に対する薬剤の治療効果を評価するときの助けとなり、薬剤について患者指導を行うときにも利用できる。
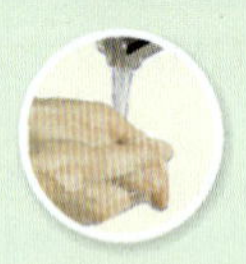 3. 手指衛生を実施する。	手指衛生により、微生物の拡散が防止される。
4. 与薬カートを患者の部屋の前まで運ぶ。または、薬剤準備専用の場所で投薬準備を行う。	系統的な作業は、薬剤の誤投与の防止になり、時間の節約にもなる。
5. 与薬カートまたは引き出しを開錠する。必要に応じて、コンピューターに暗証番号を入力し、職員証をスキャンする。	与薬カートや引き出しの施錠により各患者の薬剤を安全に保管する。使用時以外の与薬カートの施錠は、医療機能評価機構による必要事項である。許可された職員だけが暗証番号の入力とIDカードのスキャンによって、コンピューターシステムの利用と記録の記入を行うことができる。
6. **薬剤は、1回に患者1人分ずつ準備する。**	これにより、薬剤の誤投与を防止する。
7. CMAR／MARを読み、その患者専用の薬剤引き出しまたはストック薬から、適切な薬剤を選び出す。	これがラベル確認の1回目である。
8. 薬剤名ラベルをCMAR／MARと照合する。使用期限を確認し、必要に応じて用量計算を行う。必要に応じて包装のバーコードを読み取る。	これがラベル確認の2回目である。必要に応じて用量計算は他の看護師にも確認し、安全性を高める。
9. **1人の患者に投与する薬剤がすべて準備できたら、患者の所に運ぶ前に、薬剤ラベルをCMAR／MARで再確認する。**	これが、正確を期し、誤投与を防ぐラベル確認の3回目である。3回目の確認をベッドサイドで、患者の本人確認後、薬剤投与前に行うことを規定する医療施設もある。
10. 与薬カートを離れる前に、カートを施錠する。	与薬カートや引き出しの施錠により、各患者の薬剤を安全に保管する。使用時以外の与薬カートの施錠は、医療機能評価機構による必要事項である。
11. 薬剤を患者のベッドサイドに注意深く運ぶ。常に薬剤から目を離さないようにする。	目を離さず注意深く取り扱うことで、薬剤が偶然または故意に乱されるのを防ぐ。
12. **必ず、正しい時刻に患者に薬剤が投与されるようにする。**	医療施設の規定を確認する。定刻の前後30分間を投与時間として認めている場合もある。
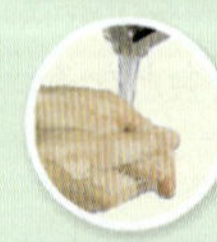 13. 手指衛生を実施し、指示がある場合はPPEを装着する。	手指衛生とPPEにより、微生物の拡散が防止される。PPEの必要性は感染経路別予防策に基づいて決まる。
14. 患者の本人確認を行う。通常、患者は2種類の方法で確認する。情報をCMAR／MARと照合する。	本人確認を行うことで確実に適正な患者に薬剤が投与され、誤投与の防止に役立つ。
a. 患者の氏名と識別番号を患者識別バンドで確認する。	これが最も信頼できる方法である。患者識別バンドが行方不明や不正確である場合は、取り換える。

手順	根拠
b. 医療施設の規定に基づき、患者に氏名と生年月日を尋ねる。	これには患者からの応答が必要であるが、疾患や環境の変化により、患者は混乱することがある。
c. 患者が自分で氏名などを言えない場合は、2つ目の確認手段として、患者を知っている医療スタッフに確認する。	これは、患者の本人確認のダブルチェックを行うもう一つの方法である。ドアやベッドに表示された氏名は不正確な場合もあるので、患者の本人確認には利用しない。
15. 与薬前に、必要なアセスメントを完了する。患者のアレルギーをリストバンドで確認するか、患者にアレルギーについて尋ねる。患者に各薬剤の投与目的と作用を説明する。	薬剤投与前にアセスメントを行うことは必要条件である。
16. 必要に応じて、患者識別バンドのバーコードを読み取る。	バーコードでの再確認により、薬剤が正しい患者に投与されることがさらに確実になる。
17. グローブを装着する。	グローブは汚染物質、粘膜、体液との接触から看護師を保護する。
18. 患者を介助し、左側を下にしたシムス位にする。殿部のみを露出し、ドレープを掛ける。	この体位で行うと肛門領域に到達しやすい。左を下にすると肛門坐剤の排出が抑えられる。ドレープの適切な使用でプライバシーを守る。
19. 肛門坐剤を包装から取り出す。潤滑剤を丸い方の先端につける(図1)。利き手の指にも潤滑剤をつける。	潤滑剤により、挿入時の摩擦を抑え、患者の安楽が増す。
20. 利き手でない方の手で殿部を広げ、肛門坐剤を挿入する間はゆっくりと深く口呼吸するよう患者に指示する。	ゆっくりとした深い呼吸により、肛門括約筋の弛緩を助け、不快感を減少させる。
21. 示指を用い、肛門坐剤を丸い方から直腸壁に沿わせて挿入する。7.5-10㎝の深さまで挿入する(図2)。	肛門坐剤が吸収されるためには直腸粘膜と接触しなければならない。

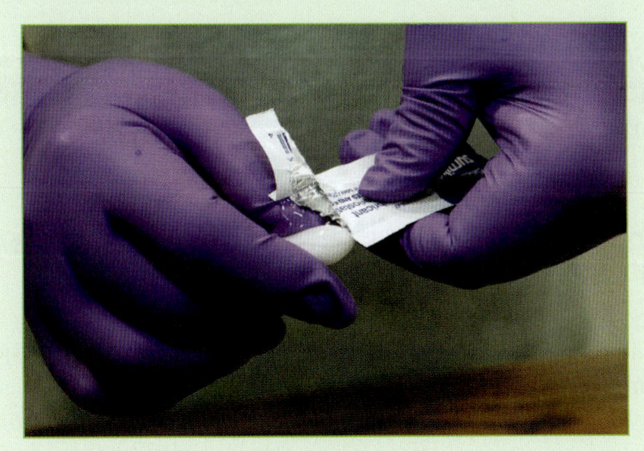

図1　肛門坐剤の丸い方の先端に潤滑剤をつける。

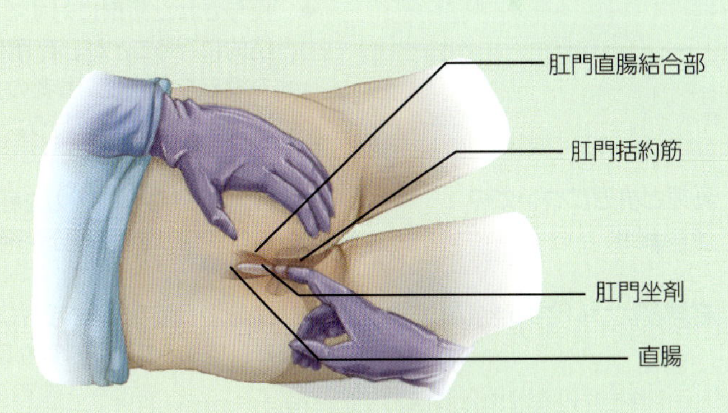

図2　肛門坐剤を丸い先端を先にして直腸壁に沿うように挿入する。

手順	根拠
22. 肛門の周囲に便や潤滑剤がついていれば、トイレットペーパーで拭き取る。患者には5分間以上、または各薬剤に応じた適切な時間、肛門坐剤が体内に保持されるように側臥位のままでいてもらう。	皮膚への刺激を防止する。肛門坐剤が誤って排出されてしまうのを防ぎ、薬剤の吸収を確実にする。

(続く)

スキル・5-22　肛門坐剤の挿入　（続き）

手順	根拠
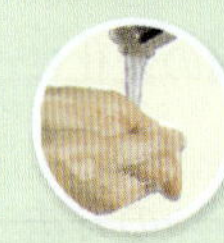 23. グローブと、使用した場合は他のPPEを外す。手指衛生を実施する。	適正な方法でPPEを外すことで、感染の伝播や他の物品への汚染のリスクが減少する。手指衛生は微生物の拡散を防止する。
24. 薬剤の投与が終了したら、直ちに与薬記録に記入する。下記の記録の項を参照する。	遅滞なく記録することは、患者の安全確保に役立つ。
25. 投与した薬剤に対応する適切な時期に、患者の薬剤への反応を評価する。	患者に対する薬剤の治療効果や有害作用を評価する必要がある。

評価

望ましい成果は、患者が薬剤を確実に直腸に投与される、患者が直腸内投与の根拠を理解する、患者に有害作用が起こらない、患者の皮膚に損傷が生じない、患者の不安が最小限に抑えられる、などの場合に達成される。

記録

ガイドライン

与薬の記録は投与直後に、日付、時刻、用量、投与経路を含めてCMAR／MARまたは規定の用紙に記入する。バーコードシステムを使用している場合は、与薬はバーコードを読み取ると同時に自動的に記録される。PRN薬剤（頓用薬）については、投与理由を記録する必要がある。すぐに記録することで、薬剤を重複して投与する事故を避けることができる。必要に応じて、アセスメントの結果と治療に対する患者の反応を記録する。与薬を拒絶された場合、投与していない場合は、与薬記録の所定の欄に記入し、担当医に報告する。これにより薬剤が投与されなかった理由が明らかになり、担当医は患者の状態を知ることができる。

予期しない状況と対処方法

- 薬剤が吸収される前に患者が肛門坐剤を排出してしまった場合：グローブを装着し、潤滑剤をつけ直す。内肛門括約筋より奥に再挿入する。肛門坐剤が温まって軟らかくなりすぎていた場合は、肛門坐剤を廃棄し、担当医に報告する。追加投与が指示される可能性がある。

注意事項

一般的注意事項

- 肛門坐剤が緩下剤として投与される場合は、35-45分間または患者が便意を感じるまで直腸内に留めておく必要がある。
- 投与された薬剤に対する反応を評価し、有害作用を早期に検出するため、アセスメントを継続的に行うことが、看護ケアにおいて重要である。有害作用の疑いがあれば、以降の薬剤の投与を中止し、患者の担当医に報告する。それ以上の介入は、反応の種類と患者のアセスメントに基づいて行う。

乳児と小児についての注意事項

- 肛門括約筋への圧力を軽減するため、殿部を閉じた状態で押さえておくことが必要な場合がある。通常、5-10分が経過すると便意はおさまる。

高齢者についての注意事項

- 高齢者は筋緊張が低下し、肛門括約筋の制御能力も低下しているため、肛門坐剤を直腸内に保持することが困難な場合がある。

スキル・5-23　定量噴霧式吸入器（MDI）による吸入

呼吸器疾患に対する薬剤は、呼吸器系経由で投与されるものが多い。**定量噴霧式吸入器（MDI）**は手持ち式吸入器で、キャニスターを押すたびに一定量の薬剤がエアロゾル（霧状）のスプレーとして噴霧される。吸入された薬剤は速やかに肺組織から吸収され、局所作用や全身作用をもたらす。

必要物品

- 聴診器
- MDIの吸入薬
- スペーサーまたはリザーバー（オプションだが、多くのMDIに推奨される）
- 電子薬剤投与記録（CMAR）または薬剤投与記録（MAR）
- PPE（指示に従って）

アセスメント

吸入前の基準となる肺音を確認し、薬剤の有効性を判定するため吸入前後に肺音のアセスメントを行う。吸入前には、笛音や喘鳴などの肺音が聞かれる場合が多い。指示があれば、吸入前に酸素飽和度を測定する。一般に、酸素飽和度は吸入後に上昇する。患者の氏名、用量、投与経路、投与時刻が正しいことを確認する。患者がMDIを扱えるかどうかを判断する。患者が小児や高齢者の場合、うまく吸入できない可能性もある。薬剤の目的と作用についての患者の知識と理解の程度をアセスメントする。

看護診断

患者の現在の状態に基づき、看護診断を行うための関連因子を決定する。妥当な看護診断として、以下のような例がある。

- 非効果的気道浄化
- ガス交換障害
- 活動耐性低下リスク状態
- 非効果的呼吸パターン
- 知識不足

成果確認と看護計画立案

MDIの使用において望ましい成果は、患者が吸入薬を投与されることである。それ以外にも、患者の肺の拡張と呼吸音が改善する、呼吸状態を示す数値が良好である、患者が薬剤の目的と作用を理解したことを言葉で表現する、患者がMDIを正しく使用できる、などが妥当な成果となる。

看護技術の実際

手順	根拠
1. 必要物品を準備する。医療施設の規定に従い、投薬指示を診療録の原本と照合する。不一致があれば確認する。患者記録でアレルギーを確認する。	照合により、投薬指示の文書化の過程で生じた誤りが見つかることがある。各医療施設にとって、担当医の指示は投薬指示の法的な記録になる。
2. 投与する薬剤の作用、特別な看護上の注意点、用量の安全域、投与目的、有害作用を知っておく。その患者への投与が適切であるかを考える。	この知識があると、患者の疾患に対する薬剤の治療効果を評価するときの助けとなり、薬剤について患者指導を行うときにも利用できる。
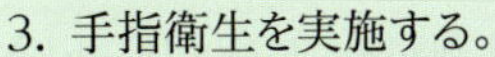 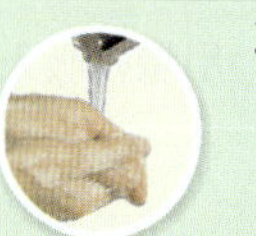 3. 手指衛生を実施する。	手指衛生により、微生物の拡散が防止される。
4. 与薬カートを患者の部屋の前まで運ぶ。または、薬剤準備専用の場所で投薬準備を行う。	系統的な作業は、薬剤の誤投与の防止になり、時間の節約にもなる。
5. 与薬カートまたは引き出しを開錠する。必要に応じて、コンピューターに暗証番号を入力し、職員証をスキャンする。	与薬カートや引き出しの施錠により各患者の薬剤を安全に保管する。使用時以外の与薬カートの施錠は、医療機能評価機構による必要事項である。許可された職員だけが暗証番号の入力とIDカードのスキャンによって、コンピューターシステムの利用と記録の記入を行うことができる。
6. **薬剤は、1回に患者1人分ずつ準備する。**	これにより、薬剤の誤投与を防止する。
7. CMAR／MARを読み、その患者専用の薬剤引き出しまたはストック薬から、適切な薬剤を選び出す。	これがラベル確認の1回目である。
8. 薬剤名ラベルをCMAR／MARと照合する。使用期限を確認し、必要に応じて用量計算を行う。必要に応じて包装のバーコードを読み取る。	これがラベル確認の2回目である。必要に応じて用量計算は他の看護師にも確認し、安全性を高める。

（続く）

スキル・5-23　定量噴霧式吸入器（MDI）による吸入　（続き）

手順	根拠
9. **1人の患者に投与する薬剤がすべて準備できたら、患者の所に運ぶ前に、薬剤ラベルをCMAR／MARで再確認する。**	これが、正確を期し、誤投与を防ぐラベル確認の3回目である。3回目の確認をベッドサイドで、患者の本人確認後、薬剤投与前に行うことを規定する医療施設もある。
10. 与薬カートを離れる前に、カートを施錠する。	与薬カートや引き出しの施錠により、各患者の薬剤を安全に保管する。使用時以外の与薬カートの施錠は、医療機能評価機構による必要事項である。
11. 薬剤を患者のベッドサイドに注意深く運ぶ。常に薬剤から目を離さないようにする。	目を離さず注意深く取り扱うことで、薬剤が偶然または故意に乱されるのを防ぐ。
12. **必ず、正しい時刻に患者に薬剤が投与されるようにする。**	医療施設の規定を確認する。定刻の前後30分間を投与時間として認めている場合もある。
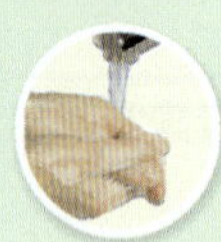 13. 手指衛生を実施し、指示がある場合はPPEを装着する。	手指衛生とPPEにより、微生物の拡散が防止される。PPEの必要性は感染経路別予防策に基づいて決まる。
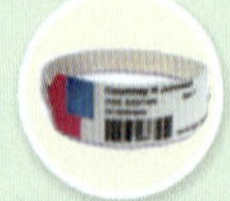 14. 患者の本人確認を行う。通常、患者は2種類の方法で確認する。情報をCMAR／MARと照合する。	本人確認を行うことで確実に正しい患者に薬剤が投与され、誤投与の防止に役立つ。
a. 患者の氏名と識別番号を患者識別バンドで確認する。	これが最も信頼できる方法である。患者識別バンドが行方不明や不正確である場合は、取り換える。
b. 医療施設の規定に基づき、患者に氏名と生年月日を尋ねる。	これには患者からの応答が必要であるが、疾患や環境の変化により、患者は混乱することがある。
c. 患者が自分で氏名などを言えない場合は、2つ目の確認手段として、患者を知っている医療スタッフに確認する。	これは、患者の本人確認のダブルチェックを行うもう一つの方法である。ドアやベッドに表示された氏名は不正確な場合もあるので、患者の本人確認には利用しない。
15. 与薬前に、必要なアセスメントを完了する。患者のアレルギーをリストバンドで確認するか、患者にアレルギーについて尋ねる。患者に各薬剤の投与目的と作用を説明する。	与薬前にアセスメントを行うことは必要条件である。説明により不安を軽減し、協力を促す。
16. 必要に応じて、患者識別バンドのバーコードを読み取る。	バーコードでの再確認により、薬剤が正しい患者に投与されることがさらに確実になる。
17. MDIとスペーサーからマウスピースのカバーを外す。MDIとスペーサーを接続する。（スペーサーなしでMDIを使用する場合については、本スキル付随のスキルバリエーションを参照する。）	スペーサーを使用すると薬剤がそこに留まり、正しい用量の吸入が行われやすいため、使用する方が良い。
18. スペーサー付吸入器をよく振る。	使用していないときは、薬剤とスプレー用ガスは分離している。よく振り、確実に正しい用量の薬剤が吸入されるようにする。
19. 患者にスペーサーのマウスピースを口に入れ、歯と唇でしっかりくわえてもらう（図1）。患者にスペーサーを通して普通に呼吸させる。	薬剤がマウスピースの周りから漏れないようにする。
20. 患者は、MDIを押し込み、1パフ（噴霧）分の薬剤をスペーサー中に放出し、口からゆっくりと深く息を吸い込む。	スペーサーは短時間なら薬剤を浮遊状態で保持するため、患者は空気中に噴霧された場合よりも多くの薬剤を吸入できる。ゆっくりと深く呼吸すると、薬剤が気道の奥まで入る。
21. **患者に5-10秒間またはできるだけ長く息を止め、その後閉じた唇の隙間からゆっくりと息を吐くように指示する。**	これにより、薬剤が十分に広がり、吸収時間が長くなる。

手 順　　**根 拠**

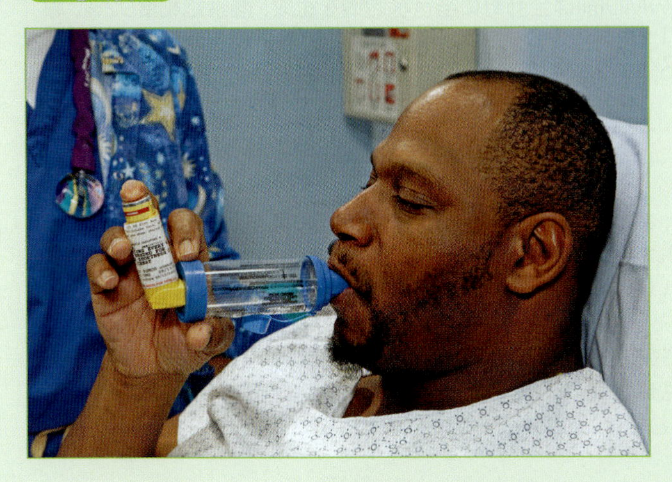

図1　スペーサー付きMDIの使用。

22. **指示に従って次のパフを吸入する前に1-5分間待つ。**

これにより、いずれの噴霧も最大限吸収される。最初のパフによる気管支拡張作用により、以降のパフはより深くまで到達できる。

23. 患者は、処方されたパフ数の吸入が終わったら、MDIをスペーサーから外し、両方にキャップをつける。

キャップをつけることで、埃やごみが入って以降の吸入時に気管支に吸入されることのないようにする。

24. MDIの使用後は、必要に応じて、患者に水道水で哈漱し、口をゆすいでもらう。製造業者の指示書に従ってMDIを清潔にする。

口をゆすいで口腔内に残った薬剤を除去する。吸入ステロイド薬使用の場合、口腔真菌感染症予防のため、必ず哈漱する。装置に薬剤が溜まると細菌の温床となったり、薬剤の噴出に影響したりする場合がある。

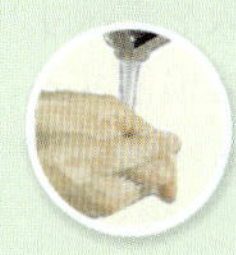

25. グローブと、使用した場合はその他のPPEを外す。手指衛生を実施する。

適正な方法でPPEを外すことで、感染の伝播や他の物品への汚染のリスクが減少する。手指衛生は微生物の拡散を防止する。

26. 薬剤の投与が終了したら、直ちに与薬記録を記入する。下記の記録の項を参照する。

遅滞なく記録することは、患者の安全確保に役立つ。

27. 投与した薬剤に対応する適切な時期に、患者の薬剤への反応を評価する。**再度、肺音、呼吸、指示があれば酸素飽和度のアセスメントを行う。**

患者に対する薬剤の治療効果や副作用を評価する必要がある。肺音と酸素飽和度はMDI使用後、改善している可能性がある。呼吸数はMDI使用後、減少している可能性がある。

評価

望ましい成果は、患者の肺音が改善し、呼吸が楽になったことを示したときに達成される。加えて、患者がMDIを正しく使用することができ、MDIを使用した薬剤治療についての正しい情報を述べることができたときに成果の達成となる。

記録

ガイドライン

与薬の記録は投与直後に、日付、時刻、用量、投与経路を含めてCMAR／MARまたは規定の用紙に記入する。バーコードシステムを使用している場合は、与薬はバーコードを読み取ると同時に自動的に記録される。PRN薬剤(頓用薬)については、投与理由を記録する必要がある。すぐに記録することで、薬剤を重複して投与する事故を避けることができる。呼吸数、酸素飽和度(該当する場合)、肺のアセスメント、治療に対する患者の反応(必要に応じて)を記録する。与薬を拒絶された場合、投与していない場合は、与薬記録の所定の欄に記入し、担当医に報告する。これにより薬剤が投与されなかった理由が明らかになり、担当医は患者の状態を知ることができる。

(続く)

スキル・5-23　定量噴霧式吸入器（MDI）による吸入　（続き）

記録例

12/9/29　アルブテロールのMDI前は全肺野に笛音様喘鳴を聴取、酸素飽和度92%、呼吸数24回／分。アルブテロール吸入後、肺音は全肺野で清明、酸素飽和度97%、呼吸数18回／分。患者はMDIとスペーサーを正しく使用し、薬剤の目的と作用を理解していることを言葉で表現できる。

――*C. ボースラー、看護師*

予期しない状況と対処方法

- 患者がMDIを使用したが、症状が軽減されない場合：吸入器に薬剤が残っているかを確認する。患者は薬剤が含まれていない噴霧用ガスのみを吸入した可能性がある。
- 患者がMDIを使用できない場合：多くの製薬会社が、患者がMDIを使用できるようにする補助器具を提供している。
- 患者が、使用量を増やしても症状が改善しにくくなったと述べている場合：患者がどのようにMDIを使用しているかを見せてもらう。長く使用するうちに、使用方法が変わってくる場合がよくある。間違った使用方法では、効果が得られにくくなり、用量を増やす必要が生じてくる。

注意事項

一般的注意事項

- スペーサーと吸入器は、少なくとも週1回は温湯または酢水（水480mℓに白酢60mℓを加える）に20分間浸漬して洗浄する。きれいな水ですすぎ、乾燥させる。
- 吸入薬がステロイド薬の場合、口腔カンジダ症への感染を防ぐため、患者は吸入後に水で口をゆすぐ必要がある。
- 投与された薬剤に対する反応を評価し、有害作用を早期に検出するため、アセスメントを継続的に行うことが、看護ケアにおいて重要である。有害作用の疑いがあれば、以降の薬剤の投与を中止し、患者の担当医に報告する。それ以上の介入は、反応の種類と患者のアセスメントに基づいて行う。

乳児と小児についての注意事項

- 一般に、幼児がMDIを使用する場合はスペーサーを必要とする。幼児用には吸入を支援するために、マスク付きのスペーサーが用意されており、5歳未満の小児には使用を検討する必要がある。マスクは鼻と口の両方を隙間ができないように覆い、薬剤が漏れないようにする。
- 小児でもマウスピースを包むようにしっかりと唇を閉じることができれば、マスクなしのスペーサーを使用することができる。
- 薬剤の多くは**ネブライザー**でも投与可能である（スキル5-24参照）。

在宅ケアの注意事項

- 患者は、いつ薬剤の残量が少なくなるか自分で分かるようにしておくべきである。最も信頼できる方法は、MDIの表示で何パフ分が入っているかを見ることである。この数を1日に使用するパフ数で割れば、そのMDIを何日間使えるかが分かる。たとえば、MDIの容量が200パフで患者が1日に6パフ使用する場合、そのMDIは33日間使えるはずである。吸入器の使用記録または日誌をつけ、ラベルに記載の用量に達したらその吸入器は廃棄する。患者によっては、この方法は煩わしく現実的でないかもしれないが、定量噴霧式吸入器の薬剤の残量を知る唯一の信頼できる方法である（Sander, et al., 2006）。水にMDIを浮かべる方法は信頼性に乏しく、禁忌でもある。水への浸漬は弁の不具合を生じ、製品に支障をきたす可能性がある（Sander, et al., 2006; Rubin & Durotoye, 2004）。

スキルバリエーション　スペーサーを装着しないMDIの使用法

1. 医療施設の規定に従い、投薬指示を診療録の原本と照合する。不一致があれば確認する。患者記録でアレルギーを確認する。投与する薬剤の作用、特別な看護上の注意点、用量の安全域、投与目的、有害作用を知っておく。その患者への投与が適切であるかを考える。

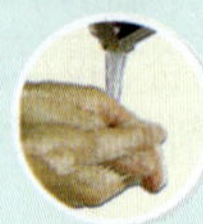

2. 手指衛生を実施する。
3. 与薬カートを患者の部屋の前まで運ぶ。または、薬剤準備専用の場所で投薬準備を行う。

スキルバリエーション　スペーサーを装着しないMDIの使用法　*(続き)*

4. 与薬カートまたは引き出しを開錠する。必要に応じて、コンピューターに暗証番号を入力し、職員証をスキャンする。
5. CMAR／MARを読み、その患者専用の薬剤引き出しまたはストック薬から、適切な薬剤を選び出す。
6. 薬剤名ラベルをCMAR／MARと照合する。使用期限を確認する。必要に応じて包装のバーコードを読み取る。
7. 1人の患者に投与する薬剤がすべて準備できたら、患者の所に運ぶ前に、ラベルをCMAR／MARで再確認する。3回目の確認をベッドサイドで、患者の本人確認後、与薬前に行うことを規定する医療施設もある。
8. 与薬カートを離れる前に、カートを施錠する。
9. 薬剤と器具を患者のベッドサイドに注意深く運ぶ。常に薬剤から目を離さないようにする。

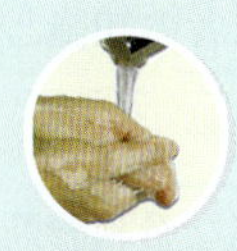

10. 手指衛生を実施し、指示がある場合はPPEを装着する。

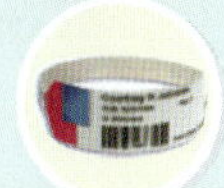

11. 患者の本人確認を行う。本人確認は2種類の方法で行う。

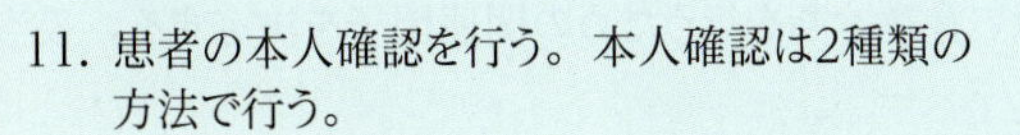

12. 部屋のドアまたはベッド周囲のカーテンを閉める。
13. 与薬前に、必要なアセスメントを完了する。患者のアレルギーをリストバンドで確認するか、患者にアレルギーについて尋ねる。患者に投薬の目的と作用を説明する。
14. 必要に応じて、患者識別バンドのバーコードを読み取る。
15. MDIからキャップを外す。吸入器をよく振る。
16. 患者に深く息を吸わせ、次いで吐かせる。
17. 患者に吸入器を口から2.5-5㎝離して把持させる（図A）。ゆっくりと深く息を吸い始め、同時にMDIを押し、そのまま最後まで息を吸わせる。

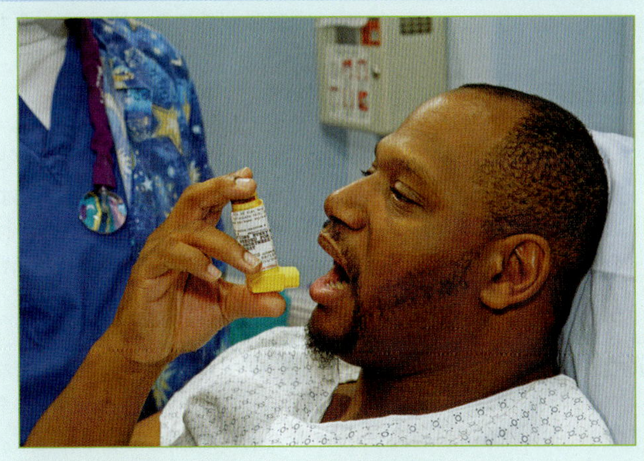

図A　スペーサーを装着しないMDIを準備する。

18. 患者に5-10秒間またはできるだけ長く息を止め、その後、閉じた唇の隙間からゆっくりと息を吐くよう指示する。
19. 次のパフを吸入するまで医師の指示通りに1-5分間待つ。
20. 患者は、処方された数のパフを吸入したらMDIのキャップを戻す。

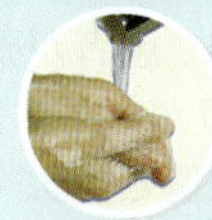

21. グローブと、使用した場合はその他のPPEを外す。手指衛生を実施する。
22. 薬剤が投与されたら、直ちに与薬記録をCMAR／MARに記入する。
23. 投与した薬剤に対応する適切な時期に、患者の薬剤への反応を評価する。再度、肺音、呼吸、指示があれば酸素飽和度のアセスメントを行う。

実践のためのエビデンス

定量噴霧式吸入器（MDI）は多くの呼吸器疾患の治療に用いられる。MDIは経済的で携帯可能な薬剤投与装置であるが、患者が使い始めた後、MDI内の薬剤残量を示す仕組みはついていない。

関連する研究

Sander, N., Fusco-Walker, S., Harder, J., et al. (2006). Dose counting and the use of pressurized metereddose inhalers: running on empty. *Annals of Allergy, Asthma & Immunology*, 97(1), 34-38.

この研究の目的は、患者がMDIの内容量をどのようにして見極めているか、また、患者は薬剤が残っていても吸入器を廃棄しているか、あるいは、表示の用量以上に使い続けているのかを調査することであった。無作為抽出した、喘息患者がいる500家庭を対象に、電話による聞き取り調査を行った。気管支拡張剤使用者の半数以上が、国が定めたガイドラインの推奨より頻繁に処方薬の補充を行っていた。使用中のMDIの薬剤残量が分かるようにしておくよう指導された、と答えた患者は36%しかいなかった。気管支拡張剤使用者の25%が、喘息発作時にMDIが空であるのに気づいたことがあると答えた。患者の82%が、MDIの薬剤がなくなるのはまったく何も出てこなくなったときだと考えており、薬剤がなくなった後に噴霧用ガスのみが噴出している可能性に気づいていなかった。

看護実践との関連性

看護師は、MDIの使用に関し、特に吸入器の薬剤の残量を知る方法の指導を看護ケアの一部に含めるべきである。日誌または吸入器使用記録をつけ、表示の用量（一般に200-400パフ）を使用したら、その吸入器は廃棄することが重要である。患者によっては、この方法は煩わしく、現実的でないかもしれないが、定量噴霧式吸入器の薬剤の残量を見極める唯一の信頼できる方法である（Sander, et al., 2006）。製造業者は、すべての定量噴霧式吸入器に残量表示機能を標準装備するべきである。

スキル・5-24 小型ネブライザーによる吸入

呼吸器症状を改善させる薬剤は、ネブライザーを用いて呼吸器系経由で投与されるものが多くある。ネブライザーは液体状の薬剤を細かい霧状にして気道の奥深くまで到達させ、薬剤はそこで吸収される。吸入は薬液カップ中のすべての薬剤が吸入されるまで続ける。

必要物品

- 聴診器
- 薬剤
- ネブライザー用チューブと薬液カップ
- エアコンプレッサーまたは酸素流量計、接続チューブ
- 滅菌生理食塩水(滅菌生食)(薬剤の希釈液が必要な場合)
- 電子薬剤投与記録(CMAR)または薬剤投与記録(MAR)
- PPE(指示に従って)

アセスメント

吸入前の基準となる肺音を確認し、薬剤の有効性を判定するため、吸入前後に肺音のアセスメントを行う。吸入前には、笛音や喘鳴などの肺音が聞かれる場合が多い。指示があれば、吸入前に酸素飽和度を測定する。一般に、酸素飽和度は吸入後に上昇する。患者の氏名、用量、投与経路、投与時刻が合っているかを確認する。薬剤の目的と作用についての患者の知識と理解の程度をアセスメントする。

看護診断

患者の現在の状態に基づき、看護診断を行うための関連因子を決定する。妥当な看護診断として、以下のような例がある。

- 知識不足
- ガス交換障害
- 非効果的呼吸パターン
- 非効果的気道浄化
- 活動耐性低下リスク状態

成果確認と看護計画立案

望ましい成果は、患者が薬剤を投与されることである。それ以外にも、患者の肺音と呼吸状態が改善する、患者がネブライザーを手順どおりに使用できる、患者が薬剤の目的と作用を理解したことを言葉で表現できる、などが妥当な成果となりうる。

看護技術の実際

手順	根拠
1. 必要物品を準備する。医療施設の規定に従い、投薬指示を診療録の原本と照合する。不一致があれば確認する。患者記録でアレルギーを確認する。	照合により、投薬指示の文書化の過程で生じた誤りが見つかることがある。各医療施設にとって、担当医の指示は投薬指示の法的な記録になる。
2. 投与する薬剤の作用、特別な看護上の注意点、用量の安全域、投与目的、有害作用を知っておく。その患者への投与が適切であるかを考える。	この知識があると、患者の疾患に対する薬剤の治療効果を評価するときの助けとなり、薬剤について患者指導を行うときにも利用できる。
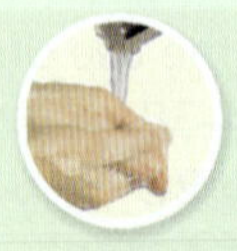 3. 手指衛生を実施する。	手指衛生により、微生物の拡散が防止される。
4. 与薬カートを患者の部屋の前まで運ぶ。または、薬剤準備専用の場所で投薬準備を行う。	系統的な作業は、薬剤の誤投与の防止になり、時間の節約にもなる。
5. 与薬カートまたは引き出しを開錠する。必要に応じて、コンピューターに暗証番号を入力し、職員証をスキャンする。	与薬カートや引き出しの施錠により各患者の薬剤を安全に保管する。使用時以外の与薬カートの施錠は、医療機能評価機構による必要事項である。許可された職員だけが暗証番号の入力とIDカードのスキャンにより、コンピューターシステムの利用と記録の記入を行うことができる。
6. **薬剤は、1回に患者1人分ずつ準備する。**	これにより、薬剤の誤投与を防止する。

手順	根拠
7. CMAR／MARを読み、その患者専用の薬剤引き出しまたはストック薬から、適切な薬剤を選び出す。	これがラベル確認の1回目である。
8. 薬剤名ラベルをCMAR／MARと照合する。使用期限を確認し、必要に応じて用量計算を行う。必要に応じて包装のバーコードを読み取る。	これがラベル確認の2回目である。必要に応じて用量計算は他の看護師にも確認し、安全性を高める。
9. **1人の患者に投与する薬剤がすべて準備できたら、患者の所に運ぶ前に、薬剤ラベルをCMAR／MARで再確認する。**	これが、正確を期し、誤投与を防ぐラベル確認の3回目である。3回目の確認をベッドサイドで、患者の本人確認後、与薬前に行うことを規定する医療施設もある。
10. 与薬カートを離れる前に、カートを施錠する。	与薬カートや引き出しの施錠により、各患者の薬剤を安全に保管する。使用時以外の与薬カートの施錠は、医療機能評価機構による必要事項である。
11. 薬剤を患者のベッドサイドに注意深く運ぶ。常に薬剤から目を離さないようにする。	目を離さず注意深く取り扱うことで、薬剤が偶然または故意に乱されるのを防ぐ。
12. **必ず、正しい時刻に患者に薬剤が投与されるようにする。**	医療施設の規定を確認する。定刻の前後30分間を投与時間として認めている場合もある。
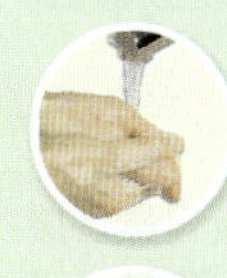 13. 手指衛生を実施し、指示がある場合はPPEを装着する。	手指衛生とPPEにより、微生物の拡散が防止される。PPEの必要性は感染経路別予防策に基づいて決まる。
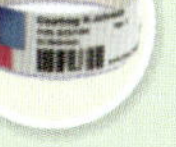 14. 患者の本人確認を行う。通常、患者は2種類の方法で確認する。情報をCMAR／MARと照合する。	本人確認を行うことで確実に正しい患者に薬剤が投与され、誤投与の防止に役立つ。
a. 患者の氏名と識別番号を患者識別バンドで確認する。	これが最も信頼できる方法である。患者識別バンドが行方不明や不正確である場合は、取り換える。
b. 医療施設の規定に基づき、患者に氏名と生年月日を尋ねる。	これには患者からの応答が必要であるが、疾患や環境の変化により、患者は混乱することがある。
c. 患者が自分で氏名などを言えない場合は、2種類目の確認手段として、患者を知っている医療スタッフに確認する。	これは、患者の本人確認のダブルチェックを行うもう一つの方法である。ドアやベッドに表示された氏名は不正確な場合もあるので、患者の本人確認には利用しない。
15. 与薬前に、必要なアセスメントを完了する。患者のアレルギーをリストバンドで確認するか、患者にアレルギーについて尋ねる。患者にこれから行う処置とその理由を説明する。	薬剤投与前にアセスメントを行うことは必要条件である。説明により不安を軽減し、協力を促す。
16. 必要に応じて、患者識別バンドのバーコードを読み取る。	バーコードでの再確認により、薬剤が正しい患者に投与されることがさらに確実になる。
17. 薬液カップをネブライザー本体から外し、蓋を開ける。事前に準備された1回分の薬剤を薬液カップに入れる。希釈が必要な薬剤はシリンジ等でカップに入れ(図1)、必要に応じた量の希釈液を加える。	細かい霧を作るのに十分な液量にするため、濃縮タイプの薬液には生食等を加えて希釈する必要がある。
18. 薬液カップの上蓋を戻し回して閉め、ネブライザーに接続する。チューブの一端をボトル下部の接続部に、もう一端をエアコンプレッサーまたは酸素供給口に接続する。	細かい霧を作るため、ネブライザーには空気か酸素を強制的に送り込まなければならない。
19. エアコンプレッサーのスイッチを入れる、または酸素流量計のバルブを開く(図2)。開始後に細かい霧状の薬剤が出てくることを確認する。患者にマウスピースを口に入れて歯と唇でしっかりくわえてもらう。	霧が作られない場合は、薬液を薬液ボトルに入れたか、チューブがエアコンプレッサーか酸素流量計に接続されているかを確認する。必要に応じて流量計を調節する。

(続く)

スキル・5-24　小型ネブライザーによる吸入（続き）

手順　／　**根拠**

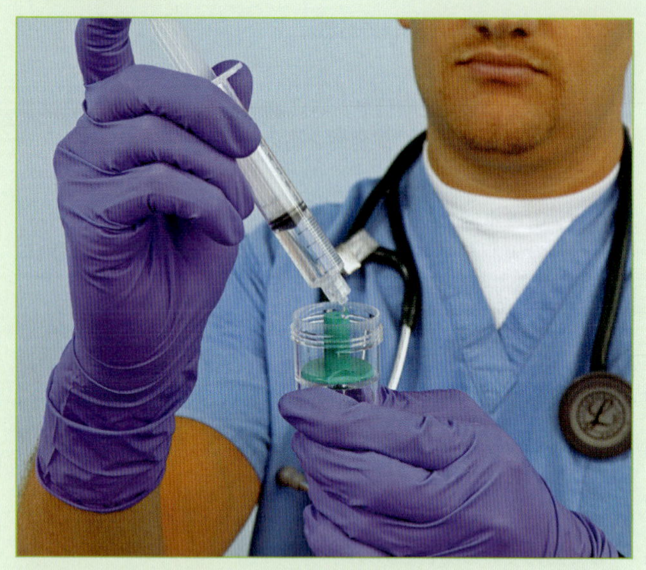

図1　ネブライザーの薬液カップに薬剤を入れる。

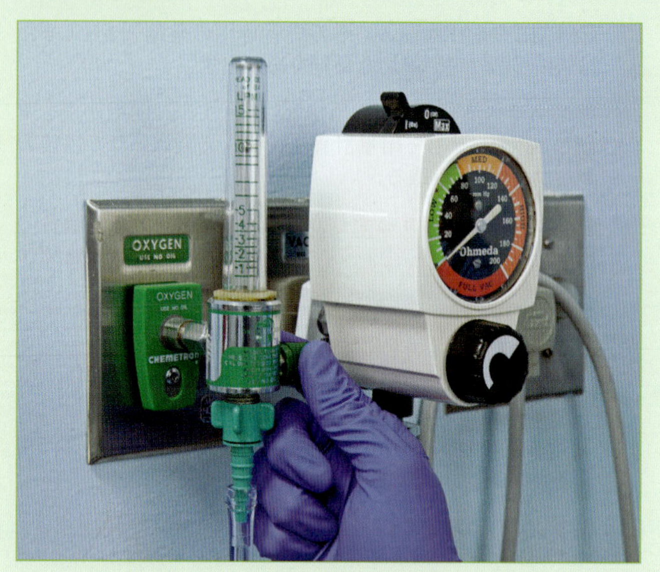

図2　酸素の流量を調節する。

20. **患者に、口からゆっくりと深く息を吸い込むよう指示する（図3）。患者が鼻からも呼吸している場合は、鼻のクリップが必要になる。息を吐き出す前に少しだけ息を止める。**

患者が息を吸い込んで止めている間に、薬剤が呼吸組織と接触し、吸収される。息を長く止めるほど、多くの薬剤が吸収される。

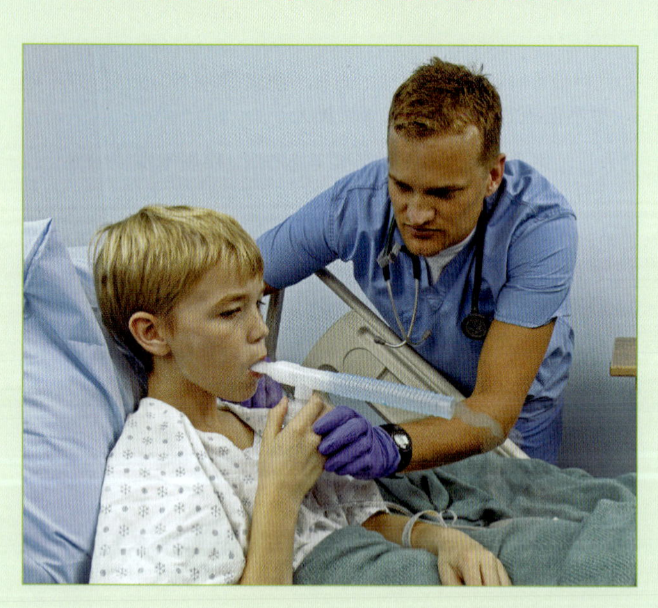

図3　治療のためにネブライザーを使用する。

21. **この吸入動作を薬液ボトル中のすべての薬剤がエアロゾルになるまで（通常、約15分間）続ける。霧の量が減ってきたら、薬液ボトルの側面を軽くたたく。**

一度霧が出なくなると、薬液はそれ以上エアロゾルにならない。薬液ボトルの側面を軽くたたくと、側面に残っている薬液がボトルの底に落ち、エアロゾルになる。

22. ネブライザー使用後は、必要に応じて、患者に水道水で含嗽し口をゆすいでもらう。製造業者の指示書に従ってネブライザーを洗浄する。

吸入ステロイド薬使用の場合、口腔真菌感染症になりやすいため、必ず口をゆすぐ。口をゆすいで口腔内に残った薬剤を除去する。装置に薬剤が溜まると薬液の噴霧に影響したり、細菌の温床となったりする場合がある。

手順	根拠
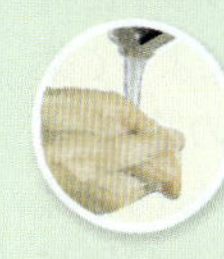 23. グローブと、使用した場合は他のPPEを外す。手指衛生を実施する。	適正な方法でPPEを外すことで、感染の伝播や他の物品への汚染のリスクが減少する。手指衛生は微生物の拡散を防止する。
24. 薬剤の投与が終了したら、直ちに与薬記録に記入する。下記の記録の項を参照する。	遅滞なく記録することは、患者の安全確保に役立つ。
25. 投与した薬剤に対応する適切な時期に、患者の薬剤への反応を評価する。**再度、肺音、呼吸、指示があれば酸素飽和度のアセスメントを行う。**	患者に対する薬剤の治療効果や有害作用を評価する必要がある。肺音と酸素飽和度はネブライザー使用後、改善している可能性がある。呼吸数はネブライザー使用後、減少している可能性がある。

評価

望ましい成果は、患者が薬剤を投与され、患者の肺音と呼吸状態が改善したときに達成される。加えて、患者がネブライザーを正しい手順で使用できる、薬剤治療の必要性を理解したことを言葉で表現したときに成果の達成となる。

記録

ガイドライン

与薬の記録は投与直後に、日付、時刻、用量、投与経路を含めてCMAR／MARまたは規定の用紙に記入する。バーコードシステムを使用している場合は、与薬はバーコードを読み取ると同時に自動的に記録される。PRN薬剤(頓用薬)については、投与理由を記録する必要がある。遅滞なく記録することで、薬剤を重複して投与する事故を避けることができる。呼吸数、酸素飽和度(該当する場合)、肺のアセスメント、治療に対する患者の反応(必要に応じて)を記録する。与薬を拒絶された場合、投与していない場合は、与薬記録の所定の欄に記入し、担当医に報告する。これにより薬剤が投与されなかった理由が明らかになり、担当医は患者の状態を知ることができる。

記録例

12/9/29 アルブテロールのネブライザー前は全肺野に笛音様喘鳴を聴取、酸素飽和度92%、呼吸数24回／分、患者は「息がうまくできない」と訴える。アルブテロール治療後、肺音は全肺野で清明、酸素飽和度97%、呼吸数18回／分。患者は息切れが改善したことと、薬剤の目的と作用を理解していることを話す。

— *C.ボースラー、看護師*

予期しない状況と対処方法

- 患者が、ネブライザーの味とにおいがいつもと違う、と訴えた場合：薬剤が薬液ボトルに入れられているか、適切な薬剤かをもう一度確認する。
- 患者がネブライザーを口にくわえていられない、または口唇を閉じていられない場合：酸素マスクをネブライザーに装着して霧状になった薬剤を吸う方法がある。マスクを利用すると、ネブライザーを口にくわえる必要がなくなる。

注意事項

一般的注意事項

- 投与された薬剤に対する反応を評価し、有害作用を早期に検出するため、アセスメントを継続的に行うことが、看護ケアにおいて重要である。有害作用の疑いがあれば、以降の薬剤の投与を中止し、患者の担当医に報告する。それ以上の介入は、反応の種類と患者のアセスメントに基づいて行う。

乳児と小児についての注意事項

- 乳幼児にはマウスピースの代わりにマスクを使用してもよい。マスクは鼻と口の両方を隙間ができないように覆い、薬剤が漏れないようにする必要がある。
- 小児がマスクなしでネブライザーを使用する場合は、マウスピースを包むようにしっかりと口唇を閉じることができなくてはならない。

スキル・5-25 ドライパウダー吸入器による吸入

ドライパウダー吸入器(DPI)は、MDIやネブライザーとは別の種類の薬剤吸入器である。粉末状の薬剤が入った小さなカプセルかディスクをDPIの中、またはDPI中のコンパートメントに挿入して使用する。DPIは使用者の吸気によって薬剤を吸入する。患者の急激な吸気によって薬剤の流れを起こすため、薬剤の吸入とタイミングを合わせて同時に吸入器を作動(薬剤の噴霧)させる必要はない。しかし、DPIからの薬剤の放出量とエアロゾル微粒子の分布範囲はDPIの流速に相関するため、患者は速く深い吸気ができなければならない(Lannefors, 2006)。DPIには多くの種類があり、それぞれ特有の使用法がある。使用のたびに1回用量の薬剤を入れる機種もあれば、事前に数回用量分の薬剤を入れて使用する機種もある。使用する薬剤と機種特有の使用法を理解して使用することが重要である。

必要物品

- 聴診器
- DPIと適切な薬剤
- 電子薬剤投与記録(CMAR)または薬剤投与記録(MAR)
- PPE(指示に従って)

アセスメント

吸入前の基準となる肺音を確認し、薬剤の有効性を判定するため吸入前後に肺音のアセスメントを行う。必要に応じて、吸入前に酸素飽和度を測定する。患者がDPIを取り扱えるかどうかを判断する。患者の氏名、用量、投与経路、投与時刻が合っているかを確認する。薬剤の目的と作用についての患者の知識と理解の程度をアセスメントする。

看護診断

患者の現在の状態に基づき、看護診断を行うための関連因子を決定する。妥当な看護診断として、以下のような例がある。

- 非効果的気道浄化
- 知識不足
- 活動耐性低下リスク状態
- 非効果的呼吸パターン
- ガス交換障害

成果確認と看護計画立案

望ましい成果は、患者が薬剤を投与されることである。それ以外にも、患者の肺の拡張と呼吸音が改善する、呼吸状態を示す数値が改善する、患者が薬剤の目的と作用を理解したことを言葉で表現する、患者がDPIを正しく使用できる、などが妥当な成果となりうる。

看護技術の実際

手順	根拠
1. 必要物品を準備する。医療施設の規定に従い、投薬指示を診療録の原本と照合する。不一致があれば確認する。患者記録でアレルギーを確認する。	照合により、投薬指示の文書化の過程で生じた誤りが見つかることがある。各医療施設にとって、担当医の指示は投薬指示の法的な記録になる。
2. 投与する薬剤の作用、特別な看護上の注意点、用量の安全域、投与目的、有害作用を知っておく。その患者への投与が適切であるかを考える。	この知識があると、患者の疾患に対する薬剤の治療効果を評価するときの助けとなり、薬剤について患者指導を行うときにも利用できる。
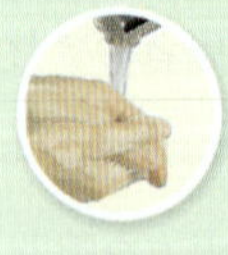 3. 手指衛生を実施する。	手指衛生により、微生物の拡散が防止される。
4. 与薬カートを患者の部屋の前まで運ぶ。または、薬剤準備専用の場所で投薬準備を行う。	系統的な作業は、薬剤の誤投与の防止になり、時間の節約にもなる。
5. 与薬カートまたは引き出しを開錠する。必要に応じて、コンピューターに暗証番号を入力し、職員証をスキャンする。	与薬カートや引き出しの施錠により各患者の薬剤を安全に保管する。使用時以外の与薬カートの施錠は、医療機能評価機構による必要事項である。許可された職員だけが暗証番号の入力とIDカードのスキャンにより、コンピューターシステムの利用と記録の記入を行うことができる。

手順	根拠
6. **薬剤は、1回に患者1人分ずつ準備する。**	これにより、薬剤の誤投与を防止する。
7. CMAR／MARを読み、その患者専用の薬剤引き出しまたはストック薬から、適切な薬剤を選び出す。	これがラベル確認の1回目である。
8. 薬剤名ラベルをCMAR／MARと照合する。使用期限を確認し、必要に応じて用量計算を行う。必要に応じて包装のバーコードを読み取る。	これがラベル確認の2回目である。必要に応じて用量計算は他の看護師にも確認し、安全性を高める。
9. **1人の患者に投与する薬剤がすべて準備できたら、患者の所に運ぶ前に、薬剤ラベルをCMAR／MARで再確認する。**	これが、正確を期し、誤投与を防ぐラベル確認の3回目である。3回目の確認をベッドサイドで、患者の本人確認後、与薬前に行うことを規定する医療施設もある。
10. 与薬カートを離れる前に、カートを施錠する。	与薬カートや引き出しの施錠により、各患者の薬剤を安全に保管する。使用時以外の与薬カートの施錠は、医療機能評価機構による必要事項である。
11. 薬剤を患者のベッドサイドに注意深く運ぶ。常に薬剤から目を離さないようにする。	目を離さず注意深く取り扱うことで、薬剤が偶然または故意に乱されるのを防ぐ。
12. **必ず、正しい時刻に患者に薬剤が投与されるようにする。**	医療施設の規定を確認する。定刻の前後30分間を投与時間として認めている場合もある。
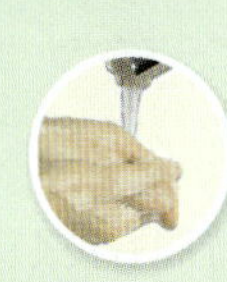 13. 手指衛生を実施し、指示がある場合はPPEを装着する。	手指衛生とPPEにより、微生物の拡散が防止される。PPEの必要性は感染経路別予防策に基づいて決まる。
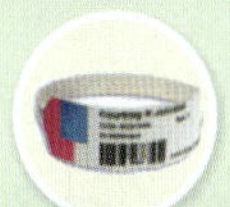 14. 患者の本人確認を行う。通常、患者は2種類の方法で確認する。情報をCMAR／MARと照合する。	本人確認を行うことで確実に正しい患者に薬剤が投与され、誤投与の防止に役立つ。
a. 患者の氏名と識別番号を患者識別バンドで確認する。	これが最も信頼できる方法である。患者識別バンドが行方不明や不正確である場合は、取り換える。
b. 医療施設の規定に基づき、患者に氏名と生年月日を尋ねる。	これには患者からの応答が必要であるが、疾患や環境の変化により、患者は混乱することがある。
c. 患者が自分で氏名などを言えない場合は、2種類目の確認手段として、患者を知っている医療スタッフに確認する。	これは、患者の本人確認のダブルチェックを行うもう一つの方法である。ドアやベッドに表示された氏名は不正確な場合もあるので、患者の本人確認には利用しない。
15. 与薬前に、必要なアセスメントを完了する。患者のアレルギーをリストバンドで確認するか、患者にアレルギーについて尋ねる。患者にこれから行う処置とその理由を説明する。	薬剤投与前にアセスメントを行うことは必要条件である。説明により不安を軽減し、協力を促す。
16. 必要に応じて、患者識別バンドのバーコードを読み取る。	バーコードでの再確認により、薬剤が正しい患者に投与されることがさらに確実になる。
17. マウスピースのカバーを外すか保管容器から取り出す。必要に応じて、製造業者の指示に従い、DPIに1回用量の薬剤を入れる。またはDPIを使用できる状態にする。	吸入できる状態にするために必要である。
18. DPIに息を吹き込まないようにして、患者にゆっくりと完全に息を吐き出させる。	これにより薬剤の吸入時に深く吸気できる。DPI内に呼気が入ると、湿気でDPIが詰まることがある。
19. **患者は歯でマウスピースをくわえ、唇を閉じる。開口部を舌や歯でふさがないようにする(図1)。**	薬剤が漏れるのを防ぎ、密着するため、最大限に薬剤を吸入できる。開口部をふさぐと薬剤が十分に吸入されなくなる。
20. **口から速く、深く、2-3秒以上かけて息を吸う。**	薬剤の流れを引き起こす。深く息を吸い込むと、肺組織に薬剤が最大限に行き渡る。

(続く)

スキル・5-25　ドライパウダー吸入器による吸入　（続き）

手順

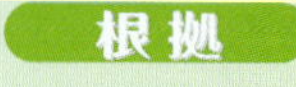

根拠

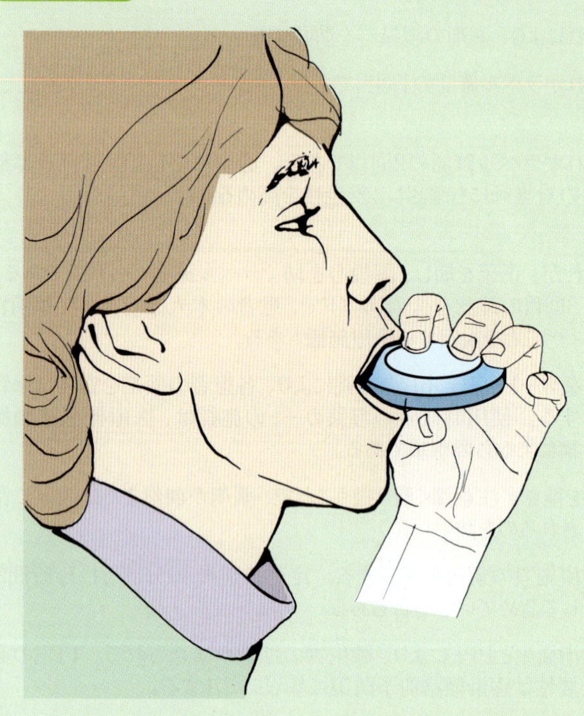

図1　ドライパウダー吸入器のマウスピースを歯でくわえ、マウスピースを包み込むように口唇を閉じる。

21. 口から吸入器を離す。**患者に5-10秒間またはできる限り長く息を止め、その後、閉じた唇の間からゆっくり息を吐くように指示する。**

これにより、薬剤がより広く行き渡り、吸収される時間も長くなる。

22. **指示に従って、次のパフを吸入する前に1-5分間待つ。**

こうすると、いずれのパフも最大限吸収される。最初のパフによる気管支拡張作用により、以降のパフはより深くまで到達できる。

23. 処方された用量を吸入した後、吸入器はキャップを戻すか保管容器に収納する。

キャップを戻すことで、埃やごみが入って以降の吸入時に気管支に吸入されたり、吸入器を詰まらせたりすることのないようにする。

24. DPI使用後は、必要に応じて、患者に水道水で含嗽し口をゆすいでもらう。製造業者の指示書に従ってDPIを洗浄にする。

吸入ステロイド薬使用の場合、口腔真菌感染症予防のため、必ず口をゆすぐ。口をゆすぐことで口腔内に残った薬剤を除去できる。装置に薬剤が溜まると細菌の温床となったり、薬剤の噴出に影響したりする場合がある。

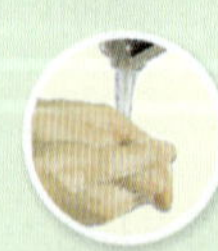

25. グローブと、使用した場合はその他のPPEを外す。手指衛生を実施する。

適正な方法でPPEを外すことで、感染の伝播や他の物品への汚染のリスクが減少する。手指衛生は微生物の拡散を防止する。

26. 薬剤の投与後、直ちに与薬記録を記入する。下記の記録の項を参照する。

遅滞なく記録することは、患者の安全確保に役立つ。

27. 投与した薬剤に対応する適切な時期に、患者の薬剤への反応を評価する。**再度、肺音、呼吸、指示があれば酸素飽和度のアセスメントを行う。**

患者に対する薬剤の治療効果や有害作用を評価する必要がある。肺音と酸素飽和度はDPI使用後、改善している可能性がある。呼吸数はDPI使用後、減少している可能性がある。

評価

望ましい成果は、患者の肺音が改善し、呼吸が楽になったときに達成される。加えて、患者がDPIを正しく使用できることを示し、DPIを使用した薬剤治療についての正しい情報を述べることができたときに成果の達成となる。

記録

ガイドライン

与薬の記録は投与直後に、日付、時刻、用量、投与経路を含めてCMAR／MARまたは規定の用紙に記録する。バーコードシステムを使用している場合は、与薬はバーコードを読み取ると同時に自動的に記録される。PRN薬剤（頓用薬）については、投与理由を記録する必要がある。すぐに記録することで、薬剤を重複して投与する事故を避けることができる。呼吸数、酸素飽和度（該当する場合）、肺のアセスメント、治療に対する患者の反応（必要に応じて）を記録する。与薬を拒絶された場合、投与していない場合は、与薬記録の所定の欄に記入し、担当医に報告する。これにより薬剤が投与されなかった理由が明らかになり、担当医は患者の状態を知ることができる。

記録例

12/12/22　治療前、呼吸音は肺底部でわずかに減弱。DPI後、肺音は両肺底部で減弱したままであり、酸素飽和度97%、呼吸数16回／分。患者はDPIを正しく使用し、薬剤の作用と目的を理解していることを言葉で表現する。

── C.ボースラー、看護師

予期しない状況と対処方法

- 患者が、症状が改善しにくくなったと述べている場合：患者がどのようにDPIを使用しているかを見せてもらう。長く使用するうちに、使用方法が変わっている場合がよくある。使用方法が変わると、効果が得られにくくなることがある。

注意事項

一般的注意事項

- 患者に、決してマウスピースの中に呼気を入れないように指導する。
- 口や鼻から霧状の物質が漏れているのが見えたら、DPIは正しく使用されていない。
- DPIは製造業者の指示書に従って洗浄する。
- 吸入器、カプセル、ディスクなどは湿気を避けて保管する。
- 投与された薬剤に対する反応を評価し、有害作用を早期に検出するため、アセスメントを継続的に行うことが、看護ケアにおいて重要である。有害作用の疑いがあれば、以降の薬剤の投与を中止し、患者の担当医に報告する。それ以上の介入は、反応の種類と患者のアセスメントに基づいて行う。

在宅ケアの注意事項

- いつ薬剤の残量が少なくなるか分かるように患者を指導する。最も信頼できる方法は、パッケージの表示でDPIに入っている用量を見ることである。この用量を1日に使用する用量で割れば、そのDPIを何日間使えるかが分かる。吸入器の使用記録または日誌をつけ、ラベルに記載の用量に達したらそのDPIを廃棄する。
- DPIの多くには、残量が分かるように残量表示機能が装備されている。

理解を深めるために

統合事例検討との関連

本書の第3部にある事例検討は、概念を統合することに重点を置いている。以下の事例検討を参照し、本章のスキルに関連する概念の理解を深めよう。

- 事例検討基礎編：ナオミ・ベル、p.957。クラウディア・トラン、p.961。トゥーラ・スティルウォーター、p.965。
- 事例検討中級編：トゥーラ・スティルウォーター、p.972。ジェイソン・ブラウン、p.973。ケント・クラーク、p.975。
- 事例検討上級編：ディウェイン・ウォレス、p.985。ロバート・エスピノーザ、p.987。

クリティカルシンキングをのばす練習問題

1. 抗生物質を持ってクーパー・ジャクソン君の病室に入ると、クーパー君は明らかに不機嫌になり、母親の所に走っていく。非協力的な2歳児に水薬を経口投与するために最も適した技術は何か。経口投与の30分後、クーパー君は嘔吐した。看護師は薬剤を再投与するべきだろうか。

2. 注射をうけるエリカ・ジェンキンズさんの緊張をほぐすために、看護師はどのような方法をとることができるだろうか。

3. 患者指導を短時間で終える必要がある場合、1型糖尿病のジョーナ・ダイナーマン氏と話し合う内容で優先順位が高いのは何か。

解答例

1. クーパー君の母親と家庭での習慣について話をする。ルーチンの投与方法には非協力的だが、家庭での方法には進んで内服し、その方法が安全であれば、家庭での習慣を取り入れ、進んで内服してもらう。クーパー君には薬を誰から飲ませてもらうか(母親か看護師か)などの簡単な選択をさせる。幼児前期の小児は、経口シリンジで口の中に薬液が注入されるのを面白がる場合もある。また、クーパー君に、お気に入りのおもちゃに水薬を飲ませるまねをさせるのもよい。

2. 注射に関連するエリカさんの気持ちを傾聴し、注射に対する知識をアセスメントする。注射を怖がる患者には、恐怖心について語らせる。患者の質問にはありのままを答え、注射の性質と目的を説明する。援助に時間をかけると、しばしば、恐怖心が鎮まり不安が和らぐ。エリカさんには注射がどのように行われるかを説明する。注射部位について話し合い、注射に用いられる部位について意見を言ってもらう。看護師が、薬剤、注射部位、体格、年齢などの患者の条件に応じた適切な長さとゲージの注射針を選ぶことは非常に重要である。看護師は正しい技術で注射を行い、疼痛を最小限に抑えなければならない。エリカさんへの注射には、疼痛と不安を抑えるため、Z-トラック法の使用が望ましい。

3. 糖尿病は一生自己管理を行わなければならない慢性疾患である。ジョーナさんには、まず、“サバイバルスキル”、すなわち、生きていくために必要な基本情報を学んでもらわなければならない。ジョーナさんは、糖尿病の定義、血糖値の正常範囲と目標値、インスリンと運動の効果、食物とストレスの影響、治療の基本方針、インスリンの皮下注射や経口糖尿病薬を含む処方薬の投与、食事療法などの基本的事項を理解するべきである。また、ジョーナさんは、退院する前に、どのようにして低血糖や高血糖の症状を認識し、対処し、予防するかを知っておかなければならない。基本的なスキルと情報が十分に伝わった後、看護師は継続的な糖尿病指導の重要性に関する情報も指導に含める。糖尿病に関連する合併症を防ぐためには、患者の知識と治療の遵守が非常に重要である。

引用文献

Abrams, A., Lammon, C., Pennington, S., & Goldsmith, T. (2008). *Clinical drug therapy. Rationales for nursing practice*. (9th ed.). Philadelphia: Wolters Kluwer Health/Lippincott, Williams, & Wilkins.

American Diabetes Association. (2004). Insulin administration: Position statement. *Diabetes Care*, *27*(Suppl. 1), S106–S109.

American Society of Health-System Pharmacists (ASHP). (2009). ASHP statement on bar-code-enabled medication administration technology. *American Journal of Health-System Pharmacy, 66*(6), 588–590.

Annersten, M., & Willman, A. (2005). Performing subcutaneous injections: A literature review. *Worldviews on Evidence-Based Nursing*, *2*(3), 122–130.

Aschenbrenner, D., & Venable, S. (2009). *Drug therapy in nursing*. (3rd ed.). Philadelphia: Wolters Kluwer Health/Lippincott Williams & Wilkins.

Balas, M., Scott, L, & Rogers, A. (2004). The prevalence and nature of errors and near errors reported by hospital staff nurses. *Applied Nursing Research*, *17*(4), 224–230.

Ball, A., & Smith, K. (2008). Optimizing transdermal drug therapy. *American Journal of Health-System Pharmacy*, *65*(14), 1337–1346.

Barnsteiner, J. (2005). Medication reconciliation: Transfer of medication information across settings—keeping it free from error. *American Journal of Nursing*, *105*(3 Suppl.), 31–36.

Ben-Aharon, I., Gafter-Gvli, A., Paul, M., et al. (2008). Interventions for alleviating cancer-related dyspnea: A systematic review. *Journal of Clinical Oncology*, *26*(14), 2396–2404.

Best practices for safe medication administration. (2006). *AORN Journal*, *84*(Suppl. 1), S45–S56, S58–S60.

Bourgault, A., Ipe, L., Weaver, J., et al. (2007). Development of evidence-based guidelines and critical care nurses' knowledge of enteral feeding. *Critical Care Nurse*, *27*(4), 17–29.

Bulechek, G., Butcher, H., & McCloskey Dochterman, J. (Eds.). (2008). *Nursing interventions classification (NIC)*. (5th ed.). St. Louis: Mosby Elsevier.

Burke, K. (2005). Executive summary: The state of the science on safe medication administration symposium. *American Journal of Nursing, 105*(3 Suppl.), 4–9.

Bushardt, R., & Jones, K. (2005). Nine key questions to address polypharmacy in the elderly. *Journal of the Academy of Physician Assistants*, *18*(5), 32–40.

Caffrey, R. (2003). Diabetes under control: Are all syringes created equal? *American Journal of Nursing*, *103*(6), 46–49.

Capriotti, T. (2004a). Any science behind the hype of “natural” dietary supplements? *MEDSURG Nursing*, *13*(5), 339–344.

Capriotti, T. (2004b). Basic concepts to prevent medication calculation errors. *MEDSURG Nursing*, *13*(1), 62–65.

Carpenito-Moyet, L. (2008). *Nursing diagnosis: Application to clinical practice*. (12th ed.). Philadelphia: Wolters Kluwer Health/Lippincott Williams & Wilkins.

Carroll, P. (2003). Medication errors: The bigger picture. *RN*, *66*(1), 52–58.

Carter-Templeton, H., & McCoy, T. (2008). Are we on the same page? A comparison of intramuscular injection explanations in nursing fundamental texts. *MEDSURG Nursing*, *17*(4), 237–240.

Centers for Disease Control and Prevention (CDC). (2009). The pink book: Appendices. *Epidemiology and prevention of vaccine preventable diseases*. (11th ed.). Appendix D. Vaccine administration. Vaccine administration guidelines. Available www.cdc.gov/vaccines/pubs/pinkbook/pink-appendx.htm#appd. Accessed July 2, 2009.

Centers for Disease Control and Prevention (CDC). (2008a). Injection safety FAQs for providers. Available at www.cdc.gov/ncidod/dhqp/InjectionSafetyFAQs.html. Accessed June 20, 2009.

Centers for Disease Control and Prevention (CDC). (2008b). Injection safety information for providers. Available at www.cdc.gov/ncidod/dhqp/ps_providerInfo.html. Accessed June 20, 2009.

Centers for Disease Control and Prevention (CDC). (2008c). Needle length and injection site of intramuscular injections. Available at www.cdc.gov/vaccines/ed/encounter08/Downloads.Table%207.pdf. Accessed June 20, 2009.

Centers for Disease Control and Prevention (CDC). (2007). National immunization program. Vaccine administration. (Slide presentation). Available at www.cdc.gov/vaccines/ed/vpd2007/download/slides/admin-images.ppt. Accessed June 23, 2009.

Cohen, M. (2007). *Medication errors*. (2nd ed.). Washington, DC: American Pharmacists Association.

Craig, G. (2009). *Clinical calculations made easy*. (4th ed.). Philadelphia: Wolters Kluwer Health/Lippincott, Williams & Wilkins.

Cranwell-Bruce, L. (2009). Update in diabetes management. *MEDSURG Nursing*, *18*(1), 51–54.

Elsner, F., Radbruch, L., Loick, G., et al. (2005). Intravenous versus subcutaneous morphine titration in patients with persisting exacerbation of cancer pain. *Journal of Palliative Medicine*, *8*(4), 743–750.

Greenawalt, K. (2009). How are all those medications affecting your older patient? *Nursing*, *39*(5), 56hn1–2.

Grissinger, M., & Globus, N.J. (2004). How technology affects your risk of medication errors. *Nursing*, *34*(1), 36–41.

Heyneman, C. (2003). Preoperative considerations: Which herbal products should be discontinued before surgery? *Critical Care Nurse*, *23*(2), 116–123.

Hicks, R., Becker, C., & Jackson, D. (2008). Understanding medication errors: Discussion of a case involving a urinary catheter implicated in a wrong route error. *Urologic Nursing*, *28*(6), 454–459.

Horner, S., & Fouladi, R. (2008). Improvement of rural children's asthma self-management by lay educators. *Journal of School Health*, *78*(9), 506–513.

Hughes, R., & Ortiz, E. (2005). Medication errors. *American Journal of Nursing*, *105*(3 Suppl.), 14–24.

Hunter, J. (2008). Subcutaneous injection technique. *Nursing Standard*, *22*(21), 41–44.

Hunter, J., & Clark, G. (2008). Intramuscular injection technique. *Nursing Standard, 22*(24), 35–40.

Infusion Nurses Society. (2006). Infusion nursing standards of practice. *Journal of Infusion Nursing*, *29*(1S), S1–S92.

The Institute for Safe Medication Practices (ISMP). (2009). ISMP and FDA campaign to eliminate use of error-prone abbreviations. Available at www.ismp.org/tools/abbreviations/. Accessed June 19, 2009.

The Joint Commission (TJC). (2009). National *Patient Safety Goals*. Available at http://www.jointcommission.org/PatientSafety/NationalPatientSafetyGoals/. Accessed April 12, 2009.

Keithley, J., & Swanson, B. (2004). Enteral nutrition: An update on practice recommendations. *MedSurg Nursing*, *13*(2), 131.

Kyle, T. (2008). *Essentials of pediatric nursing*. Philadelphia: Wolters Kluwer Health/Lippincott Williams & Wilkins.

Lannefors, L. (2006). Inhalation therapy: practical considerations for nebulisation therapy. *Physical Therapy Reviews*, *11*(1), 21–27.

Love, G. (2006). Administering an intradermal injection. *Nursing*, *36*(6), 20.

McBride, D. (2009). Medication mistakes are important to identify in outpatient treatment. *ONS Connect*, *24*(3), 21.

McIntyre, L., & Courey, T. (2007). Safe medication administration. *Journal of Nursing Care Quality*, *22*(1), 40–42.

McRoberts, S. (2005). The use of bar code technology in medication administration. *Clinical Nurse Specialist*, *19*(2), 55–56.

Metheny, N. (2008). Residual volume measurement should be retained in enteral feeding protocols. *American Journal of Critical Care*, *17*(1), 62–64.

Moorhead, S., Johnson, M., Maas, M., et al. (Eds.). (2008). *Nursing outcomes Classification (NOC)*. (4th ed.). St. Louis: Mosby Elsevier.

Moshang, J. (2005). Making a point about insulin pens. *Nursing*, *35*(2), 46–47.

Mullan, J. (2005). Technology as an aid to the nurse–patient interaction at the bedside. *American Journal of Nursing*, *105* (3 Suppl.), 39.

Muñoz, C., & Hilgenberg, C. (2005). Ethnopharmacology. *American Journal of Nursing*, *105*(8), 4047.

NANDA. (2009). *Nursing diagnoses: Definitions and classification 2009–2011*. West Sussex, UK: Wiley-Blackwell.

Nicholas, P., & Agius, C. (2005). Toward safer IV medication administration. *American Journal of Nursing*, *105*(3 Suppl.), 25–30.

Nicoll, L., & Hesby, A. (2002). Intramuscular injection: An integrative research review and guideline for evidence-based practice. *Applied Nursing Research*, *16*(2), 149–162.

Olohan, K., & Zappitelli, D. (2003). The insulin pump: Making life with diabetes easier. *American Journal of Nursing*, *103*(4), 48–57.

Pape, T. (2003). Applying airline safety practices to medication administration. *MedSurg Nursing*, *12*(2), 77–94.

Porth, C, & Matfin, G. (2009). *Pathophysiology: Concepts of altered health states*. (8th ed.). Philadelphia: Wolters Kluwer Health/Lippincott Williams & Wilkins.

Purnell, L., & Paulanka, B. (2009). *Guide to culturally competent health care*. (2nd ed.). Philadelphia: F. A. Davis.

Rosenkoetter, M., Bowcutt, M., Khasanshina, E., et al. (2008). Perceptions of the impact of "Smart Pumps" on nurses and nursing care provided. *Journal of the Association for Vascular Access*, *13*(2), 60–69.

Rubin, B., & Durotoye, L. (2004). How do patients determine that their metered-dose inhaler is empty? *Chest*, *126*(4), 1134–1137.

Rushing, J. (2004). How to administer a subcutaneous injection. *Nursing*, *34*(6), 32.

Sander, N., Fusco-Walker, S., Harder, J., et al. (2006). Dose counting and the use of pressurized metered-dose inhalers: running on empty. *Annals of Allergy, Asthma & Immunology*, *97*(1), 34–38.

Sanofi Aventis. (2007). A 6-step guide for the self-administration of Lovenox®. Available at www.lovenox.com/hcp/dosing Administration/lovenoxSelfAdministration.aspx. Accessed June 21, 2009.

Scarpaci, L., Tsoukleris, M., & McPherson, M. (2007). Assessment of hospice nurses' technique in the use of inhalers and nebulizers. *Journal of Palliative Medicine*, *10*(3), 665–676.

Schaeffer, R. (2009). Closing the medication safety loop. *Health Management Technology*, *30*(3), 30–32.

Scheiner, G., Sobel, R., Smith, D., et al. (2009). Insulin pump therapy: Guidelines for successful outcomes. *The Diabetes Educator*, *35*(Suppl. 2), 295–435.

Shane, R. (2009). Current status of administration of medications. *American Journal of Health-System Pharmacy*, *66*(3 Suppl), S42–S47.

Simmons, D., Graves, K., & Flynn, E. (2009). Threading needles in the dark. The effect of the physical work environment on nursing practice. *Critical Care Nursing Quarterly*, *32*(2), 70–74.

Small, S. (2004). Preventing sciatic nerve injury from intramuscular injections: Literature review. *Journal of Advanced Nursing*, *47*(3), 287–296.

Smeltzer, S., Bare, B., Hinkle, J., et al. (2010). *Brunner & Suddarth's textbook of medical-surgical nursing*. (12th ed.). Philadelphia: Wolters Kluwer Health/Lippincott Williams & Wilkins.

Swanlund, S., Scherck, K., Metcalfe, S., et al. (2008). Keys to successful self-management of medications. *Nursing Science Quarterly*, *21*(3), 238–246.

Tabloski, P. (2010). *Gerontological nursing: The essential guide to clinical practice*. (2nd ed.). Upper Saddle River, NJ: Pearson Prentice Hall.

Thompson, R. (2008). Hold the insulin! Or maybe not. *Nursing*, *38*(12), 28–31.

Toedter Williams, N. (2008). Medication administration through enteral feeding tubes. *American Journal of Health-System Pharmacy*, *65*(24), 2347–57.

U.S. Food and Drug Administration (FDA). (2009a). Errors: Working to improve medication safety. Available at www.fda.gov/Drugs/ResourcesForYou/Consumers/ucm/43553.htm. Accessed June 23, 2009.

U.S. Food and Drug Administration (FDA). (2009b). Medication errors. Available at www.fda.gov/Drugs/DrugSafety/MedicationErrors/default.htm#abbreviations. Accessed June 20, 2009.

U.S. Food and Drug Administration (FDA). (2009c). MedWatch: The FDA safety, information, and adverse event reporting program. Available at www.fda.gov/Safety/MedWatch/default.htm. Accessed June 23, 2009.

U.S. Food and Drug Administration (FDA). (2009d). Dietary Supplements. Available at www.fda.gov/Food/DietarySupplements/default.htm. Accessed June 23, 2009.

Ward, H. (1988). *My friends' beliefs*. New York: Walker and Company.

Wright, K. (2009a). Administering medication to adult patients with dysphagia. *Nursing Standard*, *23*(29), 61–68.

Wright, K. (2009b). Supporting the development of calculating skills in nurses. *British Journal of Nursing*, *18*(7), 399–402.

Zaybak, A., Gunes, U., Tamsel, S., et al. (2007). Does obesity prevent the needle from reaching muscle in intramuscular injections? *Journal of Advanced Nursing*, *58*(6), 552–556.

第6章

周術期看護

焦点とする患者ケア

この章では、安全な周術期看護に関連するスキルの習得を目指し、次のような患者のケアに必要なスキルを学ぶ。

ジョシー・マッケオン 2歳女児、心疾患の修復手術を受ける必要がある。

テイタム・ケリー 28歳女性、外来で乳房縮小手術を受けた。

ドロシー・ギブズ 81歳女性、腸閉塞を解除する手術を受けた。

学習目標

本章学習後に実施できるようになるスキルを以下に示す。

1. 術前患者に安全で効果的なケアを提供する。
2. 患者に深呼吸訓練、咳嗽訓練、創部の押さえ方の指導を行う。
3. 患者に下肢運動訓練についての指導を行う。
4. 術後患者に安全で効果的なケアを提供する。
5. 温風式加温装置を使用する。

基本用語

意識下鎮静法／鎮痛法：短時間の処置に用いられる麻酔の一種。鎮静薬や麻酔薬の静脈内投与により、疼痛閾値を上げ、意識状態を変え、記憶の一部消失を生み出すが、患者は心肺機能を維持し、口頭の指示に反応することができる

血栓性静脈炎：血栓の形成を伴う静脈の炎症

個人防護具(PPE)：感染物質への曝露を最小限にし、予防するために必要な装備や装具で、グローブ、ガウン、マスク、感染防止用ゴーグルなどがある

周術期看護：術前、術中、術後に行われるさまざまな看護活動

出血：血管から血液が漏れ出ることによる過剰な血液損失

周術期：術前期(手術を決定してから患者が手術室に入るまで)、術中期(手術室に入室してから回復室に移送されるまで)、術後期(回復室に移送されてから完全に手術後の状態が回復するまで)からなる時期

(続く)

基本用語　*(続き)*

循環血液量減少性ショック：血液量の減少によって生じるショック状態

塞栓：心血管系内の異物や空気

待機手術：手術が勧められる状態であるが、悪影響なく延期が可能な手術

麻酔薬：昏睡（意識消失）、鎮痛、弛緩、反射消失などの状態を作り出す薬剤

無気肺：肺の部分的な拡張不全または虚脱

さまざまな疾患や損傷において、何らかの外科的介入を含む治療が必要になる場合がある。術前、術中、術後に患者に提供される看護ケアは**周術期看護**と呼ばれる。周術期看護は、3つの時期に分けられる。術前期は、患者と外科医がともに手術の必要性を認識し、実施すると決定したときから、患者が手術室（OR）または処置台に移送されるまでの期間である。術中期は、患者がORまたは処置台に移送されてから術後の回復室に移送されるまでの期間である。そして術後期は、回復室に入室してから完全に手術後の回復がみられ、外来での経過観察における最後の診察までの期間である。

手術には、入院患者に対して病院内で実施するものと、外来患者に対して病院を母体とする外来手術センター、独立した外来手術センター、開業医師の診察室などで実施する手術がある。外来手術センター（日帰り手術センター）では、患者は手術当日に手術が行われる場所に行き、その日のうちに帰宅する。周術期ケアは、手術を受けるのが入院患者・外来患者にかかわらず、患者の安全を確保するため、エビデンスに基づく実践と医療施設の規定に準じた共通の規定や手順に従って実施されなければならない。入院前アセスメントと手術準備を行う際、看護師は一定の基準とガイドラインに従う。この入院前アセスメントは、電話または対面での聞き取りによって行われる。術前指導計画には、術前指導と術前準備が含まれる。術前指導には患者の家族または保護者にも参加してもらう。人工関節置換術のような**待機手術**に該当するものについては、患者は入院前に集団指導に参加する。詳細は基礎知識6-1、6-2、6-3を参照する。

患者の術後ケアは手術終了後すぐに始まる。術後ケアには、手術の術式と患者の状態に応じ、麻酔後回復室（PACU）における1-2時間の短期滞在の経過観察が含まれる。患者の状態が安定した後、さらに緻密な観察や看護ケアが必要な場合は集中治療室に移送され、その他は外科病棟に帰室する。外来手術の場合、患者は帰宅する。術後期における看護ケアは、継続したアセスメント、合併症の監視、状態に適した看護介入の実施、患者と家族への指導などが必要に応じて行われる。外来手術センターや病院から退院する前に、すべての患者に対して、口頭と書面で退院指導を行い、外科医による経過観察を受けるために診察予約をする方法について情報を伝える。加えて、合併症を早期に発見し、患者が心配事を相談できる機会として、手術翌日に、患者に経過確認のための電話連絡をすることも可能である。

短期滞在手術や外来手術の増加に伴い、周術期の各段階での看護介入のあり方は変化する部分もあるが、基本は同じである。外科患者のケアにおいて、看護師は、外科処置がどのような程度のものであれ、患者と家族にとっては身体的、心理社会的適応を必要とするストレス因子であるということを常に念頭に置いておかなくてはならない（基礎知識6-4）。

本章では、看護師が術前期および術後期に安全な周術期看護ケアを提供するために役立つスキルを学ぶ。

基礎知識 6-1

手術のための看護アセスメントと介入

看護師は入院前または入院時に、以下についてのアセスメントを行う。

- 身体状態の基準となる状態
- 精神状態の基準となる状態
- アレルギーと過敏症
- 虐待や育児放棄の徴候
- 文化的、情緒的、社会経済学的因子
- 疼痛(包括的アセスメント)
- 服薬歴(非処方薬やサプリメントを含む)
- 麻酔経験の有無
- 放射線検査その他の術前検査結果
- 紹介状
- 追加的な装置や器具が必要となる身体的障害

看護師は以下についても実施する。

- 患者に術前指導を行う。
- インフォームド・コンセントの獲得、予定されている処置についての知識を確認する。
- 事前指示書(リビングウィル)について尋ねる。
- ケアの計画を立案する。
- 医療施設の規定により、すべての情報の文書化と伝達を行う。

(出典: Association of Perioperative Registered Nurses (AORN). (2009d). Preoperative patient care in the ambulatory surgery setting. In: Conner, R. (Ed.). *2009 AORN perioperative standards and recommended practices*. Denver, CO: AORN, Inc., 251–256.)

基礎知識 6-2

外来手術を受ける患者への術前案内

外来手術を受ける患者に、口頭と書面で以下について説明する。

- 常用している薬剤をすべて書き出し、手術当日の朝に使用可能な薬剤と使用してはならない薬剤について医師の指示を受ける。
- 手術前に風邪などの感染症に罹患した場合は、外科医に知らせる。
- アレルギーをすべて書き出し、確実に手術スタッフに知らせる。
- 手術時には、マニキュアを落とし、化粧はしない。
- 宝飾品類と貴重品は携帯しない。
- 前面ボタン留めの衣類を着用する。手の手術の場合は、袖の短い衣類が適している。
- 麻酔から覚めた後の帰宅の際には、付き添い人を依頼しておく。

患者に、以下について知らせておく。

- 手術前の飲食の制限について、制限が必要となる開始時刻を通知する。
- 手術が行われる日時と場所、およその手術時間について通知する。

基礎知識 6-3

術前指導のサンプル：入院患者の術前訓練と確認事項

術前期

- 運動と身体活動
  - 深呼吸訓練
  - 咳嗽訓練
  - インセンティブスパイロメトリ
  - 体位変換
  - 下肢運動訓練
  - 空気圧迫装置
- 疼痛管理
  - 薬剤治療におけるPRN（頓用薬）の目的
  - 自己調節鎮痛法（PCA）（必要に応じて）
  - 薬剤の最大効果を得るタイミング
  - 創部の押さえ方
  - 非薬理学的疼痛管理法
- 麻酔科医の訪問
- 身体的準備
  - NPO（禁飲食）
  - 手術前夜の睡眠薬
  - 術前チェックリスト（確認項目）
- 面会者と待機室
- ストレッチャーによる手術室への移送

術中期

- 手術準備室
  - 皮膚の準備
  - 静脈ラインの確保と輸液
  - 薬剤投与
- 手術室
  - 手術台
  - 照明と装着する機器（心臓モニター、パルスオキシメータ、加温装置など）
  - 安全帯
  - 感覚
  - スタッフ

術後期

- 麻酔後回復室（PACU）
  - 頻繁なバイタルサインの測定とアセスメント（見当識、四肢の動き、握力など）
  - ドレッシング材、ドレーン、チューブ、カテーテル
  - 静脈ライン
  - 鎮痛薬、安楽の方法
  - 家族への報告
  - 感覚
  - エアウェイ、酸素療法、パルスオキシメトリ
  - スタッフ
- 病棟への移送（ストレッチャーによる）
  - 頻繁なバイタルサインの測定
  - 感覚
  - 鎮痛薬、非薬理学的疼痛管理法
  - 禁飲食（NPO）、術後食の進め方
  - 運動
  - 早期離床
  - 家族の面会

基礎知識 6-4

手術を受ける患者の心理的ニーズを満たす看護介入

- 患者との間に治療に役立つ関係を確立・維持し、患者が心配事や恐怖について話せるようにする。
- 積極的傾聴によって、不安や恐怖の表れである言語的、非言語的なメッセージを見つけ出す。
- 必要に応じて身体接触により、心からの共感と気遣いを示す。
- 一般的な手術に関する質問に答えられるように準備しておく。
  - 手術中は身体機能のコントロールを失うことになるのか。
  - 手術室やPACUにいる時間はどのくらいか。
  - 手術中、家族はどこにいるのか。
  - 目が覚めたとき痛みはあるのか。
  - **麻酔薬**で気分が悪くなるか。
  - 輸血は必要になるか。
  - 食事が取れるようになるまでどれくらいかかるか。
  - 傷跡はどのようになるか。
  - 性交渉ができるようになるのはいつか。
  - 仕事に復帰できるのはいつか。

スキル・6-1 術前ケア(入院患者)

術前期は、手術が必要であると決定されてから患者が手術室に到着するまでの時期である。この時期には、身体的、心理的、文化的なアセスメントが行われる。患者と家族への指導もこの時期に行われる。看護師は、術前期を通じ、必要に応じて情緒面の支援を行い、不安の軽減に努める。

必要物品(手術の術式によって異なる)

- 血圧計用カフ
- 電子血圧計
- パルスオキシメータのセンサー
- 輸液ポンプ
- 弾性ストッキング
- 空気圧迫装置
- チューブ、ドレーン、血管確保用の物品
- インセンティブスパイロメータ
- 小さな枕
- **個人防護具(PPE)**(指示に従って)

アセスメント

術前期の看護アセスメントには、判断の基準となる全体的なヘルスアセスメントが含まれ、入院時に行われる。このアセスメントは、外科診察室、病棟など、さまざまな場所で行われる。患者への問診で、アレルギーや内科的・外科的既往歴、情緒的、社会経済的、文化的、宗教的要因で患者のケアに影響を与える可能性のある因子を判定する。患者が使用している薬剤は非処方薬、ハーブ、サプリメント、違法薬剤を含めてすべて聞き取り、調べる。また、患者や家族に手術に関連した術前のニーズがないかを確認する。英語以外の言語が優先される患者の場合は、必ず患者記録に書き記す。

患者の皮膚、呼吸器系、心血管系、腹部、神経系、筋骨格系の機能についてフィジカルアセスメントを行う。患者のバイタルサインを測定する。アセスメントで何らかの異常や問題のある領域が見つかった場合は、医師に報告する。リスクの高い患者の例としては、若年または高齢の患者、肥満または栄養不良の患者、体液および電解質不均衡のある患者、慢性疾患のある患者、特定の薬剤(抗凝固剤、麻薬性鎮痛薬など)を使用している患者、不安が極端に強い患者などであるが、看護師がハイリスクの患者を明らかにすることは非常に重要である。特定のハイリスク患者については、特異的なアセスメントや介入が指示される場合がある。

看護診断

患者の現在の状態に基づき、看護診断を行うための関連因子を決定する。妥当な看護診断として、以下のような例がある。

- 不安
- 悲嘆
- 霊的苦悩リスク状態
- 身体可動性障害
- 体液量平衡異常リスク状態
- ラテックスアレルギー反応リスク状態
- 恐怖
- 知識不足
- 感染リスク状態
- 誤嚥リスク状態
- 低体温

成果確認と看護計画立案

入院患者に術前ケアを提供する際の望ましい成果は、患者が手術を受けられることである。それ以外にも、患者が不安や恐怖を感じない、患者が手術の必要性と手術に伴う術後のリスクを最小限にする手段を理解したことを示す、などが妥当な成果となりうる。

看護技術の実際

手順	根拠
1. 患者記録で手術の術式を確認し、医師の指示を再確認する。看護データベース、既往歴、検査結果を再確認する。基準となるデータが記録されていることを確認し、異常データは報告する。	これらの確認により、確実に正しい患者にケアが提供され、手術の術式に基づく特定の指導が行われる。また、再確認は手術のリスクが高い患者を認識する一助になる。
2. **診断検査が終了し、結果が閲覧できることを確認する。異常があれば報告する。**	結果確認は、実施される手術の術式と使用される麻酔薬、また手術の時期や追加的な診察の必要性に影響する可能性がある。

(続く)

スキル・6-1 術前ケア(入院患者) (続き)

手順	根拠
3. 必要物品を揃え、床頭台またはオーバーテーブルに運ぶ。	準備がよいと時間を有効に使え、手際よく業務を行える。必要物品をすべてベッドサイドに揃えておくことで、時間と労力の節約になる。物品を手近に準備すると、便利で時間の節約になり、看護師の無駄な動きが避けられる。
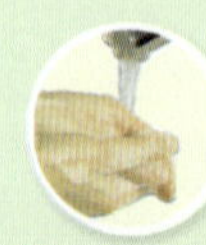 4. 手指衛生を行い、指示のある場合はPPEを装着する。	手指衛生とPPEにより、微生物の拡散が防止される。PPEの必要性は感染経路別予防策に基づいて決まる。
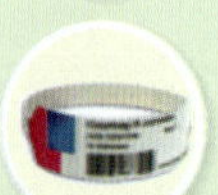 5. 患者の本人確認を行う。	本人確認を行うことで確実に正しい患者に看護介入が実施され、医療過誤の防止に役立つ。
6. ベッド周囲のカーテンを閉め、可能であれば部屋のドアを閉める。これから行う処置の目的と内容を説明する。	これにより患者のプライバシーを保証する。説明により不安が軽減され、協力が得やすくなる。
7. 手術に関する患者および家族の心理的ニーズを探る。	術前に患者と家族の心理的ニーズが満たされていると、術後の経過によい影響を与えることがある。
a. 治療的関係を築き、心配事や恐怖は言葉にして伝えるように促す。	
b. 積極的傾聴を行い、質問に答え、誤った情報は正していく。	
c. 必要に応じて身体接触を行い、心からの共感を伝える。	
d. 信仰上のニーズを満たすため、宗教上のカウンセラー(司祭、牧師、僧侶などの聖職者)に連絡を取ることを提案する。	患者や家族にとって、信仰は術前期の支えになる場合がある。
8. **患者と家族の学習ニーズを確認する。** 患者の手術に対するインフォームド・コンセントが立会人の元で署名され、日付が記入されたことを確認する。手術について質問がないか、患者に尋ねる(図1)。事前指示書(リビングウィル)が記入されているかを患者記録で確認する。記入されていない場合は、必要に応じて、患者と記入の可能性について話し合う。患者に手術歴があれば、その経験について尋ねる。	学習により手術からの回復が促進され、術後の回復、退院計画、セルフケアの準備を行うことにより不安が軽減する。手術手順の詳細や、潜在的なリスクや合併症について説明するのは外科医の責任である。看護師は、外科医が患者に説明した内容をはっきりさせ、患者が理解できなかった点や質問があれば外科医に取り次ぐ責任を負う。事前指示書は、回復の見込みが無い場合に特別な延命治療を望むかどうかについての患者の意思を医療チームに書面で伝えるものである。以前の手術経験は、その内容により、術前ケアに対してよい影響を与える場合と悪い影響を与える場合とがある。
9. 深呼吸訓練について指導を行う。スキル6-2を参照する。	深呼吸訓練は肺の拡張と肺容量を増加させ、麻酔ガスや粘液の気道からの排出を助け、身体組織の酸素化を促進する。
10. 咳嗽訓練と創部の押さえ方(創部保護)について指導を行う。スキル6-2を参照する。	咳嗽は気道に貯留した粘液を取り除くのに役立つ。創部を押さえることで、咳嗽や動作の際の疼痛を最小限にする。
11. インセンティブスパイロメータについて指導を行う(図2)。(具体的な方法については「第14章 酸素化」スキル14-2を参照。)	インセンティブスパイロメトリは肺の拡張を増加させ、麻酔ガスや気道からの分泌物の排出を助け、身体組織の酸素化を促進する。
12. 必要に応じて、下肢運動訓練について指導を行う。スキル6-3を参照する。	下肢運動訓練は、筋力の低下を抑え、静脈還流を促進し、静脈うっ血に関連した合併症を減少させる。下肢運動訓練は、下肢の骨折など、特定の状態では禁忌となる。

手順

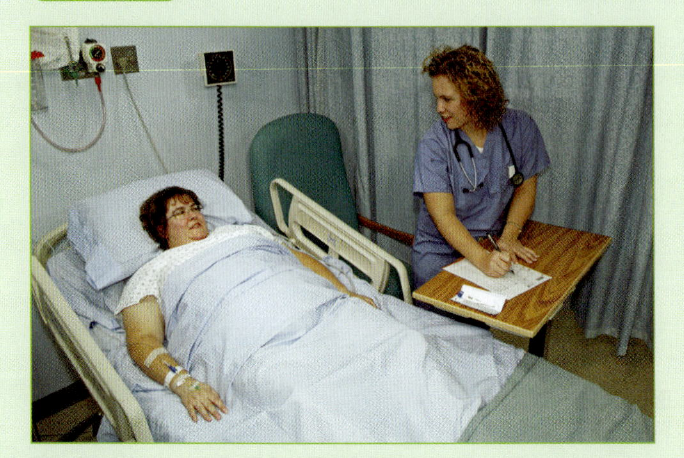

図1　患者のニーズを確認し、質問に答える。

根拠

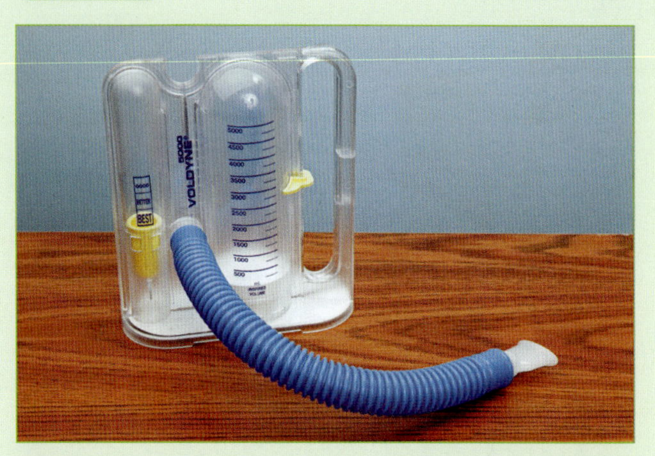

図2　インセンティブスパイロメータは肺容量の増加や肺胞の拡張促進に役立つ。

13. 患者が弾性ストッキングを装着するのを介助し（具体的な方法については、「第9章 活動」スキル9-11を参照）、空気圧迫装置の使い方を説明する（具体的な方法については、「第9章 活動」スキル9-12を参照）。

弾性ストッキングと空気圧迫装置は、術後に、深部静脈血栓症（DVT）や肺塞栓症のリスク患者に使用される。

14. ベッド上での体位変換について指導を行う。

患者の体位変換は、術後の合併症を防ぎ、疼痛を最小限にするために重要である。

a. 枕かタオルケットで創部となる部位を押さえるように説明する。右向きになる場合は、患者は左膝を曲げ、左手で右側のベッド柵をつかむよう指導する（図3）。左向きになる場合は、右膝を曲げ、右手で左側のベッド柵をつかむ。

b. 右向きになる場合、患者が曲げている左脚でベッドを押し、右のベッド柵を引きつけるよう指導する（図4）。患者に、看護師が背中の後ろに支えの枕を置くこと、ナースコールはすぐに手が届くところに置くことを説明する（図5）。

c. 患者に、体位変換は2時間ごとに行うことが推奨されていることを説明する。

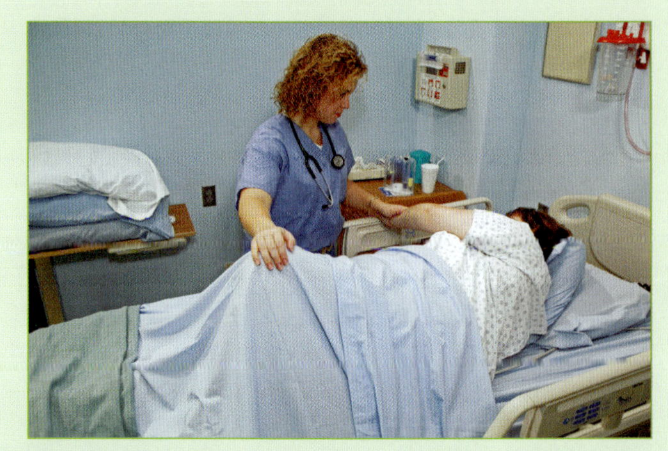

図3　右側を向く場合は、左膝を曲げ、左手で右側のベッド柵をつかむように指導する。

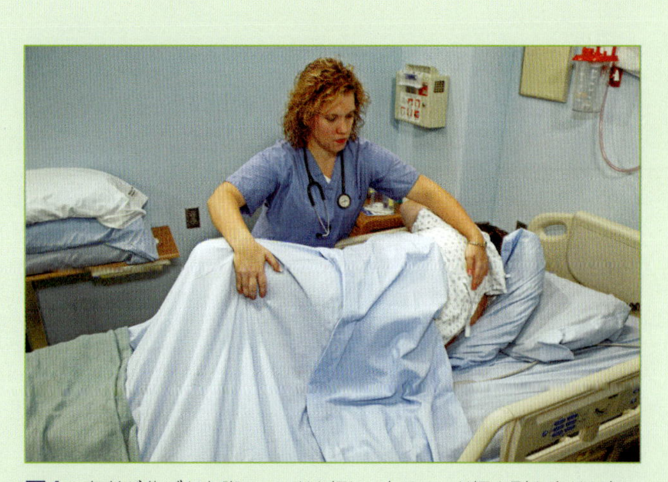

図4　患者が曲げた左脚でベッドを押し、右のベッド柵を引き寄せ、右向きに寝返りを打つのを介助する。

（続く）

スキル・6-1　術前ケア（入院患者）　（続き）

手順 / **根拠**

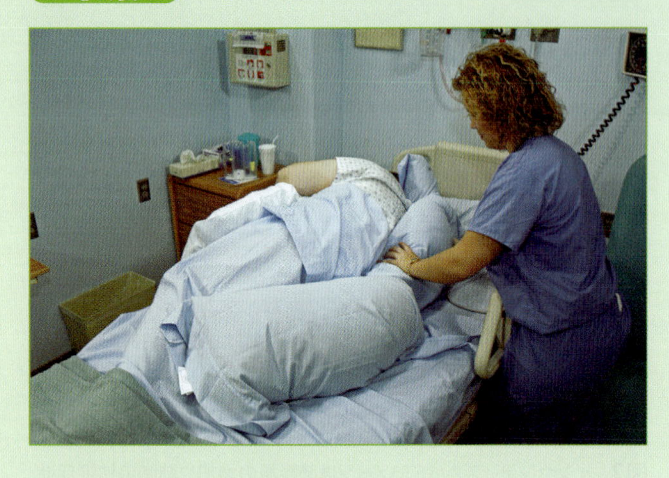

図5　患者が体位変換した後、背中の後ろに枕を置いて支えにする。

15. 疼痛管理についての指導を行う。

指示された鎮痛薬を使用して疼痛を最小限にすることで、術後の合併症の予防に役立つ。

a. 過去の疼痛の経験と、疼痛緩和のために患者が用いた介入について話し合う。

過去の疼痛の経験は、患者の手術による疼痛の管理能力に影響する。疼痛は主観的な経験であり、疼痛緩和に有効な介入は個人個人で異なる。

b. 手術後に鎮痛薬が使えるかどうかを話し合う。

医師の指示により、患者が鎮痛薬を要求する必要がある場合、または自己調節鎮痛法（PCA）や硬膜外鎮痛法（詳細については「第10章　安楽」参照）が指示される場合があり、後者は具体的な使用方法の指導が必要となる。

c. 必要に応じて、自己調節鎮痛法（PCA）の使用について話し合う。「第10章 安楽」スキル10-4を参照する。

効果的で安全な投与を行うため、PCAの使用法を患者が理解することが非常に重要である。

d. 疼痛緩和の方法として、体位変換、マッサージ、リラクゼーション／気分転換、イメージ療法、瞑想などの、代替法や非薬理学的疼痛管理法について検討する。

これらの方法により、不安が軽減され、必要となる鎮痛薬の量を減らせる場合がある。鎮痛薬の使用は年齢、体重、共存疾患などの影響を受け、多様な取り組みが必要となる。

16. 使用される物品を確認する。

a. 患者に、輸液ポンプ、電子血圧計、チューブ類、外科用ドレーンなどのさまざまな物品を見せる。

知識があれば医療機器に対する不安が軽減される。術中・術後に必要となる尿道留置（フォーリー）カテーテルは、膀胱を空にし、尿量を測定する。ドレーンは創部周辺の過剰な体液を取り除くために頻繁に使用される。

17. 皮膚の術前処置を実施する。

a. **患者に殺菌効果のある洗浄剤を用いてシャワーを浴びるか入浴してもらう。手術部位を清潔にするように、患者の注意を喚起する。**

殺菌効果のある洗浄剤を使用したシャワーは手術の1-2日前に指示され、手術当日の朝、皮膚の術前処置の前に再び指示され、感染予防に役立てる場合がある。最近の研究では、手術部位の剃毛は感染の確率を増加させるため、行わない方がよいとされている。米国疾病予防管理センター（CDC）は、剃毛が必要な場合は、手術の直前にディスポーザブルの器具を用いて無菌操作で行うことを推奨している。手術患者における皮膚の術前処置については、医療施設の規定に従う。加えて、シャワーに使用した洗浄剤に適合する消毒液で手術直前に手術部位の皮膚を消毒する。

手順	根拠
18. 飲食の制限についての指導を行い、制限を守ってもらう。	術前準備として、真夜中以降の絶食、手術前夜からの禁飲食(NPO)が一般に行われてきた。手術が翌日の遅い時間に行われる場合には、この制限は10-12時間の絶食となる。最近の研究には、成人、小児ともに、この標準的な手術前のNPOに異論を唱えるものがあり、誤嚥や嘔吐のリスクが低い患者の場合は制限を緩め、手術の術式によっては手術の2時間前まで清澄水(水・茶・果肉を含まないジュース、ミルクを含まないコーヒー・紅茶等)の摂取は安全であると主張している(American Society of Anesthesiologists, 1999)。**飲食の制限をする必要がある場合の制限時間に関しては、医療施設の規定に従う。**
a. **手術の前には胃液の分泌量を最小限にするため、食物も水分も制限されることを説明する。この制限は、誤嚥のリスクを減らすために重要である。制限が守られなかった場合には手術の中止が必要になる場合もあるため、指示された時間は食物・水分を摂取しないことの重要性を患者に強調する。**	
19. 必要に応じて、腸管の術前処置を実施する。状況によっては、浣腸または下剤を投与して腸を空にし、腸内細菌を減らす必要がある。	この処置は、腹部、会陰部、直腸肛門部、骨盤内臓器の手術が予定されている場合に必要とされる。
a. **必要に応じて、術前に浣腸や下剤を使用する目的を説明する。浣腸を実施する場合は、処置の手順を明確に説明する。**	浣腸は、特に排出される液体が透明になるまで繰り返されるような場合は、ストレスが多い。浣腸を繰り返すと体液電解質異常、起立性低血圧、衰弱を招く恐れもある。患者の転倒・転落を防止する安全対策を講じる。麻酔薬や腹部の手術により、術後早期は正常な排泄機能が妨げられる場合がある。(浣腸の実施スキルについては、「第13章 排便」を参照。)
20. **常用している薬剤の投与について確認する。**患者が常用している薬剤、市販薬、ハーブ系サプリメントを患者とともに再確認する。患者とともに医師の指示を確認し、手術当日にどの薬剤の使用が許可されているかを再確認する。	さまざまな慢性疾患に対して薬剤を使用している患者は多い。術前には、これらの薬剤使用の調整が必要になる。アスピリンなどの特定の薬剤には抗凝固作用があるため、手術の数日前に使用を中止する。特定の心臓病薬および呼吸器薬は、手術当日も医師の指示により使用される。糖尿病でインスリンを使用している場合は、用量を減らす。
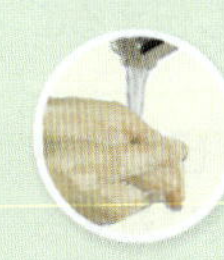 21. 使用した場合はPPEを外し、手指衛生を実施する。	適正な方法でPPEを外すことで、感染の伝播や他の物品への汚染のリスクが減少する。手指衛生は微生物の拡散を防止する。

評価

望ましい成果は、患者の手術に対する準備が整い、患者が過剰な不安や恐怖を抱かず、周術期の指示を理解したことを示すときに達成される。

記録

ガイドライン

既往歴、フィジカルアセスメント、臨床検査値、診断検査などの患者記録を再確認したことを記録する。何らかの異常があれば外科医に報告し記録する。患者や同席した家族とともに確認した術前患者教育の内容を記録する。内容としては、インセンティブスパイロメータの使用法、深呼吸訓練、創部の押さえ方、下肢運動訓練、弾性ストッキングや空気圧迫装置などがある。患者の指導に対する実践能力や反応を記録し、さらに継続して指導が必要な場合は伝達事項を記載する。疼痛管理、皮膚・腸管の術前処置、薬剤、その他の術前指導を記録する。手術についての患者の心配事や、追加説明のために外科医に連絡を取ったかどうかを記録する。患者に情緒面の支援を行った場合や、患者の要望で宗教上のカウンセラーに連絡をとった場合も記録する。

(続く)

スキル・6-1　術前ケア（入院患者）　*（続き）*

記録例

> 12/4/2　10:30　患者記録を再確認、異常データは確認されず。術前指導のポイントを、根拠を含め、患者と患者の妻とともに振り返る。患者はインセンティブスパイロメータの使用、深呼吸訓練、創部を押さえながらの咳嗽訓練、下肢運動訓練を正しく実施した。患者は手術室に入るのは初めてなので不安だとの訴えあり。情緒面の支援と安心させる言葉かけを行う。
>
> ── *J. グラブス、看護師*

予期しない状況と対処方法

- 患者の検査結果に異常があると気付いた場合：担当医に報告する。プロトロンビン時間の国際標準比（INR）上昇や血算（CBC）の異常など、異常の種類によっては手術が延期となる場合もある。
- 患者が、「本当にこの手術を受けるべきかどうか迷っている」と訴えた場合：なぜそのように感じるのか、患者と話し合う。担当医に報告する。患者は、自分が納得するまで手術を受けるべきではない。

注意事項

一般的注意事項

- 肥満の患者は最適体重の患者と比較して手術による合併症や死亡のリスクが高い。肥満患者の既往歴を聴取するときには、糖尿病、高血圧、睡眠時無呼吸症候群など他の疾患が無いか、注意する。

乳児と小児についての注意事項

- 小児の場合、全体的な健康、年齢、身体の大きさに応じて特別なニーズがある。小児の術前の不安を和らげることは大変重要であり、情報を伝える時には簡単で具体的な言葉を使用する。
- 看護師は患者の不安の程度に敏感である必要があり、必要に応じて、支援や説明、患者教育の場を提供する。
- 薬剤の正しい用量を割り出すために、正確な体重が必要である。
- 適切な疼痛管理を行うために、発達段階に応じた疼痛のアセスメントと治療を行う必要がある。

高齢者についての注意事項

- 高齢者の場合、加齢変化と既存の慢性疾患が術後の経過に影響を及ぼす場合がある。
- 情報の理解に時間がかかる場合があるため、術前指導では情報をゆっくり、繰り返し伝えることが重要である。
- 多くの高齢患者に存在するコミュニケーションの障壁や共存疾患のため、疼痛のアセスメントや治療が適切に行われない場合がある。他の年齢層より脆弱な高齢患者は鎮痛薬に対する反応が異なる場合があり、個人個人に応じた注意深い観察が必要である。

実践のためのエビデンス

術後肺合併症は、心臓合併症と同様に頻繁に起こり、罹患率、死亡率、入院期間の点で臨床上重要である。術後肺合併症を防止する介入についてのエビデンスの研究はほとんどなく、系統的な再調査もほとんどない。

関連する研究

Lawrence, V., Cornell, J., & Smetana, G. (2006). Strategies to reduce postoperative pulmonary complications after noncardiothoracic surgery: Systematic review for the American College of Physicians. *Annals of Internal Medicine*, 144(8), 596–608.

この論文は、非心胸部手術後の術後肺合併症を防止するための介入に関連する文献の系統的総説である。情報源は1980年1月1日から2005年1月30日までのMEDLINEの英語文献サーチで得られた文献とその参考文献である。この総説に引用された研究には、事前に設定された基準に合致する無作為化比較試験、系統的総説、メタ解析が行われた。データは標準化した形式で収集され、研究方法、質、介入と対照群、患者の特性、手術、術後肺合併症、有害事象などが含められた。著者らは、エビデンスにより、肺を拡張させる介入を行うと腹部手術後の術後肺合併症のリスクが減少することが示唆されたと結論付けた。適切な介入には、インセンティブスパイロメトリの使用、深呼吸訓練、持続気道陽圧（CPAP）があった。減少させることが可能な術後合併症としては、**無気肺**、肺炎、気管支炎、重篤な低酸素血症があった。

看護実践との関連性

　患者教育は看護ケアの重要な一部である。看護師は、手術を受ける患者、特に合併症のリスクが高い患者が、そのリスクを減少させる術後の訓練を確実に理解し、実行するようにする必要がある。術前の看護ケアでは、術後の看護ケアと同様、インセンティブスパイロメトリの使用、深呼吸訓練、咳嗽訓練などを患者が適切に行えるように適切な指導を行う。

スキル・6-2　深呼吸訓練、咳嗽訓練、創部の押さえ方の指導

　手術中は咳嗽反射が抑制されており、気管や気管支に粘液が蓄積し、肺では十分な換気が行われていない。手術後は麻酔薬、鎮痛薬、創部（特に胸部や上腹部に創部がある場合）の疼痛などにより、通常より呼吸の効率が悪くなることが多い。肺胞が十分に膨らまず、虚脱することもある。この状態は、分泌物の貯留とともに、無気肺や呼吸器感染症のリスクを増大させる。

　深呼吸訓練は肺胞を過喚気の状態にして再虚脱を防ぎ、肺の拡張と肺容量の改善を促し、麻酔ガスと粘液の排出を助け、組織の酸素化を促進する。咳嗽訓練は気道からの粘液の除去を助けるもので、一般に深呼吸訓練と一緒に指導される。咳嗽はしばしば疼痛を伴うので、胸部ないし腹部に創部ができる患者には、創部の押さえ方を指導する。

必要物品

- 小さな枕、または折りたたんだタオルケット
- PPE（指示に従って）

アセスメント

　看護師がハイリスク患者を明らかにすることは重要である。リスクとしては、若年または高齢、肥満または栄養不良、体液および電解質不均衡、慢性疾患、肺または心疾患、可動性低下、認知機能が変化するなどして術後の訓練が遵守されない可能性などがある。リスクの種類によっては、特異的なアセスメントや介入が必要となる場合もある。深呼吸訓練、咳嗽訓練、創部の押さえ方について患者の現在の知識レベルをアセスメントする。

看護診断

　患者の現在の状態に基づき、看護診断を行うための関連因子を決定する。妥当な看護診断として、以下のような例がある。

- 知識不足
- 感染リスク状態
- 身体可動性障害
- 知識獲得促進準備状態

成果確認と看護計画立案

　深呼吸訓練、咳嗽訓練、創部の押さえ方の指導において望ましい成果は、患者と重要他者が指導内容を理解したことを言葉で表現し、訓練を実施できることである。

看護技術の実際

手順	根拠
1. 患者記録で手術の術式を確認し、医師の指示を再確認する。	これらの確認により、確実に正しい患者にケアが提供され、手術の術式に基づく特定の指導が行われる。
2. 必要物品を揃え、床頭台またはオーバーテーブルに運ぶ。	準備がよいと時間を有効活用でき、手際よく業務が行える。必要物品をすべてベッドリイドに揃えておくと、時間と労力の節約になる。物品を手近に準備すると、便利で時間の節約になり、看護師の無駄な動きが避けられる。

（続く）

スキル・6-2　深呼吸訓練、咳嗽訓練、創部の押さえ方の指導 (続き)

手順	根拠
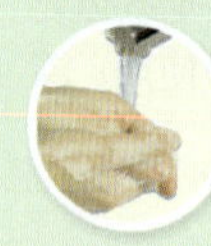 3. 手指衛生を行い、指示のある場合はPPEを装着する。	手指衛生とPPEにより、微生物の拡散が防止される。PPEの必要性は感染経路別予防策に基づいて決まる。
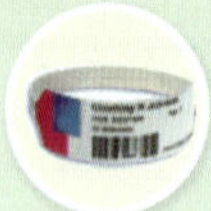 4. 患者の本人確認を行う。	本人確認を行うことで確実に適正な患者に看護介入が実施され、医療過誤の防止に役立つ。
5. ベッド周囲のカーテンを閉め、可能であれば部屋のドアを閉める。これから行う訓練の目的と内容を説明する。	これにより患者のプライバシーを保証する。説明により不安が軽減され、協力が得やすくなる。
6. 患者の学習ニーズを確認する。深呼吸訓練、咳嗽訓練、創部の押さえ方についての患者の知識レベルを確認する。過去に手術経験があれば、その経験について尋ねる。	元々持っている知識が分かると、教育内容を個人個人に合わせられる。過去の手術経験は、その内容により、術前・術後ケアに良い影響または悪い影響を与える場合がある。
7. 深呼吸訓練、咳嗽訓練、創部の押さえ方の指導を実施する根拠を説明する。	説明により患者の協力が得やすくなる。患者が根拠を理解すると指導内容が遵守されやすくなる。
8. 深呼吸訓練の指導を行う。	深呼吸訓練は肺の拡張と肺容量を改善し、麻酔ガスや粘液の気道からの排出を助け、身体組織の酸素化を促進する。
a. 患者に上体を起こしてもらい（セミファーラー位またはファーラー位）（図1）、両手の手掌を胸郭前面下部にあてる。	身体を起こすと胸部の拡張が促進され、腹筋の負担が少なくなる。胸郭に手を当てると、横隔膜の下降に伴い、胸部の上昇と肺の拡張を感じることができる。
b. 患者に、ゆっくりと完全に息を吐くよう指示する。	
c. 患者に、鼻からできるだけ深く息を吸い込み、3秒間止めるよう指示する。	深い吸気により肺が拡張する。
d. 患者に、口笛を吹く時のように口をすぼめて、口から息を吐くよう指示する。	
e. 患者に呼吸訓練を3回練習させる。患者に、この呼吸訓練を術後24時間は1-2時間ごとに行うよう指示する。	患者が正しく実施できれば、正しく訓練されたことが確認できる。練習により効果が上がり、遵守も可能となる。

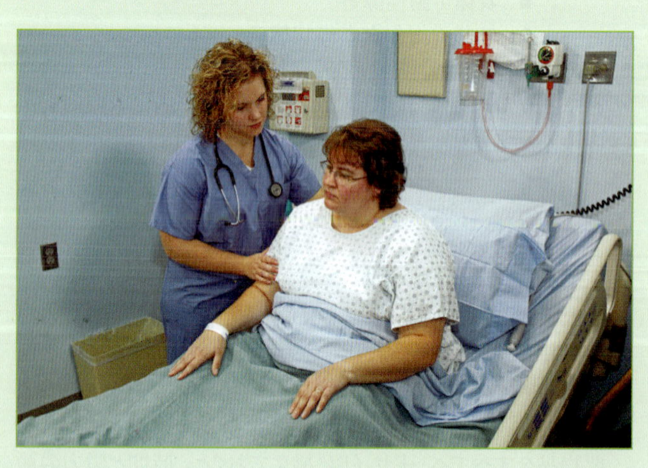

図1　患者を介助し、セミファーラー位またはファーラー位にする。

手順

9. 咳嗽訓練と創部の押さえ方(創部保護)に関する指導を行う。
   a. 患者の上体を起こし(セミファーラー位)、たたんだバスタオルか枕を手術創が予定されている身体の部位(腹部、胸部など)にあてる(図2)。
   b. 患者に、鼻から吸気と呼気を3回行うよう指示する。
   c. 患者に、深く息を吸って3秒間止めてもらい(図3)、短い咳を3回してもらう(図4)。
   d. 次は口から息を吸い、強い咳を2回してもらう(図5)。
   e. 手術後、麻酔から覚めたら2時間ごとにこの咳嗽訓練を行うように伝える。

根拠

咳嗽は気道に貯留した粘液の排出を助ける。創部を押さえ、咳や動作に伴う疼痛を最小限にする。

これらの介入は、咳嗽に伴う苦痛の軽減を目的とするものである。

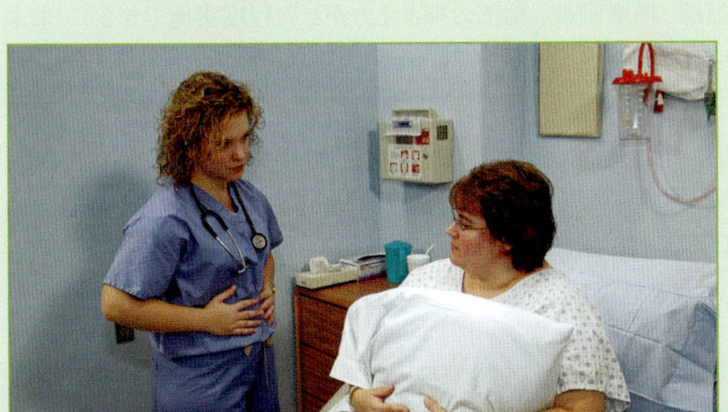

図2　患者は胸部または腹部の手術創に枕か折りたたんだタオルケットを当てて押さえる。

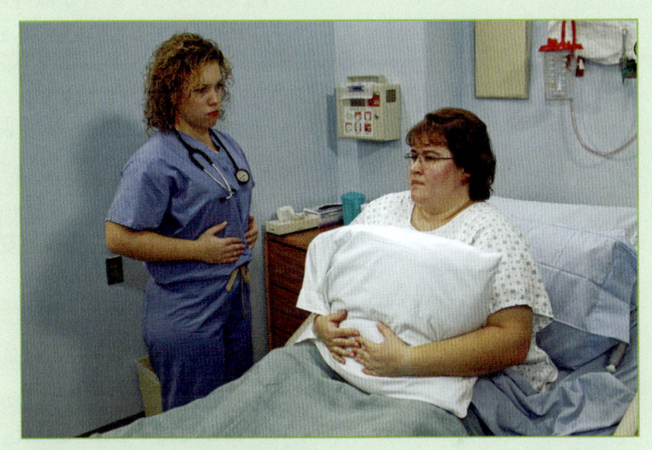

図3　深呼吸し、3秒間息を止める。

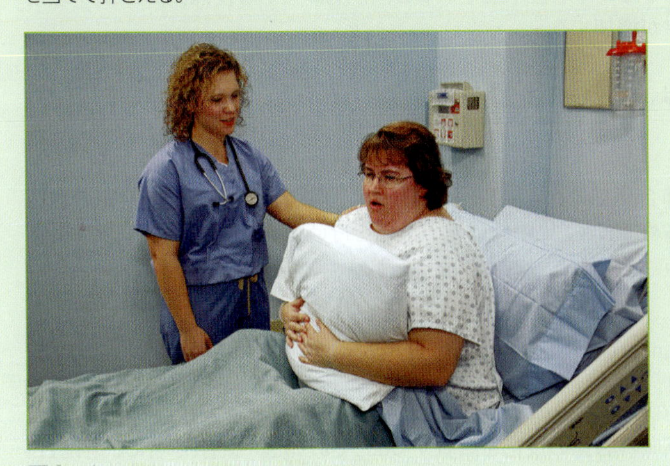

図4　息を止めた後、3回短い咳をする。

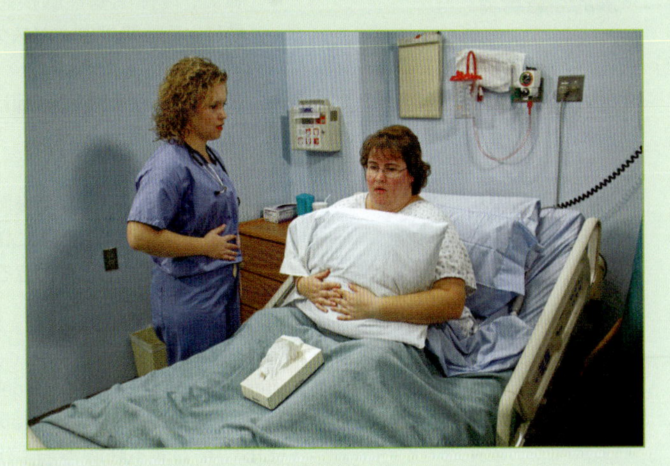

図5　再び深呼吸を行い、強く2回咳をする。

(続く)

スキル・6-2　深呼吸訓練、咳嗽訓練、創部の押さえ方の指導（続き）

手順	根拠
10. 患者の知識の理解度を確認する。患者に学んだ内容を逆に説明するよう求める。患者に質問がないか尋ねる。必要に応じて、咳嗽の練習を行い、質問するように促す。	確認により、患者の知識の理解度と活動の習熟度が向上する。
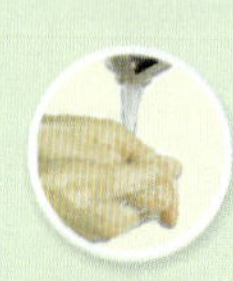 11. 使用した場合はPPEを外す。手指衛生を実施する。	適正な方法でPPEを外すことで、感染の伝播や他の物品への汚染のリスクが減少する。手指衛生は微生物の拡散を防止する。

評価

期待される成果は、患者と重要他者が深呼吸訓練、咳嗽訓練、創部の押さえ方についての指導内容を理解したことを言葉で表現し、訓練を実施できる場合に達成される。

記録

ガイドライン

患者および家族とともに実施した深呼吸訓練、咳嗽訓練、創部の押さえ方についての指導内容を記録する。患者が深呼吸訓練、咳嗽訓練、創部の押さえ方がどの程度実施できるか、および指導に対する患者の反応を記録し、追加の指導が必要な場合は伝達事項として記載する。

記録例

> 12/4/2　10:30　深呼吸訓練、咳嗽訓練、創部の押さえ方に関する周術期教育の指導ポイントを、それぞれのポイントの根拠を含めて、患者および妻とともに復習する。患者はこれらの訓練の根拠を理解したことを言葉で表現できる。患者は深呼吸訓練、咳嗽訓練、創部の押さえ方を正しい技術で実施。患者から、手術室に入るのは初めてなので不安だと訴えあり。情緒面の支援と安心させる言葉かけを行う。
>
> ――*J. ランス、看護師*

予期しない状況と対処方法

- 患者が、深呼吸訓練と咳嗽訓練の手順を覚えていられるかどうか不安だと訴えた場合：どうしてそのように感じるのか、患者と話し合う。患者を励まし、支援する。術後の訓練は看護師が支援することを伝え、必要な訓練の練習を繰り返す。

注意事項

一般的注意事項

- 肺炎、慢性閉塞性肺疾患などの呼吸器疾患があると、術後肺炎や術後無気肺とともに、麻酔による呼吸抑制のリスクが増加する。

乳児と小児についての注意事項

- 深呼吸訓練や咳嗽訓練は、小児の参加意欲を向上させるために、遊びを通して行うとよい(Kyle, 2008)。

実践のためのエビデンス

特に重要かつ重篤な術後肺合併症に、無気肺、肺炎、呼吸器不全、基礎的な肺疾患の増悪がある。肺機能を最大限に高めておき、集中的に肺の浄化を行い、早期歩行を行うことで術後肺合併症を減らすことができる。

関連する研究

Genç, A., Omer Ikiz, A., Alpin Güneri, E., et al. (2008). Effect of deep breathing exercises on oxygenation after major head and neck surgery. *Otolaryngology-Head and Neck Surgery*, 139(2), 281–285.

この研究の目的は、頭頸部の大手術後の集中治療室内でのフォローアップ期に、深呼吸訓練(DBE)に対する呼吸器および血行動態の反応を調査することであった。患者35名に、術後1日目は1時間ごとに3回続けてDBEを実施するよう指導した。吸入酸素分圧に対する動脈血酸素分圧の比(PaO_2／F_{IO_2})、動脈血酸素飽和度(SpO_2)、呼吸数(RR)、心拍数(HR)、平均動脈血圧(MAP)が記録された。DBEはPaO_2／F_{IO_2}比とSpO_2を増加させた。また、DBEはRRを減少させた。DBEにより、統計学的に有意なHRやMAPの変化は認められなかった。著者らの研究結果から、DBEは頭頸部手術後の低酸素血症の治療に対し、血行動態に有害な影響を与えることなく、有益な効果が得られることが示唆される。

看護実践との関連性

患者教育は看護ケアの中の重要な一部である。看護師は、手術を受ける患者、特に合併症のリスクが高い患者が、そのリスクを減少させる術後の訓練を確実に理解し、実行できるようにする必要がある。術前の看護ケアは、術後の看護ケアと同様、深呼吸訓練を含めた適切な訓練について十分な患者教育を実施しなければならない。

スキル・6-3　下肢運動訓練

手術中は下肢からの静脈還流が減少する。また、手術体位によっても静脈還流は減少する。**血栓性静脈炎**と、その結果起こる塞栓症は下肢循環の停滞から生じる可能性のある合併症である。下肢運動訓練は、大腿四頭筋と腓腹筋の屈曲と収縮により静脈還流を増加させる。下肢運動訓練は、患者のニーズ、全身状態、担当医による選択、医療施設の基準などに従って、個別的に実施する。

必要物品

- PPE（指示に従って）

看護診断

患者の現在の状態に基づき、看護診断を行うための関連因子を決定する。妥当な看護診断として、以下のような例がある。

- 知識不足
- 知識獲得促進準備状態
- 末梢性神経血管性機能障害リスク状態
- 身体可動性障害リスク状態

成果確認と看護計画立案

患者に下肢運動訓練の指導をする際に望ましい成果は、患者と重要他者が指導内容を理解したことを言葉で表現し、その訓練が実施できることである。

アセスメント

看護師は、慢性疾患、肥満、基礎的な心疾患、可動性低下などを有する患者、あるいは認知機能が変化するなどして術後の訓練が遵守されない可能性のある患者など、通常よりリスクが高い患者を判別することが重要である。

リスクの種類によっては、特異的なアセスメントや介入が必要となる場合もある。下肢運動訓練について、患者の現在の知識レベルをアセスメントする。

看護技術の実際

手順	根拠
1. 患者記録で手術の術式を確認し、医師の指示を再確認する。	これらの確認により、確実に正しい患者にケアが提供され、手術の術式に基づく特定の指導が行われる。
2. 必要物品を揃え、床頭台またはオーバーテーブルに運ぶ。	準備がよいと時間を有効活用でき、手際よく業務が行える。必要物品をすべてベッドサイドに揃えておけば、時間と労力の節約になる。物品を手近に準備すると、便利で時間の節約になり、看護師の無駄な動きが避けられる。
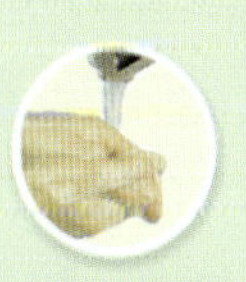 3. 手指衛生を行い、指示のある場合はPPEを装着する。	手指衛生とPPEにより、微生物の拡散が防止される。PPEの必要性は感染経路別予防策に基づいて決まる。

（続く）

スキル・6-3　下肢運動訓練　（続き）

手順 / **根拠**

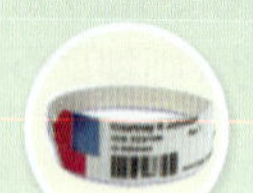

4. 患者の本人確認を行う。

本人確認を行うことで確実に正しい患者に看護介入が実施され、医療過誤の防止に役立つ。

5. ベッド周囲のカーテンを閉め、可能であれば部屋のドアを閉める。これから行う訓練の目的と内容を説明する。

これにより患者のプライバシーを保証する。説明により不安が軽減され、協力が得やすくなる。

6. 患者の学習ニーズを確認する。下肢運動訓練についての患者の知識レベルを確認する。過去に手術経験があれば、その経験について尋ねる。

元々持っている知識が分かると、教育内容を個人個人に合わせられる。過去の手術経験は、その内容により、術前・術後ケアに良い影響または悪い影響を与える場合がある。

7. 下肢運動訓練を実施する根拠を説明する。

説明により患者の協力が得やすくなる。患者が根拠を理解すると指導内容が遵守されやすくなる。

8. 下肢運動訓練の指導を行う。

下肢運動訓練は筋力の低下を防ぎ、静脈還流を促し、静脈のうっ血に関連する合併症を減少させるのに役立つ。

a. 患者の上体を起こし（セミファーラー位）（図1）、まず看護師が見本を示し、その後患者の運動を片脚ずつ指導することを説明する。

b. 患者の片方の膝を伸ばし、足を持ち上げ（図2）、膝から下を伸ばし、この位置で数秒間保つ（図3）。脚全体を下ろす（図4）。他方の脚で同じ運動を繰り返す。

c. 患者に両足のつま先をベッドの足側に向けて伸ばし（底屈）、その後緩める（図5）。次に、つま先をあごの方向に向けてもらう（背屈）（図6）。

d. 患者に、脚を伸ばしたまま両足の足関節でまず左回り、ついで右回りに円を描いてもらう（図7）。これらの運動を3回繰り返すよう指示する。

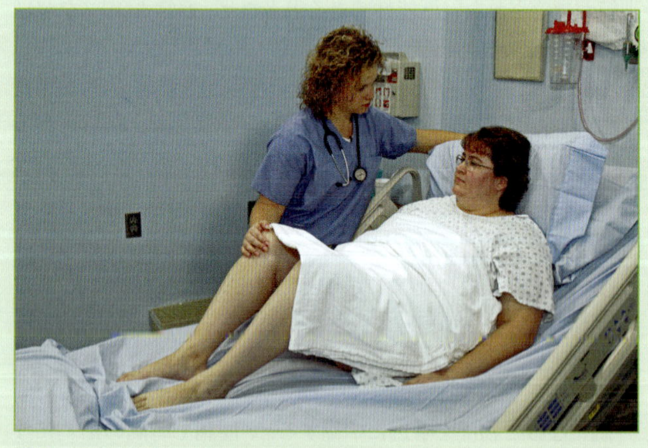

図1　患者を介助してセミファーラー位にする。

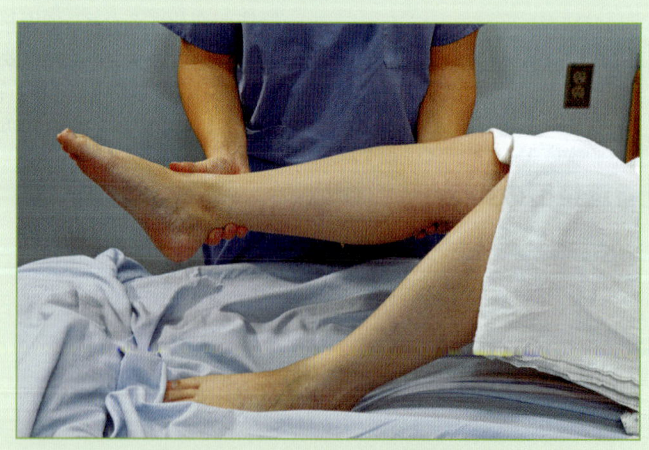

図2　患者の右足を持ち上げ、その状態で2-3秒間保つ。

手順　**根拠**

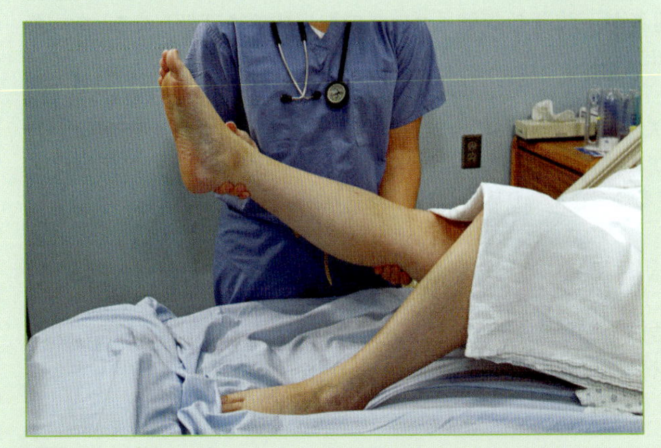

図3　膝から下を伸展させる。

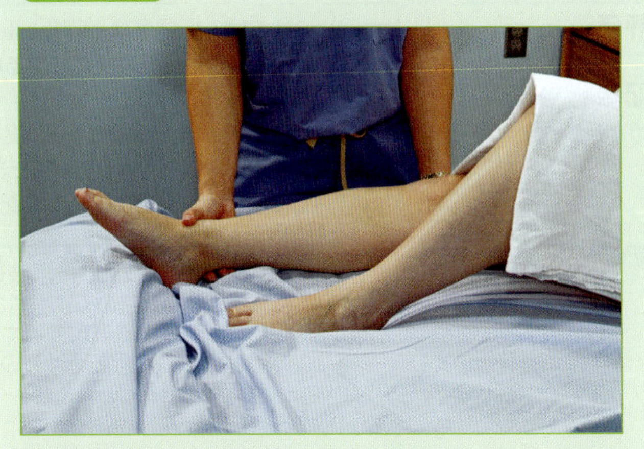

図4　脚全体をベッドに下ろす。

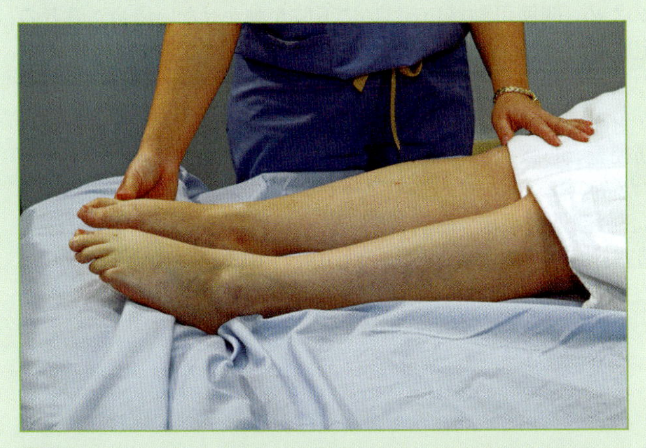

図5　両脚を伸ばした状態で、両足のつま先をベッドの足側に向けて伸ばす（底屈）。

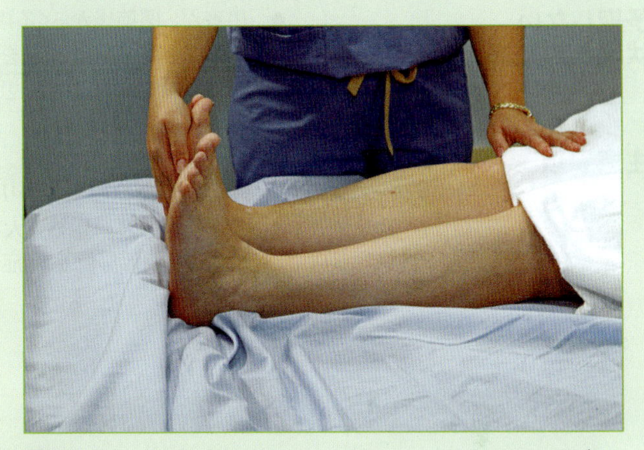

図6　つま先があごの方に糸で引っ張られるように足関節を曲げる（背屈）。

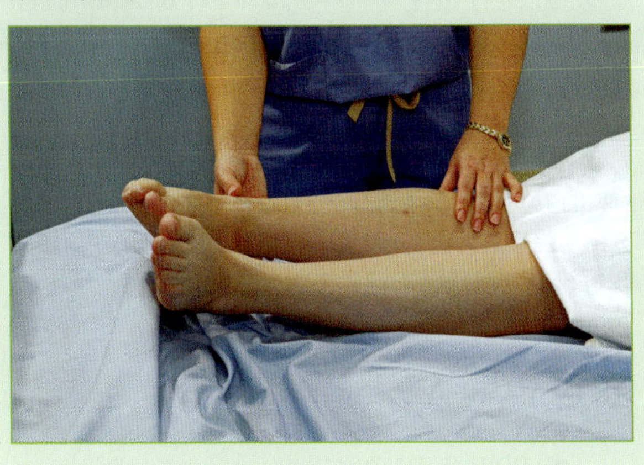

図7　患者に足関節でまず一方向に、次いで逆方向に円を描いてもらう。

9. 患者の知識の理解度を確認する。患者に学んだ内容を逆に説明するよう求める。患者に質問がないか尋ねる。必要に応じて訓練を行い、質問するように促す。

確認により、患者の知識の理解度と訓練の習熟度が向上する。

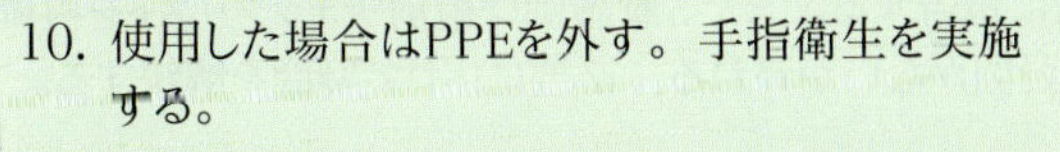

10. 使用した場合はPPEを外す。手指衛生を実施する。

適正な方法でPPEを外すことで、感染の伝播や他の物品への汚染のリスクが減少する。手指衛生は微生物の拡散を防止する。

（続く）

スキル・6-3 下肢運動訓練 (続き)

評価

望ましい成果は、患者と重要他者が下肢運動訓練についての指導内容を理解したことを言葉で表現し、訓練が実施できる場合に達成される。

記録

ガイドライン

患者および家族とともに実施した下肢運動訓練についての指導内容を記録する。患者は下肢運動訓練がどの程度実施できるか、および指導に対する患者の反応を記録し、追加の指導が必要な場合は伝達事項として記載する。

記録例

12/11/2　22:30　下肢運動訓練に関する周術期教育の指導ポイントを、それぞれのポイントの根拠を含めて、患者および夫とともに復習する。患者はこれらの訓練の根拠を理解したことを言葉で表現する。患者は下肢運動訓練を正しい技術で実施し、適切な質問あり。患者から、手術を受けるのは初めてなので不安だと訴えあり。情緒面の支援と安心させる言葉かけを行う。

—— *J. リン、看護師*

予期しない状況と対処方法

- 患者が、関節炎からくる疼痛のため、関節可動域いっぱいに下肢が動かせない場合：患者のできる範囲で運動訓練を設定する。できる範囲で最大限に動かすように患者を励ます。下肢運動訓練に関連する患者の関節可動域と可動域制限を記録する。

注意事項

- 血小板減少症、血友病、心筋梗塞、心臓手術、不整脈などの心血管障害があると、静脈血の停滞や血栓静脈炎のリスクが高くなる。
- 大きな整形外科手術、大きな心胸部外科手術、血管手術、脳神経外科手術などの特定の手術では、深部静脈血栓症や肺塞栓症のリスクが高まることが知られている(Joanna Briggs, 2008a)。

スキル・6-4 手術当日の術前ケア(入院患者)

待機手術は、外来患者、入院患者の区別なく実施されるため、手術の前日は家庭で過ごす場合もあれば、入院している場合もある。患者が手術当日の朝に入院する場合、前日に医療スタッフから電話連絡を行い、手術の予定や、殺菌効果のある洗浄剤を用いたシャワー、NPO、その他手術に直接関係のある情報などの重要事項の確認を行う。加えて、看護師は患者から質問があればすべて答え、解決するようにする。入院患者の場合は、必要に応じて、看護師が同様の情報を患者に再確認し、心配事があれば解決し、術前指導を徹底する。

必要物品

- 血圧計用カフ
- 電子血圧計
- 体温計
- パルスオキシメータセンサー
- 輸液ポンプ、輸液製剤、血管確保用物品
- 弾性ストッキング(指示のある場合)
- 空気圧迫装置(指示のある場合)
- インセンティブスパイロメータ
- PPE(指示に従って)

アセスメント

手術当日のアセスメントでは、バイタルサインを測定し、バイタルサインや臨床検査、診断検査の結果に異常があれば外科医に報告する。また、看護師は術前チェックリストを再確認し、完成させるとともに、患者や家族に疑問がないか尋ねる。必要に応じて疑問を解決する。

看護診断

患者の現在の状態に基づき、看護診断を行うための関連因子を決定する。妥当な看護診断として、以下のような例がある。

- 不安
- 恐怖
- 感染リスク状態
- 身体可動性障害
- ラテックスアレルギー反応リスク状態
- 悲嘆
- 知識不足
- 消耗性疲労
- 体液量平衡異常リスク状態
- 誤嚥リスク状態

成果確認と看護計画立案

入院患者に術前患者ケアを提供する際の望ましい成果は、患者が手術を受けられることである。それ以外にも、患者が不安を抱かない、患者が恐怖を抱かない、患者が手術の必要性および手術に伴う術後合併症のリスクを最小限にする方法を理解していることを示す、などが妥当な成果となりうる。

看護技術の実際

手順	根拠
1. 患者記録で手術の術式を確認し、医師の指示を再確認する。看護データベース、既往歴、検査結果を再確認する。基準となるデータが記録されていることを確認し、異常データは報告する。	患者記録の確認により、正しい患者にケアが提供され、手術の術式に基づく特定の指導が行われる。また、患者の手術リスクが再確認できる。
2. 必要物品を揃え、床頭台またはオーバーテーブルに運ぶ。	準備がよいと時間を有効活用でき、手際よく業務が行える。必要物品をすべてベッドサイドに揃えておけば、時間と労力の節約になる。物品を手近に準備すると、便利で時間の節約になり、看護師の無駄な動きが避けられる。
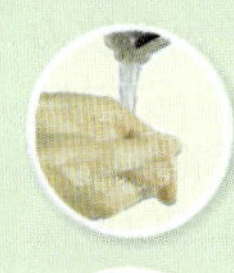 3. 手指衛生を行い、指示のある場合はPPEを装着する。	手指衛生とPPEにより、微生物の拡散が防止される。PPEの必要性は感染経路別予防策に基づいて決まる。
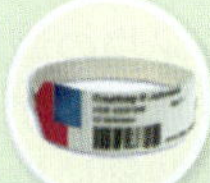 4. 患者の本人確認を行う。	本人確認を行うことで確実に正しい患者に看護介入が実施され、医療過誤の防止に役立つ。
5. ベッド周囲のカーテンを閉め、可能であれば部屋のドアを閉める。これから行う処置の目的と内容を説明する。	これにより患者のプライバシーを保証する。説明により不安が軽減され、協力が得やすくなる。
6. 患者の手術同意書が立会人の元で署名され、正しく記入されていることを確認する。医療記録中に事前指示書（リビングウィル）があるか（該当する場合）、患者記録が正しく準備されているか、確認する。	これにより、インフォームド・コンセントに関連する法的な必要事項が満たされ、事前指示書についての説明の機会となる。
7. **バイタルサインを測定する。** 患者に変化（血圧の上昇や下降、発熱、咳嗽、感染症の症状など）があれば、担当医と外科医に報告する（図1）。	これにより、基準となるデータが得られる。重大な所見があれば、介入が必要になる場合や手術が延期される場合がある。
8. 口腔ケアを行う。歯や歯冠に緩みがないか調べる。術前の飲食制限を患者に確認する。	これにより、安楽が向上し、麻酔導入時の術中合併症を防ぐ。
9. 個人の衣類は下着も含めてすべて脱ぎ、病衣に着替えるように患者に伝える。	これにより手術室への入室が認められ、術中期のアセスメントが行いやすくなる。
10. 化粧は落とし、ボディピアスを含む宝飾品類、マニキュア、人工的装具（コンタクトレンズ、つけまつげ、義歯など）を外すように伝える。手術の術式により、結婚指輪はテープで固定すればはめたままでもよいとする医療施設もある。	これらは術中のアセスメントを妨げる。病院の方針で、必要に応じて、患者に眼鏡や補聴器をつけたままにするところもある。患者が補聴器をつけている場合は、麻酔後回復室（PACU）の看護師に知らせる。
11. 可能であれば貴重品は家族に渡し、それができなければ病院の金庫などの適切な場所で預かってもらう。麻薬保管庫に入れてはならない。	これにより、貴重品と個人の所持品の安全を確保する。貴重品の保管場所を記録しておく。

（続く）

スキル・6-4　手術当日の術前ケア（入院患者）（続き）

手順	根拠
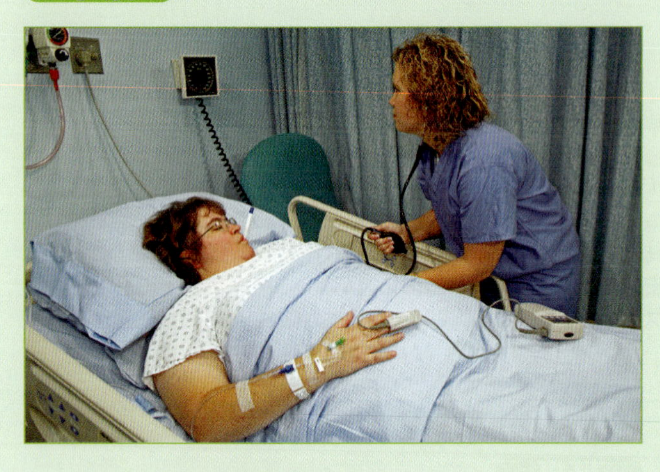	図1　術前のバイタルサインを測定する。
12. **患者に、手術前に排尿・排便を済ませてもらう。**	膀胱と腸を空にし、術中術後の損傷や合併症のリスクを最小限にする。
13. 輸液など、特別な術前の指示が出ている場合は実施する。	これにより、手術への準備を整える。
14. 術前チェックリストを完了し、患者の術前準備を記録する。	正確な記録と、患者のケアを行う周術期看護師への情報伝達を確実にする。
15. 患者に手術部位について尋ねる。医療施設の規定に従い、その部位を医療記録に記録する。実際の手術部位については、患者が手術準備室に入ってから、手術に直接関わる医師がマーキングする（The Joint Commission, 2009）。	全米患者安全目標の共通プロトコルによれば、手術予定部位の確認のため、マーキングと記録が必要である。手術部位は、患者が手術室に入るまでに、手術に立会い、直接手術に関わる医師がマーキングする（The Joint Commission, 2009）。
16. **医師／麻酔医によって処方された術前の薬剤を投与する。**	薬剤により、不安の軽減、鎮静、唾液および気管支分泌物の減少を図る。術前の薬剤には、“オンコール”（手術室看護師が薬剤投与の指示を伝達）で投与されるものと、予定時刻に投与されるものとがある。特定の心臓、結腸直腸、婦人科、眼科、泌尿器科の手術を受ける患者には、術前に抗生物質の予防的投与が行われる場合もある。
17. 側面のベッド柵を上げ、ベッドを最も低い位置に下げる。患者にベッドまたはストレッチャーの上から動かないよう指示する。必要なら安全ベルトを使用する。	これらの活動により、術前の薬剤が投与された患者の安全を確保する。
18. 必要に応じて、ベッドから移送用ストレッチャーへの患者の移乗を介助する。患者の本人確認をもう一度行い、術前の処置や測定値はすべて確実に記録する。	患者の移動を介助し、損傷を防ぐ。患者の本人確認を再び行うことで、確実に正しい患者が手術室に移送されるようにする。
19. 患者の家族に、手術後に患者が運ばれる場所と、外科医が手術の結果の説明を行う待機室の場所を伝える。可能であれば、家族を待機室に案内する。	家族に今後の予定を伝えることで、不安を鎮め、混乱を避ける。
20. 患者が手術室に入った後、病室とベッドを術後用に準備する。手術の術式と患者の病歴に基づいて必要な物品を予測して準備する。	患者の帰室に備えることで、術後期の効果的なケアを促進する。
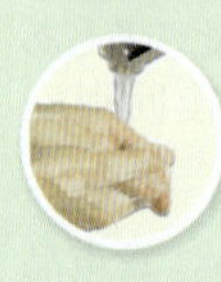 21. 使用した場合はPPEを外す。手指衛生を実施する。	適正な方法でPPEを外すことで、感染の伝播や他の物品への汚染のリスクが減少する。手指衛生は微生物の拡散を防止する。

評価

望ましい成果は、患者が手術室へと向かい、不安や恐怖を感じることなく手術に臨めるよう準備できる場合、術前術後の指導内容の重要性を理解したことを示す場合に達成される。家族は、術前指導の中で示された今後の予定について理解を示す場合に成果の達成となる。

記録

ガイドライン

術前チェックリストの完了、患者の最終排泄時刻、薬剤の術前投与、予定手術部位、手術室入室前に実施するように医師から指示された特別な介入を記録する。外科医や手術室看護師に伝えた検査の異常値があれば記録する。患者の貴重品が家族に渡された場合は書き記す。患者を安全にストレッチャーに移乗し、問題なく手術室に移送したことを記録する。患者の家族に、手術後に外科医と面談する待機場所について説明したことを記録する。

記録例

12/4/3　08:00　術前チェックリストは異常所見なく完了。患者は排泄を済ませ、手術同意書は記入済。患者が手術部位は左膝部と述べる。昨夜からNPO状態を維持。IVルートは右前腕から18Gで問題なく確保。輸液は5%ブドウ糖溶液+0.45%生理食塩水1000mLを、輸液速度80mℓ／時で開始。前投薬の指示なし。患者は手術が終わるのが楽しみだと話す。患者は介助にてORへの移送用ストレッチャーへ問題なく移乗。家族も付き添っており、家族には待機用ラウンジで待つように伝える。

—— *A. リン、看護師*

予期しない状況とその対処方法

- 患者が、今朝目覚めたときに“ちょっとだけ”食べてしまったこと告白した場合：外科医に報告する。手術中の誤嚥を防ぐため、患者の手術を2-3時間延期する必要があるかもしれない。
- 患者識別バンドが見当たらない場合：患者の本人確認を確実に行い、新しい患者識別バンドをつける。識別バンドがないまま手術室に入室することはできない。現行の患者安全目標に適合するためには、2種類以上の方法で本人確認を行うことが必要である。
- 同意書に署名がない場合：外科医に報告する。手術と麻酔に対する同意書を得るのは医師の責任である。前投薬は、同意書が署名されるまで投与してはならない。署名された同意書がない患者に手術を行うべきではない（緊急手術を除く）。
- 患者が「義歯は絶対に外さない」と言って、手術前に義歯を外したがらない場合：外科医および麻酔医と協議する。手術準備室までは義歯をつけたまま入り、手術室に入る前に外すことを許可される場合もある。
- 患者が、前投薬を拒否した場合：患者が手術室に入る前に外科医に報告する。術前・術後には、患者を守るために多くの薬剤が必要である。

注意事項

一般的注意事項

- 肥満患者の場合は、血圧測定用カフ、幅の広いストレッチャー、リフト装置などについて、適切なサイズの物品を準備することが必要である。

乳児と小児についての注意事項

- 多くの医療施設で、両親は小児に付き添っての手術準備室への入室を許可される。これにより、小児と両親の不安が軽減することが示されている。
- 母乳栄養の乳児については、人工栄養の乳児にミルクを飲ませる場合より手術に近い時刻まで授乳を許可してよい。母乳は胃で消化されやすく、人工乳より胃排泄時間が短い。
- 小児には、健康全般、年齢、大きさに関連する特別なニーズがある。血圧測定用カフには適切なサイズのものを用いる必要がある。

高齢者についての注意事項

- 高齢患者については、聴覚および視覚の衰えのため、術前・術後の指導を通して、眼鏡や補聴器を装着していることが必要である。書面や口頭での指示を理解するために眼鏡や補聴器を必要とする患者については、眼鏡や補聴器を着けた状態で手術準備室に移送し、手術室に入る前にそれらを外す方がよい。

スキル・6-5　帰室後の術後ケア

術後ケアは手術からの回復を促進し、患者が身体の変化に適応できるように支援するものである。看護介入により身体的・心理的状態を向上させ、合併症を予防し、退院後に必要となるセルフケアの技術を指導する。術後、患者は麻酔後回復室（PACU）で一定時間を過ごす。PACUから、患者は自分の病室へ戻る。このとき、看護ケアは正確なアセスメントとそれに伴う介入に重点が置かれる。術後合併症に早期に気づくために、アセスメントを継続的に行うことが非常に重要である。

必要物品（手術により異なる）

- 電子血圧計
- 血圧計用カフ
- 電子体温計
- パルスオキシメータ
- 聴診器
- 輸液ポンプ、輸液製剤
- 弾性ストッキング
- 空気圧迫装置
- チューブ、ドレーン、静脈ルート用物品
- インセンティブスパイロメータ
- PPE（指示に従って）
- 毛布（必要に応じて）

アセスメント

患者の精神状態、体位、バイタルサインについてアセスメントを行う。患者の動脈血酸素飽和度、皮膚色、呼吸状態、心血管系の状態のアセスメントを行う。手術の術式に応じて、患者の神経血管系のアセスメントを行う。手術部位、ドレーン、チューブ、IV刺入部位のアセスメントを行う。疼痛のアセスメントを実施する。さまざまな要因により術後合併症のリスクが増加する。患者や家族の学習ニーズのアセスメントも重要である。

看護診断

患者の現在の状態に基づき、看護診断を行うための関連因子を決定する。妥当な看護診断として、以下のような例がある。

- 不安
- 感染リスク状態
- 急性疼痛
- 体温平衡異常リスク状態
- 体液量平衡異常リスク状態
- 非効果的気道浄化
- ガス交換障害
- 排尿障害
- 低体温
- 皮膚統合性障害
- 誤嚥リスク状態
- 周手術期体位性身体損傷リスク状態
- 身体可動性障害
- 霊的苦悩リスク状態
- ボディイメージ混乱

成果確認と看護計画立案

患者に術後ケアを提供する際の望ましい成果は、患者が手術から回復することである。それ以外にも、患者が不安を抱かない、患者の体温が36.5-37.5℃の範囲に維持される、患者のバイタルサインが安定している、患者が感染症に罹患しない、患者の皮膚に損傷が生じない、患者が可動性を回復する、患者の疼痛が適切に管理される、患者がボディイメージに苦痛を抱かない、などが妥当な成果となりうる。個々の望ましい成果は、リスク因子、手術の術式、患者独自のニーズに基づき、個別性を持たせて具体化する。

看護技術の実際

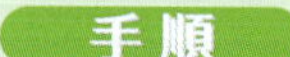

手順	根拠
帰室直後のケア	
1. 患者がPACUから帰室したら、PACU看護師からの報告書を受け取り、手術室およびPACUのデータを確認する。	この報告により、正確な伝達が確実に行われ、ケアの継続性が向上する。
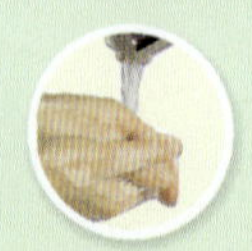 2. 手指衛生を行い、指示のある場合はPPEを装着する。	手指衛生とPPEにより、微生物の拡散が防止される。PPEの必要性は感染経路別予防策に基づいて決まる。

手順	根拠
3. 患者の本人確認を行う。	本人確認を行うことで確実に正しい患者に看護介入が実施され、医療過誤の防止に役立つ。
4. ベッド周囲のカーテンを閉め、可能であれば部屋のドアを閉める。これから行う処置の目的と内容を説明する。	これにより患者のプライバシーを保証する。説明により不安が軽減され、協力が得やすくなる。
5. **患者を安全な体位(セミファーラー位、ファーラー位、または側臥位)にする。意識レベルに留意する。**	座位になると深呼吸がしやすくなる。頸部をやや伸ばした側臥位は誤嚥や気道の閉塞を防ぐ。手術の術式によっては、別の体位が適切な場合もある。
6. **バイタルサインを測定する。バイタルサインは頻繁に測定し、記録する。**アセスメントの方法はさまざまだが、一般に最初の1時間は15分毎、次の2時間は30分毎、その後の4時間は1時間毎、それ以降は4時間毎にバイタルサインの測定を行う場合が多い。	術前の基準となるバイタルサインとの比較により、切迫したショックや**出血**に気付く場合もある。医療施設によっては、術後初期のデータを記録用紙に記入するか、またはコンピューター内のフローシートに入力する場合もある。
7. 患者の呼吸の状態をアセスメントする。(「第2章　ヘルスアセスメント」スキル2-5参照。)患者の酸素飽和度を測定する(図1)。	術前の呼吸基準値との比較をアセスメントすることで、切迫した呼吸器合併症が見つかる場合がある。
8. 患者の心血管系の状態をアセスメントする。(「第2章　ヘルスアセスメント」スキル2-6参照。)	術前の心血管系の基準値との比較をアセスメントすることで、切迫した心血管系合併症が見つかる場合がある。
9. 患者が受けた手術の術式に基づき、神経血管系のアセスメントを行う。(「第2章 ヘルスアセスメント」スキル2-8参照。)	術前の神経血管系の基準値との比較をアセスメントすることで、切迫した神経血管障害が見つかる場合がある。
10. 保温のため、必要に応じて電気毛布や追加の毛布を掛ける(図2)。皮膚の色と状態のアセスメントを行う。	手術室は低温環境である。低体温は不快であり、不整脈の原因となったり、創傷の治癒を妨げたりする場合がある。

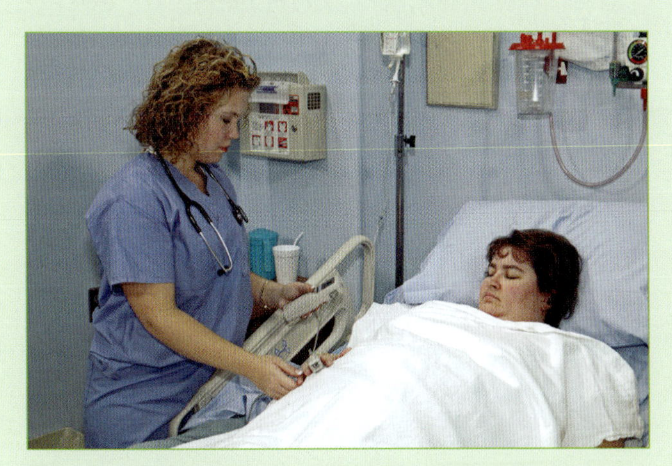

図1　術後の動脈血酸素飽和度を測定する。

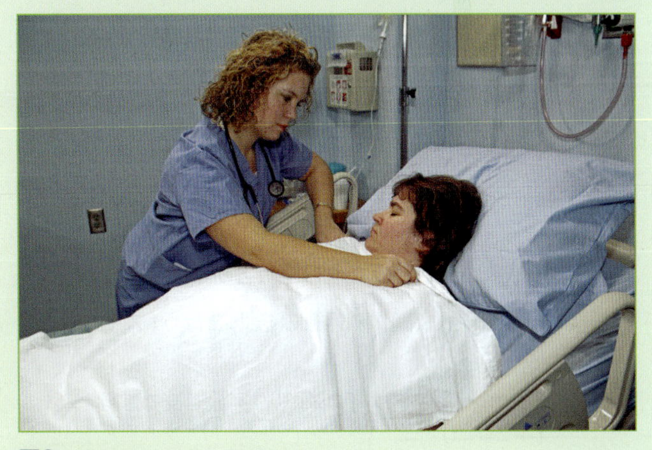

図2　患者を安楽にし、保温する。

手順	根拠
11. ドレッシング材の色、臭い、ドレーンの有無、排液量を確認する(図3)。ドレッシング材に染み出した排液を線で囲み、時刻を記入する。患者の体位変換を行い、手術部位からの出血がないか、患者の体の下を目視で確認する。	術後の出血やショックは生命を脅かす合併症であり、早期発見がきわめて重要である。
12. すべてのチューブおよびドレーンの通過性と機器類の作動状況を確認する。排液バッグ内の排液量に留意する。尿道留置(フォーリー)カテーテルが留置されている場合は、尿量に留意する。	これにより、生命維持に必要な機能が維持されていることを確認する。

(続く)

スキル・6-5　帰室後の術後ケア　(続き)

手順	根拠
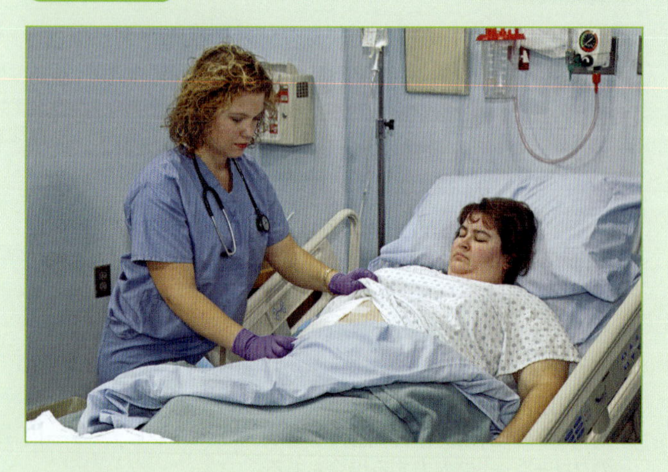	図3　ドレッシング材の色、臭い、排液量を確認する。
13. 輸液が正しい速度で行われていることを確認する。	輸液で水分量の損失を補い、脱水と電解質平衡異常を防止する。
14. 疼痛のアセスメントを行い、医師から指示された薬剤の投与により軽減を図る。患者にPCAによる疼痛管理の指導が行われている場合は、使用方法を再確認する。鎮痛薬がPACUで投与されたかどうか、記録を確認する。	顔をゆがめる、泣く、落ち着かないなどの疼痛を示唆する非言語行動がないか、観察する。鎮痛薬や非薬理学的疼痛管理法を用いて術後の疼痛緩和に努める。
15. 周囲の環境は安全に配慮する。医療施設の規定に従い、ベッドは低位置にし、側面のベッド柵を上げる。ナースコールは患者の手の届くところに置く。	これにより、事故による損傷を防ぐ。ナースコールがすぐ手の届くところにあれば、患者は必要なときに看護師を呼べる。
16. 使用した場合はPPEを外す。手指衛生を実施する。	適正な方法でPPEを外すことで、感染の伝播や他の物品への汚染のリスクが減少する。手指衛生は微生物の拡散を防止する。

継続的ケア

手順	根拠
17. 呼吸機能を最大限に高める。	麻酔薬は呼吸機能を抑制する場合がある。呼吸器や心血管系の基礎疾患がある患者、腹部あるいは胸部に手術創がある患者、肥満、高齢、栄養不良がある患者は、呼吸器合併症のリスクが高い。
a. 呼吸数、深さ、質、皮膚色、毛細血管再充満時間のアセスメントを行う。患者に呼吸苦がないか尋ねる。	術後の鎮痛薬により、呼吸数の減少と呼吸努力の減弱を招く可能性がある。
b. 咳嗽訓練、深呼吸訓練の援助を行う(スキル6-2参照)。	
c. インセンティブスパイロメトリの実施を支援する(スキル14-2参照)。	
d. 早期歩行訓練を援助する。	
e. 頻繁に体位変換を行う。	4時間以上の手術の場合、褥瘡が発生しやすい。
f. 指示に従い、酸素投与を行う。	
g. パルスオキシメトリによるモニタリングを行う(スキル14-1参照)。	
18. 心血管系機能を最大限に高める。	予防措置により、静脈還流と循環状態が改善される。
a. 心拍数、リズム、強さをアセスメントし、脈拍、皮膚色、血圧と比較する。胸痛や息切れがないか、患者に尋ねる。	

手順	根拠
b. 頻繁に体位変換を行う。	
c. 早期歩行訓練を援助する。	
d. 弾性ストッキングまたは空気圧迫装置を指示されているが未装着の場合は装着する。すでに装着している場合は不具合がないか調べる。	
e. 禁忌でなければ、下肢運動訓練、関節可動域訓練を行う(スキル6-3参照)。	
19. 神経機能を最大限に高める。	
a. 意識レベル、運動神経、感覚神経のアセスメントを行う。	鎮痛薬および疼痛管理薬剤により、神経機能は変化しうる。
b. 人、場所、時間に関する見当識レベルを評価する。	高齢患者では手術前レベルへの見当識の回復に時間がかかる場合がある。麻酔薬や鎮痛薬は見当識の回復を遅らせる。
c. 患者に四肢をそれぞれ動かしてもらい、運動能力を検査する。	麻酔薬により運動能力や感覚機能が変化する。
d. 看護師が四肢に触れたのがわかるかどうか患者に確認し、感覚を評価する。	
20. 腎臓・排尿機能を最大限に高め、体液・電解質の状態を最適化する。水分出納、尿閉、血清電解質濃度についてアセスメントを行う。	鎮痛薬や腎・膀胱領域の手術操作により、一過的に膀胱の機能や反応が低下し、尿閉が起こる場合がある。
a. 定期的に便器を挿入し、排泄を促す。頻度、量を記録する。排尿時灼熱痛、尿意切迫感があれば記録する。	頻度、灼熱感、尿意切迫感は尿路異常の可能性を示している場合がある。
b. 膀胱留置カテーテルが挿入中であれば、尿量を確認する。	尿の排出量が1時間で30mℓまたは8時間で240mℓ未満の場合は、担当医に報告する必要がある。
c. 水分出納を計算する。	
21. 消化管機能を最大限に高め、必要な栄養を満たす。	水分出納は体液量平衡のよい指標となる。
a. 腹部の硬さと膨満をアセスメントする。患者に悪心、嘔吐があるか、排ガスがあったかを尋ねる。	麻酔薬や麻薬性鎮痛薬は、腸蠕動や消化管の正常な機能を低下させる。排ガスは腸蠕動の回復を示す。
b. 腸動音を聴診する。	腸動音が聴取されれば、腸蠕動が回復している。
c. 術後食が進むように援助する。水分摂取を促す。摂取量を確認する。	術後、患者は悪心を感じる場合があり、食事は流動食からゆっくりと始め、無理のないように戻していく。
d. 悪心と嘔吐に対しては、医師の指示に従って投薬する。	術後の悪心を緩和するため、制吐剤は頻繁に指示される。
22. 最適な創治癒を促す。	栄養、循環、代謝の状態の変化により、感染症に罹患しやすくなり、治癒が遅れる場合がある。
a. ドレーンと排液の有無について、創の状態をアセスメントする。	
b. ドレッシング材の交換は無菌操作で行う。	無菌操作により感染のリスクが減少する。
c. 皮膚表面に褥瘡の兆候が現れ始めていないか視診し、皮膚の損傷が生じる可能性を最小限にするため、体圧分散用具を使用する。	手術台の上で同じ体位をとり続けることで、特に4時間以上かかる手術の場合、褥瘡が発症しやすくなる。
23. 安楽の向上と疼痛緩和に努める。	これにより回復にかかる時間を短くし、正常機能への回復を促す。
a. 疼痛(部位と疼痛スケールを用いた強さ)のアセスメントを行う。	術後疼痛の管理により患者の安楽を向上させ、回復を促す。

(続く)

スキル・6-5　帰室後の術後ケア　（続き）

手順	根拠
b. 安楽な休息を提供する。必要に応じて、保温のため、毛布を追加する。	術後期に、患者は悪寒を感じていることがある。
c. 必要に応じて鎮痛薬を投与する。または非薬理学的疼痛管理法を実施する。	
24. 心理面のニーズを最大限充足する。	これにより、個別性のあるケア、不安の軽減、患者の通常の健康状態への回復が容易になる。
a. 必要に応じて、患者と家族に情緒面の支援を行う。	
b. 患者と家族に術後の処置について説明し、必要に応じて術後の回復についての説明を行う。	

評価

望ましい成果は、患者が手術から回復する、不安を感じない、患者の体温が36.5-37.5℃の範囲に保たれ、患者のバイタルサインが安定する、患者が感染症に罹患しない、患者に皮膚損傷が生じない、患者が可動性を回復する、患者の疼痛が十分に管理される、患者がボディイメージに苦痛を抱かない、などの場合に達成される。個々の望ましい成果は、リスク因子、手術の術式、患者独自のニーズに基づき、個別性を持たせて具体化させる。

記録

ガイドライン

患者がPACUから外科病棟に戻った時刻を記録する。患者の意識レベル、バイタルサイン、行ったすべてのアセスメント、ドレッシング材の状態を記録する。患者が酸素投与、輸液、その他の機器を装着している場合は、その情報を記録する。患者の疼痛アセスメントと疼痛緩和のための介入、および介入に対する患者の反応を記録する。インセンティブスパイロメータの使用など、患者とともに再確認した患者教育内容について記録する。

記録例

12/4/10　13:30　患者は13:15に帰室。うとうとしているが、名前を呼ぶとすぐ答える。患者の体温は37.1℃、脈拍78、BP122／84、2L／分の酸素投与でO_2飽和度96%、右下腹部のドレッシング材は乾燥しており異常なし。疼痛は10段階スケールの"4"、PACUで10:30に10mg硫酸モルヒネを静脈内注射。インセンティブスパイロメトリは750mℓで10回終了。深呼吸訓練と咳嗽訓練を実施、痰の喀出なし。ベッドを頭部挙上し右側臥位に体位変換する。その他の身体組織のアセスメントについてはフローシート参照。

—— *J. グラブス、看護師*

予期しない状況と対処方法

- バイタルサインが基準値から徐々に増加あるいは減少している場合：担当医に報告する。血圧の連続的低下や心拍数の連続的増加は内出血を示唆している場合がある。
- ドレッシング材に、前回は汚染がなかったが今回新鮮血の出血が多量に見られた場合：ドレッシング材を動かしてはならない。被覆材を追加してドレッシング材を補強する。被覆材をはがすと形成されかけた凝血塊を壊し、さらなる出血を招く恐れがある。担当医に報告する。
- 患者が疼痛を訴え、指示された薬剤では緩和されない場合：疼痛のアセスメント（疼痛部位、疼痛の表現形式、緩和因子、疼痛の原因）を十分に行った後、担当医に報告する。疼痛は、出血など他の問題の存在を示す手がかりとなる場合もある。
- 術後12時間以内に患者が発熱した場合：患者の咳嗽と深呼吸を支援する。医師の指示があれば、インセンティブスパイロメトリを開始する。バイタルサインと全血球計算（CBC）などの臨床検査値を継続して把握する。
- 成人患者で尿排出量が30mℓ／時以下である場合：これが予想されたものでない限り、担当医に報告する。尿の排泄量は組織灌流のよい指標である。患者にはより多くの水分、または、血圧が低い場合は血圧を上昇させる薬剤投与が必要かもしれない。

注意事項

一般的注意事項

- 基準となる感覚が低下していないか注意する。眼鏡、補聴器などの補助具が適切に使用されているか確認する。適切な補助具がないと、意識レベルなどの術後のアセスメントに影響が出る場合がある。
- 口蓋扁桃摘出術などの咽喉部の手術を受けた患者については、嚥下パターンの評価を行う。咽喉部の手術を受けた患者に頻繁に嚥下が見られる場合、手術創からの出血が疑われる。
- 肥満患者の場合、薬剤と結合して効果を現すために必要な血漿タンパク質の不足により、薬剤が期待通りに作用しない場合がある。加えて、肥満患者では腎臓体積の増加により、特定の薬剤の腎排泄速度が増加し、これらの薬剤の効果を減少させる。
- 肥満患者については、脂肪組織には血管分布が少なく皮膚損傷を起こしやすいため、ベッドのマットレスに上質のものが使用されていることを確認する。
- 患者に対する具体的な術後指示や、外科医等の医師による経過観察のための診察予約は、病院や外来手術センターからの退院時に書面にして患者に渡す。担当医に報告すべき兆候や症状などの情報や、生活行動や食事についての制限についてきちんと知らせる必要がある。加えて、手術当日に帰宅する患者は、責任を持って家まで付き添う人物を手配する必要があり、緊急の場合に備えて連絡用電話番号を知らせる。患者は意識と見当識がしっかりしているか、患者の基準となる精神状態に回復していなければならない。患者のバイタルサインが安定していることを確認する。

乳児と小児についての注意事項

- 乳幼児・小児の術後合併症は呼吸器系に関連したものが多い(Dunn, 2005)。未熟児は全身麻酔後の無呼吸のリスクがより大きくなる。
- 乳児と小児は、体温が変化しやすいため、体温に関連した合併症のリスクが大きくなる。この合併症の発症を避けるため、暖めた毛布その他の保温器具の使用がきわめて重要である。

高齢者についての注意事項

- 高齢患者の場合、術後肺炎は生命の危機につながる非常に重篤な合併症である。したがって、患者のインセンティブスパイロメータの使用と深呼吸訓練を奨励し、援助することは特に重要である。
- 高齢患者は術前の見当識レベルを回復するのにより時間がかかることがある。麻酔薬や鎮痛薬はこの回復を遅らせる。

スキル・6-6　温風式加温装置

手術室から帰室した患者は低体温になっていることがよくある。温風式加温装置の使用により、電気毛布を使用するより効果的に患者を温めることができる。この装置は患者の周囲に温風を循環させるものである。

必要物品

- 温風式加温装置本体
- 温風式加温ブランケット
- 電子体温計
- PPE(指示に従って)

アセスメント

患者の体温、皮膚色、灌流についてアセスメントを行う。低体温の患者は一般に皮膚が蒼白または黒ずんだ色で、触れると冷たく、末梢灌流が減少している。皮膚色が濃い患者の場合は爪床と粘膜を視診し、灌流の減少がないかを調べる。

(続く)

スキル・6-6　温風式加温装置　（続き）

看護診断

患者の現在の状態に基づき、看護診断を行うための関連因子を決定する。妥当な看護診断として、以下のような例がある。

- 体温平衡異常リスク状態
- 低体温

成果確認と看護計画立案

患者に温風式加温装置を使用する際の望ましい成果は、患者の体温が36.5-37.5℃の範囲に回復し、維持されることである。それ以外にも、患者の皮膚が温かくなる、毛細血管再充血時間が2-3秒未満になる、患者にシバリング（悪寒戦慄）が起こらない、などが妥当な成果となりうる。

看護技術の実際

手順	根拠 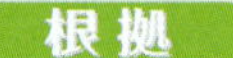
1. 患者記録で温風式加温装置についての医師の指示を確認する。	指示の再確認により、正しい患者に正しい処置を行うことができる。系統的な作業は業務を円滑に進める。
2. 必要物品を揃え、ベッドサイドまたはオーバーテーブルに運ぶ。	準備がよいと時間を有効活用でき、手際よく業務が行える。必要物品をすべてベッドサイドに揃えておけば、時間と労力の節約になる。物品を手近に準備すると、便利で時間の節約になり、看護師の無駄な動きが避けられる。
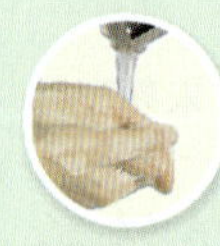 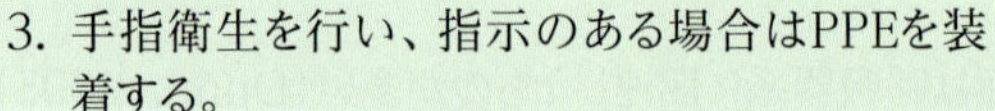 3. 手指衛生を行い、指示のある場合はPPEを装着する。	手指衛生とPPEにより、微生物の拡散が防止される。PPEの必要性は感染経路別予防策に基づいて決まる。
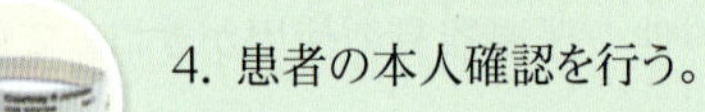 4. 患者の本人確認を行う。	本人確認を行うことで確実に適正な患者に看護介入が実施され、医療過誤の防止に役立つ。
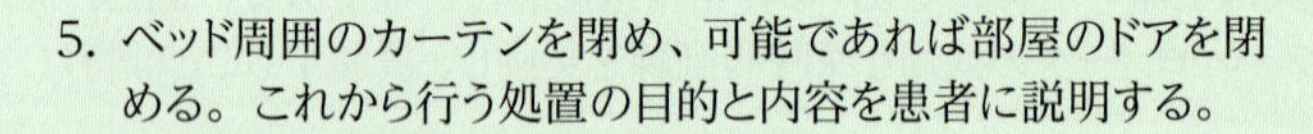 5. ベッド周囲のカーテンを閉め、可能であれば部屋のドアを閉める。これから行う処置の目的と内容を患者に説明する。	これにより患者のプライバシーを保証する。説明により不安が軽減され、協力が得やすくなる。
6. 患者の体温のアセスメントを行う。	ここで得られた体温で装置使用の必要性を確認し、この体温が後の比較対照となる。
7. 温風式加温装置をコンセントにつなぐ。ブランケットを、プラスチック面を上にして患者に掛ける。空気吸入口をベッドの足元側にする（図1）。	加温ブランケットは必ず装置本体と一緒に使用する。火傷の恐れがあるため、温風送給ホースは加温ブランケットと一緒に綿毛布の下に入れない。

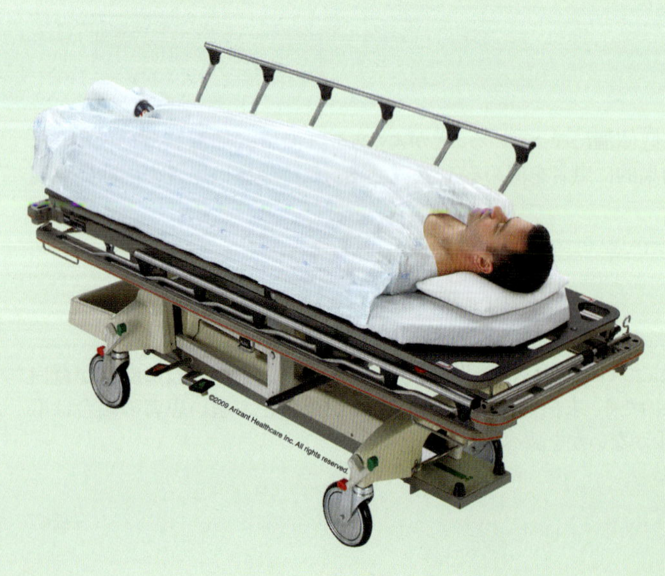

図1　温風式加温装置のブランケットを、プラスチック面を上にし、空気吸入口がベッドの足元側にくるようにして患者に掛ける。写真は許可を得て掲載。©2009 Arizant Healthcare Inc. 不許複製。

手順	根拠
8. 温風送給ホースを空気吸入口にしっかりと差し込む。製造業者の指示書に従い、軽い布製の毛布を温風式加温装置のブランケットの上に掛ける。装置の電源を入れ、温風を希望の温度に調節する。	温風送給ホースは抜け落ちないよう、適切にしっかりと接続する。ブランケットにより患者の周囲に温風が保たれる。希望する体温に合わせて温風の温度を調節する。安定した体温を維持するために使用する場合は、体温をあげる場合より低めの温度に設定する。
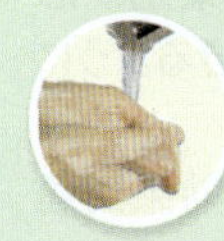 9. 使用した場合はPPEを外す。手指衛生を実施する。	適正な方法でPPEを外すことで、感染の伝播や他の物品への汚染のリスクが減少する。手指衛生は微生物の拡散を防止する。
10. **温風式加温装置使用中は、少なくとも30分毎に患者の体温を確認する。低体温の患者を温めている場合、急激な血管拡張を防ぐため、1℃／時より速く体温を上げてはならない。**	患者の体温を定期的に測定することで、体温が急激に上昇し過ぎて血管拡張が起こることのないようにする。
11. 患者が適切な体温になり、加温しなくても体温が維持できるようになれば、温風式加温装置の使用を停止する。	温風式加温装置は、患者が温まり、体温の維持ができる安定した状態になれば必要なくなる。
12. 装置を取り外し、医療施設の規定や製造業者の指示書に従って清潔を保持する。	装置を適切に手入れすると、装置の機能維持に役立つ。

評価

望ましい成果は、患者の体温が正常範囲の36.5-37.5℃に回復し、患者がこの体温を維持できるようになる、皮膚がピンク色で温かくなる、シバリングが起こらない、などの場合に達成される。

記録

ガイドライン

患者の体温と測定部位を記録する。患者に温風式加温装置を使用したことを記録する。皮膚の性状、および温風式加温装置の使用により患者に有害作用が起こらなかったことを記録する。加温開始後30分で測定した実際の体温を記録し、その後も30分毎に継続して測定したことを記録する。

記録例

12/4/23　14:40　患者の体温は鼓膜温で35.9℃。体温が低下傾向のため、患者に温風式加温装置を使用。装置の温度設定は中。加温後最初の30分で患者の体温は鼓膜温で36.4℃。装置の温度設定を低にし、使用続行。30分後に体温の再確認を行う予定。

── J. グラブス、看護師

予期しない状況と対処方法

- 患者の体温が1℃／時よりも上昇している場合：温風式加温装置の温度を下げる。温度設定が最低になっている場合は、装置の電源を切る。患者の体温が急激に上がり過ぎると、血管拡張作用が生じ、血圧が低下する可能性がある。

理解を深めるために

統合事例検討との関連

本書第3部の事例検討は、概念を統合することに重点を置いている。以下の事例検討を参照し、本章のスキルに関連する概念の理解を深めよう。

- 事例検討基礎編：ティファニー・ジョーンズ、p.954。ケート・タウンゼンド、p.964。トゥーラ・スティルウォーター、p.965。
- 事例検討中級編：ジェイソン・ブラウン、p.973。
- 事例検討上級編：ロバート・エスピノーザ、p.987。

クリティカルシンキングをのばす練習問題

1. ジョシーちゃんには、"ORへのオンコール"を受けたときに抗生物質の予防的投与を行う指示が出ていた。つまり、手術準備が整ったら手術準備室から連絡が入り、ジョシーちゃんを手術準備室へと移送することになっており、この時に、看護師が抗生物質を投与する予定であった。ところが、忙しい時間帯に連絡が入り、看護師が気づいた時にはジョシーちゃんは抗生物質未投与のまま移送されてしまっていた。この看護師はどうするべきだろうか。
2. ケリーさんは手術後、疼痛を10段階スケールの8と表現している。看護師は医師に指示された鎮痛薬を投与した。15分後、ケリーさんは疼痛を10段階スケールの9と表現し、苦痛のため身体をよじらせる動作が見られ始めた。彼女は、あと1時間は鎮痛薬を使用できない。この看護師はどうするべきだろうか。
3. ドロシー・ギブズさんは手術室からの帰室時、深部体温35.2℃、血圧128／72㎜Hg、脈拍数60回／分である。皮膚色は蒼白で、触れると冷たい状態である。看護師はギブズさんに温風式加温装置を使用し、温度設定を最高にした。1時間後にギブズさんのバイタルサインを測定した。ギブズさんの鼓膜温は37.8℃、血圧82／48㎜Hg、脈拍数は100回／分になっている。この看護師はどうするべきだろうか。

解答例

1. 前投薬は、手術準備室への移送前、あるいは手術準備室内で投与するよう指示される。この看護師は手術準備室の看護師に連絡をとる必要がある。状況を説明し、指示された薬剤名を確認し、薬剤が投与されていないことを知らせる。この看護師は担当医（この例では手術を行う外科医）にも、薬剤の未投与について報告するべきである。重要なことは、適切な医療従事者が薬剤の未投与の事実を知り、術中や術後の合併症を防ぐために必要な薬剤が患者に確実に投与されるような措置をとることができるようにすることである。
2. 看護師は、投与された薬剤の作用の発現と最大効果到達時間を考慮する必要がある。薬剤の効果が現れるために必要な時間がまだ経っていない場合は、看護師は説明を追加し、患者を安心させるように声掛けをする。さらに、看護師は疼痛管理を目的とする非薬理学的介入を開始する（「第10章　安楽」参照）。疼痛が続くようならば、看護師は包括的な疼痛アセスメントを行う（「第10章　安楽」参照）。加えて、ほかの術後合併症のアセスメントも行う。疼痛は出血など他の問題の存在を示す手がかりとなる場合もある。看護師は、最初のアセスメントの所見、投与された鎮痛薬についての情報、実施した非薬理学的疼痛管理法、介入に対する患者の反応を担当医に報告する。中には最初に処方された鎮痛薬では適切な疼痛緩和が得られず、鎮痛薬の変更を必要とする場合もある。
3. 温風式加温装置の使用中、患者の体温は少なくとも30分毎に測定する。低体温の患者を加温する場合は、血管拡張作用が生じるのを防ぐため、1℃／時以上の速さで体温が上昇しないようにする。この看護師は患者の体温を再確認するまでの間隔を60分も空けるべきではなかった。ギブズさんには急激な血管拡張作用が生じ、その結果、血圧が下降し、心拍数が増加している。看護師はまず温風式加温装置を停止させる。患者の心血管系および呼吸状態のアセスメントを行う。アセスメントの所見を担当医に報告する。患者の安全を確保するため、ナースコールを患者の手元に置き、低血圧による転倒・転落その他の損傷を防ぐため、患者にベッドから離れないよう指示する。患者のバイタルサインを少なくとも30分毎に測定する。患者の体温が事前に指示された下限を下回った場合には温風式加温装置をいつでも再使用できるように準備しておく。

引用文献

Agency for Healthcare Research and Quality. (AHRQ). National Guideline Clearinghouse. Institute for Clinical Systems Improvement. (2008). *Assessment and management of acute pain*. Bloomington, MN: Author. Available at www.guideline.gov/summary/summary.aspx:doc_id=12302&nbr=006371&string=pain. Accessed May 25, 2009.

Amato-Vealey, E., Barba, M., & Vealey, R. (2008). Hand-off communication: A requisite for perioperative patient safety. *AORN Journal*, *88*(5), 763–770.

American Pain Society. (2004). Position statement. Racial and ethnic identifiers in pain management: The importance to research, clinical practice, and public health policy. Available www.ampainsoc.org/advocacy/ethnoracial.htm. Accessed December 21, 2008.

American Society of Anesthesiologists Task Force on Acute Pain Management. (2004). Practice guidelines for acute pain management in the perioperative setting: An updated report by the American Society of Anesthesiologists Task Force on Acute Pain Management. *Anesthesiology*, *100*(6), 1573–1581.

American Society of Anesthesiologists Task Force on Postanesthetic Care. (2002). Practice guidelines for postanesthetic care: A report by the American Society of Anesthesiologists Task Force on Postanesthetic Care. *Anesthesiology*, *96*(3), 742–752.

American Society of Anesthesiologists, Inc. (1999). Practice guidelines for preoperative fasting and the use of pharmacologic agents to reduce the risk of pulmonary aspiration: Application to healthy patients undergoing elective procedures. *Anesthesiology*, *90*(3), 896–905.

American Society of PeriAnesthesia Nurses pain and comfort clinical guideline. (2003). *Journal of PeriAnesthesia Nurses* *18*(4), 232–236.

Andrews, M., & Boyle, J. (2008). *Transcultural concepts in nursing care*. (5th ed.). Philadelphia, PA: Wolters Kluwer Health/Lippincott Williams & Wilkins.

American Society of PeriAnesthesia Nurses (ASPAN). (2006–2008). *Standards of perianesthesia nursing practice*. Thorofare, NJ: American Society of PeriAnesthesia Nurses.

Association of Perioperative Registered Nurses (AORN). (2009a). Recommended practices for preoperative patient skin antisepsis. In: Conner, R. (Ed.). *2009 AORN perioperative standards and recommended practices*. Denver, CO: AORN, Inc., 549–567.

Association of Perioperative Registered Nurses (AORN). (2009b). Perioperative patient outcomes. In: Conner, R. (Ed.). *2009 AORN perioperative standards and recommended practices*. Denver, CO: AORN, Inc., 23–32.

Association of Perioperative Registered Nurses (AORN). (2009c). In: Conner, R. (Ed.). *Perioperative standards and recommended practices*. Denver, CO: AORN, Inc.

Association of Perioperative Registered Nurses (AORN). (2009d). Preoperative patient care in the ambulatory surgery setting. In: Conner, R. (Ed.). *2009 AORN perioperative standards and recommended practices*. Denver, CO: AORN, Inc., 251–256.

Association of Perioperative Registered Nurses (AORN). (2009e). Perioperative nursing concepts. Perioperative patient focused model. In: Conner, R. (Ed.). *2009 AORN perioperative standards and recommended practices*. Denver, CO: AORN, Inc., 12–13.

Blaylock, V., Brinkman, M., Carver, S., et al. (2008). Comparison of finger and forehead oximetry sensors in postanesthesia care patients. *Journal of PeriAnesthesia Nursing*, *23*(6), 379–386.

Bulechek, G., Butcher, H., & McCloskey Dochterman, J. (Eds.). (2008). *Nursing interventions classification (NIC)*. (5th ed.). St. Louis: Mosby Elsevier.

Carpenito-Moyet, L. (2008). *Nursing diagnosis: Application to clinical practice*. (12th ed.). Philadelphia, PA: Wolters Kluwer Health/Lippincott Williams & Wilkins.

D'Arcy, Y. (2008a). Keep your patient safe during PCA. *Nursing*, *38*(1), 50–55.

Day, M. (2005). Pulmonary embolism. (2005). *Nursing 2005*, *35*(9), 88.

DeFazio-Quinn, D.M. (2009). Perianesthesia nursing as a specialty. In: Drain, C.B., & Odon-Forren, J. (Eds.). *Perianesthesia nursing: A critical care approach*. (5th ed.: pp. 11–31.). St. Louis: Saunders Elsevier.

DiPaola, C.A. (2008). Preventing deep vein thrombosis: A perioperative nursing imperative. *AORN Journal*, *88*(2), 283–285.

Dunn, D. (2005). Preventing perioperative complications in special populations. *Nursing*, *35*(11), 36–43.

Edmiston, C.E., Krepel, C.J., & Seabrook, C.R., et al. (2008). Preoperative shower revisited: Can high topical antiseptic levels be achieved on the skin surface before surgical admission? *Journal of the American College of Surgery*, *207*(2), 233–239.

Genç, A., Omer Ikiz, A., Alpin Güneri, E., et al. (2008). Effect of deep breathing exercises on oxygenation after major head and neck surgery. *Otolaryngology-Head and Neck Surgery, 139*(2), 281–285.

Herr, K., Coyne, P., Key, T., et al. (2006). Pain assessment in the nonverbal patient: Position statement with clinical practice recommendations. *Pain Management Nursing*, *7*(2), 44–52.

Jarvis, C. (2008). *Physical examination & health assessment*. (5th ed.). St. Louis: Saunders/Elsevier.

The Joanna Briggs Institute. (2008a). Graduated compression stockings for the prevention of post-operative venous thromboembolism. *Best*Practice, *12*(4), 1–4.

The Joanna Briggs Institute. (2008b). Preoperative fasting for preventing perioperative complications in children. *Best*Practice, *12*(1), 1–4.

The Joanna Briggs Institute. (2007). Pre-operative hair removal to reduce surgical site infection. *Best*Practice, *11*(4), 1–4.

The Joint Commission. (2009). *Universal protocol for preventing wrong site, wrong procedure, wrong person surgery*. Available at http://www.jointcommission.org.

Kyle, T. (2008). *Essentials of pediatric nursing*. Philadelphia: Wolters Kluwer/Lippincott Williams & Wilkins.

Lawrence, V., Cornell, J., & Smetana, G. (2006). Strategies to reduce postoperative pulmonary complications after noncardiothoracic surgery: Systematic review for the American College of Physicians. *Annals of Internal Medicine*, *144*(8), 596–608.

Layzell, M. (2008). Current interventions and approaches to postoperative pain management. *British Journal of Nursing*, *17*(7), 414–419.

Mitchinson, A., Kim, H., Rosenberg, J., et al. (2007). Acute postoperative pain management using massage as an adjuvant therapy. *Archives of Surgery*, *142*(12), 1158–1167.

Moorhead, S., Johnson, M., Maas, M., et al. (Eds.). (2008). *Nursing outcomes classification (NOC)*. (4th ed.). St. Louis: Mosby Elsevier.

NANDA. (2009). *Nursing diagnoses: Definitions and classification 2009–2011*. West Sussex, UK: Wiley-Blackwell.

Nurse Advise-ERR. (2005). Safety issues with patient controlled analgesia (PCA). Part II. Practical error-reduction strategies. *Institute for Safe Medication Practices Safety Alert*, *3*(2), 1–3.

Odom-Forren, J. (2007). Accurate patient handoffs: Imperative for patient safety. *Journal of PeriAnesthesia Nursing*, *22*(4), 233–234.

Polomano, R., Rathmell, J., Krenzischek, D., et al. (2008). Emerging trends and new approaches to acute pain management. *Journal of PeriAnesthesia Nursing*, *23*(1A), S43–S53.

Porth, C., & Matfin, G. (2009). *Pathophysiology: Concepts of altered health states*. (8th ed.). Philadelphia: Wolters Kluwer Health/Lippincott Williams & Wilkins.

Rothrock, J. (2009). What is the current preoperative shower recommendation? Available at www.medscape.com/viewarticle/590326. Accessed May 26, 2009.

Rothrock, J. (2007). *Alexander's care of the patient in surgery*. (13th ed.). St. Louis: Mosby.

Smeltzer, S., Bare, B., Hinkle, J., et al. (2010). *Brunner & Suddarth's textbook of medical-surgical nursing*. (12th ed.). Philadelphia: Wolters Kluwer Health/Lippincott Williams & Wilkins.

Susleck, D., Willocks, A., Secrest, J., et al. (2007). The perianesthesia experience from the patient's perspective. *Journal of Perianesthesia Nursing*, *22*(1), 10–20.

Tabloski, P. (2006). *Gerontological nursing*. Upper Saddle River, NJ: Pearson/Prentice Hall.

Taylor, C., Lillis, C., LeMone, P., et al. (2011). *Fundamentals of Nursing*. (7th ed.). Philadelphia: Wolters Kluwer Health/Lippincott Williams & Wilkins.

Tracy, S., Dufault, M., Kogut, S., et al. (2006). Translating best practices in nondrug postoperative pain management. *Nursing Research*, *55*(2), S57–S67.

Wuhrman, E., Cooney, M., Dunwoody, C., et al. (2007). Authorized and unauthorized ("PCA by proxy") dosing of analgesic infusion pumps: Position statement with clinical practice recommendations. *Pain Management Nursing*, *8*(1), 4–11.

Yankova, Z. (2008). Patients' knowledge of patient controlled analgesia (PCA) and their experience of postoperative pain relief: A review of the impact of structured preoperative education. *Journal of Advanced Perioperative Care*, *3*(3), 91–99.

2部

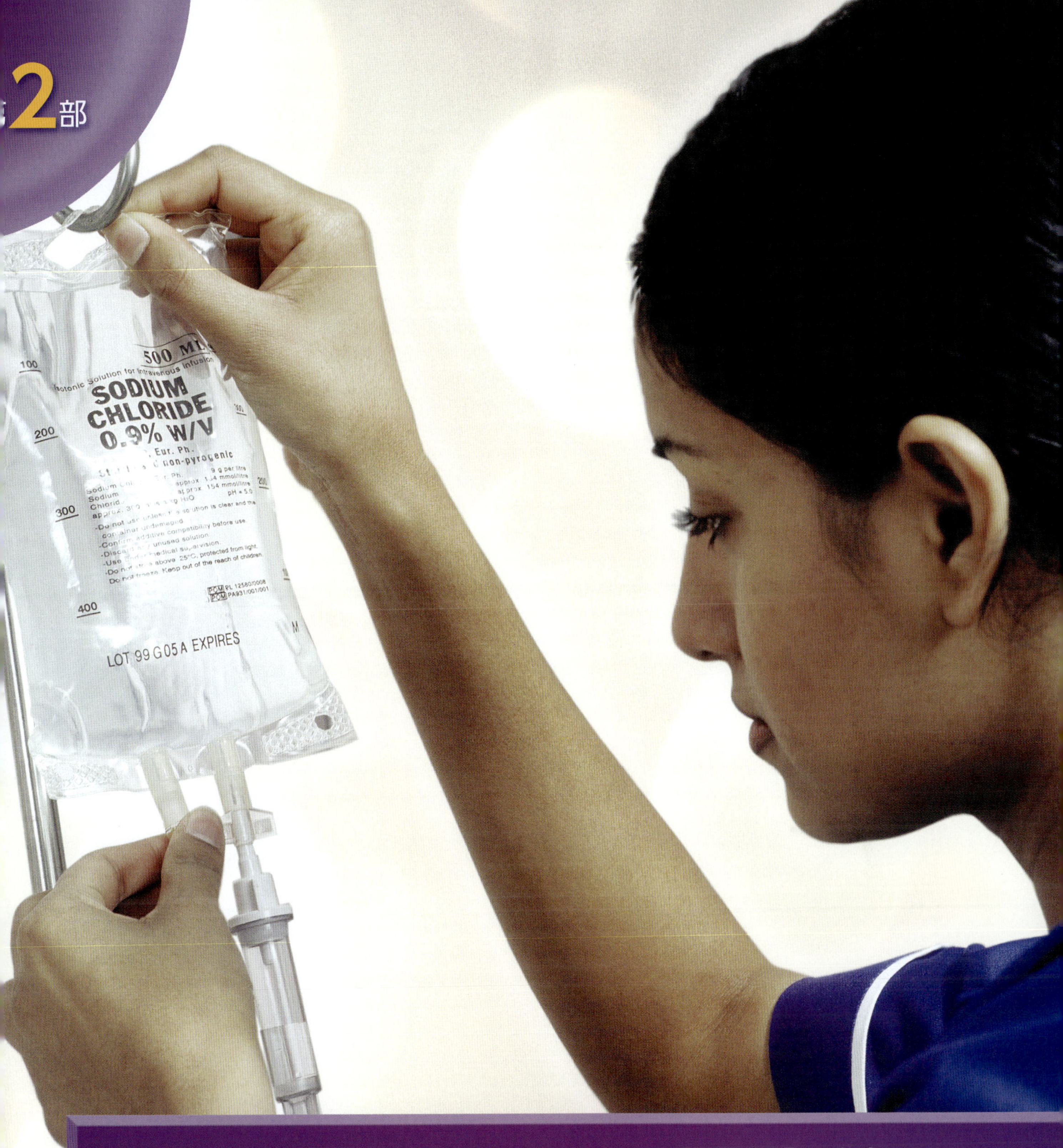

健康的な
生理的反応の促進

第7章

清潔

焦点とする患者ケア

第7章では、清潔に関する各種スキルの習得を目指し、
以下のような患者に必要となるスキルを学ぶ。

デンシア・カー 6歳女児。手術後のためベッド上安静で、洗髪が必要である。

シンディ・ボーテクス 34歳女性。自動車事故後の昏睡状態にあり、コンタクトレンズの除去が必要である。

カール・シーン 76歳男性。義歯の洗浄が必要である。

学習目標

本章学習後に実施できるようになるスキルを以下に示す。

1. 全身清拭
2. 口腔ケアの介助
3. 要介助患者の口腔ケア
4. 義歯のケア
5. コンタクトレンズの取り外し
6. ベッド上での洗髪
7. 髭剃りの介助
8. 離床可能な患者のベッドメーキング
9. 臥床患者のベッドメーキング

基本用語

う蝕：虫歯。進行すると歯髄腔に侵入する

外皮：皮膚

口臭：呼気の不快な臭気

個人防護具(PPE)：グローブ、ガウン、マスク、ゴーグルを含む感染性物質への暴露を防止、または最小限に抑えるために必要な装具

耳垢：外耳道にある皮脂と茶色の蝋様分泌物

歯石：歯垢の蓄積と細菌の死骸で形成され、歯肉周辺に硬く沈着したもの

歯槽膿漏：歯肉、歯槽などの歯周組織の広範囲な炎症。歯周炎と同義

歯肉炎：歯肉の炎症

シラミ症：シラミの寄生

脱毛症：禿頭症

プラーク：歯垢。歯の表面を覆う透明な粘着物質で、ムチン、炭水化物、細菌から成る

生理的・心理的健康状態を促進するような身体の保清や整容を身体の清潔という。個人の清潔習慣は千差万別である。入浴時間、洗髪の頻度、ベッドリネンや寝衣の交換頻度は、まさに個人が自由に選択できるものである。身体の清潔と健康を促進するためには、個人が望む時に、望む方法で個別的なケアを実施することが重要である。

通常、健康な人は自分で身体の清潔を保持できる。時には、健康な人でも保清が不十分な場合があり、身体の清潔習慣が獲得できるように指導することで健康な人を援助することもある。病気の場合や入院中、施設入所中などは、概して清潔習慣の変更が求められる。このような場合、看護師は患者が適切な清潔行動を継続することができるように援助し、患者と、必要であれば家族にも清潔について指導する。看護師は、基本的な清潔に関して患者個人の習慣を尊重し、患者が自分でできないケア、自分でしない方が良いケアのみを援助する。本章では、看護師が清潔行動を促進するために必要なスキルを扱う。身体の清潔には患者のスキンケアへの介入も含まれる。基礎知識7-1では、一般的なスキンケアの原則を概説する。フローシートはルーチンの看護ケアの記録で、清潔に関連した介入の記録にもよく使用される。基礎知識7-2では、患者ケアフローシートの記入例を示す。

基礎知識 7-1

一般的なスキンケアの原則

- 毎日、患者の皮膚をアセスメントする
- 汚染時は、指示に応じて、pHバランスのとれた洗い流さないタイプの洗浄剤を用いて皮膚を清潔にする
- 石鹸と温湯は使用せず、ゴシゴシ擦るなど過度の摩擦は避ける
- 皮膚の創部滲出液や失禁による湿潤環境への暴露を最小限に抑えるために、必要時、皮膚保護剤を使用する
- 皮膚軟化剤を使用する

(Adapted from Voegeli, D. (2008). Care or harm: Exploring essential components in skin care regimens. *British Journal of Nursing*, 17(1), 24–30.; Wound Ostomy and Continence Nurses Society. (2003). *Guidelines for prevention and management of pressure ulcers*. WOCN Clinical Practice Guideline Series. Glenview, IL: Author. Wound Ostomy and Continence Nurses Society. (2003). *Guidelines for prevention and management of pressure ulcers*. WOCN Clinical Practice Guideline Series. Glenview, IL: Author. Available at National Guideline Clearinghouse: http://www.guideline.gov/summary/summary.aspz?ss=15&doc_id=3860&mbr=3071.)

基礎知識 7-2

患者ケアフローシート

患者ケアフローシート

日付 1/22/12	23:00〜7:00	7:00〜15:00	15:00〜23:00
呼 吸			
呼吸音	清明 23:30 PW	断続性ラ音左下 8:00 SR	清明 16:00 MLF
処置／結果	——	ネブライザー 8:30 SR	——
咳漱／結果	——	中等量黄色粘調物 9:00 SR	——
酸素療法	鼻カニューレ2L/m PW	鼻カニューレ2L/m SR	鼻カニューレ2L/m MLF
心 臓			
胸痛	− PW	− SR	− MLF
心音	S1, S2 正常 PW	S1, S2 正常 SR	S1, S2 正常 MLF
モニター	実施せず	実施せず	実施せず
疼 痛			
位置と性状	左側腹部 4:00 PW	左側腹部 10:00 SR	左側腹部 4:00 MLF
介入	メペリジン 4:15 PW	体交、メペリジン 10:10 SR	メペリジン 16:15 MLF
患者の反応	30分で#9から#3に改善PW	45分で#8から#2に改善SR	1時間で完全に消失 MLF
栄 養			
種類	——	常食	常食
摂取量	——	90% SR	80% MLF
サプリメント	——	エンシュア1缶	——
排 泄			
排便	− PW	− SR	+ 茶褐色軟便 MLF
浣腸	実施せず	実施せず	実施せず
結果	——	——	——
腸動音	腹部全体で聴取 23:00 PW	腹部全体で聴取 8:00 SR	腹部全体で亢進 16:00 MLF
排尿	黄色透明 4:00 PW	黄色透明 10:00 SR	黄褐色 15:00 MLF
尿道留置カテーテル	該当せず	該当せず	該当せず
カテーテル洗浄	——	——	——

(次ページへ続く)

基礎知識 7-2 (続き)

患者ケアフローシート

患者ケアフローシート

日付 1/22/12	23:00〜7:00	7:00〜15:00	15:00〜23:00
輸液療法			
チューブ交換	——	11:00 SR	——
ドレッシング交換	——	11:00 SR	——
刺入部位の状態	腫脹・発赤なし 23:30 PW	腫脹・発赤・排膿なし 08:00 SR	腫脹・発赤なし 16:00 MLF
創 部			
種類	左側腹部切開創 23:00 PW	左側腹部切開創 12:00 SR	左側腹部切開創 20:00 MLF
ドレッシング交換	ドレッシング乾燥 処置せず23:30 PW	12:00 SR	20:00 MLF
創部の状態	創部観察なし	経過記録参照 SR	経過記録参照 MLF
チューブ			
種類	該当せず	該当せず	該当せず
洗浄	——	——	——
排液の状況	——	——	——
清 潔			
セルフ／部分／全身	——	部分清拭 10:00 SR	部分清拭 21:00 MLF
口腔ケア	——	10:00 SR	21:00 MLF
背部ケア	4:00 PW	10:00 SR	21:00 MLF
足部ケア	——	10:00 SR	——
弾性ストッキングの着脱	4:00 PW	10:00 SR	21:00 MLF
活 動			
種類	床上安静 PW	ベッドから椅子へ 20分 10:00 SR	ベッドから椅子へ 20分 18:00 MLF
活動耐性	自力で体交 PW	良好 SR	良好 MLF
体位変換	23:30 仰臥位 PW 4:00 左側臥位 PW	左側臥位 8:00 右側臥位 14:00 SR	SR セルフ MLF
ROM	——	10:00 (自動) SR 8:00 (自動) SR	18:00 (自動) MLF 22:00 (自動) MLF

基礎知識 7-2 *(続き)*

患者ケアフローシート

患者ケアフローシート

日付 1/22/12	23:00〜7:00	7:00〜15:00	15:00〜23:00
睡眠			
良眠	4:00 PW 6:00 PW	該当せず	該当せず
時々覚醒	23:30 PW 4:00 PW	——	——
ほとんど覚醒	——	——	——
安全			
IDリストバンド装着	23:30 PW 2:00 PW 4:00 PW	8:00 SR 15:00 SR 12:00 SR	16:00 MLF 22:00 MLF
ベッド柵の設置	23:30 PW 2:00 PW 4:00 PW	8:00 SR 15:00 SR 12:00 SR	16:00 MLF 22:00 MLF
ナースコールの位置	23:30 PW 2:00 PW 4:00 PW	8:00 SR 15:00 SR 12:00 SR	16:00 MLF 22:00 MLF
器具			
Type IVACポンプ	継続中23:00 PW	継続中8:00 SR	継続中16:00 MLF
患者指導			
創部の押さえ方	4:00 PW	10:00 SR	——
深呼吸	4:00 PW	10:00 SR	16:00 MLF
イニシャル/署名/職種	PW/Pam Watts, RN	SR/Susan Reynolds, RN	MLF/Mary La Forge, RN

経過記録

日付	時間	コメント
12/1/22	12:00	左側腹部ドレッシング材の漿液性汚染が上層まであり。
		ドレッシング除去。創部下縁にある2cmの創離開部以外は、癒合良好。
		この部位からの漿液性滲出液は少量。創部発赤なし。縫合部異常なし。
		ポビドンヨードで消毒し10×10cmのガーゼ5枚当てる。
		ウォン医師よりドレッシング材を増量の指示あり。
		——スーザン・レイノルズ(看護師)
12/1/22	20:00	ウォン医師、診察のため左側腹部のドレッシング除去、
		他の創部は癒合良好。創下部の2cm離開部を3-0絹糸で縫合。
		創部発赤なし。ポビドンヨ—ドで消毒し10×10cmガーゼ2枚当てる。
		——マリー・ラ・フォージ(看護師)

スキル・7-1　全身清拭

治療上、ベッド上安静が必要な患者の場合、清拭は自分自身で実施できる。ベッド上安静ではない患者でも、易疲労や関節可動域制限など、身体的な制限がある場合、清拭はベッド上で全介助または部分介助が必要となる。自分で清拭が十分に行える患者の場合は、手の届きにくい場所を看護師が介助する部分清拭とする。部分清拭では陰部や汚染部位など、清潔を保持しなければならない部位のみを清拭する場合もある。ベッドサイドで用いる皮膚洗浄剤製品で現在利用されているものは、洗い流す必要がないものが多い。清拭後は十分に皮膚を乾燥させることが大切である。表7-1に一般的な清拭用品の一覧を示す。

表・7-1　ベッドサイドで使用する清拭剤とスキンケア製品

製品	特徴
清拭タオル（ウェット）	ウェットタイプのディスポーザブルタオルで、pHバランス調整済み、電子レンジ使用可。洗い流し不要の皮膚洗浄・保湿剤。（1包（8-10枚入り）で全身清拭が可能。）
清拭タオル（ドライ）	ドライタイプのタオルに水を加え泡立てて使用する。pHバランス調整済み、洗い流し不要の洗浄剤配合。タオルは何回でも使える再封可能なパッケージ入り。
清拭剤とドライシャンプー	洗い流し不要、濃縮タイプの皮膚洗浄・保湿剤。タオルに取り水を加え泡立たせて清拭し、拭き取る。
泡状ボディソープ	泡状の洗浄・保湿剤。ボディソープ、ドライシャンプー、陰部洗浄用として使用。ポンプ容器から泡をタオルに取って使用。

必要物品

- ベースンと温湯
- 患者個人の衛生用品（防臭剤、ローション、その他）
- 皮膚洗浄剤
- 皮膚軟化剤、皮膚保護剤（指示に応じて）
- バスタオル2枚
- 清拭タオル2枚
- タオルケット
- 病衣またはパジャマ
- 便器または尿器
- ランドリーバッグ
- 未滅菌グローブ、その他指示に応じたPPE

アセスメント

患者の清潔に関する知識や、入浴の頻度、時間、衛生用品の種類などの清潔習慣についてアセスメントする。患者の身体的活動の制限、自分で清拭可能な範囲をアセスメントする。患者が清拭可能な範囲は任せる。例えば、洗顔が可能であれば、その間看護師は介助しない。皮膚の乾燥、発赤、損傷の範囲をアセスメントし、その結果必要となった物品を適切に準備する。

看護診断

現在の患者の状態に基づいた看護診断の関連因子を決定する。適切な看護診断を以下に示す。

- 入浴セルフケア不足
- ボディイメージ混乱
- 皮膚統合性障害
- 非効果的コーピング
- 感染リスク状態
- 皮膚統合性障害リスク状態
- 知識不足

成果確認と看護計画立案

全身清拭を実施する際の望ましい成果は、患者が清潔になり爽快感を得ることである。他に適切と考えられる成果としては、清拭介助により患者のコントロール感が回復する、肯定的なボディイメージを言葉で表現する、清潔の必要性への理解を表現する、などがある。

看護技術の実際

手順	根拠
1. 身体的活動の制限について記録を確認する。	運動制限を確認し、患者の苦痛や損傷を防止する。
2. 必要物品をベッドサイドのオーバーテーブルに準備する。	物品準備により、処置の時間効率を上げ系統立てたアプローチができる。必要物品を全てベッドサイドに持参することで、時間と労力を節約できる。物品を近くに配置すると便利で時間の節約になり、看護師の不必要な筋肉のひねり・伸展を避けられる。
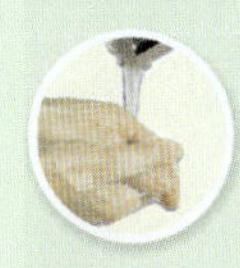 3. 手指衛生を行い、グローブを装着する。指示があれば、他のPPEも装着する。	手指衛生とPPE装着は微生物の拡散を防ぐ。感染経路別予防策に基づくPPEが必要である。
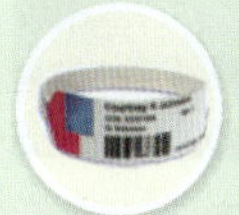 4. 患者の本人確認を行う。患者と清拭方法を検討し、患者自身が清拭できる範囲をアセスメントする。患者個人の清潔習慣についても把握する。	患者確認により、正しい患者に介入し、エラーを防ぐ。患者との話し合いは安心感を高め、処置に関する知識を与えられる。意見交換は患者のケアへの参加を促進し、個別的な看護ケアが可能となる。
5. ベッド周囲のカーテンを閉め、可能であれば部屋のドアを閉める。必要時、室温を調節する。	環境への配慮は、患者のプライバシーを守り、清拭中の体温喪失のリスクを減少させる。
6. プロトコールにしたがい、連続圧迫装置や弾性ストッキングを下肢から取り外す。	ほとんどのメーカーでは、アセスメント実施のために清拭前に機器等を外すことを推奨している。
7. 患者に便器・尿器を使用するか確認する。	清拭用の温湯は尿意を誘発するため。清拭前に排尿・排便を済ませることで、清拭の中断を避けることができる。
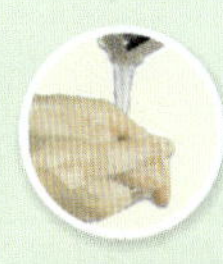 8. グローブを外し、手指衛生を行う。	手指衛生は、微生物の拡散を防ぐ。
9. ベッドを作業しやすい高さ(通常は介助者の肘の高さ)に調節する(VISN8 Patient Safety Center,2009)。	ベッドを適切な高さに調節することで、背部や筋肉の負担を軽減できる。
10. グローブを装着する。介助者に近いベッド柵を下げ、患者を横方向に移動させ手前に来るようにする。患者を仰臥位にする。	グローブの装着により微生物の拡散を防ぐ。患者を看護師の近くに寄せベッド柵を下げると、看護師の不必要な筋肉のひねり・伸展を避けられる。
11. トップシーツ以外は外す。患者の上にタオルケットを掛け、その部分の掛け物は外す。清拭後も使用するリネンはたたんで椅子の上に置く。汚染したリネンはランドリーバッグに収める。リネンが介助者の衣服に接触しないよう注意する。	患者の不必要な露出を避け、保温の維持に努める。タオルケットが使用できない場合は、掛け物を代用する。
12. タオルケットで覆いながら患者の病衣を脱がせる。点滴施行中で点滴用の病衣を着用していない場合は、点滴していない方の腕から脱がせる。**輸液パックを下ろし病衣の袖を通す。輸液パックをスタンドに戻し滴下速度を確認する。**	清拭中は点滴ルートを整理し、患者の保温に努める。点滴の流量は指示された速度を維持する。
13. **ベッド柵を上げる。**ベースンに十分な量の適温の温湯を入れる(43-46℃)。必要時、用量通りの皮膚洗浄剤を加える。清拭中に必要であれば温湯を交換する。ベッドサイドに戻り、介助者に近いベッド柵を下げる。	ベッド柵により患者の安全を守る。温湯は患者を心地よく、リラックスさせる。また、血液循環を促進し洗浄効果を高める働きもある。

(続く)

スキル・7-1　全身清拭　（続き）

手順	根拠
14. 必要時、グローブを装着する。タオルの端が緩まないように清拭タオルを手に巻きつける(図1、図2、図3)。	血液や体液に接触する可能性がある場合、グローブの装着が必要となる。タオルの端が皮膚上を引きずると、患者は不快である。緩んだタオルの端は冷えるのが早く、患者は冷たく感じる。

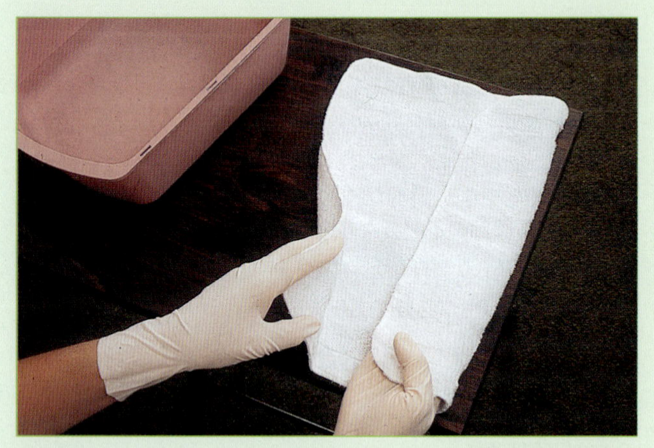

図1　清拭タオルをミトンの様に三つ折で手に巻きつける。

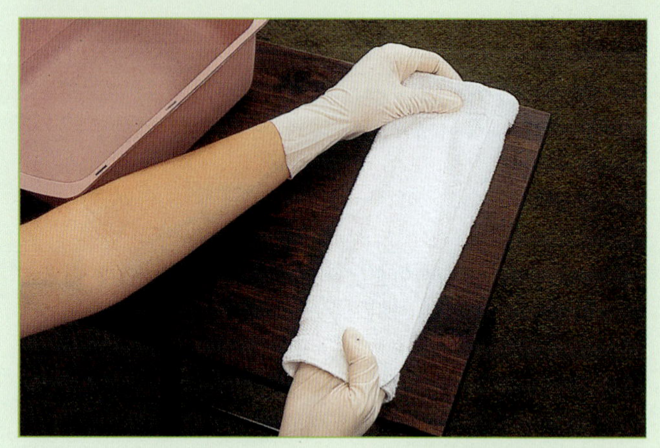

図2　ミトンに成形する前に、清拭タオルをまっすぐに伸ばす。

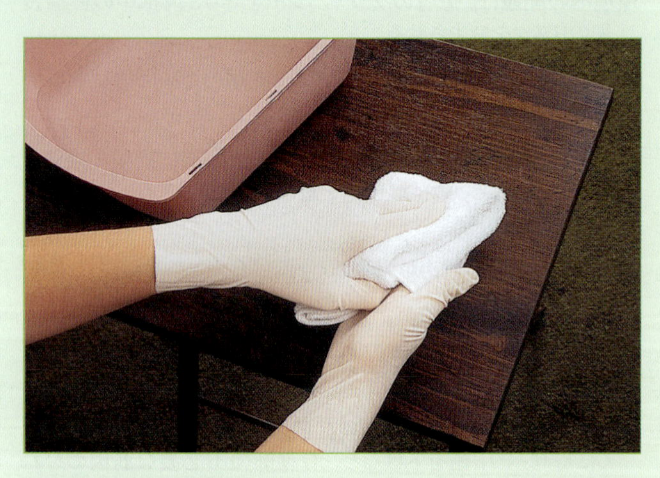

図3　タオルの端を手掌と巻きつけたタオルの間に押し込む。

手順	根拠
15. 患者の胸部にタオルを広げ、その上にタオルケットを掛ける。	患者の冷えを防ぎ、タオルケットも乾燥したまま使用できる。
16. **洗浄剤を付けていない清拭タオルで、目頭から目尻に向かって清拭する(図4)。タオルを洗うか場所を変えて反対側の目を清拭する。**	石鹸は目を刺激する。目頭から目尻に向かって清拭することで、残屑が鼻涙管に入るのを防ぐ。清拭タオルを洗ったり、拭く位置をずらしたりすることで、もう一方の眼へ微生物が拡散するのを防ぐ。
17. 患者の顔、頸部、耳を清拭する。適切な皮膚軟化剤を塗布する。	皮膚軟化剤は、皮膚統合性を回復、保持させるため使用が推奨される(Voegeli, 2008a; Watkins, 2008; Brown&Butcher, 2005)。
18. 患者の遠い方の上肢から掛け物を外し、上肢の下に長さを合わせてタオルを敷く。手、腕、腋窩をしっかりと拭く。腋窩付近は、腕を持ち上げて拭く(図5)。必要時洗い流し乾燥させる。適宜、皮膚軟化剤を塗布する。	タオルを下に敷くことでベッドの湿気を防ぐ。遠い方から清拭すると、一度清拭した場所を汚さずに済む。優しい皮膚マッサージは、血液循環や筋肉を刺激し、汚れ、油分、微生物の除去に役立つ。長くしっかりと清拭することで、短くむらのある拭き方より患者はリラックスし、より爽快感を得ることができる。洗浄剤を使用した場合は洗い流すことが必要となる。皮膚軟化剤は、皮膚統合性を回復、保持させるため、使用が推奨される(Voegeli, 2008a; Watkins, 2008; Brown & Butcher, 2005)。

手順

根拠

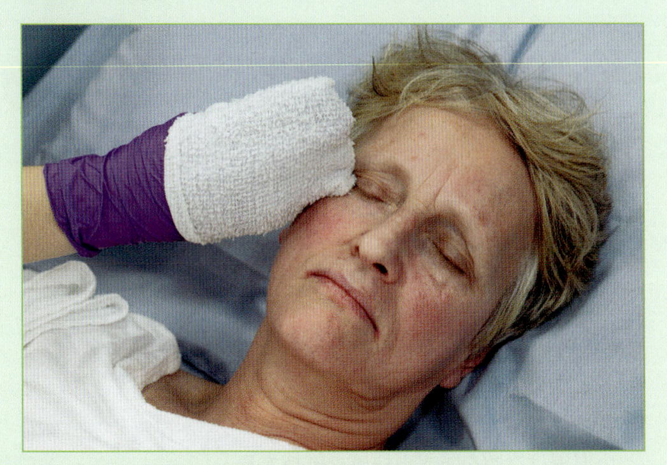

図4 目頭から目尻に向かって清拭する。

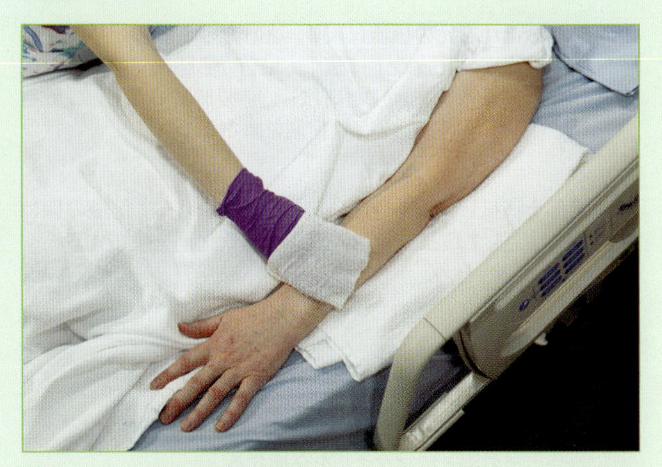

図5 遠い方の腕を出して清拭する。

19. 患者の手の横にタオルをたたんで置き、その上にベースンを置く。患者の手を浸す(図6)。手を洗浄し、洗い流し、乾燥させる。適宜、皮膚軟化剤を塗布する。

手をベースンの温湯に浸す方法で、患者はより多くの爽快感を得られる。また、十分に手や指間を洗浄でき、皮膚落屑を除去しやすくなる。皮膚軟化剤は、皮膚統合性を回復、保持させるため使用が推奨される(Voegeli, 2008a; Watkins, 2008; Brown & Butcher, 2005)。

20. 近い方の腕にも手順18、19を行う。身長が低い、または背部痛を発症しやすい看護師は、遠い方を清拭する際にベッドの反対側に移動して清拭を行う方法もある。

21. 患者の胸部をタオルで覆う。タオルケットは腹部まで下げる。胸部を清拭し、必要時洗い流し、乾燥させる。清拭中、胸部はタオルで覆ったままにする。乳房下の皮膚のしわは特に注意して行う。

身体の一部分だけを露出して清拭・洗い流し・乾燥を行う方法は、不必要な露出や冷感を避けられる。皮膚のしわは、清潔で適度に乾燥していなければ、臭気や皮膚損傷の原因になりやすい。

22. タオルケットを陰部の方へ下げる。胸部にタオルを掛ける。

タオルケットやタオルで覆うことで、不必要な露出と冷感を避けられる。

23. 患者の腹部を清拭、必要時洗い流し、乾燥させる(図7)。臍周囲や皮膚のしわ、くぼみを周囲深く観察しながら汚染を取り除く。

皮膚のしわは、清潔で適度に乾燥していなければ、臭気や皮膚損傷の原因になりやすい。

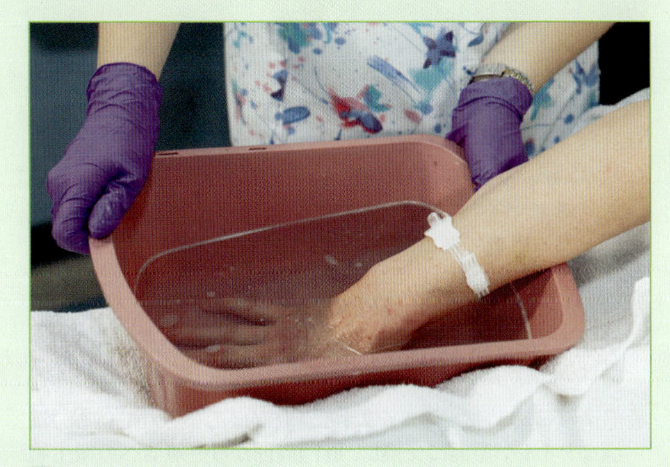

図6 手をベースン内に浸す。

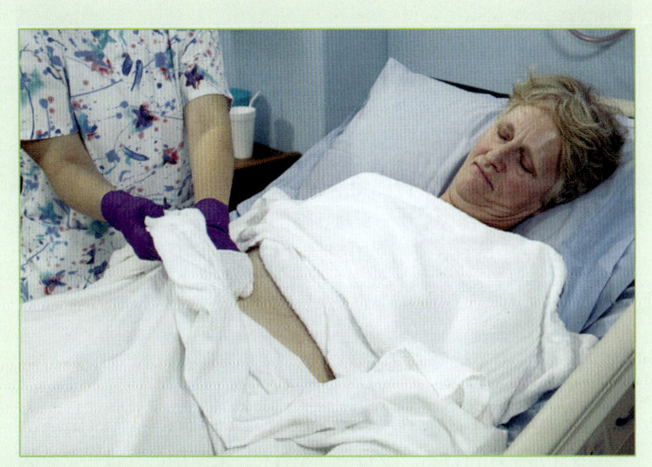

図7 腹部の清拭中は胸部、陰部を覆う。

(続く)

スキル 7-1 全身清拭 （続き）

手順	根拠
24. タオルケットを元の位置に戻し、遠い方の下肢の掛け物を外す。タオルを下肢の下に敷く。足首から膝部、膝部から鼠径部に向かってしっかりと清拭し、必要時洗い流し、乾燥させる(図8)。適宜、皮膚軟化剤を塗布する。	タオルはリネンを保護し、ベッドの湿気による患者の不快感を防ぐ。足首から鼠径部までしっかりと清拭することで静脈還流を促進させる。皮膚軟化剤は、皮膚統合性を回復、保持させるため使用が推奨される(Voegeli, 2008a; Watkins, 2008; Brown & Butcher, 2005)。
25. 足部を清拭し、必要時洗い流し、乾燥させる。足趾の間は特に注意して清拭する。適宜、皮膚軟化剤を塗布する。	足部の乾燥は、皮膚への刺激、損傷の可能性を防ぐために大切である。(National Institute on Aging [NIA], 2009)。皮膚軟化剤は、皮膚統合性を回復、保持せせるため使用が推奨される(Voegeli, 2008a; Watkins, 2008; Brown & Butcher, 2005)。
26. 反対側の下肢、足部に手順24、25を行う。	
27. 患者がタオルケットで覆われているか確認する。遅くてもこの時点でお湯と清拭タオルを交換する。	タオルケットは保温性を維持し、プライバシーを保護する。新しい温湯は冷感を防ぎ爽快感を維持する。
28. 患者が腹臥位か側臥位になるよう介助する。グローブをつけていなければ装着する。背部と殿部を露出するようにタオルケットとタオルで患者を覆う。	タオルやタオルケットは、患者のプライバシー保護や保温に役立つ。グローブは、体液との接触を防ぐ。
29. 背部と殿部を清拭し、必要時洗い流し、乾燥させる(図9)。**殿溝を注意深く清拭し、また、仙骨部の発赤や皮膚の損傷がないか観察する。**	肛門周囲に便が付着していると、微生物の温床となる。仙骨部やその他の骨突出部への長時間の圧迫は、血液循環を減少させ、褥瘡性潰瘍の発生につながる。

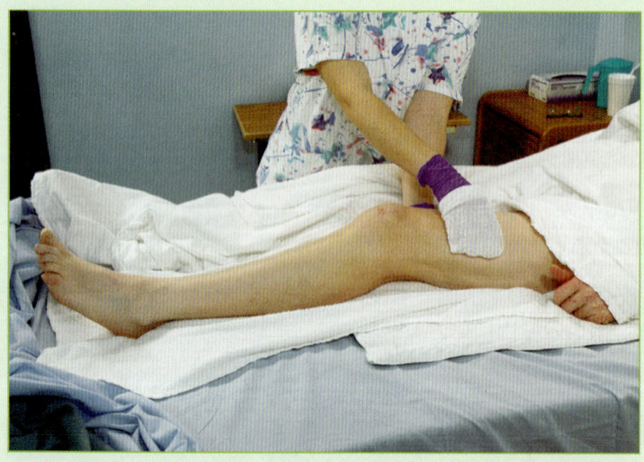

図8　遠い方の下肢を清拭し乾燥させ、反対側の下肢はタオルで覆う。

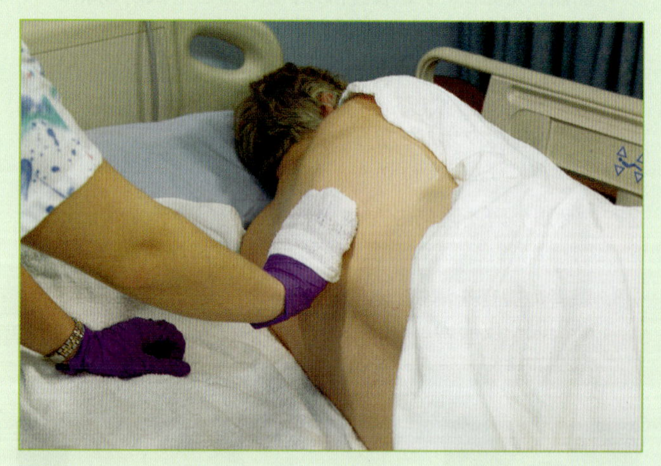

図9　背部上部を清拭する。

手順	根拠
30. 禁忌でなければ、背部マッサージ(「第10章　安楽」を参照)を行う。背部マッサージは、陰部ケアが終了してから行う方が良い。適宜、皮膚軟化剤または皮膚保護剤を塗布する。	背部マッサージは組織の血液循環を促進し、リラックス効果がある。背部マッサージの禁忌は、心血管疾患や筋骨格系の損傷がある患者である。皮膚軟化剤は、皮膚統合性を回復、保持せせるため使用が推奨される(Voegeli, 2008a; Watkins, 2008; Brown & Butcher, 2005)。皮膚保護剤は、皮膚が便・尿などの分泌液、刺激物から過剰な暴露を受けることによる損傷から保護する(Voegeli,2008a)。
31. ベッド柵を上げる。ベースンのお湯を交換する。使用後のタオルを片付ける。グローブを外し、未使用のグローブを装着する。	殿部清拭後の清拭タオル、タオル、温湯は汚染されている。清潔なタオルや温湯に交換し、肛門周囲から生殖器への微生物拡散を減少させる。

手順	根拠
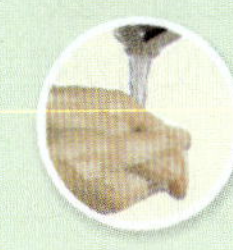 32. 陰部の洗浄を行う。患者自身で洗浄できる場合は準備を行う。介助が必要な場合は、ベッド柵を下げ、スキルバリエーションにあるガイドラインに従って陰部ケアを行う。適宜、皮膚保護剤を塗布する。グローブを外し、手指衛生を行う。	陰部洗浄はセルフケアで実施する方が患者の羞恥心が少ない。効果的な陰部ケアは、臭気が減少し、汚染による感染のリスクも減少する。皮膚保護剤は、皮膚が便・尿などの分泌液、刺激物から過剰な暴露を受けることによる損傷から保護する(Voegeli, 2008a)。
33. 新しい病衣の着用を介助し、防臭剤や化粧品など、他の衛生用品の使用を介助する。	これらのケアは、患者に温かみと快適さを与える。
34. 枕にタオルをかけ、毛髪を整える。	
35. **終了時、患者が安楽か、ベッド柵が上がっているか、ベッドの高さが低くなっているか、確認する。**	適切な体位をとる、ベッド柵を上げる、適切なベッドの高さに戻す、といったケアは患者の安全・安楽のために必要である。
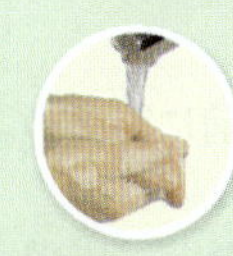 36. ベッドリネンを交換する(スキル7-8と7-9参照)。各施設の方針に沿って汚染リネンを処理する。グローブや他のPPEを外す。手指衛生を行う。	正しくPPEを外すことで、他の物品への汚染や感染伝播のリスクが減少する。手指衛生は、微生物の拡散を防止する。

評価

望ましい成果が得られるのは、患者が清潔になる、ケアの中でコントロール感を表現する、肯定的なボディイメージや清潔の重要性の理解を言葉で表せる、などの場合である。

記録

ガイドライン

重要な観察結果や情報をチャートに記録する。患者の皮膚状態を記載する。清拭方法、介助の範囲、患者のケア参加状況を記録する。使用した皮膚保護剤などのスキンケア製品について記載する。

記録例

12/7/14　21:30　全介助で清拭、仙骨部に3cm×3cmの発赤あり。スキンケアチームに助言を求める。

——*C. ストーン、看護師*

予期しない状況と対処方法

- 清拭中に患者が寒気を訴える場合は、室温の調節ができれば室温を上げる。タオルケットを増やすことも必要である。
- 清拭中に患者の状態が不安定になる場合、特に重症患者はゆっくりとした清拭が必要になることが多い。たとえば、右腕を清拭した後、左腕を清拭する前に短時間の休息をとることを考慮する。休息時間をどの程度に設定するかは、患者の不安定さに応じて判断するため、清拭中は患者のパラメータをモニタリングする。刺激を受けると患者の血圧が低下する場合は、清拭中の血圧を監視し、血圧低下が認められたら清拭を中止する。血圧が通常のレベルに回復したら清拭を再開する。

注意事項

一般的注意事項

- 点滴中の患者から病衣を脱がせる場合、点滴をしていない方の腕から脱がせ、その後点滴のチューブ、輸液バッグを病衣の袖を通して抜く。病衣を交換する場合は、清潔な病衣をはじめに点滴していない方の腕に置き、点滴チューブ、輸液バッグを点滴側の袖の中を通す。病衣交換の際は、点滴チューブの接続を外すと滅菌システムが破綻し感染を誘発するため、決して外してはならない。
- 清拭中ベッドにまっすぐ臥床するのは禁忌である患者もいる。体位は、患者のニーズに配慮して変更が必要な場合もある。
- 失禁のある患者の陰部ケアは、特に注意が必要である。尿・便失禁のある患者は陰部の皮膚損傷のリスク状態にある。この皮膚損傷には湿潤、皮膚のpH変化、細菌の増殖、皮膚の感染、湿潤した皮膚が摩擦を受けることによる陰部のびらんなどが関連している。このような患者のスキンケアは、水分過剰(湿潤環境への過剰暴露)を避け、アンモニアや細菌との接

(続く)

スキル・7-1　全身清拭　(続き)

触を減少させ、摩擦を避ける。ルーチンの清潔ケアで皮膚から汚染や刺激物を除去し、刺激物の暴露が起った場合には洗浄を行う。石鹸の使用は避け、洗浄時に過度の力を加えないようにする。失禁のある患者のスキンケアには、陰部用の皮膚洗浄剤や保湿剤の使用が推奨される。このような製品は治癒を促進し、更なる皮膚損傷を防止する。

- 留置カテーテル挿入中の患者で、毎日のカテーテルケアが必要な場合は、通常陰部ケアの後に行われる。殺菌力のある洗浄剤や、普通の石鹸と水、清潔な清拭タオルを使用する場合など、医療施設の推奨する方法で実施する。カテーテルの洗浄前には清潔なグローブを装着する。15-20㎝のカテーテルを洗浄する際、尿道口から下方に向かって洗浄する。洗浄中、カテーテルを引っ張らないよう注意する。チューブ内も観察し、尿の性状に注意する。

乳幼児についての注意事項

- 乳幼児の清拭を実施する際には、必要物品をすぐ手の届く範囲に置き、体をしっかりと支え常に安全を確保する。
- 絶対に、幼児を一人にしてその場を離れてはならない。

高齢者についての注意事項

- 高齢者は温度に対する感度が低下している可能性があるため、清拭を実施する前にお湯の温度を注意深くチェックする。
- 高齢者でも、排泄を自己管理できる患者は、毎日石鹸を使用した全身清拭は必要ない。皮膚の乾燥が問題であれば、温湯とローションまたはバスオイルを1日おきに使用しても良い。ローションを使用する場合、清拭中に温湯に浸け、患者につける前にローションを温めておく。
- 認知症患者の清潔のニーズに応え、介助するためのガイドラインを7-1に示す。

Box 7-1　認知症患者の入浴のニーズを満たすには

- 事務的な入浴から、患者のニーズやできる事としての入浴へ、相互作用の焦点を転換する。焦点を当てるのは安全、安楽、自主性、自尊心、清潔である。
- 個別的な患者ケアを行う。患者の習慣を知るために患者本人や、記録、家族、その他の介護者に情報を求める。
- 患者のニーズや習慣について認知症による行動から知り得ることは何か考える。患者の行動はまだ対処されていないニーズを表現しているかもしれない。参加したくないのはお湯の温度や部屋の音、明るさが不快であるという反応かもしれない。
- 他の入浴方法を考える。シャワーと浴槽への入浴だけが入浴方法ではない。タオルでの清拭、衣服を着たままの入浴、一度に身体の一部だけを洗うなどの方法も選択できる。
- リラックスした態度を維持し、落ち着いた言葉かけを行う。患者が入浴に関して理解できる言葉遣いを決めておき、それを使うようにする。常に安心してよいことを伝える。
- 入浴前にルーチンの鎮痛剤の必要性を検討する。注意深く四肢を動かし、不快なサインを見逃さない。
- 最後に洗顔、洗髪を行うか、別の機会に行う。顔に水滴が落ちたり、頭部が濡れたりするのは、認知症の方々が入浴の過程の中で最も気持ちが混乱する局面である。

(Adapted from Flori, L. (2007). Don't throw in the towel: Tips for bathing a patient who has dementia. *Nursing*, 37(7), 22–23.; and Rader, J., Barrick, A., Hoeffer, B., et al. (2006). The bathing of older adults with dementia: Easing the unnecessarily unpleasant aspects of assisted bathing. *American Journal of Nursing*, 106(4, 40–49.)

在宅ケアの注意事項

- 家庭の浴室の安全性を評価する。浴槽用マット、浴槽用滑り止めテープ、手すり、シャワー椅子は転倒防止に役立つ。
- ベッド上で清拭・洗髪を行う場合、マットレスを保護するためにビニールのゴミ袋やシャワーカーテンを使用すると良い。使い捨ての清拭タオルも使用できる。大きなプラスチック容器やベビーバスも洗髪時の排水受けとして有効である。
- 寝衣に血液や体液の汚染がある場合、寝衣を扱う際はグローブを装着するように家族に説明する。汚染寝衣は最初に冷水で洗い、その後家族の衣類とは別にして温湯、洗濯用洗剤、漂白剤を用いて洗う。
- 家族や介護者に、背部マッサージなど心地よい清拭方法を教える。
- 在宅で留置カテーテル挿入中の患者には、介護者も含め、尿道口と陰部の洗浄を1日2回、石鹸と温湯を用いて行うことを説明する。排便後は毎回、肛門周囲を清潔にする。丁寧な手洗いも必ず行う。

スキルバリエーション　陰部洗浄

陰部ケアは、患者がベッド上安静の期間に行われる。陰部ケアは、下記のガイドラインに沿って行う。

1. 必要物品を準備し、プライバシーを保護する。
2. 患者に処置について説明し、手指衛生を行い、ディスポグローブを装着する。
3. 男性、女性共に、鼠径部周囲を洗浄し洗い流す。
   - **女性患者の場合**、陰唇を広げ、清拭タオルを陰部から肛門部の方向へ清拭し、微生物が肛門部から生殖器に運ばれるのを防止する(図A)。常に、汚染の少ない部位から汚染の強い部位へ清拭を進める。清拭タオルは拭き取りの度に清潔な面に変える。洗浄した部分を温湯で十分洗い流す。
   - **男性患者の場合**、最初に亀頭部を洗浄する。尿道口から外側に向かって清拭タオルを回転させながら洗浄する。陰茎部から陰部に向けて洗浄する(図B)。常に、汚染の少ない部位から汚染の強い部位へ清拭を進める。洗浄した部分を温湯で十分洗い流す。割礼を受けていない男性患者(10代以上)は包皮を後退させて陰茎を洗浄する。その後、亀頭部の浮腫や組織の損傷を防止するため、包皮を元の位置に戻し陰茎の締め付けを防止する。乳幼児には損傷や瘢痕の原因となるため、亀頭の露出は行わない(MedlinePlus, 2007b)。陰嚢を洗浄し洗い流す。陰嚢は精巣を収めており敏感な部位であるため、注意して洗浄する。

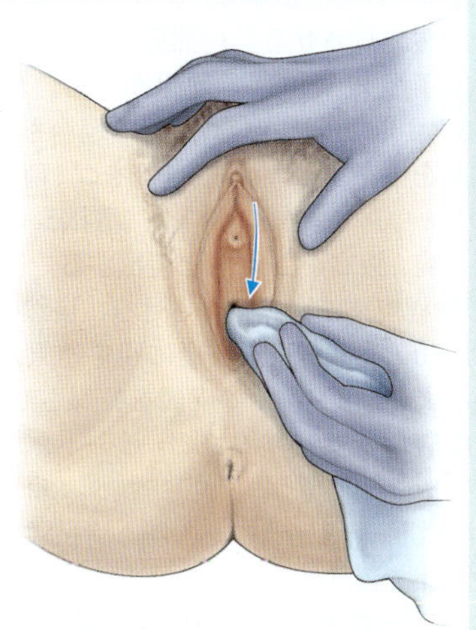
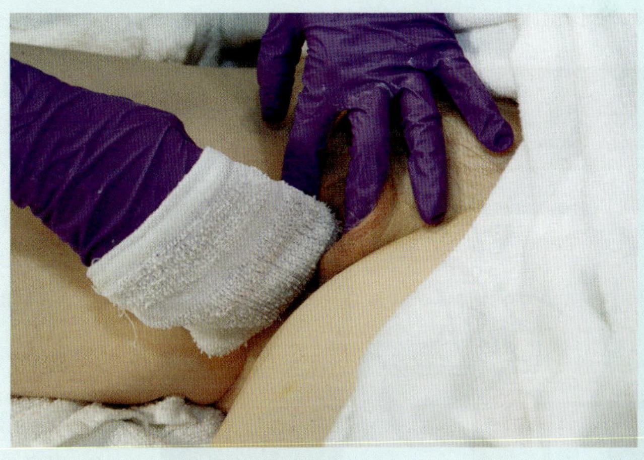

図A　女性の陰部ケア

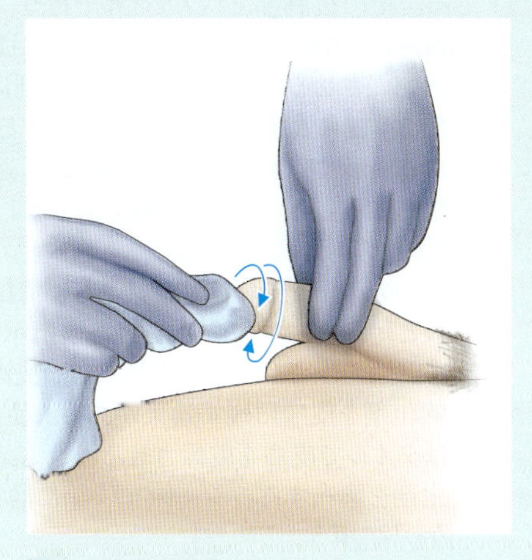
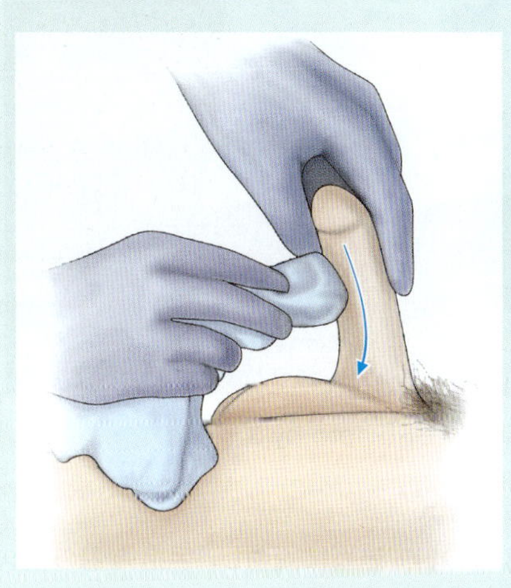

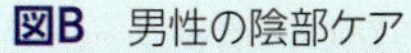

図B　男性の陰部ケア

(続く)

スキル・7-1　全身清拭　（続き）

スキルバリエーション　陰部洗浄　（続き）

4. 洗浄した部位を乾燥させ、指示に応じて皮膚軟化剤を塗布する。パウダーの使用は避ける。パウダーは細菌繁殖の培地となる。
5. 患者を側臥位にして、肛門周囲の洗浄を継続する。少ない汚染から強い汚染に向かって洗浄する方法は継続する。女性患者は膣から肛門に向かって洗浄する。男女に関わらず、洗浄部位がきれいになるまで清拭タオルの拭き取り面をその都度変える。洗浄した部位を洗い流し乾燥させる。
6. グローブを外し、手指衛生を行う。必要時、追加のケアを継続して行う。

スキルバリエーション　使い捨て清拭シートを使用した清拭

この製品は、1袋8-10枚入りの使い捨て清拭用ウェットシートである。1袋に8枚以上入っていれば、手と足に別のシートを使用することができる。使い捨て清拭シートを使用する際は、下記のガイドラインを参照する。

1. 未開封の清拭シートを説明書の指示に従って電子レンジで温めるか、保温庫から取り出す(図A)。

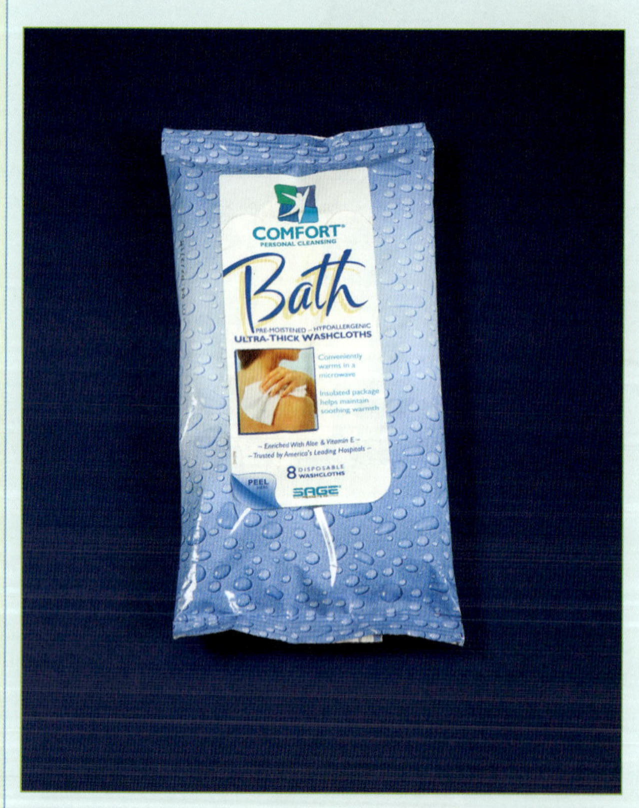

図A　市販されている清拭シート(Photo by B.Proud)

2. プライバシーを保護する。

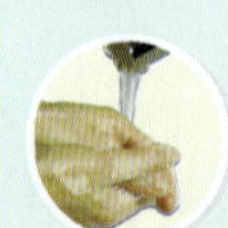

3. 処置について患者に説明し、手指衛生の後、ディスポーザブルグローブと、指示があれば他のPPEを装着する。
4. 患者にタオルケットを掛け、掛け物を外す。病衣を脱がせ、タオルケットを掛けておく。
5. 最初の清拭シートを取り出す。目頭から目尻に向かって清拭する。もう片方の眼は、シートの別な面を使って清拭する。
6. 顔面、頸部、耳を清拭する。説明書の指示に従い30秒程皮膚を自然乾燥させる。自然乾燥は、洗浄剤に含まれる皮膚軟化剤を皮膚に残す効果がある。使用する製品によってはタオルで皮膚を乾燥させる場合もある。適宜、皮膚軟化剤を塗布する。清拭シートをゴミ箱に捨てる。
7. 患者の遠い方の腕を露出する。清拭シートを1枚取り出す。手、腕、腋窩をしっかりと清拭する。説明書の指示に従い30秒程皮膚を自然乾燥させる。自然乾燥は、洗浄剤に含まれる皮膚軟化剤を皮膚に残す効果がある。使用する製品によってはタオルで皮膚を乾燥させる場合もある。適宜、皮膚軟化剤を塗布する。シートをゴミ箱に捨てる。腕をタオルケットで覆う。
8. 新しい清拭シートでもう片方の腕も清拭する。その後腕をタオルケットで覆う。
9. 患者の胸部を露出する。新しい清拭シートで胸部を清拭する。説明書の指示に従い30秒程皮膚を自然乾燥させる。その後胸部をバスタオルで覆う。次に患者の腹部を露出し、清拭する。説明書の指示に従い30秒程皮膚を自然乾燥させる。自然乾燥は、洗浄剤に含まれる皮膚軟化剤を皮膚に残す効果がある。使用する製品によってはタオルで皮膚を乾燥させる場合もある。適宜、皮膚軟化剤を塗布する。シートをゴミ箱に捨てる。患者の体をタオルケットで覆う。
10. 遠い方の下肢を露出する。新しい清拭シートを取り出し下肢と足部を清拭する。説明書の指示に従い30秒程皮膚を自然乾燥させる。自然乾燥は、洗浄剤に含まれる皮膚軟化剤を皮膚に残す効果がある。使用する製品によってはタオルで皮膚を乾燥させる場合もある。適宜、皮膚軟化剤を塗布する。シートをゴミ箱に捨てる。下肢をタオルケットで覆う。
11. 近い方の下肢も新しい清拭シートで清拭する。その後下肢をタオルケットで覆う。

スキルバリエーション 使い捨て清拭シートを使用した清拭 (続き)

12. 患者を腹臥位または側臥位に体位変換する。グローブを装着していなければ装着する。背部と殿部を露出するようにタオルケットの位置を変える。新しい清拭シートを取り出し、背部と殿部を清拭する。説明書の指示に従い30秒程皮膚を自然乾燥させる。自然乾燥は、洗浄剤に含まれる皮膚軟化剤を皮膚に残す効果がある。使用する製品によってはタオルで皮膚を乾燥させる場合もある。適宜、皮膚軟化剤を塗布する。シートをゴミ箱に捨てる。禁忌でなければ、背部マッサージを行う。指示に応じて、皮膚保護剤を塗布する。患者をタオルケットで覆う。
13. グローブを外し、新しいグローブを装着する。最後の清拭シートを取り出し、陰部を清拭する。シートをゴミ箱に捨てる。指示に応じて、皮膚保護剤を塗布する。
14. グローブを外す。患者に清潔な病衣を着せる。個人用の化粧品類を使用する場合は介助する。
15. スキル7-8、7-9に記載するように、シーツ交換を行う。
16. グローブを外し、手指衛生を行う。汚れたリネンを施設毎の方法に沿って片付ける。

実践のためのエビデンス

患者の清拭という行為は、単純であるが重要で気配りの必要な看護介入である。清潔に関する介入は、患者が身体の清潔を促進させることで安らぎ、清潔、癒しを得ることができ、生理的・精神的な健康の促進にも役立つ。

関連する研究

Voegeli, D. (2008). The effect of washing and drying practices on skin barrier function. *Journal of Wound, Ostomy & Continence Nursing*, 35(1), 84–90.

創傷・オストミー・失禁看護学会による皮膚保護機能への洗浄と乾燥の影響に関する研究では、標準的な洗浄と乾燥による皮膚損傷の潜在的な原因を調査した。健康なボランティア被験者の左右前腕内側に各3種類の異なる方法で洗浄、乾燥を2時間間隔で2回繰り返した。皮膚統合性は、経表皮水分喪失量(TEWL)、皮膚水分量、皮膚pHの測定、紅斑の有無によって評価した。石鹸と水の洗浄とタオル乾燥法は、皮膚保護機能を著しく破壊した。洗浄回数の増加が皮膚損傷を累積させることも示唆された。タオルで軽く叩く乾燥法は、皮膚に多くの湿気が残り、摩擦による損傷のリスクが大きく、従来の優しく拭く方法と比べても長所はない。

看護実践との関連性

看護師は、ルーチンの清拭方法と回数が患者の皮膚に与える影響を十分考慮し実施方法を検討すべきである。清拭後の皮膚を完全に乾燥させるには、従来の優しく拭く方法を用いる。清拭の逆効果となるスキンケア製品の使用は十分検討した方がよい。

実践のためのエビデンス

認知症の人は思考能力、身体機能の変化や人格、気分、行動の変容を体験する。この変化が患者と介護者間の入浴中の相互作用や危険が潜む身体ケアを難しくする。介入方法によっては患者の興奮を抑え、潜在的な問題を最小限に抑えることができるだろう。

関連する研究

Hoeffer, B., Talerico, K., Rasin, J., et al. (2006). Assisting cognitively impaired nursing home residents with bathing: Effects of two bathing interventions on caregiving. *The Gerontologist*, 46(4), 524–532.

本研究では、認知障害を持つ介護施設長期入所者に対するシャワーまたはタオル清拭の介助に患者中心のアプローチを取り入れた場合、介護者の行動(優しい言葉かけ)、準備(信頼と安心)が向上し、苦痛(混乱)が減少するかどうかを検証した。患者中心のアプローチの教育を受けた介護者は、優しい言葉かけや安心できる入浴準備に大きな進歩がみられた。

看護実践との関連性

この研究は、シャワーやタオル清拭における患者中心のアプローチが、入浴中に興奮する、または攻撃的になる入所者へのケアを改善すると示唆している。加えて、介護者は清拭介助の中で自分自身の進歩を体感した。介護施設は、入浴体験の個別化、ケアの質、患者・入所者の安楽の向上、介護者の意欲向上に向けて検討する必要がある。

スキル・7-2　口腔ケアの介助

適切な口腔衛生ケアは、患者の健康意識を高め、口腔内の環境悪化を防止するために必要なケアである。口腔衛生が不十分であると、呼吸器病原体が口咽頭分泌物にコロニーを形成することが報告されている。丁寧な口腔衛生ケアは、口腔内の健康を増進させ、口咽頭病原体の増殖を抑え、誤嚥性肺炎や他の呼吸器系疾患を減少させる(Yoon & Steele, 2007; American Association of Critical-Care Nurses [AACN], 2006)。口腔ケアは、罹病中はもちろん必要であるが、患者のニーズに合わせて方法を変更しなければならない場合もある。患者が自分で口腔ケアを実施できる場合は、必要物品を提供する。口腔ケアの重要性は、う蝕を防止するだけでなく、患者のセルフイメージ(自己像)を高める点にもある。歩行可能な患者の口腔ケアは、最低1日2回の実施が必要である。

必要物品

- 歯ブラシ
- 歯磨き剤
- 口腔膿盆
- カップ、冷水
- ディスポーザブルグローブ
- 指示あれば、他のPPE
- タオル
- マウスウォッシュ(必要時)
- 清拭タオル、またはペーパータオル
- 保湿剤(必要時)
- デンタルフロス

アセスメント

患者の口腔衛生習慣について、その回数、時間、衛生用品の種類をアセスメントする。また、身体活動制限、口腔と歯列についてもアセスメントする。歯肉の炎症・出血の有無、口腔内の潰瘍・損傷、黄色斑・白斑の有無を確認する。黄色斑、白斑は鵞口瘡と呼ばれる真菌感染症の存在を示している。脱水(粘膜の乾燥)、う蝕の徴候もアセスメントする。口唇の乾燥、亀裂がないか観察する。患者に疼痛、乾燥、苦痛、咀嚼・嚥下困難があるかどうか確認する。患者に、自分でケアが実施できるか確認する。

看護診断

現在の患者の状態に基づいて看護診断の関連因子を決定する。該当する可能性のある看護診断を以下に示す。

- 誤嚥リスク状態
- 非効果的健康維持
- 口腔粘膜障害
- ボディイメージ混乱
- 知識不足

成果確認と看護計画立案

口腔ケアの際の望ましい成果は、患者の口腔内と歯が清潔になることである。また、患者が肯定的なボディイメージを示し、口腔ケアの重要性を言葉で表現することである。

看護技術の実際

手順	根拠
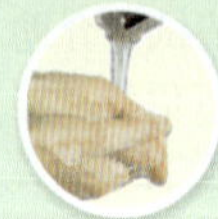 1. 口腔ケアを介助する際には、手指衛生を行い、グローブを装着する。指示があれば、他のPPEも装着する。	手指衛生とPPEにより微生物の拡散を防止する。感染経路別予防策に基づくPPEが必要である。
2. 患者の本人確認を行う。処置について患者に説明する。	患者の確認は、正しい患者が介入を受け、エラーを防止することにつながる。説明することで協力が得られやすい。
3. オーバーテーブルに必要物品を準備し、患者が手の届く範囲に置く。	必要物品を準備することで手順を円滑に進められる。
4. 部屋のドア、カーテンを閉める。ベッドを適切で動きやすい高さに合わせる。通常は介助者の肘の高さである(VISN 8 Patient Safety Center, 2009)。	カーテンを閉めることで、プライバシーを保護する。適切なベッドの高さは処置中の背部の負担を減少させる。

手順

5. ベッド柵を下げ、可能であれば患者を座位に、無理であれば側臥位になるよう介助する。患者の胸部にタオルを置く。ベッドを動きやすい高さに調節する。

根拠

座位または側臥位は、肺へ液体が吸い込まれるのを防止する。患者が濡れないようにタオルで保護する。

6. 患者に、自分で歯磨きを行うよう促す。必要時介助する。

a. 歯ブラシを湿らせ、歯磨き剤をつける。

水分は歯ブラシを柔軟にする。

b. 歯ブラシを歯肉のラインに45度の角度であて(図1)、歯肉から歯冠に向けてブラッシングする(図2)。歯の表側、裏側もブラッシングする。奥歯をブラッシングし、噛み合わせ面を磨きながら前方に移動する。

プラークや歯石の除去が容易になる。45度のブラッシングは歯の表面全てをブラッシングすることができる。

c. 歯ブラシで優しく舌をブラッシングする。

舌苔を除去する。ブラシの優しい動きは、咽頭反射を刺激しない。

d. 口腔内を水で勢いよくすすがせ、口腔膿盆に吐き出させる(図4)。きれいになるまですすぎを繰り返す。口腔内から水分と分泌物を除去するために、吸引を行うこともある。

勢いよくすすぐことは残渣の除去に有効である。患者が十分に吐き出すことが出来ない場合は吸引する。

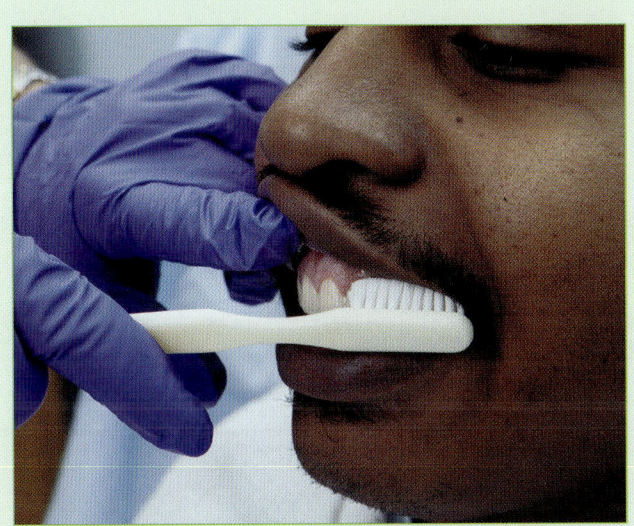

図1 歯肉のラインに歯ブラシを45度の角度であてる。

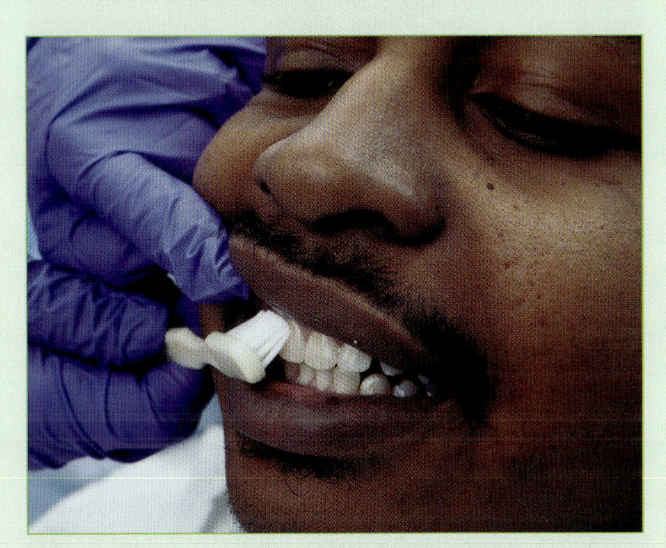

図2 歯肉のラインから歯冠に向けてブラッシングする。

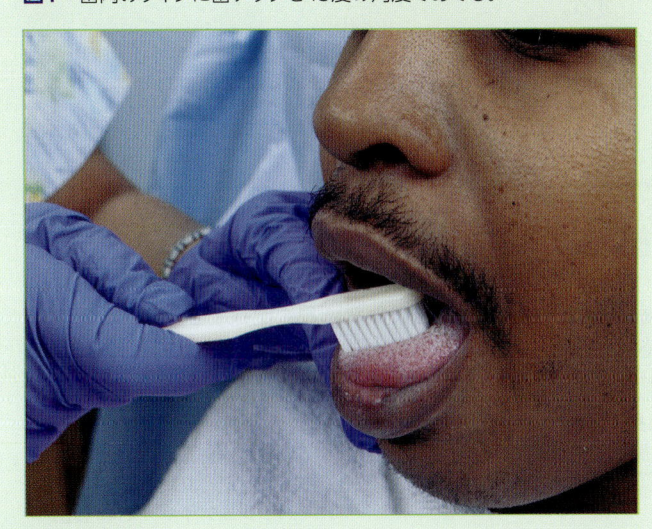

図3 舌をブラッシングする。

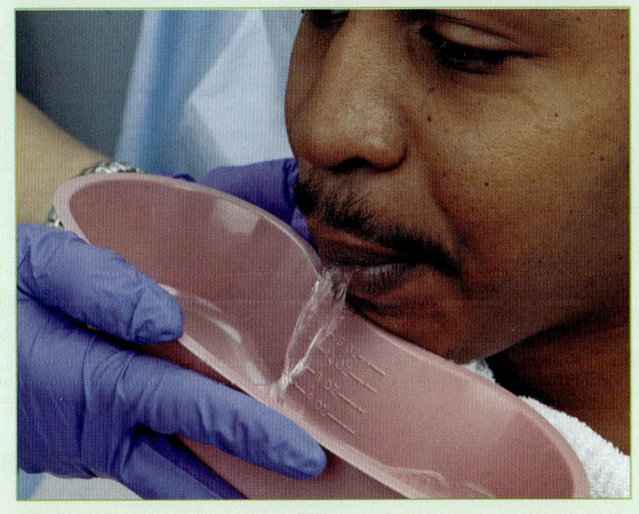

図4 口腔膿盆を持ち、すすいだ水を吐き出させる。

(続く)

スキル・7-2 口腔ケアの介助 (続き)

手順	根拠
7. 必要時、デンタルフロスを用いて歯間の清掃を行う。	
a. デンタルフロスを容器から約15cm引き出す。または、プラスティックのフロスホルダーを使用する。フロスを左右の第2指に巻きつけ、指の間が2-3cm位になるようにピンと張る。	フロッシングはプラークの除去に役立ち、健康的な歯肉を維持する。フロスは歯間でピンと張った状態を維持して使用する。
b. フロスを歯間に優しく挿入し、前後に動かしながら歯肉の方へ下げる。	フロスを歯間に無理やり押し込むと、歯肉が損傷する可能性がある。
c. 最初は一方の歯の側面で、その後隣の歯の側面でフロスを上下させ、表面がきれいになるまで行う(図5)。この手技を全ての歯間に対して繰り返す。	このようにフロスを動かすと、両側の歯の汚れが落ちる。
d. フロスの後、口腔内を水で十分すすぐことを患者に伝える。	勢いよくすすぐと、フロッシングで浮いた食物残渣やプラークが除去されやすい。

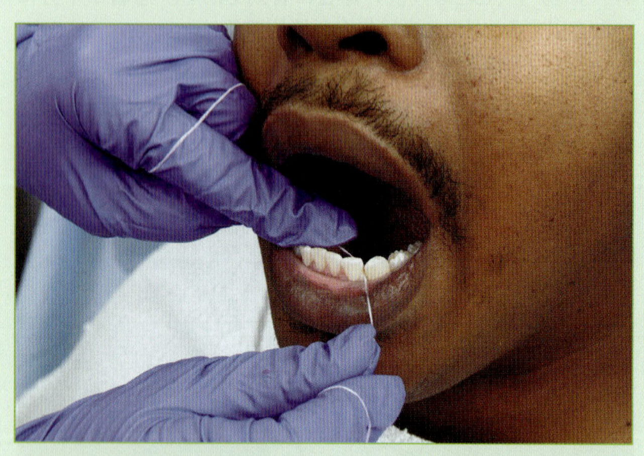

図5　歯間のフロッシング

手順	根拠
8. 患者の希望があれば、マウスウォッシュを使用する。	マウスウォッシュは口腔内に爽快感を残す。
9. 保湿剤かワセリンを口唇に塗布する。	保湿剤は口唇を滑らかにし、乾燥を防ぐ。
10. 使用した物品を片付ける。グローブを外し捨てる。ベッド柵を上げ、ベッドの高さを下げる。患者が安楽な体位に戻るように介助する。	正しくグローブを外すことで、他の物品への汚染や感染伝播のリスクが減少する。これらの手順は、患者の安全・安楽を促進する。
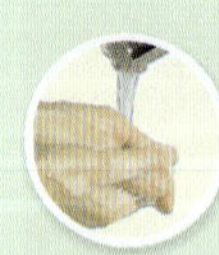 11. 使用していれば、他のPPEを外す。手指衛生を行う。	PPEを正しく外すことで、他の物品への汚染や感染伝播のリスクが減少する。手指衛生は、微生物の拡散を防止する。

評価

望ましい成果が得られるのは、患者が口腔ケアを受ける際に、苦痛がほとんどなく、清涼感が得られ、正しい口腔ケアの必要性を患者が理解したことを実証できる場合である。

記録

ガイドライン

口腔アセスメント、重要な観察項目、出血・炎症などの異常所見を記録する。指導内容を記録する。処置内容と患者の反応を記録する。

記録例

12/10/20　9：30　患者自身で口腔ケアを実施。最小限の介助を行う。口腔内の粘膜はピンク色で湿潤。出血・潰瘍の徴候はない。口唇乾燥軽度あり保湿剤塗布。毎日のフロッシングの重要性を強調して伝えた。患者はフロッシングの適切な方法への理解を示す。

—— *L. シュナイダー、看護師*

予期しない状況と対処方法

- 歯磨き中に歯肉ラインから多量の出血が認められた場合、一度ブラッシングを中止する。患者には、静かに水で口内をすすがせ口腔膿盆に吐き出させる。ブラッシングを再開する前に、最新の血小板数を確認する。口腔ケア綿棒の使用も考慮する。
- 歯列矯正器装着中は、食物残渣が付着しているため入念にブラッシングを行う。

注意事項

一般的注意事項

- 残存歯がない、または少数の場合は、軟毛で小ヘッドの歯ブラシを使用する。これが歯や歯肉、舌からプラークや残渣を除去する最も効果的な方法である(Holman, et al., 2005)。
- Box7-2に、認知障害を伴う患者の口腔衛生ニーズを満たす介助法についてのガイドラインを示す。
- 化学療法を受けている患者は、歯肉出血が起りやすく、粘膜も非常に傷つきやすい。口腔内の洗浄には口腔ケア用スポンジブラシを使用し、塩水で洗口する(温水1カップに塩ティースプーン1/2)(Polovich, et al., 2009)。

Box 7-2 認知障害を伴う患者の口腔衛生のニーズを満たす

- 実施時間は、患者が最も落ち着いてケアを受けられる時間を選択する。
- 家族や重要他者の協力を求める。
- ケアを小さな手順に分ける。
- ケア実施中は好きな音楽をかける等、気分転換できるものを準備する。
- 患者の参加を勧める。看護師は患者の手に自分の手を添え患者の動きを誘導する。
- 看護師はケアを始めるにあたり、手順を実際に患者に示し、その後患者に模倣させる。
- 患者がケアを拒絶する場合は一度中止し、時間を置いてから再度試みる。
- 一貫して効果的なケアが実施できるように、効果的・非効果的な介入について記録し、適切な情報をスタッフに提供する。

(Adapted from Tabloski, R. [2006]. *Gerontological nursing.* Upper Saddle River, NJ: Pearson Prentice Hall, p. 376.)

乳幼児についての注意事項

- 幼児の口腔ケアを行う場合、口内のすすぎが十分できないためフッ化物配合の歯磨き剤は使用しない。フッ化物の過量摂取は歯の変色を招く可能性がある。
- 口腔衛生は、乳歯の萌出と同時に始める。湿らせた布で歯と歯肉を拭き取り清潔にする。歯の本数が増えてきたら、小さな歯ブラシを使い始める。乳児の歯磨きには水を使用し、歯磨き剤は使用しない。

実践のためのエビデンス

口腔ケアは、良質な看護ケアのきわめて重要な構成要素である。丁寧な口腔衛生ケアは口腔内の健康を改善し、誤嚥性肺炎やその他の呼吸器系疾患の発生率を減少させる。看護師にとって口腔衛生に関する適切な知識とは何か?

関連する研究

Costello, T., & Coyne, I. (2008). Nurses' knowledge of mouth care practices. *British Journal of Nursing*, 17(4), 264-268.

本研究では患者の口腔ケアに関する看護師の知識と技術を、内科病棟と外科病棟で調査した。被験者の90%は、口腔ケアを看護ケアの重要な側面であると考えていた。しかし、被験者である看護師は、口腔ケア技術の正しい知識を実証できなかった。また、衛生用品の不足、混乱する、または非協力的な患者、制限された状態での口腔ケアなど、患者に対する口腔ケアの難しさを訴えた。被験者の64%は患者の口腔内の状態を評価するアセスメントツールを使用していなかった。被験者の73%は口腔内の状態の基準を判断するためにアセスメントツールは重要であると考えていた。

看護実践との関連性

看護師は、口腔ケアの適切な介入を行うために、最新の知識を持ち続ける必要がある。常に研修会で最新情報を得ることや、根拠にもとづくトレーニングが、口腔内の健康に関連した看護ケアを向上させるのに必要である。看護師は、口腔ケアの改善に役立つ口腔アセスメントツールの使用方法について研究すべきである。また、患者への適切な口腔ケアを提供するために、有効な衛生用品を手元に確保する必要もある。

スキル・7-3 要介助患者の口腔ケア

加齢に伴い身体活動に制限が生じると、適切な口腔衛生が保持できなくなることが多い。適切なブラッシングやフロスの使用に必要な手先の細かい動きは、加齢と共に、また疾病により難しくなる。高齢の患者は、口腔衛生を介助者に依存している。認知症などの認知障害を伴う患者も、不十分な口腔衛生のリスク状態にある(Bailey, et al., 2005)。患者が口腔衛生を行えない場合は、口腔内を清潔で湿潤な環境に保つために必要な回数を確保し、必要時1-2時間毎のケアを行う。これは、飲水できない患者、経口で流動物摂取を許可されていない患者にとって、特に重要である。出来るだけ、口腔内を水で湿らせ、口唇を滑らかにし、粘膜が十分湿潤環境を保持できるようにする。

必要物品

- 歯ブラシ
- 歯磨き剤
- 口腔膿盆
- カップ、冷水
- ディスポーザブルグローブ
- 指示あれば他のPPE
- タオル
- マウスウォッシュ(適宜)
- デンタルフロス(適宜)
- 義歯用洗浄用品(必要時)
- 義歯用カップ
- 義歯用洗浄剤
- 10×10㎝のガーゼ
- 清拭用タオルまたはペーパータオル
- 保湿剤(適宜)
- 口腔ケア用スポンジブラシ
- 洗浄用注射器、ラバーチップ(適宜)
- 吸引カテーテル、吸引器(適宜)

アセスメント

患者の口腔衛生の習慣について、その頻度、時間、衛生用品の種類などをアセスメントする。身体活動制限についてアセスメントする。患者の意識レベル、口腔ケアを行う上での総合的な能力、指導に対する反応をアセスメントする。口腔衛生上の問題に対する患者のリスクをアセスメントする。認知機能や意識の変調は、口腔組織や構造の統合性における変調のリスクを増加させる。患者の咽頭反射についてアセスメントする。咽頭反射の減弱または消失があると、誤嚥のリスクが増加する。口腔と歯列をアセスメントする。歯肉の炎症や出血がないか確認する。潰瘍、損傷、黄色斑、白斑の有無を確認する。黄色斑、白斑は鵞口瘡と呼ばれる真菌感染症の存在を示す。脱水(粘膜乾燥)、う蝕の徴候をアセスメントする。口唇の乾燥、亀裂の有無を観察する。患者の意識や認知の状態が返答可能であれば、疼痛、乾燥、苦痛、咀嚼・嚥下困難がないかどうか尋ねる。

看護診断

現在の患者の状態に基づいて、看護診断の関連因子を決定する。該当する可能性のある看護診断を以下に示す。

- 非効果的健康維持
- 口腔粘膜障害
- ボディイメージ混乱
- 知識不足
- 誤嚥リスク状態

このスキルを実施する場合、他の看護診断も必要となる。

成果確認と看護計画立案

要介助患者の口腔ケアを実施する際の望ましい成果は、患者の口腔と歯が清潔になることである。また、患者の口腔内の粘膜を損傷することなく、ボディイメージの改善が示され、口腔ケアの重要性を理解したことを患者が言葉で示すことである。

看護技術の実際

手順	根拠
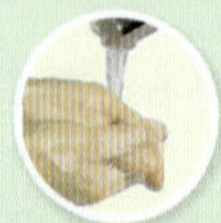 1. 手指衛生を行い、指示があればPPEを装着する。	手指衛生とPPEにより、微生物の拡散を防止する。感染経路別予防策に基づいたPPEが必要である。

手順	根拠
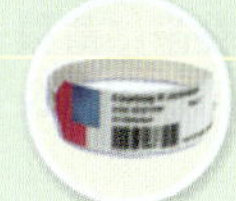 2. 患者の本人確認を行う。処置について患者に説明する。	患者確認により、確実に正しい患者が介入を受けられ、エラー防止に役立つ。患者に説明を行うと協力を得やすい。
3. オーバーテーブル上に手の届く範囲で必要物品を準備する。	必要物品を準備することで手順を円滑に進められる。
4. 部屋のドア、カーテンを閉める。ベッドを適切で動きやすい高さに調節する。通常は介助者の肘の高さである(VISN 8 Patient Safety Center, 2009)。片側のベッド柵を下げ、患者を側臥位とする。頭部は前方に傾ける。患者の胸部にタオルをかけ、下顎の下に口腔膿盆を置く。グローブを装着する。	患者の口腔洗浄は侵襲的な行為で、患者にとっては他人には見られたくないケアである(Holman, et al. , 2005)。ドアやカーテンを閉めることでプライバシーを保護する。ベッドを適切な高さに調整することは、処置中の背部の負担を減少させる。側臥位で頭部を前傾させると、肺への液体の誤嚥を防止できる。タオルと口腔膿盆で患者が濡れないように保護する。グローブは、微生物の拡散を防止する。
5. 口唇下の下顎を押し下げ、やさしく開口する。義歯を使用中の場合は外す。(スキル7-4参照)歯ブラシと歯磨き剤を使用し、注意深く歯と歯肉をブラッシングする(図1)。舌も軽くブラッシングする。	歯ブラシによる摩擦は、プラークや歯石が蓄積した部分を洗浄するために必要である。
6. 水に浸した口腔ケア用綿棒で口腔内を洗浄する。状況に応じて、患者の口にラバーチップの洗浄用注射器を挿入し、少量の水で少しずつ洗浄する(図2)。**患者の頭部は、洗浄水の回収や口腔内の水を除去するために吸引器を使用することを考慮して位置を決める(図3)。**	洗口は口腔内から残渣を洗い流すのに役立つ。強制的な洗浄は誤嚥の原因となる。

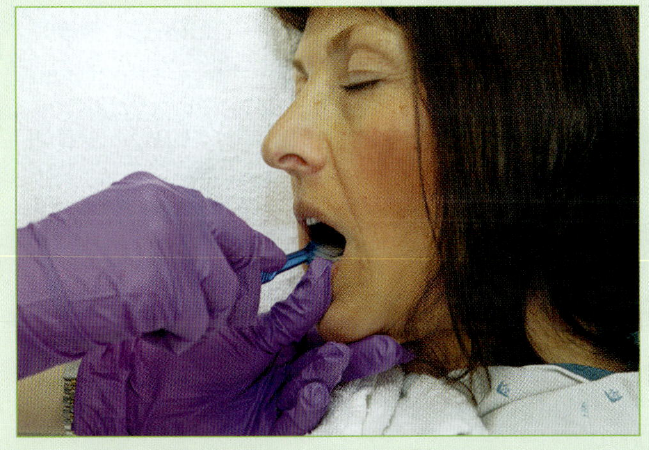

図1 注意深く患者の歯をブラッシングする。

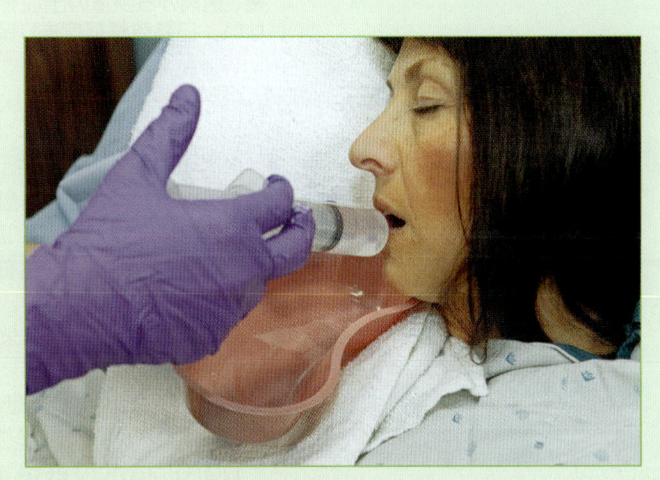

図2 洗浄用注射器で少しずつ口腔内を洗浄する。

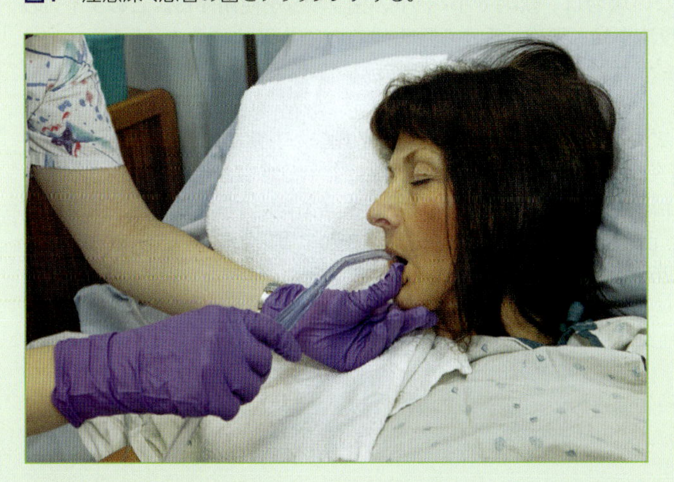

図3 吸引器で余分な水を除去する。

(続く)

スキル・7-3　要介助患者の口腔ケア　（続き）

手順	根拠
7. 義歯を洗浄して、口腔内に戻す。（スキル7-4参照）	洗浄は義歯と口腔内の衛生を維持する。プラークは義歯に蓄積し、口咽頭に病原体のコロニー形成を助長する（Yoon & Steele, 2007）。
8. 口唇に保湿剤を塗布する。	保湿剤は、口唇の乾燥、亀裂を防止する。
9. 使用した物品を取り除き、患者を安楽な体位に戻す。グローブを外す。ベッド柵を上げ、ベッドの高さを戻す。	患者の安全、安楽を促進する。正しくグローブを外す行為は、他の物品への汚染や感染伝播のリスクを減少させる。
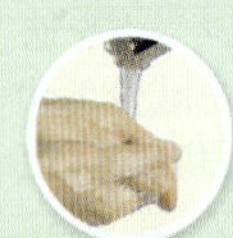 10. 使用していれば、他のPPEを外す。手指衛生を行う。	正しくPPEを外す行為は、他の物品への汚染や感染伝播のリスクを減少させる。手指衛生により、微生物の拡散を防止する。

評価

望ましい成果が得られるのは、患者の口腔内が清潔になり、口腔内の問題が解消され、ボディイメージが改善したと患者が表現できる場合である。加えて、口腔ケアの必要性が基本的に理解できたと患者の言葉で表現できる場合である。

記録

ガイドライン

口腔アセスメント、重要な観察点、出血や炎症などの異常所見について記録する。患者への指導内容を記録する。口腔ケアの内容と患者の反応を記録する。

記録例

> 7/10/12　9：45　口腔ケア施行。口腔粘膜はピンク色で湿潤。軟毛の歯ブラシを使用後、歯肉から少量の出血を認めた。ブラッシング終了後に自然と止血した。潰瘍の徴候はない。口唇乾燥軽度あり保湿剤を塗布。
>
> ── *C. ストーン、看護師*

予期しない状況と対処方法

- 患者が歯ブラシを噛み始めた場合は、急に歯ブラシを引っ張り出してはならない。患者が口を緩めるまで待ってから歯ブラシを取り出し、ケアを続行する。
- 口腔内の乾燥が強く、口腔ケアを行った後も痂皮が残る場合は、口腔衛生の回数を増やす。口腔粘膜へ保湿剤を塗布する。

注意事項

- 吸引歯ブラシは、経腸栄養の場合も含め、嚥下困難の患者に使用する（Yoon & Steel, 2007）。
- 化学療法を受けている患者は歯肉出血を起こしやすく、口腔粘膜も非常に傷つきやすい。洗浄には柔らかいスポンジブラシを使用し、塩水で洗口する（温水1カップに塩ティースプーン1/2）（Polovich, et al.,2009）。
- 残存歯がない、または少ない場合は、軟毛で小ヘッドの歯ブラシを使用する。このタイプの歯ブラシが、プラーク、残渣を歯、歯肉、舌から除去するのに効果的である（Holman, et al.,2005）。

実践のためのエビデンス

口腔ケアは、良質な看護ケアのきわめて重要な構成要素である。丁寧な口腔衛生ケアは口腔内の健康を改善し、誤嚥性肺炎やその他の呼吸器系疾患の発生率を減少させる。看護師にとって口腔衛生に関する適切な知識とは何か？ Costello, T., & Coyne, I. (2008). Nurses' knowledge of mouth care practices（看護師に必要な口腔ケア実践の知識）. *British Journal of Nursing,* 17), 264-268. 詳細情報はスキル7-2参照。

スキル・7-4　義歯のケア

プラークは義歯に蓄積し、口咽頭に病原体のコロニー形成を助長する(Yoon & Steele, 2007)。丁寧な口腔衛生ケアは口腔内の健康を促進し、口咽頭分泌物の病原体増殖を抑制し、誤嚥性肺炎やその他の呼吸器系疾患の発症を減少させる(Yoon & Steele, 2007;AACN, 2006)。義歯の洗浄は最低でも1日1回は行い、刺激や感染を防止する。義歯の洗浄は、必要度や患者の習慣に応じて回数を多くする。義歯は夜に外すことが多い。義歯は破損しないように注意深く扱う。

必要物品

- 柔らかい歯ブラシ、または義歯ブラシ
- 歯磨き剤
- 義歯洗浄剤(適宜)
- 義歯用接着剤(適宜)
- コップと冷水
- 口腔膿盆
- 義歯用カップ(適宜)
- 未滅菌グローブ
- 指示あれば、他のPPE
- タオル
- マウスウォッシュ(適宜)
- 清拭タオル、またはペーパータオル
- 口唇用の保湿剤(適宜)
- ガーゼ

アセスメント

患者の口腔衛生の習慣について、その頻度、時間、衛生用品の種類などをアセスメントする。身体活動制限の程度、咀嚼困難、疼痛、圧痛、不快感の有無についてアセスメントする。患者の口腔アセスメントを行う。炎症、浮腫、損傷、出血、黄色斑、白斑の有無をアセスメントする。黄色斑・白斑は、鵞口瘡と呼ばれる真菌感染症の存在を示す。患者が自分自身で実施できるケアをアセスメントする。

看護診断

現在の患者の状態に基づいて、看護診断の関連因子を決定する。該当する可能性のある看護診断を以下に示す。

- 非効果的健康維持
- 口腔粘膜障害
- ボディイメージ混乱
- 知識不足

成果確認と看護計画立案

義歯のケアを行う際の望ましい成果は、患者の口腔と義歯が清潔になること、肯定的なボディイメージを持ち、口腔ケアの重要性を言葉で表せることである。

看護技術の実際

手順	根拠
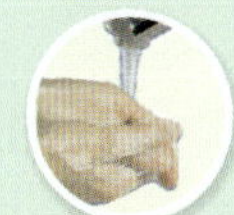 1. 手指衛生を行い、指示があればPPEを装着する。	手指衛生とPPEにより微生物の拡散を防止する。感染経路別予防策にもとづいたPPEが必要である。
2. 患者の本人確認を行う。処置について患者に説明する。	患者確認により、正しい患者が介入を受けられ、エラー防止に役立つ。患者に説明を行うと協力を得やすい。
3. 必要物品を準備し、オーバーテーブル上に手の届く範囲で置く。	必要物品を準備することで手順を円滑に進められる。
4. プライバシーを保護する。	患者の口腔洗浄は侵襲的な行為で、患者にとっては他人には見られたくないケアである(Holman, et al., 2005)。患者は、義歯を外すことで恥ずかしさを感じている。

(続く)

スキル・7-4　義歯のケア　（続き）

手順	根拠
5. ベッド柵を下げ、可能であれば患者を座位に、無理であれば側臥位になるよう介助する。患者の胸にタオルを広げる。ベッドを処置しやすい高さにする。通常は介助者の肘の高さである（VISN 8 Patient Safety Center, 2009）。	座位や側臥位は、誤嚥して肺に水分が入るのを防止する。患者が濡れないようにタオルで保護する。適切なベッドの高さは、処置中の背部の負担を減少させる。グローブは微生物の拡散を防止する。
6. 10×10㎝のガーゼで上顎の義歯を丁寧につまみながら外す（図1）。外した義歯はすぐに義歯用カップに入れる。ガーゼで下顎の義歯をつまみ、軽く揺らしながら持ち上げる。義歯を外したら義歯用カップに入れる。	揺り動かすことで、歯肉と義歯の間の吸着力を弱める。10×10㎝のガーゼを用いることで、滑りを防ぎ、微生物の拡散を阻止する。
7. ブラッシングの間、ペーパータオルか清拭タオルをシンク内に敷いておく。歯ブラシと歯磨き剤を用いて、義歯の全面を優しく、かつ完全にブラッシングする（図2）。患者の希望があれば、水を入れたコップに義歯洗浄剤を入れ、説明書に従って使用する。	ペーパータオルや清拭タオルをシンクに敷くことで、義歯の破損を防ぐ。義歯は食物や微生物が付着しており、毎日洗浄が必要である。

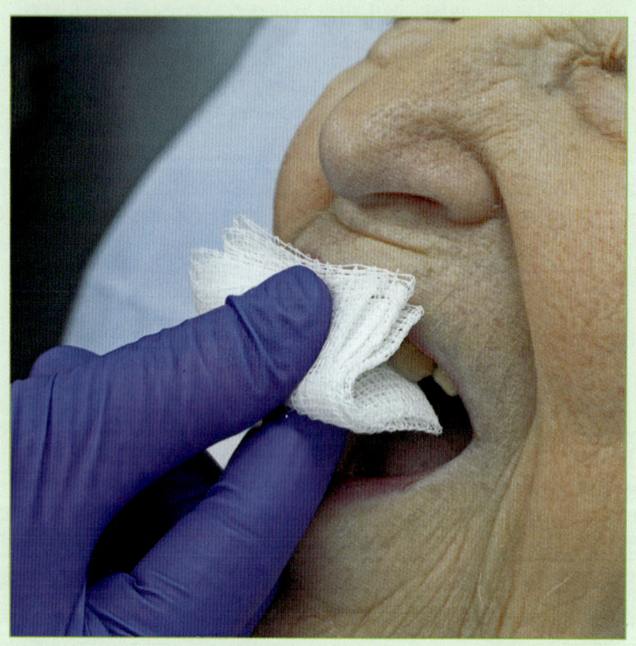

図1　スポンジガーゼで義歯をつかんで外す。

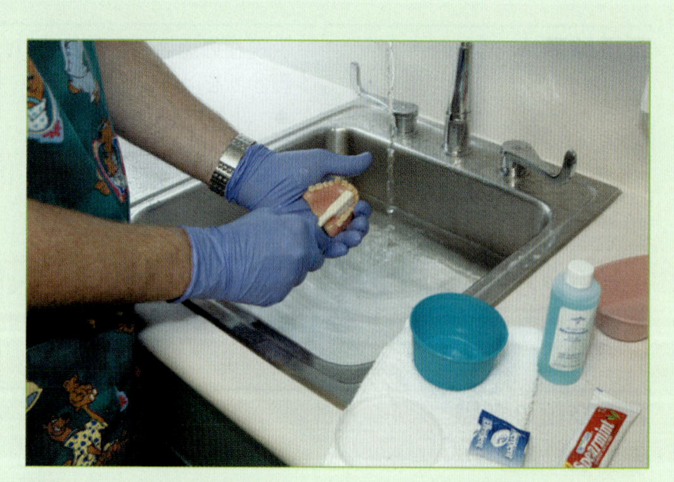

図2　シンクで義歯を洗浄する。

手順	根拠
8. 水で完全に洗い流す。必要であれば義歯用接着剤を塗る。	水は残渣の除去に役立ち、洗浄剤としても機能する。
9. 歯ブラシと歯磨き剤を用いて、歯肉、粘膜、舌を優しくブラッシングする。義歯を戻す前に洗口するために、水かマウスウォッシュを使用するよう促す。	洗浄により食物残渣やプラークが除去され、義歯がしっかりと装着され感染を防ぐ。マウスウォッシュは口腔内に爽快感を残す。
10. 上顎の義歯を挿入し、しっかりと押し込む。下顎の義歯を挿入する。義歯が確実に良い位置に挿入され違和感がないか確認する。	確実な義歯の装着により患者の快適さを保証する。
11. 患者の希望があれば、義歯を口腔内に戻さず、冷水入り義歯用カップに保管してもよい。カップにラベルを付け、床頭台に置く。	水中に保管することで義歯のゆがみを防ぐ。適切な保管方法により紛失や損傷を防ぐ。
12. 使用した物品を片付け、患者を安楽な体位に戻す。グローブを外す。ベッド柵を上げ、ベッドを下げる。	患者の安全・安楽を促進する。正しくグローブを外すことで、他の物品への汚染や感染伝播のリスクが減少する。

手順	根拠
13. 他のPPEを外す。手指衛生を行う。	正しくPPEを外すことで、他の物品への汚染や感染伝播のリスクが減少する。手指衛生は微生物の伝播を防止する。

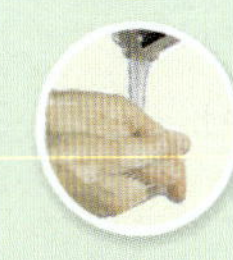

評価

望ましい成果が得られるのは、患者の口腔内と義歯が清潔になり、口腔内の問題点が解消され、ボディイメージが改善したと患者が意思表示できる場合である。加えて、口腔ケアの必要性について基本的な理解が得られたと言葉で示せる場合である。

記録

ガイドライン

口腔アセスメント、重要な観察点、出血や炎症などの異常所見について記録する。指導内容、処置と患者の反応について記録する。

記録例

7/10/12　9：45　口腔ケア施行。口腔粘膜はピンク色で湿潤。義歯と口腔内のケア施行。出血、潰瘍、炎症の徴候はない。

—— *C. ストーン、看護師*

予期しない状況と対処方法

- 食物やその他の付着物がブラッシングをしても義歯から除去できない場合、冷水入りのカップに義歯を浸しておく。その後、歯ブラシと歯磨き剤で再度洗浄する。必要時は、市販の義歯洗浄剤を追加しカップに浸した後、歯ブラシで洗浄する。

注意事項

- 禁忌でなければ、患者に義歯の装着を促す。義歯の装着は、外観を良くする効果があり、摂食を支援し、発話が容易になり、歯肉ラインを維持する。義歯の装着感は、長期間使用しないと変化する。
- 誤って捨ててしまう可能性があるため、義歯をペーパータオルやナプキンに包んでおかないよう患者に伝える。
- 洗濯物に混入して紛失する可能性があるため、義歯をベッドの中に置かないよう患者に伝える。
- 義歯を使用しないときは、冷水の中に保管しておく。義歯の乾燥はゆがみの原因となり、装着時の不快感につながる(Holman, et al., 2005)。

実践のためのエビデンス

口腔ケアは、良質な看護ケアのきわめて重要な構成要素である。丁寧な口腔衛生ケアは口腔内の健康を改善し、誤嚥性肺炎やその他の呼吸器系疾患の発生率を減少させる。看護師にとって口腔衛生に関する適切な知識とは何か？　Costello, T., & Coyne, I. (2008). Nurses' knowledge of mouth care practices(看護師に必要な口腔ケア実践の知識). *British Journal of Nursing*, 17), 264-268.　詳細情報はスキル7-2参照。

スキル・7-5　コンタクトレンズの取り外し

患者がコンタクトレンズを装着しているが、取り外すことが出来ない場合、看護師が取り外さなければならない。このような状況は、意識のない患者のケアを行う際に起りうる。意識のない患者が入院し家族がその場にいない場合、患者がコンタクトレンズを装着していないか、必ず確認する。コンタクトレンズの長時間装用は、永久的な眼の損傷を引き起こす可能性がある。ハード、またはガス透過性のレンズを取り外す前に、角膜上中央にレンズが来るように優しく押さえる。2つのレンズは必ずしも同じものではないため、一度取り外したら、レンズの左右が判別できるようにしておく。すでに眼の損傷がある場合は、損傷を悪化させる危険性があるため、レンズの取り外しは中止する。

(続く)

スキル・7-5 コンタクトレンズの取り外し (続き)

必要物品

- ディスポーザブルグローブ
- 指示あれば、他のPPE
- コンタクトレンズの容器（なければ、滅菌した小容器に左・右と記載したものでもよい）
- 滅菌生理食塩水
- ゴム製ピンセット（用意できれば）（ソフトレンズ取り外し用）
- 取り外し用吸引カップ（用意できれば）（ハードレンズ取り外し用）

アセスメント

両眼にコンタクトレンズがあるかアセスメントする。片眼にだけレンズを装着している場合もある。眼の充血や眼脂は片眼の感染やアレルギー反応を示すことがあるため、眼の損傷と合わせてアセスメントする。すでに眼の損傷がある場合は、コンタクトレンズの存在を医師に報告する。この場合、損傷を悪化させる危険性があるため、コンタクトレンズの取り外しは行わない。

看護診断

現在の患者の状況に基づいて、看護診断の関連因子を決定する。適切な看護診断は身体損傷リスク状態である。

成果確認と看護計画立案

達成すべき望ましい成果は、コンタクトレンズが眼に損傷を与えずに取り外され、安全に保管されることである。

看護技術の実際

手順	根拠
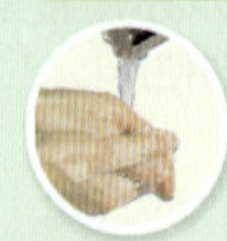 1. 手指衛生を行い、指示があればPPEを装着する。	手指衛生とPPEにより微生物の拡散を防止する。感染経路別予防策にもとづいたPPEが必要である。
2. 患者の本人確認を行う。処置について患者に説明する。	患者の本人確認を行うと、正しい患者に正しい処置を確実に実施できる。患者との相談や説明は、患者の不安を軽減しこれから行う処置の準備に役立つ。
3. 必要物品をオーバーテーブル上の手の届く範囲に準備する。	必要物品を準備することで手順を円滑に進められる。
4. ベッド周囲のカーテンを閉め、可能であれば部屋のドアを閉める。	患者のプライバシーを確保する。
5. 患者を仰臥位にする。ベッドの高さを上げる。近い方のベッド柵を下げる。	仰臥位になり、ベッドの高さを上げベッド柵を下げることが、コンタクトレンズを取り外すのに最もストレスのない状況となる。
6. レンズの保管容器にまだラベルが付いていなければ、先にラベルを付ける。各容器に生理食塩水を5mℓ入れる。	多くの患者は、コンタクトレンズの処方内容が左右で異なる。生理食塩水は、コンタクトレンズの乾燥を防止する。
7. グローブを装着する。ソフトコンタクトレンズを取り外す。	
a. 患者に前方を見てもらう。一方の手で下眼瞼を引き下げる。もう一方の手の人差し指でレンズを強膜の方へ下げる（図1）。	
b. 親指と人差し指の腹を使いレンズをそっとつまみ、取り外す（図2）。	
ハード、ソフト、両レンズの取り外し方法については、スキルバリエーションの図を参照のこと。	
8. 最初に外したレンズは、次のレンズを外す前に指定された保管容器に入れる（図3）。	レンズは左右で異なる。左右のレンズが混同するのを防止する。
9. もう片方のレンズを外すために、同様の処置を繰り返す。	
10. 患者が覚醒しており、ベッドサイドに眼鏡があれば、患者に眼鏡の使用を勧める。	明瞭に見えないと不安になる。

手順 根拠

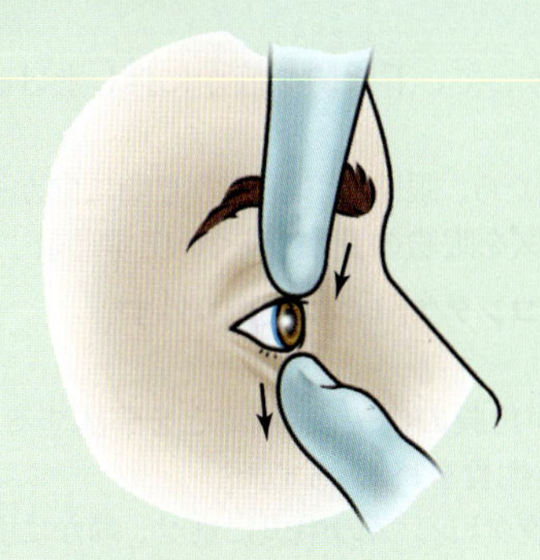

図1 一方の手で下眼瞼を引き下げ、もう一方の手の人差し指でレンズを強膜の方へ下げる。

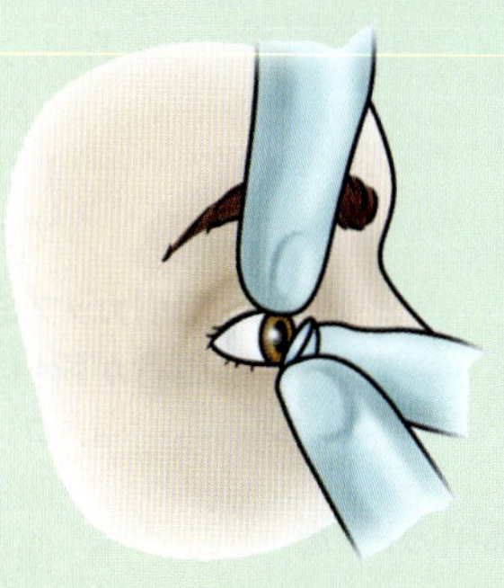

図2 親指と人差し指の腹を使い静かにつまんで取り外す。

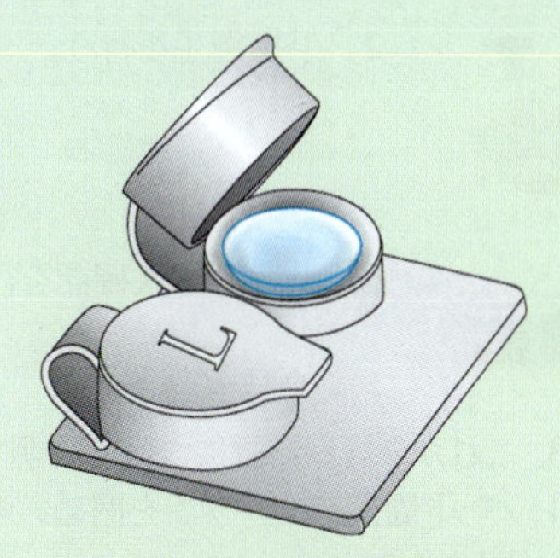

図3 左・右と表示された保管容器にそれぞれ左右のレンズを入れる。最初に外したレンズは、次のレンズを外す前に指定された保管容器に入れ、左右が混同しないようにする。

11. 使用した物品を片付け、患者が安楽な体位に戻す。グローブを外す。ベッド柵を上げ、ベッドの高さを下げる。

患者の安全・安楽を促進する。正しくグローブを外すことで、他の物品への汚染や感染伝播のリスクが減少する。

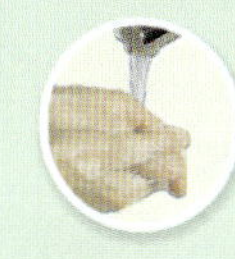

12. 他のPPEを外す。手指衛生を行う。

正しくPPEを外すことで、他の物品への汚染や感染伝播のリスクが減少する。手指衛生は微生物の伝播を防止する。

評価

望ましい成果が得られるのは、患者に損傷がないままコンタクトレンズを外すことができる場合である。また、眼に外傷、刺激、充血の徴候が認められない場合である。

記録

ガイドライン

アセスメント、重要な観察点、眼脂や疼痛などの異常所見について記録する。指導内容、コンタクトレンズの取り外し、保管、患者の反応について記録する。

記録例

7/15/12 10：45 ソフトコンタクトレンズを外傷なく取り外す。レンズは生食に浸して保管。強膜は白色で眼脂はない。ベッドサイドに眼鏡あり。

―― *C. ストーン、看護師*

予期しない状況と対処方法

- コンタクトレンズが外せない場合、レンズを取り外す器具を使用する。ハードレンズの場合は、小さな吸引カップをレンズの上に置く。ソフトレンズの場合は、小さなゴム製のピンセットをレンズの上から使用し取り外す。
- ハードコンタクトレンズが角膜上にない場合、上眼瞼を綿棒で押し上げ裏返しにして、レンズがないか探す。上部にない場合は眼の下に指を当て、患者には上を見てもらいながら下眼瞼を静かに押し下げる。レンズが見つかれば、角膜上を静かに移動させる。ソフトコンタクトレンズは眼の他の部分からでも取り外せる。

（続く）

スキル・7-5　コンタクトレンズの取り外し（続き）

スキルバリエーション　異なるタイプのコンタクトレンズの取り外し

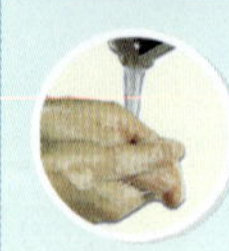

1. 手指衛生を行う。

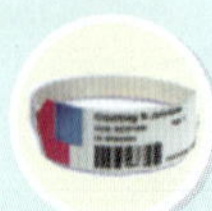

2. 患者の本人確認を行う。
3. これから行う処置について説明する。
4. ベッド周囲のカーテンを閉め、可能であれば部屋のドアを閉める。
5. 患者が仰臥位になるように介助する。ベッドの高さを上げ、近い方のベッド柵を下げる。
6. レンズの保管容器にラベルが付いていなければ、先にラベルを付ける。各容器に生理食塩水を5mℓ入れる。
7. 清潔なグローブを装着する。

ハードコンタクトレンズの取り外し—患者が瞬目できる場合

a. レンズが角膜上中央になければ、下眼瞼の上からやさしく押し上げレンズを中央に移動させる(図A)。
b. 目尻を耳の方に向かって優しく押す(図B)。
c. レンズを受け止めるためにもう一方の手をレンズの下に置き、患者に瞬目するよう求める(図C)。

ハードコンタクトレンズの取り外し—患者が瞬目できない場合

a. レンズの上下端を越えるくらい眼瞼を静かに押し広げる(図D)。
b. レンズ下端に向かって、下眼瞼を静かに押し上げる(図E)。
c. レンズが少し浮いたら、眼瞼をお互いの方向に向かって移動させ、レンズを眼瞼の間からすくい出す(図F)。

吸引カップを用いてハードコンタクトレンズを取り外す—患者が瞬目できない場合

a. コンタクトレンズが角膜の中央にあることを確認する。吸引カップに滅菌生食を1滴たらす。
b. 吸引カップをコンタクトレンズの中央に乗せ、静かに引きレンズを目から取り外す。
c. レンズを横にずらしながら、吸引カップをレンズから外す。

ソフトコンタクトレンズをゴム製ピンセットで取り外す

a. コンタクトレンズの場所を見つけ、レンズの中央にゴム製ピンセットをあてる。
b. 静かにピンセットではさみ、眼からレンズを取り外す。

8. 最初に外したレンズは、次のレンズを外す前に、指定された保管容器に入れる。
9. もう一方のレンズを同様に取り外す。
10. 患者が覚醒しており、ベッドサイドに眼鏡がある場合は、眼鏡の使用を促す。
11. グローブを外す。手指衛生を行う。

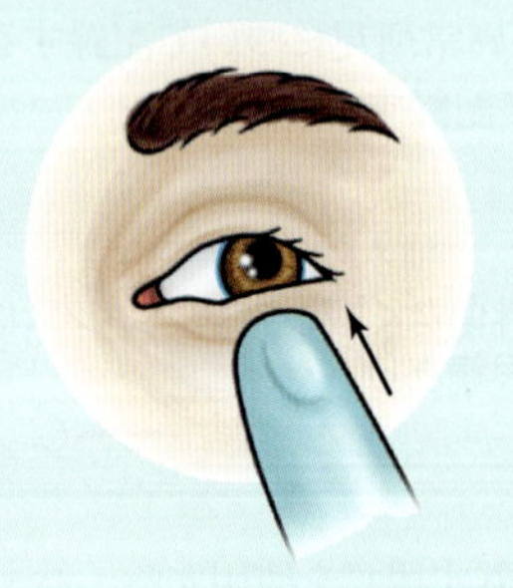

図A　レンズを中央に寄せる。

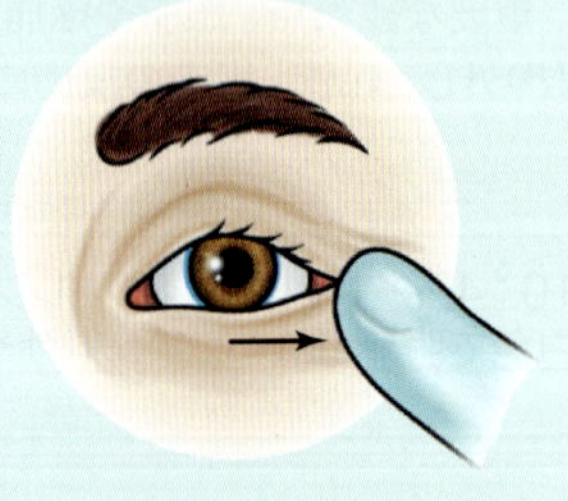

図B　目尻を耳側に静かに引く。

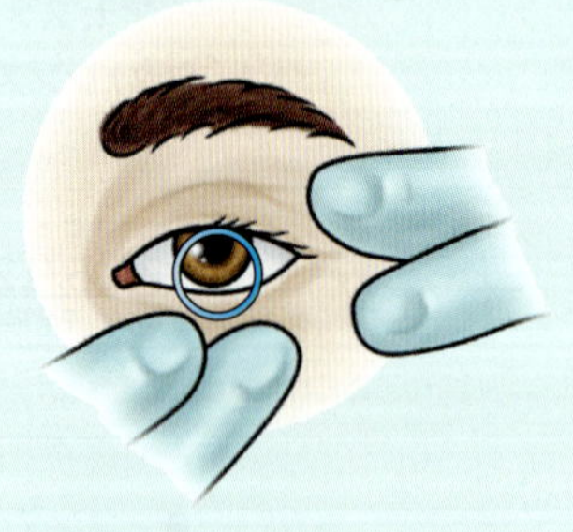

図C　患者の瞬目に合わせてレンズを受けとめる。

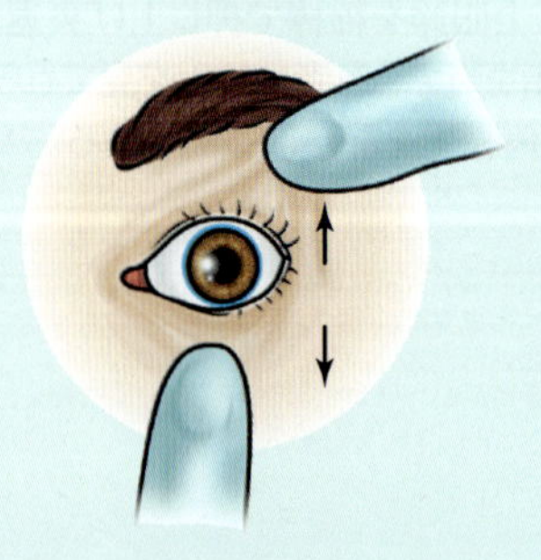

図D　上下の眼瞼を押し広げる。

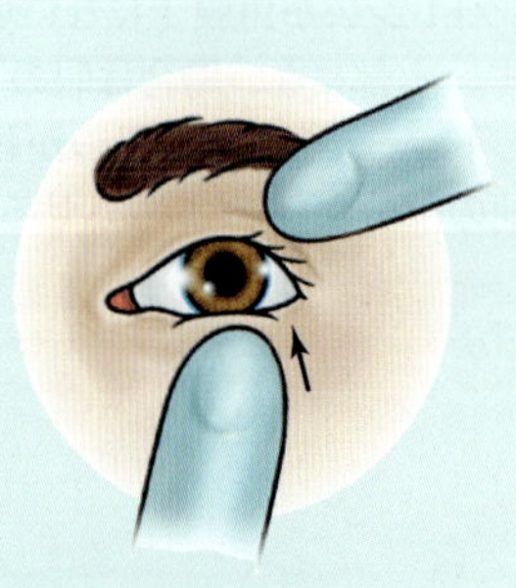

図E　レンズの下端に向かって下眼瞼を押し上げる。

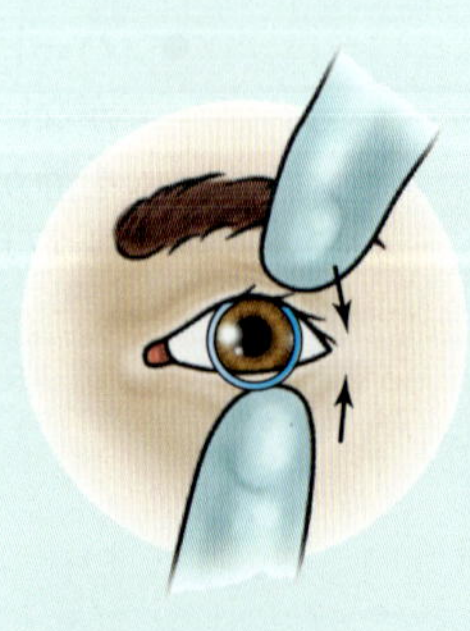

図F　上下の眼瞼の間からレンズをすくい出す。

スキル・7-6 ベッド上での洗髪

患者の洗髪をする最も簡単な方法は、シャワーであるが、全ての患者がシャワー浴できるわけではない。患者に洗髪が必要である場合、ベッドから離床できない、または許可されていない患者にはベッド上で洗髪を行う。洗髪に役立つものにシャンプーキャップがあり、利用する機会も増えている。市販されている使い捨てのキャップは洗い流し不要のシャンプーが使用されている。スキルバリエーションも参照のこと。

必要物品

- ピッチャー
- 温湯
- シャンプー
- コンディショナー(適宜)
- ディスポーザブルグローブ
- 指示あれば、他のPPE
- ベッドの保護パッド
- シャンプーボード
- 排水容器
- バスタオル
- 病衣
- くし、ブラシ
- ヘアドライヤー(適宜)

アセスメント

患者の衛生習慣について、その頻度、時間、衛生用品の種類についてアセスメントする。身体活動の制限についてアセスメントする。患者が洗髪するためにどの程度離床できるのかアセスメントする。離床可能の指示があり、身体的にシャワーが可能であり、患者の希望があればシャワー浴を行う。離床できない、離床が許可されていない患者には、洗髪を行う。患者の運動または体位の制限についてアセスメントする。患者の頭皮の創傷、損傷、打撲がないか調べる。皮膚剥離、乾燥、過度の皮脂がないかどうかも調べる。

看護診断

現在の患者の状態に基づいて看護診断の関連因子を決定する。適切な看護診断は、入浴・清潔のセルフケア不足である。その他の看護診断としては、

- 活動耐性低下
- 身体可動性障害
- 移乗能力障害
- ボディイメージ混乱

成果確認と看護計画立案

洗髪を行う際の望ましい成果は、患者の頭髪が清潔になることである。その他の適切と考えられる成果としては、患者にとって苦痛がほとんどなく洗髪が終了する、ボディイメージの改善を表現し、安楽が促進されたと示すことである。

看護技術の実際

手順	根拠
1. チャートから身体活動の制限や処置の禁忌がないか確認する。	活動制限を確認しておくことは患者の苦痛や損傷を防止する。
2. 手指衛生を行う。指示があればPPEを装着する。	手指衛生とPPEにより微生物の拡散を防止する。PPEは感染経路別予防策にもとづいたPPEが必要である。
3. 患者の本人確認を行う。処置について患者に説明する。	患者の本人確認を行うと、正しい患者に正しい処置を確実に実施できる。患者との意見交換や説明は、患者の不安を軽減しこれから行う処置の準備に役立つ。
4. 必要物品をオーバーテーブル上の手の届く範囲に準備する。	必要物品を準備することで手順を円滑に進められる。
5. ベッド周囲のカーテンを閉め、可能であれば部屋のドアも閉める。	患者のプライバシーを保護する。

(続く)

スキル・7-6　ベッド上での洗髪　（続き）

手順	根拠
6. ベッドの頭部を下げる。枕を外し、患者の頭部・肩の下に防水シーツを敷く（図1）。	防水シーツは、シーツが濡れるのを防止する。
7. **ピッチャーに温湯（43℃-46℃）を満たす。** 患者を仰臥位にしてベッドの頭部側に移動させる。患者の頭部を持ち上げ、頭部の下にシャンプーボードを置く（図2）。必要時、ボードの端に小タオルをあてる。	温湯は患者にとって快適でリラックス効果がある。また、循環を刺激し洗浄効果を高める。シャンプーボードの端にタオルをあてると、患者の安楽が促進される。

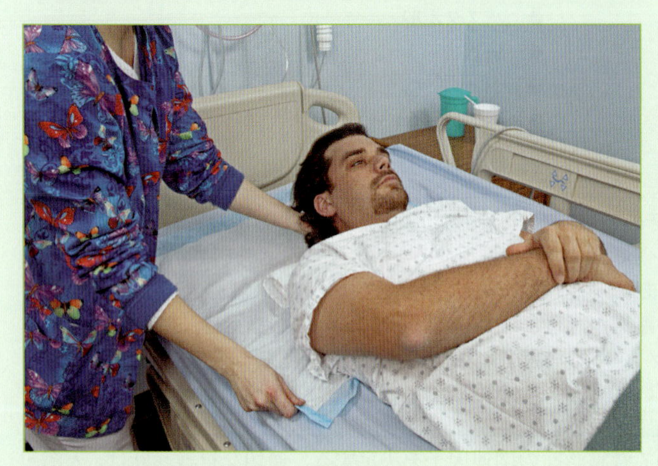
図1　ベッドの頭部側に防水シーツを敷く。

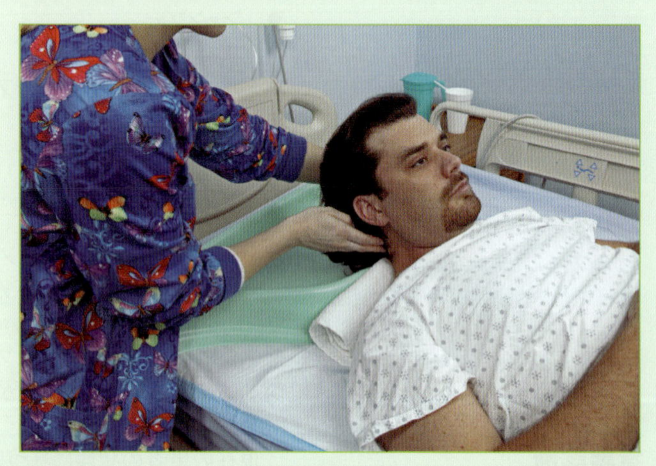
図2　シャンプーボードを患者の頭部に置く。

手順	根拠
8. 排水容器をシャンプーボードの排水口の下に置く（図3）。	排水容器は、洗い流す際の水を受け、床が汚れるのを防止する。
9. グローブを装着する。可能であれば、患者の額部にたたんだ清拭タオルを乗せる。ピッチャーの温湯をゆっくりと患者の頭部にかけ、頭髪全体を湿らす（図4）。必要時、ピッチャーの温湯を補充する。	グローブは微生物の拡散を防止する。清拭タオルは、はねた水が患者の眼に入らないようにする。温湯をゆっくりかけると、より多くの頭髪が濡れ、患者にとっては安心感につながる。

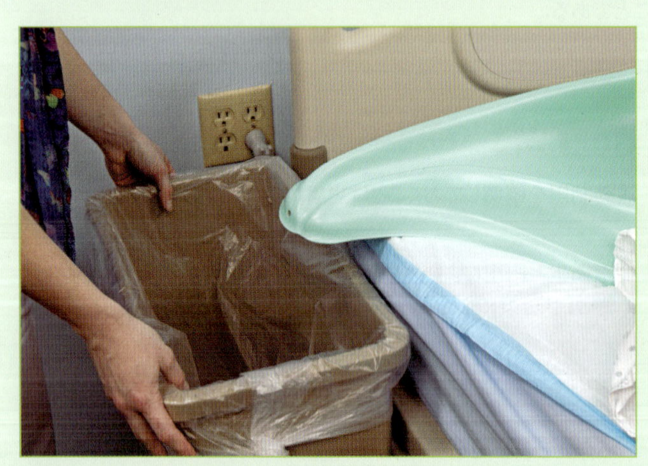
図3　シャンプーボードの排水容器を置く。

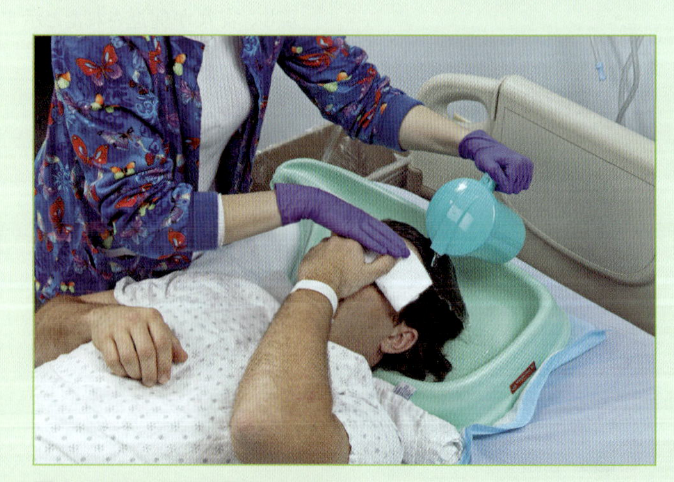
図4　温湯を患者の頭部にかける。

手順	根拠
10. 少量のシャンプーを頭髪につける。**頭皮のマッサージを十分行うが、切傷・損傷部や痛い場所は避ける**（図5）。	シャンプーは汚れや油分を取り除くのに役立つ。
11. 温湯（43℃-46℃）でシャンプーを完全に洗い流す（図6）。必要時、再度シャンプーする。	シャンプーが頭髪に残ると掻痒感の原因となる。頭髪にまだ汚れがある場合は、もう一度シャンプーする必要がある。

手 順 / **根 拠**

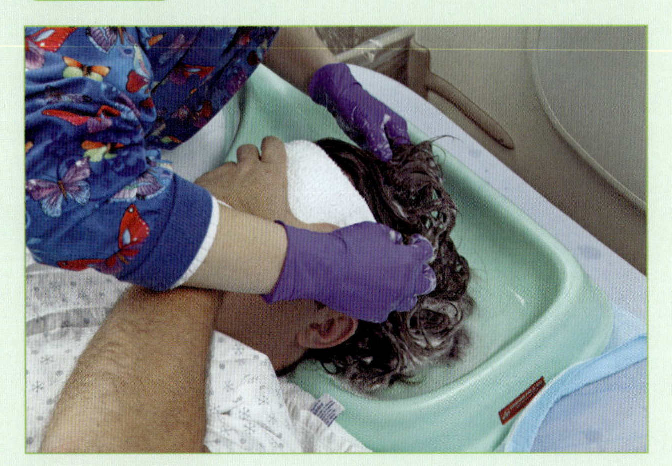

図5 シャンプーを泡立てる。

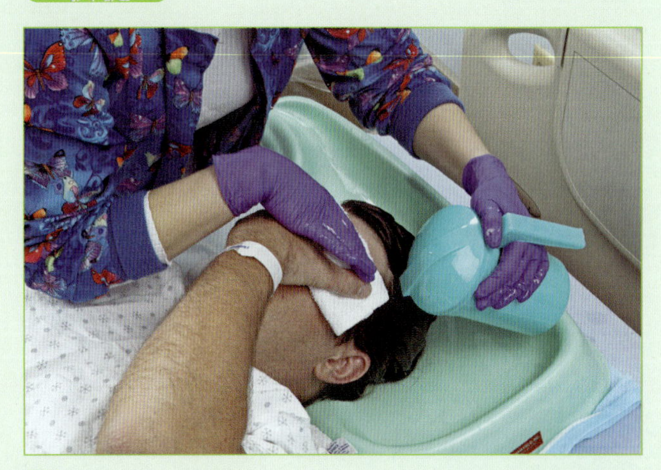

図6 シャンプーを洗い流す。

12. 頭髪量が多い場合や患者の希望があれば、少量のコンディショナーをつけ全体をマッサージする。切傷・損傷部や痛い場所は避ける。

コンディショナーは頭髪がもつれにくく、頭髪や頭皮に潤いを与える。

13. 排水容器が小さい場合は、洗い流す前に空にしておく。温水(43℃-46℃)でコンディショナーを完全に洗い流す。

排水容器は空にしないと溢れてしまう。コンディショナーが頭髪に残ると掻痒感の原因となる。

14. シャンプーボードを外す(図7)。頭部にバスタオルを巻く。

バスタオルで頭部を巻くと、患者は寒くなりにくい。

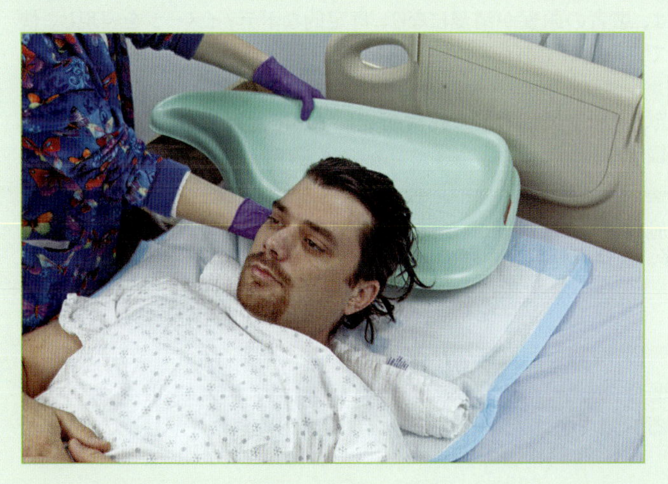

図7 シャンプーボードをベッドから外す。

15. 切傷・損傷部や痛い部位を避けながら、軽くたたくように頭髪を乾燥させる(図8)。患者の頭部の下に乾燥した防水シーツを1枚残し、他の防水シーツを外す(図9)。

軽く叩くように頭髪を乾燥させる方法は、頭髪や頭皮にダメージを与えない。

16. ブラシでやさしく整髪し、必要時、頭髪のもつれを直す。

頭髪のもつれをとくことは頭髪の乾燥を早める。ブラシでの整髪は患者のセルフイメージを改善させる。

17. 可能であれば、または患者の希望があれば、ドライヤーの冷風で頭髪を乾燥させる。ドライヤーが使用できない場合は、頭髪が乾燥するまで頭部を乾燥バスタオルで覆う。

ヘアドライヤーで頭髪をより早く乾燥させることは、患者が寒くなるのを防ぐ。頭部を覆うことは、頭髪が乾燥するまでの間、寒くなるのを防ぐ。

18. 患者の病衣を交換し、防水シーツを外す。枕を戻す。

病衣が湿っていると、患者は寒くなる。防水シーツは、頭髪が乾燥した後は不必要となる。

(続く)

スキル・7-6　ベッド上での洗髪　（続き）

手順　　**根拠**

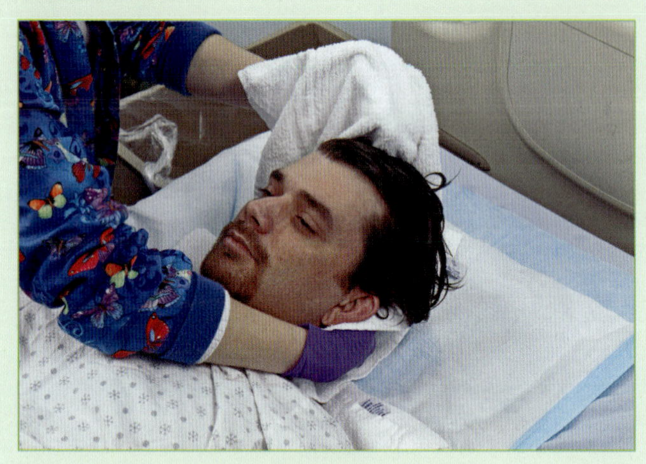

図8　頭髪を軽くたたくように乾燥させる。

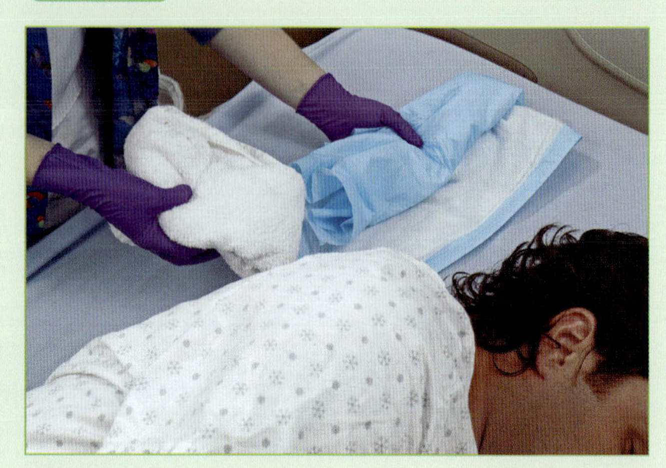

図9　濡れた防水シーツを取り除く。

19. 使用した物品を片付け、患者を安楽な体位に戻す。グローブを外す。ベッド柵を上げ、ベッドの高さを戻す。

患者の安全・安楽を促進する。グローブを正しく外すことで、他の物品への汚染や感染伝播のリスクを防止する。

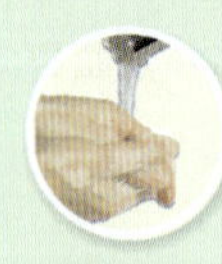

20. 他のPPEを外す。手指衛生を行う。

PPEを正しく外すことで、他の物品への汚染や感染伝播のリスクを防止する。手指衛生により微生物の拡散を抑える。

評価

望ましい成果が得られるのは、患者の頭髪が清潔になり、肯定的なボディイメージを表現し、快適性が増進したと患者が報告できる場合である。

記録

ガイドライン

アセスメント、重要な観察点、出血や炎症などの異常所見について記録する。指導内容、処置と患者の反応についても記録する。

記録例

12/7/14　11：30　洗髪施行。乾燥した血液が頭髪内に中等量あり。左頭頂部に3㎝の裂傷あり。創縁の接合良好、創発赤軽度、周囲の皮膚状態は良好、縫合部異常なし、排膿なし。

―― *C. ストーン、看護師*

予期しない状況と対処方法

- ガラスが頭髪の中にある場合、洗髪の前にくしで注意深く髪をとき、ガラスを取り除く。ガラスは適切な容器に廃棄する。頭皮をマッサージする場合、患者の疼痛に注意し、ガラスで頭部を切らないようにする。

注意事項

- 脊髄・頸部の損傷がある場合は、シャンプーボードの使用は禁忌である。この場合、一時的な防水エリアを作成し、ボードを使用せずに患者の洗髪を行う。患者の頭部と肩の下に防水シーツを入れる。防水シーツの下に丸めたバスタオルを入れ、バスタオルで一方向に水が流れるように誘導し、排水容器に水を流す。

スキルバリエーション　シャンプーキャップを用いた洗髪

洗髪に役立つものにシャンプーキャップがあり、利用する機会も増えている。市販されている使い捨てのキャップには、洗い流し不要のシャンプー剤が含まれている。キャップは電子レンジで温めるか、使用するまで保温庫に入れておく。キャップを患者の頭部にかぶせ、キャップの上から頭皮と頭髪をマッサージし泡立てる。シャンプーを始めて説明書に記載されている時間が経過したら、キャップを外して捨てる。患者の頭髪はバスタオルで乾燥させ整髪する。

1. チャートで身体活動の制限や処置の禁忌を確認する。
2. 説明書にしたがって、電子レンジでキャップを温めるか、保温庫からキャップを取り出す。

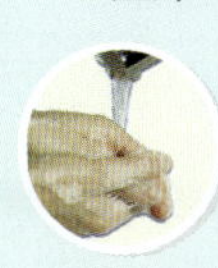

3. 手指衛生を行う。グローブ、その他のPPEを指示にしたがって装着する。

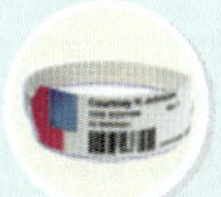

4. 患者の本人確認を行う。処置についての説明を行う。
5. 必要物品をオーバーテーブル上の手の届く範囲に準備する。
6. ベッド周囲のカーテンを閉め、可能であれば部屋のドアを閉める。
7. 患者の胸部にバスタオルをかける。シャンプーキャップを患者の頭部にかぶせる(図A)。
8. キャップの上から頭髪と頭皮をマッサージし、シャンプーを泡立てる。説明書に明記されている時間にしたがってマッサージを続ける(図B)。
9. シャンプーキャップを外し、廃棄する。
10. 患者の頭髪をバスタオルで乾燥させる。
11. 患者の胸部からバスタオルを取り除く。
12. 頭髪にくしを入れ、整髪する。

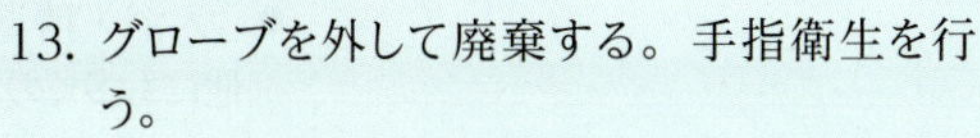

13. グローブを外して廃棄する。手指衛生を行う。

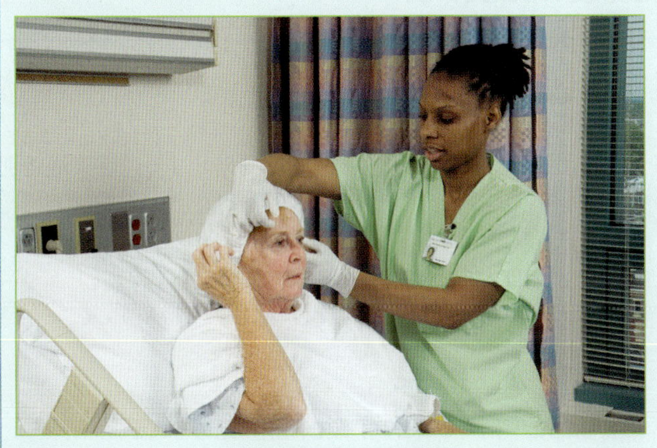

図A　温めたシャンプーキャップを患者の頭部にかぶせる。

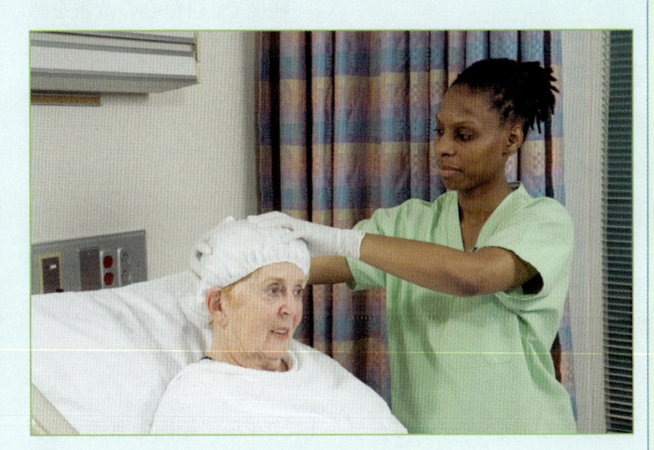

図B　頭髪と頭皮をマッサージする。

スキル・7-7　髭剃りの介助

多くの患者にとって髭剃りは、毎日の衛生習慣である。髭剃りをしないと、患者はだらしなく不潔に感じてしまう。かみそりを使用した髭剃りに介助が必要な患者もいれば、看護師が全介助で髭剃りを行う場合もある。顎髭や口髭のある患者は髭を清潔に保つために看護師の介助が必要となる。しかし、患者の顎髭や口髭を手入れしたり剃ったりすることは、患者の同意なしにはできない。女性患者の場合は、患者の個人的な習慣や能力に応じて腋窩や足の剃毛に介助が必要となる。施設で許可され、用意できれば、抗凝固療法を受けている患者、出血性疾患の患者には通常電気シェーバーが使われるが、特に寝たきりの患者や、疾病の特徴上都合が良い場合にも電気シェーバーが推奨される。

(続く)

スキル・7-7　髭剃りの介助（続き）

必要物品

- シェービングクリーム
- 安全かみそり
- タオル
- 清拭タオル
- ベースン
- ディスポーザブルグローブ
- 指示あれば他のPPE
- 防水パッド
- アフターシェーブローション（適宜）

アセスメント

患者の髭剃り習慣について、その頻度、時間、髭剃り用品の種類をアセスメントする。身体活動制限や出血傾向がないかアセスメントする。ヘパリン、ワーファリン（クマジン）などの抗凝固薬や抗血栓薬を使用している患者、血小板数が少ない患者は電気シェーバーの使用を考慮する。髭剃りの部位に損傷や滲出液のある部位がないか確認する。患者自身で髭剃りができるのか、介助が必要なのかアセスメントする。

看護診断

現在の患者の状態に基づいて、看護診断の関連因子を決定する。適切な看護診断を以下に示す。

- 身体損傷リスク状態
- 入浴・清潔セルフケア不足
- 活動耐性低下
- 身体可動性障害

他にも多くの看護診断がこのスキルを必要としている。

成果確認と看護計画立案

患者の髭剃りを介助する際の望ましい成果は、髭剃りの剃り残しや皮膚への外傷がなく清潔になることである。他に適切と考えられる成果は、患者が髭剃りの際に、苦痛を感じないか、または軽度で、自尊心の改善を感じたと表現されることである。

看護技術の実際

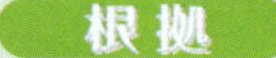

手順	根拠
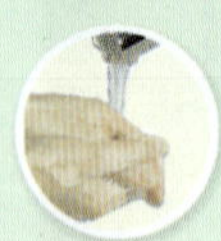 1. 手指衛生を行う。指示があればPPEを装着する。	手指衛生とPPEにより、微生物の拡散を防止する。感染経路別予防策にもとづいたPPEが必要となる。
2. 患者の本人確認を行う。処置について患者に説明する。	患者の確認は、正しい患者が介入を受けることを保証し、エラー防止に役立つ。患者に説明を行うと協力を得やすい。
3. 必要物品をオーバーテーブル上に手の届く範囲で準備する。	必要物品を準備することで手順を円滑に進められる。
4. ベッド周囲のカーテンを閉め、可能であれば部屋のドアを閉める。	患者のプライバシーを保護する。
5. 患者の胸部をタオルか防水パッドで覆う。ベースンに温湯（43℃-46℃）を入れる。グローブを装着する。清拭タオルで髭剃りの部位を湿らせる。	温湯は患者にとって快適でリラックス効果がある。グローブは微生物の拡散を防止する。温湯は髭や体毛を柔らかくし、剃毛しやすくなる（Mayo Foundation for Medical Education and Research［MFMER］, 2007c）。
6. シェービングクリームを手掌にとる。クリームを髭剃りの部位に約1cmの厚さでつける（図1）。	シェービングクリームの使用は、皮膚への刺激を防止し、体毛が引っ張られるのを防ぐ。
7. 一方の手で髭を剃る部位の皮膚をピンと張らせる。滑らかな動きで髭剃りを始める。顔を剃る場合は、毛の生える方向に、かみそりの刃を下向きに少しずつ動かして剃る（図2）。下肢を剃る場合は、毛の生える方向と反対向きに、刃を上向きにして少しずつ剃る。腋窩を剃る場合は皮膚を張らせて、刃を上向きにして少しずつ剃る。	顔の皮膚は傷つきやすいため、毛が生える方向に剃り、苦痛にならないようにする必要がある。
8. 残ったシェービングクリームを拭き取る（図3）。	シェービングクリームが皮膚に残ると刺激の原因となる。

手順 | 根拠

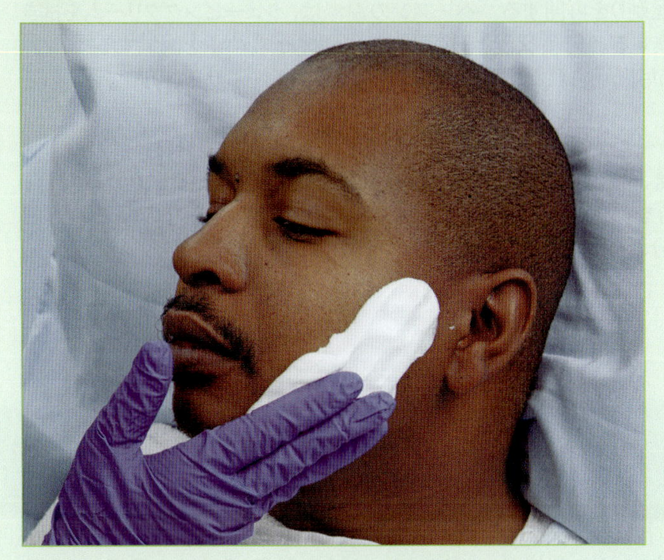

図1 シェービングクリームを顔につける。

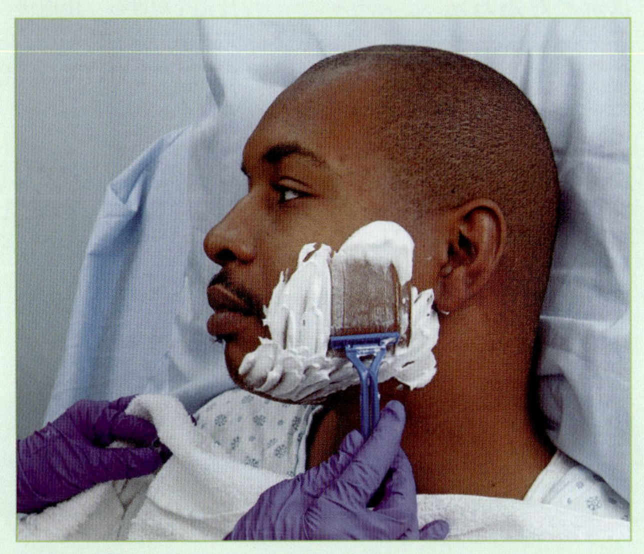

図2 顔を剃る。

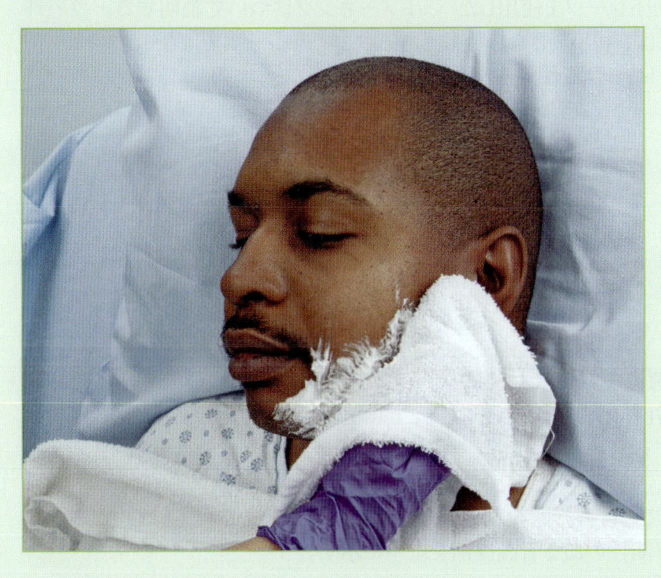

図3 温タオルで残ったシェービングクリームを拭き取る。

9. 患者の希望があれば、アフターシェーブローションをつける。

アフターシェーブローションは皮膚への刺激を減少させる。

10. 使用した物品を片付け、患者を安楽な体位に戻す。グローブを外す。ベッド柵を上げ、ベッドを下げる。

患者の安全・安楽を促進する。正しくグローブを外すことで、他の物品への汚染や感染伝播のリスクが減少する。

11. 他のPPEがあれば外す。手指衛生を行う。

PPEを正しく外すことで他の物品への汚染や感染伝播のリスクが減少する。手指衛生は微生物の拡散を防止する。

評価

望ましい成果が得られるのは、外傷、刺激、発赤がなく髭剃りが終了し顔が清潔になる場合である。加えて、元気が回復したと感じるというような言葉か聞かれ、自尊心の改善が示される場合である。

記録

患者の髭剃りに関して、通常記録は必要ない。しかし、皮膚アセスメントで異常所見が明らかになった場合はアセスメントと処置を記録する。患者か看護師が髭剃り中に皮膚を傷つけた場合は、発生状況と患者のアセスメントを記録する。

(続く)

スキル・7-7　髭剃りの介助　(続き)

予期しない状況と対処方法

- 髭剃り中に切傷が生じて出血がある場合、ガーゼかタオルで創傷部を圧迫する。2、3分は圧迫を続ける。止血後、髭剃りを再開する。ベースンの温湯は、シェービングクリームを拭き取る前に適温のものに交換する。発生状況と髭剃り後の皮膚アセスメントを記録する。
- 髭剃りが多量の場合、毛が引っ張られないように髭剃り前に長い毛をハサミで切っておく必要がある。

注意事項

- 患者がフルビアード(口髭、顎髭、頬髭すべて生やしている状態)で入院している場合、気管内挿管などの緊急時を除いて、患者の同意なしに髭を剃ってはならない。この処置を行う際には、必要な部分だけ剃毛し他の髭は残す。

スキル・7-8　離床可能な患者のベッドメーキング

通常、ベッドリネンは清拭の後に交換するが、汚れた時しか交換しない施設もある。患者がベッドから離床できる場合、空きベッドの状態でベッドメーキングする方が、患者にも看護師にもストレスが少ない。以下に、フィットシーツを使用したベッドメーキングについて説明する。フィットシーツを使用しない施設もあれば、利用できない施設もある。フィットシーツではなく、スキルバリエーションで述べるようなフラットシーツを使用する場合もある。

必要物品

- フラットシーツ大1枚
- フィットシーツ　1枚
- ドローシーツ(適宜)
- 毛布
- ベッドスプレッド
- 枕カバー
- リネンを入れるかご、または袋
- ベッドサイドに置く椅子
- 防水保護パッド(適宜)
- ディスポーザブルグローブ
- 指示あれば、他のPPE

アセスメント

患者のリネン交換に関する習慣をアセスメントする。身体活動の制限についてアセスメントする。ベッドリネンの中に眼鏡や礼拝用の布が置いてあることに気づかないことがあるため、患者の持ち物が入っていないか確認する。

看護診断

現在の患者の状態に基づいて、看護診断の関連因子を決定する。多くの看護診断で、このスキルが必要となる。該当する可能性のある看護診断を以下に示す。

- 皮膚統合性障害リスク状態
- 活動耐性低下リスク状態
- 身体可動性障害

成果確認と看護計画立案

離床可能な患者のベッドメーキングを行う際の望ましい成果は、看護師や患者に損傷がなくベッドリネンが交換されることである。

看護技術の実際

手順	根拠
1. 必要物品を準備し、ベッドサイドの椅子に使用する順番に置く。	必要物品を準備することで手順を円滑に進められる。
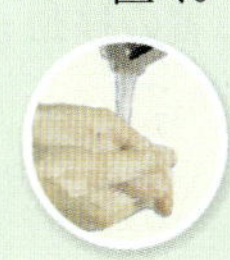 2. 手指衛生を行う。指示があればPPEを装着する。	手指衛生とPPEにより、微生物の拡散を防止する。感染経路別予防策にもとづいたPPEが必要となる。
3. ベッドを動きやすい高さに調節する。通常は介助者の肘の高さである(VISN 8 Patient Safety Center, 2009)。ベッド柵を下げる。	ベッドを適切な高さにすることで、背部・筋肉の痛みを防止する。ベッド柵を下げて処置を行うことで、看護師の負担を軽減する。
4. ナースコールや他の機器類の接続を外し、ベッドリネンから取り除く。	機器の接続を外すことで機器の損傷を防止する。
5. グローブを装着する。ベッドの向こう側の頭部側から手前の頭部側に、リネンを緩めながらベッド周囲を回る。	グローブは微生物の拡散を防止する。リネンを緩めておくことで、リネンを強く引っ張り破れるのを防止する。リネンを緩めベッドの反対側へ移動することで、一貫してベッドの向こう側に手を伸ばすことによる負担が減少する。
6. シーツ、毛布、スプレッドなど続けて使用するリネンをベッド上で1/4にたたみ、清潔な椅子に掛けておく。	たたむ作業は、再度使用するリネンをベッドに戻す際の時間と労力の節約になる。ベッド上でリネンをたたむと、看護師の腕の負担が軽くなる。汚れたときだけリネンを交換する施設もある。
7. 汚れたリネンはボトムシーツの中に小さく丸め、直接ランドリーバッグに入れる(図1)。**汚れたリネンは床や備品の上に置かない。看護師のユニフォームからも離して持つ。**	汚れたリネンをしっかりと包み、直接ランドリーバッグに入れることで、微生物の拡散を防止する。床は非常に汚染されている。汚れたリネンは、備品をさらに汚染する。汚れたリネンは看護師のユニフォームを汚染し、他の患者へ有機体を拡散させるおそれがある。
8. 可能であれば、マットレスを頭部側に移動させる。マットレスが汚れている場合は、新しいシーツをかける前に、施設の方針に応じて洗浄、乾燥を行う。	マットレスの移動により、患者の足下の空間に余裕ができる。
9. 感染経路別予防策の指示がなければグローブを外す。ボトムシーツの中央の折り目をベッドの中央に合わせて置く。シーツを開き、中央で扇状にたたむ(図2)。	清潔なリネンを扱うのにグローブは必要ない。グローブを適切に外すことは、他の物品の汚染や感染伝播のリスクを減少させる。ベッド上でリネンを開くことは看護師の腕の負担を軽くし、微生物の拡散を減少させる。シーツを中央に置くことで、マットレスの両側を十分覆うことができる。

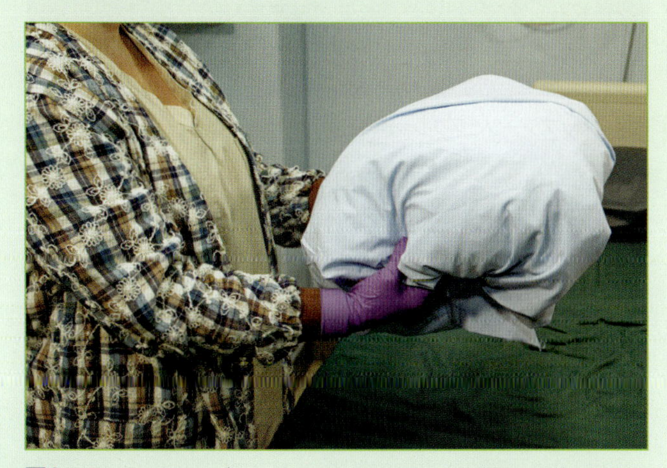

図1　汚れたリネンをボトムシーツの中にくるみ、看護師の身体からは離して持つ。

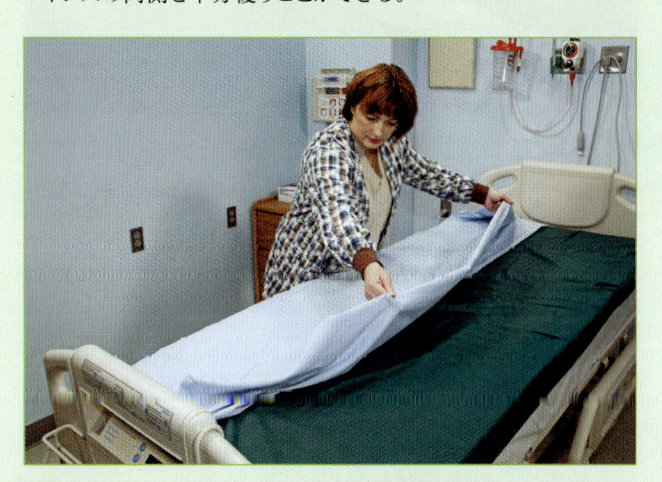

図2　ボトムシーツを開き、ベッドの中央で扇状にたたむ。

(続く)

スキル・7-8　離床可能な患者のベッドメーキング　(続き)

手順	根拠
10. ドローシーツを使用する場合は、患者の身体の中央部にあたる場所に置き、ベッドの中央にシーツの中央の折り目を置く。ドローシーツを開き、マットレスの中央で扇状にたたむ(図3)。防水保護パッドを使用する場合は、ドローシーツの上に置き、折り目中央まで開く。全ての施設がドローシーツをルーチンで使用するわけではない。看護師が使用するかどうかを決定する。ドローシーツとして防水保護パッドを2枚使用する施設もある。	ベッドが汚れた場合は、ボトムシーツと掛け物を交換せず、ドローシーツとパッドのみ交換できる。マットレスの下にシーツを入れる前に、良い位置にシーツを置くと、ベッド周囲の不必要な動きが避けられる。ドローシーツは、ベッド上での患者の移動に役立つ。
11. ボトムシーツを引っ張りながらマットレスの頭部側と足下側の角を覆う。(フィットシーツの代わりにフラットシーツを使用する場合はスキルバリエーションを参照)。ドローシーツをマッドレスの下にしっかりと入れ込む。	片側のベッドメーキングを行った後に反対側を行うことは、時間の節約になる。ボトムシーツのしわを取り除くことは患者の苦痛を減少させる。
12. ボトムシーツを固定するためにベッドの反対側に移動する。ボトムシーツを十分引っ張り、頭側と足側の角を固定する。ドローシーツをピンと張り、マットレスの下にしっかりと入れ込む。	ボトムシーツのしわは、患者の苦痛の原因となり皮膚の損傷を悪化させるため、この作業により、しわを取り除く。
13. トップシーツの中央の折り目をベッドの中央に合わせて置き、マットレスの頭側にシーツの縁を平らにして置く。トップシーツを広げる。同じ方法で、毛布やスプレッドを開き、その上端はトップシーツより約15cm下げる。	振り動かしてリネンを開くと、空気中に有機体を拡散させる。頭上でリネンを開くと、看護師の腕の負担となる。
14. トップシーツと毛布を近い方の足側に押し込む。三角コーナーを作る(図4)。(スキルバリエーションも参照)	この作業は時間と労力の節約となり、掛け物の適切な位置が維持できる。

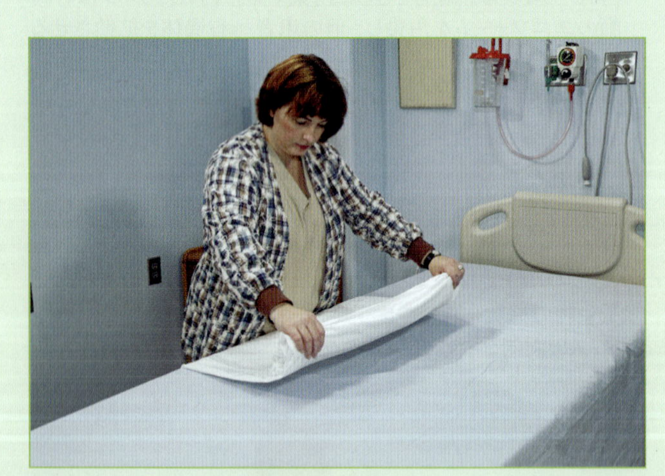

図3　ドローシーツをベッドに置く。

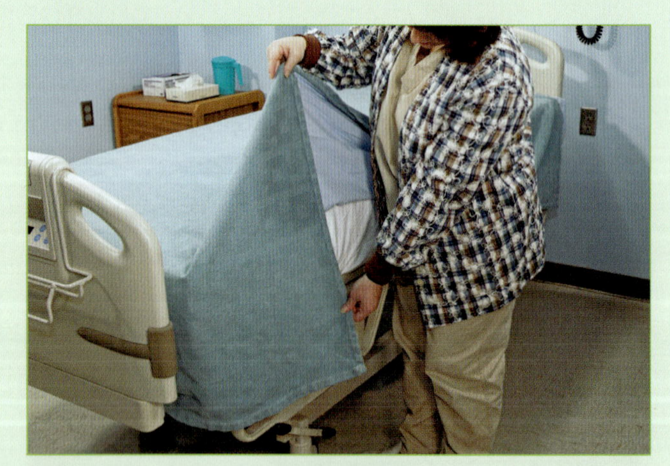

図4　トップシーツとスプレッドの三角コーナーを作る。

手順	根拠
15. トップシーツの上端15cmをスプレッドの方へ折り返す。	折り返しを作ることで、患者は簡単に掛け物をめくりベッドに入ることができる。
16. ベッドの反対側に移動し、同様の方法でトップシーツの折り返しを作る(図5)。	一度にベッドの片側を作ってしまうことは労力の節約となり、より効果的でもある。
17. ベッドに枕を置く。枕カバーを他のリネンと同じ方法で開く。枕カバーの奥まで片方の手を入れ、奥の部分を引き寄せる。枕カバーの内側で枕をつかむ。枕の先端をしっかりとつかんだまま枕カバーをおろして枕をカバー内に入れる。枕をベッドの頭側に置く(図6)。	振り動かしてリネンを開くと、有機体が空気中に拡散する原因となる。

手 順　　**根 拠**

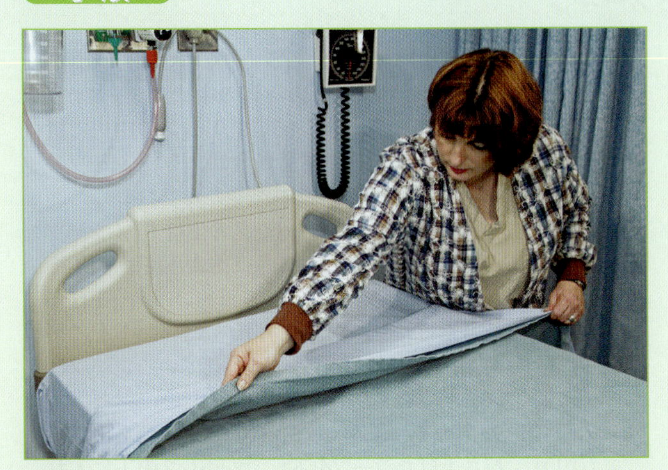

図5　掛け物で折り返しを作る。

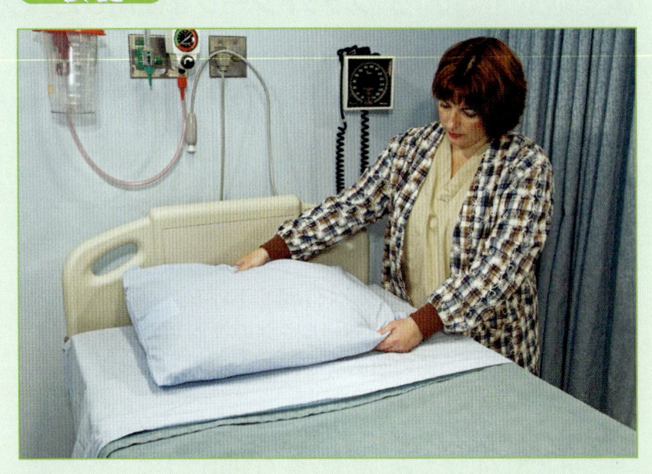

図6　枕をベッド上に置く。

18. 掛け物をベッドの足側に開いて三層に折りたたむ。扇状に折りたたむ。

リネンを開けておくと、患者がベッドに入るときに都合が良い。

19. 施設毎の方法にしたがって、ベッド上にナースコールを確実に置く(図7)。

患者は、介助が必要なときに呼ぶことができる。患者の安全・安楽の促進となる。

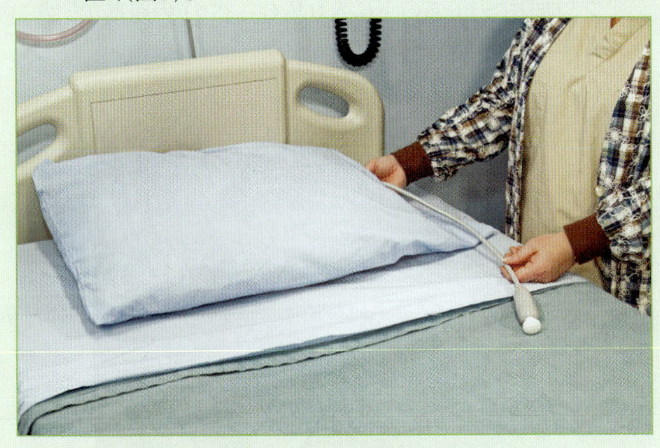

図7　ナースコールをベッド上に置く。

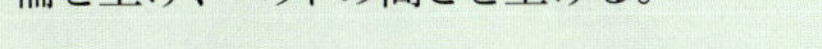

20. ベッド柵を上げ、ベッドの高さを上げる。

患者の安全・安楽の促進となる。

21. 汚れたリネンを施設の方針に沿って処理する。

微生物の拡散を防止する。

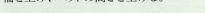

22. 他のPPEを外す。手指衛生を行う。

PPEを正しく外すことで、他の物品への汚染や感染伝播のリスクを減少させる。手指衛生は微生物の拡散を防止する。

評価

望ましい成果が得られるのは、患者や看護師が損傷することなくベッドリネンを交換する場合である。

記録

ベッドリネンの交換に関する記録は必要ない。バルカン枠や離被架など特殊なベッドや器具を使用している場合は記録する。

予期しない状況と対処方法

- ドローシーツが使用できない場合、フラットシーツを半分にたたんで使用するが、ベッドの中でしわができるのを避けるため特に配慮が必要となる。
- 頻繁に便・尿の失禁がある場合、複数の保護パッドを患者の下に敷き、ベッドの汚染を防ぐ。患者の下のリネンがしわになっていないか注意が必要である。

(続く)

スキル・7-8　離床可能な患者のベッドメーキング（続き）

スキルバリエーション　フラットシーツを使用したベッドメーキング

1. 必要物品を準備し、ベッドサイドの椅子に使用する順に置く。フラットシーツ2枚が必要となる。
2. 手指衛生を行う。グローブを装着する。

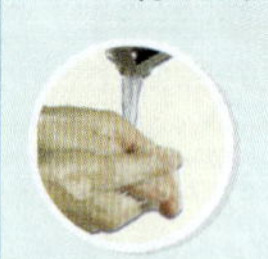

3. ベッドの高さを合わせ、ベッド柵を下げる。
4. ベッドリネンからナースコールや他の機器類の接続を外す。
5. ベッドの向こう側の頭側から手前の頭側に向かって、リネンを緩めながらベッド周囲を回る。
6. シーツ、毛布、スプレッドなどの再度使用するリネンをベッド上で1/4にたたみ、清潔な椅子に掛けておく。
7. 全ての汚れたリネンはボトムシーツの中にしっかりとくるみ、ランドリーバッグに直接入れる。床や備品の上には置かない。汚染リネンは看護師のユニフォームから離して持つ。
8. 可能であれば、マットレスをベッドの頭側へ移動する。
9. グローブを外す。ボトムシーツの中央の折り目をベッドの中央に置き、頭部のマットレスは十分な長さをとって覆う。シーツを開き、中央までたたむ。
10. ドローシーツを使用する場合は、シーツの中央の折り目をベッドの中央に合わせ、患者の身体の中央にシーツがくるように置く。ドローシーツを開き、マットレスの中央で折りたたむ。防水パッドを使用する場合は、ドローシーツの上に置いて開き、マットレスの中央でたたんでおく。
11. ベッドの片側に立ち、頭側のマットレスの下にボトムシーツをしっかりと入れ込む。マットレスの上端から足側に約45cmの所でシーツの横端を持ち上げて三角コーナーを作る(図A)。持ち上げたシーツは三角形のままベッド上に平らに置く(図B)。マットレスの横に垂れているシーツは引っ張らずにマットレスの下に入れ込む(図C)。ベッド上の三角形の頂点をつまみマットレスの横まで持ち上げる(図D)。持ち上げたシーツを下し、マットレスの下に入れ込む。残りのボトムシーツとドローシーツをマットレスの下にしっかりと入れ込む(図E)。反対側のベッドメーキングを行うために、ベッドの反対側に移動する。中央でたたんだシーツを手前に引き寄せる。マットレスの頭側をボトムシーツで覆い三角コーナーを作る。残りのシーツをピンと張りマットレスの下に入れ込む。ベッドの頭部から始め足側に移動する(図F)。

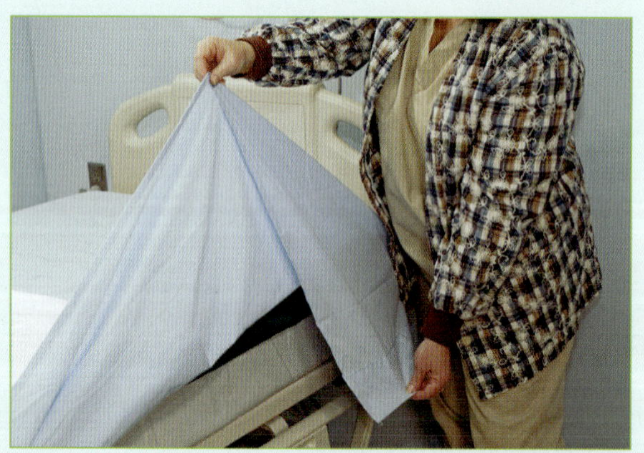

図A　シーツの横端をつかみ、三角形を作りながら持ち上げる。

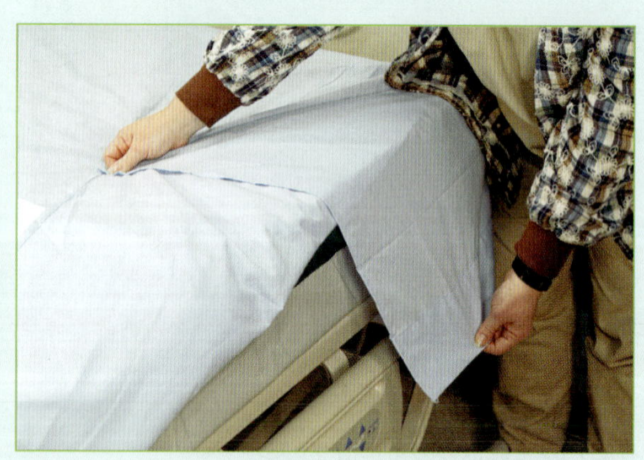

図B　シーツで三角形を作りベッド上に平らに置く。

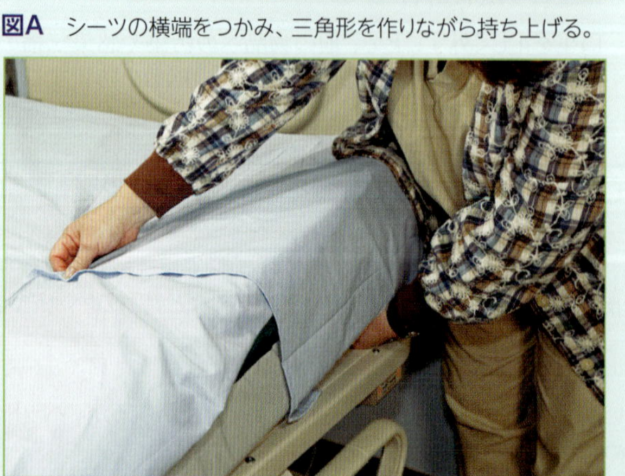

図C　マットレスの下にあるシーツを入れ込む。

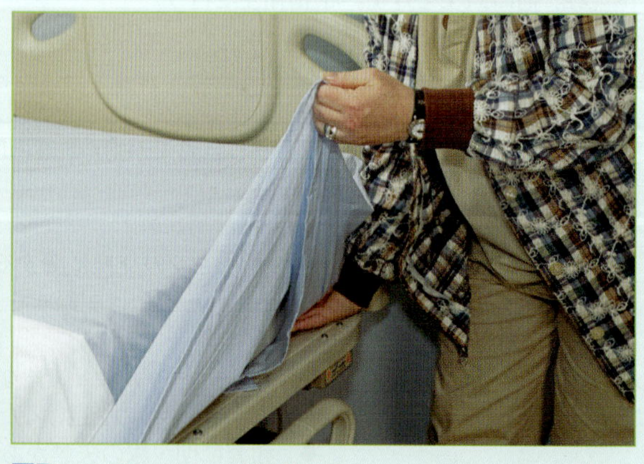

図D　三角形にたたんだ頂点をマットレスの横まで持ち上げる。

スキルバリエーション　フラットシーツを使用したベッドメーキング　(続き)

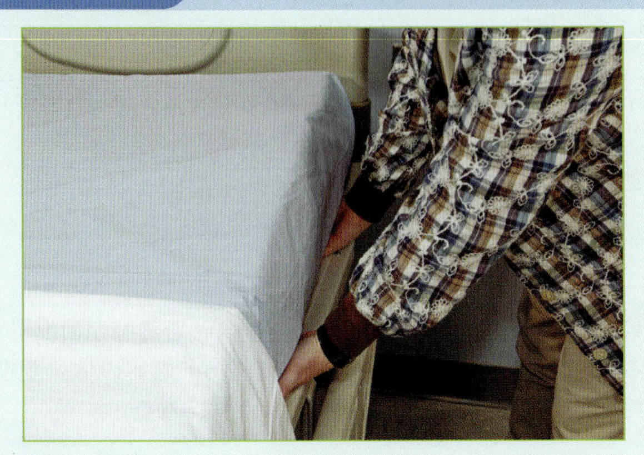

図E　三角形にたたんだシーツの頂点をマットレスの下に入れ三角コーナーを完成させる。

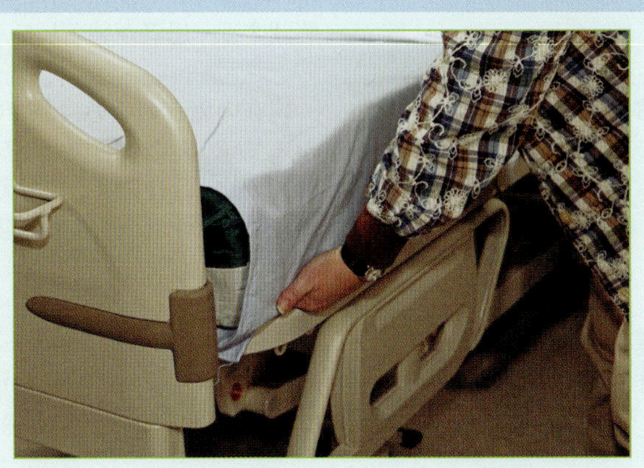

図F　シーツをピンと張りマットレスの下に入れ込む。

12. トップシーツの中央の折り目をベッドの中央に合わせて置き、シーツの上端はマットレスの上端に合わせる。トップシーツはたたまない。ブランケットとスプレッドも同様に置くが上端をトップシーツより約15cm下げる。
13. 足下側のトップシーツとブランケットを手前側のマットレスの下に入れ込む。三角コーナーを作る。
14. トップシーツの上端15cmをスプレッド側にたたみ、折り返しを作る。
15. ベッドの反対側に移動し、同様に上掛けのリネンを足側のマットレスの下に入れ込む。折り返しも作る。
16. 枕をベッドに置く。他のリネンと同様に枕カバーを開く。枕カバーを片方の手で奥に向かって寄せ集めていく。枕カバーの内側で枕をつかむ。枕の先端をしっかりつかんだまま、枕カバーを引き下ろす。枕をベッドの頭部に置く。
17. 上掛けのリネンを扇状にたたむ。
18. ナースコールを使い方に合わせて戻す。
19. ベッドの高さを下げる。

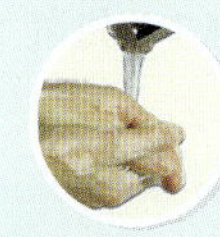

20. 汚れたリネンを施設の方針に沿って片付ける。手指衛生を行う。

スキル・7-9　臥床患者のベッドメーキング

患者が離床できない場合、リネンの交換は患者がベッドに臥床したまま実施する必要がある。このような臥床患者のベッドのフィットシーツを使用したベッドメーキングの方法を以下に説明する。フィットシーツを使用していない、または入手できない施設もある。そのような場合は、スキル7-8、離床可能な患者のベッドメーキングの最後にあるスキルバリエーションのフラットシーツを使用した手順を参照する。

必要物品

- フラットシーツ　1枚
- フィットシーツ　1枚
- ドローシーツ(適宜)
- ブランケット
- ベッドスプレッド
- 枕カバー
- リネンランドリーバッグ
- ベッドサイドに置く椅子
- 保護パッド(適宜)
- ディスポーザブルグローブ
- 指示あれば他のPPE

(続く)

スキル・7-9　臥床患者のベッドメーキング （続き）

アセスメント

患者のリネン交換に関する習慣をアセスメントする。患者の行動制限や予防措置があるかアセスメントする。眼鏡や礼拝用の布など患者の持ち物がベッドの中にないか、下に落ちていないか確認する。患者が装着しているチューブやドレーンの位置や状況に注意する。

看護診断

現在の患者の状態に基づいて、看護診断に用いる関連因子を決定する。多くの看護診断でこのスキルの実施が必要となる。可能性のある看護診断を以下に示す。

- 皮膚統合性障害リスク状態
- 活動耐性低下リスク状態
- 身体可動性障害
- 床上移動障害
- 移乗能力障害

成果確認と看護計画立案

臥床患者のベッドメーキングを実施する際の望ましい成果は、患者・看護師が損傷を受けることなくベッドリネンが交換されることである。また、患者がベッドの端から端への体位変換に協力し、より安楽になったという感覚を言葉で表現できることも望ましい成果となる。

看護技術の実際

手順	根拠
1. 患者の身体活動の制限についてチャートを確認する。	体動レベルの判断、患者の安全促進に役立ち、患者の協力が得やすくなる。
2. 必要物品を準備し、ベッドサイドの椅子に使用する順に置く。	必要物品を準備することで手順を円滑に進められる。
3. 手指衛生を行う。指示があればPPEを装着する。	手指衛生とPPEにより、微生物の拡散を防止する。感染経路別予防策にもとづいたPPEが必要となる。
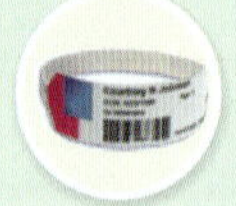 4. 患者の本人確認を行う。これから実施する処置について説明する。	患者確認により、正しい患者に正しい処置を受けてもらうことを保証する。話し合いや説明は患者の不安を軽減し、これから起ることに対して準備できる。
5. ベッド周囲のカーテンを閉め、可能であれば部屋のドアを閉める。	患者のプライバシーを保護する。
6. ベッドを動きやすい高さに調整する。通常は介助者の肘の高さである。(VISN 8 Patient Safety Center, 2009)。	ベッドの適切な高さは、介助者の背部・筋肉の痛みを防止する。
7. 手前のベッド柵を下げ、反対側のベッド柵は上げておく。ベッドの傾斜は、禁忌でなければフラットにする。	マットレスをフラットにすると、しわのないベッドを作りやすい。
8. グローブを装着する。ベッド内の患者の持ち物を確認する。**ナースコールやチューブ・ドレーンは、ベッドシーツとの接続を外す。**	グローブは、微生物の拡散を防止する。患者の私物を紛失することは、損害も大きく迷惑をかけることになる。ベッドからチューブ類を外すことで、患者の苦痛や不用意に固定位置のずれが生じることを防止する。
9. タオルケットで患者を覆う。患者がタオルケットをつかんでいることができれば、看護師はタオルケットの下から掛け物を引き出す(図1)。タオルケットを使用しない場合は、トップシーツを残し患者を覆う。再度使用するリネンはたたんで、椅子にかけておく。汚れたリネンはランドリーバックに入れる。**使用後のリネンを床や備品の上に置かない。白衣に接触させて持ってはならない。**	タオルケットは患者を保温しプライバシーを守る。汚れたリネンを直接ランドリーバックに入れることで、微生物の拡散を防止する。床は汚染が強く、リネンを床に置くとさらに備品を汚染する。汚れたリネンは看護師の白衣も汚染し、他の患者へ有機体を拡散させる可能性がある。
10. 可能であればもう一人の介助者に来てもらい、マットレスをしっかりつかみベッドの頭側へ移動させる。	患者の足下のスペースを広くする。
11. ベッドの向こう側へ患者が体位変換するのを介助し、患者の頭部に枕を入れる。	反対側のベッドメーキングができるようになる。

手順

根拠

12. 頭側、足側、側面のシーツ類を緩めていく。

リネンが取り除きやすくなる。

13. 汚れたシーツを、できるだけ患者の近くまでたたんで寄せる(図2)。

患者が反対側に体位変換すると、リネンが取り除きやすくなる。

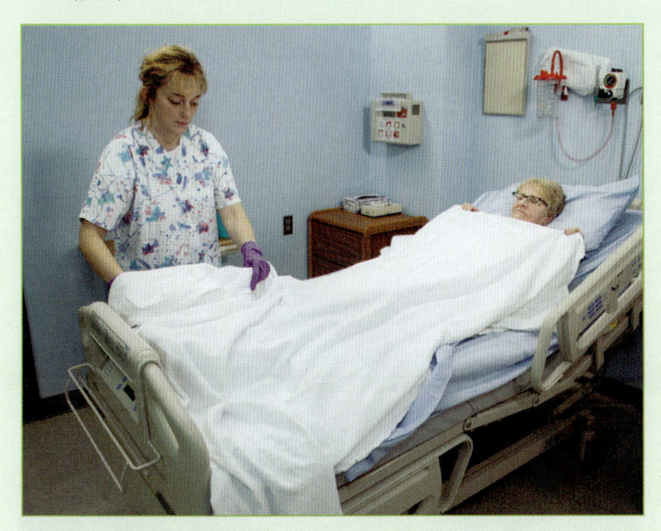

図1　タオルケットの下から掛け物を取り除く。

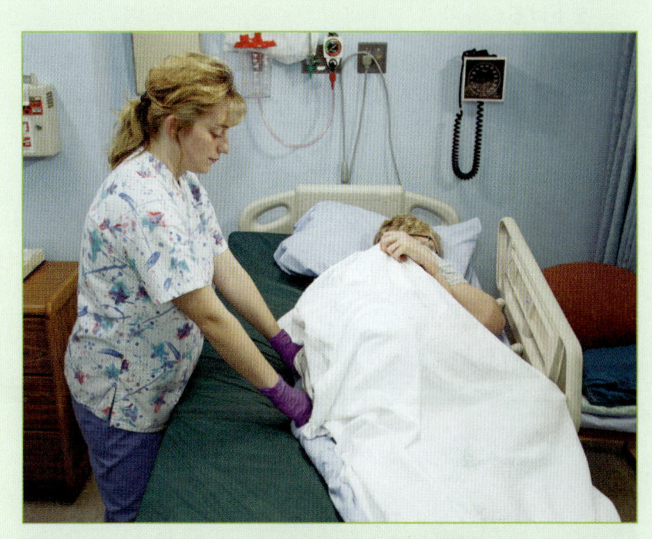

図2　汚れたリネンをできるだけ患者に近づけて寄せる。

14. ベッドの手前側に清潔なシーツをかける。ボトムシーツの中央の折り目をベッドの中央に合わせて置く(図3)。シーツを開き、ベッド中央で扇状にたたみ古いシーツの下に入れる(図4)。頭側と足側のマットレスの角でボトムシーツを引っ張り、覆う。

ベッドでリネンを開くと、看護師の腕の負担を軽くし、微生物の拡散を減少させる。シーツを中央に合わせて置くと、マットレスの両側が十分に覆うことができる。古いリネンの下に清潔なリネンを置くと、古いリネンを取り除きやすい。

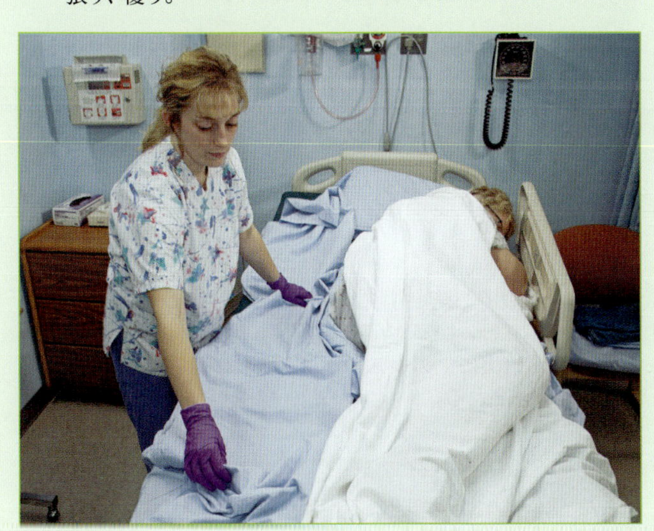

図3　ボトムシーツは中央の折り目をベッドの中央に合わせて置く。

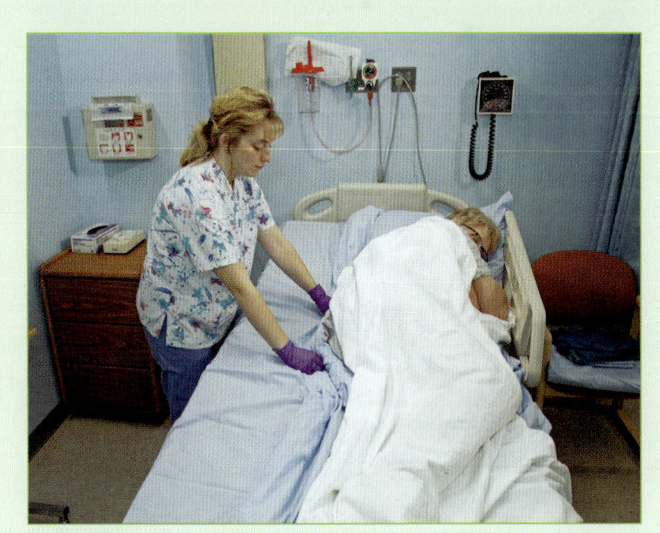

図4　中央で扇状にたたんだボトムシーツは、古いシーツの下に軽く入れる

15. ドローシーツを使用する場合は、中央の折り目をベッドの中央に合わせ、患者の身体の中央にくるように置く。ドローシーツを開き、中央で扇状にたたむ。ドローシーツをマットレスの下にしっかりと入れ込む(図5)。保護パッドを使用する場合は、ドローシーツの上で適切な位置に置き、中心の折り目まで開く。全ての施設でドローシーツが使われているわけではない。看護師はドローシーツの使用について判断する。

ベッドが汚れた場合は、ドローシーツと保護パッドを交換するだけで、ボトムシーツ・掛け物を交換しなくて済む。ドローシーツはベッド上で患者が移動する際にも役立つ。

(続く)

スキル・7-9　臥床患者のベッドメーキング（続き）

手順

16. ベッド柵を上げる。ベッド中央のたたんだリネンを乗り越えて患者を手前に体位変換させる。患者の頭部に枕を入れタオルケットを掛けなおす。ベッドの反対側に移動し、ベッド柵を下げる。

根拠 患者の安全を確保する。患者が移動することで、反対側のベッドメーキングができる。タオルケットは患者を保温しプライバシーを保護する。

17. 残っているシーツを緩め、取り除く（図6）。汚れたリネンはランドリーバックに入れる。**汚れたリネンは床や備品の上に置かない。白衣に接触させて持ってはならない。**

根拠 汚れたリネンを直接ランドリーバックへ入れることで、微生物の拡散を防止する。床は汚染が強く、リネンを床に置くとさらに備品を汚染する。汚れたリネンは看護師の白衣も汚染し、他の患者へ有機体を拡散させる可能性がある。

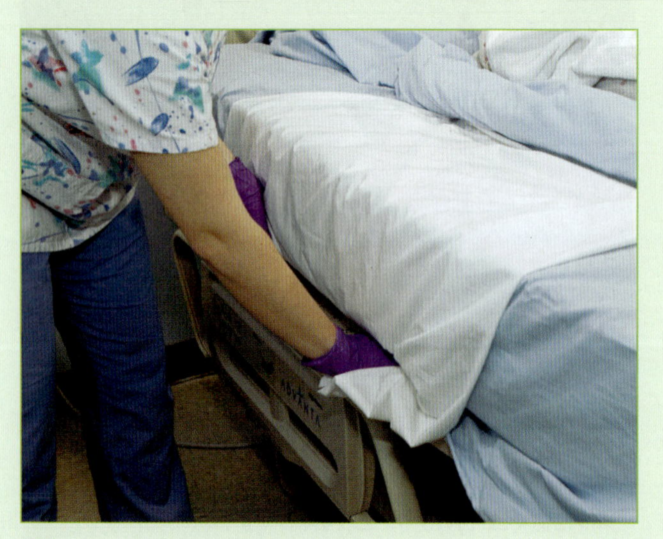

図5　ドローシーツをしっかりと入れ込む。

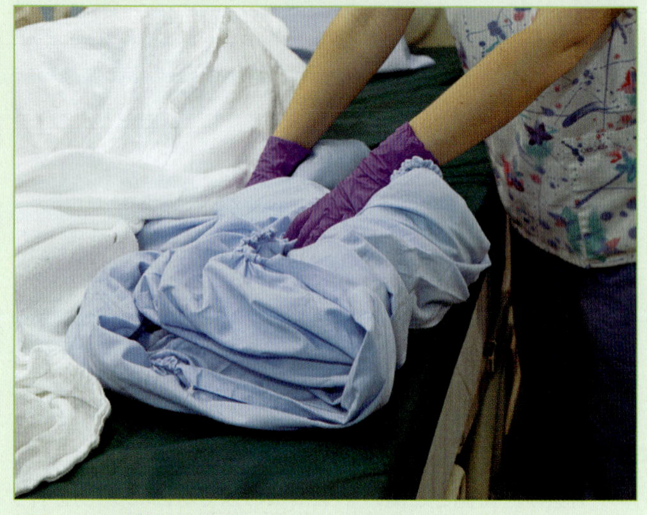

図6　ベッドの反対側から汚れたシーツ類を外す。

18. 清潔なリネンを患者の下からゆっくり引き出す。ボトムシーツをマットレスの頭側と足側の角でピンと張らせて引っ張る。ドローシーツも、しわができないように引っ張り、マットレスの下にしっかり入れ込む。

根拠 臥床中の不快感の原因となるリネンのしわや折り目を取り除く。

19. 患者をベッドの中央に戻すように介助する。枕を外し、枕カバーを交換する。他のリネンと同様に枕カバーを開く。枕カバーを片方の手で奥に向かって寄せ集めていく。枕カバーの内側で枕をつかむ。枕の先端をしっかりつかんだまま、枕カバーを引き下ろす。患者の頭の下に枕を入れる。

根拠 リネンを振って開くと、有機体が空気の流れに乗って運ばれる原因となる。

20. 中央を合わせるようにトップシーツ、毛布などの掛け物を希望に応じて掛ける。掛け物は患者の肩の位置で折り返しを作る。患者が掛け物を持っていられたら、その下からタオルケットを引き抜く（図7）。

根拠 足側の端が確実にマットレスの下に入れられる。患者のプライバシーも保護される。

21. 掛け物を足側のマットレスの下に入れ込み、三角コーナーを作る（スキル7-8のスキルバリエーションを参照）。掛け物を患者の足元付近でつかみ上げて緩め、ベッドの足元のほうへ静かに寄せる。

根拠 きちんと整えられた外観となる。患者の足元のリネンを緩めることで、足を動かすスペースができる。

手順 | **根拠**

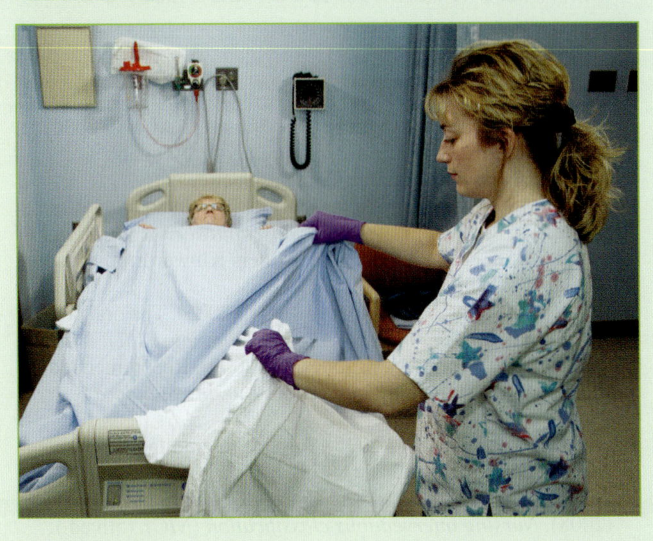

図7 掛け物の下からタオルケットを取り除く。

22. 患者を安楽な体位に戻す。グローブを外す。ベッド柵を上げ、ベッドの高さを下げる。ナースコールを接続する。

患者の安全・安楽を促進する。正しくグローブを外すことで、他の物品への汚染や感染伝播のリスクを減少させる。

23. 汚れたリネンは、施設毎の方法で処理する。

微生物の拡散を抑える。

24. 他のPPEを外す。手指衛生を行う。

PPEを正しく外すことで、他の物品への汚染や感染伝播のリスクを減少させる。手指衛生は微生物の拡散を防止する。

評価

望ましい成果が得られるのは、ベッドリネンを交換する際に、患者と看護師が損傷を受けずにベッドメーキングが終了する場合である。加えて、患者が介助を受けてベッドの端から端へ移動することができ、リネンが交換された後、より安楽になったという感覚を言葉で表せる場合である。

記録

ベッドリネンの交換に関する記録は必要ない。バルカン枠、離被架など特殊なベッド、器具を使用する場合は記録する。重要な観察点や情報を記録する。

予期しない状況と対処方法

- 便・尿の排泄物で汚染が激しいリネンを交換する場合は、余分にタオルや保護パッドを準備する。新しいリネンに汚染したリネンが接触しないように、汚染したリネンの上下にパッドをあてる。施設毎の方法でマットレスを洗浄、乾燥し、その後新しいリネンを敷く。

高齢者についての注意事項

- ボトムシーツに柔らかいタオルケットや綿ネルの毛布を使用すると、血管疾患・関節炎を伴う高齢者にとって「冷え」の問題が解決する可能性がある。

理解を深めるために

統合事例検討との関連

本書の第3部にある事例検討は、統合的概念に重点を置いて設定されている。

以下の事例検討を参照すると、本章のスキルに関連する概念の理解を深めることができる。

- 事例検討基礎編では、ジョー・リロイ、962ページ
- 事例検討中級編では、ヴィクトリア・ホリー、970ページ

クリティカルシンキングをのばす練習問題

1. デンシア・カー、6歳女児。ベッド上安静で洗髪が必要である。現在は手術後数日が経過している。洗髪をするにはどうしたらよいか?
2. シンディ・ボーテックス、34歳女性。自動車事故後の昏睡状態で、コンタクトレンズを装着中である。コンタクトレンズを外す前に収集すべき重要な情報は何か?
3. カール・シーン、76歳。「点滴につながれた右手で入れ歯を磨くにはどうしたらいい?」と聞かれた。彼の自立心があるうちに、この衛生活動を支援する最善の方法は?

解答例

1. デンシアの洗髪の前に、状況をアセスメントする。患者の衛生習慣に関して、頻度、時間、シャンプーの種類をアセスメントする。身体活動の制限の有無、離床して洗髪できるのかアセスメントする。シャワーが身体的に可能で医師も許可していれば、シャワーの方が良い。他には、シンクで洗髪する方法もある。患者が離床できず、離床許可もなく、シンクも利用できない場合は、ベッド上で洗髪を行う。患者の活動や体位の制限をアセスメントする。また、頭皮に切傷、創傷、打撲がないか観察する。皮膚剥離、乾燥、過度の皮脂に注意する。デンシアが家族との洗髪を希望した場合は調整する。ベッドでの洗髪にはシャンプーキャップも利用できる。水を混ぜるベッドシャンプーもある。
2. ボーテクスさんのコンタクトを外す前に、以下のアセスメントを行う。コンタクトレンズを片目しか装着していない場合があるため、両目に装着しているか確認する。コンタクトレンズのタイプを判定する。眼の感染やアレルギー反応を示す眼の充血、眼脂について、また、眼の損傷についてアセスメントする。もし損傷があれば医師にコンタクトレンズの存在を伝える。この場合は、眼の損傷を悪化させるリスクがあるためコンタクトレンズを外そうとしてはならない。
3. 患者の口腔衛生習慣に関して、頻度、時間、衛生用品のタイプをアセスメントする。身体活動の制限、自分でケアする能力についてアセスメントする。点滴刺入部がグローブややプラスティックラップなどの防水製品で覆うことができれば、自分で義歯のケアができる。口腔衛生を行う短時間に点滴を中断できるか、可能性を探る。もしこれが可能であれば、医療施設毎の方法を確認しこの方法を実施するうえで医師の許可が必要かどうか確認する。シーン氏が出来る範囲で実施するように促し、必要時は介助を申し出る。多くの患者は点滴に損害を与えることや苦痛を受けることに恐怖感を持っている。通常の関節の動きや身体活動は問題なく、点滴にも影響しないことを強調する。

引用文献

American Association of Critical-Care Nurses (AACN). (2006). *Practice Alert: Oral care in the critically ill*. Available at www.aacn.org/WD/Practice/Content/practicealerts.pcms?pid=1&&menu=.Accessed July 31, 2008.

Andrews, M., & Boyle, J. (2008). *Transcultural concepts in nursing care*. (5th ed.). Philadelphia: Wolters Kluwer/Lippincott Williams & Wilkins.

Bailey, R., Gueldner, S., Ledikwe, J., et al. (2005). The oral care of older adults. *Journal of Gerontological Nursing*, *31*(7), 11–17.

Bloomfield, J., Pegram, A., & Jones. A. (2008). Recommended procedure for bedmaking in hospital. *Nursing Standard*, *22*(23), 41–44.

Brown, A., & Butcher, M. (2005). A guide to emollient therapy. *Nursing Standard*, *19*(24), 68–75.

Bulechek, G., Butcher, H., & McCloskey Dochterman, J. (Eds.). (2008). *Nursing interventions classification (NIC)*. (5th ed.). St. Louis: Mosby Elsevier.

Burr, S., & Penzer, R. (2005). Promoting skin health. *Nursing Standard*, *19*(36), 57–65.

Carpenito-Moyet, L. (2008). *Nursing diagnosis: Application to clinical practice*. (12th ed.). Philadelphia: Wolters Kluwer Health/Lippincott Williams & Wilkins.

Ciancio, S. (2008). Mouth rinses and their impact on oral hygiene. *Access*, *22*(5), 24–29.

Cleveland Clinic. (2008). *Contact lens care*. Available at http://my.clevelandclinic.org/devices/vision_correction/Contact_Lenses/hic_Contact_Lens_Care.aspx. Accessed August 9, 2008.

Costello, T., & Coyne, I. (2008). Nurses' knowledge of mouth care practices. *British Journal of Nursing*, *17*(4), 264–268.

Downey, L., & Lloyd, H. (2008). Bed bathing patients in hospital. *Nursing Standard*, *22*(34), 35–40.

Flori, L. (2007). Don't throw in the towel: Tips for bathing a patient who has dementia. *Nursing*, *37*(7), 22–23.

Hess, C. (2008). *Skin & wound care*. (6th ed.). Philadelphia: Wolters Kluwer/Lippincott Williams & Wilkins.

Hoeffer, B., Talerico, K., Rasin, J., et al. (2006). Assisting cognitively impaired nursing home residents with bathing: Effects of two bathing interventions on caregiving. *The Gerontologist*, *46*(4), 524–532.

Holman, C., Roberts, S., & Nicol, M. (2005). Practice update: Clinical skills with older people. Promoting oral hygiene. *Nursing Older People*, *16*(10), 37–8.

Jarvis, C. (2008). *Physical examination & health assessment*. (5th ed.). St. Louis: Saunders/Elsevier.

Kyle, T. (2008). *Essentials of pediatric nursing*. Philadelphia: Wolters Kluwer/Lippincott Williams & Wilkins.

Mayo Foundation for Medical Education and Research (MFMER). (2007a). *Amputation and diabetes: How to protect your feet*. Available at www.mayoclinic.com/health/amputation-and-diabetes/DA00140. Accessed July 31, 2008.

Mayo Foundation for Medical Education and Research (MFMER). (2007b). *Nails: How to keep your fingernails healthy and strong*. Available at www.mayoclinic.com/health/nails/WO00020. Accessed July 31, 2008.

Mayo Foundation for Medical Education and Research (MFMER). (2007c). *Skin care: Top 5 habits for healthy skin*. Available at www.mayoclinic.com/healthy/skin-care/SN00003.

Mayo Foundation for Medical Education and Research (MFMER). (2007d). *Oral health: Tips for proper dental care*. Available at www.mayoclinic.com/health/dental/DE00003.

MedlinePlus. (2007a). *Dry skin*. Available at www.hlm.nih.gov/medlineplus/ency/article/003250.htm. Accessed August 2, 2008.

MedlinePlus. (2007b). *Penis care (uncircumcised)*. Available at www.nlm.nih.gov/medlineplus/ency/article/001917.htm. Accessed July 31, 2008.

MedlinePlus. (2007c). *Rashes*. Available at www.nlm.nih.gov/medlineplus/ency/article/003220.htm#Home%20Care. Accessed August 2, 2008.

Miller, C. (2008). Communication difficulties in hospitalized older adults with dementia: Try these techniques to make communicating with patients easier and more effective. *American Journal of Nursing*, 108(3), 58–66.

Moorhead, S., Johnson, M., Maas, M., et al. (Eds). (2008). *Nursing outcomes classification (NOC)*. (4th ed.). St. Louis: Mosby Elsevier.

National Institute on Aging (NIA). (2009). *Foot care*. Available at http://www.nia.nih.gov/HealthInformation/Publications/footcare.htm. Accessed April 21, 2010.

NANDA (2009). *Nursing diagnoses: Definitions and classification 2009–2011*. West Sussex, UK: Wiley-Blackwell.

Pegram, A., Bloomfield, J., & Jones, A. (2007). Clinical skills: Bed bathing and personal hygiene needs of patients. *British Journal of Nursing*, *16*(6), 356–358.

Pellatt, G. (2007). Clinical skills: Bed making and patient positioning. *British Journal of Nursing*, *16*(5), 302–305.

Polovich, M., White, J., & Kelleher, L. (Eds.). (2009). *Chemotherapy and biotherapy guidelines and recommendations for practice*. (3rd ed.). Pittsburgh, PA: Oncology Nursing Society.

Purnell, L., & Paulanka, B. (2005). *Guide to culturally competent health care*. Philadelphia: F. A. Davis Company.

Rader, J., Barrick, A., Hoeffer, B., et al. (2006). The bathing of older adults with dementia: easing the unnecessarily unpleasant aspects of assisted bathing. *American Journal of Nursing*, *106*(4), 40–49.

Smeltzer, S., Bare, B., Hinkle, J., et al. (2010). *Brunner & Suddarth's textbook of medical-surgical nursing*. (12th ed.). Philadelphia: Wolters Kluwer Health/Lippincott Williams & Wilkins.

Tabloski, R. (2006). *Gerontological nursing*. Upper Saddle River, NJ: Pearson Prentice Hall.

VISN 8 Patient Safety Center. (2009). *Safe patient handling and movement algorithms*. Tampa, FL: Author. Available at http://www.visn8.va.gov/patientsafetycenter/safePtHandling. Accessed April 23, 2010.

Voegeli, D. (2008a). Care or harm: Exploring essential components in skin care regimens. *British Journal of Nursing*, *17*(1), 24–30.

Voegeli, D. (2008b). The effect of washing and drying practices on skin barrier function. *Journal of Wound, Ostomy & Continence Nursing*, *35*(1), 84–90.

Voegeli, D. (2007). The role of emollients in the care of patients with dry skin. *Nursing Standard*, *22*(7), *62*, 64–68.

Watkins, P. (2008). Using emollients to restore and maintain skin integrity. *Nursing Standard*, *22*(41), 51–58, 60.

Weber, J., & Kelley, J. (2007). *Health assessment in nursing* (3rd ed.). Philadelphia: Wolters Kluwer/Lippincott Williams & Wilkins.

Wound Ostomy and Continence Nurses Society. (2003). *Guidelines for prevention and management of pressure ulcers*. WOCN Clinical Practice Guideline Series. Glenview, IL: Author. Available at National Guideline Clearinghouse: http://www.guideline.gov/summary/summary.aspz?ss=15&doc_id=3860&mbr=3071. Accessed July 30, 2008.

Yoon, M., & Steele, C. (2007). The oral care imperative: The link between oral hygiene and aspiration pneumonia. *Topics in Geriatric Rehabilitation*, *23*(3), 280–288.

第8章

皮膚統合性と創傷ケア

焦点とする患者ケア

第8章では、皮膚統合性と創傷ケアに関するスキルの習得を目指し、以下のような患者に必要となるスキルを学ぶ。

ローリ・ダウンズ 糖尿病患者。左足部に慢性潰瘍があり入院中。

トラン・グエン 乳がんの診断を受け、非定型的根治的乳房切除術を受けている。

アーサー・ローズ 結腸切除術後の経過観察とステープル抜去のため、本日外科主治医の診察を予約している。

学習目標

本章学習後に実施できるようになるスキルを以下に示す。

1. 創洗浄と乾燥ガーゼドレッシングの貼付
2. 生食ガーゼドレッシングの貼付
3. ハイドロコロイドドレッシングの貼付
4. 創洗浄の実施
5. 創培養の採取
6. モントゴメリ・ストラップの装着
7. ペンローズドレーンの管理
8. Tチューブドレーンの管理
9. ジャクソン-プラットドレーンの管理
10. ヘモバックドレーンの管理
11. 局所陰圧閉鎖療法の実施
12. 縫合部の抜糸
13. 外科用ステープルの抜去
14. 体外式加温パッドの装着
15. 開放創への滅菌温湿布
16. 坐浴の介助
17. 冷却療法の実施

基本用語

院内感染：医療を受けている間に獲得した感染

壊死：局所的な組織の死。

エスカー：厚く固い痂皮または乾燥した外皮で、壊死細胞と乾燥血漿から成る。

黄疸：血液中のビリルビンが増加し、皮膚、強膜、粘膜、体液に胆汁色素の沈着がおこり黄染がみられる状態。

虚血：循環障害により局所への血液供給が不足すること

基本用語 *(続き)*

外科用ステープル：ステープルの形状をしたステンレスワイヤーで、手術創の閉鎖に使用。

外科用縫合糸：組織や皮膚を縫い合わせるのに使う糸またはワイヤー。

血管拡張：血管径の増加。

血管収縮：血管腔の狭窄。

紅斑：毛細血管の拡張やうっ血により、発赤や炎症が生じている部位。

個人防護具(PPE)：感染性物質への暴露を最小限に抑え、または防止するための装具で、グローブ、マスク、ガウン、ゴーグルなどがある。

上皮化：創傷治癒過程の段階で、上皮細胞が創縁の表面を横切るように移動し(癒合)、組織の色はすりガラス様からピンク色を呈する。

褥瘡：持続的な圧迫による軟部組織の損傷。

滲出液：創に貯留した水分で、漿液、壊死組織片、細菌、白血球を含む。

浸軟：過度の湿潤による組織の軟化。

清潔操作：患者ケアにおいて、微生物全数を減少させ、人から人、物から物への微生物伝播のリスクを減少または防止するための方法。丁寧な手洗い、清潔野の準備による清潔環境の維持、清潔グローブと滅菌器材の使用、使用器具・材料の直接汚染の防止などを含む(Wooten&Hawkins,2005)。

創縁癒合：創縁はお互いに引き寄せあい、上皮形成が起こり、癒合し、閉鎖する。

低体温：体温が36℃より低い状態。

デブリードマン：創の壊死組織や異物の除去。

トンネル：大部分は表皮の下にある通路状のもので、開口部は創皮膚面に見える。

肉芽組織：深紅色の新生組織で、繊維芽細胞や小血管から成り、治癒が始まると開放創を充填する。表面は不整でラズベリー様。

斑状出血：皮下組織に血液が浸潤した部位に起こる変色。

病原体：ヒトに有害な微生物。

浮腫：間質組織内の水分の貯留。

ポケット：創縁に沿って健康な皮膚の下にある組織が破壊されてできた領域で、褥瘡のステージ分類では3-4期にみられる。

無菌操作：患者ケアにおいて、微生物への暴露を減少させ、器具や場所が可能な限り微生物のない状態を維持できるようにする方法。丁寧な手洗い、無菌野の使用、滅菌器具の使用が含まれる。滅菌ドレッシング材の貼用には滅菌グローブを使用する。(Wooten & Hawkins, 2005)。

哆開：特に手術後の創に生じる偶発的な創縁の分離。

瘻孔：創底面にある空洞または管で、感染源となる可能性がある。

皮膚と軟部組織の正常な統合性と機能が崩壊した状態を創傷と呼ぶ。この崩壊は、生命に関わる危険な状態を生み出す可能性がある。創傷には感染、出血、**哆開**、内臓脱出などの合併症のリスクがある(基礎知識8-1)。これらの合併症によって全身性疾患や死に至るリスクは増加し、医療の介入期間は延長し、医療費も増加する。**褥瘡**とは、持続的な圧迫が軟部組織に損傷を与えることに起因する創傷で、皮膚と組織の崩壊に関する最も一般的な疾患で、多大な医療費を要する(基礎知識8-2の褥瘡のステージ分類を参照)。
皮膚統合性に関連する看護の責任は、患者と創傷、双方のアセスメント(基礎知識8-3)を行い、続いて看護計画の展開により適切な成果確認、看護介入、看護ケアの評価を行う。患者個々のケアプランに応じて、効果的な創傷ケアのスキルが必要となる。

院内感染の原因で最も多いのが、創傷ケア実施中の不注意な無菌操作である。創傷ケア実施中は、適切な無菌操作と行うと共に、標準感染予防策や、必要であれば感染経路別予防策に従うことが極めて重要である。慢性的な創傷や褥瘡は、清潔操作による処置でもよい（感染予防策、**無菌操作**と清潔操作の解説は、「第4章 無菌操作と感染制御」を参照）。

患者は、ドレッシング交換や創傷ケアに関して生理的・心理的痛みを体験しているため、看護師は痛みのアセスメントと、患者が体験する痛みを最小限に抑える方法を用いるスキルも備えていなければならない。

加えて、皮膚と創傷の合併症の可能性を常にアセスメントしていくことも必要である。創傷ケア用品やドレッシング材は選択肢が多く、それぞれに特徴的な作用、適応、禁忌、長所、短所がある。看護師は各医療施設で利用できる製品を知り、適応や正確な使用法をそれぞれの創傷ケア用品やドレッシング材について熟知することが非常に重要である。基礎知識8-4に創傷ケア用品・ドレッシング材の使用目的と使用方法を概説している。さらに、患者にとって最も効果的なケアを計画・調整してもらうために、創傷ケアの専門家である皮膚・排泄ケア認定看護師に相談する機会を持つことが適切で必要な活動となることも多い。

本章では、皮膚統合性と創傷に関するケアを行う看護師を支援するスキルを取り扱う。本章の基礎知識の表に加えて、「第4章 無菌操作と感染制御」の皮膚統合性と創傷ケアに関するスキルの理解を支援するための重要な知識を短時間で復習できるような内容にも触れている。

基礎知識 8-1

創傷治癒と合併症

- 創傷治癒には一次、二次、三次の治癒過程がある。
- 一次治癒における創は、汚染されておらず直線的で、組織の損失もほとんどない。創縁は、縫合により良好に閉鎖する。このような創傷は通常治癒も早く、瘢痕も最小限に抑えられる。
- 二次治癒では、創が大きく組織の損失も大きい。創縁は閉鎖しない。**肉芽組織**の形成によって治癒が進む。このような創傷は治癒までの期間が長く、感染の機会も多く瘢痕も大きい。
- 一次治癒による創傷治癒が、感染を受けることで二次治癒になることがある。このような創傷は炎症反応が強く、肉芽組織の形成も大きい。瘢痕も大きく、縮小、平坦化して治癒することはない。
- 遅延一次治癒または三次治癒では、数日間開放創として**浮腫**や感染を改善させ、**滲出液**を排出する。創はその後閉鎖する。
- 創傷の合併症には感染、出血、哆開、内臓脱出がある。これらの合併症は全身性疾患のリスクを増加させ、医療行為の介入期間を延長する。その結果、医療費は増加し、死に至る危険もある。
- 外皮系の障害が起こることで、多様な心理的影響が現れる可能性がある。潜在的、または実際の情緒的ストレッサーは、創傷を伴う患者に共通して存在する。疼痛は、ほとんどすべての創傷で発生する。また、不安、恐怖は患者が創傷から回復する際に大きな影響を及ぼす。多くの患者は、ボディイメージの変化、創傷に関連した身体の構造、機能の変化に向き合わなければならない。

基礎知識 8-2

褥瘡のステージ分類

深部組織損傷の疑い

圧力や剪断力による皮下軟部組織の損傷に起因して、紫色または栗色の限局性の皮膚変色や血疱がみられる。深部組織損傷は、皮膚の色素が濃い患者では発見が困難なことがある。隣接する組織と比べ、疼痛、硬結、脆弱、湿潤、熱感、冷感などの所見が先行して認められることがある。進行すると暗色の創底に薄い水疱ができることがある。創がさらに進行すると、薄い**エスカー**で覆われる。進行は速く、最善の治療を行っても更に深い組織が露出することもある。

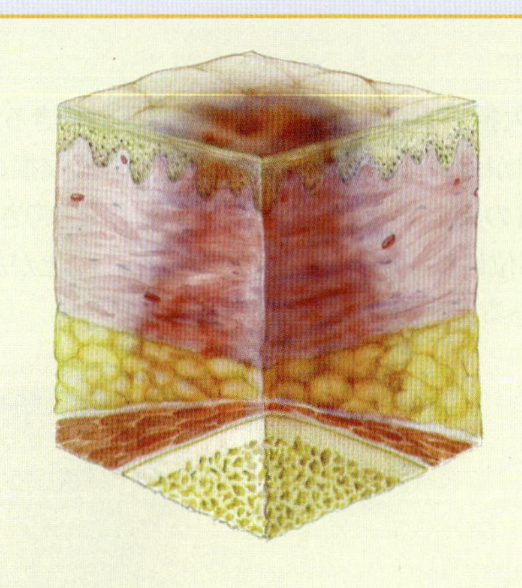

ステージⅠ

通常骨突出部に限局した部位に、消退しない発赤を伴う損傷のない皮膚がみられる。色素の濃い皮膚では明らかな消退が認められないが、周囲の皮膚と色が異なる可能性がある。ステージⅠは色素の濃い患者では発見が困難な場合がある。ステージⅠは患者にリスクがあることを示す。

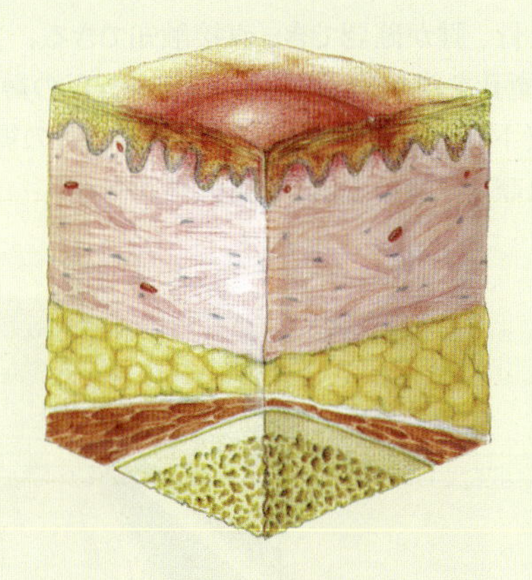

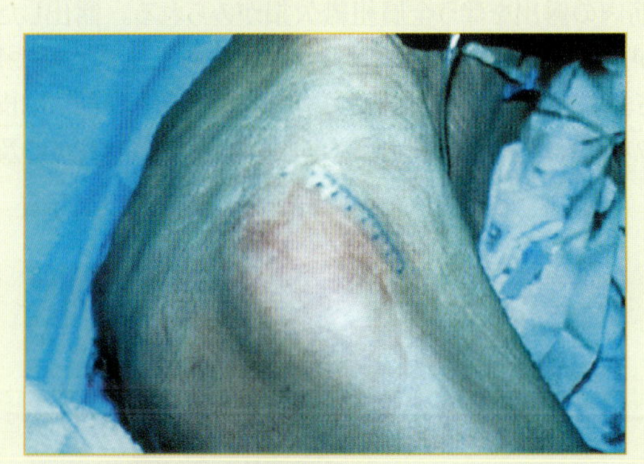

ステージⅡ

スラフ（黄色壊死組織）を伴わない、創底が薄赤色の浅い潰瘍として現れ、真皮の部分層欠損がみられる。スラフまたは皮下出血（深部組織損傷を示す）を伴わず、光沢のある、または乾燥した浅い潰瘍を呈する。表皮が破れていない、または開放・破裂した、血清・漿液で満たされた水疱を呈することもある。このステージを皮膚の裂傷、テープによる皮膚炎、失禁関連皮膚炎、**浸軟**、表皮剥離の表現に用いるべきではない。

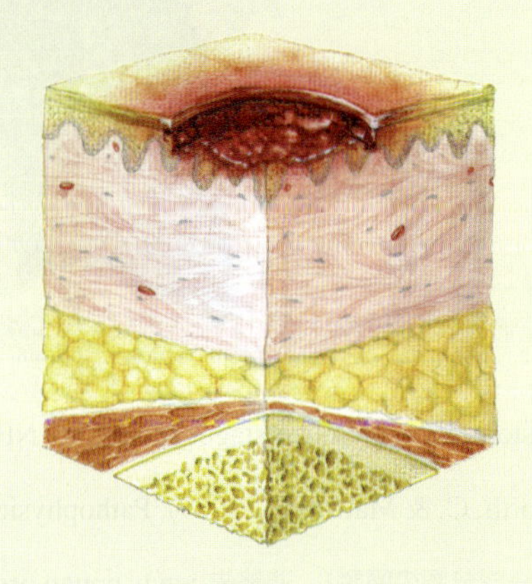

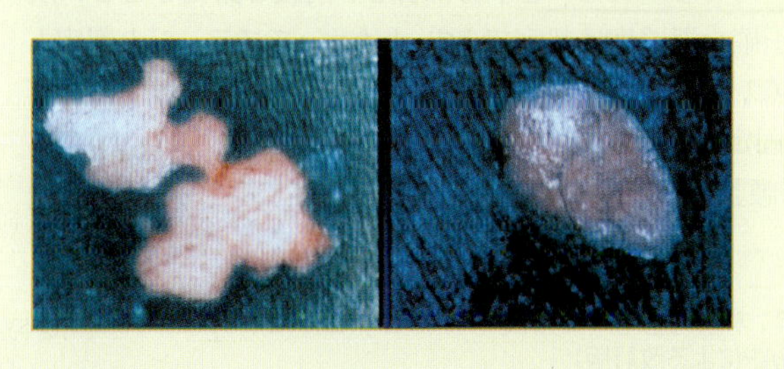

（続く）

基礎知識 8-2 *(続き)*

褥瘡のステージ分類

ステージⅢ

全層組織欠損がみられる。皮下脂肪は確認できるが、骨、腱、筋肉は露出していない。骨・腱は確認できず、直接触知できない。スラフが付着していることがあるが、組織欠損の深度がわからなくなるほどではない。**ポケット**や**瘻孔**が存在することもある。ステージⅢの褥瘡の深さは、解剖学的位置によりさまざまである。鼻梁部、耳介部、後頭部、踝部には皮下脂肪組織がなく、このような部位にあるステージⅢの褥瘡は浅いことがある。反対に脂肪層が厚い部位では、ステージⅢの非常に深い褥瘡が生じる可能性がある。

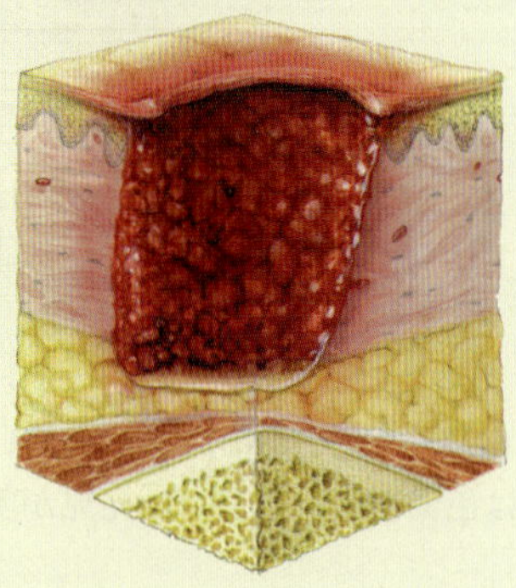

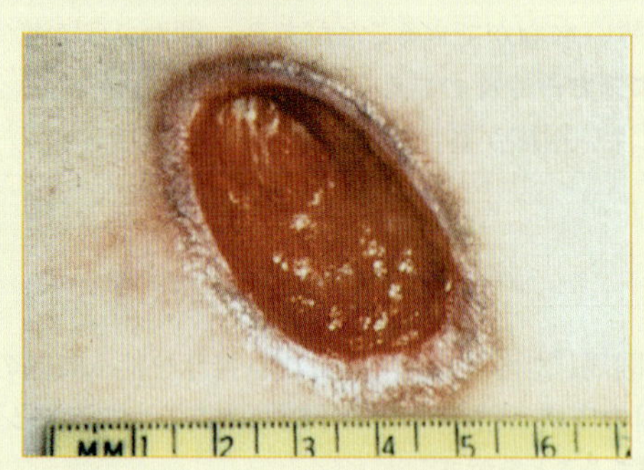

ステージⅣ

骨、腱、筋肉の露出を伴う全層組織欠損がみられる。露出した骨、腱が確認でき、直接触知できる。スラフやエスカー(黒色壊死組織)が創底に部分的に付着していることがある。ポケットや瘻孔を伴うことが多い。ステージⅣの褥瘡の深さは、解剖学的位置によりさまざまである。鼻梁部、耳介部、後頭部、踝部には皮下脂肪組織がなく、このような位置の褥瘡は浅いことがある。ステージⅣの褥瘡は筋肉や支持組織(筋膜、腱、関節包など)に及び、骨髄炎を起こす可能性がある。

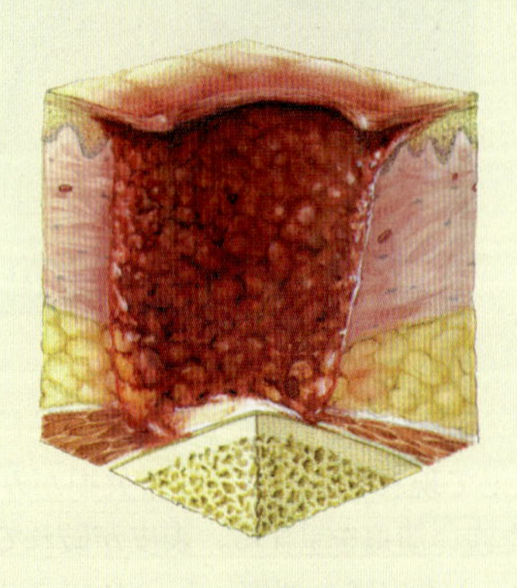

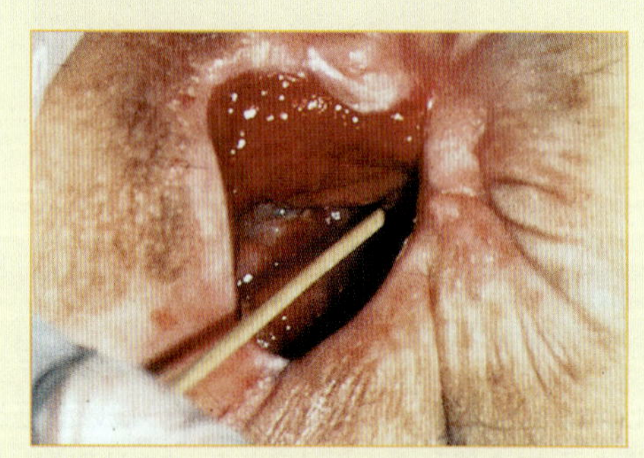

判定不能

全層組織欠損がみられ、創底をスラフ(黄色、黄褐色、灰色、緑色、茶色)や、エスカー(黄褐色、茶色、黒色)が覆っている。スラフやエスカーを十分除去し、創底を露出させない限り、正確な深達度は判定できず、したがってステージの判定もできない。踵に付着したエスカーで安定した状態のもの(乾燥、固定し、損傷や**紅斑**、波動がない)は、「天然の(生体の)創保護」の役割を果たすので、除去すべきではない。

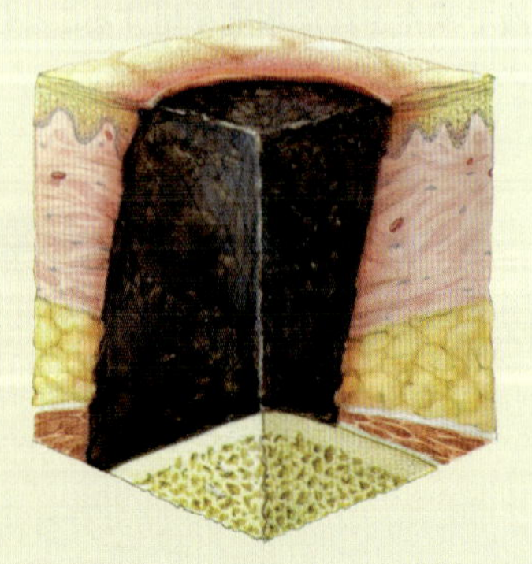

(出典:米国褥瘡諮問委員会 (NPUAP) (2007a). Updated staging system. Pressure ulcer stages revised by NPUAP.(最新ステージ分類、NPUAPによる改訂版)
連絡先 ww.npuap.org/pr2.htm. 受理 December 27, 2008.; and Porth, C. & Matfin, G. (2009). Pathophysiology: Concepts of altered health states (8th ed.) Philadelphia: Lippincott Williams & Wilkins.
イラスト出典 NPUAP(2007c). Resources. Staging illustrations.(ステージ分類の図説) 連絡先 www.npuap.org/resources.htm. 受理 January 9, 2009.

基礎知識 8-3

創傷アセスメント

創傷に関して、外観、大きさ、滲出液、疼痛、縫合の状態、ドレーン、チューブ、合併症の徴候をアセスメントする。

一般的な創傷アセスメントの実施

- 創傷の外観は、視診と触診によってアセスメントを行う。創縁の癒合状況、創と創周囲の色に注目する。創縁は清潔で良好に癒合しなければならない。創縁は、1週間は発赤や軽度の腫脹を認めるが、その後閉鎖し正常な外観となる。創周囲の皮膚は当初皮下出血がある。感染徴候（腫脹、発赤、滲出液、熱感の増加）について観察する。
- 縫合、ドレーン、チューブの状況に注意する。これらは手術創と同じ方法でアセスメントし、不具合がなく、適切に機能していることを確認する。
- 創傷の滲出液に関して、量、色、臭気、粘度をアセスメントする。
- 患者の疼痛は、客観的評価法によってアセスメントする。手術創の疼痛は通常、最初の2-3日が最も強く、その後徐々に弱くなる。増強、または持続する疼痛は、特に急激な変化がある場合、さらなるアセスメントが必要である。治癒の遅れ、感染、その他の合併症の徴候である可能性がある。
- 感染や出血の徴候や症状を発見するために、患者の全身状態をアセスメントする。

褥瘡のサイズ測定

創の大きさ

- 形を描写し、特徴を記述する。
- 長径、短径、直径（円形の場合）を測定する。

創の深さ

- 手指衛生を行う。グローブを装着する。
- 生理食塩水（以下、生食）で湿らせた屈曲性のある滅菌綿棒を、先端が付くまで90度の角度で創へ挿入する。
- 周囲の皮膚表面の高さで綿棒に印を付けるか、または綿棒の創縁と一致する高さを母指と示指でつまむ。
- 綿棒を取り出し、定規で深さを測定する。

創のトンネル

- 手指衛生を行う。グローブを装着する。
- 方向を判定するために、生食で湿らせた屈曲性のある滅菌綿棒を、トンネルのできている部位にゆっくりと挿入する。綿棒の方向を時計の針に見立て、方向を確認する。患者の頭の方向を12時とする。時計回りに動かし、トンネルの最も深い場所を測定する。
- 深さを判定するために、綿棒をトンネルの中に挿入し、創縁と同じ高さで綿棒に印を付けるか、母指・示指でつまむ。綿棒を取り出し、定規で深さを測定する。
- トンネルの方向と深さを記録する。

（以下を翻案、Hess, C. [2008]. Wound care (6th ed., pp.23-30). Philadelphia:Wolters Kluwer Health/Lippincott Williams & Wilkins.）

基礎知識 8-4

創のドレッシング材・製品リスト

種類	特徴	適応
トランスペアレントフィルム Bioclusive DermaView Mefilm Polyskin Uniflex OPSITE Tegaderm	● 創と外界の酸素交換が可能 ● 自己粘着性 ● 汚染から保護し、防水効果がある ● 創滲出液の喪失を防止 ● 創の湿潤環境を維持 ● 自己融解**デブリードマン**が容易になる ● 滲出液を吸収しない ● 創の観察が可能 ● 治癒効果がなくなるため24-72時間で交換する	● 滲出液の少ない創 ● 小さい創、中間層損傷 ● ステージⅠの褥瘡 ● ジェル、フォーム、ガーゼなどのドレッシング材の固定 ● 静脈カテーテル、鼻腔カヌラ、チェストチューブ、中心静脈カテーテルの固定
ハイドロコロイドドレッシング DuoDerm Comfeel PrimaCol Ultec Exuderm	● 閉鎖型、準閉鎖型があり、創と外界の酸素交換は制限がある ● 滲出液の吸収は少量から中等量 ● 創の湿潤環境を維持 ● 自己粘着性 ● クッション性がある ● 自己融解デブリードマンが容易になる ● 汚染から保護する ● 治癒効果がなくなるため、3-7日間で交換する	● 中間層損傷、全層損傷の創 ● 滲出液が少量から中等量の創 ● 壊死やスラフを伴う創 ● 感染のある創には使用しない
ハイドロジェル IntraSite Gel Aquasorb ClearSite Hypergel ActiFormCool	● 創の湿潤環境を維持 ● 滲出液の吸収は少量 ● 自己融解デブリードマンが容易になる ● 創への粘着性はない ● 疼痛を緩和 ● 二次ドレッシング材が必要	● 中間層損傷、全層損傷の創 ● 壊死を伴う創 ● 熱傷 ● 乾燥している創 ● 滲出液の少ない創 ● 感染している創
アルギン酸塩 Sorbsan AlgiCell Curasorb AQUACEL KALGINATE Melgisorb	● 滲出液を吸収 ● 創の湿潤環境を維持 ● 自己融解デブリードマンが容易になる ● 二次ドレッシング材が必要 ● 1-3日間で交換	● 感染創、未感染創 ● 少量から多量の滲出液がある創 ● 中間層損傷または全層損傷の創 ● トンネルのある創 ● 湿潤した赤色、黄色の創 ● 滲出液が少量、乾燥したエスカーを伴う創には使用しない
ポリウレタンフォーム LYOfoam Allevyn Biatain Mepilex Optifoam	● 創の湿潤環境の維持 ● 創への粘着性はない ● 創を被覆する ● 吸収力が高い ● 最大7日間まで継続使用できる ● 固定のために二次ドレッシングが必要な製品もある	● 少量から多量の滲出液を吸収する ● チューブやドレーンの周囲に使用 ● 乾燥したエスカーを伴う創には使用しない

基礎知識 8-4 *(続き)*

創のドレッシング材・製品リスト

種類	特徴	適応
抗菌剤 SilvaSorb Acticoat Excilon Silverlon	● 抗菌作用 ● 感染の軽減 ● 感染の防止	● 細菌汚染から保護し、または細菌汚染を減らすために、排膿、滲出液があり治癒していない創に使用 ● 急性期または慢性期の創
コラーゲン BGC Matrix Stimulen PROMOGRAN Matrix	● 吸収剤 ● 創の湿潤環境を維持 ● 創への粘着性はない ● 外用薬に適合 ● 創表面に適合が良い ● 二次ドレッシングが必要	● 中間層損傷、全層損傷の創 ● 感染創、未感染創 ● 皮膚移植 ● ドナー部位 ● トンネルがある創 ● 赤色、黄色の湿潤創 ● 創の滲出液は少量から多量
複合材 Alldress Covaderm Stratasorb	● 2つ以上の異なる物質を1つのドレッシング材に混合し、複数の機能をもつ ● 創と外界の酸素交換が可能 ● 自己融解デブリードマンが容易になる ● 物理的細菌バリアと吸収層として機能する ● 粘着性はないか、あっても弱い ● 一次ドレッシングまたは二次ドレッシングとして用いる	● 中間層損傷、全層損傷の創 ● 創の滲出液は少量から多量 ● 壊死組織 ● 肉芽組織と壊死組織が共存する創 ● 感染創

以下を翻案 Benbow, M. (2008a). Exploring the concept of moist wound healing and its application in practice. *British Journal ofNursing, (Tissue viability supplement), 17*(15), S4–S16.; Bookout, K. (2008). Wound care product primer for the nurse practitioner: Part I. *Journal of Pediatric Health Care, 22*(1), 60-3.; Hess, C. (2008). *Skin & wound care* (6th ed.). Philadelphia: Wolters Kluwer Health/Lippincott Williams & Wilkins.; and Snyder, L. (2008). Wound basics: Types, treatment, and care. RN, 71(8), 32–7.

スキル・8-1　創洗浄と乾燥ガーゼドレッシング

創傷ケアの目標は、皮膚統合性を回復させるために組織の修復・再生を促進させることである。多くの場合、創傷ケアには創洗浄と、創の保護被覆材としてドレッシング材の貼付が行われる。創洗浄には滅菌生食がよく用いられる。

ドレッシング材の交換に関して、頻度の基準はない。滲出液の量、担当医の判断、創の種類、使用している創傷ケア製品の特徴に応じて頻度が決まる。手術創の最初のドレッシング交換は通常、外科医やその他の専門医が行い、手術後24-48時間後に行われることが多い。

(続く)

スキル・8-1　創洗浄と乾燥ガーゼドレッシング　（続き）

必要物品

- 滅菌グローブ
- 清潔なディスポーザブルグローブ
- 指示あれば、PPE
- ガーゼドレッシング材
- 外科用、腹部用パッド
- 滅菌ドレッシングセット、または縫合セット（滅菌剪刀・鉗子）
- 指示された滅菌洗浄液（一般的には0.9%生食か市販されている創洗浄液）
- 滅菌ベースン（必要時）
- 滅菌ドレープ（必要時）
- 汚染ドレッシングを捨てるビニール袋か適切な廃棄物容器
- 防水パッドとタオルケット
- テープ、固定用品
- タオルケットなど、患者を覆うリネン
- 必要なドレッシング材や医療材料、又は医師の指示で必要なもの

アセスメント

創洗浄とドレッシング交換の必要性を判断するために現在の状況をアセスメントする。創傷ケアに関する医師の指示と、看護計画を確認する。患者の安楽度と、創傷ケア前に鎮痛剤が必要かどうかアセスメントする。前回のドレッシング交換は疼痛を伴うものだったのか、また患者の疼痛を最小限に抑えるための介入は効果があったのかアセスメントする。現在のドレッシング材の汚染状態を判定するためにアセスメントを行う。過剰な滲出液や出血、ドレッシング材の飽和状態についてアセスメントする。創と周囲組織を観察する。創の外観から、創縁の癒合、創と創周囲の皮膚色、哆開の徴候についてアセスメントする。縫合、ステープル、接着閉鎖ストリップの状態をアセスメントする。創傷治癒過程のステージと、滲出液の性状に注意する。創周囲の皮膚色、体温、浮腫、**斑状出血**、浸軟についてもアセスメントする。

看護診断

患者の現在の状態に基づいて看護診断に用いる関連因子を決定する。適切な看護診断を以下に示す。

- 感染リスク状態
- 不安
- ボディイメージ混乱
- 組織統合性障害
- 急性疼痛
- 皮膚統合性障害
- 知識不足
- 術後回復遅延

成果確認と看護計画立案

創洗浄後に乾燥ガーゼドレッシングを貼付する際の望ましい成果は、創への汚染や損傷がなく、患者の疼痛・苦痛体験の原因とならずに、創洗浄が行われドレッシング材で創が保護されることである。他に適切な成果としては、創治癒の進行している徴候が継続して認められること、患者が創傷ケアとドレッシング交換の必要性を理解したと表現できること、などがある。

看護技術の実際

手順	根拠
1. 創傷ケアに関する医師の指示と看護計画にある創傷ケアを確認する。	ケアに関する指示や看護計画を確認することで、正しい患者に正しい処置を確実に行うことができる。
2. 必要物品をベッドサイドのオーバーテーブルに準備する。	物品の準備は、処置の時間効率を上げ系統立てたアプローチができる。必要物品を全てベッドサイドに持参することで、時間と労力を節約できる。物品を近くに配置すると便利で時間の節約になり、看護師の不必要な筋肉のひねり・伸展を避けられる。
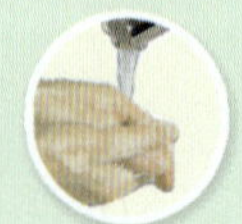 3. 手指衛生を行い、指示があればPPEを装着する。	手指衛生とPPEは微生物の拡散を防止する。感染経路別予防策にもとづくPPEが必要となる。

手順	根拠
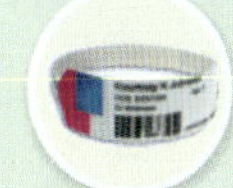 4. 患者の本人確認を行う。	患者確認を行うことで、正しい患者に介入し、エラーを防止できる。
5. ベッド周囲のカーテンを閉め、可能であれば部屋のドアを閉める。患者にこれから実施する処置について理由も合わせて説明する。	患者のプライバシーを保護する。患者への説明は不安を軽減し、協力を得やすい。
6. 創傷ケア・ドレッシング交換前に非薬理学的鎮痛法の介入が必要か、鎮痛剤投与が必要か、その可能性についてアセスメントする。適切な鎮痛剤を指示通り投与する。処置を始める前に、鎮痛剤の効果が現れるまで十分時間をとる。	疼痛は、過去の体験に影響を受けた主観的な体験である。創傷ケアとドレッシング交換は、患者にとって疼痛の原因となる場合がある。
7. 都合のよい場所に廃棄物容器を置き、処置中に利用する。	廃棄物容器を手近な場所に置くと、汚染したドレッシング材をすぐに廃棄でき、微生物の拡散防止にもつながる。
8. ベッドを動きやすい高さに合わせる。通常は実施者の肘の高さである。(VISN 8, 2009)。	ベッドを適切な高さに調整すると、背部や筋肉の負担を軽減できる。
9. 創傷ケアが実施しやすく患者にとって安楽な体位がとれるように介助する。創部以外の露出部をタオルケットで覆う。創部の下に防水パッドを敷く。	良い体位をとると患者は安楽であり、タオルケットで患者を覆うと安楽で温かい。防水パッドは下に敷いているシーツが汚染しないように保護する。
10. ドレッシング材を除去する前にドレーン、チューブ、その他付属物の位置を確認する。ドレッシング材のテープを剥がす前に、清潔なディスポーザブルグローブを装着する(図1)。必要時、粘着剥離剤を使用するとテープを剥がしやすい。	ドレーン装着患者の場合、偶発的に抜去されていないか確認する。グローブは、汚染したドレッシング材から看護師を守り、微生物の拡散を防止する。粘着剥離剤は、ドレッシング材を除去する際に患者の苦痛を軽減する。

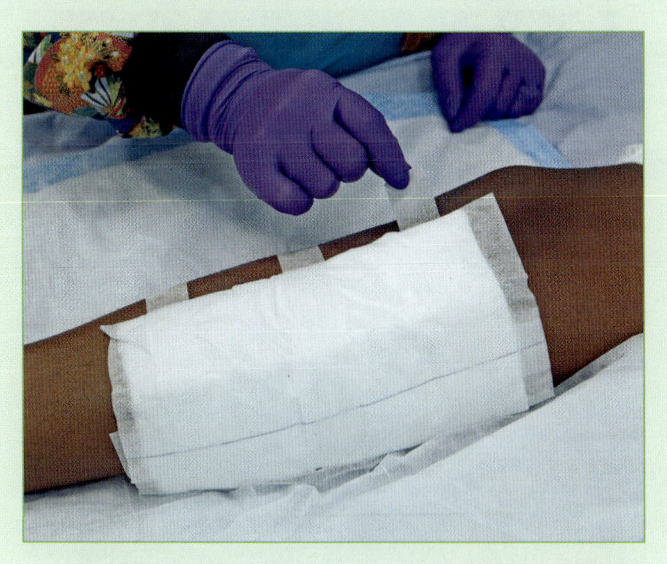

図1　ドレッシング材のテープを緩める。

手順	根拠
11. 汚染したドレッシング材を注意深く剥がす(図2)。テープを剥がす際に抵抗があれば、シリコンベースの粘着剥離剤を使用し、剥がしやすくする。ドレッシング材の一部が皮下組織に密着している場合は、滅菌生食を少量使用し柔らかくしてから除去する(図3)。	慎重にドレッシング材を除去することは、患者にとって安楽で、ドレーンが抜去されていないことを確認しながら実施できる。シリコンベースの粘着剥離剤は簡単・迅速に痛みを感じることなくテープを剥離することができ、皮膚剥離の問題も生じない(Rudoni, 2008; Stephen-Haynes,2008)。滅菌生食でドレッシング材を湿らせると、損傷や疼痛を最小限に抑えながらドレッシング材を除去することができる。

(続く)

スキル・8-1　創洗浄と乾燥ガーゼドレッシング　(続き)

手順

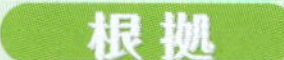

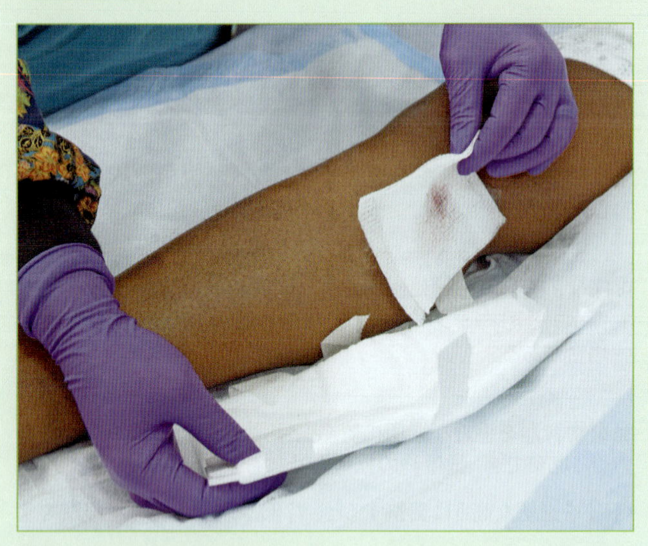

図2　ドレッシング材を除去する。

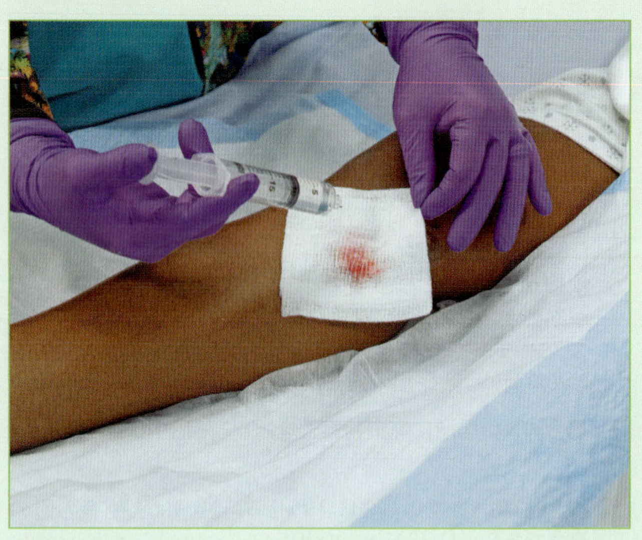

図3　生食を用いてドレッシング材を除去する。

12. ドレッシング材を除去した後、ドレッシング材に付着している滲出液の状態、量、性状、色、臭気について記録する(図4)。汚染したドレッシング材を適切な廃棄物容器に捨てる。グローブを外し適切な廃棄物容器に捨てる(図5)。

滲出液の状態は記録しておく必要がある。汚染したドレッシング材と使用後のグローブを適切に廃棄することは、微生物の拡散を防止する。

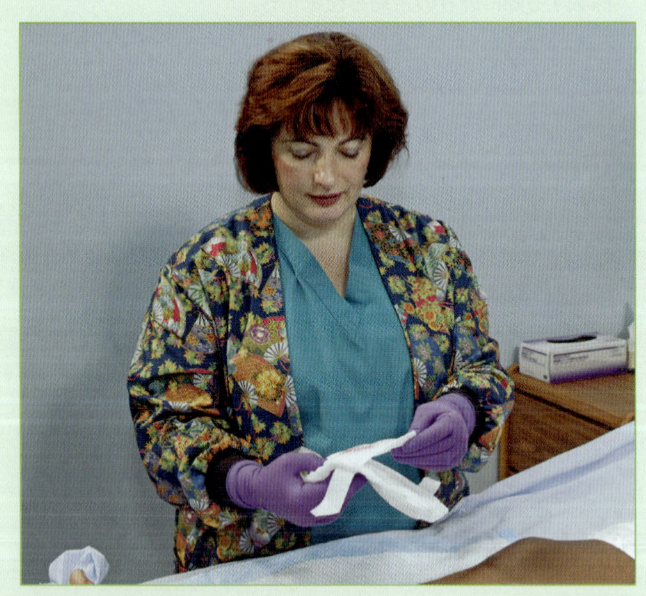

図4　除去したドレッシング材をアセスメントする。

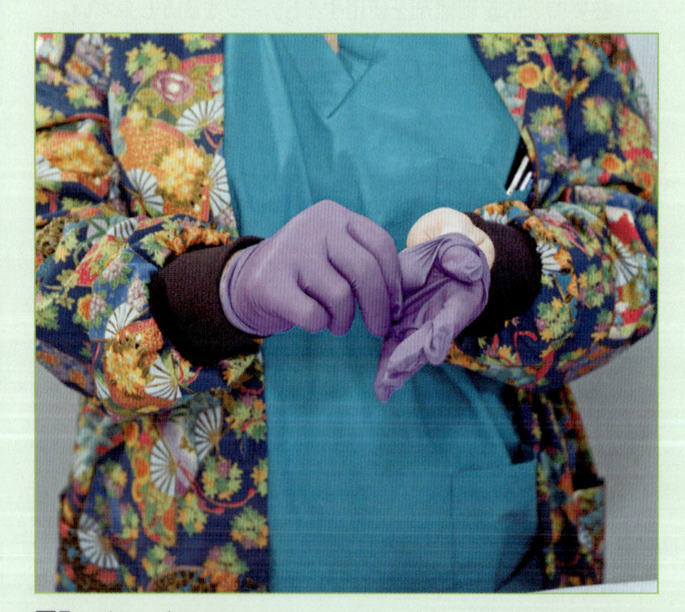

図5　グローブを外す。

13. 創の大きさ、外観、滲出液の状態を観察する。疼痛があればアセスメントする。縫合、接着閉鎖ストリップ、ステープル、ドレーン、チューブがあればその状態を確認する。問題についてはすべて記録する。

創傷治癒や刺激・感染の状態は記録する必要がある。

14. **無菌操作で無菌野を準備し、必要な物品を開封する(図6)。**

使用物品は手の届く範囲内に準備し、無菌状態を維持する。

手順	根拠
15. 滅菌洗浄液を開封する。局部の洗浄の場合は、容器上のガーゼスポンジに直接必要量の洗浄液を注ぐ。複雑な場所や広範囲の洗浄の場合は、ベースンに洗浄液を注ぐ。	ドレッシング材と洗浄液の無菌性を維持する。
16. 滅菌グローブを装着する(図7)。	滅菌グローブを装着することで、外科的無菌法と無菌操作を維持し、微生物の拡散のリスクを減少させる。

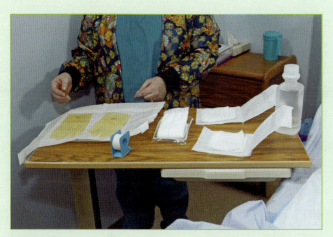

図6　無菌野を作る。

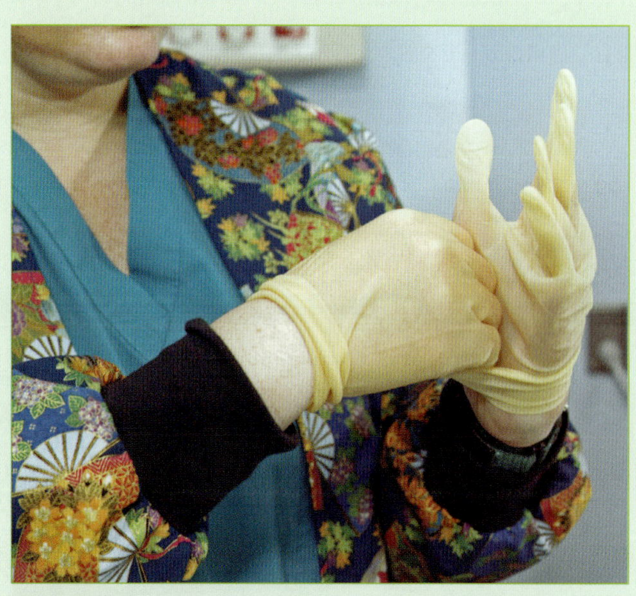

図7　滅菌グローブを装着する。

手順	根拠
17. 創を洗浄する。**洗浄は上から下に、中心から外側に向けて行う(図8)。この法則に従って、1回拭く毎に新しいガーゼを使用し、使用後のガーゼは廃棄物容器に捨てる。創の上から下に向けて洗浄液を噴霧し、拭き取る手順を交互に行う。**	上から下へ、中央から外側へ洗浄することで、汚染が最も少ない領域から最も汚染の強い領域へ洗浄を行うことができ、洗浄した領域を再度汚染しないことが保証される。1回の拭き取りに1枚のガーゼを使用することで、確実に洗浄済みの領域を再汚染しない。
18. 創の洗浄が終了したら、同様の法則でガーゼスポンジを用いて乾燥させる。指示の通りに、軟膏の塗布や他の処置を行う(図9)。	湿潤環境は、微生物の増殖を促す培地となる。指示された軟膏や他の薬剤を使用することで微生物の成長を抑制し、治癒過程を促進する。

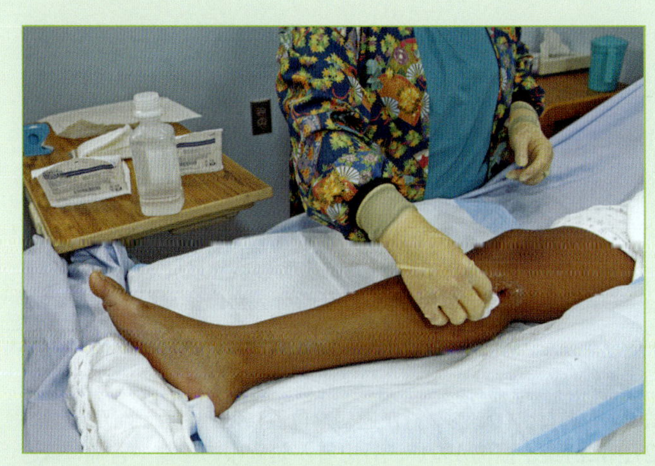

図8　湿らせたガーゼで創を洗浄する。

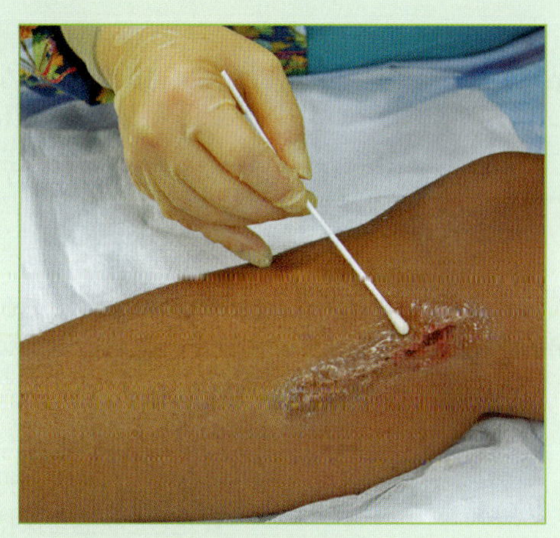

図9　抗菌剤の軟膏を綿棒で創に塗布する。

(続く)

スキル・8-1 創洗浄と乾燥ガーゼドレッシング（続き）

手順	根拠
19. 創部にドレーンを使用している場合は、ドレーン周囲を洗浄する。詳細はスキル8-7、8-8、8-9、8-10を参照のこと。	ドレーン挿入部の洗浄は感染防止に役立つ。
20. 乾燥した滅菌ガーゼドレッシングを創の上に重ねて置く（図10）。ガーゼドレッシングを置くために鉗子を使用しても良い。	最初に貼付するガーゼは、滲出液を吸収するガーゼ芯としての役割がある。鉗子を使用し無菌操作を維持する。
21. 2層目のガーゼを置き、創を覆う。	2層目のガーゼは、増加した滲出液を吸収させるために貼付する。

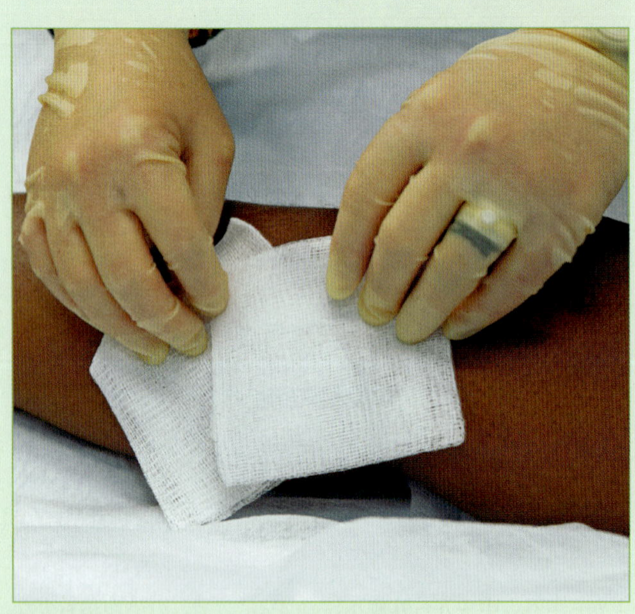

図10　乾燥したガーゼドレッシングを創に貼付する。

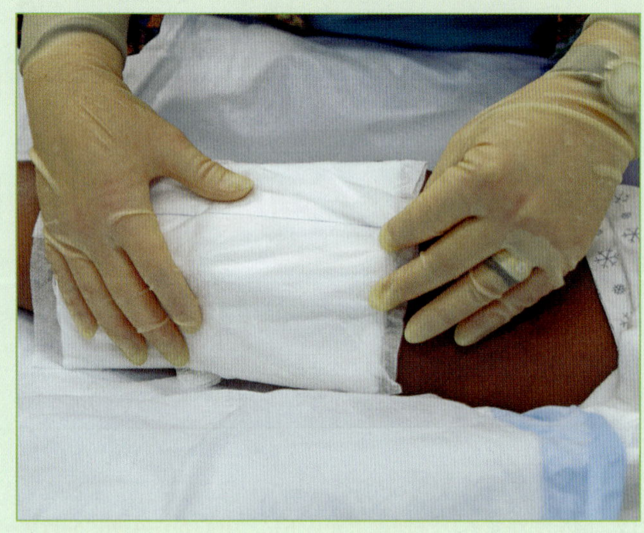

図11　外科用パッドをガーゼの上に乗せ、テープで固定する。

手順	根拠
22. 外側のガーゼドレッシングの上に、外科用または腹部用パッドを乗せる（図11）。	ドレッシング材は、外気中の微生物から創を保護する効果がある。
23. グローブを外して廃棄する。ドレッシング材の固定には、モントゴメリ・ストラップやロールガーゼを使用する。市販されている創傷ケア用品には、自己粘着式でテープ固定が必要ない製品も多い。	グローブを正しく廃棄することは、微生物の拡散を防止する。テープや固定用品はグローブを外した後の方が使用しやすい。
24. ドレッシング材を固定した後、日付と時間を記入したラベルを貼る。残った物品を全て片付ける。患者を安楽な体位に戻し、ベッド柵を上げ、ベッドの高さを最も低い位置に戻す。	日付と時間を記録することは情報提供であり、ケアプランを順守している証明となる。適切な患者の体位とベッドの調整は、安全と安楽を促進する。
25. 装着しているPPEを外し、手指衛生を行う。	正しくPPEを外すことは、他の物品への汚染と感染伝播のリスクを減少させる。手指衛生は微生物の拡散を防止する。
26. 全ての創傷ドレッシング材は、各勤務帯で確認する。創が複雑な場合、ドレッシング材がすぐに飽和状態になる場合は、頻回に確認する必要がある。	ドレッシング材を確認することで、患者の状態変化をアセスメントし、合併症を防止するための適時介入が確実に行える。

評価

望ましい成果が得られるのは、1）清潔なドレッシング材が適切な位置に貼布され、創が清潔で安定した状態を保持している、2）創に汚染や損傷がない、3）患者が処置中の疼痛や苦痛はほとんどないと表現する、4）創治癒の進行を示す徴候や症状が認められる、などの場合である。

記録

ガイドライン

創の位置とドレッシング材を除去した状況を記録する。創アセスメントとして、創縁の癒合、縫合、ステープル、粘着式創閉鎖テープの状態、創周囲の皮膚状態について記録する。発赤、浮腫、滲出液が認められた場合は記録する。指示により生食での手術創の洗浄、抗生物質の軟膏塗布を実施した場合は記録する。ドレッシング材を再度貼付した場合は種類を記録する。当該患者と家族への指導、処置に対する患者の反応、患者の疼痛レベル、非薬理学的鎮痛法の介入と鎮痛剤の投与の効果について記録する。

記録例

12/9/8　6：00　左腓腹外側の手術創からドレッシング材を除去。少量の膿性分泌物がドレッシング上に付着。創縁の癒合は1㎜離開し、発赤、斑状出血、浮腫が認められる。創の膿性滲出液は少量。創を生食で洗浄し、乾燥後指示により抗生物質の軟膏を塗布。創周囲の組織は発赤と斑状出血あり。創に非粘着性ドレッシング材、ガーゼを貼付し、ストレッチガーゼで覆い、再固定した。処置前に鎮痛剤を投与し、疼痛コントロールは良好と患者の報告あり。疼痛は鈍痛で疼痛スケール1／10

── N. ジョイナー、看護師

予期しない状況と対処方法

- 前回の創アセスメントでは、手術創は汚染なく乾燥し創縁は癒合、ステープルと外科用ドレーンも異常なし。周囲組織に炎症、浮腫、紅斑はなかった。ドレッシング材を除去してみると、創縁は遠位端で癒合せず、複数のステープルが明らかに古いドレッシング材の中にある。周囲の皮膚・組織は発赤、腫脹があり、ドレッシング材に膿性滲出液がみられ創からも漏れている。このような場合は、疼痛、倦怠感、発熱、感覚異常など、他の徴候や症状をアセスメントする。創を乾燥した滅菌ガーゼドレッシングで覆う。所見を医師に報告し、患者記録に状況を記載する。創の培養検査採取の準備を行い、指示により創傷ケアを変更する。
- 看護師が滅菌グローブを装着後に、患者が動いてベッドの端に近づきすぎてしまい、転落を防止するために看護師が支えなければならない状態になった。このような場合は、無菌野が破綻していなければ汚染したグローブは外し、新しい滅菌グローブを装着する。予備のグローブを準備していなければ、ナースコールで連絡し代わりのグローブを持ってきてもらう。
- ドレッシング材を準備した後、古いドレッシング材を除去し、創洗浄のために滅菌グローブを装着した。そこでドレッシング材の付属品の一つを準備し忘れたことに気づいた。このような場合は、患者にナースコールを押してもらうよう依頼し、忘れた物品を持ってきてもらう。

注意事項

一般的注意事項

- 滲出液が多くドレッシング材から漏れる可能性がある場合は、患者や、必要時は補助スタッフにも発見した際に報告してもらうよう説明する。ドレッシング材が汚染されたり、皮膚から剥がれたりした場合も報告してもらう。

高齢者についての注意事項

- 高齢者の皮膚は弾力性が失われ、傷つきやすい。紙テープ、モントゴメリ・ストラップ（スキル8-6参照）、ロールガーゼ（四肢用）を使用し、皮膚に裂傷が起きないようにする。

スキル・8-2　生食ガーゼドレッシング

ガーゼを生食で湿らせて貼付すると、開放創の湿潤環境を維持できる。市販されている創傷ケア用品は、創の湿潤環境を維持するのに役立つものが多い(基礎知識8-4参照)。このようなタイプのドレッシング材は、湿潤環境下療法(moist wound healing)を促進し、汚染や外傷から創を保護する。湿潤している創面は、組織の修復と治癒に必要な細胞の遊走を助長する。開放創に貼付したドレッシング材は、濡れているのではなく、湿っていることが重要である。ドレッシング材は軽く湿潤するだけでよいので、生食に浸した後、余分な生食を絞り除去する。適合する創傷であれば、ドレッシング材を創床にゆとりを持って詰め、滲出液を吸収させるため二次ドレッシング材で覆う。

市販されているドレッシング材と創傷ケア製品は、同じような方法で使用する。看護師は、各医療施設で利用できる製品を知り、正しい使用方法やドレッシング材と創傷ケア用品の特徴を熟知することが重要である(基礎知識8-4参照)。

必要物品

- 清潔なディスポーザブルグローブ
- 指示あれば、滅菌グローブ
- 指示に応じたPPE
- 滅菌ドレッシングセット、または縫合セット(滅菌剪刀、鉗子)
- 指示あれば、創に詰める薄い滅菌メッシュガーゼドレッシング
- 滅菌ガーゼドレッシング
- 外科用、または腹部用パッド
- 皮膚被膜剤
- 滅菌ベースン、指示に応じた滅菌洗浄液(通常は0.9%生食)
- 滅菌生理食塩水
- テープ、固定用品
- 汚染したドレッシング材の廃棄用容器、またはビニール袋
- 滅菌綿棒
- 必要時、創洗浄用品
- 防水パッド、タオルケット

アセスメント

ドレッシング交換の必要性を判断するために各状況をアセスメントする。創傷ケアに関する医師の指示と看護計画の創傷ケアを確認する。患者の安楽度と創傷ケア前に鎮痛剤が必要かどうかアセスメントする。前回のドレッシング交換で患者が疼痛を体験したか、患者の疼痛を最小限に抑えるための介入は効果があったのか、アセスメントする。現在のドレッシング材の汚染状態をアセスメントする。過剰な滲出液、出血、ドレッシング材の飽和状態をアセスメントする。創と創周囲組織を観察する。創の位置と外観、創のステージ(適合する場合)、滲出液、創表面の組織の種類をアセスメントする。創の大きさを測定する。治癒過程のステージと滲出液の性状に注意する。創周囲の皮膚色、発熱、浮腫、斑状出血、浸軟についてもアセスメントする。

看護診断

現在の患者の状態に基づいて、看護診断に用いる関連因子を決定する。適切な看護診断は、皮膚統合性障害である。他に適切と考えられる看護診断を以下に示す。

- 不安
- 感染リスク状態
- 慢性疼痛
- 知識不足
- ボディイメージ混乱
- 皮膚統合性障害
- 急性疼痛
- 組織統合性障害

成果確認と看護計画立案

生食ガーゼドレッシング(または類似のドレッシング材)を貼付する際の望ましい成果は、創への汚染、損傷がなく、患者の疼痛や苦痛体験の原因とならずに処置を終えられることである。他に適切な成果としては、創傷治癒が促進され、創周囲の皮膚に刺激、感染、浸軟の徴候が見られず、治癒進行の徴候が継続して認められることである。

看護技術の実際

手順	根拠
1. 創傷ケアに関する医師の指示と看護計画にある創傷ケアを確認する。	指示と看護計画を確認することで、正しい患者に正しい処置を確実に行うことができる。
2. 必要物品を集め、ベッドサイドのオーバーテーブルに準備する。	物品準備により、処置の時間効率を上げ系統立てたアプローチができる。全ての必要物品をベッドサイドに持参することで、時間と労力を節約できる。物品を近くに配置すると便利で時間の節約になり、看護師の不必要な筋肉のひねり・伸展を避けられる。
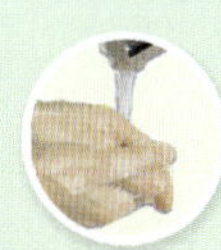 3. 手指衛生を行い、指示あればPPEを装着する。	手指衛生とPPEは微生物の拡散を防止する。PPEは感染経路別予防策に準じたものが必要である。
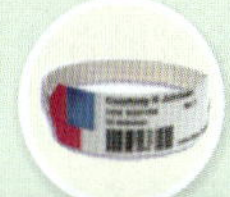 4. 患者の本人確認を行う。	患者確認を行うことで、正しい患者が介入を受け、エラーを防ぐことができる。
5. ベッド周囲のカーテンを閉め、可能であれば部屋のドアを閉める。これから実施する処置について、理由も合わせて患者へ説明する。	患者のプライバシーを保護する。患者へ説明することで不安が軽減され、協力も得やすくなる。
6. 創傷ケア・ドレッシング交換前に非薬理学的鎮痛法の介入が必要か、鎮痛剤投与が必要か、その可能性についてアセスメントする。適切な鎮痛剤を指示通り投与する。処置を始める前に、鎮痛剤の効果が現れるまで十分時間をとる。	疼痛は、過去の体験に影響を受けた主観的な体験である。創傷ケアとドレッシング交換は、患者にとって疼痛の原因となる場合がある。
7. 処置中に使用する廃棄物容器を都合の良い場所に置く。	廃棄物容器を手近な場所に置くと、汚染したドレッシング材をすぐに廃棄でき、微生物の拡散防止にもつながる。
8. ベッドを動きやすい高さに合わせる。通常は、実施者の肘の高さである(VISN 8, 2009)。	ベッドを適切な高さに調整すると、背部や筋肉の負担を軽減できる。
9. 処置が行いやすく、患者も安楽な体位になるように介助する。洗浄液を使用する場合は創の清潔な部位から汚染のある部位へ流れるように、患者の体位を調整する(スキル8-1、8-4の洗浄方法を参照)。タオルケットで創部以外の露出部分を覆う。創部の下に防水パッドを敷く。	適切な体位をとり、露出部をタオルケットで覆うことで、安楽で温かい環境を提供できる。重力に従って、液体は汚染の少ない部位から多い部位へ流れる。創部の下のシーツを保護するために、防水パッドを敷く。
10. グローブを装着する。汚染したドレッシング材を慎重に除去する。抵抗があれば、シリコンベースの粘着剥離剤を使用し、テープを剥がしやすくする。ドレッシング材の一部が軟部組織に密着している場合は、少量の滅菌生食を使用し、柔らかくしてから除去する。	グローブは、汚染したドレッシングを取り扱う際に看護師を汚染から守る。慎重にドレッシングを剥がすことは、患者にとって苦痛が少なく、ドレーンが抜去されていないか確認できる。シリコンベースの粘着剥離剤は、簡単・迅速に、痛みを感じることなくドレッシング材を剥離でき、皮膚剥離の問題もない(Rudoni, 2008; Stephen-Haynes, 2008)。滅菌生食でドレッシング材を湿潤させると、剥がしやすくなり皮膚の損傷や疼痛も最小限に抑えられる。
11. ドレッシング材除去後、ドレッシング材に付着している滲出液の状態、量、種類、色、臭気を記録する。汚染したドレッシング材は廃棄物容器に捨てる。	滲出液があれば記録が必要である。ドレッシング材の廃棄が適切に行われると、微生物の拡散が防止できる。
12. 創の外観、ステージ、エスカーの形成・肉芽組織・**上皮化**・ポケット・トンネル・壊死・**瘻孔**・滲出液の状態をアセスメントする。創周囲組織の外観をアセスメントする。創の大きさを測定する。基礎知識8-3を参照。	創傷に関する情報は、創傷治癒過程や感染の存在についてのエビデンスとなる。
13. グローブを外し、廃棄物容器に捨てる。	グローブの廃棄は、微生物の拡散を防止する。

(続く)

スキル・8-2　生食ガーゼドレッシング（続き）

手順	根拠
14. 無菌操作で、ドレッシング材や使用物品を開く。細かいメッシュのガーゼをベースンの中に入れ指示された溶液を注ぎメッシュガーゼを浸す。	創表面に付着しているガーゼを湿らせると、吸収力が増加し治癒効果が促進される。
15. 滅菌グローブを装着する。慢性創傷の洗浄には、清潔グローブを使用しても良い。	滅菌グローブによって無菌操作を維持する。清潔操作は、慢性創傷の洗浄に適している。
16. 創を洗浄する。スキル8-1を参照のこと。指示・必要に応じた創洗浄を行う（スキル8-4）。	創の洗浄は、古い滲出液や壊死組織を除去する。
17. 創周囲の皮膚を、滅菌ガーゼドレッシングで乾燥させる。	湿潤環境は、微生物の増殖を促す培地となる。
18. 必要時、創周囲の皮膚に皮膚被膜剤を塗布する。	皮膚被膜剤は、皮膚への刺激や損傷を防止する。
19. 装着していなければ滅菌グローブを装着する。ガーゼドレッシングの余分な水分を絞る。ガーゼの折り目を開く。	滅菌グローブを使用し、ドレッシング材の汚染を防ぐ。薄いガーゼを湿らせ層状にすることで、創面全体にガーゼを接触させることができる。
20. 創の中に湿潤ガーゼを詰め込み過ぎないようにゆっくりと押し込む（図1）。必要時、鉗子または綿棒で創の奥までガーゼを押し込む（図2）。	このガーゼドレッシングは、創面全体に湿潤環境を提供することができる。創床への過度な圧迫は創傷治癒過程の妨げるため、ガーゼは詰め込みすぎないように注意する。

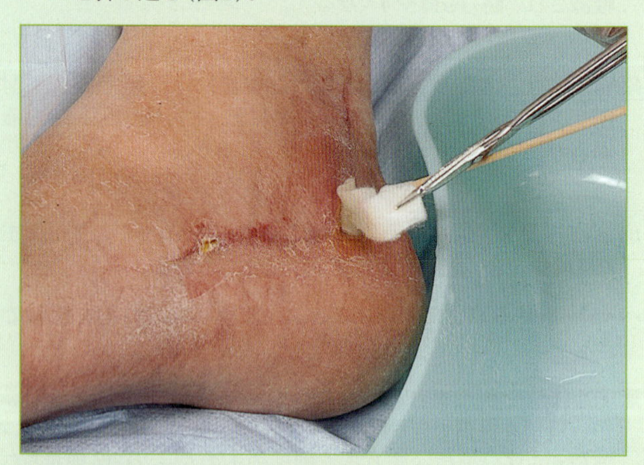

図1　創の中にゆっくりとガーゼを押し込む。

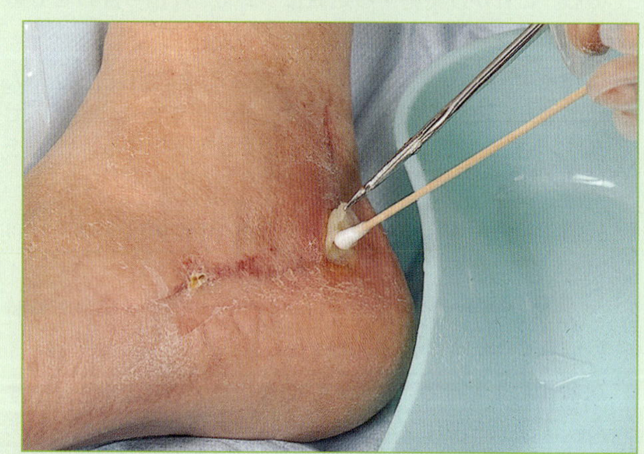

図2　創面全体にガーゼがあたるように綿棒で押し込む。

手順	根拠
21. 滅菌ガーゼを湿潤ガーゼの上に置き、数日間経過をみる。	乾燥ガーゼは、過度の湿気と滲出液を吸収させるために使用する。
22. ガーゼの上に腹部用パッドを置く。	腹部用パッドは周囲への汚染を防止する。
23. グローブを外し、廃棄する。モントゴメリ・ストラップやロールガーゼなどのテープでドレッシング材を固定する。市販されている創傷ケア用品は自己粘着性で、テープ固定が必要ないものが多いので、代替品として利用できる。	適切にグローブを廃棄することで、微生物の拡散を防止する。ドレッシング材を固定するテープ類は、グローブを外してからの方が貼付しやすい。
24. ドレッシング固定後、日付と時間をドレッシングに記載する。使用物品を片付け、患者を安楽な体位に戻し、ベッド柵を上げ、ベッドの高さを最も低い位置に戻す。	日付と時間の記載は情報提供であり、ケアプランを順守している証明となる。適切な患者の体位やベッドの調整は、患者の安全と安楽を促進する。
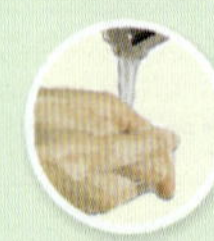 25. 使用したPPEを外す。手指衛生を行う。	PPEの適切な廃棄は、他の物品への汚染や感染伝播のリスクを減少させる。手指衛生は微生物の拡散を防止する。
26. 全てのドレッシング材は、各勤務帯で確認する。創が複雑な場合、ドレッシング材がすぐに飽和状態になる場合は、頻回に確認する必要がある。	ドレッシング材を確認することで、患者の状態変化をアセスメントし、合併症を防止するための適時介入が確実に行える。

評価

生食ガーゼドレッシングを貼付する際に望ましい成果が得られるのは、1)創の汚染や損傷がなく、2)患者にとって疼痛や苦痛体験とならずに処置が終えられる場合である。他にも、3)(必要時)無菌操作が維持される、4)創傷治癒が促進される、5)創周囲の皮膚に刺激、感染、浸軟の徴候が見られない、6)創傷治癒過程の徴候が継続して認められる、などがある。

記録

ガイドライン

創の場所とドレッシングを除去した状況を記録する。創のアセスメントとして、肉芽組織の徴候、壊死組織の有無、ステージ(該当する場合)、滲出液の性状を記録する。創周囲の皮膚の外観も記録する。創洗浄と使用した洗浄液、貼付したドレッシング材の種類を記録する。当該患者と家族への指導、処置に対する患者の反応、患者の疼痛レベル、非薬理学的鎮痛法の介入と鎮痛剤の投与の効果について記録する。

記録例

11/11/20　16：45　治癒過程にある腹部手術創に肉芽組織あり。創中央に2cm×4cm×深さ0.5cmの離開。壊死やトンネル形成の徴候はない。漿液性滲出液少量。生食ガーゼドレッシングを創離開部に使用。その上に緩く腹部用パッドを当てる。創痛の訴えはない。生食ガーゼは治癒過程を促すことと、創部に関連した苦痛があれば看護師に知らせるよう伝えた。

—— R. ドビンス、看護師

予期しない状況と対処方法

- 患者のドレッシングを除去した際のアセスメントで、創にエスカーの存在が明らかになった場合、処置方法の変更やデブリードマンが必要になる可能性があるため、担当医か創傷ケアの専門家に報告する。エスカーがあると、創のステージ分類が困難になる。エスカーは、適切な褥瘡のステージ分類を行うために除去しなければならない。踵に付着し安定した(発赤や波動がなく、乾燥・固着して損傷がない)エスカーは、「天然の(生体の)創保護」の役割を果たすので除去すべきではない(NPUAP, 2007a)。
- 創アセスメントにより、陥没部、またはクレーター状の部分がある場合、創の充填が指示される可能性があり、担当医か創傷ケアの専門家に報告する。創の空洞は、ドレッシング材でゆとりを持って充填する。詰め込みすぎると圧が上昇し、組織の治癒を妨げる。
- 除去した創のドレッシング材が乾燥していることに気付いた場合は、交換する間隔を短くしてドレッシング材の乾燥を防ぐ。乾燥は組織の治癒を妨害する可能性がある。

注意事項

- ドレッシング材からの過剰な滲出液や、ドレッシング材の汚染・緩みを報告することの重要性を、補助スタッフが理解していることを確認する。
- 創傷・オストミー・失禁ケア専門ナース協会(WOCN)と米国褥瘡諮問委員会(NPUAP)によるガイドラインでは、以下のような感染防止対策を実施できれば、慢性的な創傷や褥瘡の処置に使用するグローブは清潔なものでよいことが推奨されている。ガイドラインでは、患部に直接触れないで処置を行う'no touch technique'が採用されている。ドレッシング材は清潔なグローブで取り扱う。洗浄液とドレッシング材は滅菌物を使用する。ドレッシング材は角をつまむように持ち、創面に貼付する面に触れないようにして貼付する(NPUAP, 2007b; Wooten & Hawkins, 2005)。
- 慢性の創傷や褥瘡に対するケア用品は利用できるものが多い。取り扱い方法は様々で、医療施設の規定、看護計画、専門看護師や担当医の指示、使用する製品により異なる。

実践のためのエビデンス

Wooten, M., & Hawkins, K.(2005). WOCN position statement. Clean versus sterile: Management of chronic wounds.　参照先 www.wocn.org/pdfs/WOCN_Library/Position_Statements/.　受理 January 14, 2009.

このガイドラインは、感染管理・疫学専門家協会(APIC)と創傷・オストミー・失禁ケア専門ナース協会(WOCN)の協力により完成した。慢性創傷のアプローチには、清潔操作と無菌操作の定義と方法が示されている。慢性創傷の洗浄には、手洗い、清潔グローブ(未滅菌)、滅菌消毒液、洗浄用滅菌用品などが必要となる。デブリードマンを行わないルーチンのドレッシング交換は、手洗い、清潔グローブ(未滅菌)、滅菌洗浄液、滅菌ドレッシング、滅菌用具が必要となる。

(続く)

スキル・8-2　生食ガーゼドレッシング　（続き）

実践のためのエビデンス

National Pressure Ulcer Advisory(NPUAP). (2007b). Updated staging system. Wound Infection and infection control.
Available www.npuap.org/pr2.htm. Accessed December 27,2008.

NPUAPによるガイドラインでは、未滅菌の清潔なドレッシング材は褥瘡ケアに使用してもよいとされている。褥瘡の創は滅菌状態ではない。創は全て微生物に汚染されている。そのような創に滅菌ドレッシング材を使用する必要はない。清潔なドレッシング材は、最初から清潔な状態で包装するか、湿気や埃がつかないようにプラスチックラップで包装することが望ましい。ドレッシング材をパッケージから取り出す際には、汚れた手指やグローブでドレッシング材が汚染されるのを防ぐため、手洗いを行ってから取り出す(NPUAP, 2007b, Question #309)。未滅菌の清潔なグローブは、同一患者で複数の褥瘡を扱う場合も使用してよい。その場合は清潔な創から処置を始め、より汚染が強い創へ移動する。順序を間違えた場合は、創を移動する際にグローブを交換する。褥瘡に接触したグローブでドレッシング材や創傷ケア用品の容器(洗浄液のボトルなど)を汚染してはならない(NPUAP, 2007b, Question#310)。

スキル・8-3　ハイドロコロイドドレッシング

ハイドロコロイドドレッシングは、薄く平坦な形のドレッシングで、様々な形、サイズ、厚さがある。貼付面は粘着性があり、創面と周囲の皮膚に付着させることができる。ハイドロコロイドドレッシングは滲出液を吸収し、創面の湿潤環境を維持し、創面を被覆することにより感染のリスクを減少させる(基礎知識8-4参照)。市販されているドレッシング材や創傷ケア製品は多数あるが、同様の方法で使用する。看護師にとって重要なことは、各施設で利用できる製品を知り、ドレッシング材と創傷ケア製品の各種類について使用方法を熟知し、正しく使用することである。

必要物品

- ハイドロコロイドドレッシング
- 清潔なディスポーザブルグローブ
- 指示あれば、滅菌グローブ
- 指示あれば、PPE
- 滅菌ドレッシング材セット、または縫合セット(剪刃、鉗子)
- 指示に応じた滅菌洗浄液(一般的には0.9%生理食塩水)
- 皮膚被膜剤
- 創洗浄に必要な物品
- 滅菌綿棒
- 防水パッド
- タオルケット
- 指示あれば、創の大きさを測定するメジャー、または滅菌ソフト綿棒などの計測用物品

アセスメント

ドレッシング交換の必要性を判断するために、状況をアセスメントする。現在のドレッシング材が貼付された日付を確認する。創傷ケアに関する医師の指示と看護計画にもとづく創傷ケアについて確認する。現在のドレッシング材の汚染状態をアセスメントする。患者の安楽度と創傷ケアの前に鎮痛剤が必要かアセスメントする。

前回のドレッシング交換は疼痛を伴うものだったのか、患者の疼痛を最小限に抑えるための介入は効果があったのか、アセスメントする。過剰な滲出液、出血、ドレッシング材の飽和状態についてアセスメントする。創と周囲組織を観察する。創の位置、外観、ステージ(該当する場合)、滲出液、創表面の組織の性状についてアセスメントする。創の大きさを計測する。治癒過程のステージと滲出液の性状に注意する。創周囲の皮膚色、温度、浮腫、斑状出血、浸軟についてもアセスメントする。

看護診断

現在の患者の状態に基づいて、看護診断に用いる関連因子を決定する。適切な看護診断は、皮膚統合性障害である。他に適切と考えられる看護診断を以下に示す。

- 不安
- ボディイメージ混乱
- 急性疼痛
- 感染リスク状態
- 慢性疼痛
- 組織統合性障害

成果確認と看護計画立案

ハイドロコロイドドレッシングを貼付する際の望ましい成果は、創への汚染や損傷がなく、患者の疼痛や苦痛体験の原因にならずに、処置が終えられることである。他に適切な成果としては、無菌操作の維持、創治癒の促進、創周囲皮膚に刺激、感染、浸軟の徴候がみられない、創治癒の進行している徴候が継続して見られる、などがある。

看護技術の実際

手順	根拠
1. 創傷ケアに関する医師の指示と看護計画にある創傷ケアを確認する。	ケアに関する指示や看護計画を確認することで、正しい患者に正しい処置を確実に行うことができる。
2. 必要物品をベッドサイドのオーバーテーブルに準備する。	物品の準備は、処置の時間効率を上げ系統立てたアプローチができる。必要物品を全てベッドサイドに持参することで、時間と労力が節約できる。物品を近くに配置すると便利で時間の節約になり、看護師の不必要な筋肉のひねり・伸展を避けられる。
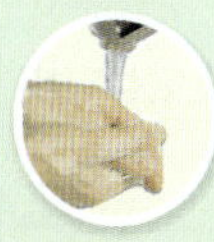 3. 手指衛生を行い、指示があればPPEを装着する。	手指衛生とPPEは微生物の拡散を防止する。感染経路別予防策にもとづくPPEが必要となる。
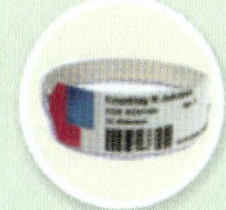 4. 患者の本人確認を行う。	患者確認を行うことで、正しい患者に介入し、エラーを防止できる。
5. ベッド周囲のカーテンを閉め、可能であれば部屋のドアを閉める。患者にこれから実施する処置について理由も合わせて説明する。	患者のプライバシーを保護する。患者への説明は不安を軽減し、協力を得やすい。
6. 創傷ケア・ドレッシング交換前に非薬理学的鎮痛法の介入が必要か、鎮痛剤投与が必要か、その可能性についてアセスメントする。適切な鎮痛剤を指示通り投与する。処置を始める前に、鎮痛剤の効果が現れるまで十分時間をとる。	疼痛は、過去の体験に影響を受けた主観的な体験である。創傷ケアとドレッシング交換は、患者にとって疼痛の原因となる場合がある。
7. 都合のよい場所に廃棄物容器を置き、処置中に利用する。	廃棄物容器を手近な場所に置くと、汚染したドレッシング材をすぐに廃棄でき、微生物の拡散防止にもつながる。
8. ベッドを動きやすい高さに合わせる。通常は実施者の肘の高さである。(VISN 8, 2009)。	ベッドを適切な高さに調整すると、背部や筋肉の負担を軽減できる。
9. 創傷ケアが実施しやすく患者にとって安楽な体位がとれるよう介助する。創洗浄液を使用する場合は、洗浄液が清潔な創端から汚染のある創端へ流れるように患者の体位を調節する(スキル8-1、8-4の創洗浄を参照)。タオルケットで、創部以外の露出部を覆う。創部の下に防水パッドを敷く。	良い体位をとると患者は安楽であり、タオルケットで患者を覆うと安楽で温かい。重力に従って、液体は汚染の少ないほうから汚染の強い方へ流れる。防水パッドは下に敷いているシーツの汚染を防ぐ。

(続く)

スキル・8-3　ハイドロコロイドドレッシング　（続き）

手順	根拠
10. 清潔グローブを装着する。汚染したドレッシング材を慎重にゆっくりと除去する。抵抗がある場合はシリコンベースの粘着剥離剤を使用し、剥がしやすくする。ドレッシング材の一部が皮下組織に密着している場合は、少量の生食を使用し柔らかくしてから除去する。	グローブは、汚染したドレッシング材を扱う際に看護師を汚染から守る。慎重にドレッシング材を除去することは、患者にとって苦痛が少なくドレーンが抜けていないことを確認できる。シリコンベースの粘着剥離剤は簡単・迅速に痛みを感じることなく剥離が可能で、皮膚剥離の問題もない（Rudoni, 2008; Stephen-Haynes, 2008）。滅菌生食でドレッシング材を湿らせると剥離しやすく、痛みやダメージを最小限に抑えられる。
11. ドレッシング材除去後は、ドレッシング材に付着している滲出液の状態、量、種類、色、臭気を記録する。汚染ドレッシング材は、適当な廃棄物容器に捨てる。	滲出液の状態は記録する必要がある。ドレッシング材を適切に廃棄することは、微生物の拡散を防止する。
12. 創の外観、ステージ、エスカーの形成、肉芽組織、上皮化、ポケット、トンネル、壊死、瘻孔、滲出液についてアセスメントする。周辺組織の外観もアセスメントする。創の大きさを計測する。基礎知識8-3も参照。	創に関する情報は、創傷治癒過程や感染の存在についてのエビデンスとなる。
13. グローブを外し、廃棄物容器に捨てる。	グローブの廃棄は、微生物の拡散を防止する。
14. 指示があれば滅菌野を作り、創洗浄液を準備する。慢性創傷の洗浄には、清潔グローブ（清潔操作）を使用してもよい。	滅菌グローブは、外科的無菌法を維持する。清潔操作は、慢性創傷の洗浄に適している。
15. 創を洗浄する。スキル8-1を参照。指示や必要性があれば、創を拭き取るだけでなく洗い流す（スキル8-4参照）。	創洗浄は、古い滲出液と創の壊死組織を除去する。
16. ガーゼで創周囲の皮膚を乾燥させる。	湿気は微生物が増殖する培地を提供する。過剰な湿気は、皮膚への刺激や損傷の原因となる。
17. 創周囲の皮膚に、皮膚被膜剤を塗布する。	皮膚被膜剤は、皮膚への刺激や損傷を防止する。
18. ドレッシング材のサイズを合わせ、滅菌剪刃でカットする。ドレッシング材のサイズは、十分ゆとりをもたせ、健全な皮膚に少なくとも2-3㎝はドレッシング材で被覆できるサイズにする。	ドレッシング材の調整により、適切な貼付、創の被覆が確実となり、ドレッシング材の耐久性が良くなる。
19. ドレッシング材の粘着側の保護紙を除去する。ドレッシング材を伸展させずに創に貼付する。しわにならないよう平らにならす（図1）。	適切に貼付することで、創への剪断力を防止し刺激を最小限に抑える。

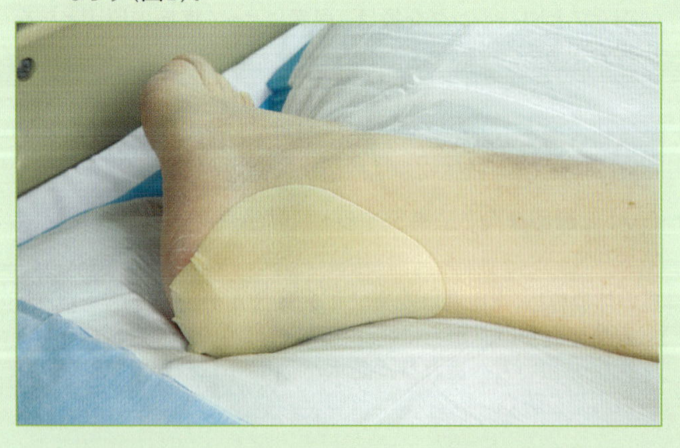

図1　ハイドロコロイドドレッシングの適切な貼付

手順	根拠
20. 必要時、ドレッシング材の端をテープで固定する。テープ固定の部分には皮膚保護剤を塗布する。肛門に近いドレッシング材の端はテープで固定する。必要時、テープ固定の部分に皮膚保護剤を塗布する。	テープ固定によりドレッシング材の汚染を防止する。皮膚保護剤は、創周囲の皮膚の刺激や損傷を防止する。ドレッシング材の肛門に近い端をテープ固定することで排便による創の汚染を防止する。

手順	根拠
21. ドレッシング材の固定後、日付と時間を記入したラベルをドレッシング材に貼付する。使用した物品を片付ける。患者を安楽な体位に戻す。ベッド柵を上げ、ベッドの高さを最も低い位置に戻す。	日付と時間を記載することは、情報提供とケアプランを順守している証明となる。適切な患者の体位とベッド環境は、安全と安楽が促進される。
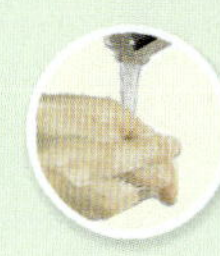 22. 使用したPPEを外す。手指衛生を行う	PPEを正しく外すことで、他の物品への汚染や感染伝播のリスクを減少させる。手指衛生は微生物の拡散を防止する。
23. 全てのドレッシング材は、各勤務帯で確認する。創がより複雑な場合、ドレッシング材がすぐに飽和状態になる場合は、確認の頻度を増やす。	ドレッシング材の確認によって、患者の状態変化のアセスメントや、合併症を防止するための適時介入が確実に行える。

評価

ハイドロコロイドドレッシングを貼付する際に望ましい成果が得られるのは、1)創への汚染や損傷がなく、2)患者が疼痛や苦痛体験の原因とならずに処置を終えられる場合である。他にも、3)無菌操作の維持、4)創傷治癒の促進、5)創周囲の皮膚に刺激、感染、浸軟の徴候が見られない、6)創傷治癒が進行している徴候が継続して見られる、などがある。

記録

ガイドライン

創傷の位置、ドレッシング材の除去について記録する。肉芽組織の徴候や壊死組織の有無、ステージ、滲出液の性状を含む創傷のアセスメントを記録する。創周囲の皮膚の外観も記録する。創洗浄と使用した洗浄液について記録する。貼付したハイドロコロイドドレッシングの種類を記録する。当該患者と家族への指導、処置に対する患者の反応、患者の疼痛レベル、非薬理学的鎮痛法の介入と鎮痛剤の投与の効果について記録する。

記録例

12/11/4　9：30　右殿部のステージ3の創(3×2×2㎝)についてアセスメントした。肉芽組織約50%、壊死、ポケット、トンネルはない。古いドレッシング材には漿液性滲出液が少量。生食で創洗浄施行し、ハイドロコロイドドレッシング貼付。5日以内に交換であるため、本日交換。皮膚保護剤を周囲の正常な皮膚に塗布。ドレッシング交換の前に痛みが予想されたため、患者にはタイレノール650㎎を投与。患者はドレッシング交換を終えることができ、疼痛レベルは「さほどひどくない」程度の「3」であった。ドレッシング材に関する苦痛があれば看護師を呼ぶように伝えた。

—— *M. セメット、看護師*

予期しない状況と対処方法

- 患者のドレッシング材を除去した際のアセスメントで、創にエスカーの存在が明らかになった場合、処置の変更やデブリードマンが必要になる可能性があるため、担当医か創傷ケアの専門家に報告する。エスカーの存在は、創のステージ分類を困難にする。エスカーは、適切な褥瘡のステージ分類を行うためにも除去されなければならない。踵に付着した安定した(発赤や波動がなく、乾燥・固着して損傷がない)エスカーは、「天然の(生体の)創保護」の役割を果たすので除去すべきではない(NPUAP, 2007a)。

注意事項

- 創傷・オストミー・失禁ケア専門ナース協会(WOCN)と米国褥瘡諮問委員会(NPUAP)によるガイドラインでは、以下のような感染防止対策を実施できれば、慢性的な創傷や褥瘡の処置に使用するグローブは、清潔なものでよいことが推奨されている。ガイドラインでは患部に直接触れないで処置を行う'no touch technique'が採用されている。ドレッシング材は清潔なグローブで取り扱う。洗浄液とドレッシング材は滅菌物を使用する。ドレッシング材は角をつまむように持ち、創面に貼付する面に触れないようにして貼付する(NPUAP, 2007b; Wooten & Hawkins, 2005)。
- 慢性の創傷や褥瘡に対するケア用品は利用できるものが多い。取り扱い方法は様々で、医療施設の規定、看護計画、専門看護師や医師の指示により異なる。

(続く)

スキル・8-3 ハイドロコロイドドレッシング (続き)

実践のためのエビデンス

Wooten, M., & Hawkins, K. (2005). WOCN position statement. Clean versus sterile: Management of chronic wounds. Available www.wocn.org/pdfs/WOCN_library/Position_Statements/. Accessed January 14, 2009.

National Pressure Ulcer Advisory Panel(NPUPA), (2007b). Updated staging system. Wound infection and infection control. Available www.npuap.org/pr2.htm. Accessed December 27,2008.

これらのガイドラインに関する詳細な情報はスキル8-2を参照。

スキル・8-4 創洗浄

洗浄とは、組織の上に直接洗浄液を流す処置である。創洗浄は病原体や他の壊死組織を洗い流し、創傷治癒を促進させるために行う。洗浄時には、洗浄部位を温めたり消毒したりする場合もある。創縁が癒合している場合は、清潔操作で洗浄が行われるが、創縁が癒合していない場合は、滅菌した器具と洗浄液を使用する。創洗浄には、生理食塩水が洗浄液として用いられることが多い。

必要物品

- 滅菌洗浄セット(ベースン、洗浄液容器、洗浄用シリンジ)
- 医師の指示に応じた滅菌洗浄液。一般的には0.9%生理食塩水を人肌に温めて使用する。
- 廃棄物容器(使用後のシリンジを捨てる容器も)
- 滅菌グローブ
- 滅菌ドレープ(必要時)
- 清潔なディスポーザブルグローブ
- 防水のガウン、マスク、ゴーグル
- 指示あればPPE
- 滅菌ドレッシングセット、または縫合セット(滅菌剪刀と鉗子)
- 防水パッドとタオルケット(必要時)
- 滅菌ガーゼドレッシング
- 滅菌パックのガーゼ(必要時)
- テープ、固定用品
- 皮膚被膜剤

アセスメント

創洗浄が必要か判断するためにアセスメントを行う。創傷ケアに関する医師の指示と看護計画の創傷ケアについて確認する。現在のドレッシングの汚染状態をアセスメントする。患者の安楽度と、創傷ケアの前に鎮痛剤が必要かどうかアセスメントする。前回のドレッシング交換は疼痛を伴うものだったのか、患者の疼痛を最小限に抑えるための介入は効果があったのか、アセスメントする。過剰な滲出液、出血、ドレッシング材の飽和状態についてアセスメントする。創と周囲組織を観察する。創の位置、外観、ステージ(該当する場合)、滲出液、創部表面の組織の種類についてアセスメントする。創の大きさを計測する。治癒過程のステージと滲出液の性状に注意する。創周囲の皮膚色、温度、浮腫、斑状出血、浸軟についてもアセスメントする。

看護診断

現在の患者の状態に基づいて看護診断に用いる関連因子を判断する。適切な看護診断は、感染リスク状態である。他の看護診断を以下に示す。

- 不安
- 急性疼痛
- 知識不足
- 術後回復遅延
- 身体外傷リスク状態
- ボディイメージ混乱
- 慢性疼痛
- 皮膚統合性障害
- 組織統合性障害

成果確認と看護計画立案

創洗浄の際の望ましい成果は、創の汚染や損傷がなく、患者が疼痛や苦痛を感じることなく創部が清潔になることである。他に適切な成果としては、創治癒の進行している徴候が継続してみられる、患者が創洗浄の必要性について理解を示す、などがある。

看護技術の実際

手順	根拠
1. 創傷ケアに関する医師の指示と看護計画にある創傷ケアを確認する。	ケアに関する指示や看護計画を確認することで、正しい患者に正しい処置を確実に行うことができる。
2. 必要物品をベッドサイドのオーバーテーブルに準備する。	物品の準備は、処置の時間効率を上げ系統立てたアプローチができる。必要物品を全てベッドサイドに持参することで、時間と労力が節約できる。物品を近くに配置すると便利で時間の節約になり、看護師の不必要な筋肉のひねり・伸展を避けられる。
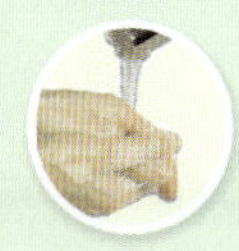 3. 手指衛生を行い、指示があればPPEを装着する。	手指衛生とPPEは微生物の拡散を防止する。感染経路別予防策にもとづくPPEが必要となる。
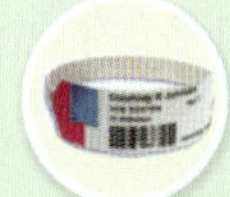 4. 患者の本人確認を行う。	患者確認を行うことで、正しい患者に介入し、エラーを防止できる。
5. ベッド周囲のカーテンを閉め、可能であれば部屋のドアを閉める。患者にこれから実施する処置について理由も合わせて説明する。	患者のプライバシーを保護する。患者への説明は不安を軽減し、協力を得やすい。
6. 創傷ケア・ドレッシング交換前に非薬理学的鎮痛法の介入が必要か、鎮痛剤投与が必要か、その可能性についてアセスメントする。適切な鎮痛剤を指示通り投与する。処置を始める前に、鎮痛剤の効果が現れるまで十分時間をとる。	疼痛は、過去の体験に影響を受けた主観的な体験である。創傷ケアとドレッシング交換は、患者にとって疼痛の原因となる場合がある。
7. 都合のよい場所に廃棄物容器を置き、処置中に利用する。	廃棄物容器を手近な場所に置くと、汚染したドレッシング材をすぐに廃棄でき、微生物の拡散防止にもつながる。
8. ベッドを動きやすい高さに合わせる。通常は実施者の肘の高さである。(VISN 8, 2009)。	ベッドを適切な高さに調整すると、背部や筋肉の負担を軽減できる。
9. 創傷ケアが実施しやすく患者にとって安楽な体位がとれるよう介助する。創洗浄液を使用する場合は、洗浄液が清潔な創端から汚染のある創端へ流れるように患者の体位を調節する(スキル8-1、8-4の創洗浄を参照)。タオルケットで、創部以外の露出部を覆う。創部の下に防水パッドを敷く。	良い体位をとると患者は安楽であり、タオルケットで患者を覆うと安楽で温かい。重力に従って、液体は汚染の少ないほうから汚染の強い方へ流れる。防水パッドは下に敷いているシーツの汚染を防ぐ。
10. ガウン、マスク、ゴーグルを装着する。	ガウン、マスク、ゴーグルなどの**個人防護具**(PPE)は、標準予防策の一つである。ガウンは、はね返りが起こったときに衣服の汚染を防止する。ゴーグルは創の滲出液や洗浄液が眼の粘膜に接触するのを防ぐ。
11. グローブを装着する。汚染したドレッシング材を慎重に除去する。抵抗があれば、シリコンベースの粘着剥離剤を使用し、テープを剥がしやすくする。ドレッシング材の一部が軟部組織に密着している場合は、少量の滅菌生食を使用し、柔らかくしてから除去する。	グローブは、汚染したドレッシング材を扱う際に看護師を汚染から守る。慎重にドレッシング材を除去することで、患者の苦痛が軽減しドレーンが抜けていないことも確認できる。シリコンベースの粘着剥離剤は簡単・迅速に痛みを感じることなく剥離が可能で、皮膚剥離の問題もない(Rudoni, 2008; Stephen-Haynes, 2008)。滅菌生食でドレッシング材を湿らせると剥離しやすく、痛みやダメージを最小限に抑えられる。

(続く)

スキル・8-4　創洗浄　（続き）

手順	根拠
12. ドレッシング材除去後、ドレッシング材に付着している滲出液の状態、量、種類、色、臭気を記録する。汚染したドレッシング材は廃棄物容器に捨てる。	滲出液の状態は記録する必要がある。ドレッシング材を適切に廃棄することは、微生物の拡散を防止する。
13. 創の外観、ステージ、エスカーの形成・肉芽組織・上皮化・ポケット・トンネル・壊死・瘻孔・滲出液についてアセスメントする。創周囲組織の外観をアセスメントする。創の大きさを測定する。基礎知識8-3を参照。	創に関する情報は、創傷治癒過程や感染の存在についてのエビデンスとなる。
14. グローブを外し、廃棄物容器に捨てる。	グローブの廃棄により、微生物の拡散を防止する。
15. 指示あれば滅菌野を作り、創洗浄用品を準備する。滅菌容器に温めた滅菌洗浄液を注ぐ。滅菌グローブを装着する。慢性創傷の洗浄の場合は清潔グローブ（清潔操作）を使用してもよい。	温かい洗浄液を使用することで、患者に冷感を与えないように、また苦痛を最小限に抑えることができる。滅菌グローブで無菌操作を行うことで、外科的無菌法を維持できる。清潔操作は、慢性創傷の洗浄に適している。
16. 洗浄液を回収するために、滅菌ベースンが創部の下になるように置く。	洗浄液が患者とベッドリネンを汚染するのを防止する。
17. 洗浄用シリンジに洗浄液を吸い上げる（図1）。**利き手ではない方の手を使って、創部下の皮膚にベースンを軽く押し当て、皮膚の方へ流れないようにする（図2）。**	洗浄液はベースンに回収され、洗浄液が皮膚を流れ落ちないようにする。洗浄液が患者とベッドリネンを汚染するのを防止する。

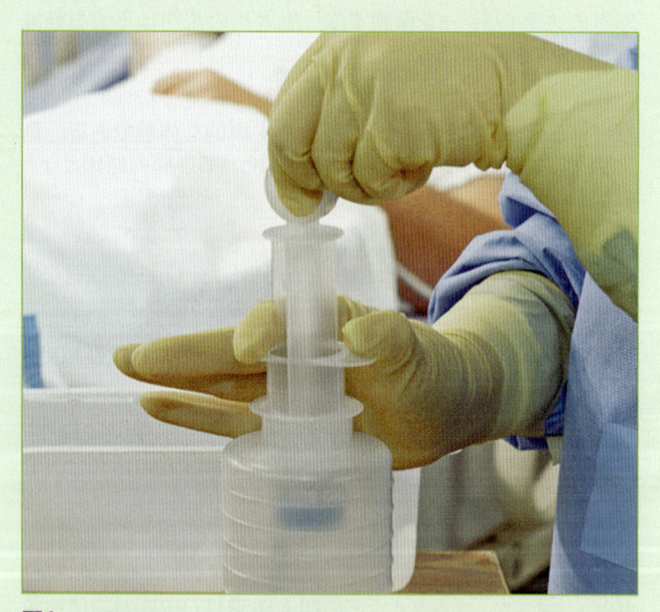

図1　滅菌容器に入っている滅菌洗浄液を洗浄用シリンジに吸い上げる。

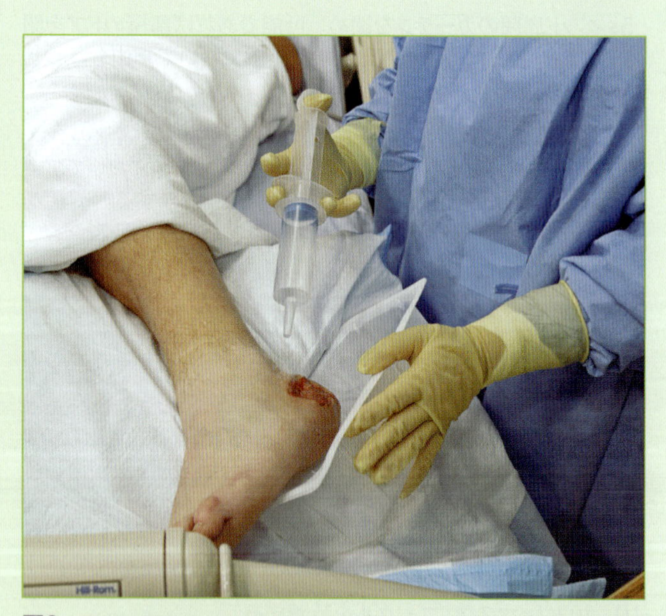

図2　患者は側臥位で創部を露出、滅菌の排液容器を皮膚に押し当てる。ベッドには防水パッドを敷く。

手順	根拠
18. **創の中に洗浄液をゆっくりと流す（図3）。シリンジの先端は、創の表面から少なくとも3㎝は離した位置を維持する。カテーテルチップのシリンジを使用する場合は、抵抗があるまでゆっくりと創の中にシリンジの先端を挿入する。その後、創全体に洗浄液を静かに流す。**	壊死組織や汚染された洗浄液は、汚染の少ない部位から汚染の強い部位へ流れる。高圧での洗浄は、患者の苦痛や肉芽組織への損傷の原因となる。カテーテルチップは小さな創開口部や深い創でも、創内部へ洗浄液の注入が可能である。
19. 洗浄液は滑らかに、均一に流すように注意する。創からの液が透明になったら、洗浄を中止する。	創洗浄は、滲出液や壊死組織を除去する。
20. 創周囲の皮膚をガーゼで拭いて乾燥させる（図4）。	湿気は、微生物が増殖する培地を提供する。過度の湿気は皮膚への刺激や損傷の原因となる。

手順

根拠

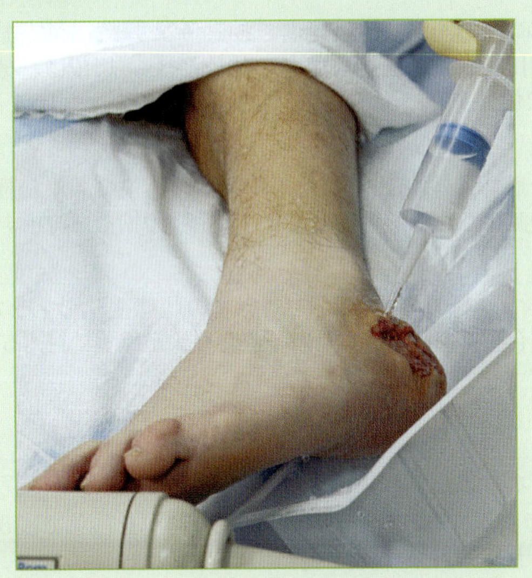

図3　創洗浄液は静かに流す。排液は排液容器に回収する。

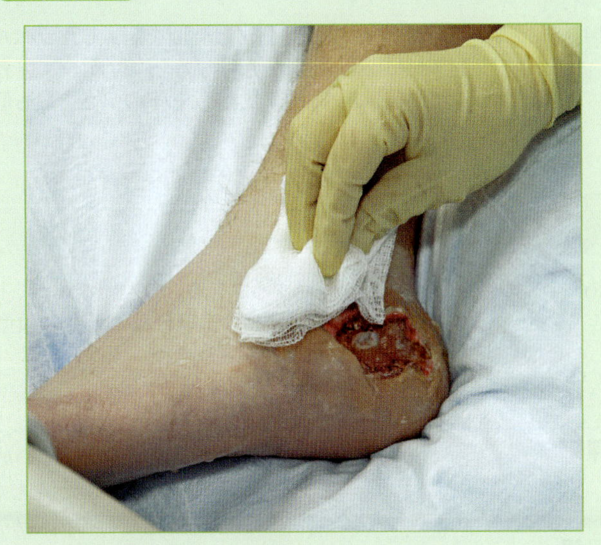

図4　創周囲を滅菌ガーゼで乾燥させる。創内部には触れない。

21. 創周囲の皮膚に、皮膚被膜剤を塗布する。

皮膚被膜剤は、皮膚への刺激や損傷を防止する。

22. 新しいドレッシング材を創に貼付する（スキル8-1、8-2、8-3参照）（図5）。

ドレッシング材は滲出液を吸収し、創の保護、治癒促進に役立つ。

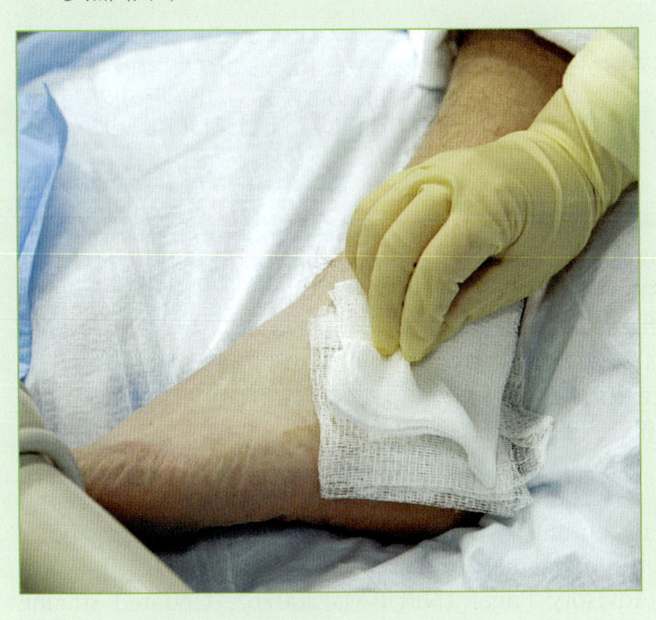

図5　新しいドレッシング材を貼付する。

23. グローブを外し、廃棄する。テープ、モントゴメリ・ストラップ、ロールガーゼなどでドレッシング材を固定する。市販されている創傷ケア製品の中には、追加のテープ固定が不要な自己粘着性の製品もある。

テープ、その他の固定用品は、グローブを外してからの方が貼付しやすい。グローブを適切に廃棄することは、微生物の拡散を防止する。

（続く）

スキル・8-4　創洗浄　(続き)

手順	根拠
24. ドレッシング材を固定した後、日付と時間を記入したラベルをドレッシング材に貼付する。使用物品を片付ける。患者を安楽な体位に戻し、ベッド柵を上げベッドの高さを最も低い位置に戻す。	日付と時間の記録は情報提供であり、ケアプランを実施している証明ともなる。適切な患者の体位とベッド環境は、安全と安楽を促進する。
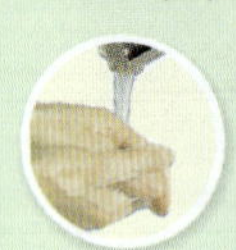 25. 使用したPPEを外す。手指衛生を行う。	PPEを適切に外すことで、他の物品への汚染や感染伝播のリスクを減少させる。手指衛生は、微生物の拡散を防止する。
26. 全ての創を各勤務帯で確認する。創がより複雑な場合、ドレッシング材がすぐに飽和状態になる場合は、観察の頻度を増やす。	ドレッシング材の確認によって、患者の状態変化のアセスメントや、合併症を防止するための適時介入が確実に行える。

評価

創洗浄の際に望ましい成果が得られるのは、1)汚染や損傷がなく創洗浄が終了する、2)患者が疼痛や苦痛はほとんどないと言葉で表現する、3)洗浄の必要性の理解を言葉で表現する、4)創に治癒進行の徴候が継続してみられる、などの場合である。

記録

ガイドライン

創傷の位置、ドレッシング材の除去について記録する。肉芽組織の徴候や壊死組織の有無、ステージ、滲出液の性状を含む創傷のアセスメントを記録する。創周囲の皮膚の外観も記録する。創洗浄と使用した洗浄液について記録する。貼付したドレッシング材の種類を記録する。当該患者と家族への指導、処置に対する患者の反応、患者の疼痛レベル、非薬理学的鎮痛法の介入と鎮痛剤の投与の効果について記録する。

記録例

12/3/5　17：00　左踵部外側からドレッシング材を除去。ドレッシング材に血性漿液性の滲出液少量付着。創は4×5×2㎝、ピンク色で肉芽組織の徴候あり。創周囲の皮膚色は患者自身の皮膚色と一致し、浮腫、発赤なし。生食で洗浄しハイドロジェルドレッシング貼付。

――*J. ラーク、看護師*

予期しない状況と対処方法

- 創洗浄の開始後に患者が疼痛を訴える場合、処置を中止し、指示された鎮痛剤を投与する。新しい滅菌物を準備し、鎮痛剤の効果が十分現れたら処置を再開する。次回からは創傷処置の前に疼痛管理が行われるように、看護計画に患者の疼痛について記載する。
- 創洗浄中に、創からの出血に気付いた。これまでの洗浄で、出血が起こったという記録はない。このような場合も処置を中止する。バイタルサインを測定し、他の症状についてアセスメントする。担当医に状況を報告し、患者記録にも状況を記載する。

実践のためのエビデンス

Wooten, M., & Hawkins, K. (2005). WOCN position statement. Clean versus sterile: Management of chronic wounds. Available www.wocn.org/pdfs/WOCN_library/Position_Statements/. Accessed January 14, 2009.

National Pressure Ulcer Advisory Panel (NPUPA).(2007b). Updated staging system. Wound infection and infection control. Available www.npuap.org/pr2.htm. Accessed December 27,2008.

これらのガイドラインに関する詳細な情報は、スキル8-2を参照。

スキル・8-5 創培養の採取

創培養は、感染した創の原因菌を確認するために行われる。侵入した微生物を確認することは、最も有効な治療を選択するための有益な情報提供となる。創培養は、看護師や担当医が実施する。創に存在する病原体だけを分離するために、厳重な無菌操作を維持することが重要である。好気性菌、嫌気性菌を分離するための標本採取は、必ず検査指示にもとづく正しいスワブ(滅菌綿棒)を使用しなければならない。

必要物品

- 滅菌スワブ培養キット(好気性・嫌気性)、またはカルチャースワブ(培養チューブ・滅菌スワブ個包装)
- 滅菌グローブ
- 清潔なディスポーザブルグローブ
- 指示あれば、他のPPE
- 廃棄物容器、ビニール袋
- 検体用患者名前ラベル
- 検体輸送用バイオハザードバッグ
- タオルケット(患者を覆う必要がある場合)
- 培養を採取した後、創洗浄と滅菌ドレッシング貼付に必要な物品(スキル8-1から8-4参照)

アセスメント

創培養の必要性を判断するために、状況をアセスメントする。創培養と創傷ケアに関連する医師の指示、看護計画にある創傷ケアを確認する。患者の安楽度と、創培養を採取する前に鎮痛剤の投与が必要かどうかアセスメントする。創と創周囲の組織を観察する。創の位置、外観、ステージ(該当する場合)、滲出液、創表面の組織の種類についてアセスメントする。創の大きさを計測する。治癒過程の段階と滲出液の性状に注意する。創周囲の皮膚色、体温、浮腫、斑状出血、浸軟についてもアセスメントする。

看護診断

患者の現在の状況に基づいて看護診断に用いる関連因子を決定する。適切な看護診断は、感染リスク状態である。他に適切な診断を以下に示す。

- 急性疼痛
- 皮膚統合性障害
- 組織統合性障害
- ボディイメージ混乱
- 術後回復遅延

成果確認と看護計画立案

培養検体採取の際の望ましい成果は、検体の汚染、患者への更なる病原体の暴露、患者の苦痛がない状態で検体採取できることである。

看護技術の実際

手順	根拠
1. 創培養に関する医師の指示を確認する。	ケアに関する指示や看護計画を確認することで、正しい患者に正しい処置を行うための確証を得ることができる。
2. 必要物品をベッドサイドのオーバーテーブルに準備する。	物品の準備は、処置の時間効率を上げ系統立てたアプローチができる。必要物品を全てベッドサイドに持参することで、時間と労力を節約できる。物品を近くに配置すると便利で時間の節約になり、看護師の不必要な筋肉のひねり・伸展を避けられる。
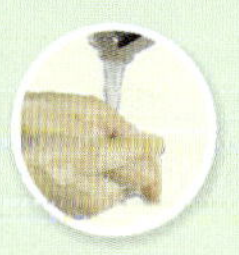 3. 手指衛生を行い、指示があればPPEを装着する。	手指衛生とPPEは微生物の拡散を防止する。感染経路別予防策にもとづくPPEが必要となる。
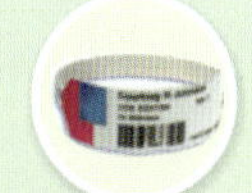 4. 患者の本人確認を行う。	患者確認を行うことで、正しい患者に介入し、エラーを防止できる。

(続く)

スキル・8-5　創培養の採取　（続き）

手順	根拠
5. ベッド周囲のカーテンを閉め、可能であれば部屋のドアを閉める。患者にこれから実施する処置について理由も合わせて説明する。	患者のプライバシーを保護する。患者への説明は不安を軽減し、協力を得やすい。
6. 創培養採取前に非薬理学的鎮痛法の介入が必要か、鎮痛剤投与が必要か、その可能性についてアセスメントする。適切な鎮痛剤を指示通り投与する。処置を始める前に、鎮痛剤の効果が現れるまで十分時間をとる。	疼痛は、過去の体験に影響を受けた主観的な体験である。創傷ケアとドレッシング交換は、患者にとって疼痛の原因となる場合がある。
7. 都合のよい場所に廃棄物容器を置き、処置中に利用する。	廃棄物容器を手近な場所に置くと、汚染したドレッシング材をすぐに廃棄でき、微生物の拡散防止にもつながる。
8. ベッドを動きやすい高さに合わせる。通常は実施者の肘の高さである。(VISN 8, 2009)。	ベッドを適切な高さに調整すると、背部や筋肉の負担を軽減できる。
9. 創傷ケアが実施しやすく患者にとって安楽な体位がとれるよう介助する。創部のみを露出するように、必要時、患者をタオルケットで覆う。創部の下に防水パッドを敷く。培養検体ラベルと患者確認用リストバンドで、同一人物であることを確認する(図1)。	良い体位をとると患者は安楽であり、タオルケットで患者を覆うと安楽で温かい。培養検体のラベルと患者確認用リストバンドを照合することで、正しい患者に正しい処置を確実に行うことができる。

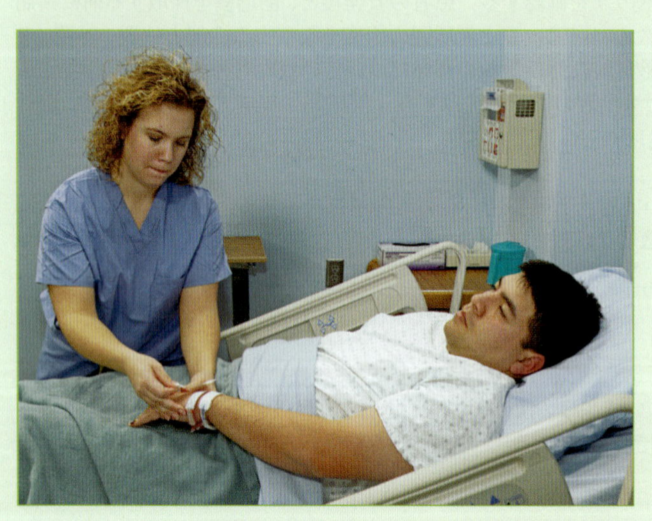

図1　培養検体ラベルと患者確認用リストバンドを照合する。

手順	根拠
10. 創にドレッシング材が貼付してある場合は、清潔グローブを装着する。慎重に汚染したドレッシング材を除去する。抵抗があれば、シリコンベースの粘着剥離剤を用いて、テープを剥がしやすくする。ドレッシング材の一部が皮下組織に密着している場合は、少量の生食で柔らかくしてから除去する。	グローブは、汚染したドレッシング材を扱う際に看護師を汚染から守る。慎重にドレッシング材を除去することで、患者の苦痛が軽減しドレーンが抜けていないことを確認できる。シリコンベースの粘着剥離剤は簡単・迅速に痛みを感じることなく剥離が可能で、皮膚剥離の問題もない(Rudoni, 2008; Stephen-Haynes, 2008)。滅菌生食でドレッシング材を湿らせると剥離しやすく、痛みやダメージを最小限に抑えられる。
11. ドレッシング材除去後、ドレッシング材に付着している滲出液の状態、量、種類、色、臭気について記録する。ドレッシング材は適切に廃棄物容器に捨てる。	滲出液の状態は記録する必要がある。ドレッシング材を適切に廃棄することで、微生物の拡散を防止する。
12. 創の外観、ステージ、エスカーの形成、肉芽組織、上皮化、ポケット、トンネル、壊死、瘻孔、滲出液についてアセスメントする。創周囲組織の外観をアセスメントする。創の大きさを計測する。基礎知識8-3を参照。	創に関する情報は、創傷治癒過程や感染の存在についてのエビデンスとなる。
13. グローブを外し、廃棄物容器に捨てる。	グローブの廃棄は、微生物の拡散を防止する。

手順 / **根拠**

14. 指示があれば滅菌野を作り、創洗浄液を準備する。慢性創傷の洗浄には、清潔グローブ（清潔操作）を使用してもよい。

滅菌グローブは、外科的無菌法を維持する。清潔操作は、慢性創傷の洗浄に適している。

15. 創を洗浄する。スキル8-1を参照。指示や必要性があれば、創を拭き取るだけでなく洗い流す（スキル8-4参照）。

創洗浄は、古い滲出液と創の壊死組織を除去する。洗浄を実施しなければ、外側に付着している菌が検体の中に混入するため、誤った結果を導くことになる。

16. ガーゼで創周囲の皮膚を乾燥させる。清潔グローブを装着する。

湿気は微生物が増殖する培地を提供する。過剰な湿気は、皮膚への刺激や損傷の原因となる。スワブの使用は、看護師の手を皮膚や創に直接接触させる必要はないため、血液や体液との接触を避けるのは清潔グローブでよい。

17. 培養チューブのキャップをひねって緩めるか、またはスワブを開封し、培養チューブのキャップを外す。**スワブと培養チューブの中は無菌状態を保持する（図2）。**

必要物品は、手の届くところに準備し、無菌操作を維持する。

18. 創の奥にスワブを挿入するために創縁を開く必要がある場合は、滅菌グローブを片手に装着し創縁に触れる。清潔グローブは褥瘡や慢性創傷への接触には使用してもよい。

検体採取時に、創に接触が必要な場合は滅菌グローブを装着し、創の汚染を防止する。

19. **慎重にスワブを創に挿入する。スワブを創面上で数回圧迫、回転させる。スワブを創端の健全な皮膚に接触させてはならない（図3）。別の部位から検体を採取する場合は、別のスワブを使用する。**

綿棒は創の滲出液を吸収する。スワブが皮膚に接触すると、検体採取時に外側に付着している菌が混入し、誤った結果を導くことになる。異なる創には別のスワブを使用することで、創の交差感染を防止する。

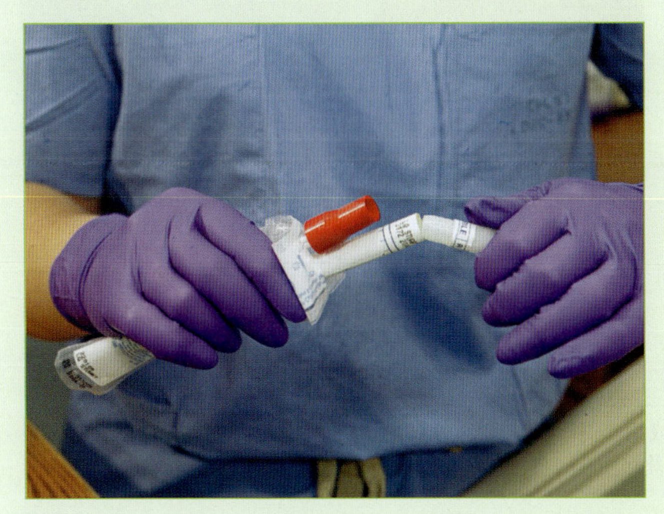

図2　培養チューブのキャップを外す。

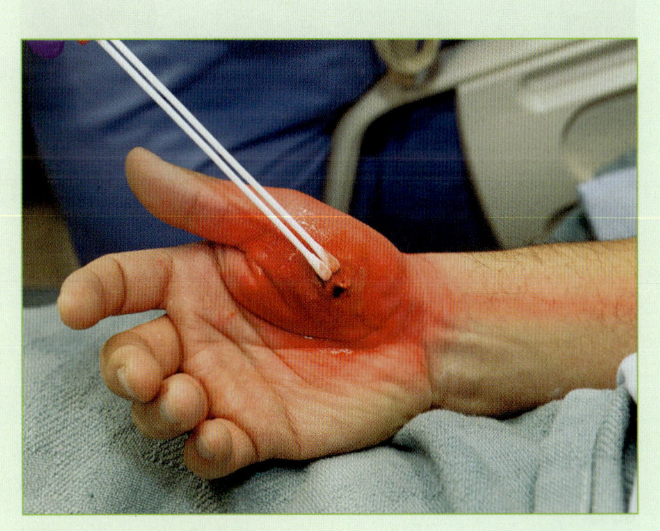

図3　創をスワブで拭う。

20. スワブを培養チューブに戻す（図4）。**スワブを培養チューブの外側に接触させてはならない。**キャップを閉める。スワブ容器には、チューブの底に培地のアンプルが入っているタイプがある。培地を使用可能にするためには、アンプルを押しつぶす必要がある。メーカーの使用方法に従って使用する。

検体容器の外側は微生物で汚染しないように注意し、検体は創以外の接触がないようにする。正確な培養結果を得るには、スワブの周囲に培養のための培地が必要である。

（続く）

スキル・8-5 創培養の採取 (続き)

手順	根拠
21. グローブを外し、廃棄する。	グローブを正しく外すことで、他の物品の汚染と感染伝播のリスクを減少させる。
22. グローブを装着する。医師の指示や看護計画に基づいて、創にドレッシング材を正しく貼付する。スキル8-1から8-3を参照。グローブを外す。	創のドレッシング材は創の保護、滲出液の吸収、湿潤環境の提供、創傷治癒の促進の効果がある。グローブを正しく外すことで、他の物品への汚染と感染伝播のリスクを減少させる。
23. ドレッシング材を固定後、日付と時間を記入したラベルを貼る。使用した物品を全て片付ける。患者を安楽な体位に戻し、ベッド柵を上げ、ベッドを一番低い高さに戻す。	日付と時間を記録することは、情報を提供し、ケアプラン実施の証明となる。適切な患者の体位とベッドの調整は、安全と安楽を促進する。
24. 各医療施設のガイドラインに沿って、検体に名前ラベルをつけ、バイオハザードバックに入れて検査室へ提出する(図5)。	正しくラベルを貼ることで、正しく確実に検体確認を行うことができる。

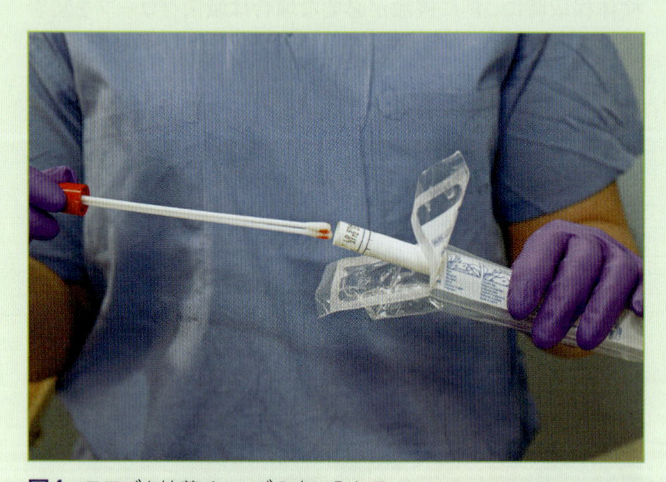

図4 スワブを培養チューブの中に入れる。

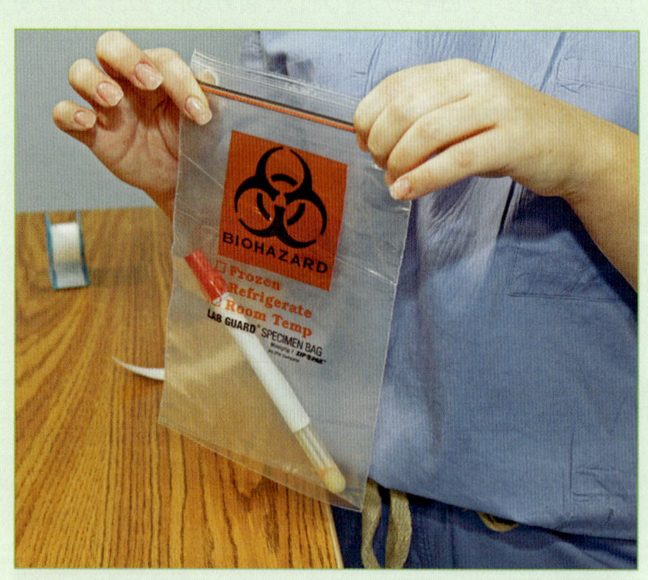

図5 培養検体輸送用バイオハザードバッグ

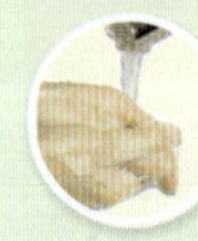

手順	根拠
25. 使用したPPEを外す。手指衛生を行う。	正しくPPEを外すことで、他の物品への汚染と感染伝播のリスクを減少させる。手指衛生は微生物の拡散を防止する。

評価

創培養を行う際に望ましい成果が得られるのは、検体が汚染されず、患者に更なる病原体の暴露がない状態で検体採取が終了する場合である。

記録

ガイドライン

創の位置と、創表面の組織の種類、壊死組織の徴候、ステージ(該当する場合)、滲出液の性状などを含めた創のアセスメントについて記録する。創周囲の皮膚の外観もアセスメントする。創洗浄と培養検体採取について記録する。スキンケアやドレッシング貼付について記録する。当該患者と家族への指導、処置に対する患者の反応、患者の疼痛レベル、非薬理学的鎮痛法の介入と鎮痛剤の投与の効果について記録する。

記録例

12/6/22　21：00　手の創は2×3×1㎝で、発赤、圧痛、膿性滲出液あり。創端は浸軟しているが紅斑、圧痛はなし。生食で創洗浄を実施し培養検体を採取。皮膚保護剤を周囲の皮膚に塗布し、湿潤生食ガーゼを創に詰め、乾燥ガーゼ、包帯で保護した。手は挙上。培養検体にラベルを貼り検査室へ提出。

―― *J. ウェンツ、看護師*

予期しない状況と対処方法

- 看護師が検体採取のためにカルチャースワブを創の中に挿入したところ、創が洗浄されていないことがわかった。このような場合、このスワブは廃棄する。各医療施設の規定に従って創洗浄に必要な物品を準備し、新しいカルチャースワブも準備する。培養検体採取の前に創洗浄を行い、古い滲出液、創の壊死組織、皮膚細菌叢を除去する。外側に付着している菌が検体内に混入すると、誤った結果を導くことになる。
- 看護師がカルチャースワブを創内へ挿入する準備をしていた際に、不注意で患者のベッドリネンにスワブを接触させた。このような場合、このスワブは廃棄する。新しいスワブを準備し検体を採取する。

スキル・8-6　モントゴメリ・ストラップの装着

モントゴメリ・ストラップは非アレルギー性の長方形のテープの端にある穴に紐を通して使用する。一組のストラップは創の両側にテープ部を貼付し、靴紐を縛るようにしてドレッシング材を紐で固定する。ドレッシング材の交換の際は、紐を解き、創処置を行い、再度紐を縛り、新しいドレッシング材を固定する。テープ部を貼付する前に皮膚保護剤を塗布することが多い。テープ部や紐は、緩みや汚染があれば交換する。

モントゴメリ・ストラップは、滲出液が多い創など、頻繁にドレッシング交換が必要な創のドレッシング材固定に適している。ストラップは、ドレッシング交換の際に粘着性テープを剥がす必要がないため、皮膚の刺激や損傷のリスクを軽減することができる。

必要物品

- 清潔なディスポーザブルグローブ
- 指示あれば他のPPE
- 指示された創のドレッシング材
- 市販のモントゴメリ・ストラップ、または低アレルギー性のテープ5-8㎝と紐
- 洗浄液、一般的には生理食塩水
- ガーゼ
- 皮膚被膜剤
- 皮膚保護シート（ハイドロコロイド、または非ハイドロコロイド）

アセスメント

創洗浄とドレッシング交換の必要性を判断するために、状況をアセスメントする。現在使用しているストラップに問題がないかアセスメントする。テープ部や紐に緩みや汚染があれば交換する。創傷ケアに関する医師の指示と看護計画にある創傷ケアを確認する。患者の安楽度と、創傷ケアの前に鎮痛剤が必要かどうかアセスメントする。前回のドレッシング交換は疼痛を伴うものだったのか、患者の疼痛を最小限に抑えるための介入は効果があったのか、アセスメントする。現在のドレッシング材の汚染状態をアセスメントする。過剰な滲出液、出血、ドレッシング材の飽和状態についてアセスメントする。創と周囲組織を観察する。創の外観から、創縁の癒合状態、創と創周囲の色、哆開の徴候についてアセスメントする。縫合、ステープル、粘着式創閉鎖テープの状況についてアセスメントする。治癒過程の段階と滲出液の性状に注意する。創周囲の皮膚色、温度、浮腫、斑状出血、浸軟についてもアセスメントする。

（続く）

スキル・8-6　モントゴメリ・ストラップの装着　（続き）

看護診断

患者の現在の状態に基づいて、看護診断に用いる関連因子を決定する。適切な看護診断は、皮膚統合性障害リスク状態である。他に適切と考えられる看護診断を以下に示す。

- 組織統合性障害
- 身体損傷リスク状態
- 急性疼痛
- 知識不足
- 術後回復遅延
- 感染リスク状態
- 不安
- ボディイメージ混乱
- 皮膚統合性障害

成果確認と看護計画立案

モントゴメリ・ストラップを装着する際の望ましい成果は、患者の皮膚に刺激や損傷がないことである。他に適切と考えられる成果は、創の汚染や損傷がない、患者の疼痛や苦痛体験の原因とならない、創治癒の進行している徴候が継続してみられる、などである。

看護技術の実際

手順	根拠
1. 創傷ケアに関する医師の指示と看護計画にある創傷ケアを確認する。	ケアに関する指示や看護計画を確認することで、正しい患者に正しい処置を確実に行うことができる。
2. 必要物品をベッドサイドのオーバーテーブルに準備する。	物品の準備は、処置の時間効率を上げ系統立てたアプローチができる。必要物品を全てベッドサイドに持参することで、時間と労力が節約できる。物品を近くに配置すると便利で時間の節約になり、看護師の不必要な筋肉のひねり・伸展を避けられる。
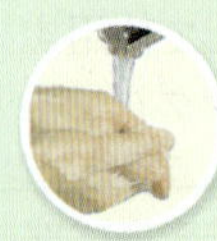 3. 手指衛生を行い、指示があればPPEを装着する。	手指衛生とPPEは微生物の拡散を防止する。感染経路別予防策にもとづくPPEが必要となる。
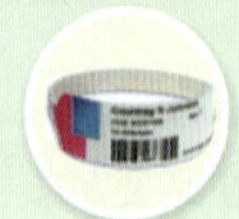 4. 患者の本人確認を行う。	患者確認を行うことで、正しい患者に介入し、エラーを防止できる。
5. ベッド周囲のカーテンを閉め、可能であれば部屋のドアを閉める。患者にこれから実施する処置について理由も合わせて説明する。	患者のプライバシーを保護する。患者への説明は不安を軽減し、協力を得やすい。
6. 創傷ケア・ドレッシング交換前に非薬理学的鎮痛法の介入が必要か、鎮痛剤投与が必要か、その可能性についてアセスメントする。適切な鎮痛剤を指示通り投与する。処置を始める前に、鎮痛剤の効果が現れるまで十分時間をとる。	疼痛は、過去の体験に影響を受けた主観的な体験である。創傷ケアとドレッシング交換は、患者にとって疼痛の原因となる場合がある。
7. 都合のよい場所に廃棄物容器を置き、処置中に利用する。	廃棄物容器を手近な場所に置くと、汚染したドレッシング材をすぐに廃棄でき、微生物の拡散防止にもつながる。
8. ベッドを動きやすい高さに合わせる。通常は実施者の肘の高さである。(VISN 8, 2009)。	ベッドを適切な高さに調整すると、背部や筋肉の負担を軽減できる。
9. 創傷ケアが実施しやすく患者にとって安楽な体位がとれるよう介助する。創部以外の露出部をタオルケットで覆う。創部の下に防水パッドを敷く。	良い体位をとると患者は安楽であり、タオルケットで患者を覆うと安楽で温かい。防水パッドは下に敷いているシーツの汚染を防ぐ。
10. 創処置とドレッシング交換を、スキル8-1から8-4に記載したように、指示に基づいて実施する。	創傷ケアは創治癒を促進し、創を保護する。
11. 清潔グローブを装着する。創の両側の皮膚を、生食で湿らせたガーゼで清拭する。皮膚を乾燥させる。	グローブの装着は微生物の拡散を防止する。皮膚の洗浄と乾燥は刺激と損傷を防止する。

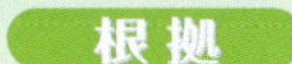

手順

12. **ストラップを貼付する場所に皮膚被膜剤を塗布する。**

根拠：皮膚被膜剤は、皮膚の損傷と刺激のリスクを最小限に抑える。

13. グローブを外す。

根拠：テープはグローブを装着していない方が扱いやすい。創はドレッシング材で覆う。

14. 皮膚保護シートをストラップのテープ部のサイズに合わせて切る。皮膚保護シートをドレッシング材の近くに貼付する。紐を通す穴はドレッシング材側にして、ストラップのテープ部を皮膚保護シートに貼付する（図1）。反対側も同様に貼付する。

根拠：皮膚保護材シートは、皮膚の刺激と損傷を防止する。

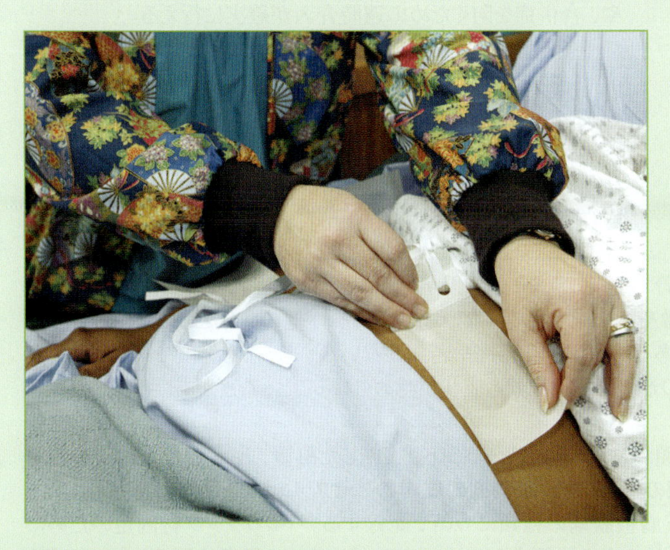

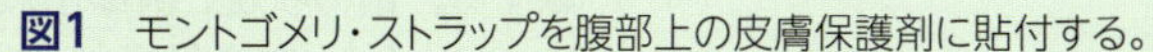

図1　モントゴメリ・ストラップを腹部上の皮膚保護剤に貼付する。

15. ストラップ両側の穴の1対毎に別個の紐を通す。紐の一方の端を手前の穴に通し、もう一方の端を向い側の穴に通して、靴紐のように結ぶ（図2）。**この紐はきつく縛り過ぎないようにする。**必要な紐の数だけ繰り返し結ぶ。市販のストラップを使用する場合も、靴紐のように紐を結んでいく。ストラップを貼付した日付と時間を記録する（図3）。

根拠：紐はドレッシング材をしっかりと固定する。紐をきつく結びすぎると、皮膚の周囲に過剰なストレスが加わる。日付と時間の記録は、ストラップ交換の目安となる。

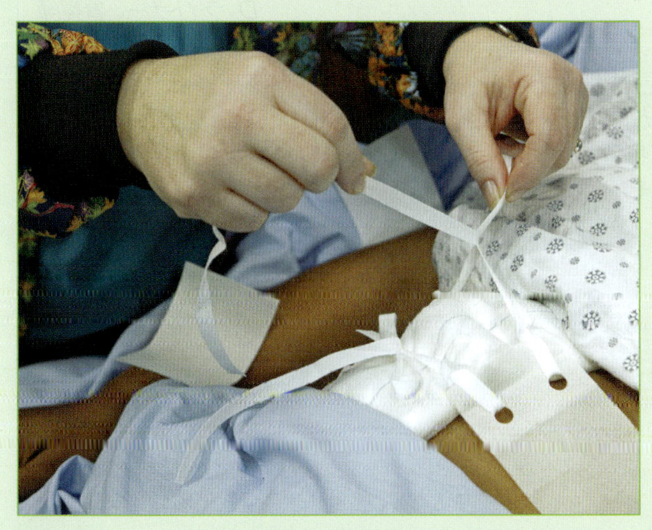

図2　モントゴメリ・ストラップを結び合わせる。

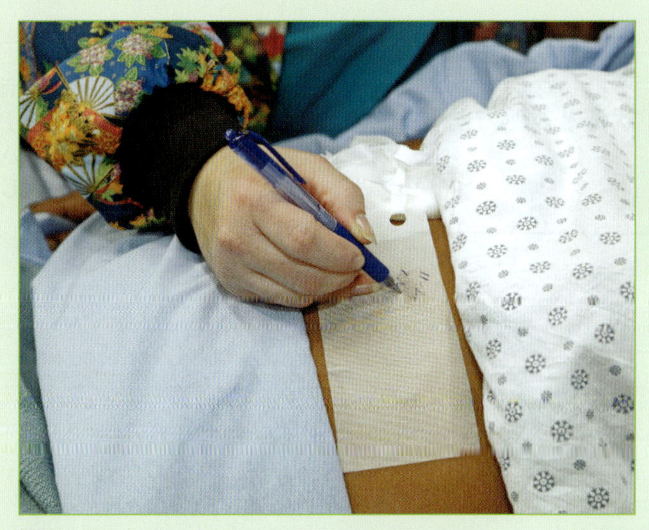

図3　モントゴメリ・ストラップに日付と時間を記入する。

（続く）

スキル・8-6　モントゴメリ・ストラップの装着　(続き)

手順	根拠
16. ドレッシング材を固定後、日付と時間を書いたラベルをドレッシング材に貼付する。使用した物品を全て片付ける。患者を安楽な体位に戻し、ベッド柵を上げ、ベッドの高さを一番低くする。	日付と時間の記録は情報提供であり、ケアプランを実施している証明ともなる。適切な患者の体位とベッド環境は、安全と安楽を促進する。
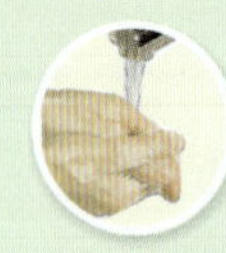 17. 使用したPPEを外す。手指衛生を行う。	PPEを適切に外すことで、他の物品への汚染や感染伝播のリスクを減少させる。手指衛生は、微生物の拡散を防止する。
18. 創ドレッシング材は全て、各勤務帯で確認する。創がより複雑な場合、ドレッシング材がすぐに飽和状態になる場合には、頻回に確認を行う。	ドレッシング材の確認によって、患者の状態変化のアセスメントや、合併症を防ぐための適時介入が確実に行える。
19. 紐は、汚染した時または2-3日毎に交換する。ストラップの交換は皮膚保護シートを貼付したままでも実施可能である。皮膚保護シートは7日間まで連続使用できる。シリコンベースの粘着剥離材を使うと皮膚保護シートが除去しやすくなる。	汚染した紐やストラップの交換は、病原体の増殖を防ぐ。皮膚保護材の交換を最小限に抑えることは、皮膚の刺激や損傷の防止につながる。シリコンベースの粘着剥離材は簡単・迅速に痛みを感じることなく剥離が可能で、皮膚剥離の問題もない(Rudoni, 2008; Stephen-Haynes, 2008)。

評価

モントゴメリ・ストラップを装着する際に望ましい成果が得られるのは、患者の皮膚が清潔で乾燥した健全な状態を維持し、刺激や損傷を受けていない場合である。他の成果としては、創の汚染や損傷がなく創周辺が清潔であること、また、疼痛や苦痛がないか、あっても軽度であると患者が言葉で表現すること、創治癒の進行を示す徴候と症状が認められること、などがあげられる。

記録

ガイドライン

ストラップ装着前後の創部領域に関するアセスメント、実施した処置、患者の反応について記録する。創の状況、創滲出液の量と性状、創周囲の皮膚のアセスメントを記録する。使用したドレッシング材、皮膚保護剤、皮膚被膜剤の種類について記録する。ドレッシング材固定のためにモントゴメリ・ストラップを使用したことを記録する。ドレッシングケアへの患者の反応、ケアに伴う疼痛のアセスメントに関して記録する。当該患者と家族への指導に関しても記載する。

記録例

12/10/20　19：30　腹部の創には血性漿液性滲出液が多量にあり、複数のガーゼと腹部用パッドは飽和状態、ドレッシング材は3時間毎の交換が必要。創周囲の皮膚を洗浄後、皮膚被膜剤を貼付しモントゴメリ・ストラップを装着、創のドレッシング材を固定する。

D. ライトナー、看護師

予期しない状況と対処方法

- 患者は数週間前から腹部に創がある。創と皮膚の慎重なケアが行われたが、ドレッシング材のテープを繰り返し貼付した場所に発赤と炎症の徴候が見られている。このような場合は、本スキルに記載されている物品を使用する。炎症がある領域から少なくとも2-3㎝は皮膚保護シートをずらして貼付し、モントゴメリ・ストラップを装着する。

スキル・8-7　ペンローズドレーンの管理

ドレーンは、閉鎖環境で排液が貯留することにより創の治癒が遅れることが予想される場合に、創の中に挿入するか、近接部に留置して使用する。ペンローズドレーンはゴム製で中空、両端が開口している。排液は、毛細管現象によりドレーンを通ってドレッシング材に吸収される。ペンローズドレーンは一般的に、外科手術後や膿瘍をドレナージする場合に用いられる。手術後に外科医がドレーンの先端部を創内部、または近接部に留置しドレナージされるようにする。ドレーンの後端部は直接手術創から、または刺創として近接の開口部から皮膚を通り体外へ出る。ペンローズドレーンは縫合しない。通常大きな安全ピンを創外側部分にかけ、ドレーンが創の中へ入り込まないようにする。このタイプのドレーンは、長さを調節して排泄を排出する場所を変えることができる。ドレーンの通過性や位置は、創のアセスメントの中に含める。

必要物品

- 滅菌グローブ
- ガーゼドレッシング
- 滅菌綿棒（必要時）
- 滅菌ドレーンスポンジ
- 外科用または腹部用パッド
- 滅菌ドレッシング材セット、縫合セット（滅菌剪刃、鉗子）
- 滅菌洗浄液（指示あれば、一般的には0.9％生理食塩水）
- 洗浄液を入れる滅菌容器
- 清潔な安全ピン
- 清潔なディスポーザブルグローブ
- 汚染したドレッシング材を入れる廃棄物容器かビニール袋
- 防水パッドとタオルケット
- テープまたは紐
- 皮膚被膜剤（必要時）
- 創傷ケアに必要な補足的ドレッシング材とケア用品

アセスメント

創洗浄とドレッシング交換の必要性を判断するために、状況をアセスメントする。ドレーンケアに関する医師の指示と看護計画にあるドレーンケアを確認する。患者の安楽度と、創傷ケアの前に鎮痛剤が必要かどうかアセスメントする。前回のドレッシング交換は疼痛を伴うものだったのか、患者の疼痛を最小限に抑えるための介入は効果があったのか、アセスメントする。現在のドレッシング材の汚染状態、過剰な滲出液、出血、ドレッシング材の飽和状態の徴候についてアセスメントする。ペンローズドレーンの通過性をアセスメントする。

創と周囲組織を観察する。創の外観から、創縁の癒合、創と創周囲の色、哆開の徴候についてアセスメントする。縫合、ステープル、粘着式創閉鎖テープの状況についてアセスメントする。治癒過程の段階と滲出液の性状に注意する。創周囲の皮膚色、体温、浮腫、斑状出血、浸軟についてもアセスメントする。

看護診断

現在の患者の状態に基づいて看護診断に用いる関連因子を決定する。適切な看護診断は感染リスク状態である。他に適切と考えられる看護診断を以下に示す。

- 不安
- ボディイメージ混乱
- 知識不足
- 組織統合性障害
- 急性疼痛
- 皮膚統合性障害
- 術後回復遅延

成果確認と看護計画立案

ペンローズドレーンの管理を行う際の望ましい成果は、ペンローズドレーンの通過性と機能が維持され、ケアが創の汚染や損傷、患者の疼痛・苦痛体験の原因とならずに終了することである。他に適切な成果としては、合併症の徴候がなく創の治癒進行が認められ、患者がドレーンケアについて理解を示すことである。

（続く）

スキル・8-7　ペンローズドレーンの管理　（続き）

看護技術の実際

手順	根拠
1. 創傷ケアに関する医師の指示と看護計画にある創傷・ドレーンケアを確認する。	ケアに関する指示や看護計画を確認することで、正しい患者に正しい処置を確実に行うことができる。
2. 必要物品をベッドサイドのオーバーテーブルに準備する。	物品の準備は、処置の時間効率を上げ系統立てたアプローチができる。必要物品を全てベッドサイドに持参することで、時間と労力を節約できる。物品を近くに配置すると便利で時間の節約になり、看護師の不必要な筋肉のひねり・伸展を避けられる。
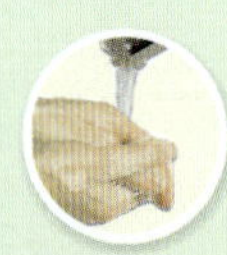 3. 手指衛生を行い、指示があればPPEを装着する。	手指衛生とPPEは微生物の拡散を防止する。感染経路別予防策にもとづくPPEが必要となる。
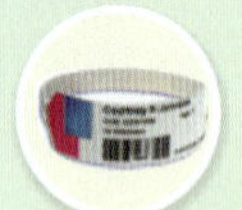 4. 患者の本人確認を行う。	患者確認を行うことで、正しい患者に介入し、エラーを防止できる。
5. ベッド周囲のカーテンを閉め、可能であれば部屋のドアを閉める。患者にこれから実施する処置について理由も合わせて説明する。	患者のプライバシーを保護する。患者への説明は不安を軽減し、協力を得やすい。
6. 創傷ケア・ドレッシング交換前に非薬理学的鎮痛法の介入が必要か、鎮痛剤投与が必要か、その可能性についてアセスメントする。適切な鎮痛剤を指示通り投与する。処置を始める前に、鎮痛剤の効果が現れるまで十分時間をとる。	疼痛は、過去の体験に影響を受けた主観的な体験である。創傷ケアとドレッシング交換は、患者にとって疼痛の原因となる場合がある。
7. 都合のよい場所に廃棄物容器を置き、処置中に利用する。	廃棄物容器を手近な場所に置くと、汚染したドレッシング材をすぐに廃棄でき、微生物の拡散防止にもつながる。
8. ベッドを動きやすい高さに合わせる。通常は実施者の肘の高さである。(VISN 8, 2009)。	ベッドを適切な高さに調整すると、背部や筋肉の負担を軽減できる。
9. 創傷・ドレーンケアが実施しやすく患者にとって安楽な体位がとれるよう介助する。創部以外の露出部をタオルケットで覆う。創部の下に防水パッドを敷く。	良い体位をとると患者は安楽であり、タオルケットで患者を覆うと安楽で温かい。防水パッドは下に敷いているシーツの汚染を防ぐ。
10. 清潔グローブを装着する。ドレーンの位置またはドレッシング材を除去する前のドレーンの状態を確認する。慎重に汚染したドレッシング材を除去する。抵抗があれば、シリコンベースの粘着剥離剤を使用し、テープを剥がしやすくする。ドレッシング材の一部が軟部組織に密着している場合は、少量の滅菌生食を使用し、柔らかくしてから除去する。	グローブは、汚染したドレッシング材を扱う際に看護師を汚染から守る。ドレーンの位置を確認することは、誤ってドレーンを抜去することを回避できる。慎重にドレッシング材を除去することで、患者の苦痛が軽減しドレーンが抜けていないことも確認できる。シリコンベースの粘着剥離剤は簡単・迅速に痛みを感じることなく剥離が可能で、皮膚剥離の問題もない(Rudoni, 2008; Stephen-Haynes, 2008)。滅菌生食でドレッシング材を湿らせると剥離しやすく、痛みや損傷を最小限に抑えられる。
11. ドレッシング材除去後、ドレッシング材に付着している滲出液の状態、量、種類、色、臭気を記録する。汚染したドレッシング材は廃棄物容器に捨てる。	ドレナージを実施している場合は記録が必要である。ドレッシング材を適切に廃棄することは、微生物の拡散を防止する。
12. ドレーン挿入部の外観と排液を観察する。疼痛の状態をアセスメントする。	創傷治癒過程や創刺激・感染の徴候は記録しなければならない。
13. 無菌操作で無菌野を準備し、必要物品を開く。	必要物品は手の届く範囲に準備し、無菌状態を維持する。
14. 滅菌洗浄液を開封する。洗浄液をベースンに注ぐ。ガーゼスポンジを浸す。	ドレッシング材と洗浄液の無菌状態を維持する。
15. 滅菌グローブを装着する。	滅菌グローブを使用することで、外科的無菌法と無菌操作を維持し、微生物の拡散を防止する。

手順	根拠
16. 洗浄液でドレーン挿入部周辺を洗浄する。鉗子と湿らせたガーゼか、綿棒を使用する。**ドレーン挿入部から開始し、同心円状に外側へ移動しながら洗浄する(図1)。ガーゼスポンジや綿棒は1回限りの使用とする。1回使用したものを廃棄し、さらに洗浄が必要な場合は、新しいガーゼを使用する。**	同心円状に移動させることで、汚染が最少部分から最大部分へ洗浄することができ、一度洗浄した部位を再汚染することがない。
17. 新しいガーゼを使用し、同様の方法で皮膚を乾燥させる。皮膚被膜剤をドレーン周囲の皮膚に塗布する。テープを貼る位置にある皮膚も含め塗り広げる。切込みを入れたドレーンスポンジをドレーンの下に置く(図2)。ドレーンの安全ピンは綿密に観察する。安全ピンやドレーンが硬くなる場合は、安全ピンを新しい滅菌ピンと交換する。**ドレーンを無理に動かさないように注意する。**	皮膚を乾燥させることは皮膚への刺激を防止する。皮膚被膜剤は皮膚への刺激、損傷を防ぐ。ガーゼは排液を吸収し、患者の皮膚に排液が貯留するのを防止する。 微生物は、汚染された環境で容易に増殖する。ドレーンは縫合により固定されているわけではないため、安全ピンは正しい位置を確保する必要がある。

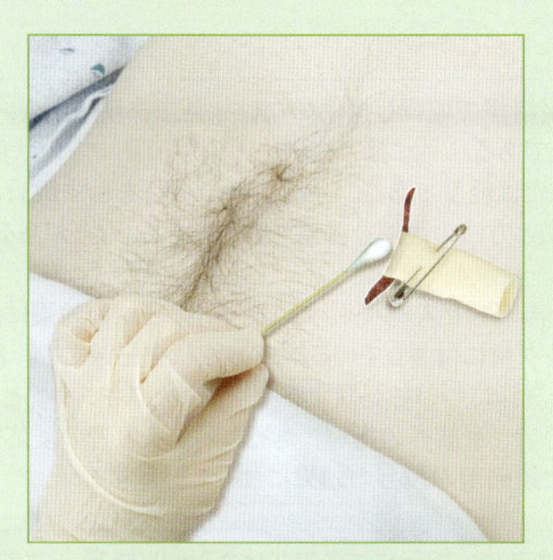

図1　ドレーン挿入部から同心円状に外側に向かって洗浄する。

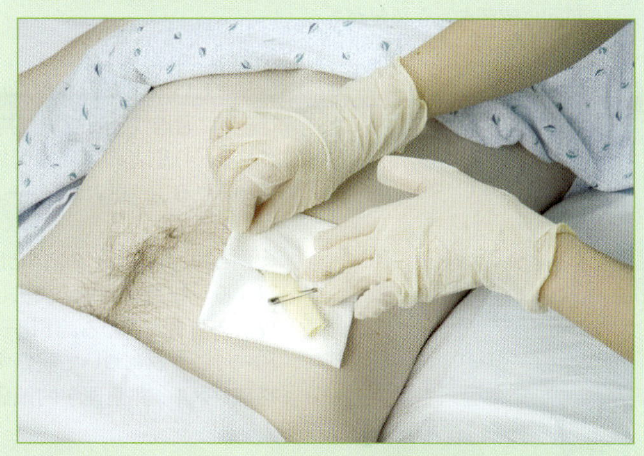

図2　切込みガーゼでペンローズドレーンの周囲を覆う。

手順	根拠
18. ドレーンの上にガーゼを置く(図3)。ガーゼの上に腹部用パッドを置く。	ガーゼは排液を吸収する。パッドは、ガーゼからの過剰な排液をさらに吸収し、湿潤環境を保持する。

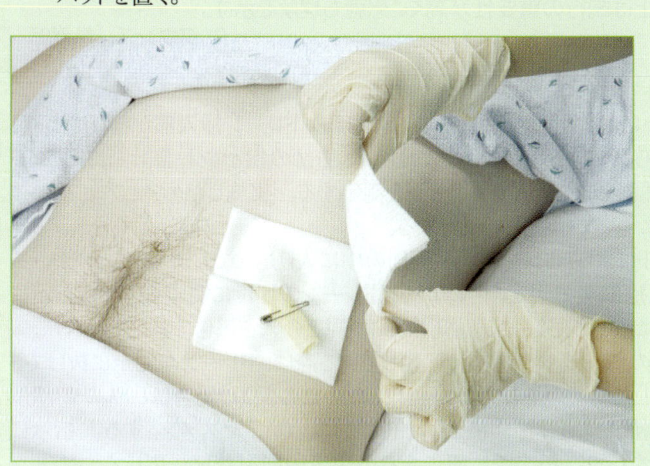

図3　ドレーンの上にガーゼを置く。

(続く)

スキル・8-7　ペンローズドレーンの管理　（続き）

手順	根拠
19. グローブを外し廃棄する。テープ、モントゴメリ・ストラップ、ロールガーゼなどを貼付し、ドレッシング材を固定する。	グローブを適切に廃棄することで、微生物の拡散を防止する。テープ、その他の固定用品は、グローブを外してからの方が貼付しやすい。
20. ドレッシング材固定後、日付と時間を記入したラベルをドレッシング材に貼る。使用した物品を片付ける。患者を安楽な体位に戻し、ベッド柵を上げ、ベッドの高さを最も低い位置に戻す。	日付と時間の記録は情報提供であり、ケアプランを実施している証明ともなる。適切な患者の体位とベッド環境は、安全と安楽を促進する。
21. 使用したPPEを外す。手指衛生を行う。	PPEを適切に外すことで、他の物品への汚染や感染伝播のリスクを減少させる。手指衛生は、微生物の拡散を防止する。
22. 創のドレッシング材は全て、各勤務帯で確認する。創が複雑な場合、ドレッシング材がすぐに飽和状態になる場合は、頻回に確認を行う必要がある。	ドレッシング材の確認によって、患者の状態変化のアセスメントや、合併症を防ぐための適時介入が確実に行える。

評価

望ましい成果が得られるのは、1）創が清潔で乾燥し損傷のない状態であり、2）ペンローズドレーンに通過性と機能が維持される場合である。他には、3）創に汚染や損傷のない状態が維持される、4）患者の疼痛や苦痛がない、または軽度である、5）創治癒の進行を示す徴候と症状が認められる、6）患者がドレーンケアの根拠と方法の理解を言葉で表現できる、などがある。

記録

ガイドライン

創とドレーンの位置、創とドレーン挿入部のアセスメント、ペンローズドレーンの効果について記録する。排液の状態、除去したドレッシング材に付着している排液の性状を記録する。創周囲の皮膚の外観も含める。ドレーン挿入部の洗浄について記録する。実施したスキンケアと貼付したドレッシング材について記録する。当該患者と家族への指導、処置に対する患者の反応、患者の疼痛レベル、非薬理学的鎮痛法の介入と鎮痛剤の投与の効果について記録する。

記録例

12/3/13　14：00　ドレッシング交換前に、指示にあるモルヒネ3mgIV施行。右前腕のドレッシング材を除去。ドレッシング材には血性漿液性の排液少量。前腕に著明な浮腫と紅斑あり。ペンローズドレーンは異常なく、安全ピンも固定されている。手術創は癒合しステープルも異常なし。ドレーン部位を生食で洗浄し乾燥、ガーゼと腹部用パッド、伸縮ガーゼで覆う。枕による上肢挙上は続行の重要性が高く、患者も理解を示す。

―― P. タウンズ、看護師

予期しない状況と対処方法

- ドレーン部位のアセスメントにより著明に増強した浮腫、紅斑、ドレーン挿入部からの滲出液、ドレーンからの排液が認められている。このような場合は、医師の指示や看護計画に従ってドレーン部位を洗浄する。体温を含むバイタルサインを測定する。実施したケアとアセスメントを記録する。所見と介入について担当医に報告する。
- ドレーン部位のアセスメントにより、ドレーンが手術創の中に入り込んでしまったことがわかった。このような場合は、医療施設の規定やペンローズドレーンの埋没に関する医師の指示に従う。アセスメントと介入について記録する。担当医に所見と介入を報告する。
- ペンローズドレーン挿入部のドレッシング交換の準備している際に、ドレーンが完全に抜けてドレッシング材の上に横たわっているのを看護師が発見した。このような場合は、ドレーン部位の状態、患者の疼痛、浮腫・紅斑・滲出液が増加していないかアセスメントする。指示に従ってドレーン部位のケアを行う。担当医に報告する。患者の回復状態に応じて、ドレーンは抜去したままになることも多い。所見と介入について記録する。

注意事項

- 排液の急激な増加や鮮紅色の排液を認めた場合は、所見について担当医に報告する。
- 創傷ケアは苦痛を感じることが多く、強い疼痛を体験する可能性がある。患者の安楽度と過去の創傷ケアの体験をアセスメントする。患者の安楽度を維持するために、指示にある鎮痛剤の使用を提案する。

スキル・8-8 Tチューブドレーンの管理

胆管ドレーンであるTチューブ(図1)は胆嚢切除(胆嚢摘出術)や胆管の一部を切除(総胆管吻合術)の後に総胆管内に留置されることが多い。Tチューブは胆汁を排出させ、手術部位の治癒を促進する。Tチューブの一部を総胆管に挿入し、残りのチューブは皮膚を貫通させ腹壁に固定し、閉鎖式ドレナージシステムに接続する。多くは、ドレーンチューブとドレナージシステムの間に三方弁を接続し、必要時チューブのクランプやフラッシュを行う。排液量は各勤務帯で測定し、総排泄量に含める。

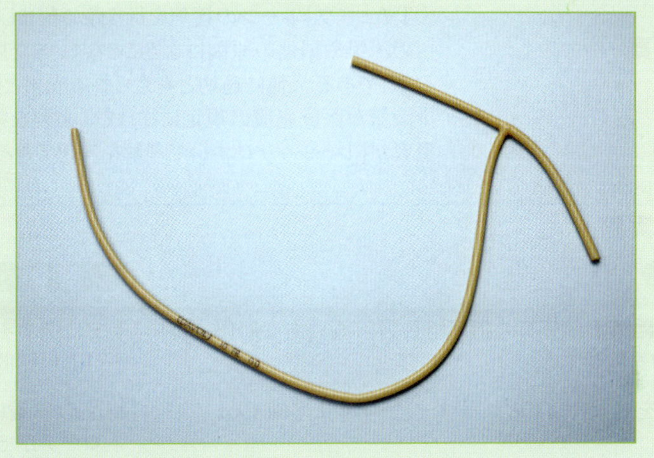

図1　Tチューブ

必要物品

- 滅菌グローブ
- 清潔なディスポーザブルグローブ
- 指示あればPPE
- 滅菌ガーゼ
- 滅菌ドレーンスポンジ
- 洗浄液、滅菌生理食塩水が一般的
- 滅菌綿棒(必要時)
- トランスペアレントドレッシング
- 目盛付き採集容器
- 汚物入れ
- 滅菌ベースン
- 滅菌鉗子
- テープ
- 皮膚被膜剤
- 防水パッド、タオルケット(必要時)

アセスメント

創洗浄、ドレッシング交換、ドレーン内容物の廃棄が必要かどうか判断するために、状況をアセスメントする。ドレーンケアに関する医師の指示と看護計画にあるドレーンケアを確認する。患者の安楽度と、創傷ケアの前に鎮痛剤が必要かどうかアセスメントする。前回のドレッシング交換は疼痛を伴うものだったのか、患者の疼痛を最小限に抑えるための介入は効果があったのか、アセスメントする。現在のドレッシング材の汚染状態、過剰な滲出液、出血、ドレッシング材の飽和状態の徴候についてアセスメントする。Tチューブの通過性とドレーン部位についてアセスメントする。採集バッグ内の排液の性状に注意する。

創と創周囲の組織を観察する。創の外観から、創縁の癒合、創と創周辺の色、哆開の徴候についてアセスメントする。創傷治癒過程の段階、排液の性状に注意する。創周囲の皮膚色、体温、浮腫、斑状出血、浸軟についてアセスメントする。

(続く)

スキル・8-8　Tチューブドレーンの管理　（続き）

看護診断

現在の患者の状態に基づいて、看護診断に用いる関連因子を決定する。適切な看護診断は感染リスク状態である。他に適切と考えられる看護診断を以下に示す。

- 急性疼痛
- 不安
- 知識不足
- 組織統合性障害
- ボディイメージ混乱
- 皮膚統合性障害
- 術後回復遅延

成果確認と看護計画立案

Tチューブドレーンの管理を行う際の望ましい成果は、ドレーンの通過性と機能が維持され、創への汚染や損傷の原因になることなく、また患者が疼痛・苦痛を体験することなく処置が終了することである。他に適切と考えられる成果としては、創に治癒進行の徴候が継続してみられる、排液量が医療施設の規定に従って、必要な頻度で正確に測定され、水分出納表に記録される、患者がドレーンケアについて理解を表現できる、などがある。

看護技術の実際

手順	根拠
1. 創傷ケアに関する医師の指示と看護計画にある創傷・ドレーンケアを確認する。	ケアに関する指示や看護計画を確認することで、正しい患者に正しい処置を確実に行うことができる。
2. 必要物品をベッドサイドのオーバーテーブルに準備する。	物品の準備は、処置に向けて時間効率を上げ系統立てたアプローチができる。必要物品を全てベッドサイドに持参することで、時間と労力が節約できる。物品を近くに配置すると便利で時間の節約になり、看護師の不必要な筋肉のひねり・伸展を避けられる。
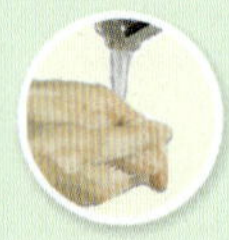 3. 手指衛生を行い、指示があればPPEを装着する。	手指衛生とPPEは微生物の拡散を防止する。感染経路別予防策にもとづくPPEが必要となる。
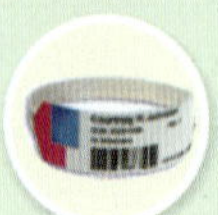 4. 患者の本人確認を行う。	患者確認を行うことで、正しい患者に介入し、エラーを防止できる。
5. ベッド周囲のカーテンを閉め、可能であれば部屋のドアを閉める。患者にこれから実施する処置について理由も合わせて説明する。	患者のプライバシーを保護する。患者への説明は不安を軽減し、協力を得やすい。
6. 創傷ケア・ドレッシング交換前に非薬理学的鎮痛法の介入が必要か、鎮痛剤投与が必要か、その可能性についてアセスメントする。適切な鎮痛剤を指示通り投与する。処置を始める前に、鎮痛剤の効果が現れるまで十分時間をとる。	疼痛は、過去の体験に影響を受けた主観的な体験である。創傷ケアとドレッシング交換は、患者にとって疼痛の原因となる場合がある。
7. 都合のよい場所に廃棄物容器を置き、処置中に利用する。	廃棄物容器を手近な場所に置くと、汚染したドレッシング材をすぐに廃棄でき、微生物の拡散防止にもつながる。
8. ベッドを動きやすい高さに合わせる。通常は実施者の肘の高さである。(VISN 8, 2009)。	ベッドを適切な高さに調整すると、背部や筋肉の負担を軽減できる。
9. 創傷・ドレーンケアが実施しやすく患者にとって安楽な体位がとれるよう介助する。創部以外の露出部をタオルケットで覆う。創部の下に防水パッドを敷く。	良い体位をとると患者は安楽であり、タオルケットで患者を覆うと安楽で温かい。防水パッドは下に敷いているシーツの汚染を防ぐ。

排液の廃棄

手順	根拠
10. 清潔グローブを装着し、指示あればマスクとフェイスシールドを装着する。	グローブは微生物の拡散を防止する。マスクは飛沫による伝播のリスクを減少させる。
11. 無菌操作を行い、外側の包装紙で無菌野を作成しガーゼを開く。	無菌操作は微生物の拡散を抑制する。

手順	根拠
12. ドレナージバッグの排液バルブの下に、目盛付き採集容器を置く。**排液口に触れないようにキャップを外し、バッグ内の排液を採集容器に完全に排出する(図2)。排液口をガーゼで拭き、キャップで閉じる(図3)。**	ドレーンの排液を容器に採取することで、排液を正確に測定できる。グローブが排液口に接触した場合、バルブが何かに接触して汚染した場合は、病原体が侵入する可能性がある。排液口をガーゼで拭き、バルブの汚染を防止する。キャップをすることで微生物の拡散を防止する。

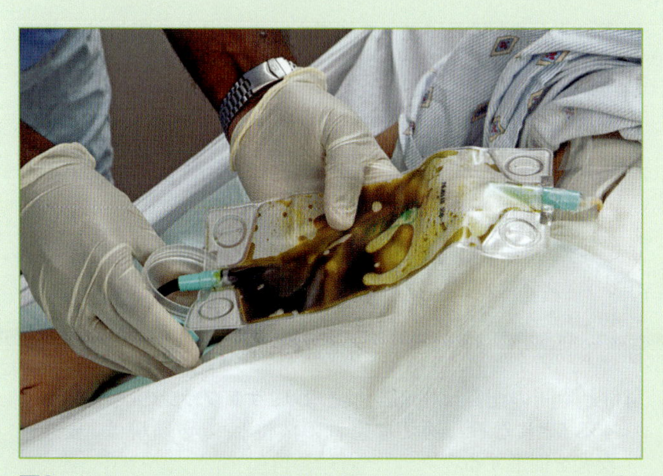

図2　排液バルブの下に採集容器を置く。

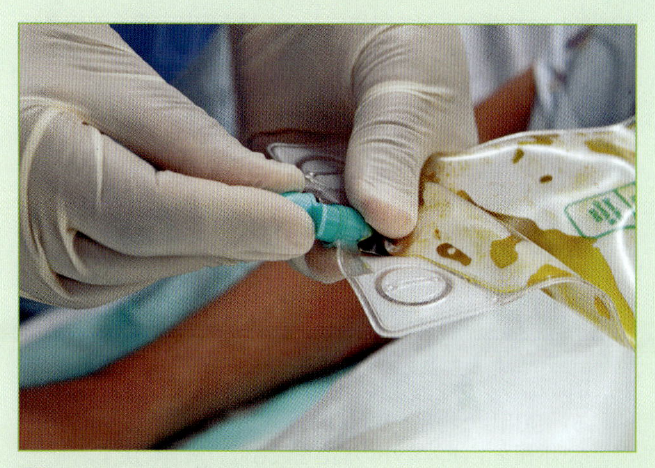

図3　排液バルブを再度閉じる。

手順	根拠
13. 注意深く排液量を測定し、排液の性状を記録する。医療施設の規定に従って、排液を処理する。	記録はケアや情報の継続性を推進する。生物学的有害物質を適切に廃棄することで、微生物の伝播のリスクを減少させる。
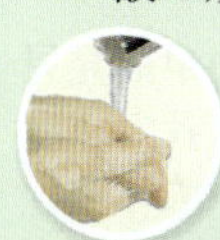 14. グローブを外し、手指衛生を行う。	適切にグローブを外し、手指衛生を実施することで、微生物の拡散を防止する。

ドレーン部位の洗浄

手順	根拠
15. 清潔グローブを装着する。ドレーンの位置や状態をドレッシング材を除去する前に確認する。汚染したドレッシング材を慎重に除去する。抵抗があれば、シリコンベースの粘着剥離剤を使用し、テープを剥がしやすくする。ドレッシング材の一部が軟部組織に密着している場合は、少量の滅菌生食を使用し、柔らかくしてから除去する。ドレーン部位には広がらないようにする。	グローブは、汚染したドレッシング材を扱う際に看護師を汚染から守る。ドレーンの位置を確認することで、誤ってドレーンを抜去することが回避できる。慎重にドレッシング材を除去することは、患者にとって苦痛が少なくドレーンが抜けていないことも確認できる。シリコンベースの粘着剥離剤は簡単・迅速に痛みを感じることなく剥離が可能で、皮膚剥離の問題もない(Rudoni, 2008; Stephen-Haynes, 2008)。滅菌生食でドレッシング材を湿らせると剥離しやすく、痛みや損傷を最小限に抑えられる。
16. ドレッシング材除去後、ドレッシング材に付着している滲出液の状態、量、種類、色、臭気を記録する。汚染したドレッシング材は適切な廃棄物容器に捨てる。グローブを外し、適切な廃棄物容器に廃棄する。	ドレナージを実施している場合は、記録が必要である。適切なグローブの廃棄は、微生物の拡散を防止する。
17. ドレーン部位の外観と排液をよく観察する。疼痛の有無をアセスメントする。	創傷治癒過程や創への刺激・感染の状況は、記録する必要がある。
18. 無菌操作により、無菌野の作業領域を準備し、必要物品を開く。	無菌野を準備しておくことで、使用物品が手の届く範囲にあり、無菌状態を確実に維持できるようになる。
19. 滅菌洗浄液を開封する。洗浄液をベースンに注ぐ。ガーゼスポンジを浸す。	ドレッシング材と洗浄液の無菌性が維持される。
20. 滅菌グローブを装着する。	滅菌グローブの使用は、外科的無菌法や無菌操作を維持し、微生物伝播のリスクを減少させる。

(続く)

スキル・8-8　Tチューブドレーンの管理 （続き）

手順	根拠
21. ドレーン部位を洗浄液で洗浄する。洗浄には、鉗子と湿らせたガーゼまたは綿棒を使用する。**ドレーン挿入部から洗浄を始め、同心円状に外側へ移動する。一度使用したガーゼスポンジは再使用しない。さらに洗浄が必要な場合は、使用後のガーゼを廃棄し、新しいガーゼを使用する。**	汚染の少ない領域から強い領域に洗浄すると、洗浄した部分を再汚染しない。
22. 新しい滅菌ガーゼで同様に水分を拭き取り皮膚を乾燥させる。ドレーン周囲の皮膚に、テープを貼る場所まで広く皮膚被膜材を塗布する。	皮膚の水分を拭き取ることで刺激を防ぐ。皮膚被膜材は、皮膚への刺激と損傷を防ぐ。
23. 切込みを入れたドレーンスポンジをドレーンの下に挿入する。ドレーンの上にガーゼを置く。グローブを外し廃棄する。	ガーゼは排液を吸収し、患者の皮膚に排液が貯留するのを防止する。適切なグローブの廃棄は、微生物の拡散を防止する・
24. 必要な場合はテープを使用し、ドレッシング材を固定する。グローブを外す前にトランスペアレントドレッシングをチューブ挿入部に貼付する。**チューブがねじれないように注意する。**	チューブの屈曲はドレナージを遮断することになる。使用するドレッシング材の種類は、各施設の規定によって決まることが多い。
25. ドレッシング材を固定後、日付と時間を記入したラベルを張る。使用した物品を片付ける。患者を安楽な体位に戻し、ベッド柵を上げ、ベッドの高さを最も低い位置に戻す。	日付と時間の記録は情報交換となり、ケアプランの実施を証明することになる。適切な患者の体位とベッド環境は、安全・安楽を促進する。
26. 使用したPPEを外す。手指衛生を行う。	PPEを適切に外すことで、他の物品への汚染や感染伝播のリスクを減少させる。手指衛生は、微生物の拡散を防止する。
27. ドレーンの状態を最低でも4時間毎に確認する。創のドレッシング材は各勤務帯で確認する。創がより複雑な場合やドレッシング材がすぐに飽和状態になる場合は、頻回に確認する必要がある。	ドレーンを確認することで、適切な機能の維持と問題の早期発見が確実に行える。ドレッシング材の確認は確実な患者の状態変化のアセスメントと合併症を防止する適時介入をもたらす。

評価

望ましい成果が得られるのは、1）Tチューブドレーンの通過性と機能が維持され、2）創の汚染や損傷がない場合である。また、3）患者が疼痛や苦痛がない、または軽度であると言葉で表現する、4）創治癒の進行を示す徴候と症状がみられる、5）排液が医療施設の規定に従って、必要な頻度で正確に測定され、水分出納表に記録される、6）患者がドレーンケアの根拠と方法を理解したと言葉で表現できる、などがある。

記録

ガイドライン

創とドレーンの位置、創とドレーンについてのアセスメント、ドレーンの通過性について記録する。縫合に問題はないか注意する。除去したドレッシング材に付着している排液の状態と性状を記録する。創周囲の皮膚の外観も含める。ドレーン部位の洗浄について記録する。スキンケアと使用したドレッシング材について記録する。当該患者と家族への指導、処置に対する患者の反応、患者の疼痛レベル、非薬理学的鎮痛法の介入と鎮痛剤の投与の効果について記録する。排液バッグからの胆汁排液量を水分出納表で確認し記録する。

記録例

12/8/9　15：00　Tチューブ挿入部からドレッシング材を除去。ドレッシング材に排液の付着なし。ドレーン部位に発赤、浮腫、排液、斑状出血なし。縫合部異常なし。ドレーン出口部を生食で洗浄、乾燥させ、皮膚被膜材を塗布後、乾燥ガーゼドレッシングを貼付。患者から疼痛はないとの言動あり。排液バッグから胆汁色の排液20mℓ採集。

——*L. サンダース、看護師*

予期しない状況と対処方法

- 患者のTチューブからの排液が、勤務帯毎に絶えず30-50mℓあったが、現在の勤務帯では排液がみられない。チューブと挿入部を観察したが、チューブの屈曲や排出障害は認められなかった。このような場合は、悪寒、発熱、頻脈、嘔気、右上腹部膨満感、疼痛、*黄疸*、黒っぽい泡沫尿、灰白色便などの胆汁の流れが阻害されている徴候についてアセスメントする。バイタルサインを測定する。担当医に状態と所見を報告し、患者記録に状況を記録する。三方弁から生食を通すチューブのフラッシングは患者ケアの一部として指示されている可能性がある。
- 患者は手術後にTチューブを挿入した。食事の前後1時間はチューブをクランプするように外科医からの指示がある。これは胆汁の流れを十二指腸側に変更して消化を助ける目的があり、三方弁を回転させドレーンと排液バッグを遮断するか、チューブをクランプすることで可能となる。チューブクランプへの患者の反応を観察する。患者に右上腹部痛、嘔気、嘔吐など、新しい症状が認められた場合は、クランプを解除する。その他の症状をアセスメントし、バイタルサインを測定する。所見を外科医に報告し、患者記録に介入について記録する。

注意事項

- ドレーン挿入中の患者に歩行準備を行う場合は、移動前に排液バッグを空にしてドレーンを小さくまとめる。ドレーンは患者の病衣の創部より下に固定し、排液チューブが引っ張られていないか確認する。この方法は過剰な排液は除去し、最大の吸引効果を維持し、ドレーン縫合部への張力を避けることができる。

スキル・8-9　ジャクソン・プラットドレーンの管理

ジャクソン・プラット(JP)、またはグレネイドドレーンは、球状のリザーバーの中に創の排液を採集する器具で、リザーバーを圧縮することで低圧の吸引力を生み出す(図1)。このドレーンは有孔式チューブを携帯用吸引器に接続して使用する。外科手術の後にドレナージを行う領域の内部、またはその付近にドレーンの先端を挿入する。後端は皮膚を通過し手術創とは別の場所から体外へ出る。このドレーンは通常、適所で縫合する。挿入部は付加的な手術創として扱われるが、手術後24時間は開放したままのことが多い。乳房や腹部の手術後に多く用いられている。排液がリザーバー内に貯留すると、リザーバーは拡大し吸引力が低下するため、再圧縮が必要となる。ドレーンの内容物を排出するのは通常4-8時間毎か、リザーバー容量の半分に排液か空気が貯留した場合である。しかし、看護アセスメントと看護判断に基づいて内容物の排出や再圧縮の頻度を増やしてもよい。

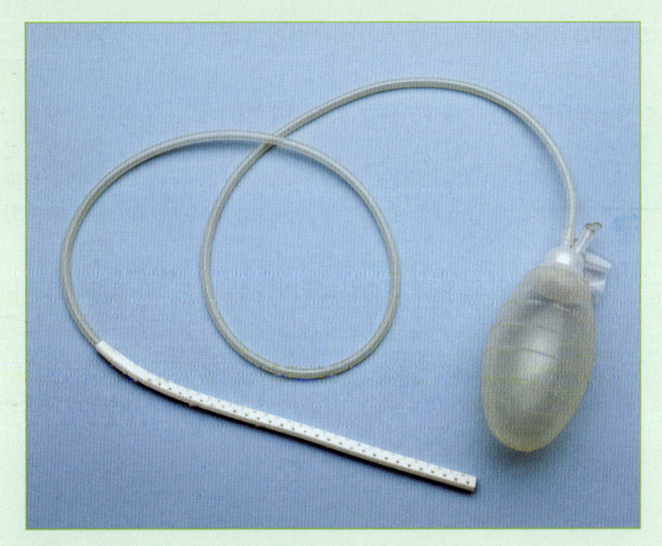

図1　ジャクソン・プラットドレーン

(続く)

スキル・8-9　ジャクソン・プラットドレーンの管理　（続き）

必要物品

- 排液計測用の目盛付き容器
- 清潔ディスポーザブルグローブ
- 指示あればPPE
- 洗浄液、通常は滅菌生理食塩水
- 滅菌ガーゼ
- 皮膚被膜材
- 挿入部のドレッシング材（使用時）

アセスメント

ドレーンケアに関する医師の指示と看護計画にあるドレーンケアを確認する。創洗浄、ドレッシング交換、排液の廃棄の必要性を決定するために状況をアセスメントする。患者の安楽度と、創傷ケアの前に鎮痛剤の投与が必要かどうかアセスメントする。患者が以前のドレッシング交換で疼痛を感じていたか、患者の疼痛を最小限に抑えるための介入は効果があったのか、アセスメントする。現在のドレッシング材をアセスメントする。過剰な排液、出血、ドレッシング材の飽和状態についてアセスメントする。ドレーンの通過性とドレーン部位をアセスメントする。排液バッグ内の排液の性状に注意する。創と周囲の組織を観察する。手術創の外観から、創縁の癒合、創と周囲の色、哆開の徴候についてアセスメントする。治癒過程のステージと排液の性状に注意する。創周囲の皮膚色、体温、浮腫、斑状出血、浸軟についてもアセスメントする。

看護診断

患者の現在の状態に基づいて看護診断に用いる関連因子を決定する。適切な看護診断は、感染リスク状態である。他に適切と考えられる看護診断を以下に示す。

- 不安
- 急性疼痛
- 皮膚統合性障害
- 組織統合性障害
- ボディイメージ混乱
- 知識不足
- 術後回復遅延

成果確認と看護計画立案

ジャクソン・プラットドレーンの管理を行う際の望ましい成果は、ドレーンの通過性、機能が維持されることである。また、創の汚染がなく、創への損傷の原因とならず、患者の疼痛・苦痛体験の原因になることもなくケアを終了することである。他に適切と考えられる成果は、創治癒の進行している徴候が継続して認められる、排液量が医療施設の規定に従って、必要な頻度で正確に測定され、水分出納表に記録される、患者はドレーンケアについての理解を表現できる、などがある。

看護技術の実際

手順	根拠
1. 創傷ケアに関する医師の指示と看護計画にある創傷・ドレーンケアを確認する。	ケアに関する指示や看護計画を確認することで、正しい患者に正しい処置を確実に行うことができる。
2. 必要物品をベッドサイドのオーバーテーブルに準備する。	物品の準備は、処置の時間効率を上げ系統立てたアプローチができる。必要物品を全てベッドサイドに持参することで、時間と労力を節約できる。物品を近くに配置すると便利で時間の節約になり、看護師の不必要な筋肉のひねり・伸展を避けられる。
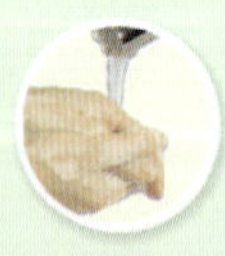 3. 手指衛生を行い、指示があればPPEを装着する。	手指衛生とPPEは微生物の拡散を防止する。感染経路別予防策にもとづくPPEが必要となる。
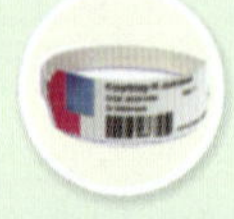 4. 患者の本人確認を行う。	患者確認を行うことで、正しい患者に介入し、エラーを防止できる。

手順 / **根拠**

5. ベッド周囲のカーテンを閉め、可能であれば部屋のドアを閉める。患者にこれから実施する処置について理由も合わせて説明する。

患者のプライバシーを保護する。患者への説明は不安を軽減し、協力を得やすい。

6. 創傷ケア・ドレッシング交換前に非薬理学的鎮痛法の介入が必要か、鎮痛剤投与が必要か、その可能性についてアセスメントする。適切な鎮痛剤を指示通り投与する。処置を始める前に、鎮痛剤の効果が現れるまで十分時間をとる。

疼痛は、過去の体験に影響を受けた主観的な体験である。創傷ケアとドレッシング交換は、患者にとって疼痛の原因となる場合がある。

7. 都合のよい場所に廃棄物容器を置き、処置中に利用する。

廃棄物容器を手近な場所に置くと、汚染したドレッシング材をすぐに廃棄でき、微生物の拡散防止にもつながる。

8. ベッドを動きやすい高さに合わせる。通常は実施者の肘の高さである。(VISN 8, 2009)。

ベッドを適切な高さに調整すると、背部や筋肉の負担を軽減できる。

9. 創傷・ドレーンケアが実施しやすく患者にとって安楽な体位がとれるよう介助する。創部以外の露出部をタオルケットで覆う。創部の下に防水パッドを敷く。

良い体位をとると患者は安楽であり、タオルケットで患者を覆うと安楽で温かい。防水パッドは下に敷いているシーツの汚染を防ぐ。

10. 清潔グローブを装着し、指示あればマスクとフェイスシールドを装着する。

グローブは微生物の拡散を防止する。マスクは飛沫による伝播のリスクを減少させる。

11. 目盛付き採集容器をドレーンの排液口の下に置く。排液バルブを汚染しないようにキャップを外す。リザーバーは内部に空気が入ると完全な形に膨らむ。**リザーバー内の排液を採集容器に完全に排出する(図2)。排液口は、清潔に保つためガーゼで拭く。片方の手でリザーバーを完全に圧縮し、もう片方の手でキャップを閉じる(図3)。**

排液を容器に移すことで排液量を正確に測定できる。排液口を清潔に保つことは汚染のリスクを減少させ、微生物の拡散を防止する。リザーバーを圧縮させると、吸引力が回復する。

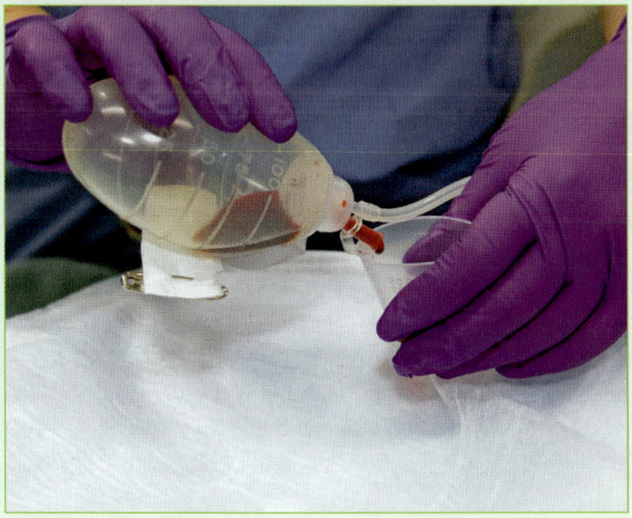

図2　ジャクソン・プラットドレーンの排液を採集容器に排出する。

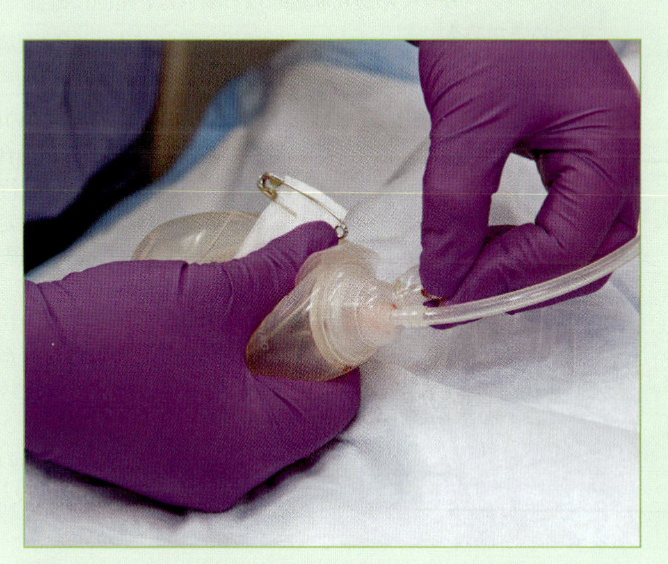

図3　ジャクソン・プラットドレーンを圧縮し、キャップを閉じる。

12. ドレーンの通過性を確認する。チューブのねじれ、屈曲がないことを確認する。

チューブにねじれや屈曲がなく通過性があれば、創からの適切なドレナージが継続される。

13. ジャクソン・プラットドレーンを患者の病衣の創部より下に安全ピンで固定し、チューブが引っ張られていないことを確認する。

ドレーンの固定は患者への損傷を防止し、ドレーンの事故抜去を防ぐ。

(続く)

スキル・8-9 ジャクソン・プラットドレーンの管理 (続き)

手順	根拠
14. 排液を注意深く測定し、排液の性状、色、量を記録する。医療施設の規定に従って排液を処理する。グローブを外す。	記録はケアや情報の継続性を推進する。生物学的有害物質を適切に廃棄することで、微生物の伝播のリスクを減少させる。適切なグローブの廃棄は微生物の伝播を抑止する。
15. 清潔なグローブを装着する。ドレーン挿入部にドレッシング材が貼付されている場合は、ドレッシング材を交換する。スキル8-8に概要を示している。生食で湿らせたガーゼで縫合部の洗浄も行う。新しいドレッシング材を貼付する前に、ガーゼで縫合部を乾燥させる。	ドレッシング材は、ドレーン部位を保護する。縫合部を洗浄、乾燥させることで、微生物の増殖を抑える。
16. ドレーン挿入部が外気に開放されている場合は、ドレーンを皮膚に固定している縫合部を観察する。創周囲の皮膚に牽引、断裂、膨隆、感染などの徴候がみられていないことを確認する。縫合部を生食で湿らせたガーゼで優しく洗浄する。新しいガーゼで水分を拭き取る。必要時、周囲の皮膚に皮膚被膜材を塗布する。	問題の早期発見は介入を促し、合併症を防止する。優しく洗浄、乾燥させることで、微生物の増殖を防ぐ。皮膚被膜材は皮膚の刺激や損傷を防ぐ。
17. グローブを外し、廃棄する。使用した物品を片付ける。患者を安楽な体位に戻し、ベッド柵を上げ、ベッドの高さを最も低い位置に戻す。	適切にグローブを外し、廃棄することは、微生物の拡散を防止する。適切な患者の体位とベッド環境は、安全・安楽を促進する。
18. 使用したPPEを外す。手指衛生を行う。	PPEを適切に外すことで、他の物品への汚染や感染伝播のリスクを減少させる。手指衛生は、微生物の拡散を防止する。
19. ドレーンの状態は、最低でも4時間毎に確認する。創のドレッシング材は各勤務帯で確認する。創がより複雑な場合、ドレッシング材がすぐに飽和状態になる場合は、頻回に確認する必要がある。	ドレーンを確認することで、適切な機能の維持と問題の早期発見が確実に行える。ドレッシング材の確認は確実な患者の状態変化のアセスメントと合併症を防止する適時介入をもたらす。

評価

望ましい成果が得られるのは、1)創のジャクソン・プラットドレーンに汚染や損傷がなく、2)通過性・機能が維持される場合である。他には、3)患者が疼痛や苦痛がない、または軽度であると表現する、4)創治癒の進行を示す徴候と症状が認められる、5)排液が医療施設の規定に従って、必要な頻度で正確に測定され、水分出納表に記録される、6)患者がドレーンケアの根拠や方法を理解したと言葉で表現できる、などがある。

記録

ガイドライン

創とドレーンの位置、創とドレーン部についてのアセスメント、ドレーンの通過性について記録する。縫合に問題はないか注意する。除去したドレッシング材に付着している排液の状態と性状を記録する。創周囲の皮膚の外観も含める。ドレーン部位の洗浄について記録する。スキンケアと使用したドレッシング材について記録する。ドレーン排液の排出、排液容器の圧縮について記録する。当該患者と家族への指導、処置に対する患者の反応、患者の疼痛レベル、非薬理学的鎮痛法の介入と鎮痛剤の投与の効果について記録する。排液の量と性状を水分出納表で確認し、記録する。

記録例

12/2/7　24：00　右胸部の手術創とドレーン部位は開放中。創縁は癒合し斑状出血軽度。浮腫、発赤、排液なし。ステリストリップは問題なし。J-Pドレーンの通過性あり、縫合部も異常なし。ドレーン出口部にも浮腫、排液、発赤なし。排液バッグを空にした後、リザーバーを圧縮する。血性漿液性の排液40mℓ採集。

―― *キャロル　ホワイト、看護師*

予期しない状況と対処方法

- 患者は、腹部手術後に挿入したジャクソン・プラットドレーンを右下腹部に留置中である。記録では、ドレーンから40-50mℓの血性漿液性排液が各勤務帯で認められている。看護師が最初にアセスメントしているとき、ドレーン周囲のドレッシング材が血性漿液性分泌物で飽和状態になっており、リザーバー内には少量の排液しかないことに気付いた。このような場合は、チューブの屈曲や閉塞がないか調べる。患者の状態変化をアセスメントする。ドレッシング材を除去し、ドレーン部位をアセスメントする。チューブが血栓や排液の組織片で閉塞すると、創の排液がドレーン出口部周囲に漏れることがよくある。ドレーン周囲を洗浄し、再度ドレッシング材で保護する。担当医に所見を報告し、患者記録に状況を記録する。
- 受け持ち患者からナースコールがあり訪室すると、患者から「起き上がってみたら、ベッドの中にこれがあった。」と、手にジャクソン・プラットドレーンを持っている。ドレーンは完全に抜去されている。このような場合は、患者に新しい腹部症状や徴候がないか、また、手術創とドレーン挿入部についてもアセスメントする。ドレーン挿入部に滅菌ドレッシング材を貼付しガーゼとテープで固定する。担当医に所見を報告し、患者記録に状況を記録する。

注意事項

- ジャクソン・プラットドレーンは2本以上挿入することが多い。ドレーンに番号や文字を付けると識別しやすい。それぞれのドレーンからの排液を数字や文字によって識別し、水分出納表に区別して記録する。
- ドレーン留置中の患者の歩行準備を行う際は、移動の前に排液バッグを空にしてリザーバーを圧縮する。ドレーンを患者の病衣の創部より下の部分に固定し、排液チューブが引っ張られていないことを確認する。このような準備を行うことで、過剰な排液を除去し、最大限の吸引効果を維持し、ドレーン縫合部に張力がかからないようにする。

スキル・8-10　ヘモバックドレーンの管理

ヘモバックドレーンは、腹部や整形外科などの手術後に血液のドレナージが必要な血管腔付近に挿入する。ドレーンは、有孔のチューブとそれに接続する携帯用吸引装置で構成されている(図1)。吸引装置である排液採集容器の中にスプリングが内蔵され、容器を圧縮することで持続吸引を行う。外科手術後に、ドレナージが必要な場所の内部、または付近にドレーンの先端を挿入する。ドレーンの後端は、皮膚を貫通し手術創とは別の場所から体外へ出る。ドレーンは通常、適切な位置で縫合される。ドレーン挿入部は付加的な手術創として扱われるが、手術後24時間は外気に開放したままにすることが多い。

採集容器内に排液が貯留していくと、容器は拡大し吸引力が減弱していくため、再圧縮が必要になる。排液の排出は、一般的に4-8時間毎か、容器内に排液や空気が半分まで貯留した場合に行う。しかし、医師の指示や看護アセスメント、看護判断に基づいて排液の排出や再圧縮の頻度を増やしてもよい。

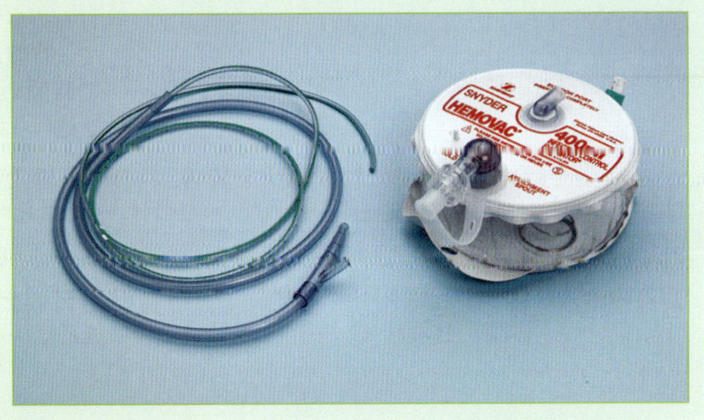

図1　ヘモバックドレーン

(続く)

スキル・8-10 ヘモバックドレーンの管理 (続き)

必要物品

- 排液測定用の目盛付き容器
- 清潔なディスポーザブルグローブ
- 指示あればPPE
- 洗浄液、通常は滅菌生理食塩水
- 滅菌ガーゼ
- 皮膚被膜材
- ドレッシング材と関連用品(使用時)

アセスメント

ドレーンケアに関する医師の指示と看護計画にあるドレーンケアを確認する。創洗浄、ドレッシング交換、排液の廃棄の必要性を判断するために状況をアセスメントする。患者の安楽度と、創傷ケアの前に鎮痛剤の投与が必要かどうかアセスメントする。患者が以前のドレッシング交換で疼痛を感じていたか、患者の疼痛を最小限に抑えるための介入は効果があったのか、アセスメントする。現在のドレッシング材をアセスメントする。過剰な排液、出血、ドレッシング材の飽和状態についてアセスメントする。ドレーンの通過性とドレーン部位をアセスメントする。排液バッグ内の排液の性状に注意する。創と周囲の組織を観察する。手術創の外観から、創縁の癒合、創と周囲の色、哆開の徴候についてアセスメントする。治癒過程のステージと排液の性状に注意する。創周囲の皮膚色、体温、浮腫、斑状出血、浸軟についてもアセスメントする。

看護診断

現在の患者の状態に基づいて、看護診断に用いる関連因子を決定する。適切な看護診断は、感染リスク状態である。他に適切と考えられる看護診断を以下に示す。

- 不安
- ボディイメージ混乱
- 皮膚統合性障害
- 組織統合性障害
- 急性疼痛
- 知識不足
- 術後回復遅延

成果確認と看護計画立案

ヘモバックドレーンの管理を実施する際の望ましい成果は、ドレーンの通過性と機能が維持されることである。また、創の汚染や損傷を起こさず、患者が疼痛や苦痛の体験をすることなく、ケアが終了することである。他に適切と考えられる成果は、創治癒の進行している徴候が継続して認められる、医療施設の規定に従って、排液量が必要な頻度で正確に測定され、水分出納表に記録される、患者がドレーンケアについての理解を表現できる、などがある。

看護技術の実際

手順	根拠
1. 創傷ケアに関する医師の指示と看護計画にある創傷・ドレーンケアを確認する。	ケアに関する指示や看護計画を確認することで、正しい患者に正しい処置を確実に行うことができる。
2. 必要物品をベッドサイドのオーバーテーブルに準備する。	物品の準備は、処置に向けて時間効率を上げ系統立てたアプローチができる。必要物品を全てベッドサイドに持参することで、時間と労力の節約になる。物品を近くに配置すると便利で時間の節約になり、看護師の不必要な筋肉のひねり・伸展を避けられる。
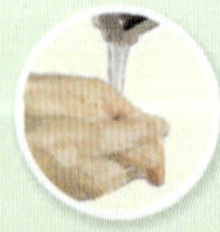 3. 手指衛生を行い、指示があればPPEを装着する。	手指衛生とPPEは微生物の拡散を防止する。感染経路別予防策にもとづくPPEが必要となる。
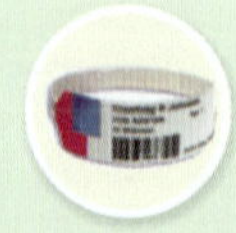 4. 患者の本人確認を行う。	患者確認を行うことで、正しい患者に介入し、エラーを防止できる。

手順	根拠
5. ベッド周囲のカーテンを閉め、可能であれば部屋のドアを閉める。患者にこれから実施する処置について理由も合わせて説明する。	患者のプライバシーを保護する。患者への説明は不安を軽減し、協力を得やすい。
6. 創傷ケア・ドレッシング交換前に非薬理学的鎮痛法の介入が必要か、鎮痛剤投与が必要か、その可能性についてアセスメントする。適切な鎮痛剤を指示通り投与する。処置を始める前に、鎮痛剤の効果が現れるまで十分時間をとる。	疼痛は、過去の体験に影響を受けた主観的な体験である。創傷ケアとドレッシング交換は、患者にとって疼痛の原因となる場合がある。
7. 都合のよい場所に廃棄物容器を置き、処置中に利用する。	廃棄物容器を手近な場所に置くと、汚染したドレッシング材をすぐに廃棄でき、微生物の拡散防止にもつながる。
8. ベッドを動きやすい高さに合わせる。通常は実施者の肘の高さである。(VISN 8, 2009)。	ベッドを適切な高さに調整すると、背部や筋肉の負担を軽減できる。
9. 創傷・ドレーンケアが実施しやすく患者にとって安楽な体位がとれるよう介助する。創部以外の露出部をタオルケットで覆う。創部の下に防水パッドを敷く。	良い体位をとると患者は安楽であり、タオルケットで患者を覆うと安楽で温かい。防水パッドは下に敷いているシーツの汚染を防ぐ。
10. 清潔グローブを装着し、指示あればマスクとフェイスシールドを装着する。	グローブは微生物の拡散を防止する。マスクは飛沫による伝播のリスクを減少させる。
11. 目盛付き採集容器をドレーンの排液口の下に置く。排液バルブを汚染しないようにキャップを外す。排液容器は内部に空気が入ると完全な形に膨らむ。**排液容器内の排液を採集容器に完全に排出する(図2)。排液口は、清潔に保つためガーゼで拭く。両手で排液容器を上下から押しつぶし完全に圧縮する。しっかりと圧縮したままキャップを閉じる(図3)。**	排液を容器に移すことで排液量を正確に測定できる。排液口を清潔に保つことは汚染のリスクを減少させ、微生物の拡散を防止する。排液容器を圧縮させると、吸引力が回復する。

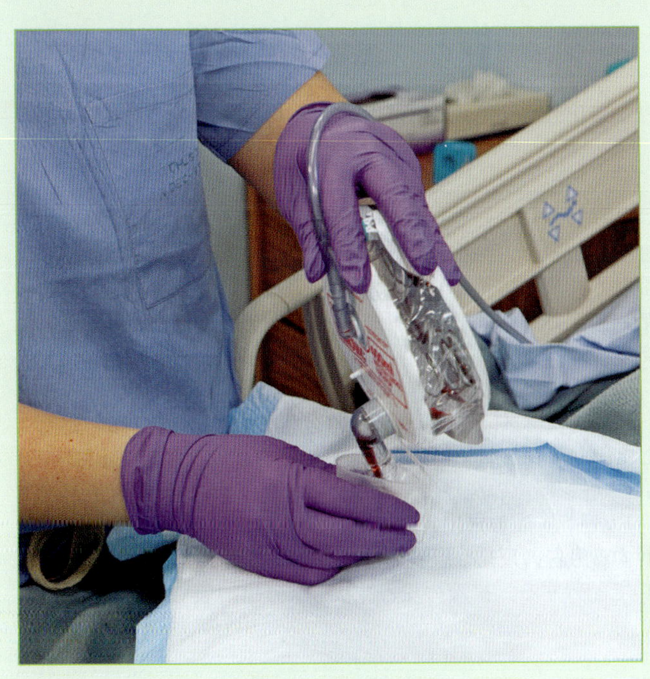

図2　ヘモバックドレーン内の排液を採集容器に排出する。

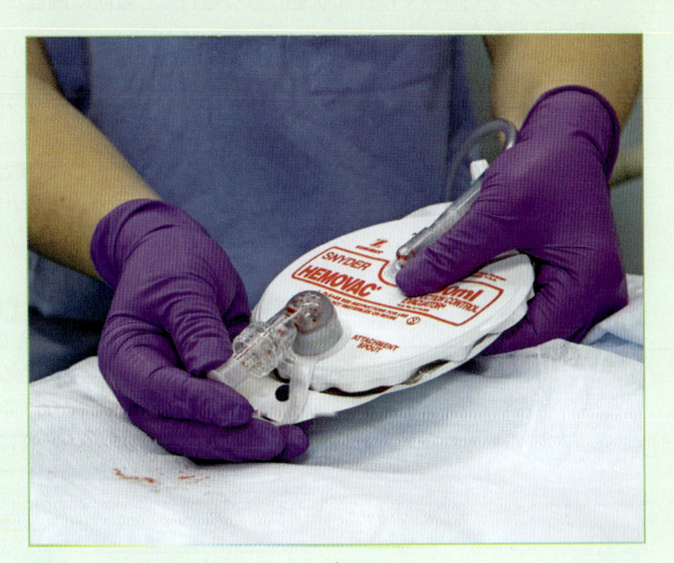

図3　ヘモバックを圧縮してキャップを閉める。

(続く)

スキル・8-10　ヘモバックドレーンの管理　（続き）

手順	根拠
12. ドレーンの通過性を確認する。チューブのねじれ、屈曲がないことを確認する。	チューブにねじれや屈曲がなく通過性があれば、創からの適切なドレナージが継続される。
13. ヘモバックドレーンを患者の病衣の創部より下に安全ピンで固定し、チューブが引っ張られていないことを確認する。	ドレーンの固定は患者への損傷を防止し、ドレーンの事故抜去を防ぐ。
14. 排液を注意深く測定し、排液の性状、色、量を記録する。医療施設の規定に従って排液を処理する。	記録はケアや情報の継続性を推進する。生物学的有害物質を適切に廃棄することで、微生物の伝播のリスクを減少させる。適切なグローブの廃棄は微生物の伝播を抑止する。
15. 清潔なグローブを装着する。ドレーン挿入部にドレッシング材が貼付されている場合は、スキル8-8に示すようにドレッシング材を交換する。生食で湿らせたガーゼで縫合部の洗浄も行う。ガーゼで縫合部を乾燥させた後、新しいドレッシング材を貼布する。	ドレッシング材は、ドレーン部位を保護する。縫合部を洗浄、乾燥させることで、微生物の増殖を抑える。
16. ドレーン挿入部が外気に開放されている場合は、ドレーンを皮膚に固定している縫合部を観察する。創周囲の皮膚に牽引、断裂、膨隆、感染などの徴候がみられていないことを確認する。縫合部を生食で湿らせたガーゼで優しく洗浄する。新しいガーゼで水分を拭き取る。必要時、周囲の皮膚に皮膚被膜材を塗布する。	問題の早期発見は介入を促し、合併症を防止する。優しく洗浄、乾燥させることで、微生物の増殖を防ぐ。皮膚被膜材は皮膚の刺激や損傷を防ぐ。
17. グローブを外し、廃棄する。使用した物品を片付ける。患者を安楽な体位に戻し、ベッド柵を上げ、ベッドの高さを最も低い位置に戻す。	適切にグローブを外し、廃棄することで、微生物の拡散を防止する。適切な患者の体位とベッド環境は、安全・安楽を促進する。
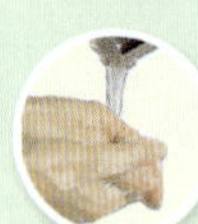 18. 使用したPPEを外す。手指衛生を行う。	PPEを適切に外すことで、他の物品への汚染や感染伝播のリスクを減少させる。手指衛生は、微生物の拡散を防止する。
19. ドレーンの状態は、最低でも4時間毎に確認する。創のドレッシング材は各勤務帯で確認する。創がより複雑な場合、ドレッシング材がすぐに飽和状態になる場合は、頻回に確認する必要がある。	ドレーンを確認することで、適切な機能の維持と問題の早期発見が確実に行える。ドレッシング材の確認は確実な患者の状態変化のアセスメントと合併症を防止する適時介入をもたらす。

評価

望ましい成果が得られるのは、1)創のヘモバックドレーンに汚染や損傷がなく、2)通過性・機能が維持される場合である。他に、3)患者が疼痛や苦痛がない、または軽度であると表現する、4)創治癒の進行を示す徴候と症状が認められる、5)排液が医療施設の規定に従って、必要な頻度で正確に測定され、水分出納表に記録される、6)患者がドレーンケアの根拠や方法を理解したと言葉で表現できる、などがある。

記録

ガイドライン

創とドレーンの位置、創とドレーンのアセスメント、ドレーンの通過性について記録する。縫合に問題はないか注意する。除去したドレッシング材に付着している排液の状態と性状を記録する。創周囲の皮膚の外観も含める。ドレーン部位の洗浄について記録する。スキンケアと使用したドレッシング材について記録する。ドレーン排液の排出、排液容器の圧縮について記録する。当該患者と家族への指導、処置に対する患者の反応、患者の疼痛レベル、非薬理学的鎮痛法の介入と鎮痛剤の投与の効果について記録する。排液の量と性状を水分出納表で確認し、記録する。

記録例

> 12/2/7　24：00　左下肢にヘモバックドレーン留置中、ドレーン挿入部は外気に開放中。縫合は異常なし、挿入部はややピンク色だが発赤、浮腫、排液はなし。周囲の皮膚は浮腫、斑状出血、発赤なし。挿入部と縫合部を生食で洗浄。ヘモバックから漿液性分泌物90mℓの排液を排出、その後再圧縮する。
>
> ―― *A. スミス、看護師*

予期しない状況と対処方法

- 患者は、手術後に挿入したヘモバックドレーンを左膝に装着中である。記録によると、排液は各勤務帯で40-50mlの漿液性分泌物が認められている。現在の担当看護師が最初のアセスメントを実施していると、排液容器が完全に拡大していることに気付いた。排液を排出した後、容器を圧縮して吸引を再開したが、その後すぐ、容器が再び完全に拡大しているのを発見した。このような場合は、チューブのねじれや屈曲がないか点検する。装置を点検し、破損部分がないか容器全体も点検する。キャップがきちんと閉められているか確認し、閉める。患者の状態変化をアセスメントする。ドレッシングを除去し、挿入部位をアセスメントする。ドレナージチューブの先端が創の外側にないか、チューブの有孔部分が露出していないか確認する。吸引を維持できない場合は、担当医に所見と介入を報告し、患者記録に状況を記録する。

注意事項

- ドレーン挿入中の患者に歩行準備を行う場合は、移動前に排液容器を空にして圧縮する。ドレーンは患者の病衣の創部より下に固定し、排液チューブが引っ張られていないか確認する。この準備により過剰な排液は除去し、最大の吸引効果を維持し、ドレーン縫合部への張力を避けることができる。

スキル・8-11　局所陰圧閉鎖療法(NPWT)

局所陰圧閉鎖療法(Negative Pressure Wound Therapy, NPWT)(または、[Topical Negative Pressure, TNP])は、創床に一定の陰圧を加えることで創傷治癒と創閉鎖を促進する。局所陰圧閉鎖療法(以下NPWT)は創内の細菌抑制、過剰滲出液除去の効果があり、湿潤環境下療法が可能となる。陰圧は機械的な張力を創組織に与え、細胞の増殖を刺激し、創の血流を増加させ、新生血管の増生を促進する。創には、オープンセル構造のフォームドレッシング材が使用される。有窓性チューブをフォーム材に接続し、陰圧を加えられるようにする。ドレッシング材とチューブの先端を、透明・閉塞性・気体透過性のドレッシング材で覆い密閉することで、陰圧を加えることができる。過剰な滲出液は、チューブを通して除去され、創縁がお互い引き寄せあう効果もある。

NPWTの適応は、急性・慢性創傷、多量の滲出液のある創、難治性創傷、創傷治癒遅延など、多岐にわたる。例を挙げると、褥瘡、動脈性・静脈性・糖尿病性潰瘍、離開した手術創、感染創、皮膚移植部位、熱傷などの創である。NPWTが適応とならないのは、活動性出血、血管や臓器、神経が露出している創、組織に悪性腫瘍がある創、痂皮を伴う壊死組織のある創、不明な臓器と交通のある瘻孔などである(Hess,2008; Preston,2008; Thompson,2008)。慎重に使用しなければならないのは、組織に対する圧力が取り除けない場合、抗凝固療法・免疫抑制療法を実施している場合、栄養状態が不良の場合である(Preston)。NPWTの対象者に関しては、出血性疾患の既往、抗凝固剤または他の薬剤の使用経験、アスピリンやイチョウなど出血時間を延長させるような薬剤、サプリメントの使用についてアセスメントする必要がある(Malli,2005; Preston,2008)。NPWTのドレッシング材は製造元の取扱い説明書や医師の指示に応じて、48-72時間で交換する。感染創の場合は、12-24時間でドレッシング交換が必要である。

以下のスキルでは、NPWTの医療機器であるV.A.C ATS®治療システム(VAC療法、KCI社)の概要について述べる。局所陰圧閉鎖療法システムのメーカーは多数ある。看護師は使用するシステムに関連する部品や使用方法に精通しておく必要がある。

必要物品

- ATS型陰圧維持管理装置
- 排液採集キャニスター
- VAC フォームドレッシング
- VAC ドレープ
- 滅菌洗浄液、医師の指示に従ったもの、体温に温めたもの
- 汚染物用の廃棄容器
- 滅菌グローブ(2双)

(続く)

スキル・8-11 局所陰圧閉鎖療法(NPWT) (続き)

- TRAC パッド
- 皮膚被膜材
- 滅菌ガーゼスポンジ
- 滅菌洗浄セット、ベースン、洗浄液容器、洗浄用シリンジ
- 滅菌剪刀
- 清潔ディスポーザブルグローブ
- ガウン、マスク、ゴーグル
- 指示あればPPE
- 防水パッドとタオルケット

アセスメント

NPWTの実施に関する医師の指示を確認する。患者の記録を確認し、NPWTの禁忌となる可能性もあるため、現在の処置や投薬について患者にも質問し確認する。ドレッシング交換の必要性について判断するために状況をアセスメントする。創傷ケアに関する医師の指示と看護計画の創傷ケアについて確認する。患者の安楽度と、創傷ケアの前に鎮痛剤の投与が必要かどうかアセスメントする。患者が以前のドレッシング交換で疼痛を感じていたか、患者の疼痛を最小限に抑えるための介入は効果があったのか、アセスメントする。現在のドレッシング材の効果を判断するためにアセスメントを行う。過剰な排液、出血、ドレッシング材の飽和状態についてアセスメントする。創と周囲の組織を観察する。創の位置、外観、ステージ(該当する場合)、ドレナージ、創面の組織の種類についてアセスメントする。創の大きさを測定する。治癒過程の段階と排液の性状に注意する。創周囲の皮膚色、体温、浮腫、斑状出血、浸軟についてもアセスメントする。

看護診断

現在の患者の状態に基づいて、看護診断に用いる関連因子を決定する。適切な看護診断は、皮膚統合性障害である。他にNPWTが必要であると考えられる看護診断を以下に示す。

- 不安
- 急性疼痛
- 身体損傷リスク状態
- 組織統合性障害
- ボディイメージ混乱
- 感染リスク状態
- 知識不足

成果確認と看護計画立案

局所陰圧閉鎖療法を行う際の望ましい成果は、創の汚染や損傷がなく、患者の疼痛・苦痛体験とならずに処置を終えることである。他に適切と考えられる成果は、吸引器が正しく作動する、治療中に指示通りの適切な陰圧が維持できる、創治癒の進行が認められる、などである。

看護技術の実際

手順

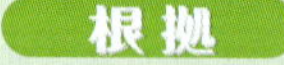

根拠

1. NPWTに関する医師の指示を確認し、吸引器の圧設定も確認しておく。

ケアに関する指示や看護計画を確認することで、正しい患者に正しい処置を確実に行うことができる。

2. 必要物品をベッドサイドのオーバーテーブルに準備する。

物品の準備は、処置に向けて時間効率を上げ系統立てたアプローチができる。必要物品を全てベッドサイドに持参することで、時間と労力の節約になる。物品を近くに配置すると便利で時間の節約になり、看護師の不必要な筋肉のひねり・伸展を避けられる。

3. 手指衛生を行い、指示があればPPEを装着する。

手指衛生とPPEは微生物の拡散を防止する。感染経路別予防策にもとづくPPEが必要となる。

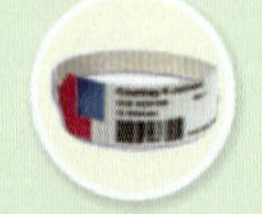

4. 患者の本人確認を行う。

患者確認を行うことで、正しい患者に介入し、エラーを防止できる。

手順	根拠
5. ベッド周囲のカーテンを閉め、可能であれば部屋のドアを閉める。患者にこれから実施する処置について理由も合わせて説明する。	患者のプライバシーを保護する。患者への説明は不安を軽減し、協力を得やすい。
6. 創傷ケア・ドレッシング交換前に非薬理学的鎮痛法の介入が必要か、鎮痛剤投与が必要か、その可能性についてアセスメントする。適切な鎮痛剤を指示通り投与する。処置を始める前に、鎮痛剤の効果が現れるまで十分時間をとる。	疼痛は、過去の体験に影響を受けた主観的な体験である。創傷ケアとドレッシング交換は、患者にとって疼痛の原因となる場合がある。
7. ベッドを動きやすい高さに合わせる。通常は実施者の肘の高さである。(VISN 8, 2009)。	ベッドを適切な高さに調整すると、背部や筋肉の負担を軽減できる。
8. 創傷処置が実施しやすく患者にとって安楽な体位がとれるよう介助する。洗浄液が創部の清潔な部位から汚染のある部位へ流れるような体位に調整する。創部を露出し、必要時、他の部分はタオルケットで覆う。創部の下に防水パッドを敷く。	良い体位をとると患者は安楽であり、タオルケットで患者を覆うと安楽で温かい。洗浄液は重力に従って汚染の少ない場所から強い場所へ流れる。防水パッドは患者と、下に敷いているシーツの汚染を防ぐ。
9. 手が届きやすい場所に汚物処理袋や廃棄物容器を置き、処置中に利用する。	廃棄物容器を手近な場所に置くと、汚染したドレッシング材をすぐに廃棄でき、微生物の拡散防止にもつながる。
10. 無菌操作で無菌野を準備し、処置に必要な滅菌物をすべて無菌野に開く。滅菌容器に温めた滅菌洗浄液を注ぐ。	適切に準備を行うと、確実に必要物品は手の届くところにあり、無菌性も維持される。温めた洗浄液は患者の苦痛を軽減する。
11. ガウン、マスク、ゴーグルを装着する。	個人防護具の使用は、標準予防策の一つである。ガウンは、はね返りが起こった場合、看護師の衣服を汚染から守る。ゴーグルは、洗浄液の接触から眼球の粘膜を守る。
12. 清潔グローブを装着する。慎重にドレッシング材を除去する。抵抗があれば、シリコンベースの粘着剥離材を使用し、剥がしやすくする。**創から除去したフォームドレッシングの数に留意する。前回のドレッシング交換の記録にあるフォームの数と比較する。**	グローブは、汚染したドレッシング材を扱う際に看護師を汚染から守る。シリコンベースの粘着剥離剤は簡単・迅速に痛みを感じることなく剥離が可能で、皮膚剥離の問題もない(Rudoni, 2008; Stephen-Haynes, 2008)。フォーム材の個数を数えておくことは、前回のドレッシング交換の際に使用したフォーム剤全てを確実に除去することにつながる。
13. ドレッシング材を廃棄物容器に捨てる。グローブを外し、廃棄する。	ドレッシング材と汚染したグローブを正しく廃棄することで、微生物の拡散を防止する。
14. 滅菌グローブを装着する。無菌操作で、創を洗浄する(スキル8-4参照)。	洗浄は滲出液や壊死組織片を除去する。
15. 創周囲の皮膚を、生食を用いて清潔にする。皮膚の水分を、滅菌ガーゼスポンジで拭き取り乾燥させる。	湿潤は、微生物の増殖の培地を提供することになる。
16. 創の外観、ステージ、エスカーの有無、肉芽組織、上皮形成、ポケット、トンネル、壊死、瘻孔、ドレナージなどについてアセスメントする。創周囲の組織の外観についてもアセスメントする。創の大きさを測定する。基礎知識8-3も参照のこと。	このような情報は創傷治癒過程や感染の存在のエビデンスとなる。
17. **創周囲の健常な皮膚に、皮膚被膜材を塗布し十分乾燥させる。**	皮膚被膜材は、皮膚を刺激や損傷から保護する。
18. 汚染があればグローブを外し、廃棄物容器へ捨てる。	適切にグローブを廃棄することで微生物の拡散を防止する。

(続く)

スキル・8-11　局所陰圧閉鎖療法（NPWT）　（続き）

手順	根拠
19. 必要時、新しい滅菌グローブを装着する。**滅菌剪刃を用いてフォーム材を創の大きさと形に合わせて切る。フォーム材が創より大きくならないようにする。**作成した最初のフォーム材が小さすぎた場合は、2個以上のフォーム材が必要になる。創内に慎重にフォーム材を配置する。**2個以上のフォーム材を使用する場合は、フォーム材とフォーム材を確実に接触させる。創内にあるフォーム材の数を記録する。**	無菌操作は、創と接触する物品の無菌性を維持する。フォーム材は創内を充填し、周囲の健常な皮膚を覆ってはならない。フォーム材を創より大きく切ってしまうと、フォーム材の破片が創に落ち込んでしまう。複数個のフォーム材を接触させることで、陰圧が各フォーム材に行き渡る。フォーム材の個数を記録することで、次回のドレッシング交換時に全てのフォーム材を確実に除去できる。
20. VACドレープは健常な創周囲組織の境界線から3-5cm広く見積もり、形を調整してからフォーム材を覆う。VACドレープは取り扱いが簡単で、複数のドレープに切り分けることができる。	閉塞性、気体透過性のVACドレープは、創を密閉しつつ、陰圧を加えることが可能となる。
21. TRACパッドを装着するための適切な部位を選択する。	TRACパッドは、最も多く滲出液の流れる場所に配置すると、最適なドレナージ効果が期待される。パッドを骨突出部や組織の皺の中に配置しないようにする。
22. ドレープをつまみ2cm大の穴を切り取る。TRACパッドを装着する（図1）。VACキャニスターを包装から取り出し、VAC療法の装置にロックされるまでしっかりとはめ込む。TRACパッドのチューブをキャニスターのチューブと接続し（図2）、各チューブのクランプが開いていることを確認する。VAC療法の装置の電源を入れ、治療設定を選択する。	ドレープの穴から滲出液を除去する。キャニスターは、排液の採集容器である。

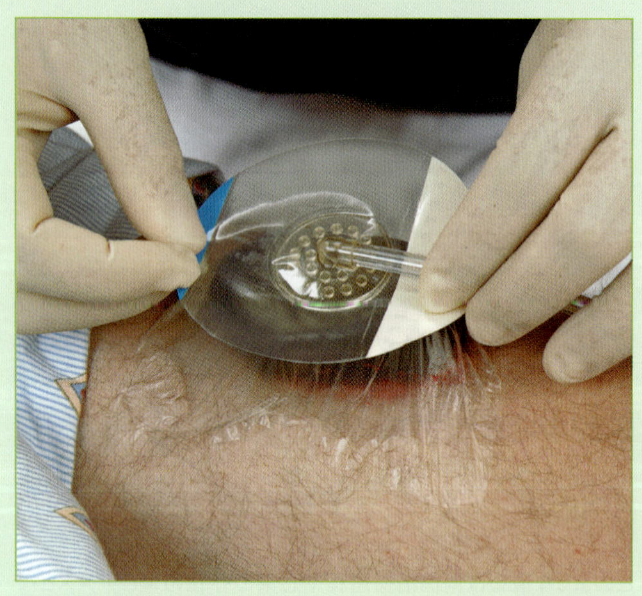

図1　TRACパッドの装着

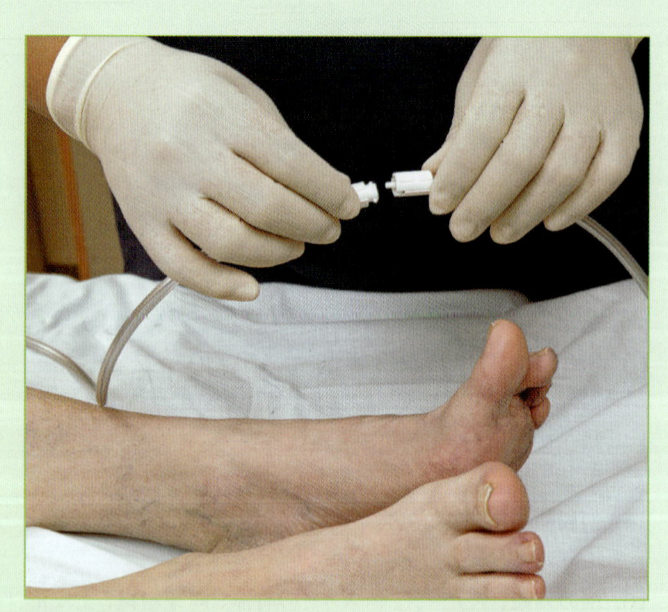

図2　TRACチューブとキャニスターチューブを接続する。

手順	根拠
23. ドレープが完全に密閉されているかアセスメントする。密閉されていればドレープはしぼみ、フォームと皮膚の方へ縮んでいく。	ドレープが縮小することで、密閉状態が良いことを確認でき、正確な陰圧で治療が行える。
24. グローブを外し廃棄する。テープやモントゴメリ・ストラップ、ロールガーゼで、ドレッシング材を固定する。市販されている製品の中には、自己粘着式のものも多く、付加的にテープで固定する必要がない。	テープや他の固定用品は、グローブを外してからの方が使用しやすい。グローブを適切に廃棄することで、微生物の拡散を防止する。
25. ドレッシング材に日付と時間を記入する。使用した物品を全て片付ける。患者を安楽な体位に戻し、ベッド柵を上げ、ベッドの高さを最も低い位置に戻す。	日付と時間の記録は情報提供であり、ケアプランを実施している証明ともなる。適切な患者の体位とベッド環境は、安全と安楽を促進する。

手順	根拠
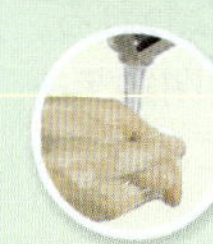 26. 使用したPPEを外す。手指衛生を行う。	PPEを適切に外すことで、他の物品への汚染や感染伝播のリスクを減少させる。手指衛生は、微生物の拡散を防止する。
27. 全てのドレッシング材は各勤務帯で確認する。創が複雑な場合、ドレッシング材がすぐに飽和状態になる場合は、確認の頻度を高くする。	ドレッシング材の確認は確実な患者の状態変化のアセスメントと合併症を防止する適時介入をもたらす。

評価

局所陰圧閉鎖療法を行う際の望ましい成果は、創の汚染や損傷を起こすことなく、患者の疼痛・苦痛体験の原因とならずに治療が終了することである。加えて、吸引装置が正しく作動する、治療中は指示通りの適切な陰圧を維持できる、創治癒の進行が認められる、なども望ましい成果である。

記録

ガイドライン

記録が必要な創のアセスメントには、肉芽組織の徴候、壊死組織の有無、ステージ(該当する場合)、排液の性状、周囲の皮膚の外観を含める。創洗浄と洗浄液について記録する。NPWTの実施に関して、圧の設定、通過性、ドレッシング材の密閉状況を記録する。キャニスター内の排液の色と性状を記録する。当該患者と家族への指導、処置に対する患者の反応、疼痛の有無、疼痛への介入は効果があったのか、なかったのか、などを記録する。

記録例

12/4/5　8：00　NPWTのドレッシング材は問題なく、密閉状態は良好、VACシステムの通過性良好、圧設定は50mmHg。膿性、血性の滲出液がキャニスターとチューブ内にみられる。周囲組織には浮腫、発赤、斑状出血、刺激の徴候はない。患者は、このシステムによる行動制限についての理解を言葉で表現する。

—— B. クラーク、看護師

予期しない状況と対処方法

- 看護師が患者のアセスメントの際に、透明なドレッシング材とフォーム材と皮膚間の密閉度が低下していることに気付いた。このような場合は、ドレッシング材の密閉度、チューブの接続、キャニスターの装着を確認し、クランプが開かれていることを確認する。リークが透明ドレッシングの中で確認された場合は、適切な圧が創にかかっていない。補足的に透明ドレッシング材を追加使用し再密閉する。それでも破損が修正されない場合は、ドレッシングを交換する。
- NPWT実施中に患者が急性疼痛を訴えている。このような場合は、患者の他の症状をアセスメントし、バイタルサインを測定し、創のアセスメントや吸引装置が正しく作動しているかアセスメントする。担当医に所見を報告し、患者記録に状況を記載する。指示に応じて、鎮痛剤を投与する。治療を継続するか、中止するかは医師の指示による。

注意事項

- 創のドレッシング交換は、非感染創で48時間毎、感染創は12-24時間毎に行う。ドレッシング交換は、他のヘルスケアチームのスタッフによる創アセスメントも考慮に入れて時間を調整する。
- 排液量は各勤務帯で測定、記録し、水分出納表にも記入する。
- 吸引装置のアラームは、装置が45度以上傾いた場合、キャニスターが一杯になった場合、ドレッシング材のエアリーク、キャニスターのはずれ、などの問題があると聴覚と視覚に訴える方法で作動するため、アラームが作動した際には素早く対応する。
- NPWTは24時間実施することが望ましい。24時間のうち2時間以上は止めないほうがよい。NPWTを再開する際には、医師の指示や医療施設の規定により、創を洗浄し、新しいNPWTのドレッシングを貼付する。
- 密閉したドレッシングの下で、周囲の皮膚に浸軟が発生した場合、透明なドレッシングの下に(板状)皮膚保護剤を置き、皮膚を保護する。必要時医療施設の規定を検証する。

スキル・8-12　抜糸

皮膚の縫合は、皮膚と組織を互いに結合させるために行われる。縫合糸には、絹糸、合成糸、金属糸などがある。抜糸は、治癒過程で創縁が結合し十分な張力が生じた場合に行なわれる。抜糸の時期は患者の年齢、栄養状態、創の位置によって変わる。抜糸後は、粘着性創閉鎖テープを創に貼付することが多く、創治癒を継続して進行させながら創閉鎖を促進させることができる。抜糸を行うのは担当医か、医師の指示のもと看護師が行う。

必要物品

- 抜糸セット、または摂子と剪刀
- ガーゼ
- 医療施設の規定に応じた創部洗浄剤
- 清潔なディスポーザブルグローブ
- 指示あればPPE
- 粘着式創閉鎖テープ
- 皮膚被膜材

アセスメント

縫合創と周囲の組織を観察する。創の外観から、創縁の癒合、創と創周囲の色、創からの滲出液の色、量、臭気、哆開の徴候などをアセスメントする。創周囲の皮膚色、体温、浮腫、浸軟、斑状出血の状況もアセスメントする。

看護診断

現在の患者の状態に基づいて、看護診断に用いる関連因子を決定する。適切な看護診断は感染リスク状態である。他に適切と考えられる看護診断を以下に示す。

- 不安
- 急性疼痛
- 知識不足
- 術後回復遅延
- 皮膚統合性障害

成果確認と看護計画立案

縫合糸を抜糸する際に望ましい成果は、縫合創の汚染、損傷がなく、患者が疼痛、苦痛体験をせずに抜糸が終了することである。他に適切な成果としては、患者は回復遅延をまねく合併症がない状態を維持する、患者は処置への理解を表現する、などである。

看護技術の実際

手順	根拠
1. 抜糸に関する医師の指示を確認する。	ケアに関する指示や看護計画を確認することで、正しい患者に正しい処置を確実に行うことができる。
2. 必要物品をベッドサイドのオーバーテーブルに準備する。	物品の準備は、処置に向けて時間効率を上げ系統立てたアプローチができる。必要物品を全てベッドサイドに持参することで、時間と労力の節約になる。物品を近くに配置すると便利で時間の節約になり、看護師の不必要な筋肉のひねり・伸展を避けられる。
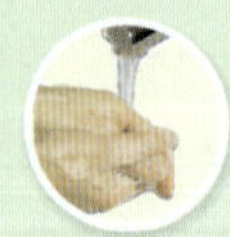 3. 手指衛生を行い、指示があればPPEを装着する。	手指衛生とPPEは微生物の拡散を防止する。感染経路別予防策にもとづくPPEが必要となる。
4. 患者の本人確認を行う。	患者確認を行うことで、正しい患者に介入し、エラーを防止できる。
5. ベッド周囲のカーテンを閉め、可能であれば部屋のドアを閉める。患者にこれから実施する処置について理由も合わせて説明する。抜糸のときは、引っ張られるような感じや、少し不快な感じがあることを説明する。	患者のプライバシーを保護する。患者への説明は不安を軽減し、協力を得やすい。

手順

6. 処置を始める前に非薬理学的鎮痛法の介入が必要か、鎮痛剤投与が必要か、その可能性についてアセスメントする。適切な鎮痛剤を指示通り投与する。処置を始める前に、鎮痛剤の効果が現れるまで十分時間をとる。

根拠

疼痛は、過去の体験に影響を受けた主観的な体験である。創傷ケアとドレッシング交換は、患者にとって疼痛の原因となる場合がある。

7. 手が届きやすい場所に汚物処理袋や廃棄物容器を置き、処置中に利用する。

廃棄物容器を手近な場所に置くと、汚染したドレッシング材をすぐに廃棄でき、微生物の拡散防止にもつながる。

8. ベッドを動きやすい高さに合わせる。通常は実施者の肘の高さである。(VISN 8, 2009)。

ベッドを適切な高さに調整すると、背部や筋肉の負担を軽減できる。

9. 縫合創の処置が実施しやすく患者にとって安楽な体位がとれるよう介助する。縫合創以外はタオルケットで覆う。縫合創の下に防水パッドを敷く。

良い体位をとると患者は安楽であり、タオルケットで患者を覆うと安楽で温かい。防水パッドは下に敷いているシーツの汚染を防ぐ。

10. 清潔グローブを装着する。慎重にドレッシング材を除去する。抵抗があれば、シリコンベースの粘着剥離材を使用し、剥がしやすくする。ドレッシング材の一部が軟部組織に密着している場合は、少量の滅菌生食を使用し、柔らかくしてから除去する。縫合創を観察する(図1)。

グローブは、汚染したドレッシング材を扱う際に看護師を汚染から守る。慎重にドレッシング材を除去することで、患者の苦痛が軽減しドレーンが抜けていないことも確認できる。シリコンベースの粘着剥離剤は簡単・迅速に痛みを感じることなく剥離が可能で、皮膚剥離の問題もない(Rudoni, 2008; Stephen-Haynes, 2008)。滅菌生食でドレッシング材を湿らせると剥離しやすく、痛みや損傷を最小限に抑えられる。

11. 医療施設の規定と手順に従って、縫合創を創部洗浄剤とガーゼで洗浄する。

縫合創の洗浄は、微生物の拡散と創部の汚染を防止する。

12. 摂子で最初の縫合糸の結紮部をつまみ、ゆっくりと持ち上げる。

結紮部を持ち上げることは、縫合糸を切るときに、創部や皮膚へ誤って損傷を与えてしまうことを防止する。

13. 剪刃を用いて、結紮部の下で皮膚に近いほうの一方を切る。摂子で結紮部をつまみ皮膚から縫合糸を引き上げる(図2)。**縫合糸が見えていても、軟部組織から引っ張り出してはならない。**

皮膚から切った縫合糸を引き抜くことは、縫合創の汚染や結果的に起こる感染のリスクを軽減するのに役立つ。

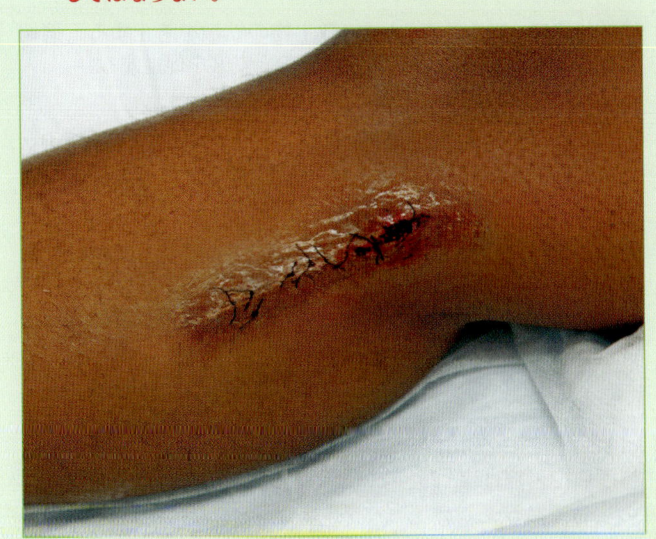

図1　切開部の縫合

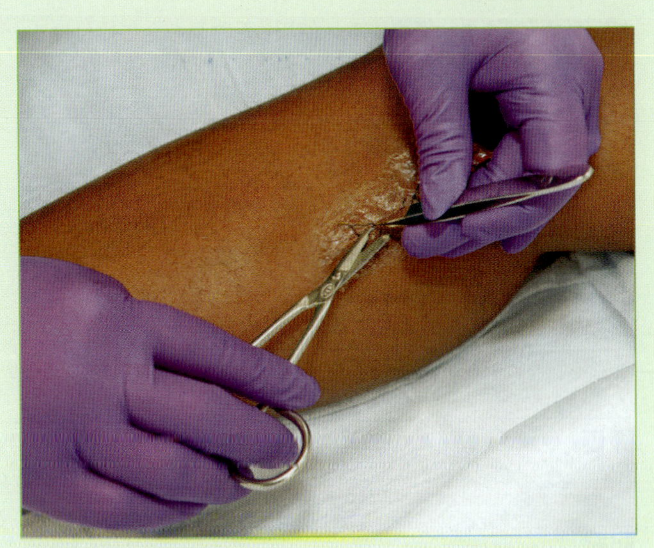

図2　グローブを装着し、摂子で縫合糸を持ち上げ滅菌剪刃で切る。

(続く)

スキル・8-12 抜糸 (続き)

手順

14. 創縁の治癒を確認しながら、他の縫合糸もそれぞれ抜糸する。残っている縫合糸があれば、指示に応じて抜糸する。医療施設の規定に従って、縫合糸を廃棄する。

根拠

他の縫合部もそれぞれ抜糸すると創の観察が可能になるが、創縁が完全に癒合していない場合は、創治癒を継続して促進するために該当する縫合部は抜糸せず残しておく。

15. 創閉鎖テープを貼付する場合は、皮膚被膜材を縫合創周囲の皮膚に塗布する。**決して創部に塗布してはならない。**粘着式創閉鎖テープを貼付する(図3)。テープの裏紙を持って注意しながらテープを貼付する。

皮膚被膜剤は、粘着式創閉鎖テープから皮膚を守り、刺激を防ぐ。粘着式創閉鎖テープは治癒を継続するための付加的な効果をもたらす。裏紙を持って扱うことで汚染を避けることができる。

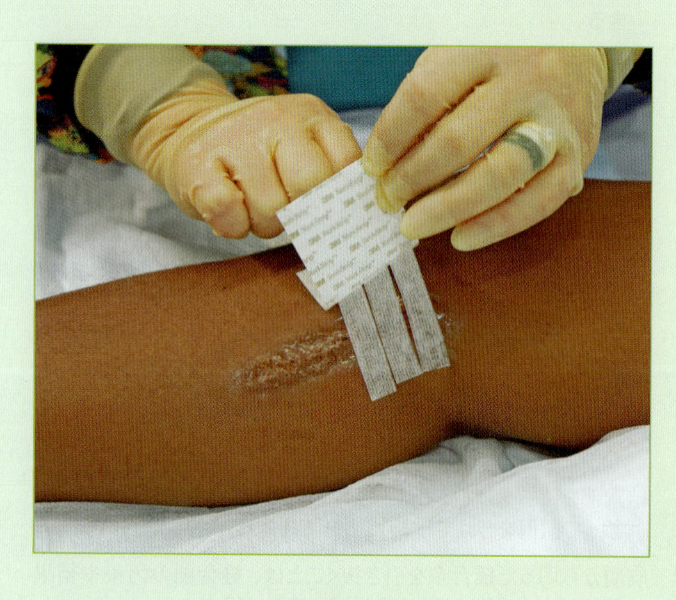

図3　創にステリストリップを貼付する。

16. 医療施設の規定や医師の指示に従って、ドレッシング材を貼付する。

新しいドレッシング材は創を保護する。創を開放しておいた方が良いとする見方もある。

17. グローブを外し廃棄する。使用した物品を全て片付ける。患者を安楽な体位に戻し、ベッド柵を上げ、ベッドの高さを最も低い位置に戻す。

適切にグローブを外すことは、微生物の拡散を防止する。適切な患者の体位とベッド環境は、安全と安楽を促進する。

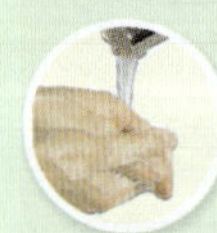

18. 使用したPPEを外す。手指衛生を行う。

PPEを適切に外すことは、他の物品への汚染や感染伝播のリスクを減少させる。手指衛生は、微生物の拡散を防止する。

19. 全ての創について各勤務帯でアセスメントする。創が複雑な場合は、確認の頻度を高くする必要がある。

ドレーンの観察は、正しく機能していることの確認と問題の早期発見に役立つ。ドレッシング材の観察によって、患者の状態変化のアセスメントと、合併症を防止するための適時介入を確実に行える。

評価

望ましい成果が得られるのは、1)創が抜糸後も清潔、乾燥、健全な状態である、2)創に損傷や感染がない、3)患者が抜糸中に疼痛や苦痛はほとんどないと言葉で表現する、4)患者が処置に対しての理解を表現する、などの場合である。

記録

ガイドライン

縫合創の位置と創のアセスメントを記録する。創周囲の皮膚の外観も含める。創洗浄と抜糸について記録する。スキンケアと使用したドレッシング材を記録する。当該患者と家族への指導、処置に対する患者の反応、患者の疼痛レベル、非薬理学的鎮痛法の介入の効果、鎮痛剤を投与した場合はその効果について記録する。

記録例

> 12/3/4　18：00　右下腿外側の縫合創は治癒している様子。創縁は癒合し、紅斑、浮腫、斑状出血、滲出液はない。皮膚は温かくピンク色。抜糸は問題なく終了。皮膚被膜剤を創周囲の皮膚に塗布し、粘着式創閉鎖テープ貼付。患者に創傷ケアの方法と創閉鎖テープに関する見通しを説明する。患者とその妻は指導内容の理解を表現し、適切な質問もある。
>
> ――*L. ダウンズ、看護師*

予期しない状況と対処方法

- 縫合糸が乾燥した血液や分泌物で固まり、抜糸が困難な状況である。このような場合は、抜糸の前に、滅菌ガーゼを滅菌生食で湿らせ、固い部分をゆっくり柔らかくする。
- 組織から縫合糸を引き抜こうとしたとき、抵抗がある。このような場合は、縫合糸を抜くためにゆっくりと引っ張る動作を続ける。縫合糸が抜けてこない場合はそれ以上の負荷をかけてはならない。担当医に所見を報告し、患者記録に状況を記録する。

注意事項

- 胸部や腹部に創がある患者には、体位変換、歩行、咳嗽、くしゃみのときには、手を添えるなどして創部を固定することを勧める。創部の固定は、皮膚と軟部組織をしっかりと支持し、苦痛が軽減する。

スキル・8-13　外科用ステープルの抜去

外科用スキンステープルはステンレス製で、組織と皮膚を互いに結合させるために使用される。ステープルは感染のリスクを減少させ、創閉鎖を早める。**外科用ステープル**の抜去は、治癒過程で創縁が結合し、十分な張力が生じた場合に行なわれる。抜去の時期は患者の年齢、栄養状態、創の位置によって変わる。ステープル抜去後は、粘着性創閉鎖テープを創に貼付することが多く、創治癒を継続して進行させながら創閉鎖を促進させることができる。ステープルの抜去を行うのは担当医か、医師の指示のもと看護師が行う。

必要物品

- ステープル抜鈎器
- ガーゼ
- 医療施設の規定に応じた創洗浄液
- 清潔なディスポーザブルグローブ
- 指示あればPPE
- 粘着式創閉鎖テープ
- 皮膚被膜剤

アセスメント

手術創と周囲の組織を観察する。創の外観から、創縁の癒合、創と周囲の色、哆開の徴候についてアセスメントする。治癒過程のステージと滲出液の性状に注意する。創周囲の皮膚色、体温、浮腫、斑状出血の状態をアセスメントする。

看護診断

現在の患者の状態に基づいて、看護診断に用いる関連因子を決定する。適切な看護診断は感染リスク状態である。他に適切と考えられる看護診断を以下に示す。

- 不安
- 皮膚統合性障害
- 知識不足
- 急性疼痛
- 術後回復遅延

（続く）

スキル・8-13 外科用ステープルの抜去 (続き)

成果確認と看護計画立案

外科用ステープルを抜去する際の望ましい成果は、手術創の汚染や損傷がなく、患者の疼痛・苦痛体験とならずにステープルを抜去することである。他に適切と考えられる成果は、回復遅延を招くような合併症がない状態を維持する、患者が処置に対する理解を言葉で表現する、などがある。

看護技術の実際

手順	根拠
1. ステープル抜去に関する医師の指示を確認する。	ケアに関する指示や看護計画を確認することで、正しい患者に正しい処置を確実に行うことができる。
2. 必要物品をベッドサイドのオーバーテーブルに準備する。	物品の準備は、処置に向けて時間効率を上げ系統立てたアプローチができる。必要物品を全てベッドサイドに持参することで、時間と労力の節約になる。物品を近くに配置すると便利で時間の節約になり、看護師の不必要な筋肉のひねり・伸展を避けられる。
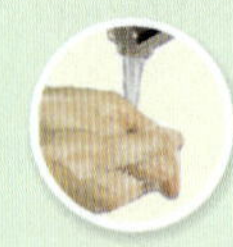 3. 手指衛生を行い、指示があればPPEを装着する。	手指衛生とPPEは微生物の拡散を防止する。感染経路別予防策にもとづくPPEが必要となる。
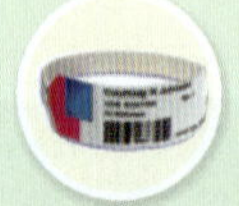 4. 患者の本人確認を行う。	患者確認を行うことで、正しい患者に介入し、エラーを防止できる。
5. ベッド周囲のカーテンを閉め、可能であれば部屋のドアを閉める。患者にこれから実施する処置について理由も合わせて説明する。ステープル抜去のときは、引っ張られるような感じがあることを説明する。	患者のプライバシーを保護する。患者への説明は不安を軽減し、協力を得やすい。
6. 処置を始める前に非薬理学的鎮痛法の介入が必要か、鎮痛剤投与が必要か、その可能性についてアセスメントする。適切な鎮痛剤を指示通り投与する。処置を始める前に、鎮痛剤の効果が現れるまで十分時間をとる。	疼痛は、過去の体験に影響を受けた主観的な体験である。創傷ケアとドレッシング交換は、患者にとって疼痛の原因となる場合がある。
7. 手が届きやすい場所に汚物処理袋や廃棄物容器を置き、処置中に利用する。	廃棄物容器を手近な場所に置くと、汚染したドレッシング材をすぐに廃棄でき、微生物の拡散防止にもつながる。
8. ベッドを動きやすい高さに合わせる。通常は実施者の肘の高さである。(VISN 8, 2009)。	ベッドを適切な高さに調整すると、背部や筋肉の負担を軽減できる。
9. 手術創の処置が実施しやすく患者にとって安楽な体位がとれるよう介助する。手術創以外はタオルケットで覆う。手術創の下に防水パッドを敷く。	良い体位をとると患者は安楽であり、タオルケットで患者を覆うと安楽で温かい。防水パッドは下に敷いているシーツの汚染を防ぐ。
10. 清潔グローブを装着する。慎重にドレッシング材を除去する。抵抗があれば、シリコンベースの粘着剥離材を使用し、剥がしやすくする。ドレッシング材の一部が軟部組織に密着している場合は、少量の滅菌生食を使用し、柔らかくしてから除去する。手術創を観察する(図1)。	グローブは、汚染したドレッシング材を扱う際に看護師を汚染から守る。慎重にドレッシング材を除去することで、患者の苦痛が軽減しドレーンが抜けていないことも確認できる。シリコンベースの粘着剥離剤は簡単・迅速に痛みを感じることなく剥離が可能で、皮膚剥離の問題もない(Rudoni, 2008; Stephen-Haynes, 2008)。滅菌生食でドレッシング材を湿らせると剥離しやすく、痛みや損傷を最小限に抑えられる。
11. 医療施設の規定と手順に従って、手術創を創洗浄剤とガーゼで洗浄する。	手術創の洗浄は、微生物の拡散と創の汚染を防止する。
12. ステープルの抜鈎器を持つ(図2)。**抜鈎器の先端をステープルの下に入れる。抜鈎器をしっかりと握る。ステープルは中央で屈曲し、両端が皮膚から抜け出てくる。**	ステープル抜鈎器を正しく使用することで、創の新たな損傷、汚染、感染を防止する。

手順

根拠

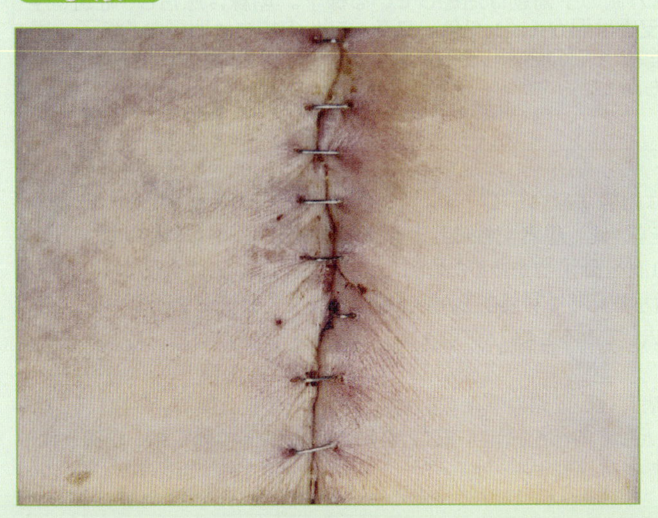

図1　外科用ステープルで縫合した手術創

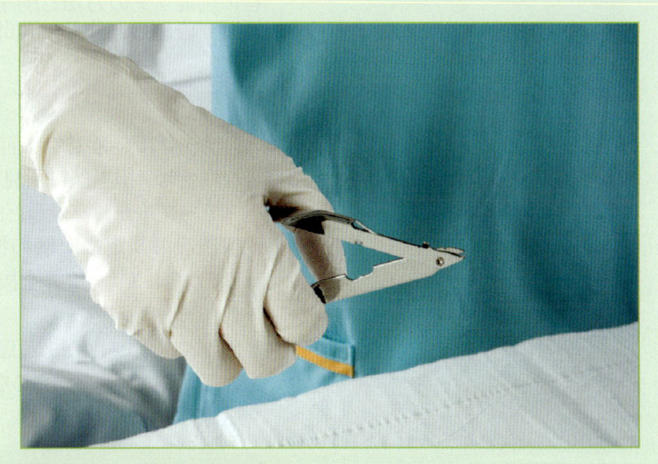

図2　ステープル抜鈎器を握る。

13. 他のステープルも除去し、創縁が治癒していることを確認する。残っているステープルがあれば、指示に応じて除去する。

他のステープルも抜去する際には創の観察が可能となり、創縁が完全に癒合していない場合は、創治癒を継続して促進するために該当するステープルは抜去せず残しておく。

14. 創閉鎖テープを貼付する場合は、皮膚被膜剤を創周囲の皮膚に塗布する。**皮膚被膜剤は、創に塗布してはならない。**粘着式創閉鎖テープを貼付する。テープの裏紙を持って注意しながら貼付する。

皮膚被膜剤は、粘着式創閉鎖テープから皮膚を守り、刺激を防ぐ。粘着式創閉鎖テープは治癒を継続するための付加的な効果をもたらす。裏紙を持って扱うことで汚染を避けることができる。

15. 医師の指示と医療施設の規定に応じて、ドレッシング材を貼付する。

新しいドレッシング材は創を保護する。創を開放しておいた方が良いとする見方もある。

16. グローブを外し廃棄する。使用した物品を全て片付ける。患者を安楽な体位に戻し、ベッド柵を上げ、ベッドの高さを最も低い位置に戻す。

適切にグローブを外すことで、微生物の拡散を防止する。適切な患者の体位とベッド環境は、安全と安楽を促進する。

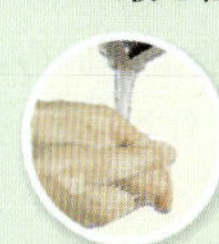

17. 使用したPPEを外す。手指衛生を行う。

PPEを適切に外すことで、他の物品への汚染や感染伝播のリスクを減少させる。手指衛生は、微生物の拡散を防止する。

18. 全ての創について各勤務帯でアセスメントする。創が複雑な場合は、確認の頻度を高くする必要がある。

ドレーンの観察は、正しく機能していることの確認と問題の早期発見に役立つ。ドレッシング材の観察によって、患者の状態変化のアセスメントと、合併症を防止するための適時介入を確実に行える。

評価

望ましい成果が得られるのは、1)手術創がステープル抜去後も清潔、乾燥、健全な状態である、2)創に外傷や感染がない、3)患者が抜鈎中に疼痛や苦痛はほとんどないと言葉で表現する、4)患者が処置に対しての理解を表現する、などの場合である。

記録

ガイドライン

手術創の位置と創のアセスメントを記録する。創周囲の皮膚の外観も含める。創洗浄とステープルの抜去について記録する。スキンケアと使用したドレッシング材を記録する。当該患者と家族への指導、処置に対する患者の反応、患者の疼痛レベル、非薬理学的鎮痛法の介入の効果、鎮痛剤を投与した場合はその効果について記録する。

(続く)

スキル・8-13 外科用ステープルの抜去 (続き)

記録例

12/3/4　18：00　左大腿外側の手術創は治癒している様子。創縁は癒合し、紅斑、浮腫、斑状出血、排液なし。皮膚は温かくピンク色。ステープルの抜去は問題なく終了。患者に創傷ケアの方法と創閉鎖テープの見通しを伝える。患者とその妻は指導内容の理解を言葉で表現し、適切な質問もあった。

—— *S. ホフマン、看護師*

予期しない状況と対処方法

- ステープルを除去する前は創縁が癒合しているように見えたが、抜去後離開した。このような場合は、担当医に所見を報告し、患者記録に状況を記録する。
- ステープルが、乾燥した血液や分泌物があるため創に密着している。このような場合は、医療施設の規定や医師の指示に応じて対処するが、生食で湿らせたガーゼで固まりを柔らかくしてから、ステープルを抜去してみるとよい。

注意事項

- 胸部や腹部に創がある患者には、抜鉤の前後に関わらず、体位変換、歩行、咳嗽、くしゃみのときには、手を添えるなどして創部を固定することを勧める。創部の固定は、皮膚と軟部組織をしっかりと支持し、苦痛が軽減する。

スキル・8-14 体外式加温パッド

温熱療法は炎症反応を加速させ、治癒を促進する。温熱療法は、筋緊張の低下、筋痙攣の緩和、関節拘縮の緩和のためにも利用される。疼痛の軽減にも熱は効果がある。また、感染、手術創、炎症、関節炎、関節痛、筋肉痛、慢性疼痛の治療にも利用される。

温熱療法には、湿潤環境と乾燥した環境での利用方法がある。治療に用いる際の指示には、利用方法の種類、治療に用いる身体の部位、使用頻度、使用時間が含まれる。温熱療法を利用した温水は、皮膚の損傷を避けるために適温に維持する必要がある。学童期から成人では水温46-51℃、乳幼児、高齢者、糖尿病や意識のない患者の場合は40-42℃が適温である。

一般的に体外式加温装置として利用されているのは、温水パッド加温装置（アクアサーミアパッド）、柔軟性があり電子レンジで加温するホットパックなどがある。温水パッドは医療施設で用いられ、加温パッドより安全に使用できる。温水パッドの温度設定は、医療施設の規定にもよるが、40-42℃を超えてはならない。電子レンジ用のホットパックは利用しやすく安価であるが、いくつか欠点もある。内容物の漏出や、不適切な使用方法による熱傷の危険がある。しかし、家庭では最も一般的に用いられている。

必要物品

- 温水パッド（Aquathermia、その他）と加温装置
- 蒸留水
- パッドのカバー（パッドにカバーが付いていなければ）
- パッドを固定するガーゼ包帯、テープ
- タオルケット
- 指示あればPPE

アセスメント

温熱療法の適応を判断するために、状態をアセスメントする。患者の身体的・精神的状態と、温熱療法が必要な身体領域の状態についてアセスメントする。温熱療法の頻度、種類、治療を行う部位、使用時間に関する医師の指示を確認する。使用機材のコード、プラグ、加温部分の状態を点検する。水の漏出がないことを確認する。一度加温装置を作動させ、熱の伝導が安定しているか、温度が安全な範囲内にあるかを確認する。

看護診断

現在の患者の状態に基づいて、看護診断に用いる関連因子を決定する。このスキルを使用する必要がある、または適切と考えられる看護診断を以下に示す。

- 慢性疼痛
- 急性疼痛
- 皮膚統合性障害
- 皮膚統合性障害リスク状態
- 術後回復遅延
- 組織統合性障害
- 身体損傷リスク状態

成果確認と看護計画立案

体外式の加温装置を利用する際の望ましい成果は、患者の看護診断によって決まる。適切と考えられる成果は、患者の安楽度が高まる、筋痙攣が軽減する、創治癒の進行が見られる、炎症が軽減する、患者が損傷を受けていない状態を維持する、などである。

看護技術の実際

手順	根拠
1. 温熱療法の頻度、種類、治療に用いる身体の部位、使用時間に関して、医師の指示を確認する。	ケアに関する指示や看護計画を確認することで、正しい患者に正しい処置を確実に行うことができる。
2. 必要物品をベッドサイドのオーバーテーブルに準備する。	物品の準備は、処置に向けて時間効率を上げ系統立てたアプローチができる。必要物品を全てベッドサイドに持参することで、時間と労力の節約になる。物品を近くに配置すると便利で時間の節約になり、看護師の不必要な筋肉のひねり・伸展を避けられる。
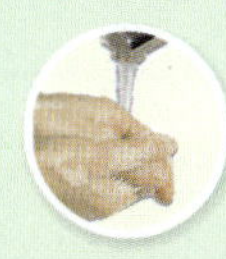 3. 手指衛生を行い、指示があればPPEを装着する。	手指衛生とPPEは微生物の拡散を防止する。感染経路別予防策にもとづくPPEが必要となる。
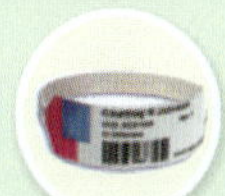 4. 患者の本人確認を行う。	患者確認を行うことで、正しい患者に介入し、エラーを防止できる。
5. ベッド周囲のカーテンを閉め、可能であれば部屋のドアを閉める。患者にこれから実施する処置について理由も合わせて説明する。	患者のプライバシーを保護する。患者への説明は不安を軽減し、協力を得やすい。
6. ベッドを動きやすい高さに合わせる。通常は実施者の肘の高さである。(VISN 8, 2009)。	ベッドを適切な高さに調整すると、背部や筋肉の負担を軽減できる。
7. 温水パッドを当てる部位が見やすく、患者にとって安楽な体位がとれるよう介助する。パッドをあてる部位以外はタオルケットで覆う。	良い体位をとると患者は安楽であり、タオルケットで患者を覆うと安楽で温かい。
8. 加温する部位の皮膚状態をアセスメントする。	アセスメントは治療後の比較に利用する基準データを提供し、温熱療法の禁忌となる可能性がある状態が生じていないか確認するのに役立つ。
9. 加温装置(図1)内の水が適切な水位であることを確認する。水位は満水の3分の2か、必要時は満水レベルまで蒸留水を満たす。温度設定が安全な範囲内であることを確認する。	装置が適切に作動するためには、十分な水量が必要となる。水道水を使用すると、装置内にミネラル成分が蓄積する。温度設定を確認することで、皮膚や組織の損傷を防止できる。
10. パッドのチューブと加温装置のチューブを接続する(図2)。	装置と接続することで、温水パッドへ温水が流れるようになる。
11. 装置のプラグを差し込み、使用前にパッドを温める。温水パッドを指示のある部位に装着する(図3)。ガーゼ包帯かテープでパッドを固定する。	使用前に電源を入れてパッドの準備を行う。熱は伝導によって導体の1点から他へ伝わっていく。ガーゼ包帯やテープは、パッドの位置を固定する。**固定に安全ピンを使用するとパッドを穿刺し破損する可能性があるので使用しない。**

(続く)

スキル・8-14 体外式加温パッド (続き)

手順 **根拠**

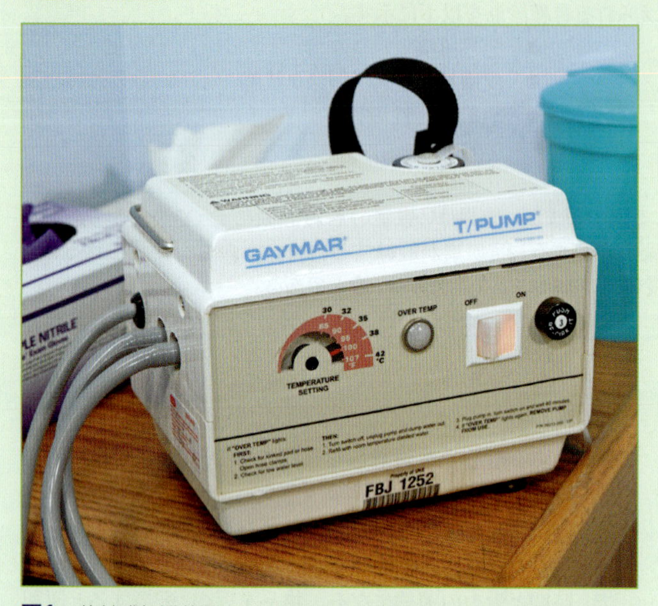

図1 体外式加温装置

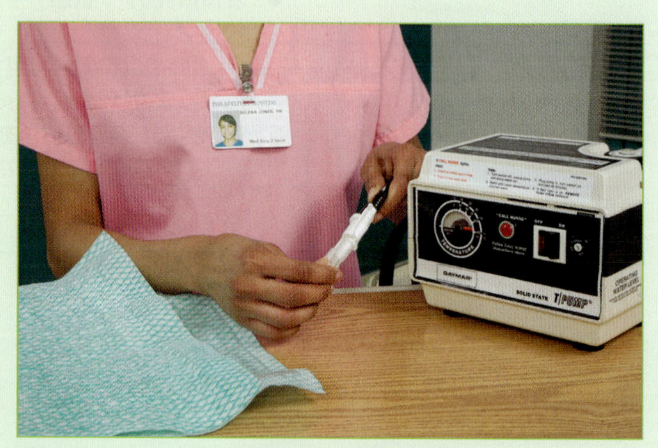
図2 パッドのチューブと装置のチューブを接続する。

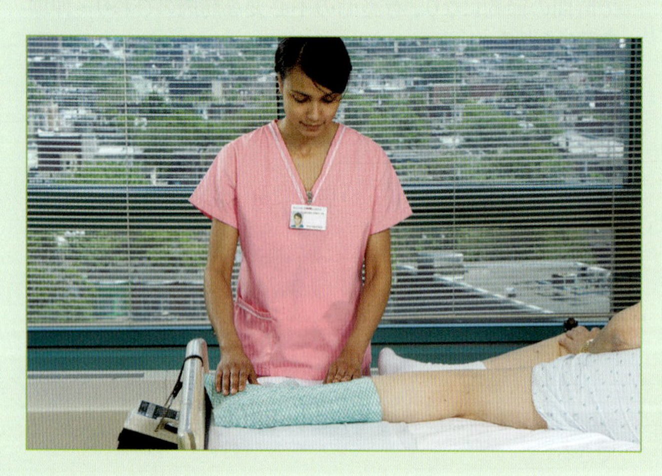
図3 温水パッドの装着

12. **医療施設の規定に応じて、温熱療法に対する皮膚の状態と患者の反応を頻回にアセスメントする。温水パッドは、指示にある時間を越えて使用してはならない。**

血管拡張が最大となり、温熱治療の効果が現れるのは20-30分までである。45分以上の使用は、リバウンド(跳ね返り現象)として組織の充血や血管収縮が起こる。また、加温時間の超過は熱傷のリスクが高くなる。

13. グローブを外し廃棄する。使用した物品を全て片付ける。患者を安楽な体位に戻し、ベッド柵を上げ、ベッドの高さを最も低い位置に戻す。

適切にグローブを外すことは、微生物の拡散を防止する。適切な患者の体位とベッド環境は、安全と安楽を促進する。

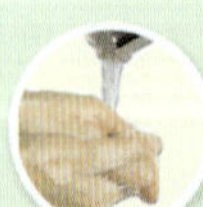

14. 使用したPPEを外す。手指衛生を行う。

PPEを適切に外すことで、他の物品への汚染や感染伝播のリスクを減少させる。手指衛生は、微生物の拡散を防止する。

15. 治療時間が終了したら、パッドを取り外す。患者とパッドの装着部位を再度アセスメントし、効果と有害事象がないか確認する。

適切な時期にパッドを外すことは、時間超過による損傷のリスクを減少させる。温熱療法は、治癒の促進、筋緊張の低下、筋痙攣の緩和、関節拘縮の緩和、疼痛の緩和、感染・手術創・炎症・関節炎・関節痛・筋肉痛・慢性疼痛の治療に利用される。アセスメントを行うことで、治療効果に関する情報が得られる。

評価

望ましい成果が得られるのは、1)患者の安楽度が高くなる、2)筋痙攣が緩和する、3)疼痛が緩和する、4)創傷治癒が進行する、5)炎症が軽減する、などの場合である。加えて、6)患者が損傷を受けずに経過する場合も望ましい成果となる。

記録

ガイドライン

温熱療法の適応理由を記録する。患者が疼痛緩和の目的で温熱療法を受ける場合は、介入前後の疼痛の状況を記録する。温熱療法の種類と装着部位、使用時間を明記する。皮膚の状態を記録し、温熱療法前後の発赤や刺激症状を記録する。温熱療法に対する患者の反応を記録する。患者と家族への指導について記録する。

記録例

12/9/13　23：00　患者から疼痛の訴えあり、レベルは5／10。アクアサーミアパッドを腰に30分装着。現在は疼痛レベル2／10。装着前後で皮膚に発赤、刺激症状なし。
—— *M. マルチネス、看護師*

予期しない状況と対処方法

- 温水パッド装着中に定期的な装着部のアセスメントを行っている際に、装着部の過度の腫脹と発赤を発見し、患者から処置前にはなかった疼痛の訴えがある。このような場合には、まず熱源を除去する。患者の他の症状をアセスメントし、バイタルサインを測定する。担当医に所見を報告し、患者記録に介入について記録する。

注意事項

一般的注意事項

- 温熱治療を直接実施する際の禁忌は、出血のリスクがある患者、捻挫の急性期、急性炎症を伴う患者などである。実施に注意が必要なのは小児と高齢者である。糖尿病、脳虚血発作、脊髄損傷、末梢神経障害の患者は、皮膚が非常に薄いか、損傷を受けているため、熱による損傷のリスクがある。瘢痕組織やストーマなどの熱に影響を受けやすい領域を加温する場合は、特に注意が必要である。
- 加温装置の上に直接座ったり臥床したりしないように、患者に説明する。この動作は空気層を減少させ、熱傷のリスクを高める。
- 加温装置（アクアサーミア）の水位を定期的に点検する。蒸発して水位が低下する可能性がある。水のない状態で作動させると故障する。蒸留水は定期的に注入する。

在宅ケアの注意事項

- 温枕や市販されているホットパックは、家庭での温熱療法に使用されている。温枕を使用する場合は、漏れがないか点検するために水道水の温水を温枕に満たし、その後温水を捨てる。温湯の温度をお風呂用温度計か、手首の内側で確認し、指示通りの温度に調節する（通常は46-51℃）。温度の確認は、使用する温枕の温度が許容範囲であることを保証する。温枕の半分から3分の2まで温湯を入れる。余裕を残した方が、温枕が軽く柔軟であるため、貼用部位の形に適応しやすい。温枕を押しつぶして温水面を注入口まで上昇させ、空気を排出する。温枕内の空気は温枕の柔軟性を低下させ熱伝導を減少させる。栓をしっかりと閉め、吸湿性の布でできたカバーをかける。カバーは、皮膚が温枕に直接接触しないようにして、皮膚を保護する。市販のホットパックを使用する場合は、製造元の使用説明書に従い、使用前後で注意深く皮膚をアセスメントする。

スキル・8-15 温湿布

温かく湿潤している温湿布は、循環の促進、治癒の進行、浮腫の軽減、滲出液の分泌促進、疼痛や苦痛の軽減などの効果がある。湿潤温熱環境は、痂皮化した物質を柔らかくし、皮膚の乾燥を防ぐ。また、乾燥温熱環境より組織へ深く浸透する。

温湿布の温感はすぐに消失してしまうので、ガーゼを頻回に交換しなければならない。継続して温度の保持が必要な場合は、温水パッド（スキル8-14参照）のような加温装置をガーゼの上から装着する。しかし、湿潤は熱を伝導するため、加温装置は低温に設定する必要がある。多くの医療施設では、ドレッシング材を容器ごと適温まで温める保温庫を使用している。このような装置は熱傷や皮膚の損傷リスクを減少させるのに役立つ。

必要物品

- 指示にある温湿布を湿潤させる溶液、40-43℃に温める
- 溶液を入れる容器
- ガーゼドレッシング、またはタオル
- 必要数の市販されているドレッシング材（包装のまま保温庫で温めておく）
- 清潔なディスポーザブルグローブ
- 指示あればPPE
- 防水パッド、タオルケット
- 乾燥しているバスタオル
- テープ、固定用具
- 温湿布の温度を維持する必要があるか指示がある場合、温水パッド、または他の体外式加温装置

アセスメント

温湿布を当てる部位の循環障害、皮膚色、装着部位から遠位の脈拍、浮腫の徴候、感覚の状態をアセスメントする。温熱療法の適応を判断するために、状態をアセスメントする。温湿布に関する医師の指示を、使用する溶液、頻度、治療が必要な身体領域、使用時間を含めて確認する。使用物品、機器のコード、プラグ、加温部分についてアセスメントする。水漏れがないか点検する。一度装置を作動させ、熱の伝導が安定していることと、温度が安全範囲内にあることを確認する。温熱治療中は、組織に損傷が起こる可能性があるため、頻回に装着部位をアセスメントする。

看護診断

現在の患者の状態に基づいて、看護診断に用いる関連因子を決定する。適切な看護診断は、身体損傷リスク状態である。他にも適切と考えられる看護診断は多い。

- 不安
- 急性疼痛
- 皮膚統合性障害
- 組織統合性障害
- ボディイメージ混乱
- 慢性疼痛
- 皮膚統合性障害リスク状態
- 知識不足

成果確認と看護計画立案

温湿布を使用する際の望ましい成果は、炎症の軽減、筋痙攣の緩和、疼痛の緩和など、問題となるような症状の改善が見られることである。他に適切と考えられる成果は、治癒の促進と患者が温湿布による損傷を受けずに経過することである。

看護技術の実際

手順	根拠
1. 温湿布の使用に関して、頻度、使用時間を含め、医師の指示を確認する。	ケアに関する指示や看護計画を確認することで、正しい患者に正しい処置を確実に行うことができる。

手順	根拠
2. 必要物品をベッドサイドのオーバーテーブルに準備する。	物品の準備は、処置に向けて時間効率を上げ系統立てたアプローチができる。必要物品を全てベッドサイドに持参することで、時間と労力の節約になる。物品を近くに配置すると便利で時間の節約になり、看護師の不必要な筋肉のひねり・伸展を避けられる。
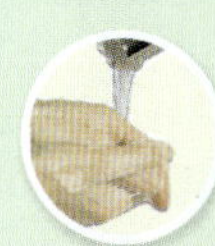 3. 手指衛生を行い、指示があればPPEを装着する。	手指衛生とPPEは微生物の拡散を防止する。感染経路別予防策にもとづくPPEが必要となる。
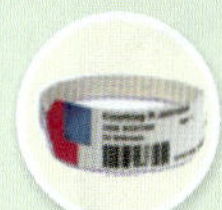 4. 患者の本人確認を行う。	患者確認を行うことで、正しい患者に介入し、エラーを防止できる。
5. 処置を始める前に非薬理学的鎮痛法の介入が必要か、鎮痛剤投与が必要か、その可能性についてアセスメントする。医師の指示を確認し、適切な鎮痛剤を指示通り投与する。処置を始める前に、鎮痛剤の効果が現れるまで十分時間をとる。	疼痛は、過去の体験に影響を受けた主観的な体験である。創傷ケアとドレッシング交換は、患者にとって疼痛の原因となる場合がある。
6. ベッド周囲のカーテンを閉め、可能であれば部屋のドアを閉める。患者にこれから実施する処置について理由も合わせて説明する。	患者のプライバシーを保護する。患者への説明は不安を軽減し、協力を得やすい。
7. 加温装置を使用する場合は、装置内の水位が適切であることを確認する。蒸留水を3分の2、または必要時満水まで注入する。装置の温度設定が安全な範囲内であることを確認する(スキル8-14参照)。	装置が適切に作動するためには、十分な水量が必要となる。水道水を使用すると、装置内にミネラル成分が蓄積する。温度設定を確認することで、皮膚や組織の損傷を防止できる。
8. 温湿布を当てる部位が見やすく、患者にとって安楽な体位がとれるよう介助する。温湿布をあてる部位以外はタオルケットで覆う。防水パッドを、処置を行う部位の下に敷く。	良い体位をとると患者は安楽であり、タオルケットで患者を覆うと安楽で温かい。防水パッドは下のリネンを保護する。
9. 手が届きやすい場所に廃棄物容器を置き、処置中に利用する。	廃棄物容器を手近な場所に置くと、汚染したドレッシング材をすぐに廃棄でき、微生物の拡散防止にもつながる。
10. 温めた溶液を容器に注ぎ、ガーゼを容器内に浸す。代替品として、事前に温めて使用する市販のガーゼの場合は、包装を開ける。	ガーゼの貼付準備となる。
11. 清潔なグローブを装着する。ガーゼを当てる部位の炎症、皮膚色、斑状出血についてアセスメントする。	グローブは、汚染したドレッシング材を扱う際に看護師を汚染から守る。アセスメントは、処置を行う部位や、治癒過程、感染徴候に関する情報を提供する機会となり、ガーゼを当てる前に、該当部位の状態を記録することができる。
12. **ガーゼを溶液の中から取り出し、余分な溶液を搾り出す(図1)。または、温めておいた代替品のガーゼを開封しておいた包装から取り出す。ガーゼを成形し優しく、注意深く予定していた部位に当てる。患者に熱すぎないか確認する。**	過剰な水分は周囲を汚染する可能性があり、患者にとっても不快である。ガーゼを皮膚に合わせて貼付することで、温感を長く保持できる。

(続く)

スキル・8-15 温湿布 *（続き）*

手順　　**根拠**

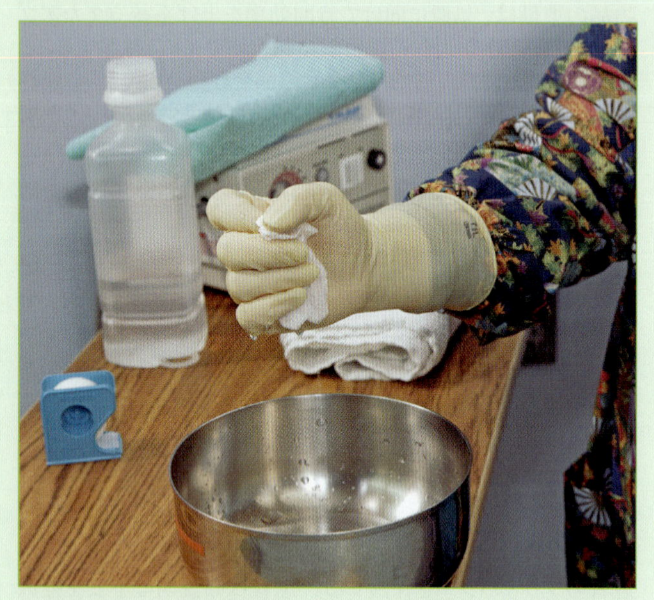

図1　ガーゼから余分な溶液を絞り出す。

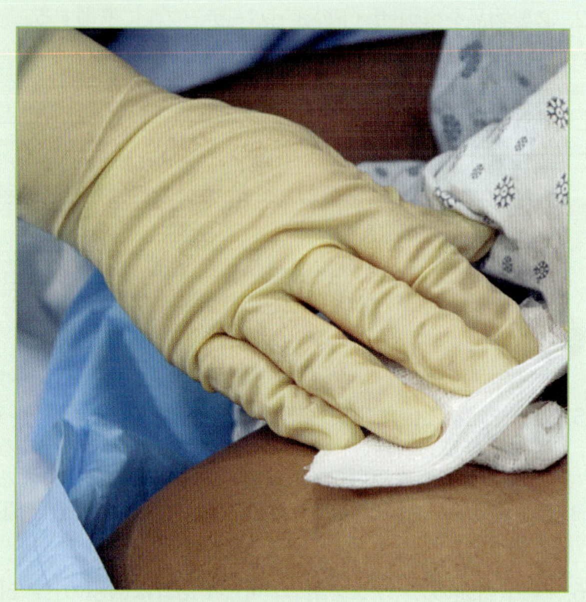

図2　ガーゼを1枚当てる。

13. ガーゼを当てた部位にガーゼを1枚乗せ（図2）、清潔な乾燥したバスタオルで覆う（図3）。必要時適切な位置で固定する。

タオルで覆うと、保温効果が上がる。

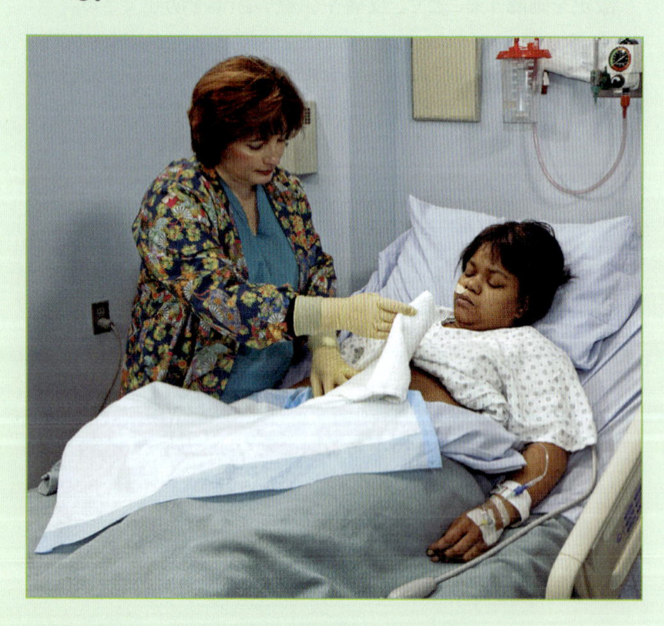

図3　清潔なバスタオルで覆う。

14. 温水パッドか加温装置を置く。必要時、上にタオルをかける。

加温装置を使用すると、ガーゼの温度が維持され、治療効果が高まる。

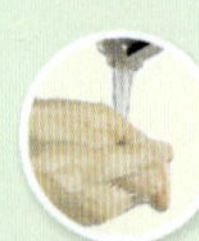

15. グローブを外し、適切に廃棄する。手指衛生を行い、使用したPPEを外す。

手指衛生は微生物の拡散を防止する。PPEを適切に外すことで、他の物品への汚染や、感染伝播のリスクが減少する。

手順	根拠
16. **熱傷と皮膚・組織の損傷を防ぐために、ガーゼを当てている時間を測定する。患者の反応と皮膚状態を頻回に確認する。**	温湿布の使用時間を延長すると、熱源による熱傷のリスクが増加する。循環障害は患者の温熱に対する感度に影響する。
17. 指示された時間が経過したら（最大30分まで）体外式加温装置を外し（使用時）、グローブを装着する。	グローブは微生物との接触から看護師を守る。
18. ガーゼを当てた部位の皮膚の状態をアセスメントしながら、注意深くガーゼを外し、患者の反応を見る。ガーゼを当てた部位の変化は全て記録する。	アセスメントは治癒過程について情報提供の機会となる。刺激や感染の徴候は記録する必要がある。
19. グローブを外す。患者を安楽な体位に戻す。ベッドの高さを低くする。他の物品も適切に廃棄する。	患者を安楽な体位を戻すことは、患者の安全・安楽を促進する。
20. 使用したPPEを外す。手指衛生を行う。	PPEを適切に外すことで、他の物品への汚染や感染伝播のリスクを減少させる。手指衛生は、微生物の拡散を防止する。

評価

望ましい成果が得られるのは、炎症、疼痛、筋痙攣の緩和など、症状の改善が認められる場合である。加えて、患者が損傷の徴候や症状がなく経過する場合である。

記録

ガイドライン

温湿布を当てる時間、温水パッド の使用など、処置内容について記録する。温水パッドの温度、装着時間を記録する。装着部位の状態、浮腫、発赤、斑状出血の有無も記録する。処置に対する患者の反応、疼痛アセスメントも記載する。患者と家族への指導を行った場合は記録する。

記録例

12/7/6　9：00　左前腕の橈骨動脈触知可、感覚、運動は正常範囲内、皮膚色は蒼白であるが毛細血管再充満は良好。左前腕内側（点滴の血管外漏出部位）に発赤、浮腫あり、浸軟と滲出液の徴候はなし。生食で湿潤させたガーゼを当て、アクアサーミアパッドを37.7℃で30分装着。装着部位は10分毎に観察し、損傷の徴候はなし。左前腕を枕で挙上する。

—— *S. トラン、看護師*

予期しない状況と対処方法

- 看護師は、温湿布を貼付中の患者を観察している。装着部位の組織耐性を5分毎に観察することが要求されている。看護師は、周辺皮膚の過剰な発赤と軽度の浸軟に気付き、患者は苦痛の増強を訴えている。このような場合は、加温装置を停止させ、加温ガーゼを除去する。患者の他の症状をアセスメントする。バイタルサインを測定する。担当医に所見を報告し、患者記録に状況を記録する。

注意事項

- 糖尿病、脳虚血発作、脊髄損傷、末梢神経障害の患者は、皮膚が非常に薄いか、損傷を受けているため、熱による損傷のリスクがある。
- 瘢痕組織やストーマなどの熱に影響を受けやすい領域を加温する場合は、特に注意が必要である。

スキル・8-16 坐浴

坐浴は、分娩後や手術後の外陰部の疼痛や苦痛を緩和し、組織の循環を増加させ、治癒を促進する効果がある。

必要物品

- 清潔なグローブ
- 指示あればPPE
- タオル
- 点滴スタンド
- ディスポーザブルの坐浴トレーと温湯を入れるバッグ

アセスメント

坐浴に関する指示を確認する。患者が浴室まで歩行で移動し、15-20分間座位を維持できるのか判断する。坐浴の前に、外陰部・直腸領域の腫脹、排液、発赤、熱感、圧痛がないか観察する。膀胱充満と、以前に坐浴を拒否したことがあるかアセスメントを行う。

看護診断

現在の患者の状態に基づいて、看護診断に用いる関連因子を決定する。看護診断となり得るものを以下に示す。

- 急性疼痛
- **低体温**リスク状態
- 感染リスク状態
- 組織統合性障害

成果確認と看護計画立案

坐浴を行う際の望ましい成果は、患者の安楽度が増すことである。他に適切と考えられる成果は、患者の治癒までの時間が短縮する、正常な体温を維持する、感染の徴候や症状がなく経過する、治癒の徴候や症状がみられる、などがある。

看護技術の実際

手順	根拠
1. 坐浴の頻度、坐浴にかける時間など実施に関する医師の指示を確認する。	ケアに関する指示や看護計画を確認することで、正しい患者に正しい処置を確実に行うことができる。
2. 必要物品をベッドサイドのオーバーテーブルに準備する。	物品の準備は、処置の時間効率を上げ系統立てたアプローチができる。必要物品を全てベッドサイドに持参することで、時間と労力が節約できる。物品を近くに配置すると便利で時間の節約になり、看護師の不必要な筋肉のひねり・伸展を避けられる。
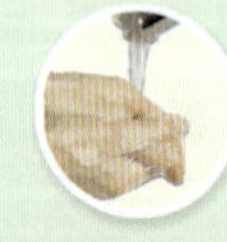 3. 手指衛生を行い、指示があればPPEを装着する。	手指衛生とPPEは微生物の拡散を防止する。感染経路別予防策にもとづくPPEが必要となる。
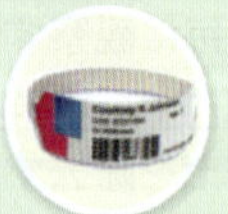 4. 患者の本人確認を行う。	患者確認を行うことで、正しい患者に介入し、エラーを防止できる。
5. ベッド周囲のカーテンを閉め、可能であれば部屋のドアを閉める。患者にこれから実施する処置について理由も合わせて説明する。	患者のプライバシーを保護する。
6. グローブを装着する。トイレで使用物品を組み立てる。ベッドサイドのコモードで行う場合はベッドサイドで行う。	グローブは血液や体液への暴露を防止する。使用物品の準備は、業務の遂行を推進する。
7. 便器、またはコモードの蓋を上げる。坐浴トレーの排水口は便座の後ろ側、注入口は前側にしてトレーを便座に置く(図1)。坐浴トレーの半分位まで微温湯(37-46℃)を入れる。	坐浴トレーは、反対方向に置くと正しく排水しない。微温湯はリラクセーションの効果があり、浮腫を軽減し、循環を促進する。
8. 温湯容器のチューブをクランプする。温湯を入れるバッグに上記と同じ温度の微温湯を満たす。バッグを患者の肩の高さに調節した点滴スタンドにかける。	バッグの高さが低いと、温湯の注入速度が遅く、温度の低下が早くなる。
9. 患者をトイレかコモードに座らせるように介助し、必要時掛け物をかける。坐浴トレーの注入口にチューブを挿入する。ゆっくりとクランプを緩め、坐浴トレーに注入する。	患者がトイレに座る前に坐浴トレーにチューブを設置すると、患者がチューブを引っ掛けてしまう可能性がある。坐浴トレーを満たすと、確実に組織が温湯に浸される。

手順　　**根拠**

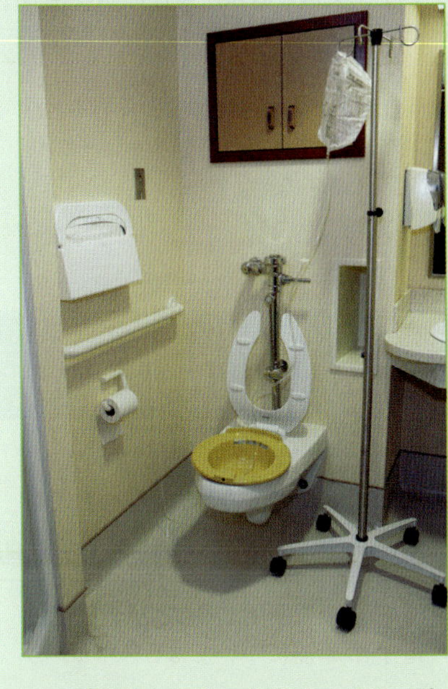
図1　ディスポーザブルの坐浴

10. 坐浴トレーが一杯になったら一度チューブをクランプする。トレー内の温湯が冷たくなったら、クランプを開くように患者に伝える。**ナースコールは手の届く位置にあるか確認する。患者には、めまいやふらつきなど何か問題が生じた場合はナースコールを押すように伝える。また、介助なしで立とうとしないことも伝える。**

冷水は低体温を発症させる。患者は血管拡張のためにふらつきを起こす可能性があるので、ナースコールは手の届く位置に置く。

11. グローブを外し、手指衛生を行う。

手指衛生は微生物の拡散を抑止する。

12. 終了したら(約15-20分、または指示された時間)、清潔なグローブを装着する。患者が立位になるのを介助し、外陰部を静かに押さえて乾燥させる。患者がベッドか椅子に戻るのを介助する。手の届くところにナースコールがあることを確認する。グローブを外し、手指衛生を行う。

グローブは血液や体液の接触を防止する。患者は血管拡張のため、ふらつきやめまいを起こす可能性がある。転倒する恐れがあるため、患者は自分一人で立ち上がったり、身体をかがめて外陰部を拭いたりしない方がよい。

13. 消毒のため、グローブを装着する。医療施設の規定に従って、坐浴トレーの排水を行い消毒する。

使用した物品を適切に洗浄することは、微生物の拡散を抑止する。

14. グローブとPPEを外す。手指衛生を行う。

PPEを適切に外すことは、他の物品への汚染や感染伝播のリスクを減少させる。手指衛生は、微生物の拡散を防止する。

評価

望ましい成果が得られるのは、患者が疼痛や苦痛が軽減したと言葉で表現する、坐浴を問題なく終了できる、外陰部の清潔と乾燥が維持される、治癒の徴候が見られる、などの場合である。

記録

ガイドライン

坐浴について、温湯の温度、実施時間を含め、実施内容について記録する。患者の反応、坐浴前後の外陰部のアセスメントを記録する。

記録例

> 12/7/30　16：20　外陰部についてアセスメントする。会陰正中側切開部は癒合良好で目立った排液は認められない。温湯(37.7℃)で20分の坐浴を介助で施行。めまい、ふらつきはなし。施行後ベッドへ介助で戻る。疼痛レベルは5から2へ軽減した。
> ── *C. ストーン、看護師*

(続く)

スキル・8-16　坐浴　（続き）

予期しない状況と対処方法

- 患者が坐浴中にふらつきやめまいを訴えている。このような場合は、坐浴を中止する。患者を一人で歩かせてはならない。ナースコールでスタッフを呼び支援を依頼する。症状が落ち着くまで患者をトイレに座らせたままにしておくか、支援のスタッフが到着したら患者をベッドに戻す。
- 温湯の温度が適温でない。患者の好みによっては、温湯の温度が熱すぎる、冷たすぎると感じる可能性がある。このような場合は、チューブをクランプし、温湯のバッグを外す。その後患者にとって快適な温度の温湯を入れるが、46℃以上にしてはならない。

スキル・8-17　冷却療法

冷却は、末梢血管の収縮、組織への血流減少、発痛物質の局所放出の減少を起こす。また、浮腫や炎症の進行を抑制し、筋痙攣を緩和し、痛覚刺激の伝達を緩徐にすることで安楽を促進する。冷却療法を実施すると、出血や血腫の形成が減少する。氷を用いた冷却療法に適しているのは、外傷の直後、歯痛、筋痙攣、捻挫後、慢性疼痛の治療などである。氷は冷却療法によく使用され、氷嚢やアイスクーラーとして、またはグローブの中に入れて使用することが一般的である。市販されているコールドパックも使用可能である。電子冷却器については、スキルバリエーションを参照のこと。

必要物品

- 氷
- アイスバッグ（氷嚢、氷頸）、アイスクーラー、グローブ
- 市販されているコールドパック
- 小タオル、清拭タオル
- 指示あればPPE
- ディスポーザブルの防水パッド
- ガーゼラップ、テープ
- タオルケット

アセスメント

冷却療法の適応を判断するために状況をアセスメントする。患者の身体的・精神的状態と冷却療法が必要な身体領域の状態をアセスメントする。冷却療法の頻度、種類、治療の必要な身体の領域、冷却時間について、医師の指示を確認する。使用物品が正しく機能することを確認するために、使用物品についてアセスメントする。

看護診断

現在の患者の状態に基づいて、看護診断に用いる関連因子を決定する。適切な看護診断は急性疼痛である。他に適切と考えられる、またはこのスキルを必要とする看護診断を以下に示す。

- 皮膚統合性障害
- 術後回復遅延
- 非効果的組織循環
- 慢性疼痛

成果確認と看護計画立案

冷却療法を行う際の望ましい成果は、患者の看護診断によって決まる。適切と考えられる成果は、患者の安楽度が高まる、筋痙攣が緩和する、炎症が軽減する、治療部位の出血や血腫の徴候が見られない、などがある。

看護技術の実際

手順	根拠
1. 冷却療法のケアについて、その頻度、種類、治療する身体の領域、冷却時間に関する医師の指示や看護計画を確認する。	ケアに関する指示や看護計画を確認することで、正しい患者に正しい処置を確実に行うことができる。

手順	根拠
2. 必要物品をベッドサイドのオーバーテーブルに準備する。	物品の準備は、処置に向けて時間効率を上げ系統立てたアプローチができる。必要物品を全てベッドサイドに持参することで、時間と労力の節約になる。物品を近くに配置すると便利で時間の節約になり、看護師の不必要な筋肉のひねり・伸展を避けられる。
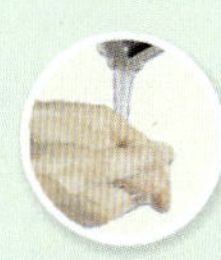 3. 手指衛生を行い、指示があればPPEを装着する。	手指衛生とPPEは微生物の拡散を防止する。感染経路別予防策にもとづくPPEが必要となる。
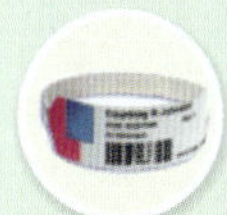 4. 患者の本人確認を行う。患者が以前に低体温療法で有害反応があったか確認する。	患者確認を行うことで、正しい患者に介入し、エラーを防止できる。特定の治療法に対する耐性には個人差がある。
5. ベッド周囲のカーテンを閉め、可能であれば部屋のドアを閉める。患者にこれから実施する処置について理由も合わせて説明する。	患者のプライバシーを確実に保護する。患者への説明は不安を軽減し、協力を得やすい。
6. 氷で冷却する部位の皮膚状態をアセスメントする。	アセスメントは治療後の比較に用いる基準データを提供し、冷却療法が禁忌となる可能性がある状態が生じていないか確認するのに役立つ。
7. 冷却する部位が見やすく、患者にとって安楽な体位がとれるよう介助する。冷却する部位以外は必要時、タオルケットで覆う。必要時、防水パッドを創部の下に敷く。	良い体位をとると患者は安楽であり、タオルケットで患者を覆うと安楽で温かい。防水パッドは患者とベッドリネンを保護する。
8. 器具の準備を行う。	
アイスバッグ、クーラー、グローブなどに、約4分の3まで氷を入れる（図1）。**器具の中から余分な空気を抜く。**アイスバッグなどの入口を確実に閉じ、グローブは結んで閉じる。穴が開いていないか、水が漏れないか、確認する。	氷は表面を冷却する。余分な空気は冷温の伝導を妨げる。器具の端をしっかり閉じることで漏れを防ぐ。
市販のアイスパックが適当であれば準備する。	

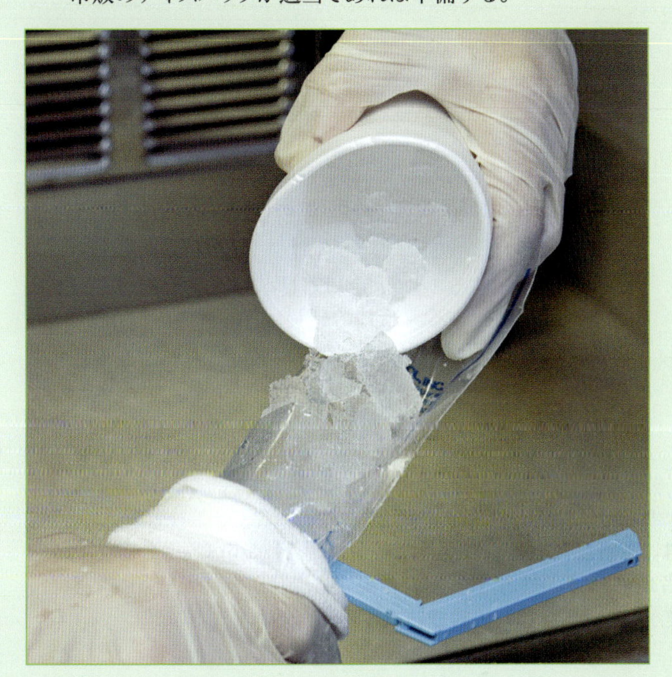

図1　アイスバッグに氷を入れる。

（続く）

スキル・8-17　冷却療法　(続き)

手順	根拠
9. **器具をタオルか清拭タオルで包む(図2)。**(器具の外側が布地である場合は必要ない。)	カバーは皮膚を保護し、水滴を吸収する。
10. 冷却器具を指示された部位に置き、必要時、ずれないように軽く固定する(図3)。	適切な場所に置くことで、冷却療法を身体の特定の部位に確実に実施できる。

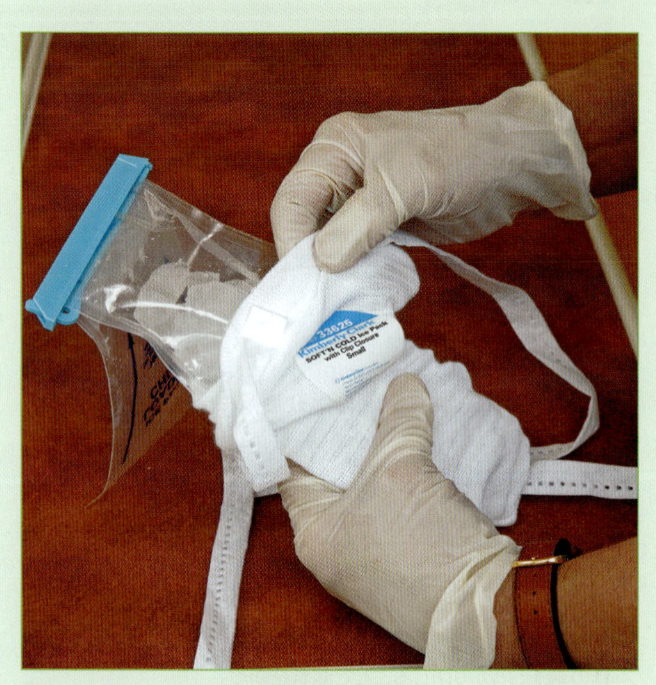

図2　アイスバッグをカバーで包む。

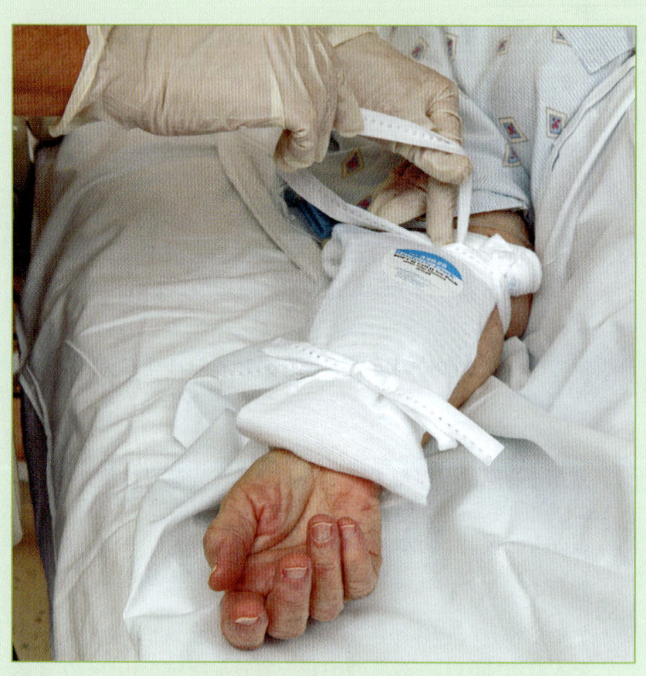

図3　布で包んだアイスバッグを貼用し、ずれないように固定する。

手順	根拠
11. **30秒後、バッグを除去し、冷却部位に発赤がないかアセスメントする。患者に焼け付くような感覚がないか確認する。**	一度確認することで、凍傷による損傷を防止する。
12. 問題となる徴候がなければ、冷却部位が心地よいと感じる器具を起き直す。器具がずれないようにガーゼラップや紐、テープで固定する。	ガーゼラップやテープにより、適切な位置に器具を固定する。
13. 医療施設の規定に従って、または5分毎に冷却部位をアセスメントする。	患者の皮膚のアセスメントは有害反応の早期発見に必要であり、それにより、合併症を避ける迅速な介入が可能となる。
14. **20分後、または指示された時間が経過した後、器具を除去し皮膚を乾燥させる。**	冷却時間を制限することで、冷却器具への過剰暴露が原因で起こる損傷を防止する。冷却の延長は、組織の**虚血**からくる血流の減少を招く。代償性の血管拡張、またはリバウンド現象が起こり、冷却部位に温感を提供する。
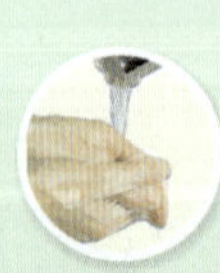 15. 使用したPPEを外す。手指衛生を行う。	PPEを適切に外すことで、他の物品への汚染や感染伝播のリスクを減少させる。手指衛生は、微生物の拡散を防止する。

評価

望ましい成果が得られるのは、疼痛が軽減し安楽度が高まったと患者が述べる場合である。他に適切と考えられるのは、患者が筋痙攣の緩和を言葉で表現する場合、炎症が緩和する場合、冷却部位に出血や血腫の徴候がなく損傷がない状態で経過する場合である。

記録

ガイドライン

冷却する位置、器具の装着時間と除去時間を記録する。冷却療法を行う部位と、患者の可動性、感覚、皮膚色、体温、麻痺の徴候、ヒリヒリ感または疼痛についてアセスメントを行う。疼痛の軽減や気分転換など、患者の反応について記録する。患者と家族への使用も記録する。

記録例

12/11/1　14：30　右下腿中央から足部にかけて著明な腫脹あり。つま先は温かくピンク色、感覚と動きはあり、麻痺、ヒリヒリ感、疼痛はない。布で包んだアイスバッグを右足関節と下腿下方に貼用。患者に、感覚の変化や疼痛を感じたら報告するように伝えた。患者もその旨を理解したと述べた。

―― *L. セメット、看護師*

12/11/1　14：50　右下肢からアイスバッグを除去。神経血管系のアセスメントは変更なし。右下肢は枕2個で挙上。

―― *L. セメット、看護師*

予期しない状況と対処方法

- 冷却療法中に皮膚のアセスメントを行っていると、冷却部位の蒼白感が増強しており、毛細血管再充満は反応が遅く、患者は冷却部位の感覚の変化を訴えている。このような場合は、冷却を中止し、バイタルサインを測定し、他の症状についてアセスメントする。担当医に報告し、患者記録に状況を記録する。

注意事項

一般的注意事項

- 患者には、二次的な生体防御反応として血管拡張が起こり、この反応が体温にリバウンド現象をもたらし、冷却療法の成果は無効になることがある。

高齢者についての注意事項

- 高齢者は、皮膚の薄さ、寒冷に対する感覚の減弱、皮下組織の減少、体温調節能力の変化があるため、皮膚と組織の損傷リスクが他の年齢層より高い。高齢者に冷却療法を行う際は、頻回に確認を行う。

スキルバリエーション　電子冷却器の装着

電子冷却器は、連続的に冷却効果を確保したい場合に使用する。整形外科手術後の患者や急性の筋骨格損傷のある患者は、この治療法が有効であることがある。この機器の使用には、医師の指示が必要となる。四肢に関する最初のアセスメントと同様に冷却器を使用している間は通してアセスメントを続ける必要がある。電子機器を装着する場合は常に正しく作動しているかモニタリングを行い、体温調節が必要となる。

1. 必要物品を準備し、医師の指示を確認する。
2. 手指衛生を行う。指示があればPPEを装着する。
3. 患者に本人確認を行い、処置について説明する。

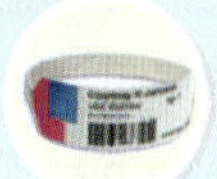

4. 該当する四肢または身体の部位についてアセスメントする。
5. 機器の温度を正しく設定する。
6. 対象となる部位に、冷却水が流れるパッドを巻く。
7. パッドの周囲に弾性包帯かガーゼパッドを巻く。
8. 冷却パッドが適切に機能していることを確認するためにアセスメントを行う。
9. 使用したPPEを外す。手指衛生を行う。
10. 機器の適切な作動を確認するために、頻回に点検する。
11. 装着部位の皮膚統合性をアセスメントするために、時々固定を外す。

理解を深めるために

統合事例検討との関連

本書の第3部にある事例検討は、統合的概念に重点を置いて設定されている。以下の事例検討を参照すると、本章のスキルに関連する概念の理解を深めることができる。

- 事例検討基礎編では、トゥーラ・スティルウォーター、p965
- 事例検討中級編では、トゥーラ・スティルウォーター、p972
- 事例検討上級編では、ロバート・エスピノザ、p987

クリティカルシンキングをのばす練習問題

1. ローリ・ダウンズさんの足部の潰瘍に対する創傷ケアを実施中に、昨日は少量で黄色だった排液が、今は緑色でドレッシング材も飽和状態になっていることに気付く。この場合、所定の創傷ケアを続けるべきなのだろうか?
2. トラン・グエンさんは、3日前に非定型的根治的乳房切除術を受けた。手術創には3本のジャクソン・プラットドレーンを挿入中である。グエンさんは、手術経過や退院の見通しについて質問してきている。今朝まで、グエンさんは自分の手術創を見ないようにしている。あなたは今、グエンさんの清拭と更衣を介助している。病衣を脱ぐのを手伝っているとき、グエンさんは明らかに動揺し不安となり叫んだ。「ちょっと！　一体どうなっているの？　傷口から血が出ているじゃない!」あなたはグエンさんがドレーンを見ていることは認識している。この後はどのような返答をすべきだろうか?
3. アーサー・ロウズ氏は本日、結腸切除術後の経過観察のため外科医の診察を受けに来ている。あなたは処置を行う看護師として、ロウズ氏が診察を受けた後、創部から外科用ステープルを除去し粘着式テープを創部に貼付する予定である。ステープル抜去の準備をしていると、ロウズ氏が「今、お腹を出したくない!」と言う。あなたはロウズ氏に何を伝えるべきだろうか?

解答例

1. 患者のアセスメントに重大な変化が起こっている場面である。綿密な創部アセスメントを行い、バイタルサインを測定する。疼痛、悪寒、腹部の感覚（麻痺やヒリヒリ感）など、患者に新たな症状が現れていないかアセスメントする。担当医に所見を報告し、創傷ケアの変更、追加のアセスメント（診断に用いる検査、検査室での検査）や、投薬の変更・追加を指示される可能性がある。
2. まず、創部の状態に関して患者を安心させる。ドレーンとは何か、どの様な役割があり、目的は何かを説明する。創傷ケア、ドレーンケア、排液量の記録に関する情報を提供する。家庭で必要になると予想されるケアについて伝え、患者自身や重要他者がケアを確実に行うために、事前の準備を行う。
3. 創部の状態に関して患者を安心させる。ステープルの役割、創傷治癒の経過、粘着式創閉鎖テープの役割を説明する。治癒過程において現時点で患者が行うべき創傷ケアについて話し合う。

引用文献

Andrews, M., & Boyle, J. (2008). *Transcultural concepts in nursing care*. (5th ed.). Philadelphia: Wolters Kluwer Health/ Lippincott Williams & Wilkins.

Association of Operating Room Nurses (AORN). (2006). Recommended practices for maintaining a sterile field. *AORN Journal, 83*(2), 402–16.

Association for Professionals in Infection Control and Epidemiology (APIC). Guideline for prevention of surgical site infection. Source: Center for Disease Control and Prevention (CDC). Hospital Infection Control Practices Advisory Committee. Mangram, A., Horan, T., & Jarvise, W. (1999). *American Journal of Infection Control, 27*(2), 97–132. Available www.apic.org/AM/Template.cfm?Section=Guidelines-_and_Standards&template=/CM/ContentDisplay.cfm§ion=Topics1&ContentID=1148. Accessed January 14, 2009.

Benbow, M. (2008a). Exploring the concept of moist wound healing and its application in practice. *British Journal of Nursing, (Tissue viability supplement), 17*(15), S4–S16.

Benbow, M. (2008b). Pressure ulcer prevention and pressure–relieving surfaces. *British Journal of Nursing, 17*(13), 830–35.

Bergstrom, N., Braden, B., Laguzza, A., & Holman, V. (1987). The Braden scale for predicting pressure sore risk. *Nursing Research, 36*(4), 205–210.

Bookout, K. (2008). Wound care product primer for the nurse practitioner: Part I. *Journal of Pediatric Health Care, 22*(1), 60–3.

Braden, B., & Maklebust, J. (2005). Preventing pressure ulcers with the Braden scale. *American Journal of Nursing, 105*(6), 70–72.

Brillhart, B. (2006). Preventive skin care for older adults. *Geriatrics & Aging, 9*(5), 334–39.

Bulechek, G., Butcher, H., & McCloskey Dochterman, J. (Eds.). (2008). *Nursing interventions classification (NIC)* (5th ed.). St. Louis, MO: Mosby Elsevier.

Burr, S., & Penzer, R. (2005). Promoting skin health. *Nursing Standard, 19*(36), 57–65.

Butler, C. (2006). Pediatric skin care: Guidelines for assessment, prevention, and treatment. *Pediatric Nursing, 32*(5), 443–50.

Carpenito-Moyet, L. (2008). *Nursing diagnosis: Application to clinical practice*. (12th ed.). Philadelphia: Wolters Kluwer Health/Lippincott Williams & Wilkins.

Edmonds, JU. (2007). Nutrition and wound healing: Putting theory into practice. *Wound Care, 12*(12), S31–S34.

Elliott, R., McKinley, S., & Fox, V. (2008). Quality improvement program to reduce the prevalence of pressure ulcers in an intensive care unit. *American Journal of Critical Care, 17*(4), 328–35.

Ellis, J., & Bentz, P. (2007). *Modules for basic nursing care* (7th ed). Philadelphia: Lippincott Williams & Wilkins.

Fischbach, F., & Dunning, M. (2009). *A manual of laboratory and diagnostic tests*. (8th ed.). Philadelphia: Wolters Kluwer Health/ Lippincott Williams & Wilkins.

Flores, A. (2008). Sterile versus non-sterile glove use and aseptic technique. *Nursing Standard, 23*(6), 35–9.

Gray, M. (2007). Incontinence-related skin damage: Essential knowledge. *Ostomy Wound Management, 53*(12), 28–32.

Halliday, K. (2005). Body piercing: Issues and challenges for nurses. *Journal of Forensic Nursing, 1(2)*, 47–56.

Harvey, C. (2005). Wound healing. *Orthopaedic Nursing, 24*(2), 143–157.

Hess, C. (2008). *Skin & wound care* (6th ed.). Philadelphia: Wolters Kluwer Health/Lippincott Williams & Wilkins.

Hockenberry, M. (2005). *Wong's essentials of pediatric nursing* (7th ed.). St. Louis: Elsevier Mosby.

Jarvis, C. (2008). *Physical Examination & Health Assessment*. (5th ed.). St. Louis: Saunders/Elsevier.

Krasner, D. (1995). Wound care: How to use the red-yellow-black system. *American Journal of Nursing, 5*(95), 44–47.

Kyle, T. (2008). *Essentials of Pediatric Nursing*. Philadelphia: Wolters Kluwer Health/Lippincott Williams & Wilkins.

Lindgren, M., Unosson, M., Krantz, A., & Ek, A. C. (2005). Pressure ulcer risk factors in patients undergoing surgery. *Journal of Advanced Nursing, 50*(6), 605–612.

Lloyd Jones, M. (2008). Assessing and managing wound pain during dressing changes. *Nursing & Residential Care, 10*(7), 325–30.

Malli, S. (2005). Device safety. Keep a close eye on vacuum-assisted wound closure. *Nursing, 35*(7), 25.

Meltzer, D. (2005). Complications of body piercing. *American Family Physician, 72*(10), 2029–34.

Mendez-Eastman, S. (2005). Using negative-pressure for positive results. *Nursing, 35*(5), 48–50.

Moorhead, S., Johnson, M., Maas, M., et al. (Eds). (2008). Nursing Outcomes Classification (NOC). (4th ed.). St. Louis: Mosby Elsevier.

National Pressure Ulcer Advisory Panel (NPUAP). (2001a). Pressure ulcer prevention: A competency-based curriculum. Available www.npupa.org/PDF/prevcurr.pdf. Accessed January 14, 2009.

National Pressure Ulcer Advisory Panel (NPUAP). (2001b). Pressure ulcer treatment: A competency-based curriculum. Available www.npuap.org/PDF/treatment_curriculum.pdf. Accessed January 14, 2009.

National Pressure Ulcer Advisory Panel (NPUAP). (2007a). Updated staging system. Pressure ulcer stages revised by NPUAP. Available www.npuap.org/pr2.htm. Accessed December 27, 2008.

National Pressure Ulcer Advisory Panel (NPUAP). (2007b). Updated staging system. Wound infection and infection control. Available www.npuap.org/pr2.htm. Accessed December 27, 2008.

National Pressure Ulcer Advisory Panel (NPUAP). (2007c). Resources. Staging illustrations. Available www.npuap.org/resources.htm. Accessed January 9, 2009.

National Pressure Ulcer Advisory Panel (NPUAP). (2007d). Pressure ulcer prevention points. Available www.npuap.org/PU_Prev_Points.pdf. Accessed January 14, 2009.

Negative Pressure. (2008). *British Journal of Nursing, 2008–2009: Wound Care Handbook*. Author. P. 164–8. CINAHL AN: 2010031958.

NANDA (2009). *Nursing diagnoses: Definitions and classification 2009–2011*. Philadelphia: Author.

Porth, C., & Matfin, G. (2009). *Pathophysiology: Concepts of altered health states* (8th ed.). Philadelphia: Wolters Kluwer Health/Lippincott Williams & Wilkins.

Preston, G. (2008). An overview of topical negative pressure therapy in wound care. *Nursing Standard, 23*(7), 62–8.

Preston, R. (2005). Aseptic technique: Evidence-based approach for patient safety. *British Journal of Nursing, 14*(10), 540–2, 544–6.

Reddy, M., Gill, S., & Rochon, P. (2006). Preventing pressure ulcers: A systematic review. *Journal of the American Medical Association (JAMA), 296*(8), 974–84, 1020.

Rudoni, C. (2008). A service evaluation of the use of silicone-based adhesive remover. *British Journal of Nursing, Stoma Care Supplement, 17*(2), S4, S6, S8–9.

Saver, C. (2008). Cool kids: Children's Hospital of Philadelphia uses therapeutic hypothermia in pediatric cases. *Nursing Spectrum, 17*(22), 14–5.

Scardillo, J. (2005). Postoperative care of patients with surgical drains. *Perspectives in Nursing, 4*(4), 1, 4–6.

Scott, A. (2008). Wound care & cancer. *Advance for Nurses, 10*(19), 29–30.

Smeltzer, S., Bare, B., Hinkle, J. H., & Cheever, K. H. (2010). *Brunner & Suddarth's textbook of medical-surgical nursing* (12th ed.). Philadelphia: Wolters Kluwer Health/Lippincott Williams & Wilkins.

Snyder, L. (2008). Wound basics: Types, treatment, and care. *RN, 71*(8), 32–7.

Stephen-Haynes, J. (2008). Skin integrity and silicone: APPEEL 'no-sting' medical adhesive remover. *British Journal of Nursing, 17*(12), 792–5.

Stephen-Haynes, J., & Thompson, G. (2007). The different methods of wound debridement. *British Journal of Community Nursing, 12*(6), Wound Care: S6, S8–10, S12–4.

Stotts, N. (1990). Seeing red, yellow and black: The three-color concept of wound care. *Nursing, 20*(2), 59–61.

Taylor, C., Lillis, C., LeMone, P., et al. (2011). *Fundamentals of Nursing*. (7th ed.). Philadelphia: Wolters Kluwer Health/Lippincott Williams & Wilkins.

Thompson, G. (2008). An overview of negative pressure wound therapy (NPWT). *Wound Care,* 13(6), Wound Care: S23–4, S26, S28–30.

Vanderwee, K., Grypdonck, M., De Bacquer, D., et al. (2007). Effectiveness of turning with unequal time intervals on the incidence of pressure ulcer lesions. *Journal of Advanced Nursing, 57*(1), 59–68.

VISN 8 Patient Safety Center. (2009). *Safe patient handling and movement algorithms*. Tampa, FL: Author. Available at http://www.visn8.va.gov/patientsafetycenter/safePtHandling. Accessed April 23, 2010.

Voegeli, D. (2008). Care or harm: Exploring essential components in skin care regimens. *British Journal of Nursing, 17*(1), 24–9.

Walker, J. (2007). Patient preparation for safe removal of surgical drains. *Nursing Standard, 21*(49), 39–41.

Weber, J., & Kelley, J. (2007). *Health assessment in nursing* (3rd ed.). Philadelphia: Lippincott Williams & Wilkins.

Wooten, M., & Hawkins, K. (2005). WOCN position statement. Clean versus sterile: Management of chronic wounds. Available www.wocn.org/pdfs/WOCN_Library/Position_Statements/. Accessed January 14, 2009.

Worley, C. (2005a). So, what do I put on this wound? The wound dressing puzzle: Part I. *Dermatology Nursing, 17*(2), 143–144.

Worley, C. (2005b). So, what do I put on this wound? The wound dressing puzzle: Part II. *Dermatology Nursing, 17*(3), 204–205.

Worley, C. (2005c). So, what do I put on this wound? The wound dressing puzzle: Part III. *Dermatology Nursing, 17*(4), 299–300.

第9章

活動

焦点とする患者ケア

第9章では、活動に関するスキルの習得を目指し、以下のような患者のケアに必要なスキルを学ぶ。

ボビー・ロウデン 8歳男児、サッカーの練習中に衝突し、右前腕に疼痛、腫脹、変形があり救命救急室を受診した。骨折と診断される。

エスター・レビッツ 58歳女性、嘔気、食欲不振、極度の疲労、体重減少があり入院中。リンパ腫を基礎疾患として持ち、体動が減少すると血栓形成のリスクがある。

マニュエル・エスポジト 72歳男性、股関節骨折の修復手術を明日に控えている。担当医から、手術前に骨折部を固定するために、皮膚牽引の指示が出ている。

学習目標

本章学習後に実施できるようになるスキルを以下に示す。

1. ベッド上での体位変換の介助
2. 看護師2名で行うベッド上方への移動介助
3. ベッドからストレッチャーへの移乗
4. ベッドから車椅子への移乗
5. 電動式全身用スリングリフトを用いた移乗
6. 関節可動域訓練
7. 歩行介助
8. 歩行器を使用した歩行介助
9. 松葉杖を使用した歩行介助
10. 杖を使用した歩行介助
11. 弾性ストッキングの着脱
12. 空気圧迫装置の使用
13. 持続的他動運動装置の使用
14. スリングの使用
15. 8字包帯法
16. ギプス装着の介助
17. ギプス装着患者のケア
18. 皮膚牽引中の患者ケア
19. 直達牽引中の患者ケア
20. 創外固定器を装着した患者のケア

基本用語

アライメント：骨格の配列

アルゴリズム：ある特定の事を処理する際の手順や方法のこと

回外：手掌や足を上方に向けるような回転

回旋：軸の周囲を回る動き、ねじれ、回転

外転：身体の正中矢状面から遠ざかる方向への運動

回内：うつむきになる動作、手掌を下側、後ろ側に回す動作

角度計：関節運動角度を測定する機器

過伸展：正常限度以上に伸びること

患者ケアの人間工学：患者ケアに携わる人々の能力に合わせた機器や業務を設計し実践すること。損傷を予防するための業務と業務環境を調整する手段を提供する。安全な患者ケアを実践する最適な方法の一つである（VISN 8 Patient Safety Center, 2005;Occupational Safety & Health Administration [OSHA],2003）。

関節形成術：手術による関節の形成または再形成

起立性低血圧（症）：臥位から立位になったときに起こる急激な血圧低下

屈曲：関節を曲げる運動で、関節角度は減少する

血栓症：血栓の形成、促進

血栓性静脈炎：血栓形成を伴う静脈の炎症

拘縮：痙攣や麻痺によって起こる筋肉の持続的収縮

個人防護具（PPE）：感染性物質への暴露を最小限に抑える、または、防止するために必要な用具で、グローブ、ガウン、マスク、ゴーグルなどがある。

骨折：骨の連続性が外傷によって断たれた状態

コンパートメント症候群：コンパートメント（筋区画）の組織内圧の上昇による、関連組織の循環と機能の障害

挫傷：打撲による損傷で、皮膚の断裂はない。打撲傷

静脈血うっ滞：静脈弁の機能不全、または、患肢の筋肉の活動低下による静脈系の血流減少

伸展：屈曲から戻る運動で、関節角度は増加する

深部静脈血栓症：下大静脈の血管内に生じた血栓性閉塞

剪断応力：皮膚と軟部組織に起こる重力と摩擦の相互作用によるずれ力で、組織層が互いに滑りずれが生じると、血管の伸展・ねじれが起こり、皮膚と皮下組織における微小循環の途絶の原因となる。

内転：身体の正中矢状面に向かって近づく方向への運動

ピボット：片足を軸とした回転運動

末梢血管疾患：末梢血管の血流減少による血管系の病的状態

ログロール：全脊柱を固定しながら患者を回転する方法。患者の体を1本の丸太（ログ）に見立てて回す（ロール）する動作

運動能力は、人間の基本的欲求を満たすことに密接に関連している。定期的な運動は身体の各器官に健康的な機能をもたらす。反対に、運動の不足や体動がないと、身体の各器官に悪影響を及ぼす。身体不活動の影響について、基礎知識9-1に概要を示した。看護師は健康促進、疾病予防、健康回復のために活動や運動を奨励しなければならない。

看護介入は、患者の活動や可動性に関して、潜在的な問題発生の予防や、実際にある問題へ取り組むことを目的とする。正しい身体のアライメント、可動性、健康状態を促進するために企画された介入計画は、看護ケアの重要な位置を占める。看護師は、ボディメカニクス、可動性、安全な患者介助技術などの知識を活用し、的確な看護介入を実施しながら、健康状態の促進と可動性の問題を解決していかなければならない。基礎知識9-2には、ボディメカニクスの原則を記載している。

患者の活動を促進する際には、患者と看護師の安全が非常に重要である。患者と看護師にとって、安全なケア環境を確立し、患者への介助業務に関連する筋骨格系の障害や損傷を防止するためには、ボディメカニクスとリフト技術だけでは不十分であるとの研究もある（Nelson, et al.,2007; VISN 8 Patient Safety Center,2007; Baptiste, et al.,2006; Waters, et al., 2006; Collins, et al.,2004; Nelson, & Baptiste, 2004）。**患者ケアの**

人間工学は、患者ケアに携わる人々の能力に合わせて機器や業務を設計し実践するものである。この人間工学は、損傷を予防するために、業務環境と業務内容を調整する手段を提供し、最適な状態で安全な患者ケアを提供する方法の一つである（VISN 8 Patient safety Center, 2005; OSHA, 2003）。患者の介助と移動の際には、安全な患者の介助と移動の援助技術と連携してボディメカニクスの原則と人間工学を利用することが非常に重要である。安全な患者移動の効果的なアプローチは、患者のアセスメント基準を含めて考慮する必要がある。例えば、患者の介助と移動方法を決定するアルゴリズム、患者介助の特殊機器の正しい使用、ボディメカニクスの適切な実施、リフトチームの活用などがある。安全な患者の介助と移動に関する業務、ガイドライン、使用機器について、各施設で常に点検を行う。患者の介助や移動の間に、患者とスタッフの損傷を予防するための判断を支援するアルゴリズムの実例は、各スキルの中に示している。機器を使用する際には、使用前に患者と一緒に正しく作動することを確認する。基礎知識9-3は、安全な患者の介助と移動のガイドラインを示している。基礎知識9-4は、安全な患者の介助と移動を援助する補助機器や用具の実例を示している。基礎知識9-5は、安全な患者の介助と移動に関する意思決定とアセスメントを支援するアセスメントツールの例を示している。

本章は看護師が活動、不活動、筋骨格系に関連する健康上の問題に関するケアを支援するスキルを取り扱っている。

基礎知識 9-1

身体の不活動状態による影響

- 筋力、筋緊張の低下、筋肉量の減少
- 関節の可動性、柔軟性の低下
- 持久力の不足、活動不耐
- 骨ミネラルの減少
- 歩行の協調性の低下、または歩行の変調
- 換気努力の減少、気道分泌物の増加、無気肺、呼吸器のうっ血
- 心仕事量の増加、**起立性低血圧**、静脈**血栓症**
- 循環障害、皮膚の損傷
- 食欲低下、便秘
- 尿のうっ滞、感染
- 睡眠パターンの変調、疼痛、抑うつ、怒り、不安

基礎知識 9-2

ボディメカニクスの原則

- 正しい身体のアライメント（骨格の配列）は、バランスを維持している間、関節、筋肉、腱、靭帯の過度の緊張を防止するために重要である。
- 動く方向を向く。身体をねじらない。
- バランスを維持するには、脊柱の垂直なアライメントを維持する、体重を重心に近づける、足下の支持基底面積を広くする、などが必要になる。
- 大きな筋群を使用し、てこの原理を応用することで、協調運動を行い筋骨格の緊張と損傷を防ぐ。
- 適切なボディメカニクスを活用できるように、行動する前に状況をアセスメントする。
- 下肢の大きな筋群を使用すると、大きな力が生まれる。背中はまっすぐに保ち、腰を落とし、膝を曲げる。対象者を持ち上げるのではなく、滑らせる、回転させる、押す、引くといった動作を行う。
- 身体の位置に合わせた適切な高さで、重心に近づけて作業を行う。
- 移動しやすい電動リフトや補助用具を利用する。

基礎知識 9-3

安全な患者の介助と移動のガイドライン

移動の際には、患者を正しいアライメントに維持し、損傷から守らなければならない。患者の移動、リフティングの際には、以下のような推奨ガイドラインに準ずる。

- 患者についてアセスメントする。患者の診断名、能力、可動範囲を知る。ベッドでの援助を始める前に、患者の固定具などの装具は適切な状態に装着する。
- 移動計画に必要な患者の能力を査定する。患者自身で移動することを患者に勧める。患者が持っている能力の範囲内で動作を行うように促すことは、自立を助長する。看護師が不必要な動作を減らし、排除することは、損傷のリスクを低下させる。
- 患者が指導を理解し、移動の際にスタッフに協力できるかどうかをアセスメントする。
- 患者の移動中、他の介助者から体重が16kg以上ある患者の持ち上げを依頼された場合、全身用の補助機器を使用しての移動を考慮すべきである。
- 十分なスタッフが揃っているか確認し、患者を安全に移動させる
- ベッド周囲の乱雑さ、患者への接触、利用可能な機器について評価する。患者の移動やリフティングに障害となるものは片付ける。
- どの用具を利用するか判断する。患者と看護師の損傷のリスクを減少させることが可能であればいつでも介助に使用する。
- 患者の移動やリフティングの前に、看護師が準備すべきことを注意深く計画する。付属機器の移動性を査定する。十分な計画を練らないと、患者も看護師自身も損傷を負うことになる。必要時、ほかの看護師のサポートも依頼する。支援を得ることは、全員の緊張を減少させる。患者・スタッフに計画を伝達することは、協調運動を確実に行うことに繋がる。
- 患者に計画していることを説明する。その後、患者の持つ能力を利用し、看護師の負担を軽減する。この技法は、看護師の労力と損傷を負う可能性を減らすためによく利用される。
- 患者に疼痛がある場合は、移動の前に余裕を持って鎮痛剤を投与し、安楽な状態で移動できるようにする。
- 必要時ベッドを上昇させ、看護師にとって安全で快適な高さで業務を行う。
- ベッドや車椅子、ストレッチャーの車輪をロックし、患者を移乗させている間は動かないようにする。
- 看護師は、業務中の自身の損傷を防止するために、ボディメカニクスの原則を遵守する。
- 患者の移乗やリフティング中は、患者が適切なアライメントになるように注意し、患者を筋肉の緊張や損傷から守る。
- 患者の身体を十分支える。四肢の筋肉を持ったりつかんだりすることは避ける。
- 低摩擦用具が利用可能な場合はいつでも利用し、特に横方向の移動に利用する。
- 看護師は、滑らかでリズミカルな動きで自分の身体と患者を移動させる。ぎくしゃくした動きは筋肉や関節に過度の緊張を与える傾向にあり、患者にとって安楽ではない。
- リフトやスライドシート、移乗用いす、歩行ベルトなど、患者移乗用の機器を使用する。機器の使用方法を確実に理解し、患者に移乗方法を説明し、確実に患者の安全を保証する。理解していない、または怖がっている患者は協力できずに、結果的に損傷を負う可能性がある。
- 使用する機器が重量の条件を満たしていることを確認する。肥満患者（体格指数［BMI］が50を超える）は、肥満患者用の移乗機器や補助用具が必要となる。

基礎知識 9-4

移乗機器と補助用具

患者の移動、体位変換、リフティングの介助に利用できる機器や用具は多数ある。患者のアセスメントと移動目的に基づいて、適切な機器や用具を正しく使用することが重要である。

歩行ベルト

歩行ベルトには、ハンドルが付いていることが多い。患者の腰に巻いて固定する。ハンドルは様々な形態で付けられており、把持部も改良が進み、介助者はつかみやすい場所を持って患者を制御することが可能である。吊り輪状のハンドルが付いているベルトを患者に巻きつけるタイプもあり、介助者はしっかり握ることができて、移動が簡単である(VISN 8 Patient Safety Center, 2005)。歩行ベルトは、腹部と胸部に手術創のある患者に使用してはならない(Blocks, 2005)。(図Aの歩行ベルト参照)

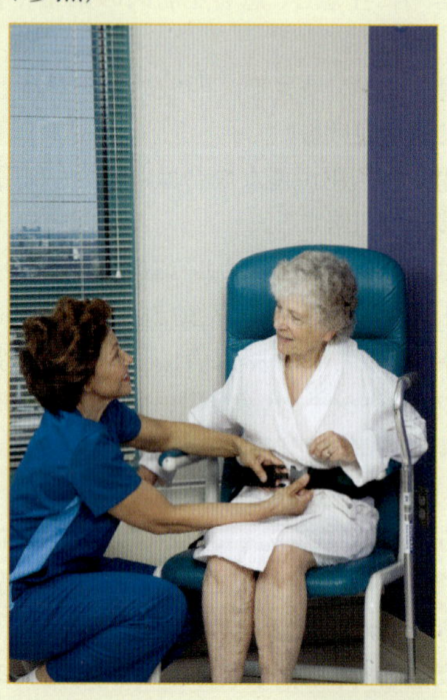

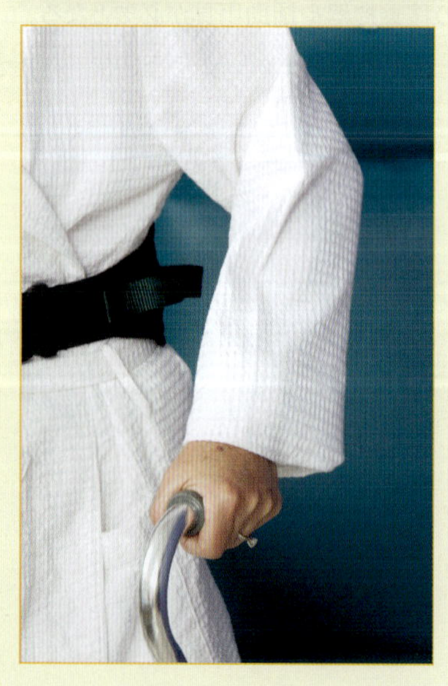

図A　歩行ベルトの使用

立位支援と体位変換支援

患者の中には、最小限の支援で立位が取れる者もいる。このような場合は、しっかりと何かにつかまることで、自分の身体を持ち上げることができる。患者の立位を支援する安全な器具は様々な種類がある。これらの器具は、自立式か、ベッドや車椅子に取り付けて使用する。立位支援の一つのタイプとして、ベッドに取り付けるものがある。他のタイプは、取っ手を握ることで患者を支援し立位を取る。立位になった後、患者の後ろに座面を広げる。車椅子に座った後、トイレや椅子、シャワー、ベッドへ移動することができる。

側方移動の用具

側方移動の補助用具は、横に移動する際に患者表面の摩擦を減少させる。低摩擦の側方移動補助用具はローラーボード、スライドボード、トランスファーボード、エアマットレスなどがあり、安全・安楽に患者を移動できる。エアマットレスは膨らませて使用する側方移動用具で、患者の下に配置し柔軟性がある。携帯用の空気入れを取り付けてマットレスを膨らませると、患者の下に空気の層ができる。このエアクッションが移動時の看護スタッフの負担を軽減する(Baptiste, et al., 2006)。トランスファーボードも患者の下に設置する。このボードの表面は滑らかで低摩擦であるため、患者の移動に必要な力が少なくて済む。トランスファーボードは木やプラスチックなどで表面を加工しており、滑らかで硬く低摩擦に作られている。その他のスライドボードは、低摩擦の特別な布で作られている。長いハンドルを付けたボードはスタッフの手を伸ばす動作が減らせるので、安全性が高く移動が簡単である(図B)。

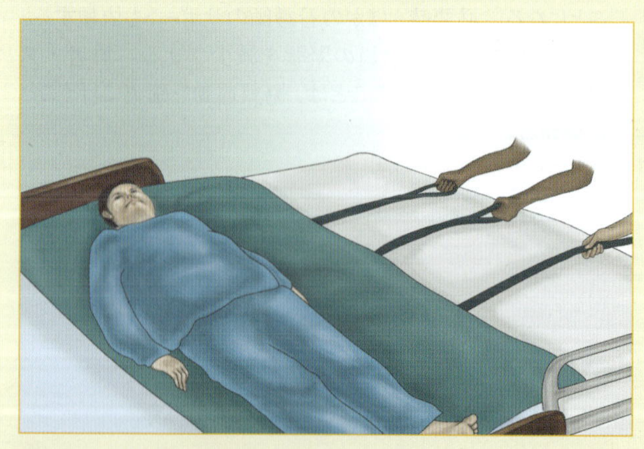

図B　長いハンドル付きの側方移動の補助用具は、スタッフが手を伸ばす動作を軽減する。

低摩擦シート

低摩擦シートは、患者がベッド上で移動する場合や側方移動の場合に起こる皮膚の剪断を防止するために、患者の下に敷いて使用する。このシートはベッド上で患者を上に移動させる

基礎知識 9-4 (続き)

移乗機器と補助用具

場合や、回転、体位変換させる場合に使用し、低摩擦であるため患者の移動に必要な力を減らしてくれる。

側方移動補助機器

側方移動補助機器は、患者を手でスライドさせる必要がない。この機器には電動式のもの、クランクを手で回すものがある(図C)。この機器のシート部分をストレッチャーからベッドへ移動させ、患者の下にスライドさせて入れる。その後シート部分をストレッチャーに戻し、スタッフ数名で引っ張らなくても患者を効果的に移動できる。

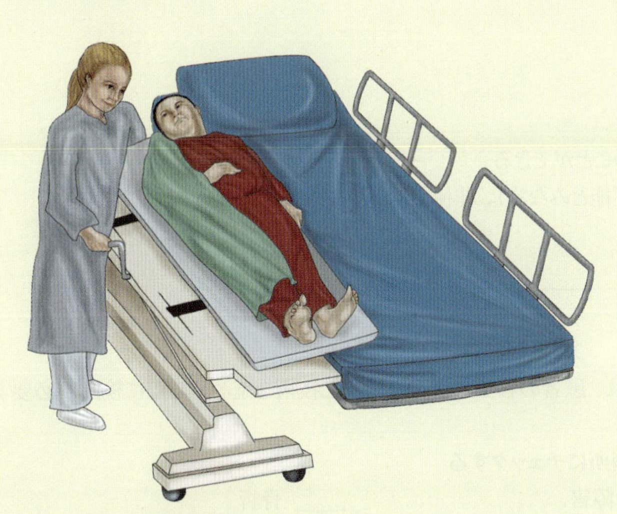

図C　側方移動補助機器

トランスファーチェア

このチェアはストレッチャーに転用可能である。このチェアは、体重を支えられない患者、側臥位をとれない患者、移動に協力できない患者に有用である。椅子の背もたれが後ろに倒れ、足台が上昇してストレッチャーの形態となり、患者を持ち上げる必要がない。このタイプのチェアには、上記に述べたように、機器が内蔵され患者の移動が可能なものもある。

電動立位支援機器と体位変換用リフト

電動立位支援機器と体位変換用リフトは、少なくとも片足で体重を支えられる患者、側臥位をとれる患者、協力できる患者に有用である。スリングを患者の背部から腕の下に回して装着する(図D)。患者の足は、機器のフットレストに乗せ、患者の手はハンドルを握らせる。機器は、患者の立位を支援し、看護師による持ち上げは不要である。一度患者が立位になれば、機器を椅子や、トイレ、ベッドに移動できる。フットレストを外せる場合は、歩行器として使用することもできる。体重計が組み込まれているものもあり、患者の体重測定に使用することもできる。

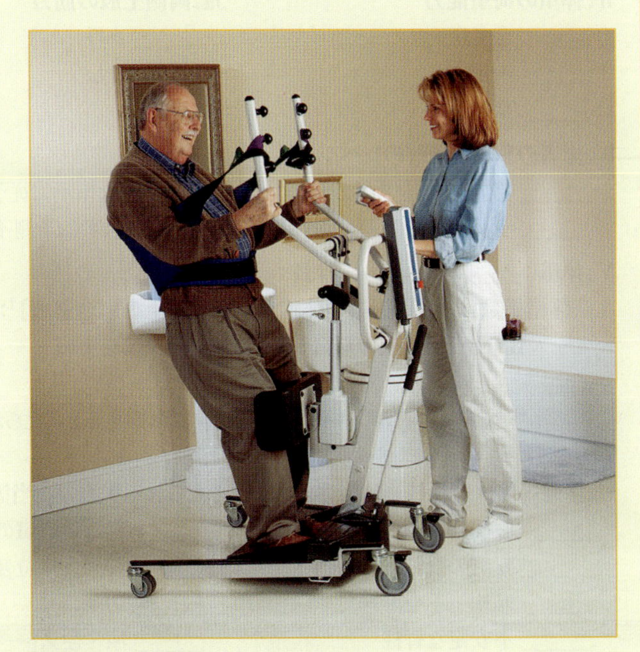

図D　立位支援機器

電動全身用リフト

電動全身用リフトは、ベッド外への移乗、いすとベッド間の移乗、コモード、ストレッチャーへの移乗などで体重を支えられない患者に使用される。全身用スリングは患者の身体の下に頭部と胴体部が覆われるように置き、スリングをリフトに取り付ける。機器をゆっくり作動させ患者を持ち上げる。床に倒れた患者を拾い上げるために低くすることができる機器もある。この機器は移動式と天井走行式がある。

基礎知識 9-5

安全な患者の介助と移動に関するアセスメント基準とケアプラン

Ⅰ.患者の介助レベル：

______ 自立—患者は安全に作業を行える。スタッフの介助 要・不要、 補助用具 要・不要

______ 部分介助—患者は見守り、きっかけ、誘導が必要である。

介助者は、患者の体重が16kg以上の場合はリフトを使用する場合がある。

______ 介助—患者の体重が16kg以上の場合で、看護師にリフトの依頼を必要とする、または介助の範囲を予測できない。この場合、補助機器を使用する必要がある。

疲労や投薬など医療上の理由で、患者の動作可能レベルが変化する場合は、各動作の前にアセスメントを行う必要がある。確かでない場合、患者は移動・体位変換が行えないと想定する。

Ⅱ.体重の荷重能力

______ 全て良い

______ 一部

______ 全て不可

Ⅲ.両側上肢の筋力

______ あり

______ なし

Ⅳ.患者の協力と理解のレベル：

______ 協力的—誘導が必要かもしれない。単純な指示に従うことができる。

______ 予測不能、変動（行動が頻繁に変化する患者は予測不能とみなす）、非協力的、単純な指示に従うことができない。

Ⅴ.体重：__________ 身長：__________

体格指数（BMI）［患者の体重が136kg以上の場合必要］[1]：__________

BMIが50以上の場合、肥満アルゴリズムを実施

以下に示す状態の存在は、移動・体位変換に影響すると考えられ、患者の移動に必要な用具と技術を確認する際に検討が必要である。

Ⅵ.移動・体位変換技術に影響があると考えられる状態の該当箇所にチェックする

______ 股関節・膝・肩の置換

______ 転倒の既往

______ 麻痺・不全麻痺

______ 不安定な脊柱

______ 強度の浮腫

______ 非常に脆弱な皮膚

______ 呼吸・心臓の障害

______ 移動・体位変換に影響する創傷

______ 切断

______ 尿・便ストーマ

______ 拘縮・痙攣

______ チューブ（点滴、胸部、etc）

______ 骨折

______ 副木・牽引

______ 重度の骨粗しょう症

______ 重度の疼痛・苦痛

______ 体位性の低血圧

コメント：______________________________

____

____

Ⅶ.適切なリフト・移動機器：

垂直リフト：______________________________

水平リフト：______________________________

その他の必要な介助機器：______________________________

スリングの種類：シート型 ____ シート型（切断手術後） ____ 立位 ____ 脊柱 ____ 歩行 ____ 四肢の支援 ____

スリングのサイズ：______________

署名：______________________________ **日付：**______________

[1] 患者の体重が136kg以上の場合は、BMIが必要である。オンラインでBMIの表と算出方法を参照:http://www.nhlbi.nih.gov/guidelines/obesity/bmi_tbl.htm (From VISN 8 Patient Safety Center. [2009]. Safe patient handling and movement algorithms. Tampa, FL: Author. Available at http://www.visn8.med.va.gov/patientsafetycenter/safePtHandling/default.asp)

スキル・9-1　ベッド上での体位変換

疾病や損傷によって不活動な状況を強いられている人々は、健康上深刻な合併症のハイリスク状態にある。看護師が行う最も一般的なスキルの一つが、ベッド上で介助がなければ体位変換できない患者への支援に関するものである。看護師に必要なことは、正しい身体のアライメントと、ベッド上で体位変換するための支援機器についての知識を生かすことである。図1.安全な患者介助のアルゴリズム4は、看護師が安全な患者の介助と移動についての意思決定を支援するものである。アルゴリズムの技術を習得し利用できれば、動けない患者の合併症を防止するための体位変換スケジュールを維持するのに役立つ。患者にログロールが必要な場合は、スキル17-1を参照されたい。患者の介助業務中に他の介助者から、体重が16kg以上ある患者の持ち上げを依頼された場合、全介助の患者とみなして支援機器の使用を考慮する。

必要物品

- 低摩擦シート、またはドローシーツ
- 膨らませて使用する体位変換支援マットレス
- 枕、体位保持用具(患者が体位変換後に適切な体位を維持するため、患者の正しいアライメントを維持するために使用する)
- アセスメントに基づき増員した、応援の介助者
- 指示があれば、未滅菌グローブ、PPE

アルゴリズム 4：ベッド上での体位変換—側臥位から側臥位へ、または上方への移動

スタート

患者は動作が可能か?

- 自立 → 介助者による支援は不要　体位変換は状況により支援
- 一部自立 → 自立を促しながら体位変換を支援、またはきっかけのみ支援
  - **90 kg未満**：低摩擦用具を使用し、介助者は 2-3 名
  - **90 kg以上**：低摩擦用具を使用し、介助者は最低 3 名
- No → 2人以上の介助者で全身用スリングとリフト使用

一般的注意事項

- これは 1 名で行う業務ではない。ベッドの頭部側から引っ張り上げてはならない。
- 患者をベッドの頭部側に引き上げる場合は、ベッド柵を下げ、ベッドをフラットにするか、トレンデンブルグ体位とする。
- 褥瘡のステージⅢまたはⅣの患者の場合は、介助の際に剪断応力の発生を防止しなければならない。
- ベッドは適切な高さ（肘の高さ）に調整し、スタッフの安全を守る。
- ベッド上での体位変換で、頭部側に移動する際に患者から協力を得られる場合は、患者に膝を曲げてもらい、3 カウントで身体を足で押し上げてもらう。
- 患者の介助業務中に他の介助者から、体重が 16 kg以上ある患者の持ち上げを依頼された場合、全介助の患者とみなして支援機器の使用を考慮する。

図1　フローチャートとアルゴリズムを使用し、ベッド上で患者の体位変換を行う場合の安全な方策の概要を示す。最初の判断ポイントは、患者は動作が可能かどうかである。患者が自立している場合は介助不要であり、体位変換の支援は必要な場合もあれば不要な場合もある。患者の体重が90kg未満であれば、低摩擦用具を使用し2-3名で介助する。90kg以上の場合は、低摩擦用具を使用した上で、最低3名で介助する。患者から協力が得られない場合は、全身用スリングのリフトを使用し2名以上で介助する。(From VISN 8 Patient Safety Center. [2009]. *Safe patient handling and movement algorithms.* Tampa, FL: Author. Available at http://www.visn8.med.va.gov/patientsafetycenter/safePtHandling/default.asp)

(続く)

スキル・9-1 ベッド上での体位変換 (続き)

アセスメント

患者の移動を行う前に、医療記録で症状や可動制限の指示を確認しておく。移動前に疼痛アセスメントを行う。患者が疼痛を訴える場合は、鎮痛剤の効果が最大限に得られるように十分な時間の余裕をもって投薬する。移動時の患者の体動能力についてアセスメントを行い、支援機器の必要性、応援のスタッフの必要性も検討する。肥満患者用の装備の必要性も決めておく。患者の皮膚に刺激、発赤、浮腫、蒼白感の徴候がないかアセスメントする。

看護診断

現在の患者の状態に基づいて、看護診断を行うための関連因子を決定する。妥当な看護診断を以下に示す。

- 活動耐性低下
- 活動耐性低下リスク状態
- 消耗性疲労
- 身体損傷リスク状態
- 床上移動障害
- 急性疼痛
- 慢性疼痛
- 皮膚統合性障害リスク状態
- 皮膚統合性障害

成果確認と看護計画立案

ベッド上で体位変換の介助を行う際の望ましい成果は、患者や看護師に損傷がなく、移動が行われることである。他の成果としては、患者が快適で正しいアライメントを維持することである。

看護技術の実際

手順	根拠
1. 患者の活動について、医師の指示や看護計画を確認する。体動制限と体位交換時の体動能力について確認する。患者介助のアルゴリズムにあてはめ、患者の移動に関する適切なアプローチを計画する。	医師の指示とケアプランの確認により、正しい患者に正しい処置を行う確証を得ることができる。制限と能力の確認やアルゴリズムの使用は、損傷を防止し、患者の移動に関する最適なプランを決定するのに役立つ。
2. 必要時、体位交換用の枕や保持用具を準備する。	必要な物品を準備することで、効果的な時間管理が行える。
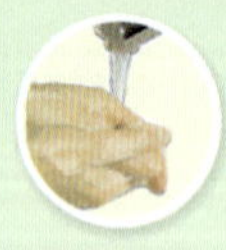 3. 手指衛生を行う。指示があれば、PPEを装着する。	手指衛生とPPEは微生物の拡散を防止する。PPEは感染経路別予防策に基づいた装備が必要である。
4. 患者の本人確認を行う。処置について患者に説明する。	患者確認の実施により、正しい患者に正しい処置を行う確証を得ることができる。患者との対話や説明は患者の不安を軽減し、これから起こることへの準備を促す。
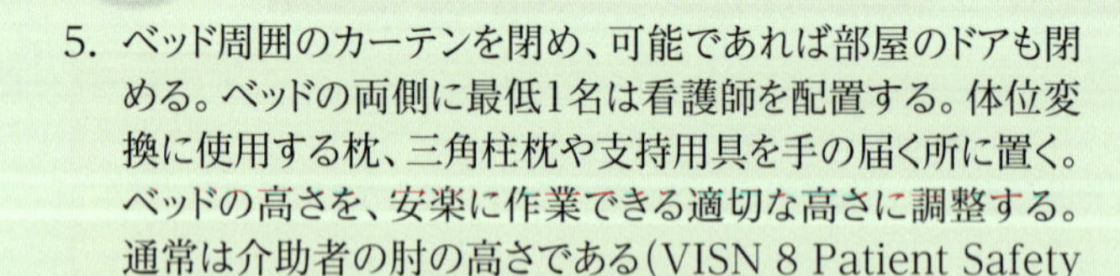 5. ベッド周囲のカーテンを閉め、可能であれば部屋のドアも閉める。ベッドの両側に最低1名は看護師を配置する。体位変換に使用する枕、三角柱枕や支持用具を手の届く所に置く。ベッドの高さを、安楽に作業できる適切な高さに調整する。通常は介助者の肘の高さである(VISN 8 Patient Safety Center, 2009)。両側のベッド柵を下げる。	ドアやカーテンを閉めることで、プライバシーを保護する。適切なベッドの高さで処置を行うと、背部の負担を軽減できる。適切な物品配置とベッド柵を下げることで、患者の移動が楽に実施でき、看護師の負担を最小限に抑えられる。
6. 低摩擦シートを使用していなければ、患者の下に敷く。	シートは、剪断応力がかかるのを防止し、摩擦や患者を移動させる際に必要な力を減少させる。
7. 低摩擦シートを使用するときは、患者をベッドの端に移動し、その後反対側へ移動する。ベッド柵を上げる。	この方法でシートを敷くと、最後に患者はベッドの中央にいることになる。ベッド柵を上げることで、患者の安全を確保する。
8. 可能であれば、体位変換で向かう方のベッド柵を患者につかんでもらう(図2)。無理であれば、患者の腕は胸の上で交差させ、遠位の下肢を近位の下肢の上に交差させて置く。	移動に際しては、患者にできるだけ協力を求める。この姿勢は、体位変換の動きがとりやすく、移動中の患者の腕を守る。

手順

根拠

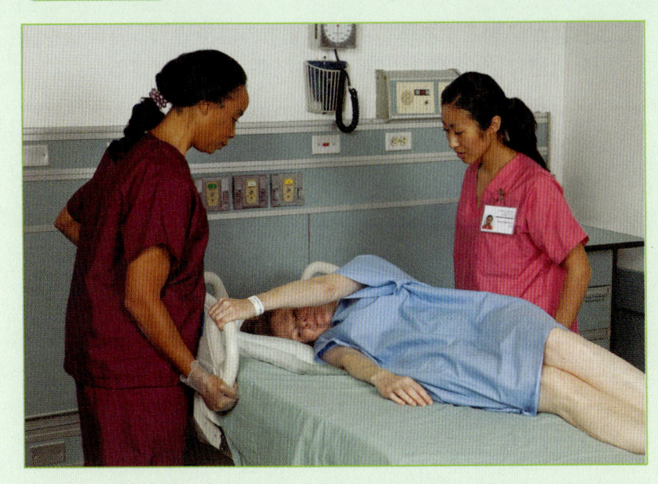

図2　患者に、体位変換で向かう方のベッド柵をつかんでもらう。(注:患者の掛け物は、本スキルの動作を示すために外している。動作の障害になる場合のみ折り返し、不必要な露出は避けるべきである。)(Photo by B.Proud.)

9. ベッドに体位変換機能があれば利用し、患者の背部側のベッドを膨らませる。

ベッドの体位変換機能を作動させ、約10秒間ベッドの片側を膨らませると、患者の体位変換の助けとなり看護師の労力を減少させる。また、看護師の腰部の負担を軽減する効果もある。

10. **患者が向かう側に立つ看護師は患者と向かい合うように立ち、足を肩幅に開き片足を一歩前に出す(図3)。殿筋と腹筋を引き締め、膝を曲げる。下肢の筋肉を使って引き寄せる。もう一方の看護師は患者の肩と腰に手を置き、患者の体位変換を支援する。患者には、同時にベッド柵を引っ張るように説明する。低摩擦シートを使用する場合は、患者の体側を覆うように持ち、やさしく引き寄せる(図4)。**

看護師は、良いアライメントで安定した姿勢を保ち、患者の体位変換に際しては大きな筋群を使用する準備をして臨む。このような動作は患者の身体を支え、体位変換に自分の体重を利用することができる。

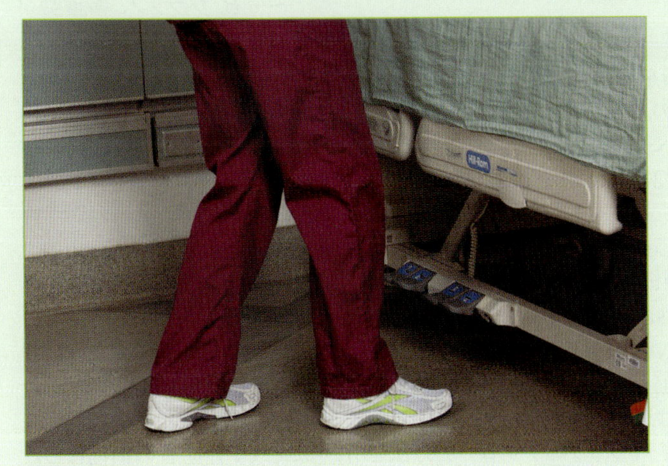

図3　患者と向かい合わせに立ち、足を肩幅に開き、片方の足を一歩前に出す。(Photo by B.Proud.)

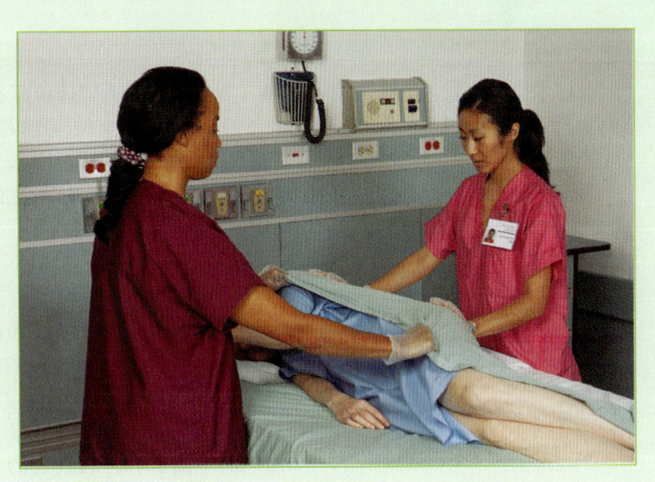

図4　患者の体側をシートで覆うように持ち、一緒に引き寄せる。(Photo by B.Proud.)

(続く)

スキル・9-1　ベッド上での体位変換　（続き）

手順	根拠
11. 体位保持の枕を患者の背部に使用する。肩甲骨を前方に引き、患者の身体の下にならないようにする。	枕は患者が必要とする体位を保持するのに役立つ。肩甲骨を適切な位置に置くと骨突出部の圧迫を除くことができる。
12. 正しいアライメントの体位をとり、必要時、体位保持枕を下肢や上肢の下に置き、患者の安楽を保持する。頭部の枕の位置を再調整する。必要時ベッドの頭部を上げる。	枕などを使用して正しいアライメントの姿勢をとると、患者は必要な体位を保持でき安楽である。
13. **ベッドの高さを最低の位置まで下げ、ベッド柵を上げる。ナースコールやその他必要なものを患者の手の届く範囲に置く。**	ベッドの高さの調整は患者の安全を保証する。
14. 医療施設の規定に従い、使い捨ての指示がない場合は使用した物品を洗浄する。使用したグローブとPPEを外す。手指衛生を行う。	次の患者が使用する前に物品を正しく洗浄することで、微生物の拡散を防止する。正しくPPEを外すことで、他の物品への汚染や感染伝播のリスクが減少する。手指衛生は、微生物の拡散を防止する。

評価

望ましい評価が得られるのは、患者と看護師に損傷がなく、患者の体位変換が行われる場合である。また、患者は正しいアライメントの姿勢をとり、安楽であると言葉で表現する場合である。

記録

ガイドライン

多くの医療施設では、ベッドサイドにフローシートを設置し、体位変換について記録している。患者の体位変換を実施した時間、使用した枕類、関連する観察項目、皮膚のアセスメントを確実に記録している。体位変換に対する患者の許容範囲も記録する。移動に役立つ支援物品についても記録する。

記録例

> 12/11/10　11:30　右側臥位から左側臥位へ体位変換した。背部には三角柱枕、足の間には枕をはさみアライメントを保持した。右側圧迫点の皮膚は、刺激、浮腫、発赤の徴候なし。移動時の疼痛の訴えもない。低摩擦シートは移動が楽に実施できるため、左側臥位の患者の下に設置。体位変換には、3名の介助者が必要。
>
> ── *B. クラップ、看護師*

予期しない状況と対処方法

- 看護師が一人で体位変換をしているが、考えていたほど患者からの協力が得られず、予想より重いことに気付いた：このような場合は、ナースコールで他のスタッフを呼ぶ。患者に掛け物を掛け、ベッド柵を上げ、ベッドの高さを最低の位置まで下げ、応援のスタッフを待つ。低摩擦シートの使用や、介助者を2-3名に増加することを考慮する。

実践のためのエビデンス

VISN 8 Patient Study Center. (2005). Patient care ergonomics resource guide: Safe patient handling and movement. Tampa, FL: Available at http://www.visn8.med.va.gov/patientsafetycenter/safePtHandling/default.as. Accesed April 24, 2010. このガイドブックは、医療の範囲内・外を問わず、最良の実践からデータを得て作成され、看護師が業務中に起こす筋骨格系損傷の根絶を目指す包括プログラムを概説している。この中に記述したプログラム内容は退役軍人保健庁（VHA）内で検証されている。VHAや他の組織からの予備データでは、このガイドブックのアプローチ方法を用いることで、介助者の損傷における頻度と重症度が減少することを示唆している。長期的な視野に立つと、損傷に伴う費用の減少、筋骨格系の疼痛の減少、生命の質の向上が期待される。

スキル・9-2 ベッド上方への移動(看護師2名で実施)

患者をベッド上方へ移動させることが必要な場合、患者と看護師自身の損傷を防止することが重要である。患者は移動の際に剪断応力による損傷のリスクに曝されている。患者の状態、活動制限、体位変換での体動能力、指示を理解する能力、患者の体重について評価し、介助者の人数がどの程度必要か決定する。患者の移動は一人で行う業務ではない。安全な患者介助のアルゴリズム4(スキル9-1)は、患者の介助と移動についての意思決定を支援するものである。この支援を利用して、適切なリフトと体位変換用具を使用し、正しいボディメカニクス、正確な技術で介助を行うことが、患者と看護師自身の損傷を防止するために重要である。基礎知識9-4は、患者の介助と移動に役立つ支援器具の例を挙げている。以下に述べる方法は、低摩擦シートを使用した患者の移動方法である。本スキル最後のスキルバリエーションでは、患者の体位変換に全身用スリングを用いる方法を取り上げる。

必要物品

- 低摩擦シート、その他の低摩擦用具
- 指示があれば、未滅菌グローブ
- アセスメントに基づき増員した介助者
- アセスメントに基づき選択した全身用スリングとリフト、必要時掛け物

アセスメント

患者がベッドの上方へ移動する必要性について判断するために、状況をアセスメントする。患者の体動能力や体位変換に影響を与えるケアについて、医療記録と看護計画を確認する。患者に装着されているチューブ類、IVライン、手術創、体位変換方法を変更する可能性があるような装置についてアセスメントする。患者の意識レベル、指示の理解力と実行能力、体動能力についてアセスメントする。患者の体重と看護師の筋力をアセスメントし、移動に必要な介助者の人数を決定する。肥満患者用の装備が必要かどうかも決定する。患者の皮膚の刺激、発赤、浮腫、蒼白感についてアセスメントする。

看護診断

現在の患者の状態に基づいて、看護診断を行うための関連因子を決定する。
妥当な看護診断を以下に示す。

- 活動耐性低下
- 急性疼痛
- 皮膚統合性障害
- 床上移動障害
- 身体損傷リスク状態
- 慢性疼痛
- 皮膚統合性障害リスク状態

成果確認と看護計画立案

ベッド上方への移動介助を看護師2名で実施する際の望ましい成果は、患者に損傷がなく正しいアライメントを維持することである。他に、患者がより快適になったと表現すること。患者の皮膚が清潔で乾燥し、発赤、刺激、損傷がなくよい状態を維持することなどがある。

看護技術の実際

手順	根拠
1. 患者の体動能力や体位変換に影響を与えるケアについて、医療記録や看護計画を確認する。患者が装着しているチューブ類、IVライン、手術創、器具など、体位変換方法の変更が予想されるものについてアセスメントを行う。体動制限がないか確認する。患者介助のアルゴリズムにあてはめ、患者移動の適切なアプローチを計画する。	記録やケアプランの確認により、正しい患者に正しい処置を行う確証を得ることができる。制限と能力の確認やアルゴリズムの使用は、損傷を防止し、患者の移動に関する最適なプランを決定するのに役立つ。
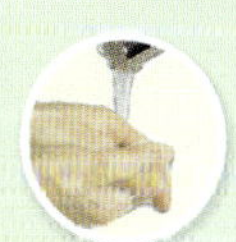 2. 手指衛生を行い、指示があればPPEを装着する。	手指衛生とPPEは微生物の拡散を防止する。PPEは感染経路別予防策に基づいた装備が必要である。
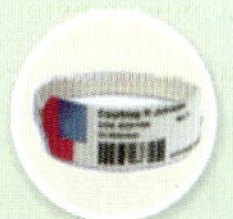 3. 患者の本人確認を行う。患者に処置について説明する。	患者確認の実施により、正しい患者に正しい処置を行う確証を得ることができる。患者との対話や説明は患者の不安を軽減し、これから起こることへの準備を促す。

(続く)

スキル・9-2　ベッド上方への移動(看護師2名で実施)　(続き)

手順	根拠
4. ベッド周囲のカーテンを閉め、可能であれば部屋のドアも閉める。ベッドの高さを、安楽に作業できる適切な高さに調整する。通常は介助者の肘の高さである(VISN 8 Patient Safety Center, 2009)。ベッドの頭部側を下げフラットにするか、患者の許容範囲内で頭部側を下げる。患者の許容範囲内であれば、軽いトレンデンブルグ体位をとると移動しやすくなる。	ドアやカーテンを閉めることで、プライバシーを保護する。適切なベッドの高さで処置を行うと、背部の負担を軽減できる。ベッドをフラットにする方が上半身にかかる重力が減少する。
5. 患者の下にある枕を全て取り除く。ベッドの頭部側に枕を1個だけ残し、ヘッドボードに立てかけておく。	患者の下から枕を外すと動かしやすい。ベッドの頭部側に枕を置くのは、不測の事態でヘッドボードに頭部をぶつけることによる損傷を防止するためである。
6. ベッドの両側に最低1名は看護師を配置する。ベッド柵を下げる。	介助者の正しい配置とベッド柵を下げることは、患者の移動を容易にし、看護師の負担を軽減する。
7. 低摩擦シートを使用していなければ、患者の体幹部の下に敷く。	低摩擦用具は患者の体重を支え、体位変換時の摩擦を減少させる。
8. 可能であれば、患者に下肢を曲げて足底部をベッド上に接地させ、移動時に協力してもらうよう依頼する。	患者は、体を押し上げる動作に大きな筋群を利用する。患者の筋力が弱くベッド上で体を押し上げることは難しい場合でも、この様に足を置くと移動の助けになり、踵の皮膚に生じる剪断応力を防止できる。
9. 患者に、腕を曲げて胸の上で交差させてもらう。可能であれば、顎を胸につけるようにして頭部を持ち上げてもらう。	この様な姿勢は、移動の助けとなり、摩擦を減少させ、頸部の過伸展を防止する。
10. ベッドの両側に看護師1名は配置する必要があり、患者の身体中央部に足を肩幅に開いて立ち、片方の足を一歩前に出す。	看護師がこの姿勢で患者の身体中央部に向かい合わせで立つと、重心が低くなり損傷のリスクを軽減できる。
11. ベッドの機能が利用できれば、移動前にベッド表面を硬くする。	摩擦や、患者を移動させるのに必要な力を減少させる。
12. 低摩擦シートを患者の身体に近い場所で、しっかりとつかむ。	患者の近くでシートを持つと、患者の重心がそれぞれの看護師と近くなり、しっかりと持つことができる。
13. 看護師は膝と腰を曲げる。腹筋と殿筋を引き締め、背部はまっすぐに維持する。	下肢の大きな筋群を使用し、移動の際に筋肉を引き締めることは、背部の損傷を防止する。
14. 看護師は後ろ側の足から前方の足に前後に振って体重を移動させながら、3カウント数える(図1)。3カウント目で患者をベッド上方に移動する。可能であれば、患者に足で押してもらい移動に協力してもらう(図2)。必要時、この動作を繰り返し、患者を正しい位置に置く。	揺れる動きは看護師と患者の体重を反作用させるために利用する。揺れに勢いがつくと、看護師の努力は最小限ですみ、スムーズに持ち上げることができる。患者の協力が得られれば、看護師の努力をさらに減らすことができる。

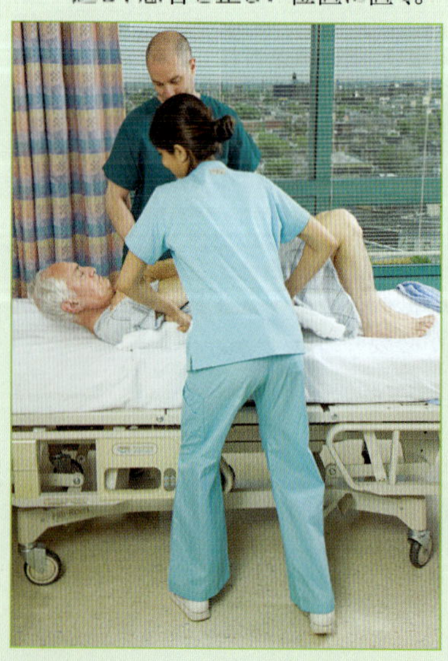

図1　看護師は、患者の身体中央部に立ち、体重を後ろ側の足から前側の足に移動させ移動の準備を行う。(注：患者の掛け物は手順を示すために外している。掛け物は作業の障害になる場合だけ折り返して、不必要な露出は避ける。)

手 順

15. **患者が安楽な体位になるよう介助し、必要時、枕類を元の位置に戻す。ベッド表面を通常の設定に戻す。ベッド柵を上げる。ベッドの高さを最低の位置に下げる(図3)。**

根 拠

ベッド環境と体位保持枕などを戻し、ベッド柵を上げることは、患者の安全・安楽を確実にする。

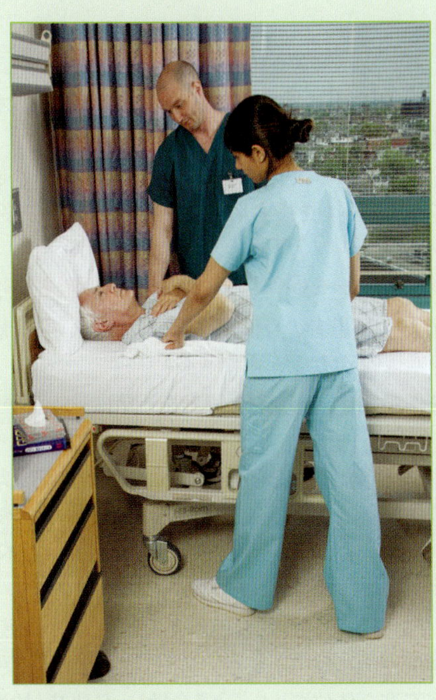

図2 患者をベッド上方に移動させる。

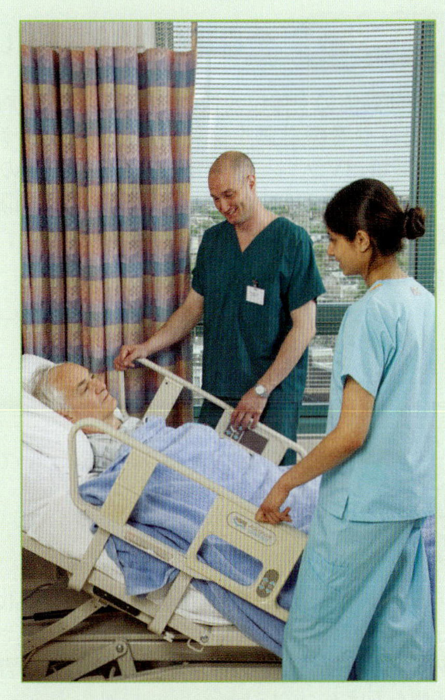

図3 ベッドを安全・安楽な位置に調整する。

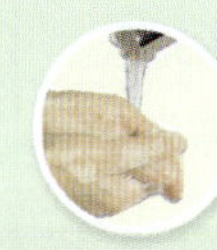

16. 医療施設の規定に従い、使い捨ての指示がない場合は使用した物品を洗浄する。使用したグローブとPPEを外す。手指衛生を行う。

次の患者が使用する前に物品を正しく洗浄することで、微生物の拡散を防止する。正しくPPEを外すことは、他の物品への汚染や感染伝播のリスクを減少させる。手指衛生は、微生物の拡散を防止する。

評価

望ましい成果が得られるのは、患者が損傷なくベッドの上方に移動し、正しいアライメントを維持し、安楽な場合である。また、皮膚の損傷の徴候がなく健全な状態を維持する場合である。

記録

ガイドライン

多くの医療施設では、ベッドサイドにフローシートを設置し、体位変換について記録している。患者の体位変換を実施した時間、使用した枕類、関連する観察項目、皮膚のアセスメントを記録している。体位変換に対する患者の許容範囲も記録する。移動に役立つ支援物品についても記録する。

記録例

12/11/10 11:30 右側臥位から左側臥位へ体位変換した。背部には三角柱枕、足の間には枕をはさみアライメントを保持した。右側圧迫点の皮膚は、刺激、浮腫、発赤の徴候なし。移動時の疼痛の訴えもない。

―― *R クラップ, 看護師*

予期しない状況と対処方法

- 看護師2名で患者をベッド上方へ移動させている。最初の試みは失敗に終わり、2名で移動させるには患者の体重が重すぎると判断した:このような場合は、最低でもあと2名の応援が必要である。低摩擦シートを使用する。利用可能であれば、全身用リフトを使用する。患者の体重を分配するために、患者の肩と腰の部分に看護師が両側2名ずつ向かい合わせで立つ。必要時は、5人目の介助者が患者の足か踵を持ち上げる。非常に体格の良い患者の移動は、患者の許容範囲内で、一時的に軽くトレンデンブルグ体位にすると移動しやすくなる。

(続く)

スキル・9-2　ベッド上方への移動（看護師2名で実施）（続き）

注意事項

- 患者が移動する際に、下肢・足部にギプス、創傷、骨折などの問題がある場合は、1名の介助者に問題のある四肢を割り当て持ち上げて移動する。
- 体重が136kg以上の患者は、体格指数（BMI）を算出する。BMIが50を超える場合は、肥満患者用アルゴリズムを設ける。

スキルバリエーション　全身用スリングを用いた体位変換

1. 患者の体動能力や体位変換に影響を与えるケアについて、医療記録や看護計画を確認する。患者が装着しているチューブ類、IVライン、手術創、体位変換方法の変更が予想される装置についてアセスメントする。体動制限についても確認する。
2. 装置が正しく作動するか確認する。

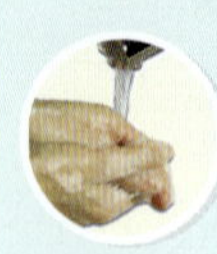

3. 手指衛生を行い、指示があればグローブやPPEを装着する。

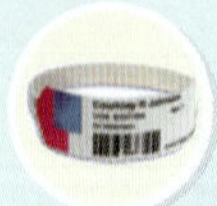

4. 患者の本人確認を行う。処置について患者に説明する。
5. ベッド周囲のカーテンを閉め、可能であれば、部屋のドアを閉める。ベッドの高さを安楽に作業できる適切な高さに調節する。ベッドの頭部側をフラットにするか、患者の許容範囲内で頭部側を下げる。
6. 患者の下にある枕を全て外す。ベッドに枕を1個だけ残し、ヘッドボードに立てかけておく。
7. ベッドの両側に最低でも1名の看護師を配置し、両側のベッド柵を下げる。
8. スリングの上にカバーシートをかける。患者の下にスリングを設置する。
9. 車椅子に最も近いベッドサイドの下にリフトの足台を挿入する。リフトのアームを患者の上方、身体中央部に移動する。リフトの車輪をロックする。
10. 足台調整レバーを操作し、リフトの足台の幅を広げる。
11. 看護師2名は、患者の身体中央部に立つ。必要時、患者の足を持つ応援のスタッフを確保する。
12. 装置を作動させ、スリングと患者を一緒に、ベッドから離れるまで上昇させる。
13. スリングを移動し、患者をベッドの頭部側の適切な場所に移動させる。
14. スリングをゆっくりと下ろす、またはリフトをゆっくり下げるように操作し、患者をベッドに下ろす。
15. スリングを取り除くか、今後使用するときのために残すかは、医療施設の規定に準ずる。
16. 患者が安楽な体位をとれるよう介助し、必要時、枕や体位保持用具を戻す。
17. ベッド柵を上げる。ベッドの高さを最低の位置に下げる。

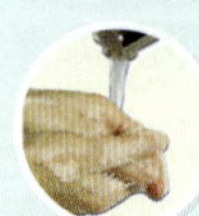

18. 使用したグローブやPPEを外し、手指衛生を行う。

実践のためのエビデンス

VISN 8 Patient Safety Center. (2005). Patient care ergonomics resource guide: Safe patient handling and movement. Tampa, FL: Available at: http://www.visn8.med.va.gov/patientsafetycenter/ safePtHandling/default.as. Accessed April 24, 2010. (詳細はスキル9-1を参照)

スキル・9-3　ベッドからストレッチャーへの移乗

入院中に患者は、検査や処置のためにストレッチャーで他の場所へ移動することがよくある。ベッドからストレッチャーへ、またはストレッチャーからベッドへの移乗に際しては、患者やスタッフの損傷を防止するために、かなり注意深くケアを行わなければならない。図1の安全な患者介助のアルゴリズム2は、安全な患者の介助と移動についての意思決定を支援するものである。この支援を利用して、適切なリフトや体位変換用具を使用し、正しいボディメカニクス、正しい技術で介助を行い、患者と看護師の損傷を避けることが重要である。また、横方向に移乗する場合の器具の正しい使用方法を、取扱い説明書に準じて熟知しておく必要がある。基礎知識9-4に患者の介助と移動を支援する器具の例を示している。

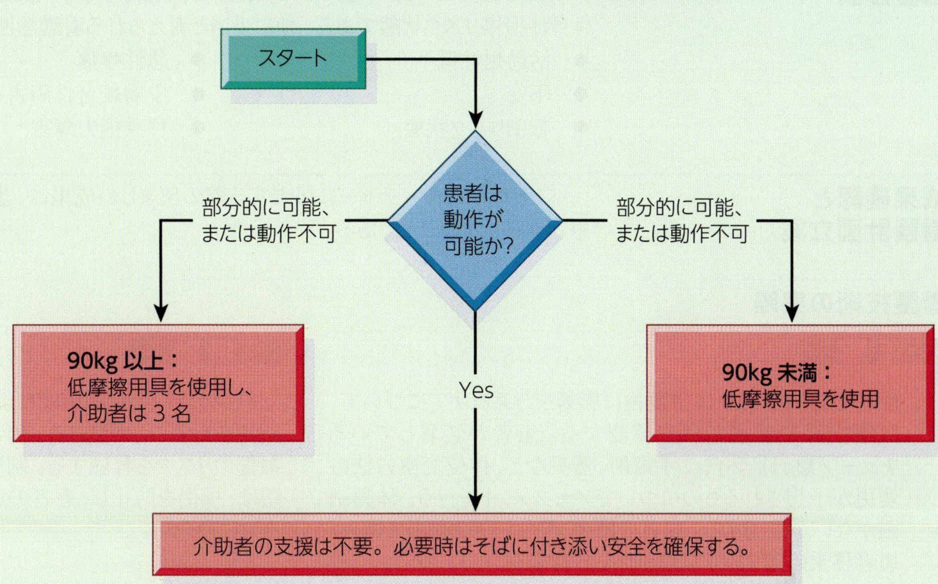

一般的注意事項：
- 患者が横方向に移乗するには、移乗面を水平にしておく必要がある。
- 褥瘡のステージⅢ、またはⅣの患者には、介助の際に剪断応力の発生を防止しなければならない。
- 患者の移乗業務中に、体重 16kg 以上の患者の持ちあげを依頼された場合、その患者を全介助の患者とみなし、支援用具を使用した移乗を考慮する。

図1 フローチャートとアルゴリズムを使用し、ベッドからストレッチャーへ患者を移乗させる場合の安全な方策について概要を示す。アルゴリズムにおける最初の判断ポイントは患者の動作は可能かどうかである。患者が部分的に動作可能であるか、全く不可能であり、体重が90kg以上であれば、低摩擦用具を使用し3名で介助する。患者が動作可能であれば介助者の支援は不要であるが、安全確保のためそばにつきそう必要がある。(From VISN 8 Patient Safety Center. [2009]. Safe patient handling and movement algorithms. Tampa, FL: Author. Available at http://www.visn8.va.gov/patientsafetycenter/safePtHandling/default.asp). Accessed April 23, 2010.

必要物品

- 移動用ストレッチャー
- 低摩擦シート
- 横方向の移乗用具ー移乗用ボード、ローラーボード、その他移乗用機器
- タオルケット
- 掛け物
- 最低2名の介助者（患者の状態に応じて増員する）
- 指示があれば、未滅菌グローブ、PPE

アセスメント

患者の体動能力や移乗に影響を与えるケアについて、医療記録と看護計画を確認する。患者に装着されているチューブ類、IVライン、手術創、移乗方法を変更する可能性のある装置についてアセスメントする。患者の意識レベル、指示に対する理解力、実行力、移乗への協力度をアセスメントする。患者の体重と看護師の筋力を査定し、移乗に際して4人目（またはそれ以上）の介助者の必要性を判断する。肥満患者用の装置の必要性についても判断する。患者の安楽度をアセスメントし、必要時は指示のある鎮痛薬を投与する。

（続く）

スキル・9-3 ベッドからストレッチャーへの移乗 (続き)

看護診断

現在の患者の状態に基づいて、看護診断を行うための関連因子を決定する。妥当な看護診断は身体損傷リスク状態である。他に妥当と考えられる看護診断を以下に示す。

- 活動耐性低下
- 不安
- 転倒リスク状態
- 急性疼痛
- 皮膚統合性障害リスク状態
- 移乗能力障害

成果確認と看護計画立案

ベッドからストレッチャーに移乗する際の望ましい成果は、患者と看護師が損傷を負うことなく、患者が移乗することである。

看護技術の実際

手順	根拠
1. 患者の体動能力や体位変換に影響を与えるケアについて、医療記録や看護計画を確認する。患者が装着しているチューブ類、IVライン、手術創、器具など、体位変換方法の変更が予想されるものについてアセスメントを行う。体動制限がないか確認する。患者介助のアルゴリズムにあてはめ、患者移乗の適切なアプローチを計画する。	記録やケアプランの確認により、正しい患者に正しい処置を行う確証を得ることができる。患者が装着器具類を確認することは、損傷のリスクを軽減する。制限と能力の確認やアルゴリズムの使用は、損傷を防止し、患者の移動に関する最適なプランを決定するのに役立つ。
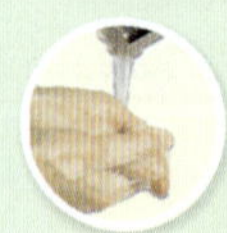 2. 手指衛生を行い、指示があればPPEを装着する。	手指衛生とPPEは微生物の拡散を防止する。PPEは感染経路別予防策に基づいた装備が必要である。
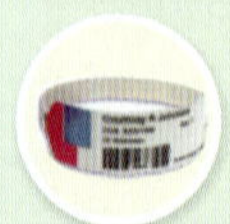 3. 患者の本人確認を行う。患者に処置について説明する。	患者確認の実施により、正しい患者に正しい処置を行う確証を得ることができる。患者との対話や説明は患者の不安を軽減し、これから起こることへの準備を促す。
4. ベッド周囲のカーテンを閉め、可能であれば部屋のドアも閉める。ベッドの頭部側を下げフラットにするか、患者の許容範囲内で頭部側を下げる。ストレッチャーと同じ高さになるように、ベッドの高さを上げる(VISN 8 Patient Safety Center, 2009)。必要時、ベッド柵を下げる。	ドアやカーテンを閉めることで、プライバシーを保護する。適切なベッドの高さとベッド柵を下げることは、移乗を容易にし、損傷のリスクを軽減する。
5. 患者にタオルケットをかけ、その下から掛け物を引き抜く。	タオルケットはプライバシーを保護し、患者を保温する。
6. 患者の下に低摩擦シートが設置されていなければ、患者の体幹部の下に敷く。患者に腕を胸の上で交差させ、顎を胸に近づけてもらう。低摩擦シートを利用して、ベッドのストレッチャーがある側に患者を移動させる。患者の下に横方向の移乗用具を置いてもよい。取扱い説明書に従って使用する。	低摩擦シートは患者の体重を支持し、引き上げる際の摩擦を減少させ、患者を確実に保持できる。移乗用ボードや他の横方向の移乗用具は患者の動きを安楽にし、患者と看護師の損傷のリスクを最小限に抑える。
7. ストレッチャーをベッドの横に平行につける。**ストレッチャーとベッドの車輪をロックする。**	ストレッチャーを適切な位置に置くことは、移乗が容易になり損傷のリスクも減少する。車輪をロックしベッドとストレッチャーが動かないようにする。
8. 看護師2名は、ベッドのストレッチャー側に立ち、看護師1名はストレッチャーのない方に立つ。	協調性のある行動により、患者を安全に移乗できる。
9. 低摩擦シートを利用して、患者をストレッチャーとは反対側に向ける(図2)。移乗用ボードをベッドとストレッチャーの間の空間に置き、端の部分を患者の下に入れる(図3)。患者の背部を下に戻し、患者が部分的に移乗用ボードに乗るようにする。	移乗用ボードや他の横方向の移乗用具は摩擦を減少させ、移乗に要する労力を軽減する。

手 順

根 拠

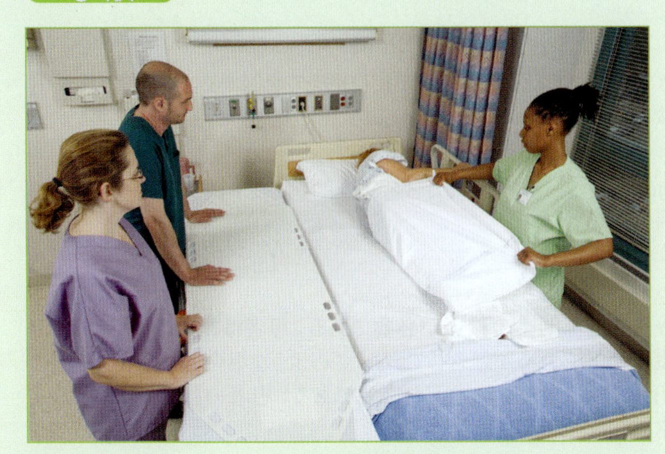

図2　ストレッチャーとは反対側に患者を向ける。

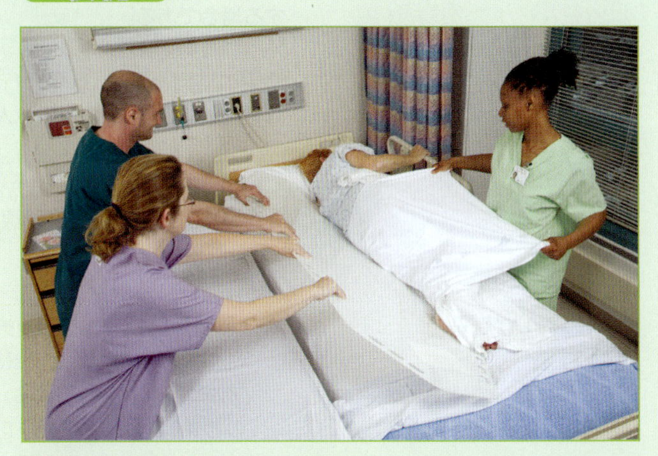

図3　患者の下に移乗用ボードを置く。

10. ストレッチャーのない側に立つ看護師は、患者の頭部と胸部付近の低摩擦シートをつかむ。ストレッチャー側の看護師1名は、患者の頭部と胸部付近の低摩擦シートをつかみ、もう一人の看護師は胸部から下肢の部分のシートをつかむ。

このようにつかむと患者を水平に支持できる。

11. **一人の看護師の合図で、ストレッチャー側の看護師は低摩擦シートを引く。同時に、反対側の看護師は患者の体重を移乗用ボードに移すように押し、患者をベッドからストレッチャーに押し進める(図4)。**

動作を一致させることで、患者移乗の仕事量が分散し移乗が容易になる。

12. 患者がストレッチャーに移乗したら移乗用ボードを外し、ストレッチャーの柵を上げるまで患者の安全を確保する。柵を上げる(図5)。患者が安楽であることを確認し、掛け物を掛け、その下からタオルケットを引き抜く。低摩擦シートは戻るときのためにそのまま敷いておく。

柵は安全性を促進し、掛け物は安楽と保温性を促進する。

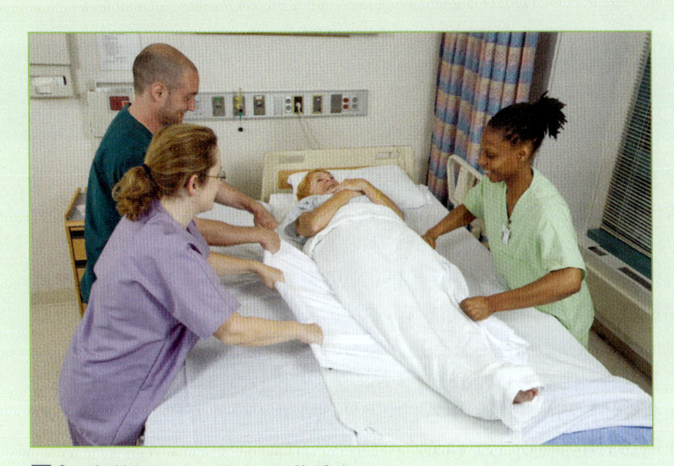

図4　患者をストレッチャーに移乗する

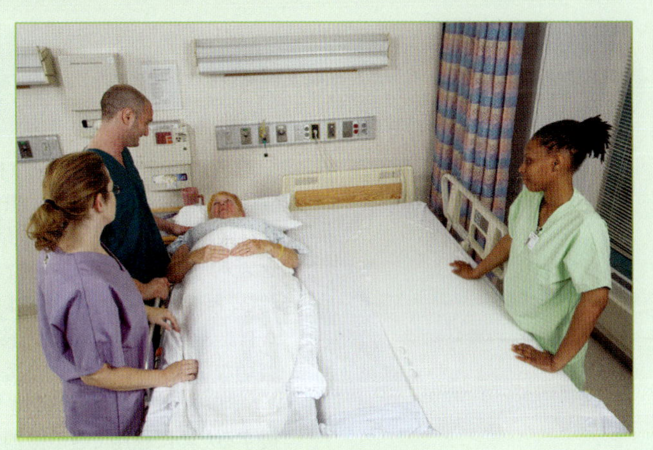

図5　ストレッチャー上の患者の安全を確保する。

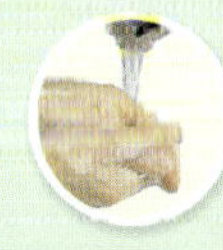

13. 医療施設の規定に従い、使い捨ての指示がない場合は使用した物品を洗浄する。使用したグローブとPPEを外す。手指衛生を行う。

次の患者が使用する前に物品を正しく洗浄することで、微生物の拡散を防止する。正しくPPEを外すことは、他の物品への汚染や感染伝播のリスクを減少させる。手指衛生は、微生物の拡散を防止する。

(続く)

スキル・9-3　ベッドからストレッチャーへの移乗　*(続き)*

評価

望ましい評価が得られるのは、患者と看護師が損傷を負うことなく、患者がストレッチャーに移乗する場合である。

記録

ガイドライン

移乗の時間と方法、患者の行き先について、医療施設の規定に従って記録する。使用した移乗用具、移乗に必要なスタッフの人数を記録する。

記録例

12/5/12　10：05　横方向の移乗シートを使用し、3名の介助者でストレッチャーに移乗。胸部X線撮影のため放射線科へ移動。
—— *M. ジョリエット、看護師*

予期しない状況と対処方法

- 受け持ち患者はストレッチャーで他部門への移送が必要である。患者は非常に重く、多少混乱がみられるため、移乗に協力が得られるか懸念している：このような場合は、肥満患者用のアルゴリズムを利用する。介助者は3名かそれ以上が必要である。患者の移乗には、横方向の移乗機器かエアマットレス式の移乗機器を使用する。

注意事項

- 横方向の移乗用具には機械で操作するものと手動でクランクを使用するものがある。機械の移乗機器を使用する場合は、取扱い説明書に従い、患者を安全に移乗する。それぞれの機器について体重制限の十分な知識を持たなければならない。
- 患者の移乗は資格のないスタッフに委任することが多いことに留意する。患者を移動させる前に、全てのスタッフはこのスキルについての訓練を完了している必要があり、帰室時も移乗のスキルが実施できなければならない。患者が移乗する際は、可動制限や特別なケアが必要な場合について明確に情報を伝達する必要がある。

実践のためのエビデンス

VISN 8 Patient Safety Center. (2005). Patient care ergonomics resource guide: Safe patient handling and movement. Tampa, FL: Available at: http://www.visn8.med.va.gov/patientsafetycenter/ safePtHandling/default.as. Accessed April 24, 2010. (詳細はスキル9-1を参照)

スキル・9-4　ベッドから車椅子への移乗

患者がベッドから車椅子（椅子）に移乗する動作は、身体的活動の取り組みを開始するのに役立つことがよくある。また、患者の体位変換は不動性に関連する合併症の防止にも役立つ。安全と安楽は、患者が離床する際の介助において重要な事柄である。活動に対する患者の反応をアセスメントすることは、主要な看護責任である。移乗を行う前に、患者の状態に関連する制限を確認し、どの程度の活動レベルが影響を与えるのか判断する。図1の安全な患者介助のアルゴリズム1は安全な患者の介助と移動について意思決定を支援するものである。この支援を利用して、適切なリフトと体位変換支援器具を使用し、正しいボディメカニクスと正しい技術で介助を行うことが、患者と看護師の損傷を回避するために重要である。基礎知識9-4は患者の移動と介助を支援するために利用できる機器や用具の実例を示している。

必要物品

- 車椅子、または椅子
- 歩行ベルト
- 利用できれば、立位支援機器
- 増員した介助スタッフ
- 車椅子、椅子で患者を覆う掛け物
- 指示があれば、未滅菌グローブ、PPE

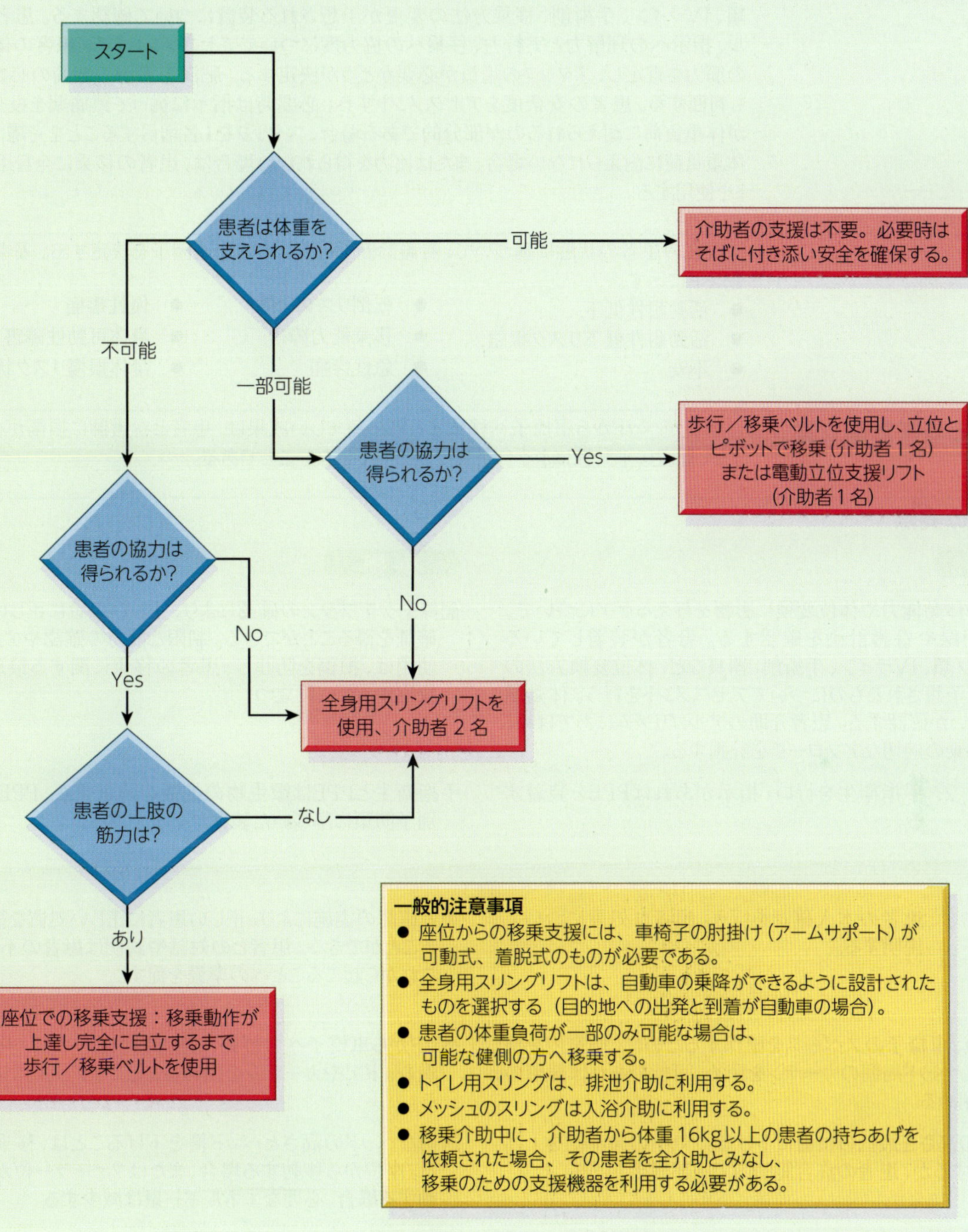

図1　フローチャートとアルゴリズムを用いて、ベッドと車椅子間の移乗を安全に行う方法の概要を示す。アルゴリズムは、患者が体重負荷に耐えられるのかを可能、一部可能、不可能に判別することから始まる。患者が体重負荷に耐えられる場合は介助者による支援は不要であるが、そばに付き添い安全を確保する。一部可能な場合、次の判断ポイントは患者から協力が得られるかどうかである。協力が得られれば歩行／移乗ベルトを利用して立位とピボットで移乗するか、電動立位支援リフト（介助者1名が必要）を使用する。協力が得られない場合は全身用スリングリフトと介助者2名が必要である。体重負荷が不可能な場合、次の判断ポイントは上肢の筋力があるかどうかである。筋力がない場合は、全身用スリングリフトと介助者2 3名が必要である。筋力がある場合は、座位からの移乗を支援する。移乗動作が上達し完全に自立するまで移乗歩行／移乗ベルトを使用することも可能である。(From VISN8 Patient Safety Center. [2009]. Safe patient handling and movement algorithms. Tampa, FL. Author. Available at http://www.VISN8.med.va.gov/patientsafetycenter/safePtHandling/default.asp. Accessed April 23, 2010.)

（続く）

スキル・9-4　ベッドから車椅子への移乗　*(続き)*

アセスメント

ベッドからの離床の必要性を確認するために、状況をアセスメントする。患者の体動能力と移乗に影響を与えるケアについて医療記録と看護計画を確認する。患者に装着されているチューブ類、IVライン、手術創、移乗方法の変更が予想される装置について確認する。患者の意識レベル、指示への理解力と実行力、移乗への協力度についてアセスメントする。患者の体重と看護師の筋力を査定し、スタッフの増員が必要かどうか決定する。肥満患者用の装備の必要性についても判断する。患者の安楽度をアセスメントする。必要時は指示に従って鎮痛薬を投与する。患者が体重負荷に耐えられるのが部分的である場合、スタッフを1名増員することを考慮する。患者が体重負荷に耐えられない場合、または協力を得られない場合は、患者の移乗に全身用スリングリフトを使用する。

看護診断

現在の患者の状態に基づいて、看護診断を行うための関連因子を決定する。妥当な看護診断を以下に示す。

- 活動耐性低下
- 活動耐性低下リスク状態
- 不安
- 転倒リスク状態
- 移乗能力障害
- 急性疼痛
- 慢性疼痛
- 身体可動性障害
- 身体損傷リスク状態

成果確認と看護計画立案

患者がベッドから車椅子へ移乗する際の望ましい成果は、患者と看護師に損傷がなく移乗が完了し、患者に不動性による合併症が発症していないことである。

看護技術の実際

手順	根拠
1. 患者の体動能力や体位変換に影響を与えるケアについて、医療記録や看護計画を確認する。患者が装着しているチューブ類、IVライン、手術創、器具など、体位変換方法の変更が予想されるものについてアセスメントを行う。体動制限がないか確認する。患者介助のアルゴリズムにあてはめ、患者移乗の適切なアプローチを計画する。	記録やケアプランの確認により、正しい患者に正しい処置を行う確証を得ることができる。制限と能力の確認やアルゴリズムの使用は、損傷を防止し、患者の移乗に関する最適なプランを決定するのに役立つ。
2. 手指衛生を行い、指示があればPPEを装着する。	手指衛生とPPEは微生物の拡散を防止する。PPEは感染経路別予防策に基づいた装備が必要である。
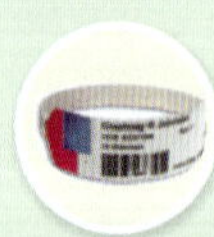 3. 患者の本人確認を行う。患者に処置について説明する。	患者確認の実施により、正しい患者に正しい処置を行う確証を得ることができる。患者との対話や説明は患者の不安を軽減し、これから起こることへの準備を促す。
4. 必要時、車椅子のスペースを確保するために、病室内を整頓する。ベッド周囲のカーテンを閉め、可能であれば部屋のドアも閉める。	ベッドから車椅子への経路に障害物がなければ、移乗は円滑に進む。ドアやカーテンを閉めることで、プライバシーを保護する。
5. ベッドの高さを最低の位置に下げる。ベッドの頭部側を上げ座位とするか、患者の許容範囲内で頭部側を上げる。	適切なベッドの高さとベッド柵を下げることは、移乗を容易にする。座位から移動する場合、またはファーラー位から座位に移動する場合、必要なエネルギー量は減少する。
6. **ベッドが動かないように、確実にロックする。車椅子をベッドの横につける。車椅子のブレーキをかける。車椅子にブレーキがない場合は、固定されたものに車椅子を接触させ動かないようにする。**	ベッドと車椅子をロックし移乗の途中で動かないようにすることで、安定性と患者の安全性を高める。
7. 患者に立位支援用具の使用を促し、用具を使用せずに立つか、利用可能ならベッドの横に取り付けるものを使用するか、どちらかを選択する。ベッドの端に移動し、患者が座る方向を向いて側臥位となる。	自立を促すことは、スタッフの負担を減らし、患者の損傷のリスクを減少させる。
8. ベッド柵を下げ、患者の腰部の近くに立つ。看護師の足は肩幅に開き、ベッドの頭部側の足を少し前に出す。	安全に座位への介助を行うために、看護師の重心は患者の最も体重がかかる場所に近づける。

手 順

9. 患者に立位支援機器の使用を促す。患者をベッドの端に座らせるように介助する。ベッドサイドに下ろした足を軸にして回転してもらうように患者に依頼する。同時に看護師は患者の胴体と肩を抱えて、後ろ側の足を軸にしてピボットで回転する。このとき、背部はまっすぐに保持し、ひねらない。

根 拠

重力により患者の下肢はベッドから下に下がる。看護師は動く方向に体重を移動させ、背部を損傷から守る。

10. **患者の正面に立ち、バランスがとれているか、眩暈の訴えがないか観察する(図2)。患者の下肢を数分間下ろし、その後座位を継続する。**

患者の前に立つことで、起立性低血圧による転倒や損傷を防止する。座位をとると、車椅子へ移乗しやすくなり、体位変換に備えて循環器系を順応させることができる。

11. 必要時、患者のガウンの着衣を介助し、滑り止めつきの靴を履いてもらう。

ガウンは保温とプライバシー保護に役立つ。滑り止め付きの靴は転倒のリスクを減少させる。

12. アセスメントで必要と判断された場合、または医療施設の規定に従って患者の腰に歩行ベルトを巻く(図3)。

歩行ベルトは看護師がつかみやすく、患者と看護師の筋骨格系の損傷のリスクを減少させる。患者がバランスを崩した場合でも、介助者はより確実に把持できる。

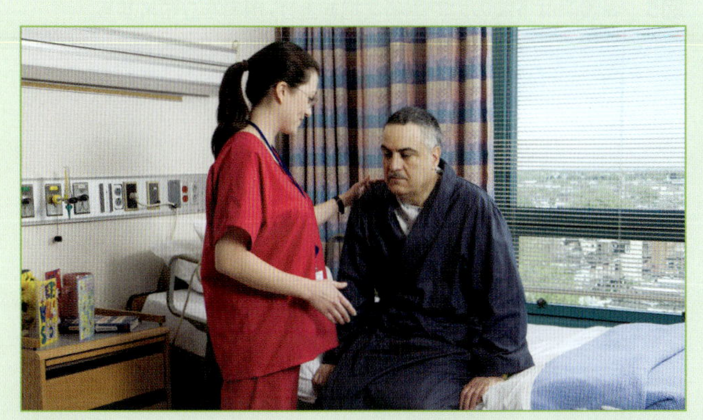

図2 患者の前に立ち、身体のバランスがとれているか、眩暈はないか観察する。

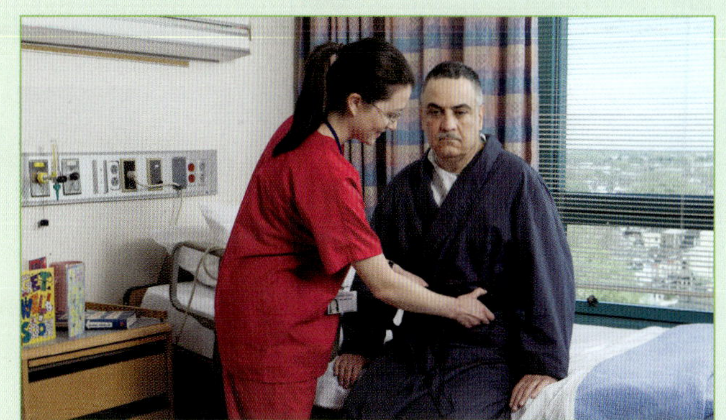

図3 患者の腰に歩行ベルトを巻く。

13. 患者と向き合って立つ。看護師の足は肩幅に開き、股関節部と膝部を曲げる。

この姿勢は安定しており、移動の際に下肢の大きな筋群を使用することができる。

14. 患者の足部が床につくまで、殿部を滑らせてベッドの端まで移動してもらう。看護師はできるだけ患者に近づき、足部の位置は患者の足部の外側とする。看護師がもう一人介助に参加できる場合は、同様の姿勢をとってもらう。

このような動作でバランスをとり支えとなる。

15. 立位支援機器の使用を促す。必要時、別の介助者に反対側から歩行ベルトをつかんでもらう。歩行ベルトをつかみながら、患者が立位になるのを介助する(図4)。3つ数える間、身体を前後に揺らす。**カウント3で看護師の足を使い(背部ではない)患者を抱き上げ立位にする(図5)**。指示があれば、立位になる際に看護師の膝部前面で患者の下肢の弱い部分を支える。患者の平衡感覚と下肢の筋力をアセスメントする。患者が耐えられず、不安定な場合は、ベッドに戻る。

歩行ベルトを持つことで、患者の損傷を防止する。看護師の膝部で患者の膝部を支えることで、患者の弱い膝部が曲がってしまうのを防止し、転倒を防ぐ。平衡感覚と筋力をアセスメントすることで、転倒を防ぐために介助者の増員が必要かどうか確認する。

16. 看護師の後ろ側の足でピボットし、患者が足に車椅子を感じるまで回転移動する。

この動作により、座位になる前に正しい姿勢を確実にとれるようにする。

17. 患者の腕で車椅子のアームをしっかり持ってもらい、ゆっくりと身体を下ろして座位をとる。看護師の膝部で患者の膝部をしっかり支え続け、歩行ベルトを把持したままにする。看護師の股関節部と膝部を曲げて患者の座位を介助する(図6)。

患者は自分自身の腕で支持し安定させる。看護師は、股関節部と膝部の屈曲により大きな筋群で移動を支え、背部の負担を軽減する。

(続く)

スキル・9-4　ベッドから車椅子への移乗　(続き)

手順　　**根拠**

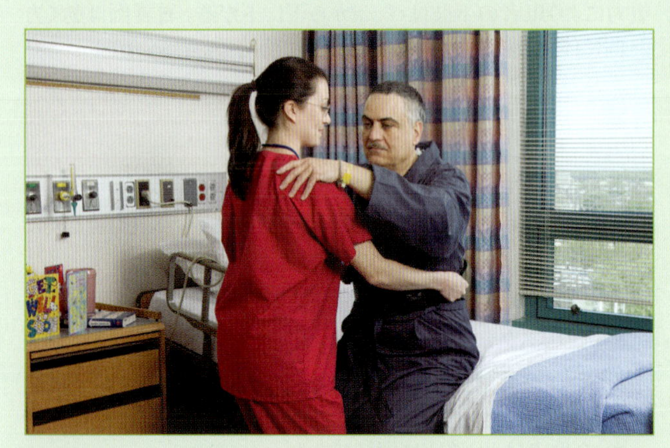

図4　歩行ベルトを使用し、立位の介助を行う。

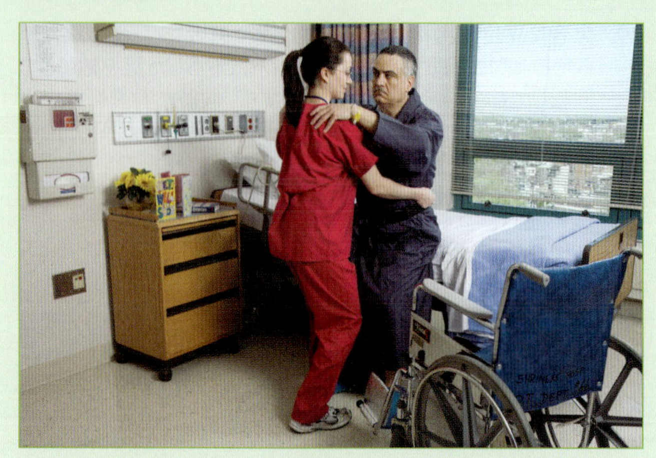

図5　看護師は下肢の力で患者を抱き上げ、患者を立位にする。

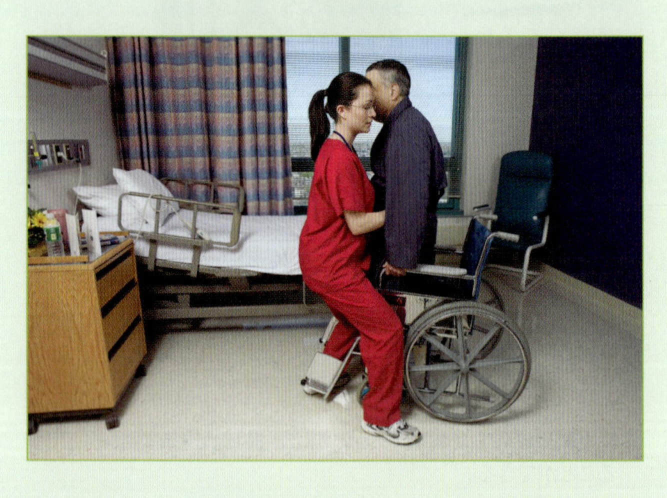

図6　患者が座位になるのを介助する。

18. 車椅子での患者のアライメントを評価する。希望があれば、歩行ベルトを外す。患者の安楽度が維持できれば、ベッドに戻る際に再度使用するため、歩行ベルトは装着したままとする。必要時、患者に掛け物を掛ける。ナースコールやその他の必要物品を手の届く場所に置く。

アセスメントは安楽を促進する。タオルケットはプライバシーを保護し、患者を保温する。

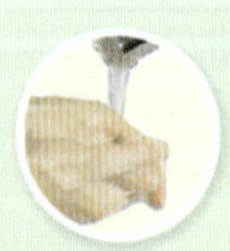

19. 医療施設の規定に従い、使い捨ての指示がない場合は使用した物品を洗浄する。使用したグローブとPPEを外す。手指衛生を行う。

次の患者が使用する前に物品を正しく洗浄することで、微生物の拡散を防止する。正しくPPEを外すことは、他の物品への汚染や感染伝播のリスクを減少させる。手指衛生は、微生物の拡散を防止する。

評価

望ましい成果が得られるのは、患者に損傷がなくベッドから車椅子へ移乗し、不動性に関連する問題や合併症の徴候や症状が見られない場合である。加えて、看護師が損傷を負わずに移乗を終えられる場合である。

記録

ガイドライン

患者が車椅子に座っている時間、他に必要な観察項目、移乗動作への許容度と反応などについて記録する。移乗に使用した支持用具と介助に必要な人数を記録する。

記録例

> 12/5/13 11：35 端座位を5分間継続したが、眩暈、ふらつきなど訴えなし。ベッドから車椅子への移乗は介助だけではやや困難なため、歩行ベルトを装着。車椅子には30分間、座位を保持できた。ベッドへ戻り、セミファーラー位とした。両サイドのベッド柵を上げた。
> —— *J. ミンキンス、看護師*

予期しない状況と対処方法

- 看護師は患者の離床を介助中である。前回は自分で起坐位となり介助に困難はなかったので、今回は一人で介助を行っている。患者は端座位をとっている。看護師は股関節部と膝部を曲げ患者を立位へ介助した。看護師が車椅子の方へピボットすると、患者は強いふらつきで虚脱状態となり膝が曲がってしまった。患者は重すぎて一人で車椅子に抱き上げることはできない：このような場合は、車椅子への移乗を継続してはならない。まず、患者をベッドの端に下ろす。ピボットで患者をベッド上に戻し、掛け物を掛け、ベッド柵を上げる。バイタルサインを測定し、他の症状をアセスメントする。患者の症状が落ち着き、再度移乗する準備が整ったらもう一人介助者を補充する。患者が立位になる前に、端座位の時間を増やす。立位になる前に、ふらつきや眩暈がないかアセスメントする。重要な所見や患者の症状が持続する場合は、担当医に報告する。

注意事項

- 患者の車椅子やトイレへの移乗は、電動式立位支援機器や体位変換リフトを利用できる場合は、利用して行う。このような機器は、体重を少なくとも片側の下肢で支えることが可能な患者か、指示に従い協力を得られる患者に対して使用することができる。シンプルなスリングは、腋窩から背部周囲に装着する。患者の足部はリフトのフットレストに乗せ、手はハンドルの上に置く。機器を使用することで患者は、看護師が持ち上げることなく機械的に立位をとることができる。（基礎知識9-4参照）患者が一度立位になると機器は車椅子やトイレ、ベッドまで移動する。フットレストが取り外し可能な機器もあり、歩行器としても使用できる。機器の中に体重計を組み込んで、患者の体重測定に使用することもできる。
- 患者が体重の一部または全部を支えられない場合、協力が得られない場合は、全身用スリングリフトを使用して移乗する方がよい。（スキル9-5参照）
- 患者の移乗は資格のないスタッフに委任することが多い。患者を移動させる前に、全てのスタッフはこのスキルについての訓練を完了している必要があり、帰室時も移乗のスキルが実施できなければならない。患者が移乗する際は、可動制限や特別なケアが必要な場合について明確に情報を伝達する必要がある。

実践のためのエビデンス

VISN 8 Patient Safety Center. (2005). Patient care ergonomics resource guide: Safe patient handling and movement. Tampa, FL: Available at: http://www.visn8.med.va.gov/patientsafetycenter/ safePtHandling/default.as. Accessed April 24, 2010. （詳細はスキル9-1参照）

スキル・9-5 電動式全身用スリングリフトを使用した移乗

移乗に関するアセスメントで決定した場合や、体重負荷が不可能な患者の場合は、電動式全身用スリングリフトを使用し、ベッドと車椅子・コモード・ストレッチャー間の移乗を行う。（基礎知識9-5参照）全身用スリングは頭部と体幹を含め患者の下に設置し、リフトに取り付ける。リフトはゆっくりと患者を持ち上げる。機器の中には、床まで下がり、転倒した患者を拾い上げることが可能なものもある。また、移動式と天井走行式がある。各機器は製造元によって若干の違いがあるため、使用機器の説明書をよく読んでおく。（基礎知識9-4参照）

（続く）

スキル・9-5 電動式全身用スリングリフトを使用した移乗 (続き)

必要物品

- 電動式全身用スリングリフト
- スリングが個人専用ではない場合、スリングにかけるシート、またはパッド
- 椅子、または車椅子
- 介助者は1名か、アセスメントに応じたそれ以上の人数
- 指示があれば、未滅菌グローブ、PPE

アセスメント

リフト使用の必要性を確認するために状況をアセスメントする。患者の体動能力と移乗に影響を与えるケアについて、医療記録と看護計画を確認する。肥満患者用の器具が必要かどうか判断する。患者が装着しているチューブ類、IVライン、手術創、移乗方法の変更が予想される機器についてアセスメントする。患者の意識レベル、指示への理解力と実行力をアセスメントする。患者の安楽度を評価し、必要時は指示のある鎮痛薬を投与する。移乗に使用する機器は、患者に使用する前に正しく作動するか確認しておく。

看護診断

現在の患者の状態に基づいて、看護診断を行うための関連因子を決定する。妥当と考えられる看護診断を以下に示す。

- 活動耐性低下
- 不安
- 恐怖
- 身体損傷リスク状態
- 急性疼痛
- 慢性疼痛
- 移乗能力障害
- 転倒リスク状態

成果確認と看護計画立案

電動式全身用スリングリフトを用いて、患者をベッドから車椅子へ移乗させる際の望ましい成果は、患者と看護師が損傷を負うことなく、移乗が完了することである。また、不動性による合併症がみられないことである。

看護技術の実際

手順	根拠
1. 患者の体動能力や体位変換に影響を与えるケアについて、医療記録や看護計画を確認する。患者が装着しているチューブ類、IVライン、手術創、器具など、体位変換方法の変更が予想されるものについてアセスメントを行う。体動制限がないか確認する。	記録やケアプランの確認により、正しい患者に正しい処置を行う確証を得ることができる。機器や制限の確認は、移乗の際の損傷のリスクを減らす。
2. 手指衛生を行い、指示があればPPEを装着する。	手指衛生とPPEは微生物の拡散を防止する。PPEは感染経路別予防策に基づいた装備が必要である。
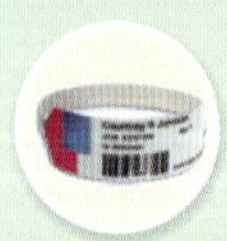 3. 患者の本人確認を行う。患者に処置について説明する。	患者確認の実施により、正しい患者に正しい処置を行う確証を得ることができる。患者との対話や説明は患者の不安を軽減し、これから起こることへの準備を促す。
4. 必要時、車椅子のスペースを確保するために、病室内を整頓する。ベッド周囲のカーテンを閉め、可能であれば部屋のドアも閉める。	移乗の経路外に障害物を移動させると、移乗は円滑に進む。ドアやカーテンを閉めることで、プライバシーを保護する。
5. ベッドを作業しやすい高さに調節する。通常は介助者の肘の高さである(VISN 8 Patient Safety Center, 2009)。ベッドが動かないようにロックする。	ベッドを適切な高さにすると、背部と筋肉の損傷を防止する。ロックをすることでベッドが動かないように固定し、患者の安全を確保する。
6. 看護師が作業している側のベッド柵を下げる。スリングが個人専用ではない場合は、スリングにカバーをかける。スリングを患者の下に平らにして置く。まず患者を一方の側臥位にして、スリングの半分を患者の下の肩から大腿中央までの位置に置く(図1)。ベッド柵を上げ、ベッドの反対側へ移動する。ベッド柵を下げ、患者を反対側の側臥位にして患者の下からスリングを引っ張り出す(図2)。ベッド柵を上げる。	ベッド柵を下げることで、看護師の背部の損傷を防止する。スリングにカバーを使用することで、微生物の伝播を防止する。長期ケア施設などでは各患者に専用のスリングが用意されている。スリング上で患者の向きを変える方法は移動を最小限に抑えられる。スリングに患者の体重を分散させることで患者の安楽・安全を確保する。

手順

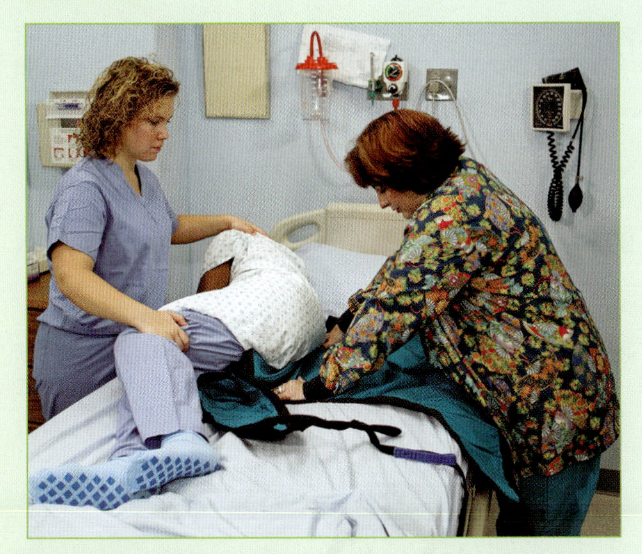

図1　患者を一方に向け、丸めたスリングを患者の下に置く。

根拠

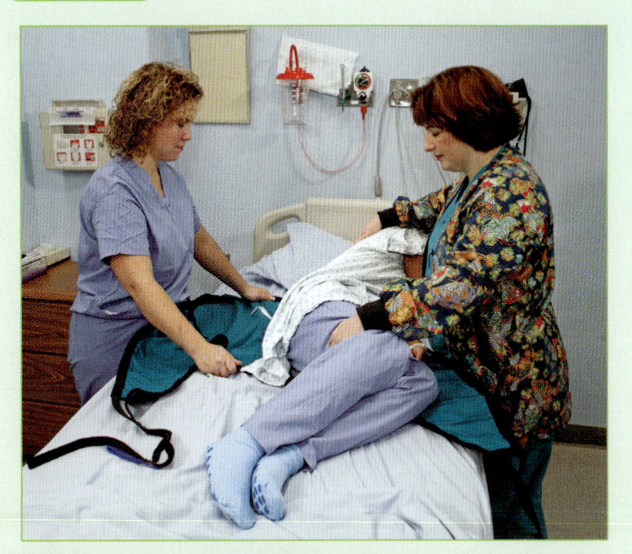

図2　患者を反対側に向け、患者の下のスリングを平らにする。

7. 車椅子をベッドサイドに準備する。**車椅子の車輪をロックする。**

ベッドのそばに車椅子を準備すると、移乗に必要な距離が最短となる。車輪をロックすることで車椅子を動かないように固定し患者の安全を確保する。

8. 車椅子がある側のベッド柵を下げる。車椅子に最も近いベッドサイドの下にリフトの足台を入れる。**リフトのアームを患者の上、中央に来るように位置を調整する。リフトのキャスターをロックする。**

ベッド柵を下げることで移乗しやすくなり、移乗に必要な距離も減少する。アームを中央に置くことで、リフトのバランスを保持できる。リフトのキャスターをロックすることで、作業中にリフトが動かないようにする。

9. **足台調節レバーで足台の間隔を広げる（図3）。**

広いスタンスは安定性が高まり、傾きを防止する。

10. スリングの取り付けが可能となる高さまでアームを下げる（図4）。

アームの下降は、スリングのフックを取り付けるのに必要である。

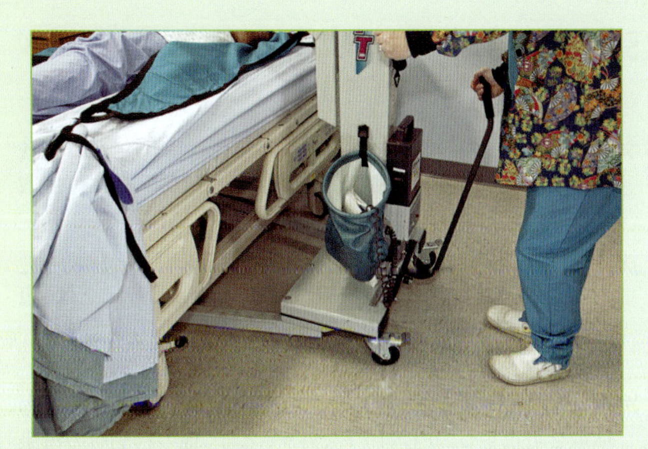

図3　リフトの足台を広げる。

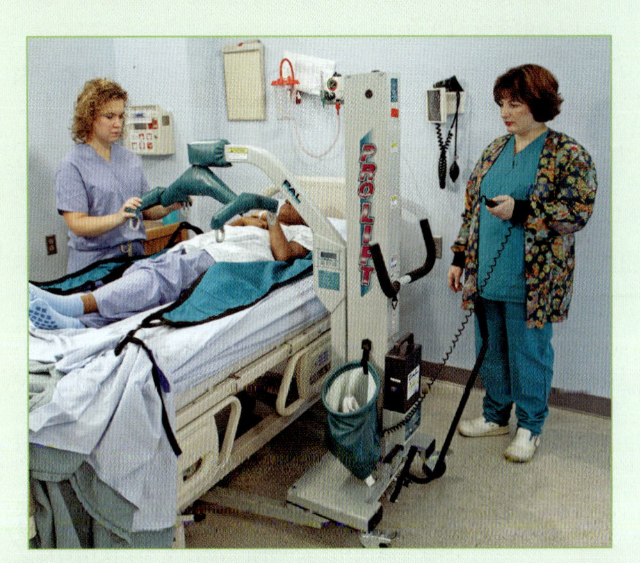

図4　リフトのアームを下げる。

（続く）

スキル・9-5　電動式全身用スリングリフトを使用した移乗　（続き）

手順	根拠
11. ストラップかチェーンのフックをハンガーのリングに通す（図5）。短いストラップは患者の背部側、長いストラップは下肢側に取り付ける。フックが皮膚を圧迫していないか確認する。ハンガーのフックにスリングのストラップを取り付けるタイプのリフトもある。使用するリフトの取扱い説明書を確認する。	ストラップやチェーンを接続することで、スリングをリフトに取り付けることができる。フックによる皮膚圧迫を確認することは、損傷の防止となる。
12. 患者に装着されている全ての機器、IVライン、ドレーン類がリフトの動きを妨害しないか確認する。患者に腕を胸の上に組んでおいてもらう。	器具やチューブがリフトを妨害していないか確認することで、事故抜去や損傷の可能性を防止できる。
13. 看護師はリフトの両サイドに立ち、ベッドから持ち上がることを患者に伝える。必要時、受傷している下肢を支える。アームを上げ患者をベッド上約15cm上昇させる（図6）。	必要な人数を確保することは安全をもたらす。受傷した下肢をサポートすることで安定性を維持する。患者にこれから起こることを伝達することは、患者を安心させ恐怖を軽減させる。

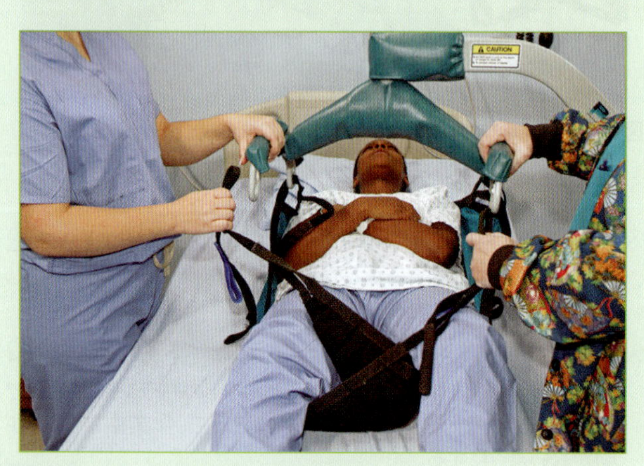

図5　ストラップをリフトに取り付ける。

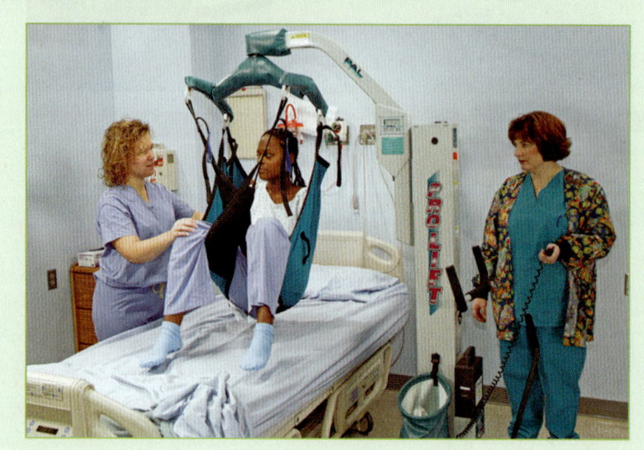

図6　患者をベッドから15cm上昇させる。

手順	根拠
14. リフトのキャスターのロックを解除する。**患者の背部をまっすぐに保持し、注意深くベッドから移動させる。必要時、患者の下肢を支持する。**	この方法で移乗すると、安定性と安全性が向上する。
15. リフトの足台の間に車椅子を入れ、車椅子の上に患者が来るようにする（図7）。リフトのキャスターをロックする。	患者の姿勢と機器の位置が正しいと、安定性と安全性が向上する。
16. ハンガーかスリングからフックやストラップが軽く緩むまで、ゆっくりと患者を車椅子に下ろす（図8）。スリングが下降するときに、看護師の手で患者を車椅子の中に誘導する。	この方法で患者をゆっくり下ろすと、車椅子に深く座ることができ、損傷のリスクが減少する。
17. フックやストラップをハンガーから外す。スリングは患者の下に置いたままにしておく。	フックやストラップを外すと、患者は車椅子に支持され、安楽な状態になる。スリングは、患者がベッドに戻る際にリフトに再度取り付ける必要がある。
18. 必要時、枕を用いて患者の姿勢を調整する。車椅子内でのアライメントを確認する。必要時、患者に掛け物をかける。ナースコールや必要物品を手の届く場所に置く。ベッドに戻る際には、フックやストラップを再度取り付け、手順を戻る。	枕や正しいアライメントは、患者にとって安全・安楽な状態を促進する。フックやストラップをリフトに再度取り付けることは、患者がベッドに戻る際に必要である。
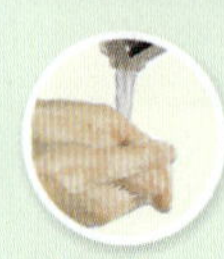 19. 医療施設の規定に従い、使い捨ての指示がない場合は使用した物品を洗浄する。使用したグローブとPPEを外す。手指衛生を行う。	次の患者が使用する前に物品を正しく洗浄することで、微生物の拡散を防止する。正しくPPEを外すことは、他の物品への汚染や感染伝播のリスクを減少させる。手指衛生は、微生物の拡散を防止する。

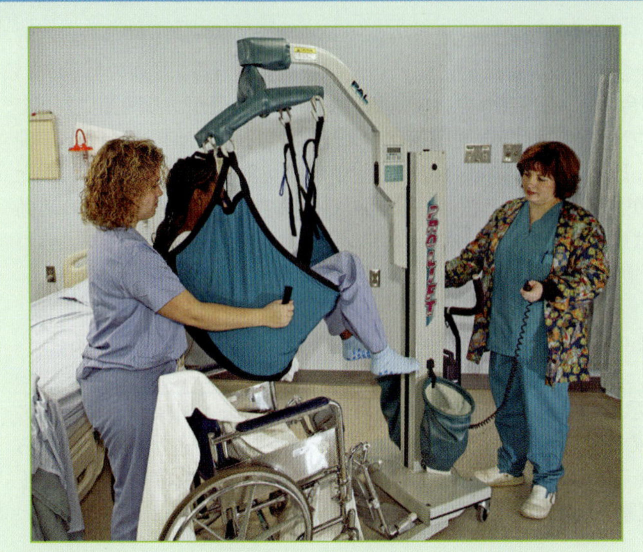

図7 車椅子の上に患者を包んだスリングの位置を合わせる。

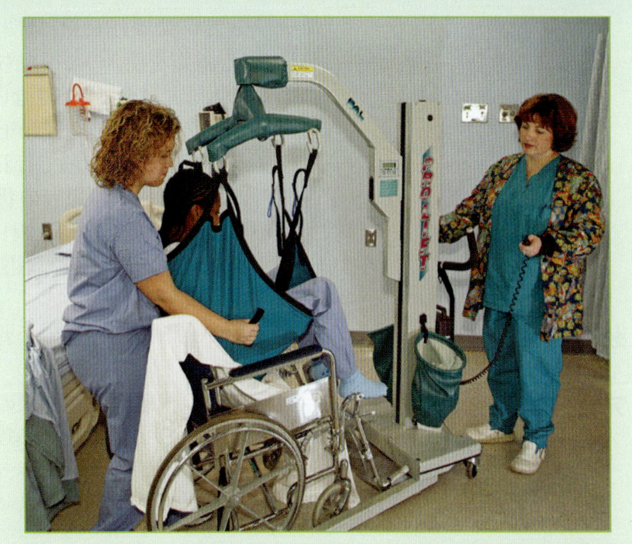

図8 スリング内の患者を車椅子に下ろす。

評価

望ましい成果が得られるのは、患者と看護師が損傷を負うことなく移乗が完了する場合であり、患者に不動性による合併症の徴候がみられない場合である。

記録

ガイドライン

活動、移乗について、関連する観察項目、処置に対する許容範囲、車椅子に座っている時間について記録する。移乗に使用した器具、移乗に必要な介助者の人数を記録する。

記録例

12/5/13 14:30 電動式全身用スリングリフトを用いて、ベッドから車椅子へ移乗。車椅子に25分間座位を保持し、眩暈や疼痛の訴えはなし。リフトでベッドへ戻る。セミファーラー位となり、4箇所全てのベッド柵を上げる。

—— P. ジェファーソン、看護師

予期しない状況と対処方法

- 看護師は患者の移乗のために電動式全身用スリングリフトを準備している。スリングを装着しアームに取り付けたあと、患者は不安になり看護師に恐怖を訴えている：このような場合は、患者の感情を受け止め、再度処置について説明する。機器の安全性について患者に再度保証する。介助者を1名補充し、移乗の間患者の手を握ったり、頭部を支えたりしてもらう。可能であれば、家族や友人がいるときに移乗を計画し、支援を求める。

注意事項

- 患者の移乗は資格のないスタッフに委任することが多い。患者を移動させる前に、全てのスタッフはこのスキルについての訓練を完了している必要があり、帰室時も移乗のスキルが実施できなければならない。患者が移乗する際は、可動制限や特別なケアが必要な場合について明確に情報を伝達する必要がある。

実践のためのエビデンス

VISN 8 Patient Safety Center. (2005). Patient care ergonomics resource guide: Safe patient handling and movement. Tampa, FL: Available at: http://www.visn8.med.va.gov/patientsafetycenter/safePtHandling/default.as. Accessed April 24, 2010. （詳細はスキル9-1参照。）

スキル・9-6　関節可動域訓練（Range-of-Motion Exercise）

関節可動域（ROM）は関節が正常範囲内で動くときの最大角度である。日常生活における行動は、筋群を使うのに役立ち、多くの関節が効果的に関節可動域を維持できる。普通の行動のいくつか、または全てができない場合、いつも使用していない関節や使用に制限がある関節に対して注意が必要である。患者が自分で行う訓練は、自動関節可動域訓練（自動ROM）と呼ばれる。訓練が看護師などによって行われ、患者は参加しないものは、他動関節可動域訓練（他動ROM）と呼ばれる。訓練は、患者の状態が許す限りできるだけ自動運動で行う方が良い。患者個人の活動が可能な範囲で十分行われれば患者に任せても良い。身体の変化は可動性障害を負ってからわずか3日間で起こるため、関節可動域訓練はできるだけ早く開始しなければならない。

必要物品

ROM訓練を行う際に必要なものは特にない。必要時、未滅菌グローブやPPEを装着する。

アセスメント

患者の状態や可動制限の指示について医療記録と看護計画を確認する。訓練の前に疼痛アセスメントを行う。患者から疼痛の訴えがあれば、処方された薬剤を投与し、鎮痛効果が十分得られるように時間に余裕を持つ。患者のROM訓練の実施能力をアセスメントする。関節の発赤、圧痛、疼痛、腫脹、変形について観察・触診を行う。

看護診断

現在の患者の状態に基づいて、看護診断を行うための関連因子を決定する。妥当な看護診断を以下に示す。

- 身体可動性障害
- 床上移動障害
- 活動耐性低下
- 消耗性疲労
- 知識不足
- 急性疼痛
- 慢性疼痛
- 皮膚統合性障害

成果確認と看護計画立案

関節可動域訓練を実施する際の望ましい成果は、患者が関節可動性を維持することである。他の成果としては、筋力の改善・維持、筋肉の萎縮と拘縮の防止がある。

看護技術の実際

手順	根拠
1. 患者の活動について医師の指示と看護計画を確認する。運動制限がないか確認する。	指示やケアプランの確認により、正しい患者に正しい処置を行う確証を得ることができる。運動制限の確認は、損傷のリスクを減らす。
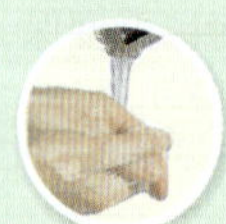 2. 手指衛生を行い、指示があればPPEを装着する。	手指衛生とPPEは微生物の拡散を防止する。PPEは感染経路別予防策に基づいた装備が必要である。
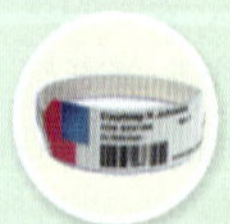 3. 患者の本人確認を行う。患者に処置について説明する。	患者確認の実施により、正しい患者に正しい処置を行う確証を得ることができる。患者との対話や説明は患者の不安を軽減し、これから起こることへの準備を促す。
4. ベッド周囲のカーテンを閉め、可能であれば部屋のドアも閉める。ベッドを作業しやすい高さに調節する。通常は介助者の肘の高さである（VISN 8 Patient Safety Center, 2009）。ベッドをフラットにするか、患者の許容範囲内で頭部側をできるだけ下げる。	ドアやカーテンを閉めることで、プライバシーを保護する。ベッドを適切な高さにすると、処置を行っている間の背部の負担が軽減する。
5. 訓練を行う関節がある側のベッドサイドに立つ。自分が立っている側のベッド柵を下げる。訓練の間は、訓練を行っている四肢のみ掛け物を外す。	訓練する側に立ち、ベッド柵を下げることで、看護師の背部の負担が減少する。適切な掛け物はプライバシーを保護し保温効果もある。

手順	根拠
6. 訓練はゆっくり優しく行い、関節の近位と遠位の部位を持ち支えながら行う。各訓練動作を2-5回繰り返し、各関節をスムーズにリズミカルに動かす。**患者が疼痛を訴えたり、抵抗を感じたりしたら、運動を中止する。**	急に動かすと苦痛や筋肉の痙攣を誘発するため、ゆっくりと優しく支持しながら動かす。筋肉と関節の訓練を繰り返すことで可動性が改善され、訓練している身体領域の循環が促進される。疼痛は、訓練が損傷の原因になっていることを表している可能性がある。
7. 訓練は、頭部から始め、身体の同じ側を足下に向かって進めていく。**患者には、同じ訓練をできるだけ自分で行うように促す。**	身体の片側を頭部からつま先まで一度に訓練する方法は、時間を効率よく管理し、系統立てたアプローチができる。自動運動、他動運動は両方とも関節の可動域を改善し、影響する部分の循環を増加させるが、自動運動だけでも筋肉の量、緊張、強さを増加させ、心機能、呼吸機能を改善する。
8. 顎を下方に動かし、胸の上で休止する(図1)。頭部を通常の真っすぐな位置に戻す(図2)。頭部を左右の肩の方向へできるだけ傾ける(図3)。	この動きは頭部・頸部の**屈曲**、**伸展**、側屈である。
9. 頭部を左右に動かし、顎を左右の肩に向ける(図4)。	この動きは頸部の**回転**である。

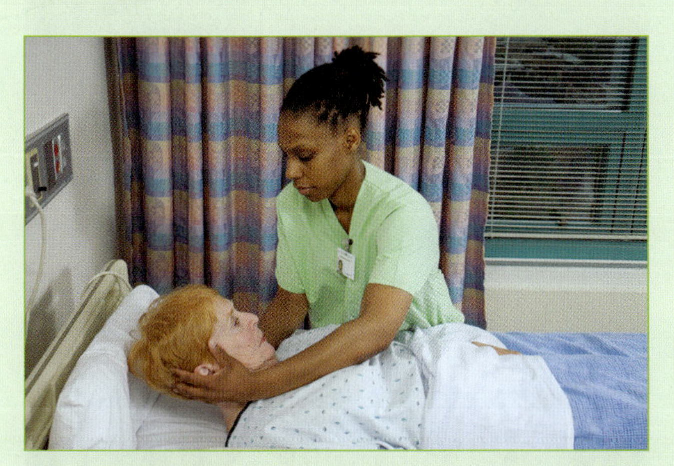

図1　患者の顎を下方に動かし、胸の上で休止する。

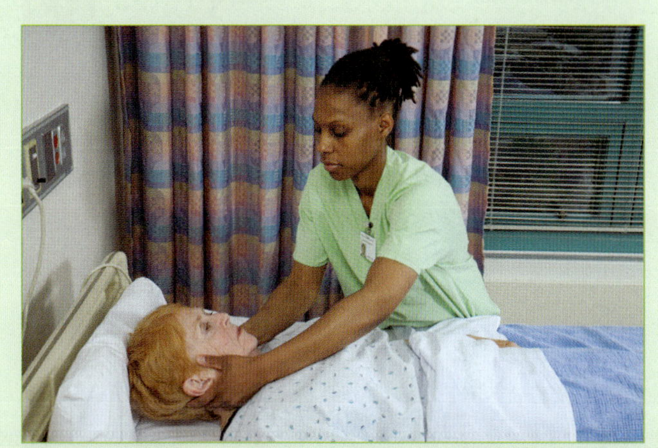

図2　頭部を真っすぐに立て、中央を向かせる。

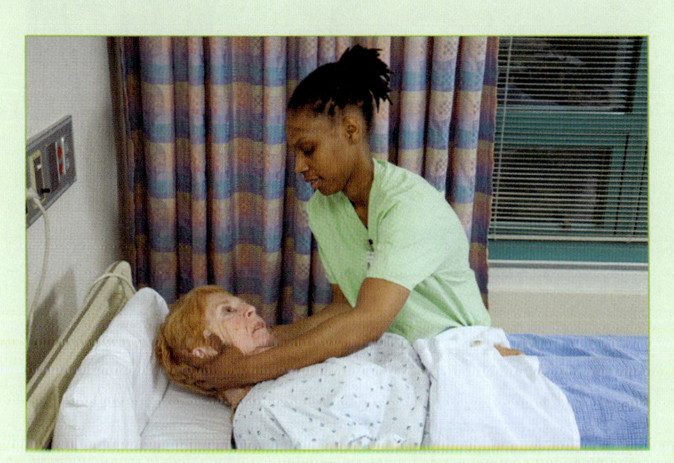

図3　頭部を肩の方に傾ける。

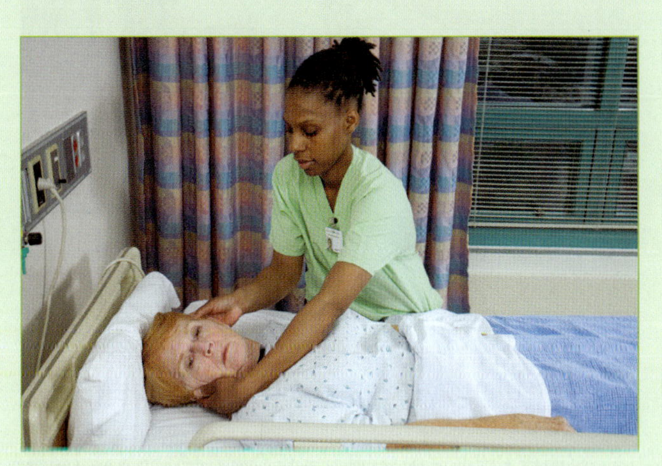

図4　顎を肩の方に向ける。

(続く)

スキル・9-6　関節可動域訓練（Range-of-Motion Exercise）（続き）

手順

10. 患者の上肢を体側の位置から始め（図5）、頭部上方に向けて上肢を前方から挙上する（図6）。上肢を最初の体側の位置に戻す。

根拠

この動きは肩関節の屈曲と伸展である。

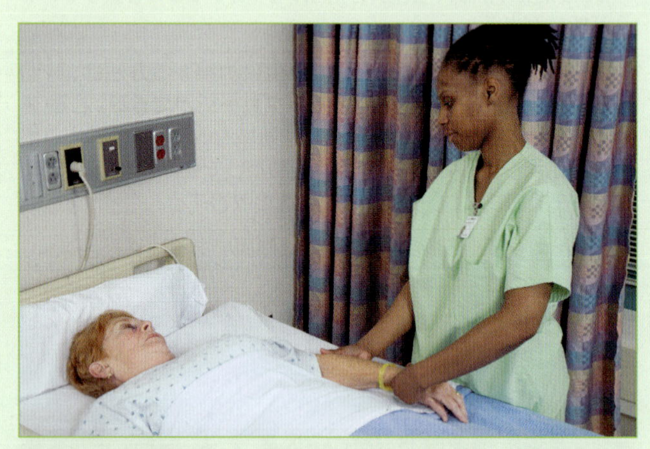

図5　体側で上肢を持つ。

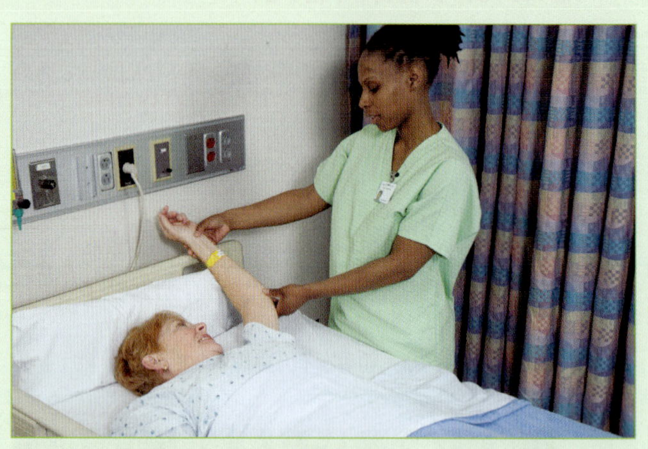

図6　上肢を頭部に向けて前方挙上する。

11. 体側に戻した上肢を、頭部の上方に側方から挙上し（図7）、その後もとの位置に戻す。上肢を前方挙上し体幹を横断させるようにできるだけ遠くに下ろす（図8）。

この動きは肩関節の**外転**と**内転**である。

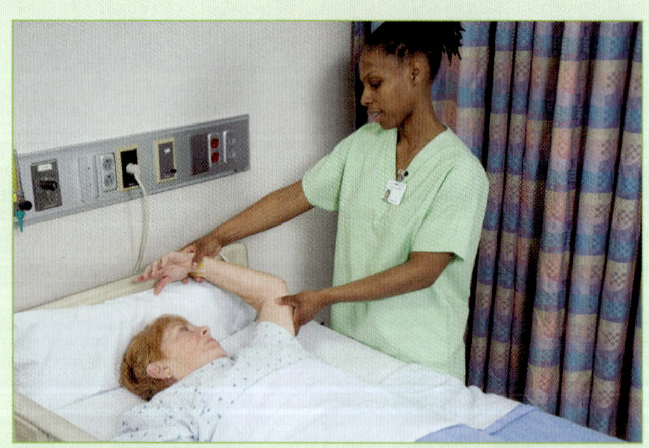

図7　上肢を頭部上方まで側方挙上する。

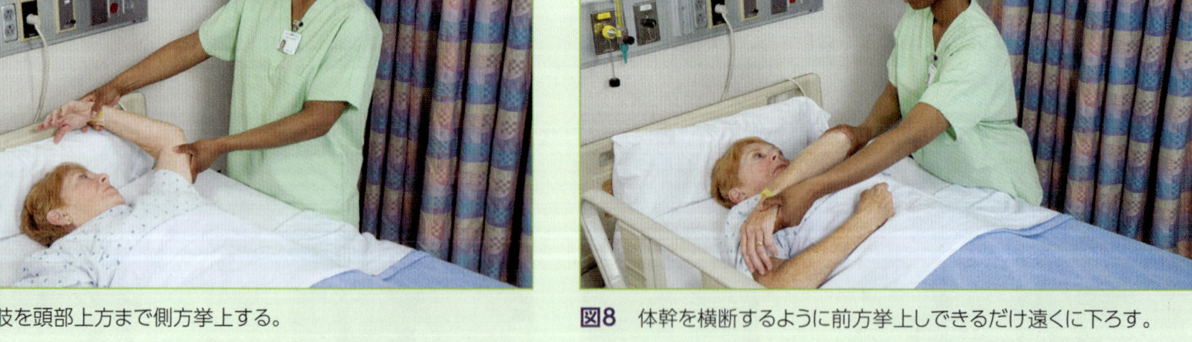

図8　体幹を横断するように前方挙上しできるだけ遠くに下ろす。

12. 上腕が肩の高さになるまで側方挙上する。肘関節を90度屈曲させ（図9）前腕を上下に動かし、最後に上肢を体側に戻す。

この動きは肩関節の内旋と外旋である。

13. 肘関節を屈曲させ、前腕と手部を肩方向に前方挙上する（図10）。前腕と手部を元の位置に戻し、肘関節を真っすぐに伸ばす。

この動きは肘関節の屈曲と伸展である。

手順 **根拠**

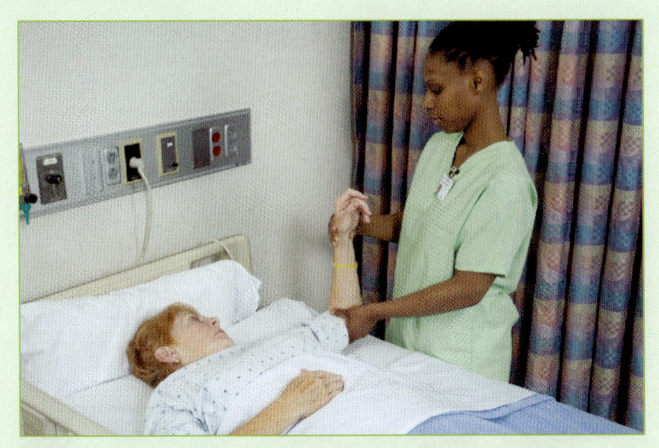

図9 肘を曲げて、上腕を肩の高さまで側方挙上する。

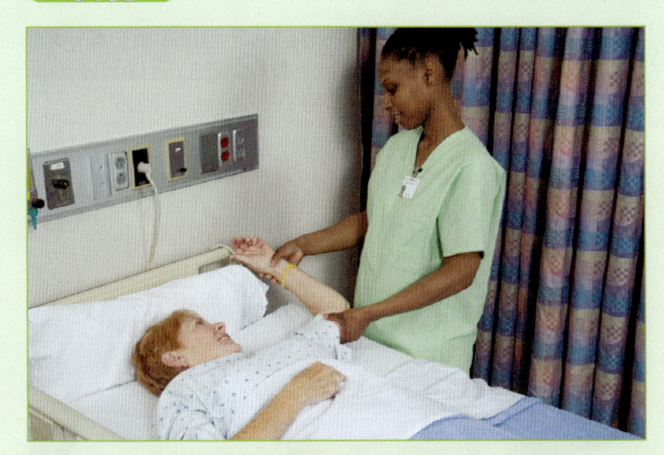

図10 肘を曲げ、前腕と手部を肩に向けて前方挙上する。

14. 手掌は上向きにして前腕と手部を回転（回外）させる（図11）。次に、手掌を下向きにして、前腕と手部を回転（回内）させる。

この動きは前腕の回内と回外である。

15. 手部を前腕内側に向かって屈曲（掌屈）させる（図12）。手部を元の位置にもどし、前腕と手部は水平になるようにする（図13）。手背をできるだけ背屈させる。

この動きは手首（手関節）の掌屈、背屈、過伸展である。

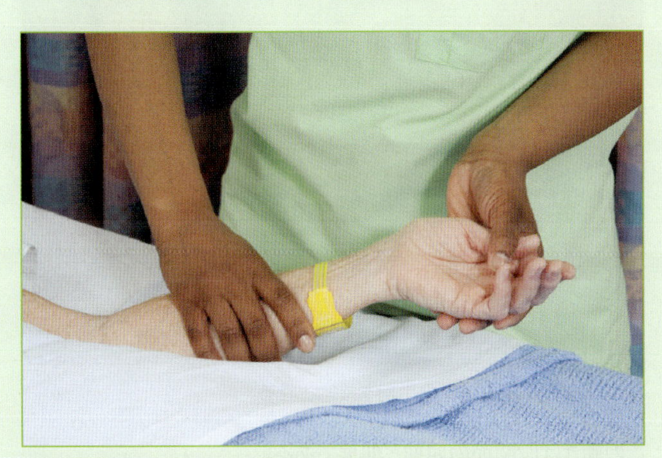

図11 手掌は上向きで、前腕と手部を回外させる。

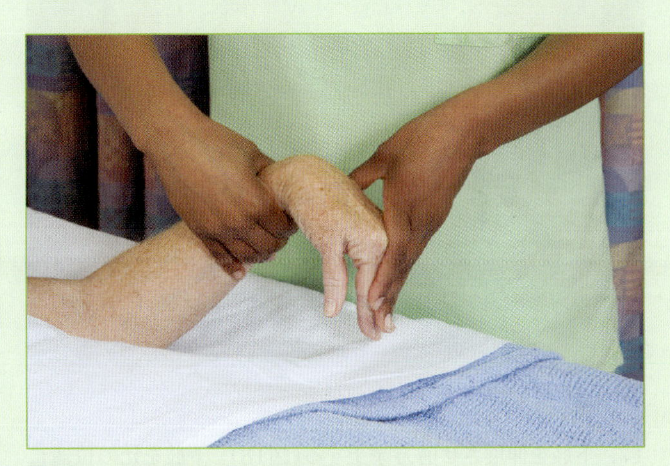

図12 手部を前腕内側に向かって掌屈する。

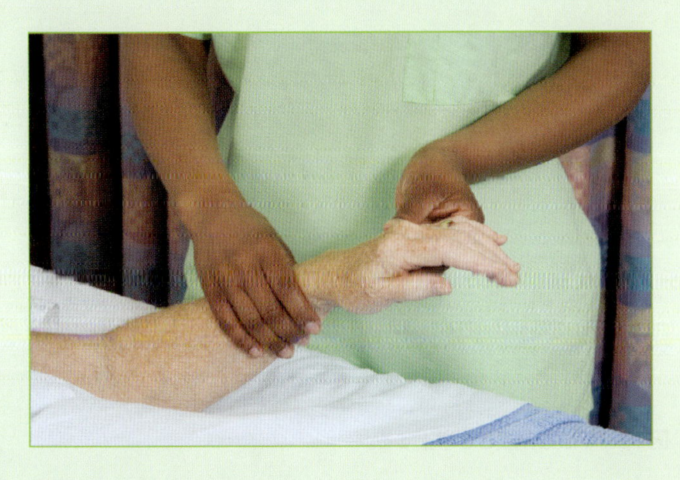

図13 手部を元の位置に戻す。

（続く）

スキル・9-6　関節可動域訓練（Range-of-Motion Exercise）（続き）

手順

16. 手指を屈曲させ手拳を作り（図14）、その後手指を真っすぐに伸展させる（図15）。手指を1本ずつ開き（図16）、その後戻す。母指と他の4指を手掌側で接触させる（図17）。

根拠

この動きは手指の屈曲、伸展、外転、内転である。

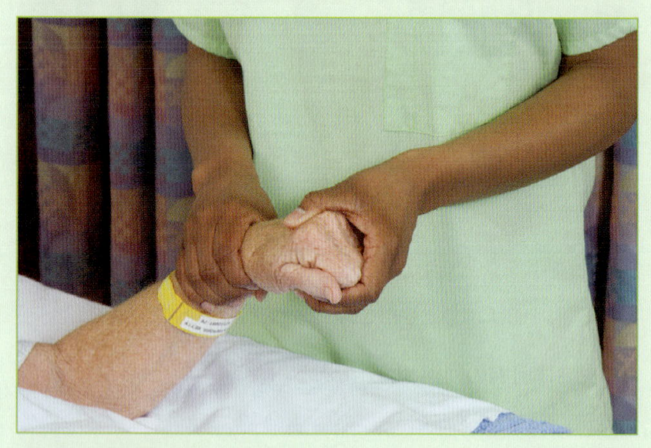

図14　手指を屈曲させ手拳を作る。

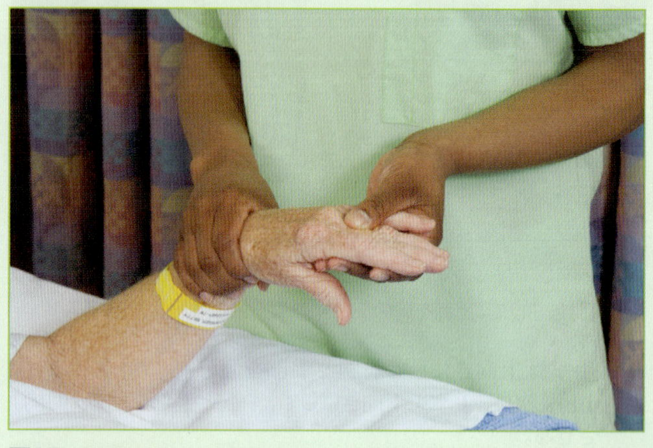

図15　手指を外側に伸展させる。

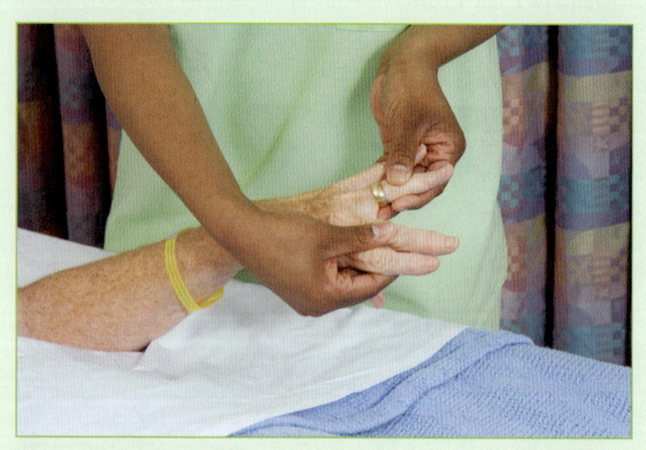

図16　手指をそれぞれ開く。

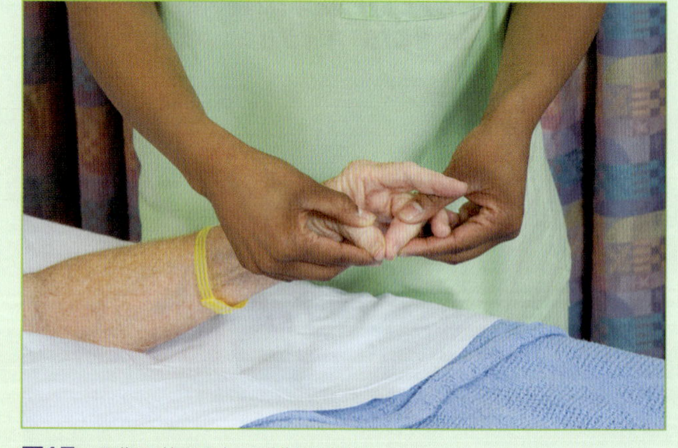

図17　母指に他の4本の手指を接触させる。

17. 下肢を伸展させ前方挙上する（図18）。下肢を元の位置に戻し、もう一方の下肢と並べる。

この動きは股関節の屈曲と伸展である。

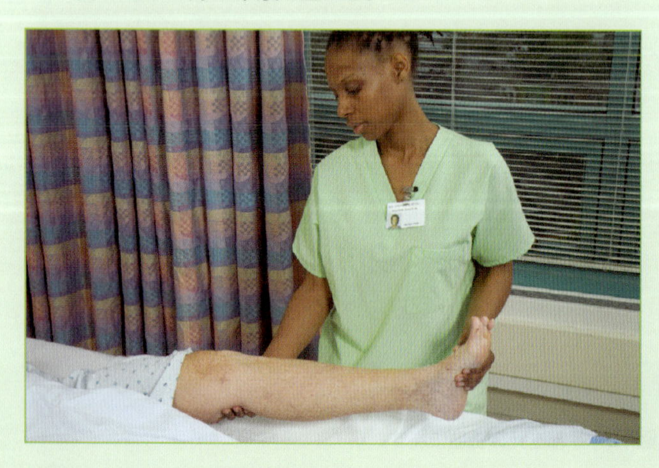

図18　下肢を伸展させ挙上する。

手順

18. 下肢を体幹から離し側方に挙上して開く(図19)。下肢を元の位置に戻し、そのまま身体の正中線を越えるように伸展(内転)を試みる(図20)。

根拠

この動きは股関節の外転と内転である。

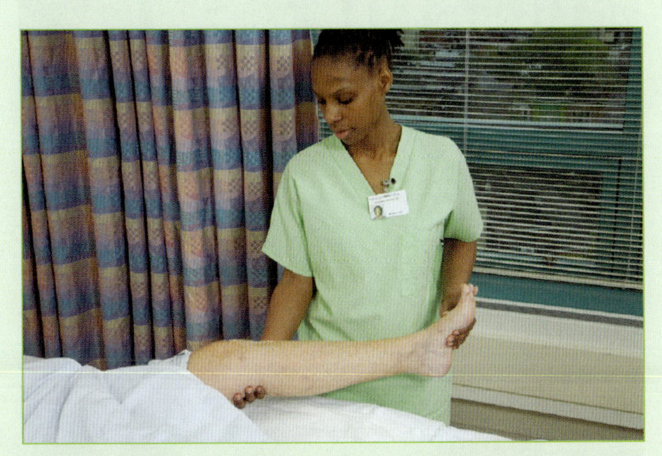

図19　下肢を体幹から離し側方挙上する(外転)。

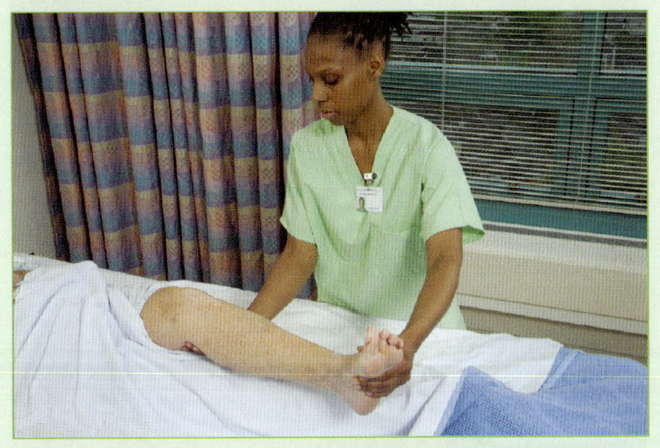

図20　下肢を戻し、可能であれば、そのまま正中線を越えて伸展を試みる。

19. 足部と下肢をもう一方の下肢に向けて内側に回転(内旋)させる(図21)。足部と下肢をもう一方の下肢の外側に向けて外側に回転(外旋)させる(図22)。

この動きは股関節の外旋と内旋である。

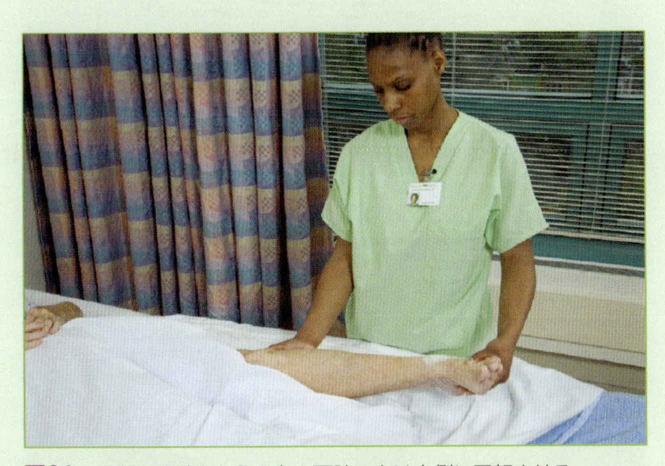

図21　足部と下肢をもう一方の下肢に向け内側に回転させる。

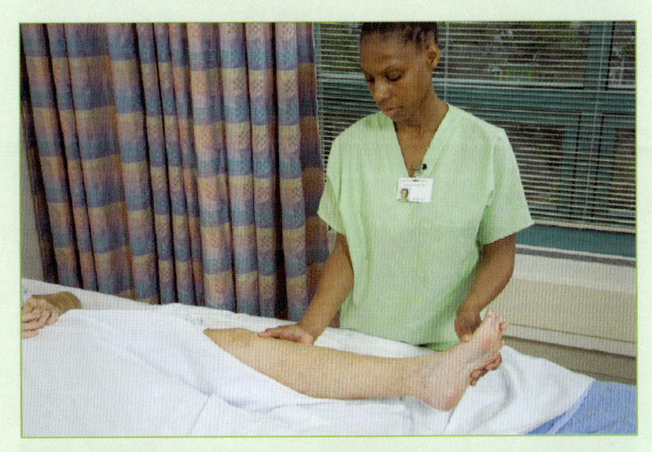

図22　足部と下肢をもう一方の下肢と反対側に向け外側に回転させる。

20. 下肢を屈曲させ、踵部を下肢の後面に近づける(図23)。下肢を真っすぐの状態に戻す(図24)。

この動きは膝関節の屈曲と伸展である。

21. 踝部を支え、足趾が真っすぐ上をを向くまで足部を挙上し背屈させる(図25)。足趾が下方を向くように足部を底屈させる(図26)。

この動きは足関節の背屈と底屈である。

22. 足底部を正中線側に向け内がえしする(図27)。足底部を外側に向け外がえしする(図28)。

この動きは足関節の内反と外反である。

(続く)

スキル・9-6 関節可動域訓練（Range-of-Motion Exercise）（続き）

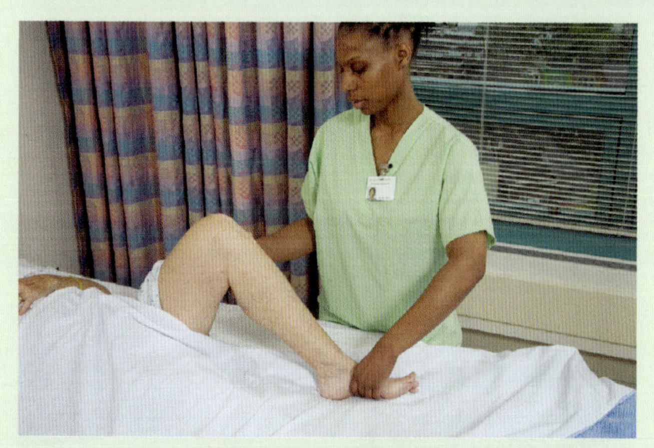

図23　下肢を屈曲させ、踵を下肢後面に近づける。

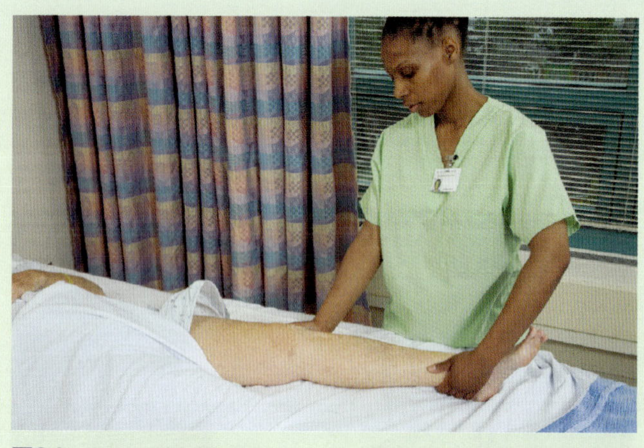

図24　下肢を伸展位に戻す。

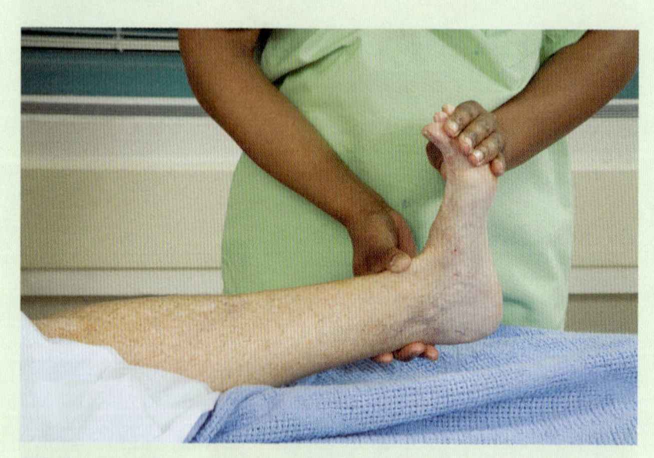

図25　踝部を支え、足趾が上を向くまで足部を挙上し背屈する。

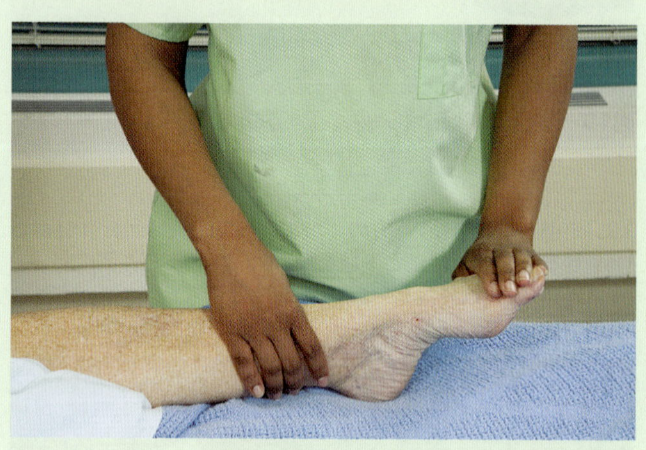

図26　足趾が下方を向くように足部を底屈させる。

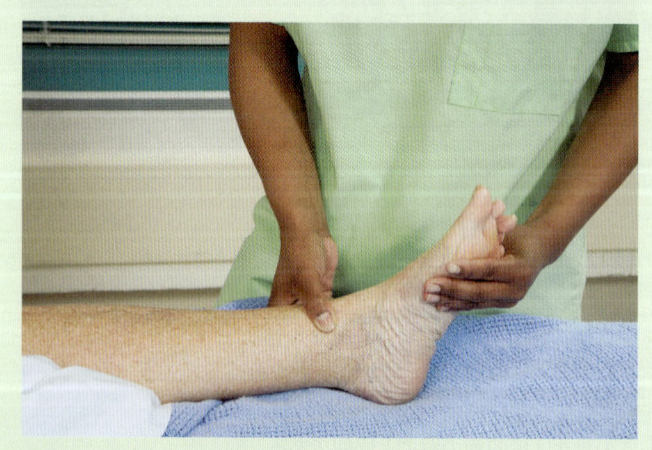

図27　足底部を正中線に向けて内がえしする。

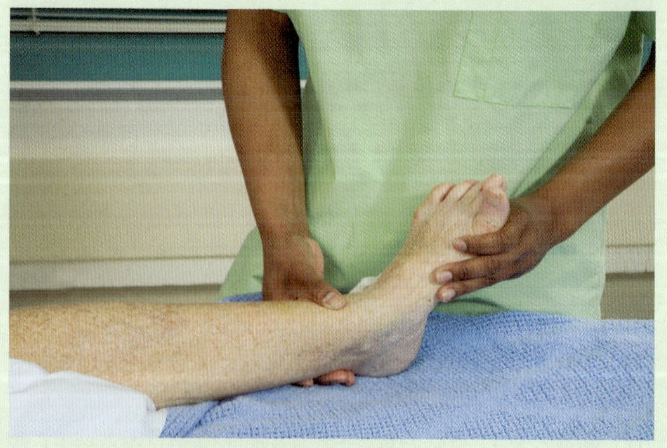

図28　足底部を外側に向けて外がえしする。

手 順

23. 足趾を丸めるように下方に屈曲させ（図29）、その後伸展位にする（図30）。足趾をそれぞれ離して広げ（図31）、また集めて近づける（図32）。

根 拠

この動きは足趾の屈曲、伸展、外転、内転である。

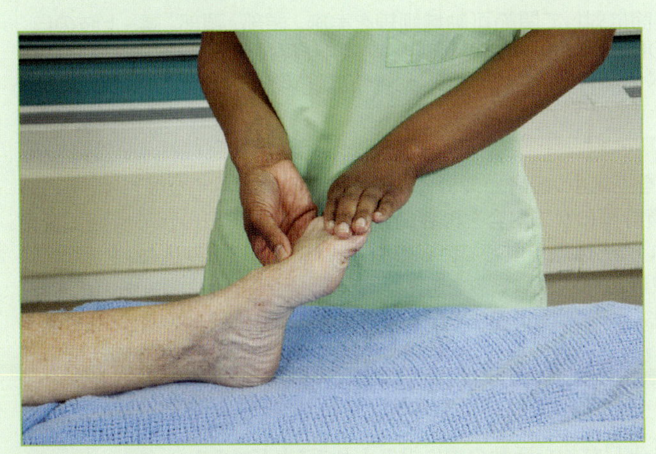

図29　足趾を下方に丸めて屈曲させる。

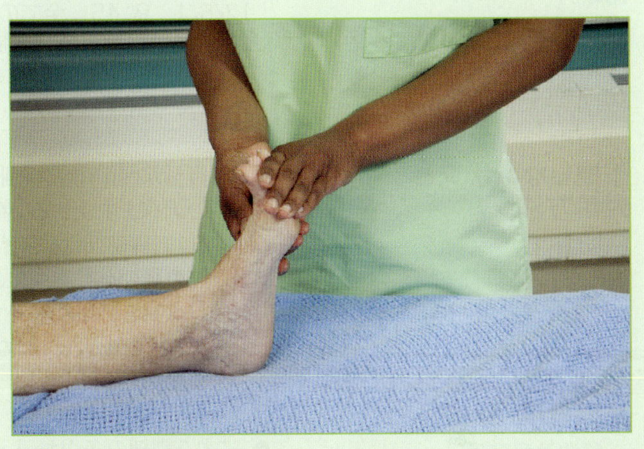

図30　足趾を伸展させる。

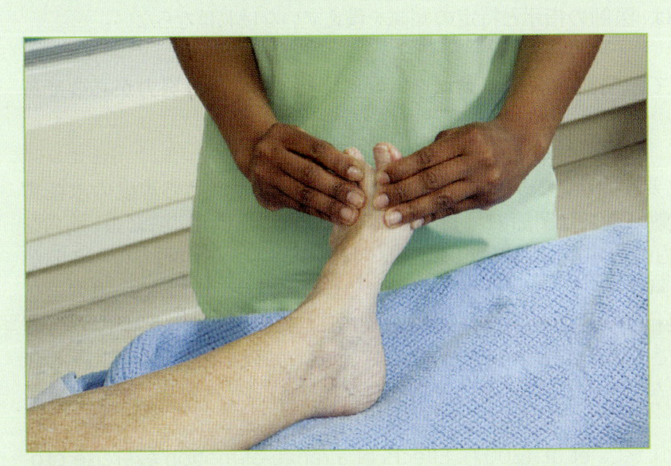

図31　各足趾を離して広げる。

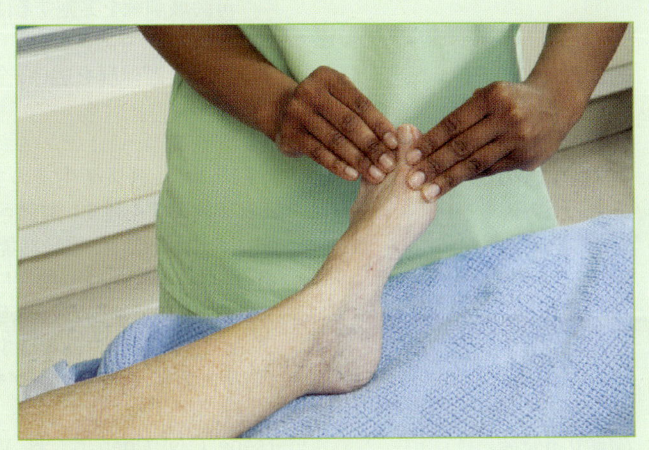

図32　足趾を集めて近づける。

24. これらの訓練を体幹の反対側も繰り返して行う。患者にできるだけ多くの訓練を自分で行うように促す。

反対側も動きを繰り返すことで、全身の訓練となる。

25. **終了後は、患者が安楽であることを確認し、ベッド柵を上げ、ベッドの高さを最低の位置に下げる。**

正しい姿勢とベッド柵を上げること、ベッドの高さの調整は、患者に安楽と安全を提供する。

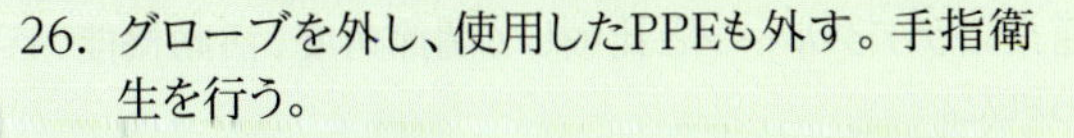

26. グローブを外し、使用したPPEも外す。手指衛生を行う。

正しくPPEを外すことで、他の物品への汚染や感染伝播のリスクを減少させる。手指衛生は微生物の拡散を防止する。

（続く）

スキル・9-6　関節可動域訓練（Range-of-Motion Exercise）（続き）

評価

望ましい成果が得られるのは、患者が関節の可動性と筋力を維持・改善し、筋萎縮と拘縮を防止できる場合である。

記録

ガイドライン

実施した訓練、重要な観察点、活動に対する患者の反応について記録する。

記録例

12/5/1　9：45　全ての関節に対して関節可動域訓練を実施。頭部、頸部、肩、上肢の自動ROMが実施可能。下肢のROMには介助者が必要。訓練中、疼痛の訴えはない。訓練は十分許容範囲内であった。ベッド柵を上げ、セミファーラー位でTV鑑賞中。

―― *J. クリスプ、看護師*

予期しない状況と対処方法

- 看護師が関節可動域訓練を実施中、患者が疲労感を訴えている：このような場合は、その時間の訓練を中止する。看護計画のケア内容を再評価する。訓練は同じ日の別の時間に変更する。訓練時間は、患者がいつも休息が取れていると感じている時間に組み込む。
- 下肢の訓練を実施中に、患者が突然鋭い痛みを訴えた：このような場合も、訓練を中止する。他の症状をアセスメントする。担当医に状況と所見を報告する。関節は抵抗を感じるまで動かすが疼痛が出現してはならない。不快な反応は報告し、訓練を中止する。活動計画は再検討が必要である。

注意事項

一般的注意事項

- これら訓練の多くは、入浴など日常的な活動の中に組み入れることができる。
- 急性関節炎、骨折、靭帯断裂、関節の脱臼、急性心筋梗塞、骨腫瘍、転移を伴う患者の関節可動域訓練を実施するには、医師の指示と特定の知識を備えていなければならない。

高齢者についての注意事項

- 頸部の過伸展を避け、全ての関節の関節可動域を良好に維持するための努力が必要である。

実践のためのエビデンス

脳卒中は、公衆衛生上の主要な問題で、一命を取り留めたとしても、中等度から重度の永続する身体的障害を残す。関節可動域訓練は関節の可動域を改善し、循環、筋肉量、筋緊張、筋力を増加させ、心機能、呼吸機能も改善する。訓練は患者の身体状態が許容する範囲で行う必要がある。身体の変化は可動性に障害を受けてからわずか数日で生じるため、ROM訓練は患者のケア計画としてできるだけ早く実行すべきである。脳卒中から生還した患者（脳卒中サバイバー）のリハビリテーションの効果はすでに確立されている。看護師は、訓練の効果を患者と一緒に話し合い、ケアプランの訓練プログラムを包括するためには理想的な立場にある。

関連する研究

Tseng, C.N., Chen, C.C.H., Wu, S.C., et al. (2007). Effects of a range-of-motion exercise programme. Journal of Advanced Nursing, 57(2), 181–191.

長期ケア施設において、脳卒中サバイバーにおける関節の柔軟性、活動機能、疼痛の知覚、抑うつ症状の改善を目指した看護師主導の関節可動域訓練のプログラムの効果をランダム化比較試験で評価した。研究参加者は在宅ケアが行われている高齢で寝たきりの脳卒中サバイバーである。参加者は通常のケア、または、2つのうち1つの訓練を4週間実施したグループに分けた。1つの訓練グループは、1名の看護師が訓練中に監督者として参加し、もう一方のグループは、看護師が参加者の持つ最大関節可動域の範囲内かやや超えたところまで訓練できるように介助した。両方の訓練グループは、通常のケアグループと比較して関節角度、活動機能、疼痛の知覚、抑うつ症状に大きな改善が見られた。

看護実践との関連性

看護師主導のROMプログラムは、高齢で寝たきりの脳卒中サバイバーにおける身体的、精神的機能を高める明確な効果を生み出すことができる。身体活動を維持、拡大していくための患者の介助方法は、ルーチンの看護ケアに組み入れる必要がある。

スキル・9-7　歩行介助

歩行という動作は、身体のほとんどの筋肉を鍛え、関節の柔軟性を高める。呼吸機能、消化機能も向上する。また、歩くことは、不動状態による合併症のリスクも減少させる。しかし、不動状態が短期間でも、歩行機能は低下してしまう。自力歩行が難しい場合は、適切な用具や介助機器を利用し、患者の歩行を支援し機器を正しく取り扱う必要がある。

必要物品

- 必要時、歩行ベルト
- 滑り止め付きの靴、部屋履き
- 指示があれば、未滅菌グローブ、PPE
- 必要時、利用可能であれば、立位支援機器
- 必要時、介助スタッフの増員

アセスメント

患者の歩行能力と介助の必要性についてアセスメントする。歩行に影響する状態を知るために患者記録を確認する。活動を始める前に、疼痛アセスメントを行う。患者が疼痛を訴える場合は、鎮痛薬の効果が十分得られるように、余裕を持って投薬する。バイタルサインを測定し、体位の変化によって眩暈やふらつきがないかアセスメントする。

看護診断

現在の患者の状態に基づいて、看護診断を行うための関連因子を決定する。妥当な看護診断を以下に示す。

- 身体可動性障害
- 身体損傷リスク状態
- 活動耐性低下
- 転倒リスク状態
- 消耗性疲労
- 急性疼痛
- 慢性疼痛
- 歩行障害

成果確認と看護計画立案

患者の歩行介助を行う際の望ましい成果は、患者が安全に歩行し、転倒や損傷がないことである。他に適切な成果は、患者に筋力と関節可動性の向上が見られること、患者の自立レベルが上昇すること、不動による合併症がないことがある。

看護技術の実際

手順	根拠
1. 患者の動作や歩行能力に影響を与えるケアについて、医療記録や看護計画を確認する。チューブ類、IVライン、手術創、器具など、歩行の手段に変更が予想されるものについてアセスメントを行う。体動制限がないか確認する。	記録やケアプランの確認により、正しい患者に正しい処置を行う確証を得ることができる。機器や制限の確認は、損傷のリスクを減らす。
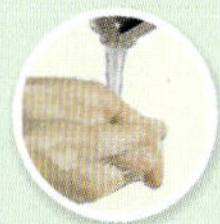 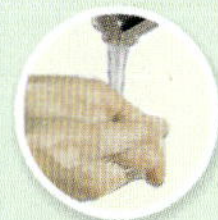 2. 手指衛生を行い、指示があればPPEを装着する。	手指衛生とPPEは微生物の拡散を防止する。PPEは感染経路別予防策に基づいた装備が必要である。
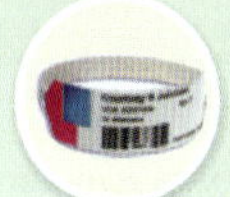 3. 患者の本人確認を行う。処置について説明する。歩行中に眩暈、疲労、息切れを感じたら伝えるように依頼する。歩行距離を決定する。	患者確認の実施により、正しい患者に正しい処置を行う確証を得ることができる。患者との対話や説明は患者の不安を軽減し、これから起こることへの準備を促す。
4. ベッドの高さを最低の位置に下げる。	ベッドを適切な高さにすると、患者が離床する際に安全である。
5. **患者に立位支援用具の使用を促し、用具を使用せずに立つか、利用可能ならベッドの横に取り付けるものを使用するか、どちらかを選択し、ベッドの端に移動する。**必要時、ベッドの端に移動するのを介助する。	患者に自立を促すことは、看護師の負担を軽減し、患者の損傷リスクも減少する。
6. 数分間端座位となり、眩暈やふらつきが出現しないか観察する。患者が安定したと感じるまでは端座位のままとする。	端座位になることは、体位の変化によって起こる血圧の変動（起立性低血圧）のリスクを最小限に抑える。患者が安定するまで座位になることは、不安を減少させ、損傷の防止に役立つ。

（続く）

スキル・9-7 歩行介助 (続き)

手順	根拠
7. 靴を履くのを介助し、希望時はガウンの着用を介助する。	これにより、患者の安全と保温が確保される。
8. アセスメントや医療施設の規定で必要な場合は、歩行ベルトを患者の腰に装着する。	歩行ベルトは介助者がつかみやすく、患者とスタッフの筋骨格系の損傷リスクを減少させる。また、患者がバランスを崩したときも、介助者がしっかりとつかむことができる。
9. 患者に、立位支援機器の使用を勧める。(必要時)歩行ベルトを使用し、患者が立位になるのを介助する。患者の平衡感覚や下肢の筋力をアセスメントする。患者が不安定で疲労感がある場合はベッドに戻り、椅子に座る。	歩行ベルトを使用することで、患者と看護師の損傷を防止できる。患者の平衡感覚や筋力をアセスメントすることで、転倒を防止するために介助者の増員が必要か確認する。
10. 看護師が1名で介助している場合は、患者のすぐ斜め後ろに立つ。患者の腰か歩行ベルトを持って患者を支える。	患者のすぐ斜め後ろに立つことは、患者が真っすぐ立って歩くことを促す。また、患者がバランスを崩したり、転倒しかけたりした場合、看護師の立ち位置は安全確保に役立つ位置である。
看護師が2名で介助する場合、1名は患者のすぐ斜め後ろに立ち、腰か歩行ベルトを持ち患者を支える。もう1名は反対側に立ち器具を移動・管理を行うか、補助的に支援を行う。	歩行ベルトは介助者がつかみやすく、スタッフと患者の筋骨格系の損傷リスクを減少させる。また、患者がバランスを崩したときも、介助者がしっかりとつかむことができる。
別な方法としては、2名の看護師で介助する場合患者の両側に立ち、患者に近い方の手で歩行ベルトをつかみ、遠い方の手で患者の前腕か手を支える。	歩行ベルトは介助者がつかみやすく、患者とスタッフの筋骨格系の損傷リスクを減少させる。また、患者がバランスを崩したときも、介助者がしっかりとつかむことができる。

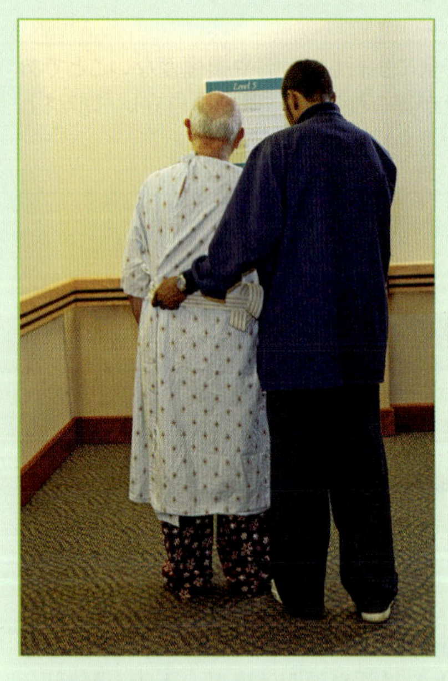

図1　歩行中、看護師は患者のすぐ斜め後ろ立ち、腰や歩行ベルトをつかむことで支援する。

手順	根拠
11. 患者に数歩進んでもらう。患者の脚力と平衡感覚を引き続きアセスメントする。患者に真っすぐ立つように気をつけてもらう。	数歩進み、真っすぐ立つことはバランスよく、安定した姿勢を助長する。アセスメントを続けることは、患者の安全を維持するために役立つ。
12. 予定の距離と時間まで歩行を続ける。患者の状態に応じて。ベッドや椅子に戻る。	予め歩行の目標を決めることは、活動を促進し、疲労を防止する。
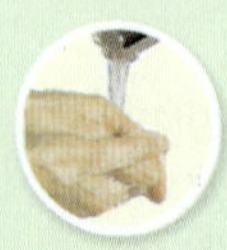 13. 歩行ベルトを外す。医療施設の規定に従い、使い捨ての指示がない場合は移動に使用した物品を洗浄する。使用したグローブとPPEを外す。手指衛生を行う。	次の患者が使用する前に物品を正しく洗浄することは、微生物の拡散を防止する。正しくPPEを外すことで、他の物品への汚染や感染伝播のリスクを減少させる。手指衛生は、微生物の拡散を防止する。

評価

望ましい成果が得られるのは、患者が損傷や転倒することなく、予定の距離と時間を安全に歩行する場合である。他には、患者の筋力が増加し、関節可動性が拡大する、自立歩行ができ、不動状態の徴候や症状が見られない場合である。

記録

ガイドライン

歩行の状況と重要な観察点、歩行の許容範囲、歩行距離を記録する。移動用具や介助者の必要人数も記録する。

記録例

> 12/5/14　17：20　介助にて廊下を約450m歩行した。患者は十分歩行可能であった。眩暈、疼痛、疲労の訴えなし。歩行にて帰室し、椅子に座って音楽を聴いている。
> ―― *J. ミンキンス、看護師*

予期しない状況と対処方法

- 看護師は廊下を患者と歩いている。患者は失神しそうだと看護師に伝え、もたれかかり始め倒れそうである：このような場合は、看護師は足を広げ、片方の足を前に出す。患者側の骨盤を固定する。支持面を広げて安定させる。歩行ベルトをつかむ。患者を保持し安全を確保する。看護師は患者を背部側から抱えることで患者を支える。患者の頭部を保護しながらゆっくりと床上に下ろす。この方法であれば、患者の体重を看護師の大きな筋群で支えることが可能で、背部の負担が軽減する。患者のそばに付き添い、応援を呼ぶ。歩行介助に他のスタッフの援助が得られる場合、それぞれの介助者は患者の両側から歩行ベルトをつかみ、もう片方の手で患者の手か手首を支える。ゆっくりと患者を床上に下ろす。

注意事項

歩行時は、患者が装着している尿道留置カテーテル、ドレーン、IVラインなどの器具を全て点滴スタンドに固定する。患者を介助しながら器具類を運んではならない。看護師の手は、支援するために自由にしておかなければならない。

スキル・9-8　歩行器を使用した歩行介助

歩行器は4脚の軽量メタルフレームでできている。歩行器を使用すると、他の補助用具では脚力が不十分でバランスが保持できない患者も、安定した確実な歩行が可能となる。歩行器にはいくつかの種類がある。患者の上肢の筋力と平衡感覚に応じて、歩行器を選択する。使用する種類にかかわらず、患者は歩行器の後脚の間に立ち、上肢は体側でリラックスさせる。歩行器の高さは、患者の手首の内側にあるしわの位置に合わせる。患者の手でグリップを握る際の肘の角度は約30度にする（Mayo Clinic, 2007）。通常、歩行器の脚部は適切な高さに調節可能である。

必要物品

- 適切な高さに調整した歩行器
- 滑り止め付きの靴、または部屋履き
- 指示があれば、未滅菌グローブ、PPE
- 必要時、介助スタッフの増員
- 必要時、利用可能時、立位支援機器
- 歩行ベルト

（続く）

スキル・9-8 歩行器を使用した歩行介助 *（続き）*

アセスメント

患者の歩行能力と介助の必要性をアセスメントする。歩行に影響する状態について患者記録を確認する。行動を起こす前に疼痛アセスメントを行う。患者が疼痛を訴える場合は、鎮痛剤の効果が最大限に生かせるように、時間に余裕をもって投薬する。バイタルサインを測定し、患者に体位変換による眩暈、ふらつきがないか、アセスメントする。患者の歩行器使用に関する知識を確認する。歩行器が、患者にとって適切な高さであることを確認する。

看護診断

現在の患者の状態に基づいて、看護診断を行うための関連因子を決定する。妥当な看護診断を以下に示す。

- 転倒リスク状態
- 歩行障害
- 知識不足
- 身体損傷リスク状態
- 活動耐性低下
- 消耗性疲労
- 急性疼痛
- 慢性疼痛

成果確認と看護計画立案

患者が歩行器を用いて歩行する際の望ましい成果は、損傷や転倒がなく、安全に歩行器で歩行することである。他に適切な成果としては、患者が歩行器の必要性を述べ、正しく使用する、筋力や関節の可動性、自立度が高まる、不動状態による合併症がない、などである。

看護技術の実際

手順	根拠
1. 患者の動作・歩行能力に影響する状態、歩行距離などの歩行に関する特定の指示について、医療記録と看護計画を確認する。患者が装着しているチューブ類、IVライン、手術創、器具など、歩行方法の変更が予想されるものについてアセスメントする。	記録やケアプランの確認により、正しい患者に正しい処置を行う確証を得ることができる。機器や制限の確認は、損傷のリスクを減らす。
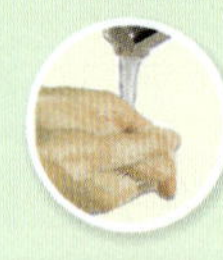 2. 手指衛生を行う。指示があれば、PPEを装着する。	手指衛生とPPEは微生物の拡散を防止する。PPEは感染経路別予防策に基づいた装備が必要である。
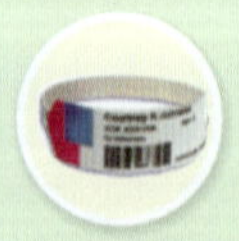 3. 患者の本人確認を行う。患者に処置について説明する。歩行中に眩暈、疲労、息切れを感じたら伝えるように依頼する。歩行距離を決定する。	患者確認の実施により、正しい患者に正しい処置を行う確証を得ることができる。患者との対話や説明は患者の不安を軽減し、これから起こることへの準備を促す。
4. 患者がベッド上にいる場合は、ベッドの高さを最低の位置に下げる。	ベッドを適切な高さにすると、患者が離床する際に安全である。
5. **患者に立位支援用具の使用を促し、用具を使用せずに立つか、利用可能ならベッドの横に取り付けるものを使用するか、どちらかを選択し、ベッドの端に移動する。**	補助用具を利用して患者に自立を促すことは、看護師の負担を軽減し、患者の損傷リスクも減少させる。
6. 必要時、患者がベッドの端に移動するのを介助する。ベッド上で端座位になってもらう。眩暈、ふらつきがないかアセスメントする。患者自身が大丈夫であると確信が持てるまで、端座位を続ける。	端座位になることは、体位の変化によって起こる血圧の変動（起立性低血圧）のリスクを最小限に抑える。患者の訴えをアセスメントすることは、損傷の防止に役立つ。
7. 患者が靴や、希望時にガウンを着用するのを介助する。	これにより、患者の安全と保温が確保される。
8. アセスメントや医療施設の規定に基づいて、患者の腰に歩行ベルトを装着する。	歩行ベルトは介助者がつかみやすく、スタッフと患者の筋骨格系の損傷リスクを減少させる。また、患者がバランスを崩したときも、介助者がしっかりとつかむことができる。

手 順

9. **歩行器を直接患者の前に置く(図1)。**患者にベッドや椅子から自力で立ち上がってもらう。そのとき立位支援器具を使用するか、立位を介助する(図2)。患者が立位になった後は、歩行器のグリップをしっかりと左右均等に握ってもらう。介助者は患者の少し後ろに立つ。

根 拠

歩行器を正しい姿勢で使用すると、バランスが確保できる。歩行器で立位となり、しっかりとグリップを握ると、歩行器で移動する際に安定し、安全も確保される。看護師が、患者のすぐ斜め後ろに立つことで、患者の立位、真っすぐな歩行を支援できる。また、患者がバランスを崩したり、転倒しかけたりした場合も、安全な場所に看護師が待機していることができる。

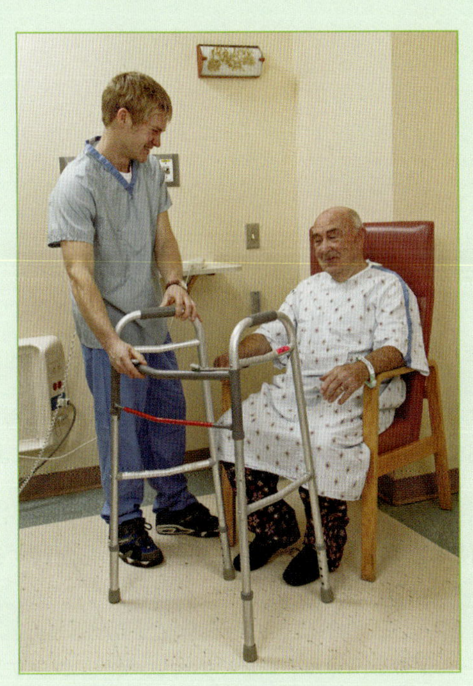

図1　座っている患者の前に歩行器を置く。

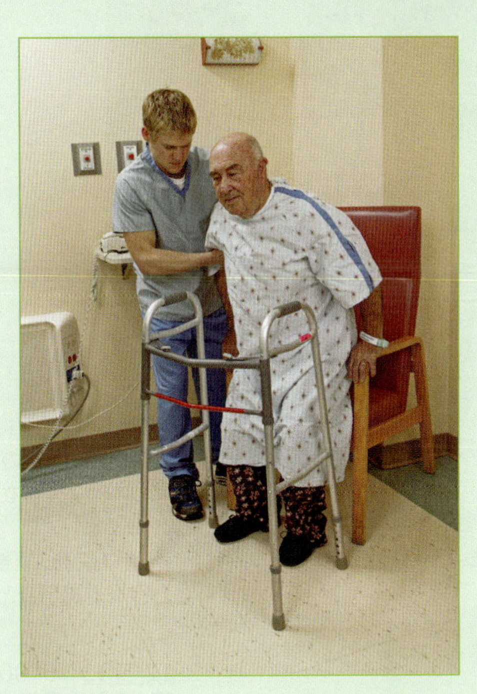

図2　立位を介助する。

10. 患者は歩行器を前方に15-20cm動かし、下に置く。歩行器の4脚が全て、床に接地することを確認する。その後上肢で支えながら、片足を歩行器の中に踏み入れる。もう一方の足を横にもってくる。

歩行器の4脚全てが床に接地していると、支持面が広く確保される。歩行器で移動し前に進むことは、歩行器に重心を移動させてバランスを確保し、歩行器の傾きを防止する。

11. 歩行器を前方に再び動かし、同様の動作をする。予定の距離と時間まで歩行を続ける(図3)。患者の耐久力、全身状態をみながらベッドや椅子に戻り、患者の安楽度を損なわないようにする。ナースコールと他の必要物品が手の届く場所にあることを確認する。

歩行器で移動することは活動性を促進する。予定した距離と時間内で歩行を終了させることで患者の疲労を防ぐ。

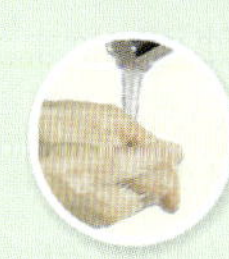

12. 歩行ベルトを外す。医療施設の規定に従い、使い捨ての指示がない場合は移動に使用した物品を洗浄する。使用したグローブとPPEを外す。手指衛生を行う。

次の患者が使用する前に物品を正しく洗浄することは、微生物の拡散を防止する。正しくPPEを外すことで、他の物品への汚染や感染伝播のリスクを減少させる。手指衛生は、微生物の拡散を防止する。

(続く)

スキル・9-8　歩行器を使用した歩行介助 (続き)

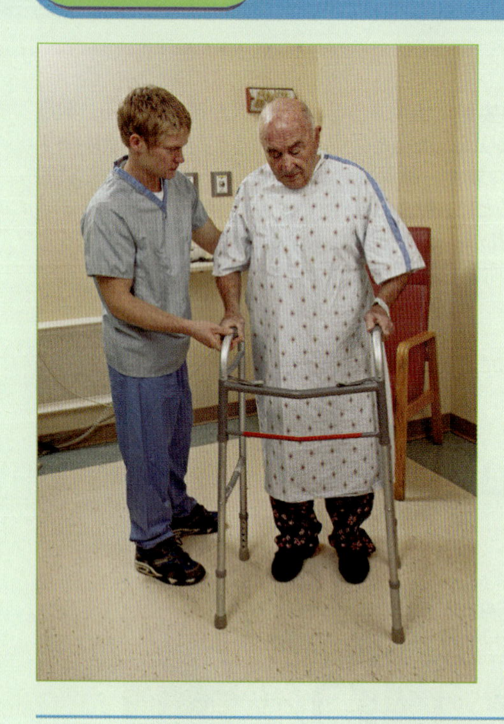

図3　歩行器を用いての歩行を介助する。

評価

望ましい成果が得られるのは、患者が歩行器を用いて安全に歩行し、損傷がない場合である。他に、筋力、関節の可動性、自立性が高まる、自力で歩行器が使用できる、不動状態による合併症の徴候がない、などの場合である。

記録

ガイドライン

患者の活動、重要な観察点、歩行器使用の能力、許容度、歩行距離について記録する。使用した移乗支援用具と介助に必要なスタッフの人数を記録する。

記録例

> 12/5/15　9：00　歩行器を用いて、ベッドからバスルームまで歩行し、モーニングケアを実施。介助は最低限でよい。歩行器を使用し正しく歩行できる。歩行器でベッドへ戻ることも自立している。
>
> —— *P. コリンズ、看護師*

予期しない状況と対処方法

- 看護師は廊下で歩行器を用いた歩行介助をしている。患者は極度の疲労状態となり、「歩行器が重すぎる」と、これ以上歩行器を持ち上げられないと訴えている。しかし、患者は歩行器なしでは歩行できない：このような場合は応援を呼ぶ。患者を部屋に戻すために車椅子をスタッフに持ってきてもらう。必要時、患者の他の症状をアセスメントする。今後の歩行計画は距離を短くし、患者の疲労を防ぐ。

注意事項

- 決して歩行器を階段で使用してはならない。
- 滑り止め付きの靴か部屋履きを履いてもらう。
- 前部の脚に車輪が付いている歩行器もある。このタイプは、車輪のない歩行器の使用にはまだ早い患者、または歩行器を持ち上げるのが難しい患者にとって最善の歩行器といえる。患者が可能な限り正しく歩行すると、前に進んでいく。歩行器を繰り返し持ち上げる必要がないため、エネルギー消費や背部と上肢への負担が標準的な歩行器よりも少ない（Mincer, 2007）。
- 出入り口や混雑している場所では、歩行器の使用が難しい場合がよくあることに留意する。
- 歩行器を使用する前に、損傷、フレームの変形、部品の欠損や緩みがないかどうか点検するように、患者に助言する。
- 患者が椅子から立ち上がる際に、てこの作用を利用して椅子の手すりや立位支援器具を使用する方法を教える。立ち上がる際に歩行器を引っ張ると、歩行器が傾きバランスを失うため、歩行器を引っ張ってはならないことを患者に説明する。

スキル・9-9 松葉杖を使用した歩行介助

松葉杖は患者が歩行するための手段であり、片方または両方の下肢から体重の負荷を取り除く役割を持つ。患者は上肢の力を利用して体重を支える。松葉杖の使用期間は短期の場合も長期の場合もある。このスキルでは短期の松葉杖使用について述べる。松葉杖は使用する個人に合わせて調節しなければならない。患者を真っすぐ立たせ、上肢を下げ手掌は体側につける。松葉杖の最上部と腋窩の間は手の幅(日本では2-3横指)に合わせる。松葉杖を使用する際には、肘を約30度屈曲させ、腋窩ではなく手で体重を支える。腋窩への体重負荷は、神経損傷の原因となる。荷物がある場合は、リュックサックなどで背負って運ぶのが最善の方法である(University of Iowa Hospital and Clinics, 2006)。松葉杖歩行の方法は通常、理学療法士から指導を受けるが、看護師も患者の進捗状況や指導されている歩行方法について十分理解することが重要である。初期指導の終了後は、家庭で、または病院内で患者を指導する準備を行う。松葉杖を使用する際に、体重の支持は本来手と上肢であることを念を押して伝える。松葉杖歩行の方法は多数あるが、基本は下肢の片方または両方に荷重する体重がどの程度可能かという点で判断する。

必要物品

- 腋窩パッドつき松葉杖、グリップ、吸着式杖先ゴム
- 滑り止め付きの靴、部屋履き
- 指示があれば、未滅菌グローブ、PPE
- 必要時、利用できれば、立位支援器具

アセスメント

松葉杖の使用理由と体重負荷に関する指示について、患者記録と看護計画を確認する。理学療法上の指示の詳細を確認する。実施の前に疼痛アセスメントを行う。患者が疼痛を訴える場合は、鎮痛薬の効果が十分得られるように時間に余裕を持って処方された薬剤を投与する、患者の松葉杖に関する知識と、松葉杖でバランスを取る能力をアセスメントする。上肢と下肢の筋力をアセスメントする。患者にとって最適な歩行用具を決定する。

看護診断

現在の患者の状態に基づいて、看護診断を行うための関連因子を決定する。妥当な看護診断を以下に示す。

- 身体損傷リスク状態
- 歩行障害
- 知識不足
- 転倒リスク状態
- 活動耐性低下
- 急性疼痛
- 慢性疼痛

成果確認と看護計画立案

松葉杖を用いた歩行介助の際の望ましい成果は、患者が転倒や損傷なく安全に歩行することである。他に妥当な成果としては、実際に松葉杖歩行が正しく行える、筋力と関節の可動性の拡大がみられる、松葉杖歩行に関連する損傷がみられないことである。

看護技術の実際

手順	根拠
1. 患者の動作や歩行能力に影響を与えるケアについて、医療記録や看護計画を確認する。患者が装着しているチューブ類、IVライン、手術創、器具など、歩行の手段に変更が予想されるものについてアセスメントを行う。患者の知識とこれまでの松葉杖の使用経験について確認する。	記録やケアプランの確認により、正しい患者に正しい処置を行う確証を得ることができる。アセスメントは問題のある領域を識別し、損傷のリスクを最小限に抑えるために役立つ。
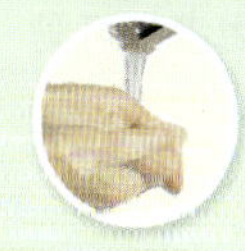 2. 手指衛生を行い、指示があればPPEを装着する。	手指衛生とPPEは微生物の拡散を防止する。PPEは感染経路別予防策に基づいた装備が必要である。
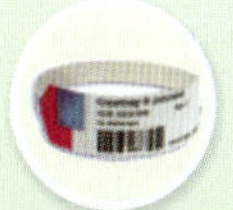 3. 患者の本人確認を行う。処置について説明し、歩行中に眩暈、疲労、息切れを感じたら伝えるように依頼する。歩行距離を決定する。	患者確認の実施により、正しい患者に正しい処置を行う確証を得ることができる。患者との対話や説明は患者の不安を軽減し、これから起こることへの準備を促す。

(続く)

スキル・9-9　松葉杖を使用した歩行介助（続き）

手順	根拠
4. **使用可能な場合は、患者に立位支援器具の使用を促す。** 患者は真っすぐに立ち、三脚姿勢となり顔は前に向ける（図1）。この姿勢で、患者の足部から前方15cm、外側15cmの位置に松葉杖の先端を置く（原著では各30cm、以下日本の標準的な数値に合わせて表記する）。	立位支援器具は介助者の負担を軽減し、患者の損傷リスクも減少させる。このような松葉杖の姿勢は支持面が広くなり、安定性とバランスが強化される。

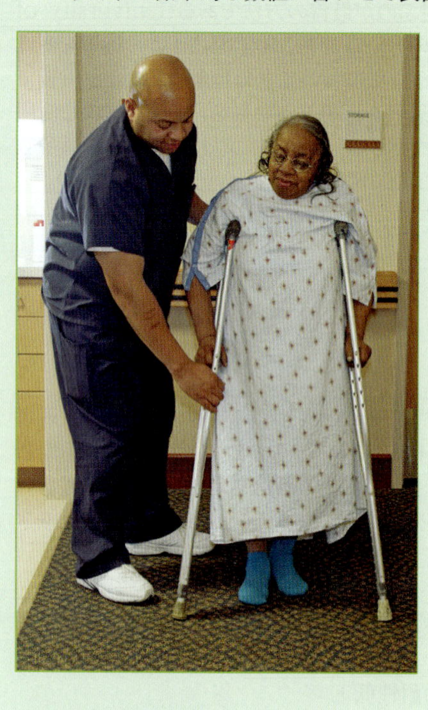

図1　三脚姿勢で真っすぐな立位になるように患者を支援する。

手順	根拠
5. 4点歩行の場合 a. 右松葉杖を前方15cmに出し、次に左下肢を右松葉杖と同じ位置まで進める。 b. 左松葉杖を前方15cmに出し、次に右下肢を左松葉杖と同じ位置まで進める。	この動きは安定性と安全性を確実にする。
6. 3点歩行の場合 a. 患脚と左右松葉杖を前方15cmに出す。 b. 健脚を松葉杖と同じ位置まで進める。	患者は健脚に体重を荷重できる。
7. 2点歩行の場合 a. 左松葉杖と右下肢を同時に前方15cmに出す。 b. 右松葉杖と左下肢を同時に左松葉杖と同じ位置まで進める。	患者は両足に体重を部分荷重できる。
8. 小振り歩行の場合 a. 両側松葉杖を前方15cmに出す。 b. 両下肢を持ち上げ、松葉杖の位置まで両下肢を振って進め、体重は松葉杖で支持する。	小振り歩行は殿部や下肢に筋力低下や麻痺のある患者に可動性をもたらす。

手 順

9. 予定の距離と時間まで、歩行を続ける。患者の耐久力、状態に応じてベッドや椅子に戻り、患者の安楽度を確保する。ナースコールと他の必要物品が手の届くところにあることを確認する。

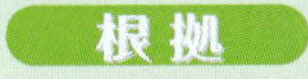

歩行の継続は活動性を高める。歩行距離と時間を計画通りに進めることで患者の疲労を防止する。

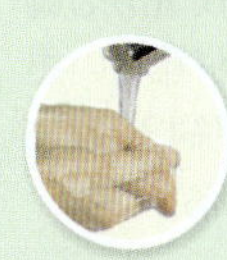

10. 使用したPPEを外す。手指衛生を行う。

正しくPPEを外すことで、他の物品への汚染や感染伝播のリスクを減少させる。手指衛生は、微生物の拡散を防止する。

評価

望ましい成果が得られるのは、患者が正しく松葉杖を使用して安全に歩行し、損傷がない場合である。他の成果としては、筋力と関節の可動性が高まり、松葉杖の使用による損傷が見られない場合である。

記録

ガイドライン

活動内容、重要な観察点、松葉杖使用の能力と許容範囲、歩行距離に関して記録する。移乗介助に使用した器具と、移乗に必要なスタッフの人数も記録する。

記録例

12/5/10　18：30　松葉杖の4点歩行の方法を指導。歩行練習を繰り返し、廊下を約450m、問題なく歩行。

── H. ポインター、看護師

予期しない状況と対処方法

- 看護師が廊下で、松葉杖を用いた歩行介助を行っていると、患者が疲労を訴えた。看護師は患者が体重を腋窩で支持していることに気付いた：このような場合は、応援を呼び、車椅子を持ってきてもらい患者を部屋まで移動させる。患者がベッドに戻ったら、腋窩への圧迫を避けるように指導を強化する。今後は、歩行距離を短くして、患者の疲労を防ぐ。専門分野を統合した医療チームと上肢を強化する訓練について相談する。

注意事項

- 松葉杖で階段を上ることができる。2本の松葉杖を1つにまとめ片方の手で持ち、階段の手摺を利用する。患者は階段に向かって三脚姿勢をとる。患者は体重を松葉杖に移動し手摺をつかむ。最初の階段に健脚を置く。次に体重を健脚に移動し階段を上る。その後、松葉杖と患脚を健脚と同じ段に移動させ、この動作を階段の頂上まで繰り返す。この方法を用いると、松葉杖は常に患脚を支持している。
- 小振り歩行の長期使用は、殿部と下肢の萎縮を招く可能性がある。患者のケアプランに適切な運動を取り入れ、合併症を防ぐ。
- 患者は松葉杖に寄りかかってはならない。腋窩への長時間の圧迫は上腕の神経損傷を起こし、上肢の感覚障害、運動障害を伴う橈骨神経麻痺の原因となる。
- 松葉杖を用いる患者は、松葉杖歩行を支援するために、上肢と肩を強化する訓練を実施する必要がある。

スキル・9-10　杖を使用した歩行介助

体重の負荷は可能だがバランスの保持に支援が必要な患者には杖が役に立つ。また、片側の下肢の筋力が低下している患者にも有用である。歩行時に杖を使用することで、支持する点が増える。杖は木製かメタル製で、滑り止めとして杖の先端にゴムキャップが付いているものが多い。杖はおおむね以下の3種類である。一本杖でハンドルが半円型のC字型杖（最小限の支援でよい患者、階段の利用が多い患者に推奨）、一本杖でハンドルが真っすぐなT字型杖（ハンドルが握りやすいため手の力が弱い患者に推奨、バランスが保持が難しい患者には向かない）、杖先が3脚（3点杖）、4脚（4点杖）に分かれた杖、下肢の支持面を広くする多脚杖（バランス保持が難しい患者に推奨）がある。杖の高さは床から患者の腰（大転子）までで、杖を握ったときに肘が約30度に曲がる高さである。杖を握るのは、筋力低下または受傷している下肢と反対側の手である。

必要物品

- 適切なサイズで杖先ゴムが付いた杖
- 滑り止めがついた靴または部屋履き
- 指示があれば、未滅菌グローブ　PPE
- 立位支援器具　（必要時・利用可能時）
- アセスメントに応じて、歩行ベルト

アセスメント

患者の上半身の筋力、体重負荷能力、歩行能力、介助の必要性をアセスメントする。歩行に影響がある状態について患者記録を確認する。歩行前に、疼痛アセスメントを行う。患者が疼痛を訴える場合は、鎮痛薬の効果が十分得られるように、時間に余裕を持って処方された薬剤を投与する。バイタルサインを測定し、体位の変化による眩暈、ふらつきがないかアセスメントする。杖の使用に関する患者の知識をアセスメントする。

看護診断

現在の患者の状態に基づいて、看護診断を行うための関連因子を決定する。妥当な看護診断を以下に示す。

- 転倒リスク状態
- 歩行障害
- 知識不足
- 身体損傷リスク状態
- 活動耐性低下
- 急性疼痛
- 慢性疼痛

成果確認と看護計画立案

杖を用いた歩行介助の際の望ましい成果は、患者が転倒や損傷がなく、安全に歩行することである。他に妥当な成果としては、患者が正しく杖を使用する、筋力、関節の可動性、自立性が高まる、杖の使用による損傷の徴候がない、などである。

看護技術の実際

手順	根拠
1. 患者の動作、歩行能力に影響を与えるケアについて、医療記録と看護計画を確認する。患者が装着しているチューブ類、IVライン、手術創、器具など、歩行方法の変更が予想されるものについてアセスメントする。	記録やケアプランの確認により、正しい患者に正しい処置を行う確証を得ることができる。機器や制限の確認により、損傷のリスクを減らす。
2. 手指衛生を行う。指示があれば、PPEを装着する。	手指衛生とPPEは微生物の拡散を防止する。PPEは感染経路別予防策に基づいた装備が必要である。
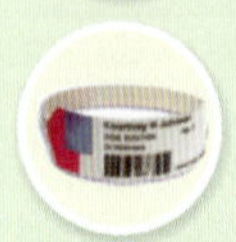 3. 患者の本人確認を行う。患者に処置について説明する。歩行中に眩暈、疲労、息切れを感じたら伝えるように依頼する。歩行距離を決定する。	患者確認の実施により、正しい患者に正しい処置を行う確証を得ることができる。患者との対話や説明は患者の不安を軽減し、これから起こることへの準備を促す。
4. **患者に立位支援用具の使用を促し、用具を使用せずに立つか、利用可能ならベッドの横に取り付けるものを使用するか、どちらかを選択し、ベッドの端に移動する。**	患者に自立を促すことは、看護師の負担を軽減し、患者の損傷リスクも減少させる。

手順	根拠
5. アセスメントで必要性があると判断された場合、または医療施設の規定により、患者の腰に歩行ベルトを巻く。	歩行ベルトは介助者がつかみやすく、スタッフと患者の筋骨格系の損傷リスクを減少させる。また、患者がバランスを崩したときも、介助者がしっかりとつかむことができる。
6. 体重の負荷を下肢と杖に均等に配分して立位になるために、立位支援器具を使用するよう促す。	補助用具を利用して患者に自立を促すことは、看護師の負担を軽減し、患者の損傷リスクも減少させる。体重を均等に配分することは支持面を広げ、バランスを保持する。
7. 杖は健側の上肢で持ち身体に近づけるように患者に伝え、看護師は患者の斜め後ろに立つ(図1)。	健側で杖を持つことは患者の体重を患側から遠ざけ、寄りかかりを防止する。看護師が患者の斜め後ろに立つことで、患者の立位や真っすぐな歩行を支援する。看護師の位置は、患者がバランスを崩し倒れ掛かってくる場合に安全を確保できる位置でもある。

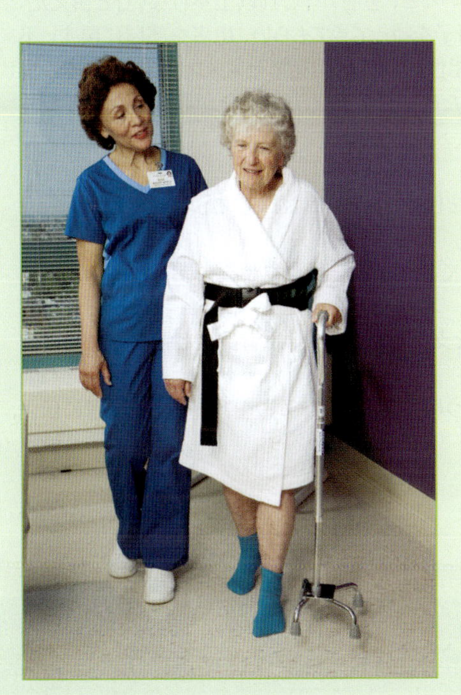

図1　看護師は患者の少し後ろに立つ。杖は患者の健側に持ち、身体に近づける。

手順	根拠
8. 体重を健側の下肢と杖で支えている間に、杖を10-30cm前方に出し、その後患側の下肢を杖の場所まで進める。	この方法で支持とバランスが維持できる。
9. 体重を患側の下肢と杖で支えている間に、健側の下肢を杖の先に進める(踵が杖の先端を少し越える程度)。	この方法で支持とバランスが維持できる。
10. 患側の下肢を、健側の下肢と同じ位置まで進める。その後、杖を再度進める。	この動きで支持とバランスが維持できる。
11. 予定の距離と時間まで歩行を続ける。患者の許容度と状態に応じて、患者をベッドや椅子に戻し、患者の安楽を確保する。ナースコールや他の必要物品が手の届く場所にあることを確認する。	歩行の継続は活動性を高める。予定の距離を守り、患者の許容範囲で歩行することで、患者の疲労を防ぐ。
12. 医療施設の規定に従い、使い捨ての指示がない場合は移動に使用した物品を洗浄する。使用したグローブとPPEを外す。手指衛生を行う。	次の患者が使用する前に物品を正しく洗浄することで、微生物の拡散を防止する。正しくPPEを外すことで、他の物品への汚染や感染伝播のリスクを減少させる。手指衛生は、微生物の拡散を防止する。

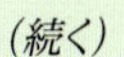
(続く)

スキル・9-10　杖を使用した歩行介助　（続き）

評価

望ましい成果が得られるのは、患者が安全に杖を使用して歩行し、転倒や損傷がない場合である。他には、患者が正しく杖を使用する、筋力、関節の可動性、自立性が高まる、杖の使用に関連する損傷がない、などの場合である。

記録

ガイドライン

活動内容、重要な観察点、患者の杖使用の能力と許容範囲、歩行距離について記録する。使用した移乗用具と、移乗に必要なスタッフの人数も記録する。

記録例

> 08/5/14　13：30　杖の使用について指導。繰り返し歩行練習を行い、約300m室内で歩行。一方に寄りかからないように、継続して注意を促す必要がある。杖歩行の指導は継続の必要あり。再指導を夕方に予定する。
>
> —— *J. フェルプス、看護師*

予期しない状況と対処方法

- 看護師が廊下で患者の杖歩行の介助を行っていると、患者が「これ以上歩けない」と訴えた：このような場合は、応援を呼ぶ。スタッフに車椅子を持ってきてもらい、患者を部屋に戻す。不安や疲労、状態の変化など、患者にとって可能性のある原因をアセスメントする。今後の歩行距離は短くして疲労を防ぐ。筋力を強化するために、理学療法へ紹介が必要になる可能性もある。

注意事項

- 左右共に歩行能力が低下している患者は、杖を使用すべきではない。松葉杖か歩行器の方が適切である。
- 階段を上る際は、健脚で最初の段を上り、続いて杖と患脚を移動させる。階段を下りる際は、逆の手順となる。
- 杖の支持を必要としない場合は、健脚で体重を支持している間、患者は杖と患脚を同時に前に進めることができる。
- 座位になる場合は、手の届く範囲に杖を置くようにすると立ち上がりやすいことを患者に伝える。

スキル・9-11　弾性ストッキングの着脱

弾性ストッキングは、深部静脈血栓症、肺塞栓症のリスクがある患者に用いられることが多く、静脈炎の予防にも役立つ。製造メーカーは数社に及ぶが、弾性ストッキングは弾性素材で作られており、膝丈、大腿丈のサイズがある。弾性ストッキングは、圧を加えることで表面と深部の静脈における血流速度を上げ、下肢における静脈弁の機能を改善し、心臓への静脈血還流を促進する。弾性ストッキングの着用には医師の指示が必要である。

必要物品

- 弾性ストッキング（指示の長さと適切なサイズのもの。正しい測定方法についてはアセスメントの項を参照）
- メジャー
- タルカムパウダー（随時）
- 皮膚洗浄剤、ベースン、タオル
- 未滅菌グローブ
- 指示のあるPPE

アセスメント

下肢の皮膚の状態、神経血管の状態をアセスメントする。弾性ストッキングの着用を継続する前に、何らかの異常があれば報告する。患者の下肢に発赤、腫脹、熱感、圧痛、疼痛など、深部静脈血栓症を示す症状についてアセスメントする。このような症状がある場合は、弾性ストッキングを着用する前に医師に報告する。正しいサイズのストッキングを選択するために、下肢の測定を行う。膝丈の場合は、下腿の一番太い部分の周囲と、踵下の足底部から膝窩までの長さを屈曲した状態で測定する。大腿丈の場合は、下腿と大腿の一番太い部分の周囲を測定する。踵下の足底部から殿溝までの長さを測定する。製造メーカーの取扱い説明書に従って、適切なサイズのストッキングを選択する。左右それぞれの下肢に正しく装着できるストッキングが必要である。測定結果が左右で異なる場合は、左右の下肢に適正なサイズを確保するために、2つの異なるサイズのストッキングが必要となる(Walker & Lamont, 2008)。

看護診断

現在の患者の状態に基づいて、看護診断を行うための関連因子を決定する。妥当な看護診断はを以下に示す。

- 非効果的末梢組織循環
- 皮膚統合性障害リスク状態
- 体液量過剰
- 身体損傷リスク状態

成果確認と看護計画立案

弾性ストッキングを着脱する際の望ましい成果は、患者にとってストッキングの着脱が最小限の苦痛で行われることである。他に妥当と考えられる成果は、下肢の浮腫が減少する、患者がストッキング着用の根拠を理解する、患者が深部静脈血栓症にならない、などがある。

看護技術の実際

手順	根拠
1. 弾性ストッキングの必要性を確認するために、医療記録と医師の指示を見直す。	記録やケアプランの確認により、正しい患者に正しい処置を行う確証を得ることができる。
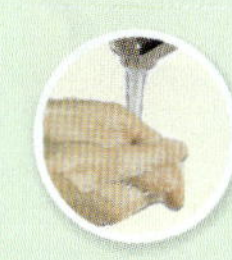 2. 手指衛生を行う。指示があれば、PPEを装着する。	手指衛生とPPEは微生物の拡散を防止する。PPEは感染経路別予防策に基づいた装備が必要である。
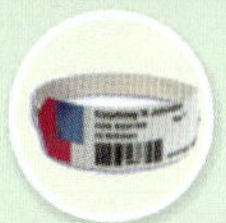 3. 患者の本人確認を行う。患者にこれから実施する処置と、弾性ストッキング着用の根拠について説明する。	患者確認の実施により、正しい患者に正しい処置を行う確証を得ることができる。患者との対話や説明は患者の不安を軽減し、これから起こることへの準備を促す。
4. ベッド周囲のカーテンを閉め、可能であれば部屋のドアを閉める。	患者のプライバシーを保護する。
5. ベッドを作業しやすい高さに調整する。通常は介助者の肘の高さである(VISN 8 Patient Safety Center, 2009)。	ベッドを適切な高さにすると、看護師の背部と筋肉の損傷を防ぐことができる。
6. 患者が仰臥位になるよう介助する。座位、または歩行中の患者には、弾性ストッキングを着用する前に臥床してもらい、最低でも15分は下肢を十分挙上する。	下肢の体勢によっては静脈内の血液貯留を促進する場合もあり、着用時に血液がうっ滞しているとストッキングの効果が減少する。
7. 着用する下肢を露出する。必要時、下肢を洗い乾燥させる。患者に呼吸上の問題や、乾燥肌、パウダーへの過敏症などの問題がなければ、軽く下肢にパウダーをつける。乾燥肌の場合は、ローションを使用してもよい。パウダーとローションの使用を推奨していないメーカーもあるため、製品の取扱い説明書をよく確認する。	患者のプライバシーを維持する。パウダーとローションは摩擦を減らし、ストッキングの着用を容易にする。
8. 看護師はベッドの足下側に立つ。ストッキングの内側に手を入れ、踵の部分をしっかりとつかむ。ストッキングを踵の部分まで裏返す(図1)。	裏返しにする方法で着用が容易になる。弾性ストッキングの偏りは下肢の循環を悪化させる。

(続く)

スキル・9-11 弾性ストッキングの着脱 （続き）

手順	根拠

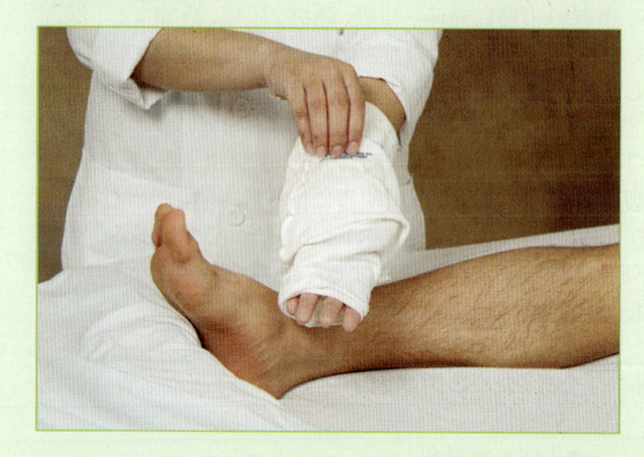

図1 弾性ストッキングを裏返しにする。

手順	根拠
9. 踵ポケットを下側にして、ストッキングの足部を広げながら患者の足部と踵部にかぶせる（図2）。患者の踵が、ストッキングの踵ポケットの中央にきていることを確認する（図3）。	しわがあり不適切な装着は循環を妨げる。

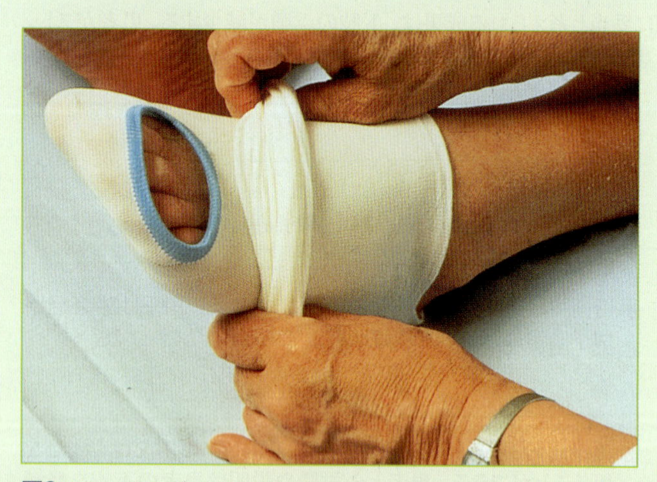

図2 ストッキングの足部を患者の足部に着用させる。

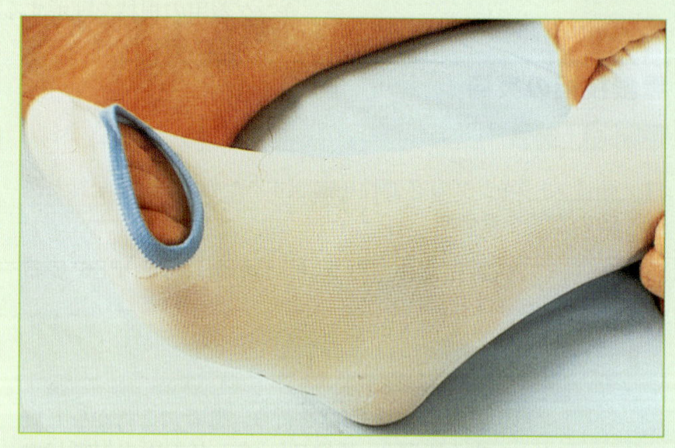

図3 足部を着用後、踵部を踵ポケットと一致させる。

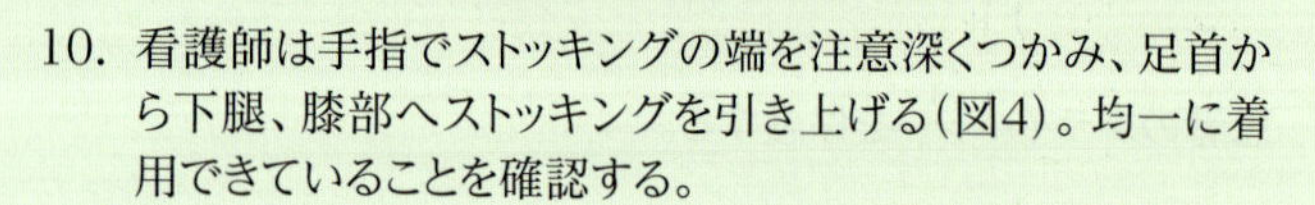

手順	根拠
10. 看護師は手指でストッキングの端を注意深くつかみ、足首から下腿、膝部へストッキングを引き上げる（図4）。均一に着用できていることを確認する。	ストッキングを注意深く緩めると、下肢の輪郭に沿って正しく着用できる。均一な着用は、循環障害を防止する。
11. つま先部分を軽く引っ張る。足趾部の開口部（モニタリングホール）があれば、正しい位置にあることを確認する。必要時、ストッキングにしわがなく滑らかになるように調整する。	足趾の安楽を確保し、循環障害を防止する。
12. 膝丈のストッキングの場合は、ストッキングの上端は膝蓋骨の3-5cm下にする。ストッキングの上端が丸まって下がっていないか確認する。	圧迫と循環障害を防止する。ストッキングが丸まってしまうと、静脈の締め付けの原因となる。
13. 大腿丈の場合は、患者の下肢を曲げ、ストッキングを膝上を超えて伸ばしていく。	均一な着用を確実に行う。
14. ストッキングを殿溝下3-7cmまで引き上げる（図5）。必要時、ストッキングのしわがなく、滑らかになるように調整する。	過度の圧迫と循環障害を防止する。丸まったストッキングは、静脈締め付けの原因となる。
15. 使用した物品を片付け、患者を安楽な体位に戻す。グローブを外す。ベッド柵を上げ、ベッドの高さを下げる。	患者の安全・安楽を促進する。グローブを適切に外すことで、他の物品への汚染と感染伝播のリスクを減少させる。

手順　　**根拠**

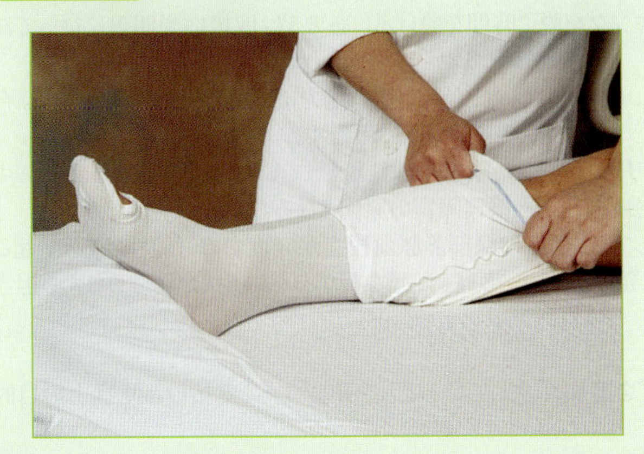

図4　ストッキングの脚部を引き上げる。

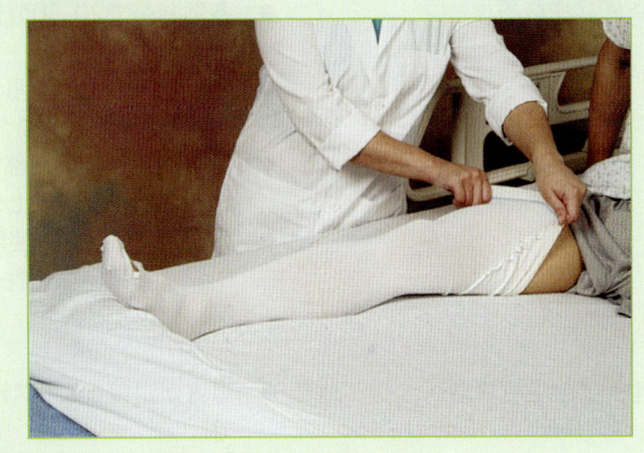

図5　ストッキングを大腿部まで引き上げる。

16. 使用したPPEを外す。手指衛生を行う。

正しくPPEを外すことで、他の物品への汚染や感染伝播のリスクを減少させる。手指衛生は、微生物の拡散を防止する。

弾性ストッキングを脱ぐ場合

17. ストッキングを脱ぐ場合は、ストッキングの上端をつかみ裏返しになるように引き下ろす。足部を支え、ストッキングを脱ぐ際の負担を軽くする。

この方法は、ストッキングの弾性と密着性を保つ。下肢の循環状態と皮膚状態のアセスメントやスキンケアも可能となる。

評価

望ましい成果が得られるのは、弾性ストッキングの着脱が指示通り実施される場合である。他には、末梢の浮腫が軽減する、患者が弾性ストッキングの使用理由を言える、などの場合がある。

記録

ガイドライン

患者の下肢の測定値を基準値として記録する。ストッキングの適応、ストッキングのサイズ、皮膚と下肢のアセスメント、神経血管のアセスメントについて記録する。

記録例

12/7/22　9:45　下肢の測定値は、下腿周囲36.8cm、踵から膝部までの長さ40.6cm。測定値は左右で一致した。膝丈の弾性ストッキング(M／レギュラー)を左右に着用。後脛骨動脈と足背動脈の脈拍は左右とも+2。毛細血管再充満時間2秒未満、足趾の皮膚は他の部位と一致し、温感あり。下肢の皮膚は左右とも健全な状態である。
—— *C. ストーン、看護師*

予期しない状況と対処方法

- 患者の下肢の測定値が、利用可能サイズの範囲外となっている：このような場合は、指示を出した医師に報告する。患者はオーダーメイドのストッキングが必要かもしれない。
- ストッキングを着用した際に、患者が強い疼痛を訴えている：疼痛が予想される場合(下肢の手術創がある場合など)は、患者に前投薬を行い、ストッキングを着用する前に投薬の効果が得られるまで時間をとる。予期しない疼痛であれば、患者に深部静脈血栓症が発症した可能性があるため、医師に報告する必要がある。
- 患者の下肢に手術創がある場合：ストッキング着脱の際に手術創に損傷を与えないように注意する。手術創に損傷がある場合は、手術創に最小限の包帯を巻き、ストッキングに排液が浸みないようにする。ストッキングが排液で汚染されたら、指示に応じて、洗浄・乾燥を行う。
- 患者がストッキングを着用して歩行する場合：患者が歩き始める前に滑り止めつきの靴下か部屋履きを履く。

(続く)

スキル・9-11　弾性ストッキングの着脱　（続き）

注意事項

一般的な注意事項

- 各勤務帯で20-30分はストッキングを脱ぐ時間を設ける。必要時、取扱い説明書に従って洗浄と乾燥を行う。
- 各勤務帯で最低1回は皮膚色、皮膚温、感覚、腫脹、体動能力についてアセスメントする。合併症が認められる場合は、ストッキングを外し、担当医に報告する。
- ストッキングの上端部とモニタリングホールが体動により丸まっていないか確認する。ストッキングの端が丸まってしまうと、過度の圧迫と循環障害の原因となる。
- 弾性ストッキングを使用したとしても、患者に深部静脈血栓症が発症する可能性はある。起こりうる症状は、片側性の腫脹、発赤、圧痛、疼痛、熱感などがある。症状が認められたら担当医へ報告する。

在宅ケアの注意事項

- 患者が退院前に、ストッキングを追加注文していることを確認する（支払いと便宜上の目的で）。
- ストッキングは白い衣類と一緒に洗濯する。過度の漂白は避ける。乾燥機は「低温」設定で行い終了したらすぐに取り出す。空気乾燥でもよい。取扱い説明書を確認する。

実践のためのエビデンス

Geerts, W., Pineo, G., Heit, J., et al. (2004). Prevention of venous embolism: The Seventh ACCP Conference on Antithrombotic and Thrombolytic Therapy. *CHEST, 126*(3) (Suppl), 338S-400S.

この論文は静脈血栓塞栓症の予防に関するもので、米国胸部外科学会（ACCP）の抗血栓療法と血栓溶解療法のためのエビデンスに基づくガイドライン第7版に収められている。論文の中には、物理的な予防方法が述べられている。深部静脈血栓症の物理的予防策は、段階的着圧ストッキング、空気圧迫装置、フットポンプ（足底部を急速圧迫し静脈血還流を促進する）がある。物理的な予防法は出血のリスクが高い患者への実施や、抗凝固療法をベースにした予防法の補助療法としての実施が推奨される。機器の使用にあたっては、正しい使用方法と適切なコンプライアンスで注意深く実施することが必要である。医療スタッフは、機器を正しいサイズで正しく装着し、毎日短時間のはずす時間を設けなければならない。さらに、看護師と理学療法士がイニシアチブをとり、機器が歩行の妨げにならないようにする。

スキル・9-12　空気圧迫装置

空気圧迫装置（PCD：Pneumatic Compression Devices）は、空気のカフが内蔵されている布製のスリーブによって短時間の圧迫を下肢に行う装置である。間歇的な圧迫は、小血管から深部の血管、そして大腿静脈へと血液を押し出す。この動きは血流と静脈血還流を高め、フィブリン溶解を促進し、静脈血栓症を阻止する。スリーブは、エアポンプにチューブで接続する。下肢全体を覆うか、足部から膝部までを覆う。

空気圧迫装置は、血栓の形成を防止するために、弾性ストッキング（段階的着圧ストッキング）や抗凝固療法と併用する。これらは血栓形成のリスクがある患者の術前・術後に用いられる。また、不動、慢性静脈疾患、悪性疾患など、他の血栓形成の危険因子を持つ患者に利用される。

必要物品

- メーカーのガイドラインに基づいた適切なサイズの圧迫スリーブ
- エアポンプとチューブ
- 指示があれば、未滅菌グローブとPPE

アセスメント

患者の既往歴、医療記録、現在の状態をアセスメントし、深部静脈血栓症の発症リスクを確認する。下肢の皮膚統合性をアセスメントする。空気圧迫装置を使用することで悪化する可能性がある下肢の状態、または使用禁忌がないことを確認する。装置の使用に関する医師の指示を確認するために、患者記録と看護計画を見直す。

看護診断

現在の患者の状態に基づいて、看護診断を行うための関連因子を決定する。妥当な看護診断を以下に示す。

- 消耗性疲労
- 身体可動性障害
- 末梢神経血管性機能障害リスク状態
- 術後回復遅延
- 身体損傷リスク状態

成果確認と看護計画立案

PCDを装着する際の望ましい成果は、患者が四肢における循環を良好に維持でき、神経血管の合併症の症状が見られないことである。

看護技術の実際

手順	根拠
1. PCDの使用禁忌となるような状態に関して、医療記録と看護計画を確認する。	記録やケアプランの確認により、正しい患者に正しい処置を行う確証を得ることができ、損傷のリスクを最小限に抑えられる。
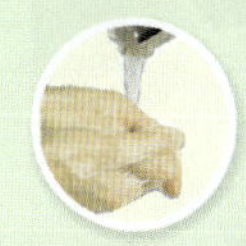 2. 手指衛生を行い、指示があればPPEを装着する。	手指衛生とPPEは微生物の拡散を防止する。PPEは感染経路別予防策に基づいた装備が必要である。
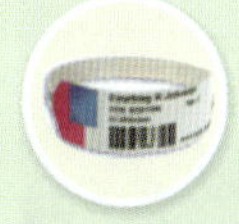 3. 患者の本人確認を行う。患者に処置について説明する。	患者確認の実施により、正しい患者に正しい処置を行う確証を得ることができる。患者との対話や説明は患者の不安を軽減し、これから起こることへの準備を促す。
4. ベッド周囲のカーテンを閉め、可能であれば部屋のドアも閉める。ベッドを作業しやすい高さに調整する。通常は介助者の肘の高さである（VISN 8 Patient Safety Center, 2009）。	患者のプライバシーを保護する。ベッドを適切な高さにすると、看護師の背部と筋肉の損傷を防ぐことができる。
5. 圧迫ポンプをフットボードにかけ、コンセントにプラグを挿入する（図1）。接続チューブをポンプにつなぐ。	機器の準備は、効果的な時間管理と業務への系統立てたアプローチを推進する。

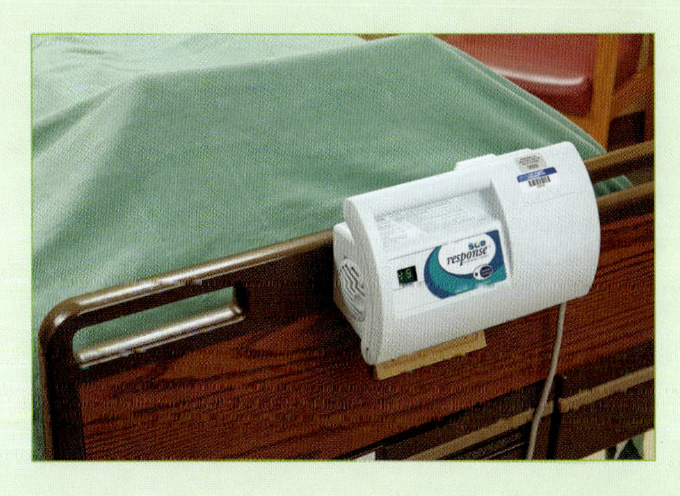

図1　PCD装置をフットボードにかける。

（続く）

スキル・9-12　空気圧迫装置

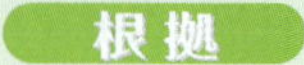

手順	根拠
6. 圧迫スリーブを包装から取り出し、開く。開いたスリーブをベッド上に置き、内側の綿の部分を上にする。**足首と膝窩の正しい位置を示す印に留意する。**	適切なスリーブの位置は、損傷を防止する。
7. 指示があれば、弾性ストッキングを着用する。患者の下肢にスリーブを装着し、チューブは踵の方に配置する(図2)。スリーブは左右の下肢に1枚ずつ装着する。**下肢全体を覆うスリーブには、膝窩部への圧迫を避けるために膝窩開口部がある。膝部までのスリーブの場合は、足首を示すの印の上に足首の後ろ側がきていることを確認する。**	適切な配置は損傷を防止する。
8. スリーブと下肢の間に指2本が入る程度にスリーブを巻く。スリーブをマジックテープで固定する。両側の下肢の治療が指示されていれば、もう片方の下肢にもスリーブを装着する。取扱い説明書に従い、スリーブとチューブを接続する(図3)。	正しい配置は、適切で、過度ではない圧を確実に下肢に与える。

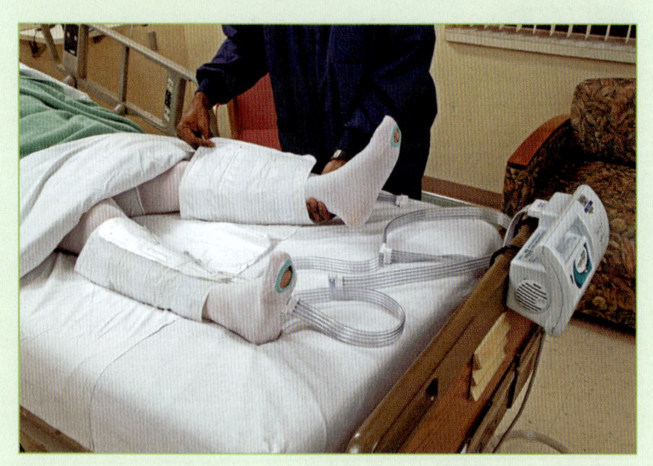

図2　下肢の下にPCDスリーブを置き、チューブは踵の方に向ける。

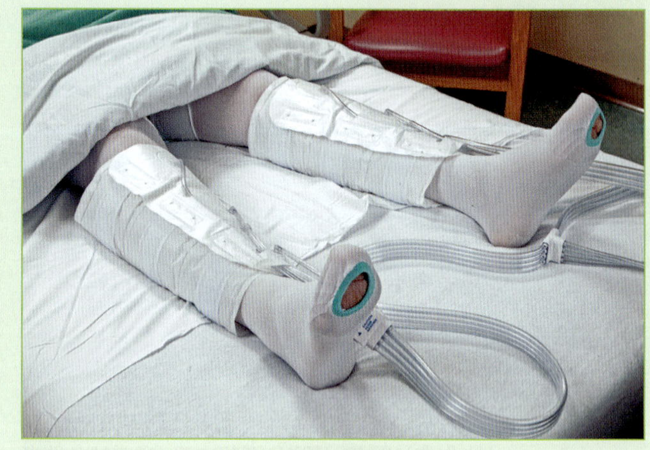

図3　下肢にPCDスリーブを適度に巻く。

手順	根拠
9. ポンプを指示通りの最適な圧に設定する(通常は35-55mmHg)。チューブがねじれていないことを確認する。患者は空気の流れを妨害しなければ動くことができることを伝える。ポンプを始動させる。可能であれば、クーリングの機能も開始する。	正しい圧設定は患者の安全を確保し、損傷を防止する。装置の中にはクーリング機能をもつものがあり、患者の安楽度が高まる。
10. **最初の周期は、患者と機器の作動状況を観察する。アラーム音を点検する。スリーブとポンプは最低でも各勤務帯で1回、または医療施設の規定に応じて点検する。**	観察と頻回の点検を行うことで、正しい装着と加圧が保証され、装置による損傷のリスクが減少する。
11. ベッドの高さを最低の位置に下ろす。ナースコールと他の必要物品が手の届く位置に置いてあることを確認する。	ベッドを最低の位置に戻すことと、ナースコールや必要物品を準備することは、患者の安全を促進する。
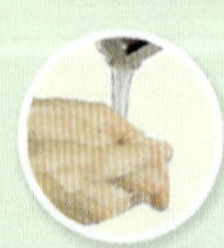 12. 使用したPPEを外す。手指衛生を行う。	正しくPPEを外すことで、他の物品への汚染や感染伝播のリスクを減少させる。手指衛生は、微生物の拡散を防止する。
13. 下肢の末梢の脈拍、浮腫、感覚の変化、動きをアセスメントする。スリーブを外し、皮膚統合性のアセスメントと記録を8時間毎に行う。	アセスメントを行うことにより、合併症の可能性や皮膚の刺激を早期に発見し、迅速に介入できる。

評価

望ましい成果が得られるのは、患者の四肢に適切な循環があり、神経血管の合併症の症状が見られない場合である。

記録

ガイドライン

PCD装着の日付と時間、治療に対する患者の反応、患者の理解度について記録する。アラームの状況と圧設定を記録する。クーリング機能を使用した際は、その使用について記録する。

記録例

12/4/27 16：15 空気圧迫法を実施する理由について指導し、患者は治療についての理解を言葉で示す。膝までのPCDを両下腿に装着し、圧設定は指示通り45mmHgとした。しびれ、刺痛などの訴えはない。足部と足趾は温かくピンク色、毛細血管再充満時間は正常、足部の脈拍も左右均等に触知可。アラームとクーリングを指示通り設定。
―― *J. トロッター、看護師*

予期しない状況と対処方法

- 患者は手術後で両側下肢にPCDを装着している。看護師がルーチンのアセスメントを行っている際に、患者から左下肢の疼痛が出てきていると訴えがあり、チクチクする痛みとしびれを伴っている：このような場合は、PCDを外し、両下肢のアセスメントを行う。皮膚と神経血管のアセスメントを行う。下肢の末梢の脈拍、浮腫、感覚の変化、動きをアセスメントする。患者の症状とアセスメントを医師に報告する。

注意事項

- PCDの禁忌となる患者は、深部静脈血栓症が存在する、または疑いのある患者である。使用すべきでない患者は、閉塞性動脈疾患、重度の浮腫、蜂窩織炎、静脈炎、皮膚移植、四肢の感染がある場合である。
- 装置にクーリング機能があれば使用する。スリーブの下の皮膚は発汗により湿潤しており、皮膚統合性障害のリスクが高まっている。
- 一般的に、PCDは継続して装着する。装置を外すのは入浴、歩行、理学療法を行う場合である。外来通院の患者は通常、断続的に使用する。
- スリーブが正しく装着されていない場合は、深部静脈血栓の形成や損傷のリスクが高くなる。

実践のためのエビデンス

静脈血栓塞栓症の発生数は、空気圧迫装置の使用などの予防策を講じることで減少させることができる。空気圧迫法のような物理的予防法は、米国胸部外科学会で静脈血栓塞栓症の予防法として推奨されている（Geerts et al., 2004）。患者はこの予防法の効果を十分得るために積極的に実施する必要がある。看護師は、この予防的介入の効果と根拠を検討するための理想的な立場にある。

関連する研究

Pagella, P., Cipolle, M., Sacco, E., et al. (2007). A randomized trial to evaluate compliance in terms of patient comfort and satisfaction of two pneumatic compression devices. Orthopaedic Nursing, 26(3), 169–174.

この無作為試験では、整形外科の術後患者に空気圧迫装置を装着し、患者の安楽度や満足度がコンプライアンスと相関があるかどうか評価した。患者の安楽度、満足度、コンプライアンスを測定した。空気圧迫装置のスリーブに使われている素材の種類が、コンプライアンスに最も影響を与えていた。コンプライアンスを減少させた原因は、空気圧迫装置の暑さと発汗であった。安楽度や満足度が高いPCDは、より長い時間装着されていた。これらの結果から、患者は空気圧迫装置に多くの不快症状を持っており、装着時の安楽度を促進する必要があることが示唆された。

看護実践との関連性

看護師は勤務施設において、空気圧迫装置の使用時における患者のコンプライアンスに影響する因子を評価する必要がある。患者のPCDに対するコンプライアンスを改善することは、患者のアウトカムと満足度の改善に寄与し、静脈血栓症のリスクも減少させる。

実践のためのエビデンス

Geerts, W., Pineo, G., Heit, J., et al. (2004). Prevention of venous embolism: The Seventh ACCP Conference on Antithrombotic and Thrombolytic Therapy. CHEST, 126(3), (Suppl), 338S–400S. （詳細はスキル9-10参照）

スキル・9-13 持続的他動運動装置

持続的他動運動（CPM：continuous passive motion）は関節可動域、循環、関節の治癒を促進する。CPMは人工膝**関節置換手術**や肩関節などの関節手術の術後に頻繁に用いられる（Lynch et al., 2005）。関節の屈曲・伸展の角度や回転数（1分間の回転数）は医師が決定するが、看護師は患者へのCPM装置の着脱を行い、治療に対する患者の反応を観察する。

必要物品

- CPM装置
- 使い捨ての柔らかい素材の緩衝材
- メジャー
- 角度計
- 指示があれば、未滅菌グローブ、PPE

アセスメント

関節の屈曲・伸展の角度に関する指示について、医療記録と看護計画を確認する。治療を行う下肢の神経血管状態をアセスメントする。疼痛アセスメントを行う。装置を始動させる前に、処方されている鎮痛薬を投与し、鎮痛効果が最大限に得られるまで時間を十分にとる。CPM装置内の関節のアライメントが適切であるかアセスメントする。患者の治療に対する許容能力をアセスメントする。

看護診断

現在の患者の状態に基づいて、看護診断を行うための関連因子を決定する。妥当な看護診断を以下に示す。

- 身体可動性障害
- 活動耐性低下
- 不安
- 消耗性疲労
- 末梢神経血管性機能障害リスク状態
- 急性疼痛
- 皮膚統合性障害リスク状態
- 術後回復遅延
- 身体損傷リスク状態

成果確認と看護計画立案

CPM装置を使用する際の望ましい成果は、患者に関節可動域の拡大が認められることである。他の成果としては、筋力が改善・維持される、筋萎縮と拘縮が防止される、治療を受ける四肢の循環が促進される、不動の影響が減少する、治癒経過が刺激される、などがある。

看護技術の実際

手順	根拠
1. 屈曲と伸展の適切な角度や回転数、CPM装置を使用する時間について、医療記録と看護計画を確認する。	記録やケアプランの確認により、正しい患者に正しい処置を行う確証を得ることができ、損傷のリスクを最小限に抑えられる。
2. 必要物品を準備する。CPM装置に柔らかい素材の緩衝材を設置する。	機器の準備は、効果的な時間管理と業務への系統立てたアプローチを推進する。柔らかい素材の緩衝材は運動の間に生じる下肢の摩擦を防ぐ。
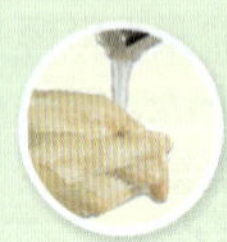 3. 手指衛生を行い、指示があればPPEを装着する。	手指衛生とPPEは微生物の拡散を防止する。PPEは感染経路別予防策に基づいた装備が必要である。
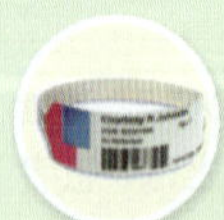 4. 患者の本人確認を行う。患者に処置について説明する。	患者確認の実施により、正しい患者に正しい処置を行う確証を得ることができる。患者との対話や説明は患者の不安を軽減し、これから起こることへの準備を促す。
5. ベッド周囲のカーテンを閉め、可能であれば部屋のドアも閉める。ベッドを作業しやすい高さに調整する。通常は介助者の肘の高さである（VISN 8 Patient Safety Center, 2009）。	ドアやカーテンを閉めることは患者のプライバシーを保護する。ベッドを適切な高さにすると、背部の損傷を防ぐことができる。
6. 殿溝と膝窩の間の長さを、メジャーを用いて測定する。	CPM装置上の大腿の長さはこの測定値によって調整される。

手 順 / **根 拠**

7. 膝部から足底部を35cm越えたところまで長さを測定する。
フットプレートの位置はこの測定値によって調整される。

8. 患者をベッドの中央に臥床させる。治療する下肢を軽度外転させた状態にする。
適切なポジショニングは正しいアライメントを導き、治療しない下肢への圧迫を防ぐ。

9. 治療する下肢を支えて挙上し、緩衝材を当てたCPM装置に乗せる(図1)。
支持と挙上は治療する下肢の動きを支援し損傷を防ぐ。

10. **膝部がCPM装置の蝶番状連結部の上に来ていることを確認する。**
装置内での適切なポジショニングは損傷を防止する。

11. **患者の足部を中間位に保持するように、フットプレートを調整する(図2)。患者の下肢の位置が、外転も内転もしていないことを確認する。**
各所の調整は、正しいポジショニングを確保し、損傷を防止する。

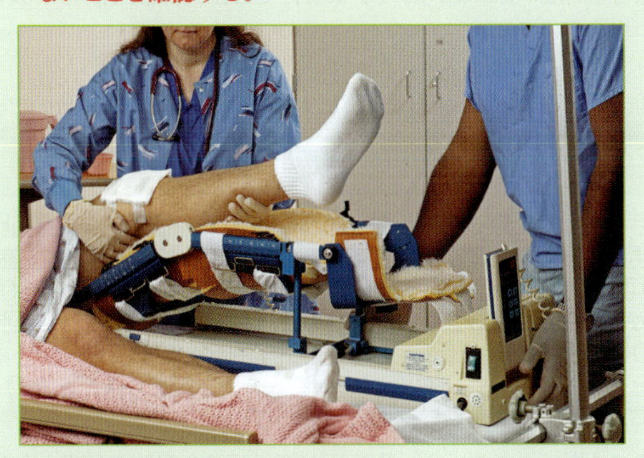

図1 患者の下肢をCPM装置に乗せる。

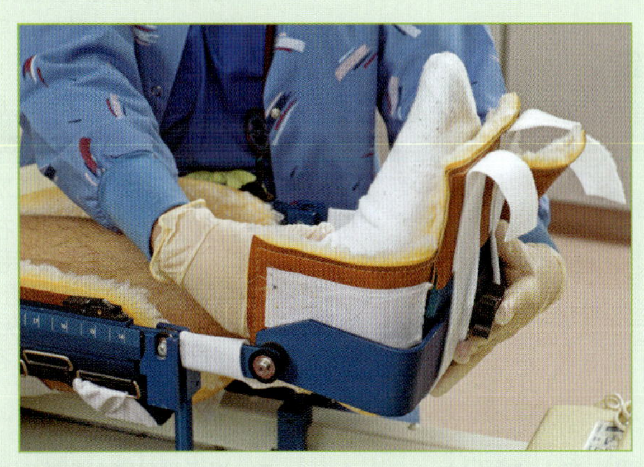

図2 患者の足部が中間位を維持するようにフットプレートを調整する。

12. 固定用ストラップをCPM装置の下に取り付け、下肢に巻いて固定する。**ストラップと下肢の間に指が2本入る余裕があることを確認する(図3)。**
固定用ストラップは下肢の位置を維持する。ストラップと下肢の間に空間を残すことは、ストラップの過度の圧迫による損傷を防ぐ。

13. 患者に停止／開始ボタンの使用法について説明する。処方に従い屈曲と伸展のレベル、1分間の回転数を設定する。CPMの電源を入れる。
患者に説明を行いケアに参加することで、不安が軽減する。

14. 装置をONにして、開始ボタンを押すと運動が始まる。最初のサイクルは患者と装置の状態を観察する。角度形を用いて装置が最も高い位置に到達するときの屈曲の角度を測定する(図4)。指示の角度と比較する。
観察することで、装置が正しく作動していることが確認でき、その結果患者の安全が確保される。**角度計**を用いることで、確実に装置が指示通りのパラメータに設定できる。

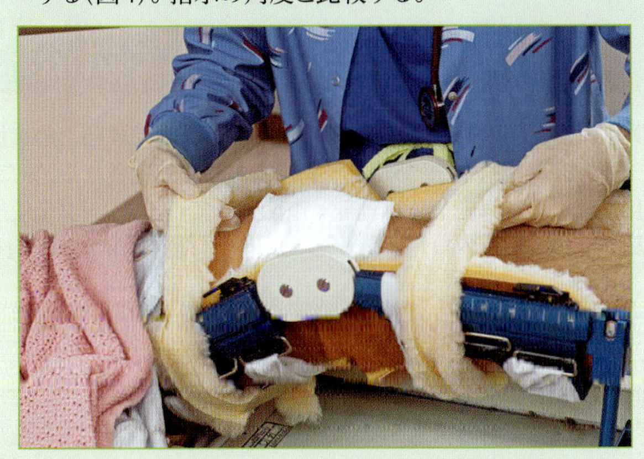

図3 ストラップと下肢の間に指が2本入ることを確認する。

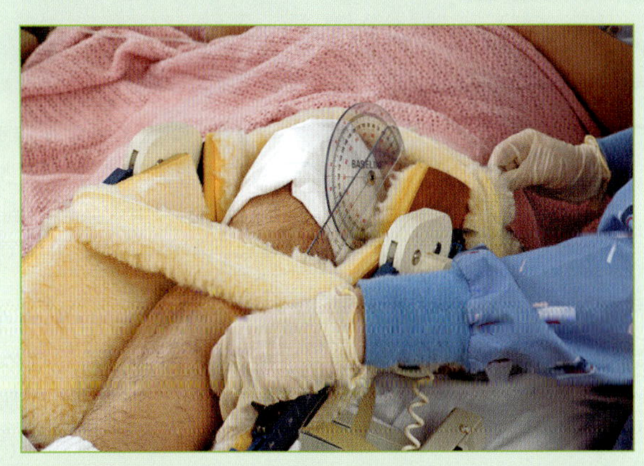

図4 角度形を用いて、装置が最も高い位置になるときの屈曲の角度を測定する。

(続く)

スキル・9-13　持続的他動運動装置（続き）

手順	根拠
15. 患者の安楽度の確認と、皮膚と神経血管のアセスメントを最低8時間毎に、または医療施設の規定に基づき実施する。	頻回のアセスメントを行うことで、問題が生じた場合に早期発見と迅速な介入が行える。
16. ベッドの高さを最低の位置に下げ、ベッド柵を上げる。ナースコールと他の必要物品が手の届く位置にあることを確認する。	ベッドを適切な高さに調整し、ナースコールや他の物品を手近に配置することは、患者の安全を確保する。
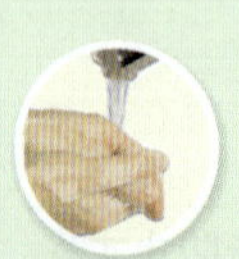 17. 使用したPPEを外す。手指衛生を行う。	正しくPPEを外すことで、他の物品への汚染や感染伝播のリスクを減少させる。手指衛生は、微生物の拡散を防止する。

評価

望ましい成果が得られるのは、患者の関節可動域が拡大する場合である。加えて、筋力が改善し、萎縮や拘縮の徴候が見られない場合である。

記録

ガイドライン

CPMの実施日、時間、屈曲と伸展の設定、装置の速度、治療に対する患者の反応、下肢のアセスメントについて記録する。

記録例

12/5/03　14：30　右膝部の手術創は清潔で乾燥し、ドレッシング材は問題なし。右足趾はピンク色で温かく、毛細血管再充満時間は正常で左右差なし。足背の脈拍触知も左右差なし。CPM装置を装着し、関節可動域は膝関節の屈曲30度、1分間に5回のサイクルを30分で設定。患者は痛みが4/10から5/10に少し強くなっていると訴え、「今は痛みがあり何もしたくない」と話される。指示の鎮痛薬の使用を促し、15分後に再評価する。

―― *K. デュガス、看護師*

予期しない状況と対処方法

- 患者はCPM装置を用いた治療法を指示されている。看護師が指示通りの関節の屈曲と伸展を開始した後、患者が突然の関節痛を訴えた：このような場合は、CPM装置を停止させる。CPM装置の設定を点検し、指示されたとおりに正しく設定されているかどうか確認する。患者の他の症状をアセスメントし、バイタルサインを測定する。治療を受けている下肢の神経血管アセスメントを行う。患者の疼痛と他の所見を担当医に報告する。治療を再開する際には、鎮痛薬の前投薬の必要性について評価する。鎮痛薬による疼痛への介入を指示に応じて続行する。

スキル・9-14　スリング

スリングは上肢を支持するための吊り包帯で、損傷した上肢、手首、手部を固定するために用いる。スリングは、骨折・脱臼部位の動きを制限し、捻挫部位を支持するために使用される。また、副子やドレッシング材の固定にも使用される。医療施設では通常、市販されているスリングを使用する。スリングは後頸部ではなく、広い領域に重さの負担を分配し、頚椎の脊髄神経への圧迫を防止する。

必要物品

- 市販の上肢用スリング
- ABD ガーゼパッド（腹部手術創用のパッド）
- 指示があれば、未滅菌グローブ、PPE

アセスメント

スリングの必要性を確認するために状況をアセスメントする。受傷した上肢の疼痛、浮腫についてアセスメントする。受傷した上肢の神経血管のアセスメントを行う。受傷部位から遠位のチアノーゼ、蒼白、冷感、しびれ、刺痛、腫脹、脈拍の減弱または喪失についてアセスメントする。

看護診断

現在の患者の状態に基づいて、看護診断を行うための関連因子を決定する。妥当な看護診断を以下に示す。

- 身体可動性障害
- 皮膚統合性障害リスク状態
- 更衣セルフケア不足
- 末梢神経血管性機能障害リスク状態
- 急性疼痛
- 身体損傷リスク状態

成果確認と看護計画立案

スリング使用の際の望ましい成果は、上肢が固定され、患者の筋力と関節可動域が維持されることである。加えて、拘縮、静脈血うっ滞、血栓形成、皮膚損傷の徴候が見られないことである。

看護技術の実際

手順	根拠
1. スリング使用の必要性を確認するために、医療記録と看護計画を見直す。	医療記録やケアプランの確認により、正しい患者に正しい処置を行う確証を得ることができ、損傷のリスクを最小限に抑えられる。
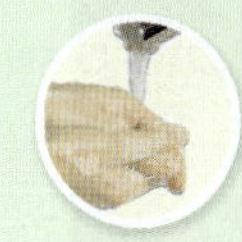 2. 手指衛生を行い、指示があればPPEを装着する。	手指衛生とPPEは微生物の拡散を防止する。PPEは感染経路別予防策に基づいた装備が必要である。
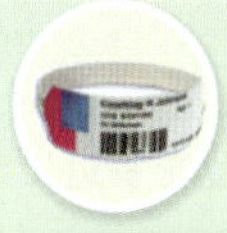 3. 患者の本人確認を行う。患者に処置について説明する。	患者確認の実施により、正しい患者に正しい処置を行う確証を得ることができる。患者との対話や説明は患者の不安を軽減し、これから起こることへの準備を促す。
4. ベッド周囲のカーテンを閉め、可能であれば部屋のドアも閉める。ベッドを作業しやすい高さに調整する。	ドアやカーテンを閉めることで患者のプライバシーを保護する。ベッドを適切な高さにすると、背部の損傷を防ぐことができる。
5. 患者が座位になるのを介助する。患者の前腕を胸部を横切るように置き、肘関節は屈曲させ、手掌は胸部側に向ける。指示があれば、袖の長さを測定する。	適切なポジショニングはスリングの装着を容易にする。測定することで、適切なサイズのスリングが確保でき、正しい上肢の位置を確保できる。
6. 上肢をスリングで囲み、スリングの角に肘が納まっていることを確認する(図1)。ストラップは患者の背部を上がって受傷した肩と反対側の肩から胸部へ下り、スリングの端の留め金に到達する(図2)。	この姿勢が適切な支持をもたらし、上肢を依存的な姿勢にせず、浮腫を防ぐ。

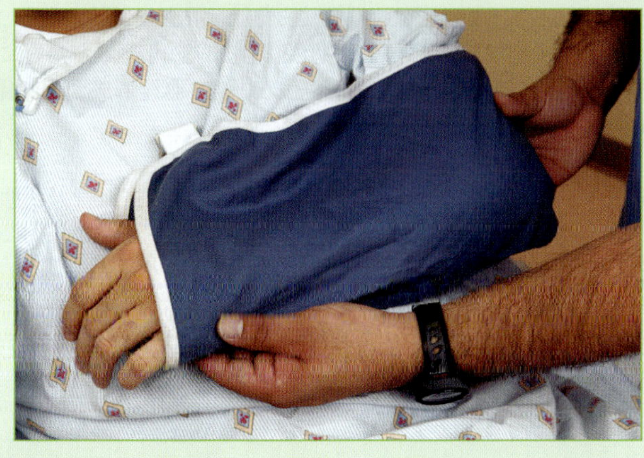

図1　患者の上肢をキャンバス地のスリングの中に入れ、肘はスリングの角にぴったりと納める。

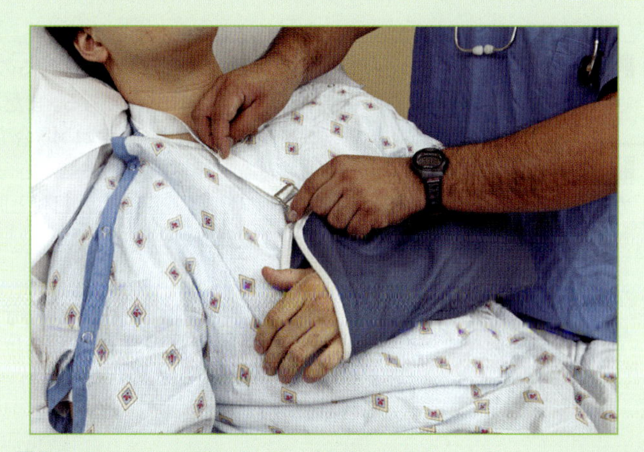

図2　患者の頸部周囲にストラップを配置する。

(続く)

スキル・9-14 スリング（続き）

手順

7. 患者の頸部とストラップの間にABDパッドを入れる（図3）。**スリングと前腕は軽く挙上されており、身体に対して直角に交差する（図4）。**

根拠

頸部に当てたパッドは、皮膚の刺激を防止し、頸部への圧迫を軽減する。正しい位置での固定は良好なアライメントを維持し、上肢が支持され、浮腫を防ぐ。

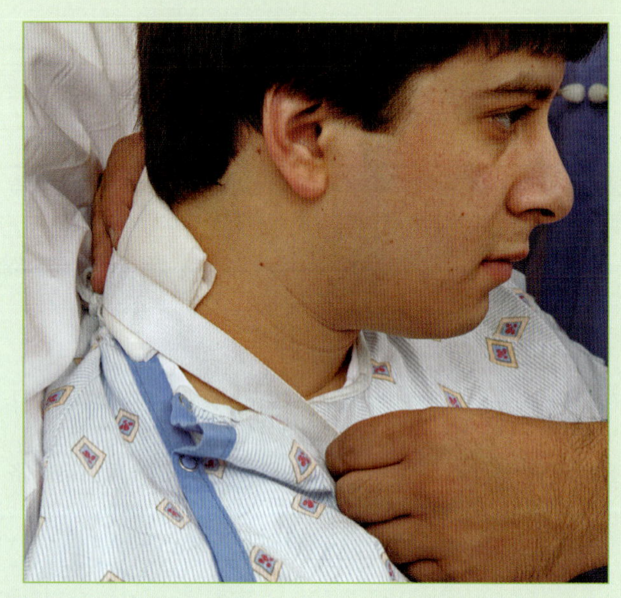

図3　患者の頸部とストラップの間にパッドをはさむ。

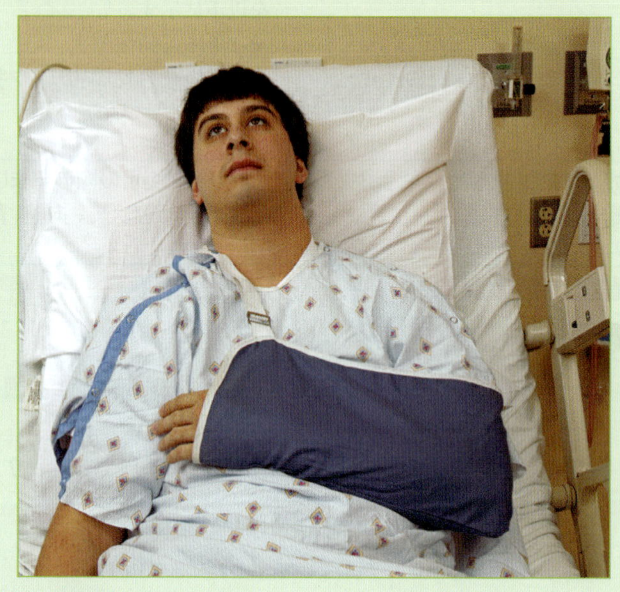

図4　適切なスリングの装着

8. ベッドの高さを最低の位置に下げ、ベッド柵を上げる。ナースコールと他の必要物品が手の届く位置にあることを確認する。

ベッドを適切な高さに調整し、ナースコールや他の物品を手近に配置することで、患者の安全を確保する。

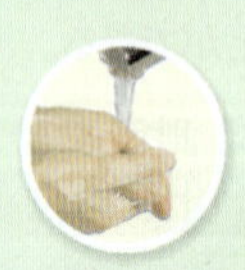

9. 使用したPPEを外す。手指衛生を行う。

正しくPPEを外すことで、他の物品への汚染や感染伝播のリスクを減少させる。手指衛生は、微生物の拡散を防止する。

10. 患者の安楽度のレベルと上肢のポジショニング、受傷した上肢の神経血管の状態を4時間毎に、または医療施設の規定に従って確認する。腋窩と頸部の皮膚に刺激や損傷がないか頻回にアセスメントする。

頻回のアセスメントにより患者の安全を保証し、損傷を防ぎ、皮膚刺激や他の合併症に対して早期に介入が行える。

評価

望ましい成果が得られるのは、上肢が正しいアライメントを保持し筋力と関節可動域が良好に維持される場合である。また、スリングを正しく使用し、拘縮、静脈血のうっ滞、血栓形成、皮膚損傷などの合併症がない場合である。

記録

ガイドライン

スリングを装着した日付と時間を記録する。スリングへの患者の反応、上肢の神経血管の状態を記録する。

記録例

12/5/22　20:15　指示通りスリングを左上肢に装着。左手と手指は温かく、ピンク色。毛細血管再充満時間も正常。左橈骨の脈拍触知可、左右差なし。左上肢にしびれ、疼痛、刺痛の訴えなし。

―― *P. ペーターソン、看護師*

予期しない状況と対処方法

- 患者は手首の骨折でスリングによる支持が必要であるが、市販のスリングを準備できなかった：このような場合は、三角巾でスリングを作成する。布か三角巾を胸部の上に置き、肘に布の角を置く。受傷した上肢を胸を横断させるように置き、肘関節を曲げ手掌は胸の上に置く。頭部に近い方の三角巾の端を頸部に巻くように置き、反対側の端は受傷した上肢の方に置く。頭部から遠い方の端を受傷した上肢を覆いながら引き上げて端同士を頸部の横で結ぶ。スリングと上肢は軽く挙上され、身体と上肢は直角に交差する。

注意事項

- 患者の手首は確実にスリングの中にあるようにする。スリングの端から出ていたり、ぶら下がったりしてはならない。これは神経や血管への圧迫を防ぎ、筋肉の拘縮、変形、苦痛を防ぐ。
- 循環と安楽度のアセスメントは、通常通りの間隔で行う。

スキル・9-15　8字包帯法

包帯は、身体のある領域を圧迫する場合や、身体部分の固定、浮腫の防止または軽減、副子やドレッシング材の固定などに使用される。包帯は、弾性素材のもの、ガーゼ、フランネル、綿モスリンなどの素材で作られたものがある。一般的に、細い包帯は足部、下腿、手部、上肢に使用され、太い包帯は大腿、体幹に用いられる。巻軸帯は、包帯素材が1枚の長い包帯になっており、連続して巻いていくことで1つの巻き包帯を形作っている。巻き終わりは包帯留めで止める。巻軸帯で身体部分を巻く場合は、圧迫の程度が同じになるように転がすように巻いていく。包帯は段階的に、必要に応じてのみ、ゆるみを入れて巻く。包帯は2分の1、または3分の2の幅で均一に重ねながら巻く。8字包帯法は、斜めに重ねながら巻き、上下交互に包帯を移動させる。膝関節、肘関節、足首、手首の包帯法に用いられる。

必要物品

- 適切な太さの弾性包帯、または他の包帯
- テープ、包帯留め、または自己接着式包帯
- ガーゼパッド
- 指示があれば、未滅菌グローブ、PPE

アセスメント

包帯法の必要性を確認するために状況をアセスメントし、医療記録、医師の指示、看護計画を確認する。受傷した四肢の疼痛、浮腫についてアセスメントする。受傷した四肢の神経血管のアセスメントを行う。包帯を巻いた部位より遠位にチアノーゼ、蒼白、冷感、しびれ、刺痛、腫脹、脈拍の減弱または消失の徴候がないかアセスメントする。包帯を巻いた後、患肢における遠位の循環について、最低でも4時間毎にはアセスメントを行う。

看護診断

現在の患者の状態に基づいて、看護診断を行うための関連因子を決定する。妥当な看護診断を以下に示す。

- 身体可動性障害
- 急性疼痛
- 末梢神経血管性機能障害リスク状態
- 更衣セルフケア不足
- 皮膚統合性障害リスク状態
- 非効果的組織循環

成果確認と看護計画立案

8字包帯法を行う際の望ましい成果は、患者に損傷や合併症がなく、正しく包帯が巻けることである。他に適切と考えられる成果は、受傷部位の循環が維持される、神経血管の合併症がなく経過する、などがある。

（続く）

スキル・9-15　8字包帯法　(続き)

看護技術の実際

手順	根拠
1. 8字包帯法の必要性を確認するために、医療記録とケアの看護計画を見直す。	記録やケアプランの確認により、正しい患者に正しい処置を行う確証を得ることができ、損傷のリスクを最小限に抑えられる。
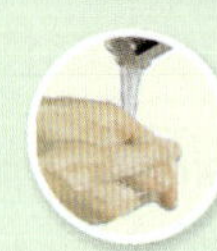 2. 手指衛生を行い、指示があればPPEを装着する。	手指衛生とPPEは微生物の拡散を防止する。PPEは感染経路別予防策に基づいた装備が必要である。
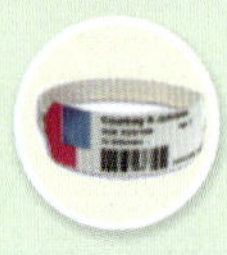 3. 患者の本人確認を行う。患者に処置について説明する。	患者確認の実施により、正しい患者に正しい処置を行う確証を得ることができる。患者との対話や説明は患者の不安を軽減し、これから起こることへの準備を促す。
4. ベッド周囲のカーテンを閉め、可能であれば部屋のドアも閉める。ベッドを作業しやすい高さに調整する。通常は介助者の肘の高さである(VISN 8 Patient Safety Center, 2009)。	患者のプライバシーを保護する。ベッドを適切な高さにすると、看護師の背部と筋肉の損傷を防ぐことができる。
5. 患者が安楽な体位が取れるように介助し、受傷部は通常の機能肢位(良肢位)をとる。	通常の機能肢位(良肢位)を維持することで、循環を促進し変形や苦痛を防止する。
6. 一方の手で巻軸帯の表面を上にして持ち、もう一方の手で包帯の巻き始めを押さえる。受傷部位にしっかりと包帯を巻くために、包帯を確実に把持する。	正しく包帯を持つことで、均一な圧力で包帯を巻くことができる。
7. 患肢に包帯を環行帯で2回巻き、関節の下側で巻き始めを留める(図1)。	包帯を留めることで、適切な包帯法を維持できる。

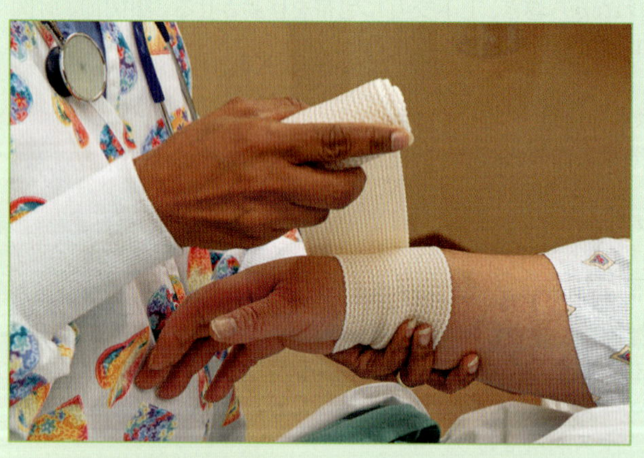

図1　患肢に環行帯で2回包帯を巻き、関節の下で端を留める。

手順	根拠
8. 包帯を8字を描くように交互に上下させて巻いていく(図2)。巻くたびに包帯の幅の2分の1から3分の2をずらして重ねていく(図3)。	包帯を交互に上下させて巻く方法は、体動があっても適切な包帯法を維持するのに役立つ。
9. **包帯を巻く前ではなく、巻きながらゆるみを設ける。**	巻きながら包帯のゆるみを作ることは、血液循環を妨げる可能性がある不均等な圧迫を防止する。
10. **包帯はきつく巻くのではなく、しっかりと巻く。巻いているときの患者の安楽度をアセスメントする。患者に刺痛、掻痒感、しびれ、疼痛がある場合は、包帯をゆるめる。**	しっかりと巻くことは、患部の支持と損傷防止のために必要であるが、きつすぎると循環の妨げとなる。患者の苦痛の訴えは、循環障害の可能性を示す有益な指標である。
11. 患部を巻き終えたら、環行帯で2回巻き関節の上で端を留める(図4)。包帯の端はテープ、包帯留めで留めるか、自己接着式の包帯を使用する。金属性のクリップは使用しない。	包帯の端を留めることで、包帯固定が確実に維持される。金属製のクリップは損傷の原因となる。

手順　**根拠**

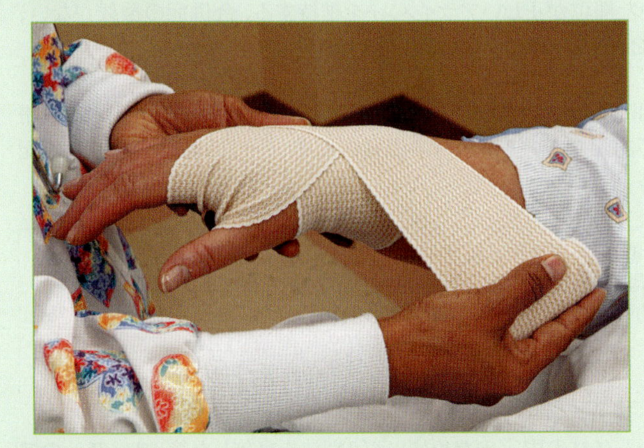

図2　8字を描くように包帯を交互に上下させて巻く。

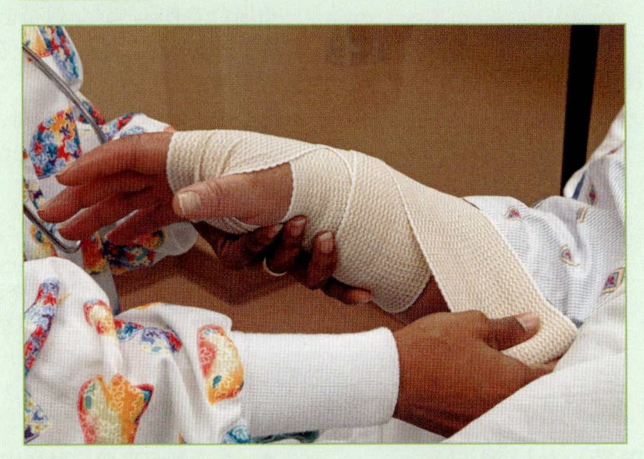

図3　1回巻く度に包帯の幅の2分の1から3分の2を重ねて巻く。

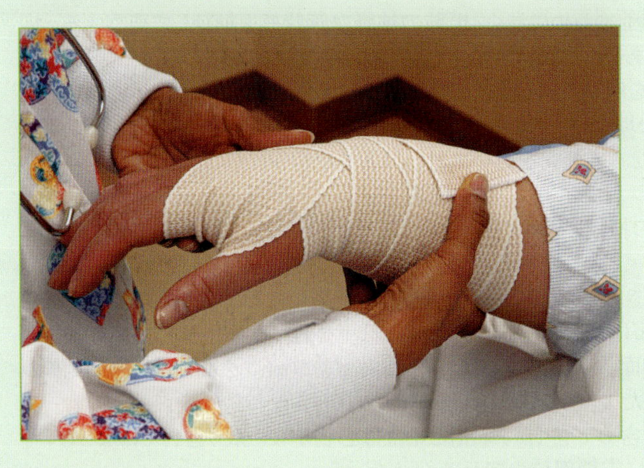

図4　患肢を環行帯で2回巻き、関節の上でテープ、包帯留めで留めるか、自己接着包帯を使用する。

12. ベッドの高さを最低の位置に下げ、ベッド柵を上げる。ナースコールと他の必要物品が手の届くところにあることを確認する。

ベッド環境を戻し、必要物品を近くに置くことで、患者の安全を確保する。

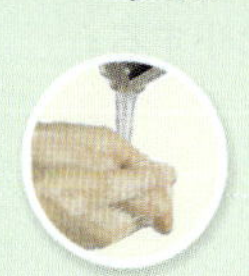

13. 使用したPPEを外す。手指衛生を行う。

正しくPPEを外すことで、他の物品への汚染や感染伝播のリスクを減少させる。手指衛生は、微生物の拡散を防止する。

14. 包帯を巻いた後、患肢を15-30分挙上する。

患肢の挙上は、静脈血の還流を促進し浮腫を軽減させる。

15. 包帯を巻いた後に患部から遠位の循環をアセスメントする。

弾性包帯は巻いていくと徐々に締まっていく。遠位の循環を頻回にアセスメントすることは、患者の安全と損傷防止に有益である。

16. 包帯を巻いた部位の遠位を持ち上げ、皮膚の色、温感、統合性をアセスメントする。疼痛アセスメントを行い、包帯を巻いた後の患肢の神経血管アセスメントを最低でも1時間毎、または医療施設の規定に従って実施する。

アセスメントを行うことで、循環障害の早期発見に役立ち、皮膚の刺激や他の合併症に対して早期介入が行える。

17. 手指衛生を行う。

手指衛生は微生物の拡散を防止する。

（続く）

スキル・9-15　8字包帯法　(続き)

評価

望ましい成果が得られるのは、患者が損傷や神経血管障害を起こさず、正しく包帯法が行われる場合である。また、包帯を巻いた部位が正しいアライメントを維持する、合併症の徴候がない、すぐに報告が必要な症状と徴候を理解している、などの場合も成果となる。

記録

ガイドライン

包帯を巻いた部位、日付、時間、使用した包帯のサイズを記録する。皮膚のアセスメント、包帯を巻く前に実施したケアについて記録する。包帯法への患者の反応、四肢の神経血管状態を記録する。

記録例

12/5/27　16:15　7.6mm幅の包帯を8字包帯法で右膝部に巻く。皮膚はピンク色で温かく乾燥。毛細血管再充満時間は正常。足背の脈拍は触知可、左右差なし。疼痛、しびれ、刺痛の訴えなし。苦痛な症状があればすぐに報告するように指導した。右下肢は枕2個で挙上中。

—— *J. ウィルキンズ、看護師*

予期しない状況と対処方法

- 看護師が患者の肘にドレッシング材の固定のために8字包帯法を実施した後、ルーチンのアセスメント中に患者から刺痛、しびれ、手の痛みの訴えがある：このような場合は包帯を解き30分待った後、再度包帯を少しゆるめに巻く。患肢の神経血管状態を継続して観察する。症状は速やかに落ち着くはずである。症状が持続する場合は、医師に報告する。
- 看護師が患者の足首の包帯を解いている際に、巻いたときよりも包帯の伸縮性が失われていることに気付いた：このような場合は、新しい包帯で足首を巻く。古い包帯は洗濯をして弾性を回復させる。ベッドサイドに2本の包帯を置いておく。1本を使用中にもう1本は洗濯をする。

注意事項

- 包帯で覆われる部位に皮膚の損傷、病変がある場合は、8字包帯法の禁忌となるので、注意する。
- 四肢に包帯を巻く際には、可能であれば15-30分前に患肢を挙上する。この姿勢は静脈血還流を促進し、浮腫を防ぐ。包帯による四肢の運動機能の低下を避ける。
- 手指や足趾のような皮膚が2面接する部位にはガーゼパッドやコットンを間にはさみ、皮膚の刺激を防止する。包帯を巻いた後は皮膚間の接触がない方がよい。
- 足部に包帯を巻く場合は踵も含めて巻くが、手指と足趾は必要がない限り巻いてはならない。循環障害を発見するためには、末梢部位のアセスメントを行う。
- 不均衡な包帯の重なりや、皮膚の露出は患部への不均一な圧迫の原因となるため、そのまま放置しない。
- 包帯交換は、少なくとも1日1回、または医師の指示、医療施設の規定に応じて行う。新しい包帯を巻く前に、皮膚の洗浄・乾燥を確実に行う。皮膚の刺激や損傷をアセスメントする。

スキル・9-16　ギプス装着の介助

ギプスは、外固定を行う堅い装具で身体の一部を包むように固定する。ギプスは身体の一部を特定の肢位で固定するのに用いられ、ギプスで固定された軟部組織に均等に圧迫を加える。ギプスは、創傷の治療、変形の修復、不安定な関節の固定、手術後の治癒促進のために用いられる。一般的に、受傷した身体部位の動きをギプスで制限している間でも、患者の体動は可能である。ギプスは石膏のものとグラスファイバーのような合成素材のものがある。各素材には、長所と短所がある。石膏素材ではないギプスは、15分で硬化し、15-30分で過重負荷と圧迫に耐えることが可能となる。石膏のギプスは乾燥に24-72時間を要し、この期間は過重負荷と圧迫は禁忌である。ギプス装着中は、患者の安全が最も重要である。

一般的には、医師や特定の専門家によってギプス固定が行われる。看護の責務は、患者と必要物品の準備とギプス装着時の介助である。看護師はギプス装着前・中・後の受傷部位のスキンケアを行う。特定の訓練をつんだ看護師がギプスの装着・交換を行う場合もある。

必要物品

- 装着するタイプに応じたロール状の石膏、またはグラスファイバーのギプス包帯
- ストッキネット、シート状綿花、ウエブリル（綿包帯）などの下巻き材
- 温湯の入ったプラスチックバケツか洗面器
- ディスポーザブルの未滅菌グローブとエプロン
- はさみ
- 防水ディスポーザブルシート
- 指示のあるPPE

アセスメント

受傷部位の皮膚状態を、発赤、**挫傷**、開放創に注意してアセスメントする。患肢の神経血管状態、遠位の脈拍、皮膚色と温感、浮腫の有無、手指または足趾の毛細血管再充満時間、感覚、動きについてアセスメントを行う。疼痛アセスメントを行う。患者に疼痛がある場合は、処方されている鎮痛薬を投与し、最大限の効果が現れるまで十分時間をとる。筋肉の痙攣についてアセスメントし、必要時は処方されている筋弛緩薬を投与し、最大限の効果が現れるまで十分時間をとる。皮膚病、**末梢血管疾患**、糖尿病、開放創、ドレーン挿入中の創部など、ギプスの使用が禁忌となっている疾患や創傷治癒の妨げとなっている病的状態がないかアセスメントする。

看護診断

現在の患者の状態に基づいて、看護診断を行うための関連因子を決定する。妥当な看護診断を以下に示す。

- 皮膚統合性障害リスク状態
- 急性疼痛
- 身体可動性障害
- 身体損傷リスク状態
- 末梢神経血管性機能障害リスク状態
- 不安
- ボディイメージ混乱
- 非効果的末梢組織循環
- 知識不足

成果確認と看護計画立案

ギプス装着時の介助における望ましい成果は、神経血管機能が妨げられることなくギプスが装着され、治癒が促進することである。他に妥当と考えられえる成果は、患者に合併症がない、患者が治療管理の知識を持つ、患者の安楽度が高まる、などがある。

看護技術の実際

手順 / **根拠**

1. ギプス固定の必要性を確認するために、医療記録と医師の指示を見直す。
   記録やケアプランの確認により、正しい患者に正しい処置を行う確証を得ることができる。

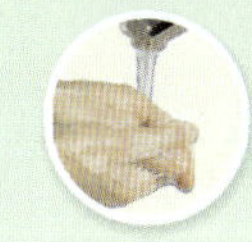

2. 手指衛生を行い、指示があればPPEを装着する。
   手指衛生とPPEは微生物の拡散を防止する。PPEは感染経路別予防策に基づいた装備が必要である。

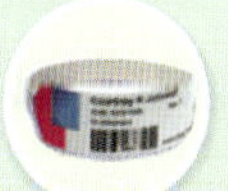

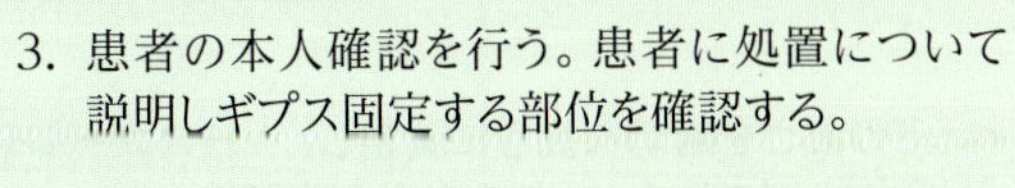

3. 患者の本人確認を行う。患者に処置について説明しギプス固定する部位を確認する。
   患者確認の実施により、正しい患者に正しい処置を行う確証を得ることができる。患者との対話や説明は患者の不安を軽減し、これから起こることへの準備を促す。

4. 疼痛と筋肉の痙攣についてアセスメントを行う。処方されている鎮痛薬、筋弛緩薬を投与し、最大限の効果が現れるまで十分時間をとる。
   疼痛アセスメントと鎮痛薬の投与は患者の安楽度を保持し、協力性を高める。

5. ベッド周囲のカーテンを閉め、可能であれば部屋のドアも閉める。必要時ベッドを作業しやすい高さに調整する。
   ドアやカーテンを閉めることで患者のプライバシーを保護する。ベッドを適切な高さにすると、処置中の背部の損傷を防ぐことができる。

（続く）

スキル・9-16 ギプス装着の介助 （続き）

手順	根拠
6. 装着するギプスの種類や損傷部の位置に応じて、患者に必要な体位をとってもらう。ギプス固定を行う患肢や身体の部位を支持する。	正しいポジショニングは、動きを最小限に抑え、アライメントを維持し、患者の安楽度を高める。
7. 防水シートで患者を覆う。	患者を覆うことは、保温とプライバシーの保護に役立ち、ギプスの素材が他の部位に付着するのを防ぐ。
8. 受傷した部位の洗浄、乾燥を行う。	ギプス装着前のスキンケアは皮膚の損傷を防ぐのに役立つ。
9. 受傷部位を医師に指示された姿勢に維持し、ストッキネット、シート状綿花、綿包帯を装着する(図1)。ストッキネットは伸ばしてギプスの端にかぶせる。綿包帯を巻いた後、しわがないか点検する。	ストッキネットや他の下巻材はギプス包帯から皮膚を保護し、ギプスの端を滑らかにして皮膚の擦過傷を防ぐ。綿包帯は皮膚や組織、神経をギプスの圧迫から保護する。
10. ギプス包帯を巻いている間は、医師等に指示された姿勢で受傷部位を保持する(図2)。ストッキネットや他の綿包帯をギプスの端で外側に折り返す仕上げ作業を介助する。	滑らかなギプスの端は、皮膚を刺激や擦過傷のリスクを減少させる。

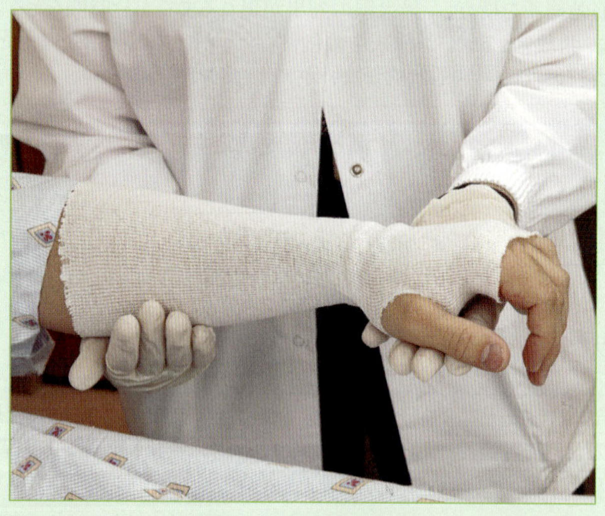

図1　ストッキネットの装着

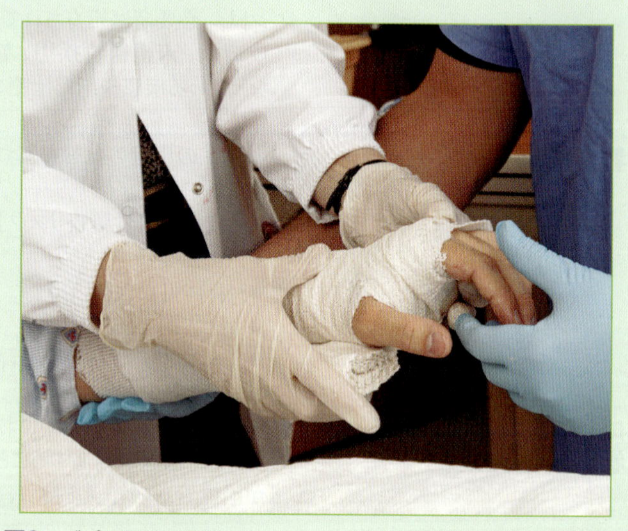

図2　ギプス包帯の装着

手順	根拠
11. **ギプスが硬化するまで患肢を支持する。**硬化中の石膏ギプスは手掌で取扱い、手指で触らない(図3)。ギプスを安定した滑らかな表面の上で支える。表面の堅い場所やとがった場所の上にギプスを置かない。ギプスに圧迫が加わるような場所は避ける。	ギプスの正しい取扱いにより、ギプスのへこみ、圧迫部位の発生を防止する。
12. **指示に応じて、枕やタオルケットを用いて患肢を心臓より高く挙上し、ギプスに圧が均等に分配されていることを確認する。**	患肢の挙上は静脈血還流を促進させる。均等に圧迫を分配することでギプスの変形やへこみ、圧迫部位の発生を防止する。
13. ベッドの高さを最低の位置に下げ、ベッド柵を上げる。ナースコールと他の必要物品が手の届くところにあることを確認する。	ベッドの高さを適切な高さに調整し、ナースコールや必要物品を近くに置くことで、患者の安全を確保する。
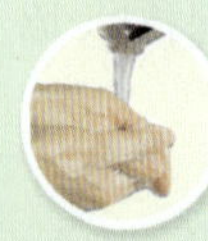 14. 使用したグローブとPPEを外す。手指衛生を行う。	正しくPPEを外すことは、他の物品への汚染や感染伝播のリスクを減少させる。手指衛生は、微生物の拡散を防止する。
15. 指示があれば、X線撮影を行う。	受傷部位が正しい肢位であることをX線撮影で確認する。

手順　　根拠

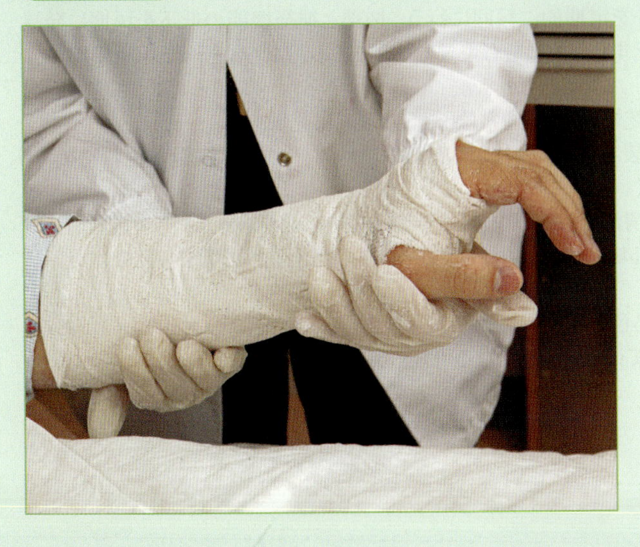

図3　ギプス固定された患肢は手掌で支える。

16. 患者に、疼痛、臭気、滲出液、感覚の変化、異常な感覚、患肢の手指や足趾を動かせない、などがあれば報告するように伝える。

ギプス内の圧は浮腫によって高まり、コンパートメント(筋区画)症候群を誘発する。患者の苦痛症状は、皮膚の刺激や組織循環障害などの合併症の早期発見と迅速な介入を実施するうえで重要である。

17. ギプスにカバーはかけず、空気中に曝しておく。2時間毎に患者の体位変換を行う。医療施設の規定によっては、ギプスの乾燥のために扇風機を使用することもある。

ギプスをそのまま空気中に置くことで乾燥を促す。体位変換は圧迫部位の発生を防止する。扇風機を用いることで、空気流を増加させ乾燥のスピードアップを図る。

評価

望ましい成果が得られるのは、神経血管機能が維持され治癒が進む場合である。他に、患者に合併症がみられず、治療管理の知識を持ち、安楽度が高まる場合も成果となる。

記録

ガイドライン

ギプス装着部位、日付、時間を記録する。皮膚のアセスメントと装着前のケアも記録する。ギプスに対する患者の反応と患肢の神経血管状態について記録する。

記録例

12/6/1　12:45　右前腕にファイバーグラスのギプスを装着、手部中央から上腕中央まで固定。ギプスは清潔・乾燥、端をパッドで覆う。著明な刺激徴候はない。手指は自由に動かせる。手指の爪床はピンク色で温感あり乾燥している。毛細血管再充満時間は2秒未満。しびれ、刺痛、疼痛はない。右前腕は枕2個で挙上中。疼痛、圧迫、しびれ、刺痛がある場合、手指が動かしにくくなる場合は報告するように伝えた。

—— P. コリンズ、看護師

予期しない状況と対処方法

- 患者は手部と前腕にギプスを装着しており、鎮痛薬の内服と患肢の冷罨法で鎮痛を図っていた。現在、患者は鎮痛薬でも疼痛が治まらず腕の締め付け感があると訴えている。患者の手指は冷たく、毛細血管再充満時間は遅延：この場合は**コンパートメント症候群**が発症したと考えられる。前腕を心臓より高くしないように位置を調整する。これは動脈灌流を高め、浮腫を制御する効果がある。速やかに医師に状況を報告する。ギプスカッターを準備し(ギプスを縦半分に切る)圧迫を除去する。

(続く)

スキル・9-16 ギプス装着の介助 (続き)

注意事項

一般的注意事項

- 神経血管状態のアセスメントを定期的に頻回に行う。循環と神経機能の低下を早期に発見することは、機能喪失を防止するために最も重要なことである。コンパートメント症候群の発症に注意する。
- ファイバーグラスのギプスは乾燥が速く、通常は5-15分以内に乾燥する。
- ファイバーグラスのギプスを装着した場合は、皮膚上のファイバーグラス樹脂の付着物を、アルコールかアセトンで取り除く。
- 合成素材のギプスは軽量で清潔を保持しやすく、ある程度防水性がある。ギプス装着時にゴアテックスライナーを使用する場合は、水に浸してもギプスの完全性に影響を与えない。

乳幼児についての注意事項

- 合成素材のギプスは、異なる色やデザインがあり、イラストやストライプの入ったものがある。このような外観は子供にとって楽しい体験になる可能性がある。

スキル・9-17 ギプス装着患者のケア

ギプスは、外固定を行う硬い装具で身体の一部を包むように固定する。ギプスは石膏のものとグラスファイバーのような合成素材のものがあり、身体の一部を特定の肢位で固定するのに用いられ、ギプスで固定された軟部組織に均等に圧迫を加える。ギプスは、創傷の治療、変形の修復、不安定な関節の固定、手術後の治癒促進のために用いられる。一般的に、受傷した部位の動きをギプスで制限している間でも、患者の体動は可能である。ギプスを装着した後は、ギプスの維持、合併症の防止、患者にギプスケアに関連した指導を行うことが看護の責務である。

必要物品

- 清拭タオル
- タオル
- 清拭剤
- ベースンと温湯
- 防水シーツ
- テープ
- 枕
- 指示があれば未滅菌グローブ、PPE

アセスメント

受傷部とギプスのケアの必要性を確認するために、患者の医療記録と看護計画を見直す。疼痛アセスメントを行い、ギプス固定開始前に処方されている鎮痛薬を投与し、効果が最大限現れるまで、十分時間をとる。受傷部位の神経血管状態、遠位の脈拍、皮膚色と温感、浮腫の有無、手指や足趾の毛細血管再充満時間、感覚、動きについてアセスメントする。ギプスから遠位の皮膚をアセスメントする。感染徴候、ギプスからの悪臭、疼痛、発熱、浮腫、ギプス部位の強い熱感に注意する。不動による合併症、皮膚統合性の変化、関節運動の減少、腸蠕動の減少、便秘、呼吸機能の変化、血栓静脈炎の徴候についてアセスメントする。ギプスの状態を点検する。ギプスの傷、へこみ、ギプスからの滲出液の出現に注意する。患者のギプスに対する知識をアセスメントする。

看護診断

現在の患者の状態に基づいて、看護診断を行なうための関連因子を決定する。妥当な看護診断を以下に示す。

- ボディイメージ混乱
- 身体損傷リスク状態
- 不使用性シンドロームリスク状態
- 知識不足
- 身体可動性障害
- 末梢神経血管性機能障害リスク状態
- セルフケア不足（入浴、摂食、更衣、排泄）
- 急性疼痛
- 転倒リスク状態
- 非効果的組織循環
- 皮膚統合性障害リスク状態

成果確認と看護計画立案

ギプス装着患者のケアで望ましい成果は、ギプスが健全な状態を維持し、患者に神経血管の合併症が起こらないことである。他に、患者に感染がない、疼痛、腫脹、苦痛が軽度である、関節可動域の制限が軽度である、ギプスの端付近の皮膚が健全な状態を維持する、患者が日常生活動作を行う、患者が適切なギプスケアを行える、などがある。

看護技術の実際

手順	根拠
1. ギプスと受傷部位のケアの必要性を確認するために、医療記録と看護計画を見直す。	医療記録やケアプランの確認により、正しい患者に正しい処置を行う確証を得ることができる。
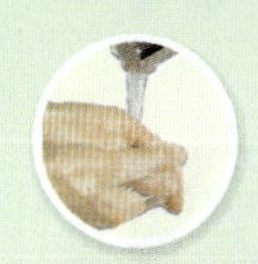 2. 手指衛生を行い、指示があればPPEを装着する。	手指衛生とPPEは微生物の拡散を防止する。PPEは感染経路別予防策に基づいた装備が必要である。
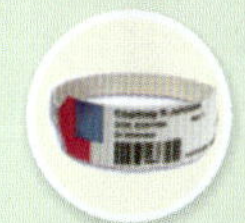 3. 患者の本人確認を行う。患者に処置について説明する。	患者確認の実施により、正しい患者に正しい処置を行う確証を得ることができる。患者との対話や説明は患者の不安を軽減し、これから起こることへの準備を促す。
4. ベッド周囲のカーテンを閉め、可能であれば部屋のドアも閉める。必要時ベッドを作業しやすい高さに調整する。	ドアやカーテンを閉めることは患者のプライバシーを保護する。ベッドを適切な高さにすると、処置中の背部の損傷を防ぐことができる。
5. 石膏ギプスを装着した場合は、完全に乾燥するまで、最初の24-36時間はギプスを装着した患肢や部位を手掌で取扱う。	石膏ギプスを適切に扱うことで、ギプスのへこみを防ぐ。へこみはギプス内の圧迫領域を発生させる可能性がある。
6. ギプスが四肢に装着されている場合は、患肢を防水シーツで覆った枕で挙上する（図1）。**ギプスの自然な湾曲と角度を維持する。**	患肢の挙上は浮腫を軽減し、静脈血還流を高める。防水シーツを使用することでリネンの汚染を防ぐ。ギプスの湾曲と角度を維持することで、正しい関節のアライメントを維持し、ギプスの乾燥中に平坦な部分ができるのを防ぎ、圧迫領域の発生を防止する。
7. 石膏ギプスは、完全に乾燥するまでカバーはしない。	ギプスにカバーをかけないことで、熱や水分を逃がし、空気の循環により乾燥を速める。
8. ギプスの状態をアセスメントする（図2）。ギプスの傷、へこみ、滲出液の出現に注意する。医療施設の規定に応じて、または1-2時間毎に、皮膚と神経血管についてアセスメントを行う。**疼痛、浮腫、ギプス部位より遠位がうごかせない、蒼白、脈拍、感覚異常などの症状に注意する。ギプスが患肢に装着されている場合、他の四肢と比較する（図3）。**	アセスメントを行うことは、異常な神経血管機能や感染の発見に役立ち、迅速な介入が可能となる。神経血管状態のアセスメントにより循環と組織の酸素化を確認する。ギプス内の圧迫は浮腫によって増加し、コンパートメント症候群を誘発する。
9. ギプス上に出血や滲出液が急に出現してきた場合は、医療施設の規定に応じて、ギプス上の位置に印を付ける（図4）。印の横に日付と時間を記入する。医師に報告する必要がある滲出液の量については、医師の指示か医療施設の規定に従う。	出血点に印を付けると、滲出液や出血の量を継続して観察する再の基準を得ることができる。

（続く）

スキル・9-17　ギプス装着患者のケア（続き）

手順　**根拠**

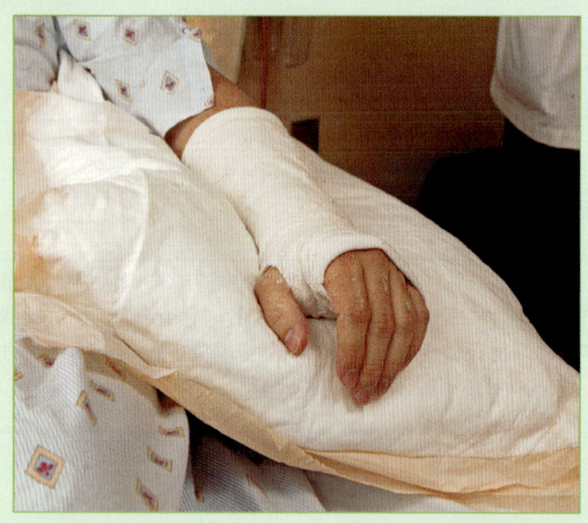

図1　ギプスの自然な湾曲と角度を維持しながら、ギプスを装着した患肢を挙上する。

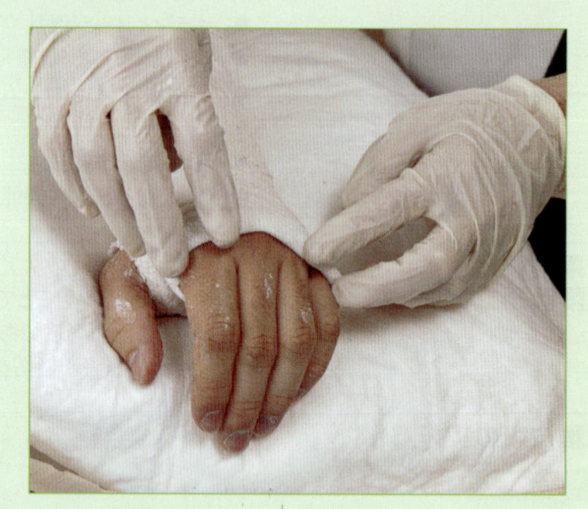

図2　ギプスの状態をアセスメントする。

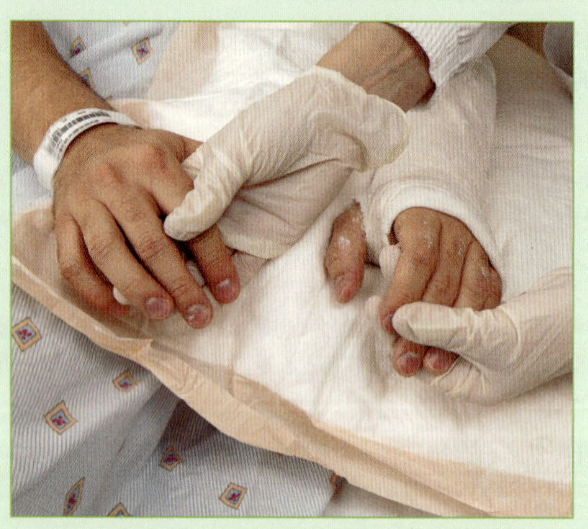

図3　他の四肢と比較しながら、患肢の皮膚と神経血管機能についてアセスメントする。

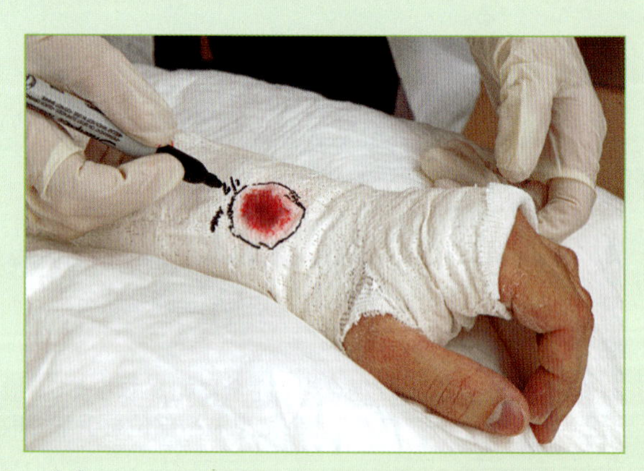

図4　ギプス上に出血が急増する場合、印を付けて日付と時間を記す。

10. 感染徴候についてアセスメントする。患者の体温を定期的に測定する。ギプスからの悪臭、疼痛の増強、ギプス部位の強い熱感についてアセスメントする。

感染は治癒を妨げる。アセスメントをすることで、早期発見と迅速な介入が可能となる。

11. 2時間毎に患者の体位変換を行う。頻回にバックケアとスキンケアを行う。受傷していない関節の可動域訓練を促す。患者に咳嗽と深呼吸を促す。

体位変換はギプスの乾燥を促し、ギプス内の圧迫領域の発生リスクを減少させる。頻回のスキンケア、バックケアは患者の苦痛や皮膚の損傷を防止する。関節可動域訓練は健肢の関節機能を維持する。咳嗽と深呼吸は不動による呼吸器合併症のリスクを減少させる。

12. 患者に、疼痛、臭気、滲出液、感覚の変化、感覚異常、受傷した四肢の手指・足趾の運動不能があれば報告するように指導する。

ギプス内の圧は浮腫によって増強し、コンパートメント症候群を誘発する。症状と徴候に関する患者の理解は早期発見、迅速な介入を可能にする。

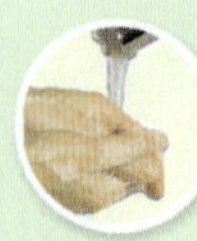

13. 使用したPPEを外す。ベッドの高さを最低の位置に下げる。手指衛生を行う。

正しくPPEを外すことで、他の物品への汚染や感染伝播のリスクを減少させる。ベッドを最低の位置に下げることは患者の安全を促進する。手指衛生は、微生物の拡散を防止する。

評価

望ましい成果が得られるのは、1)ギプスが健全な状態で装着され、2)受傷部位の神経血管の合併症がみられない場合である。他に、3)感染がない、4)患者が疼痛、浮腫、苦痛が軽度であると言葉で表現する、5)関節可動域を維持する、6)ギプスの端の皮膚が健全である、7)日常生活動作が行える、8)適切なギプスケアが行える、などがある。

記録

ガイドライン

全てのアセスメントと実施したケアについて記録する。ギプスへの患者の反応、体位変換、指導内容について記録する。

記録例

12/9/1　8：45　ファイバーグラスのギプスを右下肢の膝下から足趾まで装着中。右側臥位から仰臥位へ体位変換。ギプスは清潔・乾燥、端はパッドで覆われている。明らかな刺激徴候はない。足趾も自由に動かせる。右足趾の皮膚色は、左と比較するとやや蒼白。足趾は温感あり乾燥。毛細血管再充満時間は2秒未満。しびれ、刺痛、疼痛の訴えはない。右下肢を枕2個で挙上。疼痛、圧迫、しびれ、刺痛、足趾の運動能力の低下などの症状があれば報告するように伝える。

── P.コリンズ、看護師

予期しない状況と対処方法

- 患者は手部と前腕にギプスを装着しており、鎮痛薬の内服と患肢の冷罨法で鎮痛を図っていた。現在、患者は鎮痛薬でも疼痛が治まらず腕の締め付け感があると訴えている。患者の手指は冷たく、毛細血管再充満時間は遅延：この場合はコンパートメント症候群が発症したと考えられる。前腕を心臓より高くしないように位置を調整する。これは動脈灌流を高め、浮腫を制御する効果がある。速やかに医師に状況を報告する。ギプスカッターを準備し（ギプスを縦半分に切る）圧迫を除去する。

注意事項

一般的注意事項

- ギプスの中に掻痒感が出るのは異常なことではないが、ギプスの中に棒を入れて掻かない方がよいことを説明する。
- ギプス装着後は、すぐに患者指導を始め、患者か重要他者がケアを行えるようになるまで継続する。
- 手術や外傷後にギプスを装着する場合は、バイタルサインをモニタリングする（出血のアセスメントのためには最も正確な方法である）。
- 合成ギプスは軽量で清潔を保ちやすく、ある程度防水性がある。ギプス装着時にゴアテックスライナーを使用した場合は、水に漬けてもギプスの完全性に影響がない。

乳幼児についての注意事項

- 子供に、ギプスの中に物を入れさせてはならない。
- おもちゃや危険な敷物、ペット、その他、子供がつまづくような物は取り除く。
- 合成ギプスは異なる色やデザインのものがあり、イラストやストライプ模様がついている。このようなギプスは子供にとって楽しい体験となる可能性がある。
- 合成ギプスの場合は、入浴時にビニール袋で覆う。
- ギプスに合うように自動車のチャイルドシートを変更する必要はないことを、両親または保護者に伝える。自動車での移動用に専用のチャイルドシートやシートベルトが利用できる。

高齢者についての注意事項

- 高齢者は、年齢相応の循環の変化が起こっている。高齢者の場合は、末梢血管疾患に関連した毛細血管再充満時間の遅延、弱化がある可能性もある。ギプス装着後の比較対象として、装着前の基本的な情報を得ておく。循環のアセスメントのためには、2つ以上の神経血管アセスメント方法を用いる必要がある。四肢や身体の左右両側がシンメトリーであるか比較する。

スキル・9-18　皮膚牽引中の患者ケア

牽引とは、身体の一部に引っ張る力を応用する治療法である。牽引は骨折の整復、脱臼の整復、変形の予防と矯正、拘縮の改善と矯正、筋痙攣の緩和を目的として使用される。牽引による治療効果を得るには、正しい方向で錘の負荷をかけなければならない。

牽引で受傷部位を固定する力と同等の牽引力を、受傷部位の両側にかけるのが反対牽引である。重錘は牽引力を生み出す。付加的な重錘、つまり患者の体重を利用して牽引力と反対方向に体重をかけると反対牽引が可能となる。皮膚牽引は、直接皮膚に負荷がかかるが、間接的に骨にも牽引力が及ぶ。牽引力を利用するには、粘着式、非粘着式の牽引テープ、またはブーツ、ベルト、ホルターなどを使用する。皮膚牽引は、断続的に受傷部位を固定する。Box9-1には、効果的な牽引の原則を示した。

成人が適応となる皮膚牽引の種類は、バック牽引（下腿）、頚椎牽引（頭部ホルダー）、腰椎牽引（骨盤ベルト）がある。皮膚牽引の看護ケアは、牽引の準備、牽引の実施、装置と患者の反応のモニタリング、牽引療法と不動状態による合併症の防止である。

Box 9-1　効果的な牽引の原則

- 効果的な牽引には、反対牽引を利用する必要がある。
- 牽引は持続的に実施した方が効果的である。
- 骨格牽引は、緊急事態で生命の危険がない限り、途中で中断しない。
- 間欠牽引が指示されていない限り、重錘の負荷を除去しない。
- 患者はベッドの中央で正しいアライメントを維持しなければならない。
- 牽引ロープを妨害してはならない。
- 重錘は障害物のない状態でぶら下げる。

(Adapted from Smeltzer, et al. [2010]. *Brunner and Suddarth's textbook of medical-surgical nursing.* [12th ed.]. Philadelphia: Lippincott Williams & Wilkins.)

必要物品

- 牽引フレーム付きベッド、トラピーズ（吊手）
- 重錘
- マジックテープ、その他のテープ
- 牽引ロープ、滑車
- 牽引用ブーツ、足底板
- 必要時、弾性ストッキング
- 指示があれば、未滅菌グローブ、PPE
- 皮膚洗浄用品

アセスメント

牽引の種類、重錘、牽引の方向を確認するために、患者の医療記録、医師の指示、看護計画を見直す。牽引の必要物品をアセスメントし、牽引ロープのほころびはないか、適切な肢位であるかを点検し、正しく牽引できるように準備する。患者の身体アライメントをアセスメントする。皮膚と神経血管のアセスメントを行う。不動による合併症、呼吸機能、皮膚統合性、排尿、排便の変化、筋力の低下、血栓性静脈炎、肺塞栓症、疲労　についてアセスメントする。

看護診断

現在の患者の状態に基づいて、看護診断を行うための関連因子を決定する。妥当な看護診断を以下に示す。

- 身体損傷リスク状態
- 不安
- ガス交換障害
- 床上移動障害
- 身体可動性障害
- セルフケア不足（入浴、摂食、更衣、排泄）
- 非効果的気道浄化
- 便秘リスク状態
- 知識不足
- 急性疼痛
- 皮膚統合性障害リスク状態

成果確認と看護計画立案

皮膚牽引中の患者ケアを行う際の望ましい成果は、適切な重錘で牽引を維持し、患者に不動による合併症がみられないことである。他に妥当であると考えられる成果は、患者が正しいアライメントを維持できる、安楽度が高まったという報告がある、牽引による損傷がない、などである。

看護技術の実際

手順	根拠
1. 使用する牽引の種類と、受傷部位のケアを確認するために、医療記録と看護計画を見直す。	医療記録やケアプランの確認により、正しい患者に正しい処置を行う確証を得ることができる。
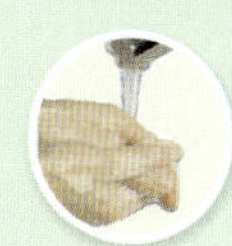 2. 手指衛生を行う。指示があればPPEを装着する。	手指衛生とPPEは微生物の拡散を防止する。PPEは感染経路別予防策に基づいた装備が必要である。
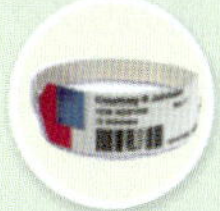 3. 患者に本人確認を行う。処置について説明し、牽引力、アライメント、姿勢の維持の重要性を強調する。	患者確認の実施により、正しい患者に正しい処置を行う確証を得ることができる。患者との対話や説明は患者の不安を軽減し、これから起こることへの準備を促す。
4. 疼痛と筋痙攣のアセスメントを行う。処方されている鎮痛薬・筋弛緩薬を投与し、最大限の効果が得られるまで十分時間をとる。	疼痛アセスメントと鎮痛薬の投与は、患者の安楽を促進する。
5. ベッド周囲のカーテンを閉め、可能であれば部屋のドアも閉める。ベッドを作業しやすい高さに調節する。	ドアやカーテンを閉めることで患者のプライバシーを保護する。ベッドを適切な高さにすると、処置中の背部の損傷を防ぐことができる。
皮膚牽引の実施	
6. 牽引の装置一式がベッドに確実に取り付けられていることを確認する。牽引装置の準備状況をアセスメントする。	牽引の準備状況と重錘のアセスメントは安全性を促進する。
7. 牽引ロープが滑車を通って自由に動くことを確認する。結び目がしっかりとしているか、滑車から離れた位置にあるか点検する。リネンも滑車から離しておく。	ロープと滑車を点検することで、正確に重錘が使用され、正確な牽引力で牽引の機能が推進される。
8. 患者は仰臥位になり、ベッドの足側を軽く挙上する。患者の頭部の位置はヘッドボードの近くとし、アライメントを維持する。	正しい患者の姿勢は適切な牽引力を維持し、安全性を促進する。
9. 受傷部位を洗浄する。必要時、患肢に弾性ストッキングを装着する。	スキンケアは、皮膚の損傷を防止する。弾性ストッキングの着用は浮腫や神経血管の合併症を防止する。
10. 患肢に牽引ブーツを装着する(図1)。患者の踵とブーツの踵をぴったり合わせる。ブーツをストラップで固定する。	ブーツは牽引に取り付ける仲介役で、適切に装着することで、適切な牽引が行われる。
11. 牽引ロープをブーツの足底板に取り付ける。ベッドのフットボードにしっかりと取り付けられた滑車の上にロープを通す。ロープの先にあるフックに重錘を取り付ける。通常成人では2-4kgである(図2)。ゆっくりと重錘の負荷をかける。**重錘は自由な状態でぶら下げ、ベッドや床に接触してはならない。**	重錘の取り付けは、牽引力の適用を意味する。ゆっくりと重錘を放すことで、患肢に急な引力がかかるのを防ぎ、損傷や疼痛の発生を防止する。正しく重錘をぶら下げ、正しい患者の姿勢を維持することにより、正確な牽引力で牽引の機能が推進される。

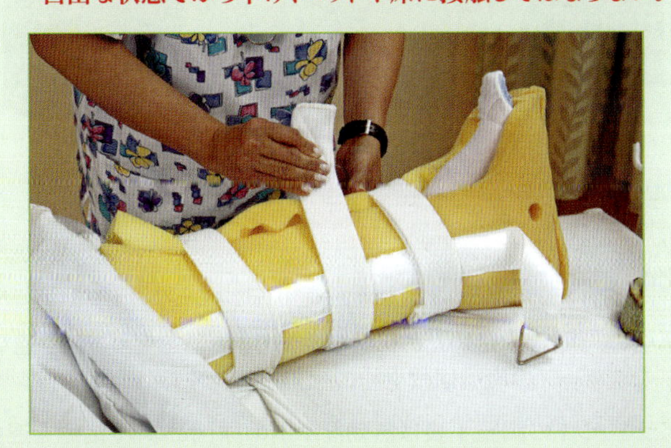

図1　患肢に弾性ストッキングを着用させた後、牽引ブーツを装着する。

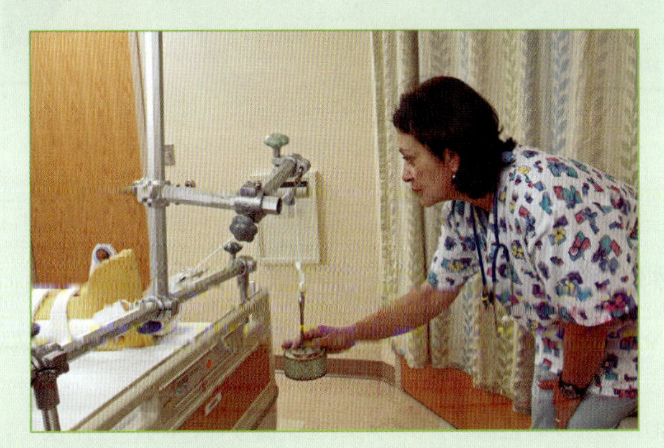

図2　皮膚牽引の重錘を取り付ける。

(続く)

スキル・9-18 皮膚牽引中の患者ケア （続き）

手順	根拠
12. 牽引中の患者のアライメントを確認する。	正しいアライメントは、適切な牽引力に必要であり、患者の安全を確保する。
13. ブーツの位置とアライメントを点検する。牽引の方向がベッドと平行であり、下向きの角度になっていないことを確認する。	牽引方向の調整不良は無効な牽引の原因となり、治癒を遅らせる。適切な位置のブーツは、踵の圧迫を防止する。
14. 重錘のぶら下がりに弊害がない位置まで、ベッドを低くする。	適切なベッドの高さは、患者が損傷を受けることなく、牽引が効果的に利用できる。
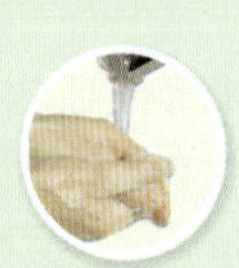 15. 使用したPPEを外す。手指衛生を行う。	正しくPPEを外すことで、他の物品への汚染や感染伝播のリスクを減少させる。手指衛生は、微生物の拡散を防止する。

皮膚牽引中の患者ケア

手順	根拠
16. 医療施設の規定に従い、皮膚牽引のアセスメントを行う。このアセスメントには、牽引の必要物品の点検、受傷部位の検査、正しいアライメントの維持、皮膚と神経血管のアセスメントの実施が含まれる。	アセスメントの実施により、適切な牽引とアライメントであることを判断するための情報が提供される。その結果、損傷のリスクが減少する。アライメントの調整不良は無効な牽引の原因となり、治癒を遅らせる。
17. 医師の指示や医療施設の規定に従い、4時間毎にストラップを外す。骨突出部の皮膚損傷、擦過傷、圧迫部位に異常がないか確認する。医師の指示や医療施設の規定に従い、ブーツを8時間毎に外す。グローブを装着し、皮膚の洗浄・乾燥を行う。	ストラップを外すことで、アセスメントの情報を入手することができ、合併症の可能性がある状況に対して早期発見と迅速な介入が可能となる。牽引部位の洗浄は皮膚の循環を促進し、完全に乾燥させることで皮膚の損傷を防ぐ。グローブの使用は、微生物の伝播を防止する。
18. 牽引部位より遠位の浮腫、末梢の脈拍についてアセスメントする（図3）。皮膚色、温感、毛細血管再充満時間（図4）をアセスメントし、健肢と比較する。疼痛、牽引部位より遠位の動作不能、蒼白、感覚異常がないか確認する。下腿の圧痛、腫脹などの深部静脈血栓症の徴候がないかアセスメントする。	牽引部位の観察は、異常な神経血管機能の徴候を発見し、迅速な介入を可能にする。神経血管状態のアセスメントにより、循環と組織の酸素化を確認する。牽引ブーツ内の圧力は浮腫によって高まる。

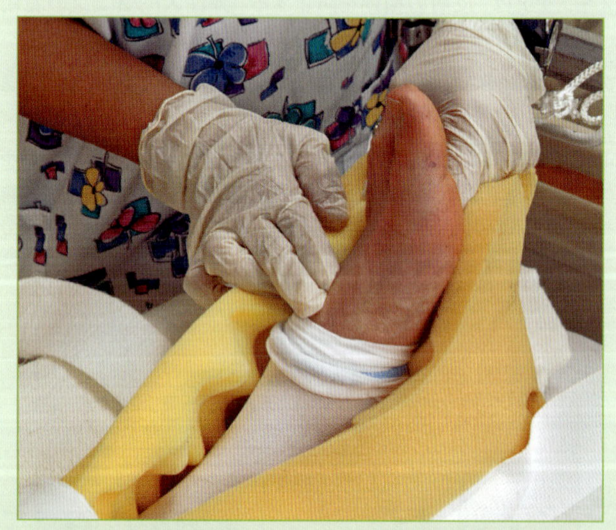
図3　遠位の脈拍を確認する。

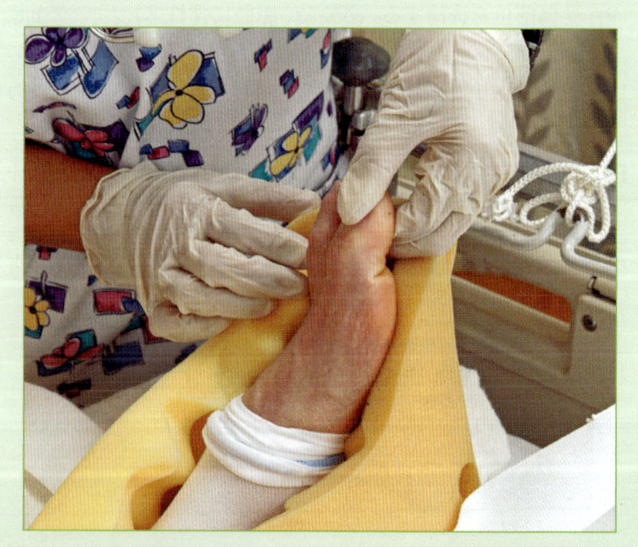
図4　毛細血管再充満時間

手順	根拠
19. 牽引を元に戻して再開し、グローブを外して適切に廃棄する。	牽引の再開は固定のために必要であり、治癒を促進する。適切なグローブの廃棄は微生物の伝播を防止する。
20. ブーツの位置とアライメントを確認する。牽引の方向がベッドと平行で、下向きの角度になっていないことを確認する。	アライメントの調整不良は無効な牽引の原因となり、治癒を遅らせる。正しいブーツの位置は踵への圧迫を防止する。

手順

根拠

21. **患者がベッドの中央に位置し、受傷した患肢と患者の体幹が一直線上にあることを確認する。**

アライメントの調整不良は効果的な牽引を妨げ、合併症を誘発する。

22. 重錘と滑車の連係を点検する。**重錘は自由な状態でぶら下げ、ベッドや床に接触してはならない。結び目はきつく結ぶ。ロープは滑車を通り自由に動くようにする。結び目によって滑車の動作を抑制してはならない(図5)。**

重錘と滑車の連携を点検することで、適切な牽引の実施が可能となり、牽引による患者の損傷リスクを減少させる。

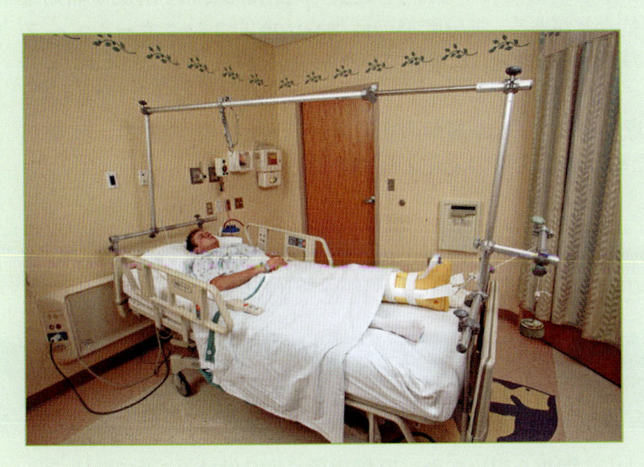

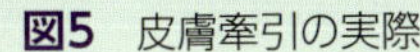

図5　皮膚牽引の実際

23. 禁忌でない限り、健全な関節の関節可動域訓練を実施する。患者に咳嗽と深呼吸を2時間毎に促す。

関節可動域訓練は関節の機能を維持する。咳嗽と深呼吸は、不動による呼吸器合併症のリスクを低下させるのに役立つ。

24. ベッド柵を上げる。重錘が床に接触しないように注意して、ベッドの位置をできるだけ下げる。

ベッド柵をあげることで患者の安全性が促進する。ベッドの高さが適切であると、患者の損傷がなく効果的な牽引を実施できる。

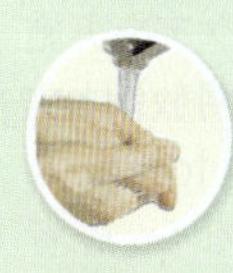

25. 使用したPPEを外す。手指衛生を行う。

正しくPPEを外すことで、他の物品への汚染や感染伝播のリスクを減少させる。ベッドを最低の位置に下げることで患者の安全を促進する。手指衛生は、微生物の拡散を防止する。

評価

望ましい評価が得られるのは、患者が牽引中も正しいアライメントを維持し、適切な牽引力を維持する場合である。他の成果としては、患者が疼痛の緩和を言葉で表現し疼痛レベルの数値が低くなる、患者が損傷を受けない、などがある。

記録

ガイドライン

牽引を行う日付、時間、牽引の種類、重錘の重さ、部位について記録する。皮膚のアセスメントと牽引前に行ったケアについても記録する。牽引に対する患者の反応と四肢の神経血管の状態を記録する。

記録例

12/6/3　15:00　左股関節の骨折のため疼痛の訴えあり、レベル7／10。指示のあったオキシコドンを2錠内服し疼痛レベル3／10。30分後、バック牽引を重錘2kgで左下肢に開始。皮膚は健全な状態で、足部の脈拍は左右差なく触知可。足部は薄いピンク色で温かく乾燥。毛細血管再充満時間は左右とも正常。足趾は自由に動かせる。しびれ、刺痛の訴えなし。ベッド上仰臥位で頭部挙上は約15度。明日手術の予定である。

—— *L. ジェイムズ、看護師*

(続く)

スキル・9-18 皮膚牽引中の患者ケア (続き)

予期しない状況と対処方法

- 患者はバック牽引中で、患肢の踵の疼痛を訴えている：このような場合は牽引を外し、皮膚と神経血管のアセスメントを行う。牽引を再開し、神経血管の状態を15-20分以内に再アセスメントする。医師に報告する。

注意事項

一般的注意事項

- 禁忌でない限り、患者に屈曲—伸展の自動運動と下腿のポンピング運動を定期的に行うように促し、静脈血うっ滞の軽減を図る。
- 皮膚牽引中の末梢神経への圧迫には注意が必要である。バック牽引の場合は、膝下の腓骨頸部周囲を通過する腓骨神経の圧迫を避けるために注意が必要である。
- 牽引期間が延長されている患者のアセスメントを行う。延長の理由としては、治療が無効な場合や、隔離、拘束、制御不能などがある。気分転換の活動や治療的コミュニケーション、スタッフや重要他者による頻回の訪室がケアとして重要である。

高齢者についての注意事項

- 高齢者の皮膚牽引は特に注意が必要である。高齢の患者は、皮下脂肪量が減少し、皮膚が薄く乾燥し脆弱になっているため皮膚統合性の変化の影響を受けやすい。

スキル・9-19 直達牽引中の患者ケア

直達牽引とは、各種固定ピン、ねじ、鋼線を用いて骨に直接重錘を取り付けることで身体の一部に牽引力を与える牽引方法である。直達牽引は長期間、患部を固定しなければならないときに利用される。この牽引方法は大腿骨、脛骨、頚椎の骨折の治療に使用される。直達牽引に関連する看護の責務は、牽引の維持、アライメントの維持、神経血管状態の観察、運動の推進、牽引と不動による合併症の防止、ピン刺入部のケアによる感染防止などである(スキル9-17皮膚牽引中の患者ケア Box9-1に効果的な牽引の原則の概要を示す)。ピン刺入部のケアは、排液が多量の場合、特に最初の48-72時間は頻回に行う。その後は日・週単位でピン刺入部のケアを実施する。最初の48-72時間はドレッシング材を使用することが多いが、その後は刺入部を開放創とする。直達牽引のピン刺入部の管理におけるエビデンスの研究はあまりない(Barid Holms & Brown,2005)。直達牽引のピン刺入部のケアは医師や医療施設の規定によって異なる。患者個々に対する医師の指示や医療施設のガイドラインに沿ってケアを実施する。

必要物品

- 滅菌グローブ
- 滅菌綿棒
- ピン刺入部の洗浄剤、通常は滅菌生理食塩水、クロルヘキシジンを使用。医師の指示、医療施設の規定に従う。
- 滅菌容器
- 指示があれば、抗菌剤の軟膏
- ドレッシング材：フォーム状、非接着性、ガーゼ、その他医師の指示、医療施設の規定によるもの
- 指示のあるPPE

アセスメント

牽引の種類、重錘の重さ、牽引の方向を確認するために、患者の医療記録、医師の指示、看護計画を見直す。牽引ロープが擦り切れていないか、正しい位置にあるか点検し、牽引が正しく機能するように必要物品をアセスメントする。患者のアライメントをアセスメントする。皮膚と神経血管状態のアセスメントを行う。ピン刺入部位の炎症、感染、腫脹、混濁または膿性の排液、疼痛、発赤などについて観察する。不動による合併症、呼吸機能の変化、便秘、皮膚統合性の変化、排尿の変化、筋力低下、拘縮、血栓性静脈炎、肺塞栓症、疲労についてアセスメントする。

看護診断

患者の現在の状態に基づいて、看護診断を行うための関連因子を決定する。妥当な看護診断を以下に示す。

- 皮膚統合性障害
- 非効果的気道浄化
- 便秘リスク状態
- 床上移動障害
- 身体可動性障害
- セルフケア不足（排泄・入浴・更衣）
- ガス交換障害
- 身体損傷リスク状態
- 不安
- 知識不足
- 急性疼痛
- 感染リスク状態

成果確認と看護計画立案

直達牽引中の患者ケアにおける望ましい成果は、牽引が適切に維持され、不動による合併症と感染がないことである。他に適切と考えられる成果は、患者が正しいアライメントを維持する、安楽度が高まったという報告がある、身体損傷がない、などである。

看護技術の実際

手順	根拠
1. 使用する牽引の種類と指示されたケアを確認するために、医療記録と看護計画を見直す。	医療記録やケアプランの確認により、正しい患者に正しい処置を行う確証を得ることができる。
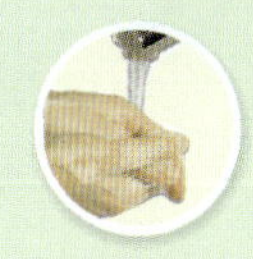 2. 手指衛生を行う。指示があれば、PPEを装着する。	手指衛生とPPEは微生物の拡散を防止する。PPEは感染経路別予防策に基づいた装備が必要である。
3. 患者に本人確認を行う。処置について説明し、牽引力、アライメント、姿勢を維持する重要性を強調する。	患者確認の実施により、正しい患者に正しい処置を行う確証を得ることができる。患者との対話や説明は患者の不安を軽減し、これから起こることへの準備を促す。
4. 疼痛と筋痙攣についてアセスメントする。指示された鎮痛薬と筋弛緩薬を投与し、最大限の効果が現れるまで十分時間をとる。	疼痛アセスメントと鎮痛薬の投与は、患者の安楽を促進する。
5. ベッド周囲のカーテンを閉め、可能であれば部屋のドアも閉める。ベッドを適切な作業しやすい高さに調節する。	ドアやカーテンを閉めることで患者のプライバシーを保護する。ベッドを適切な高さにすると、処置中の背部の損傷を防ぐことができる。
6. 牽引用具一式が確実にベッドに取り付けられているか、確認する。牽引の準備、指示量の重錘の準備についてアセスメントする。**重錘は障害のない状態でぶら下がっていることを確認し、ベッドや床についてはならない。**	正しい牽引の実施は、正確な牽引力と牽引の機能を促進し、損傷のリスクを軽減する。
7. **牽引ロープは、滑車を通して自由に動くことを確認する。結び目はきつく結んであり、滑車から離れた位置にあることを確認する。滑車にはリネンがかからないようにする。**	ロープと滑車の動きが自由であると、正確な牽引力と牽引の機能を確実に得られる。
8. 指示があれば、患者のアライメントを点検する。	正しいアライメントは、効果的な牽引方向の維持と損傷の予防に必要である。
9. 皮膚のアセスメントを行う。坐骨結節、膝窩部、アキレス腱、仙骨、踵などの圧力がかかるポイントに注意を払う。	皮膚のアセスメントの実施により、皮膚の刺激、組織循環の障害、その他の合併症に対する迅速な介入が可能となる。
10. 神経血管状態をアセスメントする。牽引部位より遠位の浮腫、末梢の脈拍についてアセスメントする。患肢と健肢の温感と皮膚色を比較してアセスメントする。疼痛、牽引部より遠位の動作不能、蒼白、感覚異常がないか確認する。深部静脈血栓症、下腿の圧痛、腫脹についてアセスメントする。	神経血管のアセスメントにより、循環や組織の酸素化を妨げる状況が発生した場合、早期に確認し迅速に介入することが可能となる。

（続く）

スキル・9-19　直達牽引中の患者ケア　（続き）

手順	根拠
11. ピンの刺入部とその周囲の発赤、浮腫、臭気についてアセスメントする。皮膚の緊張感、持続する膿性排液、発熱、ピン刺入部の熱感、ピンの傾き、屈曲についてアセスメントする。	ピンの刺入部は微生物の侵入口となる可能性がある。皮膚の観察により、合併症発生の早期発見、迅速な介入が可能となる。
12. ピン刺入部のケアを行う。	刺入部の痂皮化は、滲出液の増加、感染、骨髄炎を招くが、ピン刺入部のケアは痂皮化を防止する。
a. 無菌操作で、綿棒の包装を開封し、洗浄剤を滅菌容器に入れる。	無菌操作を行うことで、微生物の伝播のリスクを減少させる。
b. 滅菌グローブを装着する。	グローブの着用により、血液や体液との接触を防ぐ。
c. 綿棒を洗浄液に浸す。	
d. **ピン刺入部の洗浄を開始し、外側に向かってピンから離れるように洗浄する（図1）。**	中心から外側に向かって洗浄することは、最も汚染が少ない部位から汚染されている部位へ移動することである。
e. **綿棒は1回使用毎に交換する。それぞれのピン刺入部には新しい綿棒を使用する。**	綿棒を1回だけ使用することで、微生物の伝播のリスクが減少する。

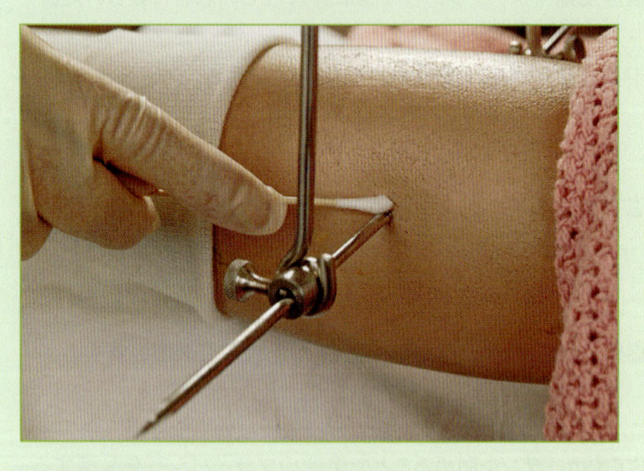

図1　ピン刺入部周囲を生食を浸した綿棒で洗浄する。

手順	根拠
13. 医師の指示や医療施設の規定に応じて、ピン刺入部に抗菌剤の軟膏を塗布し、ドレッシング材を貼付する。	抗菌剤の軟膏は感染のリスクを軽減させる。ドレッシング材はピン刺入部を汚染と排液から保護するのに役立つ。
14. 使用したグローブやPPEを外す。手指衛生を行う。	正しくPPEを外すことで、他の物品への汚染や感染伝播のリスクを減少させる。手指衛生は、微生物の拡散を防止する。
15. 禁忌でない限り、関節可動域訓練を全ての関節において実施する。患者に咳嗽と深呼吸を2時間毎に促す。	関節可動域訓練は、関節の可動性を促進する。咳嗽と深呼吸は不動による呼吸器合併症のリスクを減少させる。

評価

望ましい評価が得られるのは、1）直達牽引の維持がピン刺入部の感染なく実施できる場合である。他の成果は、2）患者が正しいアライメントと関節機能を維持する、3）患者が疼痛が和らいだと言葉で表現する、4）患者が症状と徴候を報告できる、5）患者が身体の損傷なく経過する、などである。

記録

ガイドライン

牽引の日付、時間、種類、重錘の量について記録する。皮膚とピン刺入部のアセスメント、刺入部のケアを記録する。牽引に対する患者の反応、四肢の神経血管状態を記録する。

記録例

> <u>12/6/5</u>　10：20　ピン刺入部のケアを実施。ピン刺入部を生食で洗浄し開放とする。刺入部は発赤軽度、血性漿液性の痂皮が付着。神経血管状態はよい。直達牽引び重錘は指示の通り続行する。
>
> ―― *M. ルルー、看護師*

予期しない状況と対処方法

- 直達牽引中の患者に対してピン刺入部のアセスメントを行っている際、ピンの数本が刺入部位の中で移動してずれが生じているのを発見した：このような場合は、患者の他の症状、ピン刺入部の感染徴候、疼痛、発熱についてアセスメントする。神経血管状態の変化をアセスメントする。医師に所見を報告する。

注意事項

- 牽引器具の緩み、早期の感染徴候（腫脹、混濁または膿性排液、疼痛、発赤）がある場合は、ピン刺入部のケアの頻度を増やす（Baird Holmes & Brown, 2005）。
- 糖尿病、末梢血管疾患、慢性閉塞性肺疾患のような慢性疾患を持つ患者は、直達牽引中の合併症のリスクが非常に高いため、患者の症状を十分アセスメントする。
- 生命に関わる状況が起こらない限り、直達牽引から重錘を外してはならない。重錘を外すと、治療の妨げになるほか、患者に損傷を負わせる原因となる。
- ピン刺入部の炎症と感染徴候の観察は、少なくとも8時間毎に行う。骨髄炎の防止は最も重要である。

実践のためのエビデンス

Baird Holmes, S., & Brown, S. (2005). National Association of Orthopaedic Nurses. Guidelines for orthopaedic nursing: Skeletal pin site care. *Orthopaedic Nursing*, 24(2), 99-107.

このガイドラインは、直達牽引のピン刺入部ケアに関する研究論文と専門家の意見を系統的に分析した結果である。直達牽引のピン刺入部ケアの4つの推奨案が提示され、それぞれの案に、研究レベルの明確な議論を経た支持、または専門家の支持が得られている。また、ピン刺入部に関する他の問題の議論が行われており、直達牽引のピン刺入部ケアに関する研究拠点の特色も含まれている。

スキル・9-20　創外固定器を装着した患者のケア

創外固定器は、軟部組織の損傷を伴う開放骨折の管理に用いられる。創外固定器には、多様なフレームがあり、骨にドリルでピンを刺入、または貫通させて患部を固定する。創外固定器は、重症の圧迫骨折または粉砕骨折の支持固定と、軟部組織の損傷へのアクセスと治療のために使用する。創外固定器の使用により、骨折と軟部組織の損傷の治療と同時に、患者の安楽度を維持しながら早期の体動や近接の損傷を受けていない関節の自動運動を奨励していくことが可能である。不使用や不動化による合併症は最小限に抑えられる。看護の責務としては、患者を安心させること以外に、機器の維持、神経血管状態の観察、運動の促進、治療による合併症の防止、ピン刺入部ケアによる感染の防止、確実なコンプライアンスとセルフケアのための指導などがある。ピン刺入部ケアは滲出液が多量の場合、創外固定器装着後最初の48-72時間は頻回に行う。その後、ピン刺入部ケアは日・週単位で行っていく。ドレッシング材は最初の48-72時間は貼付することが多いが、その後は開放創とする。ピン刺入部の管理についてのエビデンスの研究はあまりない（Baird Holmes & Brouwn, 2005）。ピン刺入部ケアは医師や医療施設の規定によって異なる。患者への対応はそれぞれの医師の指示、医療施設のガイドラインに従う。看護師は、創外固定器を装着する上で精神面での準備を行う大きな役割を担っている。また、看護師は、創外固定器にまつわる疼痛や苦痛といった誤解を明らかにすることも必要である。

（続く）

スキル・9-20　創外固定器を装着した患者のケア　（続き）

必要物品

必要物品は、固定器の種類、骨折の分類や位置によって異なるが、共通すると考えられる物品を以下に示す。

- 滅菌綿棒
- 洗浄液（滅菌生理食塩水かクロルヘキシジン）医師の指示や医療施設の規定のもの。
- 氷嚢
- 滅菌ガーゼ
- ドレッシング材：フォーム材、非接着式、ガーゼ、医師の指示や医療施設の規定のもの。
- 医師の指示により、鎮痛薬
- 抗菌剤の軟膏、医師の指示や医療施設の規定により異なる。

アセスメント

使用する機器の種類と指示のあるケアを確認するために、患者の医療記録、医師の指示、看護計画を見直す。創外固定器が正しい機能と位置を確保できるようにアセスメントを行う。皮膚と神経血管状態をアセスメントする。ピンの刺入部の炎症、感染、腫脹、混濁または膿性の排液、疼痛、発赤などの徴候を観察する。固定器とセルフケアの行動と責任に関する患者の知識をアセスメントする。

看護診断

現在の患者の状態に基づいて、看護診断を行うための関連因子を決定する。妥当な看護診断を以下に示す。

- 感染リスク状態
- 皮膚統合性障害
- 不安
- 急性疼痛
- セルフケア不足（排泄、入浴、更衣）
- 身体可動性障害
- 身体損傷リスク状態
- 知識不足

成果確認と看護計画立案

創外固定器を装着中の患者のケアにおいて望ましい成果は、患者に感染、拘縮、静脈血のうっ血、血栓形成、皮膚の損傷など合併症の徴候がないことである。他に妥当であると考えられる成果は、患者に治癒の徴候が見られる、疼痛が緩和する、損傷を受けない、などがある。

看護技術の実際

手順	根拠
1. 使用する機器の種類と指示されたケアを確認するために、医療記録と看護計画を見直す。	医療記録やケアプランの確認により、正しい患者に正しい処置を行う確証を得ることができる。
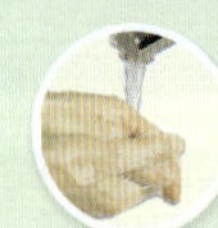 2. 手指衛生を行う。指示があれば、PPEを装着する。	手指衛生とPPEは微生物の拡散を防止する。PPEは感染経路別予防策に基づいた装備が必要である。
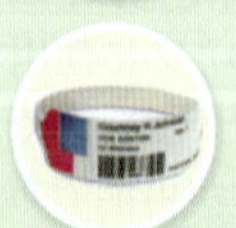 3. 患者に本人確認を行う。処置について説明する。固定器を装着後、患者に疼痛がないかどうかアセスメントする。患者が通常の行動をより早く再開することができるように、機器への順応や、器具を付けたままの移動が可能となるように支援を強化する。	患者確認の実施により、正しい患者に正しい処置を行う確証を得ることができる。患者との対話や説明は患者の不安を軽減し、固定器の装着への精神的準備を促す。
4. **固定器装着後、指示か医療施設の規定に従い、手術創部に氷嚢を乗せる（図1）。必要時、身体の受傷した部分を挙上する。**	冷罨法と挙上は腫脹の軽減、疼痛緩和、出血の減少に役立つ。
5. 疼痛と筋痙攣についてアセスメントする。指示された鎮痛薬と筋弛緩薬を投与し、最大限の効果が現れるまで十分時間をとる。	疼痛アセスメントと鎮痛薬の投与は、患者の安楽を促進する。
6. 指示があれば、患肢の運動や訓練の前に鎮痛薬を投与する。	鎮痛薬の投与は患者の安楽を促進し、動きやすくする。

手 順

7. 医師の指示や医療施設の規定に従い、神経血管状態をアセスメントする。通常は2-4時間毎に24時間実施し、以後は4-8時間毎に実施する。患肢の皮膚色、動き、感覚、浮腫、毛細血管再充満時間、脈拍についてアセスメントする。必要時、健肢と比較する。鎮痛剤で効果のない疼痛、灼熱痛、刺痛、痺れがないかアセスメントする。

根 拠

アセスメントすることで、異常な神経血管の機能、神経損傷、循環障害の早期発見、と迅速な介入が可能となる。神経血管状態のアセスメントにより、循環と組織の酸素化を判定する。

8. ベッド周囲のカーテンを閉め、可能であれば部屋のドアも閉める。ベッドを作業しやすい高さに調節する。通常は介助者の肘の高さである(VISN 8 Patient Safety Center, 2009)。

ドアやカーテンを閉めることで、患者のプライバシーを保護する。正しいベッドの高さは、看護師の背部や筋肉の損傷を防止する。

9. ピン刺入部の発赤、皮膚の緊張感、持続または膿性の排液、腫脹、ピンの傾き、屈曲緩みについてアセスメントする。体温を定期的に測定する。

ピン刺入部のアセスメントは、感染と皮膚への圧迫の早期発見に役立ち、適切な時期に介入することができる。

10. ピン刺入部のケアを行う。

ピン刺入部のケアを実施することで、刺入部の痂皮化を防ぐ。痂皮化は滲出液の貯留、感染、骨髄炎を招く可能性がある。

a. 無菌操作で、綿棒の包装を開封し、洗浄剤を滅菌容器に入れる。

無菌操作により、微生物の伝播のリスクが低下する。

b. 滅菌グローブを装着する。

グローブの装着は、血液や体液との接触を防止する。

c. 綿棒を洗浄液に浸す。

d. **ピン刺入部の洗浄を開始し、外側に向かってピンから離れるように洗浄する(図2)。**

中央から外側への洗浄は、汚染の少ない部位から多い部位へ移動する。

e. **綿棒は1回使用毎に交換する。それぞれのピン刺入部には新しい綿棒を使用する。**

綿棒の使用を一回だけにすることで、微生物の伝播を防止する。

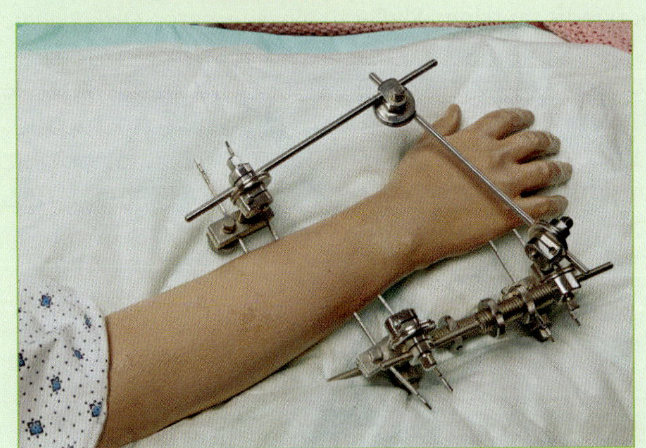

図1 創外固定器の装着

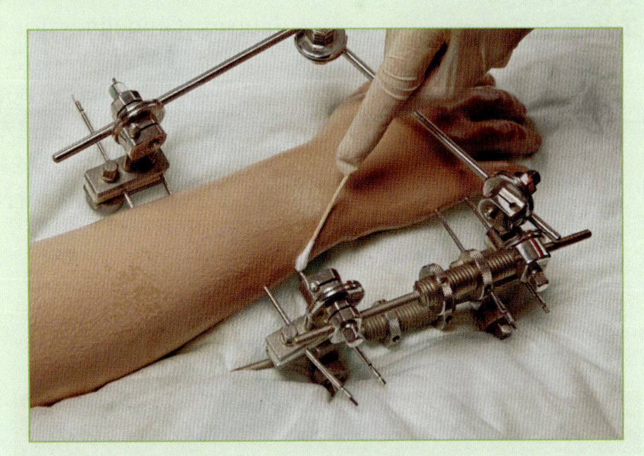

図2 生食に浸した綿棒でピン刺入部周囲を洗浄する。

11. 医師の指示や医療施設の規定に応じて、ピン刺入部に抗菌剤の軟膏を塗布し、ドレッシング材を貼付する。

抗菌剤の軟膏は感染を防止する。ドレッシング材の貼付は滲出液を吸収する。

12. ベッドの高さを最低の位置に下げ、ベッド柵を上げる。ナースコールと他の必要物品が手の届く位置にあることを確認する。

ベッドを適切な高さに合わせ、ナースコールや他の物品を手の届く所に置いておくことで、患者の安全を確保する。

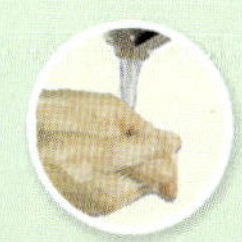

13. 使用したグローブやPPEを外す。手指衛生を行う。

正しくPPEを外すことで、他の物品への汚染や感染伝播のリスクを低下させる。手指衛生は、微生物の拡散を防止する。

(続く)

スキル・9-20　創外固定器を装着した患者のケア　(続き)

評価

望ましい成果が得られるのは、1）創外固定器が正しく装着され、2）ピン刺入部が清潔、乾燥、健全な状態であり、3）感染徴候が見られない場合である。他には、4）患者に拘縮、静脈血のうっ滞、血栓形成、皮膚の損傷などの合併症がみられない、5）患者が疼痛が緩和したと言葉で表現できる、6）患者が損傷を受けずに経過する、7）患者がピン刺入部のケアの知識を示せる、などがある。

記録

ガイドライン

創外固定器を装着した日付、時間、種類を記録する。皮膚、ピン刺入部のアセスメントと、ピン刺入部のケアを記録する。窓外固定器への患者の反応と患肢の神経血管状態を記録する。

記録例

12/7/6　10：20　創外固定器を左前腕に装着中。ピン刺入部のケアを実施。ピン刺入部を生食で洗浄し開放創とする。刺入部は発赤軽度、血性漿液性の痂皮が付着。神経血管状態は良好。左手指と肘関節の関節可動域訓練に関する指導を行う。理解を得られ実施も可能。

—— *B. クラップ、看護師*

注意事項

- 患者と重要他者に、ピン刺入部のケア方法と刺入部の感染徴候の見方を指導する。創外固定器の装着は長期間となる。家庭では、無菌操作ではなく清潔操作が用いられる。
- 患者と重要他者に早期の感染徴候、ピンの緩みを確認することを指導し、必要時は、整形外科への連絡方法を伝える。
- 治癒の遅れを避けるために、患者には禁煙を勧める(Baird Holmes & Brown, 2005)。
- 座位か臥床時は、浮腫を防止するために、患肢の挙上を維持することが大切であることを強調する。
- 創外固定器のフレームのねじを動かしてはならない。ねじの調節は医師や専門家の責任である。
- 骨折の治療では、創外固定器が外れた後にギプスや副木による固定がさらに必要になる場合が多い。

実践のためのエビデンス

Baird Holmes, S., & Brown, S. (2005). National Association of Orthopaedic Nurses. Guidelines for orthopaedic nursing: Skeletal pin site care. *Orthopaedic Nursing,* 24(2), 99-107.

このガイドラインは、直達牽引のピン刺入部ケアに関する研究論文と専門家の意見を系統的に分析した結果である。直達牽引のピン刺入部ケアの4つの推奨案が提示され、それぞれの案に、研究レベルの明確な議論を経た支持、または専門家の支持が得られている。また、ピン刺入部に関する他の問題の議論が行われており、直達牽引のピン刺入部ケアに関する研究拠点の特色も含まれている。

理解を深めるために

統合事例検討との関連

本書の第3部にある事例検討は、統合的概念に重点を置いて設定されている。

以下の事例検討を参照すると、本章のスキルに関連する概念の理解を深めることができる。

- 事例検討基礎編では、アビゲイル・カントネッリ、953ページ
- 事例検討中級編では、ジェイソン・ブラウン、973ページ、ケント・クラーク、975ページ

クリティカルシンキングを伸ばす練習問題

1. 看護師は救命救急室から退院するボビー・ロウデン君の退院準備を行っている。ボビーの外傷と石膏ギプスに関する指導をボビーと両親に行うため、内容について話し合う必要がある。
2. エスター・レビッツさんには入院治療の一環として、空気圧迫装置の使用が指示されている。看護師がエスターさんの部屋にポンプとスリーブを持参すると、「それは何？ まるで拷問マシーンじゃない！」と言われる。看護師はどのように対応すべきだろうか？

3. 看護師はマニュエル・エスポジト氏のケアを手術前日の夜に行っている。エスポジト氏の患肢のアセスメントの結果は、温感あり毛細血管再充満時間は正常、感覚と動きも良好である。エスポジト氏のケアとして、ほかに何をアセスメントすべきだろうか?

解答例

1. ボビーの外傷と石膏ギプスに関してボビーと両親に行う指導は以下のような内容である:患肢を枕で挙上し浮腫を防ぐ。24-36時間はギプスに触るときは手掌で取り扱う。完全に乾燥するまでギプスにカバーをかけない。疼痛、臭気、排液、感覚の変化、感覚異常、手指を動かせない、などの症状がある場合は連絡する。ギプスの中に何も入れてはならない。
2. この機器は傷つけたり傷みを与えるようなものではないことをエスター・レビッツさんに説明し安心させる。空気圧迫装置の機能と使用する根拠を説明する。疼痛、苦痛、感覚の変化のような有害事象が下肢に起こる可能性があることを説明し、空気圧迫装置を使用中に症状があれば報告してもらう。
3. エスポジト氏のケアを行う上で補足するアセスメントは以下のようなものである:牽引を正しく実施するための必要物品についてアセスメントする。牽引ロープは擦り切れていないか、位置は正しいか、点検する。患者のアライメント、皮膚と神経血管状態についてアセスメントする。呼吸機能の変化、皮膚統合性、排尿、排便、筋力低下、拘縮、血栓性静脈炎、肺塞栓症、疲労など、不動による合併症についてアセスメントする。

引用文献

Alitzer, L. (2004). Casting for immobilization. *Orthopaedic Nursing*, *23*(2), 136–141.

ALS Association. Oregon and Southwest Washington Chapter. Range-of-Motion Exercises. Available at www.alsa-or.org/treatment/ROMExercises.htm. Accessed February 10, 2006.

American Academy of Orthopaedic Surgeons. (2007). Care of casts and splints. Available http://orthoinfo.aaos.org/topic.cfm?tpic=a00095. Accessed July 3, 2008.

American Association of Critical-Care Nurses (AACN). (2005). Practice Alert. Deep vein thrombosis prevention. Available at www.aacn.org/WD/Practice/Content/practicealerts.pcms?pid=1&&menu=practice. Accessed July 31, 2008.

American Nurses Association (ANA). (2003). Position statement on elimination of manual patient handling to prevent work-related musculoskeletal disorders. Silver Spring, MD: Author. Available at www.nursingworld.org/readroom/position/workplac/pathand.htm.

American Nurses Association (ANA). (2008). Handle with care. Fact sheet. Silver Spring, MD: Author. Available at: http://nursingworld.org/MainMenuCategories/OccupationalandEnvironmental/occupationalhealth/handlewithcare/Resources/FactSheet.aspx. Accessed March 13, 2008.

American Nurses Association (ANA). (2008). Ergonomics/Handle with Care. Silver Spring, MD: Author. Available at: http://nursingworld.org/MainMenuCategories/OccupationalandEnvironmental/occupationalhealth/handlewithcare.aspx. Accessed March 13, 2008.

Arthritis Foundation. (2004). Range-Of-Motion Exercises. Available at http://www.arthritis.org/conditions/onlinebrochures/ETR/ETR_ROM_brochure.pdf. Accessed February 10, 2006.

Baird Holmes, S., & Brown, S. (2005). National Association of Orthopaedic Nurses. Guidelines for orthopaedic nursing: Skeletal pin site care. *Orthopaedic Nursing*, *24*(2), 99–107.

Baptiste, A., Boda, S., Nelson, A., et al. (2006). Friction-reducing devices for lateral patient transfers: A clinical evaluation. *AAOHN Journal*, *54*(4), 173–180.

Blocks, M. (2005). Practical solutions for safe patient handling. *Nursing*, *35*(10), 44–45.

Bulechek, G., Butcher, H., & McCloskey Dochterman, J. (Eds.). (2008). *Nursing interventions classification (NIC)*. (5th ed.). St. Louis, MO: Mosby Elsevier.

Carpenito-Moyet, L. (2008). *Nursing diagnosis: Application to clinical practice*. (12th ed.). Philadelphia, PA: Wolters Kluwer Health/Lippincott Williams & Wilkins.

Collins, J., Wolf, L., Bell, J., & Evanoff, B. (2004). An evaluation of best practices musculoskeletal injury prevention program in nursing homes. *Injury Prevention*, *10*(4), 206–211.

Craven, R., & Hirnle, C. (2009). *Fundamentals of nursing. Human health and function*. (6th ed.). Philadelphia, PA: Lippincott Williams & Wilkins.

Fernandes, T. (2006). Moving and handling: Hoists and slings. *Nursing and Residential Care*, *8*(12), 548–551.

Fernandes, T. (2006). Suitable moving and handling equipment: A guide. *International Journal of Therapy and Rehabilitation*, *13*(10), 477–481.

Fletcher, K. (2005). Immobility: Geriatric self-learning module. *MEDSURG Nursing*, *14*(1), 35–37.

Fralick-Ball, S. (2008). Ergonomics in healthcare. *Advance for Nurses*, *10*(10), 39–41.

Geerts, W., Pineo, G., Heit, J., et al. (2004). Prevention of venous embolism: The Seventh ACCP Conference on Antithrombotic and Thrombolytic Therapy. *CHEST*, *126*(3), (Suppl) 338S–400S.

Geraghty, M. (2005). Nursing the unconscious patient. *Nursing Standard*, *20*(1), 54–64.

Gillis, A., & MacDonald, B. (2005). Prevention: Deconditioning in the hospitalized elderly. *Canadian Nurse*, *101*(6), 16–20.

Griffiths, H., & Gallimore, D. (2005). Positioning critically ill patients in hospital. *Nursing Standard*, *19*(42), 56–64.

Hoenig, H. (2004). Assistive technology and mobility aids for the older patient with disability. *Annals of Long-Term Care*, *12*(9), 12–19.

Kyle, T. (2008). *Essentials of pediatric nursing*. Philadelphia, PA: Wolters Kluwer Health/Lippincott Williams & Wilkins.

Lynch, D., Ferraro, M., Krol, J., et al. (2005). Continuous passive motion improves shoulder joint integrity following stroke. *Clinical Rehabilitation*, *19*(6), 594–599.

Marcus, B., Williams, D., Dubbert, P., et al. (2006). Physical activity intervention studies: What we know and what we need to know: a scientific statement from the American Heart Association Council on nutrition, physical activity, and metabolism. *Circulation*, *114*(24), 2739–2752.

Mayo Clinic. (2007). How to choose and use a walker. Available www.mayoclinic.com/health/walker/HA00060. Accessed July 3, 2008.

McCoskey, K. (2007). Ergonomics and patient handling. *AAOHN Journal*, *55*(11), 454–461.

MedlinePlus. (2007). How to make a sling. Available at: www.nlm.nih.gov/medlineplus/ency/article/000017.htm. Accessed July 16, 2008.

Miller, C. (2008). Communication difficulties in hospitalized older adults with dementia: Try these techniques to make communicating with patients easier and more effective. *American Journal of Nursing*, *108*(3), 58–66.

Milne, S., Brousseau, L., Robinson, V., et al. (2003). Continuous passive motion following total knee arthroplasty. *Cochrane Database of Systematic Reviews,* Issue 2. Article No.: CD004260. DOI: 10.1002/14651858. CD004260.

Mincer, A. (2007). Assistive devices for the adult patient with orthopaedic dysfunction: Why physical therapists choose what they do. *Orthopaedic Nursing*, *26*(4), 226–233.

Moorhead, S., Johnson, M., Maas, M., et al. (Eds.). (2008). *Nursing outcomes classification (NOC)*. (4th ed.). St. Louis, MO: Mosby Elsevier.

Nelson, A., & Baptiste, A. (2004). Evidence-based practices for safe patient handling and movement. *Online Journal of Issues in Nursing, 9*(3), Manuscript 3. Available at www.nursingworld.org/ojin/topic25/tpc25_3.htm.

Nelson, A., & Baptiste, A. (2006). Update on evidence-based practices for safe patient handling and movement. *Orthopaedic Nursing*, *25*(6), 367–368.

Nelson, A., Collins, J., Knibbe, H., et al. (2007). Safer Patient Handling. *Nursing Management*, *38*(3), 26–33.

Nelson, A., Fragala, G., & Menzel, N. (2003). Myths and facts about back injuries in nursing. *American Journal of Nursing*, *103*(2), 32–40.

Nelson, A., Matz, M., Chen, F., Siddharthan, K., Lloyd, J., & Fragala, G. (2006). Development and evaluation of a multifaceted ergonomics program to prevent injuries associated with patient handling tasks. *International Journal of Nursing Studies*, *43*(6), 717–733.

Nelson, A., Owen, B., Lloyd, J., et al. (2003). Safe patient handling & movement: Preventing back injury among nurses requires careful selection of the safest equipment and techniques. *American Journal of Nursing*, *103*(3), 32–43.

NIOSH sets 35-lb limit as the max for safe lifts. (2007). *Hospital Employee Health*, *26*(12), 136–137.

NANDA. (2009). *Nursing diagnoses: Definitions and classification 2009–2011*. Philadelphia, PA: Author.

Pagella, P., Cipolle, M., Sacco, E., et al. (2007). A randomized trial to evaluate compliance in terms of patient comfort and satisfaction of two pneumatic compression devices. *Orthopaedic Nursing*, *26*(3), 169–174.

Pifer, G. (2000). Casting and splinting: Prevention of complications. *Topics in Emergency Medicine*, *22*(3), 48–54.

Pullen, R. (2004). Logrolling a patient. *Nursing, 34*(2), 22.

Rinds, G. (2007). Moving and handling: Part one. *Nursing & Residential Care*, *9*(6), 260–262.

Rinds, G. (2007). Moving and handling, Part two: Risk management. *Nursing & Residential Care*, *9*(7), 306–309.

Smeltzer, S., Bare, B., Hinkle, J., et al. (2010). *Brunner & Suddarth's textbook of medical-surgical nursing*. (12th ed.). Philadelphia, PA: Wolters Kluwer Health/Lippincott Williams & Wilkins.

Stenger, K. (2007). Ergonomics and economics of safe patient lifting. *Healthcare Purchasing News*, *31*(3), 68–69.

Swann, J. (2006). Keeping mobile: Part one. *Nursing & Residential Care*, *8*(12), 566–568.

Tseng, C.N., Chen, C.C.H., Wu, S.C., & Lin, L.C. (2007). Effects of a range-of-motion exercise programme. *Journal of Advanced Nursing*, *57*(2), 181–191.

Taylor, C., Lillis, C., LeMone, P., et al. (2011). *Fundamentals of nursing. The art & science of nursing care*. (7th ed.). Philadelphia, PA: Wolters Kluwer/Lippincott Williams & Wilkins.

University of Iowa Hospitals and Clinics. (2006). *Using crutches safely*. Iowa City, IA: Author. Available at www.uihealthcare.com /topics/bonesjointsmuscles/bone3458.html. Accessed March 14, 2008.

U.S. Department of Labor. Occupational Safety & Health Administration (OSHA). (2003). HealthCare Wide Hazards Module—Ergonomics. Washington, DC: Author. Available at www.osha.gov/SLTC/etools/hospital/hazards/ergo/ergo.html.

U.S. Preventive Services Task Force. (2003). Behavioral counseling in primary care to promote physical activity: Recommendation and rationale. *American Journal of Nursing*, *103*(4), 101–107.

Van Hook, F., Demonbreun, D., & Weiss, B. (2003). Ambulatory devices for chronic gait disorders in the elderly. *American Family Physician*, *67*(8), 1717–1724.

VISN 8 Patient Safety Center. (2009). *Safe patient handling and movement algorithms*. Tampa, FL: Author. Available at http://www.visn8.med.va.gov/patientsafetycenter/safePtHandling/default.asp. Accessed April 23, 2010.

VISN 8 Patient Safety Center. (2007). *Safe patient handling nursing school curriculum module*. Tampa, FL: Author. Available at http://www.visn8.med.va.gov/PatientSafetyCenter/safePtHandling/SPHMToolkit_Final.DOC. Accessed April 24, 2010.

VISN 8 Patient Safety Center. (2005). Patient care ergonomics resource guide: Safe patient handling and movement. Tampa, FL: Available at: http://www.visn8.va.gov/patientsafetycenter/safePtHandling/default.as. Accessed April 24, 2010.

Walker, L., & Lamont, S. (2008). Graduated compression stockings to prevent deep vein thrombosis. *Nursing Standard*, *22*(40), 35–38.

Walker, L., & Lamont, S. (2007). The use of antiembolic stockings. Part 1: A literature review. *British Journal of Nursing*, *16*(22), 1408–1412.

Wallace, M., & Shelkey, M. (2008). Monitoring functional status in hospitalized older adults. *American Journal of Nursing*, *108*(4), 64–71.

Waters, T., Collins, J., Galinsky, T., et al. (2006). NIOSH research efforts to prevent musculoskeletal disorders in the healthcare industry. *Orthopaedic Nursing*, *25*(6), 380–389.

Wright, K. (2005). Mobility and safe handling of people with dementia. *Nursing Times*, *101*(17), 38–40.

第10章

安楽

焦点とする患者ケア

第10章では、安楽な環境を作るためのスキル習得を目指し、
以下のような患者が必要とするスキルを学ぶ。

ミルドレッド・シンプソン 75歳女性、股関節全置換術の術後回復中。

ジョセフ・ワトキンス 家具を移動中に急性の腰痛があり救急部に来院。

ジェローム・バチスト 60歳、骨癌の診断を受けており、退院後は在宅で自己調節鎮痛法（PCA）を行うよう指示がある。

学習目標

本章学習後に実施できるようになるスキルを以下に示す。

1. 安楽の促進
2. 背部マッサージ
3. 経皮的神経電気刺激（TENS）装置の装着と患者ケア
4. 自己調節鎮痛法（PCA）を受ける患者のケア
5. 硬膜外鎮痛法を受ける患者のケア
6. 創部持続注入による疼痛管理を受ける患者のケア

基本用語

アジュバント（補助療法）：主要な治療の効果を高める別の治療法、または、主薬剤の効果を高める補助薬

介護者管理の鎮痛法（CCA）：持続的に利用する疼痛管理方法で、患者が自分で鎮痛薬の注入ポンプを作動させることができない場合、適切な教育を受け、医師などによって権限を委譲された疼痛管理能力のある個人が、患者の反応を見て注入ポンプを作動させる。委任された代理人は医療の専門家ではない（親や重要他者）（Wuhrman,et al.,2007）。

看護師管理の鎮痛法（NCA）：継続的な利用が必要な疼痛管理方法で、医師から委任され適切な教育を受けた者が、患者が自分自身で鎮痛薬の注入ポンプのボタンを操作することができない場合に、患者の反応を見ながらボタンを操作する。委任された者は患者を担当する看護師である。（Wuhrman, et al.,2007）

急性疼痛：一般的に、疼痛の開始が急速で、軽度から強度まで強さも変化する。

硬膜外ルート：麻酔薬を投与するための、硬膜外腔に留置する注入用カテーテル

個人防護具（PPE）：感染性物質への暴露を防止、または最小限に抑えるために必要な装備で、グローブ、ガウン、マスク、保護用ゴーグルなどがある。

（続く）

基本用語 *(続き)*

神経周囲ルート：創部の全長に沿って配置された注入カテーテルを通して、疼痛管理のために局所麻酔薬を投与するルート

神経障害性疼痛：末梢神経系や中枢神経系における損傷、あるいは機能異常によって起こる疼痛。

創部持続注入による疼痛管理法：手術創の創床に局所麻酔薬の持続注入を行う機器

鎮痛薬：疼痛緩和に用いる薬剤

疼痛閾値：痛みを認識する最低の刺激レベル

疼痛耐性：これ以上は耐えられないという痛みのレベル

突出痛：一時的に突然起こる中等度から重度の疼痛で、持続痛のために24時間投薬を受けていても起こる。

難治性疼痛：様々な介入を行っても持続し、治療に抵抗性のある疼痛。

非薬物的介入：薬物を使用しない介入、薬物を補足的に使用しない介入。

慢性疼痛：疼痛が限定され断続的または持続的である。通常の治癒期間を超えて持続する。

安楽は重要なニーズであり、患者の安楽を確保することは主要な看護責任である。安楽を提供することは、患者のベッド整頓をする、患者への支援を提供する、清潔のニーズを満たすことと同じように基本的なことである。安楽の提供とは、具体的には疼痛緩和を指すことが多い。看護師と患者に最大の利益をもたらしたであろう疼痛の定義は、McCaffery(1979, p.11)が唱えた「痛みとは、現にそれを体験している人が表現する通りのものであり、それを表現した時にはいつでも存在するものである。」というものである。この定義は、個人が体験している痛みが存在しているのか、どの様な痛みなのかということに実際に関与するのはその個人だけである、という信念に基づいている。

疼痛知覚や疼痛への反応は個人個人で異なり、疼痛の原因も多様であるが、ここで必要なのは、安楽を促進し疼痛を緩和することに特化した高い能力である。最も重要なのは、看護師は患者の痛みが実在していると信じることであり、患者の疼痛体験に積極的に関わり、効果的な疼痛管理を展開する能力である。

疼痛の指標に必要なことは、徹底した疼痛アセスメントである。基礎知識10-1に、疼痛アセスメントを行う際の因子について概説している。疼痛を評価するスケールは、初期アセスメントと継続した疼痛アセスメント、疼痛管理法の評価に用いる。正当な疼痛の評価を得るには、適切なアセスメントツールの選択が重要である。疼痛とは主観的なもので、自己報告は一般的に疼痛評価には最も信頼性のある方法であるとされ、患者が自己報告できる場合は利用した方がよい(Spagrud,et al.,2003)。基礎知識10-2は疼痛アセスメントツールの例である。乳児、幼児、認知症のような認知障害を持つ成人は、自身の疼痛について説明できず評価が不十分となるため、不適切な疼痛管理のハイリスクである((Herr, et al., 2006; Horgas & Yoon, 2008; McCaffery & Pasero, 1999; Merkel,et al., 2002)。基礎知識10-3には、成人・小児による自己報告用のツールと、苦痛や疼痛を自己報告できない場合の疼痛評価ツールのリストと典拠を示している。基礎知識10-4は、自己報告できない患者における苦痛や疼痛を評価するために利用可能なツールの例である。

本章は、疼痛緩和を含めた安楽を患者に提供する際に看護師を支援するスキルを取り扱っている。基礎知識10-5、10-6は、安楽と疼痛緩和に関するスキルの理解を支援する補足情報である。『Fundamentals of Nursing』には、更に深く掘り下げた生理学的検討、疼痛アセスメントと治療について触れている。

基礎知識 10-1

疼痛アセスメントの一般的ガイドライン

評価因子	質問とアプローチ
疼痛の特徴 位置	「どこが痛みますか? 外側ですか? 内側ですか? 」(**急性疼痛**がある患者には疼痛部位を一本の指で指し示してもらい、疼痛部位の特定に役立てる。しかし、**慢性疼痛**の患者は疼痛部位の特定は難しい。)
期間	「いつから痛みがありましたか? どのくらい痛みが続いていますか? どのくらいの間隔で痛みますか? 」
痛みの強さ	患者が現在体験している痛みの程度を、以下のスケール上に示してもらうよう依頼する。 0 1 2 3 4 5 6 7 8 9 10 痛みはない（0）　軽い痛み（2）　中程度の痛み（4–5）　強い痛み（7）　これ以上ない痛み（10） 痛みが最も軽いときと強いときの程度を尋ね、同じスケール上に示してもらうことも有益である。 最小の痛み＿＿＿＿＿　最大の痛み＿＿＿＿＿
性質	「痛みを表現するとしたら、どのような言葉になりますか? 」
経時的変化	「痛みはどの様に始まり、続いていますか? 」(パターンが確認できれば、痛みの連鎖においては早期介入の方が、痛みが十分確立してから介入するよりはずっと効果的であることが多い。)「最初に痛くなってから、痛みは変わってきましたか? もし変わったなら、どの様に変わりましたか? 」
増悪因子	「痛みが起きたり、強くなったりするきっかけはありますか? 」
軽減因子	「痛みがなくなったり、軽くなったりするきっかけはありますか? 今まで痛みが軽くなる方法を何か試しましたか? どのくらいの期間試しましたか? 効果はありましたか? 」(入院患者に現在効果的な緩和法は、看護チャートで明らかにする方がよい。現在の指示を実施した効果を実証することが重要である。外来患者には、完全・正確な薬剤使用報告書の記録を依頼することが必要となる。)
関連する事象	「痛みにいつも関係していると思う原因は他にありますか? 痛みが始まる少し前に起きる症状は何かありますか? 」
生理学的反応 バイタルサイン(血圧、脈拍数、呼吸数) 皮膚色 発汗 瞳孔径 嘔気	交感神経刺激症状は急性疼痛を起こす可能性があるが、疼痛の存在を実証するためにこの症状が必要となるわけではない。 副交感神経刺激症状(血圧低下、脈拍数減少、呼吸数の速迫と不規則呼吸、瞳孔収縮、嘔気・嘔吐、温感、皮膚乾燥)が起こる場合は特に持続性の激しい痛みであり、内蔵痛または深部の痛みである。
筋緊張	観察する。患者に筋肉の締め付けや緊張がないか尋ねる。
不安	不安の徴候がはっきりと現れているか?(注意持続時間、指示に従う能力、質問に答える回数、会話中の話題の転換、感情についての話し合いの回避、行動化、身体化などが含まれる。)

(続く)

基礎知識 10-1 *(続き)*

疼痛アセスメントの一般的ガイドライン

評価因子	質問とアプローチ
行動的反応	
姿勢、粗大運動行動	患者は特定の部位をさすったり押さえたりしているか？ 頻繁に姿勢を変えているか？ 歩き方、歩調、ひざまずく姿勢、丸くなる姿勢をとっているか？ 特定の部位の動きを止めているか？ 刺激を受けないように守っている部位があるか？ 静かに臥床しているか？（急性疼痛の場合、姿勢や粗大運動行動は変わることが多い。慢性疼痛の場合、唯一の変化の徴候は、禁断症状である。）
表情	患者は苦悶様表情を呈しているか？ 顔をゆがめているか？ 眉をひそめているか？ 全体的に不安そうな表情か？（疲労様の顔貌は慢性疼痛の大きな特徴である。）
言葉の印象	患者がため息をつく、うめき声・叫び声・泣き声をあげる、繰り返し同じ言葉を発しているか？
情緒的反応	
不安	「不安を感じていますか？ 恐怖を感じていますか？ もし感じているなら、どの位の不安・恐怖ですか？」
抑うつ	「気分が沈んだり、落ち込んだりしますか？ もしそうなら、どの位ですか？ 自分自身に対して持つ感情は、ほとんどが好い感情？ 悪い感情？ 失敗感がありますか？ 自分自身や病気への心配が負担になっていますか？」
他者との相互関係	他者が一緒にいる中で患者に痛みがあるときに、患者はどのように行動しているか？ 患者に痛みがない場合、他者への反応はどのようなものか？ 重要他者と介護者は、患者に痛みがあるときにどのように対応しているか？ いつ患者に痛みがないのか？
患者の生活の妨げとなる痛みの程度（過去の状況を基準として使用）	「痛みで眠れませんか？ もしそうなら、どの位眠れませんか？ 痛みの主な原因は疲労ですか？ 親しい人や同僚との関係で痛みに影響を受けた行動がありますか？ 職務に影響がありますか？ 娯楽、気晴らしなどの活動に参加していますか？」（行動日記は役立つ情報であり、時には非常に重要になる。1週間から数週間、時間毎の行動を患者に記録してもらうことが必要である。痛みのレベル、食事摂取、睡眠、休息の時間を行動に沿って記録する。入院は本来の生活や活動の種類に著しく影響を与えるため、入院中と外来通院中は日記を別にして、患者の症状の発現を記録する。）
痛みの知覚と患者にとっての意味	「自分の病気のことが心配ですか？ 痛みと生活や病気の経過との間に関連がありますか？ もしそうなら、どのような関連がありますか？ 痛みの中に何らかの意味を見出していますか？ もしそうなら、それはあなたにとって利益ですか？ 不利益ですか？ 痛みの中に意味を見出そうと苦労していますか？」
痛みに対処するための適応メカニズム	「ストレス発散のためにいつも行っていることは何ですか？ そのことは効果がありますか？ 家庭で痛みに対処する場合に役立つ方法は何ですか？ その効果はありますか？ その方法を入院中も使っていますか？ 使わないとしたら、何故ですか？」
成果	痛みのコントロールが上手くできたら、今すぐ、今週、今月、したいことは何ですか？ これらの目標を達成するためには、痛みは（スケール上0-10で）どの程度軽くならないといけませんか？」
痛みの表出に影響する因子	文化的、社会的集団に関連した同じ様式の態度、性別、精神的（霊的）傾向、宗教遺産、年齢

基礎知識 10-2

疼痛アセスメントツール

日付 ＿＿＿＿＿＿＿＿

患者名 ＿＿＿＿＿＿＿＿　年齢 ＿＿＿＿　部屋番号 ＿＿＿＿＿＿

診断名 ＿＿＿＿＿＿＿＿＿＿　医師 ＿＿＿＿＿＿＿＿

看護師 ＿＿＿＿＿＿＿＿

1. 痛みの部位：患者か看護師が印をつける。

右　左　右　左　左　右　右　左　右　左　左　右

左　右　左　右　右　左

2. 痛みの強さ：患者が痛みを評価する。使用スケール ＿＿＿＿＿＿＿＿

現在：＿＿＿＿＿＿＿＿

一番強い痛み：＿＿＿＿＿＿＿＿

一番軽い痛み：＿＿＿＿＿＿＿＿

我慢できる痛みのレベル：＿＿＿＿＿＿＿＿

3. 痛みの性質：(患者の使用した言葉を記載する。例　チクチク、ズキズキ、ヒリヒリ、ドキンドキン、引っ張られる、刺すような)

＿＿＿＿＿＿＿＿

4. 開始、持続時間、変化、周期性 ＿＿＿＿＿＿＿＿

＿＿＿＿＿＿＿＿

5. 痛みの表出方法 ＿＿＿＿＿＿＿＿

6. 痛みを緩和させるものは？ ＿＿＿＿＿＿＿＿

7. 痛みの原因、増強因子は？ ＿＿＿＿＿＿＿＿

8. 痛みの影響：(機能低下、生活の質の低下を記載)

- 随伴症状（例　嘔気）＿＿＿＿＿＿＿＿
- 睡眠 ＿＿＿＿＿＿＿＿
- 食欲 ＿＿＿＿＿＿＿＿
- 身体活動 ＿＿＿＿＿＿＿＿
- 他者との関係（例　怒りっぽい）＿＿＿＿＿＿＿＿
- 情緒（例　怒り、自滅的、泣く）＿＿＿＿＿＿＿＿
- 集中力 ＿＿＿＿＿＿＿＿
- その他 ＿＿＿＿＿＿＿＿

9. コメント ＿＿＿＿＿＿＿＿

＿＿＿＿＿＿＿＿

10. 計画 ＿＿＿＿＿＿＿＿

＿＿＿＿＿＿＿＿

臨床では複写して使用する。Adapted from McCaffery M, Pasero C. Clinical manual p.60 Copyright © 1999, Mosby, Inc

基礎知識 10-3

疼痛アセスメントスケール

スケール	ウェブサイト	適応
COMFORTスケール	http://painconsortium.nih.gov/pain_scales/index.html	Numeric Rating Scale 、Wong-Baker Faces Pain Rating Scale を使用できない乳児、小児、成人
CRIES疼痛スケール	http://painconsortium.nih.gov/pain_scales/index.html	新生児、乳児(0-6ヶ月)
FLACCスケール	http://painconsortium.nih.gov/pain_scales/index.html	痛みの存在を実証できない、または痛みの強さを定量化できない乳幼児(2ヶ月-7歳)
Wong-Baker フェイス疼痛スケール	http://painconsortium.nih.gov/pain_scales/index.html	全ての患者ケア環境における成人と小児(3歳をすぎてから)
0-10 NSR (数値的評価スケール)	http://painconsortium.nih.gov/pain_scales/index.html	全ての患者ケア環境における成人と小児(9歳をすぎてから)で、痛みの強さを数字で評価できる場合
CNVI (非言語的疼痛評価尺度)	http://painconsortium.nih.gov/pain_scales/index.html	Numeric Rating Scale 、Wong-Baker Faces Pain Rating Scaleを用いて、痛みの存在が実証できない、痛みの強さを定量化できない成人
Oucherペインスケール	http://www.oucher.org/history.html	痛みの強さを表す顔を指し示すことができない幼児
PAINAD (重度認知症疼痛スケール)	http://links.lww.com/A251	認知症が進行し、言葉での意思疎通ができない患者
FPS-R (フェイスペインスケール修正版)	www.painsourcebook.ca	小児用。数字での自己評価スケール(0-10)を同時に使用する。痛みに一番適合する表情を選択する。
Payen BPS (行動疼痛スケール)	http://www.nursingcenter.com/prodev/ce_article.asp?tid=574382	気管内挿管中や重篤な患者に用いられる。痛みを身体で示し、挿管中でも実施可能。

※ウェブサイトは、原書発刊当時のものです。
現在は閲覧できないウェブサイトもあります。

基礎知識 10-4

FLACC BEHAVIORAL SCALE（乳幼児・未就学児の行動疼痛スケール）

FLACC 行動疼痛スケールの2種類の実施方法を以下に説明する。

	スコア		
カテゴリー	0	1	2
Face 顔	表情の異常はない、 または笑顔	時折しかめ面をする、視線が合わない、無関心	頻繁に下顎を震わせる、歯を食いしばる
Legs 足の動き	正常な姿勢でいる、 リラックスした状態	もだえている、前後に体を動かす、緊張している	蹴る、または、足を抱え込む
Activity 活動性	静かに横たわる、正常な姿勢でいる、容易に動ける	じっとしていない、落ち着きがない、緊張している	反り返る、硬直、けいれんしている
Cry 泣き方	泣いていない（覚醒・睡眠に関わらず）	うめく、しくしく泣く、時折苦痛を訴える	絶えず泣いている、泣き叫ぶ、泣きじゃくる、頻繁に苦痛を訴える
Consolability あやしやすさ	満足している、 リラックスした状態	時折触れる、抱きしめる、話しかけることで安心する、気を紛らわせる	あやせない、 苦痛を取り除けない

5つのカテゴリー（F）顔、（L）足の動き、（A）活動性、（C）泣き方、（C）あやしやすさはそれぞれ0-2点のスコアで採点され、合計スコアは0-10の間になる。

覚醒している患者：最低2-5分間は観察する。足や身体の掛け物は外して観察する。患者の位置を動かし、活動性を観察し身体の緊張度を評価する。必要時、慰めたりあやしたりする。

睡眠中の患者：最低5分間は観察する。足や身体の掛け物は外して観察する。可能であれば患者の位置を動かす。身体に触れて緊張度を評価する。

顔

スコア0点は、患者がリラックスした表情で、アイコンタクトがあり、周囲に興味を示す場合である。

スコア1点は、心配そうな表情で、眉が下がる、伏せ目がちになる、頬が上がる、口をすぼめる、などが見られる。

スコア2点は、前額部に深いしわが入る、眼を閉じる、口を開ける、口鼻周囲に深いしわが入る、などが見られる。

足の動き

スコア0点は、四肢（下肢と上肢）に正常な筋緊張と動きが見られる場合である。

スコア1点は、緊張状態が強くなり、硬直、間歇的な足の屈曲・伸展が見られる。

スコア2点は、緊張状態が亢進し、足をしっかりと引き寄せ、脚の屈曲・伸展が大きくなる。

活動性

スコア0点は、楽に自由に動けて、正常な活動性が見られる。

スコア1点は、姿勢を変える、動きたがらない、守るような姿勢をとる、躯幹が緊張し一部を押さえる、などが見られる。

スコア2点は、姿勢が固まる、揺れる、頭を左右に振る、身体の一部をさする、などが見られる。

泣き方

スコア0点は、泣いたりうめき声を出したりしていない（覚醒中、睡眠中ともに）

スコア1点は、時折うめき声をあげる、泣く、すすり泣く、ため息をつく、などが見られる。

スコア2点は、頻繁に、または持続的にうめく、泣く、うなる、などが見られる。

あやしやすさ

スコア0点は、落ち着いており、慰めを求めていない状態である。

スコア1点は、30秒-1分間、触れたり話しかけたりすることで安心する状態である。

スコア2点は、絶え間なくあやすことが必要であり、またはあやすことができない状態である。

採点が可能な場合は、痛みによる行動を採点し自己報告も合わせて用いる。自己報告ができない場合、観察された痛み行動の背景を十分考慮して痛み行動の解釈と痛みに対する治療の意思決定を行うことが必要である。

各カテゴリーは0-2点のスコアで採点され、合計スコアは0-10点の間になる。

行動スケールのアセスメント

0=リラックス状態で安楽

1-3=軽度の不快

4-6=中等度の痛み

7-10=強い苦痛または痛み

Printed with permission. c 2002, The Regents of the University of Michigan. All rights reserved

基礎知識 10-5

患者が疼痛を表すために使用する用語

性質

鋭い	実際に刺さっているような、激しい痛み
鈍い	鋭い痛みのように激しい痛みではなく、急性でもない。痛みというより不快である。通常鋭い痛みより広範囲である。
広がった	痛みが広範囲に存在する。通常患者は、腹部全体など、広範囲に手を動かさないと特定の部位を示すことができない。
移動する	痛みの部位が下腹部から胃の上に移動するというような、部位が移動する痛み。

痛みの性質を表現するために使用される用語は、上記の他に、触ると痛い、ヒリヒリ、キリキリ、激しいさしこみ、かじられたような、引き裂かれるような、ズキズキうずく、締め付けられるような痛み、などがある。

強さ

強い、または激痛
中くらい
軽い

強さに関する用語は、患者の痛みの捉え方に左右される。行動と身体が示す徴候は、痛みの強さをアセスメントする上で役立つ。1-10のスケール上で1-3は軽度の痛みし、4-7は中等度の痛み、8-10は強度の痛みを表す。

周期性

持続的	止まらない痛み
断続的	止まったり、始まったりする痛み
一時的	すぐに通り過ぎる痛み

基礎知識 10-6

一般的な痛みへの反応

行動上（自発的）の反応

痛みの刺激から遠ざかる
顔をしかめる、うなり声をあげる、泣く
不穏状態
痛みのある部位を守り、動かないようにする

身体的（無意識の）反応

中等度で表在性の痛み（体性痛）の場合は、典型的な交感神経の反応が見られる。

血圧の上昇*
脈拍数と呼吸数の増加*
瞳孔散大
筋肉の緊張、硬直
蒼白（末梢血管収縮）
アドレナリン産生の増加
血糖値の上昇

強度で深部の痛み（内蔵痛）の場合は、典型的な副交感神経の反応が見られる。

嘔気と嘔吐
失神、意識消失
血圧の低下
脈拍数の減少
虚脱
呼吸速迫、不規則呼吸

情緒的（心理学的）反応

大げさに泣く、不穏状態	恐怖
引きこもる	怒り
感情を表に出さない	食欲不振
不安	疲労
抑うつ	絶望
	無気力

*バイタルサインの増加は急性疼痛で短時間起こり、慢性疼痛では起こらないことが報告されている（D'Arcy,2008b）。

スキル・10-1 安楽の促進

患者の苦痛や疼痛は、様々な疼痛管理や治療により緩和される。その医学的介入には、鎮痛薬の投与、情緒的支援、安楽な処置、非薬物的介入などがある。疼痛管理における非薬物的介入は、情緒的反応による疼痛を軽減し、コーピング能力を高め、コントロール感覚を与え、疼痛緩和に貢献し、疲労の軽減と安眠に寄与する(McCaffery & Pasero, 1999; Tracy et al., 2006)。以下のスキルは、苦痛と疼痛に関連した介入になりうるものである。介入は指導目的に沿って順次載せている。指示は順次出されるものではなく、患者のアセスメントと看護判断に基づいて決められるものである。検討された介入の全てが、患者に適切であるというわけではない。苦痛と疼痛への補足的介入は他の章で検討されている。「第5章 与薬」では、疼痛緩和の局所的な投薬に関する看護スキルを取り扱っている。温熱または冷却療法は「第8章 皮膚統合性と創傷ケア」で述べている。

必要物品

- 疼痛アセスメントツール、またはスケール
- 口腔衛生用品
- 必要時、未滅菌グローブ
- 指示されたPPE

アセスメント

患者の状態に関する情報と実施する可能性のある介入に対する禁忌事項について、医療記録とケアプランを確認する。アレルギーがないか調べる。患者の苦痛レベルをアセスメントする。適切なアセスメントツールを用いて、疼痛のアセスメントを行う。疼痛の特徴や、頭痛・不穏状態など疼痛時によく見られる他の症状についてアセスメントする。これまでに安楽促進や疼痛緩和のために実施した介入で、効果のあったもの、なかったものは何か患者に尋ねる。バイタルサインをアセスメントする。投薬記録から、最後に鎮痛薬を使用した時間を確認する。疼痛に関連する文化的信条をアセスメントする。特定の介入に対する患者の反応をアセスメントし、治療効果と有害反応の有無を評価する。

看護診断

現在の患者の状態に基づいて、看護診断を行うための関連因子を決定する。適切と考えられる看護診断を以下に示す。

- 急性疼痛
- 慢性疼痛
- 不安
- 活動耐性低下
- セルフケア不足
- 睡眠パターン混乱
- 消耗性疲労
- 非効果的コーピング
- 知識不足

成果確認と看護計画立案

望ましい成果は、患者に有害反応がなく、苦痛・疼痛が緩和されることである。他に適切と考えられる成果は、患者の不安が軽減しリラックス状態が向上する、日常生活動作が行える、疼痛管理計画への理解と達成度を言葉で表現する、などである。

看護技術の実際

手順	根拠
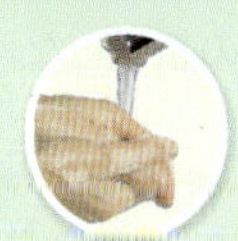 1. 手指衛生を行い、指示があればPPEを装着する。	手指衛生とPPEは、微生物の拡散を防止する。PPEは感染経路別予防策に基づく装備が必要である。
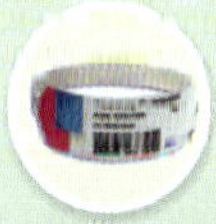 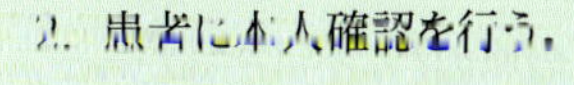 2. 患者に本人確認を行う。	患者の確認を行うことで、正しい患者が介入を受けられることを保証し、エラー防止に役立てる。

(続く)

スキル・10-1　安楽の促進 *(続き)*

手順	根拠
3. 患者と痛みについて話し合い、痛みの存在を認める。疼痛緩和のために、鎮痛薬と疼痛管理治療の両方がどのように作用するのか説明する。疼痛緩和の介入について患者が選択できるように援助する。	患者を巻き込んだ疼痛に関する話し合いは、看護師と患者の関係を強め、疼痛緩和を促進する(Taylor et al., 2011)。説明は患者の理解と協力を促し、不安を軽減する。
4. 適切なアセスメントツール、アセスメントスケールを用いて、患者の疼痛をアセスメントする(基礎知識10-1から10-5参照)。	正確なアセスメントは、治療・緩和の介入を導入し、疼痛コントロールの効果を評価するために必要である。
5. 薬物的介入に適応があり、指示があれば行う。	鎮痛薬と補助薬は、疼痛の知覚を減少させ、苦痛への反応を変える。
6. 安楽を促進するために、患者の環境を調整する。	環境は、患者の健康である感覚を向上させることもあれば、損なうこともあり、疼痛を悪化させ安楽度を低下させる刺激の根源となり得る。
a. 患者の希望に応じて、室温を調節、維持する。	暑すぎたり寒すぎたりする環境は、疼痛悪化と安楽度を低下させる刺激の根源となり得る。
b. 刺激の強い照明は明るさを落とし、患者の希望に応じた適度な照明とする。	刺激の強い照明は、疼痛悪化と安楽度を低下させる刺激の根源となり得る。
c. 騒音や不必要な雑音は減らす。患者の部屋のすぐ外で会話しない。	話し声や雑音は、疼痛悪化と安楽度を低下させる刺激の根源となり得る。
d. 可能であれば、部屋のドアやカーテンは閉める。	ドアやカーテンを閉めることはプライバシーを保護し、雑音や疼痛悪化と安楽度を低下させる外部刺激を減少させる。
e. 部屋の換気をよくする。便器、尿器、口腔膿盆は使用後すぐに片付け、不快な臭いをなくす。ごみや洗濯物もすぐに片付ける。	臭気は、疼痛悪化と安楽度を低下させる刺激の根源となり得る。
7. 不必要に患者の活動を中断せず、グループ活動に参加するよう調整する。休憩時間が中断されないように計画し、実施する。	アセスメントや治療にとって、頻回の中断や妨害は疼痛悪化と安楽度を低下させる刺激の根源となり得る。疲労は疼痛の耐性を低下させ、疼痛体験を増加させる。
8. 頻回に患者の体位変換を行うために援助する。患者の安楽な体位がとれるように支援し、正しいアライメントを維持し必要時、四肢を支持する。必要時、ベッドの頭部を挙上する(「第9章 活動」、ポジショニングの情報参照)。	正しいアライメントのポジショニングをとれるように支援することで、患者は希望の姿勢を維持し、圧迫を減少させることができる。
9. 口腔内と口腔粘膜の清潔・湿潤を保つために必要な回数の口腔衛生を行い、必要時1-2時間毎に行う。飲むことができない患者、経口で流動物摂取が許可されていない患者には特に重要である(「第7章 清潔」、口腔ケアの情報参照)。	湿潤は粘膜の統合性を維持するのに役立つ。粘膜の乾燥は、疼痛悪化と安楽度を低下させる刺激の根源となり得る。
10. 禁忌でなければ、利用可能で適切な飲み物があるか確認する。患者の水差しが一杯になっていることを確認し、手の届く場所に置く。患者の希望した飲み物があれば用意する。	粘膜の乾燥は、疼痛悪化と安楽度を低下させる刺激の根源となり得る。
11. 苦痛の原因となる身体的状況を取り除く。	
a. 汚染や湿潤したドレッシング材を交換する。汚染や湿潤したベッドリネンを交換する。	湿潤は皮膚刺激と苦痛の原因となる可能性がある。
b. ベッドリネンのしわを伸ばす。	ベッドリネンのしわは、皮膚を圧迫し、皮膚刺激と苦痛の原因となる。
c. 患者がチューブ類、ワイヤー、その他の器具の上に座ったり臥床したりしていないことを確認する。	チューブ類と器具は皮膚を圧迫し、皮膚刺激と苦痛の原因となる。

手順	根拠
12. 必要時、患者の歩行、活動、他動関節可動域訓練の介助を行う(「第9章 活動」、活動についての情報参照)。	活動は、安楽度を低下させ疼痛悪化の原因となる関節の可動性の低下・喪失を防止する。
13. 疼痛体験に関する患者の精神的なニーズをアセスメントする。心理カウンセラーの訪問を希望するか患者に確認する。	個人の精神的信条は、疼痛を含めた疾病の影響に対する積極的なコーピングを促進する。
14. 気晴らしの活用を考慮する。気晴らしは、患者が痛み以外のことに注目する機会となる。	痛みを体験するためには、意識的に注意を向けることが必要になることがよくある。他の事に夢中になると、患者は痛みから気をそらしているように見える。気晴らしは疼痛閾値を上げ、**疼痛耐性**も高まると考えられている(Taylor, et al., 2011)。
a. 患者に気持ちよい体験を思い出してもらう、または楽しい体験に意識を向けるようにする。	
b. 年齢や発達上ふさわしいゲーム、玩具、本、オーディオブック、テレビ、ビデオ、その他患者の興味があるものを提案する。	
c. 大切な人をいとおしむ、ペットを愛でる、おもちゃで遊ぶなどを患者に勧める。	
d. 患者の好きな音楽を聴くよう提案する。痛みが始まったら、または痛みの刺激が来る前に音楽のスイッチを入れる。患者は眼をつぶり聞くことに集中する可能性がある。痛みの軽減、増強に応じて音楽の音量を上下させるのも効果がある。	
15. イメージ誘導法の実施を考慮する。	イメージ誘導法により、患者の苦痛や疼痛が徐々に少なくなる。イメージによって喚起された前向きな感情は、疼痛体験を軽くする。
a. 患者が表現する幸せな、気持ちよい、穏やかな光景や体験の確認作業を支援する。	
b. 数分間呼吸やリラクセーション、瞑想してみることを患者に勧める(16,17の情報を参照)。	
c. 穏やかな心地よいイメージに患者が集中できるよう援助する。	
d. 適応があれば、確認した光景や体験の記述を、落ち着いた柔らかい声で読む。	
e. イメージの詳細に集中し、見えるもの、聞こえるもの、匂い、味、触感を感じるように患者に勧める。	
16. 深呼吸のようなリラクセーションの実施を考慮する。	リラクセーション技術は、骨格筋の緊張を緩和し不安を軽減する。筋緊張や不安は、疼痛悪化と安楽度を低下させる刺激の根源となり得る。リラクセーションは気晴らしにもなり、疼痛体験を軽くする助けにもなる(Kwekkeboom et al., 2008; Schaffer & Yucha, 2004; Taylor et al., 2011)。
a. 患者に安楽な状態で座ってもらい、手は腹部に置く。眼を閉じる。	

(続く)

スキル・10-1 安楽の促進 (続き)

手順	根拠
b. 心地よい速度とリズムを維持しながら。心の中で数を数えるように、患者に伝える。吸気はゆっくり深く、腹部はできるだけ膨らませる。呼吸には数秒間かける。	
c. 口をすぼませて、口からゆっくり息を吐く。心地よい速度とリズムを維持しながら数を数え、腹部の上下に意識を集中させるように患者に伝える。	
d. 患者が腹部を下げ空になったと感じたとき、深く息を吸い始める。	
e. 少なくとも1日2回、10分間実施するように患者に勧め、必要時、疼痛管理の補助として使用する(Schaffer & Yucha, 2004)。	
17. 筋肉のリラックスなど、リラクセーションの実施を考慮する。	リラクセーション技術は、骨格筋の緊張を緩和し不安を軽減する。筋緊張や不安は、疼痛悪化と安楽度を低下させる刺激の根源となり得る。リラクセーションは気晴らしにもなり、疼痛体験を軽くする助けにもなる(Kwekkeboom et al., 2008; Schaffer & Yucha, 2004; Taylor et al., 2011)。
a. 患者が安楽な体位をとれるように援助する。	
b. 患者に、特定の筋群に意識を集中するように伝える。顎の筋肉から始め、頸部、肩、上腕、前腕、手、腹部、殿部、大腿、下腿、足部へと進め、反復する。	
c. 患者に筋肉を引き締めてもらい、収縮した筋肉が生み出す感覚を覚えてもらう。5-7秒後、一斉に筋肉をリラックスし、リラックスした感覚に集中し、筋肉の収縮と緩和の感覚の違いを覚えてもらう。	
d. 筋肉の引き締めとリラックスを各筋群について行い、全身が終了するまで続けてもらう。	
e. 少なくとも1日2回、10分間実施してもらい、疼痛管理の補助として利用する(Schaffer & Yucha, 2004)。	
18. 温熱または冷却療法、または両方を断続的に実施するような、皮膚刺激の利用を考慮する(「第8章 皮膚統合性と創傷ケア」温熱または冷却療法の情報を参照)。	温熱は、特定の神経線維を刺激し、脳の中枢へ疼痛刺激を伝達するゲートを閉じることで疼痛緩和に効果をもたらす。温熱は治癒を促進するために炎症反応を加速させ、リラクセーションを促進させるために筋緊張を緩和し、筋痙攣や関節の硬さを減少させる。冷却は組織の血流を減少させ、発痛物質のヒスタミン、セロトニン、ブラジキニンの局所放出を減少させ、浮腫や炎症の形成を弱める。 冷却は筋痙攣を軽減させ、組織の感度を変化させ(しびれの発生)、疼痛刺激の伝達を遅くすることで安楽が促進される(Taylor, et al., 2011)。

手順	根拠
19. マッサージのような皮膚刺激の利用を考慮する（スキル10-2参照）。	皮膚刺激の技術は、皮膚の表面を刺激し、ゲートコントロール理論による脊髄のゲートを閉じ、疼痛刺激が疼痛知覚として脳に到達する数を減少させる。
20. 経皮的神経電気刺激（TENS）のような皮膚刺激の利用の可能性を、患者と担当医に相談する（スキル10-3参照）。	皮膚刺激の技術は、皮膚の表面を刺激し、ゲートコントロール理論による脊髄のゲートを閉じ、疼痛刺激が疼痛知覚として脳に到達する数を減少させる。
21. 使用した物品を片付け、患者を安楽な体位に戻す。使用したグローブを外す。ベッド柵を上げ、ベッドの高さを低くする。	使用物品を片付け、体位を戻すことは、患者の安楽を促進する。グローブを正しく外すことで、他の物品への汚染と感染伝播のリスクを減少させる。ベッドを低くすることで、患者の安全を確保する。
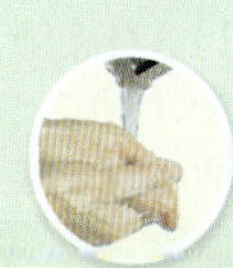 22. 使用したPPEを外す。手指衛生を行う。	PPEを正しく外すことで、他の物品への汚染と感染伝播のリスクを減少させる。手指衛生は、微生物の伝播を防止する。
23. 介入に対する患者の反応を評価する。最初に使用したアセスメントツールを用いて、患者の苦痛や疼痛のレベルを再度アセスメントする。必要時はケアプランを変更する。	評価は、ケアプランの個別性を高め、最適な患者の安楽を促進する。

評価

望ましい成果が得られるのは、1)患者に有害反応がなく、苦痛や疼痛が緩和される、2)不安が減少しリラクセーションの向上が見られる、3)日常生活動作を行うことができる、4)疼痛管理計画の理解と達成を言葉で述べる、などの場合である。

記録

ガイドライン

疼痛アセスメントと他の重要なアセスメントを記録する。使用した疼痛緩和の治療法と患者の反応を記録する。今後考慮すべき代替療法があれば記録する。

記録例

12/5/12　20:30　下肢の痛みが増強し、スケール5／10。焼けるような痛みが持続し、前回の痛みと同じとの表現である。突出痛の指示により、オキシコドン5mg内服。リラクセーションの深呼吸を行い、音楽を聴く。リラクセーションと深呼吸の方法について再度指導し、本人から理解したとの言葉がある。

—— *R. カリー、看護師*

12/5/12　疼痛が軽減しスケール2／10。家族と一緒に院内サンルームへ出かける。

—— *R. カリー、看護師*

予期しない状況と対処方法

- 患者の訴え、またはアセスメントにより、疼痛が緩和されていないことがわかった：このような場合は、疼痛アセスメントを再度行い、治療に対する反応を評価する。疼痛が望むレベルに緩和されるまで補足的介入、代替の介入を実施する。
- 介入が、患者の苦痛・疼痛を増強させている：このような場合は、直ちに介入を中止する。実施した介入と効果を記録する。患者の状態変化について、担当医に報告する。ケアプランを変更する。介入の有害反応を記録し、他のスタッフが同じ介入を用いないようにする。

注意事項

一般的注意事項

- 代替治療や補助的治療を行う場合は「試行錯誤のプロセス」であることが多い。その患者にとって最適な組み合わせを見つけるために、様々な介入が試される。疼痛への反応はそれぞれ異なり、ある患者に効果があった介入が、別の患者にも効果があるわけではない。

（続く）

スキル・10-1　安楽の促進　（続き）

乳児と小児についての注意事項

- 乳児・小児における苦痛・疼痛のアセスメント、数値化、治療は、複数の方法を利用することが多い。小児の正確なアセスメントと管理を行うには、両親、保護者、重要他者と情報交換を行うことが重要である。
- 急性疼痛、慢性疼痛、処置に伴う疼痛がある小児の疼痛体験を軽減するには、非薬物的治療が非常に有効である（Hockenberry, 2005; Kyle, 2008; Taylor et al., 2011）。

高齢者についての注意事項

- 高齢の患者は痛みのレベルについて、動くと痛いだけだから我慢できるというように述べる。これは、不動に関連する症状が進行するリスクを持っている。効果的な疼痛緩和を行うことで、患者が動けるようになり、日常生活が行えるようになる。看護計画は皮膚統合性障害リスク状態に関する介入も必要となる（Tabloski, 2006）。
- 高齢者は疼痛を老化の自然なプロセスとして捉えていることがよくある。高齢者は、何か治療をするかもしれないという恐怖があるか、人生の一部として、老化のプロセスの一部として痛みを受け止めようとするため、疼痛を訴えない可能性がある（Taylor et al., 2011）。看護師は、このような患者の疼痛アセスメントを行い、ケアプランを立案する際には注意深く行うことが必要である。効果的な疼痛管理を行い、患者の尊厳を維持し、生活機能、生活の質を維持することが必要である（American Geriatrics Society, 2002）。

実践のためのエビデンス

痛みを体験するためには、意識的に痛みに注目することが必要になると考えられる。他のことに夢中になると、患者は痛みから気をそらしてしるように見える。気晴らしは痛みの閾値を上げ、**疼痛耐性**を高めると考えられる。音楽を聴くことを気晴らしの一つとして提案している。音楽を聴くことは、疼痛を軽減させ患者の安楽を高めるのだろうか?

関連する研究

Good, M., & Ahn, S. (2008). Korean and American music reduces pain in Korean women after gynecologic surgery. Pain Management Nursing, 9(3), 96–103.

このパイロットスタディでは、婦人科手術後の韓国人女性を対象に、米国と韓国の音楽を聞くか聞かないかで疼痛緩和について比較し、痛みに対する音楽の効果を調査した。被験者の女性はランダムに音楽を聴く群と聴かない群に振り分けた。音楽を聴く群は韓国のバラード、宗教音楽、ポピュラーの中から曲を選択した。米国の音楽はゆったりとしたピアノとオーケストラの曲であった。音楽を聴く群の女性は、術後の4つの時期に15分間選択した曲を聴いた。音楽を聴かないコントロール群は、術後の同時期にベッド上で安静にした。被験者女性は、疼痛スケールであるvisual analog scale（視覚的評価スケール）とdistress of pain scale（痛みによる苦痛評価スケール）を用いて痛みを数値化した。2群とも調査前の痛みは同程度であった。音楽と鎮痛薬を併用した女性は、鎮痛薬だけを使用した女性より4つの評価時期のうち3つで痛みが軽減していた。韓国音楽を選択した群の3分の2と、米国の音楽を選択した群の3分の1は痛みの知覚に有意差はなかったが、どちらの音楽も効果が認められた。著者は、韓国人女性において術後の疼痛緩和のために音楽を鎮痛薬の補助として使用することができると結論づけた。

看護実践との関連

看護師は疼痛管理において、補助的な介入として音楽を取り入れることを考慮するとよい。看護師は、術後の疼痛に対して鎮痛薬の補助として音楽を聴くことを提案する際には、患者の個人的な好みを考慮する必要がある

スキル・10-2 背部マッサージ

マッサージは、全身のリラクセーションや血行促進など、多くの効能がある。マッサージは、疼痛緩和にも有効である(The Joint Commission, 2008)。背部マッサージは、就寝前のケアとして入浴・清拭に組み込むことができる。十分な時間がとれないからと、背部マッサージをあまり実施しない看護師もいる。しかし、背部マッサージは、看護師にとって患者の皮膚損傷を観察する好機である。背部マッサージによって、循環促進、疼痛や苦痛症状の緩和、不安の軽減、睡眠の質の向上など、多くの効果が得られ、また患者との接触を通してコミュニケーションを深める手段として用いることもできる。背部マッサージは皮膚刺激を与えるため、疼痛緩和の効果もある。

患者は背部マッサージを高級なものと考えていることもあれば、不承不承で受ける場合もあるため、マッサージの重要性と価値を伝える必要がある。効果的な背部マッサージは、4-6分実施すれば十分である。通常は、予め温めておいたローションを使用する。背部マッサージの実施を考慮する場合、患者の診断は知っておかなければならない。背部マッサージの禁忌は、たとえば患者が背部の手術を受ける場合、下肢の骨折である。腹臥位の姿勢をとるか、腹臥位が禁忌であれば側臥位となり背部マッサージを実施する。

必要物品

- 温めたマッサージ用潤滑剤、ローション
- 疼痛アセスメントツール、または疼痛スケール
- 禁忌でなければ、パウダー
- タオルケット
- タオル
- 指示あれば、未滅菌グローブ
- 指示のあるPPE

アセスメント

患者の状態と背部マッサージの禁忌について情報を得るために、医療記録とケアプランを確認する。調整が必要な状態、マッサージの禁忌となるような状態について患者に質問する。ローションや香料にアレルギーがないか患者に尋ねる。好みのローションや、自分のローションを持っているか、患者に尋ねる。患者の疼痛レベルをアセスメントする。鎮痛薬を最後に投与した時間を医療記録で確認する。必要時は、早期に鎮痛薬を投与し、効果が現れるまでの時間を十分確保する。

看護診断

現在の患者の状態に基づいて、看護診断を行うための関連因子を決定する。妥当な看護診断を以下に示す。

- 急性疼痛
- 慢性疼痛
- 睡眠パターン混乱
- 活動耐性低下
- 知識不足
- 不安
- 皮膚統合性障害リスク状態

成果確認と看護計画立案

望ましい成果とは、安楽が促進され、疼痛が緩和したと患者が述べ、リラックス状態が得られることである。他に適切な成果としては、患者の不安が軽減し、リラックス状態が向上する、皮膚の損傷がない、背部マッサージの実施理由を理解する言葉が聞かれる、などである。

看護技術の実際

手順	根拠
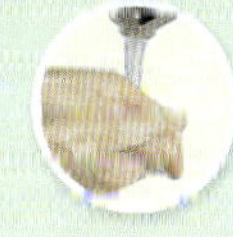 1. 手指衛生を行い、指示があればPPEを装着する。	手指衛生とPPEは、微生物の拡散を防止する。PPEは感染経路別予防策に基づく装備が必要である。
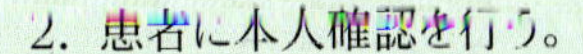 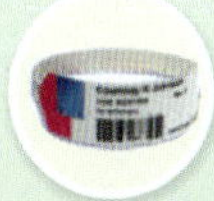 2. 患者に本人確認を行う。	患者の確認を行うことで、正しい患者が介入を受けられることを保証し、エラー防止に役立てる。

(続く)

スキル・10-2　背部マッサージ　（続き）

手順	根拠
3. 患者に背部マッサージを提案し、実施方法について説明する。	説明は患者の理解や協力を促し、不安を軽減する。
4. 指示があればグローブを装着する。	グローブはいつも必要なわけではない。グローブは血液や体液への接触を防止する。
5. 部屋のドアやカーテンを閉める。	ドアやカーテンを閉めることでプライバシーを保護し、リラックス状態を促進し、疼痛を悪化させ安楽を低下させるような騒音や刺激を減少させる。
6. 適切なアセスメントツールや疼痛スケールを用いて、患者の疼痛アセスメントを行う（基礎知識10-1から10-6参照）。	正確なアセスメントは治療や緩和法を導き、疼痛緩和法の効果を評価するために必要である。
7. ベッドを作業しやすい高さに上げる。通常は実施者の肘の高さである（VISN 8 Patient Safety Center, 2009）。ベッド柵を下げる。	ベッドを適切な高さにすることは背部と筋肉の損傷を防止する。
8. 患者の姿勢は腹臥位か側臥位が望ましく、快適な姿勢がとれるよう患者を支援する。患者の病衣や掛け物を外し、肩から仙骨付近までを露出する。必要時タオルケットで患者を覆う。	これは、マッサージの部位を適切に露出する姿勢である。掛け物は、患者のプライバシーを保護し保温の効果もある。
9. 潤滑剤やローションを看護師の手掌か、温湯の入った小さなベースンで温める。**マッサージ中は患者の皮膚に発赤や開放創がないか観察する。骨突出部上の皮膚は十分注意して観察する。**（「第8章　皮膚統合性と創傷ケア」参照、皮膚アセスメントに関する詳細情報あり。）	冷たいローションは、患者に冷感と不快感を与える。圧迫は循環を妨害しないように行い、褥瘡を誘発しないようにする。
10. ローションを患者の肩、背部、仙骨部に塗布し、軽く滑らせるようにマッサージする（軽擦法）（図1）。	軽擦法は患者をリラックスさせ、緊張を緩和する。
11. 看護師の手を脊柱の基部に並べて置き、肩に向かって手を上方に移動させ、その後殿部に向かってゆっくり手を下ろし、マッサージを続ける（図2）。数分間続けて行う。	皮膚への接触を持続させることは、鎮静効果や循環刺激、筋肉のリラックス効果がある。

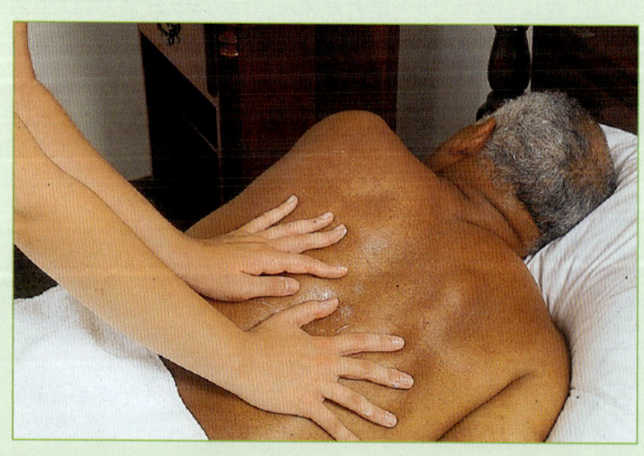

図1　患者の背部に軽擦法を用いる。

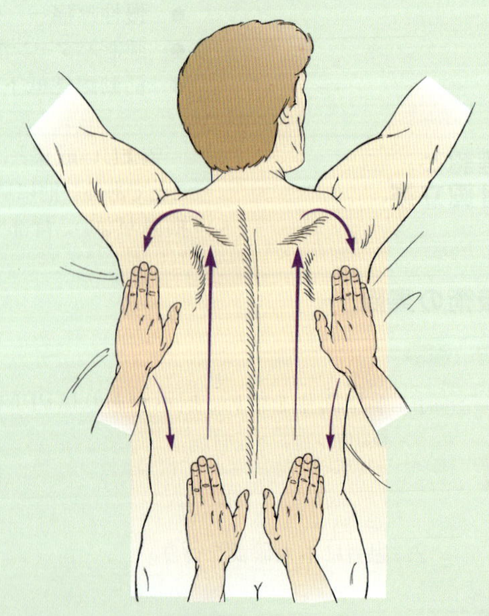

図2　肩に向かって上方にマッサージする。

手順	根拠
12. 患者の肩をマッサージし、背部全体、腸骨稜、仙骨部位は円を描くように手を動かす。**看護師の手は、患者の皮膚から離さず、ずっと接触させておく。**数分間続けるが、必要時はローションを追加する。	一定の力でマッサージすると、リラックス状態が促進される。
13. 患者の皮膚を優しく揉んだり圧迫したりを交互に繰りかえす（揉捏法）（図3）。	揉むことは血液循環を増加させる。
14. 最終的には長いストロークと徐々に圧迫を軽くしたマッサージで終了する（図4）。	長いマッサージの動きは鎮静効果がありリラックス状態を促進させる。徐々に圧迫を軽くしてマッサージを続けることは、リラックスする感覚を強める効果がある。

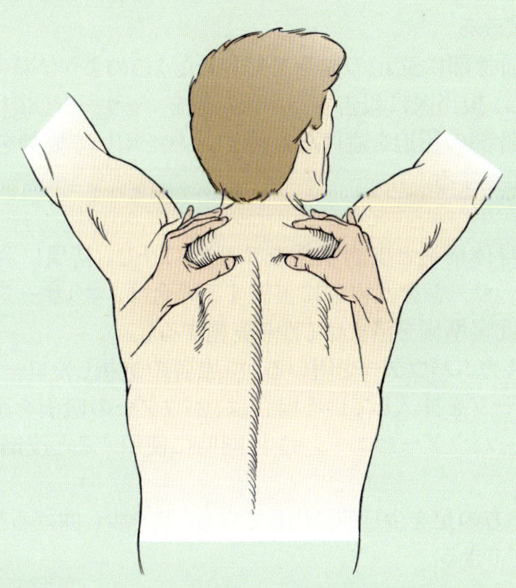

図3　揉捏法。

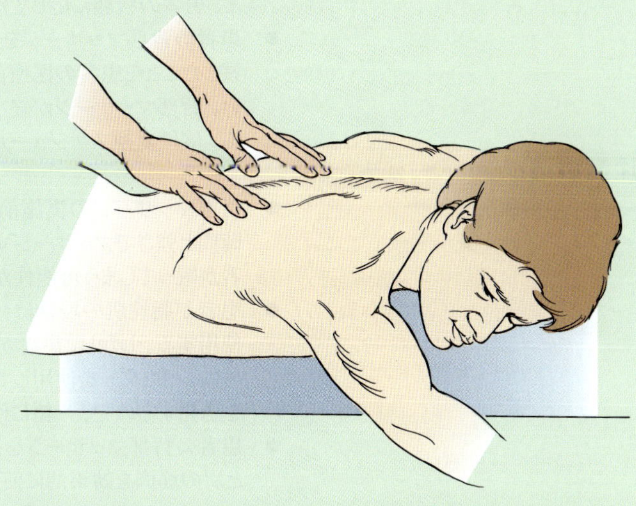

図4　圧迫を減少させながら軽くマッサージする。

手順	根拠
15. タオルで余分なローションを拭き取り乾燥させる。	皮膚を乾燥させることで、安楽を提供し背部の湿った感覚を減少させる。
16. 使用したグローブを外す。患者の病衣を元通りに着衣させる。ベッド柵を上げ、ベッドを下げる。患者が快適な姿勢をとるのを支援する。	ベッドリネンの整頓は、患者の安楽、安全の促進に役立つ。
17. 使用したPPEを外す。手指衛生を行う。	PPEを正しく外すことで、他の物品の汚染と感染伝播のリスクを減少させる。手指衛生は、微生物の伝播を防止する。
18. 介入に対する患者の反応を評価する。始めに使用したアセスメントツールを用いて苦痛や疼痛のレベルを再度アセスメントする。必要時、アセスメント後にケアプランを変更する。	再度アセスメントすることで、患者のケアプラン個別化が可能となり、患者に最適な安楽を促進させることができる。

評価

望ましい成果が得られるのは、1）患者の安楽が促進され、疼痛が緩和される、2）不安が軽減しリラックス状態が向上する、3）皮膚の損傷がない、4）背部マッサージの実施理由を理解する言葉が聞かれる場合である。

記録

ガイドライン

疼痛アセスメントと他の重要なアセスメントを記録する。マッサージの実施と時間、患者の反応を記録する。必要時、考えられる代替治療について記録する。

（続く）

スキル・10-2　背部マッサージ　（続き）

記録例

> 12/12/6　23：30　手術創の痛みが強くなり眠れないと訴えあり、疼痛スケール3／10。指示のあるプロポキシフェン100mgとアセトアミノフェン650mgを投与。背部マッサージを10分施行。皮膚は発赤なく良好。「今なら眠れそうだ。」と、安楽とリラックス状態が促進された旨の言葉あり。
>
> ── B. ブラック、看護師

予期しない状況と対処方法

- 患者は腹臥位になれないため、側臥位で背部マッサージを実施している。しかし看護師がマッサージを始めると、患者は側臥位を維持できなくなった：このような場合は、可能であれば患者の正面にあるベッド柵につかまってもらう。無理であれば、枕やタオルケットを使用して患者が回転するのを防止する。必要時、患者の姿勢を維持するために、他のスタッフに援助を依頼する。可能であれば、椅子に座ってベッドサイドテーブルに置いた枕にもたれかかるなど、患者の状態に応じて別の姿勢も試みる。
- 患者の背部マッサージを実施中に、仙骨部に5cmの発赤を発見した：このような場合は、観察したことを患者の医療記録に記載し、担当医に報告する。発赤部をマッサージしてはならない。背部マッサージが終了したら、仙骨部の圧迫を避けた姿勢とし、枕を用いて姿勢を維持する。体位変換スケジュールを作成・実施する。

注意事項

一般的注意事項

- 背部マッサージの実施前に、患者の身体構造と皮膚状態をアセスメントし、結果に合わせた時間と強さでマッサージする。背部マッサージを就寝前に実施する場合は、マッサージ中に患者が眠ってしまう可能性があるため、就寝準備を済ませてから実施する。
- 患者が脂性肌の場合は、代わりにタルカムパウダーを用いるか、患者の選択したローションを使用する。しかし、患者が気管内チューブを挿入している場合は、パウダーの吸引を避けるために、パウダーを使用してはならない。パウダーとローションは同時に使用すると皮膚の浸軟を誘発するので、一緒に使用しない。
- 患者の背部マッサージを行う際は、一方の足を少し前に出して立ち、膝を少し曲げると、上肢と肩の筋肉を効果的に使用することができる。

乳児と小児についての注意事項

- 乳児、幼児は楽な姿勢で抱き、胸や膝の上などで十分に身体を支える。

高齢者についての注意事項

- やさしくマッサージする。高齢者の皮膚は脆弱で乾燥していることが多い。

実践のためのエビデンス

患者の安楽は、様々な要因に対処することで獲得できるものである。疼痛緩和は、患者の安楽を達成するために大きく貢献する。薬理学的介入だけでは、疼痛体験に関する因子の全てに対処できない。補足的投薬などの疼痛管理の代替アプローチを行うと、より高い効果を得ることができる。

関連する研究

Mitchinson, A., Kim, H., Rosenberg, J., et al. (2007). Acute postoperative pain management using massage as an adjuvant therapy. Archives of Surgery, 142(12), 1158–1167.

開腹手術を受けた退役軍人に、疼痛管理のために補助療法として実施したマッサージの効果について、ランダム化比較試験を行った。患者は、ルーチンの術後疼痛管理を受けるコントロール群と、マッサージセラピストによる20分間の個別治療を受けるか、または背部マッサージを術後5日間毎晩受ける群に割り当てられた。介入前後の長期・短期の疼痛の強さ、不快感、不安をvisual analog scales（視覚的評価スケール）を用いて測定した。マッサージ群の患者は、短期の疼痛の強さ、不快感、不安が軽減した。また、マッサージ群の患者はコントール群に比べて、最初の術後4日間における疼痛の強さ、不快感が速いペースで減少した。長期の不安、入院期間、オピエート鎮痛薬の使用、合併症の減少において、有意差はなかった。著者は、開腹手術を受けた患者において、術後の急性疼痛緩和のための補助療法として、マッサージは効果的で安全であると結論づけた。

看護実践との関連性

マッサージ、特に背部マッサージは経済的な介入であり、看護実践に簡単に組み入れることができる。看護活動と責任は増大するが、患者へのマッサージを取り入れることで、日々の看護ケアを減少させせることにつながる。エビデンスでは、マッサージは疼痛緩和と安楽促進の重要な部分であることを示している。看護師は、マッサージを看護実践に組み入れるための時間を確保するよう検討する必要がある。

スキル・10-3　経皮的神経電気刺激(TENS)装置の装着と患者ケア

経皮的神経電気刺激(TENS)は疼痛緩和の非侵襲的技術で、太い神経線維に電気刺激を加えることで、細い神経線維によって運ばれる疼痛刺激の伝達を阻害する。TENS装置はバッテリーで作動するポータブル機器で、リード線、疼痛部位周辺に貼付する皮膚刺激パッドを使用する(図1)。局所的な疼痛の治療に最も効果があり，使用には担当医の指示が必要である。TENS装置は1日を通して断続的に利用可能で、長期間の利用も可能である。

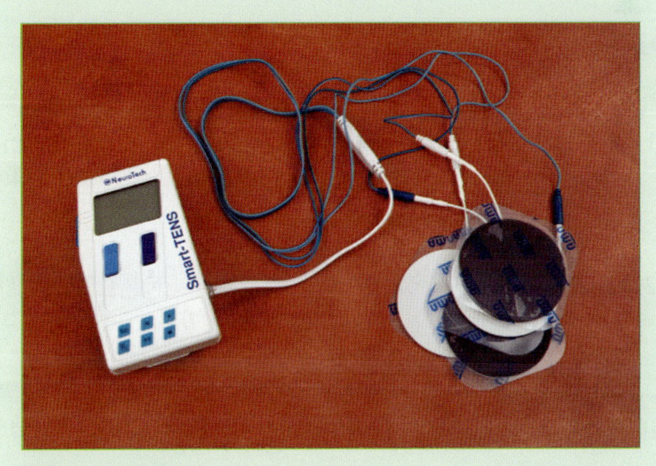

図1　TENS装置

必要物品

- TENS装置
- 電極
- 電極用ゼリー(電極にゼリーが付いていない場合)
- テープ(電極が自己粘着性ではない場合)
- 疼痛アセスメントツール、または疼痛スケール
- 皮膚の洗浄剤と温湯
- タオル、清拭タオル
- 指示のあるPPE

アセスメント

TENS療法の必要性を示す症状や、TENS療法の具体的な指示を確認するために、患者の医療記録とケアプランを見直す。患者にペースメーカーの挿入、心電図モニターなど，TENS療法の禁忌となる状態がないか、患者の既往歴を確認する。電極を貼付する部位については、患者の痛みの訴えと合わせて指示を出した医師に相談して決定する。TENS療法とその使用理由について患者の理解度をアセスメントする。

(続く)

スキル 10-3　経皮的神経電気刺激(TENS)装置の装着と患者ケア　(続き)

電極を装着する部位の皮膚に過敏症状、発赤、損傷がないか観察する。適切なアセスメントツールを用いて、患者の疼痛レベルをアセスメントする。疼痛の特徴をアセスメントする。頭痛や不穏状態のような疼痛時によく見られる他の症状についてアセスメントする。疼痛緩和と安楽促進のためにこれまでに実施した介入で効果があったもの、なかったものについて患者に尋ねる。患者のバイタルサインをアセスメントする。鎮痛薬を最後に使用した時間を、医療記録で確認する。有害反応の出現や治療効果を評価するために、本療法に対する患者の反応をアセスメントする。

装置が正しく作動することを確認し、メーカーの取扱い説明書を見直す。

看護診断

現在の患者の状態に基づいて、看護診断を行うために関連因子を決定する。適切な看護診断を以下に示す。

- 急性疼痛
- 慢性疼痛
- 不安
- 身体損傷リスク状態
- 皮膚統合性障害リスク状態
- 知識不足
- 非効果的コーピング

成果確認と看護計画立案

望ましい成果は、患者に身体損傷や皮膚の刺激・損傷がなく、疼痛が軽減したと患者が言葉で表現することである。他の適切な成果としては、不安の軽減、コーピングスキルの向上、TENS療法とその実施理由への理解を患者が示すことである。

看護技術の実際

手順	根拠
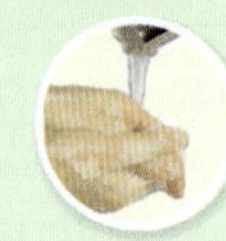 1. 手指衛生を行い、指示があればPPEを装着する。	手指衛生とPPEは、微生物の拡散を防止する。PPEは感染経路別予防策に基づく装備が必要である。
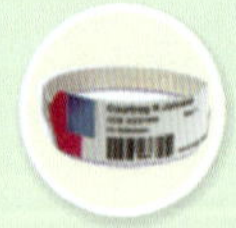 2. 患者に本人確認を行う。	患者の確認を行うことで、正しい患者が介入を受けられることを保証し、エラー防止に役立てる。
3. 患者に装置を提示し、機能と装置を使用する理由を説明する。	説明は患者の理解や協力を促し、不安を軽減する。
4. 患者の疼痛を、適切なアセスメントツールと疼痛スケールを用いてアセスメントする。(基礎知識10-1から10-6までを参照。)	正確なアセスメントは治療や緩和法を導き、疼痛緩和法の効果を評価するために必要である。
5. 電極を貼付する部位を観察する。皮膚を洗浄剤と温湯を用いて清潔にする。その後皮膚を完全に乾燥させる。	観察することで、電極を健全な皮膚の上に貼付することができる。洗浄と乾燥は、電極の接着をよくする。
6. 電極の裏当てを外し、特定の部位へ装着する(図2)。**電極にゼリーが付いていない場合は、少量の電極用ゼリーを付ける。**電極が自己粘着式でない場合は、テープでとめる。	正しい位置に装着することは、治療の効果を高める。ゼリーは電流の伝導を促進する。
7. **電極の位置を確認する。電極間は少なくとも5cm(電極の直径と同等)は離して貼付する。**	適切な間隔をあけて電極を貼付することは、火傷のリスクを減少させる。

手順 / **根拠**

8. **TENS装置の電源が入っていないことを確認する。**（接続済みでなければ）電極にリード線を接続し、装置にリード線を差し込む。

電源を切っておくことで、電気の流れを防止する。この接続によって、神経線維を刺激するために必要な電気回路が完成する。

9. 装置の電源を入れ、強さの設定を最低に合わせ、患者がチクチク、ヒリヒリする感覚がないことを確認する（図3）。その後、指示のある強さか、患者が最も心地よいと感じた強さに調整する。装置が患者に対して安全であることを確認する。

最初は一番低い設定で始め、患者を刺激の感覚に導入する。強さの調節は、適切な刺激強度を与えるために必要である。

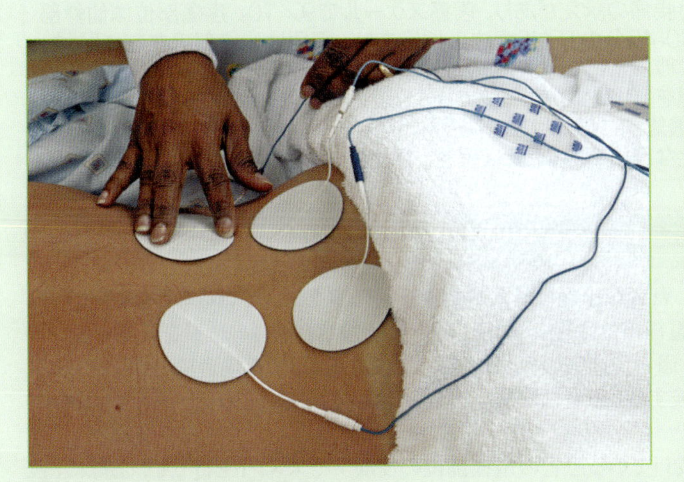

図2　TENSの電極を装着する。

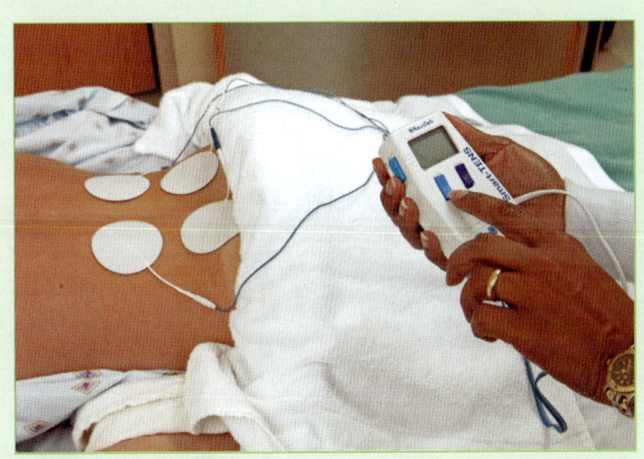

図3　TENS装置の電源を入れる。

10. パルス幅（各パルス波の持続時間）を、指示の通りか推奨される値に設定する。

パルス幅は、刺激の深さと持続時間を決定する。

11. TENS療法中の患者の疼痛レベルをアセスメントする。

疼痛アセスメントは、治療の効果を評価するのに役立つ。

a. 断続的な使用が指示されている場合は、指示の時間が終了したら電極を外して電源を切る。貼付部位のスキンケアを行う。

TENS療法は、断続的、持続的、どちらかの使用法で指示される。スキンケアは刺激と損傷のリスクを減少させる。

b. 持続的な使用が指示されている場合は、医療施設の規定に応じて定期的に電極を外し（電源を切ってから）、貼付部位を観察し、皮膚を清潔にする。再度電極を貼付して治療を再開する。メーカーの指示に従い、電極を交換する。

定期的に電極を外すことで、皮膚のアセスメントができる。スキンケアは、刺激と損傷のリスクを減少させる。再貼付により治療が続行できる。

12. 治療を中止する場合は、装置の電源を切り、電極を外す。皮膚を清潔にする。装置を清潔にし、バッテリーを外す。

治療を中止する際に電極を外し、電源を切ることは、患者の損傷のリスクを減少させる。装置を清潔にしてバッテリーを外すことは、次に使用する準備となる。

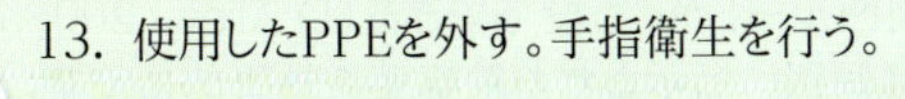

13. 使用したPPEを外す。手指衛生を行う。

正しくPPEを外すことで、他の物品への汚染と感染伝播のリスクを減少させる。手指衛生は、微生物の伝播を防止する。

（続く）

スキル・10-3 経皮的神経電気刺激(TENS)装置の装着と患者ケア (続き)

評価

望ましい成果が得られるのは、1)患者が疼痛緩和したと言葉で表現できる場合である。また、2)皮膚の刺激・損傷の症状と徴候が見られず身体損傷がない、3)患者が不安の軽減、疼痛への対処能力の向上について報告する、4)TENS装置の機能に関する知識や使用理由を言葉で述べる、などが成果としてあげられる。

記録

ガイドライン

実施日、実施時間、患者の最初の疼痛アセスメント、皮膚アセスメント、電極の貼付位置、強度とパルス幅、治療期間、治療中の疼痛アセスメントと患者の反応、治療の中止時間について記録する。

記録例

12/5/28 11:05 強い腰痛の訴えがあり、疼痛スケールで9/10。疼痛部位は仙骨部下部であることを確認。30-45分のTENS療法の指示あり。電極は仙骨部の左右に貼付。最初の強度は80パルス/秒、パルス幅は80MSに設定。治療の15分後に疼痛スケールで7/10に軽減し、パルス幅を100μsに増加。その15分後、疼痛は5/10に軽減した。治療を15分延長し中止した。最終的に疼痛は3/10となった。仙骨下部の皮膚を洗浄、乾燥させ、刺激や損傷がなく健全な皮膚であることを確認。患者に、疼痛増強時には伝えてもらうように指導した。

—— *K. レヴィン、看護師*

予期しない状況と対処方法

- TENS療法を実施中に、患者が疼痛と耐えがたい感覚異常を訴えている：このような場合は、装置の設定、接続、電極の位置を点検する。必要時、設定と電極の位置を調整する。
- TENS療法を実施中に、患者が筋肉の痙攣を訴えている：このような場合は、患者のアセスメントと設定の強さを点検する。患者は過剰な刺激を体験したと考えられるため、強度を低い設定に変更する。
- 持続的にTENS療法を受けている患者の電極部位の皮膚アセスメントを行っている際に、皮膚の刺激・発赤を認めた：このような場合は、その部位を完全に洗浄・乾燥させる。刺激・発赤部位は避けながら同じ領域に電極を貼付する。

注意事項

- 電極貼付が禁忌である部位は、頸動脈洞神経の上、喉頭・咽頭の筋肉、眼、妊娠子宮である。
- 疼痛の原因が不明な場合は、新たな病的状態が隠れている可能性があるため、TENS療法を行わない。
- 電極の貼り替え、取り外しの際は、必ず最初に電源を切ってから行う。

スキル・10-4 自己調節鎮痛法(PCA)と患者ケア

自己調節鎮痛法(Patient-controlled analgesia, PCA)は、予め設定された安全域内であれば、患者自身で薬剤投与が可能な鎮痛法である。このアプローチは、鎮痛薬の経口与薬のほか、オピオイド鎮痛薬の静脈内・皮下・硬膜外・神経周囲ルートからも投与できる(D'Arcy, 2008a; Pasero, 2004; Smeltzer et al., 2010)。PCAは個別に指示された鎮痛薬を効果的に安楽に投与する。PCAは急性疼痛、慢性疼痛でも、医療施設、在宅のどちらでも実施可能である。

PCAポンプを使用することで、疼痛の増強時や疼痛を伴う動作の際に患者が自分自身で投薬することが可能である(ボーラス投与)。PCAポンプは電動式で時間とスピードを制御する機器である。PCA装置は、シリンジの代わりに指示された薬剤を予め充填させたリザーバーまたはチャンバーを内蔵したポータブルの輸液ポンプで、通常はオピオイドが使用され、硬膜外投与の場合は希釈した麻酔薬が使用される(D'Arcy, 2008a; Roman & Cabaj, 2005; Smeltzer et al., 2010)。

疼痛が出現したら、患者はボタンを押してPCAポンプを作動させボーラス投与を行い、事前に設定された少量の鎮痛薬が投与される。PCAポンプにはロックアウト間隔がプログラムされており、ポンプの再作動と指定時間内での薬液の再注入を防止できる。PCAポンプの作動状況もプログラム可能で、特定量の鎮痛薬のみを指定時間内に注入することができる（基本速度は一般的に1時間あたりの量、場合によっては4時間あたりの量で設定）。このような安全装置によって過量投与のリスクを抑え、患者は前回投与の効果を評価できる。PCAポンプは、安全ロックシステムも備えており、ポンプの設定を自由に変更できないようになっている。

患者がPCAポンプを通して投薬を受ける際の看護責任には、患者・家族への教育、最初のポンプ設定、ポンプが正しく作動しているかどうかの確認、疼痛コントロールや有害反応の状況など、患者の反応に対する頻回のアセスメントが含まれる。Box10-1に、安全で効果的なPCAの使用ガイドラインを示した。硬膜外注入に関する詳細情報は、スキル10-5に載せている。

必要物品

- PCA装置
- 薬剤を充填したシリンジ
- PCA装置のチューブ
- 消毒用スワブ
- シリンジとチューブのラベル（医療施設の規定と手順に基づいたもの）
- 薬剤とポンプの設定をダブルチェックするための看護師（必要時、医療施設の規定に従って）
- 疼痛アセスメントツール、疼痛スケール
- コンピュータ上の薬剤投与記録（CMAR）、薬剤投与記録（MAR）
- 未滅菌グローブ
- 指示のあるPPE

Box 10-1　安全で効果的なPCAの使用ガイドライン

自己調節鎮痛法（PCA）の安全な使用には、対象患者の適切な選択、教育、アセスメント、モニタリングが必要である（D'Arcy, 2008a）。PCAを受ける患者のケアを行う際は、最も望ましい患者の安全安楽を確保するために、以下の方法をガイドラインとして用いる。

- 一般的にPCAの対象とならないのは、乳児、幼児、混乱のある高齢者、また、肥満、喘息、睡眠時無呼吸を伴う患者であり、状態そのものが過鎮静の重大なリスク要因である。他に、筋弛緩剤や製吐剤、催眠剤などのオピオイドの効果を増強する薬剤を内服している患者も含まれ、上記のような患者ではないことを認識した上でPCAを実施する必要がある。
- 標準医療用セットと標準濃度の薬剤を充填したシリンジを使用する。
- 薬剤名、投与量、ボーラス投与間隔、ロックアウト間隔などのPCAに関する指示を確認する。
- 各施設で使用するPCAポンプの取扱いに熟知する。
- PCAポンプの設定が正しいことを確認する。少なくとも4時間毎にポンプの設定を点検する。PCAポンプで最初に注入を開始する場合や設定を変更した場合は、2人の看護師で正しい設定であることを確認する。
- 全てのPCAポンプに「患者専用」という警告を表示すること。
- 疼痛レベル、警報、パルスオキシメトリ、カプノグラフィ、バイタルサイン（呼吸数、呼吸の性質）のアセスメントは最低4時間毎に実施し、最初の24時間と夜間は、夜間の低酸素症を発症する可能性があるので、4時間毎以上の頻度で実施する。
- 患者以外の人がPCAを使用すること（代理人によるPCA）の危険性を指導する。
- 患者がPCAを作動させて投与した量が、持続投与された量の2倍になると、疼痛コントロールは不適切になっている可能性がある。現在の指示に応じて投与量の増加を考慮するか、1回投与量の増加・投与間隔の短縮が必要になる。

(Adapted from D'Arcy, Y. (2007). Eyeing capnography to improve PCA safety. *Nursing, 37*(9), 18–19; D'Arcy, Y. (2008a). Keep your patient safe during PCA. *Nursing, 38*(1), 50–55; The Joint Commission. (2004). Sentinel event alert. Patient controlled analgesia by proxy. Issue 33. Available www.jointcommission.org/ SentinelEvents/SentinelEventAlert/sea_33.htm. Accessed December 19, 2008; and Nurse Advise-ERR. (2005). Safety issues with patient-controlled analgesia (PCA). Part II. Practical error-reduction strategies. *Institute for Safe Medication Practices Safety Alert, 3*(2), 1–3.)

（続く）

スキル・10-4　自己調節鎮痛法(PCA)と患者ケア　(続き)

アセスメント

担当医の指示やPCAの必要性を示す状態など、PCAに関する具体的な指示について、患者の医療記録とケアプランを確認する。指示された薬剤、初期投与量、自己投与量、ロックアウト間隔について医師の指示を確認する。PCA装置が正しく作動することを確認する。患者の意識レベルや、PCAとその使用理由について理解度をアセスメントする。

PCAの禁忌となるような呼吸機能の制限、薬物等の乱用、精神疾患がないか、患者の既往歴を確認する。医療記録も確認し、基礎輸液の使用、患者の年齢、肥満、上腹部の手術既往、睡眠時無呼吸、中枢神経抑制薬の併用、臓器の機能障害など、呼吸抑制のリスクを増加させる要因についてアセスメントする(Hagle et al., 2004)。与薬ルートを確認する。注入部位に血管外漏出・感染徴候がないか観察する。与薬ルートが静脈内輸液経由の場合は、使用可能なラインがあり、輸液製剤がPCAの薬剤と適合することを確認する。

適切なアセスメントツールを用いて、患者の疼痛とそのレベルについてアセスメントする。(基礎知識10-1から10-6参照。)疼痛の特徴、頭痛や不穏状態など、疼痛に付随してよく起こる他の症状についてアセスメントする。疼痛緩和と安楽促進のために過去に実施して効果のあった介入、効果のなかった介入について患者に尋ねる。患者のバイタルサインをアセスメントする。呼吸の数、深さ、リズムなどの呼吸状態と、パルスオキシメトリで測定した酸素飽和度についてアセスメントする。患者の鎮静スコア(表10-1)のアセスメントを行う。治療効果と有害反応の発生について評価するために、介入に対する患者の反応を確認する。

表・10-1　鎮静アセスメントスケール

患者アセスメント特徴	鎮静スコア	行動
睡眠中、容易に覚醒	S	
覚醒、意識清明	1	必要な対処:なし
うとうと入眠、容易に覚醒	2	必要な対処:なし
ほとんど入眠、覚醒は可能、会話中に話題が変わる	3	必要な対処:投与量の減少
傾眠、身体的刺激への反応はない、または最小限	4	要対処、オピオイド中止、ナロキソンの投与を考慮

(Used with permission. Copyright 1994, Chris Pasero. Pasero, C., & McCaffery, M. (2005a). Authorized and unauthorized use of PCA pumps. Clarifying the use of patient-controlled analgesia, in light of recent alerts. *American Journal of Nursing, 105*(7), 30–32.)

看護診断

現在の患者の状態に基づいて、看護診断を行うための関連因子を決定する。適切な看護診断を以下に示す。

- 急性疼痛
- 慢性疼痛
- 不安
- 身体損傷リスク状態
- 知識不足
- 恐怖
- 非効果的コーピング

成果確認と看護計画立案

望ましい成果は、患者に有害反応や過鎮静、呼吸抑制がなく、安楽が促進し疼痛が緩和したと患者が述べることである。他に適切な成果としては、不安の軽減、コーピング能力の向上、PCAの理解と使用理由について患者が表現することである。

看護技術の実際

手順	根拠
1. 必要物品を準備する。医療施設の規定に従い、医師の指示(原本)と投薬指示表を照合し間違いがないか確認する。患者記録でアレルギーの有無を確認する。	この照合作業は、指示を書き写す場合に起こりうるエラーを発見するのに役立つ。医師の指示は、各施設にとって投薬指示の法的記録である。
2. 手順、看護上の注意事項、投与量の安全域、投与目的、使用薬剤の有害反応について理解しておく。患者に対する薬剤の妥当性を検討する。	これらの知識は看護師が患者の疾患に関連した薬剤の治療的効果を評価する際に役立つ。また、投薬について患者教育を行う際にも利用できる。
3. 医療施設の規定に従って、薬剤を充填するシリンジ、容器を準備する。(「第5章 与薬」を参照、補足情報あり。)	適切な準備と投薬方法は、エラーを防止する。
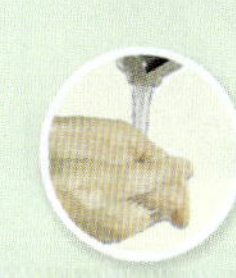 4. 手指衛生を行い、指示があればPPEを装着する。	手指衛生とPPEは微生物の拡散を防止する。PPEは感染経路別予防策にもとづいた装備が必要となる。
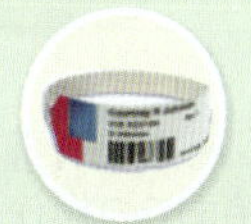 5. 患者に本人確認を行う。	患者確認は、正しい患者が介入を確実に受けられ、エラーを防止するのに役立つ。
6. 患者に装置を提示し、装置の機能と使用理由を説明する。投薬の目的と手順を説明する。	説明は患者の理解と協力を促し、不安を軽減する。
7. 必要時、PCA装置のプラグをコンセントに差し込み、バッテリーの状態を点検する。	PCA装置を作動させるには電源が必要である。(電気か電池)ほとんどの装置は、バッテリーが少なくなった時点で警告してくれる。
8. 部屋のドアやベッドサイドのカーテンを閉める。	ドアとカーテンを閉めることで、患者のプライバシーを保護する。
9. 投与開始前に、必要なアセスメントは全て完了させる。アレルギーについて患者本人や、アレルギーを表示するリストバンドで確認する。適切なアセスメントツールと疼痛スケールで患者の疼痛をアセスメントする。(基礎知識10-1から10-6参照。)	アセスメントは、投薬前の必須条件である。正しいアセスメントは治療や疼痛緩和の介入を導くために必要で、疼痛コントロール法の効果を評価するにも必要である。
10. **薬剤が充填されたシリンジ上のラベルを投薬記録、患者のリストバンドと照合する(図1)。**医療施設の規定に従い、別の看護師にも薬剤情報を照合してもらう。バーコード認証システムを使用している場合は、薬剤のラベル上のバーコードをスキャンする。	この手順を行うことで、正しい薬剤と投与量が確実に正しい患者に投与される。別の看護師が情報を確認することで、エラーを防止することができる(D'Arcy, 2008a)。バーコードのスキャンにより、投薬が正しい患者に行われることを保証する補足的な確認を行う。
11. バーコード認証システムを使用している場合は、患者のリストバンドのバーコードをスキャンする。	バーコードのスキャンにより、投薬が正しい患者に行われることを保証する補足的な確認を行う。
12. 薬剤が充填されたシリンジにチューブを接続し、シリンジをPCA装置にセットする(図2)。**チューブ内に薬液を通す。**	この手順は、投薬する装置の準備である。チューブのプライミングは、チューブから空気を取り除き、空気塞栓のリスクを減少させる。
13. PCA装置をセットし、指示があれば負荷投与を行う。その後医師の指示に基づいて投与量、投与間隔、ロックアウト間隔をPCA装置に入力する(図3)。別の看護師に入力情報を確認してもらう。	これらの操作により、正しい薬剤投与が行われる。別の看護師が情報を確認することで、エラーを防止する。

(続く)

スキル・10-4　自己調節鎮痛法（PCA）と患者ケア　（続き）

手順　　**根拠**

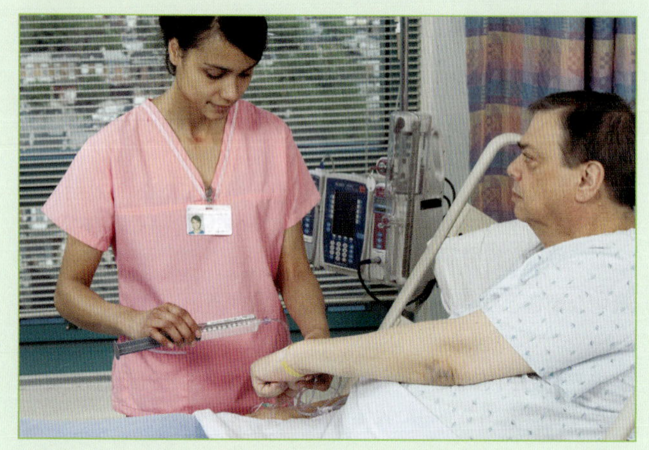

図1　薬剤を充填したシリンジ上のラベルと患者のリストバンドを照合する。

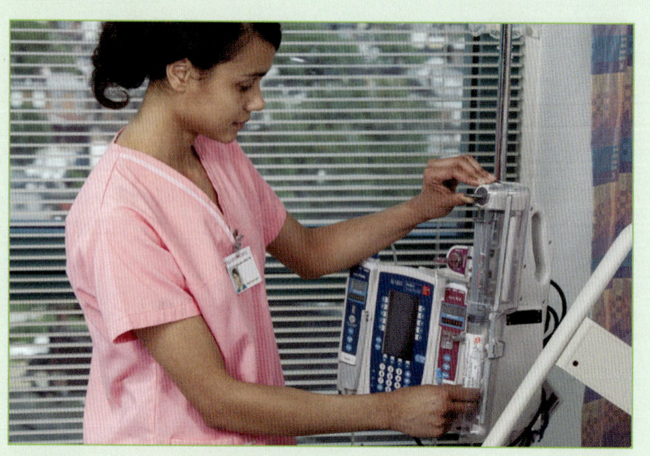

図2　シリンジをPCA装置にセットする。

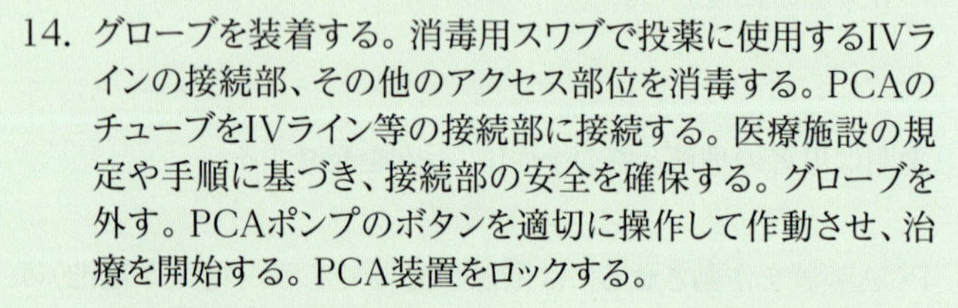

14. グローブを装着する。消毒用スワブで投薬に使用するIVラインの接続部、その他のアクセス部位を消毒する。PCAのチューブをIVライン等の接続部に接続する。医療施設の規定や手順に基づき、接続部の安全を確保する。グローブを外す。PCAポンプのボタンを適切に操作して作動させ、治療を開始する。PCA装置をロックする。

グローブを装着し、血液や体液との接触を防ぐ。接続部を消毒することで感染のリスクを減少させる。接続と開始までの操作は、投薬に必要な作業である。装置をロックすることで、他者による設定変更を防止する。

15. 疼痛緩和が必要になった場合は、その都度ボタンを押すように患者に伝える（図4）。

患者への指導により、装置を正しく使用してもらう。

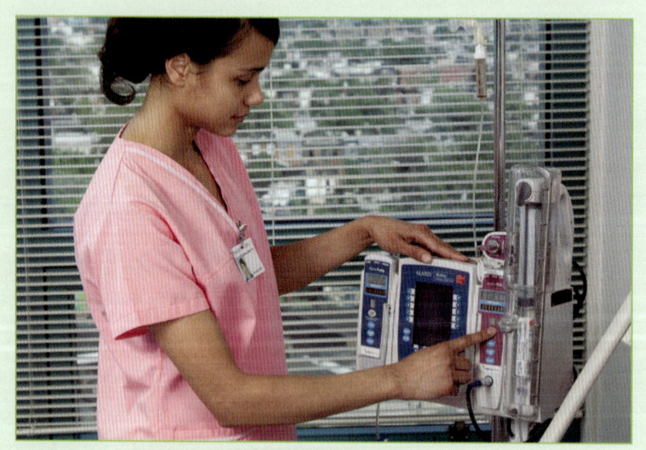

図3　PCA装置の設定を行う。

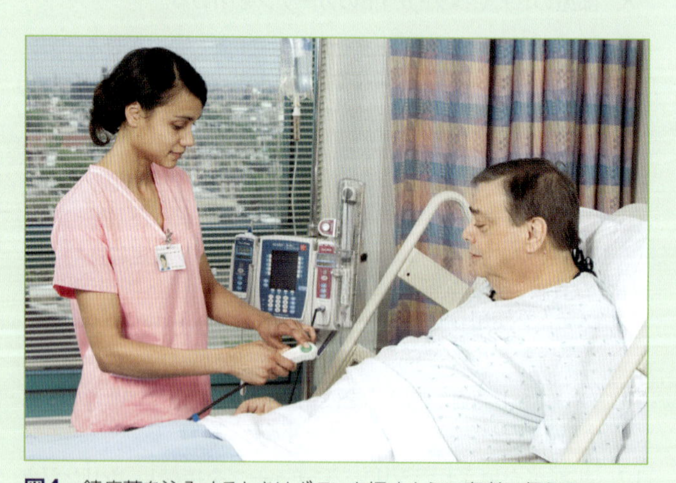

図4　鎮痛薬を注入するときはボタンを押すように患者に伝える。

16. 患者の疼痛を、少なくとも4時間毎、必要時はより頻回にアセスメントする。バイタルサインのモニタリングは、特に呼吸状態、酸素飽和度を少なくとも4時間毎に観察し、必要時は回数を増やす。

薬剤の効果を評価し、合併症のリスクを減少させるためには、頻回のアセスメントを続ける必要がある。

手順	根拠
17. 患者の鎮静スコア(表10-1)と呼気終末二酸化炭素分圧(カプノグラフィ)のアセスメントを、最低4時間毎、必要時頻回に行う。	臨床上重大な呼吸抑制が起こる前に鎮静状態となる(D'Arcy, 2008a)。呼吸抑制は、麻薬性鎮痛薬の使用に伴い発生する可能性がある。カプノグラフィは、呼吸抑制の指標として信頼性がある(D'Arcy, 2007a)。
18. 医療施設の規定と看護判断により、注入部位を定期的に確認する。患者の薬剤使用状況をアセスメントし、患者が投与した量と持続投与量を記録する。シリンジの薬剤がなくなったら、シリンジを交換する。	問題の早期発見のためには、注入部位のアセスメントを継続する必要がある。薬剤使用とその効果を継続してアセスメントすることで、有害反応が発生することなく適切な疼痛コントロールが可能となる。シリンジ交換により薬剤投与を続行することができる。
19. 患者用のコントローラー(投与ボタン)が患者の手の届く範囲にあることを確認する。	患者が使用する機器は、簡単な操作でコントロールできることが不可欠である。
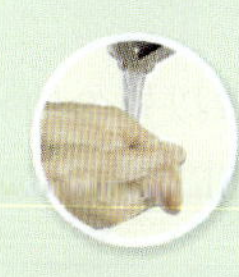 20. 使用したグローブ、PPEを外す。手指衛生を行う。	PPEを正しく外すことで、他の物品への汚染や感染伝播のリスクを減少させる。手指衛生は微生物の伝播を防止する。

評価

望ましい成果は、患者に有害反応、過鎮静、呼吸抑制がなく、安楽が促進し疼痛が軽減したと患者が述べることである。また、不安の軽減、コーピング能力の向上を患者が示し、PCAの使用理由と理解を患者が述べることも成果である。

記録

ガイドライン

PCAを開始した日付、時間、最初の疼痛アセスメント、薬剤と負荷投与、患者個別の投与量と間隔を記録する。疼痛の持続、鎮静レベル、バイタルサインのアセスメント、治療への患者の反応を記録する。

記録例

12/6/1　6：45　手術室から帰室。PCAは、硫酸モルヒネ1mg／mLをIVラインから注入中。PCA装置の設定は、1回投与量0.1mg、ロックアウト間隔は10分。腹痛は中等度から強度を訴え、疼痛スケール6-8／10。疼痛緩和したいときはPCAのボタンを押すように指導する。バイタルサインは正常範囲内で呼吸数は16回／分。5%グルコース1000mLを100mL／hrで点滴中。IV刺入部は清潔・乾燥の状態で血管外漏出・感染の徴候はない。

—— P. ジョイナー、看護師

12/6/1　7：00　疼痛スケール4／10。呼吸数16回／分。深呼吸と咳嗽を促す。右側臥位となり枕2個で支持する。ベッドは30度挙上しセミファーラー位とする。

—— P. ジョイナー、看護師

予期しない状況と対処方法

- PCA施行中に患者の呼吸数が10回／分に減少し、鎮静スケールによる鎮静スコア3(Pasero & McCaffery Sedation Scale)：このような場合は、PCAの持続投与があれば中止する。担当医に報告する。持続投与は継続しない方がよい。持続投与がない場合は、投与量を減量する方がよい。鎮静と呼吸数のモニタリングを15分毎に行う。患者を15分毎に起こし、深呼吸を促す(D'Arcy, 2008a; Hagle et al., 2004; Pasero & McCaffery, 2005a)。
- PCA施行中に患者が傾眠状態となり、鎮静スケールで鎮静スコア4(Pasero & McCaffery Sedation Scale)：このような場合は、すぐにPCAの注入を中止する。担当医に報告する。ナロキソン(ナルカン)のような麻薬拮抗剤を投与する。ナロキソンは全ての鎮痛法、呼吸抑制に拮抗するため、覚醒し意識清明になると患者は非常に強い疼痛を感じる(D'Arcy, 2008a; Hagle et al., 2004; Pasero & McCaffery, 2005a)。

(続く)

スキル 10-4 自己調節鎮痛法(PCA)と患者ケア (続き)

- 患者のIV注入ラインに血管外漏出が見られる：このような場合は、PCA, IVともに中止する。IVカテーテルを抜去し、別の部位からIVを再開する。刺入部を固定したら、IVとPCAを再開する。
- PCAの皮下注入部位に異常が見られる：このような場合は、PCAの注入を中止する。注射針を抜去する。新しい注入器具を準備し、別の部位から注入を再開する。刺入部を固定した後、PCA注入を再開する。

注意事項

一般的注意事項

- PCA装置はさまざまな機種が市場に普及している。メーカーの取扱い説明書を、機器の使用前によく読んでおく。
- PCAの適用となる患者は、認識力があり身体的にもPCA装置の使用が可能であり、疼痛緩和のためにボタンを押す行為が理解できる成人と小児である(D'Arcy, 2008a; Pasero & McCaffery, 2005a)。
- PCAの鎮痛薬として使用される頻度が高いオピオイドは、呼吸抑制が起こる前に鎮静状態になるため、PCAへの使用は安全であると考えられる。
- 患者の家族、看護師は、患者がボタンを押すことを促す必要も生じる場合がある。患者以外の他者が薬剤を投与すると、過鎮静のリスクが増加する(D'Arcy, 2008a; Hagle et al., 2004; Pasero & McCaffery, 2005a; Wuhrman et al., 2007)。
- 医療施設では、代理人の調節による鎮痛法(AACA)の臨床実践ガイドラインが作成されている。場合によっては家族の一人が調節する(CCA)、又は**受け持ち看護師が調節する**(NCA)こともあり、主要な疼痛管理担当に任命された人だけが患者の疼痛緩和のためにボタンを押すことができる。家族が調節する場合は、主要疼痛管理者を慎重に選択し、疼痛と有害反応のアセスメントを指導する。また、看護師は患者のニーズと投薬に対する反応を、既出のガイドラインに従って慎重にアセスメントしなければならない。医療施設のガイドラインに従い、安全な投薬を確実に実施することが非常に重要である。(D'Arcy, 2008a; Hagle et al., 2004; Pasero & McCaffery, 2005a; Wuhrman et al., 2007)。
- PCA装置で、持続投与とボーラス投与を行う場合、1時間あたりの累積投与量が医師の指示にある1時間あたりの投与量を超えてはならない。
- バイタルサインのモニタリングは必ず実施し、特にPCAの開始時は注意が必要である。患者に咳嗽と深呼吸を促し、換気を促進させ分泌物の貯留を防ぐ。
- ナロキソン(ナルカン)などの麻薬拮抗剤は、患者がPCAによる呼吸器合併症を発症した際に、すぐに使用できるように準備しておかなければならない。

Box 10-2 代理人の調節による鎮痛法の安全な実施ガイドライン

代理人の調節による鎮痛法(AACA)は、認識力に欠け身体的制限があり、PCAポンプの自己調節ができない患者のために、即効性があり安全な疼痛緩和を行うための方法である(Wuhrman et al., 2007)。AACAを受ける患者ケアの際に、患者の安全・安楽を確実にするためのガイドラインとして以下の方法を用いる。

- 代理人の数は、一度に一人までと制限し、代わりの代理人は一時的に休止したり担当期限が切れたりした場合に依頼する。
- AACAの標準指示セットを使用する。
- AACAの原則、代理人の必要条件、AACAの具体的な規定と手順、鎮痛薬注入ポンプの投与ボタンに関して許可されていない範囲の操作を行わないことの重要性について、患者と家族に指導する。
- 代理人と介護者兼代理人の教育とフィードバックについて記録する。
- 患者が覚醒している、または患者の言動が疼痛の存在を示す場合、代理人が操作を認められているのは投与ボタンを押すことだけであることを確実に理解してもらう。代理人は、疼痛、鎮痛、呼吸抑制の認識方法を言葉で表現できなければならない。

(Adapted with permission from Wuhrman, E., Cooney, M., Dunwoody, C., et al. (2007). Authorized and unauthorized ("PCA by proxy") dosing of analgesic infusion pumps: Position statement with clinical practice recommendations. Pain Management Nursing, 8(1), 4–11.)

- フェンタニル経皮吸収型鎮痛システム（PCTS）は、自己調節鎮痛法のもう一つの方法である。このシステムは、パッチ型の小さなリザーバーの中に薬剤が納められており、患者の上腕に粘着式パッチを貼付する。患者が装置のボタンを押すと、電流が組織の中へ薬剤を導入するイオン導入法によって薬剤が浸透する。このパッチは、フェンタニルが40-μgの一定量で吸収されるようにプログラムされている。各パッチには80回分の投与量が含まれ、最小投与間隔は10分である。パッチは最大80回の投与が可能で、最初の投与から24時間効果が持続する。終了後パッチは剥がす。使用を続行する場合は、新しいパッチを別の部位に貼付する。このシステムは電流に反応しやすいので、ペースメーカーなど埋め込み型機器を使用している患者には使用しない（D'Arcy, 2005a; D'Arcy, 2005b; Koo, 2005; Layzell, 2008）。

乳児と小児についての注意事項

- PCAは、小児にとって効果的な疼痛緩和の方法である。PCAが患児にとって適切であると判断された場合は、患児の暦年齢と発達レベル、理解力（認知レベル）、器械操作能力について検討する。
- PCAは、青年期の患者にとって、置かれている状況を自分で制御する感覚が強くなるため、非常に高い効果がみられる。

在宅ケアでの注意事項

- 患者がPCA装置の使い方を正しく理解していることを確認する。装置の機能、医師に連絡が必要な状態、有害な徴候や症状について、薬物耐性の徴候や症状について、患者に指導する。
- 麻薬性鎮痛薬の使用によって起こる起立性低血圧を防止するために、体位変換時はゆっくりと行うように助言する。
- 患者が自分での操作が困難になった場合に、支援を依頼することができる人がいることを確認する。
- 指導内容の継続とPCAのアセスメント実施のために、在宅ケアサービスに紹介することを検討する。

実践のためのエビデンス

看護師の説明は、患者の理解と協力を促し、不安を軽減する。最適な疼痛緩和を行い、有害反応を防止するためには、患者と介護者が正確で適切な情報を得ることが重要である。PCAは、術後患者に対して普遍的に高い鎮痛効果をもたらすわけではない。術後の鎮痛にPCAを効果的に使用することに関して、術前に適切な指導を行わなければ、適切な疼痛管理が実施できないと考えられている。PCAに関する術前指導は、術後の疼痛コントロールにどのような影響をもたらすのだろうか?

関連する研究

Yankova, Z. (2008). Patients' knowledge of patient controlled analgesia (PCA) and their experience of postoperative pain relief（PCAの知識と術後の疼痛緩和）: A review of the impact of structured preoperative education. Journal of Advanced Perioperative Care, 3(3), 91–99.

この包括的研究は、手術を受ける患者に対するPCAの術前指導の効果についての文献を調査したものである。5つの無作為化比較試験と非無作為化臨床試験において、PCAの術前指導と術後の効果的な鎮静に関する知識の間に正の相関が認められた。PCAの指導が術後の疼痛スコアを実際に改善したことを実証した研究は1つだけで、他の研究では術後の疼痛緩和に影響を与えていなかった。本研究の結果としては、PCAの術前指導はPCA装置を使用した術後疼痛管理の知識を向上させたが、全体的には術後疼痛緩和に役立つような影響はなかったことを示唆している。

看護実践との関連性

患者への指導は、重要な看護責任であり、術前指導はPCAと疼痛管理に関する知識を向上させると考えられる。看護師は、PCAの使用に関する知識の向上と術後疼痛緩和に貢献するための更なる研究を検討すべきである。

スキル・10-5 硬膜外鎮痛法と患者ケア

硬膜外鎮痛法は、手術直後(特に胸部、腹部、整形外科、血管の手術後)や慢性疼痛の疼痛緩和のために一般的に使用されている。硬膜外注入による疼痛管理は、乳児と小児にも利用可能である(Elis et al., 2007)。麻酔科医や放射線科医が通常カテーテルを腰椎間から硬膜外腔に挿入し、脊柱管壁と、硬膜または脊髄周囲の最も外側にある結合組織膜との間に留置する。一時的な治療の場合は、カテーテルを直接脊柱上に固定し、背部から肩の上を通り胸部まで皮膚上に密着させ、カテーテルの末端をテープで固定する。長期的な治療の場合は、カテーテルを皮下に通し、側腹部か腹部上で固定する(図1)。

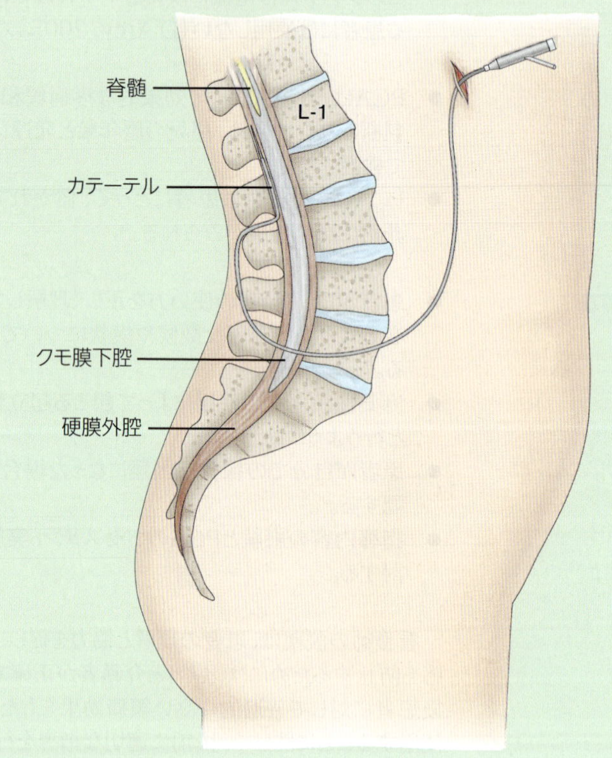

図1　長期的な硬膜外カテーテルの設置

硬膜外鎮痛法は、持続注入ポンプや自己調節硬膜外鎮痛法(PCEA)のポンプからボーラス投与(1回または断続的)を行うことができる(D'Arcy, 2005a; Ellis et al., 2007; Pasero, 2003b; Roman & Cabaj, 2005)。PCAの補足情報はスキル10-4に記載している。急性疼痛の管理に使用する硬膜外カテーテルは、疼痛緩和の内服薬で代用できるようになる手術後36-72時間で抜去するのが一般的である。

必要物品

- 薬剤注入ポンプ
- 硬膜外カテーテル
- 硬膜外鎮痛法の指示された薬剤
- コンピュータ上の薬剤投与記録(CMAR)、薬剤投与記録(MAR)
- 疼痛アセスメントツール、疼痛スケール
- 透明なドレッシング材、ガーゼパッド
- 硬膜外注入ラインのラベル
- テープ
- ナロキソン、酸素、気管内挿管チューブセット、蘇生バッグなどの緊急時の救急薬剤、物品。医療施設の規定に従って準備する。
- 未滅菌グローブ
- 指示があればPPE

アセスメント

硬膜外鎮痛法に使用する薬剤の指示、治療が必要であることを示す症状など、具体的な指示について患者の医療記録とケアプランを確認する。治療法の禁忌としては、局所または全身性の感染、神経疾患、凝固障害または抗凝固療法実施中、脊椎関節炎または脊椎変形、低血圧、著明な高血圧、指示薬剤へのアレルギー、精神疾患などがあり、禁忌がないことを患者の既往歴で確認する。使用器具が正しく作動するか点検する。患者の意識レベルと、硬膜外鎮痛法とその使用理由について理解度をアセスメントする。

患者の苦痛・疼痛レベルを適切なアセスメントツールを用いてアセスメントする。疼痛の特徴をアセスメントする。これまでに疼痛緩和と安楽促進のために行った介入で効果のあったもの、なかったものを患者に尋ねる。患者のバイタルサイン、呼吸の回数、深さ、リズムなどの呼吸状態、パルスオキシメトリで測定した酸素飽和度レベルについてアセスメントする。患者の鎮静スコア(スキル10-4の表10-1参照)をアセスメントする。治療効果と有害反応の有無を評価するために、介入への患者の反応をアセスメントする。

看護診断

現在の患者の状態に基づいて、看護診断を行うための関連因子を決定する。適切な看護診断を以下に示す。

- 急性疼痛
- 慢性疼痛
- 恐怖
- 感染リスク状態
- 非効果的コーピング
- 不安
- 知識不足
- 身体損傷リスク状態

成果確認と看護計画立案

望ましい成果は、患者に有害反応や過鎮静、呼吸抑制がなく、安楽が促進し疼痛が緩和したと患者が述べることである。他に適切な成果としては、不安の軽減、コーピング能力の向上、感染がない状態を患者が示し、PCEAの理解と使用理由について患者が表現することである。

看護技術の実際

手順	根拠
1. 医療施設の規定に従い、投薬指示と医師の指示(原文)を照合し、間違いがないことを確認する。患者の医療記録でアレルギーを確認する。	この照合作業は、指示を書き写す場合に起こりうるエラーを発見するのに役立つ。医師の指示は、各施設にとって投薬指示の法的記録である。
2. 実施手順、看護上の注意事項、安全投与域、投薬の目的、薬剤投与による有害反応について熟知しておく。患者にとっての薬剤の妥当性について検討する。	これらの知識は看護師が患者の疾患に関連した薬剤の治療的効果を評価する際に役立つ。また、投薬について患者教育を行う際にも利用できる。
3. 薬剤を入れるシリンジ、容器を準備する(詳細情報は「第5章 与薬」を参照)。	適切な準備と投薬方法は、エラーを防止する。
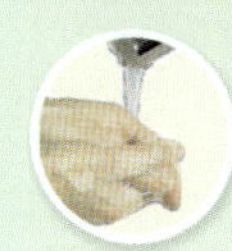 4. 手指衛生を行う。指示があればPPEを装着する。	手指衛生とPPEは微生物の拡散を防止する。PPEは感染経路別予防策にもとづいた装備が必要となる。
 5. 患者に本人確認を行う。	患者確認は、正しい患者が介入を確実に受けられ、エラーを防止するのに役立つ。
6. 患者に装置を提示し、装置の機能と使用理由を説明する。与薬の目的と手順について説明する。	説明は患者の理解と協力を促し、不安を軽減する。

(続く)

スキル・10-5　硬膜外鎮痛法と患者ケア　*(続き)*

手順	根拠
7. 部屋のドアとベッドサイドのカーテンを閉める。	ドアとカーテンを閉めることで、患者のプライバシーを保護する。
8. 投薬開始前には、必要なアセスメントを完了させる。アレルギーについて患者に尋ねるか、リストバンドで確認する。適切なアセスメントツールと疼痛スケールを用いて、患者の疼痛アセスメントを行う。(基礎知識10-1から10-6参照。)グローブを装着する。	アセスメントは、投薬前の必須条件である。正しいアセスメントは治療や疼痛緩和の介入を導くために必要で、疼痛コントロール法の効果を評価するにも必要である。グローブの装着は、血液や体液に接触する可能性がある場合に必要となる。
9. **0.4mgナロキソン(ナルカン)1アンプルとシリンジをベッドサイドに準備しておく。**	ナロキソンはオピオイドに拮抗して呼吸抑制を改善する。
10. 麻酔科医、放射線科医がカテーテルを挿入し注入が開始された後、**薬剤の入った容器のラベルと注入速度を、投薬記録や患者の標識と照合する(図2)。**医療施設の規定に従い、別の看護師に正しい情報であることを確認してもらう。バーコード認証システムを使用している場合は、薬剤ラベル上のバーコードをスキャンする。	この手順を行うことで、正しい薬剤と投与量が確実に正しい患者に投与される。別の看護師が情報を確認することで、エラーを防止することができる。バーコードのスキャンにより、正しい患者への投薬が確実に行えるように補足的な確認をとる。
11. 接続部をテープで固定する。薬剤バッグ、チューブ、ポンプに「硬膜外注入専用」と明記する。**担当医師の許可なく、他の麻酔薬や補助薬剤を投与してはならない。**	テープ固定は、予期しないルートの外れを防止する。このラベルを貼ることで他のIV用薬剤を硬膜外ルートに不注意で投与することを防止する。追加の与薬はオピオイドの効能を高めるため、呼吸抑制のリスクが高くなる。
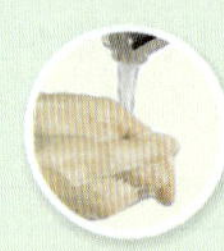 12. カテーテル出口部のアセスメントを行い、カテーテル挿入部には透明なドレッシング材を貼付する(図3)。使用したグローブ、PPEを外す。手指衛生を行う。	透明なドレッシング材はカテーテル部位を保護し、視覚的アセスメントを可能にする。正しくPPEを外すことで、他の物品への汚染と感染伝播のリスクを減少させる。手指衛生は微生物の伝播を減少させる。

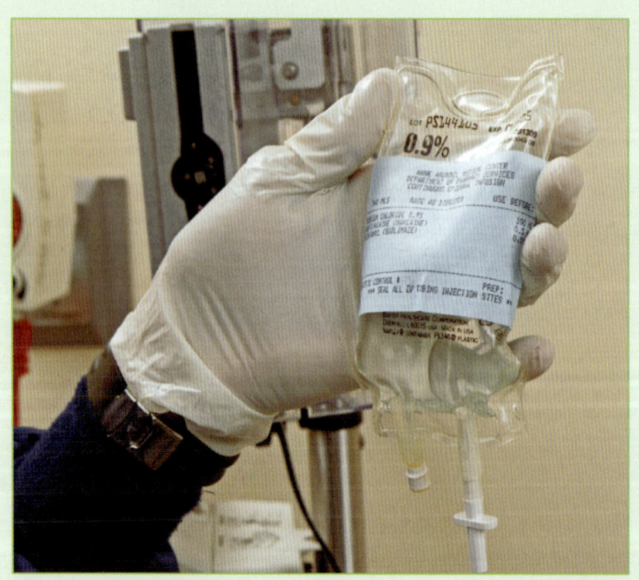

図2　薬剤容器のラベルを確認する。

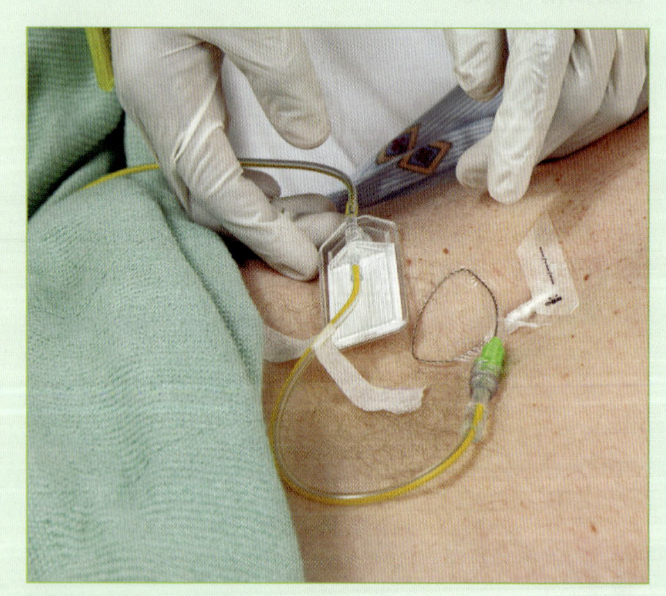

図3　カテーテル出口部のアセスメントを行う。

手順	根拠
13. 医療施設の規定に従い、注入速度を監視する。最初の24時間は鎮静レベル(表10-1参照)と呼吸状態を観察し、その後は4時間毎に実施する(または各施設の規定に応じて)。**鎮静レベルが3か4で、呼吸が浅くなり呼吸数が10回／分を下回る場合は担当医に報告する。**	注入速度を監視することで、不正確な薬剤投与を防止する。 オピオイドは、延髄の呼吸中枢を抑制する可能性がある。意識レベルの変化は、通常呼吸機能の変化がある場合の最初の徴候である。

手順	根拠
14. 禁忌でない限り、ベッドの頭部は30度挙上しセミファーラー位とする。	患者のベッド頭部を挙上することで、オピオイドが脊髄中を上方移動するのを最小限に抑え、したがって呼吸抑制のリスクも減少する。
15. 患者の疼痛レベルと疼痛緩和の効果をアセスメントする。	この情報は、突出痛の鎮痛薬を続けて投与する必要性について判断するのに役立つ。
16. 尿量を測定し、膀胱の拡張についてアセスメントする。	オピオイド投与により、尿閉が起こる可能性がある。
17. 運動機能と感覚を4時間毎にアセスメントする。	カテーテルが髄腔内に進入すると、オピオイドが脊髄から脳への神経インパルスの伝達を完全に遮断する。
18. 有害反応を監視する（掻痒感、嘔気、嘔吐）	オピオイドが三叉神経に広がると掻痒感の原因となり、消化機能の低下と脳内の化学受容器トリガーゾーンの刺激により嘔気・嘔吐が起こる。このような有害反応に対処する薬剤もある。
19. 挿入部の感染徴候をアセスメントする。	炎症や局所の感染は、カテーテル挿入部位に発生する可能性がある。
20. カテーテル出口部のドレッシング材を24-48時間毎に、または医療施設の規定に従い、必要時に無菌操作で交換する。	無菌操作でのドレッシング材とチューブの交換は、感染のリスクを減少させる。

評価

望ましい成果が得られるのは、疼痛が緩和したと患者が言葉で表現する場合である。また、ドレッシング材は乾燥し汚染がなく、カテーテル出口部に合併症・損傷・感染の徴候と症状が見られないことも成果である。患者が不安の軽減、疼痛に対するコーピング能力の向上、硬膜外カテーテルの機能に関する知識と使用理由を述べる場合も成果となる。

記録

ガイドライン

カテーテルの通過性、挿入部位とドレッシング材の状態、バイタルサインとアセスメントの情報、注入速度、薬剤、チューブの変更、鎮痛薬の投与、患者の反応について記録する。

記録例

> 12/6/3　9：35　硬膜外カテーテルよりモルヒネの持続投与中、薬剤投与記録を確認。出口部は清潔で軽度湿潤。透明ドレッシング貼付中。疼痛スケールは2／10、体温36.8℃、脈拍76回／分、呼吸数16回／分、努力様ではない、血圧110／70mmHg。鼻腔カニューレより酸素2L／分で投与中、パルスオキシメトリ96%。意識は清明で、言葉かけへの反応も速い。鎮静スコア1。膀胱は触知不可、尿量はこの2時間で100mL以上あり。嘔気・嘔吐・掻痒感なし。寒冷刺激に対する両下肢の感覚は検知可能。つま先の細かい動き、足部の屈曲と背屈は左右とも可能。下肢の筋力は左右差なく適度な強度を維持している。
> ―― *T. ジェームズ、看護師*

予期しない状況と対処方法

- 硬膜外鎮痛法を受けている患者の鎮静スコアが3から4になり、または呼吸数8以下、表在呼吸となっている：このような場合は、直ちに麻酔科医に報告する。指示があれば、または医療施設の規定に応じて、硬膜外注入を中止する。可能であれば、患者に深くゆっくり呼吸をするように促す。酸素投与とナロキソン（ナルカン）などの麻薬拮抗剤をIVルートから投与する準備を行う。

（続く）

スキル・10-5 硬膜外鎮痛法と患者ケア　(続き)

- 硬膜外鎮痛法を受けている患者が下肢の脱力と感覚の消失を訴えている：このような場合は患者の下肢の運動機能と感覚機能を再度アセスメントする。感覚運動の消失が認められた場合は、担当医に報告し硬膜外注入の減量の指示を待つ。
- 硬膜外鎮痛法を受けている患者に突然頭痛が発現している。カテーテル部位はドレッシング上から見て異常がない：このような場合は、硬膜外注入を中止し、直ちに担当医に報告する。カテーテルが移動し硬膜内に入った可能性がある。

注意事項

- 患者に以下の症状が見られた場合は、直ちに麻酔科医か疼痛管理チームに報告する：呼吸数10回／分未満、管理不能な疼痛の訴えが持続、カテーテル挿入部位の漏れ、発熱、排尿不能、感覚異常、掻痒感、頭痛(Roman & Cabaj, 2005)。
- 過鎮静を避けるために、麻酔科医や疼痛管理チームの指示がない限り、他の鎮静剤や鎮痛薬を投与してはならない(Roman & Cabaj, 2005)。
- 硬膜外鎮痛法を受けている患者は末梢IVルートを持っており、持続輸液か断続的なIV注入を行っていることを常に確認し、緊急時に薬剤を迅速に投与できるように確保する。
- **硬膜外ルート**から投与された薬剤はゆっくり拡散し、投与中止後12時間までは過鎮静などの有害反応が起こる可能性があることに留意する。
- 通常、鎮痛薬の指示やカテーテル抜去は麻酔科医が行う。しかし、医療施設の規定により、特別な指導を受けた看護師がカテーテルを抜去することもある。
- 硬膜外カテーテルの抜去の際に抵抗を感じないか注意する。

スキル・10-6 創部持続注入による疼痛管理と患者ケア

創部持続注入による疼痛管理システムは、手術創へ局所麻酔薬を持続注入するものである。このシステムは、心臓胸部外科、整形外科など広範囲の手術において術後の疼痛管理のアジュバント(補助療法)として利用される。システムを構成するものは、局所麻酔薬が充填されたバルーンタイプのポンプと創部付近に設置するカテーテル、手術創に密接した神経、創床である(図1)。

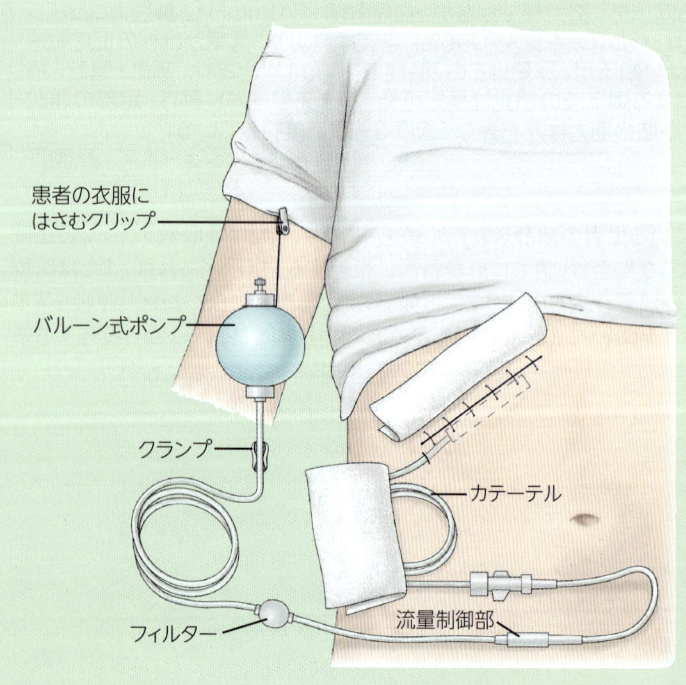

図1　創部注入による疼痛管理システムは、バルーン式ポンプ、フィルター、カテーテルで構成され、医師によって決められた一定の速度で、指示された局所麻酔薬を注入する。出典はI-Flow Corporation, Lake Forest, CA, 転載許可。

薬剤は、カテーテルを通じて一定の速度と流量で変動なく手術創に注入される。局所麻酔薬は、疼痛の伝達を直接遮断し、疼痛や痛覚過敏の原因となる局所の炎症反応を抑制する(Liu et al., 2006; D'Arcy, 2007b)。創部持続注入カテーテルは術後の疼痛とオピオイドの使用量、副作用を減少させ、術後の嘔気・嘔吐の減少にも効果がある(Charous, 2008; Liu et al., 2006; D'Arcy, 2007b)。カテーテルは手術中に挿入され、体内で縫合されてはいない。ドレッシング材で適切な場所に固定する。

必要物品

- コンピュータ上の薬剤投与記録(CMAR)、薬剤投与記録(MAR)、患者記録
- 医療施設の規定に基づいたガーゼ、テープ、その他のドレッシング材
- 未滅菌グローブ
- 指示があればPPE

アセスメント

硬膜外鎮痛法に使用する薬剤の指示、治療が必要であることを示す症状など、具体的な指示について患者の医療記録とケアプランを確認する。指示された薬剤にアレルギーがないことを患者の既往歴で確認する。創部持続注入による疼痛管理システムとその使用理由について理解度をアセスメントする。適切なアセスメントツールを用いて、患者の苦痛・疼痛レベルをアセスメントする。疼痛の特徴をアセスメントする。頭痛や不穏状態など、疼痛に付随してよく起こる症状をアセスメントする。手術創部をアセスメントする。(「第8章　皮膚統合性と創傷ケア」を参照。)カテーテル挿入部位のドレッシング材をアセスメントする。バイタルサインと呼吸の回数、深さ、リズムなどの呼吸状態、パルスオキシメトリで測定した酸素飽和度をアセスメントする。有害反応の有無と治療効果を評価するために、介入に対する患者の反応をアセスメントする。

看護診断

現在の患者の状態に基づいて、看護診断を行うための関連因子を決定する。

- 急性疼痛
- 知識不足
- 感染リスク状態
- 不安
- 身体損傷リスク状態

成果確認と看護計画立案

望ましい成果は、有害反応がなく疼痛が緩和し安楽が促進したと患者が述べることである。他の適切な成果は、不安の軽減、カテーテル挿入部のドレッシング材が乾燥し異常がない、感染徴候がないことを患者が示し、治療法と実施理由への理解を言葉で述べることである。

看護技術の実際

手順	根拠
1. 医療施設の規定に従い、投薬指示と医師の指示(原文)を照合し、間違いがないことを確認する。患者の医療記録でアレルギーを確認する。	この照合作業は、指示を書き写す場合に起こりうるエラーを発見するのに役立つ。医師の指示は、各施設にとって投薬指示の法的記録である。
2. 実施手順、看護上の注意事項、安全投与域、投薬の目的、薬剤投与による有害反応について熟知しておく。患者にとっての薬剤の妥当性について検討する。	これらの知識は看護師が患者の疾患に関連した薬剤の治療的効果を評価する際に役立つ。また、投薬について患者教育を行う際にも利用できる。
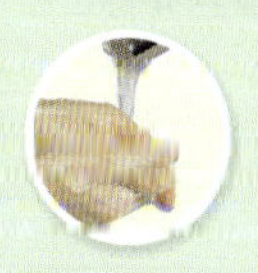 3. 手指衛生を行う。指示があればPPEを装着する。	手指衛生とPPEは微生物の拡散を防止する。PPEは感染経路別予防策にもとづいた装備が必要となる。
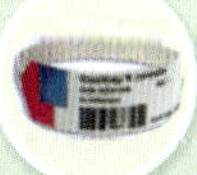 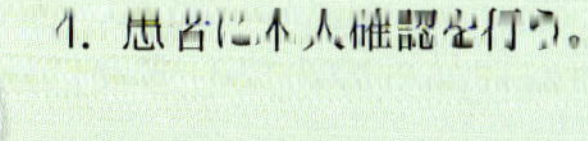 4. 患者に本人確認を行う。	患者確認は、正しい患者が介入を確実に受けられ、エラーを防止するのに役立つ。

(続く)

スキル・10-6 創部持続注入による疼痛管理と患者ケア （続き）

手順	根拠
5. 部屋のドアとベッドサイドのカーテンを閉める。	ドアとカーテンを閉めることで、患者のプライバシーを保護する。
6. 患者の疼痛をアセスメントする。指示のある術後鎮痛薬を投与する。	創部持続注入による疼痛管理は、アジュバント（補助的）療法である。患者には術後の鎮痛薬がおそらく必要になるが、回数は減少すると考えられる。
7. バルーンに貼ってある薬剤ラベルを確認する。医師の指示とMARを医療施設の規定に従って照合する。患者の症状で、口周囲のしびれまたは刺痛、指先・つま先のしびれまたは刺痛、視力障害、耳鳴り、口腔内の金属味、混乱、発作、嗜眠状態、嘔気、嘔吐についてアセスメントする。バイタルサインのアセスメントも行う。	薬剤のラベルを指示やMARと照合することで、正しい治療を確実に患者に行うことができる。これらの症状は局所麻酔薬の毒性を示す（D'Arcy, 2007b）。バイタルサインの変化は有害反応を示しているかもしれない。不整脈と高血圧は有害反応である可能性がある（I-Flow, 2006; Layzell, 2008）。
8. グローブを装着する。創部注入システムをアセスメントする。チューブのもつれがないか点検し、白いチューブクランプが開いていることを確認する。チューブに折り目が付いている場合は、その部分をマッサージし、薬液が流れやすくする。チューブのフィルターを点検し、テープ固定はせず、自由な状態にしておく。	グローブは血液や体液との接触を防止する。チューブは、閉塞やもつれ、折れがなく、鎮痛薬の均一な流れを維持しなくてはならない。フィルターにテープを貼ると、正しく機能しない。
9. 流量制御部が患者の皮膚に密着していることを確認する。必要時、テープで固定する（図1）。	流量制御部が適切な接触であることを確認し、正確な注入速度を確保する。
10. カテーテル挿入部のドレッシング材に異常がないことを確認する。漏れや剥がれがないかアセスメントする。発赤、熱感、腫脹、疼痛、滲出液がないかアセスメントする。	カテーテルは透明なドレッシング材で固定される。ドレッシング材は挿入部に貼付し、予期しない外れや抜去を防止する。これらの症状は感染を示す。
11. 患者と一緒に装置を確認する。装置の機能と使用理由を確認する。患者への投薬の目的と手順を再確認する。	説明は患者の理解と協力を促し、不安を軽減する。

カテーテルの抜去

手順	根拠
12. 注入が完了していることを確認する。注入の完了とは、注入時間が経過しバルーンが膨らんでいない状態である。	バルーンのサイズと容量に応じて、注入の持続日数は2-5日と異なる。注入時間は、手術記録か術後指示に記録される。バルーンがすでにしぼんでいる場合は、外側のバッグが平坦になり、バルーンの中心にある堅いチューブが触知できる（I-Flow, 2006）。
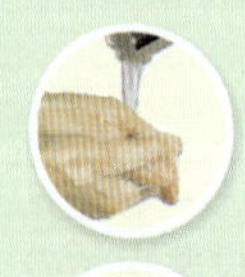 13. 手指衛生を行う。患者確認を行う。グローブを装着する。カテーテル挿入部のドレッシング材を外す。カテーテル部位の皮膚閉鎖ストリップを緩める。	手指衛生とグローブの使用は感染伝播のリスクを減少させる。患者の確認により、正しい患者が介入を受けることができ、エラーの防止にも役立つ。テープを緩めることで、カテーテルの固定が外れ自由になる。
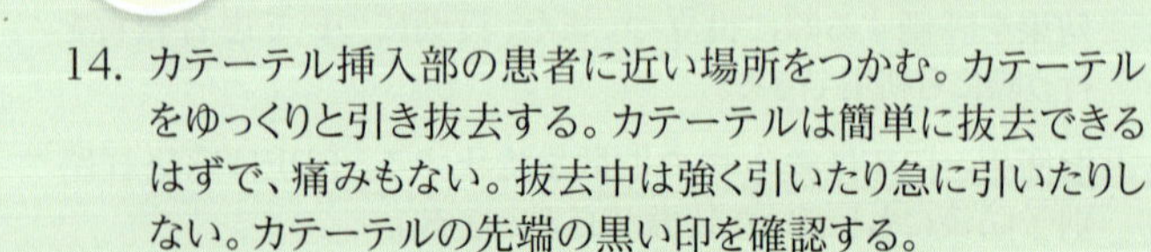 14. カテーテル挿入部の患者に近い場所をつかむ。カテーテルをゆっくりと引き抜去する。カテーテルは簡単に抜去できるはずで、痛みもない。抜去中は強く引いたり急に引いたりしない。カテーテルの先端の黒い印を確認する。	ゆっくり抜去することで、患者の苦痛と予期しないカテーテルの破損を防止できる。カテーテル先端の黒い印を確認することでカテーテル全体が抜去されたことが確実となる。
15. 医療施設の規定に応じて、穿刺部は乾燥したドレッシング材で覆う。	創部を覆うことで汚染を防止する。
16. 医療施設の規定に応じてバルーン、チューブ、カテーテルを廃棄する。	正しく廃棄することで他の物品への汚染や感染伝播のリスクを減少させる。
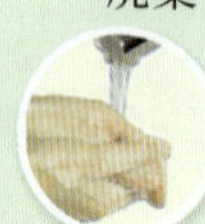 17. 使用したグローブやPPEを外す。手指衛生を行う。	PPEを正しく外すことで他の物品への汚染や感染伝播のリスクを減少させる。手指衛生は微生物の伝播を防止する。

評価

望ましい成果が得られるのは、疼痛が緩和したと患者が言葉で表現する場合である。また、ドレッシング材は乾燥し汚染がなく、カテーテル出口部に合併症・損傷・感染の徴候と症状が見られないことも成果である。患者が不安の軽減、疼痛に対するコーピング能力の向上、システムの機能に関する情報と使用理由を述べる場合も成果となる。

記録

ガイドライン

システムのチューブの通過性、カテーテル挿入部とドレッシング材の状態、バイタルサインとアセスメントの情報、投与した鎮痛薬、患者の反応を記録する。

記録例

12/6/3　9：35　創部持続注入による疼痛管理を実施中。出口部は乾燥し清潔。透明ドレッシング貼付中。体温37.0℃、脈拍82回／分、呼吸14回／分、努力呼吸なし、血圧112／74mmHg。ルームエアでパルスオキシメトリ96%。意識は清明で言葉かけにも反応が速い。嘔気、嘔吐、視覚の変化、感覚異常、眩暈、耳鳴りなし。右下肢の疼痛スケール 3／10。指示のあるイブプロフェン800mgを内服。

—— *T. ジェームズ、看護師*

12/6/3　10：35　右下肢の疼痛スケール 1／10。離床しホールまで奥さんと一緒に歩行する。

—— *T. ジェームズ、看護師*

予期しない状況と対処方法

- 患者の訴え、または看護師のアセスメントで、以下の症状が確認された。疼痛の増強、カテーテル部位の発赤・腫脹・疼痛・滲出液、眩暈、軽度の頭痛、視覚障害、耳鳴り、口腔内の金属味、口周囲・指先・つま先の痺れ・刺痛、嗜眠、混乱：このような症状が確認された場合は、チューブをクランプし注入を中止する。担当医に症状を直ちに報告する。このような症状の出現は、局所麻酔薬の毒性を示している((D'Arcy, 2007b; I-Flow, 2006; Layzell, 2008)。
- カテーテルとチューブが予期せず抜けてしまった：このような場合は、カテーテルの先端の黒い印を確認し、カテーテル全体が抜去したことを確認する。カテーテル挿入部をアセスメントする。挿入部位は乾燥・滅菌ドレッシング材で覆う。担当医に報告する。患者の疼痛レベルをアセスメントし、指示のある鎮痛薬を投与する。
- カテーテル抜去中に、抵抗がある、またはカテーテルが伸びる：このような場合は、抜去しようとせずに中止する。30-60分待ち、再度カテーテルの抜去を試みる。患者の体動によりカテーテルの絞窄が緩和され、抜去が容易になる可能性がある。抜去がまだ困難な場合は、担当医に連絡する。カテーテルを強制的に抜去してはならない。カテーテルが伸び始めている場合は、引っ張る力をかけたままにしない(I-Flow, 2007)。

注意事項

- ポンプのサイズと外観の変化は、注入速度がゆっくりであるため、術後24時間以上経過すると明らかではないことに注意する。
- このシステムのチューブ内を薬液が移動する様子や、バルーン内の薬液レベルを確認することはできない。
- 時間が経過すると、バルーンの外側のバッグが緩んでしわができ始めるのが確認できる。
- 薬液が注入されるにつれて、バルーンは徐々に小さくなっていく。
- カテーテルを強制的に抜去しない。
- バルーンに薬液を再充填、再使用しない。システムの使用は一回限りである。
- バルーンとカテーテル部位は水に濡らさない。
- バルーンを患者の衣服にクリップではさみ、システムと挿入部位に引っ張る力がかかるのを防止する。
- 流量制御部の場所に冷罨法を置かない。冷罨法と接触すると流速は減少する。

理解を深めるために

統合事例検討との関連

本書の第3部にある事例検討は、統合的概念に重点を置いて設定されている。

以下の事例検討を参照すると、本章のスキルに関連する概念の理解を深めることができる。

- 事例検討基礎編では、クラウディア・トラン、961ページ、ケイト・タウンゼンド、964ページ
- 事例検討上級編では、コール・マッキーン、983ページ、ロバート・エスピノザ、987ページ

クリティカルシンキングを伸ばす練習問題

1. ミルドレッド・シンプソン夫人は、手術後ほとんどの時間をベッド上で過ごしている。股関節を外転位に保持するため、彼女の両下肢の間に足枕を置いている。看護師はシンプソン夫人に背部マッサージを提案する。マッサージの実施にあたり、看護師にとって取り組むべき最も重要なことは何か?
2. 担当医は、ジョセフ・ワトキンス氏を入院させ、背部痛の評価を行うことにした。間欠的なTENS療法が指示され、救急部で始めることになっている。看護師はこの治療法をどのように始めたらよいか?
3. ジェローム・バチスト夫妻は、在宅でPCA装置を使用することに不安がある。どの様な情報を伝えたら彼らの不安を軽減するのに役立つだろうか?

解答例

1. 患者の状態と背部マッサージの禁忌について情報を得るために、医療記録とケアプランを確認し、患者の活動レベルの指示も確認する。シンプソン夫人は術後のため、腹臥位になるのが困難であると考えられる。マッサージの際は側臥位をとることができるかアセスメントする。股関節の内転を防ぐために、外転維持用の足枕をそのまま使用することが必要になる。患者の疼痛レベルをアセスメントする。鎮痛薬を最後に使用した時間を、投薬記録で確認する。必要時は、鎮痛剤を早めに投与し、マッサージが始まる前に効果が得られるようにする。患者が側臥位をとり、その姿勢を維持するために介助者がもう一人必要かアセスメントする。患者の皮膚統合性障害のリスクが増加しているため、皮膚の状態もアセスメントする。
2. TENS療法に関する具体的な指示、治療が必要であることを示す症状、機器の設定の指示について、患者の医療記録とケアプランを確認する。既往歴でペースメーカー埋め込み、心臓モニタリング、心電図などTENS療法の禁忌となる状態がないことを確認する。患者の疼痛の訴えを基に、指示を出した医師と相談し電極の位置を決定する。TENS療法と実施理由について患者の理解度をアセスメントする。TENS療法の実施理由と指導内容について説明する。治療を始める前に、電極を貼る部位の皮膚状態は刺激、発赤、損傷がないことを確認する。適切なアセスメントツールを用いて、患者の苦痛レベルと疼痛のアセスメントを行う。使用器具は正しく作動するか点検し、取扱い説明書を見直す。
3. バチスト夫妻が懸念しているPCAの使用理由とPCAの機能について指導する。説明の一環としてPCA装置を提示し、資料のコピーを渡す。資料の内容には、装置に内蔵されている安全機構、有害反応のガイドラインを含める。医師に報告すべき症状に関しても指導する。在宅ケアのサポートを継続するために、訪問看護師に相談することも可能であることを伝える。夫妻が指導内容の理解を言葉で表現できるとよい。

引用文献

Agency for Healthcare Research and Quality. (AHRQ). National Guideline Clearinghouse. Institute for Clinical Systems Improvement. (2008). *Assessment and management of acute pain*. Bloomington, MN. Available at www.guideline.gov/summary/summary.aspx:doc_id=12302&nbr=006371&string=pain. Accessed December 19, 2008.

American Geriatrics Society (AGS). Panel on Chronic Pain in Older Persons. (2002). The management of persistent pain on older persons. *Journal of the American Geriatrics Society, 50*, Suppl 6, S205–S224.

American Pain Society. (2004). Position statement. Racial and ethnic identifiers in pain management: The importance to research, clinical practice, and public health policy. Available www.ampainsoc.org/advocacy/ethnoracial.htm. Accessed December 21, 2008.

Andrews, M., & Boyle, J. (2008). *Transcultural concepts in nursing care*. (5th ed.). Philadelphia: Wolters Kluwer Health/Lippincott Williams & Wilkins.

Beyer, J., et al. (1992). The creation, validation, and continuing development of the Oucher: A measure of pain intensity in children. *Journal of Pediatric Nursing, 7*, 5, 335.

Bulechek, G., Butcher, H., & McCloskey Dochterman, J. (Eds.). (2008). *Nursing interventions classification (NIC)* (5th ed.). St. Louis, MO: Mosby Elsevier.

Carpenito-Moyet, L. (2008). *Nursing diagnosis: Application to clinical practice*. (12th ed.). Philadelphia: Wolters Kluwer Health/Lippincott Williams & Wilkins.

Charous, S. (2008). Use of the ON-Q pain pump management system in the head and neck: Preliminary report. *Otolaryngology-Head and Neck Surgery, 138*(1), 110–112.

Criste, A. (2003). AANA Journal course update for nurse anesthetists. *AANA Journal Course, 70*(6), 475–480.

D'Arcy, Y. (2005a). Conquering pain: Have you tried these new techniques? *Nursing, 35*(3), 36–41.

D'Arcy, Y. (2005b). Controlling pain: Patching together transdermal pain control options. *Nursing, 35*(9), 17.

D'Arcy, Y. (2006). Which analgesic is right for my patient? *Nursing, 36*(7), 50–55.

D'Arcy, Y. (2007a). Eyeing capnography to improve PCA safety. *Nursing, 37*(9), 18–19.

D'Arcy, Y. (2007b). New pain management options: Delivery systems and techniques. *Nursing, 37*(2), 26–27.

D'Arcy, Y. (2008a). Keep your patient safe during PCA. *Nursing, 38*(1), 50–55.

D'Arcy, Y. (2008b). Pain management survey report. *Nursing, 38*(6), 42–50.

D'Arcy, Y. (2008c). Pain in the older adult. *The Nurse Practitioner, 33*(3), 18–24.

Desantana, J., Santana-Filho, V., Guerra, D., et al. (2008). Hypoalgesic effect of the transcutaneous electrical nerve stimulation following inguinal herniorrhaphy: A randomized, controlled trial. *Journal of Pain, 9*(7), 623–629.

Ellis, J., Martelli, B., LaMontagne, C., et al. (2007). Evaluation of a continuous epidural analgesia program for postoperative pain in children. *Pain Management Nursing, 8*(4), 146–155.

Flaherty, E. (2008). Using pain-rating scales with older adults. *American Journal of Nursing, 108*(6), 40–47.

Gatlin, C., & Schulmeister, L. (2007). When medication is not enough: Nonpharmacologic management of pain. *Clinical Journal of Oncology Nursing, 11*(5), 699–704.

Good, M., & Ahn, S. (2008). Korean and American music reduces pain in Korean women after gynecologic surgery. *Pain Management Nursing, 9*(3), 96–103.

Hagle, M., Lehr, V., Brubakken, K., et al. (2004). Respiratory depression in adult patients with intravenous patient-controlled analgesia. *Orthpaedic Nursing, 23*(1), 18–29.

Herr, K., Coyne, P., Key, T., et al. (2006). Pain assessment in the nonverbal patient: Position statement with clinical practice recommendations. *Pain Management Nursing, 7*(2), 44–52.

Hockenberry, M. (2005). *Wong's essentials of pediatric nursing*. (7th ed.). St. Louis, MO: Elsevier Mosby.

Horgas, A., & Miller, L. (2008). Pain assessment in people with dementia. *American Journal of Nursing, 108*(7), 62–70.

Horgas, A., & Yoon, S. (2008). Hartford Institute for Geriatric Nursing. Want to know more. Pain. Nursing standard of practice protocol: Pain management in older adults. Available www.consultgerirn.org/topics/pain/want_to_know_more. Accessed December 20, 2008.

I-Flow Corporation. (2006). On-Q PainBuster. Postoperative pain relief system. Nursing guidelines. Available www.iflo.com/pdf/products/1302946g.pdf. Accessed December 21, 2008.

I-Flow Corporation. (2007). On-Q PainBuster. Postoperative pain relief system. Patient guideline. Available www.iflo.com/pdf/products/1302946g.pdf. Accessed December 21, 2008.

Jarvis, C. (2008). *Physical Examination & Health Assessment*. (5th ed.). St. Louis: Saunders/Elsevier.

Joint Commission on Accreditation of Healthcare Organizations (2000). *Joint Commission on Accreditation of Healthcare Organizations pain standards for 2001*. Available at www.jcaho.org. Accessed December 20, 2008.

The Joint Commission. (2004). Sentinel event alert. Patient-controlled analgesia by proxy. Issue 33. Available www.jointcommission.org/SentinelEvents/SentinelEventAlert/sea_33.htm. Accessed December 19, 2008.

The Joint Commission. (2008). Speak Up. What you should know about pain management. Available www.jointcommission.org/PatientSafety/SpeakUp. Accessed December 17, 2008.

Koo, P. (2005). Postoperative pain management with a patient-controlled transdermal delivery system for fentanyl. *American Journal of Health-System Pharmacy, 62*(11), 1171–1176.

Kwekkeboom, K., & Gretarsdottir, W. (2006). Systematic review of relaxation interventions for pain. *Journal of Nursing Scholarship, 38*(3), 269–277.

Kwekkeboom, K., Hau, H., Wanta, B., et al. (2008). Patients' - perceptions of the effectiveness of guided imagery and progressive muscle relaxation interventions used for cancer pain. *Complementary Therapies in Clinical Practice, 14*(3), 185–194.

Kyle, T. (2008). *Essentials of pediatric nursing*. Philadelphia: Wolters Kluwer/Lippincott Williams & Wilkins.

Layzell, M. (2008). Current interventions and approaches to post-operative pain management. *British Journal of Nursing, 17*(7), 414–419.

Liu, S., Ridhman, J., Thirlby, R., et al. (2006). Efficacy of continuous wound catheters delivering local anesthetic for postoperative analgesia: A quantitative and qualitative systemic review of randomized controlled trial. *Journal of the American College of Surgeons, 203*(6), 914–932.

Marders, J. (2004). PCA by proxy: Too much of a good thing. *Nursing, 34*(4), 24.

McCaffery, M. (1979). *Nursing management of the patient with pain*. (2nd ed.). Philadelphia: JB Lippincott.

McCaffery, M. (2003). Switching from IV to PO: Maintaining pain relief in the transition. *American Journal of Nursing, 103*(5), 62–63.

McCaffery, M., & Beebe, A. (1989). *Pain: Clinical manual for nursing practice*. St. Louis: CV Mosby.

McCaffery, M., & Pasero, C. (1999). *Pain clinical manual*. (2nd ed.). St. Louis: Mosby.

McCaffery, M., & Pasero, C. (2003). Breakthrough pain. *American Journal of Nursing, 103*(4), 83–86.

McCaffrey, R. (2008). Music listening. Its effects in creating a healing environment. *Journal of Psychosocial Nursing, 46*(10), 39–44.

McCarberg, B., & D'Arcy, Y. (2007). Target pain with topical peripheral analgesics. *The Nurse Practitioner, 32*(7), 44–49.

Melzak, R., & Wall, P. (1968). Gate control theory of pain. In A. Soulairac, J. Cahn, & J. Carpentier (Eds). *Pain: Proceedings of the International Association on Pain*. Baltimore: Williams & Wilkins.

Merkel, S., Voepel-Lewis, T., & Malviya, S. (2002). Pain assessment in infants and young children: The FLACC Scale: A behavioral tool to measure pain in young children. *American Journal of Nursing, 102*(10), 55–58.

Mitchinson, A., Kim, H., Rosenberg, J., et al. (2007). Acute post-operative pain management using massage as an adjuvant therapy. *Archives of Surgery,* 142(12), 1158–1167.

Moorhead, S., Johnson, M., Maas, M., et al. (Eds.). (2008). Nursing Outcomes Classification (NOC). (4th ed.). St. Louis: Mosby Elsevier.

North American Nursing Diagnosis Association (NANDA). (2009). *Nursing diagnoses: Definitions and classification 2009–2011*. Philadelphia: Author.

Neafsey, P. (2005). Medication news: Efficacy of continuous subcutaneous infusion in patients with cancer pain. *Home Healthcare Nurse,* 23(7), 421–423.

Nichols, R. (2003). Pain management in patients with addictive disease: A new position paper provides guidance. *American Journal of Nursing, 103*(3), 87–90.

Nurse Advise-ERR. (2005). Safety issues with patient-controlled analgesia (PCA). Part II. Practical error-reduction strategies. *Institute for Safe Medication Practices Safety Alert, 3*(2), 1–3.

Pasero, C. (1998a). How aging affects pain management. *American Journal of Nursing, 98*(6), 12–13.

Pasero, C. (2003b). Epidural analgesia for postoperative pain: Excellent analgesia and improved patient outcomes after major surgery. *American Journal of Nursing, 103*(10), 62–64.

Pasero, C. (2004). Pain control. Perineural local anesthetic infusion. *American Journal of Nursing, 104*(7), 89–93.

Pasero, C., & McCaffery, M. (2005a). Authorized and unauthorized use of PCA pumps: Clarifying the use of patient-controlled analgesia, in light of recent alerts. *American Journal of Nursing, 105*(7), 30–32.

Pasero, C., & McCaffery, M. (2005b). No self-report means no pain-intensity rating: Assessing pain in patients who cannot provide a report. *American Journal of Nursing, 105*(10), 50–53

Polomano, R., Rathmell, J., Krenzischek, D., et al. (2008). Emerging trends and new approaches to acute pain management. *Journal of PeriAnesthesia Nursing, 23*(1A), S43–S53.

Porth, C., & Matfin, G. (2009). *Pathophysiology: Concepts of altered health states*. (8th ed.). Philadelphia: Wolters Kluwer Health/Lippincott Williams & Wilkins.

Roberson, L. (2003). The importance of touch for the patient with dementia. *Home Healthcare Nurse, 21*(1), 16–19.
Roman, M., & Cabaj, T. (2005). Epidural analgesia. *MEDSURG Nursing, 14*(4), 257–259.
Schaffer, S., & Yucha, C. (2004). Relaxation & pain management: The relaxation response can play a role in managing chronic and acute pain. *American Journal of Nursing, 104*(8), 75–82.
Schiavenato, M. (2008). Facial expression and pain assessment in the pediatric patient: The primal face of pain. *Journal for Specialists in Pediatric Nursing, 13*(2), 89–97.
Schofield, P., Smith, P., Aveyard, B., et al. (2007). Complementary therapies for pain management in palliative care. *Journal of Community Nursing, 21*(8), 10–14.
Smeltzer, S., Bare, B., Hinkle, J., et al. (2010). *Brunner & Suddarth's textbook of medical-surgical nursing*. (12th ed.). Philadelphia: Wolters Kluwer Health/Lippincott Williams & Wilkins.
Spagrud, L., Piira, T., & von Baeyer, C. (2003). Children's self-report of pain intensity: The Faces Pain Scale–revised. *American Journal of Nursing, 103*(12), 62–64.
Tabloski, P. (2006). *Gerontological nursing*. Upper Saddle River, NJ: Pearson/Prentice Hall.
Tait, A., Voepel-Lewis, T., Snyder, R., et al. (2008). Parents' understanding of information regarding their child's postoperative pain management. *Clinical Journal of Pain, 24*(7), 572–577.
Taylor, C., Lillis, C., LeMone, P., et al. (2011). *Fundamentals of nursing*. (7th ed.). Philadelphia: Wolters Kluwer Health/ Lippincott Williams & Wilkins.
Tracy, S., Dufault, M., Kogut, S., et al. (2006). Translating best practices in nondrug postoperative pain management. *Nursing Research, 55*(2), S57–S67.
VISN 8 Patient Safety Center. (2009). *Safe patient handling and movement algorithms*. Tampa, FL. Available at www.visn8.va.gov/patientsafetycenter/safePtHandling/default.asp. Accessed April 23, 2010.
Wuhrman, E., Cooney, M., Dunwoody, C., et al. (2007). Authorized and unauthorized ("PCA by proxy") dosing of analgesic infusion pumps: Position statement with clinical practice recommendations. *Pain Management Nursing, 8*(1), 4–11.
Yankova, Z. (2008). Patients' knowledge of patient-controlled analgesia (PCA) and their experience of postoperative pain relief: A review of the impact of structured preoperative education. *Journal of Advanced Perioperative Care, 3*(3), 91–99.

第11章

栄養

焦点とする患者ケア

本章では、栄養に関するスキルの習得を目指し、
以下のような患者のケアに必要なスキルを学ぶ。

ポーラ・ウィリアムズ 78歳女性、脳血管障害(CVA)(脳卒中)の回復期にある。看護師による朝食の食事介助が必要である。

ジャック・メイソン 62歳男性、進行性の筋力低下による高度の嚥下困難がある。NPOのため経鼻胃管から経腸栄養を行っている。メイソン夫妻は、経腸栄養が長期間となるため胃瘻造設を検討している。

コール・ブレノー 12歳男児、嚢胞性線維症。カロリー摂取を増やす必要があり、夜間に胃瘻チューブから経管栄養を受けている。

学習目標

本章学習後に実施できるようになるスキルを以下に示す。

1. 食事介助
2. 経鼻胃管(NGチューブ)の挿入
3. 経管栄養の実施
4. 経鼻胃管の抜去
5. 胃瘻チューブの管理

基本用語

NPO(絶食):経口摂取できない状態で、指示がなければ内服も行わない

栄養学:栄養素や、体内での栄養素の処理方法、栄養の吸収過程にヒトの行動と環境が与える影響について研究する学問

栄養素:身体の成長、発達、活動、生殖、乳汁分泌、健康維持、病気や損傷からの回復に使用される特異的な生化学物質

嚥下困難:飲み込むことが難しい、またはできない状態

カロリー:熱量の単位。一般的にはキロカロリーをカロリーと呼ぶ。水1Kgを1℃上げるのに必要な熱量と定義されている

経腸栄養:経口摂取の代替方法、消化管にチューブを挿入することで、適切な処方の栄養を注入することが可能となる。

経鼻胃管(NG)チューブ:チューブを鼻孔から胃まで挿入

経鼻腸管(NI)チューブ:チューブを鼻孔から小腸の上部まで挿入

(続く)

基本用語 *(続き)*

経皮内視鏡的胃瘻造設術(PEG):外科的、または腹腔内視鏡的に行われた胃瘻造設術

経皮内視鏡的小腸瘻造設術(PEJ):外科的、または腹腔内視鏡的に行われた小腸瘻造設術

ケトーシス:炭水化物の摂取が不十分になると起こる脂肪酸の異化。グルコースが不足すると異化は不完全となりケトン体が生成されるため、ケトン体が増加する。

誤嚥:口腔咽頭の分泌物、胃内容物が喉頭を越え下気道に誤って入り込んだ状態

個人防護具(PPE):感染性物質への暴露を防止、または最小限に抑えるために必要な装備で、グローブ、ガウン、マスク、保護用ゴーグルなどがある。

コレステロール:脂肪様物質で動物の組織にだけ見られる。細胞膜の成分であり、ステロイドホルモンの前駆物質、胆汁の成分としても重要なものである。

脂質:脂肪性物質の総称で、脂肪、油脂類、ワックス、関連化合物を含む。

食物残渣:チューブ栄養を実施する際に、前回の栄養の後に胃内に残っている胃内容物

推奨所要量(RDA):健康な人が摂取すべき必須栄養素の一日の平均的摂取量

体格指数(BMI):一般の人の身長と体重の比は、より正確に体脂肪の蓄積を反映する。

求める式は　体重(Kg)÷身長(m)÷身長(m)

炭水化物:有機化合物(一般的には糖質とでんぷん)で、炭素、水素、酸素で構成される。世界の食物の中で、最も豊富で低コストのカロリー源である。

たんぱく質:全ての生きている細胞にとって生命維持に必要な成分。炭素、水素、酸素、窒素で構成されている。

トランス脂肪酸:液体油脂に一部水素添加すると生成される物質。液体油脂はより安定して固形に変化する。トランス脂肪酸は血中コレステロール値を上昇させる。

トリグリセリド(中性脂肪):食物として摂取する脂肪の大部分がトリグリセリドで、多くは身体の中に脂肪として蓄積される。グリセリド1分子に対して脂肪酸3分子が結合している。

ビタミン:身体の有機的過程を調節するために少量で役立つ有機物で、酸化、破壊されやすい。

肥満:理想体重より20%多い体重である状態

無機質(ミネラル):自然界にある有機物を含まない成分

栄養は生命維持と健康にとって不可欠なものである。食物の中にある**栄養素**は、身体が機能するために欠かせない重要な役割を果たす。人の食事は、全ての必須栄養素を摂取するために内容を変えていく必要がある。基礎知識11-1は、**炭水化物**、**たんぱく質**、脂肪の供給源と機能を示している。栄養の不足は、健康レベルを深刻に低下させる。

本章では、栄養のニーズを持つ患者のケアに必要なスキルを学ぶ。適切な**栄養**は健康維持と疾病予防の役割を果たすという重大な影響があるため、看護師は患者ケアの中に栄養アセスメントを統合する必要がある(基礎知識11-2)。問診、健康診断、検査データの分析といった様々な方法で行われるデータ収集を継続することで(基礎知識11-3)、看護計画に適切な情報を提供することができる。栄養状態に影響を与える因子については、基礎知識11-4に記載している。

基礎知識 11-1

炭水化物、たんぱく質、脂肪の供給源、機能、重要性

栄養素	供給源	機能	重要性
炭水化物 単糖類とでんぷん	果物、野菜 穀類：米、パスタ、パン、シリアル 乾燥えんどう豆と豆類 牛乳（ラクトース） 糖類：白砂糖、黒砂糖、はちみつ、糖蜜、シロップ	エネルギー源となる たんぱく質は他の機能で利用されるため、たんぱく質の消費を抑える 非効率的な脂質代謝によるケトーシスを防止する	一般的な米国人の食事で、カロリーの約46％を占める。しかし炭水化物の摂取は総カロリーの50-60％に増加させるべきとの見方も多い。 炭水化物の摂取が少ないとケトーシスの原因となる。単糖類の多量摂取はう蝕のリスクが増加する。
セルロースとその他の不溶性食物繊維	全粒小麦粉、ふすま 野菜：キャベツ、えんどう豆、緑いんげん豆、黄いんげん豆、ブロッコリー、芽キャベツ、きゅうりの皮、胡椒、にんじん りんご	水分を吸収して、便量を増やす 腸の通過時間を短縮する	消化されないため排泄される 便秘の緩和に役立つ 北米では、全てのタイプの食物繊維をもっと摂取するように推進している 過剰摂取は腸内ガス、腹部膨満、下痢の原因となる
水溶性食物繊維	オート麦とオートミール 乾燥えんどう豆と豆類 野菜 プルーン、西洋なし、りんご、バナナ、オレンジ	ゆっくりとした胃内容排出 血清コレステロール値の低下 ブドウ糖の吸収遅延	糖尿病における耐糖能を向上させる
たんぱく質	牛乳と乳製品 肉、家禽類、魚 卵 乾燥えんどう豆と豆類 ナッツ	組織の成長と修復 身体の構成要素：骨、筋肉、靭帯、血管、皮膚、毛髪、爪 体液の成分：ホルモン、酵素、血漿たんぱく、神経伝達物質、粘液 コロイド浸透圧による体液バランスの調節を助ける 酸塩基平衡の調節を助ける 有害物質を排出する 抗体の産生 脂肪や他の物質を血液で運搬する 炭水化物の摂取が不十分な場合にエネルギー源となる	北米のほとんどの人々は1日所要量（RDA）（RDI）の2倍量をたんぱく質として摂取している。 専門家は、動物性たんぱく質を減らして植物性たんぱく質を増やすことを推奨している。たんぱく質の不足は、浮腫、成長・成熟の遅れ、筋消耗、毛髪や皮膚の変化、身体的・精神的な発達の永久的損傷（小児において）、下痢、吸収不良、脂肪肝、感染のリスク増加、高死亡率などが特徴的にみられる。 高齢者、偏食、入院患者、低所得者を除いて、たんぱく質不足は米国とカナダでは稀である。

（続く）

基礎知識 11-1 (続き)

炭水化物、たんぱく質、脂肪の供給源、機能、重要性

栄養素	供給源	機能	重要性
脂肪	バター、油脂、マーガリン、ラード、塩漬け豚肉、サラダドレッシング、マヨネーズ、ベーコン 牛乳と乳製品 高脂肪の肉類 ナッツ	エネルギー源となる 身体の構成成分となる 身体を保温する 内臓の緩衝物となる 脂溶性ビタミンの吸収に必要である	北米の一般的な食事は、総カロリーの約37%が脂肪である。 専門家は、脂肪を30%に減少あるいは総カロリーの減少のどちらかにすることを提案している。 高脂肪食は心疾患、肥満のリスクを増加させ、乳がん・大腸がんのリスク増加にも関連している。

(Dudek, S. G. [2006]. *Nutrition essentials for nursing practice* [5th ed.]. Philadelphia: Lippincott Williams & Wilkins.)

基礎知識 11-2

栄養アセスメントのための臨床的観察

身体の部位	栄養状態良好の徴候	栄養状態不良の徴候
全体の外観	意識清明、すぐに反応する	無気力、無関心、悪液質
全体の活気	忍耐力あり、精力的、活動的、よく眠れる	易疲労、活気がない、容易に入眠する、疲労感、無関心
体重	身長、年齢、体格ともに正常	太りすぎ、痩せすぎ
毛髪	光沢がありこしがある、簡単には抜けない、健康的な頭皮	光沢がない、乾燥、傷みやすい、変色、抜けやすい、細い、まばら
顔貌	均一な皮膚色、健康的な外観、浮腫がない	頬や目の下がくすむ、皮膚の薄片、顔面の浮腫(ムーンフェイス)、蒼白色
眼	明るく澄んでいる、湿潤、眼瞼角の痛みがない、眼瞼結膜は湿潤し健康的なピンク色、著明な血管なし	蒼白い結膜、ドライアイ(眼球乾燥症)、ビトー斑、充血、柔かい角膜(角膜軟化症)、目の周囲の小さな黄色腫(眼瞼黄板症)、角膜の濁り、傷
口唇	きれいなピンク色、滑らかで湿潤、ひびや腫れがない	口唇の腫れ(口角症)、口角の損傷、亀裂(口内炎)
舌	深紅色、表面に乳頭あり	滑らかな外見、肉のような赤色、赤紫色、腫脹、肥大、萎縮

基礎知識 11-2 *(続き)*

栄養アセスメントのための臨床的観察

身体の部位	栄養状態良好の徴候	栄養状態不良の徴候
歯	真っすぐに生え、歯列も正常、う蝕がない、痛みがない、明るい色で変色がない、顎の形もよい	う歯、斑状歯(フッ素症)、位置の異常、歯の脱落
歯肉	しまりがよく、ピンク色、腫れや出血がない	柔らかい、容易に出血、辺縁の発赤、後退、腫脹、炎症
腺	甲状腺の肥大がない、顔の浮腫がない	甲状腺の肥大(甲状腺腫)、耳下腺の肥大(頬が腫れてくる)
皮膚	滑らかで皮膚色良好、軽度の湿潤、発疹・腫脹・不規則な皮膚色の徴候がない	粗く、乾燥、皮膚薄片、腫脹、蒼白、色素沈着、皮下脂肪がない、関節周囲の脂肪貯留(黄色腫)、挫傷、点状出血斑
爪	硬く、ピンク色	表面が凹面状(スプーン状爪)、脆弱、蒼白、線状の隆起
骨格	姿勢がよく、奇形・変形がない	姿勢が悪い、肋骨の隆起、下肢の湾曲、膝内反、肩甲骨の突出、胸部横隔膜の変形
筋肉	発達がよい、引き締まっており筋緊張良好、適度の皮下脂肪	筋肉の弛緩、緊張低下、筋力低下、発達不全、歩行困難
四肢	圧痛がない	衰え、圧痛、浮腫
腹部	平坦	腫脹
神経系	正常な反射、精神的に安定	アキレス腱反射・膝蓋腱反射の低下または消失、精神運動の変化、心理的混乱、抑うつ、感覚の消失、運動障害、位置感覚の消失、手掌と足底の温痛覚(チクチク、ヒリヒリ)や振動覚の消失(感覚異常症)
循環器系	正常な心拍数とリズム、心雑音がない、年齢相応の正常血圧	心肥大、頻脈、血圧の上昇
胃腸系	触知可能な臓器や腫瘤がない(小児では肝臓の辺縁が触知できることがある)	肝脾腫大症、肝臓または脾臓の肥大

(Adapted from Dudek, S. G. [2006]. *Nutrition essentials for nursing practice* [5th ed.]. Philadelphia. Lippincott William & Wilkins; and Jarvis, C. [2008]. *Physical Examination & Health Assessment*. [5th ed.]. St. Louis: Saunders Elsevier.)

基礎知識 11-3

生化学的検査の栄養学的意義

- ヘモグロビン（正常値=12-18g／dL）減少→貧血
- ヘマトクリット（正常値=40%-50%）減少→貧血、増加→脱水
- 血清アルブミン（正常値=3.3-5g／dL）減少→栄養失調（長期間のたんぱく質不足）、吸収不良
- トランスフェリン（正常値=240-480mg／dL）減少→貧血、たんぱく質不足
- 総リンパ球数（正常値　>1800）減少→栄養摂取障害、消耗性疾患
- 血液尿素窒素（正常値=17-18mg／dL）
  増加→飢餓、タンパク質多量摂取、高度の脱水
  減少→栄養失調、水分過剰
- クレアチニン（正常値=0.4-1.5mg／dL）増加→脱水
  減少→総筋肉量の減少、高度の栄養失調

(Dudek, S. (2006). *Nutrition essentials for nursing practice* [5th ed.]. Philadelphia: Lippincott Williams & Wilkins; and Fischbach, F., & Dunning, M. [2006]. *Common laboratory & diagnostic tests* [4th ed.]. Philadelphia: Lippincott Williams & Wilkins.)

基礎知識 11-4

栄養状態に影響を及ぼす要因

- 社会経済的状態
- 心理社会的要因（食物の意味）
- クローン病、嚢胞性線維症など、吸収不良に関係する医学的状態
- 年齢
- 化学療法治療中、妊娠悪阻など食欲に影響する医学的状態
- 身体的制限、衰弱、疲労に関係する状態
- 嚥下困難
- 文化
- 薬剤
- アルコール乱用
- 宗教
- 栄養素の大量摂取
- 精神状態の変化

スキル・11-1　食事介助

患者の状態によっては、医師が患者の食事について指示を出す場合がある。多くの患者は、自分自身で食事をすることによって、自主的に栄養のニーズを満たすことができる。しかし、そうでない患者、特に幼児や高齢の患者、手の関節炎を伴う患者などは、ジュース容器などを開封するにも難儀する。手に麻痺のある患者や進行した認知症患者は、自分自身で食事をすることができない。このような患者が必要とする介助は全て看護師が提供する必要がある。このスキルは看護助手に委任することが多い。しかし看護師は、最初に食事に関連する合併症の可能性についてアセスメントを行い、これを継続して行う責任がある。看護師は、食事介助を委任する前に看護助手が嚥下困難を観察する教育を受けていることと、誤嚥予防の知識を持っていることを確認することが重要である。Box11-1は、認知症と認知機能の変化を伴う患者の食事に関する介入と注意事項を概説している。Box11-2は、嚥下困難のある患者の食事に関する介入と注意事項を示している。

Box 11-1 認知症や認知機能の変化を伴う患者の食事に関する注意事項と介入

- 食事時間は環境を変える。
- 食事をする場所のアセスメントを行う。家庭に近い環境を作り、感覚を刺激するために役立つような場所に近づけて食事を準備する。
- 手洗いやお祈りなど、以前の習慣を可能な限り続行する。
- 食事の場所を散らかしたり、気の散るようなことをしたりしない。
- 心地よく適度な明るさのある部屋を維持する。
- 食品は、できるだけ最初の形態に近い外観を維持する。
- 食事の提供は、同じ場所、同じ時間とする。
- 食事中は、綿密な観察を行う。
- 食品の温度を確認し、口腔内の火傷事故を防ぐ。
- 必要時は介助する。患者からの合図に油断なく気を配る。患者が顔をそむけるのは、十分食事ができたか、ゆっくり介助する必要がある場合の合図であると考えられる。口を開けて前方に身体を傾ける動作は、通常もっと食べたいという合図である。
- 頤部（下顎の先端）の下側をさすると、嚥下を促進するのに役立つ。
- 一度に一つの食品を提供する。トレー全体に並ぶ食品は威圧感がある。
- 患者の眼鏡と補聴器は正しく機能していることを確認する。
- 患者に望む動作は、自分でやってみせる。目標は明確に設定し、誇張した模擬動作を行い模倣してもらう。
- 食間のおやつは、手を使って簡単に食べられるものを提供する。
- 重みのある用具、大きな取っ手のカップ、標準より大きい・小さい金属製の食器など、食事に適応性のある道具を使用する。

(Adapted from Dudek, S. [2006]. Nutrition essentials for nursing practice [5th ed.]. Philadelphia: Lippincott Williams & Wilkins; DiMaria-Ghalili, R., & Amella, E. [2005]. Nutrition in older adults. American Journal of Nursing, 105(3), 40–51; and Hallpike, B. (2008). Promoting good nutrition in patients with dementia. Nursing Standard, 22(29), 37–43.)

Box 11-2 認知症患者の食事に関する注意事項と介入

- 食事前に、少なくとも30分は休息の時間をとる。休息を取った場合は、嚥下困難が軽くなると考えられる（Metheny, 2007）。
- 患者は椅子に座ることが望ましい。症状安静の指示がある場合は、ベッドの頭部を90度起こす。
- 食事は急がせたり、強制させたりしない。食事のスピードや一口の量は、患者の許容範囲に合わせる。
- 栄養に関して相談し、食事の形態を、刻む、細かく刻む、裏ごし、液体状などに適切な変更を行う。
- 固形物と水分を交互に介助する。
- 食事中の誤嚥の徴候をアセスメントする。突然激しい咳が出る、息苦しさ、チアノーゼ、嚥下後の声の変化・嗄声・咽頭のゴロゴロ音、食後に頻回の咳払い、鼻や口からの逆流がある場合は誤嚥が疑われる。

(Holmes, S. [2008]. Nutrition and eating difficulties in hospitalized older adults. Nursing Standard, 22(26), 47-57.; Metheny, N. [2007]. Try this: Best practices in nursing care to older adults. The Hartford Institute for Geriatric Nursing. Preventing aspiration in older adults with dysphagia. Issue Number 20. Available http://consultgerirn.org/uploads/File/trythis/issue_20.pdf. Accessed December 6, 2008.)

必要物品

- 食事の指示に基づいた、患者の食事
- 手指衛生用のウェットティッシュ
- 口腔ケア用品
- 必要時、義歯、眼鏡、補聴器
- 必要時、個人専用に調節した食事用具
- ナプキン、タオル、エプロン
- 指示のあるPPE

アセスメント

食事介助の前に、指示された食事の内容を確認する。食物アレルギーや宗教・文化的習慣についてアセスメントすることも重要である。患者が食事をすると影響があるような検査や診断テストの予定が組まれていないことを確認する。食事前に、嚥下困難がないかどうかアセスメントする。

（続く）

スキル・11-1　食事介助（続き）

看護診断

- 知識不足
- 不安
- 摂食セルフケア不足
- 誤嚥リスク状態
- 嚥下障害

成果確認と看護計画立案

患者の食事介助を行う際の望ましい成果は、患者が食事量の50%-60%を摂取することである。他の成果としては、患者が食事中に誤嚥しないことである。また、食事に関して満足したと患者が表現する場合も望ましい成果が達成されたと考えられる。

看護技術の実際

手順	根拠
1. 指示された食事の種類を医療記録で確認する。	患者にとって正しい食事であることを保証する。
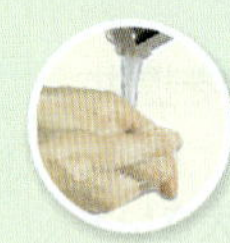 2. 手指衛生を行い、指示があればPPEを装着する。	手指衛生とPPEは微生物の拡散を防止する。PPEは感染経路別予防策に基づいた装備が必要である。
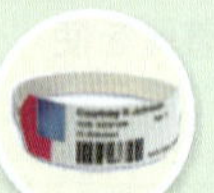 3. 患者に本人確認を行う。	患者確認の実施により、正しい患者に正しい看護介入を行う確証を得ることができ、エラーの防止にも役立つ。
4. 処置について患者に説明する。	患者への説明は安心感を与え、協力が得られやすい。
5. **意識レベル、身体的制限、聴力・視力の低下についてアセスメントする。患者が補聴器、眼鏡、義歯を使用する場合は、必要に応じて準備する。患者が文化的・宗教的習慣や、食物の好き嫌いがあるか、可能であれば確認する。**	患者が食事を摂取し嚥下するためには、意識が清明であることが必要である。補聴器、眼鏡、義歯を用いることで食物の摂取が容易になる。患者の嗜好を食物の選択にできるだけ反映させ、摂取量の増加を図り食事の恩恵を最大限に得られるようにする。
6. ベッドサイドのカーテンを閉める。腹部の状態をアセスメントする。患者に悪心がないか尋ねる。嚥下困難がないかどうかも尋ねる。悪心や疼痛がある患者にはアセスメントを行い、必要時は制吐薬や鎮痛薬を投与する。	患者のプライバシーを保護する。消化管が機能していることが、消化には不可欠である。疼痛や悪心の存在は、食欲を低下させる。患者が投薬を受けている場合は、薬剤が吸収されるまで待ち、その後食事を開始する。
7. 排泄のニーズがあれば患者に介助を申し出る。	食事が排泄のために中断されるのを防ぎ、安楽を促進する。
8. 必要時、手指衛生と口腔ケアを行う。	食欲が亢進し、安楽を促進する。
9. 食事をする場所の近くにある便器や好ましくないもの、臭いを発するものは、片付ける。	不快な臭いと不必要な用具は、患者の食欲を低下させる。
10. ベッドサイドのカーテンを開ける。患者の体位を座位に近いファーラー位か座位にする。ベッドの高さを低くする。可能であれば椅子に座る。	適切な姿勢は、嚥下能力を向上させ、誤嚥のリスクを減少させる。
11. 患者の衣服を保護するエプロンやタオルを患者にかける。	患者の病衣が汚れないようにする。
12. 配膳する前に、正しい食事であることを確認する。食事をオーバーテーブルに置き、（可能であれば）患者に食事を見せる。温かい食品は温かく、冷たい食品は冷たいことを確認する。熱い飲み物に注意し、適温に冷めるまで時間を置く。最初に何が食べたいか好みを聞く。必要時、食品を小さく切る。食事中は、嚥下能力を観察する。	患者に正しい食事が配膳されるようにする。患者の選択を促すことで、患者への敬意と尊厳が高まる。患者のそばで観察することは、誤嚥の徴候や食事をする難しさをアセスメントするために必要なことである。

手順	根拠
13. 可能であれば、座って患者と向き合いながら食事介助を行う(図1)。患者が食物を手に持つことができれば勧め、できるだけ自分で食べられるようにする。食事中は患者と会話をする。しかし、患者が**嚥下困難**である場合は、食べている間に患者が返事を必要とするような質問や会話は控える。患者の希望があれば、リラックスできる音楽をかける。	一般に、快適な食事時間は、社会的な相互作用と会話に関係している。食事中の会話は、嚥下困難のある患者にとっては誤嚥のリスクが増加するため禁忌である。

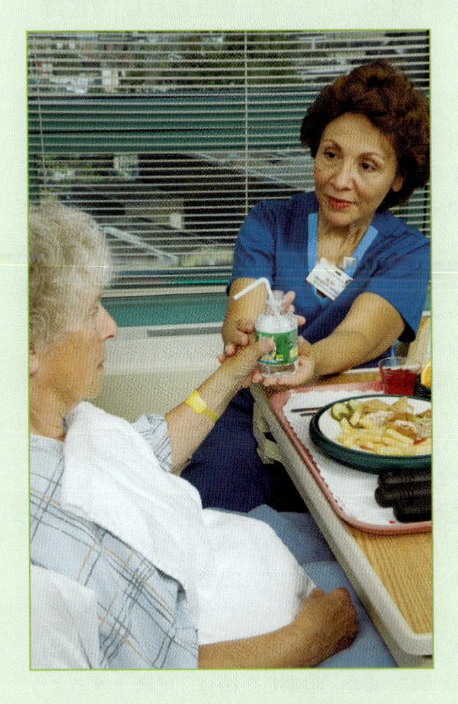

図1　患者への食事介助

手順	根拠
14. 患者がしっかりと食物を咀嚼し嚥下することができるように、時間を十分にとる。患者は、食事中に短時間の休憩を必要としている可能性がある。	食べることはエネルギーを必要とするため、多くの医学的問題を持っている患者は、体力を消耗する。休憩によって、食べるためのエネルギーを蓄えることができる。
15. 食事が終了するか、患者がこれ以上食べられないところまで来たら、食事を下膳する。**食事の種類と摂取量を記録する。水分摂取量も記録する。**	栄養は疾病の治癒と健康全体に重要な役割を果たしている。患者が、栄養学的必要量を満たすほど十分な量を食べられない場合、代替の方法を考慮する必要がある。
16. オーバーテーブルを戻し、汚染防止のタオルを外し、必要時手指衛生を促す。便器使用の希望も確認する。患者の安楽でリラックスできる姿勢に戻るように介助する。	患者の安楽を促進し、排泄のニーズを満たし、消化が促進されるようにする。
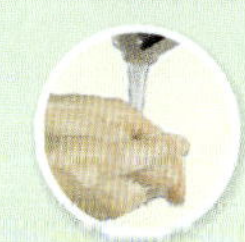 17. 使用したPPEを外す。手指衛生を行う。	正しくPPEを外すことは、他の物品への汚染や感染伝播のリスクを減少させる。手指衛生は、微生物の拡散を防止する。

評価

望ましい成果が得られるのは、患者が十分な量の栄養素を摂取する場合である。また、患者が食欲や食物の好き嫌いを表現し、嘔気・嘔吐、誤嚥の症状がない場合も成果となる。

(続く)

スキル・11-1　食事介助　(続き)

記録

ガイドライン

腹部の状態を記録する。ベッドの頭部は少なくとも30-45度挙上したことを記録する。嚥下困難の状況、食事への患者の反応を記録する。食事摂取量の割合を記録する。患者の摂取量が少ない場合は、必要に応じて医師や栄養士と相談する必要があることを記す。患者への指導が行われた場合も記録する。

記録例

12/12/23　7:30　腹部はソフトで膨満なし、腸動音も聞かれる。ベッド頭部を45度挙上。咽頭反射あり。覚醒中。すべて流動食で、摂取量は50%、オートミールはほぼ全量、クランベリージュースは170mL摂取。食事中多少の会話をする。ファーラー位を続行しTV鑑賞中。ナースコール準備済。

――*S. エスナー、看護師*

予期しない状況と対処行動

- 配膳された食事はどれも食べたくないと患者が訴えている：このような場合は、患者がなぜ食事を食べたくないのか理由を探る。栄養に影響する心理学的要因をアセスメントする。抑うつ状態の高齢者に栄養失調が見つかることがよくある。栄養摂取の不足に取り組み、必要であれば栄養士の意見を聞くために、患者と一緒に計画を練り上げる。
- 患者が、嘔気があり食べられないと訴えている：このような場合は、患者の部屋から食事を下げる。患者に、少しなら食物と水分を摂取できるか聞き、クラッカーやジンジャーエールなどを、患者の食事として許可されれば提案してみる。指示のある制吐薬を投与し、薬剤の効果が現れた後で食事を戻し、少量でも摂取するように促す。

注意事項

- 手の関節炎を伴う患者には、簡単につかめるように取手を改造した特別な用具を利用する。用具の改造に関する詳細は作業療法士に連絡する。
- 視力障害のある患者の場合は、時計の文字盤にたとえて患者の食事を誘導する。たとえば、「鶏肉は6時の方向にあります。野菜は3時の方向です。」といった方法である。
- Box11-1に、認知機能に変化がある患者の介助に関する介入と注意事項について述べている。
- 嚥下困難を伴う患者には、少しの咀嚼でよいプリン状のものやひき肉、煮た野菜などを提案してみる。患者には、嚥下するときには会話しないように、また、咀嚼した後は2回嚥下するように助言する。Box11-2に嚥下困難の患者についての注意事項を示している。

スキル・11-2　経鼻胃管(NGチューブ)の挿入

経鼻胃管(NGチューブ)は鼻孔から胃の中へ挿入される。NGチューブを挿入することで、患者は胃が本来持つ食物を滞留させる機能を利用し経管栄養を受けることができる。NGチューブのもう一つの目的は、不必要な液体や空気を胃から排出し、減圧を図ることである。これを応用すると、一例として、消化管を休めることができ、腸手術後の回復を促進できる。NGチューブは消化管出血の監視にも利用され、毒物などの有害物質の除去(洗浄)や腸閉塞の治療にも有用である。詳細は「第13章 排便」を参照のこと。

必要物品

- 経鼻胃管　適切なサイズを準備する(8-18Fr)
- 聴診器
- 水溶性の潤滑剤
- 洗浄用の生理食塩水、滅菌水　　医療施設の規定に応じたもの
- 舌圧子
- 洗浄セット、洗浄用シリンジ(20-50mL)
- 懐中電灯
- 非アレルギー性のテープ(幅2-3cm)
- ティッシュペーパー

- ストロー付きコップと水
- 表面麻酔剤（リドカインスプレー、ジェル）（適宜）
- クランプ
- 吸引器（指示あれば）
- バスタオル、またはディスポーザブルパッド
- 口腔用膿盆
- 安全ピン、または輪ゴム
- 未滅菌ディスポーザブルグローブ
- 指示のあるPPE
- メジャー
- 皮膚保護剤
- pH試験紙

アセスメント

患者の片方の鼻孔を塞ぎ、もう片方の鼻孔で普通どおり呼吸してもらうことで、患者の鼻孔の通過性をアセスメントする。空気の通過が楽な方の鼻孔を選択する。患者の既往歴から最近の顔面の外傷、ポリープ、障害物、手術がなかったかアセスメントする。顔面の骨折や手術の既往がある場合は、チューブが脳へ誤挿入されるハイリスクとなる。腹部膨満と硬結について確認するため、腸雑音（腸蠕動音）を聴診し、腹部膨満と圧痛を触診する。腹部膨満がある場合は、臍高で腹囲を測定し基準値を求める。

看護診断

現在の患者の状態に基づいて、看護診断を行うための関連因子を決定する。看護診断は、NGチューブの挿入理由によって異なる。適合する可能性のある看護診断を以下に示す。

- 栄養摂取消費バランス異常：必要量以下
- 誤嚥リスク状態
- 嚥下障害
- 急性疼痛
- 知識不足
- ボディイメージ混乱
- 悪心

成果確認と看護計画立案

NGチューブ挿入時の望ましい成果は、合併症がなく患者の胃にNGチューブが挿入されることである。他の成果としては、栄養状態の改善を示す体重増加がある、誤嚥の徴候と症状がない、挿入前よりも疼痛スケールが減少する、NGチューブ挿入理由の理解について言葉で表現する、などがある。

看護技術の実際

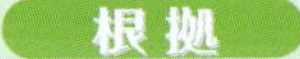

手順	根拠
1. NGチューブ挿入に関して医師の指示を確認する。	患者が正しい治療を確実に受けられるようにする。
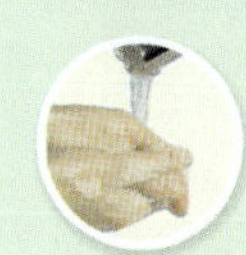 2. 手指衛生を行い、指示があればPPEを装着する。	手指衛生とPPEは微生物の拡散を防止する。PPEは感染経路別予防策に基づいた装備が必要である。
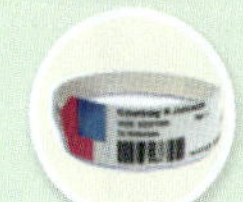 3. 患者に本人確認を行う。	患者確認の実施により、正しい患者に正しい介入を行う確証を得ることができ、エラーの防止にも役立つ。
4. 患者に処置について説明し、NGチューブの必要性を理解してもらう。これから体験すると予測される苦痛と、この苦痛を伴う介入について話し合う。質問があれば答える。	説明することで、患者の協力が得られやすい。患者への質問調査の中で、ルーチンの全処置の中でNGチューブが最も苦痛だったとの回答がある。リドカインのジェル、スプレーはNGチューブ挿入の苦痛を軽減する対策になり得る。
5. 適切なサイズのNGチューブを選択し、必要物品を準備する。	準備を整えることで、業務へ系統立てたアプローチが実施できる。NGチューブは、X線不透過で測定用の印がはっきりと確認でき、吸引用の開口部が複数あるものを使用する。

（続く）

スキル・11-2　経鼻胃管(NGチューブ)の挿入　(続き)

手順

根拠

6. 患者のベッドサイドのカーテンやドアを閉める。ベッドの高さを作業しやすい高さに調整する。通常は実施者の肘の高さである(VISN8, 2009)。ベッドをハイファーラー位(座位に近い角度)にするか、座位を維持できない場合は45度のファーラー位にする(図1)。胸部にバスタオルかディスポーザブルのパッドをかける。口腔膿盆とティッシュペーパーは手に持たせる。

ドアやカーテンを閉めることで、患者のフライバシーを保護する。ベッドを適切な高さに調節し、腰背部と筋肉の損傷を防ぐ。上半身を起こしている姿勢は、嚥下するにはより自然な姿勢であり、患者が嘔吐した場合でも気管誤挿入や誤嚥を防止する。チューブの通過は嘔気と流涙の刺激となる。

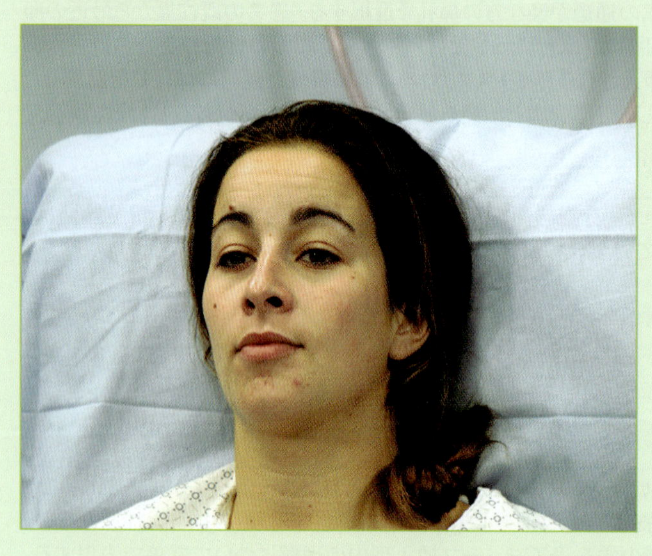

図1　患者はセミファーラー位からハイファーラー位となりチューブ挿入の準備を行う。

7. **挿入するチューブの長さの測定方法は、チューブ先端を患者の鼻孔に置き耳朶まで伸ばし、さらに剣状突起まで伸ばし、その合計距離をチューブ挿入の長さとする(図2、図3)**。油性ペンでチューブに印をつける。

挿入する長さを測定することで、十分胃に入る長さを確保する。

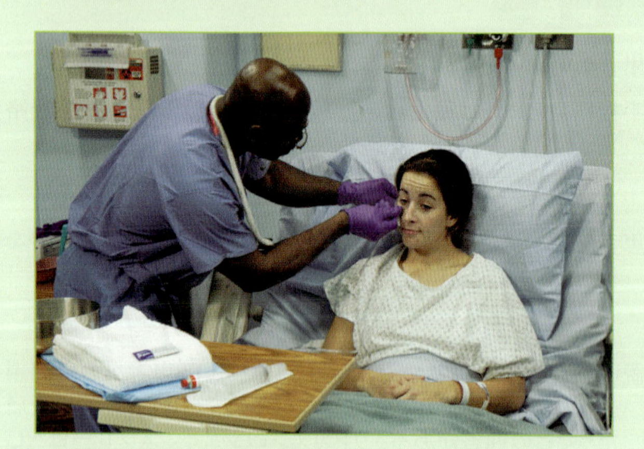

図2　鼻孔から耳朶までの距離をNGチューブで測定する。

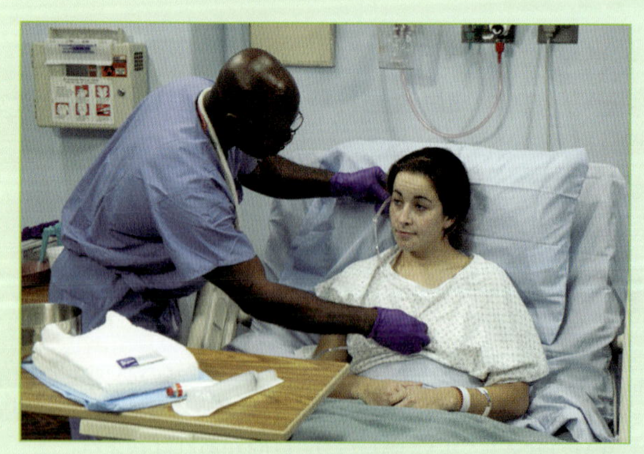

図3　耳朶から剣状突起までの距離をNGチューブで測定する。

8. グローブを装着する。チューブ先端に、水溶性潤滑剤を塗布し滑らかにする(5-10cm)。必要時、表面麻酔剤を鼻孔と口腔咽頭部に塗布する。

潤滑剤は摩擦を軽減し、チューブが胃まで通過するのを容易にする。水溶性の潤滑剤は、チューブが肺に入ってしまった場合に肺炎の原因とはならない。表面麻酔は局所麻酔として作用し、苦痛を軽減する。担当医に相談し、表面麻酔の指示があればリドカインジェル、スプレーを使用する。

手順	根拠
9. 適切な鼻孔を選択した後、患者の頭部を軽く後ろに傾けてもらい、枕で支える。チューブを鼻孔からゆっくりと挿入し、チューブを上後方に向け鼻腔底に沿って進める(図4)。チューブが咽頭に到達すると、患者は嘔気を催す。ティッシュペーパーを渡し、涙を拭いてもらう。患者に力を抜いて、安心するように伝える。	チューブの挿入は、鼻腔の自然な形にしたがって進めることで刺激と粘膜の損傷を抑える。チューブは容易に咽頭反射を刺激する。流涙は、チューブが鼻咽頭を通過する際に出現する自然な反応である。多くの患者が、鼻腔を通過することよりも嘔気と咽喉の苦痛の方が辛いと訴えている。
10. チューブが咽頭に到達後、患者の下顎を胸につけるように伝える。患者にストローで水を一口飲んでもらうか、水分を飲めない場合は嚥下のみを行ってもらう。チューブを、患者の嚥下に合わせて下後方に進める(図5)。**嘔気と咳嗽が持続する場合は、チューブの挿入を中止し、チューブの位置を舌圧子と懐中電灯で確認する。**チューブが曲がっている場合は、まっすぐにしてから再度挿入を試みる。印の場所に達するまでチューブを進める。**無理に挿入してはならない。抵抗があるときは、チューブを回転させてみる。**	頭部を前に傾けることで、気管が閉鎖し食道が開く。嚥下はチューブが進むのを助け、喉頭蓋が気管開口部を覆うように動き、嘔気、咳嗽を抑えるのに役立つ。過度の嘔気と咳嗽は、チューブが咽喉でとぐろを巻いている場合に起こる。強制的にチューブを挿入すると粘膜を損傷する。

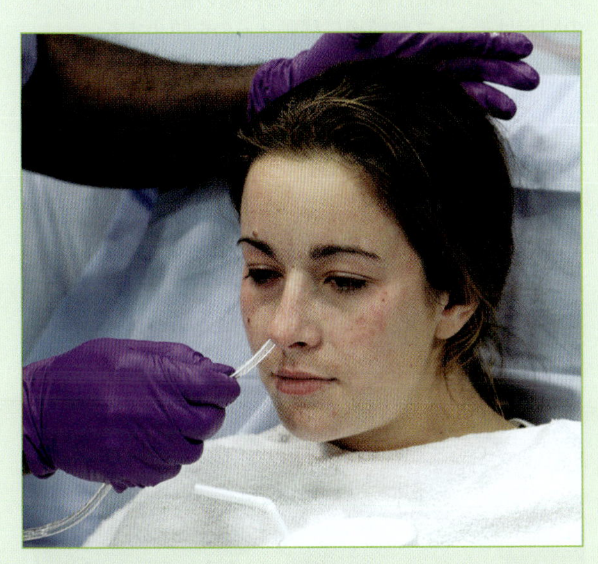

図4　患者の頭部を上げて挿入を開始する。

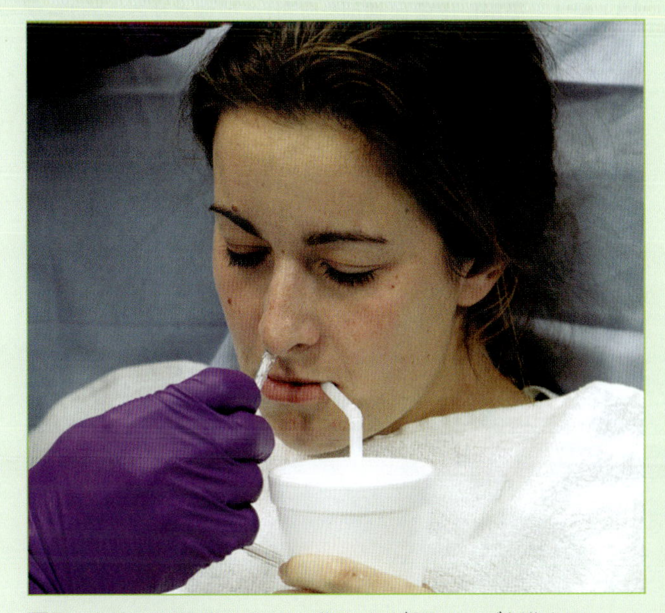

図5　患者の下顎を胸に落とし、嚥下しながらチューブを進める。

手順	根拠
11. **苦悶様の顔貌で、あえぎ、咳嗽、チアノーゼ、会話や発声が不可能な場合はチューブを抜去し処置を中止する。**	患者が苦悶様顔貌を呈し、会話や発声ができない場合は、チューブが気管に入っている。3回試行しても経鼻の挿入がうまく行かない場合は、他の看護師と交代するか、他の医療専門家にゆだねる。
12. チューブが患者の胃内にあることを確認するまで、チューブは鼻か頬に軽く固定する。	テープ固定により、チューブの位置が決まるまで安定させる。
a. チューブの末端にシリンジを接続し、胃内容物を少量吸引する。	胃内容物が吸引されれば、チューブは胃内にある。吸引物のpHは胃内にあることを判断するために検査する。標本が取れない場合は、患者の姿勢を変えて30mLの空気をチューブから注入する。この手順を何度か繰り返す必要があるかもしれない。現在推奨されているのは、1種類ではなく、複数の方法でNGチューブが正しい位置にあることを確認することである。

(続く)

スキル・11-2　経鼻胃管（NGチューブ）の挿入　（続き）

手順	根拠
b. 吸引した液のpHを、pH測定紙か測定器で測定する。胃内分泌液をpH紙に1滴たらすか、少量の液をプラスチックカップにいれpH紙を浸す。30秒以内にpH紙の色を製造元の見本で比較する（図6）。	現在の研究では、pHの測定が正しい位置を推定できることが実証されている。胃内容物のpHは酸性（5.5未満）である。抗酸化作用のある薬剤を内服している場合は、pH4.0-6.0の範囲となる。腸液のpHは7.0以上である。呼吸器からの分泌液のpHは6.0以上である。この方法は、腸液と胸膜液を区別するには効果的ではない。
c. 吸引した内容物を観察し、色と粘度をチェックする。	胃内容液は緑色で黄白色の小片を含み、古い出血があると茶色となる。腸の吸引物は透明で淡黄色から深い黄金色であることが多い。また、腸の吸引物は胆汁の着色があると、緑色を帯びた茶色になる。呼吸器、気管気管支の分泌液は、通常黄白色から黄褐色で粘液を伴う。NGチューブ挿入直後には少量の血性分泌物がみられる。
d. 医療施設の規定に応じて、または医師の指示がある場合は、チューブの位置のX線写真を撮影する。	X線撮影は、NGチューブの位置を確認するためには最も信頼できる方法である。
13. 鼻尖と鼻根に皮膚保護剤を塗布し、乾燥させる。グローブを外し、チューブを鼻にテープで固定する。	皮膚保護剤は粘着性を向上させ、皮膚を保護する。皮膚と粘膜をチューブが常に圧迫していると組織の損傷を招く。チューブの固定はチューブが前後に移動するのを防止する。
a. テープを10cmの長さに切り、5cmの所まで切り込みを入れる（図7）。	
b. 切り込みが入っていない方のテープを、鼻背に貼付する（図8）。	
c. 切り込み側のテープは鼻から下に向かってチューブを巻いていく（図9）。**鼻とチューブの間はゆとりを持たせ、引っ張らないように注意する。**	

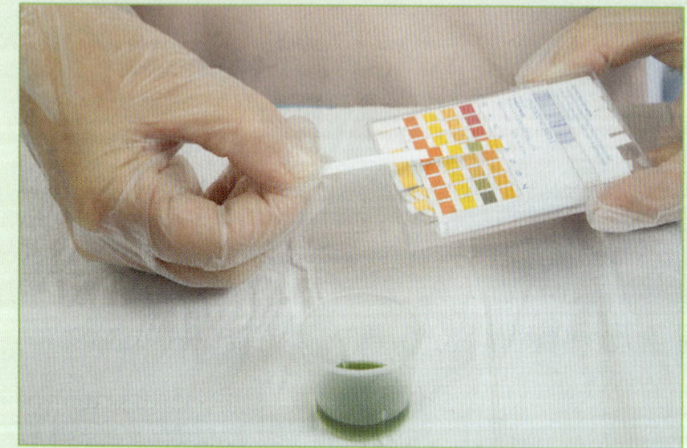

図6　胃内分泌液のpHを測定する。

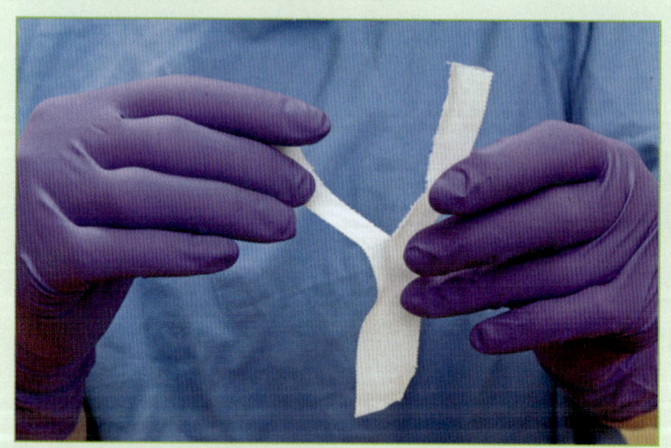

図7　10cmのテープを5cmまで切り込みを入れる。

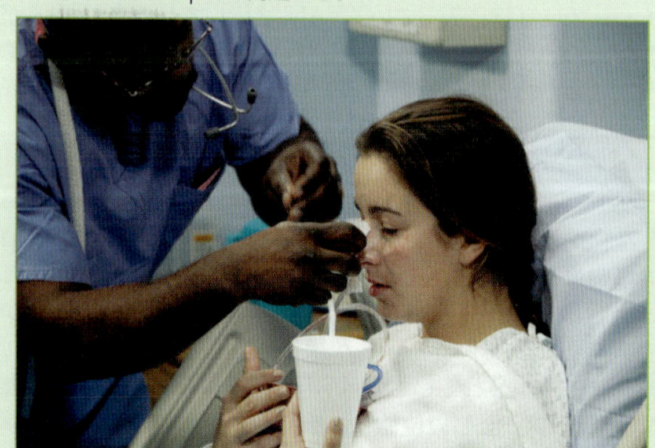

図8　患者の鼻にテープを貼る。

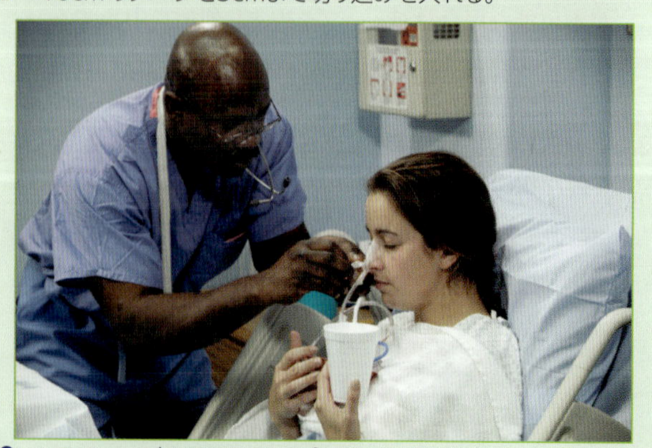

図9　NGチューブの周囲にテープの切り込み部を巻く。

手順

14. グローブを着用する。チューブをクランプし、シリンジを外す。チューブにキャップをはめるか、指示に応じて吸引器を接続する(図10)(第13章参照)。

15. 外に出ているチューブの長さを測定する。チューブの鼻の位置につけた印を油性ペンで補強する。患者にチューブが挿入されている鼻孔と反対側に顔を向けてもらう。チューブを輪ゴムや安全ピンで患者の病衣に固定する。さらに補強が必要な場合は、チューブを患者の頬にテープで固定する。**ダブルルーメンのチューブ(セイラムサンプチューブなど)を使用する場合は、空気孔を胃の高さより上部で固定する。**通常は肩の高さで固定する(図11)。

根拠

吸引により、胃の減圧と胃内容物の排出を図る。

チューブの長さを点検し、最初の測定値と比較しpH測定値や誤嚥の視覚的アセスメントに利用する。外に出ているチューブの長さが増えている場合は、胃から抜けていることを示している(Bourgault, et al.,2007; Smeltzer et al.,2010)。チューブは鼻孔の位置で消えないように油性ペンで印を付けておく必要がある。この印を利用してチューブが抜けてきていないか毎回確認し、アセスメントする。チューブの固定により、チューブが引っ張られないように保護する。頭部を回転させて固定することで、適度な緩みをもたせ、患者が頭部を動かしても引っ張られないようにする。ダブルルーメンチューブを胃の高さより上部で固定することで、胃内容物の漏出を防止し、空気孔の清潔を保持する。

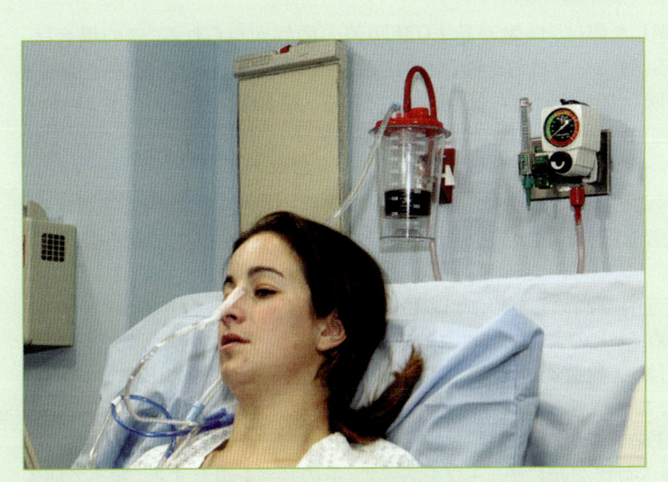

図10　NGチューブと壁掛け式吸引器を接続する。

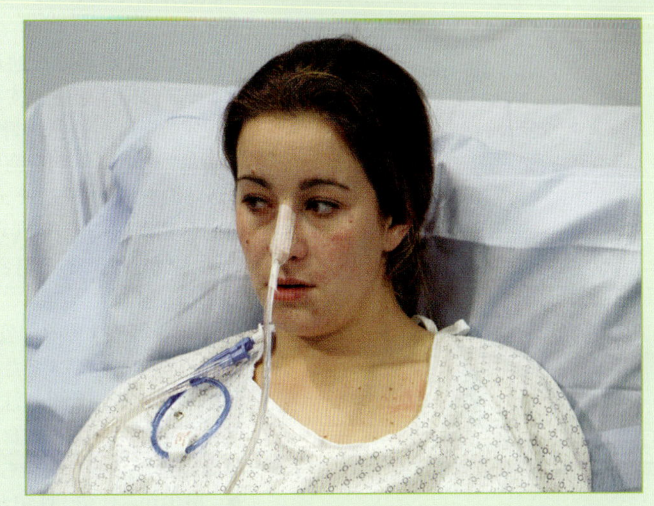

図11　セイラムサンプチューブ(NG)を挿入した場合の固定。ブルーチューブが患者の肩に固定されていることに注意。

16. 2-4時間毎に、口腔内ケアの介助を行う。口唇は十分な潤滑剤で滑らかに保持し、鼻孔は清潔に保ち必要時潤滑剤を使用する。咽喉の刺激に対しては、鎮痛効果のある薬用ドロップや麻酔薬スプレーの使用を提案する。

口腔内の衛生は、口腔の清潔と湿潤を保ち、安楽を促進し口渇を軽減する。

17. 使用物品を片付け、患者を安楽な姿勢に戻す。グローブを外す。ベッド柵を上げ、ベッドの高さを低くする。

患者の安全・安楽を促進する。グローブを正しく外すことは、他の物品への汚染と感染伝播のリスクを減少させる。

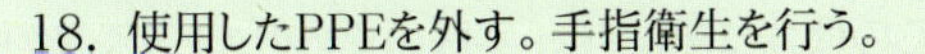

18. 使用したPPEを外す。手指衛生を行う。

正しくPPEを外すことは、他の物品への汚染や感染伝播のリスクを減少させる。手指衛生は、微生物の拡散を防止する。

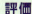

評価

望ましい成果が得られるのは、経鼻胃管が合併症を起こさずに挿入される場合である。他に、栄養状態が改善し患者の体重増加がみられる、誤嚥の徴候と症状が見られない、挿入前より疼痛スケールが減少する、NGチューブ挿入理由に理解を示す言葉が聞かれる、などの場合に成果が得られる。

(続く)

スキル・11-2　経鼻胃管(NGチューブ)の挿入　(続き)

記録

ガイドライン

挿入したNGチューブの種類とサイズ、鼻尖からチューブ末端までの外に出ている部分の長さを記録する。また、チューブ位置を確認するためにX線撮影を行った場合は、撮影結果も記録する。胃内容物の性状、pH、チューブを挿入した鼻孔、処置に対する患者の反応を記録する。腹部に関する客観的・主観的アセスメントデータを含める。患者への指導内容も記載する。

記録例

12/10/4　9：45　腹部の膨満感、緊満感軽度。超雑音緩慢。一時的な悪心の訴えあり。14Frのレビンチューブを右鼻孔から挿入、鼻孔からチューブ末端まで20cm。吸引した胃内容物はpH4、明るい緑色。患者には損傷なく挿入終了。

── S. エスナー、看護師

予期しない状況と対処行動

- チューブが咽頭を通過したとき、嘔気が出現し始めた：これはNGチューブ挿入中は一般的に見られる状態である。患者に処置を中止したいか確認し、嘔気が落ち着くようにする。処置を続けることに同意が得られれば、チューブ挿入を進める。口腔膿盆を近くに準備し、患者の嘔吐が始まった場合に使用する。
- NGチューブの挿入を同じ鼻孔から2回試行したが、挿入できない：このような場合は、患者の状態が許せば、もう一方の鼻孔から再挿入を試みる。通過しない場合は、他の専門家に相談する。
- NGチューブが咽頭を通過した際に、咳嗽が始まり呼吸苦の徴候が見られる：この場合は、チューブの挿入を中止する。チューブはおそらく気管に入っている。チューブを鼻腔の領域まで戻す。患者が通常の呼吸状態になり落ち着くまで支援する。患者がまだ挿入に耐えられる場合は、患者に下顎を胸につけ、チューブを進めると同時に嚥下してもらい、チューブが気管に入るのを防止する。チューブ挿入を開始し、呼吸苦の徴候を観察する。
- 胃内容物が吸引できない：このような場合は、患者が昏睡状態の場合、口腔内を確認する。チューブが胃内にある場合は、胃内容物が吸引されるまで少量の空気を注入してみる。

注意事項

一般的注意事項

経管栄養を実施する際の安全性を高めるために、以下のことを確実に行う。

- 患者の安全を促進するために、どのような薬剤、栄養剤であっても、注入する前にチューブ位置を確認する。確認方法は、X線撮影、外側に出ているチューブの印や長さの測定、pH測定、吸引物の性状の確認、などがある。
- **経鼻腸管**が必要な場合もある。経鼻腸管を挿入するためには、
  - 鼻尖から耳朶、耳朶から剣状突起にチューブをあてて、その長さを測定する。腸まで挿入する場合は、20-25cm深く挿入する。適切な場所に印を付ける。
  - 右側臥位になる。経鼻腸管は通常胃内に挿入し、その後蠕動に合わせて幽門括約筋を通過させる(24時間収縮している)。
  - 指示があれば、メトクロプラミド(レグラン)等の薬剤を投与し、消化管の運動性を高める。
  - 腸内での位置確認のために、印の場所までチューブを進めて吸引物を採取しpH測定を行う。場所確認のためにX線写真を撮影する。場所が確認された後、テープで固定する。
- 経鼻胃管の位置決定や位置異常を調査する際には、二酸化炭素をモニタリングする(May,2007; Munera-Seeley, et al., 2008)。二酸化炭素の存在を検知するには、カプノグラフィや比色法呼気終末CO_2検知器を使用し、検知された場合は、チューブ位置が胃内ではなく気道にあることを示す。これらの機器に関しては、実践のためのエビデンスの項を参照。

乳児と小児についての注意事項

- 乳児は鼻呼吸が中心であるため、チューブの挿入は経口で行う方がよい(経口胃チューブ)(Kyle, 2008)。
- 生後2週間から19歳までの年齢と身長に基づき挿入する長さを推定する方法があり、年齢に応じた挿入の長さを決定するには最適な方法である。年齢別推定法を使用しない場合は、鼻か口から耳、耳から剣状突起中央を通って臍までの長さを測定する方法がある(Beckstrand et al., 2007)。この方法に関しても、実践のためのエビデンスを参照のこと。

実践のためのエビデンス

経鼻胃管の挿入中に予期せずチューブが気管・肺に入ってしまったり、挿入後に位置の変化が起きてしまったりすると、生命にかかわる問題になる可能性がある。チューブが正しい位置にあると判断するための唯一完全に信頼できる方法は、X線撮影である。しかし、繰り返しX線撮影をすることは現実的ではなく、安全ではない。確認には数種類のベッドサイド検査が利用できる。チューブからの吸引物の評価、吸引物のpH測定、外側に出ているチューブの長さ測定などが現在利用されている。チューブ位置を決定するための確実な方法を得るための試みは、まだ継続する必要がある。

関連する研究

Munera-Seeley, V., Ochoa, J., Brown, N., et al. (2008). Use of a colorimetric carbon dioxide sensor for nasoenteric feeding tube placement in critical care patients compared with clinical methods and radiography. nutrition in clinical Practice, 23(3), 318–21.

この研究は新製品のCO_2センサの使用について評価したもので、経鼻胃管の位置の評価を支援するために開発されたものである。看護師は、経鼻胃管を挿入した後にアンケートに記入した。看護師は、適切な挿入であることを判断するために使用している臨床上の方法と、それに基づいて確認したチューブの場所を記載した。看護師はその後、経鼻胃管の挿入についてCO_2センサを用いて評価した。測定値を見てチューブの位置を記録した。チューブ位置の確認のためにX線撮影を行った。この研究の著者は、424の経鼻胃管の挿入について評価した。このうち15例(3.5%)は気道への誤挿入であり、409例は食道を経由して正しく胃内に挿入されていた。CO_2センサがチューブ位置を正しく評価したのは424例中421例(97%)であった。著者は、この機器において感度86.7%、特異度99.8%であるとした・

看護実践との関連性

CO_2センサは、経鼻胃管挿入中の臨床上の方法と併用するベッドサイド機器として有用である。看護師は、各自の臨床施設で機器を使用し調査を行うことを検討する必要がある。

実践のためのエビデンス

食道胃移行部、または胃内までの体内部分の長さを推定する正確な外側法は、小児の経口胃管・経鼻胃管を正確に挿入するための必要条件であり、特にX線撮影で視覚的に確認できない状況ではさらに必要になる。成人が一般的に使用している測定方法(耳朶-鼻尖-剣状突起の長さ)は小児にとって正確な位置を示しているのだろうか?

関連する研究

Beckstrand, J., Cirgin Ellet, M., & McDaniel, A. (2007). Predicting internal distance to the stomach for positioning nasogastric and orogastric feeding tubes in children. Journal of advanced nursing, 59(3), 274–89.

前回の研究は標本が少数であったが、一般的な計測法は位置が悪く、食道胃移行部の上だったり、胃体部の下だったりと33%が位置不良を示した。今回の研究は、NGチューブが胃内の目的とする位置までの体内部分の長さを推定する方法として、経鼻胃管、経口胃管の挿入に一般的に使用されている形態学的な距離を直接測定する方法と、別な方法を実施した。看護の場面で一般的に使用されている鼻-耳-剣状突起の長さで出す推定値は、多くが食道胃移行部より短いか胃体部の遠位端より長いかのどちらかであった。本研究で使用しているもう一つの方法は、年齢と身長に基づいた胃体部までの長さを推定値として出すもので、体内部分の長さを高い正確性で予測した。その結果は、月齢0.5-100(8歳4ヶ月)の乳児・小児が98.8%、月齢100を過ぎた小児が96.5%の割合で、胃体部までの長さを予測した。

看護実践との関連性

年齢別の計算式は、挿入の長さを推定するために利用可能で、生後2週間から19歳までの年齢と身長に基づいて挿入の長さを決定するためには最適な方法である。年齢別の推定法を使用していない施設では、次の選択肢として鼻か口-剣状突起中央-臍の長さを測定する方法がある。看護師は、このような測定方法や機器を医療施設の規定や手順に取り入れ、患者への安全なケアを確保する必要がある。

スキル・11-3　経管栄養

患者の身体的、精神的状態と栄養必要量に応じて、NGチューブや他の消化管チューブからの栄養が指示される場合がある。経管栄養は、使用しているチューブの種類にかかわらず同じような手順で実施される。経管栄養は、間歇的、持続的どちらも可能である。間歇的な経管栄養は規則的な間隔で、自然滴下の注入法と栄養ポンプを使用して設定された時間で処方された栄養剤を注入する。また、シリンジで多量の栄養剤を一度に急速注入するボーラス投与も行われる。間歇的投与は、設定された時間で自然滴下または栄養ポンプで栄養剤を初めて導入する際によく行われる。持続的な注入の指示であれば、栄養剤の注入を一定の速度に調節するために栄養ポンプが必要である。持続的な経管栄養は、消化管に栄養剤を徐々に導入することができ、栄養の吸収が最大限になるよう促進する。しかし、経管栄養法には、逆流と誤嚥のリスクが伴う。栄養の耐性低下は、少量では起こらないようである。少量ずつ栄養剤を吊り下げて注入するのであれば、室温でも細菌の繁殖や栄養剤の汚染のリスクも軽減される(開放式バッグを利用の場合)。

以下に示す手順は、開放式バッグと栄養ポンプを使用したもので、閉鎖式バッグを使用したスキルは、このスキルの最後にあるスキルバリエーションで述べる。

必要物品

- 室温の経管栄養用に処方された栄養剤
- 経管栄養用バッグ
- 聴診器
- 未滅菌グローブ
- 指示のあるPPE
- アルコール綿
- ディスポーザブルパッド、タオル
- カテーテルチップのシリンジ
- 経腸栄養ポンプ(指示があれば)
- 輪ゴム
- クランプ(ホフマン式、バタフライ式)
- 点滴スタンド
- 必要時、洗浄用・注入用の水
- pH試験紙
- メジャー、他の測定用具

アセスメント

腹部膨満がないか観察し、腸雑音の聴取、腹部の硬結・圧痛がないか触診することで腹部のアセスメントを行う。腹部膨満が認められる場合は、臍高での腹囲測定を検討する。患者が圧痛や悪心を訴える場合は、腹部の硬結がないか確認し、腸雑音が聴取されなければ、経管栄養を開始する前に担当医に報告する。患者と家族が、経管栄養の実施理由を適切に理解しているか、質問や心配事を表出できているかアセスメントする。さらに説明が必要な場合は、担当医に助言を求める。

看護診断

現在の患者の状態に基づいて、看護診断を行うための関連因子を決定する。ほぼ共通して用いられる看護診断は、栄養摂取消費バランス異常:必要量以下である。他の看護診断を以下に示す。

- 誤嚥リスク状態
- 知識不足
- 社会的相互作用障害リスク状態
- 栄養摂取消費バランス異常リスク状態：必要量以上
- ボディイメージ混乱リスク状態

成果確認と看護計画立案

経管栄養を実施する際の望ましい成果は、患者が悪心・嘔吐がなく経管栄養を受けられることである。他に考えられる成果としては、患者の体重が増加する、誤嚥の徴候と症状がない、経管栄養に関する知識を言葉で表現できる、などである。

看護技術の実際

手順	根拠
1. 必要物品を準備する。医療記録で、経管栄養の量、濃度、種類、頻度を確認する。栄養剤の消費期限を確認する。	物品を準備することで系統立てたアプローチができる。正しい経管栄養を行うには確認が必要である。期限の切れた栄養剤は汚染の可能性がある。
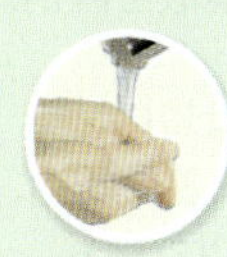 2. 手指衛生を行い、指示があればPPEを装着する。	手指衛生とPPEは微生物の拡散を防止する。PPEは感染経路別予防策に基づいた装備が必要となる。
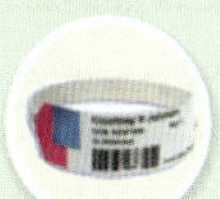 3. 患者に本人確認を行う。	患者確認を行うことで正しい患者に介入することができ、エラー防止にも役立つ。
4. 患者に、処置の必要性と手順を説明する。質問があれば答える。	説明を行うことで患者の協力が得やすくなる。
5. 必要物品を手の届く範囲でオーバーテーブルに準備する。	物品の準備により、業務を円滑に実施できる。
6. 部屋のドアやベッドサイドのカーテンを閉める。ベッドを作業しやすい高さに上げる。通常は実施者の肘の高さである(VISN8, 2009)。前出の主要な腹部アセスメントを行う。	カーテンやドアを閉めることで患者のプライバシーを保護する。ベッドを適切な高さに調整し、背部や筋肉の損傷を防ぐ。患者の状態は変化するため、介入を始める前のアセスメントは必ず行う。
7. **ベッドの頭部を最低30-45度は挙上し、できるだけ食事をする本来の姿勢に近づける。**	この姿勢が、気管への誤嚥の可能性を最小限に抑える。誤嚥のハイリスク患者は、最低45度の挙上を行う。
8. グローブを装着する。患者の病衣からチューブを外す。チューブの印が鼻孔の位置にあることを確認する。チューブの外側の長さを測定し、記録にある長さと比較する。	グローブは血液・体液との接触を防止する。チューブは、鼻孔の位置で消えないように印を付ける。経管栄養を実施する際には、チューブが抜けていないか確認するために毎回この印を確認する。チューブの長さは最初の測定値と比較し、pHの測定と誤嚥の視覚的アセスメントも同時に行う。チューブの長さが長くなっている場合は、チューブが抜けていることを示す(Bourgault, et al., 2007; Smeltzer et al., 2010)。
9. スキル11-2で述べたように、チューブの末端にシリンジを接続し、胃内容物を少量吸引する(図1)。	胃内容物が吸引されれば、チューブは胃内にある。吸引物のpHを測定し、胃内にあることを確認する。吸引物が採取できない場合は患者の姿勢を変え、30mLの空気でチューブをフラッシュする。この手順が数回必要になることもある。現在の文献で推奨されているNGチューブ位置の確認方法は、一つの方法だけでなく、複数の方法を実施することである。

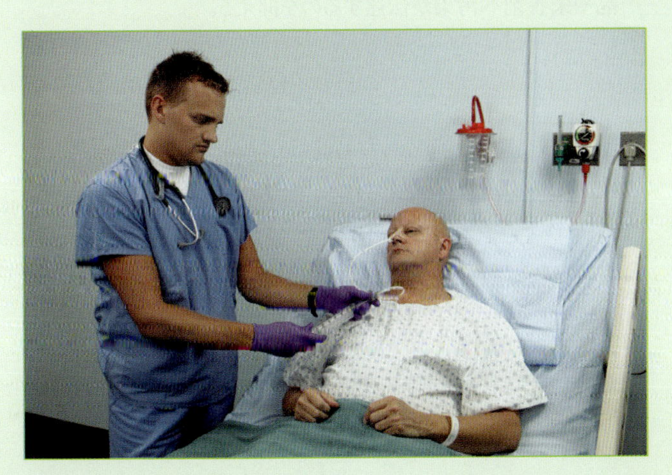

図1　胃内容物の吸引

(続く)

スキル・11-3 経管栄養 (続き)

手順 / **根拠**

10. スキル11-2で述べたように、pHを測定する。

現在の研究では、pHの測定により正しい位置を推定できることが実証されている。胃内容物のpHは酸性(5.5未満)である。抗酸化作用のある薬剤を内服している場合は、pH4.0-6.0の範囲となる。腸液のpHは7.0以上である。呼吸器からの分泌液のpHは6.0以上である。この方法は、腸液と胸膜液を区別するには効果的ではない。

間欠的栄養の場合で次の投与前にpHを測定する時は胃内に栄養剤が入っていない状態で行う。しかし、持続的栄養の場合は栄養剤がpHを上昇させるので、pH測定は有効ではない。

11. 吸引物の色を観察し粘度を確認する。

胃内容液は緑色で黄白色の小片を含み、古い出血があると茶色となる。腸の吸引物は透明で淡黄色から深い黄金色であることが多い。また、腸の吸引物は胆汁の着色があると、緑色を帯びた茶色になる。呼吸器、気管気管支の分泌液は、通常黄白色から黄褐色で粘液を伴う。NGチューブ挿入直後には少量の血性分泌物がみられる。

12. 胃内容物を吸引できない場合、チューブ位置のアセスメントは結論が出せない。鼻腔までのチューブ長が変化し、他にもチューブが胃内にないという徴候があれば、X線撮影により位置確認を行う。

X線撮影は、NGチューブの位置を確認するためには最も信頼できる方法である。

13. 栄養チューブが胃内、小腸にあることを複数の方法で確認した後、**胃内容物を全てシリンジで吸引し、栄養剤の残量を測定する。**医療施設の規定に基づいて、**胃残留物**を戻す。残留量が規定より少ない場合や医師の指示にある上限量より少ない場合は、栄養を開始する。

医療施設の規定に応じて、各投与前、または持続注入の場合は4-6時間毎に胃残留量を確認し、胃からの排出に遅れがないか確認する。胃残留量が400mLまでは栄養続行が可能であるとの研究報告がある。400mLより多い場合は、担当医に相談するか、施設の規定に応じて投与を保留とする。胃の機能不全や意識レベルが低下している患者は、保留とする胃残留量を400mLより少ない量にする(Bourgault et al., 2007; Keithley & Swanson, 2004; Metheny, 2008)。体液と電解質のバランス異常を避けるために胃残留物を胃や腸に戻す行為は一般に認められているが、有効であるとの研究結果は出ていない。この行為は医療施設の規定に準じて行う。

14. 30mLの水でフラッシュし、チューブ内を洗浄する。チューブからシリンジを外し、栄養剤を準備する間、キャップをする。グローブを外す。

チューブをフラッシュすることで閉塞を防ぐ。チューブにキャップをすることで微生物の進入を防ぎベッドリネンへの漏れを防ぐ。

15. 経管栄養セットを準備し取り扱う前にはグローブを装着する。

グローブは、血液や体液との接触を防止し、経管栄養の使用物品や栄養剤へ汚染が伝達するのを抑える。

16. 経管栄養を実施する。

開放式栄養バッグを使用する場合

a. バッグかチューブに日付と時間を記入する。バッグを点滴スタンドに吊るし、患者の胃の高さより30cm高くする。チューブはクランプしておく。

日付と開始時刻を記入することで、24時間での廃棄が可能となり、微生物の増殖を抑えられる。適切な栄養バッグの高さを維持し、栄養剤が急速に注入されるリスクを減らす。

b. 栄養剤の消費期限を確認する。栄養剤容器のふたを開封する前に、消毒薬で拭き取る(図2)。バッグに栄養剤を注ぎチューブに栄養剤を通す。クランプを閉じる。

容器のふたをアルコールで拭き取ることで、栄養バッグに注ぐ際の汚染を最小限に抑える(Padula,et al., 2004)。栄養剤を流し、チューブ内の空気を抜く。

c. バッグと栄養チューブを接続してクランプを開き、医師の指示に応じて、または30分間で終了するように、滴下スピードを調節する(図3)。

栄養剤をゆっくりと規則的に投与することで、胃の適応がよくなり消化管の負担を軽減する。

手順

d. **栄養剤の注入がほぼ終了したら、洗浄のために30-60mLの水を追加してチューブ内を流す(図4)。**

根拠

水はチューブ内の栄養剤を流し、通過性を維持する。

e. 追加の水が終了したら、すぐにチューブをクランプする。栄養チューブから**栄養バッグのセット**を栄養チューブから外す。チューブをクランプしキャップをする(図5)。

チューブをクランプすることで、胃に空気が入るのを防ぐ。チューブのキャップは微生物の進入を防ぎ、チューブからの漏れによる患者やベッドの汚染を防ぐ。

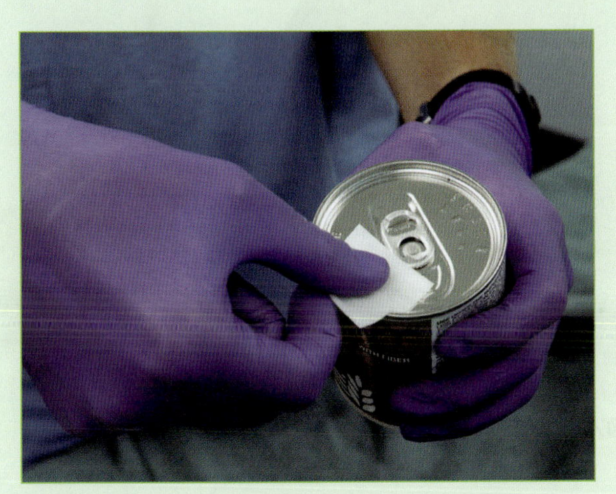

図2　栄養剤容器のふたを開封する前にアルコールで拭き取る。

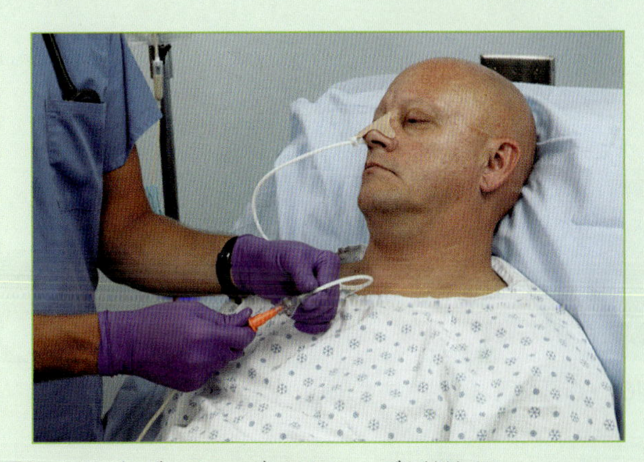

図3　栄養バッグのチューブとNGチューブを接続する。

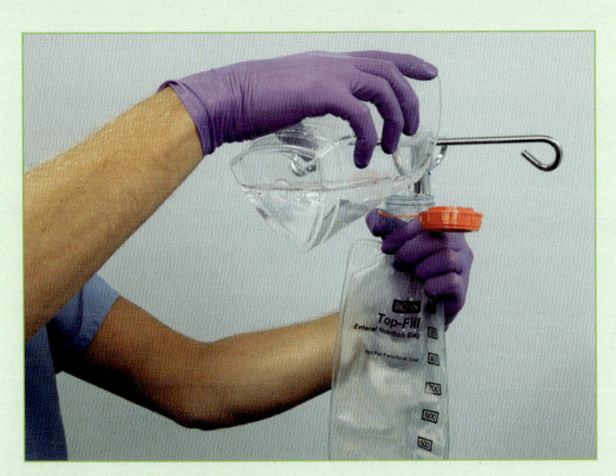

図4　栄養バッグに水を注ぐ。

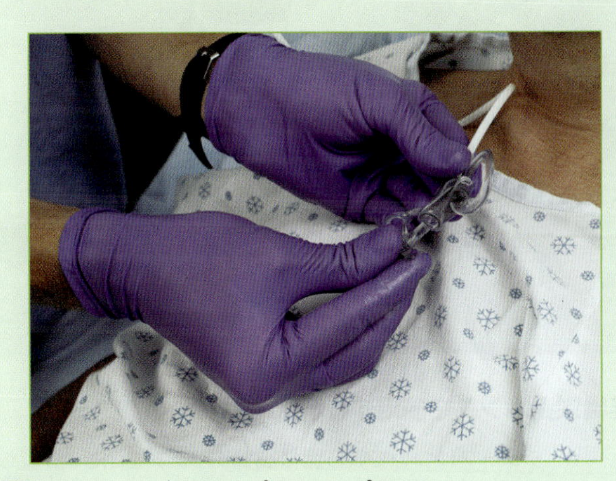

図5　NGチューブをクランプし、キャップをする。

シリンジを使用する場合(開放式)

a. 30-60mLのシリンジから内筒を外す(図6)。

b. シリンジを栄養チューブに接続し、予め計測しておいた栄養剤をシリンジに注ぎ入れる(図7)。クランプを開け栄養剤をチューブに流す。**シリンジの高さで注入速度を調節する。シリンジの内筒で栄養剤を注入してはならない。**

栄養剤をゆっくりと規則的に投与することで、胃の適応がよくなり消化管の負担を軽減する。シリンジを高くすると栄養剤の注入速度が速くなる。

c. **注入がほぼ終了したら、洗浄のために30-60mLの水を追加し(図8)、チューブ内を流す。**

水はチューブ内の栄養剤を流し、通過性を維持する。

(続く)

スキル・11-3 経管栄養 （続き）

手順

d. シリンジが空になったら、シリンジの高さはそのまま保持してチューブから外す。チューブをクランプしキャップをする。

根拠

シリンジを高くすることで、栄養剤は逆流せずに患者に向かう。チューブをクランプすることで、胃内に空気が入るのを防止する。チューブのキャップは微生物の進入を防ぎ、チューブからの液漏れによる患者とリネンの汚染を防ぐ。

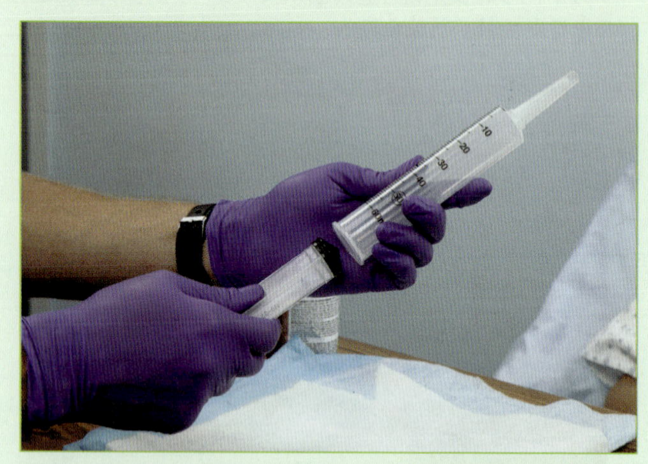

図6　60mLシリンジから内筒を外す。

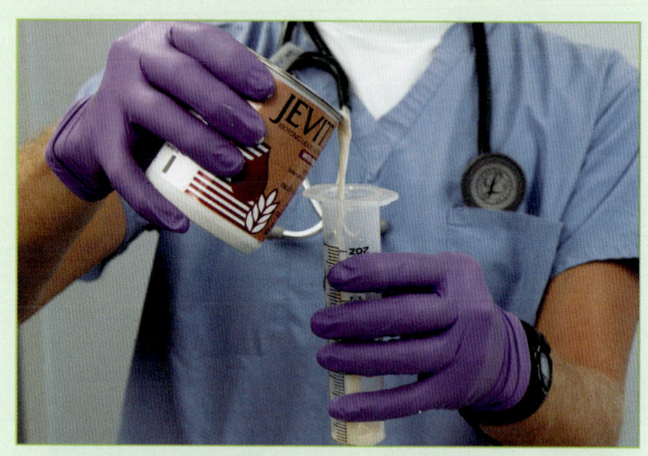

図7　シリンジに栄養剤を注ぐ。

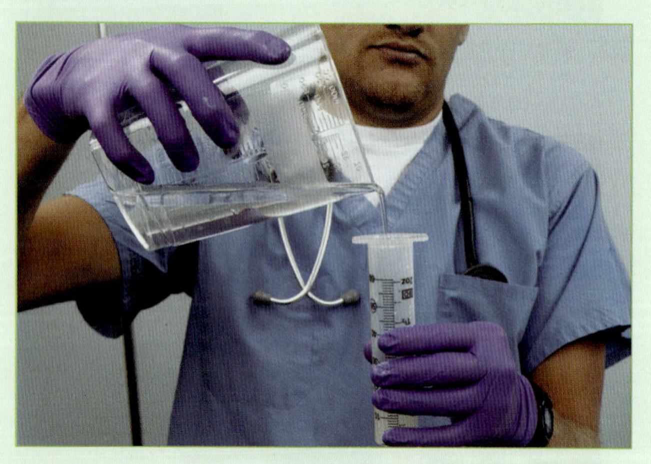

図8　ほぼ空になったシリンジに水を注ぐ。

経腸栄養ポンプを使用する場合

a. チューブについている流量調節クランプを閉じ、計量した栄養剤を栄養バッグに満たす。栄養剤を準備する量は、医療施設の規定に準ずる。バッグに患者の名前、日付、開始時刻のラベルを貼る。

クランプすることで、看護師の準備ができる前にチューブ内を栄養剤が移動しないようにする。日付や開始時刻のラベルを貼ることで、24時間で廃棄することが可能で、微生物の繁殖を抑止する。

b. バッグを点滴スタンドに吊るす。**チューブ内に栄養剤を流す。**

胃や腸に強制的に空気が注入されるのを防ぐ。

c. メーカーの取扱い説明書に従って、栄養ポンプに接続する。流量を設定する（図9）。投与中は患者の上体を起こした姿勢を維持する。患者が一時的に臥床する必要がある場合は、注入を一時停止する。患者の頭部を30-45度挙上してから注入を再開する。

栄養ポンプの種類は様々である。新型のポンプは安全装置が内蔵されているため、患者の合併症を防ぐことができる。安全策の特徴としては、栄養剤が自由に流れるのを防止したカセット、チューブの自動フラッシュ、IVセットへ接続してしまう事故の防止、多様な視覚的、聴覚的アラームなどがある。以前は栄養剤を薄めていたが、現在はそのままの濃度で開始する。10-40mL／時間の少ない注入速度から徐々に増やす方が、患者が適応しやすい。

手順	根拠
d. **チューブの位置と胃残留物を4-6時間毎に確認する。**	チューブの位置を確認することで、胃から抜けていないことを証明できる。胃残留量の確認（手順13参照）は栄養の吸収状態の確認であり、誤嚥を誘発する腹部膨満を防止する。しかし、250-400mLよりも多量の胃残留物があっても、単独で経腸栄養を中止する基準にはならない。

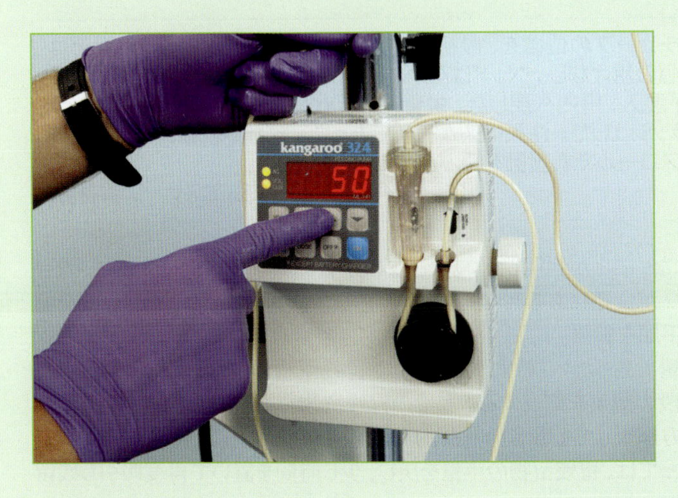

図9　栄養ポンプに栄養バッグとプライミングしたチューブを設置する。

手順	根拠
17. 経管栄養前後の患者の反応を観察し、勤務中最低1回は腹部のアセスメントを行う。	疼痛や悪心は、嘔吐を誘発する腹部膨満の徴候である。腹部膨満や硬結、栄養剤の逆流などの身体症状は、耐性低下の徴候である。
18. **栄養剤投与後、少なくとも1時間は上体を起こしておく。**	逆流や嘔吐が起こった場合でも、この姿勢であれば逆流のリスクを最小限に抑え、誤嚥を防ぐ。
19. 使用物品を片付け、患者を安楽な姿勢に戻す。グローブを外す。ベッド柵を上げ、ベッドを下げる。	患者の安全・安楽を促進する。グローブを正しく外すことは、他の物品への汚染と感染伝播のリスクを減少させる。
20. グローブを装着する。医療施設の規定に基づいて、使用した用具を洗浄し清潔にするか、交換する。グローブを外す。	これは微生物の拡散を抑制し汚染を防ぐ。再利用可能な物品は洗剤と水で毎回洗浄し、24時間で交換する。物品取扱いの詳細は医療施設や製造元のガイドラインを参照する。
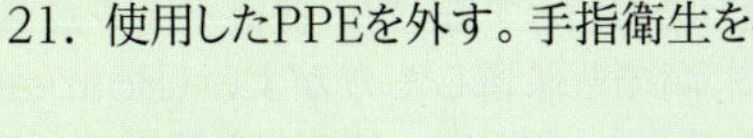 21. 使用したPPEを外す。手指衛生を行う。	正しくPPEを外すことは、他の物品への汚染や感染伝播のリスクを減少させる。手指衛生は、微生物の拡散を防止する。

評価

望ましい成果が得られるのは、患者が悪心・嘔吐がなく指示された経管栄養を受けられる場合である。他には、患者の体重増加がある、誤嚥の徴候と症状がない、経管栄養に関する知識を言葉で表現する、などがある。

（続く）

スキル・11-3　経管栄養　*(続き)*

記録

ガイドライン

現在使用している経鼻胃管、または胃瘻造設術・空腸造瘻術のチューブの種類を記録する。チューブの長さ(cm)を最初に挿入したときの長さを比較するなど、栄養が始まる前にチューブが適切な位置にあるかどうか確認するための基準について記録する。間歇的投与の場合は、胃内容物の吸引とそのpHを記録する。腹部の観察、膨満・硬結、腸雑音の聴診など、腹部アセスメントの内容を記録する。腹痛、悪心、その他の反応など、患者からの訴えのような主観的データも含める。吸引した胃残留量を記録する。患者の体位、栄養の方法と量、患者指導に関することを記録する。

記録例

12/10/29　10:15　NGチューブの位置を、最初の挿入時の測定値と比較した。腹部は膨満なくソフトで、疼痛、悪心の訴えなし。ベッドは45度挙上。胃残留量30mL、pH3.9。吸引物は黄色で黒色の残渣が混入、胃内へ戻した。栄養剤150mL(Jevity1.2Cal)をボーラス投与し、60mLの水でフラッシュした。注入はスムーズであった。疼痛、悪心、その他栄養に関する心配があればナースコールで看護師を呼ぶように伝えた。

—— *S. エスナー、看護師*

予期しない状況と対処行動

- チューブが胃内、腸内にはないことが判明した：チューブは栄養開始前に胃内に入っていなければならない。もしチューブが食道にあると、患者は誤嚥のリスクが増加する。チューブ交換についてはスキル11-2の手順を参照。
- 胃残留物を確認すると多量であった：このような場合は、胃残留物の廃棄、または再注入を行う前に担当医や医療施設の規定を確認する。多量の胃残留物を戻す場合は、嘔吐や誤嚥のリスクが高くなるが、一方廃棄しても患者の一時的な代謝性アルカローシスになるリスクが高くなる。医師の指示によっては、胃残留物の半量を戻し、少し時間を置いて再度吸引し残留物の確認を行うことがある。
- 栄養投与後、患者から悪心の訴えがある：このような場合は、ベッドの頭部を挙上したままにして、吸引に必要な物品をベッドサイドに準備する。投薬記録に制吐剤の指示がないか確認する。制吐剤の指示がなければ、医師への報告を検討する。
- 看護師が胃内容物を吸引しようとしたところ、チューブが詰まっていることがわかった：チューブ閉塞のほとんどは、栄養剤の凝固が原因である。温湯で少しずつ圧をかけながら、凝固部分を排出させるよう試みる。コカコーラなどの炭酸は肉を柔らかくするが、栄養チューブ内の凝固物を排出する効果はない。チューブのつまりを取り除くためにスタイレットを使用してはならない。栄養投与後に適切なフラッシングを確実に行う。

注意事項

- 栄養剤の胃残留量の確認については、スキル11-3の手順13 で説明している。研究では、胃残留量が400mLまでは栄養を続行可能であると示唆している。400mLより多い場合は、担当医に相談するか、施設の規定に応じて投与を保留とする。胃の機能不全や意識レベルが低下している患者は、胃残留量が400mL未満でも保留した方がよい(Bourgault et al., 2007; Keithley & Swanson, 2004; Metheny, 2008)。体液と電解質のバランス異常を避けるために胃残留物を胃や腸に戻す操作は一般に認められているが、研究結果では、有効であるとする結論は出ていない。また、胃残留物が少量の場合でも、患者が経腸チューブに適応し、誤嚥のリスクがないことは保証できない(McClave et al., 2005)。胃残留量が徐々に増えていく傾向について経過観察を行い、胃痛や腹部膨満など適応していない徴候をアセスメントする(Metheny, 2008)。
- 認知症の患者と家族が、経管栄養に同意するかどうか検討中の場合は、情報提供として、研究では、経管栄養によって生存期間が延長することはなく、栄養失調、誤嚥を防止することもないため、認知症の患者には経管栄養は使用しないことを推奨していることを伝える。また、栄養補助剤の追加、栄養剤の濃度変更、患者の嗜好の尊重などを、必要時取り入れることも提案している(American Dietetic Association [ADA], 2008)。

スキルバリエーション　経管栄養剤（閉鎖式）の使用

閉鎖式の経管栄養剤は予め容器に充填されており、患者の栄養摂取に多く使用されている（図A）。閉鎖式システムは、滅菌された栄養剤がそのまま吊るして使用できる容器に充填されている。このシステムは、細菌による栄養剤の汚染の機会を減少させる。一般的に、充填された栄養剤は経腸栄養ポンプで投与する。

1. 医師の指示を確認する。
2. 必要物品を準備し、栄養剤と容器が指示通りのもので、有効期限内であることを確認する。患者の名前、栄養剤の種類、流量をラベルに記入して貼る。

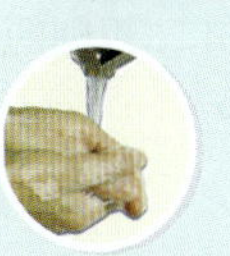

3. 手指衛生を行う。
4. 患者に本人確認を行い、処置について説明する。

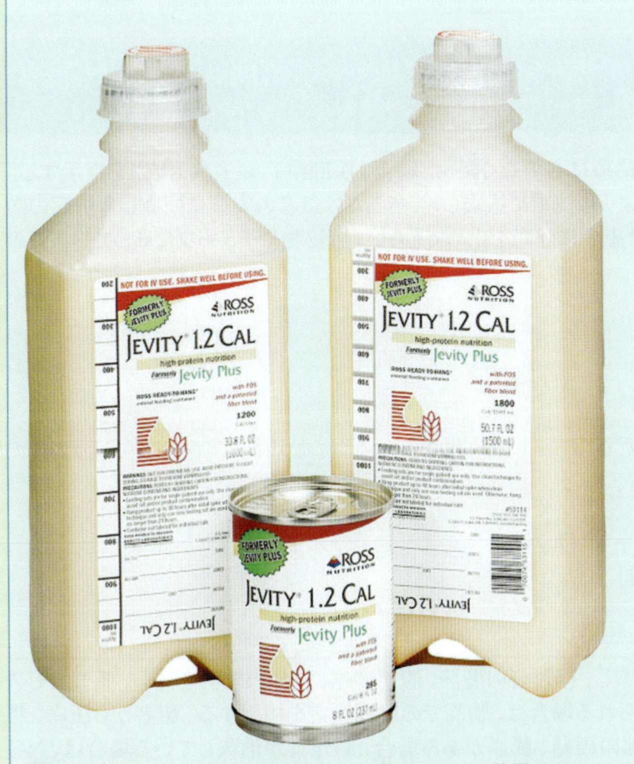

図A　プラスチック容器に充填済みの栄養剤とすぐに使用できる缶入り栄養剤。(Reprinted with permission from Abbott Laboratories, Ross Products Division.)

5. グローブと、指示のあるPPEを装着する。
6. 鼻孔部の印を確認し（NGチューブの場合）、外側のチューブの長さ、胃吸引物、胃・腸分泌液のpHを確認することで、栄養チューブが正しい位置にあることを保証する。
7. 胃残留量を確認し、指示があれば胃内に戻す。
8. 30mLの水でチューブをフラッシュする。
9. 未滅菌グローブを装着しキャップを回して開封する。滴下チャンバーつきの栄養セットを接続する。
10. 点滴スタンドに栄養剤の容器を吊り下げ、取扱い説明書に従って、栄養ポンプに接続しチューブ内に液を満たす。
11. 栄養セットと患者の栄養チューブを接続する。
12. 患者の栄養チューブのクランプを開く。
13. ポンプを作動させる。
14. ポンプを指示の通りの流量に設定し、未滅菌のグローブを外す。
15. 経管栄養中の患者の反応を観察する。
16. 悪心、腹部膨満、腸雑音の消失など、胃腸障害の徴候と症状を継続してアセスメントする。
17. 経管栄養中は上体を起こす姿勢をとり、終了後も1時間はその姿勢を保つ。患者に臥床や体位変換の必要があれば、栄養ポンプを一時停止する。
18. 指示量の栄養剤が注入されたらポンプを止め、未滅菌グローブを装着して栄養チューブをクランプする。栄養セットのチューブと患者のチューブを外し、チューブにキャップをする。
19. 30-60mLの水をシリンジで吸い上げる。
20. 栄養チューブにシリンジを接続し、クランプを外した後30-60mLの水を注入する。
21. 栄養チューブをクランプする。
22. 医療施設の規定に応じて、必要物品を片付ける。
23. 患者の必要なものを揃える。
24. 使用したグローブ、PPEを外す。手指衛生を行う。

（続く）

スキル・11-3 経管栄養 (続き)

実践のためのエビデンス

American Association of Critical-Care Nurses (AACN). (2005). Practice Alert: Verification of feeding tube placement. Available at www.aacn.org/WD/Practice/Content/practicealerts.pcms?menu_ Practice. Accessed December 4, 2008.

AACN(米国クリティカルケア看護師協会)から出された警告は、信頼できるエビデンスに支持されており、実践における卓越性、安全で優しい作業環境を確かなものにする。AACNの指示により、ガイダンスが作成され、実践が標準化され、進歩と新しい傾向が確認できる。AACNは、栄養チューブの位置を確認する最善の方法に関して勧告を行っている。全ての重症患者にとっては、X線撮影での正しいチューブ位置の確認が期待される方法であるが、多くの重症患者は手探りで挿入した胃や小腸のチューブから栄養や投薬を受けている。鼻や口からのチューブの位置は、X線撮影で正しい位置を確認した後すぐに印をつけ長さを確認する必要がある。印は、チューブの外側部分の長さに変化がないかアセスメントする際にルーチンで観察する。チューブ位置のベッドサイドでの確認は、チューブが正しい位置を維持していることを確認するために、規則的な間隔で行われる必要がある。pHの測定や、チューブから吸引した分泌液も観察する。

スキル・11-4 経鼻胃管の抜去

経鼻胃管(NGチューブ)が治療に必要なくなった場合、医師がチューブの抜去を指示する。NGチューブは、挿入時と同じように慎重に抜去し、できるだけ患者の安楽に配慮し合併症の防止に努める。チューブ抜去時は患者に呼吸を止めてもらい、分泌物やチューブに残っている液の誤嚥を防止する。

必要物品

- ティッシュペーパー
- 50mLシリンジ(必要時)
- 未滅菌グローブ
- 指示のあるPPE
- 聴診器
- 汚物用ビニール袋
- バスタオル、またはディスポーザブルパッド
- 洗浄用生理食塩水(必要時)
- 口腔用膿盆

アセスメント

腹部膨満の有無について観察し、腸雑音の聴診、腹部硬結、圧痛の触診を行い、腹部アセスメントを行う。腹部膨満が認められる場合は、臍高での腹囲測定を検討する。患者から圧痛、悪心の訴えがある場合、また腹部の硬結、膨満がある場合、腸雑音が消失している場合は、NGチューブ抜去前に医師に報告する。

また、NGチューブからの吸引物について、量、色、粘度に注意してアセスメントを行う。

看護診断

患者の現在の状態に基づいて、看護診断を行うための関連因子を決定する。妥当だと考えられる看護診断は、栄養促進準備状態と誤嚥リスク状態である。

成果確認と看護計画の立案

NGチューブ抜去時の望ましい成果は、NGチューブ抜去時に患者の苦痛が最小限に抑えられ、その後も適切な栄養摂取が維持できることである。また、腹部膨満や圧痛がない状態を維持することである。

看護技術の実際

手順	根拠
1. NGチューブ抜去の指示を確認する。	確認することで医師の指示を正しく実践できる。
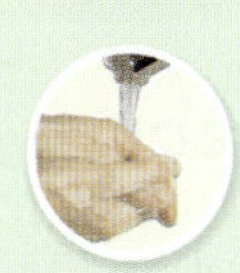 2. 手指衛生を行い、指示があればPPEを装着する。	手指衛生とPPEは微生物の拡散を防止する。PPEは感染経路別予防策に基づいた装備が必要となる。
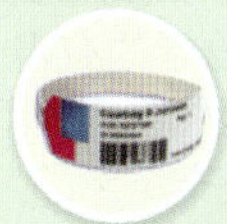 3. 患者に本人確認を行う。	患者確認を行うことで正しい患者に介入することができ、エラー防止にも役立つ。
4. 患者に処置内容と、この介入が必要となる理由について説明する。また、一瞬ではあるが苦痛を伴う処置であることを伝える。前述した主要な腹部アセスメントを行う。	説明を行うことで患者の協力が得やすくなる。患者の状態は変化するため、介入前のアセスメントは必ず行う。
5. ベッドサイドのカーテンを閉める。ベッドを作業しやすい高さに上げる。通常は実施者の肘の高さである(VISN8, 2009)。ベッドを30-45度挙上する。バスタオルかディスポーザブルパッドを患者の胸にかける(図1)。ティッシュと口腔膿盆を患者に渡す。	カーテンを閉めることで患者のプライバシーを保護する。ベッドが適切な高さであれば、看護師にとって安楽で適切なボディメカニクスで作業できる。口腔膿盆は患者に嘔気、嘔吐があるときに役立つ。ティッシュは、チューブを抜去した後鼻をかむのに必要である。
6. グローブを装着する。吸引を中止し、吸引器からチューブを外す。患者の病衣からチューブのピンを外し、鼻のテープを慎重に外す。	グローブは血液や体液の接触を防止する。吸引器からチューブを外すことで、拘束がなくなり、抜去可能となる。
7. チューブ位置を確認し(スキル11-2参照)、**シリンジを接続し10mLの水か生理食塩水でフラッシュするか、30-50mLの空気でチューブの内容を排出する(図2)。**	空気か生食でチューブ内の分泌物、栄養剤、残渣を排出する。

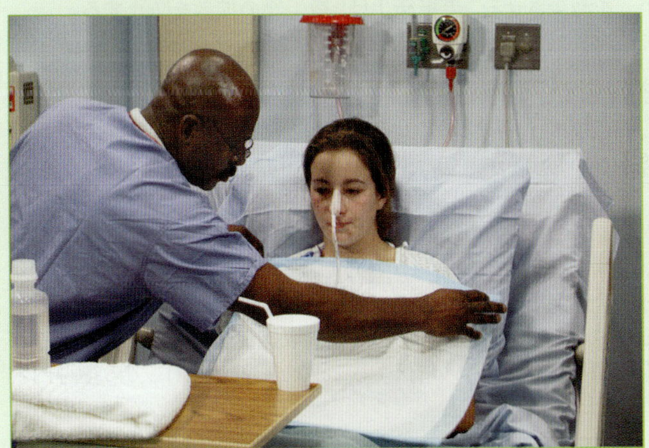

図1　患者の胸にタオルかディスポーザブルパッドをかける。

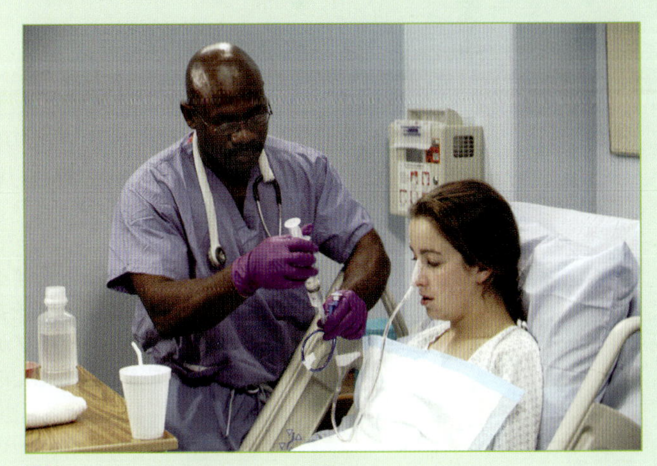

図2　10mLの生食でNGチューブをフラッシュする。

手順	根拠
8. **チューブを二重に重ねて指でチューブをクランプする(図3)。患者に、深く息を吸いそのまま止めてもらうよう伝える。患者が呼吸を止めている間に、迅速かつ慎重にチューブを抜去する。**チューブを抜去したら、ディスポーザブルパッドの中に丸めて入れる。	チューブのクランプにより、胃内容物のドレナージが咽頭と食道に進入するのを防止する。患者の呼吸を止めることで、チューブ内の胃内容物を偶発的に吸引することを防ぐ。慎重に抜去することで、患者の損傷や苦痛を最小限に抑える。タオルの中にチューブを入れることで、患者の上に胃内容物の漏れが落ちないようにする。
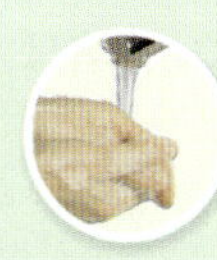 9. 医療施設の規定に従いチューブを廃棄する。グローブを外しビニール袋に入れる。手指衛生を行う。	物品を正しく廃棄することで、微生物による汚染を防止する。各施設のバイオハザードの規定に従う。

(続く)

スキル・11-4 経鼻胃管の抜去 (続き)

手順	根拠
10. 口腔ケアを促し、鼻をかむティッシュを渡す。ベッドを低くし、必要時は患者の安楽な姿勢になるよう介助する。	このような介入は患者の安楽を促進する。
11. 使用物品を片付け、ベッド柵を上げ、ベッドを下げる。	患者の安楽と安全を促進する。
12. グローブを装着する。経鼻胃管からのドレナージは、吸引ビンに貯留した量を測定し、排泄量フローシートに記録する。必要時、洗浄液の容量を総量から除く(図4)。医療施設の規定に応じて、排液に凝固剤を使用する。	洗浄液は排液に混入している。真の排液量を測定するには、排液の総量から洗浄液の総量を引かなければならない。経鼻胃管のドレナージは、患者の排泄の一部として記録する。ドレナージの排液に凝固剤を加えることで、安全に生物学的有害物質を廃棄できる。

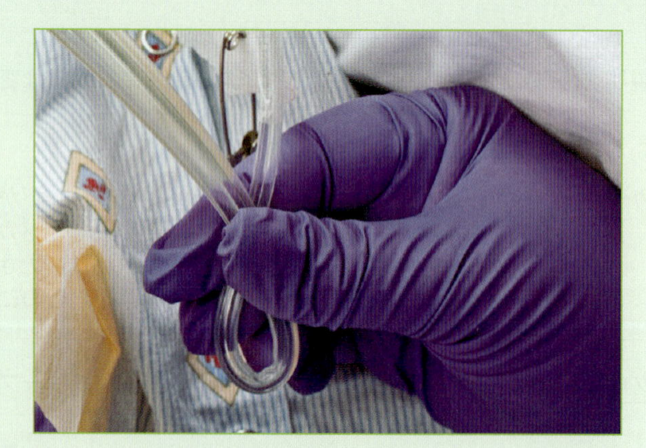

図3　チューブを二重にして重ねる。

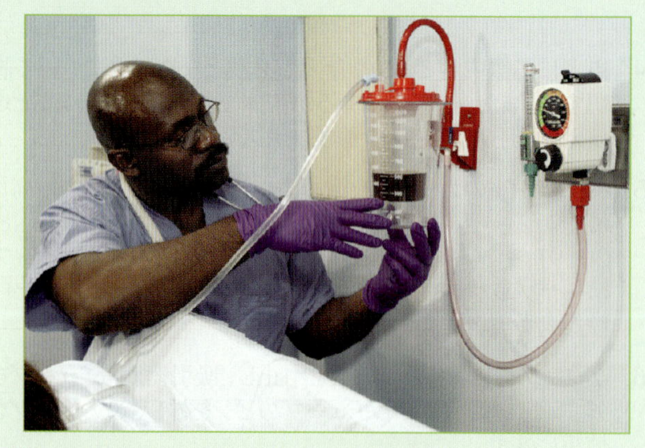

図4　経鼻胃管の排液量を吸引ビンで測定する。

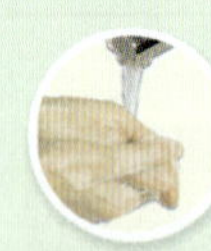

手順	根拠
13. 使用したPPEを外す。手指衛生を行う。	正しくPPEを外すことは、他の物品への汚染や感染伝播のリスクを減少させる。手指衛生は、微生物の拡散を防止する。

評価

望ましい成果が得られるのは、NGチューブ抜去の際に苦痛・疼痛が最小限に抑えられる場合である。他に、腹部の膨満、圧痛がない、患者が適切な栄養摂取を継続する方法を言葉で表現できる、などがある。

記録

ガイドライン

腹部アセスメントを記録する。腹囲を測定する場合は記録しておく。どちらの鼻孔にチューブが入っていたのかも経鼻胃管を抜去した際に記録する。鼻孔の皮膚刺激の状態について記録する。吸引ビンにあるNGチューブからのドレナージの量と色を患者の摂取排泄表に記録する。患者が悪心、腹痛、膨満感を感じたら看護師に報告するように伝えることなど、患者に対しての指導内容を記録する。

記録例

12/10/29　13:20　左鼻孔からNGチューブを偶発事故等なく抜去した。経鼻胃管からの黒茶色排液600mLを廃棄。患者の腹囲は66cm。腹部はソフト、圧痛なし、腹部全体で腸雑音緩徐。

—— *S. エスナー、看護師*

予期しない状況と対処行動

- NGチューブ抜去後2時間以内に、患者の腹部膨満の徴候がみられている:この場合は、医師に報告する。医師はNGチューブの再挿入を看護師に指示すると考えられる。
- NGチューブ抜去時に鼻出血がある:この場合は鼻出血が落ち着くまで鼻孔を塞ぐ。患者は上体を起こす姿勢をとる。鼻出血について患者の医療記録に記載する。

スキル・11-5 胃瘻チューブの管理

経腸栄養が長期間に渡って必要な場合、腸瘻チューブが設置され、胃に瘻孔が開口するものは胃瘻、空腸の場合は空腸瘻となる（Smeltzer, et al., 2010）。経皮内視鏡的胃瘻造設術（PEG）、または外科的な（開腹、腹腔鏡）胃瘻チューブの設置は、外科医か消化器内科医が行う。PEGチューブの挿入方法は、従来の開腹手術による胃瘻造設術とは異なり、通常全身麻酔は必要ないため、よく利用される。PEGチューブや他の種類の胃瘻チューブは、健全に機能している消化管が必要である。看護責任は挿入部のケアを実施することである。

必要物品

- 未滅菌グローブ
- 指示のあるPPE
- 清拭タオル、バスタオル、石鹸
- 綿棒
- 滅菌生理食塩水
- ガーゼ（必要時）

アセスメント

胃瘻、腸瘻の挿入部位に、排液、損傷、紅斑がないかアセスメントする。体外に出ているチューブの長さを測定し、挿入時と挿入後の長さを比較する。挿入部位の皮膚の高さでチューブに油性ペンで印をつける。チューブが安定しており、抜去していないことを確認する。チューブの張力もアセスメントする。張力が十分ではない場合は、チューブ挿入部から胃や腸の排液が漏出する可能性がある。張力が強すぎる場合は、内部の固定板が皮膚の侵食を起こす可能性がある。

看護診断

現在の患者の状態に基づいて、看護診断を行うための関連因子を決定する。妥当であると考えられる看護診断を以下に示す。

- 栄養摂取消費バランス異常：必要量以下
- 皮膚統合性障害
- 感染リスク状態
- 知識不足
- 悪心
- 安楽障害

成果確認と看護計画立案

胃瘻チューブの管理を行う際の望ましい成果は、患者が適切な栄養を摂取し、チューブ挿入部の刺激、擦過傷、感染の徴候と症状がないことである。他に、患者がチューブの設置に関する苦痛がないと言葉で表現すること、胃瘻チューブのケアの必要性を言葉で表現できることがある。

看護技術の実際

手順	根拠 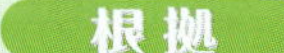
1. 必要物品を準備する。挿入部のケアに関する医師の指示や、医療施設の規定を確認する。	必要物品の準備により、系統立てたアプローチが行える。指示の確認は患者が正しい介入を受けることを保証する。
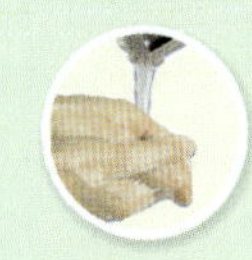 2. 手指衛生を行い、指示があればPPEを装着する。	手指衛生とPPEは微生物の拡散を防止する。PPEは感染経路別予防策に基づいた装備が必要となる。
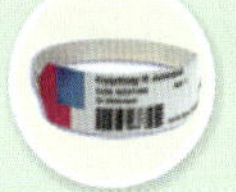 3. 患者に本人確認を行う。	患者確認を行うことで正しい患者に介入することができ、エラー防止にも役立つ。
4. 処置について、介入の必要性について、患者に説明する。必要時質問に答える。	説明により患者の協力を得やすくなる。
5. チューブ挿入部に疼痛がないかアセスメントする。疼痛があれば、医師の指示にある鎮痛薬の内服を勧め、薬剤が吸収されるまで挿入部のケアを開始せずに待つ。	栄養チューブは快適なものではなく、特に挿入後、最初の数日は苦痛である。鎮痛薬の内服により挿入部のケアをより簡単に乗り切ることができる。最初の数日以後は、鎮痛薬の必要度は減少するとの報告がある。

（続く）

スキル・11-5 胃瘻チューブの管理 (続き)

手順

6. ベッドサイドのカーテンを閉める。ベッドを作業しやすい高さに上げる。通常は実施者の肘の高さである(VISN 8, 2009)。

7. グローブを装着する。胃瘻チューブがまだ新しく、縫合糸で固定されている場合は、綿棒を滅菌生食に浸し優しく挿入部位を清拭して痂皮や滲出液を除去する(図1)。挿入部の清拭以外では、設置後数日間は外部固定板を持ち上げない。胃瘻チューブ挿入部位が治癒しており抜糸が終了している場合は、清拭タオルを濡らし少量の石鹸をタオルにつけ、挿入部周辺を優しく洗浄し、痂皮や滲出液を取り除く(図2)。**洗浄部を洗い流し、石鹸を完全に除去する。**

根拠

カーテンを閉めることで患者のプライバシーを保護する。ベッドが適切な高さであれば、看護師にとって安楽で適切なボディメカニクスで作業できる。

新しい挿入部を滅菌生食で清拭することで、微生物が創部に進入するのを防止する。痂皮や滲出液は微生物の温床となり、皮膚の損傷を誘発する。石鹸を洗い流すことで皮膚の刺激を防ぐ。可能であれば、患者にシャワー浴をしてもらい、石鹸で挿入部を洗浄してもらう。

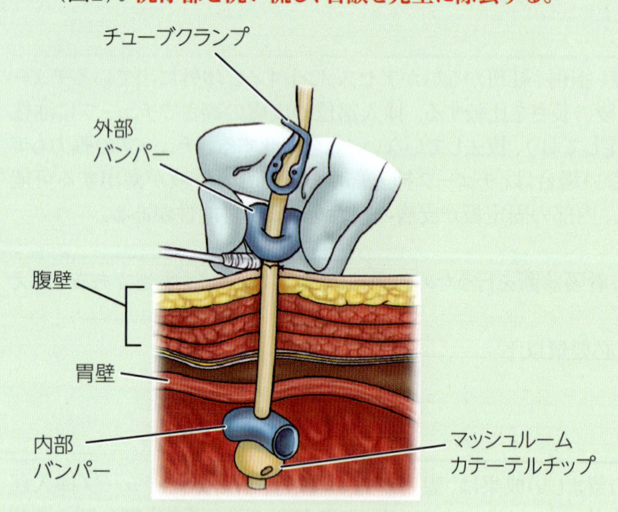

図1　綿棒で胃瘻チューブ挿入部を清拭する。

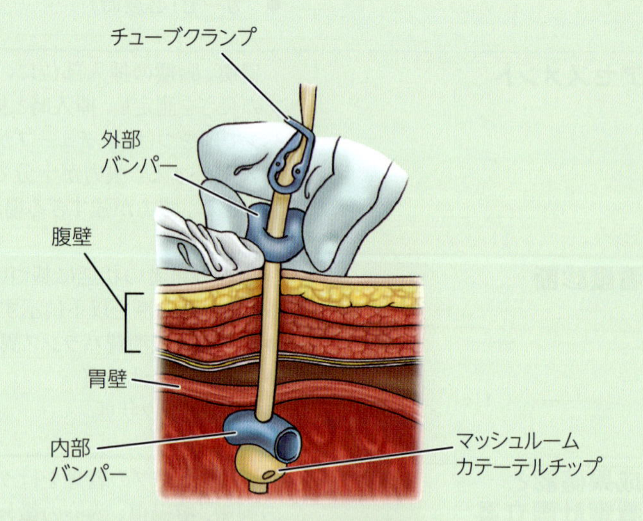

図2　石鹸つきの清拭タオルで挿入部を洗浄する。

8. 挿入部付近の皮膚をパッティングして乾燥させる。

皮膚を完全に乾燥させることで、皮膚の損傷を防ぐ。

9. 抜糸が終了している場合は、**外部バンパーかストッパーを90度ゆっくり回転させる操作を最低1日1回は行う(図3)。ストッパーか外部バンパーは、周辺の皮膚にめり込んでいないかアセスメントする。栄養チューブに張力がかからないようにする。**

ストッパーや外部バンパーを回転させることで、皮膚の損傷と潰瘍の発生を防ぐ。

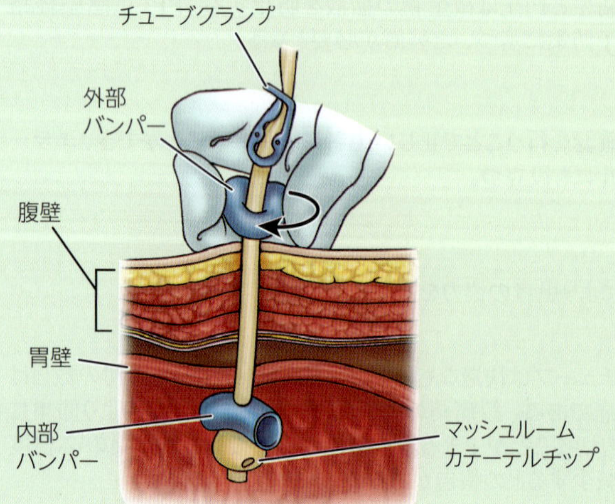

図3　ストッパーを90度回転させる。

手順

10. 滲出液がない限り、挿入部は開放のままとする。滲出液がある場合は、カットしたガーゼ1枚か排液スポンジを外部バンパーの下に入れ、挿入部の乾燥を保持するため、必要時交換する。皮膚保護剤や酸化亜鉛などの軟膏を塗布し、皮膚の損傷を防ぐ。

根拠

胃液の消化酵素は皮膚損傷の原因となる。正常な状態では、栄養チューブのドレッシング材にはごく少量の滲出液が付着するだけである。滲出液の増加が見られる場合は、胃分泌液の漏出など、原因を究明する。

11. グローブを外す。ベッドを下げ、必要時、患者を快適な姿勢へ戻すよう介助する。

グローブを正しく外すことは、他の物品への汚染と感染伝播のリスクを減少させる。ベッドを低くし患者の姿勢を介助することは、患者の安全と安楽を保証する。

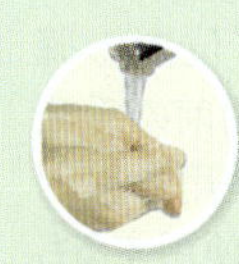

12. 使用したPPEを外す。手指衛生を行う。

正しくPPEを外すことは、他の物品への汚染や感染伝播のリスクを減少させる。手指衛生は、微生物の拡散を防止する。

評価

望ましい成果が得られるのは、胃瘻チューブの挿入部が清潔、乾燥、健全な状態で、刺激、擦過傷、感染の徴候が見られない場合である。他に望ましい成果としては、患者がストッパーを回しても疼痛がないと言葉で表現する、皮膚はピンク色で損傷の徴候がない、患者がケアに参加する、などがある。

記録

ガイドライン

チューブ部位の洗浄に使用したものを含め、行ったケアについて記録する。挿入部位の状態、周囲の皮膚について記録する。滲出液がある場合は、量と色を記載する。ストッパーの回転について記録する。患者に疼痛がある場合や鎮痛薬を内服した場合、患者のケアに対する反応を記録する。患者指導を行った場合は記録する。

記録例

> 12/10/10　11：45　胃瘻チューブ部位を石鹸で洗浄した。ストッパーは回転可能。周囲の皮膚はピンク色で損傷の徴候はない。少量の透明痂皮がチューブ上にあり。偶発事故等なく終了。ベッドサイドにいた妻は積極的にチューブケアに参加した。
>
> ―― *S. エスナー、看護師*

予期しない状況と対処行動

- 胃瘻チューブ部位から多量の排液が漏れている：このような場合は、チューブの張力を点検する。内部ストッパーと外部バンパーの間に大きなゆるみがあると、排液が挿入部から外に漏出する。外部バンパーを皮膚に近づくように押し付け、チューブをゆっくり押し付けてみる。チューブに内部バルーンが設置されている場合は（尿道留置カテーテルと同様）、バルーンが正しく膨らんでいるか確認する。
- 挿入部周囲に皮膚刺激がある：皮膚が紅斑性で損傷が起こっている場合は、挿入部から胃分泌液の漏れがあることが原因である。胃分泌液はpHが低く、強い酸性である。上記のように漏出を止め、皮膚保護剤を使用する、皮膚にまだらに発赤疹が見られる場合はカンジダ症（真菌）が原因である。医師に報告し抗真菌性のパウダーを塗布する指示を受ける。患部は乾燥を維持する。
- チューブ部位に紅斑が認められ、患者から痛みの訴えがある：このような場合は医師に報告する。患者は蜂窩織炎を発症していると考えられる。

注意事項

一般的注意事項

- 滲出液があるとき以外は、皮膚と外部固定板の間にドレッシング材を置かない。汚染した場合は直ちにドレッシング材を交換し、皮膚の合併症を防止する。
- 体外部分のチューブの長さが変化し、チューブ上の印が確認できない場合は、チューブを使用しない。担当医に所見を報告する。

在宅ケアの注意事項

- 患者には、チューブ抜去時の適切な処置を指導する。胃瘻チューブが抜去された場合、患者は、挿入部を水で洗浄し、清潔なドレッシング材で瘻孔を覆い、テープで固定する。その後担当医にすぐ連絡する（Tracey & Patterson, 2006）。

理解を深めるために

統合事例検討との関連

本書の第3部にある事例検討は、統合的概念に重点を置いて設定されている。

以下の事例検討を参照すると、本章のスキルに関連する概念の理解を深めることができる。

- 事例検討基礎編では、クラウディア・トラン、961ページ、ケイト・タウンゼンド、964ページ
- 事例検討上級編では、コール・マッキーン、983ページ、ロバート・エスピノザ、987ページ

クリティカルシンキングを伸ばす練習問題

1. ウィリアムズさんは、「病院食は嫌い、疲れて食べられない」と看護師に話す。ウィリアムズさんが脳卒中後の回復期に栄養摂取を維持するために、看護師はどのような援助を行うことができるだろうか?
2. メイソン氏は、咽喉の痛みが「かなり辛い」と打ち明け、鼻も「本当に痛い」と感じている。メイソン氏が経鼻胃管を挿入している間に実施できる看護ケアとして何をアセスメントし、どのような看護介入ができるだろうか?
3. 看護師は、コール君と家族に胃瘻チューブと経管栄養の在宅管理に関して、情報を伝える看護責任を負っている。患者指導の内容としてどのような知識を伝えたらよいか?

解答例

1. 患者のいつもの食事習慣や嗜好を調査する。医療施設のメニューから患者の好みの食事を選択する。また、ウィリアムズさんの家族に、家から好きなものを持参してもらう。食品は食べやすく、栄養価の高いものを選択する。食事前に休憩をとり、疲れすぎないようにする。患者が食事の際に安楽な姿勢がとれるように介助し、手指衛生、清潔な義歯の装着を介助し、眼鏡が合っていることを確認する。家族には、食事時間に面会に来るように促し、できるだけ普通の生活環境を提供する。必要時食物を小さく切り、袋を開け、患者の労作を軽減する。患者には1口大にして食べることを勧め、その日の状態に応じていくつかの食材を軽食にして提供する。少しずつ何度かにわけて提供すると疲労しない。食物を適切に咀嚼し嚥下する時間を十分とる。患者は食事中に短時間の休息をはさんだ方が良いかもしれない。ウィリアムズさんの同意があれば、過剰な疲労は避けつつ、食事一人分を自分で食べてみるのも良い。
2. 患者の安楽度を4時間毎と必要時にアセスメントする。処方の鎮痛薬を勧める。口腔衛生を最低4時間毎かそれ以上の頻度で促す。のどスプレーの鎮痛薬など、表面麻酔使用の可能性を担当医と相談する。介入後の疼痛を再度評価する。患者の口腔、鼻腔の粘膜、鼻の皮膚について各勤務帯でアセスメントを行う。チューブ固定のテープは引っ張りすぎていないか、鼻は圧迫を受けていないか確認する。NGチューブは24時間毎に新しいテープで再固定する。その際に皮膚は十分洗浄し皮膚保護剤を塗布する。再固定は、少し位置をずらして行い、鼻孔の一箇所に過度の圧迫がかからないようにする。
3. 在宅で胃瘻チューブの管理を行う患者は、チューブのケア、チューブ部位、栄養摂取のルーチンケア、処置に伴って起こる可能性のある有害反応について理解する必要がある。コール君と家族には、彼にチューブが設置される日に、チューブ設置のための処置、チューブのサイズ、チューブの固定方法、皮膚面と外側のチューブの長さでの確認方法を伝える。チューブのケア、チューブ部位、栄養投与方法の資料を提供し、実地指導を行う。指導は、医師の指示に基づいて栄養剤の種類、頻度、注入速度、チューブ位置の確認、胃残留物の確認方法について行う。栄養開始前の手洗い、開封後の栄養剤は冷蔵庫保管すること、未使用栄養剤は24時間保管しておけること、4時間毎にその時使用するものだけ計量することなど、感染管理対策を確認する。チューブの長さや皮膚面の位置を示す印は、経管栄養を開始する前に必ず確認する。コール君は、栄養中は座位になり、その後1時間坐位を維持する必要がある。チューブ部位のスキンケアは、医師や医療施設で確認を受けた洗浄剤で洗浄し、洗い流した後パッティングで乾燥させる。コール君は自分自身で毎日チューブ部位の腫脹、発赤、黄色または緑色の排液がないかアセスメントする必要がある。コール君と家族は、このような指導内容と担当医に報告すべき徴候と症状についての知識を理解し、言葉で表現できるとよい。この症状には悪心、嘔吐、疼痛、発熱、過度の胃残留量が含まれる。コール君と家族は、胃瘻チューブが抜けた場合と埋没した場合の適切な対処法も理解しなければならない。

引用文献

Ackley, B., & Ladwig, G. (2006). *Nursing diagnosis handbook* (7th ed). Philadelphia: Mosby Elsevier.

American Association of Critical-Care Nurses (AACN). (2005). *Practice Alert: Verification of feeding tube placement*. Available at www.aacn.org/WD/Practice/Content/practicealerts.pcms?menu=Practice. Accessed December 4, 2008.

American Dietetic Association (ADA). (2008). Position of the American Dietetic Association: Ethical and legal issues in nutrition, hydration, and feeding. *Journal of the American Dietetic Association, 108*(5), 873–82.

Andrews, M., & Boyle, J. (2008). *Transcultural concepts in nursing care*. (5th ed.). Philadelphia: Wolters Kluwer Health/Lippincott Williams & Wilkins.

Beckstrand, J., Cirgin Ellet, M., & McDaniel, A. (2007). Predicting internal distance to the stomach for positioning nasogastric and orogastric feeding tubes in children. *Journal of Advanced Nursing, 59*(3), 274–89.

Best, C. (2005). Caring for the patient with a nasogastric tube. *Nursing Standard, 20*(3), 59–65.

Best, C. (2008). Enteral tube feeding and infection control: how safe is our practice? *British Journal of Nursing, 17*(16), 1036–41.

Best, C. (2007). Nasogastric tube insertion in adults who require enteral feeding. *Nursing Standard, 21*(40), 39–43.

Bourgault, A., Ipe, L., Weaver, J., et al. (2007). Development of evidence-based guidelines and critical care nurses' knowledge of enteral feeding. *Critical Care Nurse, 27*(4), 17–29.

Bulechek, G., Butcher, H., & McCloskey Dochterman, J.(Eds.). (2008). *Nursing interventions classification (NIC)* (5th ed.). St. Louis, MO: Mosby Elsevier.

Carpenito-Moyet, L. (2008). *Nursing diagnosis: Application to clinical practice*. (12th ed.). Philadelphia: Wolters Kluwer Health/Lippincott Williams & Wilkins.

DiMaria-Ghalili, R., & Amella, E. (2005). Nutrition in older adults. *American Journal of Nursing, 105*(3), 40–51.

Dudek, S. (2006). *Nutrition essentials for nursing practice* (5th ed.). Philadelphia: Lippincott Williams & Wilkins.

Earley, T. (2005). Using pH testing to confirm nasogastric tube position. *Nursing Times, 101*(38), 26–28.

Edwards, S., & Metheny, N. (2000). Measurement of gastric residual volume: State of the science. *MEDSURG Nursing, 9*(3), 125–128.

Ellet, M. (2004). What is known about methods of correctly placing gastric tubes in adults and children. *Gastroenterology Nursing, 27*(6), 253–261.

Ellis, J., & Bentz, P. (2007). *Modules for basic nursing skills* (7th ed.). Philadelphia: Lippincott Williams & Wilkins.

Fellows, L., Miller, E., Frederickson, M., Bly, B., & Felt, P. (2000). Evidence-based practice for enteral feedings: Aspiration prevention strategies, bedside detection, and practice change. *MEDSURG Nursing, 9*(1), 27–31.

Fischbach, F., & Dunning, M. (2009). *A manual of laboratory and diagnostic tests*. (8th ed.). Philadelphia: Wolters Kluwer Health/Lippincott Williams & Wilkins.

Fischbach, F., & Dunning, M. (2006). *Common laboratory & diagnostic tests* (4th ed.). Philadelphia: Lippincott Williams & Wilkins.

Fluids & electrolytes. A 2-in-1 reference for nurses. (2006). Philadelphia: Lippincott Williams & Wilkins.

Fluids & electrolytes made incredibly easy. (2008). (4th ed.). Philadelphia: Wolters Kluwer Health/Lippincott Williams & Wilkins.

Holman, D., Roberts, S., & Nicol, M. (2005). Promoting adequate nutrition. *Nursing Older People, 17*(6), 31–32.

Hallpike, B. (2008). Promoting good nutrition in patients with dementia. *Nursing Standard, 22*(29), 37–43.

Hockenberry, M. (2005). *Wong's essentials of pediatric nursing* (7th ed.). St. Louis, MO: Elsevier Mosby.

Holman, D., Roberts, S., & Nicol, M. (2005). Promoting adequate nutrition. *Nursing Older People, 17*(6), 31–32.

Holmes, S. (2006) Barriers to effective nutritional care for older adults. *Nursing Standard, 21*(3), 50–4.

Holmes, S. (2008). Nutrition and eating difficulties in hospitalised older adults. *Nursing Standard, 22*(26), 47–57.

Jarvis, C. (2008). *Physical Examination & Health Assessment*. (5th ed.). St. Louis: Saunders/Elsevier.

Khair, J. (2005). Guidelines for testing the placing of nasogastric tubes. *Nursing Times, 101*(20), 26–27.

Kyle, T. (2008). *Essentials of Pediatric Nursing*. Philadelphia: Wolters Kluwer/Lippincott Williams & Wilkins.

May, S. (2007). Testing nasogastric tube positioning in the critically ill: exploring the evidence. *British Journal of Nursing, 16*(7), 414–18.

McClave, S., Lukan, J., Stefater, J., Lowen, C., Looney, S., Matheson, P., Gleeson, K., & Spain, D. (2005). Poor validity of residual volumes as a marker for risk of aspiration in critically ill patients. *Critical Care Medicine, 33*(2), 324–330.

Metheny, N. (2002). Inadvertent intracranial nasogastric tube placement. *American Journal of Nursing, 102*(8), 25–27.

Metheny, N. (2007). Try this: Best practices in nursing care to older adults. The Hartford Institute for Geriatric Nursing. Preventing aspiration in older adults with dysphagia. Issue Number 20. Available http://consultgerirn.org/uploads/File/trythis/issue_20.pdf. Accessed December 6, 2008.

Metheny, N. (2008). Residual volume measurement should be retained in enteral feeding protocols. *American Journal of Critical Care, 17*(1), 62–4.

Metheny, N., & Meert, K. (2004). Monitoring feeding tube placement. *Nutrition in Clinical Practice, 19*(5), 487–542.

Metheny, N., Schnelker, R., McGinnis, J., et al. (2005). Indicators of tubesite during feedings. *Journal of Neuroscience Nursing, 37*(6), 320–5.

Metheny, N., & Stewart, B. (2002). Testing feeding tube placement during continuous tube feedings. *Applied Nursing Research, 15*(4), 254–258.

Metheny, N., & Titler, M. (2001). Assessing placement of feeding tubes. *American Journal of Nursing, 101*(5), 36–45.

Miller, C. (2008). Communication difficulties in hospitalized older adults with dementia: Try these techniques to make communicating with patients easier and more effective. *American Journal of Nursing, 108(3)*, 58–66.

Molle, E. (2005). Caring for older adults. Keep the upper GI tract from going downhill. *Nursing, 35*(10), 28–29.

Moorhead, S., Johnson, M., Maas, M., et al. (Eds). (2008). Nursing Outcomes Classification (NOC). (4th ed.). St. Louis, MO: Mosby Elsevier.

Munera-Seeley, V., Ochoa, J., Brown, N., et al. (2008). Use of a colorimetric carbon dioxide sensor for nasoenteric feeding tube placement in critical care patients compared with clinical methods and radiography. *Nutrition in Clinical Practice, 23*(3), 318–21.

NANDA. (2009). *Nursing diagnoses: Definitions and classification 2009–2011*. Philadelphia: Author.

Padula, C., Kenny, A., Olanchon, C., et al. (2004). Enteral feedings: What the evidence says: Avoid contamination of feedings and its sequelae with this research-based protocol. *American Journal of Nursing, 104*(7), 62–69.

Palmer, J., & Metheny, N. (2008). Preventing aspiration during nasogastric, nasointestinal, or gastrostomy tube feedings. *American Journal of Nursing, 108*(2).

Phillips, M., & Nay, R. (2007). Nursing administration of medication via enteral tubes in adults: a systematic review. - *International Journal of Evidence Based Healthcare, 5*(3), 324–53.

Porth, C., & Matfin, G. (2009). *Pathophysiology: Concepts of altered health states* (8th ed.). Philadelphia: Wolters Kluwer Health/Lippincott Williams & Wilkins.

Roberts, E. (2007). Nutritional support via enteral tube feeding in hospital patients. *British Journal of Nursing, 16*(17), 1058–62.

Sanko, J. (2004). Aspiration assessment and prevention in critically ill enterally fed patients: Evidence-based recommendations for practice. *Gastroenterology Nursing, 27*(6), 279–285.

Smeltzer, S., Bare, B., Hinkle, J., et al. (2010). Brunner & Suddarth's Textbook of Medical-Surgical Nursing. (12th ed.). Philadelphia: Wolters Kluwer Health/Lippincott Williams & Wilkins.

Sudakin, T. (2006). Supporting nutrition with T.E.N. or T.P.N. *Nursing, 36*(32), 52–5.

Sweeney, J. (2005). Clinical queries: How do I verify NG tube placement? *Nursing, 35*(8), 25.

Taylor, C., Lillis, C., LeMone, P., et al. (2011). *Fundamentals of Nursing* (7th ed.). Philadelphia: Wolters Kluwer Health/Lippincott Williams & Wilkins

Tracey, D., & Patterson, G. (2006). Care of the gastrostomy tube in the home. *Home Healthcare Nurse, 24*(6), 381–6.

VISN 8 Patient Safety Center. (2009). *Safe patient handling and movement algorithms*. Tampa, FL: Author. Available at http://www.visn8.med.gov/patientsafetycenter/safePtHandling/default.asp

Why assess for aspiration in patients with dysphagia? (2008). *American Journal of Nursing, 108*(2), 42–4.

第12章

排尿

焦点とする患者ケア

本章では、以下のような患者のケアに必要なスキルの習得を目指す。

ラルフ・ベロウズ 73歳男性、脳卒中発作で入院中。尿失禁と皮膚損傷があり、受け持ち看護師は看護計画にコンドームカテーテルの装着を加えることにした。

グレイス・ハリガン 24歳妊婦、ベッド上安静中。排尿に行きたいがベッドから出ることができない。

マイク・ウィマー 36歳男性、腹膜透析を受けている。マイクはカテーテル挿入部周辺に圧痛、発赤が出てきていることに気付いた。

学習目標

本章学習後に実施できるようになるスキルを以下に示す。

1. 便器使用の介助
2. 尿器使用の介助
3. ベッドサイドでのコモード使用の介助
4. 超音波膀胱スキャナーを用いた膀胱容量の評価
5. 体外式コンドームカテーテルの装着
6. 女性患者への尿道カテーテル挿入
7. 男性患者への尿道カテーテル挿入
8. 尿道留置カテーテルの抜去
9. 間歇的閉鎖式カテーテル洗浄
10. 閉鎖式持続膀胱洗浄
11. 回腸導管のストーマ装具の交換と排泄物の廃棄
12. 恥骨上尿カテーテルのケア
13. 腹膜透析カテーテルのケア
14. 血液透析アクセスのケア

基本用語

有窓性：窓様の開口がある

回腸導管：外科手術による尿管から回腸への形態的な尿路の方向転換で、尿はストーマを通じて排泄される。

間歇的尿道カテーテル（ストレートカテーテル）：尿道から膀胱内に挿入するカテーテルで、一時的に尿を排出する（5-10分間）。

血液透析：通常は腎臓によって除去される体内の毒素や水分を、血液の濾過によって体内から除去する方法。

（続く）

基本用語 *(続き)*

個人防護具(PPE)：感染性物質への暴露を防止、または最小限に抑えるために必要な装備で、グローブ、ガウン、マスク、保護用ゴーグルなどがある。

雑音：血流の乱流によって起こる音

振動(スリル)：血流の乱流によって生じる触診できる感覚

ストーマ：体表面上の人工的な開口部

体外式コンドームカテーテル：柔軟なコンドーム型のシリコンカテーテルで、ペニスの外側に装着する。ドレナージチューブを接続し、排尿バッグに尿を排出する。

恥骨結合：前方中央の骨盤の結合。恥毛の下にある骨の突出

恥骨上尿カテーテル：恥骨上の外科的にあけた小さな切開を通じて膀胱に尿カテーテルを挿入する。

沈査：蓄尿容器の底にある沈殿物

動静脈グラフト：外科的に合成材料を用いて作成した動脈と静脈を接続する通路で、血液透析に使用する。

動静脈瘻：外科的に作成した動脈と静脈を接続する人工的な通路で、血液透析で用いる。

尿道留置カテーテル(フォーリーカテーテル)：持続的に排尿させる目的で、尿道から膀胱に挿入するカテーテル。カテーテルを一度膀胱内に挿入したら、バルーンを膨らませることで、留置が確保される。

腹膜炎：腹膜の炎症

腹膜透析：浸透と拡散の原理によって体内の毒素と水分を除去する。液体(透析物)を腹腔内に注入することで行われる。

本章では、看護師が排尿を促進するために使用するスキルを取り扱う。排尿システムのアセスメントは多くのスキルに関連するアセスメントを必要とする。基礎知識12-1は男性、女性の尿生殖器官の図解である。基礎知識12-2は排尿に影響する要因のまとめである。留置カテーテルを挿入している患者は特別なケアを必要としている。留置カテーテルを使用中の患者のケアについては、基礎知識12-3に要旨を示した。

基礎知識 12-1

尿生殖器官の解剖図

- 泌尿器の主要な構成要素は腎臓、尿管、膀胱、尿道である。
- 女性の尿道の平均的な長さは3.7-6.2cm、男性は18-20cmである。
- 男性の尿道は海綿体部、膜性部、前立腺部の3部に分かれている。
- 前立腺肥大が始まる平均年齢は50歳である。

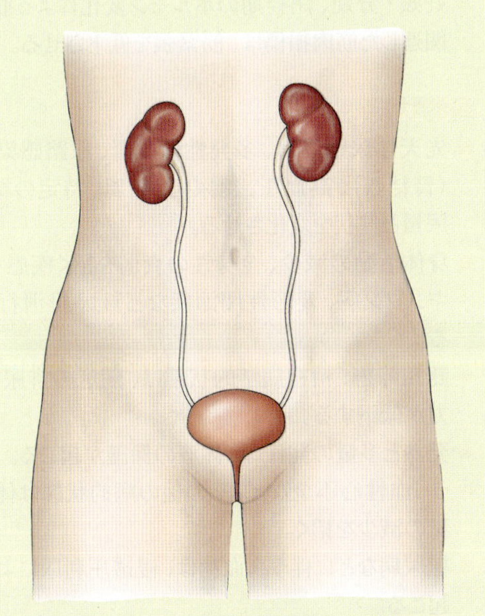
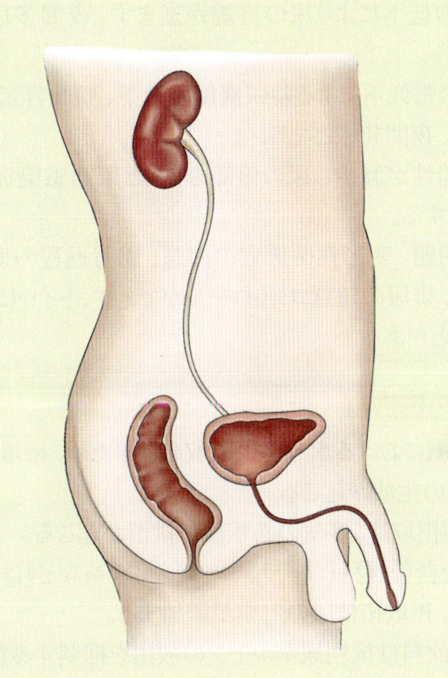

泌尿器を構成する腎臓、尿管、膀胱、尿道

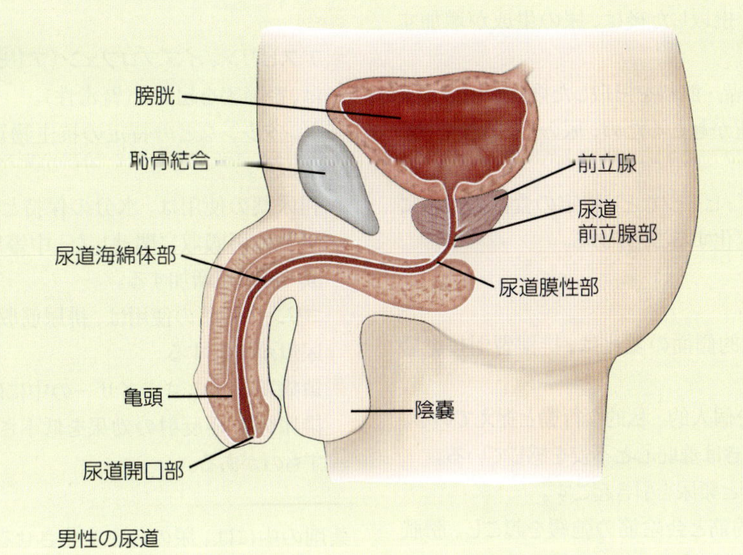

男性の尿道

基礎知識 12-2

排尿に影響を及ぼす要因

尿が身体で作られ排出される過程において、尿の量と性状に影響を及ぼす要因は多数ある。

加齢による影響

- 腎臓機能の低下により尿の濃縮が進まず、夜間多尿（頻尿）となる。
- 膀胱の筋緊張低下による蓄尿機能の低下、膀胱容量の低下が起こり、夜間頻尿となる。
- 膀胱の収縮性が減少し尿の停滞を招くと尿路感染症のリスクが増加する。
- 神経筋の問題、変形性関節症の問題、思考過程の変化、衰弱により、排尿の随意コントロールができず、トイレに間に合わないことがある。

食物や水分の摂取

- 脱水は、腎臓における水分の再吸収を促すため、尿量の低下と濃縮尿の生成が起こる。
- 水分の過剰摂取は、多量の希釈尿の排泄が起こる。
- カフェインを含む飲料（コーラ、コーヒー、紅茶など）は利尿効果があり、摂取後は尿の生成が増加する。
- アルコール飲料は抗利尿ホルモンの放出を抑制するため、摂取後は尿の生成が増加する。
- 水分を多く含む食品を摂取した後は、尿の生成が増加する。
- ナトリウムを多く含む食品・飲料を摂取した後は、ナトリウムと水分の再吸収と貯留が起こるため、尿の生成が減少する。
- アスパラガス、たまねぎ、ビーツなど、特定の食品の摂取により、尿の臭気・色が変化することがある。

心理的影響による変化

- 個人、家族、社会文化的側面の変化は、排泄習慣に影響を及ぼす。
- 患者は、排泄することを個人的・私的な行動と捉えている。介助の依頼が必要なときは羞恥心と不安を感じている。
- ストレスは、尿量の減少と頻尿を引き起こす。
- ストレスは、外尿道括約筋と会陰筋の弛緩を起こし、膀胱が空になるまで完全に排尿することが困難になることがある。

活動と筋緊張

- 定期的な運動は、代謝の増加と適正な尿の生成、排泄を促す。
- 寝たきりの状態が長期に及ぶと、膀胱機能と括約筋の緊張が低下し、排尿のコントロール不良とうっ滞が起こる。
- 尿道留置カテーテルを挿入していると、膀胱の筋肉に尿の充満による伸展がおこらないため、膀胱の緊張が失われる。
- 妊娠・分娩、閉経期のホルモン変化による筋萎縮、外傷に関連した筋肉損傷は、筋緊張を低下させる。

病的状態

- 先天性尿路異常、多発性嚢胞腎、尿路感染症、尿路結石（腎結石）、高血圧、糖尿病、痛風、特定の結合組織病は、尿量と性状を変化させる。
- 身体活動の減少、全身性の衰弱を招く疾患（関節炎、パーキンソン病、変形性関節症など）は、排泄行動の妨げとなる。
- 認知障害、精神病学的状態は、随意の排尿コントロール能力が低下する。
- 発熱と多量の発汗は、体液の保護が起こる。
- うっ血性心不全など、その他の病的状態は体液の貯留、尿量の減少を招く。
- 糖尿病などに伴う高血糖は、浸透圧利尿による尿量増加が起こる。

薬剤

- アスピリン、イブプロフェン（アドビル）などの鎮痛薬の乱用は、腎障害を起こす（腎毒性）。
- ゲンタシンなどの特定の抗生物質を使用すると、腎障害を起こす。
- 利尿薬の使用は、水分の保持と腎細管における特定の電解質の再吸収に関連した、中等度から高度の希釈尿の生成・排泄が増加する。
- コリン作動薬の使用は、排尿筋収縮の刺激作用があるため尿量が増加する。
- 鎮痛薬、トランキライザーの中には、中枢神経系を抑制し、排尿の神経反射の効果を低下させるため排尿障害を起こすものがある。

薬剤の中には、尿の色を変化させるものがある。抗凝固薬は血尿（尿中に血液が含まれる）、またはピンク、赤色尿の原因となる。利尿薬は尿色を薄くし淡黄色尿となる。フェナゾピリジン（ピリジウム）を使用すると、尿色はオレンジ、オレンジレッドになる。アミトリプチリン（エラビル）とビタミンB複合体は、緑、青緑色の尿となる。レボドパ（L−ドーパ）と鉄化合物製剤は茶色、黒色の尿となる。

基礎知識 12-3

留置カテーテル使用中の患者ケアガイドライン

- 留置カテーテルは、必要時のみ使用する。
- 原則に従い厳重な手指衛生を行う。
- カテーテル挿入時は、無菌操作で行う。
- カテーテル挿入後は、患者の大腿か腹部の適切な場所に固定する。
- できるだけ、閉鎖状態を維持する。
- 必要時は、閉鎖式の採尿ポートから無菌操作で採尿する。
- カテーテルが閉塞しないように注意し、尿の流出を維持する。
- カテーテルのサイズは、適合する中で一番細いものを使用する。
- カテーテル閉塞の除去、または予防する必要がない限り、洗浄は行わない。
- 患者の水分摂取は、十分な量を維持する。
- 採尿バッグは、半分から3分の2まで貯留したら、または3-6時間毎に尿を排出する。
- 採尿バッグは毎日洗浄剤か酢水（酢1に対して水3）で清拭し清潔に保つ。
- 「第7章　清潔」で概説した個人衛生を日々のルーチンで行う。抗生物質の軟膏やポピドンヨードを尿道口に塗布する必要はない。

スキル・12-1　便器介助

身体的な制限や医師の指示により離床できない患者は、排泄のために便器・尿器の使用が必要となる。活動の範囲がベッド上に制限されている男性患者は、排尿には尿器を、排便には便器を使用することが多い。女性患者は通常、排尿・排便どちらも便器を使用する。多くの患者は便器を使用すると、その難しさ、恥ずかしさに困惑する。患者が便器を使用する際は、安楽を促進し通常の感覚で排泄できるように配慮し、出来る限りプライバシーを尊重する。プロフェッショナルな態度で臨み確実な介助を行う。また、排泄後はスキンケアと外陰部の衛生を行う。

洋式便器は、頭部側が丸く平坦で、下肢側は先細りになり開口している。便器の頭部側を仙骨に向けて臀部の下に置き、開口部は下肢側に向かう（図1）。

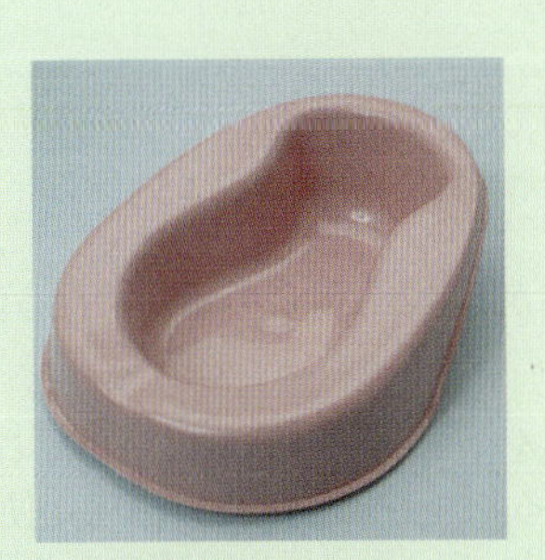

A. 洋式便器

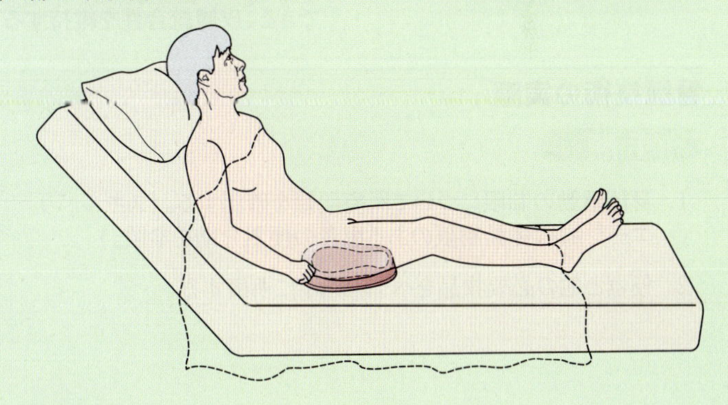

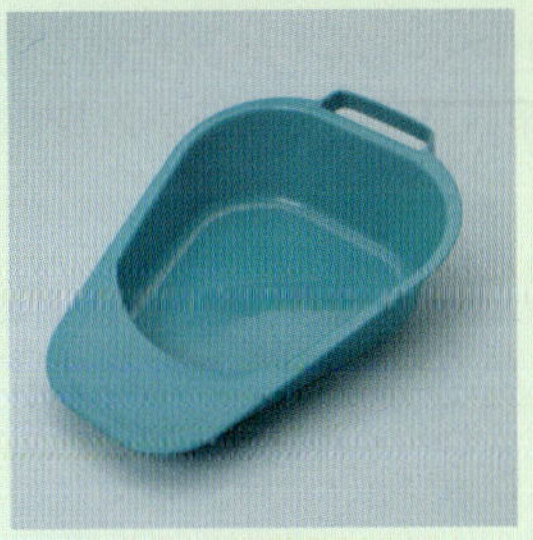

B. 差し込み便器

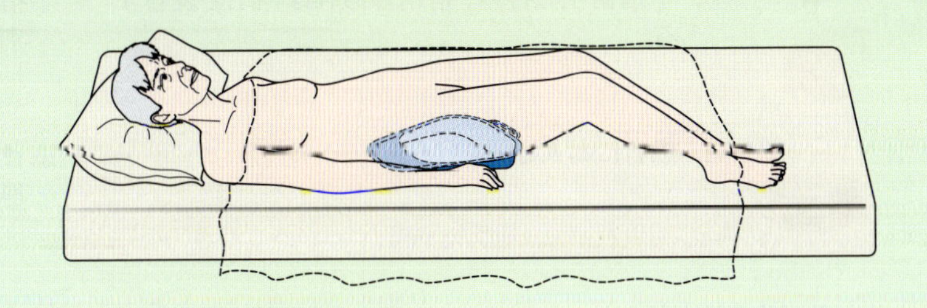

図1　(A)標準的な便器。通常のトイレ座面の位置にあてる。臀部は丸く広い部分に乗せ、開口部は下肢側へ向くように置く。(B)差し込み便器。薄くなっている方を頭部に向けて置く。

（続く）

スキル・12-1　便器介助　（続き）

差し込み便器は、大腿骨や脊椎下部の骨折患者に使用されることが多い。差し込み便器は、洋式便器より小さく平坦で、洋式便器の上に臀部を簡単に持ち上げられない患者に利用しやすい（図1参照）。非常に痩せている患者、高齢の患者は、差し込み便器を使用するほうが簡単で快適であることが多い。この便器の頭部側は平坦で広い面が薄く細くなっており、下肢側は深く開口している。便器の頭部側を仙骨に向けて臀部の下に置き、開口部は下肢側に向かう。

必要物品

- 便器（洋式、差し込み）
- トイレットペーパー、ティッシュ
- ディスポーザブル清潔グローブ
- 指示にあるPPE
- 便器、尿器のカバー（ディスポーザブル防水パッド、またはカバー）

アセスメント

患者の通常の排泄習慣をアセスメントする。便器を使用する理由を確認する（ベッド上安静などの医師の指示、不動など）。排泄行動に協力できる能力や制限の程度をアセスメントする。股関節手術や脊椎損傷など、患者に活動制限がある場合は、排泄に必要な患者の体動に禁忌の動きがないかアセスメントする。ドレーン、ドレッシング材、静脈内輸液の部位・使用物品、牽引、その他患者が受けている処置が便器使用に協力できる能力の障害とならないか、また装着している器具が外れる原因にならないか、確認する。患者の尿と皮膚の特徴をアセスメントする。

看護診断

現在の患者の状態に基づいて、看護診断を行うための関連因子を決定する。妥当な看護診断を以下に示す。

- 身体可動性障害
- 排尿障害
- 排泄セルフケア不足
- 知識不足
- 機能性尿失禁

成果確認と看護計画立案

便器使用時の望ましい成果は、患者が介助により排泄できることである。他に適切な成果としては、患者が排泄をコントロールする能力（コンチネンス）を維持する、介助により実際に便器が使用できる、皮膚統合性を維持する、などがある。

看護技術の実際

手順	根拠
1. 身体活動の制限について医療記録を確認する。（スキルバリエーション：体動制限のある患者の便器介助を参照。）	活動制限があると、患者の排泄に伴う体動が禁忌となる可能性がある。
2. 便器と他の必要物品をベッドサイドに準備する。	必要物品を全てベッドサイドに準備することで、時間と労力が節約できる。物品を近くに配置すると便利で時間を節約でき、看護師にとって、不必要な筋肉のひねりや伸展を避けることができる。
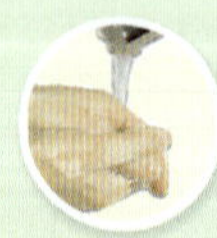 3. 手指衛生を行い、指示があればPPEを装着する。	手指衛生とPPEは微生物の拡散を防止する。PPEは感染経路別予防策に基づいた装備が必要である。
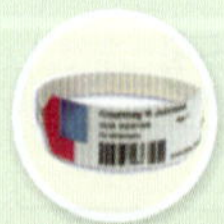 4. 患者に本人確認を行う。	患者確認の実施により、正しい患者に正しい介入を行う確証を得ることができ、エラーの防止にも役立つ。
5. ベッド周囲のカーテンを閉め、可能であれば部屋のドアを閉める。処置について患者と相談し、処置に協力できる患者の能力、個人的な衛生習慣をアセスメントする。	ドアやカーテンを閉めることで、患者のフライバシーを保護する。

手順

6. 禁忌でなければ、便器の縁にパウダーをつける。カバーをかけた便器をベッドサイドの椅子の上に置く。グローブを装着する。

根拠

パウダーは、便器が患者の皮膚に密着するのを防ぎ、外しやすくする。患者に呼吸上の問題やパウダーのアレルギーがある場合、採尿する場合は、パウダーを使用しない(尿検体を汚染するため)。便器を椅子の上に置くと、手に取りやすい。グローブは血液や体液との接触を防止する。

7. ベッドを作業しやすい高さに調節する。通常は介助者の肘の高さである(VISN 8 Patient Safety Center, 2009)。患者を仰臥位にした後、禁忌でなければベッドの頭部を30度挙上する。

ベッドを適切な高さにすると、背部や筋肉の損傷を防止することができる。仰臥位は便器を正しい位置に置くためには必要な体位である。

8. 掛け物を足元にたたみ、便器を置く場所を十分確保する。ベッド上に防水パッドを敷いていない場合で敷く時間があれば、便器を挿入する前に防水パッドを患者の臀部の下に敷く(図2)。

このような掛け物のたたみ方は、便器を挿入する際の不必要な露出を最小限に抑える。防水パッドはベッドを汚染から守る。

9. 患者に膝を立てて臀部を持ち上げてもらう。必要時は、看護師の手掌を患者の腰部にあて、臀部の持ち上げを支援する。もう一方の手で、便器を挿入する(図3)。

患者が自分の体重を足部にかけて臀部を持ち上げると、看護師は介助の労力を減らすことができる。

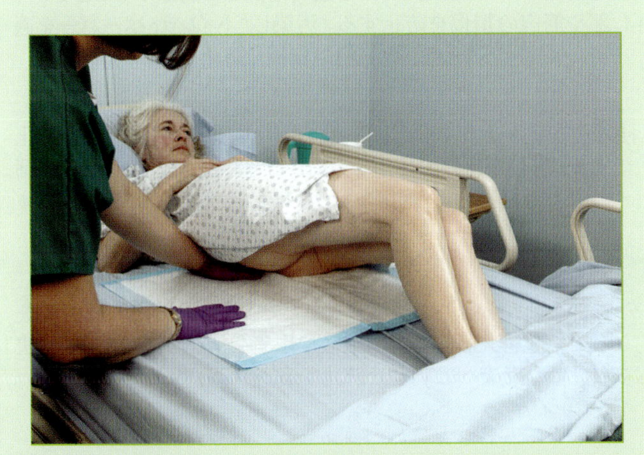

図2　患者の臀部の下に防水パッドを敷く。(注：掛け物は作業の妨げにならない程度にたたみ、不必要な露出は避ける。本書の写真は手順を表示するために露出が多くなっている)

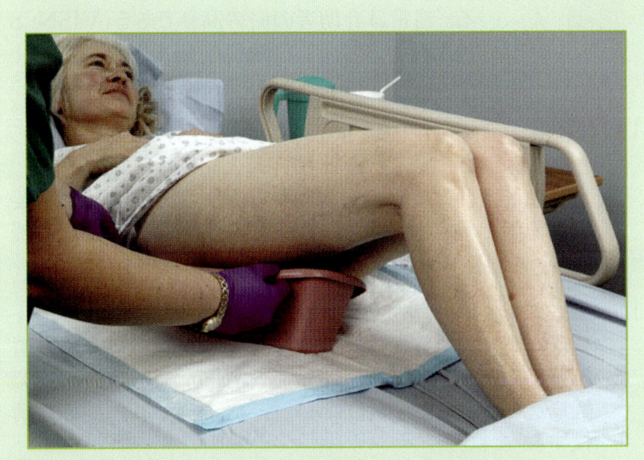

図3　臀部の持ち上げを支援し、便器を挿入する。

10. **便器が適切な位置にあり、患者の臀部が洋式・差し込み便器どちらの場合でも広い面に乗っていることを確認する。**

便器を正しい位置に置くことでベッドの汚染を防ぎ、患者が快適で挿入位置不良による皮膚の損傷を防ぐ。

11. 禁忌でなければベッドの頭部を挙上し、患者の許容範囲内でできるだけ座位に近い姿勢にする。

座位に近い姿勢は排泄しやすく、背部の負担も軽減し、重力は排泄の手助けとなる。

12. **禁忌でない限り、患者の手の届く所にナースコールとトイレットペーパーを置く。ベッドは最も低い位置に下げる。**一人にしても安全な場合は、患者を一人にする。必要時、ベッド柵は上げる(図4)。

患者が必要な物に手を伸ばして取る必要がなければ、転倒・転落を防ぐことができる。ベッドの高さを低くすることは患者の安全を促進する。可能であれば患者を一人にする環境を作り、患者の自尊心、プライバシーを尊重する。ベッド柵は患者が体位を調整するのに役立つ。

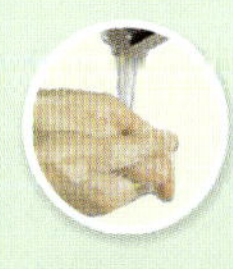

13. 使用したグローブとPPEを外す。手指衛生を行う。

正しくPPEを外すことで、微生物の伝播を防止する。手指衛生は微生物の拡散を防止する。

(続く)

スキル・12-1　便器介助　(続き)

手順　　**根拠**

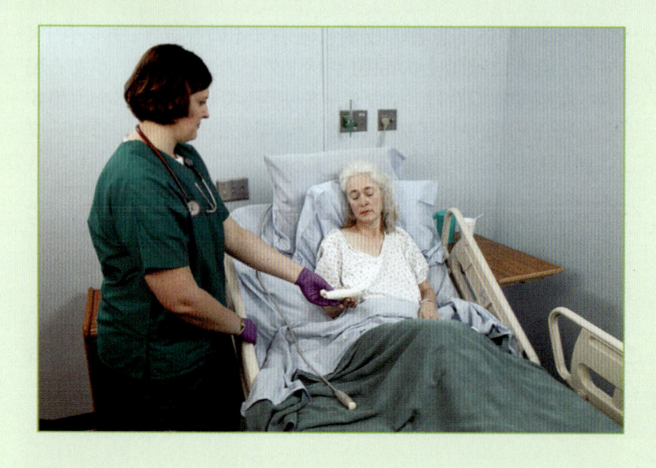

図4　患者の手の届く場所にナースコールを置き、トイレットペーパーは手に持たせる。

便器の除去

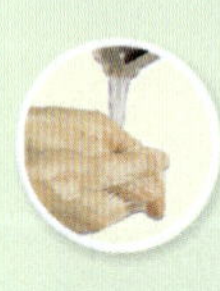

14. 手指衛生を行い、グローブ、指示のあるPPEを装着する。ベッドを作業しやすい高さに調節する。通常は介助者の肘の高さである(VISN 8 Patient Safety Center, 2009)。トイレットペーパーを捨てるゴミ袋を持参する。

手指衛生は微生物の拡散を防止する。グローブは血液や体液への暴露を防止する。ベッドを適切な高さに調節することで、背部や筋肉の損傷を防止する。汚染したトイレットペーパーを適切に廃棄することで、微生物の伝播を防止する。

15. 必要時、ベッドの頭部を30度くらいまで下げる。便器を揺らさないように注意しながら、挿入時と同じように除去する。患者に膝を曲げて臀部を便器から持ち上げてもらう。必要時は患者の腰部に看護師の手掌をあてて持ち上げを支援する。便器をベッドサイドの椅子に置き、カバーをかける。

便器を安定させて持つことで、排泄物がこぼれてしまうのを防止する。患者が自分の体重を足にかけることができれば、看護師の労力が軽減する。便器のカバーは、微生物の拡散を予防するのに役立つ。

16. 患者に衛生の介助が必要な場合は、看護師の手にトイレットペーパーを数回巻きつけ、外陰部から肛門に向けて一度清拭する。トイレットペーパーを捨て、外陰部が清潔になるまで繰り返す。患者を側臥位にして臀部を開き、肛門周囲を清拭する。

外陰部を前から後ろに清拭することで、膣と尿道口の便汚染を最小限に抑える。便器使用後に患者を清拭することは、不快な臭いや皮膚への刺激を防止する。

17. 検体を採取する場合、排泄物を記録する場合は、トイレットペーパーを便器の中に入れずに、ゴミ袋に捨てる。

排泄物にトイレットペーパーを混入させると、検査が困難となり正確な結果を得られない。

18. 患者を安楽な姿勢に戻す。患者の下にあるリネンが乾燥していることを確認する。必要時、患者の下にある防水パッドを交換または除去する。グローブを外し、患者に掛け物がかかっていることを確認する。

体位の調整は患者の安楽を促進する。汚染したグローブを外すことで、微生物の拡散を防止する。

19. ベッド柵を上げる。ベッドの高さを低くし、ベッドの頭部を安楽な角度に調節する。ナースコールを適切な場所に置く。

ベッド環境を整えることで、患者の安全を促進する。

20. 患者に手洗い・乾燥に必要なものを渡し、必要時介助する。

排泄後の手洗いは、微生物の拡散を防止するのに役立つ。

21. 清潔なグローブを装着する。必要時は尿量を測定し、その後排泄物を廃棄し便器の洗浄を行う。医療施設の規定に従い、ゴミ袋を廃棄する。

グローブは血液や体液への暴露を防止する。再利用可能な用具を洗浄することで、微生物の拡散を防止する。

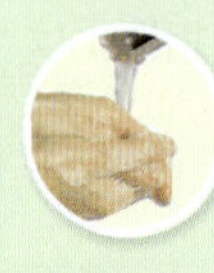

22. 使用したPPEを外す。手指衛生を行う。

PPEを正しく外すことで、他の物品への汚染や感染伝播のリスクが軽減する。手指衛生は微生物の拡散を防止する。

評価

望ましい成果が得られるのは、患者が便器を使用して排泄する場合である。他の成果としては、患者が乾燥した皮膚を維持する、失禁(インコンチネンス)の体験をしない、実際に介助に協力して便器を使用することができる、皮膚統合性障害が起こらない、などである。

記録

ガイドライン

患者の活動耐容性について記録する。排泄した尿量を摂取排泄表に記入する。通常と違う尿の性状や患者の皮膚の変化など、他のアセスメントも記録する。

記録例

12/12/6　7:30　介助者2名で、差し込み便器を使用。黄褐色尿400mL、尿臭強い。指示により尿検査に提出する。

── S. バーンズ、看護師

注意事項

- 差し込み便器は洋式便器よりも患者にとって快適であることが多いが、容量は少ない(図1参照)。
- 便器に座っている時間が長いと、患者の皮膚に過度の圧迫と刺激を与える結果となるため、長時間患者を放置してはならない。

スキルバリエーション　体動制限のある患者の便器介助

自分自身を便器の上に持ち上げることができない患者、排泄に必要な行動が禁止されているような体動制限がある患者は、便器使用時に以下のような方法で介助する。

1. 便器の使用方法について患者と相談し、患者の対応能力と衛生習慣をアセスメントする。身体活動の制限について医療記録を確認する。

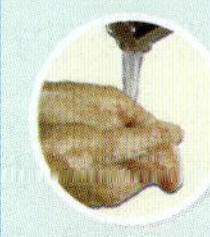

2. 便器と他の必要物品をベッドサイドに準備する。手指衛生を行い、指示のあるPPEを装着する。患者のバンドで本人確認を行う。

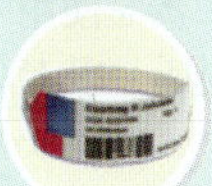

3. 禁忌でなければ、便器の縁にパウダーをつける。
4. カバーをかけた便器をベッドサイドの椅子の上に置く。ベッド周囲のカーテンを閉め、可能であれば部屋のドアを閉める。
5. ベッドを作業しやすい高さに調節する。通常は介助者の肘の高さである(VISN 8 Patient Safety Center, 2009)。患者を仰臥位にして、禁忌でなければベッドの頭部を30度くらい挙上する。ディスポーザブルグローブを装着する。
6. 患者が体位変換できる程度の露出で、掛け物を足元にたたむ。防水パッドを敷いていない場合で時間の余裕があれば、便器を挿入する前に、患者の臀部の下に防水パッドを敷く。
7. 患者を奥側へ体位変換し側臥位になるように介助する。
8. 便器の頭部側を仙骨に向けて患者の臀部にあて、便器を臀部にしっかりあてる(図A)。

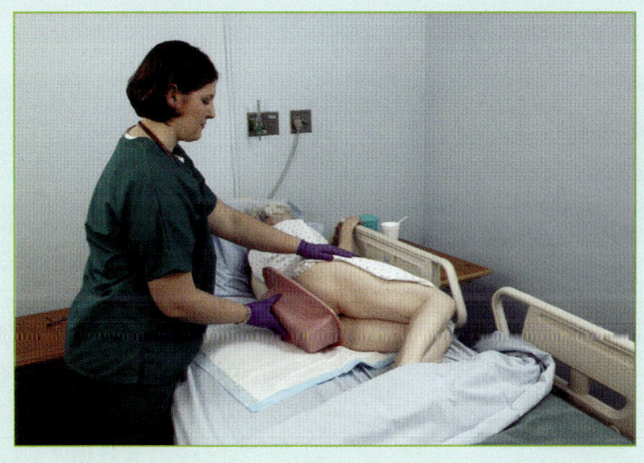

図A　便器を挿入するために、患者を側臥位にする。(注:掛け物は作業の妨げにならない程度にたたみ、不必要な露出は避ける。本書の写真は手順を表示するために露出が多くなっている)

9. 片方の手で便器を把持する。便器を優しく圧迫し正しい位置にあることを確認し、患者の体位を便器に乗った状態の仰臥位に戻す。
10. 便器が正しい位置にあり、患者の臀部が洋式便器の丸い平面か、差し込み便器の薄い平面に乗っていることを確認する。
11. 禁忌でなければ、患者の許容範囲内でベッドの頭部を挙上し、座位に近い姿勢をとる。患者に掛け物をかける。
12. ナースコールとトイレットペーパーを患者の手の届く所に置く。ベッドを最も低い位置に下げる。一人にしても安全な場合は、患者を一人にする。必要時、ベッド柵を上げる。

(続く)

スキル・12-1　便器介助　（続き）

スキルバリエーション　体動制限のある患者の便器介助　（続き）

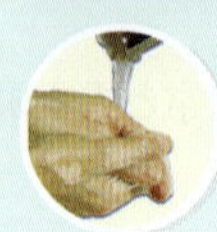

13. 使用したグローブ、PPEを外す。手指衛生を行う。

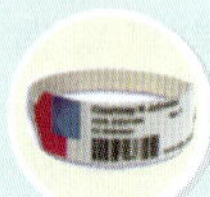

14. 便器を除去するために、手指衛生を行い、グローブ、PPEを装着する。ベッドを作業しやすい高さに上げる。トイレットペーパーを捨てるゴミ袋を準備しておく。
15. ベッドの頭部を下げる。手前の便器の縁をつかむ。便器を押さえ平らな状態を維持する。別の介助者が、患者を奥側へ体位変換し側臥位になるように介助する。便器を除去し、椅子の上に置く。カバーをかける。
16. 看護師の手にトイレットペーパーを数回巻きつけ、外陰部から肛門に向けて一度清拭する。トイレットペーパーを捨て、外陰部が清潔になるまで繰り返す。患者を側臥位にして臀部を開き、肛門周囲を清拭する。
17. 患者を安楽な姿勢に戻す。患者の下にあるリネンが乾燥していることを確認する。患者に掛け物がかかっていることを確認する。
18. グローブを外す。患者に手洗い・乾燥に必要なものを渡し、必要時介助する。
19. ベッド柵を上げる。ベッドの高さを低くし、ベッドの頭部を安楽な角度に調節する。ナースコールを適切な場所に置く。

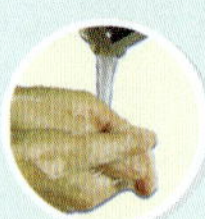

20. 清潔なグローブを装着する。必要時は尿量を測定した後、排泄物を廃棄し便器の洗浄を行う。使用したPPEを外す。手指衛生を行う。

スキル・12-2　尿器介助

活動の範囲がベッド上に制限されている男性患者は、排尿時に尿器を使用することが多い。また、ベッドサイドで使用する尿器は便利なものとして利用頻度が高い（図1）。立位で尿器を使用する場合は、膀胱が空になるまで排尿することが容易である。一人で立位を維持できない患者は、尿器に排尿する際に介助が必要である。患者が立位になれない場合は、ベッド上で尿器を使用する。尿量測定を簡便にするためにトイレで尿器を使用することもある。多くの患者が尿器を使用する際に羞恥心を感じる。できるだけ安楽を促進し通常の感覚で排泄できるように配慮し、患者のプライバシーを尊重する。尿器使用後はスキンケアと外陰部の衛生を提供し、プロフェッショナルな態度で対応する。

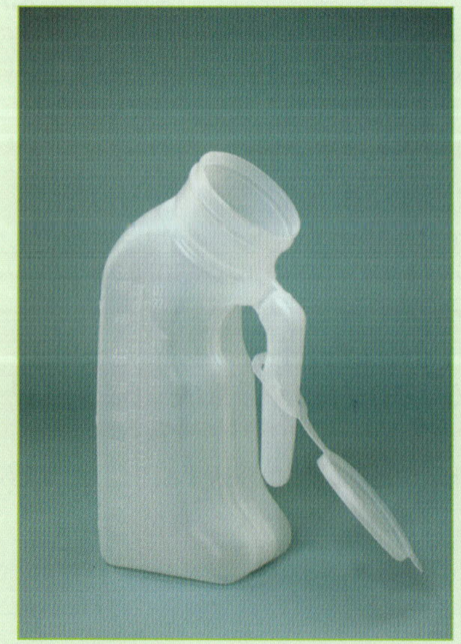

図1　尿器

必要物品

- 尿器、ふた（通常は付属している）
- トイレットペーパー
- 清潔なグローブ
- 指示のあるPPE

アセスメント

患者の通常の排泄習慣についてアセスメントする。尿器を使用する理由を確認する（ベッド上安静などの医師の指示、不動など）。排泄行動に協力できる能力や制限の程度をアセスメントする。股関節手術や脊椎損傷など、患者に活動制限がある場合は、排泄に必要な患者の体動に禁忌の動きがないかアセスメントする。ドレーン、ドレッシング材、静脈内輸液の部位・使用物品、牽引、その他患者が受けている処置が尿器使用に協力できる能力の障害とならないか、また装着している器具が外れる原因にならないか、確認する。患者の尿と皮膚の特徴をアセスメントする。

看護診断

現在の患者の状態に基づいて、看護診断を行うための関連因子を決定する。妥当な看護診断を以下に示す。

- 身体可動性障害
- 排尿障害
- 排泄セルフケア不足
- 知識不足
- 機能性尿失禁

成果確認と看護計画立案

尿器介助時の望ましい成果は、患者が介助を受けて排泄できることである。他に妥当な成果は、患者が排泄をコントロールする能力（コンチネンス）を維持する、実際に尿器を使用できる、皮膚統合性を維持する、などがある。

看護技術の実際

手順	根拠
1. 身体活動の制限について医療記録を確認する。	活動制限があると、患者の排尿に必要な体動が禁忌となる可能性がある。
2. 尿器と他の必要物品をベッドサイドに準備する。	必要物品を全てベッドサイドに準備することで、時間と労力が節約できる。物品を近くに配置すると便利で時間を節約でき、看護師にとって、不必要な筋肉のひねりや伸展を避けられる。
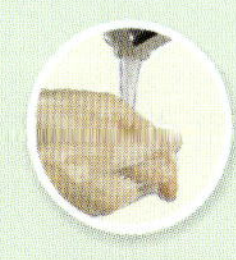 3. 手指衛生を行い、指示があればPPEを装着する。	手指衛生とPPEは微生物の拡散を防止する。PPEは感染経路別予防策に基づいた装備が必要である。
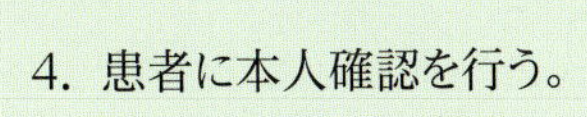 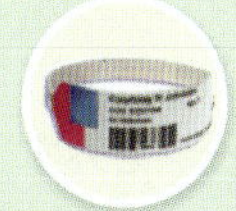 4. 患者に本人確認を行う。	患者確認の実施により、正しい患者に正しい介入を行う確証を得ることができ、エラーの防止にも役立つ。
5. ベッド周囲のカーテンを閉め、可能であれば部屋のドアを閉める。処置について患者と相談し、処置に協力できる患者の能力、個人的な衛生習慣をアセスメントする。	ドアやカーテンを閉めることで、患者のプライバシーを保護する。
6. グローブを装着する	グローブは血液や体液への暴露を防止する。
7. ベッドサイドでの立位、側臥位、仰臥位、ベッドの頭部を挙上した座位、端座位など、患者を適切な姿勢にする。	これらの姿勢は、膀胱が空になるまで排尿しやすい。
8. 患者がベッドに寝たきりの場合、尿器の場所を確保する程度に掛け物を外す。	この方法で掛け物をたたむと、看護師が尿器を把持している間、不必要な露出が最小限に抑えられる。
9. 患者が立位でない場合、下肢を軽く開いてもらう。**ペニスの近くに尿器を置き、ペニスを完全に尿器の中に入れる（図2）。尿器の底面はペニスより低い位置を保つ。必要時、尿器がずれないように把持する。**	下肢を軽く開くと、尿器の適切な位置を確保できる。尿器の中に完全にペニスを入れ、尿器の底面をペニスより下げておくと、尿がこぼれない。

（続く）

スキル・12-2 尿器介助 (続き)

手順 / **根拠**

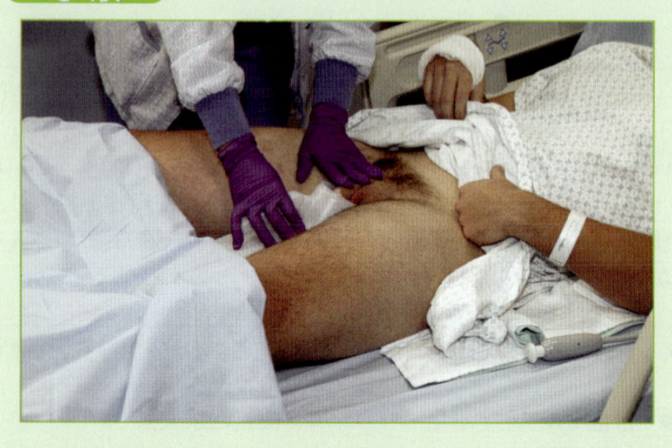

図2 男性患者の適切な尿器の位置(注:掛け物は作業の妨げにならない程度にたたみ、不必要な露出は避ける。本書の写真は手順を表示するために露出が多くなっている)

10. 患者に掛け物をかける。
掛け物をかけることで、保温とプライバシーの保護が可能となる。

11. ナースコールとトイレットペーパーを患者の手の届く位置に置く。トイレットペーパーを捨てるゴミ袋も渡す。ベッドが最低の位置に下がっていることを確認する。一人にしても安全な場合は、患者を一人にする。必要時、ベッド柵を上げる。
患者が必要な物に手を伸ばして取る必要がなければ、転倒・転落を防ぐことができる。ベッドの高さを低くすることは患者の安全を促進する。可能であれば患者を一人にする環境を作り、患者の自尊心、プライバシーを尊重する。ベッド柵は患者が体位を調整するのに役立つ。

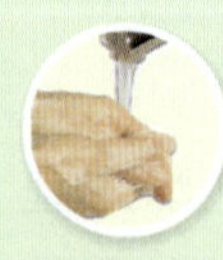

12. 使用したグローブとPPEを外す。手指衛生を行う。
正しくPPEを外すことで、微生物の伝播を防止する。手指衛生は微生物の拡散を防止する。

尿器の除去

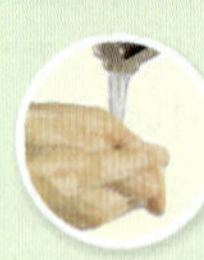

13. 手指衛生を行う。グローブと指示のあるPPEを装着する。
手指衛生とPPEは微生物の拡散を防止する。グローブは血液や体液への暴露を防止する。PPEは感染経路別予防策に基づいた装備が必要である。

14. 尿器を除去するのに必要な程度に掛け物を外す。尿器の開口部に蓋をする。ベッドサイドの椅子に置く。排尿後の衛生に介助が必要な場合は、看護師の手にトイレットペーパーを数回巻いて、患者の清拭を行う。使用後はゴミ袋へ廃棄する。
尿器の開口部に蓋をすることで、微生物の拡散を防止する。

15. 患者を安楽な姿勢に戻す。患者の下にあるリネンが乾燥していることを確認する。必要時、患者の下にある防水パッドを交換または除去する。グローブを外し、患者に掛け物がかかっていることを確認する。
適切な姿勢は患者の安楽を促進する。汚染したグローブを外すことで、微生物の拡散を防止する。

16. ナースコールが手の届く位置にあることを確認する。
患者の安全を促進する。

17. 患者に手洗い・乾燥に必要なものを渡し、必要時介助する。
尿器使用後に手洗いをすることで微生物の拡散を防止する。

18. 清潔なグローブを装着する。必要時は尿量を測定し、その後尿を廃棄し尿器の洗浄を行う。医療施設の規定に従い、ゴミ袋を廃棄する。
尿量の測定は、正確な摂取排泄量の記録に必要である。

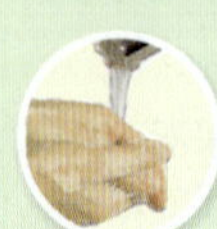

19. 使用したグローブとPPEを外す。手指衛生を行う。
グローブは血液や体液への暴露を防止する。PPEを正しく外すことで、他の物品への汚染や感染伝播のリスクが軽減する。手指衛生は微生物の拡散を防止する。

評価

望ましい評価が得られるのは、患者が尿器を使用して排尿する場合である。他の成果としては、患者が乾燥した皮膚を維持する、失禁(インコンチネンス)の体験をしない、実際に介助に協力して尿器を使用することができる、皮膚統合性障害が起こらない、などである。

記録

ガイドライン

患者の活動耐容性について記録する。排泄した尿量を摂取排泄表に記入する。通常と違う尿の性状や患者の皮膚の変化など、他のアセスメントも記録する。

記録例

> 12/6/12　7:30　ベッドサイドで尿器を使用して排尿する。600mLの黄色尿。正確な排泄量を記録するために、尿器の利用は継続する必要があることを再度説明する。指導への理解は言葉で表現できる。
>
> ――S. バーンズ、看護師

注意事項

- 尿器を長時間あてておくと、皮膚への圧迫と刺激の原因となるため、過度に時間を延長して患者にあてたままにしない。患者が一人で使用できない場合、介助が必要な場合は、他の介入方法としてコモードや体外式コンドームカテーテルの装着を考慮する。
- 上肢の動きに制限がある患者、精神状態に変調をきたしている患者など、尿器を安定させて把持するのが困難な患者の場合は、尿をこぼさないように介助が必要である。
- 尿器は立位、端座位でも使用し、ベッドサイドでも、トイレでも使用可能である。

スキル・12-3　ベッドサイドでのコモード介助

トイレへの移動が困難な患者は、ベッドサイドでのコモード使用が便利である。コモードは、ベッドサイドに設置するポータブルトイレで、排便・排尿時に使用することができる(図1)。コモードはベッドのすぐ横に置くことができるため、利便性が高い。コモードの脚部の上には付属の手すりが付いているものが多いが、これがあるために簡単に移乗ができないこともある。脚部の下端には通常滑り止めの脚キャップがついているが、移乗の際にコモードが動いて患者が損傷や転倒しないように注意して介助しなければならない。

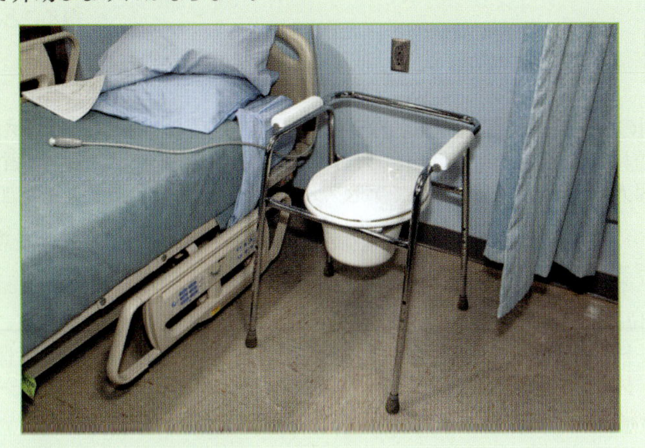

図1　ベッドサイドのコモード

必要物品

- コモードとふた(通常は付属している)
- トイレットペーパー
- 未滅菌グローブ
- 指示のあるPPE

(続く)

スキル・12-3 ベッドサイドでのコモード介助 (続き)

アセスメント

患者の通常の排泄習慣についてアセスメントする。衰弱や不安定な歩行など、患者がコモードを必要とする理由について確認する。患者に付属するドレーン、ドレッシング材、静脈内輸液の部位・器具、その他の機器について確認し、患者がコモードを使用する際に協力できる能力の妨げにならないか、移乗が器具等の外れの原因にならないか、確認する。患者の皮膚や尿の性状についてアセスメントする。

看護診断

現在の患者の状態に基づいて、看護診断を行うための関連因子を決定する。妥当な看護診断を以下に示す。

- 身体可動性障害
- 転倒リスク状態
- 排尿障害
- 知識不足
- 機能性尿失禁
- 排泄セルフケア不足

成果確認と看護計画立案

コモード使用の介助を行う際の望ましい成果は、患者が介助を受けて排泄できることである。他に妥当な成果としては、患者が排泄コントロール(コンチネンス)を維持する、実際にコモードを使用することができる、皮膚統合性を維持する、損傷を受けない、などがある。

看護技術の実際

手順	根拠
1. 身体活動の制限について患者の医療記録を確認する。	身体活動の制限があると、スキルを実施するうえで適応とならない可能性がある。
2. コモードと他の必要物品をベッドサイドに準備する。必要時は、患者の移乗に際して別のスタッフに支援を求める。	必要物品をベッドサイドに準備すると、時間と労力が節約できる。また、便利で時間を節約でき、看護師にとって、不必要な筋肉のひねりや伸展を避けられる。安全な移乗のために別の介助者の支援が必要になる場合がある。
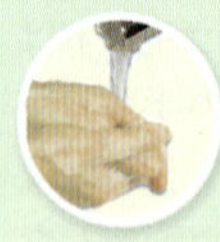 3. 手指衛生を行い、指示があればPPEを装着する。	手指衛生とPPEは微生物の拡散を防止する。PPEは感染経路別予防策に基づいた装備が必要である。
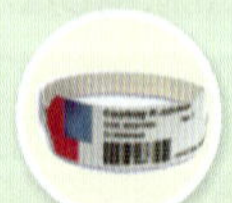 4. 患者に本人確認を行う。	患者確認の実施により、正しい患者に正しい介入を行う確証を得ることができ、エラーの防止にも役立つ。
5. ベッド周囲のカーテンを閉め、可能であれば部屋のドアを閉める。処置について患者と相談し、処置に協力できる患者の能力、個人的な衛生習慣についてアセスメントする。	環境を整え、患者のフライバシーを保護する。患者との意見交換は、患者の安心感が高まり、処置に対する知識も増え、患者のケア参加を促進し、個別的な看護ケアを行うことができる。
6. コモードをベッドの横に平行に並べて設置する。コモードのふたを上げるか取り除く。前掲の図1を参照。	コモードを準備することで使用しやすくなる。
7. 患者が立位になるように介助し、その後ピボットターンで患者をコモードに移乗させる。**コモードの脚1本を看護師の足でしっかり支えている間、患者には手すりにつかまってもらう。患者を降ろし、コモードのシートにゆっくり座らせる。**	立位の後、片足を軸としたピボットターンで患者を移乗させ、安全を確保する。コモードの脚部を看護師の足で押さえておくと、コモードが動かずに患者が座ることができる。
8. 患者に掛け物をかける。患者の手の届く位置にナースコールとトイレットペーパーを置く。	患者に掛け物をかけて保温する。患者が必要なものに手を伸ばさなければ、転倒・転落は予防できる。可能であれば患者を一人にして、自尊心を高めプライバシーを尊重する。
コモード終了時の介助	
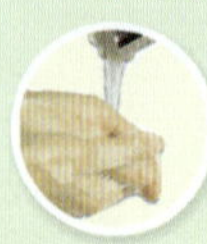 9. 手指衛生を行う。グローブと指示のあるPPEを装着する。	手指衛生は微生物の拡散を抑止する。グローブは血液や体液への暴露を防止する。

手順	根拠
10. 患者が立位をとるように介助する。患者に衛生の介助が必要な場合は、看護師の手にトイレットペーパーを何度か巻きつけ、外陰部を肛門に向かって一度清拭する。医療施設の規定に従ってトイレットペーパーをゴミ袋に廃棄し、患者の陰部が清潔になるまで、清拭を続ける。	外陰部を前から後ろに清拭することで、膣と尿道口の便汚染を最小限に抑える。コモード使用後に患者を清拭することは、不快な臭いや皮膚への刺激を防止する。
11. 検体採取や排泄物の記録が必要な場合は、コモードの中にトイレットペーパーを捨ててはならない。コモードのふたを戻す。	排泄物にトイレットペーパーを混入させると、検査が困難となり正確な結果を得られない。コモードのふたは、微生物の拡散を防止するのに役立つ。
12. グローブを外す。患者をベッドか椅子へ戻す。患者がベッドへ戻る場合、必要時はベッド柵を上げる。患者に掛け物がかかり、ナースコールが手元にあることを確認する。	汚染したグローブを外すことで、微生物の拡散を防止する。患者をベッドや椅子に戻すことは、安楽の促進につながる。ベッド柵は、患者がベッド内で体動するときに役立つ。ナースコールをすぐに利用できる位置に準備することは、患者の安全を促進する。
13. 患者に手洗い・乾燥に必要なものを渡し、必要時介助する。	コモード使用後の手洗いは、微生物の拡散を防止するのに役立つ。
14. 清潔なグローブを装着する。必要時は尿量を測定し、その後排泄物を廃棄しコモードの洗浄を行う。医療施設の規定に従い、ゴミ袋を廃棄する。	グローブは血液や体液への暴露を防止する。正確な尿量測定は、正確な摂取排泄表の記載に必要なことである。
15. 使用したグローブとPPEを外す。手指衛生を行う。	PPEを正しく外すことで、他の物品への汚染や感染伝播のリスクが軽減する。手指衛生は微生物の拡散を防止する。

評価

望ましい成果が得られるのは、患者がベッドサイドのコモードを問題なく使用する場合である。他に成果が得られるのは、皮膚の乾燥を維持する、失禁（インコンチネンス）の体験をしない、コモード使用に協力する方法が実際に行える、皮膚統合性障害が起こらない、転倒しない、などの場合である。

記録

ガイドライン

患者のコモード使用における活動耐容性について記録する。必要時、排便・排尿量を摂取排泄表に記入する。通常と異なる便・尿の性状、皮膚状態の変化など、他のアセスメントについても記録する。

記録例

> 12/7/6　7:30　スタッフ1名で移乗介助し、ベッドサイドのコモードで排尿する。325mLの黄色尿。不安定な歩行状態からみて、コモードの使用は継続する必要がある旨、再度伝える。説明について同意し、コモード使用のために立ち上がるときは介助を求めることに理解を示す。
>
> ——*S. バーンズ、看護師*

注意事項

- 患者の活動制限や可動性に基づいて、介助なしで移乗しても安全であると判断されれば、コモードはベッドの近くに設置して自由に使用することができる。

スキル・12-4　超音波膀胱スキャナーを用いた膀胱容量の評価

ポータブルの膀胱超音波画像診断装置は、正確で信頼性が高く非侵襲的な検査装置で、膀胱容量を評価するために利用される。膀胱スキャナーは、尿路感染症の発生リスクがなく、断続的にカテーテルを挿入することもなく、膀胱容量が測定できる。また、頻尿、尿量の減少、膀胱の拡張、排尿困難がある場合や、間歇的導尿のスケジュールを決定する際にも利用される。プロトコールは、患者にカテーテルを挿入する判断を導くために作成される。スキャナーでの結果を印刷できる装置もあり、結果を記録する目的での利用も可能である。

スキャン中の患者の体位は、仰臥位であると最も正確な結果が得られる。スキャナーには患者の性別を選択するボタンがある。女性患者で子宮摘出術を受けている場合は、男性のボタンを選択する(Altschuler & Diaz, 2006)。排尿後残尿量(PVR)が50mL未満であれば、膀胱からの排泄が適正であることを示す。PVRが150mLを越える場合は尿路感染症を伴うことがあるため、ガイドラインではカテーテル挿入を推奨することが多い(Stevens, 2005)。

必要物品

- 膀胱スキャナー
- 超音波検査用ジェル、膀胱スキャンジェルパッド
- アルコール綿、メーカー推奨の消毒綿
- 清潔なグローブ
- 指示のあるPPE
- ペーパータオル、清拭タオル

アセスメント

尿閉の徴候、残尿量の測定、膀胱が空になっていることの実証、留置カテーテルの閉塞の確認、カテーテル挿入が必要かどうか決定するための膀胱拡張の評価などを含めた、膀胱容量確認の必要性についてアセスメントする。医療施設によって必要であれば医師の指示を確認する。多くの施設において、膀胱スキャナーは看護師の判断で使用可能である。

看護診断

現在の患者の状態に基づいて、看護診断を行うための関連因子を決定する。妥当な看護診断を以下に示す。

- 排尿障害
- 尿閉

成果確認と看護計画立案

膀胱スキャンを使用する際の望ましい成果は、膀胱内の尿量が正確に測定されることである、他に妥当な成果としては、患者の排尿機能が維持される、尿量は最低30mL/時が確保される、膀胱が拡張しない、などがある。

看護技術の実際

手順	根拠
1. 身体活動の制限について医療記録を確認する。	身体活動の制限があると、スキルを実施するうえで適応とならない可能性がある。
2 .膀胱スキャナーと他の必要物品をベッドサイドに準備する。	必要物品を全てベッドサイドに準備することで、時間と労力が節約できる。物品を近くに配置すると便利で時間を節約でき、看護師にとって、不必要な筋肉のひねりや伸展を避けることができる。
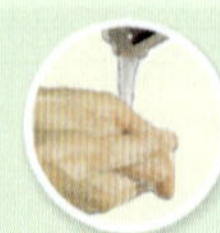 3. 手指衛生を行い、指示があればPPEを装着する。	手指衛生とPPEは微生物の拡散を防止する。PPEは感染経路別予防策に基づいた装備が必要である。
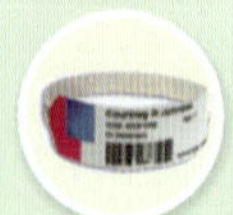 4. 患者に本人確認を行う。	患者確認の実施により、正しい患者に正しい介入を行う確証を得ることができ、エラーの防止にも役立つ。

手順 / **根拠**

5. ベッド周囲のカーテンを閉め、可能であれば部屋のドアを閉める。これから行う処置について患者と相談し、処置に協力できる患者の能力、個人的な衛生習慣についてアセスメントする。

ドアやカーテンを閉めることで、患者のフライバシーを保護する。患者と相談することで、患者の安心感が高まり、処置に対する知識も増える。意見交換は、患者のケア参加を促進し、個別的な看護ケアを行うことができる。

6. ベッドを作業しやすい高さに調節する。通常は実施者の肘の高さである(VISN 8 Patient Safety Center, 2009)。患者を仰臥位にして、掛け物をかける。看護師が右利きなら患者の右側に立ち、左利きなら患者の左側に立つ。

ベッドを適切な高さにすると、背部や筋肉の損傷を防ぐ。適切な姿勢は正確な膀胱容量のアセスメントを導く。患者にできるだけ掛け物をかけることは、患者のプライバシーを守り、安楽を促進する。利き手を使用すると検査が行いやすい。

7. 清潔なグローブを装着する。

グローブは、血液や体液との接触を防止する。

8. ONボタンを押す。装置のウォームアップが終わるまで待つ。SCANボタンを押し、スキャニング画面に変える。

機器の多くは、内部プログラムの準備に数分間を要する。

9. 患者に合わせた性別ボタンを押す。男性か女性の選択したアイコンが画面上に表示される(図1)。

患者の性別ボタンを押して、装置のプログラムを行う必要がある。女性患者で子宮摘出術を受けている場合は、男性のボタンを押す(Altschuler & Diaz, 2006)。

10. スキャナーのヘッドを適切なクリーナーで拭く(図2)。

スキャナーのヘッドの清拭は、微生物の伝播を抑止する。

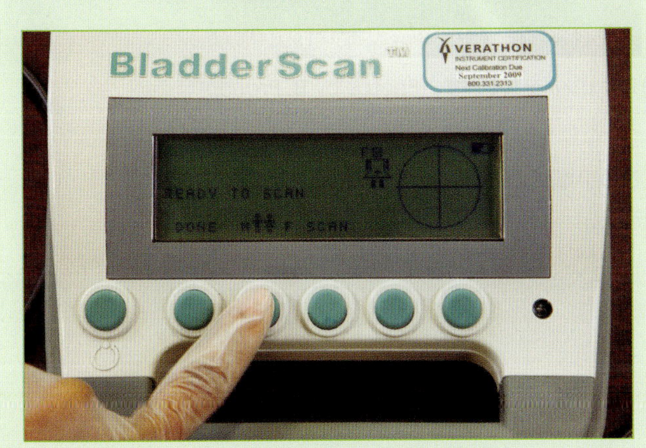

図1　患者の性別アイコンを確認する。(Photo by B. Proud.)

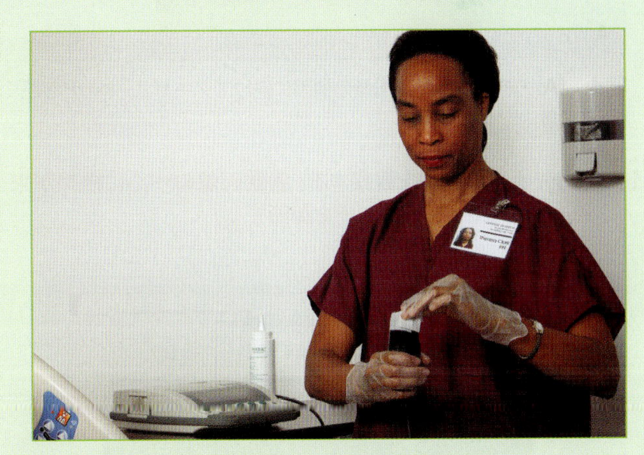

図2　スキャナーのヘッドを拭く。(Photo by Proud.)

11. **患者の恥骨結合をやさしく触診する。恥骨結合上2.5-3.8cm付近の腹部正中線上に、十分な量の超音波検査用ジェルかジェルパッドつける(図3)。**

触診により正しい位置を確認し、スキャナーのヘッドを患者の膀胱上に正しくあてることができる。

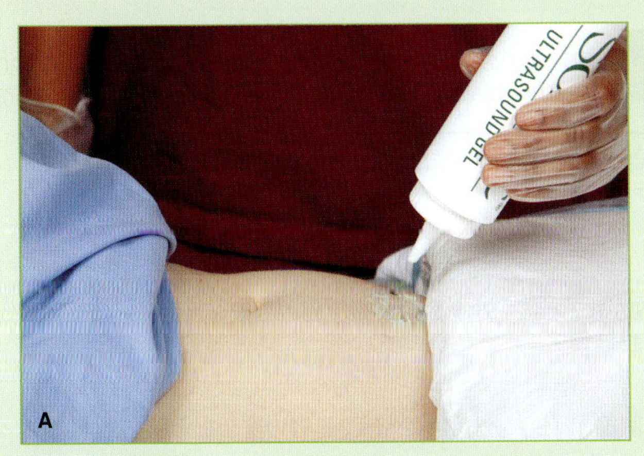

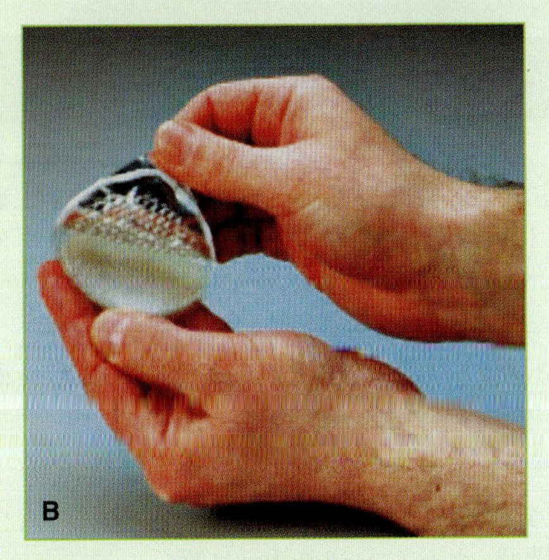

図3　(**A**)恥骨結合上2.5-3.8cmに超音波検査用ジェルをつける。(Photo by B. Proud.) (**B**)ジェルパッド

(続く)

スキル・12-4　超音波膀胱スキャナーを用いた膀胱容量の評価（続き）

手順	根拠
12. スキャナーヘッドをジェルの上に置き、ヘッド上の方向アイコンは患者の頭部側へ向ける。ヘッドを膀胱に向ける（ヘッドはやや下方、尾骨の方向に向ける）（Patraca, 2005）。スキャンボタンを押したり離したりする（図4）。	正しい位置に置くことで、膀胱内の尿量を正確に測定できる。

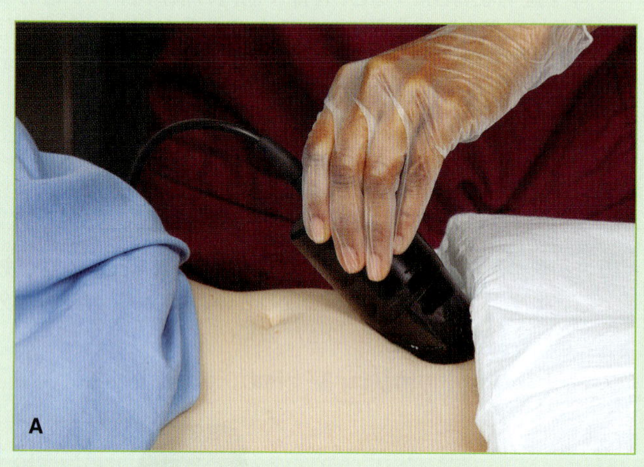

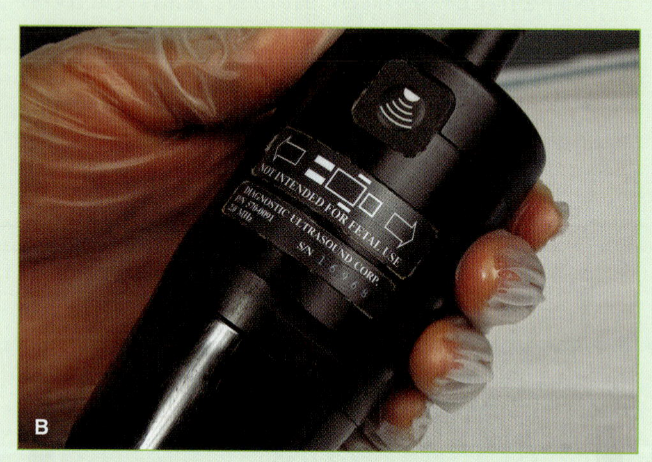

図4　(**A**)方向アイコンを患者の頭部に向けてスキャナーヘッドを置く。(**B**)スキャンボタンを押す。(Photos by B. Proud.)

手順	根拠
13. スキャナーの画像を観察する。膀胱画像の中心に横線が来るように、スキャナーヘッドを調節する。	この手順により、膀胱内の尿量が正確に測定できる。

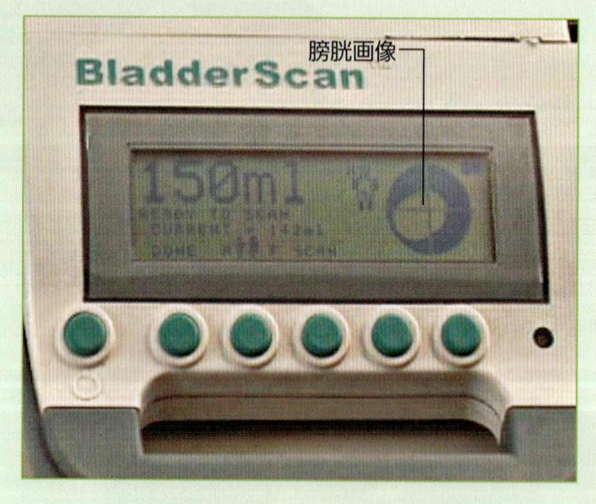

図5　横線の上に画像の中央を合わせる。(From Patraca, K. (2005). Measure bladder volume without catheterization. Nursing, 35(4), 47.)

手順	根拠
14. DONEボタンを押し、ビーという音が鳴るまで押し続ける。画面上に容量測定結果が表示される。PRINTボタンを押すと結果が印刷される。	この手順により、測定値の正確な記録ができる。
15. 清拭タオルやペーパータオルで、患者の皮膚に残っているジェルを拭き取る。ジェルパッドは皮膚からやさしく剝がす。患者を安楽な姿勢に戻す。グローブを外し、患者に掛け物をかける。	ジェルの拭き取りは患者の安楽を促進する。汚染したグローブを外すことで、微生物の拡散を防止する。
16. ベッドの高さを下げ、ベッドの頭部を安楽な角度に調節する。必要時、ナースコールを手元に置く。	ベッド環境を整え、患者の安全を促進する。

手順

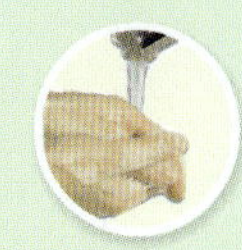

17. 使用したPPEを外す。手指衛生を行う。

根拠

PPEを正しく外すことで、他の物品への汚染や感染伝播のリスクが軽減する。手指衛生は微生物の拡散を防止する。

評価

望ましい成果が得られるのは、膀胱内の尿量が正確に測定される、患者が排尿機能を維持する、排尿量は最低30mL/時を確保する、膀胱の拡張がない、などの場合である。

記録

ガイドライン

膀胱スキャナーの使用により得られたアセスメントデータ、尿量の測定値、患者の反応を記録する。

記録例

> 12/7/6　11：30　カテーテル抜去後8時間排尿がない。苦痛、圧迫感、疼痛の訴えはない。膀胱は触知不可。膀胱スキャンで120mLの尿を確認。本日は180mLのコップで8杯の水分摂取を促す。リウ医師にアセスメントを報告する。排尿がなければ、4時間後に再度スキャンを実施する指示あり。
>
> *—— B. クラップ、看護師*

予期しない状況と対処方法

- スキャナーの初期設定で誤った性別アイコンを押してしまった：このような場合は、スキャナーの電源をOFFにして、再度電源を入れる。正しい性別を再度入力する。
- 看護師は、アセスメントデータから膀胱は充満していると考えているが、スキャナーではほとんど尿量が測定されない：このような場合は、スキャナーヘッドの位置が正しいか確認する。患者の**恥骨結合**上2.5-3.8cmの腹部正中に十分な量のジェルかジェルパッドをつける。スキャナーヘッドの方向アイコンを患者の頭部に向ける。スキャナーヘッドを膀胱に向ける（ヘッドはやや下方、尾骨の方向に向ける）。横線に膀胱の画像の中心を合わせる。

スキル・12-5　体外式コンドームカテーテルの装着

随意の排尿コントロールが不可能な男性患者は、留置カテーテルの代わりに**体外式コンドームカテーテル**を使用することができる。これは、シリコン素材で柔軟性のあるコンドームシースで、ペニスに体外的に装着する。ほとんどが自己粘着性である。コンドームカテーテルは、ドレナージチューブと採尿バッグに接続する。採尿バッグは下肢に装着する。コンドームカテーテルは、留置カテーテルよりも尿路感染症のリスクが低い。コンドームカテーテルを装着している患者の看護ケアは、擦過傷を防止するために注意深いスキンケアが必要である。また、コンドームカテーテルは毎日外し、ペニスをせっけんと温湯で洗浄し注意深く乾燥させ、皮膚の刺激症状を観察することが必要である。高温多湿の時期は、より頻回の交換が必要となる。コンドームカテーテルは数種類あるため、常にメーカーの説明書に従ってコンドームカテーテルを装着する。どの様な場合でも、漏れのないようにしっかりとカテーテルを固定するが、装着部の血管を締めつけるほどきつくしないように注意する。また、亀頭部への刺激を防ぐために、チューブの先端は、ペニスの先端より2.5-5cm離しておく。

看護ケアでもう一つの優先事項は、尿の円滑なドレナージを維持することである。チューブのよじれ、尿の逆流を防止するために、各施設で対策を講じる。尿は亀頭部の擦過傷を起こす可能性があり、コンドームから採尿するチューブの位置をペニスから離しておく。

メーカーから提供されたサイズの手引きを常に使用し、正しいサイズのコンドームシースを装着する。ペニスの皮膚を刺激や統合性の変化から守るために、3Mやスキンプレップなどの皮膚保護剤を使用する。

（続く）

スキル・12-5 体外式コンドームカテーテルの装着 （続き）

必要物品

- 正しいサイズのコンドームシース
- 3M、スキンプレップなどの皮膚保護剤
- タオルケット
- 再利用可能なレッグバッグ、尿ドレナージセット
- ベースン、せっけん、温湯
- ディスポーザブルグローブ
- 指示のあるPPE
- 清拭タオル
- はさみ

アセスメント

カテーテル挿入の必要性について患者の知識をアセスメントする。患者にアレルギーについて尋ね、特にラテックス、テープについて確認する。適切なサイズのコンドームカテーテルを確保するために、患者のペニスのサイズを測定する。亀頭と陰嚢の皮膚状態を観察し、発赤、刺激、損傷がある部位は記録する。

看護診断

現在の患者の状態に基づいて、看護診断を行うための関連因子を決定する。看護診断の候補となる診断を以下に示す。

- 排尿障害
- 機能性尿失禁
- 皮膚統合性障害リスク状態

成果確認と看護計画立案

コンドームカテーテル装着時の望ましい成果は、患者の排尿機能が維持される、尿量が最低30mL/時を確保する、膀胱の拡張がない、患者の皮膚が清潔、乾燥、健全な状態を維持する、刺激や損傷がない、などである。

看護技術の実際

手順	根拠
1. 必要物品をベッドサイドに準備する。	必要物品を全てベッドサイドに準備することで、時間と労力が節約できる。物品を近くに配置すると便利で時間を節約でき、看護師にとって、不必要な筋肉のひねりや伸展を避けることができる。
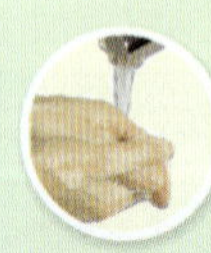 2. 手指衛生を行い、指示があればPPEを装着する。	手指衛生とPPEは微生物の拡散を防止する。PPEは感染経路別予防策に基づいた装備が必要である。
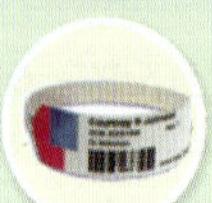 3. 患者に本人確認を行う。	患者確認の実施により、正しい患者に正しい介入を行う確証を得ることができ、エラーの防止にも役立つ。
4. ベッド周囲のカーテンを閉め、可能であれば部屋のドアを閉める。処置について患者と相談する。患者にアレルギーがあるか、特にラテックスアレルギーについて尋ねる。	ドアやカーテンを閉めることで、患者のフライバシーを保護する。患者と相談することで、患者の安心感が高まり、処置に対する知識も増える。意見交換は、患者のケア参加を促進し、個別的な看護ケアを行うことができる。コンドームカテーテルはラテックス素材のものもある。
5. ベッドを作業しやすい高さに調節する。通常は実施者の肘の高さである（VISN 8 Patient Safety Center, 2009）。看護師が右利きなら患者の右側に立ち、左利きなら患者の左側に立つ。	ベッドを適切な高さにすると、背部や筋肉の損傷を防ぐ。利き手側に立つと、カテーテル装着時に利き手を使用するのに都合が良い。
6. 尿ドレナージセットか、コンドームシースに接続する再利用可能なレッグバッグを準備する。	この処置用に組み立てられたセットを準備する。
7. 患者は仰臥位となり、大腿部は軽く開く。ペニス周囲は露出するが、それ以外は掛け物をかける。患者の下に防水パッドを敷く。	仰臥位は陰部の処置が可能な体位である。掛け物は不必要な露出を避け、保温に役立つ。防水パッドはベッドリネンを湿気から守る。

手順	根拠
8. ディスポーザブルグローブを装着する。ペニスと接触するような長い陰毛は、はさみでカットする。	グローブは血液や体液との接触を防ぐ。陰毛のカットは、剃毛による感染のリスクがなく、シースの粘着で陰毛が引っ張られるのを防ぐ。
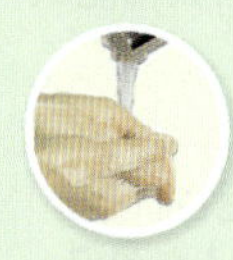 9. 陰部を清拭タオル、皮膚洗浄剤、温湯で洗浄する。割礼を受けていない患者は、包皮を後退させて亀頭部を洗浄する。包皮を戻す。最初にペニスの先端を洗浄し、尿道口外側から円を描くように清拭タオルを移動させる。恥骨に向かって下方に移動し陰茎を洗浄する。洗浄剤を洗い流し、乾燥させる。グローブを外す。手指衛生を行う。	洗浄により尿、分泌物、微生物を除去する。皮膚の刺激を最小限にするために、ペニスの清潔、乾燥を維持しなければならない。包皮を後退させたままだと亀頭部の静脈うっ血の原因となり、浮腫を招く。
10. 皮膚保護剤をペニスに塗布し、乾燥させる。	皮膚保護剤は、粘着による皮膚刺激のリスクを最小限に抑え、皮膚を湿潤させ、皮膚への粘着力を高める。
11. コンドームシースを外側に巻き上げる。ペニスを利き手と反対の手でしっかりとつかむ。**巻き上げたコンドームシースを利き手でペニスに装着する（図1）。ペニス先端とコンドームシースの末端の間に2.5-5cmの空間を残しておく。**	コンドームシースを外側に巻き上げることで、装着しやすくなる。ペニスの先端に空間を作ることで刺激を防ぎ、尿のドレナージを円滑にする。
12. **ペニスの基部で10-15秒間シースに圧をかける。**	圧迫して装着させることで、皮膚への粘着性が高まる。
13. コンドームシースとドレナージセットを接続する（図2）。ドレナージチューブのよじれがないようにする。	採尿のチューブを接続することで、患者の皮膚は乾燥を維持できる。チューブのねじれは尿の逆流を起こしやすくなる。

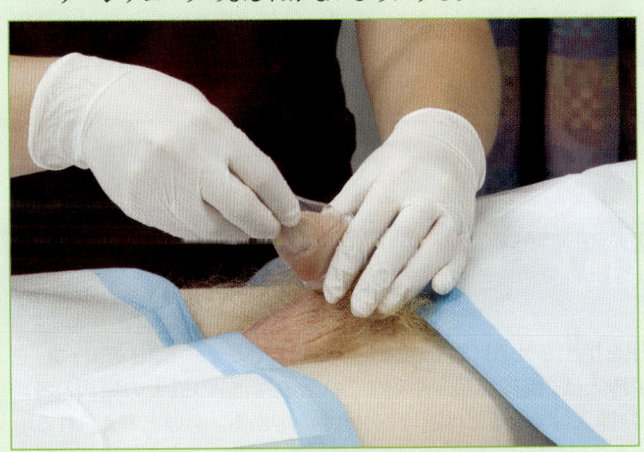

図1　ペニスにシースの巻き上げを下ろしてかぶせる。

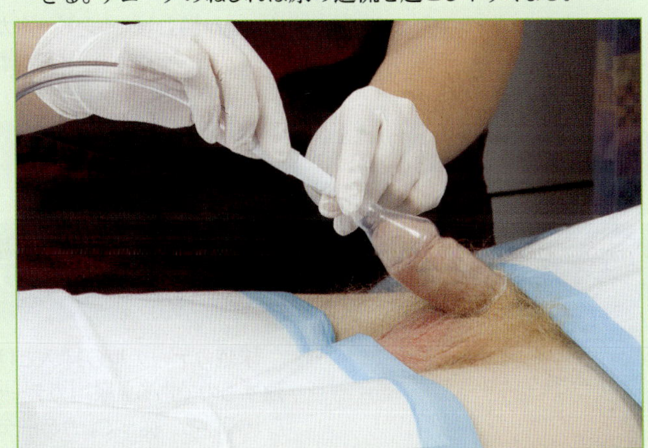

図2　コンドームシースとドレナージセットを接続する。

手順	根拠
14. グローブを外す。ドレナージチューブを患者の大腿内側にレッグストラップ、テープなどで固定する。下肢の動きに合わせてチューブの緩みを持たせる。	適切に取り付けることで、シースが引っ張られる状態を防止し、不注意による抜去を防ぐ。
15. 患者を安楽な体位に戻すよう介助する。患者に掛け物をかける。ベッドの高さを一番低い位置にする。	患者の体位を整え、掛け物をかけることは、保温と安楽の促進の効果がある。ベッドを低くすることは、患者の安全を促進する。
16. ドレナージバッグを膀胱の高さより下に固定する。ドレナージチューブがねじれていないことを確認し、ベッド柵の動きがドレナージバッグを閉塞させないようにする。	採尿バッグを下で固定することで尿のドレナージが容易になり、尿の逆流を防止する。
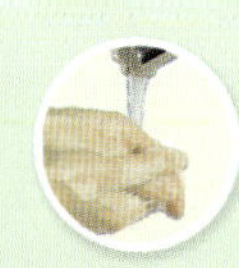 17. 使用物品を片付ける。使用したグローブとPPEを外す。手指衛生を行う。	使用物品を正しく片付けることで、微生物の伝播を防止する。PPEを正しく外すことで、他の物品への汚染や感染伝播のリスクが軽減する。手指衛生は微生物の拡散を防止する。

（続く）

スキル・12-5 体外式コンドームカテーテルの装着 （続き）

評価

望ましい成果が得られるのは、有害反応がなくコンドームカテーテルが装着される、排尿機能が維持される、尿量が最低30mL/時を確保できる、皮膚が清潔、乾燥、健全な状態を維持する、刺激や損傷の徴候がない、などの場合である。

記録

ガイドライン

コンドームカテーテルの装着と患者の皮膚状態について記録する。尿量を摂取排泄表に記載する。

記録例

12/7/12　19:10　尿失禁あり。「すぐ出てしまう。トイレまで間に合わない。」と話される。外陰部に発赤軽度あり。コンドームカテーテルの使用について根拠を説明する。本人と妻はコンドームカテーテルの使用に同意する。Mサイズのコンドームカテーテルを装着し、200mLの黄色尿あり。日中はレッグバッグを使用する。ドレナージバッグを空にする際には、介助を呼ぶことの必要性を理解し言葉で表現する。

—— *B. クラップ、看護師*

予期しない状況と対処行動

- 排尿のたびにコンドームカテーテルから漏れがある：このような場合はコンドームカテーテルのサイズを確認する。大きすぎる、小さすぎる場合は、漏れの原因となる。ペニス先端とコンドームシースとの間の空間を確認する、空間が少なすぎると、尿は行く場所がなく漏れてしまう。
- コンドームカテーテルが患者から外れてしまう：このような場合は、コンドームカテーテルのサイズか正しいか確認し、カテーテルを装着する前に完全にペニスを乾燥させてから装着する。コンドームカテーテルを使用していることを患者に注意させれば、患者はチューブを引っ張らない。埋没陰茎の患者の場合は、コンドームカテーテルが最善の選択ではなく、パウチが有用である。
- 患者のペニスのアセスメントをしているときに、患者の皮膚統合性の損傷を発見した：このような場合は、コンドームカテーテルの装着を中止する。皮膚は可能な限り空気に触れさせ開放創とする。施設に皮膚・排泄ケア認定看護師（WOC看護認定看護師）がいれば、助言を求めることが望ましい。

スキル・12-6 女性患者への尿道カテーテル挿入

尿道カテーテルの挿入とは、尿を排出させる目的で尿道から膀胱までカテーテル（チューブ）を通すものである。尿道カテーテル挿入は、院内感染（病院内での感染獲得）の最大の原因と考えられている。従って、カテーテルの挿入はできるだけ避けるべきものである。必要と考えられる場合は、無菌操作で行う。

間歇的尿道カテーテル、またはストレートカテーテルは、膀胱からの排尿を短時間（5-10分間）行う際に使用される（図1B）。カテーテルを持続的ドレナージのために挿入したままにする場合は**尿道留置カテーテル**が使用される。留置カテーテルは、フォーリーカテーテルとも呼ばれる。尿道留置カテーテルは、膀胱から滑り出てくることがないように設計されている。カテーテルを挿入した後バルーンを拡張させると、カテーテルが膀胱内に留置されるようになる（図1A）。以下に示す方法によって、留置カテーテルの挿入方法を確認する。間歇的カテーテル挿入の手順はスキルバリエーションを参照のこと。留置カテーテル挿入中の患者ケアに関するガイドラインについて、Box12-1に概要を示している。

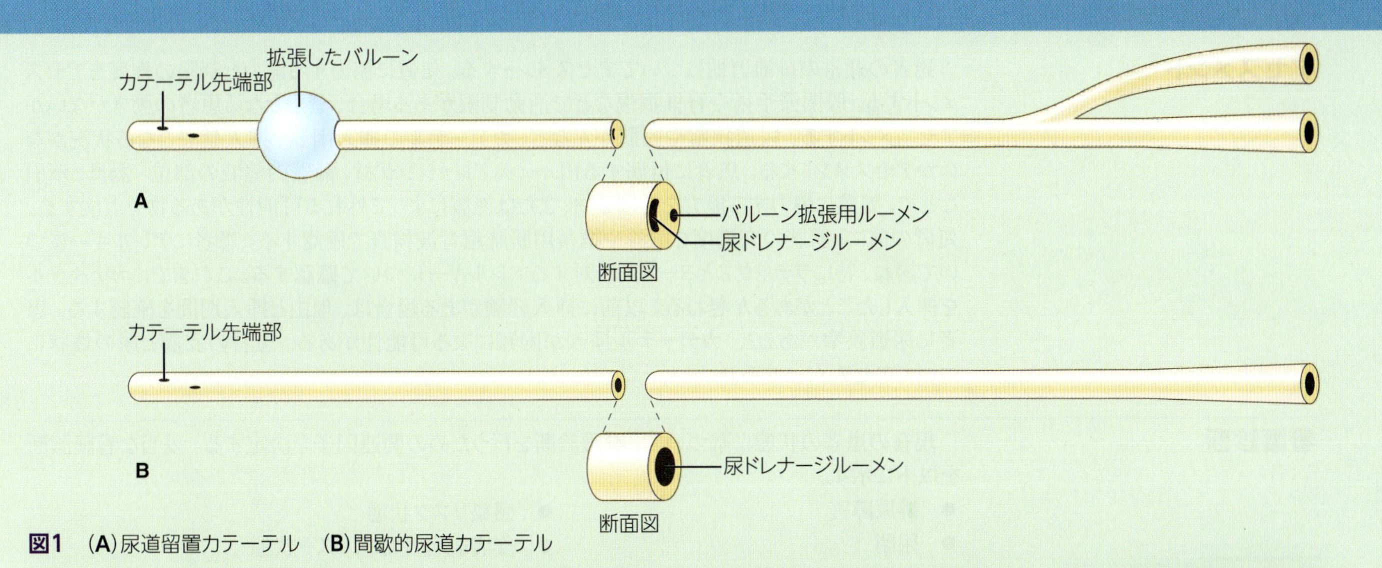

図1　**(A)**尿道留置カテーテル　**(B)**間歇的尿道カテーテル

Box 12-1 留置カテーテル挿入中の患者ケアに関するガイドライン

- 留置カテーテルは、必要な場合だけに使用する。
- 手指衛生の原則を厳重に守る。
- カテーテル挿入時は無菌操作で行う。
- 挿入後は、カテーテルを患者の大腿部か腹部の適切な位置に固定する。
- 採尿バッグは患者の膀胱の高さより低い位置に置き、尿が膀胱へ逆流するのを防ぐ。
- 採尿バッグやチューブは床面に置かない。
- 可能な限り、閉鎖システムを維持する。
- 尿検体を採取する場合は、閉鎖システムから無菌操作で採取する。
- カテーテルの閉塞を避け、尿の流出を維持する。
- カテーテル閉塞の除去、予防が必要な場合以外は洗浄を行わない。
- 患者が適切な水分摂取量を維持できるように管理する。
- 採尿バッグ内の蓄尿量が2分の1から3分の2になったとき、または3-6時間毎に、バッグ内の尿を廃棄する。(廃棄時に、尿の排出口が採尿容器に接触しないようにする。)
- 採尿バッグは、洗浄剤や酢水(酢1に水3)で拭き、毎日清潔に保つ。
- 日々のルーチンな個人衛生は、「第7章　清潔」に概要が示されている。抗生物質の軟膏やポピドンヨード(Betadine)を尿道口に塗布する必要はない。

必要物品

- 滅菌カテーテルキット(構成品を以下に示す)
  - 滅菌グローブ
  - 滅菌ドレープ(穴あき)
  - 滅菌カテーテル(適合するサイズの中で一番細いものを使用。通常14Fr-16Frで5-10mLのバルーンが付属 [Mercer Smith, 2003; Newman, 2008])。
  - 無菌の洗浄液と綿球、ガーゼ、滅菌綿棒
  - 潤滑剤
  - 摂子
  - 滅菌蒸留水を充填したシリンジ(留置カテーテルのバルーン拡張に必要な量)
  - 滅菌ベースン(通常キット内に同様の物がある)
  - 滅菌検体容器(検体採取が必要な場合)
- 懐中電灯、ライト
- 防水ディスポーザブルパッド
- 滅菌ディスポーザブル採尿バッグ、ドレナージチューブ(カテーテルキット内でカテーテルに接続する)
- マジックテープ付きレッグストラップ、テープ
- ディスポーザブルグローブ
- 指示のあるPPE
- 清拭タオル、温湯(カテーテル挿入前に外陰部の洗浄を行うために使用)

(続く)

スキル・12-6　女性患者への尿道カテーテル挿入　(続き)

アセスメント

患者の通常の排泄習慣についてアセスメントする。処置に協力する能力と制限の程度をアセスメントする。股関節手術や脊椎損傷などで活動制限がある場合、禁忌となる患者の動きがないかアセスメントする。尿道狭窄や膀胱がんなど、カテーテルの挿入困難、挿入禁忌となる状況がないかアセスメントする。患者に付属するドレーン、ドレッシング材、静脈内輸液の部位・器具、牽引などで、処置に協力する能力を妨げる物、または処置によって外れる可能性がある物を点検する。処置の前に、膀胱の充満度を触診や携帯用膀胱超音波検査で確認する。患者にアレルギーについて尋ね、特にラテックスとヨード剤に対するアレルギーについて確認する。これまでにカテーテルを挿入したことがあるか尋ねる。以前に挿入経験がある場合は、理由と挿入期間を確認する。患者に尿道狭窄があると、カテーテル挿入が困難になる可能性がある。患者の皮膚と尿の性状についてアセスメントする。

看護診断

現在の患者の状態に基づいて、看護診断を行うための関連因子を決定する。妥当な看護診断を以下に示す。

- 排尿障害
- 尿閉
- 身体損傷リスク状態
- 感染リスク状態
- 皮膚統合性障害リスク状態

成果確認と看護計画立案

女性患者に尿道カテーテルを挿入する際の望ましい成果は、患者の排尿が維持され、尿量は最低30mL/時を確保する、膀胱の拡張がない、などである。他に適切と考えられる成果は、患者の皮膚が清潔・乾燥・健全な状態であり、刺激・損傷の徴候がない、カテーテル挿入の目的、ケアについての同意を言葉で示す、などがある。

看護技術の実際

手順	根拠
1. 身体活動の制限について医療記録を確認する。尿道留置カテーテル挿入について医師の指示を確認する。	身体活動の制限があると、スキルを実施するうえで適応とならない可能性がある。医師の指示を確認することで、正しい介入が正しい患者に実施される。
2. カテーテルキットと他の必要物品をベッドサイドに準備する。必要時は、他のスタッフに介助を依頼する。	必要物品を全てベッドサイドに準備することで、時間と労力が節約できる。物品を近くに配置すると便利で時間を節約でき、看護師にとって、不必要な筋肉のひねりや伸展を避けることができる。介入を安全に実施するためには、他の介助者が必要になることがある。
3. 手指衛生を行い、指示があればPPEを装着する。	手指衛生とPPEは微生物の拡散を防止する。PPEは感染経路別予防策に基づいた装備が必要である。
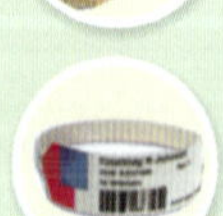 4. 患者に本人確認を行う。	患者確認の実施により、正しい患者に正しい介入を行う確証を得ることができ、エラーの防止にも役立つ。
5. ベッド周囲のカーテンを閉め、可能であれば部屋のドアを閉める。処置について患者と相談し、処置に協力できる患者の能力についてアセスメントする。患者にアレルギーがあるか尋ね、特にラテックスとヨード剤のアレルギーがないか確認する。	ドアやカーテンを閉めることで、患者のプライバシーを保護する。患者と相談することで、患者の安心感が高まり、処置に対する知識も増える。意見交換は、患者のケア参加を促進し、個別的な看護ケアを行うことができる。キット内のカテーテルとグローブはラテックス製品であることが多い。消毒液にはヨード剤が含まれる。
6. ライトを適切な位置にあてる。人工的な光が望ましい(懐中電灯を介助者に持ってもらい、適切な位置にあててもらう)。ゴミ袋を手の届く場所に置く。	尿道口をはっきりと確認するには適切な光が必要である。ゴミ袋を準備することで、使用した物品を即座に処理でき、無菌野の汚染リスクを減少させる。

手順	根拠
7. ベッドを作業しやすい高さに調節する。通常は実施者の肘の高さである(VISN 8 Patient Safety Center, 2009)。看護師が右利きなら患者の右側に立ち、左利きなら患者の左側に立つ。	ベッドを適切な高さにすると、背部や筋肉の損傷を防ぐ。利き手側に立つと、カテーテル装着時に利き手を使用するのに都合が良い。
8. 患者は仰臥位で、膝を曲げて約60cm開き、下肢を外転させる。患者に掛け物をかける(図2)。シムス位や側臥位でも可能である。その場合は側臥位で臀部をベッドの端に近づけ膝を曲げて胸に近づける(図3)。どちらの側臥位になるかは、看護師の実施しやすさにもよるが、患者の安楽が保持できる方を最優先して決定する。患者の下に防水パッドを敷く。	適切な姿勢を取ると、尿道口がはっきりと確認できる。羞恥心、寒さ、緊張はカテーテル挿入の障害となる。掛け物をかけることで安楽とリラクセーションを促進させる。シムス位は視覚化しやすく、患者にとっても股関節や膝関節の動きが困難な場合はより安楽な姿勢である。露出部を小さくすることで、患者のストレスを減少させる。防水パッドは、ベッドリネンを湿気から守る。

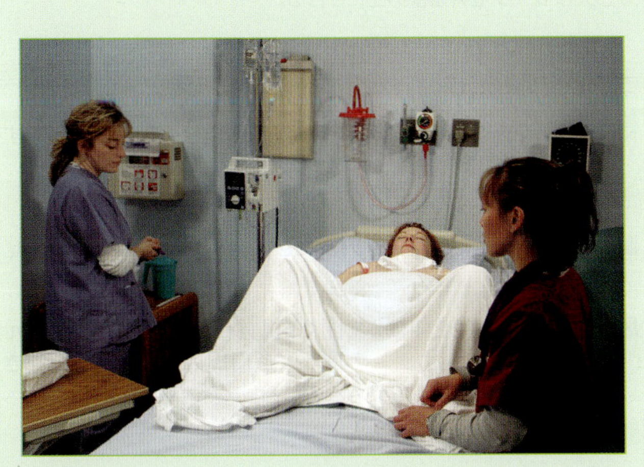

図2　患者は仰臥位となり、しっかりと掛け物をかけている。

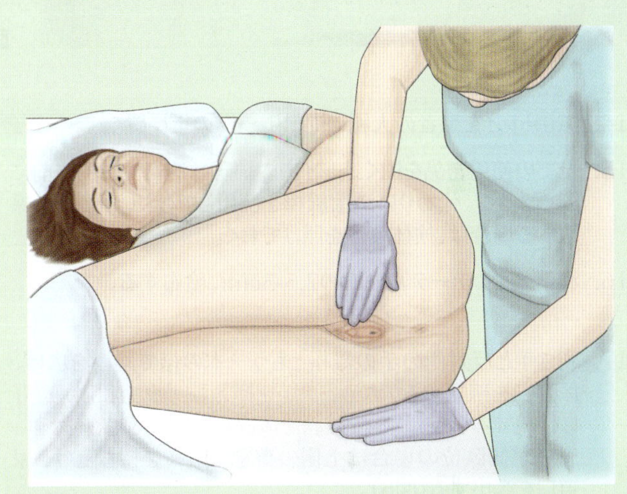

図3　側臥位での実施

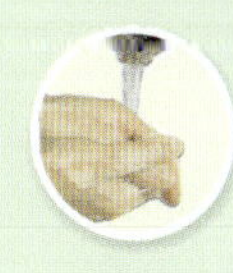

手順	根拠
9. 清潔グローブを装着する。清拭タオル、皮膚洗浄剤、温湯を使用して外陰部を洗浄する。清拭タオルは一回拭く毎に異なる部分を使用していく。尿道口の上から仙骨の方に向かって(前から後ろへ)拭いていく。洗浄剤を洗い流し乾燥させる。グローブを外す。手指衛生を再度行う。	グローブは血液や体液との接触を防ぐ。洗浄は尿道口付近の微生物を減少させ、処置の前に会陰部付近を観察し目印を得る機会となる。手指衛生は微生物の拡散を減少させる。
10. 採尿バッグに接続が必要なタイプを使用する場合は、採尿バッグを準備する。メーカーの説明書に応じて、ベッド枠に固定する。	採尿バッグなどの準備は、カテーテルとドレナージシステムとの接続が容易になり、処置が円滑に進む。
11. 清潔なオーバーテーブルの上で、滅菌カテーテルトレイを無菌操作で開く。	必要物品を作業場所の近くに置くことで、作業効率を高める。無菌操作は患者を守り、微生物の伝播を防止する。
12. 滅菌グローブを装着する。ドレープの上部にある角をつかみ、未滅菌領域に接触しないようにドレープを広げる。ドレープの両角をグローブを装着した手に折り返すようにかぶせる。患者に臀部を持ち上げてもらい、グローブは折り返した部分で保護しながら、臀部の下にドレープを滑り込ませる。	ドレープは尿道口付近の滅菌野を提供する。グローブを装着した手をドレープで覆うことにより、グローブの無菌性が維持できる。
13. 医療施設の規定に基づいて、穴あき滅菌ドレープを使用する。患者の外陰部に穴あき滅菌ドレープをかけ、陰唇を露出する(図4)。(**注:**穴あきドレープは、手順を明確に示すために、他の図中には示していない。)	ドレープは滅菌野を拡大し、汚染から保護する。穴あきドレープは視覚化を制限するため、使用については、医師や医療施設の規定によって自由に選択できる場合もある。

(続く)

スキル・12-6 女性患者への尿道カテーテル挿入 (続き)

手順 / **根拠**

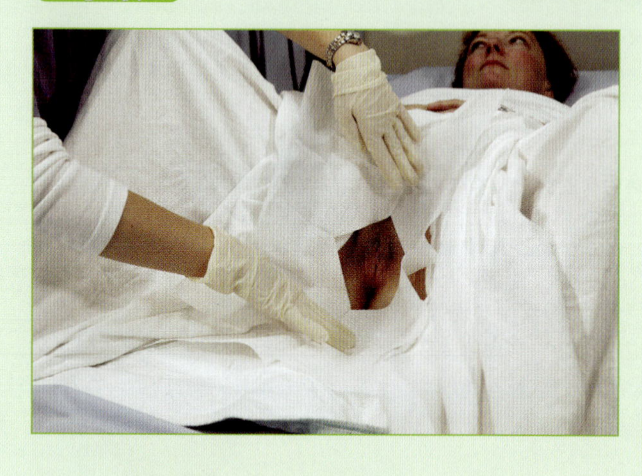

図4 穴あきドレープを外陰部の上にかける。

14. 滅菌トレイを患者の大腿の間、ドレープの上に置く。
　この場所に置くと、物品を使用しやすい。

15. 全ての使用物品を開く。トレイ内の綿球は消毒液に浸す前に膨らませる。代わりに滅菌綿棒を使用してもよい。検体を採取する場合は、検体容器を開けておく。
　両手が無菌状態のうちに、全ての物品を開き、処置の準備をすることが必要である。

16. 潤滑剤をカテーテル先端の2.5-5cmに塗布する。
　潤滑剤はカテーテル挿入を円滑にして、組織の外傷を減少させる。

17. 利き手と反対側の手の母指ともう一本の指で陰唇を広げ、尿道口を確認する。**カテーテルを挿入し、尿の流出が良好に持続するまで、片手で陰唇を広げたまま維持する(図5)。**患者が側臥位の場合は上側の臀部と陰唇を持ち上げ、尿道口を露出する(図6)。
　尿道口周囲のしわを伸ばして開くと視覚化に役立つ。陰唇が元の位置に戻ると、カテーテルや尿道口周囲を汚染する。利き手と反対側は、現在汚染されている。

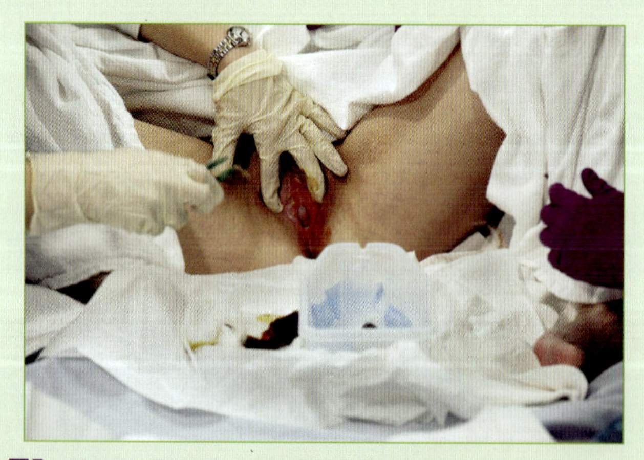

図5 利き手と反対側の手で陰唇を広げたまま維持する。

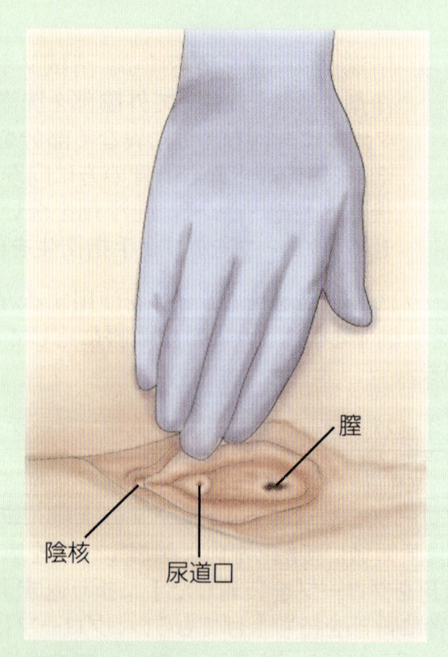

図6 側臥位での尿道口を露出

手順

根拠

18. 利き手で綿球か綿棒を取る。片方の陰唇を上から下へ(尿道口から肛門に向かって)拭き、綿球を捨てる。1回消毒する度に新しい綿球・綿棒を使用し、もう片方の陰唇もきれいになるまで拭き取る。最後に直接、尿道口を拭き取る(図7)。

汚染の少ない場所から多い場所に向けて拭くことは、微生物の拡散を防止するのに役立つ。尿道口を最後に消毒することで、微生物が膀胱内に侵入する可能性を減少させる。

19. 汚染されていない利き手で、カテーテルのドレナージチューブ接続側を容器の中に置く。カテーテルに滅菌チューブと採尿バッグが接続されている(閉鎖式ドレナージシステム)場合は、滅菌野内の手の届く場所にセットを置く。採尿バッグのクランプが閉じていることを確認する。

この手順により、尿ドレナージが容易になり、滅菌物の汚染リスクが最小限に抑えられる。

20. 利き手で、カテーテル先端から4.8-7.2cmの部位を持ちゆっくりと尿道口に挿入する(図8)。尿の排出があるまでカテーテルを進める(約4.8-7.2cm)。一度尿の排出が認められたら、さらに4.8-7.2cmカテーテルを進める。膀胱内に無理にカテーテルを進めてはならない。患者に深呼吸をしてもらい、軽い抵抗がある場合は、カテーテルが外尿道括約筋に到達したときで、ゆっくりカテーテルを回転させてみる。

女性の尿道の長さは、約3.6-6.0cmである。カテーテルで力を加えると粘膜に損傷が起こりやすい。患者がリラックスしていると、括約筋が弛緩しカテーテルが膀胱内に入りやすい。留置カテーテルをさらに4.8-7.2cm進めることで、確実に膀胱内にカテーテルを挿入し、尿道の損傷がなくバルーンを拡張させやすくなる。

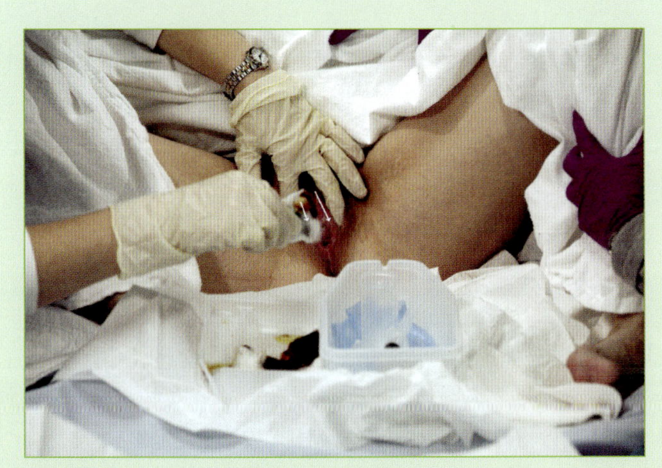

図7　摂子ではさんだ綿球で外陰部を消毒する。上から下へ、一方向で消毒する。

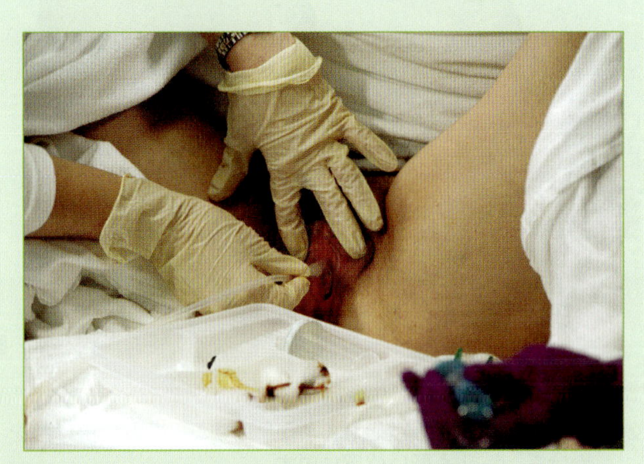

図8　利き手と反対側の手は陰唇を開いたまま保持し、利き手でカテーテルを挿入する。

21. 利き手と反対側の手でカテーテルを尿道口の位置でしっかりと持つ。利き手でカテーテルのバルーンを拡張させる(図9)。予めシリンジに充填されていた滅菌蒸留水を全量注入する。

膀胱や括約筋の収縮は、カテーテルを押し出す。バルーンがアンカーとなり、カテーテルを膀胱内に留めておく。キット内には、カテーテルサイズに応じた適切な量の滅菌蒸留水が用意してあり、キット内のシリンジの蒸留水は全量使用する。

22. バルーンを拡張させた後、抵抗を感じるまでゆっくりとカテーテルを引く。

不適切なバルーンの拡張は患者の不快感やカテーテルの位置不良の原因となる。

23. 接続していなければ、ドレナージチューブをカテーテルに接続する(図10)。

閉鎖式ドレナージシステムは、微生物が膀胱内に侵入するリスクを最小限に抑える。

24. 医療施設の規定に応じて、使用物品を片付け、廃棄する。シリンジは適切な容器に廃棄する。必要時は、外陰部を洗浄し、乾燥させる。

物品を正しく廃棄することは、微生物の拡散を防止する。シリンジを適切な容器に廃棄することで再利用を防ぐ。洗浄は安楽と個人衛生を促進する。

25. グローブを外す。カテーテルを患者の大腿内側に、マジックテープ付きのレッグストラップやテープで固定する(図11)。下肢の動きに応じて、カテーテルに緩みをもたせて固定する。

正しく固定することにより、尿道や尿道口がチューブに引っ張られることによる外傷を防止する。ドレナージチューブの固定を腹部にするか、下肢にするかは、自然流出の状況、患者の活動、安楽の状況を考慮して決定する。

(続く)

スキル・12-6 女性患者への尿道カテーテル挿入 (続き)

手順 **根拠**

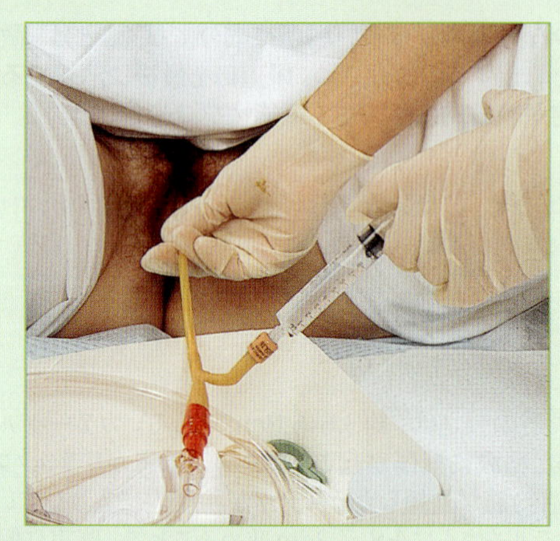

図9　留置カテーテルのバルーンを拡張させる。

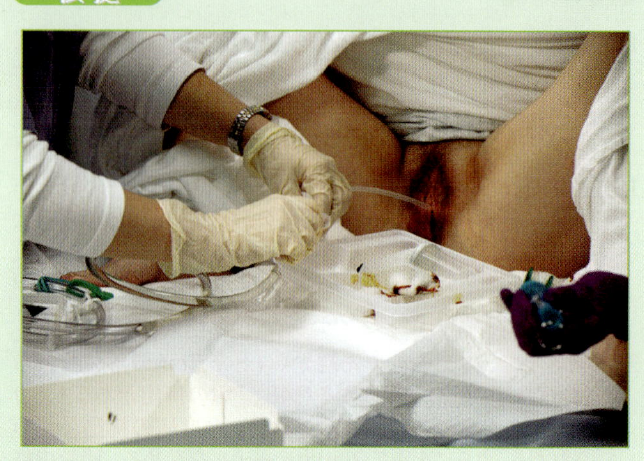

図10　カテーテルと採尿バッグを接続する。

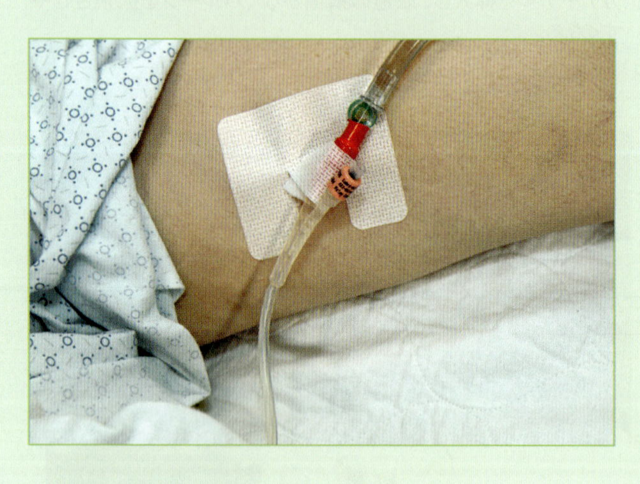

図11　カテーテルを下肢に固定する。

26. 患者が安楽な姿勢をとれるよう介助する。患者に掛け物をかける。ベッドを低い位置に戻す。

姿勢と掛け物の調節は、患者を保温し、安楽を促進する。

27. 採尿バッグを膀胱より低い位置で固定する。ドレナージチューブがねじれていないか、ベッド柵の動きでカテーテルやバッグが閉塞しないか、点検する。

採尿バッグを下げることで、尿の流出が容易になり、尿の逆流が防止できる。

28. 清潔なグローブを装着する。必要時は尿検体を採尿バッグから迅速に採取する。検体に名前ラベルを貼る。尿検体を検査室へすぐに送るか、または冷蔵保管する。

カテーテルシステムは無菌である。検体採取のための滅菌システムへの接触は迅速に行う必要がある。尿を室温に置いたままにすると、微生物が増殖し、検査結果に誤りが生じる。手指衛生は、微生物の拡散を防止する。

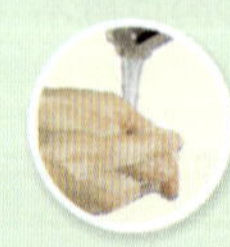

29. 使用したグローブとPPEを外す。手指衛生を行う。

PPEを正しく外すことで、他の物品への汚染や感染伝播のリスクが軽減する。手指衛生は微生物の拡散を防止する。

評価

望ましい成果が得られるのは、カテーテルが無菌操作で挿入され、その後尿の流出がすぐにあり、膀胱の拡張がない場合である。他には、患者に外傷がなく、挿入時の疼痛がほとんどなく、外陰部の清潔と乾燥が維持される場合に成果が得られる。

記録

ガイドライン

挿入したカテーテルとバルーンの種類とサイズ、バルーンの拡張に使用した蒸留水の量を記載する。患者の活動耐容性について記録する。カテーテルからの尿量、検体採取量を記録する。通常と違う尿の性状、皮膚の変化など、他のアセスメントについても記載する。必要時、尿量を摂取排泄表に記入する。

記録例

> 12/7/14　9:15　担当医から膀胱が触知されると報告あり(臍上3cm)、本人は排尿困難な状態である。膀胱スキャンで尿量750mL。16Fフォーリーカテーテルを問題なく挿入。10mL滅菌蒸留水をバルーンに注入。700mLの透明黄色尿の流出あり。本人より「随分良くなった」と話される。膀胱は触知不可となる。有害事象はなく処置を終える。
>
> ――B. クラップ、看護師

予期しない状況と対処行動

- 尿の流出がなく、その後カテーテルは膣内に挿入されていることに気付いた：このような場合、カテーテルは標識として残しておく。新しい滅菌グローブとカテーテルキットを準備する。新しいカテーテルを正しく挿入した後、膣内のカテーテルを抜去する。交差感染のリスクがあるため、膣内のカテーテルを尿道に挿入してはならない(Robinson, 2004)。
- 患者が処置中に下肢を動かす：このような場合は、物品が汚染されなければ、患者に動かないように伝え処置を続ける。物品が汚染される場合は、処置を中止しやり直す。必要であれば、別のスタッフに介助を依頼し、患者に動かないように声かけしてもらう。
- 最初は透明尿が良好に流出していたが、数時間後、流出が徐々に減少してきた：このような場合は、チューブのねじれがないか点検する。患者が体位を変換した場合、尿の流出を維持するためにチューブや採尿バッグも動かす必要がある。
- バルーンを拡張させたとき、患者が激しい痛みを訴えた：この場合は、バルーンの拡張を中止する。バルーンはまだ尿道にあると考えられる。バルーンから水を抜く。カテーテルをさらに1.2-2.4cm進め、再度バルーンの拡張を試みる。
- 尿道口のカテーテル周囲から尿漏れがある：この場合は、留置カテーテルのサイズを太くしてはならない。最も細いサイズのカテーテルと10mLのバルーンが使用されていることを確認する。太いカテーテルは膀胱と尿道の刺激と外傷の原因となる。バルーンの容量が多いと膀胱内の占有量が多くなり、膀胱の基部に加重される。膀胱壁と排尿筋への刺激は漏れの原因となる。漏れが持続すると、尿路感染症の可能性がある。バルーンの拡張に正しい量が使用されたか確認する。バルーンの量が減少しているとカテーテルが尿道へ抜けて、尿道の痙縮、疼痛、苦痛の原因となる。バルーン容量の減少が疑われる場合は、カテーテルを膀胱に押し込んではならない。カテーテルを抜去して交換する。患者に便秘がないかアセスメントする。腸が便で充満しているとカテーテルの内腔が圧迫され尿の流出が阻害される可能性がある。便秘に対する予防・治療の介入を実施する(Mercer Smith, 2003; Robinson, 2004)。

注意事項

一般的注意事項

- 不良品のカテーテル挿入を防止するために、過去にバルーンのプレテストが推奨されていた。現在はほとんどの米国カテーテルメーカーにおいて、製造過程でバルーンのプレテストを実施しているため、臨床でのプレテストは推奨していない。シリコンはバルーンの中にカフやしわを作るため、カテーテルを挿入する際に尿道に外傷を与える原因となる。このために、シリコンバルーンのプレテストは推奨されない(Mercer Smith, 2003)。
- カテーテル挿入時に膀胱から排出させる尿量の最大量について、医療施設の規定や担当医のガイドラインをよく読んでおく。
- 患者が臀部を持ち上げられない場合、処置中に必要な体位を維持できない場合は、別のスタッフに介助を依頼し、患者の下にドレープを入れるときや必要な体位の維持する間、患者を支援してもらう。
- 必要物品はオーバーテーブルの上に開いて準備し、患者の外陰部消毒の時にトレイをベッド上に動かす。

(続く)

スキル・12-6 女性患者への尿道カテーテル挿入 (続き)

- カテーテル挿入後すぐに尿の流出がない場合、以下の確認方法が有用である。
  - 患者に深呼吸してもらい、外陰部と腹部の筋肉を弛緩させるようにする。
  - カテーテルの孔が膀胱壁に付着していないように、カテーテルを軽く回転させる。
  - 患者のベッドの頭部を挙上し膀胱付近に圧をかける。
  - 尿の生成に必要な適正な水分摂取があるか確認するために、摂取量をアセスメントする。
  - カテーテルやドレナージチューブのねじれや閉塞がないかアセスメントする。
- カテーテルが進まない場合は、患者に数回深呼吸をしてもらう。カテーテルを半回転させて進めてみる。それでも進まない場合は、カテーテルを抜去する。担当医に報告する。
- カテーテルキットの中にはカテーテルが入っていないものがある。この場合は、カテーテルとバルーンのサイズを選択することができる。

乳児と小児についての注意事項

- 乳幼児には5F-8Fのサイズが使用される。学齢期には8F-12Fのサイズが一般的に使用される(Hockenberry & Wilson, 2008)。
- シャボン玉、深呼吸、歌を歌うなど気をそらして、子供をリラックスさせるとよい。
- カテーテル挿入前に、リドカインゼリーを麻酔剤と潤滑剤として使用することが多く、小児の苦痛と不安を軽減する。

スキルバリエーション 女性患者の間歇的尿道カテーテルの挿入

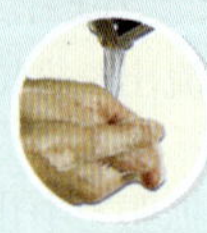

1. 間歇的尿道カテーテルの指示を医療記録で確認する。患者の身体活動の制限を医療記録で確認する。カテーテルキットと他の必要物品をベッドサイドに準備する。必要時は、他のスタッフに介助を依頼する。手指衛生を行う。感染経路別予防策に基づき、指示のあるPPEを装着する。
2. 患者に本人確認を行う。処置について患者と相談し、処置に協力できる患者の能力についてアセスメントする。患者にアレルギーがあるか尋ねる。特にラテックスとヨード剤のアレルギーがないか確認する。
3. ベッド周囲のカーテンを閉め、可能であれば部屋のドアを閉める。
4. ライトを適切な位置にあてる。人工的な光が望ましい(懐中電灯を介助者に持ってもらい、適切な位置にあててもらう)。ゴミ袋を手の届く場所に置く。
5. ベッドを作業しやすい高さに調節する。看護師が右利きなら患者の右側に立ち、左利きなら患者の左側に立つ。
6. ディスポーザブルグローブを装着する。患者を仰臥位にして膝を曲げ60cmほど開き下肢は外転させる。患者に掛け物をかける。シムス位や側臥位でもよい。その場合は側臥位で臀部をベッドの端に近づけ膝を曲げて胸に近づける。防水ドレープを患者の下に入れる。
7. 清潔なグローブを装着する。清拭タオル、皮膚洗浄剤、温湯を使用して外陰部を洗浄する。清拭タオルは一回拭く毎に異なる部分を使用していく。尿道口の上から仙骨の方に向かって(前から後ろへ)拭いていく。洗浄剤を洗い流し乾燥させる。グローブを外す。手指衛生を再度行う。
8. 清潔なオーバーテーブルの上で、滅菌カテーテルトレイを無菌操作で開く。
9. 滅菌グローブを装着する。ドレープの上部にある角をつかみ、未滅菌領域に接触しないようにドレープを広げる。ドレープの両角をグローブを装着した手で折り返してかぶせる。患者に臀部を持ち上げてもらい、グローブは折り返した部分で保護しながら、臀部の下にドレープを滑り込ませる。
10. 患者の外陰部に穴あき滅菌ドレープをかけ、陰唇を露出する。
11. 滅菌トレイを患者の大腿の間、ドレープの上に置く。
12. 全ての使用物品を開く。トレイ内の綿球は消毒液に浸す前に膨らませる。代わりに滅菌綿棒を使用してもよい。検体を採取する場合は、検体容器を開けておく。
13. 潤滑剤をカテーテル先端の2.5-5cmに塗布する。
14. 利き手と反対側の手の母指ともう一本の指で陰唇を広げ、尿道口を確認する。患者が側臥位の場合は上側の臀部と陰唇を持ち上げ、尿道口を露出する。カテーテルを挿入し、尿の流出が良好に持続するまで、片手で陰唇を広げたまま維持する。
15. 利き手で綿球か綿棒を取る。片方の陰唇を上から下へ(尿道口から肛門に向かって)拭き、綿球を捨てる。1回消毒する度に新しい綿球・綿棒を使用し、もう片方の陰唇もきれいになるまで拭き取る。最後に直接、尿道口を拭き取る。
16. 汚染されていない利き手で、カテーテルのドレナージチューブ接続側を容器の中に置く。尿検体が必要な場合は、検体容器の中にカテーテルの接続側を入れる。

スキルバリエーション　女性患者の間歇的尿道カテーテルの挿入　（続き）

17. 利き手で、カテーテル先端から4.8-7.2cmの部位を持ちゆっくりと尿道口に挿入する。尿の排出があるまでカテーテルを進める（約4.8-7.2cm）。膀胱内に無理にカテーテルを進めてはならない。患者に深呼吸をしてもらい、軽い抵抗がある場合は、カテーテルが外尿道括約筋に到達したときで、ゆっくりカテーテルを回転させてみる。
18. 膀胱が空になるまで、利き手と反対側の手でカテーテルを尿道口の位置でしっかりと持つ。尿検体を採取する場合は、必要な量が採取された後、チューブの排出側を検体容器から取り出し、容器の中に尿を流出させる。検体容器は横に置きふたをする。
19. 膀胱を空にする。尿の流出が止まったら、カテーテルをゆっくりと抜去する。使用物品を片付け、医療施設の規定に応じて廃棄する。シリンジは適切な容器に廃棄し、再使用を防ぐ。必要時、外陰部を洗浄し乾燥させる。
20. グローブを外す。患者が安楽な姿勢をとれるよう介助する。患者に掛け物をかける。ベッドを低い位置に戻す。
21. 清潔なグローブを装着する。検体容器のふたを閉め、名前ラベルが貼ってあることを確認する。尿検体をすぐに検査室に送るか、冷蔵保存する。

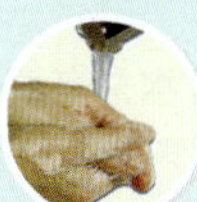

22. 使用したグローブとPPEを外す。手指衛生を行う。

注：間歇的カテーテル挿入が在宅で実施される場合は、清潔操作でよい。膀胱が本来持っている微生物への抵抗性は通常在宅でも確認され、滅菌操作は必要ない。カテーテルは洗浄し乾燥させ、保管して再使用する。

実践のための エビデンス

U.S. Department of Health and Human Services. Centers for Disease Control and Prevention. (2005). Guidelines for prevention of catheter-associated urinary tract infections. Available at http://www.cdc.gov/ncidod/dhqp/gl_catheter_ assoc.html. Accessed April 10, 2009.

Society of Urologic Nurses and Associates. (2005a). Care of the patient with an indwelling catheter: Clinical practice guideline. Available at www.suna.org/. Accessed November 15, 2005.

Society of Urologic Nurses and Associates. (2005b). Female urethral catheterization: Clinical practice guideline. Available at www.suna.org/. Accessed November 15, 2005.

これらのガイドラインは、膀胱へのカテーテル挿入が必要な患者のケアの手引きとするために、エビデンスに基づいた推奨案を提示している。推奨案の中には、カテーテル挿入手技に関するもの、カテーテル挿入中の患者ケア、カテーテル関連の尿路感染症防止に関するものが含まれている。

スキル・12-7　男性患者への尿道カテーテル挿入

尿道カテーテルの挿入とは、尿を排出させる目的で尿道から膀胱までカテーテル（チューブ）を通すものである。尿道カテーテル挿入は、院内感染（病院内での感染獲得）の最大の原因と考えられている。従って、カテーテルの挿入はできるだけ避けるべきものである。必要と考えられる場合は、無菌操作で行う。

間歇的尿道カテーテル、またはストレートカテーテルは、膀胱からの排尿を短時間で行う際に使用される。カテーテルを持続的ドレナージのために挿入したままにする場合は尿道留置カテーテルが使用される。留置カテーテルは、フォーリーカテーテルとも呼ばれる。尿道留置カテーテルは、膀胱から滑り出てくることがないように設計されている。カテーテルを挿入した後バルーンを拡張させると、カテーテルが膀胱内に留置されるようになる（スキル12-6　図1）。

以下に示す方法によって、男性患者の留置カテーテルの挿入方法を確認する。間歇的カテーテル挿入の手順はスキルバリエーションを参照のこと。留置カテーテル挿入中の患者ケアに関するガイドラインについて、スキル12-6内のBox12-1に概要を示している。

（続く）

スキル・12-7 男性患者への尿道カテーテル挿入 (続き)

必要物品

- 滅菌カテーテルキット(構成品を以下に示す)
  - 滅菌グローブ
  - 滅菌ドレープ(穴あき)
  - 滅菌カテーテル(適合するサイズの中で一番細いものを使用。通常14Fr-16Frで5-10mLのバルーンが付属 [Mercer Smith, 2003; Newman, 2008])。
  - 無菌の洗浄液と綿球、ガーゼ、滅菌綿棒
  - 潤滑剤
  - 摂子
  - 滅菌蒸留水を充填したシリンジ(留置カテーテルのバルーン拡張に必要な量)
  - 滅菌ベースン(通常キット内に同様の物がある)
  - 滅菌検体容器(検体採取が必要な場合)
- 懐中電灯、ライト
- 防水ディスポーザブルパッド
- 滅菌ディスポーザブル採尿バッグ、ドレナージチューブ(カテーテルキット内でカテーテルに接続する)
- マジックテープ付きレッグストラップ、テープ
- ディスポーザブルグローブ
- 指示のあるPPE
- 清拭タオル、温湯(カテーテル挿入前に外陰部の洗浄を行うために使用)

アセスメント

患者の通常の排泄習慣、処置に協力する能力と制限の程度、股関節手術や脊椎損傷などで活動制限がある場合、禁忌となる患者の動きがないか、尿道狭窄や膀胱がんなど、カテーテルの挿入困難、挿入禁忌となる状況がないかアセスメントする。患者に付属するドレーン、ドレッシング材、静脈内輸液の部位・器具、牽引など、処置によって外れる可能性がある物を点検する。処置の前に、膀胱の充満度を触診や携帯用膀胱超音波検査で確認する。患者にラテックスとヨード剤に対するアレルギーについて確認する。以前に挿入経験がある場合は、理由と挿入期間を確認する。患者に尿道狭窄があると、カテーテル挿入が困難になる可能性がある。患者が50歳以上の場合は、前立腺に問題がないか患者に確認する。前立腺の肥大は一般的に50歳くらいで気付くことが多い。患者の皮膚と尿の性状についてアセスメントする。

看護診断

現在の患者の状態に基づいて、看護診断を行うための関連因子を決定する。妥当な看護診断を以下に示す。

- 排尿障害
- 感染リスク状態
- 身体損傷リスク状態
- 尿閉
- 皮膚統合性障害リスク状態

成果確認と看護計画立案

男性患者に尿道カテーテルを挿入する際の望ましい成果は、患者の排尿が維持され、尿量は最低30mL/時を確保する、膀胱の拡張がない、患者の皮膚が清潔・乾燥・健全な状態で、刺激・損傷の徴候がない、カテーテル挿入の目的、ケアについての同意を言葉で示す、などがある。

看護技術の実際

手順	根拠
1. 身体活動の制限について医療記録を確認する。尿道留置カテーテル挿入について医師の指示を確認する。	身体活動の制限があると、スキルを実施するうえで適応とならない可能性がある。医師の指示を確認することで、正しい介入が正しい患者に実施される。
2. カテーテルキットと他の必要物品をベッドサイドに準備する。必要時は、他のスタッフに介助を依頼する。	必要物品をベッドサイドに準備することで、時間と労力が節約できる。また、看護師にとって、不必要な筋肉のひねりや伸展を避けることができる。介入を安全に実施するためには、他の介助者が必要になることがある。

手順	根拠
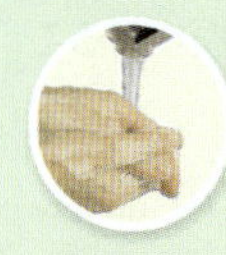 3. 手指衛生を行い、指示があればPPEを装着する。	手指衛生とPPEは微生物の拡散を防止する。PPEは感染経路別予防策に基づいた装備が必要である。
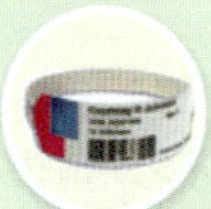 4. 患者に本人確認を行う。	患者確認の実施により、正しい患者に正しい介入を行う確証を得ることができ、エラーの防止にも役立つ。
5. ベッド周囲のカーテンを閉め、可能であれば部屋のドアを閉める。処置について患者と相談し、処置に協力できる患者の能力についてアセスメントする。患者にアレルギーがあるか尋ね、特にラテックスとヨード剤のアレルギーがないか確認する。	ドアやカーテンを閉めることで、患者のプライバシーを保護する。患者と相談することで、患者の安心感が高まり、処置に対する知識も増える。意見交換は、患者のケア参加を促進し、個別的な看護ケアを行うことができる。キット内のカテーテルとグローブはラテックス製品であることが多い。消毒液にはヨード剤が含まれる。
6. ライトを適切な位置にあてる。人工的な光が望ましい（懐中電灯を介助者に持ってもらい、適切な位置にあててもらう）。ゴミ袋を手の届く場所に置く。	尿道口をはっきりと確認するには適切な光が必要である。ゴミ袋を準備することで、使用した物品を即座に処理でき、無菌野の汚染リスクを減少させる。
7. ベッドを作業しやすい高さに調節する。通常は実施者の肘の高さである（VISN 8 Patient Safety Center, 2009）。看護師が右利きなら患者の右側に立ち、左利きなら患者の左側に立つ。	ベッドを適切な高さにすると、背部や筋肉の損傷を防ぐ。利き手側に立つと、カテーテル装着時に利き手を使用するのに都合が良い。
8. 患者は仰臥位となり、大腿部は軽く開く。掛け物をかけ、ペニスの周囲だけ露出する。患者の下に防水パッドを入れる。	これは、不必要な露出を避け、保温を促進する。防水パッドは、ベッドリネンを湿気から守る。
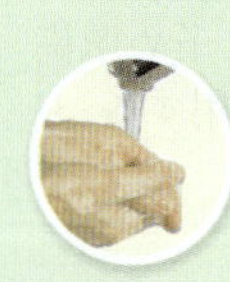 9. 清潔グローブを装着する。清拭タオル、皮膚洗浄剤、温湯を使用して陰部を洗浄する。最初にペニス先端を清拭タオルで円を描くように清拭し、尿道口から外側に向けて洗浄する。陰茎部は先端から恥骨の方へ下向きに洗浄する。洗浄剤を洗い流し乾燥させる。グローブを外す。手指衛生を再度行う。	グローブは血液や体液との接触を防ぐ。ペニスの洗浄は尿道口付近の微生物を減少させる。手指衛生は微生物の拡散を減少させる。
10. 採尿バッグが分かれているタイプを使用する場合は、採尿バッグを準備する。メーカーの説明書に応じて、ベッド枠に固定する。	採尿バッグなどの準備は、カテーテルとドレナージシステムとの接続が容易になり、処置が円滑に進む。
11. 清潔なオーバーテーブルの上で、滅菌カテーテルトレイを無菌操作で開く。	必要物品を作業場所の近くに置くことで、作業効率を高める。無菌操作は患者を守り、微生物の伝播を防止する。
12. 滅菌グローブを装着する。滅菌ドレープを開き、患者の大腿部にかぶせる。穴あきドレープは、開口部をペニスの上に合わせて置く（図1）。	ドレープは滅菌野を維持する。

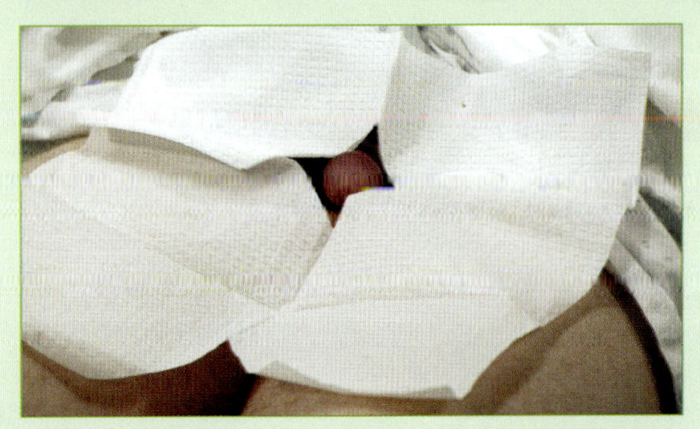

図1　仰臥位で穴あきドレープをペニスの上にかける。

（続く）

スキル・12-7　男性患者への尿道カテーテル挿入 (続き)

手順	根拠
13. カテーテルセットを滅菌ドレープ上で患者の下肢の横に置く。	滅菌の処置セットは使いやすい場所に置く。看護師は振り返ることができず、目の届かない場所に置くべきではない。
14. 全ての使用物品を開く。トレイ内の綿球は消毒液に浸す前に膨らませる。代わりに滅菌綿棒を使用してもよい。検体を採取する場合は、検体容器を開けておく。	両手が滅菌状態であるため、物品は全て開封し処置の準備をしておく必要がある。
15. カテーテルのドレナージチューブ接続側を容器の中に置く。カテーテルに滅菌チューブと採尿バッグが接続されている(閉鎖式ドレナージシステム)場合は、滅菌野内の手の届く場所にセットを置く。採尿バッグのクランプが閉じていることを確認する。	この手順は、尿の流出が容易になり、滅菌物の汚染リスクが最小限となる。
16. 利き手と反対の手でペニスを持ち上げる。割礼を受けていない患者は、包皮を後退させる。**カテーテルが挿入され、尿の流出が順調に持続するまで、この状態を維持する。利き手を使用して、摂子で綿球をつかむか、綿棒を持つ。円を描くように尿道口から亀頭部へ移動し、ペニスを消毒する(図2)。毎回新しい綿球・綿棒を使用し、3回以上消毒する。一度使用した綿球・綿棒は捨てる。**	ペニスに触れる手は汚染された状態になる。尿道口付近の消毒と、割礼を受けていない患者においては包皮の下の消毒を行うことで感染を防止する。尿道口からペニスの基部へ向かう消毒方法は、尿道口へ微生物が侵入するのを防止する。
17. ペニスを上向きにして、身体に対して垂直に近い角度にする。利き手で潤滑剤のシリンジを持つ。**シリンジの先端をゆっくり挿入し、潤滑剤10mLを尿道口に注入する**(Society of Urologic Nurses and Associates, 2005c)(図3)。	潤滑剤は尿道を軽く膨張させるため、カテーテルの通過が容易となり尿道の内側に外傷を与えない(Mercer Smith, 2003; Society of Urologic Nurses and Associates, 2005c)。潤滑剤のシリンジが入っていないキットの場合は、看護師が滅菌の潤滑剤をシリンジに充填させる必要がある。医療施設の中には、カテーテル挿入前に、リドカインゼリーを潤滑剤として使用しているところもある。ゼリーは滅菌シリンジに予め準備し、尿道に対して潤滑剤と麻酔剤、2つの目的で使用する。リドカインゼリーの使用には医師の指示が必要である。

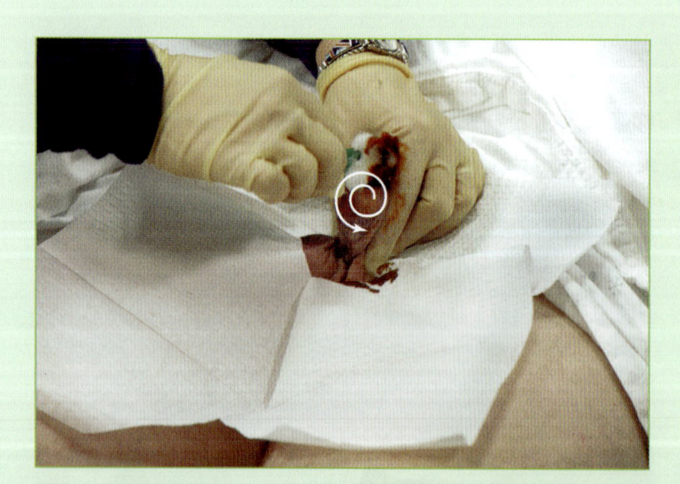

図2　グローブを着用した利き手と反対の手でペニスを持ち上げ、利き手では摂子ではさんだ綿球で尿道口を消毒する。

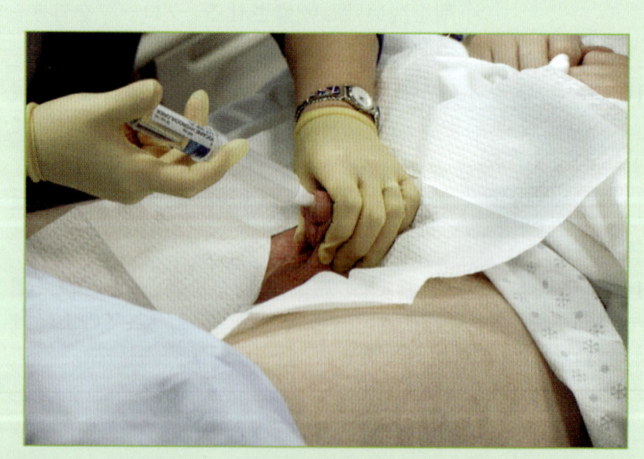

図3　シリンジを挿入し、潤滑剤を尿道口に注入する。

手順 / **根拠**

18. 利き手で、カテーテル先端から2.4-4.8cmの部位を持つ。患者には、排尿するように力を入れてもらう。**カテーテルの先端を尿道口に挿入する（図4）。患者に深呼吸をしてもらう。カテーテルを分岐部（Y状の部位）まで進める。強い力でカテーテルを挿入してはならない。**カテーテル挿入に抵抗がある場合は、患者に深呼吸をしてもらい、カテーテルを軽く回転させる。

力をいれることはカテーテルが尿道を通過するのを楽にする。男性の尿道の長さは、約20cmである。患者が深呼吸をしたり、カテーテルを軽くひねったりすることで、外尿道括約筋の抵抗を通過しやすくなる。留置カテーテルを分岐部まで進めると、先端の位置は膀胱内にあることが確実となり、尿道に損傷を与えることなくバルーンを拡張することができる。

19. 利き手と反対の手でカテーテルを尿道口の位置でしっかり持つ。利き手でバルーンを拡張させる。**シリンジに予め充填されている滅菌蒸留水を全量注入する。バルーンを拡張させたら、カテーテルをゆっくり引く。包皮をカテーテルの上に戻す。**ペニスを下におろす。

膀胱と外尿道括約筋の収縮は、カテーテルを押し出す作用がある。バルーンは、カテーテルを膀胱内に留めるアンカーの役割を果たしている。キット内には、カテーテルサイズに適合した量の蒸留水が納められているので、準備されているシリンジの蒸留水は全量注入する。

20. バルーンを拡張させた後、カテーテルをやさしく引き、抵抗を確かめる。

不適切な拡張は、患者の苦痛とカテーテルの位置異常の原因となる。

21. カテーテルにドレナージチューブを接続する。（必要時）

閉鎖式ドレナージシステムは、微生物が膀胱内に侵入するリスクを最小限に抑える。

22. 医療施設の規定に応じて、使用物品を片付け、廃棄する。シリンジは適切な容器に廃棄する。必要時、外陰部を洗浄し、乾燥させる。

正しく廃棄することで微生物の拡散を防止する。シリンジを適切な容器に廃棄し再使用を防止する。洗浄は安楽と適切な個人衛生を促進する。

23. グローブを外す。カテーテルチューブを患者の大腿内側か下腹部に（ペニスは胸部の方向に向けて固定）マジックテープ付きレッグストラップかテープで固定する（図5）。

正しく固定することにより、尿道や尿道口がチューブに引っ張られることによる外傷を防止する。ドレナージチューブの固定を腹部にするか、下肢にするかは、自然流出の状況、患者の活動、安楽の状況を考慮して決定する。

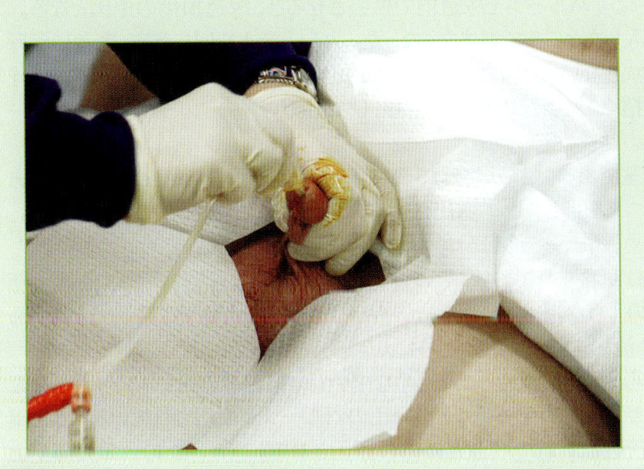

図4　利き手でカテーテルを挿入する。

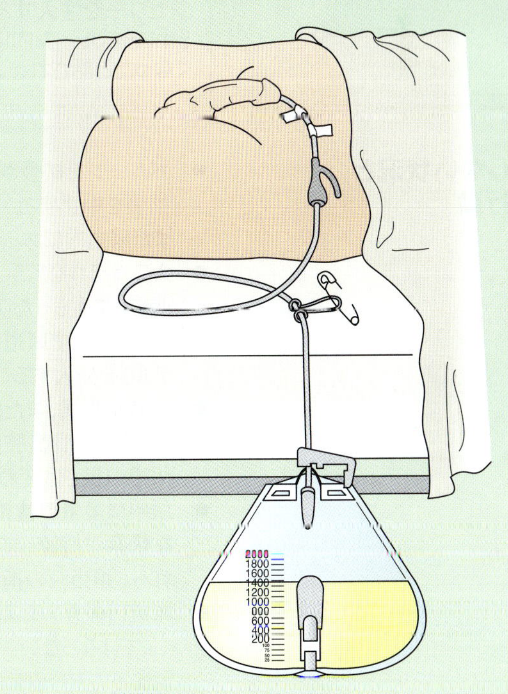

図5　腹部でのチューブ固定

（続く）

スキル・12-7　男性患者への尿道カテーテル挿入　（続き）

手順	根拠
24. 患者が安楽な姿勢をとれるよう介助する。患者に掛け物をかける。ベッドを低い位置に戻す。	適切な体位と掛け物の調節は、患者を保温し、安楽を促進する。
25. 採尿バッグを膀胱より低い位置で固定する。ドレナージチューブがねじれていないか、ベッド柵の動きでカテーテルやバッグが閉塞しないか、点検する。	採尿バッグを下げることで、尿の流出が容易になり、尿の逆流が防止できる。
26. 清潔なグローブを装着する。必要時は尿検体を採尿バッグから迅速に採取する。検体に名前ラベルを貼る。尿検体を検査室へすぐに送るか、または冷蔵保管する。	カテーテルシステムは無菌である。検体採取のための滅菌システムへの接触は迅速に行う必要がある。尿を室温に置いたままにすると、微生物が増殖し、検査結果に誤りが生じる。
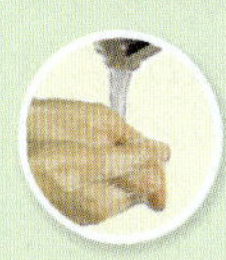 27. 使用したグローブとPPEを外す。手指衛生を行う。	PPEを正しく外すことで、他の物品への汚染や感染伝播のリスクが軽減する。手指衛生は微生物の拡散を防止する。

評価

望ましい成果が得られるのは、カテーテルが無菌操作で挿入され、その後すぐに尿の流出がみられ、膀胱が拡張していない場合である。他に、患者が外傷を受けていない、挿入時の疼痛がほとんどない、陰部の清潔・乾燥が維持されている場合である。

記録

ガイドライン

挿入したカテーテルとバルーンの種類とサイズ、バルーンの拡張に使用した蒸留水の量を記載する。患者の活動耐容性について記録する。カテーテルからの尿量、検体採取量を記録する。通常と違う尿の性状、皮膚の変化など、他のアセスメントについても記載する。必要時、尿量を摂取排泄表に記入する。

記録例

> 12/7/14　18：30　8時間排尿がない。本人は「トイレに行きたいような気がする」と訴える。膀胱スキャンで540mLの尿を確認。担当医より、カテーテル挿入前に10mL2%リドカインゼリーを注入する指示あり。14Fフォーリーカテーテルを問題なく挿入し、滅菌蒸留水5mLをバルーン内に注入。525mLの黄色透明尿の流出あり。本人からは膀胱の圧迫が軽くなったと話される。有害事象は見られず処置を終了した。
>
> ── *B. クラップ、看護師*

予期しない状況と対処行動

- バルーンを拡張させるとすぐに、患者から強烈な痛みの訴えがある：この場合は、バルーンの拡張を中止する。カテーテルが分岐部まで挿入されているか確認する。バルーンはおそらく、まだ尿道内にあると考えられる。バルーンを尿道内で拡張させると、尿道損傷の原因となる。
- カテーテルを7.5-10cm挿入したところで進まなくなった。カテーテルを回したり、患者に深呼吸をしてもらったりしても解決しない：このような場合は、担当医に報告する。繰り返し挿入を試みることで尿道の損傷を招く。担当医の指示を待ち、Coudeカテーテル（チーマン型カテーテル）を挿入することがある。
- 患者が肥満、または埋没陰茎である：この場合は、介助者が左右の恥骨領域に指をあて後方に圧迫し、骨盤腔内からペニスを押し出して露出させる。患者のペニスを上方に持ち上げる。尿道の長さは変わらないため、カテーテルは分岐部まで挿入する必要がある。
- 尿中に多量の**沈渣**（沈殿物）が含まれており、その後突然流出が止まった。膀胱は触診可能な状態が持続している：このような場合は、カテーテルが尿沈渣により閉塞していると考えられる。担当医の指示により、流出を復活させるためにカテーテルの洗浄を行う。
- 尿道口のカテーテル周囲から尿漏れがある：このような場合は、留置カテーテルのサイズを太くしてはならない。最も細いサイズのカテーテルと10mLのバルーンが使用されていることを確認する。太いカテーテルは膀胱と尿道の刺激と外傷の原因となる。バルーンの容量が多いと膀胱内の占有量が多くなり、膀胱の基部に加重される。膀胱壁と排尿筋への刺激は漏れの原因となる。漏れが持続すると、尿路感染症の可能性がある。バルーンの拡張に正しい量が使用されたか確認する。バルーンの量が減少しているとカテーテルが尿道へ抜けて、尿道の痙縮、疼痛、苦痛の原因となる。バルーン容量の減少が疑われる場合は、カテーテルを膀胱に押し込んではならない。カテーテルを抜去して交換する。患者に便秘がないかアセスメントする。腸が便で充満しているとカテーテルの内腔が圧迫され尿の流出が阻害される可能性がある。便秘に対する予防・治療の介入を実施する(Mercer Smith, 2003; Robinson, 2004)。

- 最初は透明尿が良好に流出していたが、数時間後、流出が徐々に減少してきた：このような場合は、チューブのねじれがないか点検する。患者が体位を変換した場合、尿の流出を維持するためにチューブや採尿バッグも動かす必要がある。

注意事項

一般的注意事項

- 不良品のカテーテル挿入を防止するために、過去にバルーンのプレテストが推奨されていた。現在はほとんどの米国カテーテルメーカーにおいて、製造過程でバルーンのプレテストを実施しているため、臨床でのプレテストは推奨していない。シリコンはカフを形成するとバルーンの中にしわができるため、カテーテルを挿入する際に尿道に外傷を与える原因となる。このために、シリコンバルーンのプレテストは推奨されない(Mercer Smith, 2003)。
- カテーテル挿入時に膀胱から排出させる尿量の最大量について、医療施設の規定や担当医のガイドラインをよく読んでおく。
- 必要物品はオーバーテーブルの上に開いて準備し、患者の消毒前にトレイをベッド上に動かす。
- カテーテル挿入後すぐに尿の流出がない場合、以下の確認方法が有用である。
  - 患者に深呼吸してもらい、外陰部と腹部の筋肉を弛緩させるようにする。
  - カテーテルの孔が膀胱壁に付着していないように、カテーテルを軽く回転させる。
  - 患者のベッドの頭部を挙上し膀胱付近に圧をかける。
  - 尿の生成に必要な適正な水分摂取があるか確認するために、摂取量をアセスメントする。
  - カテーテルやドレナージチューブのねじれや閉塞がないかアセスメントする。
  - 尿道狭窄、誤挿入、前立腺肥大、膀胱頸部硬化症の術後患者は、尿道カテーテル挿入が困難となり、泌尿器科専門医の支援が必要になるかもしれない。尿の流出がない、バルーンが拡張しないなど、カテーテルの位置に問題がある場合は、カテーテルを抜去し、担当医に報告する(Society of Urologic Nurses and Associates, 2005c)。
- カテーテルが進まない場合は、患者に数回深呼吸をしてもらう。カテーテルを半回転させて進めてみる。それでも進まない場合は、カテーテルを抜去する。担当医に報告する。
- カテーテルキットの中にはカテーテルが入っていないものがある。この場合は、カテーテルとバルーンのサイズを選択することができる。

乳児と小児についての注意事項

- 乳幼児には5F-8Fのサイズが使用される。学齢期には8F-12Fのサイズが一般的に使用される(Hockenberry & Wilson, 2008)。
- シャボン玉、深呼吸、歌を歌うなど気をそらして、子供をリラックスさせるとよい。
- カテーテル挿入前に、リドカインゼリーを麻酔剤と潤滑剤として使用することが多く、小児の苦痛と不安を軽減する。

高齢者についての注意事項

- カテーテル挿入時に抵抗があり、回転させても進まない場合は、決して無理に進めない。前立腺の肥大は一般的に50歳を過ぎた男性に見られる。このような場合には、カテーテルの先端が屈曲しているCoudeカテーテル(チーマン型カテーテル)と呼ばれるものがあり、医師か専門看護師によって挿入されるが、前立腺を通過させる巧みな技術が必要である。

(続く)

スキル・12-7　男性患者への尿道カテーテル挿入 （続き）

スキルバリエーション　男性患者の間歇的尿道カテーテルの挿入

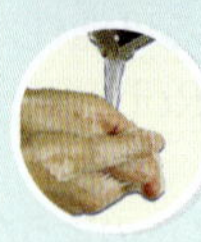

1. 間歇的尿道カテーテル挿入についての指示と患者の体動制限を医療記録で確認する。必要物品をベッドサイドに準備する。必要時は、他のスタッフに介助を依頼する。手指衛生を行う。感染経路別予防策に基づき、指示のあるPPEを装着する。
2. 患者に本人確認を行う。処置について患者と相談し、処置に協力できる患者の能力についてアセスメントする。特にラテックスとヨード剤のアレルギーがないか確認する。
3. ベッド周囲のカーテンを閉め、部屋のドアも閉める。
4. ライトを適切な位置にあてる。人工的な光が望ましい。ゴミ袋を手の届く場所に置く。
5. ベッドを作業しやすい高さに調節する。看護師が右利きなら患者の右側に立ち、左利きなら患者の左側に立つ。
6. 患者を仰臥位として、大腿部は軽く開く。患者をドレープで覆い、ペニス周辺のみ露出する。防水パッドを患者の下に入れる。

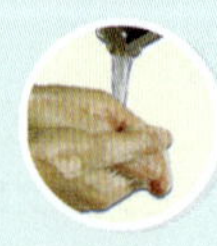

7. 清潔なグローブを装着する。清拭タオル、皮膚洗浄剤、温湯で陰部を洗浄する。最初にペニス先端を清拭タオルで円を描くように清拭し、尿道口から外側に向けて洗浄する。陰茎部は先端から恥骨の方へ下向きに洗浄する。洗浄剤を洗い流し乾燥させる。グローブを外す。手指衛生を再度行う。
8. 清潔なオーバーテーブルの上で、滅菌カテーテルトレイを無菌操作で開く。
9. 滅菌グローブを装着する。滅菌ドレープを開き、患者の大腿部にかぶせる。穴あきドレープは、開口部をペニスの上に合わせて置く。
10. カテーテルセットを滅菌ドレープ上で患者の下肢の横に置く。
11. 全ての使用物品を開く。トレイ内の綿球は消毒液に浸す前に膨らませる。代わりに滅菌綿棒を使用してもよい。検体を採取する場合は、検体容器を開けておく。
12. 潤滑剤の入ったシリンジのキャップを外す。
13. 利き手と反対の手でペニスを持ち上げる。割礼を受けていない患者は、包皮を後退させる。カテーテルが挿入され、尿の流出が順調に持続するまで、この状態を維持する。
14. 利き手を使用して、摂子で綿球をつかむか、綿棒を持つ。円を描くように尿道口から亀頭部へ移動し、ペニスを消毒する。毎回新しい綿球・綿棒を使用し、3回以上消毒する。
15. ペニスを身体に対して垂直に近い角度にする。利き手で潤滑剤のシリンジの先端をゆっくり挿入し、潤滑剤10mLを尿道口に注入する。
16. 汚染されていない利き手で、カテーテルのドレナージチューブ接続側を容器の中に置く。尿検体が必要な場合は、検体容器の中にカテーテルの接続側を入れる。
17. 利き手で、カテーテル先端から2.4-4.8cmの部位を持つ。患者には、排尿するように力を入れてもらう。カテーテルの先端を尿道口に挿入する。患者に深呼吸をしてもらいながら、カテーテルを14.4-19.2cm進めるか、尿の流出があるまで進める。
18. 膀胱が空になるまで、利き手と反対側の手でカテーテルを尿道口の位置でしっかりと持つ。尿検体を採取する場合は、必要な量が採取された後、チューブの排出側を検体容器から取り出し、容器の中に尿を流出させる。検体容器は横に置く。
19. 膀胱を空にする。尿の流出が止まったら、カテーテルをゆっくりと抜去する。使用物品を片付け、医療施設の規定に応じて廃棄する。シリンジは適切な容器に廃棄し、再使用を防ぐ。必要時、陰部を洗浄し乾燥させ、包皮を元の位置に戻す。
20. グローブを外す。患者が安楽な姿勢をとれるよう介助する。患者に掛け物をかける。ベッドを低い位置に戻す。
21. 清潔なグローブを装着する。尿検体にふたをして名前ラベルを貼る。尿検体を検査室へすぐに送るか、または冷蔵保管する。

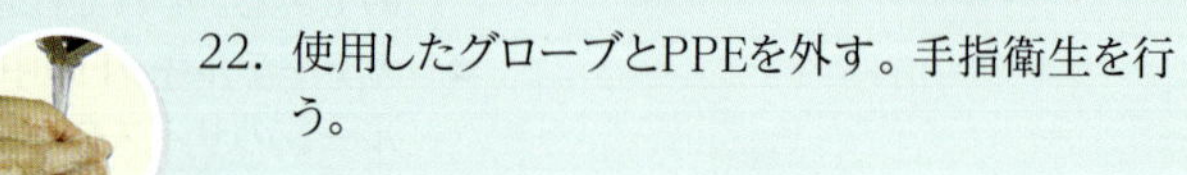

22. 使用したグローブとPPEを外す。手指衛生を行う。

注：間歇的カテーテル挿入が在宅で実施される場合は、清潔操作でよい。膀胱が本来持っている微生物への抵抗性は通常在宅でも確認され、滅菌操作は必要ない。カテーテルは洗浄し乾燥させ、保管して再使用する。

実践のためのエビデンス

U.S. Department of Health and Human Services. Centers for Disease Control and Prevention. (2005). Guidelines for prevention of catheter-associated urinary tract infections. Available at http://www.cdc.gov/ncidod/dhqp/gl_catheter_ assoc.html. Accessed April 10, 2009.

Society of Urologic Nurses and Associates. (2005a). Care of the patient with an indwelling catheter: Clinical practice guideline. Available at www.suna.org/. Accessed November 15, 2005.

Society of Urologic Nurses and Associates. (2005c). Male urethral catheterization: Clinical practice guideline. Available at www.suna.org/. Accessed November 15, 2005.

これらのガイドラインは、膀胱へのカテーテル挿入が必要な患者のケアの手引きとするために、エビデンスに基づいた推奨案を提示している。推奨案の中には、カテーテル挿入手技に関するもの、カテーテル挿入中の患者ケア、カテーテル関連の尿路感染症防止に関するものが含まれている。

スキル・12-8　尿道留置カテーテルの抜去

尿道留置カテーテルの抜去は清潔操作で行われる。抜去の操作で尿道への外傷を起こさないように注意する。尿道と尿道口への刺激と損傷を防ぐために、抜去前にバルーンは完全に縮小させる。バルーン抜去後は、尿道への刺激があるため、最初の数回は排尿時のヒリヒリ感と刺激があることを患者に伝える。カテーテルの留置が数日単位ではなく長期に及ぶと、膀胱の筋緊張が低下し尿道の腫脹がみられるため、排尿困難や排尿不能の原因となる可能性がある。患者が尿閉をおこしていないか注意する。適正な尿量を確保するためには、適正な水分摂取を促すことが重要である。カテーテル抜去後に排尿の自立が完成するまでの期間について、医療施設の規定を確認する。

必要物品

- バルーン内の水を抜くために必要な大きさのシリンジ（バルーンのサイズ、拡張に使用する量はカテーテル分岐部のバルーン拡張バルブに印字されている）
- ディスポーザブル防水パッド
- ディスポーザブルグローブ
- 指示のあるPPE
- 清拭タオル、温湯（カテーテル抜去後、陰部洗浄を行うために使用）

アセスメント

カテーテル抜去の指示を医療記録で確認する。尿道口周囲の分泌物や痂皮がないかアセスメントする。尿量、色、現在の採尿バッグ内の尿量についてアセスメントする。

看護診断

現在の患者の状態に基づいて、看護診断を行うための関連因子を決定する。妥当な看護診断を以下に示す。

- 排尿障害
- 身体損傷リスク状態
- 尿閉

成果確認と看護計画立案

留置カテーテルを抜去する際の望ましい成果は、カテーテルが患者の苦痛が最小限で困難なく抜去されることである。他に妥当な成果は、カテーテル抜去後に苦痛なく排尿できる、カテーテル抜去後6-8時間以内に最低250mLの排尿がある、患者の皮膚が清潔、乾燥、健全な状態を維持し、刺激や損傷の徴候がない、患者が適正な水分摂取の維持が必要であることに言葉で理解を示す、などである。

看護技術の実際

手順	根拠
1. カテーテル抜去の指示を医療記録で確認する。	医師の指示を確認することで、正しい介入が正しい患者に実施される。
2. 必要物品をベッドサイドに準備する。	必要物品を全てベッドサイドに準備することで、時間と労力が節約できる。物品を近くに配置すると便利で時間を節約でき、看護師にとって、不必要な筋肉のひねりや伸展を避けることができる。介入を安全に実施するためには、他の介助者が必要になることがある。
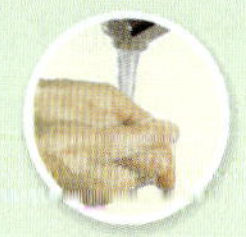 3. 手指衛生を行い、指示があればPPEを装着する。	手指衛生とPPEは微生物の拡散を防止する。PPEは感染経路別予防策に基づいた装備が必要である。
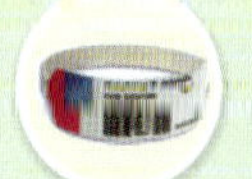 4. 患者に本人確認を行う。	患者確認の実施により、正しい患者に正しい介入を行う確証を得ることができ、エラーの防止にも役立つ。
5. ベッド周囲のカーテンを閉め、可能であれば部屋のドアを閉める。処置について患者と相談し、処置に協力できる患者の能力についてアセスメントする。	ドアやカーテンを閉めることで、患者のプライバシーを保護する。患者と相談することで、患者の安心感が高まり、処置に対する知識も増える。意見交換は、患者のケア参加を促進し、個別的な看護ケアを行うことができる。

（続く）

スキル・12-8　尿道留置カテーテルの抜去 (続き)

手順	根拠
6. ベッドを作業しやすい高さに調節する。通常は実施者の肘の高さである(VISN 8 Patient Safety Center, 2009)。看護師が右利きなら患者の右側に立ち、左利きなら患者の左側に立つ。	ベッドを適切な高さにすると、背部や筋肉の損傷を防ぐ。利き手側に立つと、カテーテル抜去時に利き手を使用するのに都合が良い。
7. カテーテルを挿入したときと同じ体位をとる。患者にドレープをかけ、カテーテルを抜去する部位周辺のみ露出する。防水パッドを女性は両下肢の間に入れ、男性は大腿か腹部の上に置く。	適切な体位をとることで処置を円滑に実施できる。掛け物は不必要な露出を避け、保温を促進する。防水パッドは、ベッドリネンを湿気から守り、抜去したカテーテルの処理にも利用できる。
8. 患者の大腿、腹部にあるレッグストラップ、テープ、その他のカテーテルを固定している用具を外す。	カテーテルの固定を外し、抜去の準備を行う。
9. **バルーン拡張バルブにシリンジを挿入する。バルーンの自然収縮によって滅菌水が戻ってくる(Mercer Smith, 2003)。バルーンを拡張させるのに使用した滅菌水の全量を吸引する(図1)。バルーンの抜水に関しては、取扱い説明書を確認する。拡張バルブを切ってはならない。**	滅菌水を抜いてバルーンを縮小させることで、カテーテルの抜去が可能となる。滅菌水は全量除去しなければ、患者への損傷を防止できない。シリンジの内筒を引いて吸引すると拡張ルーメンがつぶれ、バルーンにしわができ完全に収縮しない。バルーンが縮小したときの直径が大きくなるために、カテーテルの抜去が困難となり尿道の外傷が起こる(Mercer Smith, 2003)。

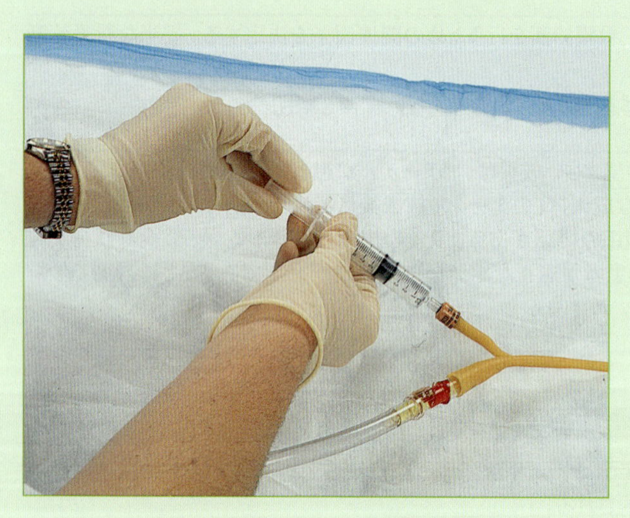

図1　バルーンから滅菌水を抜く。

手順	根拠
10. 患者に数回ゆっくりと深呼吸をしてもらう。**ゆっくり、静かにカテーテルを抜去する。**カテーテルは防水パッドの上に置き、そのままパッドでくるむ。	ゆっくり深呼吸をすることは、括約筋を弛緩させるのに役立つ。ゆっくり静かに抜去することで、尿道の外傷を防止する。防水パッドを使用することで、カテーテルへの接触を防ぐ。
11. 必要時、陰部の洗浄・乾燥を行う。	洗浄は、安楽と適切な個人衛生を促進する。
12. グローブを外す。患者が安楽な体位をとれるように介助する。患者に掛け物をかける。ベッドの高さを低い位置に下げる。	ベッド環境を整備することで、患者の保温、安楽、安全を促進する。
13. 清潔なグローブを装着する。使用した物品を片付け、医療施設の規定に基づいて廃棄する。採尿バッグ内の尿量、性状を記録する。	適切に廃棄することで、微生物の拡散を防止する。尿の性状を観察することで、正しい記録が可能となる。
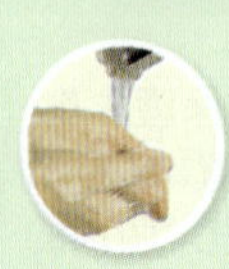 14. 使用したグローブとPPEを外す。手指衛生を行う。	PPEを正しく外すことで、他の物品への汚染や感染伝播のリスクが軽減する。手指衛生は微生物の拡散を防止する。

評価

望ましい成果が得られるのは、患者の苦痛が最小限に抑えられ、問題なくカテーテルが抜去される場合である。他には、カテーテル抜去後に患者から苦痛はなかったという言葉が聞かれる、皮膚の清潔、乾燥、健全な状態が維持され刺激や損傷の徴候がない、適正な水分摂取を維持する必要性を理解したという言葉が聞かれる、などがある。

記録

ガイドライン

抜去したカテーテルの種類とサイズ、バルーンから抜いた水の量を記録する。患者の処置に対する耐容性も記録する。採尿バッグ内の尿量を記載する。通常と違う尿の性状や皮膚状態の変化など、他のアセスメントについても記録する。必要時、尿量を摂取排泄表に記載する。

記録例

12/7/14　8：00　バルーンから15mLを抜水。14Fフォーリーカテーテルを問題なく抜去。抜去時には採尿バッグ内に500mLの黄色透明尿あり。排泄目標量1600mL。1日の水分摂取量は180mLのコップで6-8杯であることと、自分自身で排尿に行くにはそれなりの時間がかかることを説明し、理解したとの言葉あり。ベッドサイドに尿器を置く。適切に使用できる。

── B. クラップ、看護師

予期しない状況と対処行動

- カテーテル抜去を試みたところ、抵抗を感じる：このような場合は、カテーテルの抜去を中止する。シリンジをバルーンの拡張バルブに接続し、滅菌水が全て除去されているか確認するために、再度抜水する。カテーテルの抜去を再度試みる。抵抗がまだある場合は抜去を中止し、担当医に報告する。

注意事項

- 患者のアセスメントに基づいて、実行可能な排泄方法を選択する。患者がトイレまで行けない場合は、ベッドサイドにコモードを設置するか、尿器、便器を必要に応じて使用する。
- バルーンの抜水に関して、医療施設の規定や取扱い説明書の推奨方法を確認しておく。シリンジの内筒を引いて吸引すると拡張ルーメンがつぶれ、バルーンにしわができ、完全に収縮しない。バルーンが縮小したときの直径が大きくなるために、カテーテルの抜去が困難となり尿道の外傷が起こる（Mercer Smith, 2003）。

スキル・12-9　間歇的閉鎖式カテーテル洗浄

留置カテーテルは、排出経路の通過性を回復、維持させるために、溶液を使用した洗浄、フラッシングが必要になる場合がある。尿沈渣、血栓、小片などがカテーテルを閉塞させ、尿の流出を阻害する。洗浄は、膀胱壁に直接作用する薬剤を注入するために実施されることもある。開放式のカテーテルは汚染と感染を招く可能性があるため、カテーテル洗浄は閉鎖式システムでの実施が推奨される。

必要物品

- 滅菌ベースン、または滅菌容器
- 滅菌洗浄液（室温、または体温程度に加温）
- 30-60mLのシリンジ（カテーテルのアクセスポートが針なしシステムでない場合は、18G-19Gの鈍針）
- ドレナージチューブのクランプ
- タオルケット
- ディスポーザブルグローブ
- 指示のあるPPE
- 防水パッド

（続く）

スキル・12-9　間歇的閉鎖式カテーテル洗浄　(続き)

アセスメント

カテーテル洗浄の指示について、洗浄液の種類と量などを含め医療記録を確認する。処置を実施する前に、採尿バッグ内の尿量、カテーテルからのドレナージの状態をアセスメントする。膀胱充満について触診と携帯用膀胱超音波装置でアセスメントする。疼痛、膀胱攣縮、膀胱の拡張、カテーテルからのドレナージの消失など、有害反応の徴候についてアセスメントする。

看護診断

現在の患者の状態に基づいて、看護診断を行うための関連因子を決定する。妥当な看護診断を以下に示す。

- 排尿障害
- 感染リスク状態

成果確認と看護計画立案

閉鎖式カテーテル洗浄を実施する際の望ましい成果は、カテーテルを通して良好な尿の流出がみられることである。他には、膀胱が拡張していない、疼痛がない状態を維持する、感染の徴候と症状がない、などである。

看護技術の実際

手順	根拠
1. カテーテル洗浄の指示を医療記録で確認する。	医師の指示を確認することで、正しい介入が正しい患者に実施される。
2. 必要物品をベッドサイドに準備する。	必要物品を全てベッドサイドに準備することで、時間と労力が節約できる。物品を近くに配置すると便利で時間を節約でき、看護師にとって、不必要な筋肉のひねりや伸展を避けることができる。
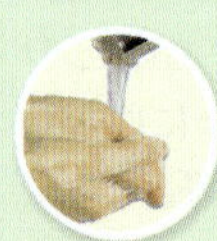 3. 手指衛生を行い、指示があればPPEを装着する。	手指衛生とPPEは微生物の拡散を防止する。PPEは感染経路別予防策に基づいた装備が必要である。
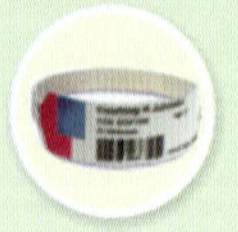 4. 患者に本人確認を行う。	患者確認の実施により、正しい患者に正しい介入を行う確証を得ることができ、エラーの防止にも役立つ。
5. ベッド周囲のカーテンを閉め、可能であれば部屋のドアを閉める。処置について患者と相談する。	ドアやカーテンを閉めることで、患者のプライバシーを保護する。患者と相談することで、患者の安心感が高まり、処置に対する知識も増える。意見交換は、患者のケア参加を促進し、個別的な看護ケアを行うことができる。
6. ベッドを作業しやすい高さに調節する。通常は実施者の肘の高さである(VISN 8 Patient Safety Center, 2009)。	ベッドを適切な高さにすると、背部や筋肉の損傷を防ぐ。
7. グローブを装着する。採尿バッグ内の尿を排出し、尿量の測定を行い尿量と性状を記録する。グローブを外す。	グローブは血液や体液との接触を防ぐ。採尿バッグを空にしておくことで、洗浄液注入後のドレナージを正確にアセスメントできる。尿のアセスメントは今後、比較するための基準となる。
8. 患者が安楽な体位を取れるように介助し、カテーテルの採尿ポートを処置しやすい場所に置く。防水パッドをカテーテルと採尿ポートの下に敷く。カテーテルを固定しているテープや器具をカテーテルから外す。	適切な視覚化が必要である。防水パッドは患者とベッドを漏れから保護する。グローブは血液や体液との接触を防ぐ。
9. 無菌操作で物品を開封する。滅菌洗浄液を滅菌ベースンに注ぐ。指示量を滅菌シリンジに吸引する(通常は30-60mL)。グローブを装着する。	無菌操作を行うことで、洗浄液の無菌性を確保し、微生物の拡散を防止する。グローブは血液と体液の接触を防ぐ。
10. **採尿ポートを抗菌剤付きスワブで消毒する(図1)。**	ポートの消毒は、閉鎖式留置システム内に有機体が侵入するリスクを減少させる。
11. 採尿ポートより下部でドレナージチューブを折るなどしてクランプする。	クランプすることで、洗浄液が膀胱に直接注入され、採尿バッグに流入するのを防ぐ。

手順

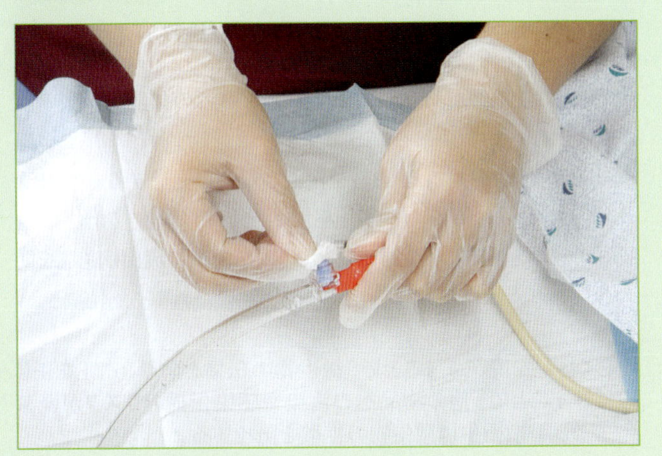

図1　カテーテルの採尿ポートを消毒する。

12. シリンジを回して採尿ポートに接続する(図3)。**カテーテル内に洗浄液をゆっくり注入する(図4)。**
13. シリンジを採尿ポートから外す(図5)。**チューブのクランプを外し、洗浄液と尿が流出するようにする。**必要時、この操作を繰り返す。

根拠

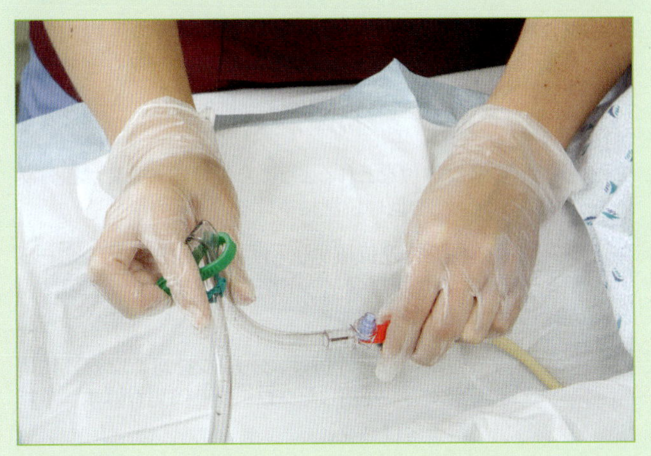

図2　採尿ポートより下部でカテーテルをクランプする。

ゆっくりと洗浄を行うことで、膀胱内壁への損傷を防止する。ゆっくりとした流れはカテーテルを塞いでいる物質を取り除く。

膀胱からの尿と洗浄液の排出は重力によって促進される。

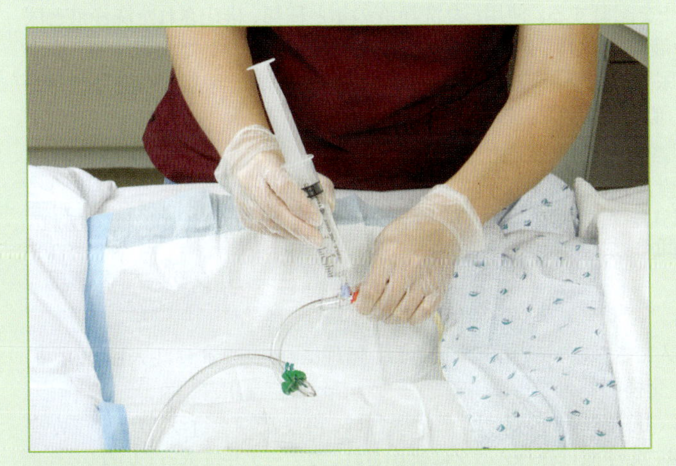

図3　採尿ポートにシリンジを回しながら接続する。

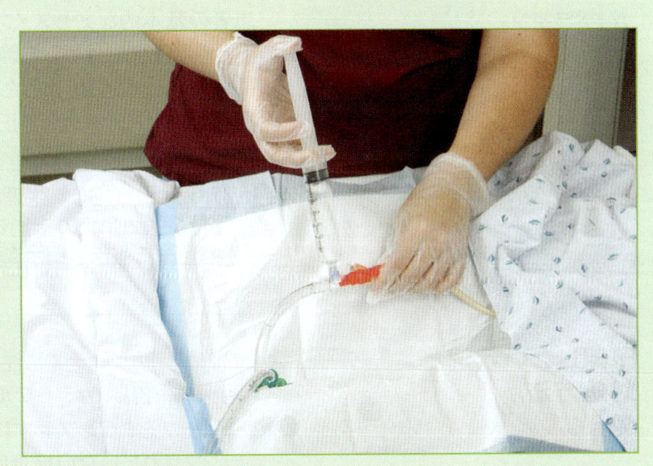

図4　洗浄液をゆっくり注入する。

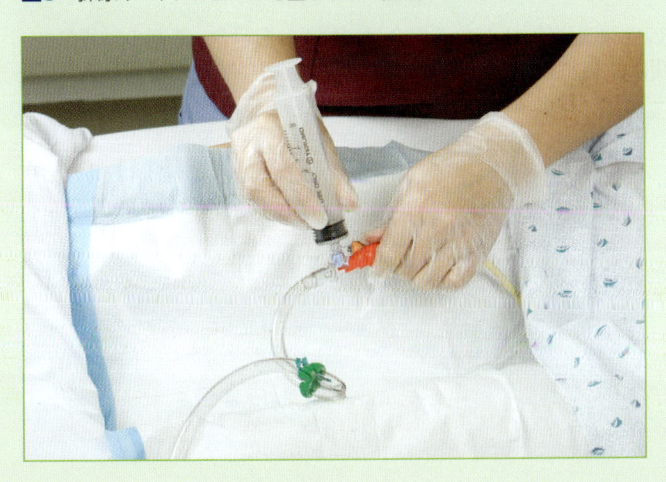

図5　採尿ポートからシリンジを外す。

(続く)

スキル・12-9　間歇的閉鎖式カテーテル洗浄　(続き)

手順	根拠
14. グローブを外す。カテーテルチューブを患者の大腿内側や下腹部(男性患者の場合)に固定用具、テープなどで固定する。下肢の動きに合わせて緩みを持たせる。	適切なカテーテルの固定は、チューブに引っ張られることによる尿道や尿道口の外傷を防止する。チューブを腹部、下肢どちらに固定するかは自然流出の状況や患者の体動、安楽の状況に応じて判断する。
15. 患者が安楽な体位をとれるように介助する。患者に掛け物をかける。ベッドを低い位置に下げる。	適切な体位と掛け物は、患者を保温し安楽を促進する。ベッドを低くすることは患者の安全に貢献する。
16. 採尿バッグを膀胱の位置より下げて固定する。ドレナージチューブのねじれがなく、ベッド柵の動きでチューブの閉塞が起こらないことを確認する。	採尿バッグを下方に固定することで、尿が円滑に流出し逆流を防ぐ。
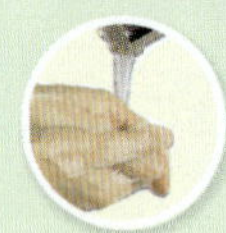 17. 使用物品を片付け、シリンジを適切な容器に廃棄する。使用したグローブとPPEを外す。手指衛生を行う。	正しく物品を廃棄することで、微生物の伝播を防ぐ。PPEを正しく外すことで、他の物品への汚染や感染伝播のリスクが軽減する。手指衛生は微生物の拡散を防止する。
18. 処置に対する患者の反応と洗浄後のドレナージ液の量と性状をアセスメントする。	処置に対する患者の反応の正確なアセスメントを提供する。

評価

望ましい成果が得られるのは、カテーテルからの尿の流出が良好である、洗浄液と尿が採尿バッグに排出される、膀胱の拡張がない、疼痛がない、感染の徴候と症状がない、などの場合である。

記録

ガイドライン

患者の基本的なアセスメントを記載する。使用した洗浄液の量と種類、排出された洗浄液と尿の量と性状を記録する。洗浄液の通過性、処置に対する患者の耐容性について記録する。洗浄前に採尿バッグから排出した尿量と洗浄液の量を摂取排泄表に記載する。尿量から洗浄液量を除き、尿量のトータルとして正確な量を記載する。

記録例

> 12/7/22　16：30　生理食塩水60mLで尿カテーテルの洗浄を問題なく実施。生食全量と黄色混濁尿20mLの排出あり。有害反応はなく処置を終了する。尿量が30mL/時であれば、担当医に報告し指示を仰ぐ。
>
> ―― *B. クラップ、看護師*

予期しない状況と対処方法

- 洗浄液がカテーテルに注入できない：このような場合は、無理にカテーテルに注入しない。担当医に報告し、カテーテル交換の準備を行う。
- チューブをクランプせずに、洗浄液を注入した：この場合は、再度洗浄を行う。チューブがクランプされていない場合は、洗浄液は採尿バッグに排出され、カテーテルに入っていない。

注意事項

- 洗浄液が薬剤で、膀胱への効果を目的としている場合は、医師の指示や、薬剤の効果によって決められている滞留時間に注意する。洗浄液を注入した後、適切な時間が経過したのを確認してからドレナージチューブのクランプを開く。

スキル・12-10　閉鎖式持続膀胱洗浄

留置カテーテルは、排出経路の通過性の回復・維持のために、持続的洗浄やフラッシングが必要になる場合がある。尿沈渣や小片、血栓がカテーテルを閉塞させ、カテーテルからの尿の流出を阻害する。洗浄は、膀胱壁に直接作用する薬剤を注入するために実施されることもある。開放式のカテーテルは汚染や感染の可能性があるため、カテーテルを通しての洗浄は閉鎖式システムの使用が推奨される。持続的な洗浄を行う場合は、閉鎖性を維持するためにトリプルルーメン、またはスリーウェイカテーテルを使用する（図1）。

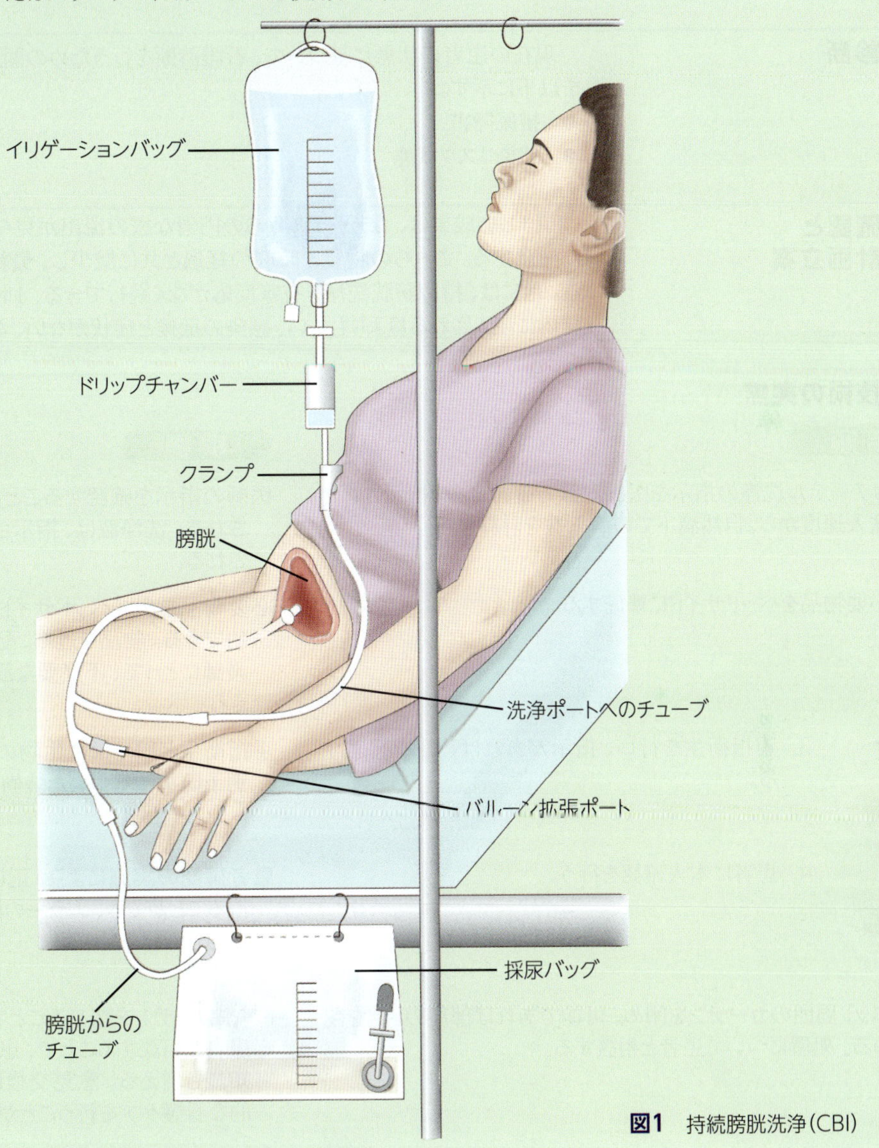

図1　持続膀胱洗浄（CBI）

必要物品

- 滅菌洗浄液（室温または、体温程度に温めたもの）
- 滅菌のチューブ、ドリップチャンバー、クランプ付きで洗浄液に接続できるもの
- 点滴スタンド
- 輸液ポンプ（洗浄液に薬剤が含まれる場合）
- スリーウェイ留置カテーテル（患者の膀胱に留置する）
- 留置カテーテルに接続するチューブ（チューブと採尿バッグ）
- アルコール綿
- タオルケット
- ディスポーザブルグローブ
- 指示あれば、PPE

（続く）

スキル・12-10　閉鎖式持続膀胱洗浄（続き）

アセスメント

持続膀胱洗浄の指示について、洗浄液の種類と量も含め医療記録を確認する。患者に留置カテーテルが挿入されている場合は、カテーテルに洗浄ポートが付いていることを確認する。チューブ内、採尿バッグ内の尿の性状をアセスメントする。患者の医療記録を見直し、薬剤のアレルギーがないか患者に尋ねる。処置を始める前に、触診と携帯用膀胱超音波装置で膀胱の充満状態をアセスメントする。疼痛、膀胱の攣縮、膀胱の拡張、カテーテルからの流出消失、などの有害反応の徴候をアセスメントする。

看護診断

現在の患者の状態に基づいて、看護診断を行うための関連因子を決定する。妥当な看護診断を以下に示す。

- 排尿障害
- 感染リスク状態

成果確認と看護計画立案

望ましい成果は、カテーテルからの円滑な尿の流出が見られることである。最初は血栓や小片に注意する。これらの物質は時間の経過と共に減少し、最終的には血栓や小片のない尿を呈する。他には、持続膀胱洗浄を有害反応がなく続行できる、1時間あたりの量でみると排出量が、膀胱内に注入される量よりも多い、感染の徴候と症状がない、などがある。

看護技術の実際

手順	根拠
1. カテーテル洗浄の指示を医療記録で確認する。指示された注入速度から、自然滴下での滴下数を計算する。	医師の指示を確認することで、正しい介入が正しい患者に実施される。洗浄液は、指示された速度で、自然滴下によって投与される。
2. 必要物品をベッドサイドに準備する。	必要物品を全てベッドサイドに準備することで、時間と労力が節約できる。物品を近くに配置すると便利で時間を節約でき、看護師にとって、不必要な筋肉のひねりや伸展を避けることができる。
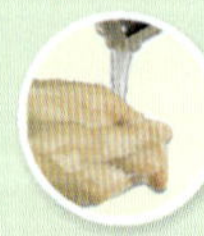 3. 手指衛生を行い、指示があればPPEを装着する。	手指衛生とPPEは微生物の拡散を防止する。PPEは感染経路別予防策に基づいた装備が必要である。
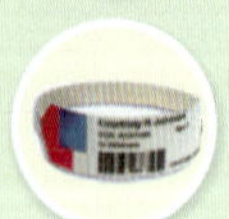 4 .患者に本人確認を行う。	患者確認の実施により、正しい患者に正しい介入を行う確証を得ることができ、エラーの防止にも役立つ。
5. ベッド周囲のカーテンを閉め、可能であれば部屋のドアを閉める。処置について患者と相談する。	ドアやカーテンを閉めることで、患者のフライバシーを保護する。患者と相談することで、患者の安心感が高まり、処置に対する知識も増える。意見交換は、患者のケア参加を促進し、個別的な看護ケアを行うことができる。
6. ベッドを作業しやすい高さに調節する。通常は実施者の肘の高さである（VISN 8 Patient Safety Center, 2009）。	ベッドを適切な高さにすると、背部や筋肉の損傷を防ぐ。
7. 採尿バッグ内の尿を排出し、尿量の測定を行い尿量と性状を記録する。	採尿バッグを空にしておくことで、洗浄液注入後のドレナージを正確にアセスメントできる。尿のアセスメントは今後、比較するための基準となる。
8. 患者が安楽な体位を取れるように介助し、カテーテルの洗浄ポートを処置しやすい場所に置く。防水パッドをカテーテルと洗浄ポートの下に敷く。	適切な視覚化が必要である。防水パッドは患者とベッドを漏れから保護する。

手順

9. 製造元の指示通りの使用法で、滅菌イリゲーションバッグを準備する。バッグには“膀胱洗浄用”と明記する。ラベルに日付と時間も記載する。洗浄液を患者の膀胱から75-90cm上方に吊り下げられるように点滴スタンドを調節する。チューブをクランプして、ドリップチャンバー付き滅菌チューブをイリゲーションバッグに無菌操作で接続する(図2)。クランプを外し、チューブ先端を汚染しないように保護カバーを外す。洗浄液をチューブに流し、空気を取り除く(図3)。チューブをクランプし、先端のカバーを交換する。

根拠

適切なラベルは、スタッフに正確な情報を提供する。開封後24時間を経過した滅菌溶液は廃棄しなければならない。無菌操作は洗浄システムの汚染を防止する。洗浄ポートに接続する前のチューブのプライミングでは、チューブから空気を除去しなければ、膀胱の拡張の原因となる。

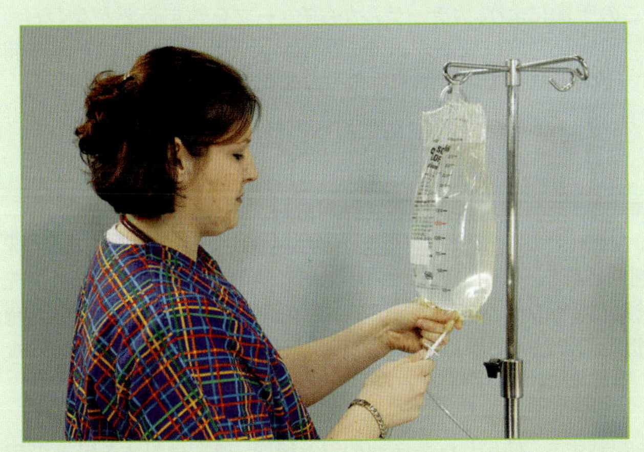

図2　イリゲーションバッグにチューブを挿入する。

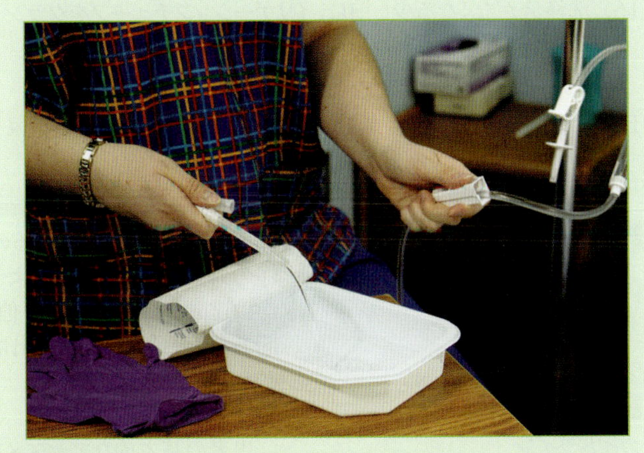

図3　イリゲーションチューブから空気を除去する。

10. グローブを装着する。**洗浄ポートをアルコール綿で消毒する。無菌操作で、イリゲーションチューブをスリーウェイ留置カテーテルの洗浄ポートに接続する(図4)。**

無菌操作は、膀胱への微生物の拡散を防止する。

11. ドレナージチューブのクランプがあれば、開放されていることを確認する。

クランプの開放は、膀胱内の洗浄液貯留を防止する。

12. **イリゲーションチューブのクランプを開き、指示通りの滴下速度で注入されるように調節する(図5)。**膀胱洗浄が薬剤で実施される場合は、輸液ポンプを用いて注入速度を調節する。

流量を調節することで、患者に苦痛を与えず、持続的で穏やかな洗浄が実施できる。輸液ポンプは薬液の流量を調節する。

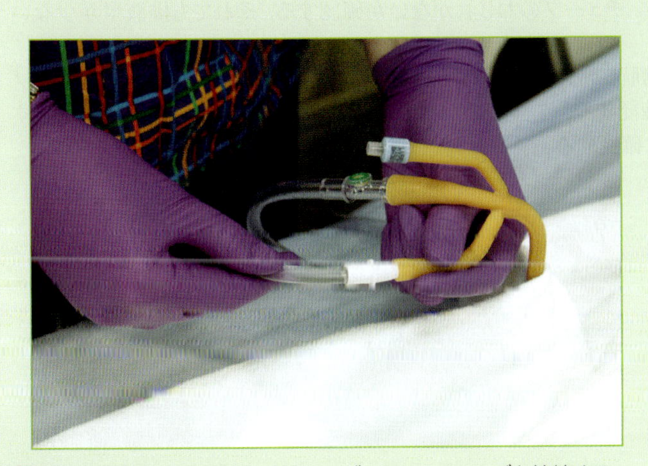

図4　カテーテルの洗浄ポートにイリゲーションチューブを接続する。

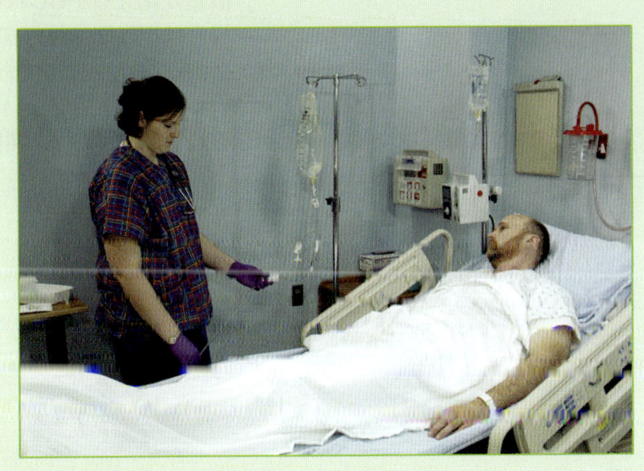

図5　洗浄液の注入速度をクランプで調節する。

(続く)

スキル・12-10　閉鎖式持続膀胱洗浄　（続き）

手順	根拠
13. グローブを外す。患者が安楽な体位をとれるように介助する。患者に掛け物をかける。ベッドを低い位置に下げる。	適切な体位と掛け物は、患者を保温し、安楽と安全を促進する。
14. 処置に対する患者の反応と、排液の量と性状をアセスメントする。	アセスメントは、介入の効果判定と有害反応の検知のために必要である。
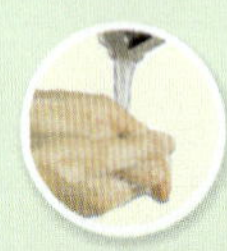 15. 使用した物品を片付ける。使用したグローブとPPEを外す。手指衛生を行う。	正しく物品を廃棄することで、微生物の伝播を防ぐ。PPEを正しく外すことで、他の物品への汚染や感染伝播のリスクが軽減する。手指衛生は微生物の拡散を防止する。
16. 洗浄液がなくなる少し前に、イリゲーションチューブをクランプする。ドリップチャンバー内の液がなくならないようにする。空のバッグを外し、新しい洗浄液のバッグを接続する。	この手順により、カテーテルからチューブを外す必要がなくなり、チューブ内に空気が入ることもない。ドレナージシステムの開放は、微生物に接触する機会となる。
17. グローブを装着する。新しい洗浄液に交換するたびに、採尿バッグを空にして記録する。	グローブは血液、体液、微生物への暴露を防止する。

評価

望ましい成果が得られるのは、カテーテルから円滑な尿の流出が見られる場合である。膀胱洗浄の効果は、尿の性状によって判断される。尿中に血栓や小片がなく透明になれば、持続膀胱洗浄は達成されたといえる。他に成果となるのは、有害反応がなく持続膀胱洗浄が実施される、1時間あたりの量でみると排出量が膀胱内に注入される量よりも多い、感染の徴候と症状がない、などの場合である。

記録

ガイドライン

患者の基本的なアセスメントを記載する。使用した洗浄液の量と種類、処置に対する患者の耐容性を記録する。洗浄前に採尿バッグから排出した尿量と、使用した洗浄液の量を摂取排泄表に記載する。採尿バッグを空にしたときの尿量と洗浄液量を記録する。**尿量を知るために、排液の総量から使用した洗浄液の量を除く。**

記録例

12/12/14　13：30　フォーリーカテーテルをスリーウェイフォーリーカテーテルに交換した。膀胱触知不可。持続膀胱洗浄を生食100mL／時で実施。患者には有害反応なく終了。膀胱からの排液は混濁軽度、薄いサクランボ色。血栓は認められず。

―― *B. クラップ、看護師*

予期しない状況と対処行動

- 持続膀胱洗浄を開始したが、時間当たりの排液量が注入した洗浄液より少ない：このような場合には、膀胱の拡張を触診で確認する。患者が仰臥位の場合、患者を側臥位にすると、排液量が増えるかもしれない。チューブのねじれがないか確認する。それでも排液量が少ない場合は担当医に報告する。
- クランプを全開にしても、膀胱に洗浄液が指示の速度で注入できない：この場合は、チューブのねじれや圧迫がないか確認する。洗浄液のバッグを7.5-15cm高くして注入速度を確認する。洗浄液の流速を頻回に確認する。

スキル・12-11 回腸導管のストーマ装具の交換と排泄物の廃棄

回腸導管は尿路変向のために皮膚に開口するものである。回腸導管は、小腸の外科的切除を必要とし、分離した小腸に尿管を移植する。この分離切除された小腸は腹壁に取り付けられ、体表面に外科的に造設された開口部である**ストーマ**を通して、尿を排出する。このような尿路変向術は通常、恒久的なもので、ストーマからの排尿は自分の意思でコントロールできないため、集尿するための体外式装具を装着する必要がある。装具の交換頻度は使用する種類によって様々である。通常の持続装着期間は5日間である。装具の交換は、早朝など水分摂取が少ない時間帯に行うのが一般的である。この時間帯には尿の生成が少なく、装具の交換が行いやすい。適切な装具は、ストーマ周辺の皮膚損傷のリスクを最小限に抑える。Box12-2は尿路変向術を受けた患者のケアに関するガイドラインを示した。

必要物品

- 温湯の入ったベースン
- 皮膚洗浄剤、タオル、清拭タオル
- シリコンベースの粘着剥離剤
- ガーゼ
- 綿球
- 皮膚保護剤
- オストミー（ストーマ）の装具
- ストーマのメジャーリングガイド、定規、ノギス等
- 目盛付き容器
- オストミーベルト（オプション）
- ディスポーザブルグローブ
- 指示のあるPPE
- 防水ディスポーザブルパッド
- 小ゴミ袋

Box 12-2 尿路変向術を受けた患者のケアに関するガイドライン

- できるだけ患者の臭気がない状態を維持する。頻繁に装具内を空にする。
- 患者のストーマを定期的に観察する。黒っぽいピンクから赤色で湿潤しているのが良い状態である。蒼白なストーマは貧血を示し、黒っぽいか青紫色のストーマは循環不全や虚血を反映している。ストーマ自体やその周囲から出血することはあまりない。もし出血の持続、増加、色の変化がストーマに現れた場合は、速やかに担当医に報告する。
- ストーマのサイズを記録する。サイズは通常6-8週間で安定する。ほとんどのストーマは腹壁から1.2-2.4cm突出しており、最初は腫脹・浮腫がみられる。6週間後には浮腫が軽快する。術後、腹部手術創にドレッシング材を貼付した場合は、頻回に排液や出血を確認する。
- ストーマ周辺の皮膚の清潔・乾燥を維持する。ストーマ周辺の皮膚を保護しないケアを行うと、皮膚の刺激と感染が発生する。頻回に装具の漏れがあると皮膚のびらんの原因となる。乾燥を保持していない場合は、ストーマ周囲にカンジダ、真菌感染が起こる。
- 患者の水分摂取・排泄量を測定する。尿量を注意深く観察することが水分バランスを監視するために必要である。
- 腸管の機能、蠕動運動の回復を観察する。術後当初は、腸蠕動は阻害されている。患者は尿路変向術の一部として腸を切除していることを忘れてはならない。
- 患者ケアのさまざまな側面について説明し、患者がセルフケアを始めた時点で患者の役割を伝えていく。患者教育は、オストミーケアの最も重要な側面の一つで、必要時は家族にも指導が行われる。患者が情報を吸収する時間が十分持てるように、術前から指導を始めることもできる。
- 患者には、ストーマの観察やケアへの参加を促す。患者は術後早期に感情的な抑うつを体験するのが普通である。患者の言葉を傾聴し、説明し、患者にとって役に立つ支援的立場をとる必要がある。地域のオストミーサポートの代表者が訪問してくれると有益である。患者がストーマを見ようとするときは、ボディイメージの変化を受け入れ始めていることが多く、オストミーに関する言葉は淡々としているが、肯定的なもので、セルフケアを学ぶことに興味を示す。

（続く）

スキル・12-11　回腸導管のストーマ装具の交換と排泄物の廃棄　（続き）

アセスメント

現在の回腸導管の装具、用具の種類、装具の状態、ストーマの状態（バッグが透明であれば）を観察し、アセスメントする。装具が装着されている期間に注意する。回腸導管のケアに対する患者の知識、セルフケアのレベル、装具を扱う能力について判定する。装具を外した後、回腸導管周囲の皮膚状態をアセスメントする。尿路変向術が最近実施された場合は、腹部の瘢痕、手術創の状態をアセスメントする。

看護診断

現在の患者の状態に基づいて、看護診断を行うための関連因子を決定する。妥当な看護診断を以下に示す。

- 排尿障害
- ボディイメージ混乱
- 皮膚統合性障害リスク状態
- 知識不足

成果確認と看護計画立案

尿路ストーマ装具の交換に際して望ましい成果は、ストーマ装具が、円滑に尿を排泄することができ、正しく皮膚に装着されることである。他に、ストーマが赤色で湿潤しており、ストーマ周囲の皮膚が健全である、装具の取り付け方の知識を実践に生かす、患者が肯定的なボディイメージを言葉で表現する、などがある。

看護技術の実際

手順	根拠
1. 必要物品をベッドサイドかオーバーテーブルに準備する。	必要物品を全てベッドサイドに準備することで、時間と労力が節約できる。物品を近くに配置すると便利で時間を節約でき、看護師にとって、不必要な筋肉のひねりや伸展を避けることができる。
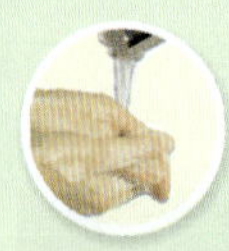 2. 手指衛生を行い、指示があればPPEを装着する。	手指衛生とPPEは微生物の拡散を防止する。PPEは感染経路別予防策に基づいた装備が必要である。
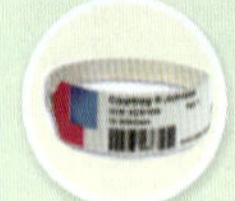 3. 患者に本人確認を行う。	患者確認の実施により、正しい患者に正しい介入を行う確証を得ることができ、エラーの防止にも役立つ。
4. ベッド周囲のカーテンを閉め、可能であれば部屋のドアを閉める。処置を行う理由とその内容について患者に説明する。可能であれば、患者に観察やケアへの参加を促す。	ドアやカーテンを閉めることで、患者のプライバシーを保護する。患者への説明は不安を軽減し、協力が得られやすい。
5. ベッド上に患者は安楽な座位か臥床してもらい、トイレでは立位か座位で行う。患者がベッド上にいる場合は、ベッドを作業しやすい高さに調節する。通常は実施者の肘の高さである（VISN 8 Patient Safety Center, 2009）。防水パッドをストーマ側の患者の下に敷く。	どちらの姿勢でも、患者が処置を見ることができるようにする。これは、患者がいずれ一人で実施するための学習準備となる。仰臥位や座位は装具の装着が順調に実施できる。ベッドを適切な高さにすることで、背部や筋肉の損傷を防ぐ。防水パッドはリネンと患者を湿気から守る。
装具内の排泄物廃棄	
6. グローブを装着する。装具の末端を便器、便座、測定容器の上に置く。排出口のキャップを外す。排出口を開け便器や測定容器の中に内容物を排出する（図1）。	グローブは看護師を血液と体液の暴露から保護する。処置の前にパウチの内容物を廃棄することで、排泄物が漏れる可能性を減少させる。
7. 排出口を閉じる。トイレットペーパーで排出口を拭く。キャップをはめる。	排出口を拭き取り乾燥させることで尿を除去する。
8. 使用物品を片付ける。グローブを外す。患者が安楽な体位に戻るよう介助する。	適切にPPEを外すことで、微生物の伝播を防止する。患者の安楽を確保する。
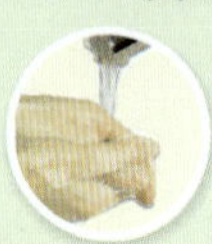 9. 装具を交換しない場合はベッドを低い位置にする。使用したPPEを外す。手指衛生を行う。	ベッドを低くすることで患者の安全を促進する。PPEを正しく外すことで、他の物品への汚染や感染伝播のリスクを軽減させる。手指衛生は微生物の拡散を防止する。

手順　**根拠**

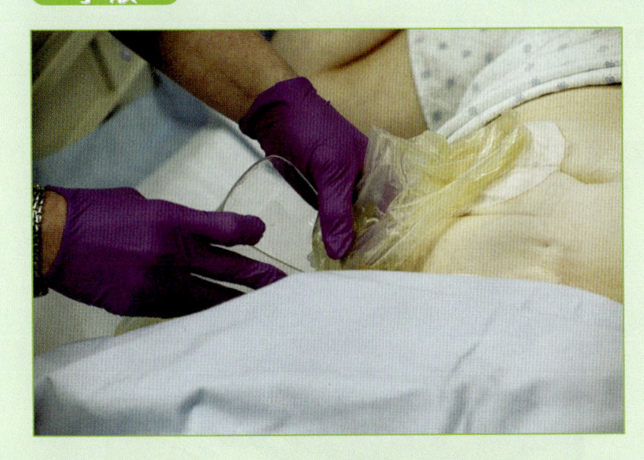

図1　目盛付き容器に尿を排出する。

装具の交換

10. ディスポーザブル防水パッドをオーバーテーブルの上か作業領域に敷く。温湯を入れたベースンと他の物品を準備する。ゴミ袋を近くに置く。

防水パッドはテーブルなどの表面を保護する。物品準備を行うことで処置が容易になる。

11. 清潔なグローブを装着する。患者のストーマ側の下に防水パッドを敷く。必要時は、手順6-8に示したように、装具内の排泄物を廃棄する。

防水パッドはリネンや患者を湿気から守る。装具を外す前に内容物を廃棄することで、不測の排泄物漏れを防止する。

12. 面板を皮膚から剥がす場合は、皮膚から装具を引っ張るのではなく、皮膚を押すようにして装具からゆっくりと剥がす。装具の上から始め、皮膚の張りを維持しながら行う(図2)。シリコンベースの粘着剥離剤をスプレーするか、剥離剤を拭くように塗布する(図3)。

面板の表面と皮膚の間にある粘着剤は、面板を剥がす前に破綻させる必要がある。装具を乱雑に扱うと皮膚に損傷を与え、今後粘着材の固定にも障害となる。シリコンベースの粘着剥離剤は迅速に痛みもなく粘着剤を除去し、皮膚剥離を防止する(Rudoni, 2008; Stephen-Haynes, 2008)。

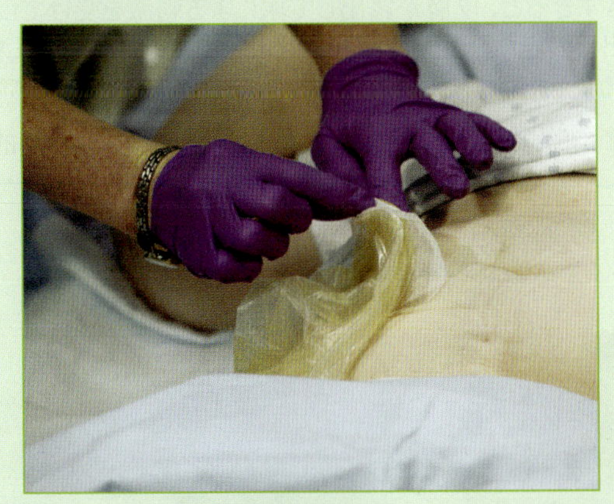

図2　皮膚から装具の面板を剥がす。

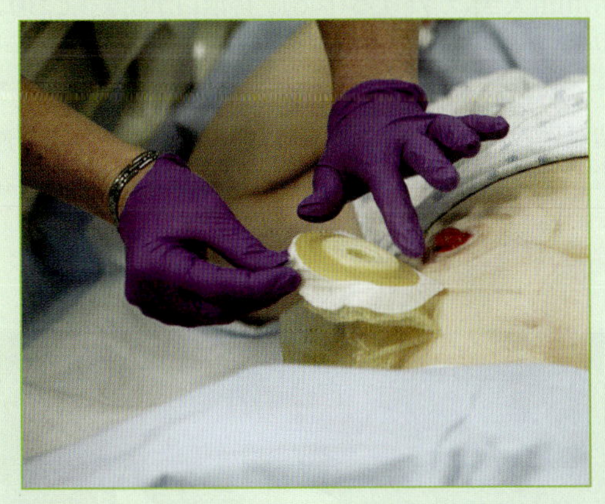

図3　皮膚から装具を引っ張るのではなく、皮膚を押すようにして装具から剥がす。

13. ディスポーザブルの装具であればゴミ袋へ捨てる。再利用できるものは、新しい装具を装着した後に、微温湯とせっけんで洗浄し自然乾燥させる。

装具を完全に洗浄し乾燥させることで、臭気を減らし装具の劣化を防ぐ。外観と感染管理の目的で、使用した装具は適切に廃棄する。

14. ストーマ周囲の皮膚にせっけん・洗浄剤をつけ温湯と清拭タオルで洗浄する(図4)。皮膚から古い粘着物を除去する。粘着剥離剤を追加して使用してもよい。ストーマ周囲にローションを使用してはならない。

皮膚の洗浄は、排泄物と古い粘着剤、皮膚保護剤を除去する。排泄物と他の物質の蓄積は皮膚の刺激と損傷を引き起こす。ローションは粘着剤がしっかりと付着するのを妨害する。

(続く)

スキル・12-11　回腸導管のストーマ装具の交換と排泄物の廃棄　（続き）

手順

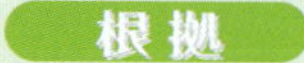

15. ストーマ周囲をやさしくパッティングして乾燥させる。**ストーマ周囲の皮膚が完全に乾燥していることを確認する。**ストーマと周囲の皮膚の状態をアセスメントする。

慎重に乾燥させることで、皮膚とストーマの外傷を防止する。集尿パウチを正しく装着することで、皮膚統合性が保護される。ストーマの色、サイズの変化は循環障害を示している。

16. 四角に折った1-2枚のガーゼをストーマ開口部の上に置く（図5）。

装具交換中も皮膚の乾燥を保持するために、ストーマからの排泄物を吸収するガーゼを使用する。

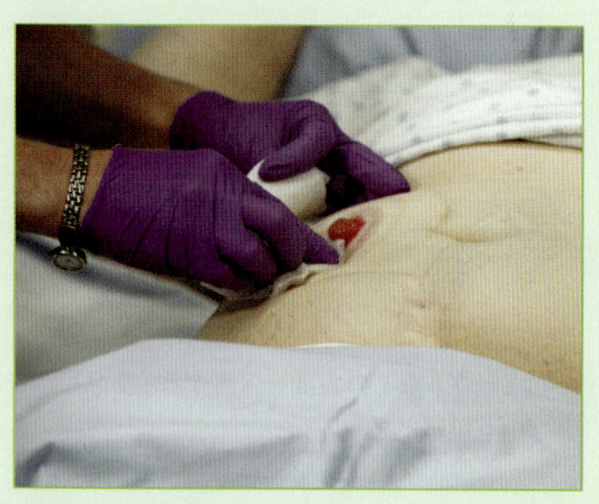

図4　洗浄剤、温湯、清拭タオルを使用して、ストーマを洗浄する。

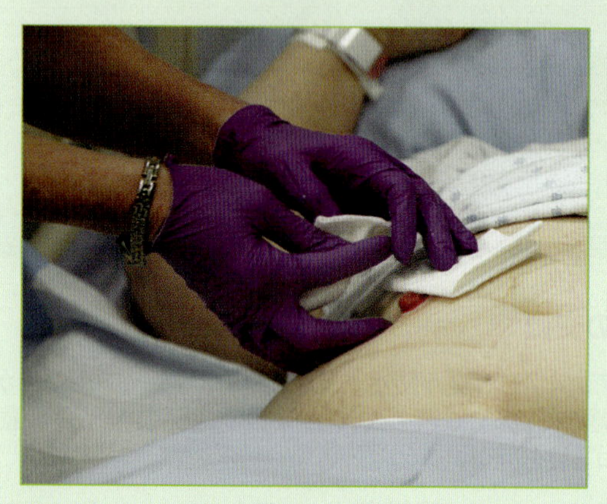

図5　四角に折ったガーゼ1-2枚を開口部の上にあてる。

17. 皮膚保護剤をストーマ周囲の半径5cmに塗布し、完全に乾燥させる。30秒程で乾燥する。

18. ガーゼを少しの間持ち上げ、測定ガイド等を用いてストーマ開口部のサイズを測定する。ガーゼを戻す。装具の裏側中央に、開口部と同じサイズの輪郭を描く。開口部のサイズより3mm大きくカットする（図6）。排泄口が閉まっており、末端のキャップがはまっていることを確認する。

装具は、ストーマ周囲にぴったり合わせて貼り、開口部周囲は3mmだけ皮膚が見えている状態になる。面板の開口部は小さすぎると、ストーマへの外傷の原因となる。面板の開口部が大きすぎると、皮膚が露出して尿による刺激を受けてしまう。排出口のふたをきちんと固定することで、装具からの尿漏れを防ぐ。

19. 装具から裏紙を剥がす。ガーゼは除去したらすぐに適切に捨てる。その方がストーマ上に装具を置きやすい。**表面が平坦になるまで面板でやさしく皮膚を押し付ける（図7）。数分間装具にゆっくりと圧をかける。**

装具は、正しい位置にしっかりと固定した場合のみ効果的である。

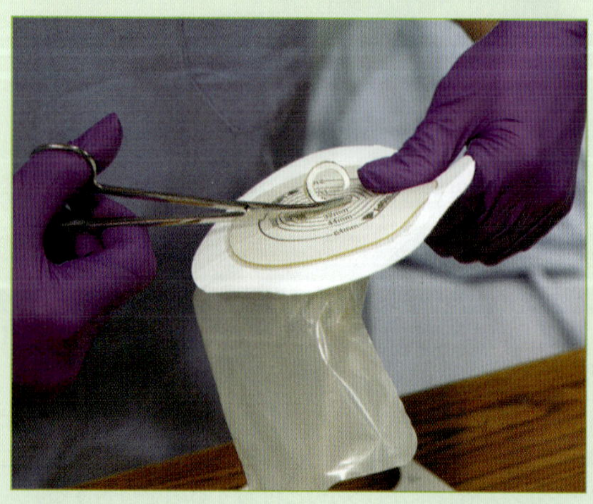

図6　実際のストーマサイズより3mm大きく面板の開口部を切る。

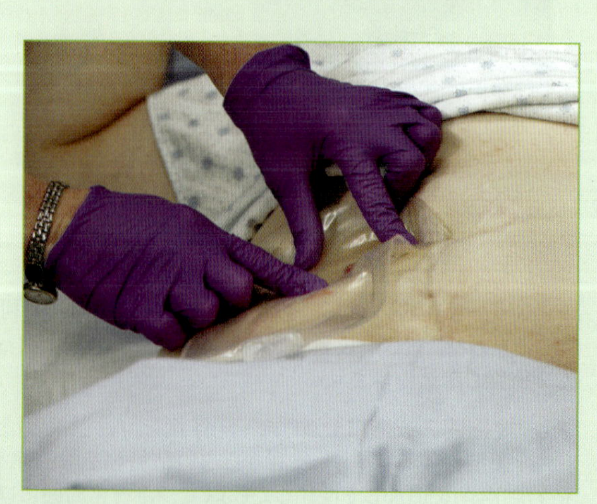

図7　ストーマ周囲に面板を接着する。

手順	根拠
20. 装具のベルトを装着する場合は、患者に固定する。	伸縮性のあるベルトは装具のサポートに役立つ。
21. グローブを外す。患者が安楽な体位をとれるように介助する。患者に掛け物をかける。ベッドを低い位置に下げる。	グローブを外すことで、微生物の伝播のリスクを減少させる。患者を保温し安楽・安全を促進する。
22. 清潔なグローブを装着する。使用した物品を片付け、処置に対する患者の反応をアセスメントする。	患者の反応は、健康教育の必要性やストーマの受容の状況を示すと考えられる。
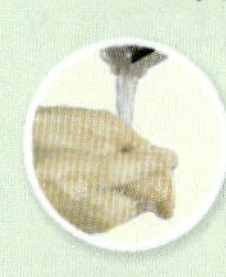 23. 使用したグローブとPPEを外す。手指衛生を行う。	PPEを正しく外すことで、他の物品への汚染や感染伝播のリスクが軽減する。手指衛生は微生物の拡散を防止する。

評価

ストーマや周辺皮膚の外傷や漏れがなく回腸導管の装具が交換され、清潔、乾燥、健全な状態が維持される、尿が装具中へ円滑に排泄される、患者がパウチ交換の練習に興味を示す、肯定的なセルフイメージを言葉で表現する、などが成果となる。

記録

ガイドライン

ストーマと周辺皮膚の状態、尿の性状、処置に対する患者の反応などを記録する。

記録例

12/7/23　12：45　回腸導管の装具を交換する。ジョーンズ氏面会中。ジョーンズ婦人より回腸導管のケアについて質問あり、「家でこれのケアができるかどうかわからない。」と涙ぐみながら訴える。婦人は感情を吐露しようとしている。婦人は皮膚・排泄ケア認定看護師と懸念事項について話すことに同意した。ジョーンズ氏は非常に協力的で的を射た質問もある。婦人は装具の交換を実施する前に2回は見学したいと話される。ストーマは湿潤し赤色、ストーマ周囲の皮膚は健全で黄色尿と少量の粘液の排泄がある。

—— B.クラップ、看護師

予期しない状況と対処行動

- 装具を除去すると皮膚剥離がある：可能であれば皮膚・排泄ケア認定看護師に助言を仰ぐ。皮膚を丁寧に洗浄し乾燥させる。装具の装着前に剥離部の保護用具を貼る。面板が密着し漏れがないか頻回に確認し記録する。
- 新しい装具の装着後、面板に漏れが生じる：装具を外して皮膚を洗浄し、装着し直す。
- 面板の準備をしていて、開口部を大きく切りすぎた：この面板は廃棄し、作り直す。面板を大きく切りすぎると、皮膚剥離の原因となる。

注意事項

- ツーピース（二品系）ストーマを使用している場合、面板を接着した後にパウチを接合する。面板のフランジの上にパウチのフランジを置く。下部から始め、指を動かしながらフランジに沿ってパウチを接合していく。

実践のためのエビデンス

皮膚の刺激や損傷は、オストミー装具を剥がすことが原因で発生する。皮膚の剥離は、患者の苦痛や疼痛の原因となり、ストーマ周囲の皮膚の損傷を導く。

関連する研究

Rudoni, C. (2008). A service evaluation of the use of silicone-based adhesive remover. British journal of nursing, stoma care supplement, 17(2), S4, S6, S8–S9.

この研究は、ストーマ装具を剥がすときに使用するシリコンベースの粘着剥離剤に関する調査である。シリコンベースの粘着剥離剤は、ストーマを持つ患者（コロストミー、イレオストミー、ウロストミー）に配布され、オストミー歴は2週間から15年間であった。患者は粘着剥離材の使用方法の説明を受け、使用後、質問用紙に全て回答した。患者の91%が粘着剥離剤を使用するとストーマ装具が剥がしやすいと感じ、全てのオストミー患者が継続して使用したほうが良いと強く感じた。

看護実践との関連性

看護師は、患者ケアの実践に影響を与える重要な立場にある。研究結果では、シリコンベースの粘着剥離剤の使用によって多く恩恵が示唆された。皮膚の刺激や損傷を防止する製品の使用を提唱し、オストミー患者の生活の質を向上させる必要がある。

スキル・12-12　恥骨上尿カテーテルの管理

　恥骨上尿カテーテルは、長期間継続的に尿ドレナージが必要な場合に使用される。このタイプのカテーテルは、恥骨上の小さな手術創から外科的に挿入される（図1）。恥骨上膀胱ドレナージは尿道からの尿路変向術で、損傷、狭窄、前立腺肥大による閉塞、婦人科または腹部手術が、尿道を通過する尿の流れを妨げた場合に行われる。恥骨上カテーテルは、長期間の尿ドレナージを行う場合、尿道留置カテーテルよりは選択されることが多い。恥骨上カテーテルの方が、排便による微生物の汚染リスクとカテーテル関連の尿路感染症のリスクは低く、尿道への損傷もなく、患者の満足度は高い。ドレナージカテーテルは、縫合かテープで固定される。恥骨上カテーテルを挿入している患者の挿入部周囲のスキンケア、ドレナージカテーテル・採尿バッグの管理は、留置カテーテルの管理と同様である。（スキル12-6のBox12-1を参照のこと。）

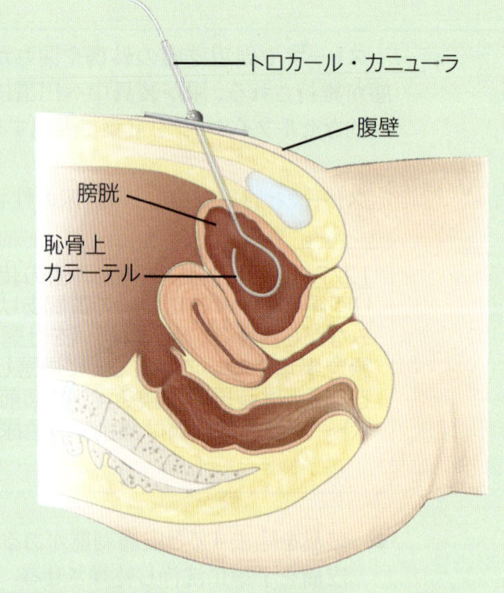

図1　膀胱内の恥骨上カテーテルの位置

必要物品

- 清拭タオル
- 低刺激性せっけん、皮膚洗浄剤
- ディスポーザブルグローブ
- 指示のあるPPE
- マジックテープ付きチューブホルダー、チューブ固定用テープ
- ドレナージスポンジ（必要時）
- 廃棄物用ビニール袋
- 滅菌綿棒、滅菌生理食塩水（新しい恥骨上カテーテルを挿入する場合）

アセスメント

　ドレナージ方法、恥骨上カテーテルと採尿バッグの状況についてアセスメントする。挿入部にドレッシング材を貼付している場合は、ドレッシング材と滲出液についてアセスメントする。恥骨上カテーテル周囲に、滲出液、紅斑、擦過傷がないか観察する。カテーテルの固定方法についてアセスメントする。縫合している場合は異常がないか観察する。採尿バッグ内の尿の性状をアセスメントする。恥骨上カテーテルの管理に関する患者の知識をアセスメントする。

看護診断

現在の患者の状態に基づいて、看護診断を行うための関連因子を決定する。妥当な看護診断を以下に示す。

- 排尿障害
- 感染リスク状態
- 皮膚統合性障害リスク状態
- 知識不足

成果確認と看護計画立案

恥骨上カテーテルの管理を行う際の望ましい成果は、患者の皮膚が清潔、乾燥、健全な状態を維持し、刺激や損傷の徴候がなく、患者がカテーテル挿入の目的やケアについての理解を言葉で表現することである。他に妥当な成果としては、排尿が維持される、尿量は最低でも30mL/時を確保する、膀胱の拡張がない、などである。

看護技術の実際

手順	根拠
1. 必要物品をベッドサイドかオーバーテーブルに準備する。	必要物品を全てベッドサイドに準備することで、時間と労力が節約できる。物品を近くに配置すると便利で時間を節約でき、看護師にとって、不必要な筋肉のひねりや伸展を避けることができる。
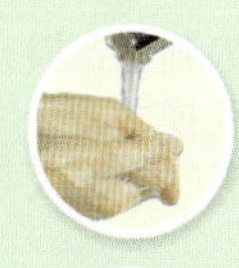 2. 手指衛生を行い、指示があればPPEを装着する。	手指衛生とPPEは微生物の拡散を防止する。PPEは感染経路別予防策に基づいた装備が必要である。
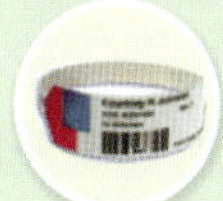 3. 患者に本人確認を行う。	患者確認の実施により、正しい患者に正しい介入を行う確証を得ることができ、エラーの防止にも役立つ。
4. ベッド周囲のカーテンを閉め、可能であれば部屋のドアを閉める。処置を行う理由とその内容について患者に説明する。可能であれば、患者に観察やケアへの参加を促す。	ドアやカーテンを閉めることで、患者のプライバシーを保護する。患者への説明は不安を軽減し、協力が得られやすい。意見交換により協力体制が向上し、不安の軽減に役立つ。患者に観察やケア参加をしてもらうことで、自己受容を推進する。
5. ベッドを作業しやすい高さに調節する。通常は実施者の肘の高さである(VISN 8 Patient Safety Center, 2009)。患者が仰臥位になるように介助する。防水パッドをストーマ側の患者の下に敷く。	ベッドを適切な高さにすると、背部や筋肉の損傷を防ぐ。仰臥位は通常、**恥骨上尿カテーテル**の処置を行う際の最適な体位である。防水パッドはリネンと患者を湿気から守る。
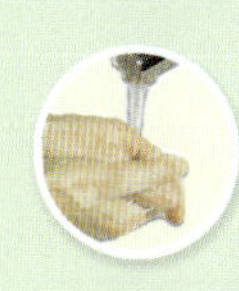 6. 清潔なグローブを装着する。ドレッシング材が貼付されている場合は、古いものを丁寧に剥がす。ドレッシング材をゴミ袋に廃棄する。グローブを外す。手指衛生を行う。	グローブは看護師を血液と体液、微生物の暴露から保護する。汚染したドレッシング材の正しい廃棄と手指衛生は、微生物の拡散を防止する。
7. 挿入部と周囲の皮膚をアセスメントする。	アセスメントの変化は、感染の可能性を示す。
8. 温湯に浸した清拭タオルに皮膚洗浄剤をつける。**恥骨上カテーテル出口部周囲をやさしく洗浄する(図2)。**痂皮は除去する。新しい恥骨上カテーテルの場合は、手術創が治癒するまで滅菌綿棒と滅菌生食で清潔を保つ。**生食に浸した綿棒で、挿入部から外側に向かって円を描くように拭き取っていく(図3)。**	低刺激性のせっけんや洗浄剤を使用することは、皮膚を保護するのに役立つ。出口部は、恥骨上カテーテルによる皮膚の刺激が起こる最も一般的な部位である。皮膚に痂皮が残っている場合は、細菌の培地となり、皮膚の刺激の原因となる。
9. 洗浄剤を全て洗い流す。パッティングで乾燥させる。	皮膚にせっけんが残ると、刺激の原因となる。皮膚は、刺激を防止するために、乾燥状態を維持する必要がある。

(続く)

スキル・12-12　恥骨上尿カテーテルの管理（続き）

手順　　**根拠**

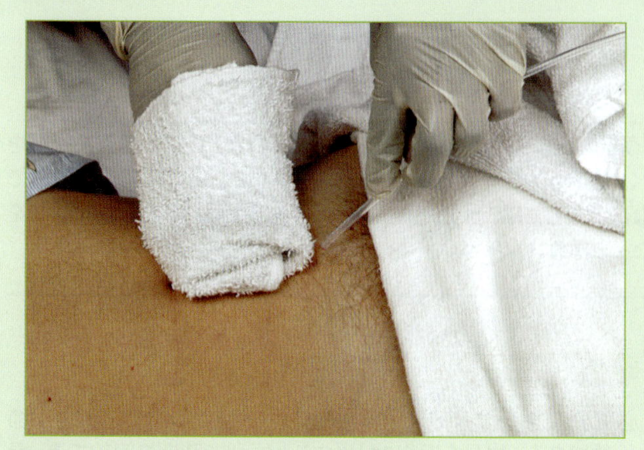

図2　せっけんと温湯でカテーテル周囲を洗浄する。

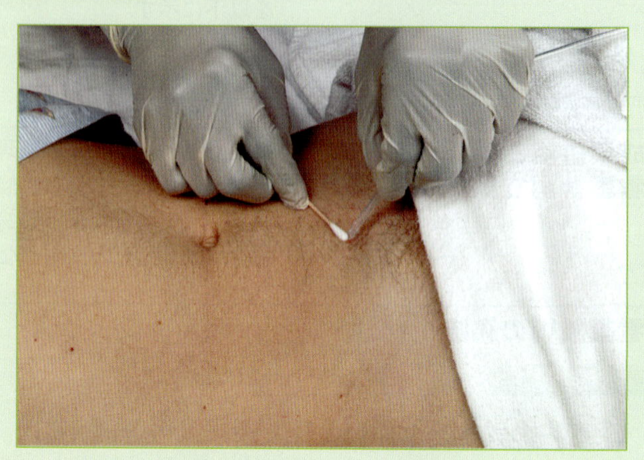

図3　滅菌綿棒での拭き取り

10. 出口部に滲出液がみられる場合、滲出液を吸収させるためにカテーテル周囲に小さいドレーンスポンジを置く（図4）。交換用のドレーンスポンジを準備しておくが、頻度は滲出液の量に応じて変える。10×10cmガーゼを切ってドレーンスポンジを作成してはならない。

出口部からの少量の滲出液は、異常ではない。皮膚の刺激と損傷を防止するために、スポンジは汚染が見られたら交換する必要がある。切込みを入れたガーゼから出る繊維は出口部に入り込む可能性があり、刺激や感染の原因となる。

11. グローブを外す。チューブでループを作り、腹部にチューブを固定する（図5）。

カテーテルとチューブを固定することで、強く引っ張る力を吸収し、皮膚や膀胱にかかる牽引力や刺激を防止する。

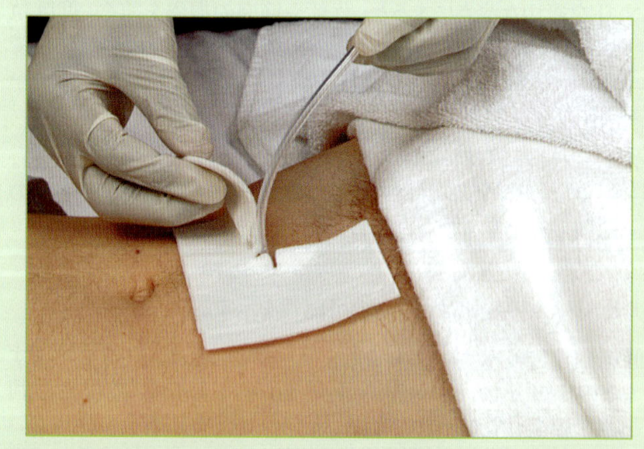

図4　カテーテル周囲にドレーンスポンジを置く。

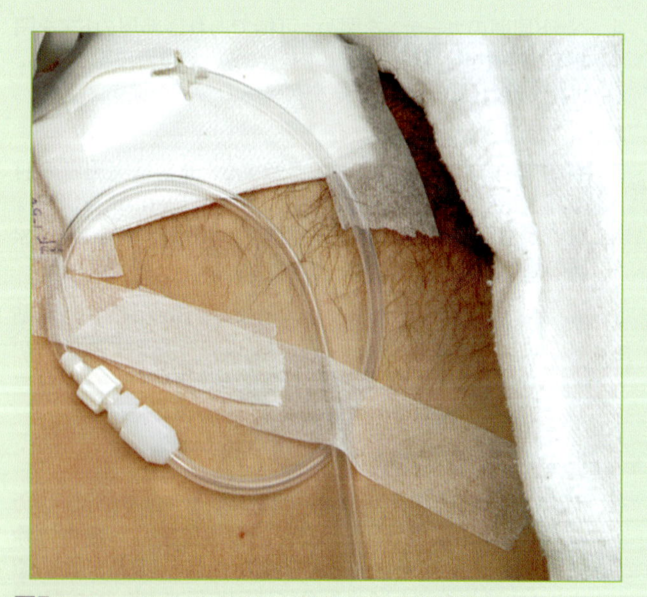

図5　チューブでループを作り、腹部にテープで固定する。

12. 患者が安楽な体位をとれるように介助する。患者に掛け物をかける。ベッドの高さを低くする。

適切な姿勢と掛け物は患者を保温し、安楽を促進する。ベッドを低くすることで、患者の安全を促進する。

13. 清潔なグローブを装着する。使用した物品を片付け、処置に対する患者の反応をアセスメントする。

グローブは血液と体液の接触を防止する。患者の反応は、カテーテルに対する受容や健康教育の必要性を示す。

手順

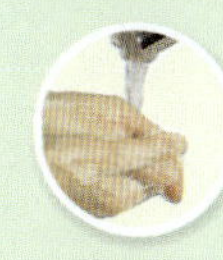

14. 使用したグローブとPPEを外す。手指衛生を行う。

根拠

PPEを正しく外すことで、他の物品への汚染や感染伝播のリスクが軽減する。手指衛生は微生物の拡散を防止する。

評価

望ましい成果が得られるのは、患者の皮膚が清潔、乾燥、健全な状態を維持し、刺激や損傷の徴候がみられない、患者がカテーテルの目的、ケアについての理解を言葉で表現する、排尿が維持され、尿量は最低30mL/時を確保できる、膀胱が拡張しない、などの場合である。

記録

ガイドライン

カテーテルの出口部の外観、周囲の皮膚状態、尿量と性状、処置に対する患者の反応について記録する。

記録例

12/7/12　18:45　恥骨上カテーテルのケアを実施。本人もケアに参加する。皮膚はカテーテルのテープ固定部である右側に軽度の紅斑を認める。テープ固定は左側に移動。ドレーンスポンジに黄色透明の滲出液の汚染あり。本人より、今回はドレーンスポンジを外したいと希望あり。滲出液が増加する場合は看護師を呼ぶように伝える。カテーテルから適切な量の黄色透明尿が採尿バッグへ排泄あり。

―― B. クラップ、看護師

予期しない状況と対処行動

- カテーテル周囲の皮膚を洗浄中に、カテーテルが外れて抜けてしまった：この場合は、担当医に報告する。挿入部の治癒が良好であれば、医師や高度実践看護師（APN）が新しいカテーテルを容易に挿入することができる。恥骨上カテーテルを挿入したばかりであれば、担当医が膀胱壁への外傷がないかアセスメントする必要がある。
- 出口部の皮膚剥離が激しい：状況を評価するために、皮膚・排泄ケア認定看護師に相談する。皮膚保護剤の塗布、剥離部位の頻回の洗浄、ドレーンスポンジの交換（装着時）が必要である。

注意事項

- 患者の状況によっては、恥骨上カテーテルと尿道留置カテーテルの両方を使用する場合もある。尿は両方のカテーテルから排泄され、通常は恥骨上カテーテルの方が尿量が多い。
- 恥骨上カテーテルが採尿バッグに尿を流出させず、カテーテルの末端にバルブがついている場合は、少なくとも6時間毎にバルブを開け（医師の指示または医療施設の規定によりもっと頻回でもよい）、膀胱から尿を排泄させる。

スキル・12-13　腹膜透析カテーテルの管理

腹膜透析は腎不全の患者の体内から水分と老廃物を除去する方法である。カテーテルは腹壁を通過して腹膜腔に挿入され、特定の透析液を注入した後体外に排出させることで、老廃物や過剰な水分を除去する（図1）。カテーテル挿入後、問題がなければ出口部の治癒が進む。一般的にはカテーテル挿入後7-10日間である（Redmond & Doherty, 2005）。出口部が治癒したら、出口部のケアは重要な患者ケアのひとつとなる。カテーテルの皮下トンネル部は感染の可能性があり、カテーテルのトンネル感染や**腹膜炎**（腹膜の炎症）の可能性がある。従って、細心の注意を払ってケアを行うことが必要である。出口部感染の発生は、患者または介助者による毎日の洗浄計画を通して減少させることが可能である（Bernardini et al., 2005; Redmond & Doherty,

（続く）

スキル・12-13　腹膜透析カテーテルの管理　（続き）

2005)。急性期には、カテーテルの処置は無菌操作で行い、院内感染のリスクを減少させる。在宅では患者または介助者による清潔操作でよい。

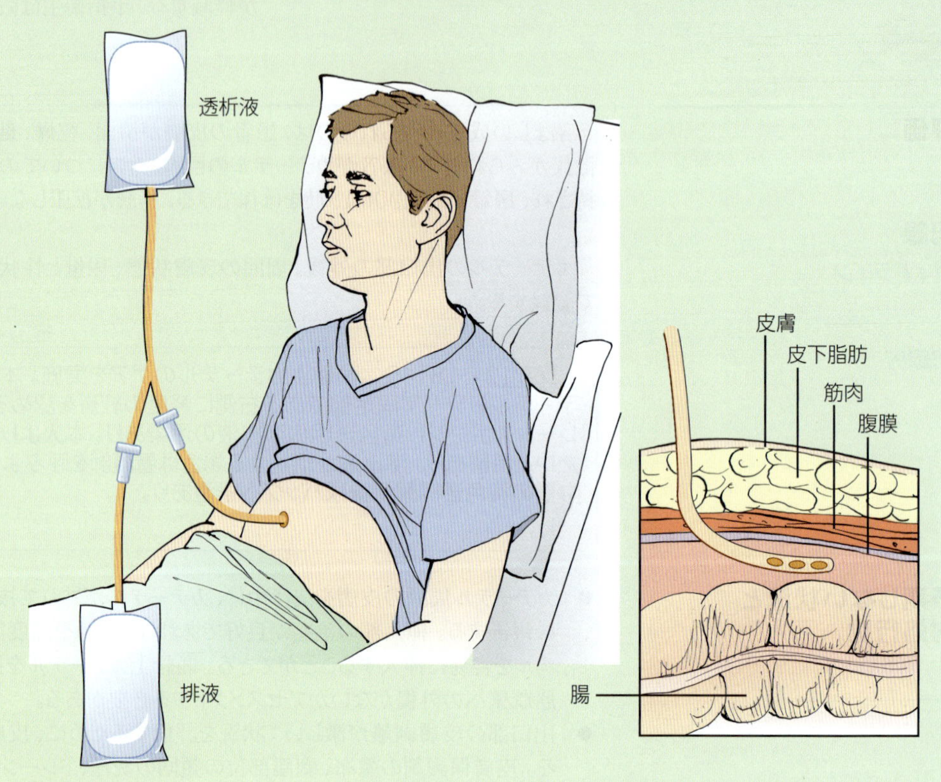

図1　腹膜透析がセットされている患者と腹膜腔内のカテーテルの位置。

必要物品

- フェイスマスク(2)
- 滅菌グローブ
- 未滅菌グローブ
- 指示のあるPPE
- 抗菌剤溶液(医療施設の規定に応じて)
- 滅菌ガーゼ(4)
- 滅菌ベースン
- 滅菌ドレーンスポンジ
- ムピロシン、ゲンタマイシンなどの抗菌薬の軟膏(医師の指示に応じて)
- 滅菌綿棒
- 廃棄物用ゴミ袋
- タオルケット

アセスメント

腹膜透析カテーテルの出口部に紅斑、滲出液、出血、圧痛、腫脹、皮膚の刺激、損傷、漏れなどがないか観察する。これらの徴候は出口部かトンネル部に感染があることを示す。腹部の圧痛、疼痛、筋性防御についてアセスメントする。悪心、嘔吐、発熱についてアセスメントし、これらが認められる場合は腹膜炎を示す。出口部のケア方法についての患者の知識をアセスメントする。

看護診断

現在の患者の状態に基づいて、看護診断を行うための関連因子を決定する。看護診断になる可能性のあるものを以下に示す。

- 皮膚統合性障害リスク状態
- 知識不足
- 感染リスク状態

成果確認と看護計画立案

腹膜透析カテーテルを管理する際の望ましい成果は、腹膜透析カテーテルのドレッシング交換が無菌操作で行われ、出口部または患者に外傷がなく終了する、出口部が清潔、乾燥、健全な状態であり、炎症や感染の徴候がない、患者が水分バランスについて理解を示す、ケアに参加する、などである。

看護技術の実際

手順	根拠
1. 必要物品をベッドサイドかオーバーテーブルに準備する。	必要物品を全てベッドサイドに準備することで、時間と労力が節約できる。物品を近くに配置すると便利で時間を節約でき、看護師にとって、不必要な筋肉のひねりや伸展を避けることができる。
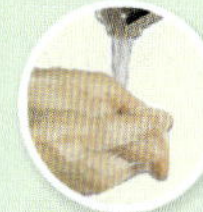 2. 手指衛生を行い、指示があればPPEを装着する。	手指衛生とPPEは微生物の拡散を防止する。PPEは感染経路別予防策に基づいた装備が必要である。
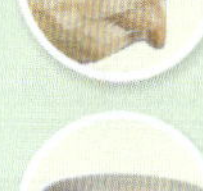 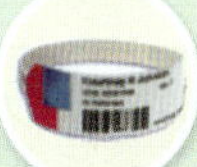 3. 患者に本人確認を行う。	患者確認の実施により、正しい患者に正しい介入を行う確証を得ることができ、エラーの防止にも役立つ。
4. ベッド周囲のカーテンを閉め、可能であれば部屋のドアを閉める。処置を行う理由とその内容について患者に説明する。可能であれば、患者に観察やケアへの参加を促す。	ドアやカーテンを閉めることで、患者のプライバシーを保護する。患者への説明は不安を軽減し、協力が得られやすい。意見交換により協力体制が向上し、不安の軽減に役立つ。患者に観察やケア参加をしてもらうことで、自己受容を推進する。
5. ベッドを作業しやすい高さに調節する。通常は実施者の肘の高さである(VISN 8 Patient Safety Center, 2009)。患者が仰臥位になるように介助する。腹部のカテーテル部位のみを露出し、患者をタオルケットで覆う。	ベッドを適切な高さにすると、看護師の背部や筋肉の損傷を防ぐ。仰臥位は通常、腹膜透析カテーテルの処置を行う際の最適な体位である。タオルケットは患者を保温し不必要な露出を避けられる。
6. 未滅菌グローブを装着する。看護師はフェイスマスクを装着し、患者にも、もう一つのフェイスマスクをつけてもらう。	グローブは看護師を血液と体液、微生物の暴露から保護する。フェイスマスクを使用することで微生物の拡散を防ぐ。
7. 古いドレッシング材を丁寧に剥がし、臭気、滲出液の量と色、漏れ、カテーテル周囲の皮膚状態に注意する。ドレッシング材を適切な容器に破棄する。	滲出液、漏れ、皮膚状態は、感染などのカテーテルの問題を示す。
8. グローブを外して廃棄する。無菌野を設置する。パッケージを開封する。無菌操作を用いて、2枚の滅菌ガーゼを抗菌剤溶液の入ったベースンの中に入れる。医療施設の規定に基づいて代わりに抗菌剤付き滅菌綿棒を使用してもよい。滅菌綿棒を無菌野に置く。少量の抗菌薬軟膏をガーゼの1枚に滅菌野上で搾り出す。	カテーテル出口部が治癒するまで、感染予防のため、無菌操作は必要である。
9. 滅菌グローブを装着する。透析カテーテルを利き手と反対側の手で持つ。抗菌剤に浸したガーゼ・綿棒で出口部周囲の皮膚を、出口部から外側に向けてゆっくり円を描くように7.5～10cmの範囲を清拭する。必要時、丁寧にスワブで痂皮を除去する。	無菌操作は感染を防ぐために必要である。
10. 利き手と反対側の手でカテーテルを持ち続ける。皮膚が乾燥したら、抗菌剤を浸したガーゼでカテーテルを清拭する。出口部から始めて、カテーテル周囲を末端まで移動しながら清拭する。カテーテル上の痂皮化した分泌物を丁寧に除去する。	抗菌剤でカテーテルを清拭し、滲出液や痂皮をチューブから除去することは、感染のリスクを減少させる。

(続く)

スキル・12-13 腹膜透析カテーテルの管理 (続き)

手順	根拠
11. 指示があれば、滅菌綿棒で抗菌剤の軟膏を出口部に塗布する。	ムピロシンやゲンタマイシンをカテーテルの出口部に塗布することは、出口部の感染と腹膜炎を防ぐ(Bernardini et al., 2005; The Joanna Briggs Institute, 2004)。
12. 滅菌ドレーンスポンジを出口部に当てる。その後10×10cmのガーゼを乗せる。グローブを外し、ガーゼの端をテープで固定する。医療施設の中には、テープの代わりに透明なドレッシング材をガーゼの上に貼付することを推奨する所もある。マスクを外す。	ドレーンスポンジとガーゼは出口部の滲出液を吸収するために使用する。ドレッシング材で出口部を閉鎖することで汚染を防ぐ。出口部を覆った後は、マスクは必要ない。
13. 体外に出ているチューブを巻いて腹部にテープで固定する。	カテーテルの固定は、強く引っ張る力を吸収し、皮膚や腹部にかかる牽引力や刺激を防止する。
14. 患者が安楽な姿勢となるように介助する。患者に掛け物をかける。ベッドの高さを低くする。	適切な姿勢と掛け物は、患者を保温し安楽を促進する。ベッドの高さを低くすることは、患者の安全を促進する。
15. 清潔なグローブを装着する。使用した物品を片付け、処置に対する患者の反応をアセスメントする。	これらの手順は、微生物の拡散を抑止する。患者の反応は、カテーテルの受容や、健康教育の必要性を示す。
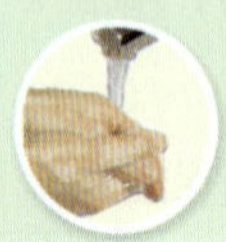 16. 使用したグローブとPPEを外す。手指衛生を行う。	PPEを正しく外すことで、他の物品への汚染や感染伝播のリスクが軽減する。手指衛生は微生物の拡散を防止する。

評価

望ましい成果が得られるのは、腹膜透析カテーテルのドレッシング交換が無菌操作で行われ、患者とカテーテル部位の外傷がなく終了する場合である。また、カテーテル部位が清潔、乾燥、健全な状態である、発赤、刺激、擦過傷の徴候がない、患者の水分バランスが維持される、患者がカテーテルケアの適切な方法を言葉で表現する、などの場合である。

記録

ガイドライン

ドレッシング交換、出口部周辺の皮膚状態、滲出液、臭気、処置に対する患者の反応、実施した患者指導について記録する。

記録例

12/8/22 15:30 腹膜透析カテーテルのドレッシング材を交換。カテーテル周囲の皮膚に軽度紅斑はあるが健全な状態は維持している。ドレーンスポンジに少量の透明滲出液1.5cm程度の付着あり、臭気なし。本人よりドレッシング交換について適切な質問あり。説明の理解も良く、言葉で理解を表現できる。

—— B. クラップ、看護師

予期しない状況と対処行動

- 看護師が腹部を触診すると、患者は疼痛を訴える。滲出液は膿性で混濁しており、ドレッシング材を外すと腐敗臭がある:このような場合はすぐに担当医に報告する。これらの症状はカテーテル部位の感染か腹膜炎を示している。
- ドレッシング材が透明の液体で飽和状態になっている:この場合は、ドレッシング材を交換し、皮膚の損傷を防ぐ。担当医に報告する。出口部からの漏れは、たびたび起こる問題である。ドレッシング材を頻回に確認し、特に、透析液が腹腔内に入った後は注意する。

注意事項

一般的注意事項

- 腹膜透析カテーテルを挿入している患者は、入浴と公共のプールの利用は避ける。
- セルフケアを行っている患者は、処置の前に十分な手洗いを行うことの重要性を忘れてはならない。
- 出口部が治癒したら、担当医は、カテーテル部位に漏れが生じないかぎりドレッシング材は不要であることを患者に伝える。患者は、出口部をドレッシング材で閉鎖すれば、シャワー浴が可能である。

在宅ケアの注意事項

家庭では、患者と介助者は無菌操作の代わりに、清潔操作を行うことが多い。

スキル・12-14 血液透析アクセスの管理（動静脈瘻または動静脈グラフト）

血液透析は患者の血管系にアクセスし、水分や老廃物を体内から除去する方法である。血液透析は、カテーテルを静脈か作成した動静脈瘻または動静脈グラフトに挿入して行う。カテーテルを使用する場合のケアは、中心静脈へのアクセス（スキル15-7参照）と同様の方法である。**動静脈瘻**は外科的に作成された動脈と静脈を接続する通路である。**動静脈グラフト**は動脈と静脈の間に合成素材を用いた吻合を外科的に作成したものである。血液透析で動静脈瘻か動静脈グラフトへのアクセスは、特別に訓練を受けた医療チームメンバーだけが実施できる。

必要物品

- 聴診器
- 指示のあるPPE

アセスメント

バスキュラーアクセスのケアについてどの程度知っているか患者に尋ねる。アクセス部の重要な観察点を患者に説明してもらう。アクセス部の位置を記録する。アクセス部の炎症、浮腫、滲出液、手術創の治癒状態など感染徴候についてアセスメントする。**雑音**と**振戦**（下記の手順4を参照）の有無をアセスメントし、アクセスの通過性を確認する。

看護診断

現在の患者の状態に基づいて、看護診断を行うための関連因子を決定する。看護診断になる可能性のあるものを以下に示す。

- 知識不足
- 身体損傷リスク状態

成果確認と看護計画立案

血液透析のカテーテルを管理する際の望ましい成果は、患者が適切なケア方法と観察内容を言葉で表現する、患者が実際にケアを行う、グラフトや瘻の通過性が良い、などである。

看護技術の実際

手順	根拠
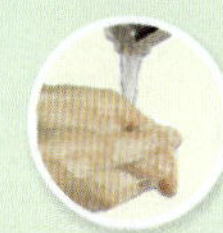 1. 手指衛生を行い、指示があればPPEを装着する。	手指衛生とPPEは微生物の拡散を防止する。PPEは感染経路別予防策に基づいた装備が必要である。
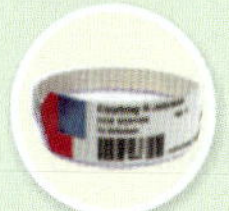 2. 患者に本人確認を行う。	患者確認の実施により、正しい患者に正しい介入を行う確証を得ることができ、エラーの防止にも役立つ。
3. ベッド周囲のカーテンを閉め、可能であれば部屋のドアを閉める。処置を行う理由とその内容について患者に説明する。	ドアやカーテンを閉めることで、患者のプライバシーを保護する。患者への説明は不安を軽減し、協力が得られやすい。意見交換は協力体制を推進し不安の軽減に役立つ。
4. **アクセス部に発赤、熱感、圧痛、創傷がないか視診する。アクセス部の振戦を感じながら触診する（図1）。アクセス部よりも遠位の脈拍を触診する。アクセス部の聴診を、聴診器のベル面で行い、雑音を聴取する。**	視診、触診、聴診は血液透析のアクセス部の通過性を判断するのに役立つ。遠位の脈拍をアセスメントすることで、適切な循環状態であるか判断するのに役立つ。
5. どちらの腕にアクセスがあるか医療チームに伝える標識が、ベッドの頭部に提示されているか確認する。**アクセス部で血圧測定や静脈穿刺、静脈注射を行ってはならない。**	アクセスのある腕は、血圧測定など他の処置に使用すると、グラフトと瘻に血栓ができる原因となるため、使用してはならない。静脈穿刺や静脈注射は、アクセス部の感染を起こし、グラフトや瘻を失う結果となる。
6. アクセス部を頭部や身体の下にいれて眠らないように患者に指導する。	腕の圧迫は、グラフトと瘻に血栓ができる可能性がある。

（続く）

スキル・12-14　血液透析アクセスの管理(動静脈瘻または動静脈グラフト)　(続き)

手順	根拠
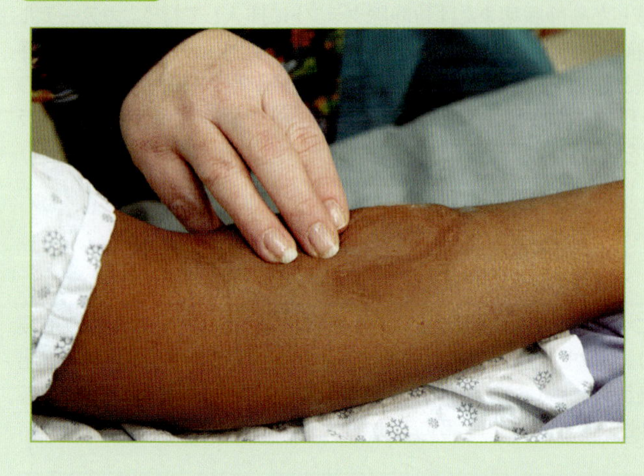	図1　アクセス部の振戦(スリル)を触診する。
7. アクセスがある腕で重たいものを持ち上げないことと、腕に圧をかけないことを患者に指導する。アクセスがある方の肩で重いバッグを運ばないことを患者に伝える。	この様な作業により、グラフトと瘻に血栓ができる可能性がある。
8. 使用したPPEを外す。手指衛生を行う。	PPEを正しく外すことで、他の物品への汚染や感染伝播のリスクが軽減する。手指衛生は微生物の拡散を防止する。

評価

望ましい評価が得られるのは、アクセス部に雑音が聴取され、振戦が触診される、アクセス部に紅斑、熱感、皮膚の創傷、疼痛がない、患者がアクセス部のケアと報告すべき観察点について適切な知識を言葉で表現できる、などの場合である。

記録

ガイドライン

アクセス部の雑音、振戦の有無についてアセスメントした内容を記録する。患者指導の内容と患者の反応を記録する。

記録例

12/5/10　8：30　左上腕に動静脈瘻あり。発赤、疼痛、浮腫なし。アクセス部の皮膚は周囲の皮膚と相違ない。本人より疼痛、圧痛の訴えなし。雑音、振戦あり。左上肢の静脈穿刺を避ける重要性を理解し、本人より言葉での表現あり。

―― *B. クラップ、看護師*

予期しない状況と対処行動

- 振戦が触知されない、雑音が聴取されない：どちらか一つでも確認された場合は、直ちに担当医へ報告する。振戦や雑音は、動脈血流が静脈内に流入することで生じる。これらの徴候がなければ、アクセスは血栓により閉塞している可能性がある。
- アクセス部の熱感、発赤、疼痛、創傷がある：このような場合は直ちに担当医へ報告する。これらはアクセスの感染徴候である。

理解を深めるために

統合事例検討との関連

本書の第3部にある事例検討は、統合的概念に重点を置いて設定されている。

以下の事例検討を参照すると、本章のスキルに関連する概念の理解を深めることができる。

- 事例検討基礎編：ティファニー・ジョーンズ、954ページ
- 事例検討中級編：ルシール・ハワード、977ページ
- 事例検討上級編：ロバート・エスピノザ、987ページ

クリティカルシンキングを伸ばす練習問題

1. ラルフ・ベロウズ氏のコンドームカテーテルを確認すると、カテーテルはまだ装着されているが、ベロウズ氏のベッドは尿で濡れており、カテーテルチューブ内にはほとんど尿がない状態である。この場合、何をすべきだろうか？

2. グレイス・ハリガンさんはトイレに行きたいと訴えている。彼女は「便器を使うなんて考えられない。」と言う。看護師は、医師の指示を再度確認するが、ハリガンさんはベッド上で絶対安静である。便器を使用することについての心配を軽減するにはどうしたらよいか？

3. マイク・ウィマー氏は、腹膜透析カテーテルの挿入部に発赤と圧痛があることに気づいた。彼は電話でどうしたらよいか聞いている。マイクに何を伝えるべきか？

解答例

1. コンドームシースの通過性をアセスメントする。ペニスとシース間の粘着性の低下、または尿の逆流がシース周囲の尿漏れの原因と考えられる。このような状況が発生した理由と患者の皮膚状態をアセスメントする。尿漏れがないようにコンドームの固定をしっかりと行うが、きつくしすぎて血管を圧迫しないようにする。また、チューブの先端をペニスの先端より2.5-5cm離して装着し、傷つきやすい亀頭部を刺激から保護する。排尿が円滑に維持されることも看護の優先度が高い事項である。医療施設では、チューブのねじれや尿の逆流を防止する対策がある。尿や皮膚からシースを外す行為は亀頭の擦過傷を起こす可能性があるため、コンドームから採尿するチューブは、ペニスから離して採尿するように位置を注意する。製造元からのサイズ測定ガイドを常に使用し、正しいサイズのシースを装着しているか確認する。3Mやスキンプレップなどの皮膚保護剤は、統合性の変化や刺激からペニスの皮膚を保護する。また、コンドームカテーテルを装着している患者の看護ケアは、擦過傷から保護するために注意深いスキンケアが必要である。コンドームカテーテルは毎日外し、ペニスをせっけんと温湯で注意深く洗浄・乾燥させ、皮膚の刺激徴候を観察する。高温多湿の時期は頻回の交換が必要となる。コンドームカテーテルを装着する際には、様々な種類があるため、常に製造元の取扱い説明書に従う。
2. まず、何故彼女が便器で排泄する必要があるのか、理由について患者が理解していることをアセスメントすることから始める。この情報に基づいて、便器使用の根拠を補強する。便器を使用する際は、できるだけ安楽と日常性を促進し、患者のプライバシーを尊重する。ハリガンさんにとって最適なのは洋式便器か差し込み便器か判断する。便器使用後のスキンケアと陰部の衛生を確実に提供し、プロフェッショナルな態度を維持する。
3. カテーテル部位の追加アセスメントデータを収集する。アセスメントデータは、紅斑、滲出液、出血、圧痛、腫脹、皮膚刺激、損傷、漏れなどである。これらの症状は出口部とトンネル部に感染の存在を示す。さらに、他に疼痛のある部位、腹部の筋性防御、悪心、嘔吐、発熱がないか患者に尋ね、これらの症状は腹膜炎を示す。カテーテルの出口部のケアについての患者の知識をアセスメントする。ウィマー氏が忘れてはならないことは、入浴と公共のプール利用を避けること、セルフケア前の十分な手洗いの重要性、シャワーを使う際には出口部をドレッシング材で覆い、シャワー後は出口部のケアを行うことを再度確認する。ウィマー氏は出口部の発赤と圧痛を訴えているので、感染を示していると考えられ、担当医に予約をとりカテーテルと出口部を診察してもらうよう指示する。

引用文献

Altschuler, V., & Diaz, L. (2006). Bladder ultrasound. *MEDSURG Nursing*, 15(5), 317–318.

American Cancer Society. (2009). Urostomy: A guide. Available at www.cancer.org/docroot/CRI/content/CRI_f2_6x_Urostomy.asp. Accessed April 17, 2009.

Andrews, M., & Boyle, J. (2008). Transcultural concepts in nursing care. (5th ed.). Philadelphia, PA: Wolters Kluwer Health/Lippincott Williams & Wilkins.

American Nephrology Nurses' Association, East Holly Avenue/Box 56, Pitman, NJ, 08071-0056; (856) 256-2320; available at www.annanurse.org.

Aschenbrenner, D., & Venable, S. (2009). *Drug therapy in nursing*. (3rd ed.). Philadelphia, PA: Wolters Kluwer Health/Lippincott Williams & Wilkins.

Best Practices: Evidence-based nursing procedures. (2007). (2nd ed.). Philadelphia, PA: Wolters Kluwer Health/Lippincott Williams & Wilkins.

Bernardini, J., Bender, F., Florio, T., et al. (2005). Randomized, double-blind trial of antibiotic exit site cream for prevention of exit site infection in peritoneal dialysis patients. *Journal of the American Society of Nephrology*, 16(2), 539–545.

Bulechek, G., Butcher, H., & McCloskey Dochterman, J. (Eds.). (2008). *Nursing interventions classification (NIC)*. (5th ed.). St. Louis, MO: Mosby Elsevier.

Chettle, C. (2008). Nurses critical as reimbursement dries up for catheter-associated UTIs. *Nursing Spectrum*, 17(16), 24–28.

Cohen, B., & Taylor, J. (2009). *Memmler's structure and function of the human body*. (9th ed.). Philadelphia, PA: Wolters Kluwer Health/Lippincott Williams & Wilkins.

Collis Pellatt, G. (2007a). Anatomy and physiology of urinary elimination. Part 1. *British Journal of Nursing*, 16(7), 406–410.

Collis Pellat, G. (2007b). Urinary elimination: Part 2: Retention, incontinence and catheterization. *British Journal of Nursing*, 16(8), 480–485.

Crosby, C. (2005). Securing foley catheters; controlling biofilm. *HEALTHCARE Purchasing NEWS*, 29(10), 34.

Fischbach, F., & Dunning, M. (2006). *Common laboratory & diagnostic tests*. (4th ed.). Philadelphia, PA: Lippincott Williams & Wilkins.

Fischbach, F., & Dunning, M. (2009). *A manual of laboratory and diagnostic tests*. (8th ed.). Philadelphia, PA: Wolters Kluwer Health/Lippincott Williams & Wilkins.

Gotelli, J., Merryman, P., Carr., C., et al. (2008). A quality improvement project to reduce the complications associated with indwelling urinary catheters. *UROLOGIC NURSING*, 28(6), 465–467, 473.

Hockenberry, M., & Wilson, D. (2008). Wong's essentials of pediatric nursing. (8th ed.). St. Louis, MO: Elsevier Mosby.

Jarvis, C. (2008). *Physical examination & health assessment*. (5th ed.). St. Louis, MO: Saunders/Elsevier.

The Joanna Briggs Institute. (2004). Clinical effectiveness of different approaches to peritoneal dialysis catheter exit-site care. *BestPractice*, 8(1), 1–7.

Kyle, T. (2008). *Essentials of pediatric nursing*. Philadelphia, PA: Wolters Kluwer/Lippincott Williams & Wilkins.

Mercer Smith, J. (2003). Indwelling catheter management: From habit-based to evidence-based practice. *OstomyWound Management*, 49(12), 34–45.

Moorhead, S., Johnson, M., Maas, M., et al. (Eds.). (2008). *Nursing outcomes classification (NOC)*. (4th ed.). St. Louis, MO: Mosby Elsevier.

National Kidney and Urologic Diseases Information Clearinghouse (NKUDIC). 3 Information Way, Bethesda, MD, 2092-3580; (301) 907-8906. Available at http://kidney.niddk.nih.gov/. Accessed March 26, 2009.

Nazarko, L. (2008a). Caring for a patient with a urostomy in a community setting. *British Journal of Community Nursing*, 13(8), 354, 356, 358.

Nazarko, L. (2008b). Effective evidence based catheter management. *British Journal of Community Nursing*, 13(3), 110, 112–114.

Nazarko, L. (2008). Caring for a patient with a urostomy in a community setting. *British Journal of Community Nursing*, 13(8), 354–361.

Newman, D. (2008). Internal and external urinary catheters: A primer for clinical practice. *Ostomy Wound Management*, 54(12), 18–20, 22–26, 28–38.

North American Nursing Diagnosis Association (NANDA). (2009). *Nursing diagnoses: Definitions and classification 2009–2011*. Philadelphia, PA: Author.

Patraca, K. (2005). Measure bladder volume without catheterization. *Nursing*, 35(4), 46–47.

Porth, C., & Matfin, G. (2009). *Pathophysiology: Concepts of altered health states*. (8th ed.). Philadelphia, PA: Wolters Kluwer Health/Lippincott Williams & Wilkins.

Pullen, R. (2007). Replacing a urostomy drainage pouch. *Nursing*, 37(6), 14.

Redmond, A., & Doherty, E. (2005). Peritoneal dialysis. *Nursing Standard*, 19(40), 55–65.

Robinson, J. (2004). A practical approach to catheter-associated problems. *Nursing Standard*, 14(18), 38–42.

Robinson, J. (2007). Intermittent self-catheterisation: Teaching the skill to patients. *Nursing Standard*, 21(29), 48–56.

Roy-Chaudhury, P., Kelly, B., Melhem, M., et al. (2005). Vascular access in hemodialysis: Issues, management, and emerging concepts. *Cardiology Clinics*, 23(3), 249–273.

Rudoni, C. (2008). A service evaluation of the use of silicone-based adhesive remover. *British Journal of Nursing, Stoma Care Supplement*, 17(2), S4, S6, S8–S9.

Saint, S., Kaufman, S., Rogers, M., et al. (2006). Condom versus indwelling urinary catheters: A randomized trial. *Journal of the American Geriatrics Society*, 54(7), 1055–1061.

Schumm, K., & Lam, T. (2008). Types of urethral catheters for management of short-term voiding problems in hospitalised adults. *Cochrane Database of Systematic Reviews 2008*, Issue 2. Art. No,: CD004013. DOI: 1002/14651858.CD0044013.pub3.

Seymour, C. (2006). Audit of catheter-associated UTI using silver alloy-coated Foley catheters. *British Journal of Nursing*, 15(11), 598, 600–603.

Smeltzer, S., Bare, B., Hinkle, J., et al. (2010). *Brunner & Suddarth's textbook of medical-surgical nursing*. (12th ed.). Philadelphia, PA: Wolters Kluwer Health/Lippincott Williams & Wilkins.

Society of Urologic Nurses and Associates. (2005a). Care of the patient with an indwelling catheter: Clinical practice guideline. Available at suna.org/resources/indwellingCatheter.pdf. Accessed November 15, 2005.

Society of Urologic Nurses and Associates. (2005b). Female urethral catheterization: Clinical practice guideline. Available at suna.org/resources/femaleCatheterization.pdf. Accessed November 15, 2005.

Society of Urologic Nurses and Associates. (2005c). Male urethral catheterization: Clinical practice guideline. Available at suna.org/resources/maleCatheterization.pdf. Accessed November 15, 2005.

Specht, J. (2005). 9 myths of incontinence in older adults. *American Journal of Nursing*, 105(6), 58–69.

Stephen-Haynes, J. (2008). Skin integrity and silicone: APPEEL 'no-sting' medical adhesive remover. *British Journal of Nursing*, 17(12), 792–795.

Stevens, E. (2005). Bladder ultrasound: Avoiding unnecessary catheterizations. *MEDSURG Nursing*, 14(4), 249–253.

Tabloski, P. (2006). *Gerontological nursing*. Upper Saddle River, NJ: Pearson Prentice Hall.

Toughill, E. (2005). Bladder matters. Indwelling urinary catheters: Common mechanical and pathogenic problems. *American Journal of Nursing*, 105(5), 35–37.

Trainor, B., Thompson, M., Boyd-Carson, W., et al. (2003). Changing an appliance . . . second in a series. *Nursing Standard*, 18(13), 41–42.

United Ostomy Association. (2004). Urostomy Guide. Available www.uoaa.org/ostomy_info/pubs/uoa_urostomy_en.pdf. Accessed April 17, 2009.

Ünlü, H., Çetinkaya Şardan, Y., & Ülker, S. (2007). Comparison of sampling methods for urine cultures. *Journal of Nursing Scholarship*, 39(4), 325–329.

U.S. Department of Health and Human Services. Centers for Disease Control and Prevention. (2005). Guidelines for prevention of catheter-associated urinary tract infections. Available at http://www.cdc.gov/ncidod/dhqp/gl_catheter_assoc.html. Accessed April 10, 2009.

Uttley, L., Vardhan, A., Mahajan, S., et al. (2004). Decrease in infections with the introduction of mupirocin cream at the peritoneal dialysis catheter exit site. *Journal of Nephrology*, 17(2), 242–245.

VISN 8 Patient Safety Center. (2009). Safe patient handling and movement algorithms. Tampa, FL: Author. Available at http://www.visn8.va.gov/patientsafetycenter/safePtHandling/default.asp. Accessed April 23, 2010.

Weber, J., & Kelley, J. (2007). *Health assessment in nursing*. (3rd ed.). Philadelphia, PA: Wolters Kluwer/Lippincott Williams & Wilkins.

Woods, A. (2005). Managing UTIs in older adults. *Nursing*, 35(3), 12.

第13章 排便

焦点とする患者ケア

本章では、排便に関するスキルの習得を目指し、
次のような患者のケアに必要となるスキルを学ぶ。

ヒュー・リーベンス 64歳の男性。転倒後、腰から下が麻痺し、排便トレーニングを実施中。

イサク・グリーンベルグ 9歳の男児、血便がある。外来で結腸鏡検査を行う予定。患児と母親に対し、少量の催下浣腸など検査前の処置について説明が必要である。

マリア・ブレイクリー 26歳の女性。回腸瘻造設術を最近受けたばかり。装具の扱いについて問題を抱えており、表皮剝離を懸念している。

学習目標

本章学習後に実施できるようになるスキルを以下に示す。

1. 催下浣腸(高圧浣腸)の実施
2. 少量の催下浣腸の実施
3. 保持浣腸の実施
4. 摘便
5. 便失禁用パウチの装着
6. ストーマ装具の交換と排泄物の廃棄
7. 灌注排便法(洗腸)
8. 経鼻胃管の洗浄と吸引

基本用語

イレオストミー(回腸ストーマ)：ストーマを介して液状の便成分を回腸から排泄するために作られた人工の排泄孔

オストミー：ある器官の内部から体外へ通じる外科的に形成された排泄孔

浣腸：大腸へ溶液を注入すること

下痢：水分過多の無形便の排泄

個人防護具(PPE)：グローブ、ガウン、マスク、防護メガネなど、感染の可能性がある物質からの曝露を最小限にする、または防止するために必要な物品

コロストミー(結腸ストーマ)：ストーマを通じて結腸から便を排泄するための人工の排泄孔

痔核：肛門部分の異常に膨張した血管

宿便：長期間停滞し蓄積された便で、直腸内で硬化した便塊となる

(続く)

基本用語　*(続き)*

人工肛門(ストーマ):皮膚に造設されているオストミーの一部。粘膜と皮膚の縫合により形成される

排便:大腸内の便を排泄すること。便通ともいう

バルサルバ手技:排便を促すための手技。腹壁筋の随意収縮、横隔膜の固定、声門の閉鎖を行うことで腹腔内圧が上昇し便の排泄が促される

便秘:水分が少なく固い便通

放屁:腸内ガス

迷走神経刺激または反応:迷走神経が刺激されると副交感神経の反応が亢進し、心拍数の低下が生じる

消化後の老廃物の排泄は自然な過程であり、ヒトにとって極めて重要な機能である。**排便**に対する考え方や通常の排便パターン、排便や腸の問題を気楽に口に出せるかどうかについては、患者によってさまざまである。たいていの人々は軽度の急な**下痢**や**便秘**を経験したことがあるものだが、重度または慢性の排便問題を抱えている患者は、体液と電解質の平衡、水分摂取状態、栄養状態、皮膚統合性、安楽、および自己概念に影響を受けることがある。また、多くの疾患、診断検査、薬剤、外科手術などによって、排便が影響を受けることもある。看護師は排便の問題を予防し管理するという重要な役割を担っている。

本章では、看護師が排便を促進し援助する際に役立つスキルについて説明している。本章のスキルを実施するには、まず消化器系の解剖図を理解しておく必要がある(基礎知識13-1)。腹部のアセスメントは、多くのスキルに関連したアセスメントの一環として必要となる(基礎知識13-2)。基礎知識13-3では、排泄に影響を及ぼす要因をまとめている。「第18章　検体採取」の基礎知識18-1には便の性状について概説している。

基礎知識 13-1

消化管の解剖図

- 消化管は口から始まり、食道、胃、小腸、そして大腸へと続き、肛門で終わる。
- 口から肛門までの消化管の長さは約9mである。
- 小腸は、十二指腸、空腸と回腸で構成される。
- 大腸は、盲腸、結腸(上行、横行、下行、S状)と直腸で構成される。
- 消化管の付属器には、歯、唾液腺、胆嚢、肝臓、および膵臓がある。

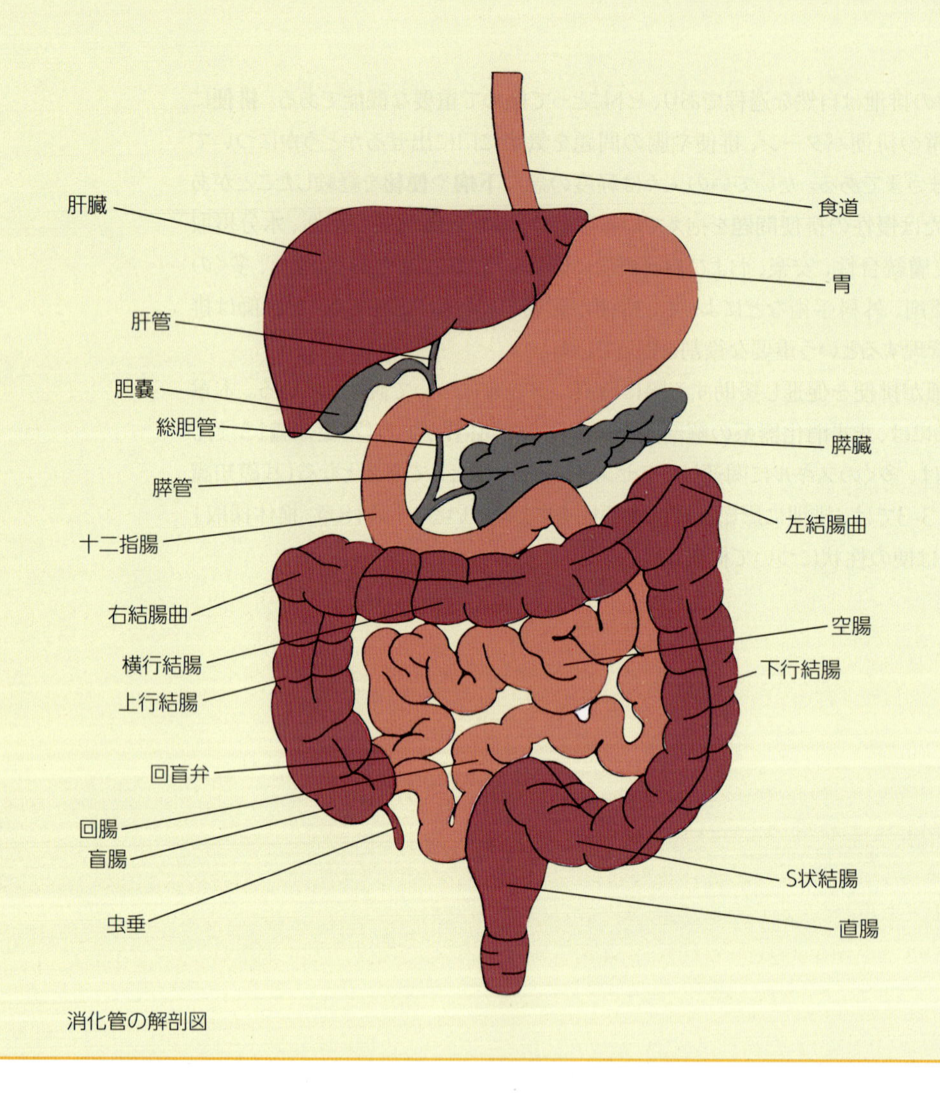

消化管の解剖図

基礎知識 13-2

腹部のアセスメント技術

- 患者を、膝を軽く曲げた仰臥位にする。
- 乳児または幼児のアセスメントでは、動揺したり泣いたりするのを防ぐため親の膝に座らせてもよい。
- 視診、聴診、打診、触診の順序で腹部のアセスメントを行う。
  - 視診：腹部の輪郭・形状を観察する。皮膚の変化や瘢痕の形跡などがないか観察する。腫瘤、隆起または膨満部位がないか調べる。腹部の輪郭・形状で重要な所見は、膨張（膨満）または隆起（突出）部の存在などである。
  - 聴診：聴診器の膜面で腹部四分円すべてを時計回りに聴診する。腸雑音（間欠的、軽い破裂音、および腸蠕動音）を聴き、腸雑音の頻度に注意する（1分間に5-34回であること）。
  - 打診：腹部四分円すべてを時計回りに軽く叩く。ほとんどの領域で鼓音が聞こえる。
  - 触診：腹部四分円に浅い触診を行い、まずは疼痛や不快な部分がないか確認する。次に深い触診を行って筋肉の抵抗、圧痛、器官の腫脹または腫瘤がないか確認する。

基礎知識 13-3

排便に影響を与える要因

- 運動：歩行や運動によって腸内の便の動きが促される。
- 食事：繊維を多く含む食物は腸内の便の移動を助ける。水分を多く摂取することで便が乾燥し固くなるのを防ぐ。また、適度な水分は、便の柔らかさとボリュームを保つ繊維の働きを助け、便秘の寄与因子となる脱水を防止する。
- 薬剤：抗生物質と緩下剤によって、便が緩くなり排便回数が増えることがある。利尿剤によって、便の水分が不足して固くなり、排便回数が減ることがある。
- 腸管経路の変更：イレオストミーから排泄される便は、通常、液状の不快な臭いのする便で、S状結腸コロストミーから排泄される便は、通常、粘度の高い有形便である。

スキル・13-1　催下浣腸（高圧浣腸）の実施

催下浣腸は、結腸から便を除去するために実施する。催下**浣腸**を実施する理由はいくつかあり、便秘や**宿便**の解消、手術中の不随意な便漏出の防止、X線などの装置を使った検査時の腸管内の視野確保、および排便トレーニング中に規則正しい腸の働きを確立させるために行う。催下浣腸には浣腸液が大量の浣腸（高圧浣腸）と少量の浣腸（ディスポーザブル浣腸）の2種類がある。ここでは高圧浣腸の実施を取りあげる。少量の浣腸はスキル13-2で説明する。高圧浣腸には、使用する浣腸液によって低張性と等張性がある。低張液（水道水）および等張液（生理食塩水）浣腸は、高圧浣腸として実施され、急速に直腸からの排泄を導く。しかし、このような大量の溶液（成人で500-1000mL、乳児で150-250mL）の使用は、腸の炎症や感染症を呈し腸壁が弱くなっている患者には危険な場合がある。これらの浣腸液には特別な準備や物品が必要であることが多い。一般的に使用される浣腸液の一覧については表13-1を参照。

（続く）

スキル・13-1　催下浣腸（高圧浣腸）の実施　（続き）

表・13-1　一般的に使用される浣腸液

浣腸液	用量	作用	効果発現時間	有害作用
水道水（低張液）	500-1000mL	腸の拡張、蠕動運動増加、便の軟化	15分	体液と電解質の平衡異常、水中毒
生理食塩水（等張液）	500-1000mL	腸の拡張、蠕動運動増加、便の軟化	15分	体液と電解質の平衡異常、ナトリウム貯留
石鹸水	500-1000mL（濃度3-5mL/1000mL）	腸の拡張、腸粘膜刺激、便の軟化	10-15分	直腸粘膜の炎症または損傷
高張液	70-130mL	腸の拡張、腸粘膜刺激	5-10分	ナトリウム貯留
油（鉱油、オリーブ油または綿実油）	150-200mL	便と腸粘膜の潤滑促進	30分	

必要物品

- 医師から指示された浣腸液。成人用は処方された用量を40℃-43℃に温める。（用量は浣腸液の種類、患者の年齢、患者の浣腸液保持能力によって異なる。成人の催下浣腸の用量は平均して750-1000mLである。）
- ディスポーザブル浣腸セット（浣腸液容器、カテーテルなど）
- 水溶性潤滑剤
- 点滴スタンド
- 指示に応じた補足物品
- 防水パッド
- 湯温計（あれば）
- タオルケット
- 便器とトイレットペーパー
- ディスポーザブルグローブ
- 指示に応じたPPE
- ペーパータオル
- ハンドタオル、石鹸、およびバスタオル

アセスメント

患者に最終排便の日時を質問する。腸雑音の聴診、打診、触診などで患者の腹部アセスメントを実施する。催下浣腸の目標は蠕動運動を亢進させることであり、その場合は腸雑音が増加するため、浣腸の前後に腹部のアセスメントを行う。直腸領域に亀裂、**痔核**、びらん、直腸裂傷などがないか確認する。これらがある場合は、カテーテル挿入時に付加的なケアが必要となる。患者の臨床検査結果、特に血小板数と白血球数を確認する。浣腸は血小板数または白血球数が低値の患者には禁忌である。浣腸によって消化管の粘膜が刺激されたり損傷を生じることがあり、それが原因で出血、腸穿孔または感染が起きることがある。患者の出血や感染のリスクを高めるような不必要な処置は行うべきではない。眩暈、頭部のふらふら感、発汗および皮膚冷湿がないか確認する。浣腸は迷走神経の反応を亢進させることがある。これによって副交感神経が刺激されると、心拍数が低下する。強い腹痛、腸閉塞、腸の炎症または感染症状を呈している患者や、直腸、前立腺または結腸の手術後の患者に浣腸を実施してはならない。

看護診断

患者の現在の状態に基づき、看護診断を行うための関連因子を決定する。妥当な看護診断としては以下のような例がある。

- 急性疼痛
- 便秘
- 便秘リスク状態
- 身体損傷リスク状態

成果確認と看護計画立案

催下浣腸の実施時に望ましい成果とは、患者が便を排泄することである。その他の適切な成果としては、不快感が軽減したことを患者が言葉で表現する、腹部膨満がない、直腸粘膜に外傷の所見がない、および他の有害作用がみられない、などがある。

看護技術の実際

手順 / **根拠**

1. 浣腸の指示を確認する。必要な物品をベッドサイド、またはベッドテーブルに運ぶ。

医師の指示の確認は、正しい患者に適切な浣腸を実施するために重要である。必要な物品をベッドサイドに準備することで時間と労力の節約になる。物品を手元に用意しておくことで、利便性が高まり、時間が短縮でき、看護師の不必要な動きが回避できる。

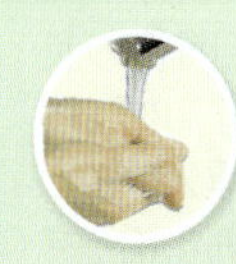

2. 手指衛生を行い、指示があればPPEを装着する。

手指衛生およびPPEは微生物の伝播を防止する。PPEは感染経路別予防策に基づいて用意する。

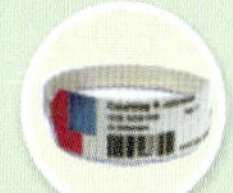

3. 患者の本人確認を行う。

本人確認を行うことによって、正しい患者が介入を確実に受けられ、患者誤認の防止になる。

4. ベッド周りのカーテンを閉め、可能であれば病室の扉を閉める。これから行う処置の目的と具体的な内容を患者に説明する。どこで排便するかについて話し合う。便器、コモードまたは近くのトイレが使用できるよう準備しておく。

患者のプライバシーを保護する。説明によって不安を軽減し協力を促す。患者は処置について説明を受け、急に便意を催したときすべての準備が整っていると理解すると、リラックスして協力的になる。排便は通常5-15分以内に起こる。

5. 指示された用量の浣腸液を温め、あれば湯温計で温度を確認する。湯温計がないときは室温か室温より少し高めに温め、手首の内側で温度を確かめる。水道水を使用する場合は、蛇口から出る湯の温度を調節する(図1)。

浣腸液を温めるのは、患者が寒気を感じ、処置の不快感が増すことのないようにするためである。また、浣腸液の温度が低すぎると腹痛を引き起こすことがあり、温度が高すぎると腸粘膜の損傷を引き起こすことがある。

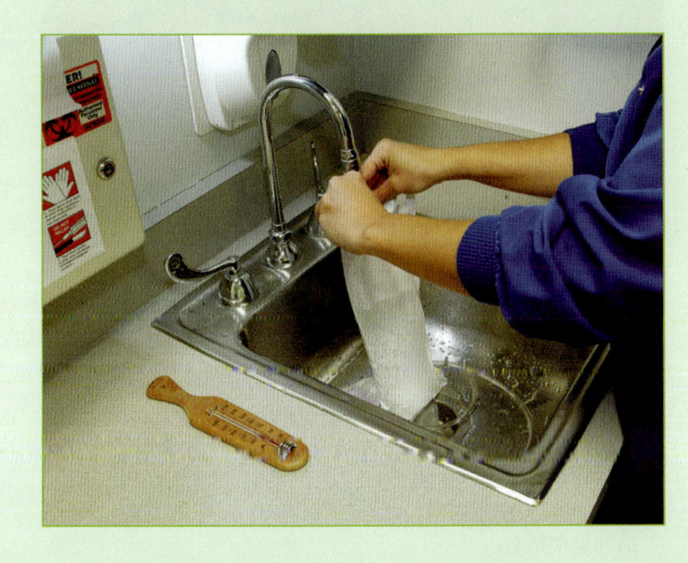

図1　浣腸バッグの準備

(続く)

スキル・13-1　催下浣腸(高圧浣腸)の実施　(続き)

手順 / **根拠**

6. 浣腸液を容器に入れる。クランプをはずし、カテーテル内に液を流してから、再度クランプする。

カテーテルに液を流すことで空気が抜ける。腸管内に空気が入っても害はないが、空気によって腸がさらに膨張することがある。

7. ベッドを処置しやすい高さに調整する。通常は実施者の肘の高さにする(VISN 8 Patient Safety Center, 2009)。患者の安楽と状態に配慮しながら、患者を左側臥位にする(シムス位)。患者の殿部が露出されるように掛け物を折り返す。患者の殿部の下に防水パッドを敷く。

ベッドを適切な高さにすることで、看護師の腰や筋肉の疲労が防げる。シムス位によって、重力に従って浣腸液が速やかに直腸と結腸へ流れこみ、浣腸液が保持しやすい掛け物を折り返すことによって不要な露出を最低限に抑え、患者の安楽と体温が保たれる。防水パッドはベッドを防護する。

8. 非滅菌グローブをつける。

グローブは汚染物や体液との接触を防ぐ。

9. 浣腸液は肛門より45cm以上高くならないようにする(図2)。浣腸液が5-10分かけてゆっくり注入されるように調節する。容器を点滴スタンドに掛けるか適切な高さに設置する。

重力によって浣腸液が腸に注入される。圧の程度は流量と腸壁にかかる圧によって決まる。浣腸液の注入速度が速すぎると、急速な膨張や圧の上昇、排便不良、粘膜の損傷を引き起こす。

10. 浣腸カテーテルの先端5-7cmの部分に潤滑剤を十分に塗る。ディスポーザブル浣腸セットのカテーテルには、潤滑剤がすでに塗られているものがある。

潤滑剤は、浣腸カテーテルが肛門括約筋を通過するのを容易にし、粘膜の損傷を予防する。

11. 上方の殿部を持ち上げ肛門を露出させる。ゆっくりと優しく浣腸カテーテルを挿入する(成人の場合7-10cm)。カテーテルは、膀胱ではなく臍に向かう角度で挿入する(図3)。患者に数回深呼吸するよう伝える。

肛門がよく見えると、組織の損傷を防ぐ助けとなる。肛門管の長さは約2.5-5cmである。カテーテルは外肛門括約筋・内肛門括約筋を通過させる必要があるが、それ以上奥に挿入すると腸内粘膜を損傷する可能性がある。正常な腸の輪郭に沿って臍方向に挿入すると腸穿孔の予防になる。カテーテルをゆっくり挿入することで腸壁と肛門括約筋の痙縮が最小限に抑えられる。深呼吸によって肛門括約筋が弛緩する。

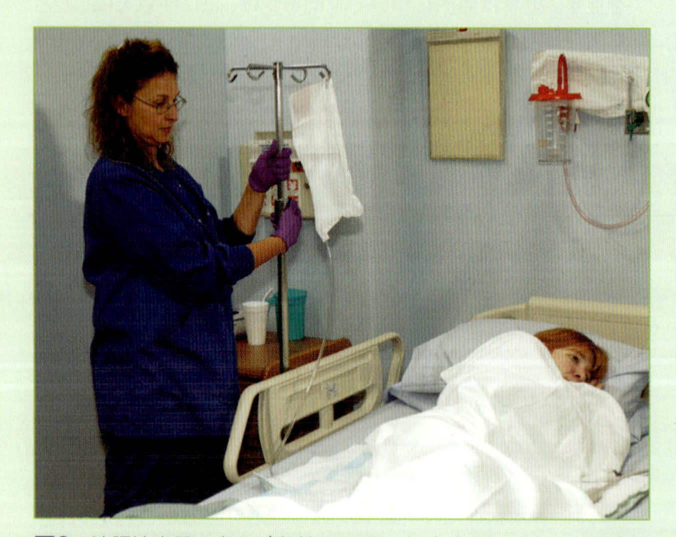

図2　浣腸液容器の高さが患者より45cm以上高くならないよう調整する。

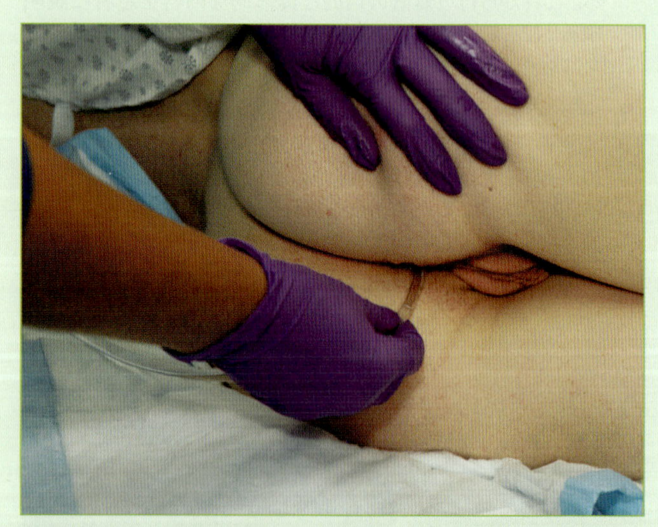

図3　浣腸カテーテルの先端を臍のほうに向けて、肛門に挿入する。

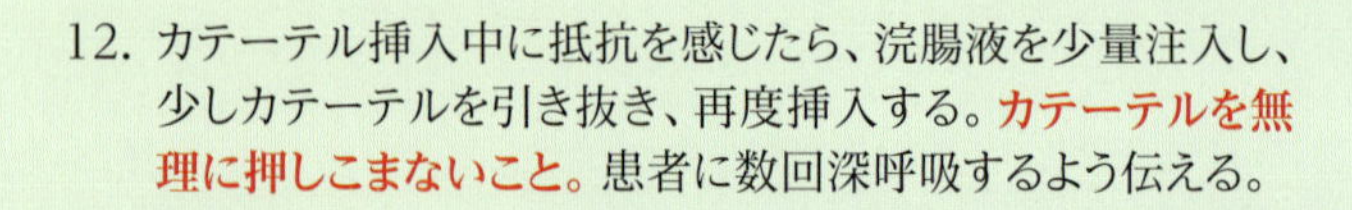

12. カテーテル挿入中に抵抗を感じたら、浣腸液を少量注入し、少しカテーテルを引き抜き、再度挿入する。**カテーテルを無理に押しこまないこと。**患者に数回深呼吸するよう伝える。

抵抗は腸の痙攣や内括約筋の収縮が原因かもしれない。浣腸液によって痙攣が治まり、括約筋が弛緩することがあり、カテーテルの安全な挿入が継続できることがある。無理にカテーテルを挿入すると、腸壁を傷つけることがある。深呼吸によって肛門括約筋が緩む。

手順 / **根拠**

13. 5-10分かけて、浣腸液をゆっくり注入する。浣腸液の注入中はカテーテルを保持したままにする。

浣腸液をゆっくり注入することで、急速な腸の拡張と便意を防ぐ。

14. 患者が便意を催したり腹痛を訴えたりした場合は、カテーテルをクランプするか容器を下におろす(図4)。患者に、浅く速く口から息を吐いて呼吸するように指示する。

この方法によって筋肉が弛緩し、浣腸液の保持がまだ不十分なうちに排出されるのを防ぐ。

15. 浣腸液の注入が終わったら、カテーテルをクランプし(図5)、カテーテルを抜去する。外したカテーテルを受けるペーパータオルを用意しておく。

ペーパータオルでカテーテルを包むことで浣腸液の漏出を防ぐ。

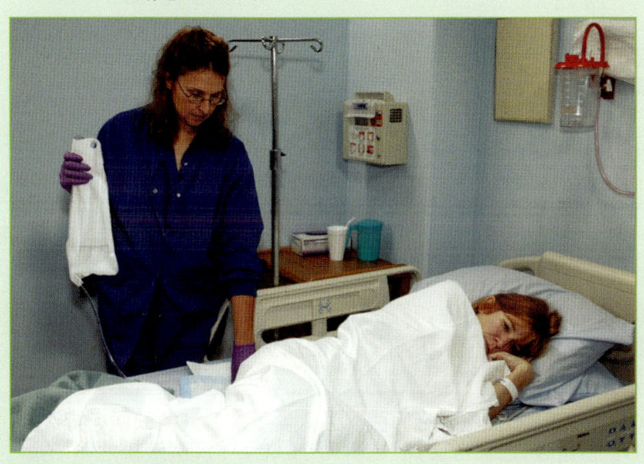

図4　バッグの位置を低くして浣腸液の注入速度を遅くする。

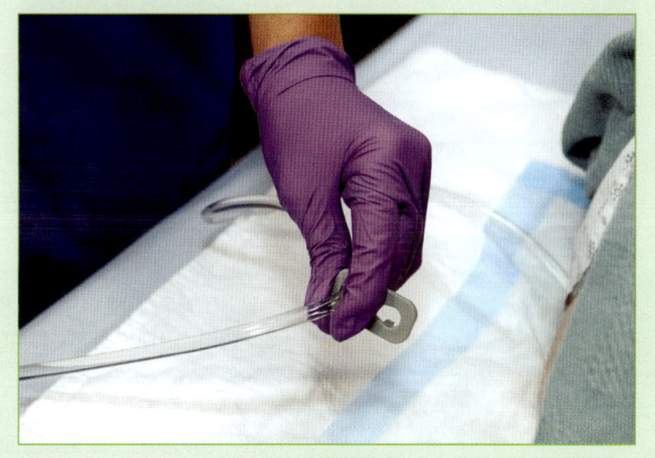

図5　カテーテルをクランプしてから抜く。

16. 患者を安楽な体位に戻す。便意が強くなるまで(通常は約5-15分)浣腸液を保持しておくように伝える。患者の下のシーツが乾いていることを確認する。グローブを外し、患者に掛け物を掛ける。

浣腸液の保持により、通常は十分な筋収縮が生じ良好な結果が得られる。患者の安楽が促進される。汚染したグローブを外すことで微生物の伝播を防ぐ。

17. ベッド柵を上げる。ベッドを下げ、ベッドの頭部を安楽な位置に調整する。

患者の安全が促進される。

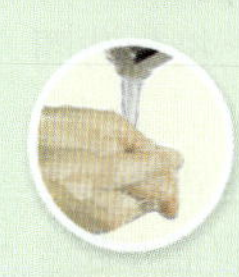

18. 他にもPPEをつけている場合は外す。手指衛生を行う。

PPEを適切に外すことで感染伝播および他の物品への汚染リスクが低下する。手指衛生により微生物の伝播を防ぐ。

19. 患者が強い便意を催したら、便器かコモードに座らせる、またはトイレの個室まで連れていく(図6)。患者の手が届かない場合はトイレットペーパーを手渡す。患者のそばにいるか、ナースコールに手が届くようにしておく。

坐位はもっとも自然に排便を促進する体位である。急いでコモードへ向かうことがあるため、転倒防止を最優先事項とする。

20. 反応便を看護師が確認するまでは水を流さないように患者に伝える。

排泄物は観察し記録する必要がある。医師から「(排泄液が)透明になるまで」浣腸を実施するよう指示された場合は追加の浣腸が必要になることがある。

21. グローブをつけ、適宜患者を介助し、肛門周囲を清拭する。手洗い用の水、石鹸、ハンドタオルを渡す。グローブを外す。

肛門部位の洗浄および適切な衛生活動によって、微生物の伝播を阻止する。グローブは汚染物や体液との接触を防止する。

22. 患者が清潔で安楽であることを確認する。物品が適切な場所にあるように気を配る。

物品が適切に洗浄されていない場合、腸内で増殖した細菌が他の人に伝播する可能性がある。

23. 手指衛生を行う。

手指衛生により微生物の伝播を防止する。

(続く)

スキル・13-1　催下浣腸（高圧浣腸）の実施　（続き）

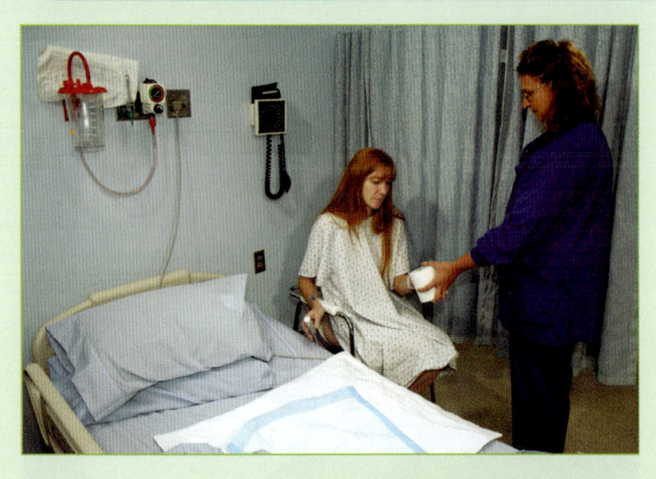

図6　ベッドサイドのコモードに座っている患者にトイレットペーパーを渡す。

評価

望ましい成果が得られるのは、患者が便を排泄し、不快感が軽減されたことを患者が言葉で表現する、腹部膨満がない、直腸粘膜に損傷の所見がない、および他の有害作用がみられない場合である。

記録

ガイドライン

使用した浣腸液の用量と種類、便の量・固さ・色、疼痛アセスメントによる評価、肛門部の炎症、裂傷、出血の有無、および処置に対する患者の反応、などを記録する。

記録例

> 12/7/22 13：10　800mLの温水による浣腸液を直腸へ注入。多量の茶色軟便を排泄。肛門部の炎症、裂傷、出血なし。患者は“急激な腹痛”を訴えていたが、浣腸液排泄後に緩和。浣腸による排便後の疼痛レベルは0。
>
> ── *K・サンダース、看護師*

予期しない状況と対処行動

- 浣腸液が直腸内へ注入されない：浣腸カテーテルの位置を変えてみる。浣腸液がなおも流れない場合、カテーテルを抜去し、便が詰まっていないか確認する。
- 患者が十分な時間まで浣腸液を保持できない：浣腸液を保持している間、患者を仰臥位にして便器を挿入しておく必要がある。患者が安楽になるように、ベッドの頭部を30度挙上しておいてもよい。
- 患者が大量の浣腸液を許容できない：患者が疼痛を訴えはじめたときは、投与量と投与時間を変更しなければならない。
- 浣腸液を注入すると患者が強い腹痛を訴える：浣腸液の容器の高さを下げ、浣腸液の温度と注入速度を確認する。浣腸液の温度が低すぎたり速度が速すぎたりすると強い腹痛が起きることがある。

注意事項

一般的な注意事項

- 浣腸などの直腸への与薬や処置は、骨髄抑制のある患者や骨髄抑制および粘膜炎のリスクのある患者に実施してはならない。これらの介入によって、出血、肛門裂傷、膿瘍が発生することがあり、それらが感染の侵入門戸となることがある。
- 患者が腹部膨満や疼痛を感じたり、カテーテルの周りから浣腸液が漏れたりする場合は、注入を中止する。30秒から1分間待ち、速度を落として注入を再開する。症状が治まらない場合は、浣腸を中止し担当医に報告する。
- 「（排泄液が）透明になるまで」実施するという浣腸の指示があった場合でも、実施回数が3回を超える場合は実施前に医師に確認する。患者に浣腸を4回以上行うと、重度の体液・電解質の平衡異常が生じることがある。浣腸後の排泄物に便塊がみられないときは透明になったとみなす。排泄物が濁っていたとしても、透明になったとみなしてよい。

乳児および小児についての注意事項	● 小児に浣腸を実施するときは、浣腸液の用量が適切であることと、温度が38℃弱であることを確認する。 ● 直腸に挿入するカテーテルの長さは小児で5-7.5cm、乳児では2.5-4cmとする。
高齢患者についての注意事項	● 浣腸液を保持できない高齢患者は、仰臥位で便器を挿入した状態で浣腸を実施する。患者が安楽になるように、必要に応じてベッドの頭部を30度挙上し、枕を適宜使用する。

スキル・13-2 催下浣腸（ディスポーザブル浣腸）の実施

催下浣腸は、結腸から便を除去するために実施する。催下浣腸を実施する理由はいくつかあり、便秘や宿便の解消、手術中の突発的な便漏出の防止、X線などの装置を使用した検査時の腸管内の視野確保、および排便トレーニング中に正常な腸機能を確立させる、などのために行う。ディスポーザブル浣腸は高張性浣腸としても知られている。浣腸用の高張液は市販されており、少量（成人：70-130mL）を投与する。この高張液によって結腸内に水分が集まり、排便反射が刺激される。ナトリウム貯留が問題となる患者には禁忌である。また、腎障害や腎クリアランス値が低い患者にも禁忌である。このような患者はリン酸塩を適切に排泄する能力が十分でないため、リン酸過剰血症となる恐れがある（Bowers, 2006）。

必要物品

- 市販されている直腸チューブ付き浣腸製剤
- 水溶性潤滑剤
- 防水パッド
- タオルケット
- 便器とトイレットペーパー
- ディスポーザブルグローブ
- 指示に応じたPPE
- ペーパータオル
- タオル、石鹸、およびバスタオル

アセスメント

腸雑音の聴診、打診、触診など患者の腹部アセスメントを実施する。催下浣腸の目標は蠕動運動を亢進させることであり、その場合は腸雑音が増加するため、浣腸の前後に腹部のアセスメントを行う。直腸領域に亀裂、痔核、びらん、直腸裂傷などがないか確認する。これらがある場合は、浣腸実施時に付加的なケアを行う必要がある。患者の臨床検査結果、特に血小板数と白血球数を確認する。血小板数の正常な範囲は15万-40万/mm^3である。血小板数が20,000未満の場合は患者の血液凝固能がかなり低い可能性がある。したがって、患者の出血や感染のリスクを高めるような不必要な処置は行うべきではない。白血球数が低値の場合、感染のリスクが高くなる。強い腹痛、腸閉塞、腸の炎症または腸感染症のある患者や、直腸、前立腺または結腸の手術後の患者には浣腸を実施しない。

看護診断

患者の現在の状態に基づき、看護診断を行うための関連因子を決定する。妥当な看護診断としては以下のような例がある。

- 急性疼痛
- 便秘
- 便秘リスク状態
- 身体損傷リスク状態

成果確認と看護計画立案

浣腸実施時の望ましい成果とは、患者が便を排泄し、疼痛や不快感が軽減したと患者が述べることである。さらに、直腸粘膜に損傷の所見がみられないことである。

（続く）

スキル・13-2　催下浣腸(ディスポーザブル浣腸)の実施　(続き)

看護技術の実際

手順	根拠
1. 浣腸の指示を確認する。必要な物品をベッドサイドまたはオーバーテーブルに運ぶ。ボウルに湯を入れ、浣腸液を体温程度に温める。	医師の指示の確認は、正しい患者に適切な浣腸を実施するために重要である。必要な物品をベッドサイドに準備することで時間と労力の節約になる。物品を手元に用意しておくことで、利便性が高まり時間が短縮でき、看護師の不必要な動きが省略できる。冷たい浣腸液は腸の痙攣を引き起こすことがある。
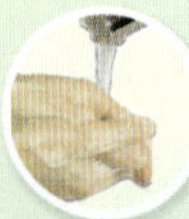 2. 手指衛生を行い、指示があればPPEを装着する。	手指衛生およびPPEは微生物の伝播を予防する。PPEは感染経路別予防策に基づいて用意する。
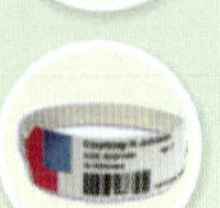 3. 患者の本人確認を行う。	本人確認を行うことによって、正しい患者に確実に介入を実施することができ、患者誤認の防止になる。
4. ベッド周りのカーテンを閉め、可能であれば病室の扉を閉める。処置の目的と具体的な内容を患者に説明する。どこで排便するかについて話し合う。便器、コモードまたは近くのトイレが使用できるよう準備を整えておく。	患者のプライバシーを保護する。説明によって不安が軽減され協力が得やすくなる。患者は処置について説明を受け、急に便意を催しても準備が整っていると理解すると、リラックスして協力的になる。排便は通常5-15分以内に起こる。
5. ベッドを作業しやすい高さに調整する。通常は実施者の肘の高さにする(VISN 8 Patient Safety Center, 2009)。患者が安楽になるよう左側臥位(シムス位)にする。患者の殿部が露出されるように掛け物を折り返す。患者の殿部の下に防水パッドを敷く。	ベッドを適切な高さにすることで、腰や筋肉の疲労が防げる。シムス位によって、重力に沿って浣腸液が直腸と結腸へ流入しやすくなり便意も我慢しやすくなる。 掛け物を折り返すことで不要な露出を最低限に抑え、患者の安楽と体温保持が促進される。防水パッドはベッドを防護する。
6. 非滅菌グローブを装着する。	グローブは汚染物や体液との接触を予防する。
7. キャップを外し、チューブの先端5-7cmの部分に潤滑剤を十分に塗る(図1)。	潤滑剤を塗布することで、チューブが肛門括約筋の部位を通過しやすくなり、粘膜の損傷を予防する。
8. 上方の殿部を持ち上げ肛門を露出させる。ゆっくりと優しくチューブを挿入する(成人の場合7-10cm。浣腸製剤の種類によっては挿入を6cmまでとするものもある)。チューブは、膀胱ではなく臍に向けて挿入する(図2)。**チューブは無理に押しこまない。**患者に数回深呼吸してもらうよう、声をかける。	肛門がよく見えると、組織の損傷を防ぐ助けとなる。肛門管の長さは約2.5-5cmである。チューブは外肛門括約筋・内肛門括約筋より深く挿入する必要があるが、それ以上深く挿入すると腸内粘膜を損傷する可能性がある。臍に向かう角度は正常な腸の輪郭に沿ったもので、腸穿孔の予防になる。チューブを無理に挿入すると腸壁を損傷する可能性がある。深呼吸によって肛門括約筋が弛緩する。

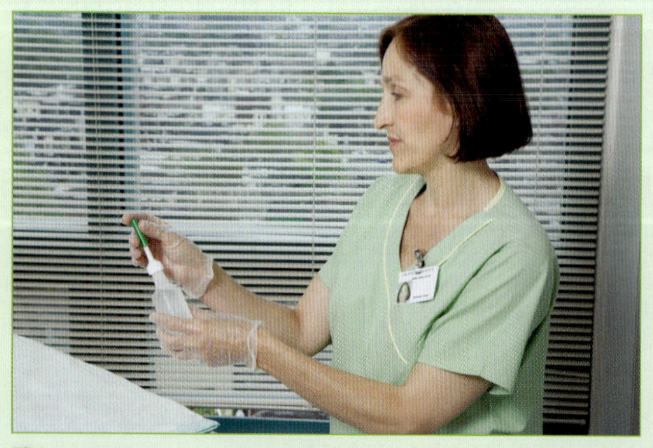

図1　浣腸液が入っている容器のキャップを外す。

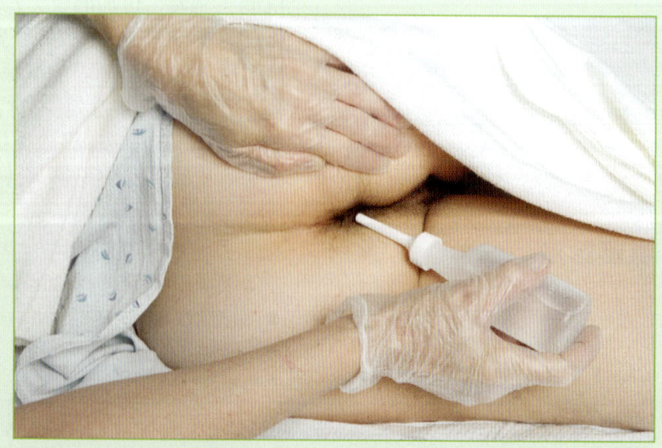

図2　臍の方向に向けて、チューブを直腸に挿入する。

手順 / **根拠**

9. 手で容器に圧を加える(図3)。底のほうをチューブ先端の方に向かって折り返す。容器内の浣腸液をすべて注入する。

容器を折り曲げることで容器の中身を残らず注入しやすくなる。

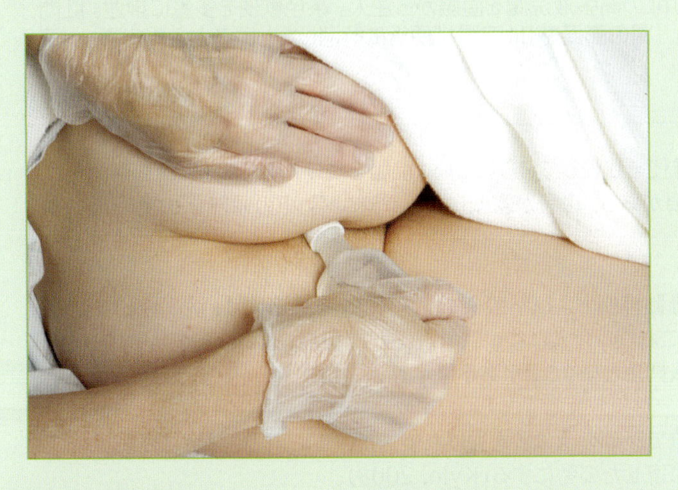

図3　容器に圧を加える。

10. 浣腸液を注入し終えたら、容器に圧を加えたままチューブを抜去する。抜去したチューブを受けるペーパータオルを用意しておく。便意が強くなるまで排便を我慢するように患者に説明する。通常は約5-15分我慢する。

時間をおくことで、通常は十分な筋収縮が生じ良好な結果につながる。

11. グローブをはずし、患者を安楽な体位に戻す。患者の下のシーツが乾いていることを確認し、患者に掛け物をかける。

患者の安楽を促進する。汚染したグローブを外すことで微生物の伝播を防ぐ。

12. ベッド柵を上げる。ベッドを下げ、ベッドの頭部を安楽な位置に調整する。

患者の安全を促進する。

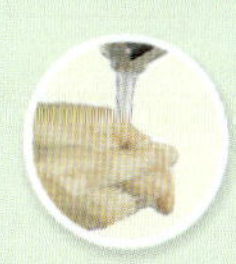

13. 他にもPPEをつけている場合は外す。手指衛生を行う。

PPEを適切に外すことで感染伝播および他の物品への汚染リスクが低下する。手指衛生により微生物の伝播を防ぐ。

14. 患者が強い便意を催したら、便器に座らせるかコモードまたはトイレまで介助する。患者のそばにいるか、患者の手がナースコールに届くようにしておく。

坐位は排便時の最も自然な体位であり排便を促進する体位でもある。患者が急いでコモードに座ろうとすることがあるため、最優先で転倒防止に気を配る。

15. 反応便を看護師が確認するまでは水を流さないように患者に伝える。

排泄物は観察し記録する必要がある。医師が「排液が透明になるまで」浣腸を指示した場合は追加の浣腸が必要になることがある。

16. グローブをつけ、必要に応じて患者を介助し、肛門周囲を清拭する。手洗い用に、水、石鹸、ハンドタオルを渡す。グローブを外す。

肛門部位の洗浄と適切な衛生活動によって微生物の伝播が阻止される。

17. 患者が清潔で安楽であることを確認する。物品が適切な場所にあるように気を配る。

物品が適切に洗浄されていない場合、腸内で増殖した細菌が他の人に伝播する可能性がある。

18. 手指衛生を行う。

手指衛生により微生物の伝播が阻止される。

評価

望ましい成果が達成されるのは、患者が便を排泄し、不快感が軽減されたと患者が言葉で表現する、腹部膨満がない、直腸粘膜に損傷の所見がなく他の有害作用もみられない場合である。

(続く)

スキル・13-2 催下浣腸(ディスポーザブル浣腸)の実施 (続き)

記録

ガイドライン

使用した浣腸液の用量と種類、便の量・硬さ・色、疼痛アセスメントの評価、肛門の炎症、裂傷、出血のアセスメント、および処置に対する患者の反応などを記録する。

記録例

> 7/22/12　13:10　210mLの高張液浣腸を直腸から注入。茶色軟便を多量に排泄。肛門部の炎症、裂傷、出血なし。「胃の膨満感」は浣腸排便後に解消したと患者から報告あり。浣腸排便後の疼痛レベルは0。
>
> ――*K・サンダース、看護師*

予期しない状況と対処方法

- 患者が十分な時間まで排便を我慢していられない:浣腸を受けている間、患者を仰臥位にして便器を挿入しておく必要がある。患者が安楽になるように、ベッドの頭部を30度挙上する。

注意事項

一般的注意事項

- 骨髄抑制のある患者や骨髄抑制および粘膜炎のリスクのある患者には、浣腸などの直腸への処置や与薬は避ける。これらの介入によって、出血、肛門裂傷、膿瘍などが発生することがあり、それらが感染の侵入門戸となることがある(NCI, 2006)。

乳児と小児についての注意事項

- 乳児や幼児前期は仰臥位で腹部の上に膝を曲げた姿勢にする。小児や学童は左側臥位になり、右脚を曲げて胸の方に寄せた姿勢にする(Kyle, 2008)。
- 直腸に挿入するチューブの長さは、乳児で1-2.5cm、小児で5-7cmとする(浣腸製剤に合わせて適宜変更する)。
- 必要に応じて5-10分間小児の殿部を両側から押さえ、浣腸液の保持を促す(Kyle, 2008)。
- リン酸塩を含む浣腸を12歳未満の小児に実施する場合は、脱水、電解質平衡異常とリン酸ナトリウム中毒の恐れがあるため、慎重に行う(Bowers, 2006)。

高齢者についての注意事項

- リン酸塩を含む浣腸を虚弱な高齢患者に実施する場合は、脱水、電解質平衡異常とリン酸ナトリウム中毒の恐れがあるため、慎重に行う(Bowers, 2006)。

スキル・13-3 停留浣腸の実施

停留浣腸はさまざまな理由で行われる。油性停留浣腸は便と腸粘膜との潤滑剤として働き、排便を促進する。駆風浣腸は直腸からの**腸内ガス**放出を促進し、腸内ガスによる腸の膨満を緩和する。薬剤浣腸は直腸から薬剤を投与するために実施され、駆虫薬浣腸は腸内寄生虫を駆除するために実施される。滋養浣腸は直腸から水分と栄養を補給するために実施される。

必要物品

- 浣腸液(浣腸の目的によって異なる)、浣腸液が既に容器に納められた市販の浣腸液が多い
- 非滅菌グローブ
- 指示に応じたPPE
- 防水パッド
- タオルケット
- ハンドタオル、石鹸、およびバスタオル
- 便器またはコモード
- トイレットペーパー
- 水溶性潤滑剤

アセスメント

患者に最後に排便したのはいつかを質問する。腸雑音の聴診、打診、触診などで患者の腹部アセスメントを実施する。催下浣腸の目標は蠕動運動を亢進させることであり、その場合は腸雑音が増加するため、浣腸の前後に腹部のアセスメントを行う。直腸領域に亀裂、痔核、びらん、直腸裂傷などがないか確認する。これらがある場合は、浣腸時に付加的なケアを行う必要がある。患者の臨床検査結果、特に血小板数と白血球数を確認する。浣腸は血小板数または白血球数が低値の患者には禁忌である。浣腸によって消化管の粘膜を刺激したり損傷を与えたりすることがあり、それが原因で出血、腸穿孔または感染が起きることがある。患者の出血や感染のリスクを高めるような不必要な処置は行うべきではない。眩暈、頭部のふらふら感、発汗および皮膚冷湿がないか確認する。浣腸によって迷走神経反応が強く刺激されることがあり、これによって副交感神経が刺激され、心拍数が低下する場合がある。強い腹痛、腸閉塞、腸の炎症または腸感染症のある患者や、直腸、前立腺または結腸の手術後の患者に浣腸を実施してはならない。

看護診断

患者の現在の状態に基づき、看護診断を行うための関連因子を決定する。妥当な看護診断としては以下のような例がある。

- 便秘
- 身体損傷リスク状態
- 急性疼痛
- 感染リスク状態
- 栄養摂取消費バランス異常：必要量以下

成果確認と看護計画立案

停留浣腸実施時の望ましい成果とは、指示された時間まで患者が十分浣腸液を保持し、期待される浣腸液の治療効果がみられることである。その他に適切な成果としては、不快感が軽減されたことを患者が言葉で表現する、腹部膨満がない、感染からの回復を示す徴候と症状が認められる、十分な栄養が補給されたことを示す徴候と症状が認められる、直腸粘膜に損傷の所見がない、他の有害作用がみられない、などがある。

看護技術の実際

手順	根拠
1. 浣腸の指示を確認する。必要な物品をベッドサイドまたはオーバーテーブルに運ぶ。ボウルに湯を入れ、浣腸液を体温程度に温める。	医師の指示の確認は、正しい患者に適切な浣腸を実施するために重要である。必要な物品をベッドサイドに準備することで時間と労力の節約になる。物品を手元に用意しておくことで、利便性が高まり時間が短縮でき、看護師の不必要な動きが省略できる。冷たい浣腸液は腸の痙攣を引き起こすことがある。
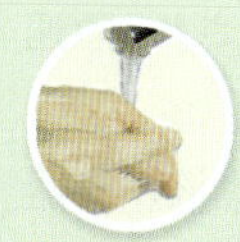 2. 手指衛生を行い、指示があればPPEを装着する。	手指衛生およびPPEは微生物の伝播を予防する。PPEは感染経路別予防策に基づいて用意する。
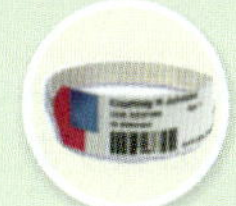 3. 患者の本人確認を行う。	本人確認を行うことによって、正しい患者に確実に介入を実施することができ、患者誤認の防止になる。
4. ベッド周りのカーテンを閉め、可能であれば病室の扉を閉める。処置の目的と具体的な内容を患者に説明する。便器、コモードまたは近くのトイレが使用できるよう準備を整えておく。	患者のプライバシーを保護する。説明によって不安が軽減され協力が得やすくなる。患者は処置について説明を受け、急に便意を催しても準備が整っていると理解すると、リラックスして協力的になる。
5. ベッドを作業しやすい高さに調整する。通常は実施者の肘の高さにする（VISN 8 Patient Safety Center, 2009）。患者が安楽になるよう左側臥位にする（シムス位）。患者の殿部が露出されるように掛け物を折り返す。患者の殿部の下に防水パッドを敷く。	ベッドを適切な高さにすることで、腰や筋肉の疲労が防げる。シムスの体位によって、重力に沿って浣腸液が直腸と結腸へ流入しやすくなり便意も我慢しやすくなる。掛け物を折り返すことによって不要な露出を最低限に抑え、患者の安楽と体温保持が促進される。防水パッドはベッドを防護する。

（続く）

スキル・13-3 停留浣腸の実施 (続き)

手順	根拠
6. 非滅菌グローブを装着する。	グローブは汚染物や体液との接触を予防する。
7. 浣腸容器のキャップを外す。チューブに十分な量の潤滑剤を塗る。	潤滑剤は、挿入時の外傷を最小限にするために必要である。
8. 上方の殿部を持ち上げ肛門を露出させる。ゆっくりと優しく浣腸のチューブを挿入する(成人の場合7-10cm)。チューブは、膀胱ではなく臍に向けて挿入する(図1)。患者に数回深呼吸するように声をかける。	肛門がよく見えると、組織の損傷を防ぐ助けとなる。肛門管の長さは約2.5-5cmである。チューブは外肛門括約筋・内肛門括約筋より深く挿入する必要があるが、それ以上深く挿入すると腸内粘膜を損傷する可能性がある。正常な腸の輪郭に沿って臍方向に挿入すると、腸穿孔の予防になる。チューブをゆっくり挿入することで腸壁と括約筋の痙縮が最小限に抑えられる。深呼吸によって肛門括約筋が弛緩する。

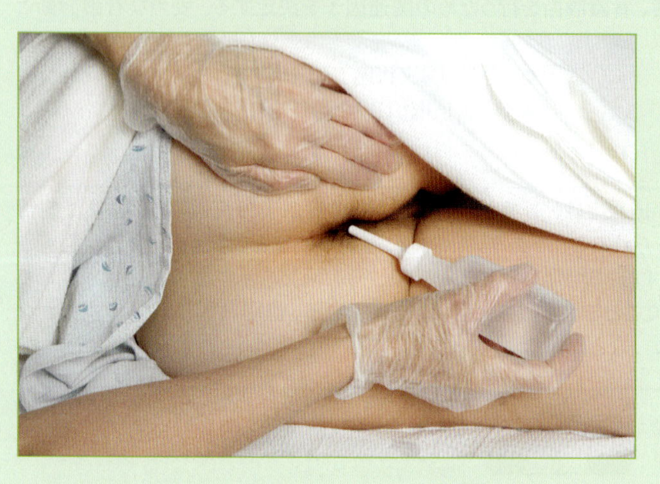

図1 臍に向けて、チューブを直腸に挿入する。

手順	根拠
9. チューブ挿入中に、抵抗を感じたら浣腸液を少量注入し、少しチューブを引き抜き、再度挿入する。**チューブを無理に押しこまないこと。**	抵抗は腸の痙攣や内肛門括約筋の収縮が原因かもしれない。浣腸液によって痙攣がおさまり、括約筋が弛緩することがあり、チューブを安全に挿入できる。無理にチューブを押し入れると、腸壁を傷つけることがある。
10. 浣腸容器にゆっくり圧を加え、容器内の浣腸液をすべて注入する。	容器にゆっくり圧を加えることで浣腸液が直腸に注入され、急速な腸の拡張や便意が防止される。
11. **容器に圧を加えたままチューブを抜去する。** 抜いたチューブを受けるペーパータオルを用意しておく。	容器に加えている圧を緩めると、真空状態が生じ浣腸液が容器に再流入する。
12. **最低30分間、または浣腸薬剤の使用説明書に記載された時間まで、排便を我慢するよう患者に指示する。**	浣腸液は、溶液の最適な効果が得られるよう、最低30分、または浣腸薬の説明書に沿った時間まで腸内に留めておく必要がある。
13. グローブをはずし、患者を安楽な体位に戻す。患者の下のシーツが乾いていることを確認し、患者に掛け物をかける。	汚染したグローブを外すことで微生物の伝播を防ぐ。患者の安楽を促進する。
14. ベッド柵を上げる。ベッドを下げ、ベッドの頭部を安楽な位置に調整する。	患者の安全を促進する。
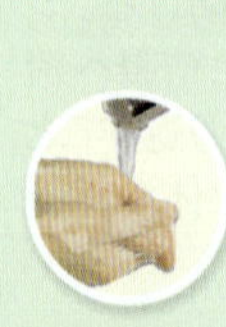 15. 他にもPPEをつけている場合は外す。手指衛生を行う。	PPEを適切に外すことで感染伝播および他の物品への汚染リスクが低下する。手指衛生により微生物の伝播を防ぐ。

手順	根拠
16. 患者が強い便意を催したら、便器に座らせるかコモードまたはトイレまで介助する。患者のそばにいるか、ナースコールに患者の手が届くようにしておく。	坐位は排便時の最も自然な体位であり、排便を促進する体位でもある。患者が急いでコモードに座ろうとすることがあるため、最優先で転倒防止に気を配る。
17. 排便を促進するために浣腸を実施した場合は、看護師が反応便を確認するまでは水を流さないように患者に伝える。適宜、便の性状および浣腸に対する患者の反応を記録する。	排泄物は観察し記録する必要がある。
18. グローブをつけ、必要に応じて患者を介助し、肛門周囲を清拭する。手洗い用に、水、石鹸、ハンドタオルを渡す。グローブを外す。	肛門部位の洗浄、適切な衛生活動によって微生物の伝播が阻止される。PPEを適切に外すことで感染伝播および他の物品への汚染リスクが低下する。
19. 患者が清潔で安楽であることを確認する。物品が適切な場所にあるように気を配る。	物品が適切に洗浄されていない場合、腸内で増殖した細菌が他の人に伝播する可能性がある。
20. 手指衛生を行う。	手指衛生により微生物の伝播が阻止される。

評価

望ましい成果が達成されるのは、患者が便を排泄し、直腸粘膜に損傷の所見がない場合である。他の成果は停留浣腸実施の目的によってさまざまで、浣腸後に不快感が軽減されたことを患者が言葉で表現する、感染からの回復を示す徴候と症状が認められる、十分な栄養が補給されたことを示す徴候と症状が認められる、などの場合に達成される。

記録

ガイドライン

使用した浣腸液の用量と種類、排便を我慢した時間、必要に応じて、便の量・硬さ・色、疼痛アセスメントの評価、肛門の炎症、裂傷、出血のアセスメント、および処置に対する患者の反応などを記録する。

記録例

12/6/26　20：30　100mLの鉱油で経直腸の浣腸を実施。黒色硬便を少量排泄。肛門の2時の方向に小さな（約1cm）の裂傷あり。紅斑、出血はみられなかった。医師に裂傷と便の色を報告した。浣腸排便後の疼痛レベルは0-10の2。

—K・サンダース、看護師

予期しない状況と対処方法

- 浣腸液が直腸内へ注入されない：チューブの位置を変える。浣腸液がなおも流れない場合、チューブを抜去して、便が詰まっていないか確かめる。
- 患者が十分な時間まで排便を我慢していられない：浣腸を実施している間、患者を仰臥位にして便器を挿入しておく必要がある。患者が安楽になるように、ベッドの頭部側を30度挙上する。それでも我慢できないときは医師に報告する。

注意事項

一般的注意事項

- 骨髄抑制のある患者や骨髄抑制および粘膜炎のリスクのある患者には、浣腸などの直腸の処置や与薬は避ける。これらの介入によって、出血、肛門裂傷、膿瘍などが発生することがあり、それらが感染の侵入門戸となることがある（NCI, 2006）。

乳児と小児についての注意事項

- 直腸に挿入するチューブの長さは小児で5-7cm、乳児では2.5-4cmとする（浣腸の種類に応じて適宜変更する）。

スキル・13-4　摘便

患者に宿便（便の長期間滞留または蓄積により、直腸内に硬化した便塊が形成されること）が生じたときは、手指で便を小さく砕いて排泄させる。摘便は、他の排便方法では成果がみられなかった場合の最終手段とされている（Kyle et al., 2004）。患者は不快感を持ち、直腸粘膜に刺激を感じることがある。摘便後の座浴または入浴によって炎症を起こした肛門が鎮静することが多い。摘便前に、便を軟化させるために油性停留浣腸を実施することがある。

必要物品

- ディスポーザブルグローブ
- 指示に応じたPPE
- 水溶性潤滑剤
- 防水パッド
- 便器
- トイレットペーパー、清拭タオル、タオル
- 坐浴（任意）

アセスメント

最後に排便したのはいつか、患者に質問し、患者記録でも確認する。腸雑音の聴診、打診、触診など患者の腹部アセスメントを実施する。直腸領域に亀裂、痔核、びらん、直腸裂傷などがないか確認する。これらのいずれかが見られた場合は、指示を出した医師に介入が適切かどうか確認する。患者の臨床検査結果、特に血小板数と白血球数を確認する。摘便は血小板数または白血球数が低値の患者には禁忌である。摘便によって消化管の粘膜を刺激したり損傷を与えたりすることがあり、それが原因で出血、腸穿孔、感染を生じることがある。患者の出血や感染のリスクを高めるような不必要な処置は行ってはならない。眩暈、頭部のふらふら感、発汗、皮膚冷湿がないか確認する。処置の前後に脈拍数と血圧を測定する。摘便によって迷走神経反応が強く刺激されることがあり、これによって副交感神経が刺激され、心拍数が低下する場合がある。腸の炎症または腸感染症のある患者や、直腸、前立腺または結腸の手術後の患者に摘便を実施してはならない。

看護診断

患者の現在の状態に基づき、看護診断を行うための関連因子を決定する。妥当な看護診断としては以下のような例がある。

- 便秘
- 急性疼痛
- 身体損傷リスク状態

成果確認と看護計画立案

摘便実施時の望ましい成果とは、患者が介助を受けながら便を排泄することである。その他に適切な成果としては、不快感が軽減されたことを患者が言葉で表現する、腹部膨満がない、直腸粘膜に損傷の所見がない、および他の有害作用がみられない、などがある。

看護技術の実際

手順

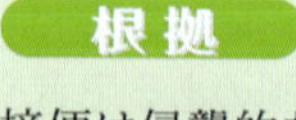

根拠

1. 医師からの指示を確認する。必要な物品をベッドサイドまたはオーバーテーブルに運ぶ。

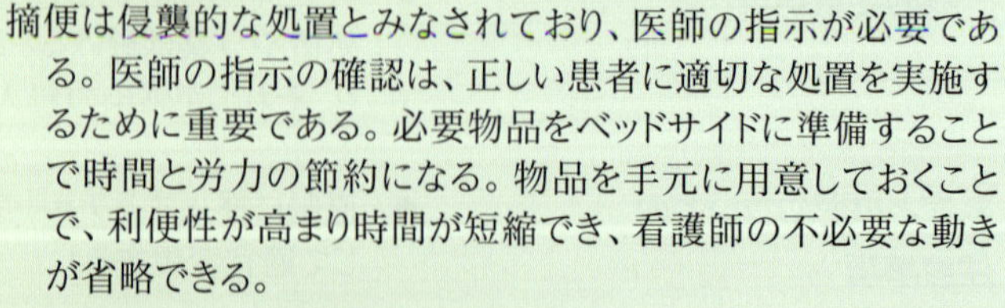

摘便は侵襲的な処置とみなされており、医師の指示が必要である。医師の指示の確認は、正しい患者に適切な処置を実施するために重要である。必要物品をベッドサイドに準備することで時間と労力の節約になる。物品を手元に用意しておくことで、利便性が高まり時間が短縮でき、看護師の不必要な動きが省略できる。

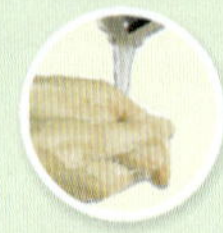

2. 手指衛生を行い、指示があればPPEを装着する。

手指衛生およびPPEは微生物の伝播を予防する。PPEは感染経路別予防策に基づいて用意する。

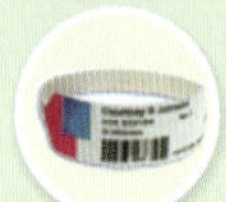

3. 患者の本人確認を行う。

本人確認を行うことによって、正しい患者に確実に介入を実施することができ、患者誤認の防止になる。

手順

4. ベッド周りのカーテンを閉め、可能であれば病室の扉を閉める。処置の目的と具体的な内容を患者に説明する。心拍数が低下したときの徴候と症状について説明する。処置の途中でそのような症状を感じたら知らせるように患者に伝える。便器を準備しておく。

根拠

患者のプライバシーを保護する。説明によって不安が軽減され協力が得やすくなる。患者は処置について説明を受け理解すると、リラックスして協力的になる。

5. ベッドを作業しやすい高さに調整する。通常は実施者の肘の高さにする(VISN 8 Patient Safety Center, 2009)。患者が安楽になるよう左側臥位にする(シムス位)。患者の殿部が露出されるように掛け物を折り返す。患者の殿部の下に防水パッドを敷く。

ベッドを適切な高さにすることで、腰や筋肉の疲労が防げる。シムス位によって、直腸および結腸への処置がしやすくなる。掛け物を折り返すことによって不要な露出を最低限に抑え、患者の安楽と体温保持が促進される。防水パッドはベッドを防護する。

6. 非滅菌グローブを装着する。

グローブは便内の微生物から看護師を防護する。消化管内は無菌環境ではない。

7. 示指に水溶性潤滑剤を十分に塗り、臍の方に向けて指をゆっくりと肛門管に挿入する(図1)。

潤滑剤は直腸への刺激を軽減する。ゆっくり慎重に便塊に触れなければ、便塊と指の存在によって患者の不快感が増す。

8. 硬化した便塊の中や周囲で優しく指を動かして便塊を砕き(図2)、小片にして取り出す。除去しやすくするために、便を取り出すときに、可能であれば力むように患者に声をかける。除去した便は便器に入れる。

便塊が大きい場合は小片にして除去する必要がある。

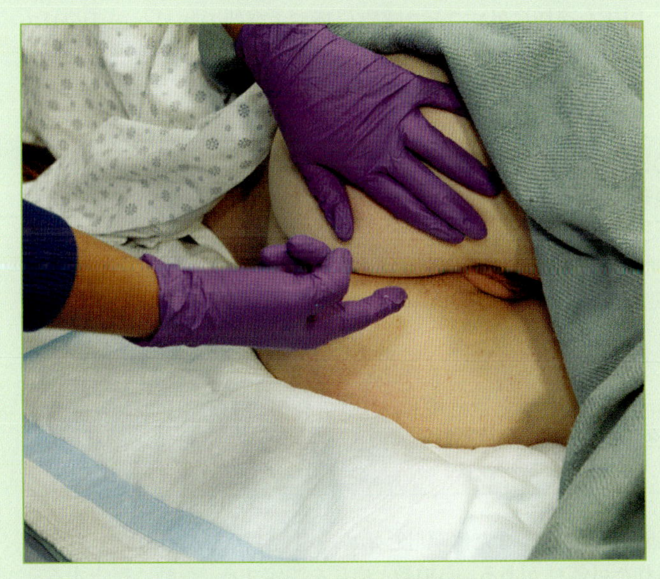

図1　利き手の指に潤滑剤を塗り肛門管に挿入する。

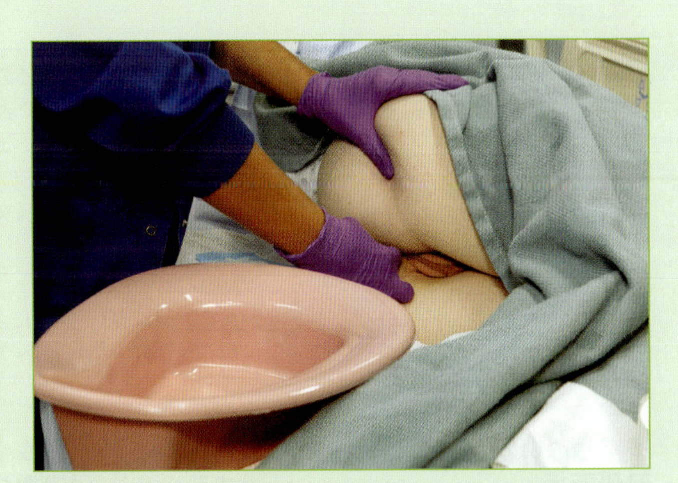

図2　便塊を砕くために指を優しく動かす。

9. 宿便が重度の場合、時間を置いて除去する。**眩暈や悪心を感じたときは知らせるように患者に伝える。患者がいずれかの症状を訴えたときは摘便を中止し、患者のアセスメントを行う。**

これにより、不快感、炎症、迷走神経への刺激の予防になる。

10. 清潔なグローブを装着する。必要なら患者を介助し、肛門周囲を清拭する(図3)。手洗い用に、石鹸、水、ハンドタオルを渡す。可能であれば坐浴を行う。

清拭により微生物の伝播が阻止され、清潔が促進される。坐浴により肛門周囲の炎症が緩和する。

(続く)

スキル・13-4　摘便　（続き）

手順	根拠
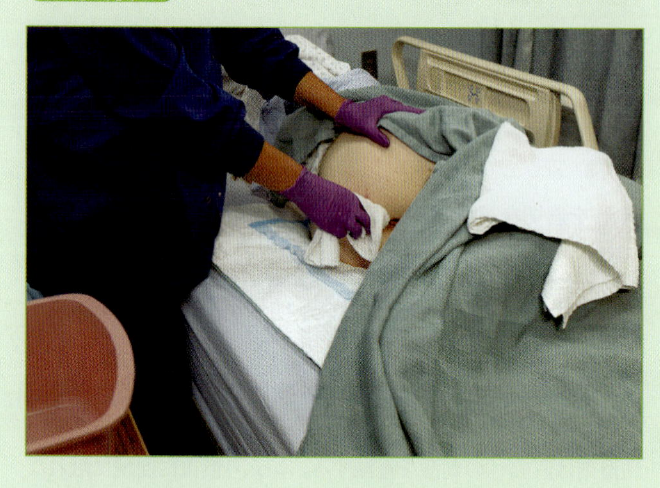	図3　清拭タオルと石鹸で肛門の洗浄・清拭を行う。
11. グローブを外す。患者を安楽な位置に戻す。患者の下のシーツが乾いていることを確認する。患者に掛け物をかける。	汚染したグローブを外すことで微生物の伝播を防ぐ。ベッド環境の整備により患者の安楽が促進される。
12. ベッド柵を上げる。ベッドを下げ、ベッドの頭部を安楽な位置に調整する。	これらによって患者の安全が促進される。
13. 他にもPPEをつけている場合は外す。手指衛生を行う。	PPEを適切に外すことで感染伝播および他の物品への汚染リスクが低下する。手指衛生により微生物の伝播を防止する。

評価

望ましい成果が達成されるのは、宿便が除去され、介助を受けて患者が排便する、不快感が軽減されたことを患者が言葉で表現する、腹部膨満がない、直腸粘膜に損傷の所見がない、および他の有害作用がみられない、などの場合である。

記録

ガイドライン

摘出した便の量・硬さ・色、処置後の肛門の状態、疼痛アセスメントの評価、処置に対する患者の反応などを記録する。

記録例

> 12/6/29 10：30　摘便により茶色硬便を多量に排泄。肛門の裂傷、紅斑、出血なし。処置中、患者に眩暈、悪心なし。疼痛レベルは0-10の1。
> ―― K・サンダース、看護師

予期しない状況と対処方法

- 患者が眩暈、ふらふら感、悪心を訴える、または嘔吐し始める場合：指での刺激を即座に中止する。迷走神経が刺激された可能性がある。心拍数と血圧を測定する。医師に報告する。
- 摘便中に患者が強い疼痛を感じる：処置を中止し医師に報告する。

注意事項

- 骨髄抑制のある患者や骨髄抑制および粘膜炎のリスクのある患者には、浣腸などの直腸の処置や与薬は避ける。これらの介入によって、出血、肛門裂傷、膿瘍などが発生することがあり、それらが感染の侵入門戸となることがある（NCI, 2006）。

スキル・13-5　便失禁用パウチの装着

便失禁用パウチは、肛門周囲の皮膚に水様便が繰り返し付着することで発生する表皮剥離から皮膚を保護するために使用する。患者の皮膚を保護し接着を促進するために、パウチ装着の前に皮膚保護材を塗布する。表皮剥離がすでにみられるときは、必ず皮膚保護材を塗布してからパウチを装着する。

必要物品

- 便失禁用パウチ
- ディスポーザブルグローブ
- 指示に応じたPPE
- 清拭タオルとタオル
- 畜尿(フォーリー)バッグ
- はさみ(任意)
- 皮膚保護材
- タオルケット

アセスメント

排泄された便の量と硬さを評価する。頻度も評価する。肛門周囲に表皮剥離、創傷、痔核がないか確認する。

看護診断

患者の現在の状態に基づき、看護診断を行うための関連因子を決定する。妥当な看護診断としては以下のような例がある。

- 便失禁
- 皮膚統合性障害リスク状態
- 皮膚統合性障害
- 感染リスク状態

成果確認と看護計画立案

便失禁用パウチ装着時の望ましい成果とは、肛門周囲の皮膚を傷つけずに患者がパウチ内に便を排泄することである。その他に適切な成果としては、表皮剥離の範囲と程度に改善がみられる、不快感が軽減されたことを患者が言葉で表現する、患者に感染の徴候や症状がみられない、などがある。

看護技術の実際

手順	根拠
1. 必要な物品をベッドサイドまたはオーバーテーブルに運ぶ。	必要な物品をベッドサイドに準備することで時間と労力の節約になる。物品を手元に用意しておくことで、利便性が高まり時間が短縮でき、看護師の不必要な動きが省略できる。
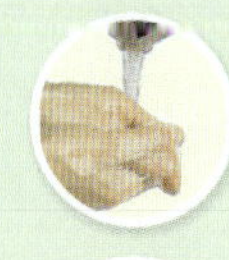 2. 手指衛生を行い、指示があればPPEを装着する。	手指衛生およびPPEは微生物の伝播を予防する。PPEは感染経路別予防策に基づいて用意する。
3. 患者の本人確認を行う。	本人確認を行うことによって、正しい患者に確実に介入を実施することができ、患者誤認の防止になる。
4. ベッド周りのカーテンを閉め、可能であれば病室の扉を閉める。処置の目的と具体的な内容を患者に説明する。	患者のプライバシーを保護する。説明によって不安が軽減され協力が得やすくなる。話をすることで協力を促し不安を最小限に抑える効果がある。
5. ベッドを作業しやすい高さに調整する。通常は実施者の肘の高さにする(VISN 8 Patient Safety Center, 2009)。患者が安楽になるよう左側臥位にする(シムス位)。患者の殿部が露出されるように掛け物を折り返す。患者の殿部の下に防水パッドを敷く。	ベッドを適切な高さにすることで、腰や筋肉の疲労が防げる。シムス位にすることで、直腸および結腸への処置がしやすくなる。掛け物を折り返すことによって不要な露出を最低限に抑え、患者の安楽と体温保持が促進される。防水パッドはベッドを防護する。
6. ディスポーザブルグローブを装着する。肛門周囲を洗浄する。パッティングし完全に乾燥させる。	グローブは便内の微生物から看護師を防護する。消化管内は無菌環境ではない。パウチがしっかり接着するよう皮膚は乾燥した状態にしておく。

(続く)

スキル・13-5 便失禁用パウチの装着 (続き)

手順	根拠
7. 必要に応じて肛門周囲の陰毛をハサミで整える。	便パウチの粘着部に肛門周囲の陰毛が付着し引っぱられると患者に不快感を与える可能性がある。剃るよりもハサミで切るほうが感染リスクを最小限に抑えられる。
8. 皮膚保護剤を塗布または貼付し乾燥させる。	皮膚保護剤はパウチの接着力を高め、接着剤による炎症と損傷から皮膚を保護する。パウチを確実に接着するために、皮膚は乾いた状態にしておく。
9. パウチの裏紙を剥がす(図1)。	パウチを皮膚に接着させるためには裏紙を剥がす必要がある。
10. 利き手でないほうの手で左右の殿部を開く。パウチの開口部が肛門を被っていることを確認しながら、利き手で便パウチを肛門に装着する(図2)。	便がパウチの中に入り患者の皮膚に付着しないように、パウチの開口部が肛門を覆うようにする。便が皮膚に付着すると皮膚の損傷が生じることがある。

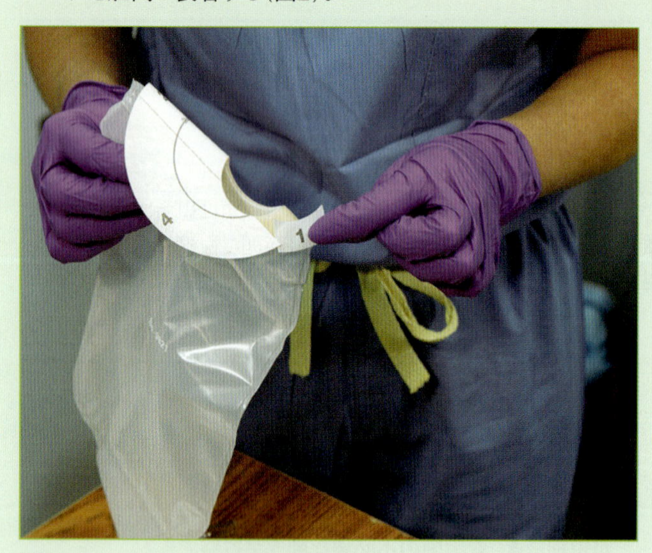

図1 パウチの接着部から裏紙を剥がす。

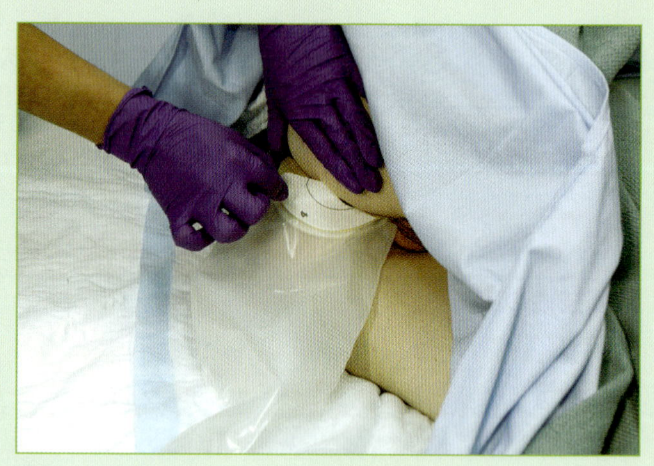

図2 肛門全体を覆うようにパウチを貼付する。

手順	根拠
11. 殿部から手を放す。便失禁用パウチの連結部を畜尿バッグに接続する(図3)。畜尿バッグは患者の体より下の位置に固定する(図4)。	便がバッグ内に流れるように、バッグは必ずつり下げる。

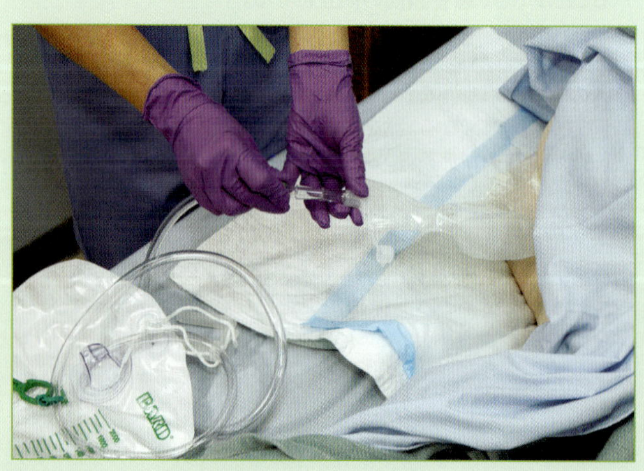

図3 便パウチの連結部を畜尿バッグのチューブと接続する。

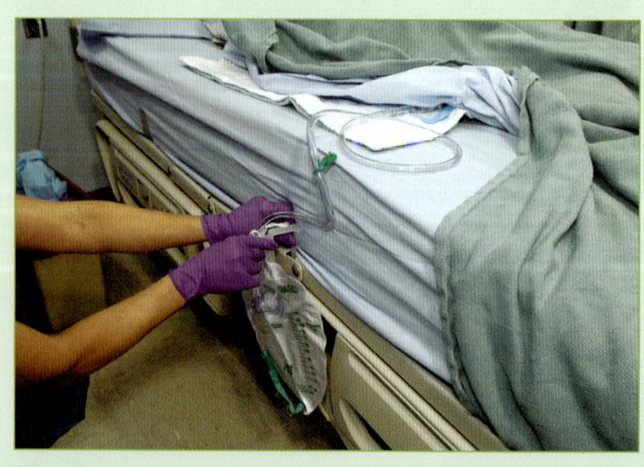

図4 畜尿バッグが患者より低い位置にあることを確認する。

手順	根拠
12. グローブを外す。患者を安楽な位置に戻す。患者の下のシーツが乾いていることを確認する。患者に掛け物をかける。	患者の安楽を促進する。汚染したグローブを外すことで微生物の伝播を防ぐ。
13. ベッド柵を上げる。ベッドを下げ、ベッドの頭部を安楽な位置に調整する。	患者の安全を促進する。
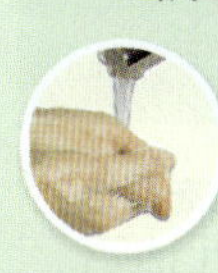 14. 他にもPPEをつけている場合は外す。手指衛生を行う。	PPEを適切に外すことで感染伝播および他の物品への汚染リスクが低下する。手指衛生により微生物の伝播を防ぐ。

評価

望ましい成果が達成されるのは、肛門の皮膚を傷つけずに患者が便をパウチ内に排泄する、患者の表皮剥離の範囲と程度が改善する、不快感が軽減されたことを患者が言葉で表現する、感染の徴候および症状がみられない、などの場合である。

記録

ガイドライン

便パウチ装着の日時、肛門周囲の状態、便の色、食事の摂取量と排泄量（便排泄量）、および処置に対する患者の反応などを記録する。

記録例

> 12/8/13 12：10　肛門周囲に軽度の紅斑あり。多量の水様便の失禁および皮膚損傷の恐れがあり便失禁用パウチを装着。畜尿バッグに約90mLの茶色水様便が貯留。
> ―― *K・サンダース、看護師*

予期しない状況と対処方法

- 肛門周囲に表皮剝離がある：パウチを外す。皮膚を十分に洗浄し皮膚保護材を塗布する。完全に乾燥させる。パウチを再装着する。パウチの接着状態を観察し、粘着力が十分でなければ速やかにパウチを交換する。
- 便がパウチから畜尿バッグに流出しない：便の粘度が高すぎる可能性がある。便がパウチからドレーンバッグに流れない場合は、肛門周囲の皮膚損傷を避けるためパウチを外す。
- 便パウチの周囲から便が漏れる：パウチを外す。皮膚を十分に洗浄し皮膚保護材を塗布する。完全に乾燥させる。パウチを再装着する。パウチの接着状態を観察し、粘着力が十分でなければ速やかにパウチを交換する。

注意事項

- 便パウチは少なくとも72時間ごとに取りはずし、皮膚損傷の徴候がないか確認する。

スキル・13-6　ストーマ装具の交換と排泄物の廃棄

オストミーとは、手術によって造設された器官の内側から外側へと通じる開放孔を意味する用語である。**ストーマ（人工肛門）**は腸管粘膜を腹壁に引き出し、粘膜を皮膚に縫合して腹壁上の皮膚に形成する排泄孔で、オストミーの一つである。**イレオストミー（回腸ストーマ）**は、ストーマを通じて、小腸の一部である回腸から液状の便成分を排泄するためのものである。**コロストミー（結腸ストーマ）**は、結腸内で形成された便をストーマから排泄するためのものである。コロストミーは、ストーマが作られた結腸の位置によってさらに分類される。ストーマ装具やパウチは、便を収納するために開口部に装着する。パウチ内の排泄物は通常、3分の1か半分くらいになった時点で速やかに廃棄する。排泄物が充満すると漏れや皮膚からパウチが剥がれる原因になる。ストーマ装具にはワンピース型（面板[保護材]がすでにパウチに付いているもの）またはツーピース型（面板とパウチが分離しているもの）があり、通常3-7日ごとに交換するが、交換の頻度は増やしてもよい。装

（続く）

スキル・13-6　ストーマ装具の交換と排泄物の廃棄　（続き）

具を適切に装着することでストーマ周囲の皮膚損傷リスクが最小限に抑えられる。この項ではワンピース型装具の交換について説明する。ワンピース型装具は、患者の皮膚に接着する面板とパウチが一体になったものである。粘着性の面板は一般的に親水コロイドで作られている。本章に続くスキルバリエーションではツーピース型装具の交換方法を取り上げている。Box 13-1では、ストーマ装具をつけた患者ケアのガイドラインを要約している。

Box 13-1　ストーマケアのガイドライン

ストーマには、特定の身体ケアが必要であり、看護師は最初のケアを行う責任を担っている。次のガイドラインを用いて、オストミー患者の身体的および心理的安楽を促進するよう努める。

- できるだけ臭いが漏れないようにする。術後の一時的な装具や術後1回目のドレッシング材交換時に、ドレッシング材を除去すると便臭はずいぶん軽減する。ストーマ装具の中の排泄物は頻繁に廃棄する。
- 患者のストーマを定期的に確認する。ストーマは濃いピンク色から赤色で湿潤している。赤みのないストーマは貧血を示すことがあり、黒っぽい、または青紫色のストーマは血行不良や虚血を示している可能性がある。ストーマ周囲とその基部の出血は最小限に抑える。出血が止まらない、または過度の出血、ストーマの色に変化があったときは速やかに医師に報告する。
- ストーマの大きさに注意する。通常は6-8週間以内に安定する。大部分のストーマは腹部表面から1.5-2.5cm突出しており、当初は腫脹や浮腫がみられることがある。通常は6週間で浮腫は鎮静する。手術方法によっては、最終的なストーマが突出せず皮膚と同じ高さになる場合がある。ストーマ周囲の皮膚びらんによっても平坦なストーマになることがある。腹部にドレッシング材を使用している場合は、排液と出血を頻繁に確認する。
- ストーマ周囲の皮膚は清潔と乾燥を保つ。ストーマ周囲の皮膚の保護ケアを行わなければ、炎症や感染が生じる恐れがある。装具から頻繁に漏れが生じると皮膚びらんを引き起こす。ストーマの周囲が乾燥した状態を保持していない場合、カンジダなどの酵母菌感染が生じる可能性がある。
- 患者の水分摂取量と排泄量を測定する。ストーマ装具を観察し排泄物の質と量を確認する。術後当初は、蠕動運動が阻害されることがある。蠕動運動が回復するにつれて、ストーマから便が排泄される。術後から3日間は4時間おきに摂取量と排泄量を記録する。摂取量が安定しているのに、患者の排泄量が減少したときは、その状態をただちに報告する。
- ケアの状況を毎回患者に説明し、セルフケアを開始するときに患者本人が行う処置について説明する。患者指導はコロストミーケアの非常に重要な側面であり、適宜、家族も含めて説明を行う。可能であれば、手術前に指導を開始してもよい。そうすることで患者は情報を吸収するのに十分な時間を得ることができる。
- ケアに参加しストーマを見るように患者を促す。通常、術後初期の患者は情緒的に抑うつ状態にある。患者の話を傾聴し、説明し、患者の求めに応えて支援することで患者が状況を受け止められるように援助する。地域のオストミー支援団体の代表者による訪問も有効である。変化した身体像を受け入れ始めると、ストーマを進んで見るようになり、オストミーに関して偏見を持たず肯定的な言動を示し、セルフケアについて学ぶことに関心を示すようになる。

必要物品

- 温湯の入った洗面器
- 皮膚洗浄剤、タオル、清拭タオル
- シリコン系の粘着剥離剤
- ガーゼパッド
- 綿球
- スキンプレップなどの皮膚保護剤
- ワンピース型ストーマ装具
- 必要に応じて、装具用留め具
- ストーマ計測ガイド
- 目盛り付き容器、トイレまたは便器
- オストミーベルト（任意）
- ディスポーザブルグローブ
- 指示に応じて、追加のPPE
- ビニールの小型ゴミ袋
- 防水のディスポーザブルパッド

アセスメント

現在のストーマ装具の型式、装具の状態、ストーマの状態(バッグが透明の場合)をアセスメントする。現装具をつけている時間を確認する。ストーマケアについての患者の知識を確認する。装具をはずしたあと、ストーマ周囲の皮膚を評価する。手術後早期は腹壁上の創部のアセスメントを行う。ストーマから排泄される便の量・色・粘度、臭気を評価する。

看護診断

患者の現在の状態に基づき、看護診断を行うための関連因子を決定する。妥当な看護診断としては以下のような例がある。

- 皮膚統合性障害のリスク状態
- 知識不足
- ボディイメージ混乱
- 非効果的コーピング
- 便秘
- 下痢

成果確認と看護計画立案

ストーマ装具交換および排泄物廃棄時の望ましい成果とは、ストーマ装具を皮膚に正しく装着し便を停滞なく排泄できるようにすることである。その他に適切な成果としては、ストーマ周囲の皮膚に損傷がない、ストーマが湿潤し赤色である、患者が装具装着方法の知識を実際に示す、患者が肯定的なコーピングを行う、患者がオストミーの位置に適した粘度と量の便を排泄する、患者が肯定的なセルフイメージを言葉で表現する、などである。

看護技術の実際

手順	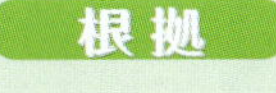根拠
1. 必要な物品をベッドサイドまたはオーバーテーブルに運ぶ。	必要な物品をベッドサイドに準備することで時間と労力の節約になる。物品を手元に用意しておくことで、利便性が高まり時間が短縮でき、看護師の不必要な動きが省略できる。
2. 手指衛生を行い、指示があればPPEを装着する。	手指衛生およびPPEは微生物の伝播を予防する。PPEは感染経路別予防策に基づいて用意する。
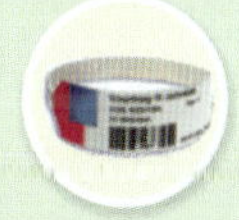 3. 患者の本人確認を行う。	本人確認を行うことによって、正しい患者に確実に介入を実施することができ、患者誤認の防止になる。
4. ベッド周りのカーテンを閉め、可能であれば病室の扉を閉める。処置の目的と具体的な内容を患者に説明する。できれば、患者にストーマの観察や処置への参加を促す。	患者のプライバシーを保護する。説明によって不安が軽減され協力が得やすくなる。話し合いによって協力が促され、不安を最小限に抑えられる。患者に手技を観察させ、参加させることで自己肯定を促す。
5. 患者がベッド上で安楽な坐位か臥位がとれるよう、またはトイレで立位か坐位になれるように介助する。	いずれの体位でも、患者が手技を観察することで、セルフケアを学ぶ準備ができる。ベッド上での臥位や坐位により、装具の装着が容易になる。
装具内の排泄物の廃棄	
6. ディスポーザブルグローブを装着する。留め具をはずし、パウチを袖口のように上に折り返す(図1)。	グローブは血液、体液、微生物との接触を防止する。排泄物の廃棄の前に折り返すことで、汚染と臭いを予防する。
7. 排泄物を便器、トイレ、または計量器にあける(図2)。	装具を洗い流す必要はない。洗い流すことで装具の防臭効果が減少する可能性がある。
8. トイレットペーパーでパウチの下部から5cmまで拭く(図3)。	下部を拭くことで、底の留め具部分の便を除去し、便臭を軽減することができる。
9. パウチの折り返しを元に戻し、クリップ、留め具で閉じるか、マジックテープで固定する。留め具の曲線の向きが患者の体に沿っていることを確認する。グローブを外す。患者が安楽な姿勢になれるよう介助する。	装具またはパウチの縁は清潔にしておく。留め具でしっかりと閉じる。手指衛生によって微生物伝播が阻止される。患者の安楽が維持される。

(続く)

スキル・13-6 ストーマ装具の交換と排泄物の廃棄 (続き)

手順　根拠

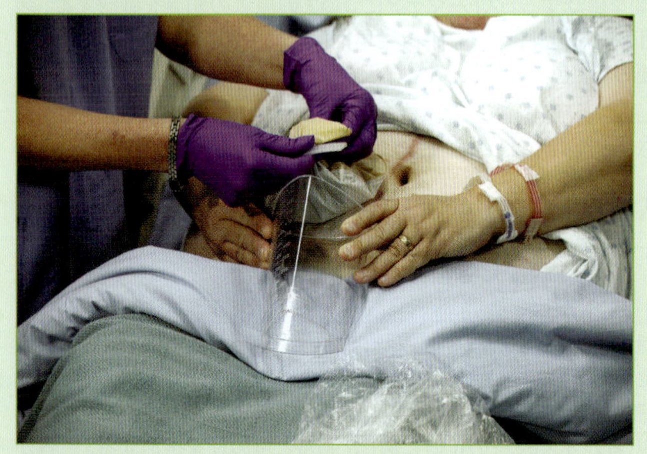

図1　留め具を外し、パウチ内の排泄物廃棄の準備をする。

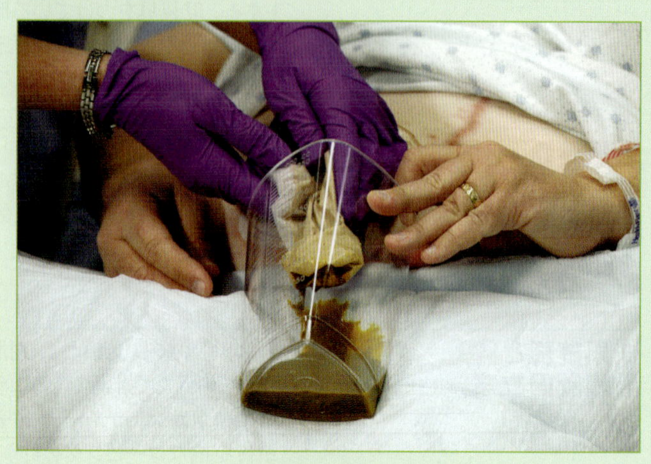

図2　パウチ内の排泄物を計量容器の中に廃棄する。

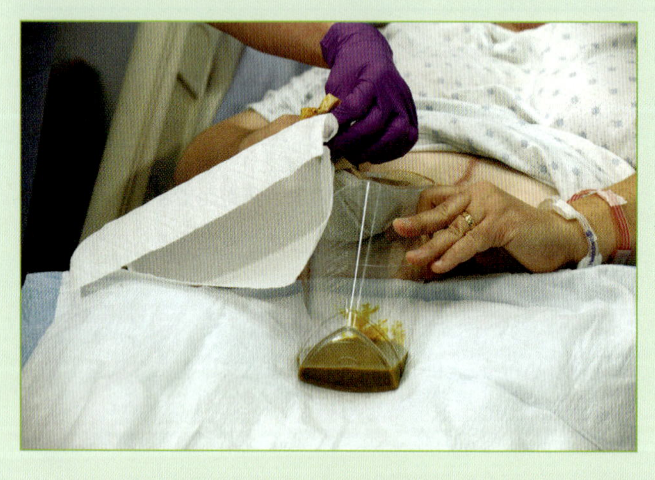

図3　トイレットペーパーでパウチの下部から5cmまでを拭く。

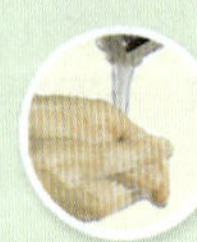

10. 装具を交換しない場合は、他につけているPPEを外す。手指衛生を行う。

PPEを適切に外すことで感染伝播および他の物品への汚染リスクが低下する。手指衛生により微生物の伝播を防ぐ。

装具の交換

11. 作業台にディスポーザブルのシートを広げる。温湯を入れた洗面器と他の物品を用意する。手の届くところにごみ袋を置く。

作業台を保護する。物品を配置することで、処置の効率が上がる。

12. 清潔なグローブを装着する。患者のストーマ側に防水パッドを敷く。前述の手順で装具の中の排泄物を廃棄する。

シーツや患者が濡れるのを防止する。装具を外す前に排泄物を廃棄することで、偶発的な漏れを予防する。

13. パウチの面板を皮膚からやさしく剥がす。皮膚から装具を引き剝がすのではなく、皮膚を押すようにして剝がす。腹部の皮膚を張っている状態にして、装具の上部から剝がしはじめる。シリコン系の粘着剝離剤をスプレーするか剝離剤を浸した布で拭く(図4)。

面板の表面と皮膚の接着部分を剝がしてから、面板を外す。装具を手荒く扱うと皮膚の損傷を招き、接着する際に不具合が生じることがある。シリコン系の剝離剤によって迅速に痛みを伴わずに接着剤を除去することができ、表皮剝離の予防になる(Rudoni, 2008; Stephen-Haynes, 2008)。

14. ディスポーザブル装具の場合はゴミ袋に装具を廃棄する。再利用タイプの場合は、脇へ置いておき、新しい装具を装着したあと、石鹸とぬるま湯で洗い、空気乾燥させる。

装具を十分に洗浄し空気乾燥させることで、臭いと装具の劣化を抑えることができる。審美的にも感染管理の目的からも、古くなった装具は廃棄する。

手順

15. トイレットペーパーで、ストーマに付着している便を除去する（図5）。ストーマをガーゼパッドで覆う。ストーマ周囲の皮膚を低刺激石鹸と温湯、または洗浄剤と清拭タオルで洗浄する。皮膚に残っている接着剤を除去する。必要に応じて粘着剝離剤を使用する。ストーマ周囲にローションを付けないようにする。

根拠

トイレットペーパーで丁寧に清拭することで、ストーマの損傷を避ける。皮膚の洗浄中は、ガーゼがストーマからの排泄物を吸収する。皮膚の洗浄により分泌物や残留接着剤や皮膚保護剤が除去される。排泄物やその他の物質が蓄積すると皮膚に炎症や損傷が生じることがある。ローションは接着材が強く密着するのを妨げる。

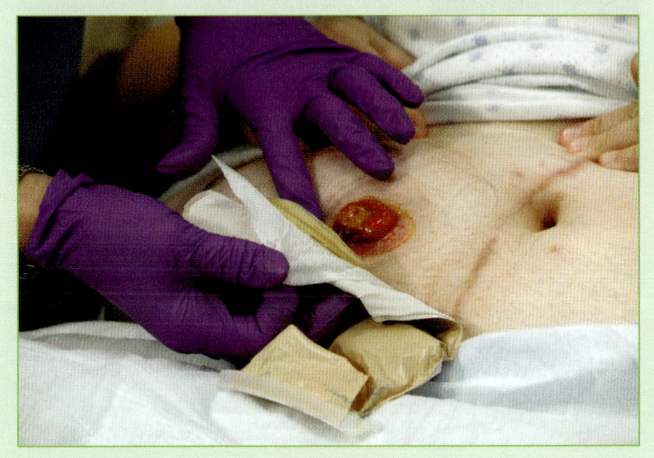

図4　装具を外す。

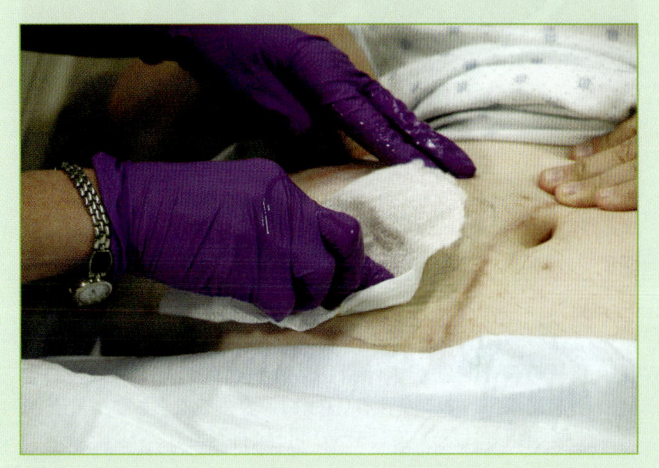

図5　トイレットペーパーを使ってストーマ周囲を拭く。

16. 優しくパッティングして乾燥させる。ストーマ周囲の皮膚が完全に乾燥した状態であることを確認する。ストーマと周囲の皮膚の状態を評価する（図6）。

慎重に皮膚を乾燥させることで皮膚やストーマの損傷が防止される。ストーマの色やサイズの変化は血行の問題を示していることがある。

17. ストーマの周囲半径5cmの範囲に皮膚保護剤を塗布し、約30秒かけて、完全に乾燥させる。

排泄物や装具接着による表皮剝離を防止する必要がある。装具の接着をよくし、漏れを防ぐために、装具を装着する前に皮膚を完全に乾いた状態にする。

18. ガーゼパッドを持ちあげ、測定ガイドを用いてストーマ開口部のサイズを測定する（図7）。再びガーゼで覆う。装具の背面の円から開口部と同じサイズを探す（図8）。ストーマのサイズより3mm大きく開口部を切る（図9）。

装具はストーマ周囲にぴったりと合わせ、開口部の周囲3mmの範囲だけ皮膚が見えるようにする。面板の開口部が小さすぎると、ストーマの損傷を引き起こす可能性がある。大きすぎると、露出した皮膚に便が付着し炎症が生じる。

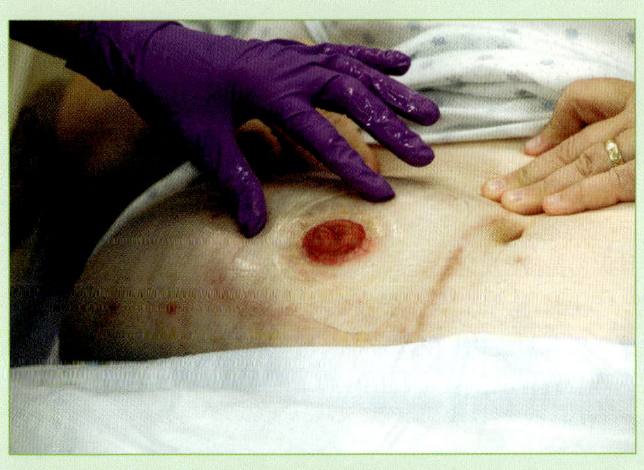

図6　ストーマとストーマ周囲の皮膚を評価する。

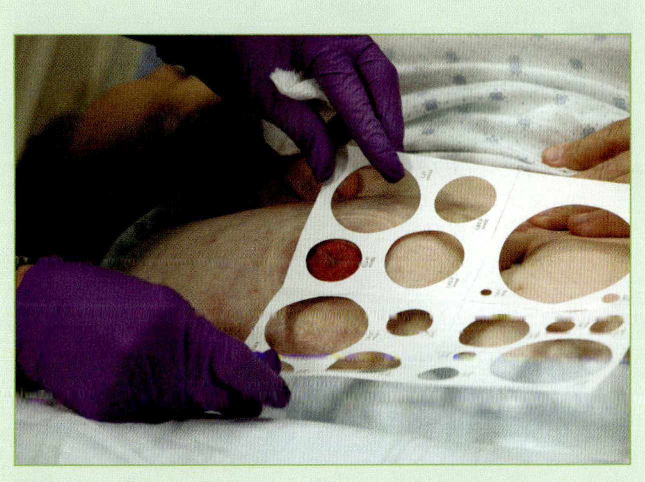

図7　テンプレートを使用し、ストーマのサイズを測定する。

（続く）

スキル・13-6　ストーマ装具の交換と排泄物の廃棄　（続き）

手順	根拠
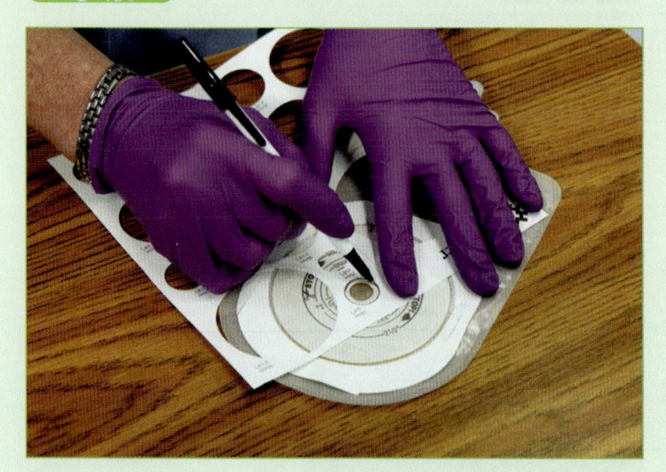 図8　皮膚保護材の背面中央に同じサイズの円を書く。	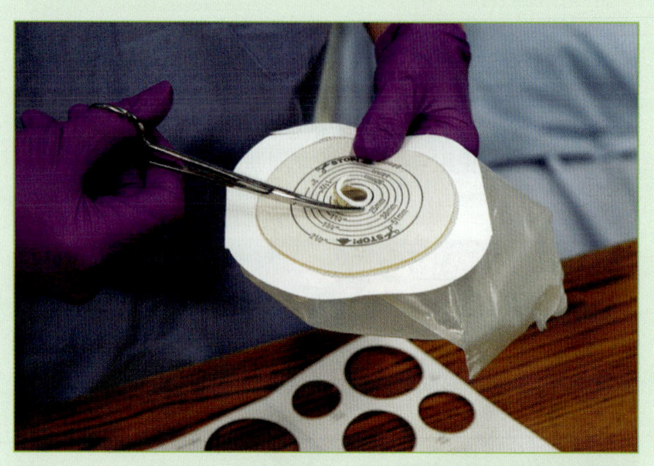 図9　ストーマのサイズより3mm大きく開口部を切る。
19. 装具の裏紙を剥がす（図10）。ガーゼパッドを外し、装具を慎重にストーマに被せる（図11）。表面をならしながら皮膚に軽く押しつける。装具を5分間軽く押さえる。	装具は、適切な位置に正しく接着されて初めて効果を発揮する。
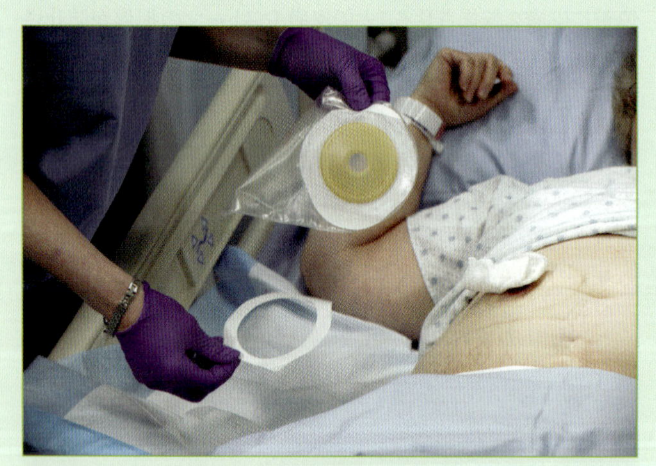 図10　面板の裏紙を剥がす。	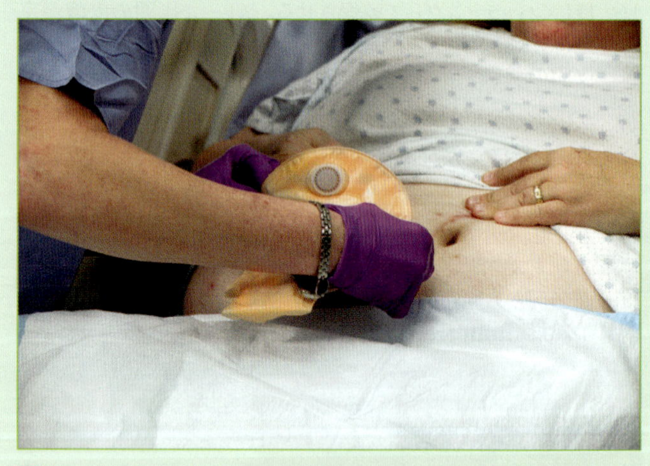 図11　装具を慎重にストーマに被せる。
20. 装具またはパウチの底を付属の留め具、クリップで閉じるか、マジックテープで固定する（図12）。留め具の曲線の向きが患者の体に沿っていることを確認する。	装具が強く接着していれば、漏れが生じず、患者が困惑したり、不快感を持ったりせずにすむ。
21. グローブを外す。患者が安楽な姿勢になれるよう介助する。患者に掛け物をかける。ベッドを一番低くする。	体温の保持と安楽・安全の促進になる。
22. 清潔なグローブを装着する。物品を廃棄し、処置に対する患者の反応を評価する。	グローブによって使用した物品に付着している血液や体液、微生物への曝露が予防される。患者の反応からオストミーを受け入れているか、生活指導が必要か、などがわかる。

手順　　**根拠**

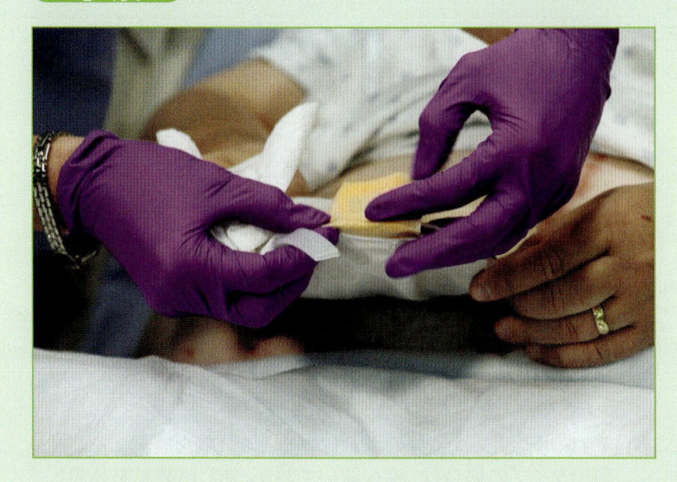

図12　パウチの底を閉じる。

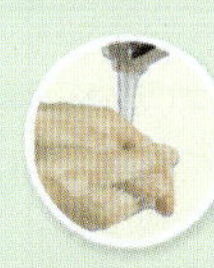

23. グローブと、他にPPEを使用している場合はそれらを外す。手指衛生を行う。

PPEを適切に外すことで感染伝播および他の物品への汚染リスクが低下する。手指衛生により微生物の伝播を防ぐ。

評価

望ましい成果が達成されるのは、患者に疼痛がなく、ストーマ周囲の皮膚に表皮剥離がなく健全な状態を維持しながら処置を受けられる場合である。他に成果が達成されるのは、閉鎖したパウチから臭気が漏れない、患者がストーマ装具ケアに参加する、肯定的なコーピングが行える、患者がオストミーの位置に適した粘度と量の便を排泄する、などの場合である。

記録

ガイドライン

ストーマの外観、ストーマ周囲の皮膚の状態、排泄物の性状（量、色、粘度、異臭の有無）、処置に対する患者の反応などを記録する。

記録例

12/7/22　16：30　漏れがありコロストミー装具を交換。ストーマはピンク色で湿潤、腹部に対し平坦。周囲の皮膚に紅斑や表皮剥離はない。バッグ内に中等量の粘度の高い茶色便が貯留。装具装着時に患者から適切な質問を受ける。「次は自分でやってみます」と話される。

—— B· クラップ、看護師

予期しない状況と対処方法

- ストーマ周囲の皮膚に表皮剥離や炎症がある：装具の開口部が大きすぎないか確認する。ストーマ装具の内側に露出している皮膚は表皮剥離を起こしやすい。皮膚の真菌感染症の有無を評価する。感染がみられる場合は、適切な処置が受けられるよう担当医に相談する。皮膚を十分に洗浄し皮膚保護材をつける。十分に乾燥させる。パウチを再度装着する。パウチの接着状態を観察し、粘着力が弱くなっている場合は速やかにパウチを交換する。
- 臭気が持続する：漏れや粘着の弱い部分がないか装具を確認する。バッグの排泄物を廃棄したときはバッグの外側を十分に拭く。
- バッグが何度もゆるむ、または脱落する：皮膚を十分に洗浄し皮膚保護剤をつける。十分に乾燥させる。パウチを再度装着する。パウチの接着状態を観察し、粘着力が弱くなっている場合は速やかにパウチを交換する。
- ストーマがバッグ内に突出する：これは、ストーマ脱と呼ばれている。患者に30分間安静臥床するように伝える。30分経過してもストーマが正常なサイズに戻らなければ、医師に報告する。ストーマが脱出状態にあると、ねじれが生じストーマの血液循環障害を起こすことがある。

(続く)

スキル・13-6　ストーマ装具の交換と排泄物の廃棄　（続き）

スキルバリエーション　ツーピース型装具の装着

ツーピース型のコロストミー装具は、パウチと分離した粘着剤付きの面板からなっている（図A）。面板は一定期間（通常は2-5日）装着したままにする。この期間中、コロストミー装具を交換する必要が生じたときは、バッグのみを交換する。ツーピース型の装具の接続タイプは主に2種類で、"はめ込み式"と"粘着式"がある。タッパーウェアのようにはめ込み式で接続させるタイプは装具が固定される感覚を患者が感じることができるため、十分な安心感が得られる。ただし、このタイプの問題点としては、手先が器用でない人は接続が困難に感じる可能性があることである。もう一つの問題点は、はめ込み式の装具はワンピース型よりかさばるため、比較的目立ちやすい点である。粘着式のツーピース型装具は、従来のツーピース型より目立たないという利点がある。手先が器用でない人にとっては、使用がより簡便でもある。短所は、粘着部が正しく接続されていない場合や皺になっていると、便や腸内ガスが漏出し、臭気や気まずさの原因になる可能性があることである（Burch & Sica, 2007）。使用するツーピース型装具の種類にかかわらず、交換手順は基本的に同様である。

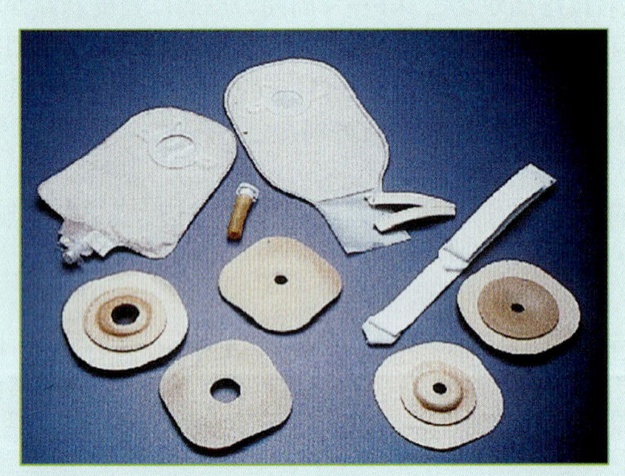

図A　ツーピース型装具

1. 必要な物品をベッドサイドまたはオーバーテーブルに運ぶ。
2. 手指衛生を行い、指示があればPPEを装着する。
3. 患者の本人確認を行う。

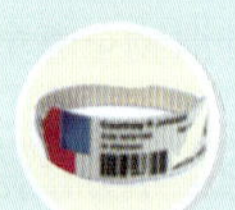

4. ベッド周りのカーテンを閉め、可能であれば病室の扉を閉める。処置の目的と具体的な内容を患者に説明する。できれば、患者にストーマの観察や処置への参加を促す。
5. 患者がベッド上で安楽な坐位か臥位がとれるように、またはトイレで立位か坐位になれるように介助する。
6. 作業台にディスポーザブルのシートを広げる。温湯を入れた洗面器と他の物品を用意する。手の届くところにごみ袋を置く。
7. 清潔なグローブを装着する。患者のストーマ側に防水パッドを敷く。スキル13-6で前述したように装具の中の排泄物を廃棄する。
8. パウチの面板を皮膚からやさしく剝がす。皮膚から装具を引き剝がすのではなく、皮膚を押すようにして剝がす。腹部の皮膚を張っている状態にして、装具の上部から剝がしはじめる。シリコン系の粘着剝離剤をスプレーするか剝離剤を浸した布で拭く。
9. ディスポーザブル装具の場合はゴミ袋に装具を廃棄する。再利用タイプの場合は、脇へ置いておき、新しい装具を装着したあと、石鹸とぬるま湯で洗い、空気乾燥させる。
10. トイレットペーパーで、ストーマに付着している便を除去する。ストーマをガーゼパッドで覆う。ストーマ周囲の皮膚を石鹸と温湯、または洗浄剤と清拭タオルで洗浄する。皮膚に残っている接着剤を除去する。必要に応じて剝離剤を使用する。ストーマ周囲の皮膚にローションを付けないようにする。
11. 優しくパッティングして乾燥させる。ストーマ周囲の皮膚が完全に乾燥した状態であることを確認する。ストーマと周囲の皮膚の状態を評価する。
12. ストーマの周囲半径5cmの範囲で皮膚保護剤を塗布し、約30秒かけて、完全に乾燥させる。
13. ガーゼパッドを持ちあげ、測定ガイドを用いて、ストーマ開口部のサイズを測定する。再びガーゼで覆う。装具の背面に開口部と同じサイズの円を書く。ストーマのサイズより3mm大きく開口部を切る。
14. 面板の裏紙を剝がす。ガーゼパッドを外し、面板を慎重にストーマに被せる。表面をならしながら皮膚に軽く押しつける。面板を5分間軽く押さえる（図B）。

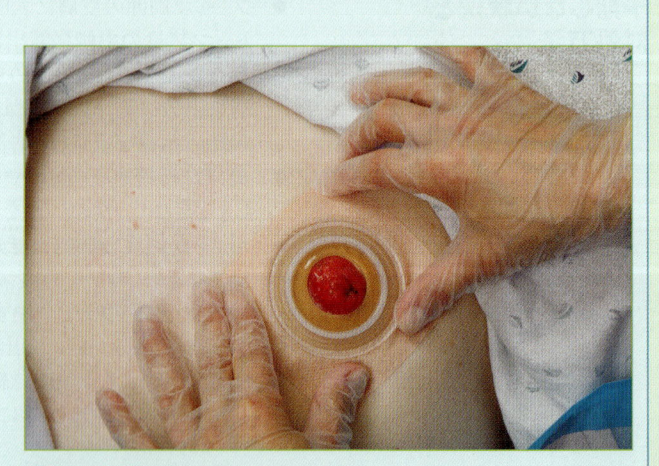

図B　面板を皮膚に優しく押しつける。

スキルバリエーション　ツーピース型装具の装着　（続き）

15. 製品の取扱説明書に従って装具パウチを面板につける。“はめ込み式”を使用する場合は、パウチのフランジを面板のフランジに被せる。可能であれば、腹部の筋肉を引き締めるように患者に伝える。フランジの一部から開始し、パウチフランジを面板のフランジに押しつける（図C）。パウチが面板に固定されると、“カチリ”と音がする。

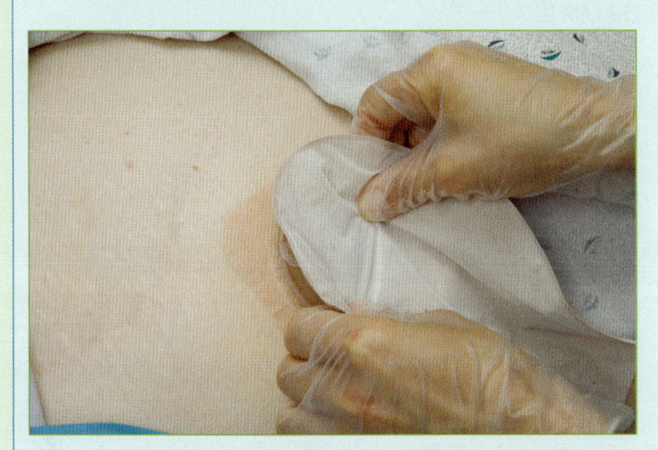

図C　パウチを面板に取り付ける。

16. “粘着式”を使用する場合は、面板とパウチの裏紙を剝がす。縁の一部から開始し、慎重にパウチの接着部分と面板の接着部分を合わせていく。皺ができないように注意しながら、面板と重ねたパウチを押して固定し表面をならす。
17. パウチの底を上に折り曲げ、付属の留め具またはクリップで閉じ、またはマジックテープで固定する。留め具の曲線の向きが患者の体に沿っていることを確認する。
18. グローブを外す。患者が安楽な姿勢になれるよう介助する。患者に掛け物をかける。ベッドを一番低くする。
19. 清潔なグローブを装着する。物品を廃棄し、処置に対する患者の反応を評価する。

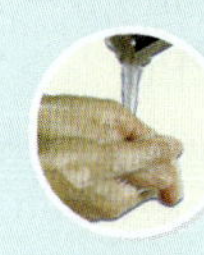

20. グローブと、他にPPEを使用している場合はそれらを外す。手指衛生を行う。

実践のためのエビデンス

ストーマ装具を取りはずす際に、皮膚の炎症や損傷が生じることがある。皮膚の表皮剝離によって患者の不快感や疼痛が生じ、またストーマ周囲の皮膚損傷につながりかねない。

関連する研究

Rudoni, C. (2008). A service evaluation of the use of silicone-based adhesive remover. *British Journal of Nursing, Stoma Care Supplement*, 17(2), S4, S6, S8-S9.

この研究では、ストーマ装具除去時にシリコン系粘着剝離剤を使用することについて、患者の意見を調査した。2週間から15年間、コロストミー、イレオストミー、ウロストミーなどのストーマを造設した患者にシリコン系剝離剤が配布され、製品の使用法が伝えられた。患者は製品使用後に質問票に回答した。参加者の91％が、剝離剤使用時のほうがストーマ装具の取りはずしが容易であったと報告し、すべてのオストミー患者が利用できるようこの製品を製造しつづけるべきだと強く感じたと回答した。

看護実践との関連性

看護師は患者ケアに影響を及ぼす重要な立場にある。この研究結果は、シリコン系剝離剤の使用によって患者が大きな利益を得られることを示唆している。看護師は、オストミー患者の皮膚の炎症や損傷を防止し、QOLを高めるために、このような製品の使用を提唱すべきである。

スキル・13-7 灌注排便法(洗腸)

灌注排便法(洗腸)は、一部のコロストミーにおいて規則的な排泄を促すために時おり用いられる。結腸内のコロストミー(S状結腸ストーマ)の位置、患者および医師の意向などさまざまな因子から、灌注排便法を実施するかどうかが決まる。回腸の便排泄物は液体で制御できないため、イレオストミーは適応ではない。

灌注排便法の効果があれば、規則的で予測可能な排泄パターンを患者に提供することができ、洗腸の合間は、通常の装具ではなくコロストミーに被せる小型のカバーを使用できるようになる(Karadag, Mentes, & Ayaz, 2005)。

必要物品

- ディスポーザブル洗腸セットおよび洗腸スリーブ
- 防水パッド
- 便器またはトイレ
- 水溶性潤滑剤
- 点滴スタンド
- ディスポーザブルグローブ
- 指示に応じたPPE
- 40℃-43℃に温めた洗腸液(医師の指示に応じて。通常は水道水)
- 清拭タオル、石鹸、およびタオル
- ペーパータオル
- 必要に応じて、新しいストーマ装具またはストーマカバー

アセスメント

洗腸時に、腹部に不快感を覚えたことがあるか患者に質問する。最後に洗腸を実施した日と、その時の便の性状や硬さに変化があったかどうか質問する。患者が自宅で洗腸を実施する場合、新聞を読む、音楽を聴くなど、洗浄時に特に習慣として行っていることがないか質問する。患者が通常使用している洗腸液の量を確認する。標準的な洗腸液の量には幅があるが、通常は成人で約750-1000mLである。最初の洗腸に用いる標準的な洗腸液の量は250-500mLである。オストミーを評価し、人工肛門がコロストミーであることを確認する。腹部のコロストミーの位置、ストーマの色と大きさ、状態、便の量と硬さを確認する。

看護診断

患者の現在の状態に基づき、看護診断を行うための関連因子を決定する。可能性のある看護診断としては以下のような例がある。

- 知識不足
- 不安
- 便秘
- 非効果的コーピング
- ボディイメージ混乱
- 身体損傷リスク状態

成果確認と看護計画立案

洗腸排便法実施時の望ましい成果とは、患者が有形軟便を排泄することである。その他の適切な成果は、ストーマおよび腸管粘膜に損傷がみられない、患者がケアへの参加能力を示す、患者がストーマケアへの自信が強まったと表現する、肯定的なコーピングを示す、などがある。

看護技術の実際

手順	根拠
1. 灌注排便法の指示を確認する。必要物品(図1)をベッドサイドまたはオーバーテーブルに運ぶ。	医師の指示の確認は、正しい患者に適切な処置を実施するために重要である。必要物品をベッドサイドに準備することで時間と労力の節約になる。物品を手元に用意しておくことで、利便性が高まり時間が短縮でき、看護師の不必要な動きが省略できる。
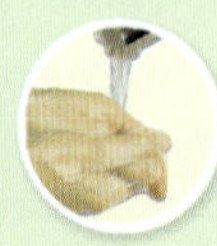 2. 手指衛生を行い、指示があればPPEを装着する。	手指衛生およびPPEは微生物の伝播を予防する。PPEは感染経路別予防策に基づいて用意する。

手順 / **根拠**

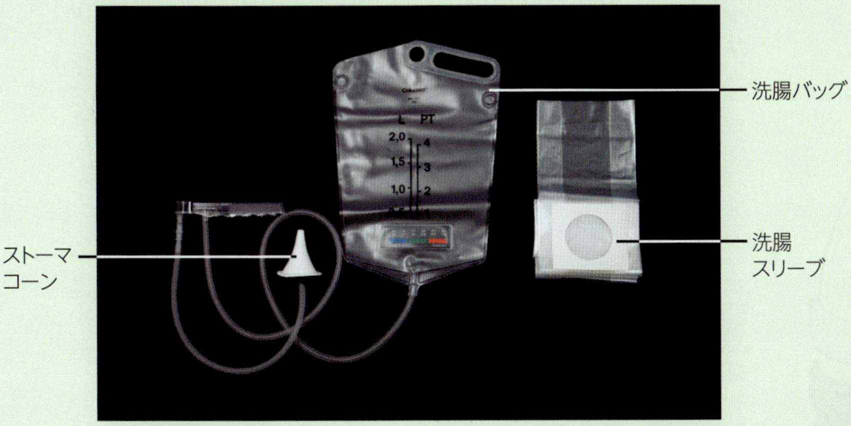

洗腸バッグ
ストーマ
コーン
洗腸
スリーブ

図1 洗腸スリーブと洗腸バッグ

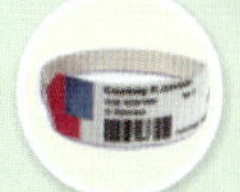

3. 患者の本人確認を行う。

本人確認を行うことによって、正しい患者に確実に介入を実施することができ、患者誤認の防止になる。

4. ベッド周りのカーテンを閉め、可能であれば病室の扉を閉める。処置の目的と具体的な内容を患者に説明する。どこで洗腸を行うか検討する。患者を介助してベッドサイドのコモードに座らせるか、近くのトイレへ行く。

患者のプライバシーを保護する。説明によって不安が軽減され協力が得やすくなる。話し合いによって協力が促され、不安を最小限に抑えられる。患者は洗腸液を保持できない。通常は、洗腸液および便が即時に多量に排泄される。

5. 指示された量の洗腸液を温め、あれば湯温計で温度を確認する。湯温計がないときは室温かそれより少し高めに温め、手首の内側で温度を確認する。水道水を使用する場合は、蛇口から出る湯の温度を調節する。

洗腸液の温度が低すぎる場合、患者に腹痛または悪心が生じることがある。洗腸液の温度が高すぎる場合、腸管粘膜の炎症や損傷を引き起こす可能性がある。

6. 洗腸バッグの中に洗腸液を入れる。クランプをはずし、液をチューブに満たし、再度クランプする。

液を流すことでチューブから空気が抜ける。腸管内に空気が入っても害ではないが、空気によって腸がさらに膨張することがある。

7. バッグの底が便座に座った患者の肩の高さになるように、点滴スタンドに吊るす。

重力によって洗腸液が腸に注入される。流速は腸内圧によって変化する。

8. 非滅菌グローブを装着する。

グローブは汚染物、体液、および微生物との接触を予防する。

9. ストーマ装具を外し、洗腸スリーブを装着する(図2)。スリーブの末端を便器、コモードの中に入れる。

洗腸スリーブにより、洗腸液と便を直接便器に廃棄することができる。

10. 水溶性潤滑剤をコーンの先端に塗布する。

潤滑剤は、コーンをストーマ開口部内へ挿入しやすくする。

11. コーンをストーマに挿入する。5-6分かけてゆっくり洗腸液を注入する。洗腸液を注入している間、コーンとチューブを手で支える(可能であれば、患者に持たせる)(図3)。クランプを締めたり緩めたりして流量をコントロールする。

洗腸液を早く注入しすぎると、腸が急速に膨張し腸内圧力が増し、患者は悪心および腹痛を起こす場合がある。

12. **洗腸液の注入後も10秒間はコーンをその位置のまま支える。**

これにより洗腸液を少しのあいだ保持させることができる。

13. コーンを外す。患者はトイレまたはコモードに座らせたままにする。

通常は、洗腸液および便が即時に排泄され、その後は最長で45分間ほど排泄が続く。

14. 洗腸液の大部分が排出された後は、患者に洗腸スリーブの底をクリップで閉じてもらい、日常の活動を行ってもよいと伝える。

通常は、洗腸液および便が即時に排泄され、その後は最長45分間ほど排泄が続く。

(続く)

スキル・13-7　灌注排便法（洗腸）（続き）

手順　　**根拠**

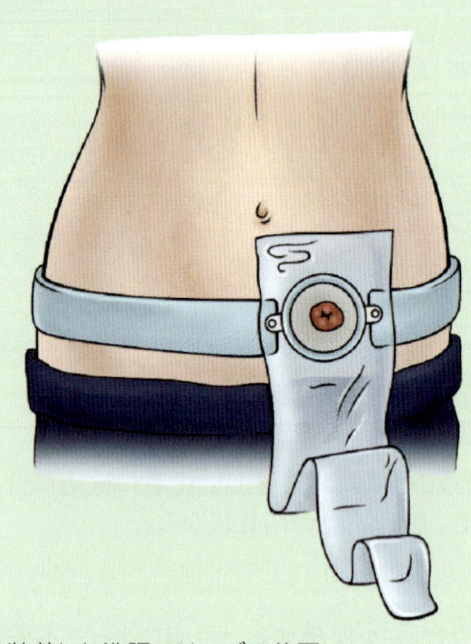

図2　腹部に装着した洗腸スリーブの位置

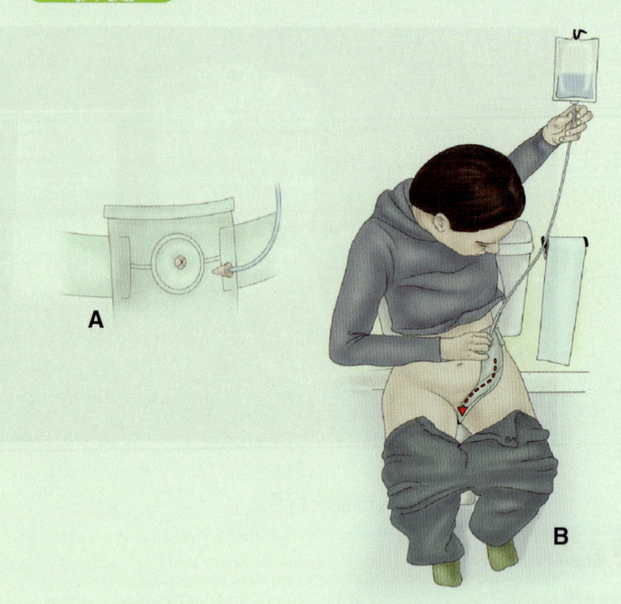

図3　灌注排便法（A）洗腸コーンを挿入。（B）スリーブで洗腸液を適切な場所に排出する。

15. ストーマからの洗腸液の流出が止まったら、清潔なグローブを装着する。洗腸スリーブを外し、ストーマ開口部周囲の皮膚を低刺激石鹸と水で洗浄する。ストーマ周囲の皮膚を軽くパッティングして水気を取る。

グローブは汚染物および体液との接触を予防する。ストーマ周囲の皮膚は新たな装具の装着前に洗浄し体液や便の付着がないようにする。

16. ストーマに新しい装具、または必要に応じてストーマカバーを装着する（スキル13-6参照）。

一部の患者は装具を必要とせず、ストーマカバーを使用することがある。カバーでストーマを保護する。

17. グローブを外す。患者を安楽な位置に戻す。必要時、患者の下のシーツが乾いていることを確認する。患者に掛け物をかける。

患者の安楽を促進する。汚染したグローブを外すことで微生物の伝播を防ぐ。

18. ベッド柵を上げる。ベッドを下げ、必要に応じ、ベッドの頭部を安楽な位置に調整する。

患者の安全を促進する。

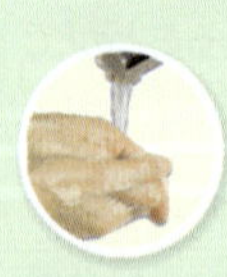

19. グローブと、他にPPEを使用している場合はそれらを外す。手指衛生を行う。

PPEを適切に外すことで感染伝播および他の物品への汚染リスクが低下する。手指衛生により微生物の伝播を防ぐ。

評価

望ましい成果が達成されるのは、洗腸液が円滑にストーマ開口部に注入され、患者が有形軟便を排泄する、ストーマと腸管粘膜に損傷がみられない、患者が自信を持って洗腸に参加する、肯定的なコーピングを示す、などの場合である。

記録

ガイドライン

使用した洗腸液の量、反応便の色・量・硬さ、ストーマの状態、患者が処置に参加した割合、洗腸に対する患者の反応などを記録する。

記録例

> 12/8/1　09：45　温水1000mLを使用して洗腸を実施。濃茶色軟便を多量に排泄。患者自身が処置を行い、看護師は時々介助するのみ。ストーマはピンク色で湿潤、出血の徴候はみられない。問題なく処置を終えた。新しいストーマパウチを装着。
> ―― *B・クラップ、看護師*

予期しない状況と対処方法

- 洗腸液が注入されない、または流速が遅い：チューブのクランプを確認し、チューブが開いていることを確認する。ストーマ内のコーンを慎重に動かす。便または組織でコーンの口が塞がり、洗腸液の流れが止まってしまうことがある。ストーマからコーンを外し、挿入部分を洗浄し、優しく再挿入する。
- ベッド上で側臥位または坐位で実施する方法もある。洗腸スリーブの下に防水パッドを敷き、スリーブの先端を便器の中に入れる。

注意事項

- 骨髄抑制のある患者に洗腸は禁忌である。好中球減少症患者のストーマには実施してはならない（NCI, 2006）。

実践のためのエビデンス

コロストミーの灌注排便法に必要とされる溶液の量や実施手順は、臨床現場によってばらつきがある。推奨される手順にはどのようなエビデンスがあるのだろうか？

関連研究

Cesaretti, I., Santos, V., Schiftan, S., et al. (2008). Colostomy irrigation: review of a number of technical aspects. *Acto Paulista de Enfermagem* [online], 21(2), 338?344. Available www.scielo.br/scielo.php?.　Accessed October 28, 2008.

この文献レビューでは、コロストミーの洗腸に関する次の4つの手技について検討を行った。4つの手技とは、注入される洗腸液の量、術後に洗腸を開始するタイミング、24時間間隔の洗腸を継続した期間、および洗腸の終了までにかかる時間である。この研究の目標は、最も適切な患者指導および洗腸手順を見出すことであった。著者らは洗腸に関する論文63報を調査した。その結果、現在発表されている文献ではコンセンサスは得られないと結論づけた。注入する洗腸液の量は500mLから1500mLまでばらつきがあった。臨床の場において、注入された洗腸液の平均は1000mLであった。術後、患者に処置が実施されるまでの期間は、手術後5日-6ヵ月と幅があった。24時間間隔の洗腸を継続した期間は、2週間から6ヵ月まで幅があった。洗腸に実際にかかった時間は、20分-90分であった。著者らは、現在発表されている文献ではコンセンサスは得られないと結論づけた。

看護実践との関連性

看護師は患者ケアに影響を及ぼす重要な立場にある。この研究の結果は、灌注排便法の手順を標準化するためには、さらなる研究が必要であることを示唆している。看護師には、洗腸に関する他の研究の実施、およびこの手技の標準化を達成するための手順の再評価が望まれる。

スキル・13-8　経鼻胃管の洗浄・吸引

経鼻胃管（NGチューブ）は、胃内の減圧、消化管出血のモニタリングのために使用することがある。これらの理由で使用する場合、通常はNGチューブを吸引器に接続するか、またはクランプする。チューブは閉塞がない状態を維持する必要があり、通常4-6時間毎に洗浄を行う。

必要物品

- 経鼻胃管（持続的または間欠的に吸引器に接続されている）
- 洗浄用の生理食塩水
- 非滅菌グローブ
- 指示に応じたPPE
- 洗浄セット（または洗浄液を注入するための60mLのカテーテルチップシリンジおよびカップ）
- クランプ
- ディスポーザブルパッドまたはバスタオル

（続く）

スキル・13-8 経鼻胃管の洗浄・吸引 (続き)

- 口腔膿盆
- メジャー
- pH測定紙

アセスメント

腹部のアセスメントとして、視診による腹部膨満の有無、聴診による腸雑音、触診による腹部の固さ、圧痛の有無を評価する。腹部膨満が認められる場合は、臍高での腹囲計測を検討する。患者が圧痛または悪心を訴えている場合は、医師に報告する。経鼻胃管を吸引器に接続する場合は、指示された吸引圧で作動していることを確認する。また、経鼻胃管からの排液の色、濃度、量も確認する。

看護診断

患者の現在の状態に基づき、看護診断を行うための関連因子を決定する。可能性のある看護診断としては以下のような例がある。

- 栄養摂取バランス異常：必要量以下
- 体液量不足リスク状態
- 身体損傷リスク状態

成果確認と看護計画立案

経鼻胃管の洗浄時の望ましい成果とは、洗浄によりチューブの開通性を維持すること、また、患者が処置によって身体損傷を受けないことである。

看護技術の実際

手順	根拠
1. 必要物品を準備する。洗浄の頻度、洗浄液の種類と量に関して、医師の指示または施設の規定を確認する。洗浄液および洗浄セットの有効期限を確認する。	必要物品を正しく準備することで、整然とした方法で処置が行える。確認を行うことで患者が確実に正しい介入を受けられるようになる。施設の規定によって物品を再利用する際の安全な期間が定められている。
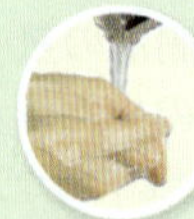 2. 手指衛生を行い、指示があればPPEを装着する。	手指衛生およびPPEは微生物の伝播を予防する。PPEは感染経路別予防策に基づいて用意する。
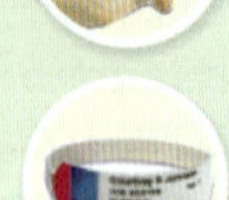 3. 患者の本人確認を行う。	本人確認を行うことによって、正しい患者に確実に介入を実施することができ、患者誤認の防止になる。
4. 患者にこの介入が必要な理由と手順を説明する。必要に応じて患者からのすべての質問に答える。上記の腹部アセスメントを実施する。	説明によって患者の協力を促す。患者の状態は変化する可能性があるため、介入開始前のアセスメントは不可欠である。
5. ベッドサイドのカーテンを閉める。ベッドを作業しやすい高さに調整する。通常は実施者の肘の高さにする（VISN 8 Patient Safety Center, 2009）。患者の頭部を30-45度の角度まで上げる（禁忌でない場合）。洗浄液を容器に注ぐ。	患者のプライバシーを保持する。適切な高さにすることで、看護師の安楽および正しいボディメカニクスが促進される。この位置によって誤嚥のリスクが最小限に抑えられる。洗浄の準備をしておくことで、整然とした方法で処置が行える。
6. グローブを装着する。**経鼻胃管の挿入位置を確認する。**（スキル11-2を参照。）	経鼻胃管のチューブが抜けていて、洗浄液が誤って気道に注入されることのないよう、洗浄液注入前に、経鼻胃管の挿入位置を確認しておく。
7. シリンジに生食を30mL（または医師の指示や規定された量）吸引する（図1）。	これにより、チューブ内に計量した洗浄液を注入することができる。生食（等張液）により、経鼻胃管排液から失われた電解質が補給される。
8. 接続部に近い吸引チューブをクランプする（図2）。必要に応じて、吸引器のチューブを外し、ディスポーザブルのパッドやタオルの上に置くか、もしくは利き手ではない方の手で両方のチューブを上向きに把持する（図3）。	クランプすることで、経鼻胃管排液の漏出から患者を保護する。

手順

根拠

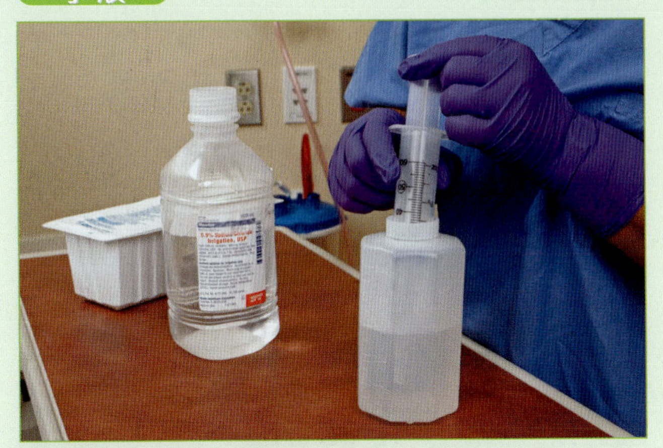

図1　洗浄用に30mLの生食をシリンジに吸引する。

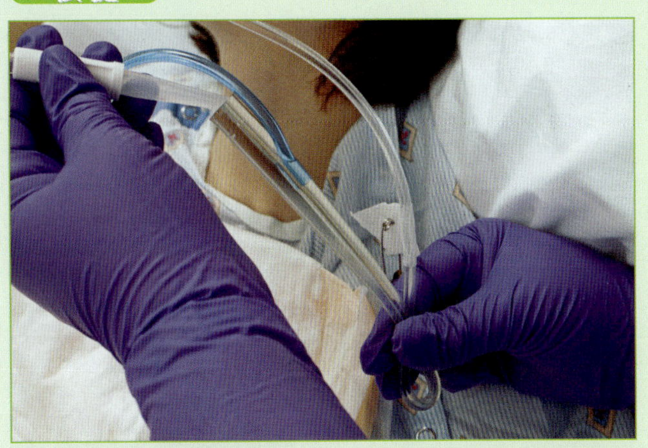

図2　吸引チューブを経鼻胃管から外すときは吸引チューブをクランプする。

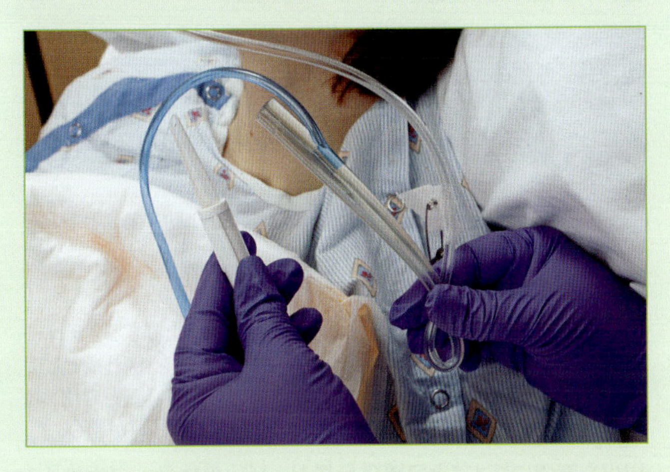

図3　逆流を防止するためにチューブを両方上向きに把持する。

9. シリンジの先端をチューブ内に挿入する。**セイラムサンプチューブまたはダブルルーメンチューブを使用する場合は、シリンジの先端が青色のエアベントではなくドレナージポートに接続されていることを確認する。**シリンジを立てて、慎重に洗浄液を注入する(または施設の規定や医師の指示により、自然落下で洗浄液を注入する)(図4)。**力を加えて洗浄液をチューブ内に無理に注入してはならない。**

手動、または自然落下により慎重に注入することによって胃粘膜の損傷を防止する。青色のエアベントは、セイラムサンプチューブを吸引器に接続した場合に、胃内の高まった圧力を減圧させる作用がある。これは洗浄には用いない。

10. **チューブを洗浄できない場合は、患者の姿勢を変えて再度洗浄を試みる。10-20mLの空気を注入し、再度吸引してみる(図5)。再度洗浄を試みても洗浄できない場合は、医師に確認するか、または施設の規定に従う。**

チューブが胃の粘膜で塞がれ、洗浄できない状態になることがある。空気を注入することでチューブの先端の位置を変えることができる。

11. 洗浄液の注入後、経鼻胃管の末端を洗浄トレイまたは膿盆の上で把持する。経鼻胃管からトレイや膿盆に流出した排液を観察する。または、経鼻胃管を吸引器に再度接続し、吸引器内に溜まった排液を観察する。

排液は洗浄トレイや他の容器に回収し、計量することがある。この量から洗浄液の量を引くと、真の経鼻胃管排液量が得られる。もう一つの方法として、各勤務帯中に排出した経鼻胃管からの総排液量から、各勤務帯中に使用した総洗浄液量を引くことで、真の経鼻胃管排液量を算出するという方法もある。ガイドラインとして施設の規定を確認する。

観察により、チューブの通過性と、吸引器が正しく作動していることが確認できる。

12. **排液の流出が持続している場合は、医師の指示により吸引器に再接続する。**

医師の指示により、胃内容物を継続的に除去することができる。

(続く)

スキル・13-8　経鼻胃管の洗浄・吸引　（続き）

手順

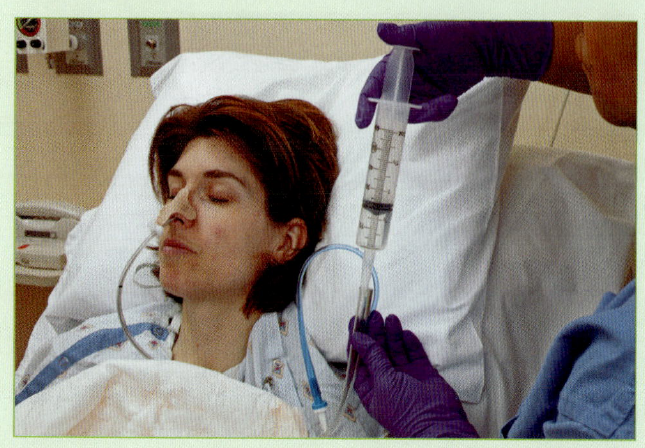

図4　洗浄液を慎重に注入する。

根拠

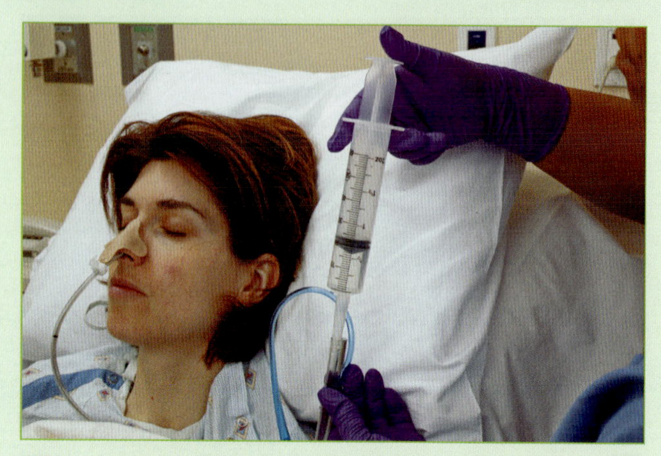

図5　10-20 mLの空気をチューブへ注入する。

13. **洗浄完了後、シリンジで空気をエアベントに注入する。青色のエアベントを患者の胃より上の位置に保持する。**

洗浄後、青色のエアベントに空気を注入するのは、チューブの通過性を維持しておくためである。エアベントを胃より高い位置にしておくことで、経鼻胃管から胃内容物が漏出するのを防止する。

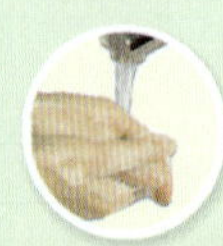

14. グローブを外す。必要に応じて、ベッドを下げベッド柵を上げる。患者を介助し安楽な体位にする。手指衛生を行う。

ベッドを低くし、患者が安楽な体位になるよう介助することで、安全と安楽が促進される。

15. グローブを装着する。吸引器以外の容器に排液を採取した場合は排液の量を測る。物品を再使用する場合はその物品を洗浄する。日付、患者の氏名、室番号、目的（経鼻胃管／洗浄）をラベルに記載する。

グローブによって血液および体液との接触が防止できる。チューブ内の洗浄液は注入したものとみなす。排液を排出量として記録する。摂取量と排出量を記録する。洗浄することで清潔、感染制御が促進され、次の洗浄のための物品準備が整う。

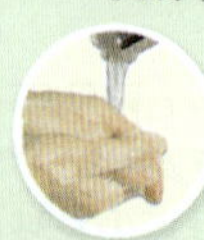

16. グローブと、他にPPEを使用している場合はそれらを外す。手指衛生を行う。

PPEを適切に外すことで感染伝播および他の物品への汚染リスクが低下する。手指衛生により微生物の伝播を防止する。

評価

望ましい成果が達成されるのは、患者の経鼻胃管の通過性が維持され機能していることが示される場合である。他に、患者が洗浄による苦痛を訴えていない場合、患者が損傷や外傷の徴候および症状を示していない場合である。

記録

ガイドライン

患者の腹部アセスメントを記録する。経鼻胃管はクランプしたのか、吸引器に接続したのかを吸引器の種類も合わせて記録する。経鼻胃管排液の色と濃度、経鼻胃管チューブの洗浄に使用した洗浄液の種類と量、洗浄が順調に終了したかを記録し、問題があれば明示する。吸引器以外の容器に回収された洗浄液の量を記録する。洗浄液の量を記録しておき、各勤務帯の最後に、経鼻胃管からの総排液量から洗浄液の量を引いてもよい。処置に対する患者の反応、悪心、胃部膨満感、腹痛などいかなる感覚でも看護師に伝えるよう患者に指導したことなど、患者に再確認した指導のポイントについて記録する。

記録例

12/10/15　11：00　腹部膨満が軽度みられるが柔軟、腸雑音なし、悪心はない。経鼻胃管の挿入位置を確認。胃内容物は透明で茶色残渣の混入あり、pH 4。体外に出ている経鼻胃管チューブは20cmで記録されている長さと一致。生食30mLで経鼻胃管を洗浄。経鼻胃管を吸引器に再接続し低圧で間欠的に吸引。チューブ内に茶色残渣が混入した透明な排液を認める。問題なく洗浄を終了した。

—— S・エスナー、看護師

予期しない状況と対処方法

- 洗浄液を注入する際に内筒を押すと、強い抵抗を感じる：20-30mLの空気を腹部に注入すると、チューブ先端の位置が移動するため、チューブへの注入が可能となることがある。
- 医師の指示どおりチューブを吸引器に接続したが、チューブからなにも排出されない：まず、吸引器を点検し、吸引器が適切に作動しているか確認する。吸引器から経鼻胃管チューブを外し、グローブをつけた母指で吸引チューブの先端を押さえる。吸引力が正常であれば、経鼻胃管チューブ自体に問題があることになる。次に、チューブ内をフラッシュし、チューブを開通させる。
- チューブのフラッシュ後、医師の指示に従った吸引器への再接続が行われていない：エラーに気づきしだい、速やかにチューブを吸引器に再接続する。腹部膨満がないかアセスメントし、悪心や腹部に不快感がないか患者に質問する。施設の規則に従ってのインシデントレポートなど書類に記入する。

注意事項

- エアルーメンからの胃内容物の逆流を防止するために、一方弁である逆止弁をエアルーメンに使用してもよい（図5を参照）。胃内容物からの圧力がエアルーメンにかかると、逆止弁が閉じ、分泌物がチューブ内に逆流するのを防ぐ。この弁は、空気でチューブ内をフラッシュする前に外し、再度取り付ける。

理解を深めるために

統合事例検討との関連

本書の第3部に掲載している事例検討は、さまざまな概念を統合することに焦点を絞って設定した。これらの事例検討を参照することで、本章で取り上げたスキルに関連する概念の理解を深めることができる。

- 事例検討中級編：ヴィクトリア・ホリー、p.970

クリティカルシンキングをのばす練習問題

1. ヒュー・リーベンス氏に摘便を行っていると、突然、頭がふらふらすると訴えてきた。発汗もある。この場合、看護師はどうするべきか？
2. イサク・グリーンベルグ君は、浣腸が痛いのではないかと恐れている。母親は、S状結腸検査の準備が適切に整えられるか不安に思っている。高張液の浣腸を行う手順を指導する際、どのような情報を伝えるべきか？ イサク君の安楽と安全を促進するためにどのような介入を行うべきか？
3. マリア・ブレイクリーさんはストーマ周囲の皮膚に紅斑と表皮剝離があることに気づいている。マリアさんから、粘着剤が皮膚を刺激しないように、ストーマパウチの開口部をもっと大きく切るべきかと質問された。どう回答すべきだろうか？

解答例

1. 摘便は強い不快感を伴う。患者は強い苦痛を感じ、直腸粘膜の炎症および出血を引き起こすことがある。摘便によって迷走神経が刺激され、その結果、心拍数が低下し、悪心、発汗、ふらふら感、眩暈が生じることがある。患者にそのような症状が一つでもある場合は、処置を即座に中止し、心拍数、血圧および症状をモニタリングする。仰臥位にして、患者を安心させ、医師に報告する。
2. 高張浣腸製剤が市販されているので、これを少ない量で実施する（成人で70-130mL）。浣腸液によって結腸に水分が集まり、それによって排便反射が刺激される。この浣腸は、チューブの先端5-7.5cmに潤滑剤が塗布されたソフトボトルに高張浣腸液が満たされた状態でパックになっており、使用が簡便である。まず、目的と実施内容を説明する。9歳の小児に適した言葉を用いる。イサク君は母親と一緒に、トイレの中または近くで浣腸を受けられるように計画する。そうすれば、イサク君は失禁しないか、トイレまで我慢できるかといった心配をしないですむ。処置には痛みが伴わないことを強調する。直腸内にチューブが入ったときに、直腸や腹部にいくらか圧を感じることを伝える。小児や若者は左側を下にして、右脚を曲げて胸の方に寄せた側臥位にする（Kyle, 2008）。イサク君の母親には、浣腸を実施する前に、チューブの先端5-7.5cmに潤滑剤を十分に塗布しておいてもらう。チューブは、膀胱ではなく臍に向かって挿入する。肛門括約筋の弛緩を促進させるため、浣腸を挿入するときイサク君に数回深呼吸させる。便意が強くなるまでは排便を我慢するようにイサク君に伝える。また、殿部を両側から押さえ排便を我慢するように促す。
3. 面板の開口部は、ストーマサイズより3mm大きく切る。開口部をそれより大きくすると、既に炎症を起こしているストーマ周囲の皮膚を露出させることになり、便からの刺激をさらに受けることになる。

   マリアさんのストーマが真菌感染を起こしていた場合、抗真菌薬による治療が必要となるため、真菌感染併発の可能性を除外するために、担当の皮膚・排泄ケア認定看護師、または医師と連絡を取る必要がある。マリアさんに対し基本的な患者指導を強化し、ストーマのルーチンのケアを理解しているかどうか確認する。ストーマ装具は中の排泄物を頻繁に廃棄しなければならない。頻繁に廃棄しなければ、排泄物の重みで皮膚から粘着性のある面板がはがれ、便がストーマ周囲の皮膚に接触する可能性がある。マリアさんはストーマ周囲の皮膚を清潔にし、乾燥した状態に保持しなければならない。ストーマ周囲の皮膚を保護するケアを行わなければ、炎症や感染が生じる可能性がある。装具からの漏れは、皮膚びらんの原因になることが多い。ストーマ周囲の皮膚が乾燥していない場合、カンジダ菌や酵母菌感染が生じることがある。皮膚保護材、フランジ、面板の下から漏れている場合は、装具を外して皮膚を洗浄し、新しい装具を装着しなければならない。装具を皮膚から外す際に、表皮剝離が起こり、表皮細胞層の結合に弛みが生じることがある。このような事態になれば、患者は不快に感じ、悪化すると強い疼痛が生じる。表皮剝離の影響が長期に及ぶと、ストーマ周囲の皮膚に損傷が起こる。シリコン系粘着剝離剤を使用することで、簡単、迅速に、また痛みや皮膚の剝離問題を起こさずにストーマパウチの取りはずしが可能になる(Rudoni, 2008; Stephen-Haynes, 2008)。マリアさんは皮膚にこれ以上損傷を与えないよう、装具を外す際は剝離剤を使用するべきである。ストーマ周囲の皮膚は低刺激の洗浄剤で十分に洗浄し、乾燥させる。装具の交換時には皮膚保護剤を使用し、適切に皮膚に接着していることを確認することが重要である。

引用文献

Addison, R., & Smith, M. (2006). Royal College of Nursing. Digital rectal examination and manual removal of faeces. Guidance for nurses. London: Royal College of Nursing. Publication code 000934. Available online www.bwd.nhs.uk/policies-and-procedures/?assetesct/123605=1626. Accessed May 17, 2010.

American Association of Critical-Care Nurses (AACN). (2005). AACN practice alert. Verification of feeding tube placement. Available at www.aacn.org/WD/Practice/Content/practicealerts.pcms?pid=1&&menu=. Accessed October 18, 2008.

Aschenbrenner, D., & Venable, S. (2009). *Drug Therapy in Nursing*. (3rd ed.). Philadelphia, PA: Wolters Kluwer Health/Lippincott Williams & Wilkins.

Bisanz, A. (2007). Chronic constipation. *American Journal of Nursing*, 107(4), 72B–72I.

Bowers, B. (2006). Evaluating the evidence for administering phosphate enemas. *British Journal of Nursing*, 15(7), 378–381.

Brennan, M. (2008). Review: Routine NG decompression after abdominal surgery delays return of bowel function and increases pulmonary complications. *Evidence-Based Nursing*, 11(2), 55.

Bulechek, G., Butcher, H., & McCloskey Dochterman, J. (Eds.). (2008). *Nursing interventions classification (NIC)*. (5th ed.). St. Louis, MO: Mosby Elsevier.

Burch, J., & Sica, J. (2007). One- and two-piece colostomy appliances: Merits and indications. *British Journal of Nursing*, 16(17), 1042–1047.

Carpenito-Moyet, L. (2008). *Nursing diagnosis: Application to clinical practice*. (12th ed.). Philadelphia, PA: Wolters Kluwer Health/Lippincott Williams & Wilkins.

Centers for Disease Control and Prevention (CDC). (2004). *Clostridium difficile*. Information for healthcare providers. Available at www.cdc.gov/ncidod/dhqp/id_CdiffFAQ_HCP.html. Accessed October 18, 2008.

Cesaretti, I., Santos, V., Schiftan, S., et al. (2008). Colostomy irrigation: Review of a number of technical aspects. *Acto Paulista de Enfermagem* [online], *21*(2), 338–344. Available www.scielo.br/scielo.php?. Accessed October 27, 2008.

Clinical Center. National Institutes of Health. (2007). Patient Education. Managing bowel dysfunction. Available at http://clinicalcenter.nih.gov/ccc/patient_education/pepubs/bowel.pdf. Accessed May 17 2010.

Cohen, B., & Taylor, J. (2009). *Memmler's structure and function of the human body*. (9th ed.). Philadelphia, PA: Lippincott Williams & Wilkins.

Collis Pellatt, G. (2007). Clinical skills: Bowel elimination and management of complications. *British Journal of Nursing, 16*(6), 351–355.

Cronin, E. (2008). Colostomies and the use of colostomy appliances. *British Journal of Nursing*, 17(17), S12–S19.

Dudek, S. (2006). *Nutrition essentials for nursing practice*. (5th ed.). Philadelphia, PA: Lippincott Williams & Wilkins.

Ellett, M. (2004). What is known about methods of correctly placing gastric tubes in adults and children. *Gastroenterology Nursing*, 27(6), 253–261.

Fischbach, F., & Dunning, M. (2009). *A manual of laboratory and diagnostic tests*. (8th ed.). Philadelphia, PA: Wolters Kluwer Health/Lippincott Williams & Wilkins.

Fischbach, F., & Dunning, M. (2006). *Common laboratory & diagnostic tests*. (4th ed.). Philadelphia, PA: Lippincott Williams & Wilkins.

Gannon, R. (2007). Current strategies for preventing or ameliorating postoperative ileus: A multimodal approach. *American Journal of Health-System Pharmacy, 64*(20), S8–S12.

Gray, M. (2007). Incontinence-related skin damage: Essential knowledge. *Ostomy Wound Management*, 53(12), 28–32.

Grindel, M. (2007). Nasogastric tube placement verification: What is best practice? *Med-Surg Matters*, 16(3), 5.

Higgins, D. (2008a). Patient assessment. Part 3: Measurement of gastric fluid pH. *Nursing Times*, 104(9), 26–27.

Higgins, D. (2008b). Specimen collection. Part 3: Collecting a stool specimen. *Nursing Times*, 104(19), 22–23.

Hockenberry, M., & Wilson, D. (2009). *Wong's essentials of pediatric nursing*. (8th ed.). St. Louis, MO: Elsevier Mosby.

Huntzinger, A. (2007). Practice guidelines. IDSA (Infectious Diseases Society of America) released guidelines on travel medicine. Available at American Family Physician Web site: www.aafp.org/afp/20070601/practice.html#p1. Accessed October 18, 2008.

Irwin, K. (2002). Digital rectal examination/manual removal of faeces in adults. *Journal of Community Nursing*, 16(4), 16, 18, 20.

Jarvis, C. (2008). *Physical examination & health assessment*. (5th ed.). St. Louis, MO: Saunders/Elsevier.

Jungles, S. (2004). Video wireless capsule endoscopy. *Gastroenterology Nursing*, 27(4), 170–175.

Kaçmaz, Z., & Kaşikçi, M. (2007). Effectiveness of bran supplement in older orthopaedic patients with constipation. *Journal of Clinical Nursing*, 16(5), 928–936.

Karadag, A., Mentes, B., & Ayaz, S. (2005). Colostomy irrigation: Results of 25 cases with particular reference to quality of life. *Journal of Clinical Nursing*, 14(4), 479–485.

Kyle, G., Prynn, P., & Oliver, H. (2004). An evidence-based procedure for the digital removal of feces. *Nursing Times*, 100(48), 71.

Kyle, T. (2008). *Essentials of pediatric nursing*. Philadelphia, PA: Wolters Kluwer Health/Lippincott Williams & Wilkins.

Laxatives: Dealing with irregularity. (2005). *Mayo Clinic Health Letter*, 23(6), 4–5.

Levin, B., Lieberman, D., McFarland, B., et al. (2008). Screening and surveillance for the early detection of colorectal cancer and adenomatous polyps, 2008: A joint guideline from the American Cancer Society, the US Multi-Society Task Force on Colorectal Cancer, and the American College of Radiology. *CA–A Cancer Journal for Clinicians*, 58(3), 130–160.

Mandel, J. (2008). Screening for colorectal cancer. *Gastroenterology Clinics*, 37(1), 97–115.

Mauk, K. (2005). Preventing constipation in older adults. *Nursing*, 35(6), 22–23.

May, S. (2007). Testing nasogastric tube positioning in the critically ill: Exploring the evidence. *British Journal of Nursing*, 16(7), 414–418.

Mitchell, S., Schaefer, D., & Dubagunta, S. (2004). A new view of occult and obscure gastrointestinal bleeding. *American Family Physician, 69*(4), 875–881.

Moorhead, S., Johnson, M., Maas, M., et al. (Eds). (2008). *Nursing outcomes classification (NOC)*. (4th ed.). St. Louis, MO: Mosby Elsevier.

National Cancer Institute (NCI). (2008). Gastrointestinal complications (PDQ®). Constipation. Available online www.cancer.gov/cancertopics/pdq/supportivecare/gastrointestinalcomplications/HealthProfessional/page3#Section_5. Accessed October 28, 2008.

Nazarko, L. (2007). Managing diarrhoea in the home to prevent admission. *British Journal of Community Nursing*, 12(11), 508, 10–12.

Nelson, R., Edwards, S., & Tse, B. (2007). Prophylactic nasogastric decompression after abdominal surgery. *Cochrane Database Systematic Review,* Issue 3. Art. No.: DOI: 10.1002/14651858.CD004929.pub3.

NANDA. (2009). *Nursing diagnoses: Definitions and classification 2009–2011*. Philadelphia, PA: Author.

Norton, C. (2006). Constipation in older patients: effects on quality of life. *British Journal of Nursing*, 15(4), 188–192.

Pegram, A., Bloomfield, J., & Jones, A. (2008). Safe use of rectal suppositories and enemas with adult patients. *Nursing Standard*, 22(38), 38–40.

Persson, E., Gustavsson, R., Hellstrom, A., et al. (2005). Ostomy patients' perceptions of quality care. *Journal of Advanced Nursing*, 49(1), 51–58.

Pontieri-Lewis, V. (2006). Basics of ostomy care. *Med-Surg Nursing*, 15(4), 199–202.

Porth, C., & Matfin, G. (2009). *Pathophysiology. Concepts of altered health states*. (8th ed.). Philadelphia, PA: Wolters Kluwer Health/Lippincott Williams & Wilkins.

Rudoni, C. (2008). A service evaluation of the use of silicone-based adhesive remover. *British Journal of Nursing, Stoma Care Supplement*, 17(2), S4, S6, S8–S9.

Simmons, K., Smith, J., Bobb, K., et al. (2007). Adjustment to colostomy: Stoma acceptance, stoma care self-efficacy and interpersonal relationships. *Journal of Advanced Nursing*, 60(6), 627–635.

Smeltzer, S., Bare, B., Hinkle, J. H., & Cheever, K. H. (2010). *Brunner and Suddarth's textbook of medical–surgical nursing*. (12th ed.). Philadelphia, PA: Lippincott Williams & Wilkins.

Snow, M. (2006). Pinning down pinworms. *Nursing*, 36(5), 17.

Stephen-Haynes, J. (2008). Skin integrity and silicone: APPEEL 'no-sting' medical adhesive remover. *British Journal of Nursing*, 17(12), 792–795.

Taylor, C., Lillis, C., LeMone, P, et al. (2011). *Fundamentals of nursing*. (7th ed.). Philadelphia, PA: Wolters Kluwer Health/Lippincott Williams & Wilkins.

Vermeulen, H., Storm-Versloot, M., Busch, O., et al. (2006). Nasogastric intubation after abdominal surgery. *Archives of Surgery*, 141(3), 307–314.

VISN 8 Patient Safety Center. (2009). *Safe patient handling and movement algorithms*. Tampa, FL: Author. Available at http://www.visn8.med.va.gov/patientsafetycenter/safePtHandling. Accessed April 20, 2010.

Weber, J., & Kelley, J. (2007). *Health assessment in nursing*. (3rd ed.). Philadelphia, PA: Lippincott Williams & Wilkins.

Williams, J. (2008). Flatus, odour and the ostomist: coping strategies and interventions. *British Journal of Nursing*, 17(2), S10–S14.

Williams, J. (2007). Stoma care nursing: What the community nurse needs to know. *British Journal of Community Nursing*, 12(8), 342, 344, 346.

Woolery, M., Bisanz, A., Lyons, H., et al. (2008). Putting evidence into practice: Evidence-based interventions for the prevention and management of constipation in patients with cancer. *Clinical Journal of Oncology Nursing*, 12(2), 317–334.

第**14**章

酸素化

焦点とする患者ケア

本章では、酸素化に関するスキルの習得を目指し、
次のような患者のケアに必要とされるスキルを学ぶ。

スコット・ミンガス 35歳。胸部手術後、縦隔にチェストチューブを挿入している。

サラナム・スリヴァスターヴァ 58歳。喫煙歴あり。腸切除術を受ける予定があり、インセンティブ・スパイロメーターについての術前指導を必要としている。

ポーラ・カニンガム 72歳。気管内挿管中で、気管チューブからの吸引が必要である。

学習目標

本章学習後に実施できるようになるスキルを以下に示す。

1. パルスオキシメーターの使用
2. インセンティブ・スパイロメーター使用方法の指導
3. 鼻腔カニューレによる酸素投与
4. マスクによる酸素投与
5. ヘッドボックスの使用
6. 酸素テントの使用
7. 口咽頭エアウェイの挿入
8. 鼻咽頭エアウェイの挿入
9. 鼻咽頭および口腔咽頭の吸引
10. 気管内チューブの開放式吸引
11. 気管内チューブの閉鎖式吸引
12. 気管内チューブの固定
13. 気管切開チューブの吸引
14. 気管切開部のケア
15. 胸腔ドレナージシステムの管理
16. チェストチューブ抜去の介助
17. バッグマスク(手動式蘇生バッグ)を用いた酸素投与

基本用語

過呼吸(過換気):**呼吸**の速度または深さ、もしくはその両方が増加したことにより、肺へ出入りする空気の量が通常より多くなった状態

換気(呼吸):肺に空気が出入りする動き

灌流:酸素化された毛細管血が身体の組織を通過するプロセス

気管切開:気管に人工的に開口部を設け湾曲したチューブを挿入すること。チューブにはさまざまな角度と大きさがある。

気管内チューブ:喉頭鏡を用いて、鼻または口から気管へ挿入されたポリ塩化ビニル製のエアウェイ

気胸:胸膜腔内への空気の漏れ

(続く)

基本用語 *(続き)*

吸気:息を吸う行為

胸水:胸膜腔内にたまった液体

胸膜:肺を包む膜

血胸:心臓周辺の胸膜腔に血液がたまること

減呼吸(低換気):肺への空気の移動速度または深さが減少した状態

口咽頭エアウェイ:口から咽頭後壁に挿入される半円形のプラスチック製またはゴム製のチューブ

呼吸:肺胞内の空気と毛細血管内の血液の間で行われるガス交換

呼吸困難:苦しさや努力感を伴う

個人防護具(PPE):感染の可能性のあるものからの曝露を最小限にする、または防止するために必要な、グローブ、ガウン、マスク、防護メガネなどの装備

呼息:息を吐く行為

スパイロメーター:肺活量と肺気量を測るために使用される機器。深呼吸を促進するために使用されるタイプもある(インセンティブ・スパイロメーター)

線毛:微細な毛様突起で、粘液を上気道へと移動させる運動によって喀痰を排出する

低酸素症:細胞が利用できる酸素の量が不十分な状態

肺胞:終末細気管支の終端に位置する小さな空気の嚢で、ガス交換を行う部位である

抜管:チューブの抜去(この場合は、気管内チューブ)

パルスオキシメトリ:動脈血の酸素飽和度(SpO_2)を測定する非侵襲的な技術

皮下気腫:皮下組織内に閉じ込められた空気の小嚢。通常、チェストチューブ挿入部位周辺にみられる。

頻呼吸:促迫した呼吸

鼻咽頭エアウェイ(ネーザル・トランペット):鼻孔から咽頭後壁に挿入される曲線状の柔らかいゴム製またはプラスチック製のチューブ

鼻腔カニューレ:鼻孔へ挿入するための2つの突出部があるディスポーザブルのプラスチック製チューブ。酸素投与に使用される

無気肺:肺の一部の拡張不全または虚脱

呼吸器系の機能は生命維持にとって必要不可欠である。呼吸器系(図14-1)は、酸素を細胞に供給し二酸化炭素を排出する。

呼吸器系は、肺**換気**、呼吸、**灌流**を通してその機能を発揮する。正常に機能するかどうかは次に示す3つの必須要素の機能次第である。

- 肺へ空気を送入・送出する気道系の統合性
- 静脈血に酸素を付与し、その血液から二酸化炭素を除去する肺胞系の適切な機能
- 体細胞へと栄養を運び、体細胞から老廃物を除去する心血管および血管系の適切な機能

酸素を各器官系に取り込むためには、常に気道の通過性を維持しなければならない。正常な機能を妨害するいかなる状態も最小限にとどめ、または除去し呼吸障害を予防しなければ、生命に危険が及ぶ可能性がある。本章では、酸素化を促進するために看護師に必要とされるスキルを解説している。酸素化に関するスキルを実施する際は、呼吸機能に影響を与える因子と、それらが特定の患者に与える影響について留意しなければならない(基礎知識14-1)。

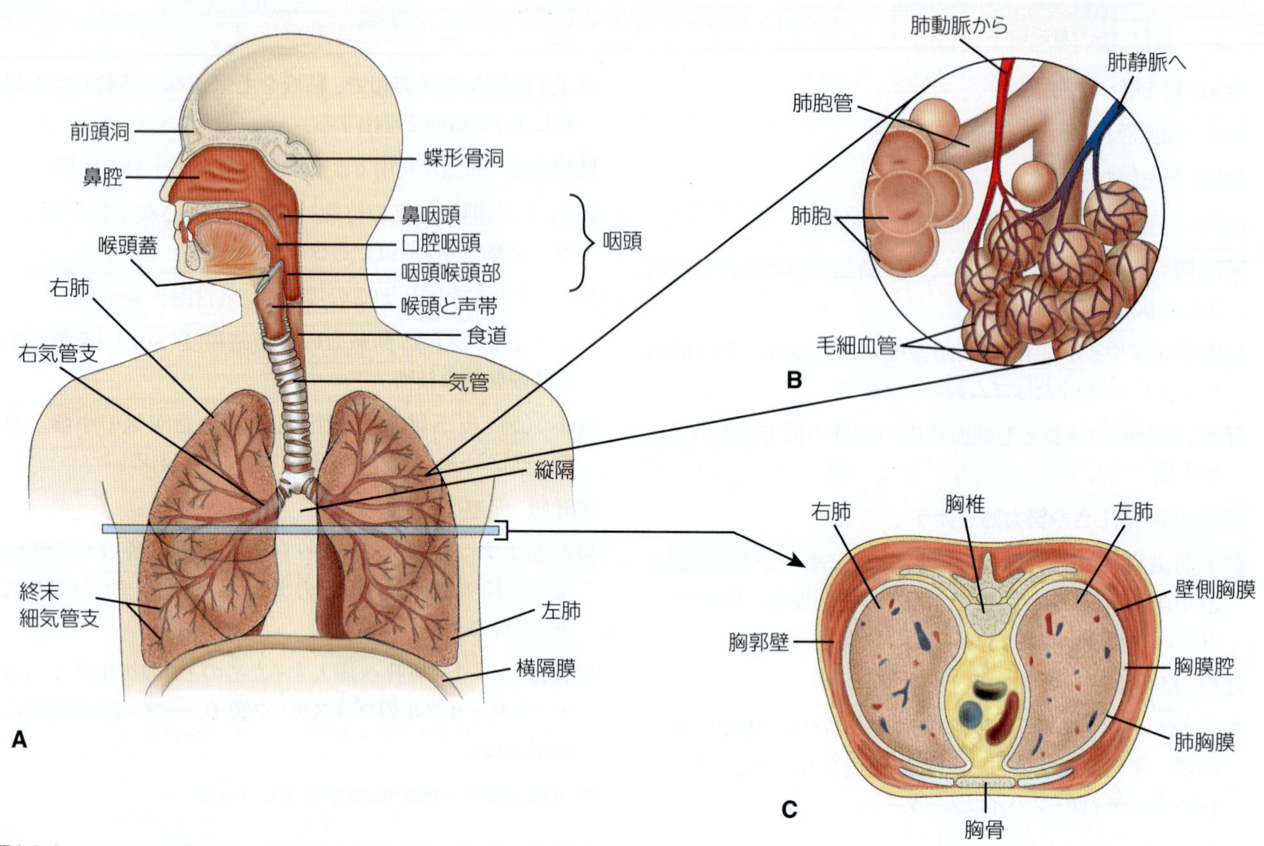

図14-1　呼吸器官(**A**)概観　(**B**)肺胞と毛細血管　(**C**)肺の横断面

基礎知識 14-1

呼吸機能に影響を与える因子

さまざまな因子が呼吸機能に影響を及ぼす。ここでは一般的な6つの因子について概説する。

健康のレベル

急性および慢性疾患が患者の呼吸機能に劇的な影響を及ぼすことがある。身体の各器官(たとえば、心血管系と呼吸器系、または筋骨格系と呼吸器系など)は連動しているため、一方が変化するともう一方も影響を受ける。たとえば、筋機能の変化は、不十分な肺換気と呼吸の一因となる。

成長のレベル

呼吸機能は、生涯にわたって変化する。下の表にその変化をまとめている。

	乳児(出生-1歳)	小児前期(1-5歳)	小児後期(6-12歳)	高齢者(65歳以上)
呼吸数	30-60回/分	20-40回/分	15-25回/分	16-20回/分
呼吸パターン	腹式呼吸(速度と深さは不規則)	腹式呼吸、不規則	胸式呼吸、規則的	胸式呼吸、規則的
胸壁	少量の薄い筋肉、肋骨と胸骨は容易に観察できる	乳児と同様だが乳児より皮下脂肪が多い	さらに皮下脂肪がつき、骨格が目立たなくなる	薄く、骨格が浮き出る。
呼吸音	深い**吸気**、終末に大きく粗い断続性副雑音	大きく粗い**呼気**、吸気より長い	明瞭な吸気、呼気より長い	明瞭
胸郭の形状	円形	長円形	長円形	樽型か長円形

薬物

薬物の多くは呼吸器系の機能に影響を及ぼす。薬物の多くが呼吸器系の機能を低下させる。看護師は、オピオイドなど特定の薬物を服用している患者の呼吸数と深さを十分確認しなければならない。

生活習慣

活動レベルや習慣は個人の呼吸状態に劇的な影響を及ぼすことがある。たとえば、なんらかの運動をしている人は、呼吸状態に影響を及ぼすストレス要因への反応が良好である。喫煙(能動または受動)は肺疾患および呼吸障害の主要な一因である。喫煙はCOPD発症の最も重要な危険因子である(Macnee, 2007)。

環境

大気汚染および特定の化学物質への職業被曝と肺疾患との間には、高い相関関係があることが研究によって示されている。さらに、呼吸機能に変化があった人は、汚染された環境でセルフケア活動を実施し続けることが困難であることが多い。

心理学的健康

多くの心理学的因子が、呼吸器系に影響を及ぼす。ストレスや不安を抱えている人は**過呼吸**をきたすことがある。さらに、呼吸器系に問題を有する患者は、その問題によって生じた**低酸素症**の結果として、不安を示すことが多い。

スキル・14-1 パルスオキシメーターの使用

パルスオキシメトリとは、動脈血の酸化ヘモグロビンの飽和度(SaO_2またはSpO_2)を測定する非侵襲的な技術である。センサ(プローブ)は、組織と血管に赤色光と赤外線を通過させて測定を行う。センサの片側から放出された光をもう一方で受信する。その後、オキシメータは動脈血に吸収された光の量を算出する。酸素飽和度は各光線の吸収された量から算出される。酸素化していないヘモグロビンは赤色光をより多く吸収し、酸素化したヘモグロビンは赤外線をより多く吸収する。センサは手指、足趾、足(乳児)、耳朶、額、鼻梁での使用が可能である。測定部位に適したセンサを使用することが大切で、規定外の部位でセンサを使用した場合、測定値が正確に出ないことがある(Haynes, 2007)。正確な測定値を得るには、センサ装着部位の血流が十分でなければならない。パルスオキシメーターは脈拍の測定値も表示する。

この検査ではヘモグロビンによって運搬される酸素の割合だけを測定するため、酸素飽和度を評価する前に患者のヘモグロビン値を知っておくことが重要である。ヘモグロビン値が低い患者は、たいていヘモグロビンが飽和しているため、正常なSpO_2値であるかのようにみえる場合がある。しかし、このような患者は体が必要としている酸素量を十分に満たしていない可能性がある。また、COPDなど以前からの疾患の有無も考慮しなければならない。変数として許容できる酸素飽和度の範囲は、患者によって異なる。許容範囲に関する医師からの指示に注意し、担当医と共に確認するようにする。95%-100%の範囲が正常なSpO_2とみなされている。90%以下の値は異常である。これは、組織に対する酸素化が不十分であることを示している。このような場合は、低酸素症の可能性または技術的な問題について調査する(Booker, 2008a; DeMeulenaere, 2007)。

パルスオキシメトリは、酸素療法を受けている患者のモニタリング、酸素投与量の調整、低酸素症のリスクのある患者や術後患者のモニタリングなどに有用である。パルスオキシメトリは動脈血ガス分析の代用として使用してはならない。酸素飽和度の低下は、ガス交換異常を示す。

必要物品

- パルスオキシメーター、適切なセンサ、プローブ
- アルコール綿またはディスポーザブル洗浄クロス
- マニキュアリムーバー(必要に応じて)
- PPE(指示があれば)

アセスメント

患者の皮膚温、皮膚色、爪床色をアセスメントする。皮膚温は血流の良い指標となる。暖かい皮膚は十分な血流状態を示す。酸素化が良好な患者は、皮膚と爪床が通常はピンク色である。皮膚が青白い、または黒っぽい場合は、低酸素状態(細胞内の酸素量が不十分)を示している。毛細血管再充満時間も確認する。再充満時間が長い場合は血流の低下を示している。センサ装着部位近くの脈拍の強度をアセスメントする。肺音を聴診する(スキル2-5を参照)。患者に酸素を投与する場合は酸素量および投与方法を記録する。

看護診断

患者の現在の状態に基づき、看護診断を行うための関連因子を決定する。

妥当な看護診断としては以下のような例がある。

- 心臓組織循環減少リスク状態
- 非効果的脳組織循環リスク状態
- ガス交換障害
- 非効果的気道浄化
- 活動耐性低下

本スキルの使用に際しては、この他に、心拍出量減少、体液量過剰、不安、および誤嚥リスク状態、といった看護診断も必要となる場合がある。

成果確認と看護計画立案

パルスオキシメーターを装着した患者ケアの望ましい成果とは、患者の動脈血酸素飽和度が許容可能な範囲内にある、または95%以上を示すことである。

看護技術の実際

手順	根拠
1. 患者の酸素化状態に影響を与えるような健康上の問題がないか、患者記録で確認する。	影響のある因子を特定しておくと、結果の解釈に役立つ。
2. 必要物品をベッドサイド、またはオーバーテーブルに運ぶ。	必要物品をベッドサイドに準備することで時間と労力の節約になる。物品を手元に用意しておくことで、利便性が高まり時間が短縮でき、看護師の不必要な動きが省略できる。
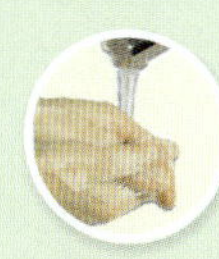 3. 手指衛生を行い、指示があればPPEを装着する。	手指衛生およびPPEは微生物の伝播を防止する。PPEは感染経路別予防策に基づいて用意する。
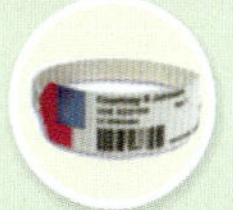 4. 患者の本人確認を行う。	本人確認を行うことによって、正しい患者に確実に介入を実施することができ、患者誤認の防止になる。
5. ベッド周りのカーテンを閉め、可能であれば病室の扉を閉める。処置の目的と具体的な内容を患者に説明する。	こうすることで患者のプライバシーが保たれる。説明によって不安が軽減され協力が得やすくなる。
6. センサの装着部位を選択する。	血流が不十分な場合、正しい酸素飽和度(SpO_2)測定値が得られない可能性がある。
a. 患者の示指、中指、または薬指を使用する(図1)。	手指はセンサの装着が簡単である。
b. センサ装着部位にもっとも近い部位の脈で、脈拍を測定し(図2)、毛細血管再充満時間を確認する(図3)。	毛細血管の再充満が活発で脈拍が強いとき、測定部位の血流は十分である。
c. センサ部位の血流が不十分であれば、耳朶、額、または鼻梁での測定を検討する。	これらは血流がよいとされ代替部位として利用される。
d. 下肢の血流が損なわれていない場合のみ足趾を使用する。	末梢血管疾患は下肢に起こるのが一般的である。
7. 適切な装置を選択する	
a. 指がプローブに対し大きすぎる場合は、より小さい指を選ぶ。小柄な成人には小児用プローブを使用してもよい。	プローブまたはセンサが正しく装着されていない場合、測定値が不正確になることがある。
b. 患者の年齢とサイズに適合したプローブを使用する。	プローブには成人、小児、乳児のサイズがある。
c. 患者が粘着剤のアレルギーがないか確認する。粘着剤を使用しないフィンガークリップまたは反射型センサも利用できる。	患者が粘着剤にアレルギーがあるときは、アレルギー反応が起こることがある。

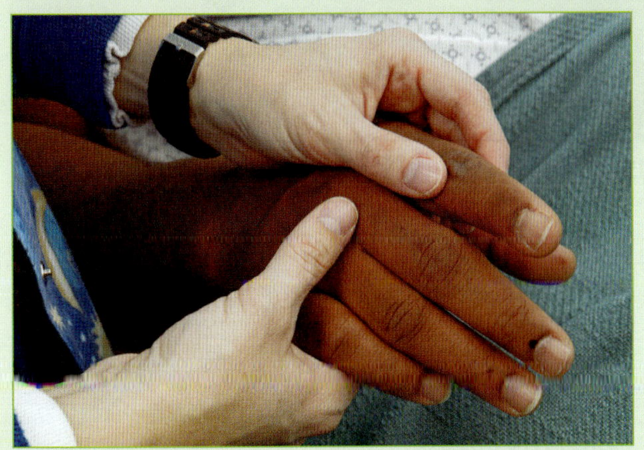
図1　適切な指を選ぶ。

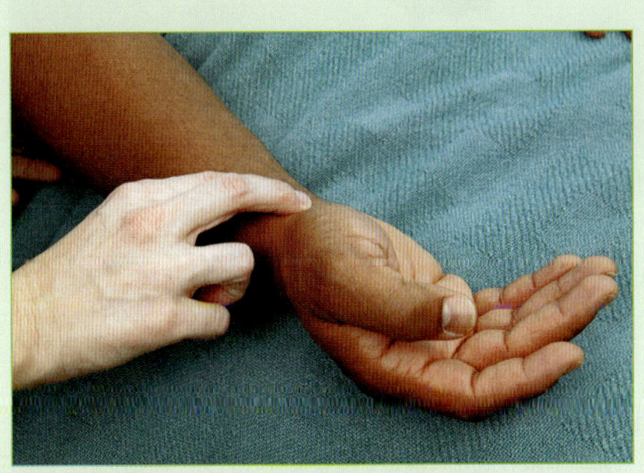
図2　脈拍を測定する。

(続く)

スキル・14-1 パルスオキシメーターの使用 (続き)

手順

根拠

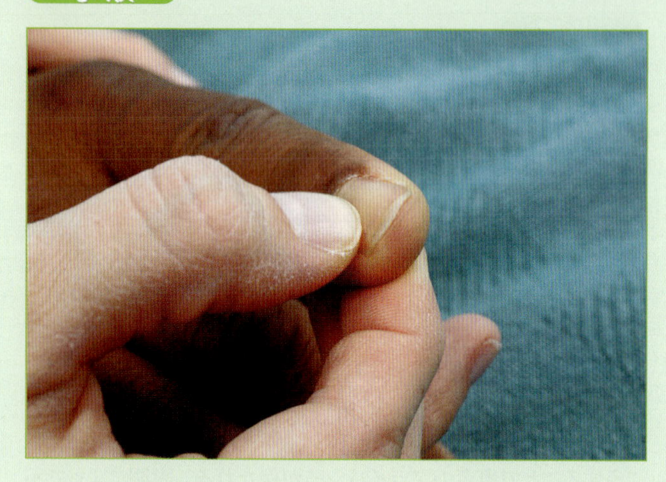

図3 毛細血管再充満試験

8. モニタリング部位の準備を行う。選択した部位をアルコール綿またはディスポーザブル清浄綿で消毒する(図4)。装着部位を乾燥させる。パルスオキシメーターの取扱説明書を確認後、必要に応じて、マニキュアや付け爪を除去する。

測定部位の皮脂、垢、汚れは光の透過を妨害する可能性がある。濃い色のマニキュアおよび付け爪の影響に関する研究結果は一貫していない。施設の規定およびパルスオキシメーターの取扱説明書を参照する(Collins &Andersen, 2007; DeMeulenaere, 2007)。

9. **プローブを皮膚にしっかり装着する(図5)。センサの発光部と受光部が正確に向かい合っていることを確認する(額や鼻梁に装着している場合は確認不要)。**

確実に装着し、光の透過が良好であれば、装置の適切な動作およびSpO_2の正確な記録が得られる。

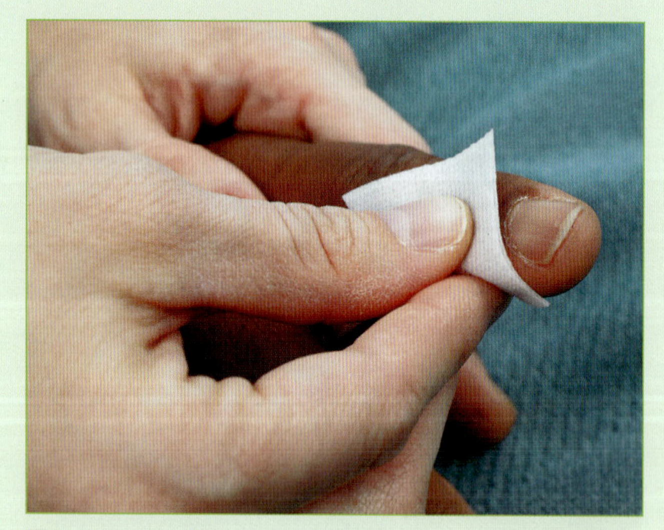

図4 装着部位の消毒

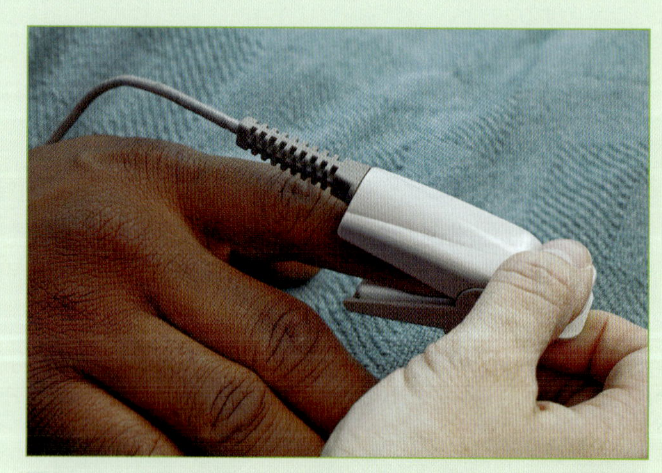

図5 プローブを患者の指に装着する。

10. センサプローブをパルスオキシメーターに接続し(図6)、オキシメータの電源を入れ、機器の動作を確認する(信号音、ディスプレイに表示されるパルスインジケーターや脈波形の変動)。

信号音は動脈の脈拍を示し、脈波形またはパルスインジケーターの変動は脈拍の強さを示す。信号が弱い場合、SpO_2の測定値が不正確になることがある。トーン音はSpO_2測定値を反映している。SpO_2が低下すると、信号音も低い音になる。

11. パルスオキシメーターのアラームを設定する。脈拍数の上限・下限の設定に関して製造業者のアラーム限度値を確認する(図7)。

アラームは、測定値が上限値・下限値を超えたときのセーフガードおよび合図である。

手順

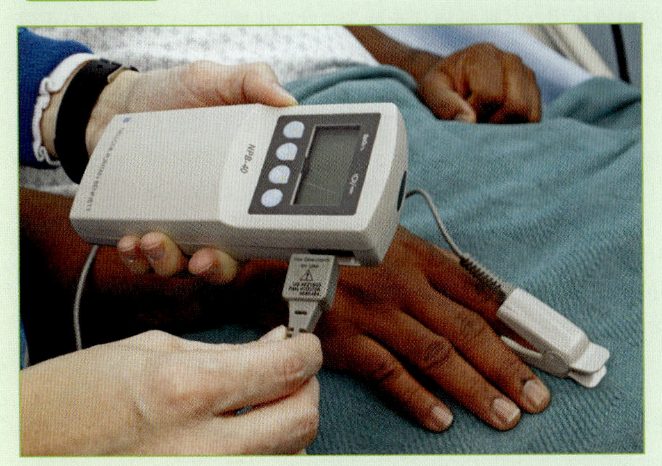

図6　センサプローブを装置に接続する。

12. 担当医からの指示、看護アセスメントに応じて、定期的な間隔で酸素飽和度を確認する。アラームにはその都度対応する。ヘモグロビン値を確認する。

13. 定期的にセンサを外し、皮膚の炎症または圧迫の徴候がないか確認する（スプリングが使われているセンサは2時間ごと、粘着式の手指または足趾センサは4時間ごと）。

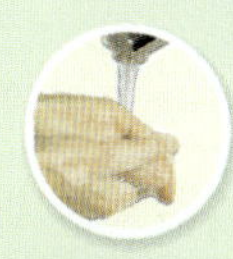

14. 使い捨てではないセンサは、取扱説明書の指示に従って、清潔を保つ。PPEをつけている場合は外す。手指衛生を行う。

根拠

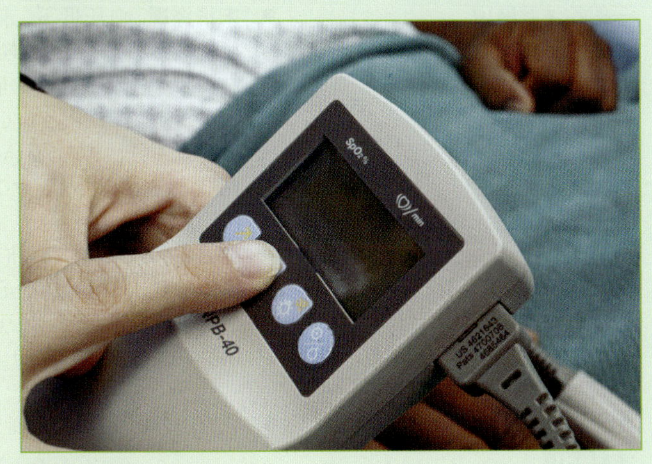

図7　アラームを確認する。

SpO_2のモニタリングにより患者の状態を継続的にアセスメントすることができる。ヘモグロビン値が低い場合は、十分な飽和度になっていても、患者の酸素必要量には達していないことがある。

長時間の圧迫により組織壊死に至ることがある。粘着式のセンサは皮膚の炎症を引き起こすことがある。

使用後に装置を清潔にしておくことで、微生物の伝播が減少する。PPEを適切に外すことで感染伝播および他の物品への汚染リスクが低下する。手指衛生により微生物の伝播を防ぐ。

評価

望ましい成果が達成されるのは、患者が許容可能な範囲内の動脈血酸素飽和度（95%以上）を示し、脈拍数と心拍数が相関している場合である。

記録

ガイドライン

センサの種類と装着部位、近位の脈拍および毛細血管再充満の評価、パルスオキシメーターによる測定値、酸素を投与する場合は酸素量および投与方法、必要に応じて、肺のアセスメント、および測定結果によって必要とされた他の介入などを記録する。

記録例

12/9/03 患者の右手示指にパルスオキシメーターを装着。橈骨動脈の脈拍触知可、毛細血管再充満は良好。**鼻腔カニューレ**から2Lの酸素投与で、パルスオキシメーター測定値は98%。オキシメーターで測定された脈拍数は橈骨動脈の脈拍数と相関。
—— *C・バウスラー、看護師*

予期しない状況と対処方法

- 信号が検出されない、または信号音が弱い：バイタルサインおよび患者の状態を確認する。問題がなければ、装着部位への接続および血流を確認する。血圧の低下によって正確な測定が困難になる場合がある。装具（抑制具、血圧カフ）によって測定部位の血流が低下し、静脈血の拍動をひろうため、測定が不正確になることがある。四肢冷感があるときは、毛布を掛ける。
- 測定値が正確でない：処方された薬剤および循環障害の既往歴を確認する。機器を健康な人に使用し、問題が機器に関連するのか、患者に関連するのかを見極める。血管収縮を引き起こす薬剤の影響で酸素飽和度の測定値が正確に出ないことがある。
- 強い光（太陽光または蛍光灯の光）によって、機器が誤作動を起こしている疑いがある：電灯を消す、またはプローブを乾いたウォッシュクロスで覆う。強い光によって、光センサへの干渉や、不正確な測定値が生じることがある。

（続く）

スキル 14-1　パルスオキシメーターの使用（続き）

注意事項

一般的注意事項

- 末梢浮腫、血圧低下、末梢血管疾患など動脈血流を減少させる状態によって、測定の正確度に影響が及ぶことがある。
- パルスオキシメーターの脈拍測定値と患者の心拍数は相関させる。脈拍と心拍数のずれは、拍動がすべて検出されているわけではないことを示しており、センサ装着部位を変えなければならない可能性がある（Moore, 2007）。
- 四肢の震えなど、センサプローブ装着部位の激しい体動によっても、正確な測定が妨げられることがある。
- 徐脈および不規則な心拍リズムによっても測定値が不正確になることがある。
- 心係数（CI）は1分間の心拍出量（L／分）を体表面積（m^2）で割ったものであるが、CIが低い患者にパルスオキシメトリを使用する場合は、指センサよりも額用のセンサのほうが良い（Fernandez et al., 2007）。

乳児と小児についての注意事項

- 乳児への使用時は、足趾または足部にプローブを装着する。（図8）。

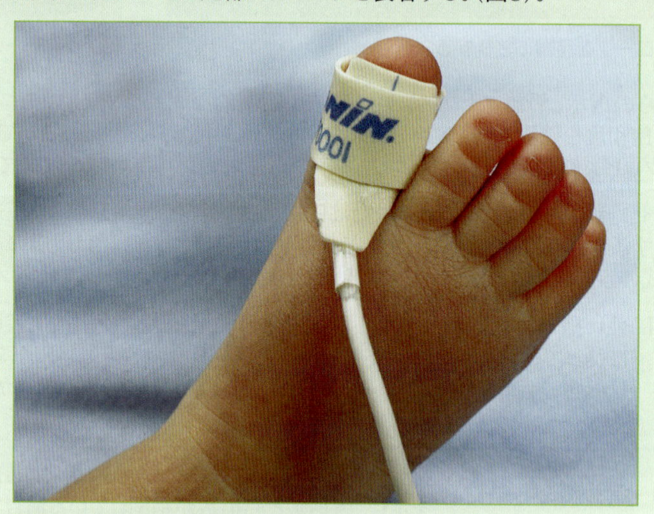

図8　乳児の足趾に装着したオキシメトリプローブ

高齢者についての注意事項

- 損傷予防のため、患者の皮膚の統合性および状態に気を配る。粘着式プローブを使用した場合や、プローブによる圧迫や緊張により、老化・乾燥し薄くなった皮膚が損傷を受けることがある。

在宅ケアの注意事項

- 家庭内や外来での測定はポータブル機器が利用できる。

実践のためのエビデンス

パルスオキシメトリを使用して酸素飽和度をモニタリングする方法は、急性疾患患者の呼吸状態を評価するための一般的な方法である。体動、センサの皮膚への密着性、センサ部位の血流低下など、機器の性能に悪影響を及ぼす複数の因子がある。

関連する研究

Fernandez, M., Burns, K., Calhoun, B., et al. (2007). Evaluation of a new pulse oximeter sensor. *American Journal of Critical Care*, 16(2), 146–152.

本研究の目的は、心係数（1分間の心拍出量（L/分）を体表面積（m^2）で割ったもの）の低い患者の動脈血酸素飽和度に関し、手指に装着するパルスオキシメーターセンサで測定した酸素飽和度と額用のパルスオキシメーターセンサで測定した同測定値の一致度を検討することである。測定記録は、手指および額のセンサ、ならびに血液サンプルの分析から得た。額センサから得た値と血液サンプルから算出した値との差は、手指センサと血液サンプルの差より小さかった。研究から、心係数が低い患者におけるパルスオキシメトリの使用においては、手指よりも額のセンサのほうが適していることが結論づけられた。

看護実践との関連性

パルスオキシメトリは、酸素療法を受けている患者、酸素投与量を調節中の患者、低酸素症のリスクがある患者、および術後患者のモニタリングに有用である。飽和度低下はガス交換異常を示す。看護師はパルスオキシメトリ測定の正確度に悪影響を与える因子をアセスメントし、各患者に適した方法を用いなければならない。心係数が低い患者には、もっとも正確なアセスメントデータを得るために額用のセンサの使用を検討する。

スキル・14-2　インセンティブ・スパイロメーター使用方法の指導

インセンティブ・スパイロメトリーは、患者に深呼吸を視覚的に促すための器具である。患者は目の前で実際に呼吸が強化されるのを確認しながら、ゆっくりと深呼吸し、最大吸気を維持できるようになる。インセンティブ・スパイロメトリーは、患者が肺を最大限に拡張するよう促し、**無気肺**の発症を予防する。最適なガス交換が促進され、分泌物は咳嗽により喀痰として喀出される。

必要物品

- インセンティブ・スパイロメーター
- 聴診器
- 必要に応じて、胸部・腹部の手術創固定用の折りたたんだ毛布または枕
- 指示があれば、PPE

アセスメント

患者の疼痛をアセスメントし、深呼吸によって疼痛が生じる場合は、処方された鎮痛薬を投与する。疼痛の存在は、必要な活動を学習し実施する際の妨げになる可能性がある。インセンティブ・スパイロメーターの使用前後に肺音を評価し、基準となる肺音を設定してインセンティブ・スパイロメーターの効果を確認する。インセンティブ・スパイロメーターは患者の深呼吸を促進するが、使用前の肺音は減弱している可能性がある。バイタルサインと酸素飽和度を測定し、患者の反応を評価するための基準となるデータを得る。酸素飽和度は、**肺胞**が再拡張するため、増加する可能性がある。

看護診断

患者の現在の状態に基づき、看護診断を行うための関連因子を決定する。妥当な看護診断としては以下のような例がある。

- 非効果的呼吸パターン
- 感染リスク状態
- ガス交換障害
- 急性疼痛
- 身体損傷リスク状態
- 知識不足
- 活動耐性低下

他の看護診断でも、このスキルが必要になることがある。

成果確認と看護計画立案

望ましい成果とは、患者がスパイロメーターの使用手順を正確に実施することである。その他の適切な成果は、患者の酸素飽和度が増加すること、使用時に患者から疼痛コントロールが十分であると示されること、および明瞭な呼吸音と共に肺の拡張が増加することである。

看護技術の実際

手順	根拠
1. 患者の酸素化状態に影響を与えるような健康上の問題がないか、患者記録で確認する。	影響のある因子を特定することは、結果の解釈に役立つ。
2. 必要物品をベッドサイドまたはオーバーテーブルに運ぶ。	必要物品をベッドサイドに準備することで時間と労力の節約になる。物品を手元に用意しておくことで、利便性が高まり時間が短縮でき、看護師の不必要な動きが省略できる。

（続く）

スキル・14-2　インセンティブ・スパイロメーター使用方法の指導　(続き)

手順	根拠
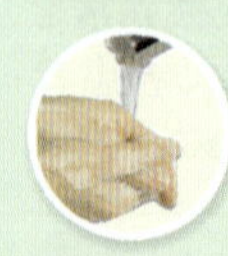 3. 手指衛生を行い、指示があればPPEを装着する。	手指衛生およびPPEは微生物の伝播を予防する。PPEは感染経路別予防策に基づいて用意する。
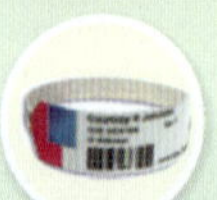 4. 患者の本人確認を行う。	本人確認を行うことによって、正しい患者に確実に介入を実施することができ、患者誤認の防止になる。
5. ベッド周りのカーテンを閉め、可能であれば病室の扉を閉める。処置の目的と具体的な内容を患者に説明する。	こうすることで患者のプライバシーが保たれる。説明によって不安が軽減され協力が得やすくなる。
6. 可能であれば、患者を援助し坐位またはセミファーラー位をとらせる。適合の悪い義歯は取りはずす。患者の疼痛レベルをアセスメントする。必要に応じて、処方された鎮痛薬を投与する。薬剤の効果が表れるまで十分な時間をとる。**腹部・胸部の手術を受けて間のない患者の場合は、固定のために、胸部・腹部の手術創の上に枕または折りたたんだ毛布を置く。**	坐位は肺の拡張を促進する。義歯が外れるのではないかという不安が、深呼吸の妨げになることがある。疼痛によって深い呼吸が妨げられることがある。深呼吸によって咳嗽を誘発することがある。手術創の固定は切開部を支え、切開による疼痛の減少に役立つ(スキル6-2参照)。
7. 片手で装置を把持し、もう片方の手でマウスピースを持つ方法を示す(図1)。患者が手を使えない場合は、インセンティブ・スパイロメーターの把持を介助する。	患者は、坐位を維持することで呼吸容量をその都度目で確認することができ、装置を固定することができる。

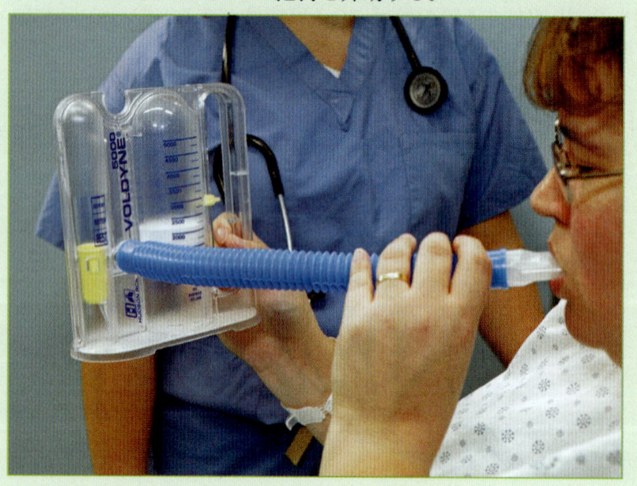

図1　インセンティブ・スパイロメーターの使用場面

手順	根拠
8. 通常どおりに息を吐き、マウスピースを唇でしっかりくわえるよう患者に指示する。	患者は、最大量の空気が吸い込めるように肺の空気をすべて出しきる必要がある。息が漏れないよう唇でマウスピースを押さえることで装置を最大限に活用できる。
9. **鼻を使わずに、マウスピースからゆっくり、できるだけ深く息を吸うよう患者に指示する(必要に応じて、鼻栓を使用してもよい)。**	鼻から息を吸うと、吸入量の測定が不正確になる。
10. 患者がそれ以上息を吸いこめない状態になったら、**息を止めて3つ数えさせる**。ゲージの位置を確認し、進歩と達成したレベルを確認する。患者が咳こみはじめたら、腹部・胸部の手術創に枕や毛布を当て固定する。	息を3秒間保持することで、肺胞が再度拡張する。インセンティブ・スパイロメトリーでの呼吸量は練習によって増加する。
11. マウスピースを外し、通常どおりに息を吐くよう伝える。**装置を使用時に、患者がふらつきを感じたときは、使用を中止し通常どおりに数回呼吸するよう伝え、その後、インセンティブ・スパイロメーターの使用を再開する。**	深呼吸によってCO_2の値が変化し、患者が頭のふらつきを感じることがある。

手順	根拠
12. 患者に、できれば、1-2時間おきに、インセンティブ・スパイロメーターを5-10回使用するよう勧める。	反復練習は、肺胞の再拡張を助け、**低換気**による無気肺を防ぐ。
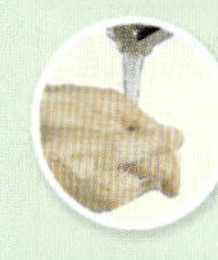 13. マウスピースを水洗いし振って水気を切る。PPEをつけている場合は外す。手指衛生を行う。	物品の洗浄により微生物の伝播と汚染を阻止する。PPEを適切に外すことで感染伝播および他の物品への汚染リスクが低下する。手指衛生により微生物の伝播を防ぐ。

評価

望ましい成果が得られるのは、患者がインセンティブ・スパイロメーターの使用手順を正しく実施し、すべての肺葉で明瞭かつ均等に肺音が聴診できる場合である。さらに、酸素飽和度の増加がみられ、十分な疼痛管理およびインセンティブ・スパイロメトリーの重要性と必要性を患者が言葉で示す場合である。

記録

ガイドライン

患者がインセンティブ・スパイロメーターを使用したこと、反復使用回数、達成した呼吸量を記録する。必要に応じ、患者指導内容および患者の反応を記録する。咳嗽がみられたときは、湿性か乾性かを記録し、湿性咳嗽の場合は、喀痰の粘度、量、色など喀痰の性状も記録する。

記録例

12/9/8 インセンティブ・スパイロメーターを10回実施、呼吸量1,500mLを達成。インセンティブ・スパイロメーター使用時、乾性咳嗽がみられた。

――C・バウスラー、看護師

予期しない状況と対処方法

- 吸気量が減少している場合：患者の疼痛と不安のレベルをアセスメントする。患者は疼痛があって十分に吸気できないのかもしれない。または、以前にインセンティブ・スパイロメーターを使用したとき疼痛が生じ、不安のレベルが高くなっている可能性がある。医師の指示があれば、疼痛時に薬剤を投与する。患者と心配ごとがないか話し合い、十分に吸気するか、インセンティブ・スパイロメーターを使用する度に100ずつ吸気量を増やしていくよう患者を励ます。
- 患者がインセンティブ・スパイロメーターの中に息を吐こうとする場合：インセンティブ・スパイロメーターとストローとの違いを比較して患者に示す。毎回、インセンティブ・スパイロメーター の使用前に息を吐くことを患者に覚えてもらう。

注意事項

一般的注意事項

- 術後患者の退院時には、継続的な使用の重要性を強調する。

高齢者についての注意事項

- 高齢者は筋肉の機能低下があり疲れやすい。反復練習の合間に安静にする時間を取るよう勧める。

スキル・14-3 鼻腔カニューレによる酸素投与

患者に酸素を供給するために利用できる装置はさまざまなものがある。各装置にはそれぞれ特定の機能があり酸素供給濃度も装置の種類によって異なる。装置は患者の状態と酸素の必要量に基づいて選択される。鼻腔カニューレは、鼻プロングとも呼ばれ、酸素供給の手段として最もよく利用されている。カニューレは、ディスポーザブルのプラスチック製器具で、鼻腔に挿入できるよう2つの突起（プロング）がある。カニューレは多くの場合、酸素アウトレットに接続した加湿器付きの流量計に接続する。カニューレは、食事や会話の妨げにならず、家庭でも容易に使用できることから、一般的に使用されている。このシステムの短所は外れやすいことと、鼻腔粘膜の乾燥を引き起こす可能性があることである。鼻腔カニューレは、1-6L/分の酸素供給に使用される。表14-1では、各装置の酸素流量における酸素濃度を比較している。

（続く）

スキル・14-3 鼻腔カニューレによる酸素投与 （続き）

表・14-1　酸素供給システム

方法	供給量（F_{IO2}[吸入酸素濃度]）	看護介入の優先順位
鼻腔カニューレ	低流量 1L/分=24% 2L/分=28% 3L/分=32% 4L/分=36% 5L/分=40% 6L/分=44%	2つのプロングが患者の鼻孔に入っていることを頻繁に確認する。 慢性肺疾患患者には2-3L/分に制限することがある。
簡易酸素マスク	低流量 6-10L/分=35%-60% （5L/分は最小値設定）	患者の観察を頻繁に行い、マスクの位置を確認する。 閉所恐怖症が懸念される場合は患者をサポートする。 食事のときにマスクから鼻腔カニューレに変更するために、医師の指示を得る。
部分再呼吸マスク	低流量 6-15 L/分=70%-90%	吸気時にマスクの3分の2に酸素が残るように流量を設定する。 リザーバーバッグはねじれたり曲がったりしないようにする。
非再呼吸マスク	低流量 6-15 L/分=60%-100%	吸気時にリザーバーバッグがわずかにへこむように流量を調節する。 弁およびラバーフラップが適切に機能していることを確認する（呼気時に開き、吸気時に閉じる）。 パルスオキシメーターでSpO_2をモニタリングする。
ベンチュリマスク	高流量 4-10 L/分=24%-55%	慎重にモニタリングを行い、医師から指示された流量でFIO_2が確保されていることを、検証する。 外気流入口が塞がれていないことを確認する。

必要物品

- 酸素アウトレットに接続した酸素流量計
- 滅菌蒸留水を入れた加湿器（低流量システムでは適宜）
- 鼻腔カニューレとチューブ
- 耳の後ろに当てるガーゼ（適宜）
- PPE（指示があれば）

アセスメント

酸素療法を開始する前に患者の酸素飽和度を測定し、酸素療法の効果を評価するために基準となる値を記録しておく。呼吸数、努力性呼吸の有無、肺音など患者の呼吸状態をアセスメントする。**頻呼吸**、鼻翼呼吸、呼吸補助筋の使用、**呼吸困難**など、呼吸障害の徴候がないか注意する。

看護診断

患者の現在の状態に基づき、看護診断を行うための関連因子を決定する。妥当な看護診断としては以下のような例がある。

- ガス交換障害
- 非効果的気道浄化
- 非効果的呼吸パターン

妥当な看護師診断としては他に以下のような例がある。

- 活動耐性低下リスク状態
- 体液量過剰
- 心拍出量減少

成果確認と看護計画立案

望ましい成果とは、患者の酸素飽和度が許容範囲内の値を示すことである。その他に適切な成果としては、患者が呼吸困難を起こさないこと、鼻翼呼吸または呼吸補助筋の使用の所見がみられない状態で、年齢層に応じた正常な範囲内で楽に呼吸していることである。

看護技術の実際

手順 / **根拠**

1. 必要物品をベッドサイド、またはオーバーテーブルに運ぶ。

必要物品をベッドサイドに準備することで時間と労力の節約になる。物品を手元に用意しておくことで、利便性が高まり時間が短縮でき、看護師の不必要な動きが省略できる。

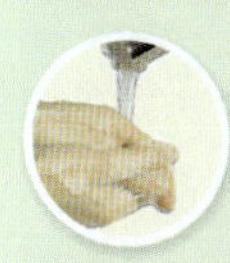

2. 手指衛生を行い、指示があればPPEを装着する。

手指衛生およびPPEは微生物の伝播を予防する。PPEは感染経路別予防策に基づいて用意する。

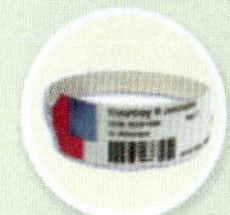

3. 患者の本人確認を行う。

本人確認を行うことによって、正しい患者に確実に介入を実施することができ、患者誤認の防止になる。

4. ベッド周りのカーテンを閉め、可能であれば病室の扉を閉める。

こうすることで患者のプライバシーが保たれる。

5. 処置の目的と具体的な内容を患者に説明する。酸素を使用する際は必要な安全対策を確認する。"禁煙"の表示を適切な場所に掲げる。

説明によって不安が軽減され協力が得やすくなる。酸素は燃焼を促進するため、小さな火花が火災の原因になることがある。

6. 酸素アウトレット(中央配管)に加湿器付きの流量計が接続されている場合は、鼻腔カニューレを流量計に接続する(図1)。医師から指示された流量に調節する(図2)。酸素がカニューレの突出部(プロング)から出ていることを確認する。

酸素は加湿器内の水を通って加湿されたあと患者に供給される。これによって鼻粘膜の乾燥が防止される。低流量の酸素供給に加湿器は不要である。

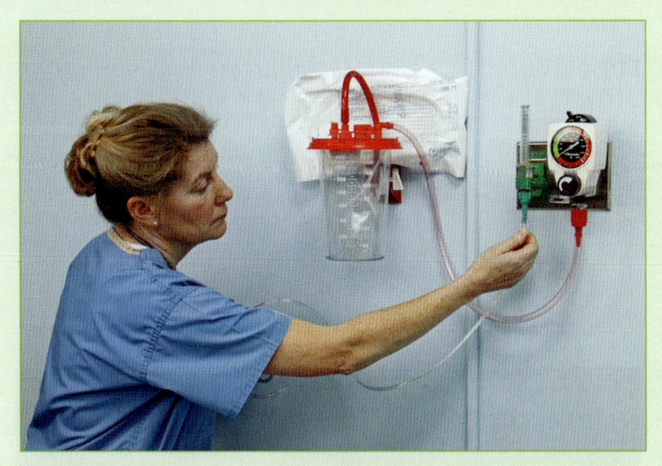

図1　酸素流量計にカニューレを接続する。

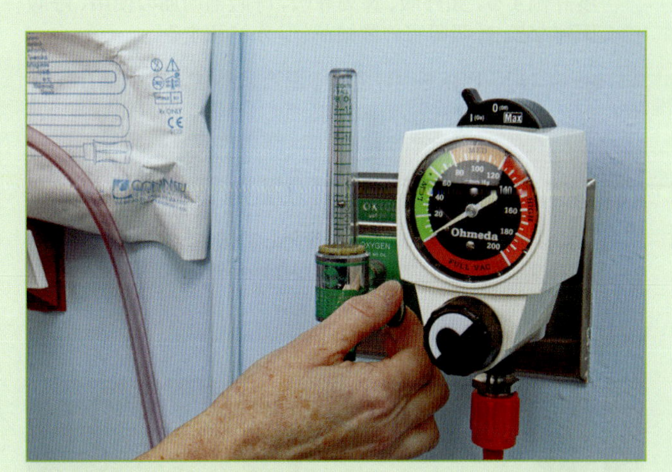

図2　流量を調節する。

7. 患者の鼻孔にカニューレのプロングを挿入する(図3)。チューブは左右の耳の後ろを通って顎の下にアジャスターがくるように調節する。チューブを患者の頭部の後ろへ回し、後頭部か頸部にアジャスターがくるように調節してもよい。必要に応じて、チューブと耳のあいだにガーゼを挟む(図4)。

カニューレのプロングとアジャスターを正しい位置に装着することで酸素投与および患者の安楽が促進される。ガーゼのパッドは皮膚への刺激や圧迫を軽減し、皮膚を保護する。

(続く)

スキル・14-3　鼻腔カニューレによる酸素投与 (続き)

手順	根拠
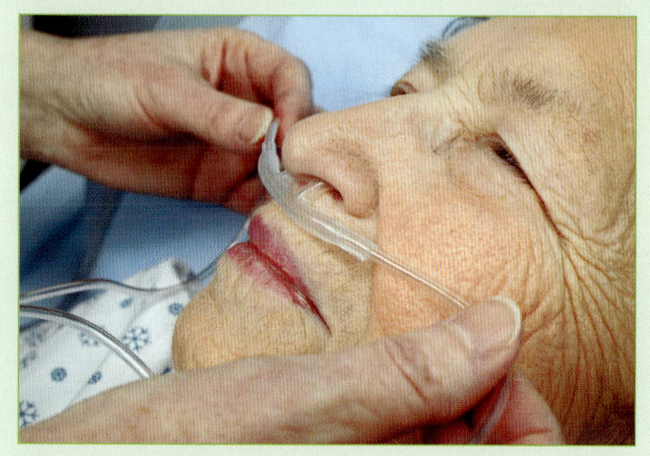 図3　カニューレを鼻孔に取り付ける。	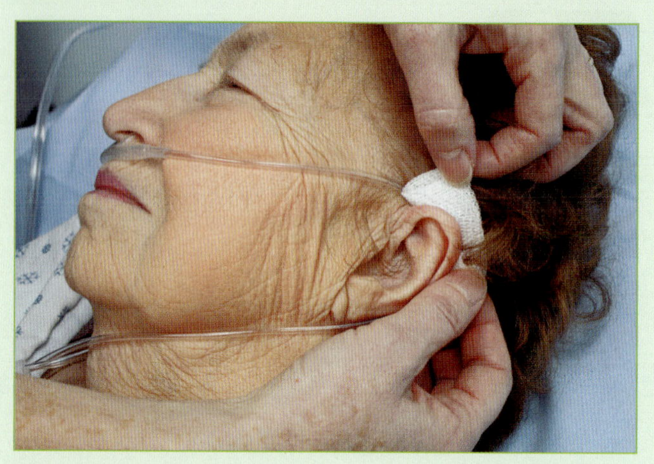 図4　耳にガーゼパッドをつける。
8. 必要に応じて、カニューレの装着具合を調整する(図5)。チューブは皮膚に適切に沿っているがきつくはない状態にする。	カニューレのプロングを調節することで、鼻孔内の適切な位置を維持できる。チューブが皮膚を過度に圧迫すると、皮膚の炎症や圧迫による損傷を引き起こす。
9. **患者に口を閉じて、鼻で呼吸するように説明する。**	鼻呼吸によって、患者へ最適な酸素投与が実施される。投与される酸素濃度は、患者が口呼吸をすると低下する。
10. 呼吸数、努力呼吸の有無、肺音など患者の呼吸状態を再度評価する。頻呼吸、鼻翼呼吸、呼吸補助筋の使用、呼吸困難など、呼吸障害の徴候がないか注意する。	呼吸状態の評価により、酸素療法の効果が評価できる。
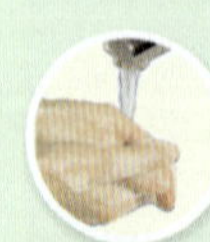 11. PPEをつけている場合は外す。手指衛生を行う。	PPEを適切に外すことで感染伝播および他の物品への汚染リスクが低下する。手指衛生によって微生物の伝播が防止される。
12. 清潔なグローブを装着する。少なくとも8時間おき、または施設の規定に従ってカニューレを外して拭き、外鼻孔をアセスメントする(図6)。炎症や出血がないか外鼻孔を観察する。	連続的なカニューレの使用は、粘膜の炎症や乾燥を引き起こす。
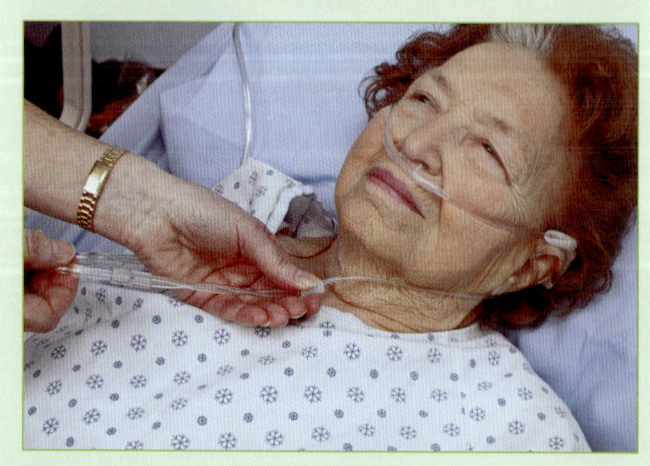 図5　必要に応じて、カニューレを調節する。	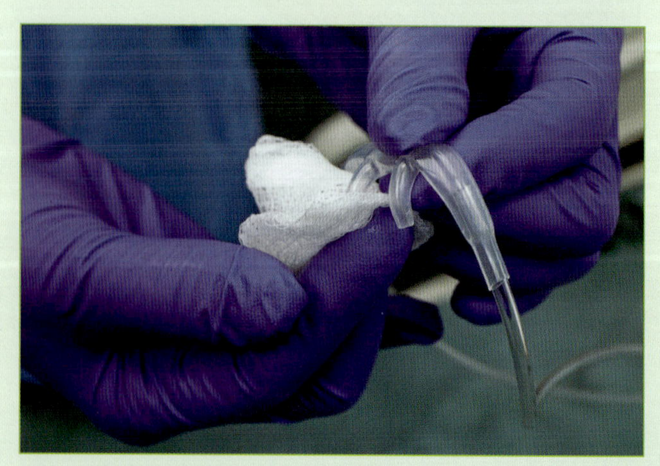 図6　定期的にカニューレを拭く。

評価

望ましい成果が達成されるのは、患者が許容範囲の酸素飽和度の値を示す場合である。さらに、呼吸困難、鼻翼呼吸、呼吸補助筋の使用などが見られず、正常範囲の呼吸数および呼吸の深さで呼吸する場合である。

記録

ガイドライン

介入の前後に行ったアセスメントを記録する。投与した酸素量、患者の呼吸数、酸素飽和度、肺音を記録する。

記録例

12/9/17　13：00　2L／分で鼻腔カニューレから酸素を投与。加湿器使用。酸素投与前のパルスオキシメーター92%、2L／分で酸素投与後98%。呼吸は安定し非努力性。胸郭は、左右対称に上昇。鼻翼呼吸、陥没呼吸なし。肺音は明瞭でいずれの肺葉でも均等に聴取。
―― *C･バウスラー、看護師*

予期しない状況と対処方法

- 患者は鼻腔カニューレによる酸素投与で良好な状態であったが、今はチアノーゼを呈し、パルスオキシメーターの測定値が93%未満になっている：酸素チューブが流量計に接続されているか、流量計が以前の設定から変わっていないか確認する。誰かがチューブを踏んで、流量計からチューブが外れたり、酸素が偶発的に止まっていたりする可能性もある。肺音を聴取し変化がないか確認する。
- 耳の後ろまたは頭の後ろが赤くなっている：ガーゼパッドが適切に当たっているか、チューブがきつすぎないか確認する。施設内に皮膚ケアのチームがある場合は、助言を受けてもよい。
- 患者が眠ると、口で呼吸し始める：一時的に鼻腔カニューレを口の近くに取り付ける。このようにしてもパルスオキシメーターの測定値が上がらない場合は、患者の睡眠中はマスクに切り替える指示を医師から得る必要がある。

注意事項

在宅ケアの注意事項

- 家庭内で酸素投与を継続しなければならない場合がある。ポータブルの酸素濃縮器がもっとも多く使用されている。酸素使用に際し、介護者は安全対策に関する指導を受ける必要があり、酸素を特定の流量にすることについての根拠も理解しておかねばならない。
- 火災および損傷を防止するために、次の対策を実施する。
  - 火気を避ける。
  - 患者の自宅の目立つ場所に「禁煙」の表示を貼る。患者とその家族等に酸素使用時の喫煙は危険であることを伝える。
  - 室内で使用されている電気製品が良好に作動しており、火花を放出していないことを目で確認する。
  - 酸素を使用する場所での油の使用は避ける。酸素供給装置が存在する場所では、油が自然発火することがある。

スキル・14-4　マスクによる酸素投与

鼻腔カニューレが供給できる酸素量（6Lまたは酸素濃度44%）より高い濃度の酸素が必要な場合は、酸素マスクを使用する。（さまざまな種類の酸素供給システムの比較については、スキル14-3の表14-1を参照）。酸素が漏れないように、患者の顔に慎重にマスクを装着する。マスクは顔面に適度に密着させ、圧迫が強すぎないようにする。マスクには使い捨てと再利用できるものがある。もっとも一般的に使用されているマスクの種類は、簡易フェイスマスク、部分再呼吸マスク、非再呼吸マスク、ベンチュリマスクである。図1で、さまざまな種類の酸素マスクを紹介している。

（続く）

スキル・14-4　マスクによる酸素投与　（続き）

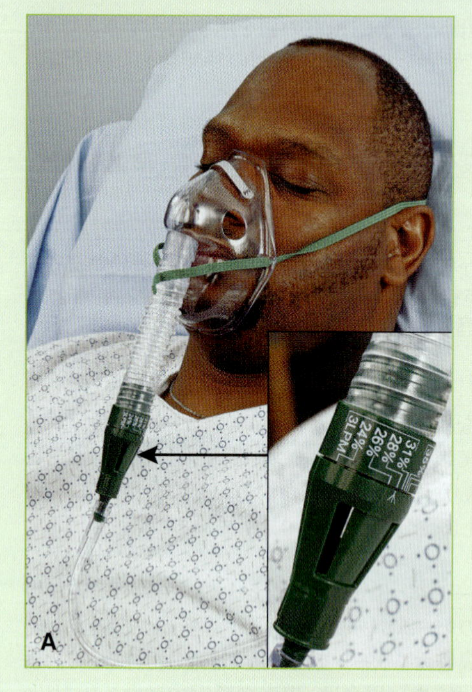

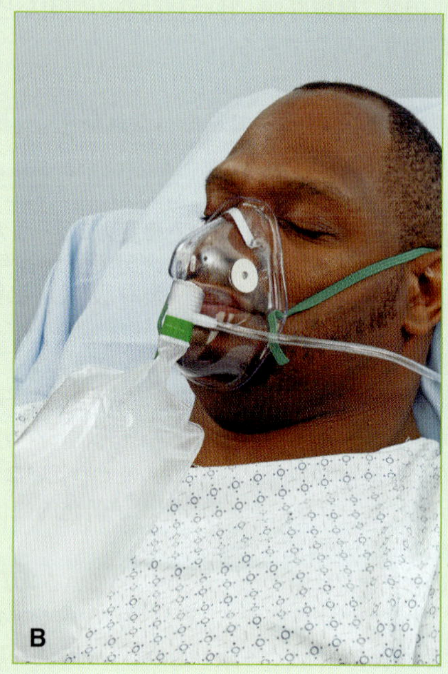

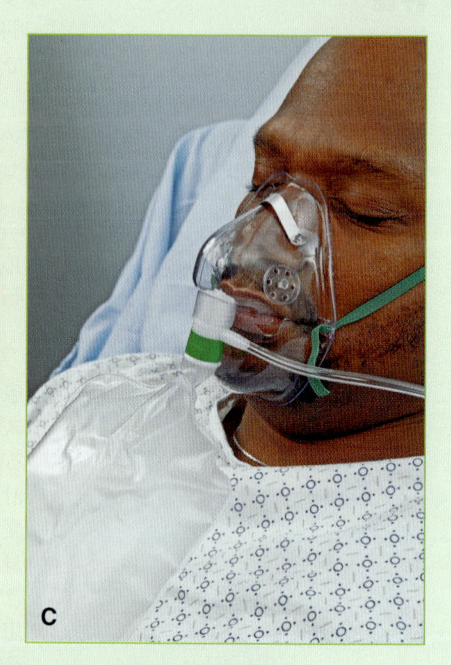

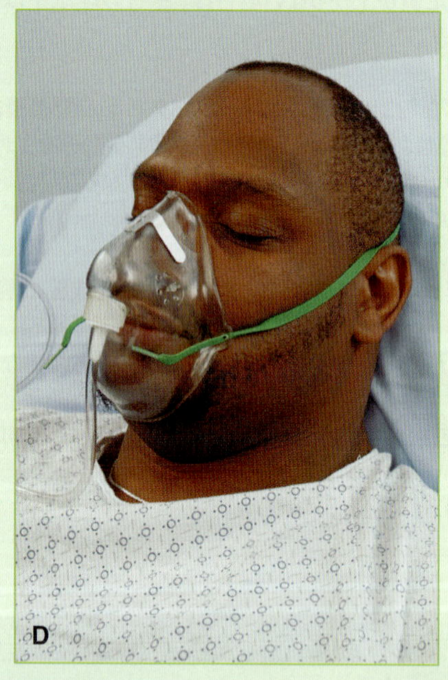

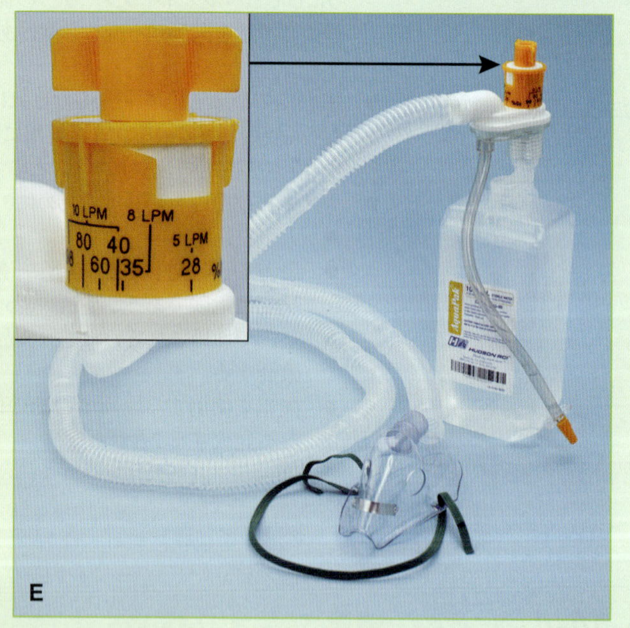

図1　酸素マスクの種類　(**A**)ベンチュリマスク　(**B**)非再呼吸マスク　(**C**)部分再呼吸マスク　(**D**)簡易フェイスマスク　(**E**)高流量酸素フェイスマスクとネブライザー。

必要物品

- 酸素アウトレットに接続された酸素流量計
- 滅菌蒸留水の入った加湿器(使用するマスクの種類に応じて)
- 医師から指定されたフェイスマスク
- ゴムバンドの下に当てるガーゼ(適宜)
- PPE(指示があれば)

アセスメント

酸素療法を開始する前に患者の酸素飽和度を測定し、酸素療法の効果を評価するために基準となる値を記録しておく。呼吸数、呼吸の深さ、肺音など患者の呼吸状態をアセスメントする。頻呼吸、鼻翼呼吸、呼吸補助筋の使用、呼吸困難など、呼吸障害の徴候がないか注意する。

看護診断

患者の現在の状態に基づき、看護診断を行うための関連因子を決定する。妥当な看護診断としては以下のような例がある。

- ガス交換障害
- 非効果的呼吸パターン
- 非効果的気道浄化

以下を含め、その他の多くの看護診断が適している場合もある。

- 活動耐性低下リスク状態
- 心拍出量減少
- 体液量過剰

成果確認と看護計画立案

望ましい成果とは、患者の酸素飽和度が許容範囲内の値を示すことである。その他に適切な成果としては、患者が呼吸障害の徴候や症状を示さないこと、および呼吸数や深さなどの呼吸状態が、患者の年齢層の正常な範囲内にあることである。

看護技術の実際

手順	根拠
1. 必要物品をベッドサイド、またはオーバーテーブルに運ぶ。	必要物品をベッドサイドに準備することで時間と労力の節約になる。物品を手元に用意しておくことで、利便性が高まり時間が短縮でき、看護師の不必要な動きが省略できる。
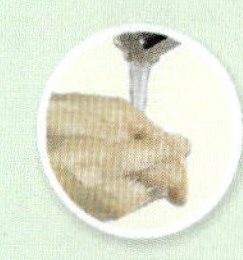 2. 手指衛生を行い、指示があればPPEを装着する。	手指衛生およびPPEは微生物の伝播を予防する。PPEは感染経路別予防策に基づいて用意する。
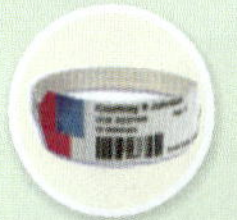 3. 患者の本人確認を行う。	本人確認を行うことによって、正しい患者に確実に介入を実施することができ、患者誤認の防止になる。
4. ベッド周りのカーテンを閉め、可能であれば病室の扉を閉める。	こうすることで患者のプライバシーが保たれる。
5. 処置の目的と具体的な内容を患者に説明する。酸素を使用する際は必要な安全対策を確認する。“禁煙”の表示を適切な場所に掲げる。	説明によって不安が軽減され協力が得やすくなる。酸素は燃焼を促進するため、小さな火花が火災の原因になることがある。
6. フェイスマスクを酸素流量計（マスクの種類によっては、加湿器をつけることがある）に接続する（図2）。決められた流量で酸素投与を開始する。リザーバー付きのマスクは、バッグに酸素が充満するまで待ち（図3）、その後次のステップに進む（図3）。	酸素は加湿器内の水を通って加湿されたあと患者に供給される。これによって粘膜の乾燥が防止される。リザーバーバッグは患者への酸素供給源であるため、酸素で充満させておかねばならない。
7. フェイスマスクを患者の鼻と口に被せる（図4）。マスクが顔に適度に密着するようにゴムのストラップを調整する（図5）。指示された流量に調節する（図6）。	マスクがフィットしていない場合、酸素の損失につながり治療効果が減少する。マスクをしている患者が窒息しそうな感覚に陥ることがあるため、患者に頻繁に注意を向け、安心させる必要がある。
8. 患者が刺激を感じたり、発赤がみられたりする場合は、圧のかかっている部位のストラップの下にガーゼパッドを当て、耳や頭皮への刺激を和らげる。	パッドによって刺激と圧迫が和らぎ、皮膚の保護になる。
9. 呼吸数、努力呼吸の有無、肺音など患者の呼吸状態を再度評価する。頻呼吸、鼻翼呼吸、呼吸補助筋の使用、呼吸困難など、呼吸障害の徴候がないか注意する。	これによって、酸素療法の効果が評価できる。

（続く）

スキル・14-4　マスクによる酸素投与　（続き）

手順

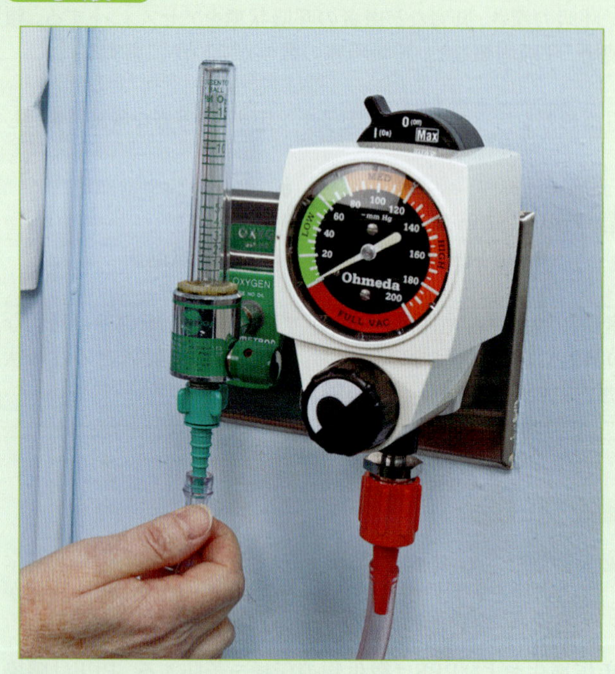

図2　マスクを酸素流量計に接続する。

根拠

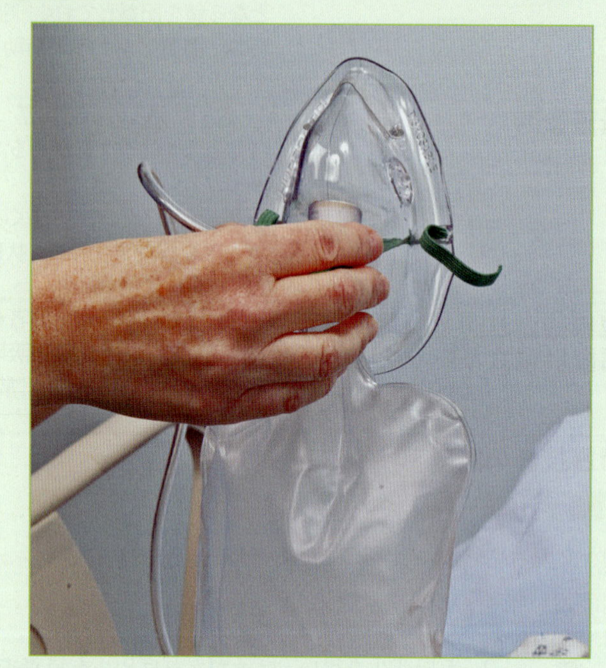

図3　リザーバーバッグを酸素で満たす。

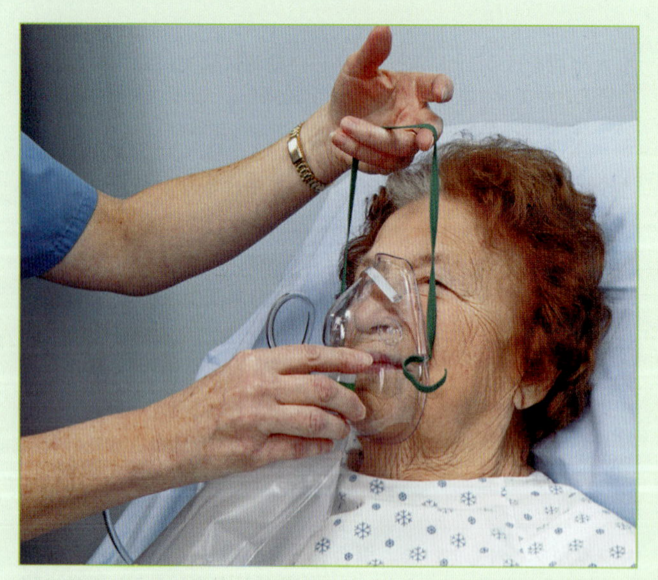

図4　鼻と口を被うようにフェイスマスクを装着する。

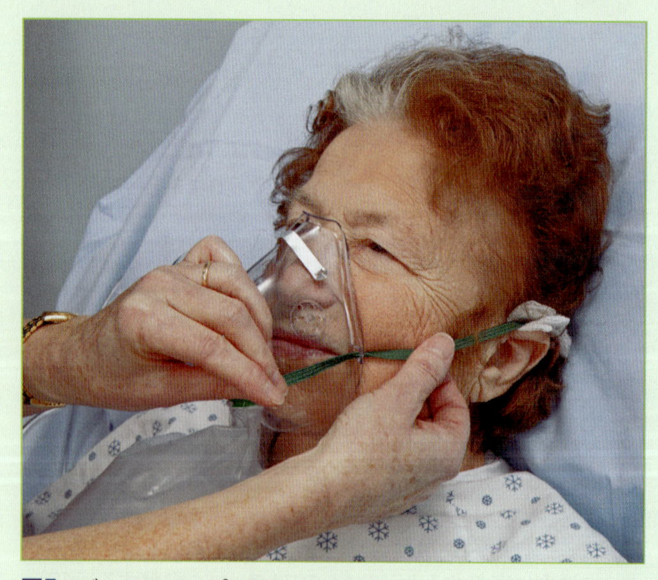

図5　ゴムのストラップを調節する。

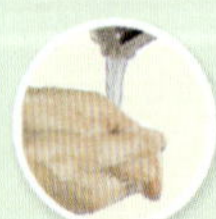

10. PPEをつけている場合は外す。手指衛生を行う。

PPEを適切に外すことで感染伝播および他の物品への汚染リスクが低下する。手指衛生によって微生物の伝播が防止される。

11. **酸素療法を継続的に実施する場合は、2-3時間毎にマスクを外し、皮膚を乾燥させる。マスクの周囲にパウダーは使用しない。**

マスクがきつすぎたり、凝結（呼気によってマスク内に付着した水滴）により湿気がこもったりするため、顔面の皮膚に炎症が生じることがある。マスクにパウダーが付着すると吸入する危険がある。

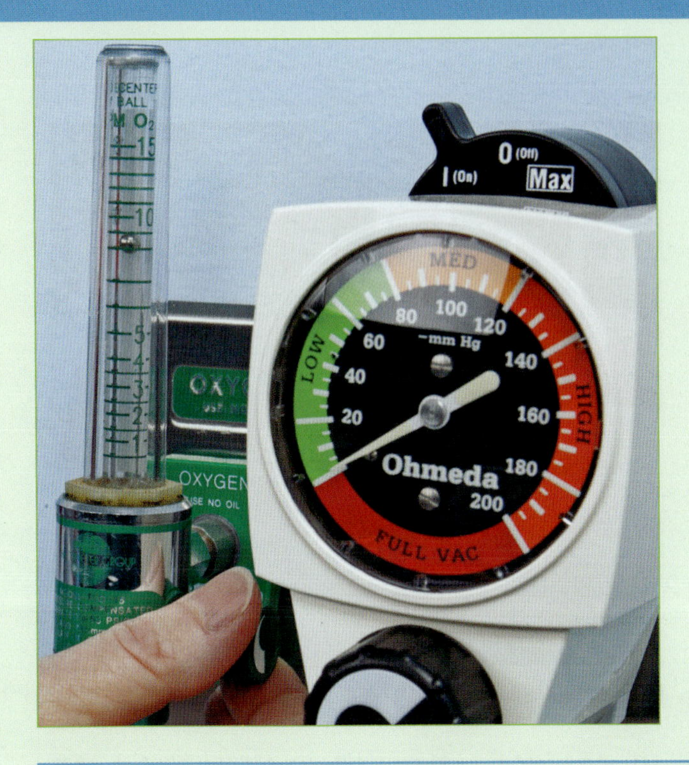

図6　流量を調節する。

評価

望ましい成果が達成されるのは、患者が許容範囲の酸素飽和度の値を示す場合である。さらに、呼吸障害および呼吸補助筋の使用がみられず、呼吸数および呼吸の深さが正常範囲の場合である。

記録

ガイドライン

使用したマスクの種類、酸素投与量、酸素飽和度、肺音、呼吸数、および呼吸パターンを記録する。介入の前後に行ったアセスメントを記録する。

記録例

> 12/9/22　患者から息切れがするとの訴えあり。皮膚色は蒼白、呼吸は30回／分で努力呼吸。肺音は全体的に減弱。パルスオキシメーターによる酸素飽和度88%。所見をル　医師に報告。医師の指示により、非再呼吸フェイスマスクから酸素12L／分で投与開始。酸素投与後の患者の皮膚色はピンク色。酸素飽和度は98%に上昇。呼吸は安定し努力呼吸は消失。胸郭の上昇は左右対称。呼吸数は18回／分。肺音は依然として全体的に弱い。患者の呼吸困難感は消失。
>
> ――*C・バウスラー、看護師*

予期しない状況と対処方法

- 患者はこれまで良好な状態であったが、今はチアノーゼを呈し、パルスオキシメーターの測定値が93%未満になっている：酸素チューブが流量計に接続されているか、流量計が以前の設定から変わっていないか確認する。誰かがチューブを踏んで流量計からチューブが外れたり、酸素が偶発的に止まったりしていることもありうる。肺音を聴取し変化がないか確認する。
- 耳の後ろまたは後頭部に発赤がある：ガーゼパッドが適切に当たっているか、チューブがきつすぎないか確認する。院内に皮膚ケアのチームがある場合は、助言を受けてもよい。

注意事項

- 使用できるフェイスマスクにはさまざまな種類がある。（詳しい情報はスキル14-3の表14-1を参照）。
- マスクが患者の顔に適度に密着しているかを確認することが重要である。緩んでいる場合、正しい酸素量が効果的に供給されなくなる。
- 患者が飲食したり、薬剤を服用したりするときは、マスクを外す。十分な酸素化が維持できるよう、食事中は鼻腔カニューレからの酸素投与を行うために、医師の指示を得る。また、マスクを外している時間を短くする。

（続く）

スキル・14-4 マスクによる酸素投与 （続き）

スキルバリエーション 酸素ヘッドボックスの使用

一般的に、酸素ヘッドボックスは、乳児に酸素を供給するために使用する。供給できる酸素濃度は最大80%-90%である。ヘッドボックスの使用により、酸素濃度がより正確に測定され、適切な加湿が可能になる(Pease, 2006)。ヘッドボックスは乳児の頭部と肩を覆うように設置するので、胸部や下半身には容易に接触できる。ヘッドボックスは硬質プラスチック製または金属フレームのついたビニール製である。乳児のアセスメントは皮膚色の評価を含めて行う。皮膚色が蒼白、またはチアノーゼを呈している患者は十分な酸素が投与されていない可能性がある。また、鼻翼呼吸、呻吟、陥没呼吸など呼吸障害の徴候がないかアセスメントする。酸素が不足している患者はこのような徴候を示すことが多い。追加する必要物品は、酸素ヘッドボックス、酸素濃度計、加湿器である。

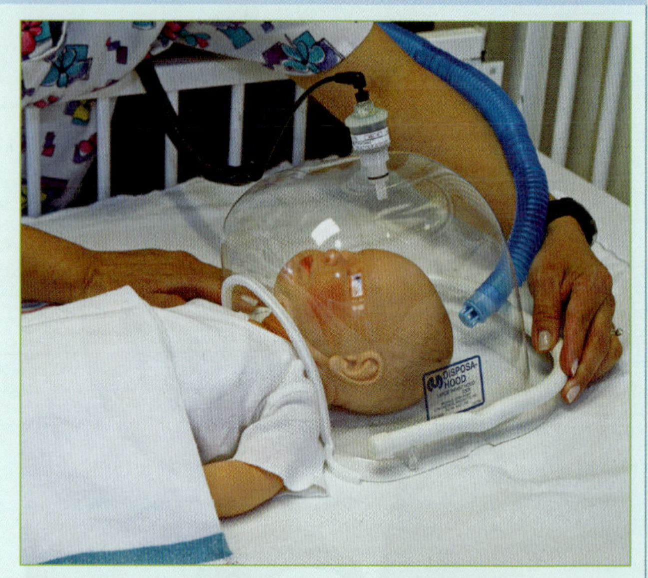

図A 乳児に酸素ヘッドボックスをかぶせる。

1. 必要物品をベッドサイドまたはオーバーテーブルに運ぶ。

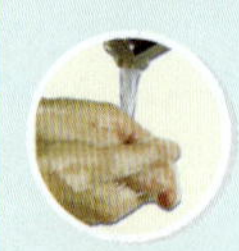

2. 手指衛生を行い、指示があればPPEを装着する。

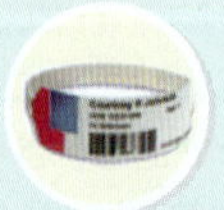

3. 患者の本人確認を行う。
4. ベッド周りのカーテンを閉め、可能であれば病室の扉を閉める。
5. これから行う処置の目的と内容を患者と両親・保護者に説明する。酸素を使用する際は必要な安全対策を確認する。
6. 取扱説明書に従って酸素濃度計の校正を実施する。
7. ヘッドボックスを乳児用のベッドに置く。加湿器を壁の酸素アウトレットに接続した酸素流量計に取り付ける。酸素チューブをヘッドボックスに接続する。医師に指示された流量に調節する。酸素がヘッドボックス内に流入していることを確認する。
8. 酸素濃度計の電源を入れる。**酸素濃度計のプローブをヘッドボックス内に取り付ける。**
9. センサの測定値にもとづき、必要に応じて酸素流量を調節する。酸素濃度が指示された量に達したら、ヘッドボックスを患者の頭部にかぶせる(図A)。ヘッドボックスは乳児の頸部、下顎、または肩に触れないようにする。
10. 柔らかいビニール製のヘッドボックスを使用する場合は、酸素濃度を望ましい値に保つために、(必要に応じて)小さな毛布やタオルを筒状に巻いて、ヘッドボックスの縁を囲むようにして裾を押さえる。**ヘッドボックスの上部に穴が開いている場合はそれを塞がないこと。ビニール製のヘッドボックスを使用する際は、通気孔のカバーを外す必要がある。**
11. ヘッドボックスの縁を持ちあげないよう家族に指導する。
12. 呼吸数、努力呼吸の有無、酸素飽和度、および肺音など、患者の呼吸状態を再度評価する。頻呼吸、鼻翼呼吸、呻吟、陥没呼吸、または呼吸困難など呼吸障害の徴候がないか注意する。

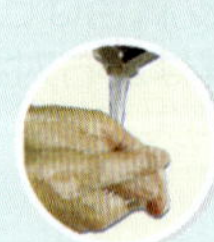

13. PPEをつけている場合は外す。手指衛生を行う。
14. 寝具および患者の頭部が濡れていないか頻繁に確認する。患者を乾燥した状態に保つために、必要に応じて、リネンを交換し患者の皮膚を乾燥させる。
15. 定期的に患者の体温を測定する。

スキル・14-5 酸素テントの使用

酸素テントは、マスクや酸素カニューレを適切な状態に維持できない小児によく使用される。テント内では、加湿酸素の投与を受けながらも自由に動くことができる。しかし、小児は親との接触を望むものであり、テントを閉じたままにはできない。酸素濃度を一定に保ち、さらに30%-50%以上で酸素を投与することも難しい。テント内の加湿により衣類は湿気を含み低体温になる可能性があるため、頻繁に小児の衣類や寝具を点検する必要がある。

必要物品

- 酸素アウトレット、酸素流量計
- 酸素テント
- テントに適合する加湿器
- 酸素濃度計
- テントの裾を押さえるためのバスタオル
- PPE（指示があれば）

アセスメント

患者の肺音と皮膚色をアセスメントする。分泌物は患者の酸素需要を増加させる。酸素飽和度を確認する。医師はパルスオキシメーターの目標値を指示することが多い（例えば95%に維持するように酸素を投与する、など）。皮膚色が蒼白やチアノーゼを呈している場合は、十分な酸素が投与されていない可能性がある。鼻翼呼吸、呻吟、陥没呼吸など呼吸障害の徴候の有無をアセスメントする。酸素不足の場合は、これらの徴候を示すことが多い。

看護診断

患者の現在の状態に基づき、看護診断を行うための関連因子を決定する。妥当な看護診断としては以下のような例がある。

- ガス交換障害
- 非効果的気道浄化
- 非効果的呼吸パターン

以下のような他の多くの看護診断が適している場合もある。

- 活動耐性低下リスク状態
- 体液量過剰
- 心拍出量減少
- 皮膚統合性障害リスク状態

成果確認と看護計画立案

望ましい成果とは、患者の酸素飽和度が許容範囲内の値を示すことである。その他に適切な成果としては、患者が呼吸障害の徴候や症状を示さないこと、呼吸数や深さなどの呼吸状態が患者の年齢層の正常な範囲内にあること、および患者の皮膚がピンク色で、乾燥し、皮膚損傷の所見がみられないこと、などである。

看護技術の実際

手順	根拠
1. 必要物品をベッドサイドまたはオーバーテーブルに運ぶ。	必要物品をベッドサイドに準備することで時間と労力の節約になる。物品を手元に用意しておくことで、利便性が高まり時間が短縮でき、看護師の不必要な動きが省略できる。
2. 手指衛生を行い、指示があればPPEを装着する。	手指衛生およびPPEは微生物の伝播を予防する。PPEは感染経路別予防策に基づいて用意する。
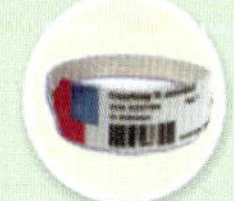 3. 患者の本人確認を行う。	本人確認を行うことによって、正しい患者に確実に介入を実施することができ、患者誤認の防止になる。
4. ベッド周りのカーテンと、可能なら病室の扉も閉める。	こうすることで患者のプライバシーが保たれる。
5. これから行う処置とその理由を患者と親・保護者に説明する。酸素を使用する際は必要な安全対策を確認する。	説明によって不安が軽減され協力が得やすくなる。酸素は燃焼を促進するため、小さな火花が火災の原因になることがある。

（続く）

スキル・14-5 酸素テントの使用 (続き)

手順	根拠
6. 酸素濃度計の電源を入れる。取扱説明書に従って酸素濃度計の校正を実施する。	正確な測定値を得ることで、治療のための適切な調整が行えるようになる。
7. テントをベッドに設置する。加湿器を壁の酸素アウトレットに接続した酸素流量計に取り付け、テントのチューブを加湿器に接続する。医師の指示にある流量に調節する。酸素がテント内に流入していることを確認する。	酸素は加湿器内の水を通って加湿されたあと患者に供給される。これによって粘膜の乾燥が防止される。
8. 酸素濃度計のプローブを、テント内で患者の手の届かない場所に取り付ける。	酸素濃度計によってテント内の酸素濃度が正確に測定できる。
9. センサの測定値に基づき、必要に応じて酸素流量を調節する(図1)。酸素濃度が指示された数値に達したら、患者をテント内に入れる(図2)。	患者はテント内に入るだけで、酸素投与を受けることができる。
10. 必要に応じて、バスタオルを筒状に巻き、テントの裾を押さえる(図3)。	バスタオルを置くことで、テントの裾が持ち上がって酸素が漏れるのを防ぐ。

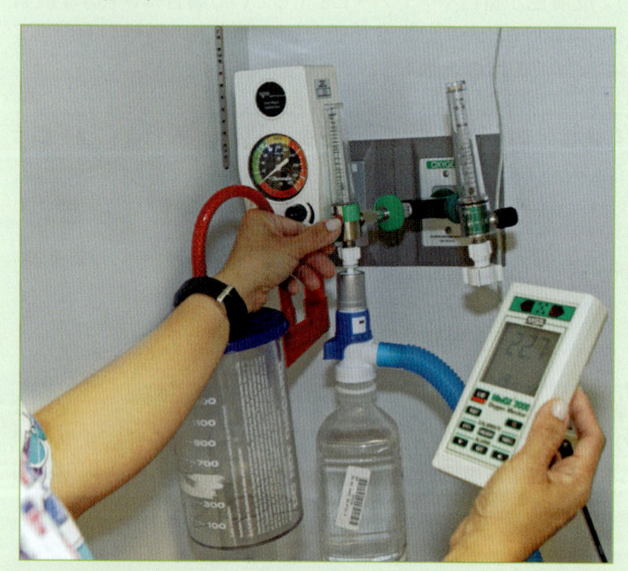

図1　酸素流量を調節する。

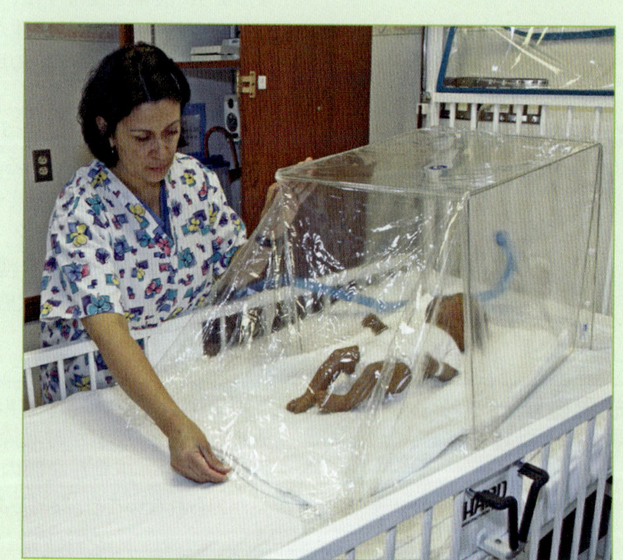

図2　患者をテントに入れる。

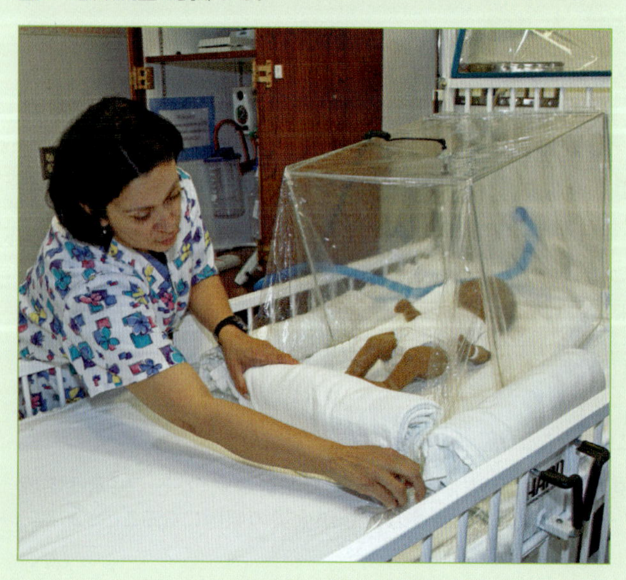

図3　筒状にしたバスタオルで裾を押さえる。

手順	根拠
11. 患者と患者の家族にテントの裾をみだりに開けないように伝える。	テントの裾が開くたびに、酸素が放出される。
12. 呼吸数、努力呼吸の有無、肺音など患者の呼吸状態を再度評価する。頻呼吸、鼻翼呼吸、呼吸補助筋の使用、呻吟、陥没呼吸、または呼吸困難など、呼吸障害の徴候がないか観察する。	これによって酸素療法の効果が評価できる。
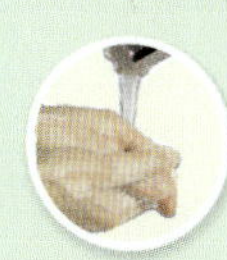 13. PPEをつけている場合は外す。手指衛生を行う。	PPEを適切に外すことで感染伝播および他の物品への汚染リスクが低下する。手指衛生によって微生物の伝播が防止される。
14. 寝具および病衣が濡れていないか頻繁に確認する。衣類を乾いた状態に保つために、必要に応じて、寝具や病衣を交換する。	酸素テント内は加湿されて高湿度となっているため、病衣等が急速に湿気を含み、患者に不快感を与え、体温調節にも影響を与える。

評価

望ましい成果が達成されるのは、患者が許容範囲の酸素飽和度の値を示す場合である。さらに、呼吸時に呼吸困難、鼻翼呼吸、呻吟、または呼吸補助筋の使用などがみられず、年齢に適した正常な範囲の呼吸がみられる場合である。

記録

ガイドライン

投与した酸素の量、呼吸数、酸素飽和度、および介入の前後に行ったアセスメントを記録する。

記録例

12/9/17　患者に鼻翼呼吸および呻吟が認められた。肺音は明瞭で左右差なし。パルスオキシメーター測定値92%。約束指示により酸素濃度45%で酸素テントに収容。テント収容後のパルスオキシメーター測定値は98%に上昇。呼吸は規則的、非努力性、左右対称。鼻翼呼吸、陥没呼吸はみられない。肺音は明瞭で全肺葉において均等に聴取。

——*C・バウスラー、看護師*

予期しない状況と対処方法

- 患児がテント内にいるのを嫌がる：患児がテントの中に留まっていられるように、親とテントの中でゲームをして遊ばせてもよい。患児がなおも拒否するようであれば、酸素供給方法の他の選択肢を検討する。
- テント内の酸素濃度を40%以上に維持するのが困難：テントの裾にすき間がなく、タオルケットでしっかり押さえられているかを確認する。酸素流量計を調べ、流量が変わっていないことを確認する。患者にテントの裾を閉じておくように伝える。それでも問題が解決しない場合は、濃度計を交換するか再度校正する。

スキル・14-6　鼻咽頭および口咽頭の吸引

咽頭吸引の目的は、気道の通過性を維持し、唾液、肺分泌物、血液、吐物または異物を咽頭から除去することである。吸引は、咳嗽や喀痰喀出により気道をうまく浄化できない患者に対して効果がある。吸引を行う場合は、右利きであれば患者の右側、左利きであれば患者の左側というように、適切な側に立つと実施しやすい。こうすることで、利き手を使って吸引カテーテルを操作することができる。

（続く）

スキル・14-6　鼻咽頭および口咽頭の吸引　（続き）

必要物品

- ポータブル吸引器、または壁掛式吸引ユニットとチューブ
- 市販の吸引キット、適切なサイズの吸引カテーテル、または
  - 適切なサイズの調節口付の滅菌吸引カテーテル（成人10F-16F）
  - 滅菌ディスポーザブル容器
  - 滅菌グローブ
- 滅菌蒸留水、または滅菌生食
- タオルまたは防水パッド
- ゴーグルとマスク、またはフェイスシールド
- 清潔なディスポーザブルグローブ
- 水溶性潤滑剤
- 追加のPPE（指示があれば）

アセスメント

肺音をアセスメントする。吸引が必要な患者には、連続性副雑音、断続性副雑音、ゴロゴロ音がある。酸素飽和度をアセスメントする。吸引が必要な患者の場合、概して、酸素飽和度の低下がみられる。呼吸数や深さなど呼吸状態をアセスメントする。吸引を必要とする患者は頻呼吸になっていることがある。鼻翼呼吸、陥没呼吸、呻吟など呼吸障害の徴候がみられないかアセスメントする。咳嗽と喀痰喀出の効果をアセスメントする。咳嗽の効果がなく、喀痰喀出できない患者には吸引が必要となる可能性がある。鼻中隔彎曲、鼻茸（鼻ポリープ）、鼻閉、鼻の損傷、鼻出血、鼻粘膜腫脹などの既往歴の有無を調べる。

看護診断

患者の現在の状態に基づき、看護診断を行うための関連因子を決定する。妥当な看護診断としては以下のような例がある。

- 非効果的気道浄化
- 非効果的呼吸パターン
- ガス交換障害
- 誤嚥リスク状態

成果確認と看護計画立案

望ましい成果とは、患者の呼吸音が改善し、気道が浄化され確保されることである。その他の適切な成果は、酸素飽和度が許容範囲内の値を示すこと、呼吸数や深さなどの呼吸状態が患者の年齢層の正常な範囲内にあること、陥没、鼻翼呼吸、呻吟など呼吸障害の徴候を示さないこと、などである。

看護技術の実際

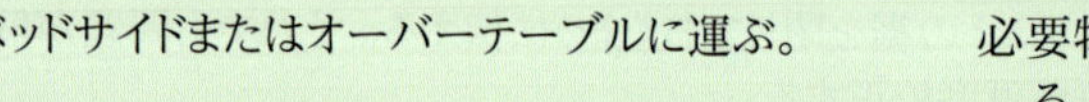

手順	根拠
1. 必要物品をベッドサイドまたはオーバーテーブルに運ぶ。	必要物品をベッドサイドに準備することで時間と労力の節約になる。物品を手元に用意しておくことで、利便性が高まり時間が短縮でき、看護師の不必要な動きが省略できる。
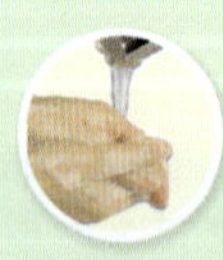 2. 手指衛生を行い、指示があればPPEを装着する。	手指衛生およびPPEは微生物の伝播を予防する。PPEは感染経路別予防策に基づいて用意する。
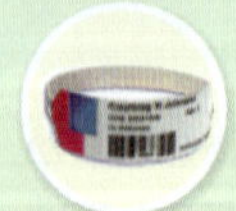 3. 患者の本人確認を行う。	本人確認を行うことによって、正しい患者に確実に介入を実施することができ、患者誤認の防止になる。
4. ベッド周りのカーテンと、可能なら病室の扉も閉める。	こうすることで患者のプライバシーが保たれる。
5. 吸引が必要かどうか判断する。必要に応じて、患者記録を見て吸引の指示を確認する。**術後患者には、吸引前に鎮痛薬を投与する。**	気道粘膜の損傷を最小限に抑えるため、吸引は分泌物が溜まったとき、および異常な呼吸音が聴取されたときにのみ実施する。施設によっては、鼻咽頭および口咽頭の吸引に医師の指示が必要である。吸引によって咳嗽が出やすくなるが、手術創のある患者にとって、咳嗽は疼痛を伴う。

手順	根拠
6. 吸引に際し、実施理由と内容を患者に説明する。患者の意識がないようにみえる場合でも、説明を行う。呼吸困難を示した場合は手技を中止することを説明し患者を安心させる。	説明することで不安が緩和される。患者の意識がないようにみえても、怠らずに手順を説明する。呼吸が妨げられる手技はいずれも、患者の不安をかきたてる可能性がある。
7. ベッドを処置しやすい高さに調整する。通常は実施者の肘の高さにする(VISN 8 Patient Safety Center, 2009)。看護師に一番近いベッド柵を下げる。**患者の意識がある場合はセミファーラー位にし、患者の意識がない場合は、顔が実施者のほうに向くように側臥位にする。**オーバーテーブルを実施者の近くに移動させ、テーブルの高さを腰のあたりまで上げる。	ベッドを適切な高さにすることで、看護師の腰や筋肉の疲労が防げる。坐位にすることで患者が咳嗽をしやすくなり呼吸が楽になる。また、重力によってカテーテルの挿入が促進される。側臥位により気道の閉塞が防止され、分泌物の排出が促進される。オーバーテーブルは作業面として使用でき、作業面上の物品の清潔を維持するのに役立つ。
8. バスタオルまたは防水パッドを患者の胸のあたりに広げる。	これによってベッドリネンが保護される。
9. **吸引器の圧を適切な値に調整する(図1)。** 壁掛式吸引器は、成人:100-120mmHg(Roman, 2005)、新生児:60-80mmHg、乳児:80-100mmHg、小児:80-100mmHg、青年:80-120mmHg(Ireton, 2007)。 ポータブル吸引器は、成人:100-150mmHg、新生児:60-80mmHg、乳児:80-100mmHg、小児:80-100mmHg、青年:80-100mmHg。 **清潔なディスポーザブルグローブを着用し、接続チューブの先端を塞ぎ、吸引圧を確認する。**そのチューブを手の届く範囲に置いておく。	吸引圧が高い場合、過度の損傷、低酸素血症、および無気肺を引き起こすことがある。

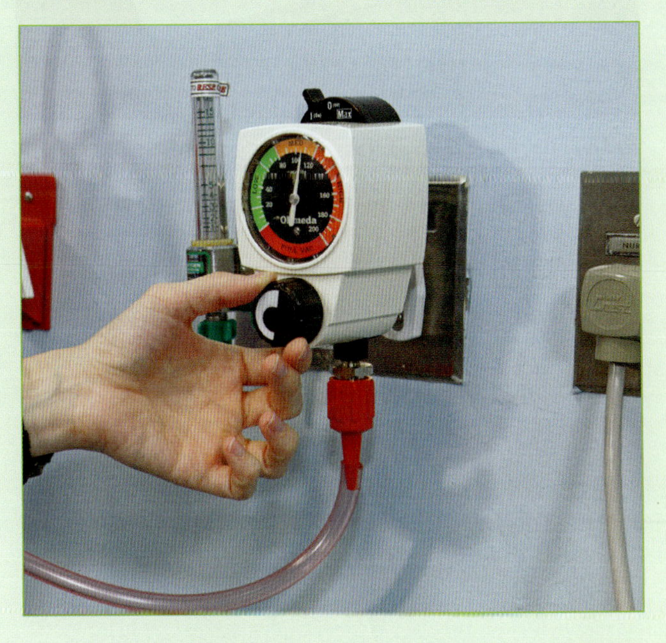

図1　壁掛式吸引器の圧を調節する。

手順	根拠
10. 無菌操作で滅菌吸引セットの包装を開く。開いた包装材または容器は他の物品を置く滅菌野として使用する。滅菌容器の外表面のみに触れるようにして、慎重に容器を作業表面に置き、滅菌生食を容器の中に注ぐ。	滅菌生食または蒸留水はカテーテルの外側の潤滑をよくし、挿入時に粘膜への刺激を最低限に抑える。また吸引の合間にカテーテル内の洗浄にも使用する。
11. 少量の水溶性潤滑剤を滅菌野に出す。そのとき、潤滑剤の外装が滅菌野に接触しないよう注意する。	潤滑剤はカテーテルを挿入しやすくし、粘膜の損傷を軽減する。

(続く)

スキル・14-6 鼻咽頭および口咽頭の吸引 (続き)

手順	根拠
12. 患者の酸素投与量を増やすか、施設の規定または担当医の指示に従って酸素の補充を行う。	吸引によって患者の気道から空気が奪われるため、低酸素血症を引き起こすことがある。高酸素化は吸引が誘発する低酸素血症の予防に役立つ。
13. フェイスシールド、またはゴーグルとマスクを装着する。滅菌グローブを装着する。**利き手でカテーテルを操作し、無菌状態を保つ。利き手と反対の手は無菌状態というよりも清潔であるとみなし、その手でカテーテルの調節口を操作する。**	滅菌グローブをつけて滅菌カテーテルを取り扱うことで、微生物の気道への侵入を予防する。清潔なグローブによって看護師は微生物から保護される。
14. グローブをつけた利き手で、滅菌カテーテルを持つ。利き手と反対の手で接続チューブを持ち、チューブと吸引カテーテルを接続する(図2)。	吸引カテーテルの無菌状態が維持される。
15. カテーテルを容器内の生食に浸して湿らせる(図3)。調節口を指で塞ぎ、吸引を確認する。	生食をカテーテル内に流すことで、カテーテル内の分泌物が移動しやすくなる。吸引力を確認して装置が正しく作動していることを確認する。

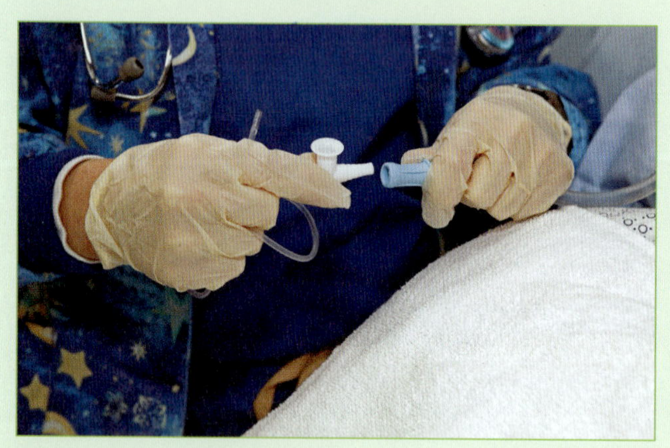

図2 カテーテルをチューブに接続する。

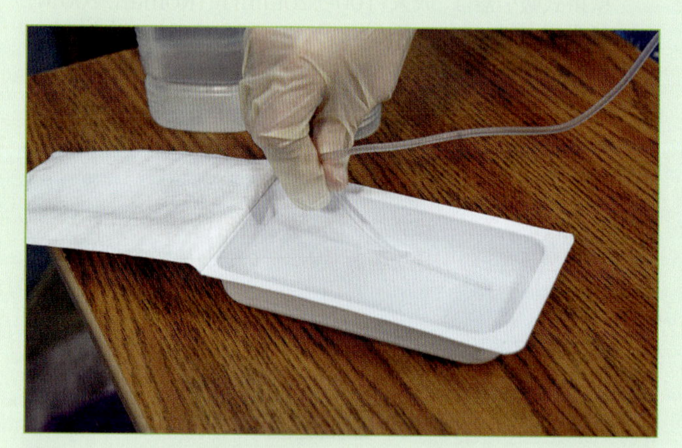

図3 カテーテルを生食に浸す。

手順	根拠
16. 患者に深呼吸を数回するように促す。	吸引によって患者の気道から空気が奪われるため、低酸素血症を引き起こすことがある。高酸素化は吸引が誘発する低酸素血症の予防に役立つ。
17. カテーテルの先5-7.5cmの部分に潤滑剤を塗布する。潤滑剤は滅菌野に出しておいたものを使う。	潤滑剤はカテーテルの挿入を円滑にし、粘膜の損傷を軽減する。
18. 酸素マスク等を外す(使用している場合)。カテーテル挿入中は吸引圧をかけない。カテーテルは母指と示指で挟んで持つ。	カテーテルを挿入しながら吸引圧をかけると、粘膜を傷つけ気道から酸素を除去してしまう可能性がある。適切な長さを挿入することで、カテーテルを正しい位置まで挿入できる。各患者の鼻咽頭吸引カテーテルの挿入距離を正しく推定する方法として、一般的なガイドラインでは、患者の耳たぶから鼻までの距離とされている。
19. カテーテルを挿入する。 a. **鼻咽頭吸引の場合、**カテーテルを外鼻孔からゆっくり挿入し、鼻腔内の底面に沿って気管へ向かって挿入する(図4)。奥へ挿入しやすくするため、指でカテーテルを回転させる。咽頭まで達するようカテーテルは約12-15cm挿入する。 b. **口咽頭吸引の場合、**口からカテーテルを挿入し、口腔内の側面に沿って気管へ向かって挿入する。咽頭まで達するようカテーテルは約7.5-10cm挿入する。(経鼻気管内吸引については、この項の末にあるスキルバリエーションを参照。)	

手順

根拠

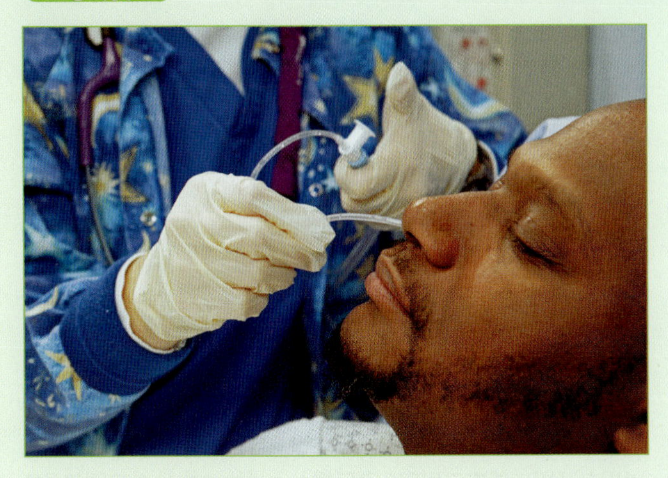

図4　カテーテルを外鼻孔に挿入する。

20. **吸引を実施する。利き手と反対の母指でカテーテルの調節口を塞ぎ、カテーテルを回転させながらゆっくりと引き抜く(図5)。1回の吸引時間は10-15秒までにする。**

カテーテルを引き抜きながら回転させることで、粘膜の損傷を最小限に抑える。吸引を10-15秒以上長く実施すると、気道の酸素が奪われ、低酸素血症を招くことがある。吸引時間が短すぎると、分泌物をすべて除去できない可能性がある。

21. 必要に応じて、利き手と反対の手を使って酸素マスク等を再度装着し、患者に数回深呼吸させる。

吸引により患者の気道から空気が奪われ、低酸素血症を引き起こすことがある。換気量の増加は吸引が誘発する低酸素血症の予防に役立つ。

22. カテーテルで生食を吸引し、内腔を流す(図6)。吸引の効果をアセスメントし、患者の状態に応じて吸引を繰り返す。吸引を実施していないときは、吸引カテーテルを利き手に巻きつけて持つ。

生食を流すことで、カテーテルが洗浄され、次回の挿入の際に滑りがよくなる。再度のアセスメントによって追加の吸引が必要かどうか判断できる。カテーテルを巻きつけることで、カテーテルの偶発的な汚染を予防する。

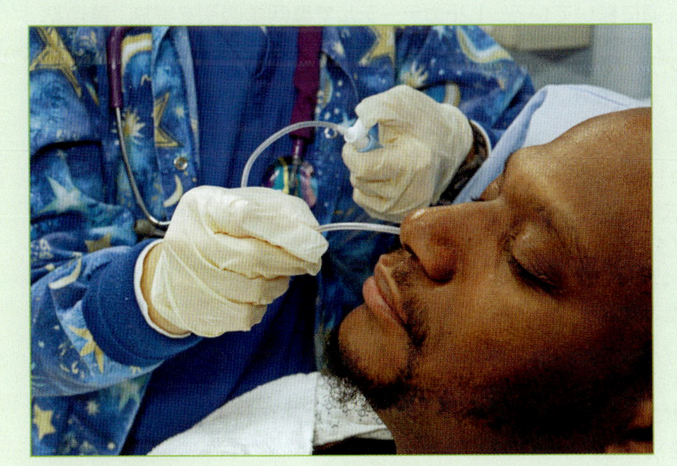

図5　鼻咽頭吸引

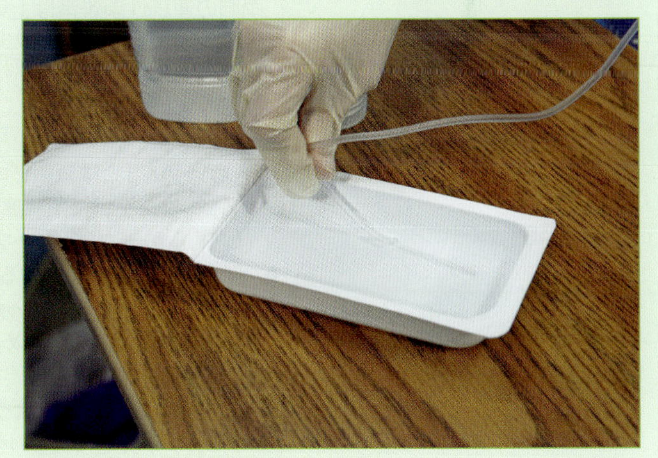

図6　カテーテルを洗浄する。

23. **再度吸引が必要な場合は、30秒-1分の間隔をあける。1回の吸引処置では、吸引カテーテルの挿入は3回までとする。吸引を繰り返す必要がある場合は、禁忌でないかぎり、挿入する外鼻孔を変える。**カテーテルは無理に外鼻孔の奥に入れてはならない。吸引の合間に咳嗽や深呼吸をするように患者を促す。鼻咽頭の吸引後に口腔咽頭吸引を実施する。

間隔をあけることで気道が再換気・再酸素化される。過度の吸引チューブ挿入は合併症の一因となる。挿入する外鼻孔を変えることで損傷が軽減する。鼻咽頭のあとに口咽頭の吸引を実施することで口腔内の分泌物が取り除かれる。微生物は鼻咽頭より口腔内のほうが多く存在することから、汚染の伝播を避けるため、口腔の吸引は最後に実施する。

(続く)

スキル・14-6　鼻咽頭および口咽頭の吸引　(続き)

手順	根拠
24. 吸引終了後、巻きつけたカテーテルを利き手で持ったまま、利き手のグローブを中表にして外す。利き手と反対の手のグローブを外し、グローブ、カテーテル、生食の入った容器を所定の医療廃棄物容器に捨てる。患者を安楽な体位に戻す。ベッド柵を上げ、ベッドを一番低い位置に下げる。	この技術により微生物の伝播を抑制する。適切な体位に戻し、ベッド柵を上げ、ベッドの高さを適切に調整することで、患者に安楽と安全を提供する。
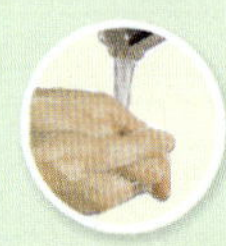 25. 吸引器の電源を切る。必要に応じ、吸引用に装着した補充酸素を外す。フェイスシールド、またはゴーグルとマスクを外す。手指衛生を行う。	PPEの適切な取り外し、および手指衛生によって微生物の伝播リスクが低下する。
26. 吸引後、口腔ケアを実施する。	口腔内に貯留した気道由来の分泌物は、粘膜を刺激し患者に不快感を与える。
27. 呼吸数、努力呼吸の有無、酸素飽和度、および肺音など患者の呼吸状態を再度評価する。	これにより吸引の効果と合併症の有無の評価ができる。
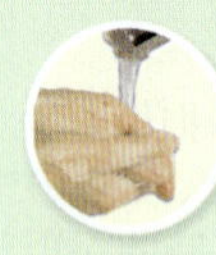 28. 他にもPPEをつけている場合は外す。手指衛生を行う。	PPEを適切に外すことで感染伝播および他の物品への汚染リスクが低下する。手指衛生によって微生物の伝播が防止される。

評価

望ましい成果が達成されるのは、患者の呼吸音が改善し、気道が浄化され、開通する場合である。さらに、酸素飽和度が許容範囲内にあり、呼吸障害や合併症の徴候または症状がみられない場合である。

記録

ガイドライン

吸引時間、介入前後のアセスメント、吸引の目的、吸引経路、分泌物の性状と量などを記録する。

記録例

12/9/17　14:40　吸気時にゴロゴロ音が聞かれ、咳嗽は弱く、分泌物を喀出できない。両肺の連続性副雑音は上気道に響いている。12Fカテーテルで鼻咽頭吸引を実施。黄色粘稠性の分泌物を多量に吸引。吸引後、肺音は全肺葉で明瞭、呼吸数は18回／分、ゴロゴロ音は消失する。

── C・バウスラー、看護師

予期しない状況と対処方法

- カテーテルまたは滅菌グローブが滅菌されていない表面に接触した：手技を中断する。グローブをつけた手が無菌状態である場合は、他の看護師か助手を呼び、新しいカテーテルを開封してもらう、またはグローブを外して手順を再度繰り返す。
- 吸引時に患者が嘔吐する：患者に嘔気が誘発される場合はカテーテルを抜く。おそらくカテーテルが、偶然食道に入ったと考えられる。再度吸引が必要な場合は、カテーテルが汚染されている可能性があるため、カテーテルを交換する。誤嚥防止のため、患者を側臥位にして、ベッド頭部を挙上する。
- 分泌物が胃内容物のようにみえる：患者に頸部を軽く伸ばすように伝える。こうすることでチューブが食道に入るのを防げる。
- 吸引を繰り返した時に鼻出血がみられる：医師に報告し、ネーザル・トランペットの必要性を考慮する。(14-7スキルバリエーション**鼻咽頭エアウェイ**の挿入を参照。)ネーザル・トランペットは吸引による損傷から粘膜を保護する。

注意事項

乳児と小児についての注意事項

- 乳児には、5F-6Fのカテーテルを使用する
- 小児には、6F-10Fのカテーテルを使用する

スキルバリエーション　経鼻気管内吸引

経鼻気管内吸引の目的は、気道の開通性を維持し、唾液、肺分泌物、血液、吐物または異物を気管から取り除くことである。気管内吸引は、低酸素血症、心臓のリズム障害、損傷、無気肺、感染、出血、および疼痛を引き起こすことがある。潜在的な危険の防止のために、無菌操作を維持し、施設のガイドラインおよび手順に従うことが重要である。吸引を実施するときは、右利きであれば患者の右側、左利きであれば患者の左側というように、適切な側に立つと、利き手を使って吸引カテーテルを操作することができる。経鼻気管内吸引の手順は以下のとおりである。

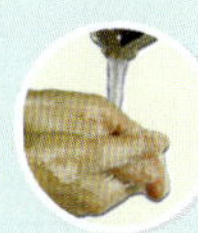

1. 手指衛生を行う。指示があればPPEを装着する。
2. 患者の本人確認を行う。
3. 吸引が必要かどうか判断する。術後患者には、吸引を実施する前に鎮痛薬を投与する。
4. 処置の目的と具体的な内容を患者に説明する。患者の意識がないようにみえる場合でも、説明は行う。
5. ベッドを処置しやすい高さに調整する。実施者に一番近いベッド柵を下げる。**患者の意識がある場合はセミファーラー位にし、患者の意識がない場合は、顔が実施者のほうに向くように側臥位にする。**オーバーテーブルを実施者の近くに移動させ、テーブルの高さを腰のあたりまで上げる。
6. バスタオルまたは防水パッドを患者の胸のあたりに広げる。
7. 吸引器の圧を適切な値に調整する。清潔なディスポーザブルグローブをつけ、接続チューブの先端を指で塞ぎ、吸引圧を確認する。そのチューブを手の届く範囲に置いておく。
8. 無菌操作で滅菌吸引セットの包装を開く。開いた包装材または容器は他の物品を置く滅菌野として使用する。滅菌容器の外表面のみに触れるようにして、慎重に容器を作業表面にセットし、滅菌生食を容器の中に注ぐ。
9. 少量の水溶性潤滑剤を滅菌野に出す。そのとき、潤滑剤の外装が滅菌野に接触しないよう注意する。
10. 患者の酸素投与量を増やすか、施設の規定または医師の指示に従って酸素の補充を行う。
11. フェイスシールド、またはゴーグルとマスクを装着する。滅菌グローブを装着する。利き手でカテーテルを操作し、無菌状態を保つ。利き手と反対の手は無菌状態というよりも清潔であるとみなし、その手で調節口を操作する。
12. グローブをつけた利き手で、滅菌カテーテルを持つ。利き手と反対の手で接続チューブを持ち、チューブと吸引カテーテルを接続する。
13. カテーテルを容器の中の生食に浸して濡らせる(図3)。調節口を指で塞ぎ、吸引圧を確認する。
14. 患者に数回深呼吸するように促す。
15. カテーテルの先5-7.5cmの部分に潤滑剤を塗布する。潤滑剤は滅菌野に出しておいたものを使う。
16. 酸素マスク等を外す(使用している場合)。カテーテルを挿入している間は吸引しない。カテーテルを母指と示指で挟んで持つ。カテーテルを外鼻孔からゆっくり挿入し、鼻腔の底面に沿わせ気管へ向かって挿入する。奥へ挿入しやすくするため、指でカテーテルを回転させる。気管まで達するようカテーテルは約20-22.5cm挿入する。抵抗は感じないはずである。抵抗を感じたときは、気管分岐部または気管粘膜に当たっている可能性がある。カテーテルを少なくとも1.5cm引き抜いてから、吸引を開始する。
17. 吸引を実施する。利き手と反対の手でカテーテルの調節口を塞ぎ、カテーテルをゆっくりと回転させながら引き抜く。**1回の吸引時間は10-15秒までにする。**
18. 利き手と反対の手を使って酸素マスク等を再度装着し、患者に数回深呼吸させる。
19. カテーテルを生食で洗浄する。吸引の効果をアセスメントし、患者の状態に応じて吸引を繰り返す。吸引を実施していないときは、吸引カテーテルを利き手の中にまとめて持つ。
20. **再度吸引が必要な場合は、30秒-1分の間隔をあける。1回の吸引処置では、吸引カテーテルの挿入は3回までとする。吸引を繰り返す必要がある場合は、禁忌でないかぎり、挿入する外鼻孔を変える。カテーテルは無理に外鼻孔の奥に入れてはならない。吸引の合間に咳嗽や深呼吸をするように患者を促す。鼻咽頭の吸引後に口腔咽頭吸引を実施する。**

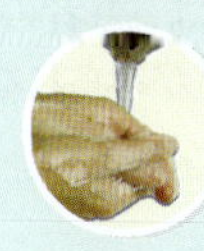

21. 吸引終了後、巻いたカテーテルを利き手で持ったまま、利き手のグローブを中表にして外す。利き手と反対の手のグローブを外し、グローブ、カテーテル、生食の入った容器を所定の医療廃棄物容器に捨てる。フェイスシールド、またはゴーグルとマスクを外す。手指衛生を行う。
22. 吸引器の電源を切る。必要に応じ、吸引用に装着した補充酸素を外す。患者を安楽な体位に戻す。
23. 口腔ケアを実施する。
24. 呼吸数、努力呼吸の有無、酸素飽和度、および肺音など患者の呼吸状態を再度評価する。

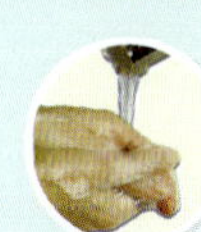

25. 他にもPPEをつけている場合は外す。手指衛生を行う。
26. 吸引時間、介入前後のアセスメント、吸引の目的、挿入経路、および分泌物の性状・量を記録する。

スキル・14-7　口咽頭エアウェイの挿入

口咽頭エアウェイは、プラスチックまたはゴム製の半円形のチューブで、自発呼吸をしている患者の口から咽頭後部へ挿入する。口咽頭エアウェイは、意識のない患者の舌根が咽頭後壁へ落ち込み、咽頭を閉塞するのを防ぎ、気道を確保するために使用する。患者が意識を回復したら、口咽頭エアウェイは除去する。意識が回復した患者がエアウェイを吐きだせるよう、エアウェイの固定にテープは用いない。このエアウェイは、意識のない患者にベッドサイドで安全に挿入することができるものである。口咽頭エアウェイは、緊急時の人工呼吸の一助として、意識がない患者、または意識レベルが低下した患者の吸引を実施するために使用されることがある。鼻咽頭エアウェイの補助として用いられることもある。鼻咽頭エアウェイ（ネーザル・トランペットとも呼ばれる）は、柔軟なゴムまたはプラスチック製の湾曲したチューブで、自発呼吸のある患者の鼻から咽頭後壁へと挿入される。（この項の末にあるスキルバリエーションを参照。）

必要物品

- 適切なサイズの口咽頭エアウェイ
- ディスポーザブルグローブ
- 吸引に必要な用具
- ゴーグルまたはフェイスシールド（適宜）
- 懐中電灯（適宜）
- 指示があれば他のPPE

アセスメント

患者の意識レベルと気道確保能力のアセスメントを実施する。口腔内の分泌物の量と粘度をアセスメントする。肺音を聴診する。舌で気道が塞がれている場合、肺音は減弱する。歯がぐらついていたり、最近口腔手術を受けたりしている場合は、口咽頭エアウェイの使用禁忌となるため、歯のアセスメントや既往歴の確認を行う。

看護診断

患者の現在の状態に基づき、看護診断を行うための関連因子を決定する。妥当な看護診断としては以下のような例がある。

- 誤嚥リスク状態
- 非効果的気道浄化
- 身体損傷リスク状態

その他の看護診断でもこのスキルが必要になることがある。

成果確認と看護計画立案

望ましい成果とは、患者の気道の通過性を維持することである。その他に適切な成果は、患者に誤嚥や身体損傷がみられないことである。

看護技術の実際

手順	根拠
1. 必要物品をベッドサイドまたはオーバーテーブルに運ぶ。	必要物品をベッドサイドに準備することで時間と労力の節約になる。物品を手元に用意しておくことで、利便性が高まり時間が短縮でき、看護師の不必要な動きが省略できる。
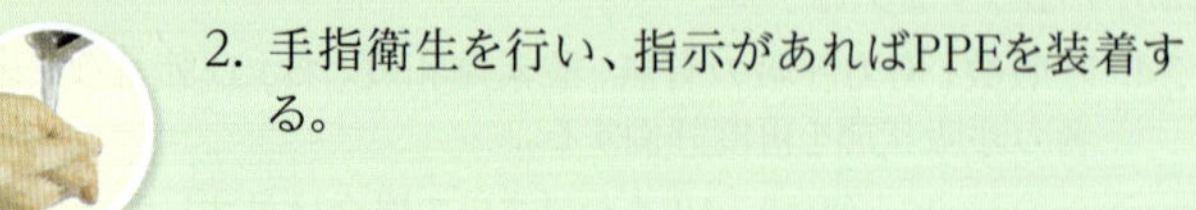 2. 手指衛生を行い、指示があればPPEを装着する。	手指衛生およびPPEは微生物の伝播を予防する。PPEは感染経路別予防策に基づいて用意する。
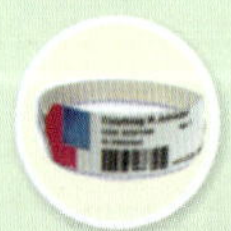 3. 患者の本人確認を行う。	本人確認を行うことによって、正しい患者に確実に介入を実施することができ、患者誤認の防止になる。
4. ベッド周りのカーテンを閉め、可能であれば病室の扉を閉める。	こうすることで患者のプライバシーが保たれる。
5. 処置の目的と具体的な内容を患者に説明する。患者の意識がないようにみえる場合でも、説明は行う。	説明することで不安が緩和される。患者の意識がないように見えても、看護師は手順を説明すべきである。

手順	根拠
6. ディスポーザブルグローブを装着する。指示があれば、ゴーグルやフェイスシールドを装着する。	グローブと他のPPEは汚染物および体液との接触を防止する。
7. 口咽頭エアウェイの適切なサイズを選ぶ(図1)。患者の顔の側面にエアウェイをあてて、口咽頭エアウェイの長さが適切か目測する。エアウェイは口の開口部から下顎角の後ろまで届く長さが必要である。	正しいサイズによって正しい挿入と装着が可能になり、口蓋彎曲部の気道確保ができる。
8. **ぐらついている歯、義歯、その他異物がないか口腔内を確認する。義歯や異物があれば取り除く。**	誤嚥または異物の嚥下を防止する。挿入時、エアウェイに押されて口腔内の異物が咽喉の奥へと入ってしまうことがある。
9. 患者をセミファーラー位にする。	この体位により、エアウェイが挿入しやすくなり、舌の咽頭後方への落ち込み(舌根沈下)を予防する。
10. 必要に応じて、吸引する。	これにより、過剰な分泌物が除去され、気道の通過性が維持される。
11. 母指と示指で患者の口を開き、上下の歯を慎重に押し開ける。**曲線の端を上向きにして口蓋のほうに向け、エアウェイを挿入する(図2)。**	これにより、エアウェイの先端が舌の上を通り、咽喉の奥へと挿入できる。

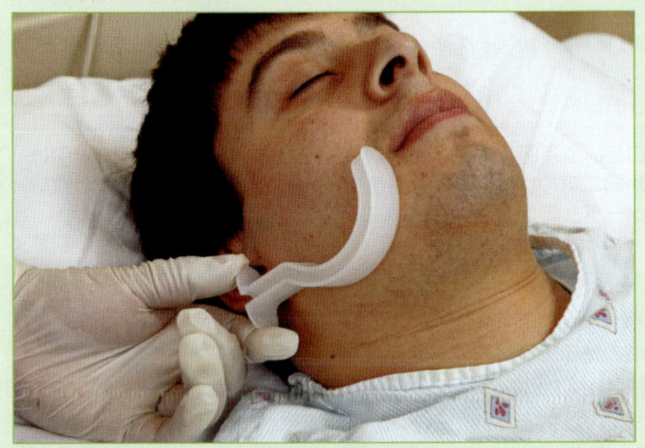

図1　口咽頭エアウェイのサイズの選択

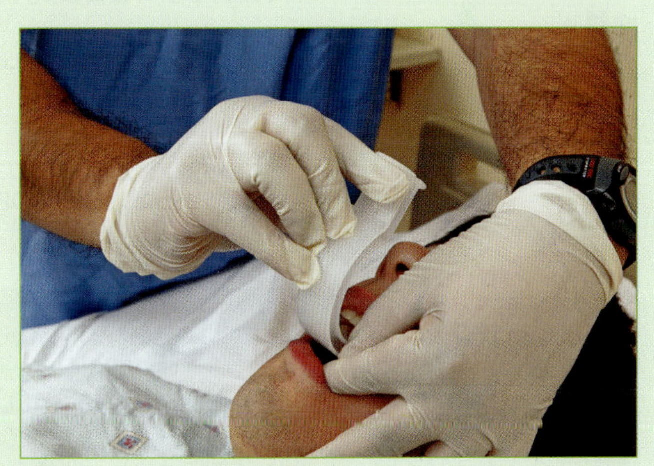

図2　エアウェイを滑り込ませる。

手順	根拠
12. エアウェイを、舌を越えて口腔の奥へと滑り込ませる。口蓋垂を通るときに、エアウェイを180度回転させる(図3)。エアウェイの先端を下に向けて、曲線部分を口蓋の輪郭に沿わせる。懐中電灯を用いて、舌の上方に曲線部分が納まるようになっているかエアウェイの位置を確認してもよい。	これは、舌を前方へ動かすために行う。このようにしてエアウェイを通して、またはエアウェイの周囲から呼吸することができる。
13. 呼吸音を聴診し、エアウェイが正確な位置にあること、換気が十分であることを確認する(図4)。	エアウェイが正しく装着されると、肺音が聴取でき、全肺葉の肺音が均等になる。
14. エアウェイを装着したあと、患者を側臥位にする。	この体位によって、咽頭の奥から舌を離しておくことができ、また意識のない患者が嘔吐した場合の誤嚥の予防になる。
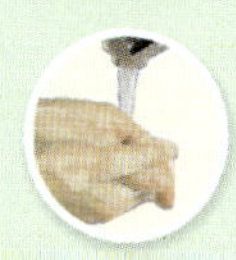 15. グローブを外し、他にも使用しているPPEがあれば外す。手指衛生を行う。	PPEを適切に外すことで感染伝播および他の物品への汚染リスクが低下する。手指衛生によって微生物の伝播が防止される。
16. 4時間ごとまたは施設の規定の時間ごとに、一時的にエアウェイを外す。施設の規定に従って、口腔内をアセスメントし、口腔ケアを実施した後、洗浄したエアウェイを再度挿入する。	エアウェイを長時間使用することによって、組織の炎症および潰瘍が生じることがある。口腔ケアにより、粘膜に水分が補給され、組織統合性の維持につながる。

(続く)

スキル・14-7　口咽頭エアウェイの挿入　(続き)

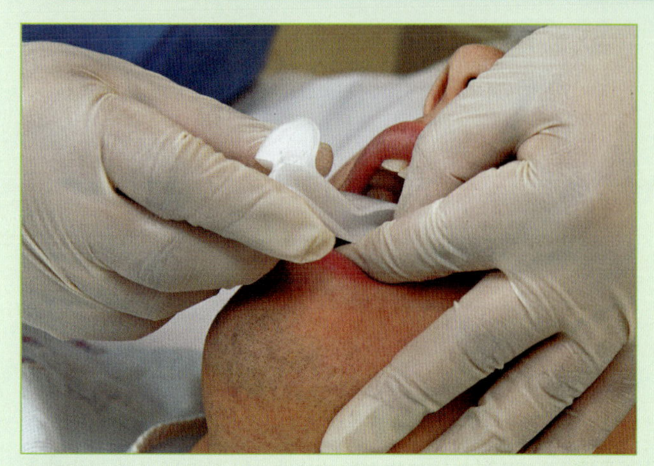

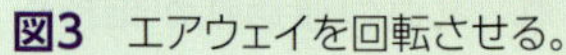

図3　エアウェイを回転させる。

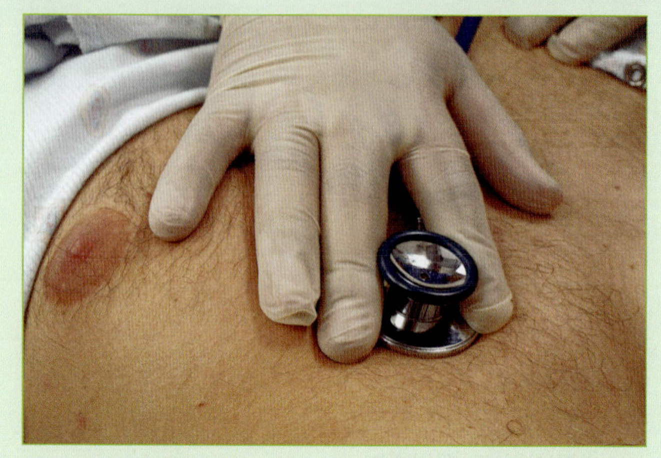

図4　呼吸音を聴診する。

評価

望ましい成果が達成されるのは、患者の気道が通過性を示し、酸素飽和度が95%以上の場合である。さらに、損傷および誤嚥が生じていない場合である。

記録

ガイドライン

エアウェイの位置、エアウェイのサイズ、抜去、洗浄、介入前後のアセスメント、および酸素飽和度などを記録する。

記録例

> 12/9/22　12:10　ゴロゴロという呼吸音を聴取、舌根沈下を認める。口咽頭部の吸引は困難であった。サイズ4の口咽頭エアウェイを挿入。患者を左側臥位にした。肺音は明瞭で全肺葉で均等。パルスオキシメーターの測定値はルームエアで98%。
>
> ── *C・バウスラー、看護師*

予期しない状況と対処方法

- 患者が覚醒した：患者が覚醒したら、口腔エアウェイは外す。口腔エアウェイは不快感を生じさせ嘔吐の原因になる。意識のある患者は通常、自分自身で気道を確保できる。
- 舌根が咽頭後壁に沈下し呼吸困難を起こしている：ディスポーザブルグローブを装着し、エアウェイを外す。エアウェイのサイズが患者に合っているか確認する。
- 口咽頭エアウェイを挿入すると患者が嘔吐した：患者を速やかに側臥位にして誤嚥を防ぐ。口の中のエアウェイを外す。必要に応じて口腔内を吸引する。

注意事項

- グローブをつけ、4時間ごとに一時的にエアウェイを外し、口腔ケアを実施する。口腔および舌を評価し、組織の炎症、歯の損傷、出血、潰瘍がないか確認する。損傷を予防するため、口唇や舌が歯とエアウェイのあいだに挟まっていないか確認する。
- 口咽頭エアウェイを再度挿入するときは、前回挿入した口角と反対の口角から挿入するようにする。こうすることで舌と口角の炎症が防止できる。
- 口咽頭エアウェイの周囲および中を通して、分泌物を吸引する。

スキルバリエーション　鼻咽頭エアウェイの挿入

鼻咽頭エアウェイ(ネーザル・トランペットとも呼ばれる)は、柔軟なゴムまたはプラスチック製の湾曲したチューブで、自発呼吸のある患者の鼻から咽頭後壁へと挿入する。ネーザル・トランペットは外鼻孔から咽頭への気道を確保し、開通した気道を維持するのに有効である。ネーザル・トランペットは、歯が固く閉じられている患者、舌が腫脹している患者、または頻繁に鼻咽頭を吸引する必要のある患者が適応である。青年-成人のネーザル・トランペットの適切なサイズ範囲は、24F-36Fである。実施にあたって追加すべきアセスメントは、鼻中隔彎曲または最近の鼻腔・口腔手術などの鼻腔に関する問題の有無、抗凝固療法のような出血のハイリスクであるかどうか、などのアセスメントである。これらに該当する患者への鼻咽頭エアウェイの使用は禁忌である。

1. 必要物品をベッドサイドまたはオーバーテーブルに運ぶ。

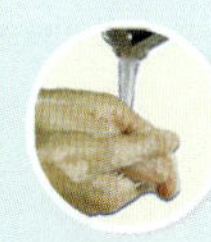

2. 手指衛生を行い、指示があればPPEを装着する。

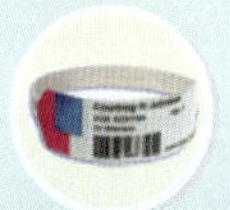

3. 患者の本人確認を行う。
4. ベッド周りのカーテンを閉め、可能であれば病室の扉を閉める。
5. 処置の目的と具体的な内容を患者に説明する。患者の意識がないようにみえる場合でも、説明は行う。
6. ディスポーザブルグローブを装着する。患者が咳嗽をしていたり、大量の分泌物がみられたりする場合は、マスクとゴーグルも装着する。
7. **正しいサイズを知るため、鼻咽頭エアウェイの長さを測定する(図A)。**患者の顔の側面にエアウェイをあてて、鼻咽頭エアウェイの長さが適切か測定する。エアウェイは耳珠から鼻孔+2.5cmの長さが必要である。直径は鼻孔よりやや小さいサイズとする。

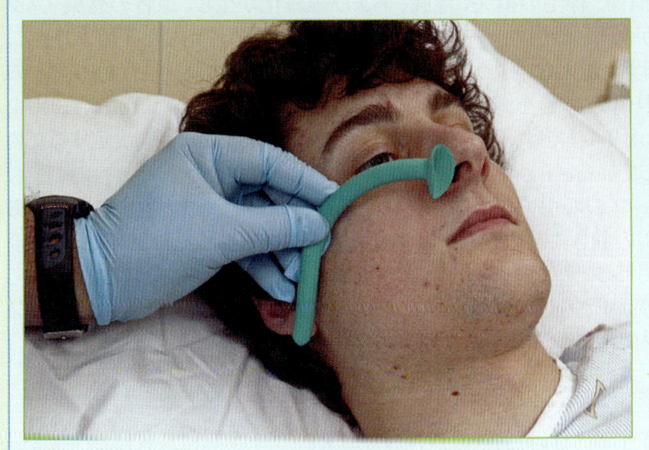

図A　鼻咽頭エアウェイのサイズを選ぶ。

8. ベッドを処置しやすい高さに調整する。通常は実施者の肘の高さにする(VISN 8 Patient Safety Center, 2009)。看護師に一番近いベッド柵を下げる。**患者の意識がある場合は仰向けでセミファーラー位にし、患者の意識がない場合は、側臥位にする。**
9. 必要に応じて、吸引する。
10. 鼻咽頭エアウェイの先端から広がっている裾のほうまで、水溶性潤滑剤をまんべんなく十分に塗布する(図B)。

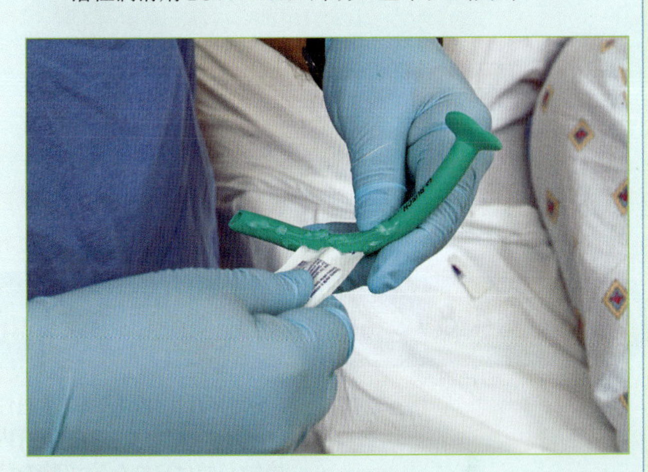

図B　鼻咽頭エアウェイに潤滑剤を塗布する。

11. エアウェイを外鼻孔へゆっくり挿入する(図C)。先端が細いほうから入れ、広がっている縁が外鼻孔に触れるまで挿入する(図D)。抵抗を感じたら中止し、もういっぽうの外鼻孔に挿入する。

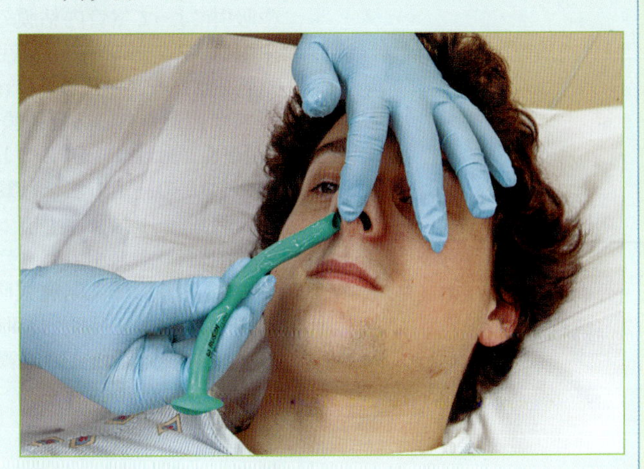

図C　鼻咽頭エアウェイの挿入

(続く)

スキル・14-7　口咽頭エアウェイの挿入　（続き）

スキルバリエーション　鼻咽頭エアウェイの挿入　（続き）

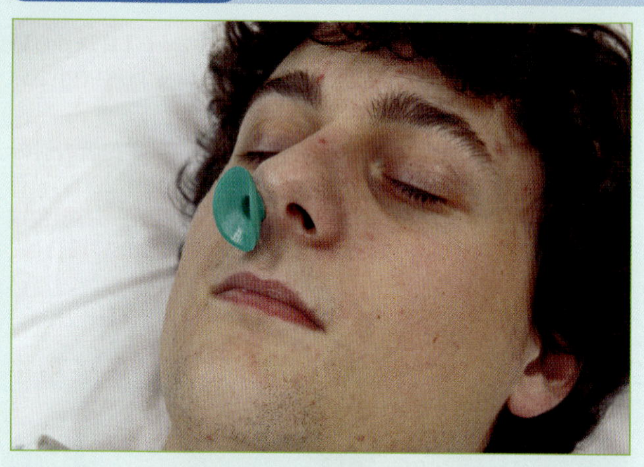

図D　挿入された鼻咽頭エアウェイ

12. 患者に口を閉じてもらい、チューブの前に手を当てて、空気の動きを確認し、正しく装着できたか確かめる。口蓋垂の後ろにエアウェイの先端が見えるかどうか咽頭を確認する。鼻の皮膚が青白くなったり、伸張したりしていないか評価する。

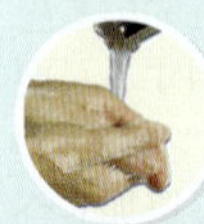

13. グローブを外し、ベッド柵を上げる。ベッドを一番低い位置に下ろす。他にもPPEをつけている場合は外す。手指衛生を行う。

14. **少なくとも8時間または施設規定の時間をおいて、エアウェイを外し、石鹸水で洗浄し、もう一方の外鼻孔から再度挿入する。挿入時に患者が咳こんだり嘔気が出現したりする場合は、ネーザル・トランペットが長すぎるのかもしれない。咽頭のアセスメントを行う。エアウェイの先端は口蓋垂の奥に見えていなければならない。**

スキル・14-8　気管内チューブの吸引：開放式

吸引の目的は気道の通過性を維持すること、および肺分泌物、血液、吐物または異物を気道から除去することである。**気管内チューブ**を介した吸引の目標は、気管内チューブによって**線毛**との接触が妨げられた分泌物を除去することである。気管内吸引は、低酸素血症、心臓のリズム障害、損傷、無気肺、感染、出血、および疼痛を引き起こす可能性があることを忘れてはならない。潜在的な危険の防止のために、無菌操作を維持し、施設のガイドラインおよび手順に従うことが重要である。吸引の頻度は臨床アセスメントに基づいて決定する。

気管内吸引では、線毛との接触がなく、気管内チューブに貯留した分泌物を除去するため、カテーテルは、長くても気管内チューブの先端までの挿入とすることを推奨する。カテーテルの接触や吸引によって気管内粘膜の損傷、線毛の損失、浮腫、および線維化が生じ、患者の感染リスクや出血リスクを高める可能性がある。吸引カテーテルの挿入はあらかじめ決定した距離までとし、気管内チューブの長さを1cm以上越えないようにする。これにより、気管および気管分岐部との接触が回避され、気管粘膜損傷の影響を減じることができる（Ireton, 2007; Pate, 2004; Pate & Zapata, 2002）。Box 14-1では、適切な吸引カテーテルの挿入の長さを決定するためのいくつかの測定方法を考察している。

開放式吸引は、気管内チューブの吸引方法としてもっとも効果的な方法であるとする見解もあるが、吸引時の吸引カテーテルの動きに制限がないと注意を促す見方もある。また、看護師は手技中に、知らぬ間に開放式吸引システムを汚染してしまう可能性がある。さらに、開放式吸引では、吸引時に人工呼吸器を取りはずさなければならない。後述する2つの実践のためのエビデンスでは、開放式と閉鎖式の気管内吸引システムを取りあげて比較している。

Box 14-1　吸引カテーテルの挿入の長さを決定する方法

開放式吸引

方法1（気管内チューブ）

- 1cm刻みの印がついている吸引カテーテルを用いて、吸引カテーテルを気管内チューブに挿入し、気管内チューブとカテーテルのマーキングが揃うところまで吸引カテーテルを挿入する。
- 吸引カテーテルはマーキングから1cm以上深く挿入してはならない。

方法2（気管内チューブ）

- 気管内チューブと使用しているアダプタの長さを合わせ、それに1cm足す。
- 施設の規定に従って、決定した長さをベッドサイドの記録に記入するか、ケアプランに記録する。

方法3（気管内チューブおよび気管切開チューブ）

- 患者に使用しているものと同一サイズの気管内チューブまたは気管切開チューブを使用し、チューブの末端まで吸引カテーテルを挿入する。
- チューブの末端に達したカテーテルの長さを測定する。
- 測定した長さをベッドサイドの記録またはケアプランに記録する。または、基準値として、ベッドサイドで油性ペンやテープで吸引カテーテルに印を付ける。施設の規定を参照する。

閉鎖式吸引（気管内チューブおよび気管切開チューブ）

- 気管内チューブまたは気管切開チューブと使用しているアダプタの長さを合わせ、さらに1cm足す。
- カテーテルシースまたはウインドウから適切な長さの印が見えるまでカテーテルを挿入する。
- 測定した長さをベッドサイドの記録またはケアプランに記録する。

(Adapted from Pate, M., & Zapata, T. [2002]. Ask the experts: How deeply should I go when I suction an endotracheal tube or tracheostomy tube? *Critical Care Nurse*, 22[2], 130–131, with permission.)

必要物品

- ポータブルまたは壁掛式吸引ユニットと接続チューブ
- 市販の吸引キット、および適切なサイズのカテーテル（一般的注意事項参照）、または
  - 適切なサイズの調節口付の滅菌吸引カテーテル
  - 滅菌ディスポーザブル容器
  - 滅菌グローブ
  - タオルまたは防水パッド
  - ゴーグルとマスク、またはフェイスシールド
  - 追加のPPE（指示があれば）
  - 清潔なディスポーザブルグローブ
  - 100%酸素に接続した蘇生バッグ
- 支援スタッフ（適宜）

アセスメント

肺音のアセスメントを行う。吸引が必要な患者とは、連続性副雑音、断続性副雑音、ゴロゴロ音が聴取される患者である。酸素飽和度をアセスメントする。吸引が必要な患者の場合、概して、酸素飽和度は低下している。呼吸数や深さなど呼吸状態をアセスメントする。吸引を必要とする患者は頻呼吸になっていることがある。鼻翼呼吸、陥没呼吸、呻吟など呼吸障害の徴候がみられないかアセスメントする。気管内チューブからの吸引の適応は他に、チューブ内の分泌物、急性の呼吸障害、頻回または持続的な咳嗽である。介入時の疼痛や疼痛を引き起こす可能性もアセスメントする。患者のニーズに適応した個別の疼痛管理を実施する（Arroyo-Novoa, et al., 2007）。患者が腹部の手術や他の処置を受けていた場合は、吸引の前に鎮痛薬を投与する。吸引カテーテルの長さが適切かどうかアセスメントする。Box 14-1参照。

看護診断

患者の現在の状態に基づき、看護診断を行うための関連因子を決定する。妥当な看護診断としては以下のような例がある。

- 非効果的気道浄化
- 誤嚥リスク状態
- 感染リスク状態
- ガス交換障害

（続く）

スキル・14-8　気管内チューブの吸引：開放式　(続き)

成果確認と看護計画立案

望ましい成果とは、患者の呼吸音が改善し、気道が浄化され開通することである。その他に適切な成果は、酸素飽和度が許容範囲内にあること、呼吸数や深さなどの呼吸状態が患者の年齢層の正常な範囲内にあること、呼吸障害の徴候を示していないことである。

看護技術の実際

手順	根拠
1. 必要物品をベッドサイドまたはオーバーテーブルに運ぶ。	必要物品をベッドサイドに準備することで時間と労力の節約になる。物品を手元に用意しておくことで、利便性が高まり時間が短縮でき、看護師の不必要な動きが省略できる。
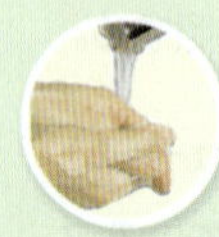 2. 手指衛生を行い、指示があればPPEを装着する。	手指衛生およびPPEは微生物の伝播を予防する。PPEは感染経路別予防策に基づいて用意する。
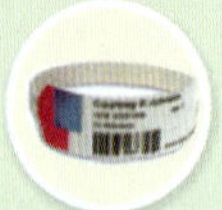 3. 患者の本人確認を行う。	本人確認を行うことによって、正しい患者に確実に介入を実施することができ、患者誤認の防止になる。
4. ベッド周りのカーテンを閉め、可能であれば病室の扉を閉める。	こうすることで患者のプライバシーが保たれる。
5. 吸引が必要かどうか判断する。患者記録をみて吸引の指示を確認する。**疼痛または疼痛出現の可能性をアセスメントする。吸引の前に、処方があれば、疼痛治療薬を投与する。**	気道粘膜の損傷を最低限に抑えるため、吸引は分泌物が溜まったとき、または異常な呼吸音が聴取されたときのみとする。吸引によって患者に軽度から重度の疼痛が生じることがある。各患者に対して個別的な疼痛管理が不可欠である(Arroyo-Novoa, et al., 2007)。吸引によって咳嗽が出やすくなるが、開腹手術を受けた患者の場合、咳嗽には疼痛が伴う。
6. 処置の目的と具体的な内容を患者に説明する。患者の意識がないようにみえる場合でも、説明は行う。呼吸困難を示した場合は手技を中止することを説明し患者を安心させる。	説明することで不安が緩和される。患者の意識がないようにみえても、看護師は手順を説明すべきである。呼吸が妨げられる手技はいずれも、患者の不安をかきたてる可能性がある。
7. ベッドを処置しやすい高さに調整する。通常は実施者の肘の高さにする(VISN 8 Patient Safety Center, 2009)。実施者に一番近いベッド柵を下げる。**患者の意識がある場合はセミファーラー位にし、患者の意識がない場合は、顔が実施者のほうに向くように側臥位にする。オーバーテーブルを実施者の近くに移動させ、テーブルの高さを腰のあたりまで上げる。**	ベッドを適切な高さにすることで、看護師の腰や筋肉の疲労が防げる。上体を起こすと患者は咳嗽がしやすくなり呼吸が楽になる。また、重力によってカテーテルの挿入が促進される。側臥位により気道の閉塞が防止され、分泌物の排出が促進される。オーバーテーブルは作業台として使用でき、作業台上の物品の清潔を維持するのに役立つ。
8. バスタオルまたは防水パッドを患者の胸のあたりに広げる。	これによってベッドリネンが保護される。
9. **吸引器の圧を適切な値に調整する。** 壁掛式吸引器は、成人：100-120mmHg(Roman, 2005)、新生児：60-80mmHg、乳児：80-100mmHg、小児：80-100mmHg、青年：80-120mmHg(Ireton, 2007)。 ポータブル吸引器は、成人：100-150mmHg、新生児：60-80mmHg、乳児：80-100mmHg、小児：80-100mmHg、青年：80-100mmHg。	吸引圧が高い場合、過度の損傷、低酸素血症、および無気肺を引き起こすことがある。
10. 清潔なディスポーザブルグローブをつけ、接続チューブの先端を塞ぎ、吸引圧を確認する。そのチューブを手の届く範囲に置いておく。酸素流量計に接続した蘇生バッグを手に届く位置に置く(使用する場合)。	グローブは血液や体液との接触を予防する。吸引圧を調べることで、装置が適切に作動していることが確認できる。チューブ等を手元に置くことで、整然と処置を実施することができる。

手順 / **根拠**

11. 無菌操作で滅菌吸引セットの包装を開く。開いた包装材は他の物品を置く滅菌野として使用する。滅菌容器の外表面のみに触れるようにして、慎重に滅菌容器を作業面に置き、滅菌生食を容器内に注ぐ。

生食または水でカテーテルの外側を湿らせることで、挿管時の粘膜の炎症を最小限に抑えられる。また、吸引実施の合間でカテーテルの洗浄にも使用する。

12. フェイスシールド、またはゴーグルとマスクを装着する。滅菌グローブを装着する。**利き手でカテーテルを操作し、無菌状態を保つ。利き手と反対の手は無菌状態というよりも清潔であるとみなし、その手でカテーテルの調節口を操作する。**

滅菌グローブを使って滅菌カテーテルを扱うことで、微生物の気道への侵入を防ぐのに役立つ。清潔なグローブは看護師を微生物から保護する。

13. グローブをつけた利き手で、滅菌カテーテルを持つ。利き手と反対の手で接続チューブを持ち、チューブと吸引カテーテルを接続する。

吸引カテーテルの無菌性が保たれる。

14. カテーテルを容器の中の生食に浸して湿らせる（シリコンカテーテル以外の場合）。調節口を指で塞ぎ、吸引を確認する。

生食でカテーテルの中を湿らせることで、カテーテル内の分泌物が移動しやすくなる。シリコンカテーテルを湿らせる必要はない。吸引力を調べることで装置が正しく作動していることを確認する。

15. 利き手と反対の手で蘇生バッグを使用し、3-6回の用手換気を行い（図1）、または人工呼吸器の深呼吸機能（SIGH）を使用する。

用手換気および高酸素化は、吸引時の低酸素血症の予防になる。

16. 利き手と反対の手で人工呼吸器のチューブに付いているアダプタを開くか、蘇生バッグを外す。

これにより、滅菌グローブをつけた手を汚染させることなく、**気管切開**チューブの接続を外すことができる。

17. 利き手を使って、カテーテルを慎重かつ迅速に気管に挿入する（図2）。**事前に決定しておいた長さまでカテーテルを挿入する。カテーテルを挿入しているときは調節口を塞いではならない。**

カテーテルの接触および吸引によって粘膜損傷、線毛の損失、浮腫、および線維化が生じたり、患者の感染リスクや出血リスクが高まったりする。吸引カテーテルの挿入はあらかじめ決定した距離までとし、気管内チューブの長さを1cm以上越えないようにする。これにより、気管および気管分岐部との接触が回避され、気管粘膜損傷の影響を減じることができる（Ireton, 2007; Pate, 2004; Pate & Zapata, 2002）。抵抗を感じたときは、気管分岐部または気管粘膜に触れている可能性が高い。カテーテルを少なくとも1.5cm引き抜いてから、吸引を実施する。カテーテルを挿入中に調節口を塞ぐ（つまり吸引する）と、気道粘膜への損傷リスクが増加し、低酸素血症のリスクも増加する。

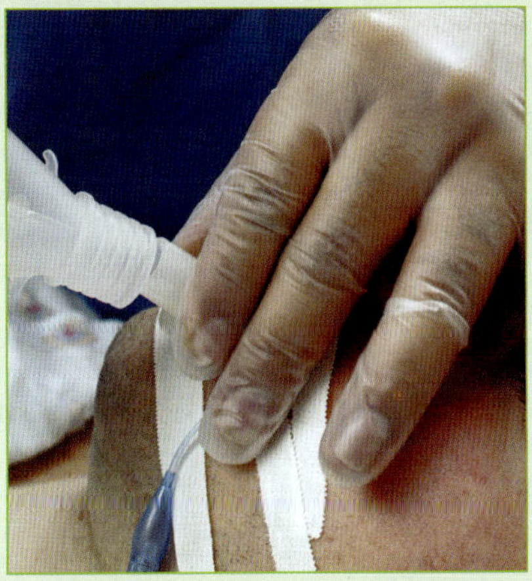

図1　気管内チューブから人工呼吸器のチューブを外し、用手換気を行う。

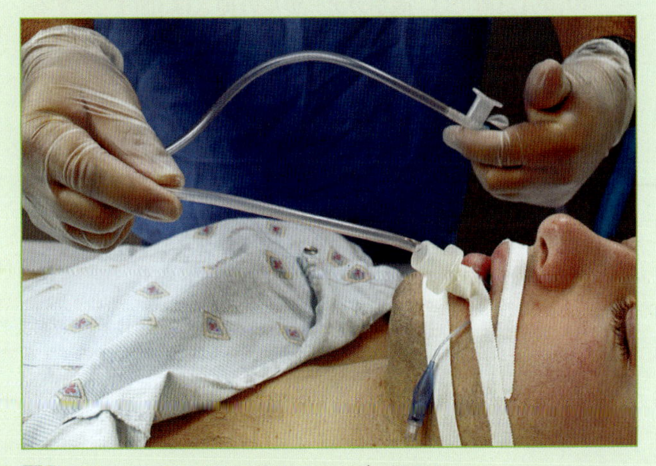

図2　吸引カテーテルを気管内チューブに挿入する。

（続く）

スキル・14-8　気管内チューブの吸引：開放式　（続き）

手順	根拠
18. 吸引を実施する。利き手と反対の母指でカテーテルの調節口を塞ぎ、カテーテルをゆっくりと回転させながら引き抜く(図3)。**1回の吸引時間は10-15秒までとする。**	カテーテルを回転させながら引き抜くことで、粘膜の損傷を最小限に抑える。吸引を10-15秒以上長く実施すると、気道の酸素が奪われ、低酸素血症を招くことがある。吸引時間が短すぎると、分泌物をすべて除去できない可能性がある。

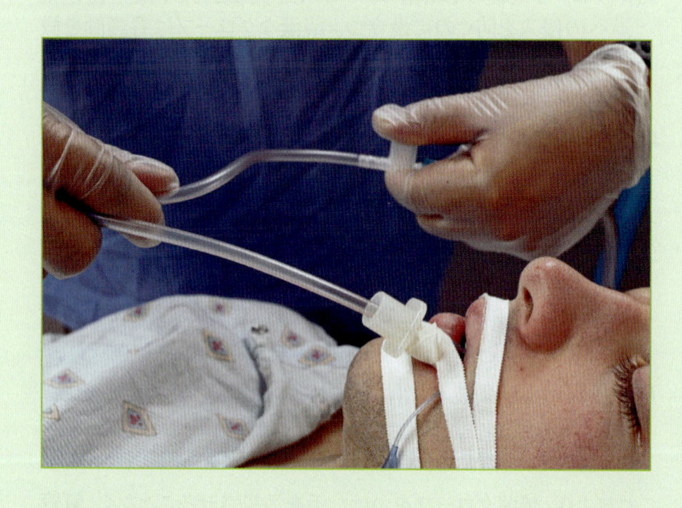

図3　調節口を母指で塞ぎ、吸引カテーテルを引き抜きながら吸引を実施する。

手順	根拠
19. 利き手と反対の手で蘇生バッグを使用し、3-6回の用手換気を行う。必要に応じて、利き手と反対の手を使って酸素供給装置に付け替え、患者に数回深呼吸させる。患者に人工呼吸器を接続している場合は、人工呼吸器のチューブのアダプタを閉じるか、人工呼吸器チューブに付け替えて、人工呼吸器の深呼吸機能を使用する。	吸引により患者の気道から空気が奪われ、低酸素血症を引き起こすことがある。用手換気および高酸素化は、吸引が誘発する低酸素血症の予防に役立つ。
20. 生食を吸引しカテーテル内を流す。吸引の効果をアセスメントし、患者の状態に応じて吸引を繰り返す。 吸引を実施していないときは、吸引カテーテルを利き手に巻きつけて持つ。	生食を吸引することでカテーテルが浄化され、次回の挿入の際に滑りがよくなる。再アセスメントによって追加の吸引が必要かどうか判断できる。 カテーテルを巻きつけることで、カテーテルの偶発的な汚染を予防する。
21. **再度吸引が必要な場合は、30秒-1分の間隔をあける。1回の吸引処置では、吸引カテーテルの挿入は3回までとする。**気管吸引後に口腔咽頭吸引を実施する。口腔の吸引後にカテーテルを気管内チューブに再挿入してはならない。	間隔をあけることで気道が再換気・再酸素化される。過度の吸引チューブ挿入は合併症の一因となる。口咽頭の吸引を実施することで口腔内の分泌物が除去される。微生物は口腔内のほうが多く存在することから、汚染の伝播を避けるため、口腔の吸引は最後に実施する。
22. 吸引終了後、巻きつけたカテーテルを利き手で持ったまま、利き手のグローブを中表にして外す。利き手と反対のグローブを外し、グローブ、カテーテル、生食の入った容器を所定の医療廃棄物容器に捨てる。患者を安楽な体位に戻す。ベッド柵を上げ、ベッドを一番低い位置に下ろす。	グローブを外す手技と物品の廃棄により、微生物の伝播が抑えられる。適切な体位でベッド柵が上げられ、ベッドの高さが適切に調整されることで、患者に安楽と安全を提供する。
23. 吸引器の電源を切る。フェイスシールド、またはゴーグルとマスクを外す。手指衛生を行う。	フェイスシールド、またはゴーグルとマスクを正しく外すことで、感染伝播および他の物品への汚染リスクが低下する。手指衛生によって微生物の伝播を防止する。

手順	根拠
24. 吸引後、口腔ケアを実施する。	口腔内に貯留した気道由来の分泌物は、粘膜を刺激し患者に不快感を与える。
25. 呼吸数、努力呼吸の有無、酸素飽和度、および肺音など患者の呼吸状態を再度評価する。	これにより吸引の効果と合併症の有無の評価ができる。
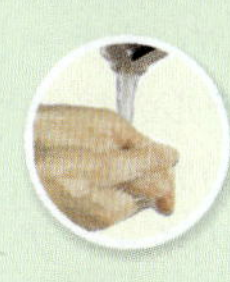 26. 他にもPPEをつけている場合は外す。手指衛生を行う。	PPEを適切に外すことで感染伝播および他の物品への汚染リスクが低下する。手指衛生によって微生物の伝播が防止される。

評価

望ましい成果が達成されるのは、患者の呼吸音が改善し、気道が浄化され、開通する場合である。さらに、酸素飽和度が許容範囲内にある場合、呼吸障害や合併症の徴候または症状がみられない場合である。

記録

ガイドライン

吸引時間、介入前後のアセスメント、吸引の目的、酸素飽和度、分泌物の性状と量などを記録する。

記録例

12/9/1　18:50　両側の下葉に粗い断続性副雑音、両上葉に連続性副雑音聴取。呼吸数は24回／分。肋間の陥没呼吸が見られた。気管内吸引を12Fのカテーテルで実施。水様性分泌物を少量吸引。培養検査用の検体を採取し検査室へ。吸引後、肺音は全肺葉で明瞭になり、呼吸数は18回／分、肋間の陥没は消失。

—— C・バウスラー、看護師

予期しない状況と対処方法

- カテーテルまたは滅菌グローブが汚染された：患者を再度人工呼吸器に接続する。グローブと吸引カテーテルを廃棄する。必要物品を揃え、手順を再開する。
- 吸引中に看護師の目が気道分泌物で汚染された：患者のケアを終えたあと、手指衛生を実施し大量の滅菌水で洗眼する。その後の処置のために、速やかに職員の健康管理者に連絡する。吸引時は、体液への曝露防止のために、ゴーグルまたはフェイスシールドを使用する。

注意事項

一般的注意事項

- 気管内チューブのサイズによって使用するカテーテルのサイズを決定する。吸引カテーテルの外径は、気管内チューブの内経の2分の1以下であること。それより大きなカテーテルは損傷や低酸素血症の一因になることがある。
- 救急用の物品は、ベッドサイドの容易に手が届く場所に用意しておく。気管内チューブを挿入している患者のベッドサイドには、バッグバルブマスク、酸素、および吸引器を常に用意しておく。

乳児と小児についての注意事項

新生児への陰圧（吸引）の最大実施時間は、5秒未満とする（Ireton, 2007）。
小児および青年への陰圧（吸引）の最大実施時間は、10秒未満とする（Ireton, 2007）。

スキル・14-9　気管内チューブの吸引：閉鎖式

吸引の目的は気道の通過性を維持すること、および肺分泌物、血液、吐物または異物を気道から除去することである。気管内チューブの吸引の目標は、気管内チューブにより**線毛**との接触が妨げられた分泌物を除去することである。気管内吸引は、低酸素血症、心臓のリズム障害、損傷、無気肺、感染、出血、および疼痛を引き起こすことがある。潜在的な危険の防止のために、無菌操作を維持し、施設のガイドラインおよび手順に従うことが重要である。吸引の頻度は、吸引の必要性を判定するための臨床アセスメントに基づいて決定する。

この吸引では、線毛との接触がなく、気管内チューブに貯留した分泌物を除去するため、カテーテルは、長くても気管内チューブの先端までの挿入にとどめることを推奨する。カテーテルの接触や吸引によって、気管内粘膜の損傷、線毛の損失、浮腫、および線維化が生じ、患者の感染・出血のリスクが高まる。吸引カテーテルの挿入はあらかじめ決定した距離までとし、気管内チューブの長さを1cm以上越えないようにする。これにより、気管および気管分岐部との接触が回避され、気管粘膜損傷の影響を減じることができる(Ireton, 2007; Pate, 2004; Pate & Zapata, 2002)。Box 14-1(スキル14-8)では、適切な吸引カテーテルの長さを決定するためのいくつかの測定方法を示している。

閉鎖式吸引カテーテルセット(図1)は、施設の規定によって、ルーチンに、または過剰な分泌物除去のため頻繁・迅速な吸引が必要な場合に使用される。閉鎖式吸引には1つ欠点がある。それは、吸引カテーテルを抜去時に回転させると、シースが邪魔になることである。(開放式と閉鎖式の気管内吸引システムの比較に焦点をあてた、2つの実践のためのエビデンスを参照)

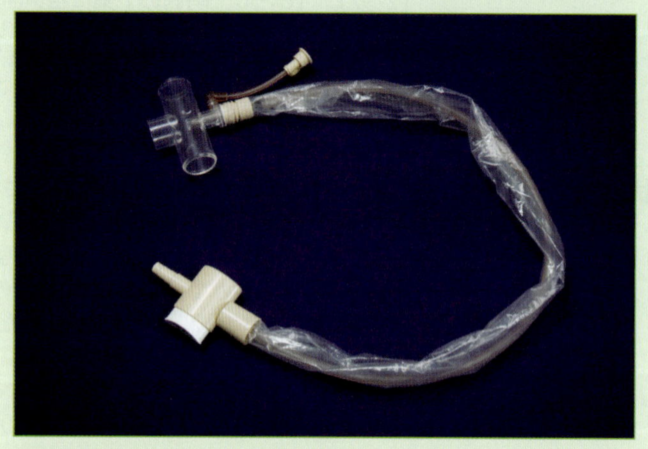

図1　閉鎖式吸引カテーテルセット

必要物品

- ポータブル吸引器または壁掛式吸引ユニットと接続チューブ
- 患者に合ったサイズの閉鎖式吸引カテーテルセット
- アンプルかシリンジに入った生食、3mLまたは5mL
- 滅菌グローブ
- 追加のPPE(指示があれば)

アセスメント

肺音のアセスメントを行う。吸引が必要な患者とは、連続性副雑音、断続性副雑音、ゴロゴロ音が聴取される患者である。酸素飽和度をアセスメントする。吸引が必要な患者の場合、概して、酸素飽和度は低下している。呼吸数や深さなど呼吸状態をアセスメントする。吸引を必要とする患者は頻呼吸になっていることがある。鼻翼呼吸、陥没呼吸、呻吟など呼吸障害の徴候がないかアセスメントする。気管内チューブからの吸引の適応は他に、チューブ内の分泌物、急性の呼吸障害、頻回または持続的な咳嗽である。介入時の疼痛や疼痛を引き起こす可能性もアセスメントする。患者のニーズに適応した個別の疼痛管理を実施する(Arroyo-Novoa, et al., 2007)。患者が腹部の手術や他の処置を受けている場合は、吸引の前に鎮痛薬を投与する。吸引カテーテルの長さが適切かどうかアセスメントする。Box 14-1参照。

看護診断

患者の現在の状態に基づき、看護診断を行うための関連因子を決定する。妥当な看護診断としては以下のような例がある。

- 非効果的気道浄化
- 誤嚥リスク状態
- 感染リスク状態
- ガス交換障害

成果確認と看護計画立案

望ましい成果とは、患者の呼吸音が改善し、気道が浄化され開通することである。その他に適切な成果は、酸素飽和度が許容範囲内にあること、呼吸数や深さなどの呼吸状態が患者の年齢層の許容範囲内にあること、および、患者が呼吸障害の徴候を示していないことである。

看護技術の実際

手順	根拠
1. 必要物品をベッドサイドまたはオーバーテーブルに運ぶ。	必要物品をベッドサイドに準備することで時間と労力の節約になる。物品を手元に用意しておくことで、利便性が高まり時間が短縮でき、看護師の不必要な動きが省略できる。
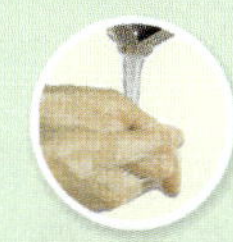 2. 手指衛生を行い、指示があればPPEを装着する。	手指衛生およびPPEは微生物の伝播を予防する。PPEは感染経路別予防策に基づいて用意する。
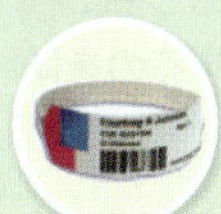 3. 患者の本人確認を行う。	本人確認を行うことによって、正しい患者に確実に介入を実施することができ、患者誤認の防止になる。
4. ベッド周りのカーテンと、可能なら病室の扉を閉める。	こうすることで患者のプライバシーが保たれる。
5. 吸引が必要かどうか判断する。患者記録で吸引の指示を確認する。**疼痛または疼痛の可能性をアセスメントする。処方があれば、吸引の前に鎮痛薬を投与する。**	気道粘膜の損傷を最低限に抑えるため、吸引は分泌物が溜まったとき、または異常な呼吸音が聴取されたときのみとする。吸引によって患者に軽度から重度の疼痛が生じることがある。各患者に対する個別の疼痛管理が不可欠である(Arroyo-Novoa, et al., 2007)。吸引によって咳嗽が出やすくなるが、開腹手術を受けた患者の場合、咳嗽には疼痛が伴う。
6. 処置の目的と具体的な内容を患者に説明する。患者の意識がないようにみえる場合でも、説明は行う。呼吸困難を示した場合は手技を中止することを説明し患者を安心させる。	説明することで不安が緩和される。患者の意識がないようにみえても、看護師は手順を説明すべきである。呼吸が妨げられる手技はいずれも、患者の不安をかきたてる可能性がある。
7. ベッドを処置しやすい高さに調整する。通常は実施者の肘の高さにする(VISN 8 Patient Safety Center, 2009)。実施者に一番近いベッド柵を下げる。**患者の意識がある場合はセミファーラー位にし、患者の意識がない場合は、顔が実施者のほうに向くように側臥位にする。オーバーテーブルを実施者の近くに移動させ、テーブルの高さを腰のあたりまで上げる。**	ベッドを適切な高さにすることで、看護師の腰や筋肉の疲労が防げる。上体を起こすと患者は咳嗽がしやすくなり呼吸が楽になる。また、重力によってカテーテルの挿入が促進される。側臥位により気道の閉塞が防止され、分泌物の排出が促進される。オーバーテーブルは作業面として使用でき、作業面上の物品の清潔を維持するのに役立つ。
8. **吸引器の圧を適切な値に調整する。** 壁掛式吸引器は、成人:100-120mmHg(Roman, 2005)、新生児:60-80mmHg、乳児:80-100mmHg、小児:80-100mmHg、青年:80-120mmHg(Ireton, 2007)。 ポータブル吸引器は、成人:100-150mmHg、新生児:60-80mmHg、乳児:80-100mmHg、小児:80-100mmHg、青年:80-100mmHg。	吸引圧が高い場合、過度な損傷、低酸素血症、および無気肺を引き起こすことがある。
9. **無菌操作で閉鎖式吸引カテーテルセットの包装を開く。セット内の物品は確実に無菌状態を保つ。**	院内感染を防止するため、セット内の物品は無菌状態を維持しなければならない。

(続く)

スキル・14-9　気管内チューブの吸引：閉鎖式　（続き）

手順	根拠
10. 滅菌グローブを装着する。	グローブによって微生物の伝播を阻止する。
11. 利き手と反対の手で、人工呼吸器を気管内チューブから外す。**チューブの内側が無菌状態に保たれ、手が届く場所に、人工呼吸器のチューブを置く。または、利き手と反対の手でチューブを把持しておく。**	これにより、片方の手の無菌状態を維持しながら気管内チューブに触ることができる。院内感染防止のため、人工呼吸器のチューブの内側は無菌状態を保つ。
12. **利き手でデバイスを無菌状態に保ちながら、吸引カテーテルが気管内チューブの延長線上に来るようにカテーテルセットを接続する。**	カテーテルセットを無菌状態に保つことで院内感染のリスクが低下する。
13. **人工呼吸器チューブの内部を無菌に保ったまま、人工呼吸器チューブを気管内チューブと垂直になっているポートに取り付ける。**吸引器のチューブを吸引カテーテルに取り付ける。	院内感染防止のために、人工呼吸器チューブの内側は無菌状態を維持しなければならない。人工呼吸器チューブをポートに接続することで、吸引のために患者から人工呼吸器を外す必要がなくなる。
14. 滅菌生食を開封する。コックを吸引カテーテルのポートの方に開きアンプルまたはシリンジの生食を注入する。	生食は吸引の合間に、カテーテルの洗浄を行うのに役立つ。
15. **吸引の前に、人工呼吸器の深呼吸機能のボタンを使用し、患者の換気回数を増やす。**安全キャップを回してロックを解除し、カテーテルの吸引ボタンを押しやすいようにしておく。	吸引前に高酸素化および換気回数を増加することで、吸引時に酸素が奪われる影響を抑えることができる。安全ボタンは、偶発的にボタンが押され、患者の酸素飽和度が低下するのを防止する。
16. 気管内チューブから約15cmあたりの吸引カテーテルを、保護シースを通して把持する。カテーテルを気管内チューブに慎重に挿入する（図2）。保護シースを把持したままカテーテルから手を放す。カテーテルの後方部分に手を移動させる。**保護シースを通してカテーテルを把持して挿入する動きを繰り返し、カテーテルを決めておいた長さまで挿入する。カテーテル挿入中は、吸引を行ってはならない。**	保護シースによって吸引カテーテルが無菌状態に保たれる。カテーテルの接触や吸引によって、粘膜損傷、線毛の損失、浮腫、および線維化が生じ、患者の感染リスクや出血リスクが高まる。吸引カテーテルの挿入はあらかじめ決定した距離までとし、気管内チューブの長さを1cm以上越えないようにする。これにより、気管および気管分岐部との接触が回避され、気管粘膜損傷の影響を減じることができる（Ireton, 2007; Pate, 2004; Pate & Zapata, 2002）。抵抗を感じたときは、気管分岐部または気管粘膜に触れている可能性が高い。カテーテルを少なくとも1.5cm引き抜いてから、吸引を実施する。カテーテルの挿入中に吸引すると、気道粘膜への損傷リスクが増加し、低酸素血症のリスクも増加する。
17. 利き手と反対の母指で吸引ボタンを押し、吸引を実施する（図3）。利き手の母指と示指でカテーテルをゆっくりと回転させながら引き抜く。**1回の吸引時間は10-15秒までにする。**医師の指示に従って、人工呼吸器の深呼吸機能のボタンで高酸素化または換気回数の増加を実施する。	カテーテルを回転させながら引き抜くと、チューブの内腔が浄化されやすくなり、粘膜損傷の防止にもなる。吸引を10-15秒以上長く実施すると、気道の酸素が奪われ、低酸素血症を招くことがある。吸引時間が短すぎると、分泌物をすべて除去できない可能性がある。高酸素化および換気回数の増加により肺が再酸素化される。

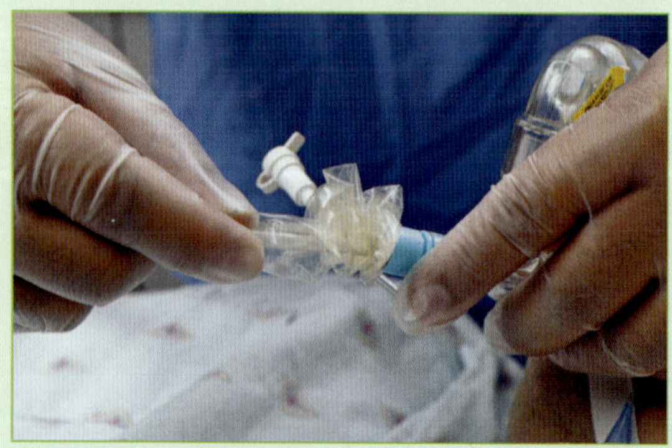

図2　保護シース上からカテーテルを気管内チューブに挿入する。

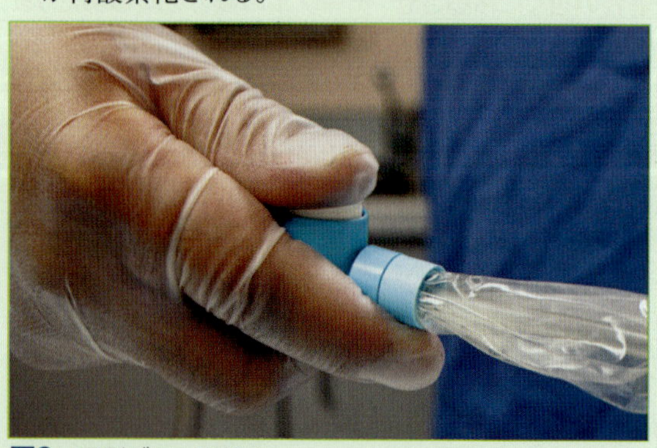

図3　吸引ボタンを押す。

手順	根拠
18. カテーテルを保護シースの中に引き戻したら(図4)、カテーテルが浄化されるまで吸引ボタンを押しながら生食を注入する。**再度吸引が必要な場合は、30秒-1分の間隔をあける。1回の吸引処置では、吸引カテーテルの挿入は3回までとする。**	生食を流すことで、カテーテルが洗浄され、次回の挿入の際に滑りがよくなる。間隔をあけ、酸素供給装置に付け替えることで吸引によって誘発される低酸素状態を軽減することができる。吸引の過剰な実施は合併症の一因になる。

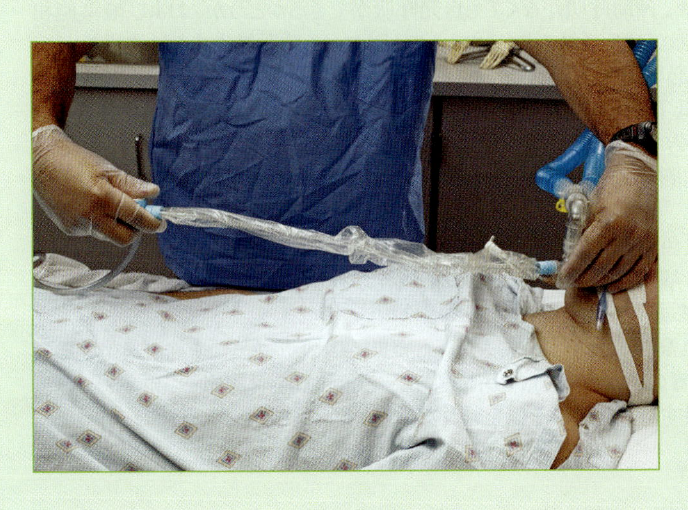

図4　保護シースの中に引き戻して吸引カテーテルを抜去する。

手順	根拠
19. **手技が完了したら、カテーテルが保護シースの中に引き戻されていることを確認し、安全ボタンを回す。生食を外し、注入ポートにキャップをつける。**	安全ボタンを回転させると、吸引器が気管内チューブの酸素を除去しないように、カテーテル部分で吸引が遮断される。
20. 別のディスポーザブル・カテーテルで、口腔内を吸引し、口腔ケアを実施する。グローブを外す。吸引器の電源を切る。	口腔内の吸引によって、口腔および咽頭に溜まっている分泌物を除去することができ、感染リスクを低下させる。口腔ケアを実施することにより患者を安楽にする。PPEを適切に外すことで感染伝播および他の物品への汚染リスクが低下する。
21. 患者を安楽な体位に戻す。ベッド柵を上げ、ベッドを一番低い位置に下ろす。	患者の安楽が維持される。適切な体位をとりベッド柵を上げ、ベッドの高さを適切に調整することで、患者に安楽と安全を提供する。
22. 呼吸数、努力呼吸の有無、酸素飽和度、肺音など患者の呼吸状態を再度アセスメントする。	これにより吸引の効果と合併症の有無の評価ができる。
23. 他にもPPEをつけている場合は外す。手指衛生を行う。	PPEを適切に外すことで感染伝播および他の物品への汚染リスクが低下する。手指衛生によって微生物の伝播が防止される。

評価

望ましい成果が達成されるのは、患者の呼吸音が改善し、気道が浄化され、開通する場合である。さらに、酸素飽和度が許容範囲内にある場合、呼吸障害や合併症の徴候または症状がみられない場合である。

記録

ガイドライン

吸引時間、介入前後のアセスメント、吸引の目的、酸素飽和度、分泌物の性状と量などを記録する。

(続く)

スキル・14-9　気管内チューブの吸引：閉鎖式　（続き）

記録例

12/9/1　18：50　両側下葉に粗い断続性副雑音、両上葉に連続性副雑音。呼吸数は24回／分。肋間の陥没呼吸が見られた。気管内吸引を12Fのカテーテルで実施。粘稠度の低い白色の分泌物少量吸引。培養検査用の検体を採取し検査室へ。吸引後、肺音は全肺葉で明瞭になり、呼吸数は18回／分、肋間の陥没は消失。
—— C・バウスラー、看護師

予期しない状況と対処方法

- 吸引時に事故抜管が発生：患者のそばから離れない。医師に報告するために応援を要請する。患者のバイタルサイン、補助呼吸がなくても自発呼吸ができるかどうか、および酸素飽和度をアセスメントする。バッグバルブマスク（スキル14-15）による呼吸補助または酸素投与の準備を整える。再挿管が必要になることが予測される。
- 吸引後に酸素飽和度が低下：患者を高酸素化する。肺音を聴診する。肺音が聴取できない肺葉があれば、医師に報告するよう他のスタッフに依頼する。患者のそばから離れない。**気胸**の可能性がある。迅速な胸部X線撮影とチェストチューブ留置が医師から指示されることが予測される。
- 吸引時、分泌物の中に黄色の小さな粘液栓がみられた：患者の酸素飽和度および人工呼吸器の加湿状態を調べる。解決しない場合は、この粘液栓が換気血流比不均衡を引き起こす恐れがある。加湿を強める必要があるかもしれない。
- 酸素飽和度低下がみられ高酸素化を試みても低下したままで、チアノーゼや徐脈を呈するなど、吸引による有害な影響の徴候がある：吸引を中止する。肺音を聴診する。蘇生バッグを使用した用手換気を検討する。患者のそばを離れない。医師に報告するよう他のスタッフに依頼する。

注意事項

一般的注意事項

- 気管内チューブのサイズによって使用するカテーテルのサイズを決定する。吸引カテーテルの外径は、気管内チューブの内径の2分の1以下であること。それより大きなカテーテルは損傷や低酸素血症の原因になることがある。
- 救急用の物品は、ベッドサイドの容易に手が届く場所に用意しておくこと。気管内チューブを付けている患者のベッドサイドには、バッグバルブマスク、酸素、および吸引器を常に用意しておく。

乳児と小児についての注意事項

新生児への陰圧（吸引）の最大実施時間は、5秒未満とする（Ireton, 2007）。
小児および青年への陰圧（吸引）の最大実施時間は、10秒未満とする（Ireton, 2007）。

実践のためのエビデンス

機械的換気を受けている患者への気管内吸引実施については、開放式吸引から閉鎖式吸引に置き換わりつつある。

関連する研究

Jongerden, I., Rovers, M., Grypdonck, M., et al. (2007). Open and closed endotracheal suction systems inmechanically ventilated intensive care patients: a meta-analysis. *Critical Care Medicine*, 35(1), 260-270.

この研究の目的は、集中治療室に入室している成人患者を対象に、閉鎖式吸引と開放式吸引の有効性を、患者への成果、細菌汚染、コストの面から検討することであった。4つのデータベースを検索し、論文の参考文献を手作業で検討した。無作為化比較試験により2つのシステムを比較し評価した。人工呼吸器関連の肺炎と死亡率の発生率に有意な差はみられなかった。動脈血酸素飽和度、動脈血酸素分圧、および分泌物除去に関する結論を導くことはできなかった。閉鎖式気管内吸引は、心拍数と平均動脈血圧の変化が有意に小さかった。しかし、閉鎖式吸引は微生物の定着増加と関連し、費用も開放式より高い。著者らは開放式吸引より閉鎖式吸引のほうが優れていることを示すエビデンスは認められないと結論づけた。

看護実践との関連性

看護師は患者ケアに影響を及ぼす重要な立場にある。また、費用対効果の高いケアを提供することも重要であり、これはヘルスケアにおける重要な問題になりつつある。看護師は、気管内吸引に関する問題を明らかにするために、現在の方法の検討やさらなる調査を進めていくべきである。閉鎖式気管内吸引の導入を支持するエビデンスは、今のところ認められない。

実践のための エビデンス

機械的換気を受けている患者への気管内吸引実施については、開放式吸引から閉鎖式吸引に置き換わりつつある。

関連する研究

Subirana, M., Solà, I., & Benito, S. (2007). Closed tracheal suction systems versus open tracheal suction systems for mechanically ventilated adult patients. *Cochrane Database of Systematic Reviews, Issue 4.* Art. No.: CD004581.DOI: 10.1002/14651858.CD004581.pub2.

機械的換気を受けている成人に対する閉鎖式気管内吸引と開放式気管内吸引の比較に関する文献の調査からは、人工呼吸器関連の肺炎と死亡率に関して、2つの方式のあいだに差は示されなかった。この調査では、質の高い研究方法を採用している文献がほとんど確認できなかった。そのため、研究自体の質を高くし、患者の状態や技術に関する問題を明らかにして、看護関連のアウトカムを提供するような研究を今後実施することを推奨する。

看護実践との関連性

看護師は患者ケアに影響を及ぼす重要な立場にある。また、費用対効果の高いケアを提供することも重要であり、これはヘルスケアにおける重要な問題になりつつある。看護師は、気管内吸引に関する問題を明らかにするために、現在の方法の検討やさらなる調査を進めていくべきである。閉鎖式気管内吸引の導入を支持するエビデンスは、今のところ認められない。

スキル・14-10　気管内チューブの固定

気管内チューブは、自発的に十分な気道が維持できない患者の気道を確保するための器具である。チューブは口または鼻から気管へと挿管される。気管内チューブを挿入されている患者は、気管内チューブの固定による皮膚損傷のリスクが高くなるが、一方で、分泌物増加のリスクは低下する。気管内チューブは、皮膚損傷防止とチューブの適切な固定のために、24時間ごとにテープを貼り替える必要がある。気管内チューブのテープの貼り替えは2人で行う。テープの他にも気管内チューブの固定方法はある。図1に示しているのは、気管内チューブホルダーである。他のデバイスで固定する際は、その製品の製造者の推奨に従う。しかし、文献ではテープを使った気管内チューブの固定方法が最良であると示唆されている(Carlson, et al., 2007)。以下に、気管内チューブをテープで固定する一例を挙げるが、このスキルは施設によって異なる。必ず施設の規定を参照する。

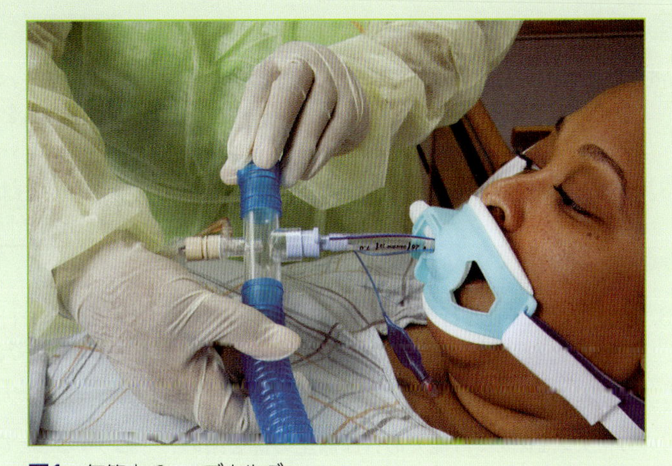

図1　気管内チューブホルダー

(続く)

スキル・14-10　気管内チューブの固定　（続き）

必要物品

- 介助スタッフ（看護師または呼吸療法士）
- ポータブル吸引器または壁掛式吸引ユニットと接続チューブ
- 調節口つきの滅菌吸引カテーテル
- 2.5cm幅のテープ（粘着テープまたは防水テープ）
- ディスポーザブルグローブ
- マスクとゴーグル、またはフェイスシールド
- 他のPPE（指示があれば）
- 滅菌吸引キット
- 口腔吸引カテーテル
- 3mLのシリンジまたは舌圧子いずれか2本
- ハサミ
- 清拭タオルと洗浄剤
- 皮膚保護材（3M社の製品やスキンプレップなど）
- 粘着剥離剤スワブ
- タオル
- かみそり（任意）
- シェービングクリーム（適宜）
- 滅菌生食または滅菌水
- ポータブルのカフ圧計

アセスメント

テープの緩み、汚れ、粘膜への圧迫、チューブのずれなどによるテープの貼り替えが必要かどうかをアセスメントする。気管内チューブの長さをアセスメントする。チューブに印をつけておき、テープを交換している間にずれないようにする。規準となる状態を知るために肺音をアセスメントする。肺音が基準となる音と変わらず、全肺葉で聴取できることを確認する。酸素飽和度をアセスメントする。チューブが外れていると、酸素飽和度が変化する。呼吸時の胸郭運動が左右対称かどうかアセスメントする。チューブが外れていると、胸郭運動が変化する。鎮痛薬または鎮静薬が必要かどうかアセスメントする。患者が動いて偶発的に**抜管**しないよう、テープ交換時は、患者を落ち着かせ、疼痛がなくリラックスした状態にしなければならない。

看護診断

患者の現在の状態に基づき、看護診断を行うための関連因子を決定する。妥当な看護診断としては以下のような例がある。

- 皮膚統合性障害リスク状態
- 口腔粘膜障害
- 感染リスク状態
- 身体損傷リスク状態

成果確認と看護計画立案

望ましい成果とは、チューブが適切な位置を維持し、患者の両肺の肺音が均等かつ明瞭であることである。その他の適切な成果としては、患者が気管内チューブを挿入している理由に理解を示すこと、皮膚に損傷がないこと、酸素飽和度が95%以上に維持されていること、胸郭が左右対称に拡張すること、および気道が浄化されていること、などである。

看護技術の実際

手順

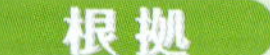

1. 必要物品をベッドサイドまたはオーバーテーブルに運ぶ。

　根拠：必要物品をベッドサイドに準備することで時間と労力の節約になる。物品を手元に用意しておくことで、利便性が高まり時間が短縮でき、看護師の不必要な動きが省略できる。

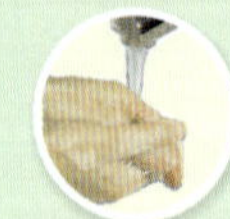

2. 手指衛生を行い、指示があればPPEを装着する。

　根拠：手指衛生およびPPEは微生物の伝播を予防する。PPEは感染経路別予防策に基づいて用意する。

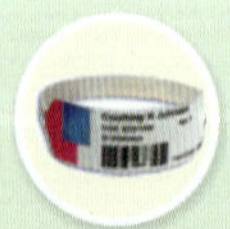

3. 患者の本人確認を行う。

　根拠：本人確認を行うことによって、正しい患者に確実に介入を実施することができ、患者誤認の防止になる。

4. ベッド周りのカーテンを閉め、可能であれば病室の扉を閉める。

　根拠：こうすることで患者のプライバシーが保たれる。

手順	根拠
5. 気管内チューブのテープの貼り替えが必要かどうかをアセスメントする。**気管内チューブのテープ交換前に鎮痛薬または鎮静薬の処方があれば、投与する。**手順を患者に説明する。	気管内チューブのテープ交換が咳嗽を引き起こすことがある。これは、特に開腹手術を受けた患者にとって疼痛を伴うものである。説明によって不安が軽減され協力が得やすくなる。呼吸が妨げられる手技はいずれも、患者の不安をかきたてる。
6. 処置を介助するための看護師を1人呼ぶ。1人がテープを交換し、もう1人が気管内チューブを適切な位置で把持する。	これによって事故抜管を防ぐ。
7. ベッドを処置しやすい高さに調整する。通常は実施者の肘の高さにする(VISN 8 Patient Safety Center, 2009)。実施者に一番近いベッド柵を下げる。**患者の意識がある場合はセミファーラー位に、意識がない場合は顔を実施者のほうに向け側臥位にする。オーバーテーブルを実施者の近くに移動させ、テーブルの高さを腰のあたりまで上げる。**処置エリアの容易に手が届く場所に医療廃棄物容器を設置する。	ベッドを適切な高さにすることで、看護師の腰や筋肉の疲労が防げる。上体を起こすと患者は咳嗽しやすくなり呼吸が楽になる。また、重力によってカテーテルの挿入が促進される。側臥位により気道の閉塞が防止され、分泌物の排出が促進される。オーバーテーブルは作業台として使用でき、作業台上の物品の清潔を維持するのに役立つ。医療廃棄物容器を手元に設置することで、整然としたケアが実施できる。
8. フェイスシールド、またはゴーグルとマスクを装着する。スキル14-8、14-9に記載されている通りに吸引を実施する。	PPEによって汚染物への曝露を防止する。吸引によって、気管内チューブのテープ交換中に咳嗽が出る可能性を低くする。患者が咳嗽をすると、チューブの位置がずれる恐れがある。
9. 患者の口を経由した頸部一周の長さに20cmを足したものを1本目のテープの長さとして算出する。テープを切る。粘着面を上にしてテーブルに置く。	長さを余分にとることで、テープを気管内チューブに巻きつけることができる。
10. 顎関節の片側から後頸部をまわり、もう片側の顎関節に届く長さで2本目のテープを切り、テーブルの上に置いた1本目のテープの中央に粘着部分同士で貼り合わせる。	テープが患者の髪や後頸部に接着しないようにするため。
11. 3mLのシリンジまたは舌圧子を持ち、テープの端から粘着面をシリンジに貼り、粘着面でない部分に達するまで巻きつける。もう一方の端も同様にする。	こうすることで、看護師または呼吸療法師は、テープがシーツや患者の髪に貼りつくことなく、テープを交換することができる。
12. 1本の3mLシリンジまたは舌圧子を手に取り、テープを患者の後頸部に通して、3mLシリンジが患者の頸部両側に1本ずつある状態にする。	こうすることで、チューブのテープ交換時に新しいテープにすぐ手が届く。
13. ディスポーザブルグローブを装着する。助手も同様にグローブを装着する。	グローブによって手が汚染物に曝露するのを予防する。
14. **口腔の吸引を含む口腔ケアを実施する。**	これによって口腔および咽頭部の分泌物が減少する。
15. チューブの印が付いている“cm”の位置をメモする。気管内チューブの古いテープをはがす。片側が取れたら、介助者は気管内チューブを患者の口唇や外鼻孔にできるだけ近い場所で持ち、チューブが動かないようにする。	介助者は、事故抜管を防ぐために気管内チューブを把持しておく。チューブを、口唇または外鼻孔にできるだけ近い場所で把持することによって、チューブの偶発的なずれを予防する。
16. 残っているテープを気管内チューブから慎重に剝がす(図2)。**テープを外したあと、介助者はゆっくりと、反対側の口角に気管内チューブを移動させる(経口挿管の場合)(図3)。皮膚損傷がないか口角周囲・口腔内のアセスメントを実施する。新しいテープを貼る前に、気管内チューブの印がテープ交換開始時と同じ位置にあることを確認する。**	気管内チューブを長時間同じ位置に装着したままにすると、褥瘡を引き起こすことがある。チューブの位置を変えることで、褥瘡のリスクが低下する。
17. 頬や額から古いテープを剝がす。テープの粘着剤が皮膚に残っている場合は、剝離剤を使用する(図4)。顔と頸部を清拭タオルと洗浄剤で清拭する。必要時は、ひげ剃りを行う。タオルで頬の水分を拭きとる。	皮膚損傷を防止するため、古い粘着剤は除去する。ひげを剃ることでテープを剝がすときの疼痛を軽減させる。テープの粘着力を強めるために、新しいテープを貼る前に頬を乾燥させる。

(続く)

スキル・14-10 気管内チューブの固定 (続き)

手順 / **根拠**

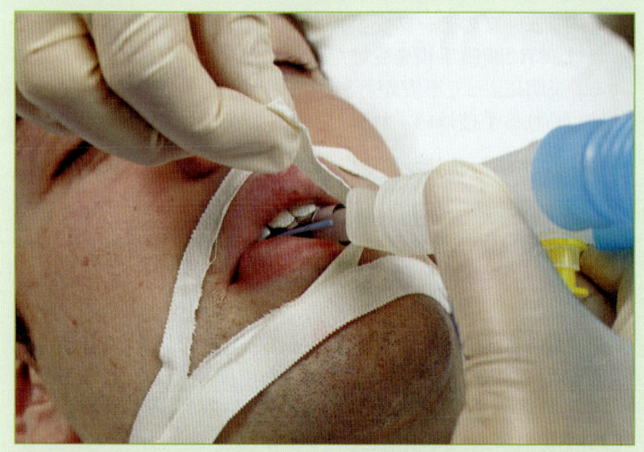

図2 気管内チューブが動かないように確実に把持し、古いテープを剝がす。

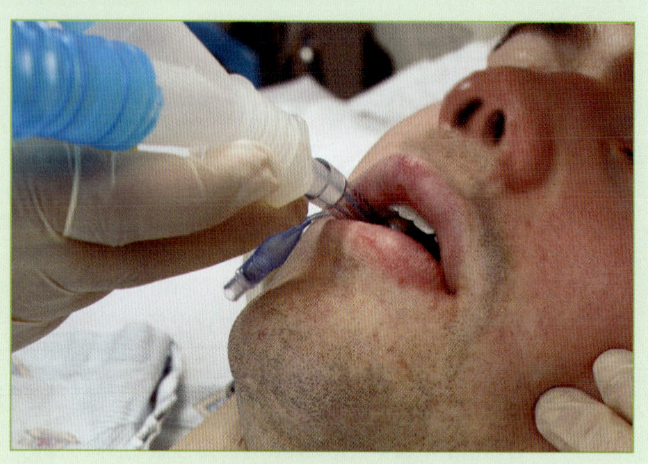

図3 気管内チューブを反対側の口角に移動させる。

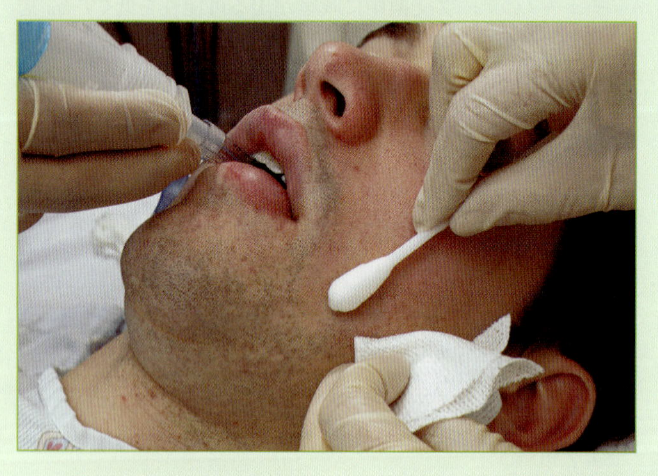

図4 頬部のテープが付いていた部分を清拭する。

18. 皮膚保護材を患者の顔面のテープ貼付部分に塗布する(鼻の下、頬、下顎)。シリンジに巻き付けておいたテープの片側を外す。後頸部にはテープの粘着部分でない部分が来るようにして、テープをしっかりと伸ばす。**粘着部分を患者の頬にしっかり貼りつける。**テープの先端から口角に当たる部分までを半分に裂く。

皮膚保護材は後でテープを剝がす時に皮膚を損傷から保護し、テープと皮膚との粘着力を強める。事故抜管を防止するために、テープは患者の顔の側面にしっかりと密着させる必要がある。

19. テープの上半分は患者の鼻の下に貼る(図5)。テープの下半分は、チューブに巻きつける。上から下へというように一定方向に巻きつける。テープの先端は折り返してタブを作る。

テープの半分を口唇周囲に、もう半分をチューブに貼りつけることで、チューブが固定される。タブを作っておくと剝がしやすくなる。

20. もう1本のシリンジに巻きつけられたテープをシリンジから剝がす。口角まで半分に裂く。下半分を患者の下口唇に沿って貼りつける。上半分を、チューブの下から上へ、先ほどと反対方向にチューブに巻きつける。テープの端を折り返してタブを作る。テープが確実に接着していることを確認する(図6)。

口唇の上と下にテープの貼付位置を変えることによりチューブがより安定して固定される。反対方向にテープを巻くことで、偶発的にテープが外れないようにする。

21. **肺音を聴診する。チアノーゼ、酸素飽和度、胸郭運動の左右対称性、および気管内チューブの安定性を評価する。もう一度、チューブが適切な深さで挿入されていることを確認する。**

チューブが元の位置から動いていれば、肺音が変化し、酸素飽和度や胸郭運動の左右対称性も変化する可能性がある。チューブが固定され、呼吸サイクルのたびに動くことがないようにする。

手順　　**根拠**

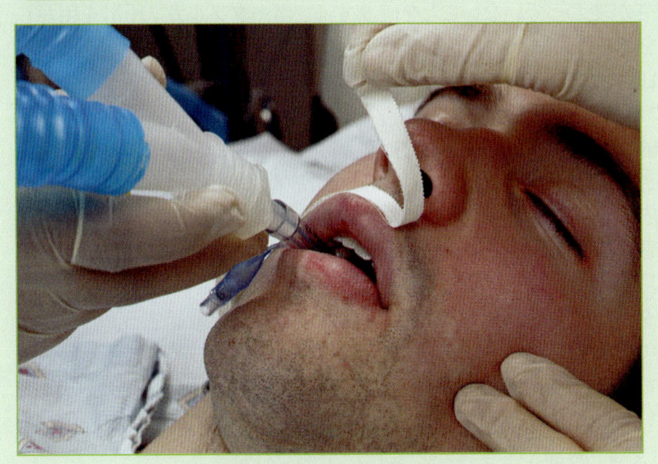

図5　新しいテープを適切な位置に貼付する。

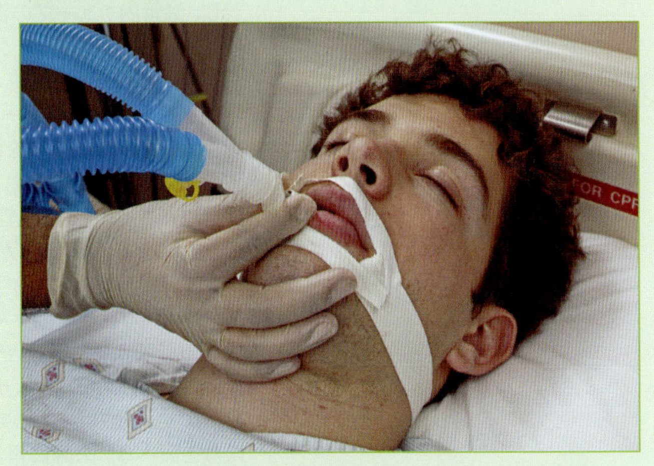

図6　テープでチューブがしっかり固定されていることを確認する。

22. **気管内チューブにカフがあれば、カフ圧計を気管内チューブのパイロット・バルーンに取り付け、バルーンの圧を測定する。**

気管の虚血や壊死を予防するために、カフの最大圧は24-30cmH_2Oを超えないようにする。

23. 患者を安楽な体位に戻す。ベッド柵を上げ、ベッドを一番低い位置に下ろす。

患者の安楽が促進される。適切な体位に戻しベッド柵を上げ、ベッドの高さを適切に調整することで、患者に安楽と安全を提供する。

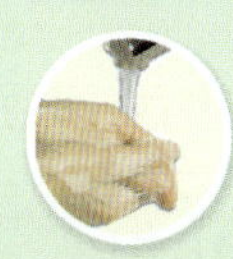

24. フェイスシールド、またはゴーグルとマスクを外す。他にPPEを付けている場合は外す。手指衛生を行う。

PPEを適切に外すことで感染伝播および他の物品への汚染リスクが低下する。手指衛生によって微生物の伝播が防止される。

評価

望ましい成果が得られるのは、気管内チューブの挿入の深さが変化したり、抜管したりすることなく、テープが交換される場合である。また、肺音が均等である、褥瘡がみられない、気道の浄化が維持される、酸素飽和度が95%以上である、胸郭が左右対称に拡張する、皮膚にチアノーゼがみられない、カフ圧が20-25cmH_2Oを維持する、などの場合である。

記録

ガイドライン

歯列または口唇からの気管内チューブの深さ、吸引した分泌物の量・粘稠度・色、皮膚または粘膜の変化、褥瘡の有無を記録する。さらに肺音、酸素飽和度、皮膚の色、カフ圧、および胸郭運動の左右対称性などを記録し、介入前後のアセスメントも記録する。

記録例

12/9/27　13：05　気管内チューブのテープ交換を実施。口唇の位置でチューブは12cmを維持、粘稠度が高い黄色の分泌物を大量に吸引、舌の左側に2cmの褥瘡がみられた。チューブを右口角に移動する。テープ交換後、肺音は明瞭で均等、パルスオキシメーターの値は98%（F_{IO_2} 35%）、皮膚はピンク色、カフ圧22cmH_2O、胸郭運動は左右対称。

——*C・バウスラー、看護師*

予期しない状況と対処方法

- テープ交換時に事故抜管が発生：患者のそばから離れないこと。介助者に医師に連絡するよう依頼する。患者のバイタルサイン、補助呼吸がなくても自発呼吸ができるかどうか、および酸素飽和度を評価する。バッグバルブマスク（スキル14-15）での補助呼吸または酸素投与の準備を整える。再挿管が必要になることが予測される。
- テープ交換時にチューブの深さが変わった：チューブの深さは医師から指示がない限り同じ深さに維持する。チューブの周りのテープを外し、指示された深さに調整し、再度テープを貼付する。

（続く）

スキル・14-10　気管内チューブの固定　（続き）

- 人工呼吸器の吸気サイクルでエアリーク（カフ周囲から空気が漏れる）の音がする：肺音を聴診し、気管内チューブの深さが変わっていないことを確認する。ポータブルカフ圧計を用意し圧を測定する。エアリークを防ぐためにカフに空気を追加しなければならない場合がある。圧がすでに25cmH_2Oであれば、カフに空気を足す前に医師に連絡を取る必要がある。患者の体位を変えると、エアリークが解決することがある。
- 患者が気管内チューブを噛む：バイトブロックを用意する。介助者と共にバイトブロックを気管内チューブの周囲または口腔内に挿入する。指示があれば、鎮静薬の使用を検討する。
- 呼吸サイクルとともに気管内チューブの深さが変わる：テープを外す。気管内チューブを再度テープで固定し、テープが患者の顔にしっかり接着していることを確認する。
- 患者の顔面に外傷があり、気管内チューブ固定にテープが使えない：気管内チューブホルダーを用いる。気管内ホルダーには種々の型があるため、利用できる型を確認する。
- 片側の肺音が他方より大きい：気管内チューブの深さを確認する。チューブが深く入っていた場合、チューブが深く入っている方の肺音が大きくなる。テープを外し、チューブを適切な位置に戻す。深さは変わっていないが左右差がある場合は、患者の酸素飽和度、皮膚の色、呼吸数を調べる。医師に報告する。胸部X線写真の必要性が予測される。
- 口腔または鼻腔（経鼻挿管の場合）に褥瘡がみられる：疼痛を伴う場合、リドカインビスカスなどゼリー状の局所麻酔薬の使用指示を得る。綿棒で局部に塗布する。口腔・鼻腔のケアをより頻回に実施し褥瘡部を清潔に保つ。人工呼吸器または酸素チューブに気管内チューブが引っぱられていないことを確認する。この場合、患者の皮膚に圧迫が加わる。
- 気管内チューブケア中にパイロット・バルーンが偶発的に切れた：医師に報告する。22ゲージの留置針を用意し、パイロット・バルーンのチューブ末端に挿入する。チューブを注射針で刺さないように注意する。留置針から内筒を取り除き、活栓または針なしルアーロックシリンジを留置針に接続する。バルーンを再度膨らませるために空気が必要であれば、シリンジを活栓に接続し、空気を追加する。チューブ交換の必要性が予測される。

注意事項

- 救急用の物品は、ベッドサイドの容易に手が届く場所に用意しておく。気管内チューブを付けている患者のベッドサイドには、バッグバルブマスク、酸素、および吸引器を常に用意しておく。

実践のためのエビデンス

挿管されている患者にとって、気道の維持は必要不可欠なものである。経口気管内挿管は、補助換気を必要とする非常に重篤な患者への介入として一般的に行われている。

事故抜管または深さのずれは、生命を脅かす重大な問題である。米国心臓協会（AHA）の2005年二次救命処置（2005 Advanced Cardiac Life Support: ACLS）ガイドラインでは、気管内チューブを適切な位置に固定しておくために、テープまたは器具を使用するよう推奨している。（AHA, 2005a）。テープおよび器具などを用いた固定法にはさまざまな種類がある。

関連する研究

Carlson, J., Mayrose, J., Krause, R., et al. (2007). Extubation force: Tape versus endotracheal tube holders. *Annals of Emergency Medicine*, 50(6), 686-691.

この研究では、気管内チューブを遺体から抜管するときに必要な力を、テープで固定した場合と4種類の気管内チューブホルダーで固定した場合について検討している。標準的な気管内挿管手技を用いて遺体に挿管し、気管内チューブは、テープ固定と4種類のホルダーを使用して固定した。その後、気管内チューブを力量計測装置に接続し、気管からカフが抜けるまで牽引した。装置上で記録された最大力量を、この試験における「抜管力」とした。気管内チューブのテープ固定は、ホルダー4種類中、3種類よりも有意に大きな抜管力が必要であった。この研究では市販ホルダーの中の1つが最も強い抜管力を示したが、テープは最も安価で3種類のホルダーより優れた性能を示した、と研究者は結論づけた。

看護実践との関連性

看護師は患者ケアに影響を及ぼす重要な立場にある。また、費用対効果の高いケアを実施することも重要であり、これはヘルスケア上の重要な問題になりつつある。気管内チューブを固定するために、標準的な方法としてテープ固定を行うことは、挿管チューブを確実に固定し、偶発的なチューブのずれや事故抜管を予防するための最善かつ最も安価な方法であるといえる。

スキル・14-11　気管切開チューブの吸引：開放式

気管切開部を介した吸引の目的は、気道の通過性を維持することである。気管内吸引は、低酸素血症、心臓のリズム障害、外傷、無気肺、感染、出血、および疼痛を引き起こすことがある。潜在的な危険防止のために、無菌操作を維持し、施設のガイドラインおよび手順に従うことが重要である。吸引の頻度は、吸引が必要かどうか判断するための臨床アセスメントに基づいて決定する。

気管内吸引は、線毛との接触が妨げられた気管内の分泌物を除去するために行われ、吸引カテーテルは、長くても気管内チューブの先端までの挿入にとどめることが推奨されている。カテーテルの接触や吸引によって、気管内粘膜の損傷、線毛の損失、浮腫、および線維化が生じ、患者の感染・出血リスクが高まる。吸引カテーテルの挿入はあらかじめ決定した距離までとし、気管内チューブの長さを1cm以上越えないようにする。これにより、気管および気管分岐部との接触が回避され、気管粘膜損傷の影響を減じることができる(Ireton, 2007; Pate, 2004; Pate & Zapata, 2002)。Box 14-1(スキル14-8)では、適切な吸引カテーテルの長さを決定するためのいくつかの測定方法を示している。

注記：機械的換気を受けている患者には、人工呼吸器のチューブに接続するインラインの閉鎖式吸引システムが利用できる。閉鎖式吸引カテーテルシステムの使用により、感染制御問題の一部や開放式吸引システムに関連する合併症を防止することができる。気管切開チューブの閉鎖式吸引の手順は、機械的換気に接続した気管内チューブと同様である。スキル14-9を参照。

必要物品

- ポータブル吸引器、または壁掛式吸引ユニットと接続チューブ
- 市販の吸引キット、適切なサイズのカテーテル(一般的注意事項参照)、または
  - 適切なサイズの調節口付きの滅菌吸引カテーテル(成人10F-16F)
  - 滅菌ディスポーザブル容器
  - 滅菌グローブ
- バスタオルまたは防水パッド
- ゴーグルとマスク、またはフェイスシールド
- 追加のPPE(指示があれば)
- 清潔なディスポーザブルグローブ
- 100%酸素に接続した手動式蘇生バッグ

アセスメント

肺音をアセスメントする。吸引が必要な患者とは、連続性副雑音、断続性副雑音、ゴロゴロ音が聴取される患者である。酸素飽和度をアセスメントする。吸引が必要な患者の場合、概して、酸素飽和度は低下している。呼吸数や深さなど呼吸状態をアセスメントする。吸引を必要とする患者は頻呼吸になっていることがある。気管切開チューブからの吸引の適応は他に、チューブ内の分泌物貯留、急性の呼吸障害、頻回または持続的な咳嗽である。介入時の疼痛や疼痛を引き起こす可能性もアセスメントする。患者のニーズに適応した個別的な疼痛管理を実施する(Arroyo-Novoa, et al., 2007)。患者が腹部の手術や他の処置を受けていた場合は、吸引の前に鎮痛薬を投与する。吸引カテーテルの長さが適切かどうかアセスメントする。(スキル14-8 Box 14-1参照。)

看護診断

患者の現在の状態に基づき、看護診断を行うための関連因子を決定する。妥当な看護診断としては以下のような例がある。

- 非効果的気道浄化
- 誤嚥リスク状態
- ガス交換障害
- 非効果的呼吸パターン

成果確認と看護計画立案

望ましい成果とは、患者の呼吸音が改善し、気道が浄化され開通することである。その他に適切な成果としては、酸素飽和度が許容範囲内にあること、呼吸数や深さなどの呼吸状態が患者の年齢層の正常な範囲内にあること、呼吸障害の徴候がないこと、などである。

(続く)

スキル・14-11 気管切開チューブの吸引：開放式 (続き)

看護技術の実際

手順	根拠
1. 必要物品をベッドサイドまたはオーバーテーブルに運ぶ。	必要物品をベッドサイドに準備することで時間と労力の節約になる。物品を手元に用意しておくことで、利便性が高まり時間が短縮でき、看護師の不必要な動きが省略できる。
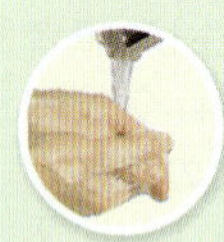 2. 手指衛生を行い、指示があればPPEを装着する。	手指衛生およびPPEは微生物の伝播を予防する。PPEは感染経路別予防策に基づいて用意する。
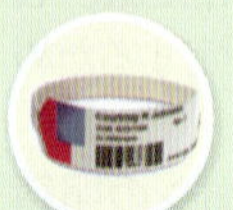 3. 患者の本人確認を行う。	本人確認を行うことによって、正しい患者に確実に介入を実施することができ、患者誤認の防止になる。
4. ベッド周りのカーテンを閉め、可能であれば病室の扉を閉める。	こうすることで患者のプライバシーが保たれる。
5. 吸引が必要かどうか判断する。患者記録を見て吸引の指示を確認する。**疼痛または疼痛の可能性をアセスメントする。処方があれば、吸引の前に鎮痛薬を投与する。**	気道粘膜の損傷を最低限に抑えるため、吸引は分泌物が貯留したとき、または異常な呼吸音が聴取されたときのみとする。吸引によって患者が軽度から重度の疼痛を感じることがある。各患者別の疼痛管理が不可欠である(Arroyo-Novoa, et al., 2007)。吸引によって咳嗽が出やすくなるが、開腹手術を受けた患者の場合、咳嗽には疼痛が伴う。
6. 処置の目的と具体的な内容を患者に説明する。患者の意識がないようにみえる場合でも、説明は行う。呼吸困難を示した場合は手技を中止することを説明し患者を安心させる。	説明することで不安が緩和される。患者の意識がないようにみえても、看護師は手順を説明すべきである。呼吸が妨げられる手技はいずれも、患者の不安をかきたてる。
7. ベッドを処置しやすい高さに調整する。通常は実施者の肘の高さにする(VISN 8 Patient Safety Center, 2009)。実施者に一番近いベッド柵を下げる。**患者の意識がある場合はセミファーラー位にし(図1)、患者の意識がない場合は、顔が実施者のほうに向くように側臥位にする。**オーバーテーブルを実施者の近くに移動させ、テーブルの高さを腰のあたりまで上げる。	ベッドを適切な高さにすることで、看護師の腰や筋肉の疲労が防げる。上体を起こすと患者は咳嗽がしやすくなり呼吸が楽になる。また、重力によってカテーテルの挿入が促進される。側臥位により気道の閉塞が防止され、分泌物の排出が促進される。オーバーテーブルは作業台として使用でき、作業台上の物品の清潔を維持するのに役立つ。
8. バスタオルまたは防水パッドを患者の胸のあたりに広げる。	これによってベッドリネンが保護される。
9. **吸引器の圧を適切な値に調整する(図2)。** 壁掛式吸引器は、成人：100-120mmHg(Roman, 2005)、新生児：60-80mmHg、乳児：80-100mmHg、小児：80-100mmHg、青年：80-120mmHg(Ireton, 2007)。 ポータブル吸引器は、成人：100-150mmHg、新生児：60-80mmHg、乳児：80-100mmHg、小児：80-100mmHg、青年：80-100mmHg。	吸引圧が高い場合、過度な損傷、低酸素血症、および無気肺を引き起こすことがある。グローブは血液や体液との接触を予防する。圧を調べることで、装置が適切に作動していることが確認できる。
清潔なディスポーザブルグローブをつけ、接続チューブの先端を塞ぎ、吸引圧を確認する。そのチューブを手の届く範囲に置いておく。酸素投与を行う場合は、酸素流量計に接続した蘇生バッグを手の届く位置に置く。	物品を手元に置くことで、整然と処置を実施することができる。
10. 無菌操作で滅菌吸引セットの包装を開く。開いた包装材または容器は他の物品を置く滅菌野として使用する。滅菌容器の外側だけを触り慎重に作業面に置き、滅菌生食を容器に注ぐ。	滅菌生食または滅菌蒸留水でカテーテルの外側を湿らせることで、カテーテル挿入時の粘膜への刺激を最小限に抑える。また、吸引の合間のカテーテル洗浄にも使用する。

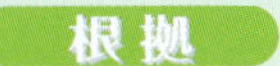

手順

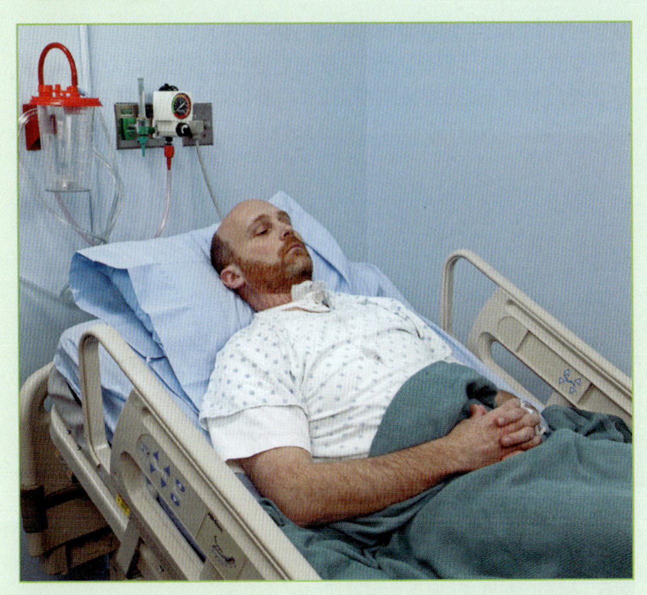

図1　セミファーラー位の患者。

根拠

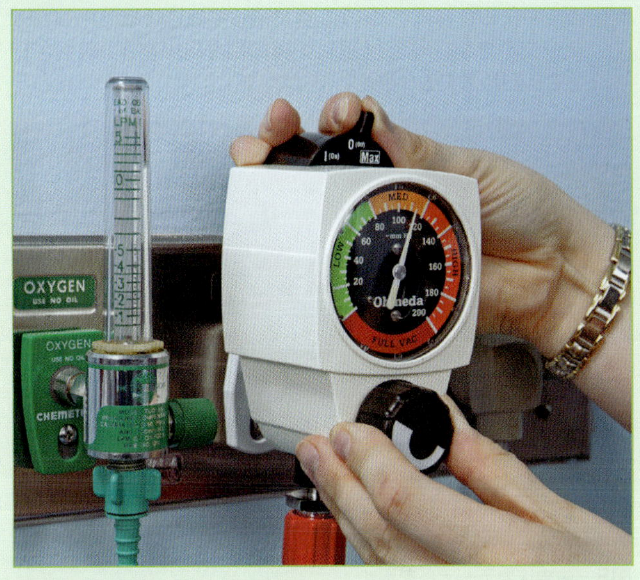

図2　吸引器を適切な圧に調整する。

11. フェイスシールド、またはゴーグルとマスクを装着する(図3)。滅菌グローブを装着する。**利き手でカテーテルを操作し、無菌状態を保つ。利き手と反対の手は無菌状態というよりも清潔であるとみなし、その手でカテーテルの調節口をコントロールする。**

滅菌グローブを使って滅菌カテーテルを扱うことで、微生物が気道へ侵入するのを防ぐ。清潔なグローブは看護師を微生物から保護する。

12. グローブをつけた利き手で、滅菌カテーテルを持つ。利き手と反対の手で接続チューブを持ち、吸引カテーテルを接続する(図4)。

吸引カテーテルの無菌性が保たれる。

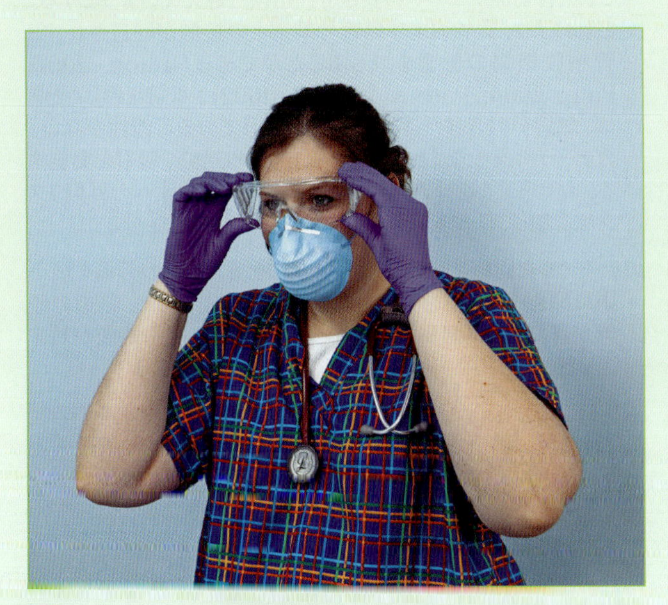

図3　ゴーグルとマスクを装着する。

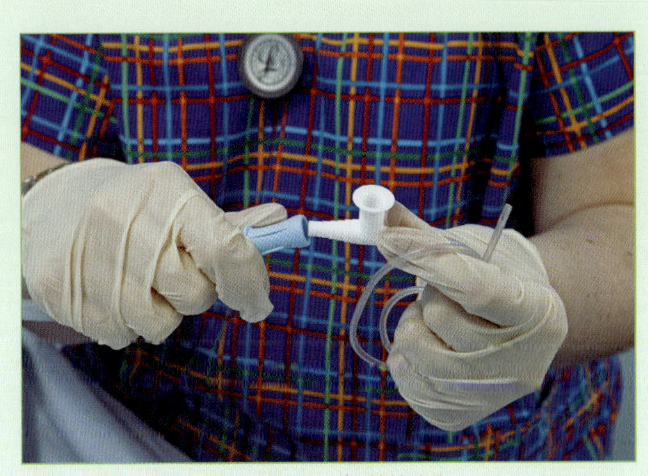

図4　吸引カテーテルを吸引チューブに接続する。

(続く)

スキル・14-11　気管切開チューブの吸引：開放式　（続き）

手順

根拠

13. カテーテルを容器の中の生食に浸して湿らせる（シリコンカテーテルでない場合）（図5）。調節口を指で塞ぎ、吸引されることを確認する（図6）。

カテーテル内に生食を通すことで、カテーテル内の分泌物が移動しやすくなる。シリコンカテーテルを湿らせる必要はない。吸引力を点検することで装置が正しく作動していることを確認する。

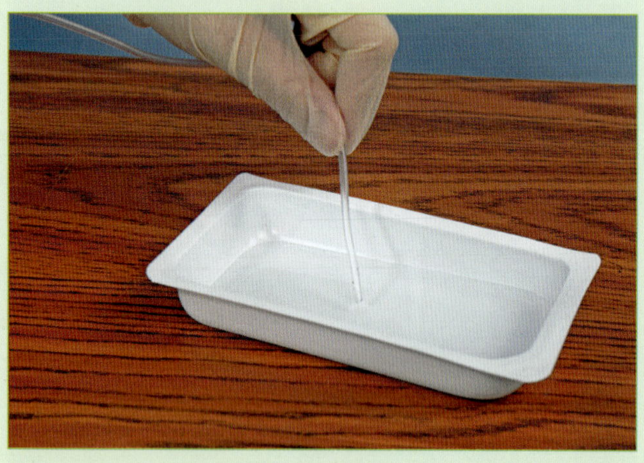

図5　生食にカテーテルを浸す。

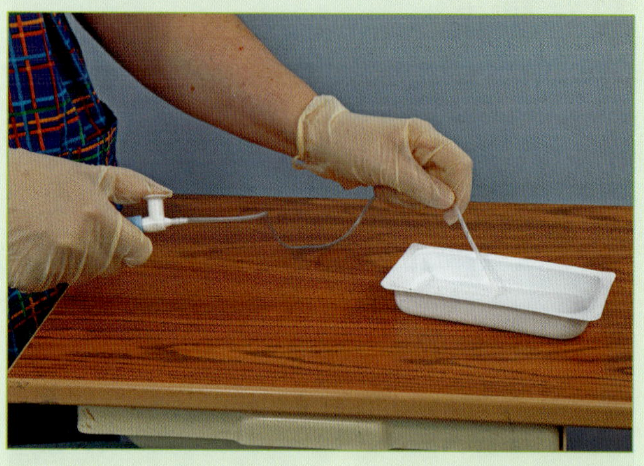

図6　調節口を塞ぎ、吸引力が適切か確認する。

14. 利き手と反対の手で手動式蘇生バッグを使用し、患者に3-6回用手換気を行う、または人工呼吸器の深呼吸機能（SIGH）を使用する。

換気回数の増加、および高酸素化は、吸引時の低酸素血症の予防になる。

15. 人工呼吸器のチューブに付いているアダプタを開くか、利き手と反対の手で酸素供給装置を外す。

これにより、滅菌グローブをつけた手を汚染させることなく、気管切開チューブを露出させることができる。

16. 利き手を使って、カテーテルを慎重かつ迅速に気管チューブに挿入する。**あらかじめ決めておいた長さまでカテーテルを挿入する。カテーテルを挿入しているときは調節口を塞いではならない。**

カテーテルの接触や吸引によって、気管粘膜損傷、線毛の損失、浮腫、および線維化が生じ、患者の感染・出血リスクが高まる。吸引カテーテルの挿入はあらかじめ決定した距離までとし、気管切開チューブの長さを1cm以上越えないようにする。これにより、気管および気管分岐部との接触が回避され、気管粘膜損傷の影響を減じることができる（Ireton, 2007; Pate, 2004; Pate & Zapata, 2002）。抵抗を感じたときは、気管分岐部または気管粘膜に触れている可能性が高い。カテーテルを少なくとも1.5cm引き抜いてから、吸引を実施する。カテーテルを挿入中に吸引すると、気道粘膜への外傷リスクが増加し、低酸素血症のリスクも増加する。

17. 吸引を実施する。利き手と反対の手でカテーテルの調節口を塞ぎ、カテーテルをゆっくりと回転させながら引き抜く（図7）。**1回の吸引時間は10-15秒までにする。**

カテーテルを回転させながら引き抜くことで、粘膜の外傷を最小限に抑える。吸引を10-15秒以上長く実施すると、気道の酸素が奪われ、低酸素血症を招くことがある。吸引時間が短すぎると、分泌物をすべて除去できない可能性がある。

18. 利き手と反対の手で手動式蘇生バッグを使用し、患者に3-6回の用手換気を行う。必要に応じて、利き手と反対の手を使って酸素供給装置を再度装着し、患者に数回深呼吸させる。患者を人工呼吸器に接続している場合は、人工呼吸器のチューブのアダプタを閉じて、人工呼吸器の深呼吸機能を使用する。

吸引により患者の気道から空気が奪われ、低酸素血症を引き起こすことがある。換気回数の増加は吸引が誘発する低酸素血症の予防に役立つ。

19. 生食を吸引し、カテーテルを洗浄する。吸引の効果をアセスメントし、患者の状態に応じて吸引を繰り返す。吸引を実施していないときは、吸引カテーテルを利き手に巻きつけて持つ。

フラッシュすることで、カテーテルが洗浄され、次回の挿入の際に滑りがよくなる。再度のアセスメントによって追加の吸引が必要かどうか判断できる。カテーテルの偶発的な汚染を予防する。

手順 / **根拠**

20. **再度吸引が必要な場合は、30秒-1分の間隔をあける。1回の吸引処置では、吸引カテーテルの挿入は3回までとする。吸引の合間に咳嗽や深呼吸をするように患者を促す。**気管吸引後に口腔咽頭吸引を実施する。口腔の吸引後はカテーテルを気管切開部に再挿入しない。

間隔をあけることで気道が再換気・再酸素化される。過度の吸引は合併症の一因となる。口腔内吸引により分泌物を取り除く。微生物は口腔内のほうが多く存在するため、汚染の伝播を避けるため、口腔の吸引は最後に実施する。

21. 吸引が完了したら、巻きつけたカテーテルを利き手で持ったまま、利き手のグローブを中表にして外す(図8)。利き手と反対のグローブを外し、グローブ、カテーテル、生食の入った容器を所定の医療廃棄物容器に捨てる。患者を安楽な体位に戻す。ベッド柵を上げ、ベッドを一番低い位置に下ろす。

この処置により、微生物の伝播が抑えられる。患者の安楽が促進される。適切な体位に調整しベッド柵を上げ、ベッドの高さを適切に調整することで、患者に安楽と安全を提供する。

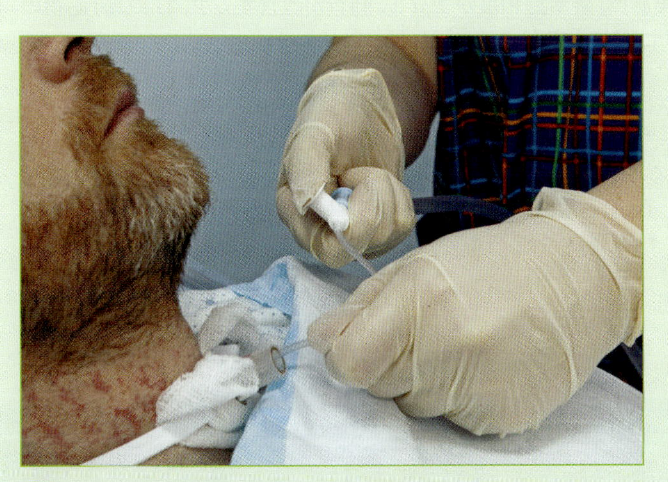

図7　カテーテルを抜きながら吸引を実施する。

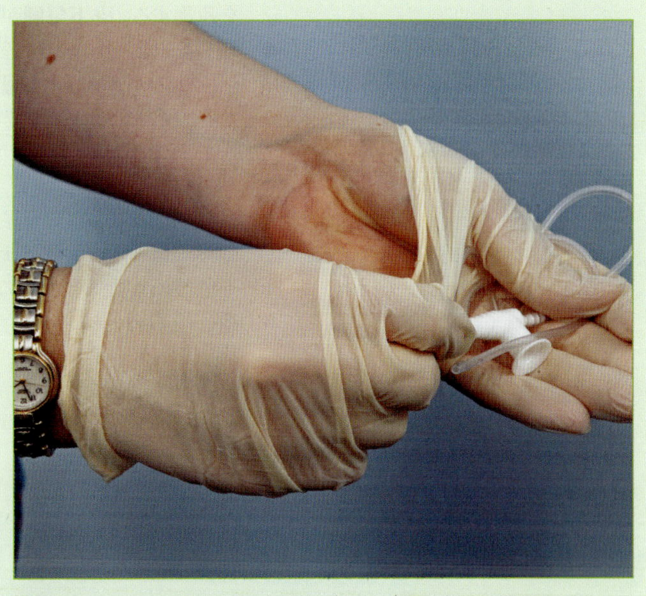

図8　カテーテルを手に持ったままグローブを中表にして外す。

22. 吸引器の電源を切る。適宜、吸引のために取り付けていた補助酸素を外す。フェイスシールド、またはゴーグルとマスクを外す。手指衛生を行う。

PPEを適切に外すことで、感染伝播および他の物品への汚染リスクが低下する。手指衛生によって微生物の伝播を防止する。

23. 口腔ケアを実施する。

口腔内に貯留した呼吸性の分泌物は、粘膜を刺激し患者に不快感を与える。

24. 呼吸数、努力呼吸の有無、酸素飽和度、肺音など患者の呼吸状態を再評価する。

これにより吸引の効果と合併症の有無の評価ができる。

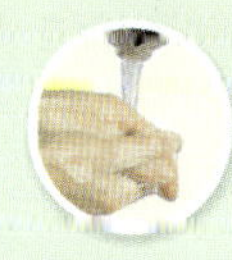

25. 他にもPPEをつけている場合は外す。手指衛生を行う。

PPEを適切に外すことで感染伝播および他の物品への汚染リスクが低下する。手指衛生によって微生物の伝播が防止される。

評価

望ましい成果が達成されるのは、患者の呼吸音が改善し、気道が浄化され、開通する場合である。さらに、酸素飽和度が許容範囲内にある場合、呼吸障害や合併症の徴候または症状がみられない場合である。

(続く)

スキル・14-11　気管切開チューブの吸引：開放式　(続き)

記録

ガイドライン

吸引時間、介入前後のアセスメント、吸引の目的、分泌物の性状と量などを記録する。

記録例

12/9/1　15:15　肺の聴診にて両側上葉と下葉に連続性副雑音を聴取。呼吸数は24回／分。弱く、非効果的な咳嗽がみられた。気管内吸引を12Fのカテーテルで実施。黄色粘稠性の強い分泌物を吸引。指示により、培養検査用の検体を採取し検査室へ。吸引後、肺音は全肺葉で明瞭になり、酸素飽和度97%、呼吸数18回／分。

―― *C・バウスラー、看護師*

予期しない状況と対処方法

- 患者の咳嗽が激しく気管切開チューブが抜けた：交換用の気管切開チューブとオブチュレーターはベッドサイドに常に用意しておく。気管切開チューブにオブチュレーターを挿入し気管切開チューブを気管切開部に再度挿入する。オブチュレーターを外す。ホルダーで固定し肺音を聴診する。**皮下気腫**がないか触診する。
- 吸引を3回実施後も肺音に顕著な改善が認められず、酸素飽和度も低値のままである：前回吸引後のダメージから患者が回復するよう時間をおく。必要に応じて、高酸素化を再度実施する。再び患者に吸引を実施し、酸素飽和度が上昇し、肺音が改善するか、および分泌物の量が減少したかどうかをアセスメントする。

注意事項

- 気管切開チューブのサイズによって使用するカテーテルのサイズを決定する。吸引カテーテルの外径は、気管切開チューブの内径の2分の1以下とする。それより大きなカテーテルは損傷や低酸素血症の原因になることがある。
- 救急用の物品は、ベッドサイドの容易に手が届く場所に用意しておく。気管切開チューブを装着している患者のベッドサイドには、バッグバルブマスク、酸素、および吸引器を常に用意しておく。

スキル・14-12　気管切開チューブの管理

使い捨てのインナーカニューレ(内筒)の交換や再利用型のインナーカニューレの洗浄を実施する責任は看護師にある。インナーカニューレに分泌物が貯留すると、呼吸を阻害し気道の閉塞を起こす可能性があるため、交換や洗浄が必要である。汚れた気管切開ドレッシング材は、患者の皮膚損傷や感染症の発症リスクを高めるため、ドレッシング材や気管切開ホルダーは定期的に交換する必要がある。ガーゼドレッシング材はリントフリー製品を使用し、異物(糸くずや綿繊維など)が気管内に吸入されるのを防止する。乾燥した分泌物の蓄積や皮膚損傷を予防するために、気管切開部周辺の皮膚を清潔にする。気管切開チューブの事故抜管を予防するために、気管切開チューブの固定バンドを交換する方法を習得しておかねばならない。バンド交換の際は、もう1人の看護師にチューブを適切な場所で把持してもらわねばならない。気管切開チューブの固定バンドを交換する際は、清潔なバンドを装着・固定するまで、汚れたバンドをはずさない。施設の規定および患者の状態によって、特定の手順およびスケジュールが異なるが、新たに装着した気管切開チューブは1-2時間ごとに確認する必要がある。気管切開は、無菌状態の気管に直接開口部を形成するため、無菌操作には細心の注意を払う必要がある。

必要物品

- ディスポーザブルグローブ
- 滅菌グローブ
- ゴーグルとマスク、またはフェイスシールド
- 他のPPE(指示があれば)
- 滅菌生理食塩水
- 滅菌カップまたはベースン
- 滅菌綿棒
- 滅菌ガーゼパッド

- 患者に合ったサイズの気管切開チューブ用ディスポーザブル・インナーカニューレ(内筒)
- 滅菌吸引カテーテルおよびグローブ
- 気管切開チューブまたはドレーンドレッシング材
- 気管切開チューブホルダー
- ビニールのゴミ袋
- 介助を行う看護師

アセスメント

気管切開チューブのドレッシング材、ホルダーやバンドの汚染、気管切開チューブ内の分泌物貯留、および気管切開チューブ内の気流の減弱など、気管切開部のケア実施の必要性を示す徴候と症状、または施設の規定に従って気管切開のケア実施の必要性をアセスメントする。挿入部に発赤または膿性排液などがないかアセスメントする。もしあれば、感染症を示している場合がある。患者に疼痛がないか確認する。気管切開部が新しいときは、気管切開部のケア前に鎮痛薬が必要な場合がある。肺音と酸素飽和度をアセスメントする。酸素飽和度93%以上で、肺音は全肺葉で均等であることが望ましい。気管切開チューブの位置不良は、肺音減弱および酸素飽和度低下を起こす。後頸部に皮膚損傷がないか調べる。これは、気管切開チューブホルダーまたはバンドによる炎症や圧迫から生じることがある。

看護診断

患者の現在の状態に基づき、看護診断を行うための関連因子を決定する。妥当な看護診断としては以下のような例がある。

- 皮膚統合性障害
- 感染リスク状態
- 非効果的気道浄化
- 誤嚥リスク状態

成果確認と看護計画立案

気管切開部を管理する際の望ましい成果とは、気管切開チューブおよび部位に排液、分泌物、皮膚の炎症または皮膚損傷が見られないことである。その他に適切な成果は、酸素飽和度が許容範囲内の値を示すこと、患者が呼吸障害の所見を示していないことである。

看護技術の実際

手順	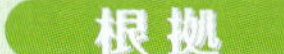根拠
1. 必要物品をベッドサイドまたはオーバーテーブルに運ぶ。	必要物品をベッドサイドに準備することで時間と労力の節約になる。物品を手元に用意しておくことで、利便性が高まり時間が短縮でき、看護師の不必要な動きが省略できる。
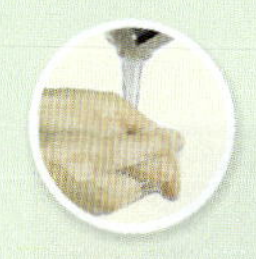 2. 手指衛生を行い、指示があればPPEを装着する。	手指衛生およびPPEは微生物の伝播を予防する。PPEは感染経路別予防策に基づいて用意する。
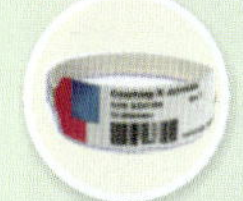 3. 患者の本人確認を行う。	本人確認を行うことによって、正しい患者に確実に介入を実施することができ、患者誤認の防止になる。
4. ベッド周りのカーテンを閉め、可能であれば病室の扉を閉める。	こうすることで患者のプライバシーが保たれる。
5. 気管切開部のケアが必要かどうか判断する。**疼痛をアセスメントし、適応があれば鎮痛薬を投与する。**	気管切開して間もない場合は、気管切開部のケアの前に疼痛治療が必要になる場合がある。
6. 処置の目的と具体的な内容を患者に説明する。患者の意識がないように見える場合でも、説明は行う。呼吸困難を示した場合は手技を中止することを説明し患者を安心させる。	説明することで不安が緩和される。患者の意識がないようにみえても、看護師は手順を説明すべきである。呼吸が妨げられる手技はいずれも、患者の不安をかきたてる可能性がある。

(続く)

スキル・14-12　気管切開チューブの管理 *(続き)*

手順 / **根拠**

7. ベッドを処置しやすい高さに調整する。通常は実施者の肘の高さにする(VISN 8 Patient Safety Center, 2009)。実施者に一番近いベッド柵を下げる。**患者の意識がある場合はセミファーラー位にし、患者の意識がない場合は、顔が実施者のほうに向くように側臥位にする。**オーバーテーブルを実施者の近くに移動させ、テーブルの高さを腰のあたりまで上げる。処置エリアの容易に手が届く場所に医療廃棄物容器を設置する。

ベッドを適切な高さにすることで、看護師の腰や筋肉の疲労が防げる。上体を起こすと患者は咳嗽がしやすくなり呼吸が楽になる。また、重力によってカテーテルの挿入が促進される。側臥位により気道の閉塞が防止され、分泌物の排出が促進される。オーバーテーブルは作業台として使用でき、作業面上の物品の清潔を維持するのに役立つ。医療廃棄物容器を手の届く場所に設置することで、廃棄物を捨てるために滅菌野の上に手を伸ばしたり、戻したりせずにすむ。

8. フェイスシールド、またはゴーグルとマスクを装着する。必要に応じて気管切開チューブを吸引する。気管切開チューブの吸引後であれば、吸引に使用したグローブを外す前に汚れたドレッシング材を外して廃棄する。

個人防護具は汚染物との接触を予防する。吸引で分泌物を取り除くことで、インナーカニューレ除去時のアウターカニューレの詰まりを防止する。

気管切開チューブのケア：ディスポーザブルのインナーカニューレ交換

(ディスポーザブルではないインナーカニューレの洗浄については本項末のスキルバリエーションを参照)

9. カニューレや包装材の中を汚染しないように気をつけながら、新しいディスポーザブルのインナーカニューレの包装を慎重に開ける(図1)。中を汚染しないように注意して滅菌綿棒のパッケージを慎重に開ける。滅菌カップまたはベースンの封を開け、1.3cmの深さまで生食を入れる。ビニールのゴミ袋の口を開き、作業台から手が届く場所に置く。

インナーカニューレは無菌状態を保つ。生食と綿棒は気管切開部の洗浄に使用する。ビニール袋は外したインナーカニューレを廃棄するために使用する。

10. ディスポーザブルグローブを装着する。

グローブは血液や体液への曝露を防護する。

11. 患者が酸素供給装置を付けている場合は外す。利き手と反対の手で、気管切開チューブとフランジを固定する。利き手でインナーカニューレのリング部をつまみ、押しながらロックを外す(図2)。ゆっくりインナーカニューレを外し、ビニール袋に入れる。まだ外していなければ、切開部位のドレッシング材を取り除いてビニール袋に入れる。

フランジを固定することで気管切開開口部の損傷および疼痛を防ぐ。ロックを外すとインナーカニューレが外せる。

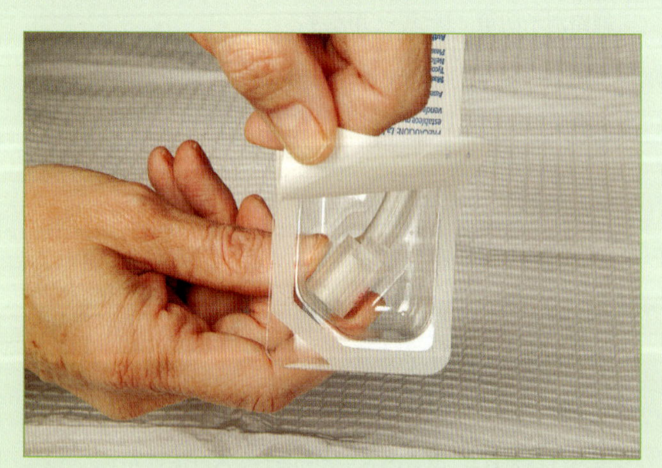

図1　新しいディスポーザブル・インナーカニューレのパッケージを慎重に開く。*(写真：B. Proud.)*

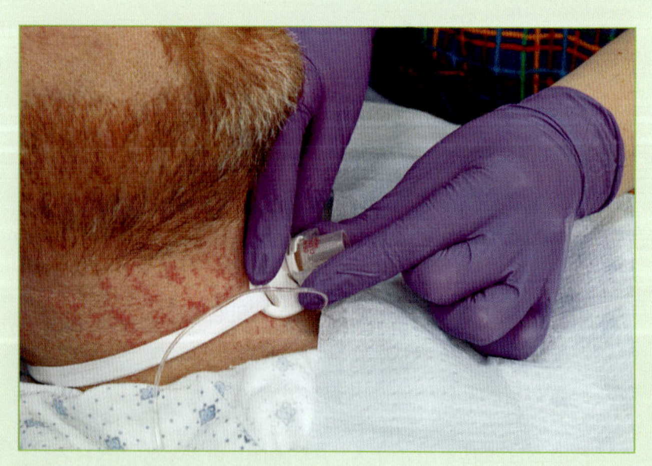

図2　インナーカニューレのロックを外す。

手順	根拠
12. グローブを廃棄し、滅菌グローブを装着する。利き手で新しいインナーカニューレを手に取り、利き手と反対の手でフランジを固定する。新しいインナーカニューレをアウターカニューレの中に慎重に挿入する。リング部を押し、アウターカニューレにロックする（図3）。必要に応じて、酸素供給装置を再度取り付ける。	滅菌グローブは、新しいインナーカニューレの汚染を予防するために必要である。インナーカニューレをアウターカニューレにロックすると、インナーカニューレが適切な位置に固定される。患者への酸素供給を維持する。
清潔なドレッシング材とホルダーに交換する （スポンジ製バンドが利用できない場合の気管切開部ドレッシング材の交換手順、およびバンド／ひもで気管切開チューブを固定する手順は、本項末のスキルバリエーションを参照。）	
13. 必要に応じて酸素供給装置を外す。綿棒またはガーゼパッドを滅菌生食の入っているカップまたは洗面器に浸し、フランジの下の開口部を清拭する。**綿棒またはガーゼパッドは開口部から外へ向かって拭き、1回ごとに取り換える（図4）。**	生食は組織への刺激がない。開口部から外へ向かって洗浄し、綿棒は1回ずつしか使用しないことで無菌操作が促進される。

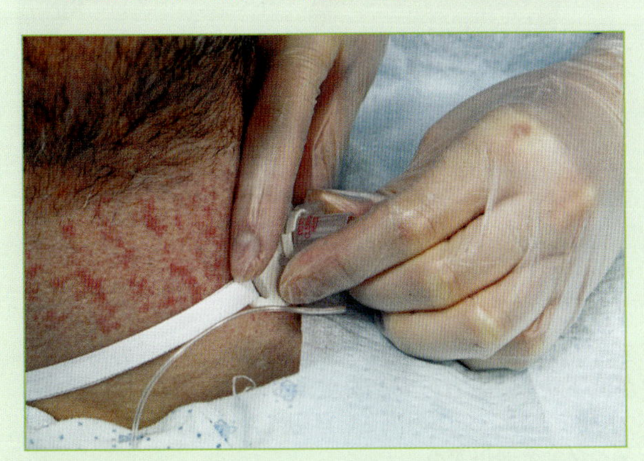
図3　新しいインナーカニューレを適切な位置でロックする。

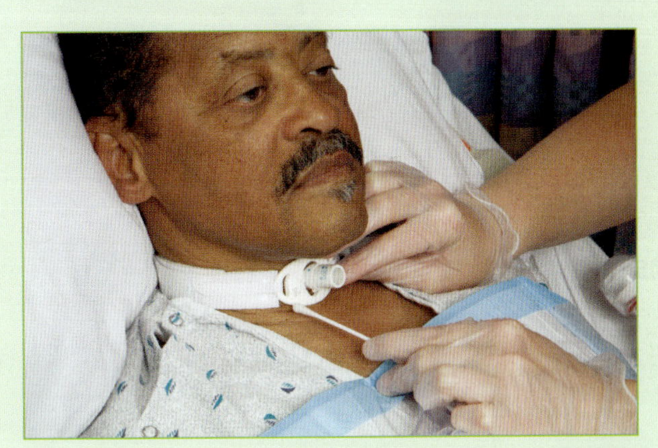
図4　開口部位から外へ向けて清拭する。

手順	根拠
14. 乾いた10×10cmのガーゼパッドで皮膚を優しくパッティングする。	ガーゼで余分な水分を取る。
15. 気管切開用ドレッシング材、またはリントフリーの10×10cmドレッシング材を、フランジの下に挟み込む。	綿の詰まったガーゼパッド断面から出た糸くずや繊維は、気管に吸い込まれて呼吸障害の一因となり、開口部内に付着すると炎症や感染を引き起こす可能性がある。
16. 気管切開チューブホルダーを交換する。	
a. **介助のためにもう1人看護師を呼び、気管切開チューブを適切な位置で把持してもらいながら、古いバンドを外し、新しいバンドを取り付ける。**	気管切開チューブを適切な位置で把持することで、患者の咳嗽や体動時の偶発的な抜管を防止する。 この方法をとることで、フランジの一方がバンドで固定される。
b. 新しい固定バンドのパッケージを開ける。	新しいバンドを取り出せるようにしておく。
c. いずれの看護師も清潔なグローブを装着する。	グローブは血液、体液および汚染物との接触を防止する。
d. 1人がフランジを持ち、もう1人がマジックテープのタブを引き剝がす。ゆっくりバンドを外す。	気管切開チューブを適切な位置で把持することで、患者の咳嗽や体動時の偶発的な抜管を防止する。マジックテープのタブを引き剝がすとバンドが緩む。
e. 1人目の看護師は気管切開チューブのフランジの固定を続ける。	事故抜管を防止する。

（続く）

スキル・14-12　気管切開チューブの管理 (続き)

手順

f. 2人目の看護師は患者の頸部周囲にバンドをつけ、一方の先端をフランジの孔に通し、もう一方の先端も通して、固定バンドのマジックテープを貼り合わせる(図5)。

根拠

マジックテープのタブを固定することで気管切開チューブを適切な位置に保持でき、気管切開チューブの事故抜管を防止することができる。

g. 固定バンドの緩みが適切か確認する。頸部とバンドの間は指が1本入るくらいのゆとりをもたせる。患者が安楽に頸を曲げられるか確認する。必要に応じて、酸素供給装置を再度装着する(図6)。

バンドの下に指1本分のゆとりを持たせることで、頸部が楽に曲げられ、バンドによって装着部位の血流が損なわれることもない。患者への酸素供給を維持する。

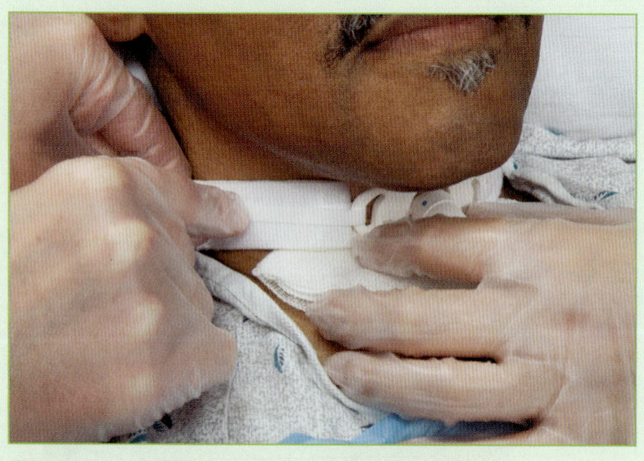

図5　気管切開チューブの固定バンドのタブを固定する。

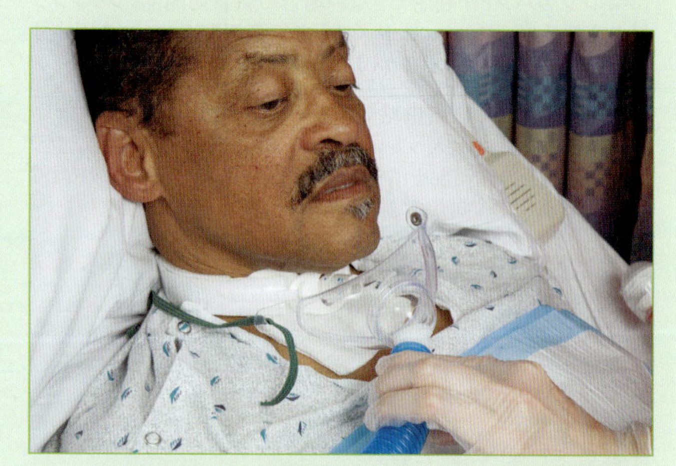

図6　酸素供給装置を再度取り付ける。

17. グローブを外す。患者を安楽な体位に戻す。ベッド柵を上げ、ベッドを一番低い位置に下ろす。

PPEを適切に外すことで感染伝播および他の物品への汚染リスクが低下する。患者の安楽を促進する。適切な体位をとり、ベッド柵を上げ、ベッドの高さを適切に調整することで、患者に安楽と安全を提供する。

18. フェイスシールド、またはゴーグルとマスクを外す。他にもPPEをつけている場合は外す。手指衛生を行う。

PPEを適切に外すことで感染伝播および他の物品への汚染リスクが低下する。手指衛生によって微生物の伝播が防止される。

19. 呼吸数、努力呼吸の有無、酸素飽和度、および肺音など患者の呼吸状態を再度評価する。

アセスメントによって介入の効果および合併症の有無を判断する。

評価

望ましい成果が達成されるのは、気管切開チューブ挿入部位に滲出液、分泌物、皮膚の炎症または損傷がみられない場合、酸素飽和度が許容範囲内の値を示す場合、呼吸障害の所見がみられない場合である。また、患者が切開部位に疼痛がないことを言葉で表現する場合、および後頸部に皮膚損傷の所見がない場合である。

記録

ガイドライン

切開部位のアセスメント、疼痛の有無、肺音、および酸素飽和度など介入前後のアセスメントなどを記録する。また、気管切開チューブの固定バンドからの刺激や圧迫による皮膚損傷の有無、実施したケアも記録する。

記録例

12/9/26　13:00　気管切開部のケアを実施。肺音は全肺葉で明瞭。呼吸は安定し努力呼吸なし。切開部位に紅斑、浮腫なし。切開部に黄色粘稠性の分泌物少量付着あり。
―― *C・バウスラー、看護師*

予期しない状況と対処方法

- 患者の咳嗽が激しく気管切開チューブが抜けた：交換用の気管切開チューブとオブチュレーターはベッドサイドに常に用意しておく。新しい気管切開チューブにオブチュレーターを挿入し、気管切開チューブを気管切開口部に再度挿入する。オブチュレーターを外す。バンドを固定し肺音を聴診する。皮下気腫がないか触診する。
- 挿入部位周辺を触診すると組織内に中程度の皮下気腫を触知した：気管切開チューブがずれていないか確認する。チューブがずれると、皮膚の皮下組織に空気が貯留しやすくなる。皮下気腫が気管切開チューブの状態変化のひとつである場合は、医師に報告する。

注意事項

一般的注意事項

- 1人の看護師が単独でケアを行う場合は、気管切開チューブの事故抜管を防止するために、必ず新しい気管切開バンドを適切な位置に取り付けてから古いバンドを外す。古いバンドを先に外さなければならないときは、介助スタッフをもう1人呼び、気管切開チューブを適切な位置で把持してもらい、そのあいだに古いバンドを外し新しいバンドに付け替える。
- 救急用の物品は、ベッドサイドの容易に手が届く場所に用意しておく。気管内チューブを付けている患者のベッドサイドには、バッグバルブマスク、酸素、現在の気管切開チューブ挿管に使用したオブチュレーター、同サイズの交換用の気管切開チューブ、1サイズ小さい交換用の気管切開チューブ、および吸引器を常に用意しておく。
- 現在、カフなしの気管切開チューブを使用している場合は、同サイズのカフ付き交換用気管切開チューブを緊急用としてベッドサイドに置いておく。

在宅ケアの注意事項

- 患者および在宅での介護者に気管切開部のケアの実施方法を指導する。指導後に実技を見て確認し、助言する。
- 在宅環境では、無菌というよりも清潔操作を使用する。
- 滅菌生食は、約14Lの水にティースプーン1杯分の食塩を加えて15分間沸騰させることで作ることができる。沸騰させた生食は冷まして、清潔で乾燥した容器に保存する。細菌の増殖を予防するために、生食は1日の終わりに廃棄する。
- セルフケアを実施する患者には、鏡を使って手順の各ステップを見せる。

スキルバリエーション　再利用型インナーカニューレの洗浄

気管切開チューブの中には、再利用型インナーカニューレを使用するものがあり、看護師がこのインナーカニューレの洗浄を行う。手技は無菌操作で行う。洗浄に必要な物品は、気管切開チューブ洗浄用滅菌キット、または3つの滅菌ベースン、滅菌ブラシ（細）、および殺菌性洗剤（過酸化水素水および生食）である。

1. 必要物品をベッドサイドまたはオーバーテーブルに運ぶ。
2. 手指衛生を行い、指示があればPPEを装着する。
3. 患者の本人確認を行う。

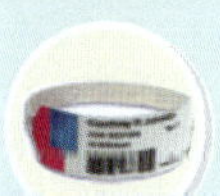

4. ベッド周りのカーテンを閉め、可能であれば病室の扉を閉める。
5. 気管切開部のケアが必要かどうか判断する。患者の疼痛もアセスメントし、必要に応じて、鎮痛薬を投与する。処置の目的と具体的な内容を患者に説明する。患者の意識がないようにみえる場合でも、説明は行う。呼吸困難を示した場合は手技を中止することを説明し患者を安心させる。
6. ベッドを処置しやすい高さに調整する。通常は実施者の肘の高さにする（VISN 8 Patient Safety Center, 2009）。実施者に一番近いベッド柵を下げる。**患者の意識がある場合はセミファーラー位にし、患者の意識がない場合は、顔が実施者のほうに向くように側臥位にする。**オーバーテーブルを実施者の近くに移動させ、テーブルの高さを腰のあたりまで上げる。処置エリアの容易に手が届く場所に医療廃棄物容器を設置する。
7. フェイスシールド、またはゴーグルとマスクを装着する。必要に応じて気管切開チューブを吸引する。気管切開チューブの吸引後であれば、吸引に使用したグローブを外す前に汚れたドレッシング材を外し廃棄する。
8. 物品の準備を行う。気管切開部のケアキットを開き、縁のみに触れて容器を切り離す。キットがない場合は、3つの滅菌ベースンを開封する。1つのベースンに1.2cmの深さになるよう、施設の規定に従って、過酸化水素水または過酸化水素水と生食を1：1の割合で注ぐ。他の2つのベースンには、1..3cmの深さになるよう生食を注ぐ。洗浄キットに含まれていない場合は、滅菌ブラシ、綿棒、ガーゼパッドを開封する。

（続く）

スキル・14-12　気管切開チューブの管理（続き）

スキルバリエーション　再利用型インナーカニューレの洗浄（続き）

9. ディスポーザブルグローブを装着する。
10. 酸素供給装置を使用している場合は外す。まだ外していない場合は切開部位のドレッシング材を外して医療廃棄物容器に廃棄する。アウターカニューレとフランジを利き手と反対の手で固定する。利き手でインナーカニューレを反時計回りに回し、ロックを外す（図A）。

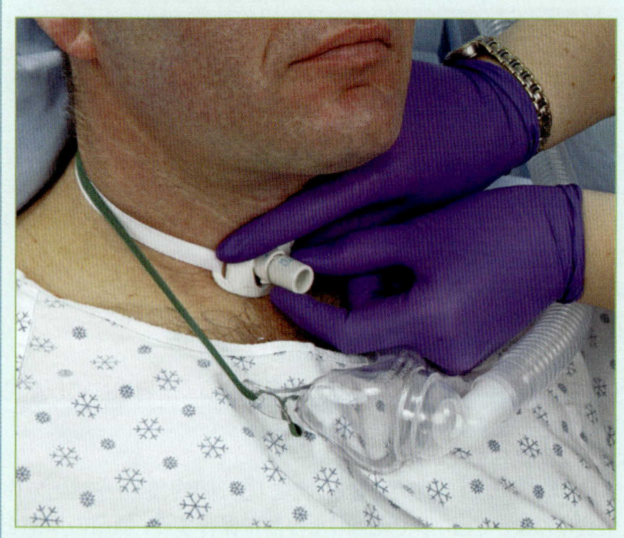

図A　アウターカニューレを固定してインナーカニューレを回転させる。

11. フランジは手で固定したままにする。ゆっくりインナーカニューレを外し（図B）、過酸化水素水が入っているベースンに慎重に入れる。アウターカニューレに酸素供給装置を再度取り付ける。

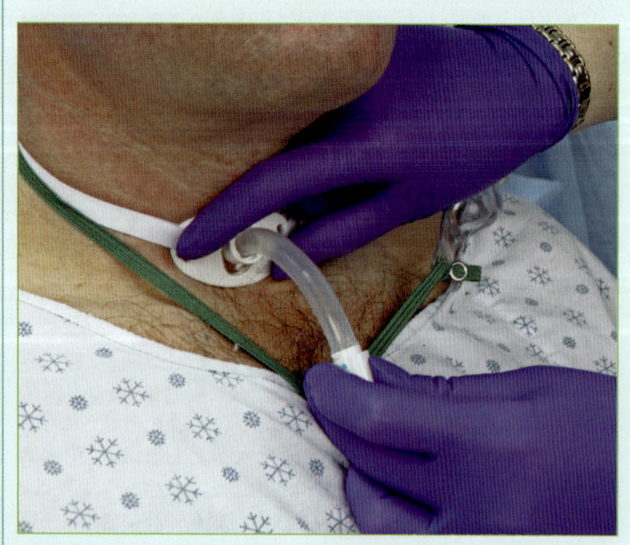

図B　洗浄のためにインナーカニューレを外す。

12. グローブを廃棄し、滅菌グローブを装着する。過酸化水素水からインナーカニューレを取り出す。ブラシを生食で濡らし、チューブのなかに挿入し、前後に動かして洗浄する（図C）。

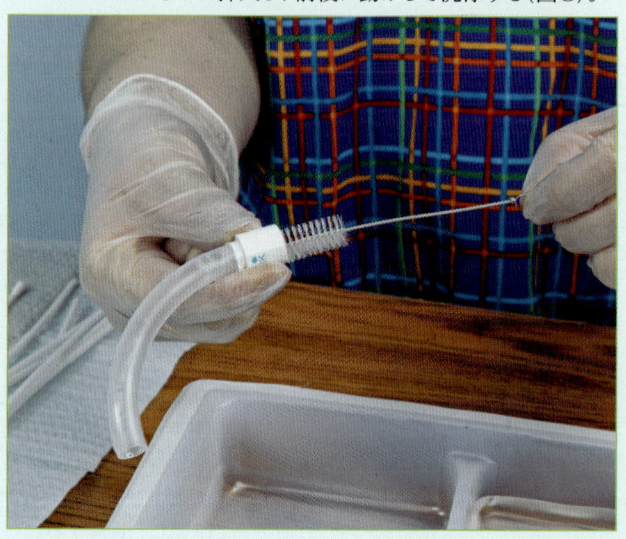

図C　ブラシを使ってインナーカニューレを洗浄する。

13. 生食の中でカニューレを振り洗いする。カニューレを持ちあげ、ベースンの内側を軽くたたくようにして水分を落とす。滅菌ガーゼパッドの上に置く。インナーカニューレの洗浄中にアウターカニューレに分泌物が貯留してきたときは、無菌操作でアウターカニューレを吸引する。
14. 利き手と反対の手で、アウターカニューレとフランジを固定する。利き手でインナーカニューレをアウターカニューレの中に再装着する。時計回りに回し、インナーカニューレが固定されたことを確認する（図D）。必要に応じて、再度酸素供給装置を装着する。
15. 前述の手順に応じて切開部のケアを継続する。

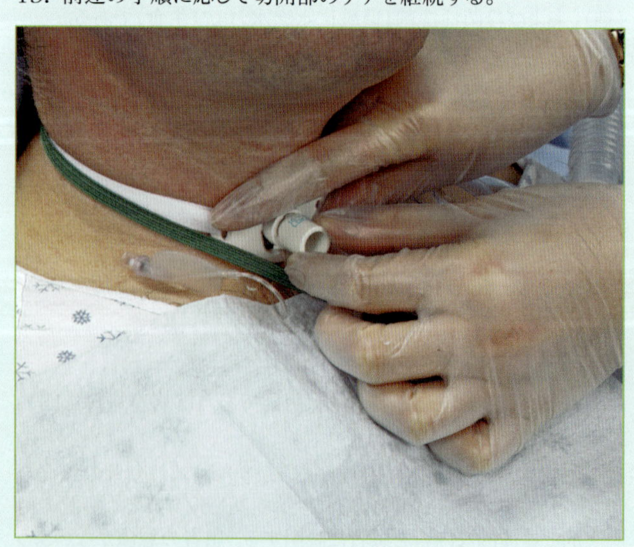

図D　インナーカニューレを再装着する。

スキルバリエーション　ドレッシング材がない場合のガーゼの当て方

気管切開用ドレッシング材がない場合、ガーゼを切って気管切開部位に使用してはならない。ガーゼを切ることによって、繊維が緩み、開口部に付着し、炎症や感染を引き起こすことがある。外れた繊維を気管に吸入してしまうと、呼吸障害を引き起こすこともある。

1. 患者の本人確認を行う。
2. 気管切開部のケアが必要か判断する。患者の疼痛をアセスメントし、必要に応じて、鎮痛薬を投与する。
3. 処置の目的と具体的な内容を患者に説明する。患者の意識がないようにみえる場合でも、説明は行う。呼吸困難を示した場合は手技を中止することを説明し患者を安心させる。
4. 手指衛生を行う。
5. ベッドを処置しやすい高さに調整する。実施者に一番近いベッド柵を下げる。患者の意識がある場合はセミファーラー位にし、患者の意識がない場合は、顔が実施者のほうに向くように側臥位にする。オーバーテーブルを実施者の近くに移動させ、テーブルの高さを腰のあたりまで上げる。処置エリアの容易に手が届く場所に医療廃棄物容器を設置する。
6. 酸素供給装置を外す。綿棒またはガーゼを滅菌生食が入っている2つ目のベースンに浸し、フランジの下の開口部を清拭する。綿棒またはガーゼは開口部から外へ向かって拭き、1回ごとに取り換える。
7. 乾いた10×10cmガーゼで皮膚を優しくパッティングする。
8. 2枚のガーゼを三角形になるように斜めに折る。三角形の1番長い辺を気管切開チューブ側に向けて、ガーゼを左右のフランジの下に挿入し、開口部の両端におく。

スキルバリエーション　気管切開チューブをひもで固定する

布製のひもをバンドの代わりに使用して、気管切開チューブを固定する方法もある。1人の看護師が単独でケアを行う場合は、気管切開チューブの事故抜管を防止するために、常に新しいひもを適切な位置に取り付けてから古いひもを外す。古いひもを先に外さなければならないときは、介助スタッフをもう1人呼び、気管切開チューブを適切な位置で把持してもらい、その間に古いひもを外し新しいひもに付け替える。

1. 必要物品をベッドサイドまたはオーバーテーブルに運ぶ。
2. 手指衛生を行い、指示があればPPEを装着する。

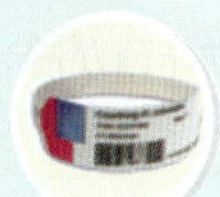

3. 患者の本人確認を行う。
4. ベッド周りのカーテンを閉め、可能であれば病室の扉を閉める。気管切開部のケアが必要かどうか判断する。患者の疼痛をアセスメントし、必要に応じて、鎮痛薬を投与する。処置の目的と具体的な内容を患者に説明する。患者の意識がないようにみえる場合でも、説明は行う。呼吸困難を示した場合は手技を中止することを説明し患者を安心させる。
5. ベッドを処置しやすい高さに調整する。通常は実施者の肘の高さにする(VISN 8 Patient Safety Center, 2009)。実施者に一番近いベッド柵を下げる。**患者の意識がある場合はセミファーラー位にし、患者の意識がない場合は、顔が実施者のほうに向くように側臥位にする。**オーバーテーブルを実施者の近くに移動させ、テーブルの高さを腰のあたりまで上げる。処置エリアの容易に手が届く場所に医療廃棄物容器を設置する。
6. 清潔なグローブを装着する。もう1人看護師がいるときは、2人とも清潔なグローブを装着する。
7. 頸部の周囲径を2倍にして10cm足した長さのひもを1本切る。ひもの端は斜めに切る。
8. 新しいひもの一端を古いひもに沿ってフランジの穴に通す。穴に通した方の端を引き、ひもの両端を揃える(図E)。

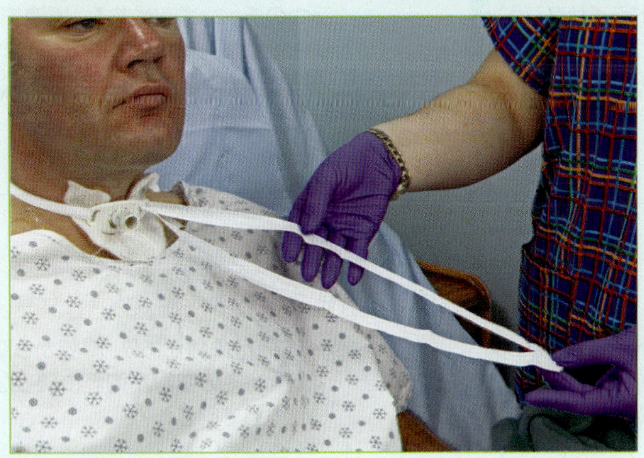

図E　古いひもに沿って新しいひもをフランジの穴に通して引き、両端を揃える。

9. ひもの両端を患者の後頸部を経由して反対側に出し、フランジのもう一方の穴にひもの一端を通す。しっかり固定されるようひもを引っ張り、2重の固結びにする。患者の頸部とひもの間には指1本入るような緩みを持たせる。患者が楽に頸部を動かせるかどうか確認する。
10. 古いひもを慎重に切って外す。必要に応じて酸素供給装置を再度装着する。
11. 前述の手順に応じてケアを継続する。

スキル・14-13　胸腔ドレナージの管理

チェストチューブは、胸膜腔から体液(**胸水**)、血液(**血胸**)または空気(気胸)を排出するために挿入される。チェストチューブは先端に排液孔が開けられた固いプラスチックのチューブで、胸膜腔へ挿入される。チューブを挿入した後、チューブを縫合してテープで固定し、気密性の高いドレッシング材を貼付し、ドレナージシステムに接続するが、吸引器へは接続する場合としない場合がある。ドレナージシステムは、一度胸腔内から排出された空気が再度胸腔内に入らないようにする閉鎖式ウォーターシールドレナージシステムと、胸膜腔に過剰な吸引圧が加わらないようにするための吸引圧制御チャンバーで構成される。吸引チャンバーには、ウォーターシール(水封式)とドライサクションというタイプがある。水封式の吸引チャンバーは、チャンバー内の水量で圧が制御されており、一方、ドライサクションは、患者の胸膜腔内圧の変化に応じて自動的に制御される。多くの医療施設がプラスチック製の3区画のディスポーザブル胸腔ドレナージユニットを用いて、胸腔ドレーンの管理を行っている。また、重力を利用したドレナージを行うポータブルドレナージシステムもある。表14-2では、さまざまなタイプの胸腔ドレナージシステムの比較を行っている。ここで説明する手技は、従来型のウォーターシールの3区画胸腔ドレナージシステムを使用した場合の手技である。図1はこのシステムの一例である。この手技の次に記載されているスキルバリエーションでは、ドライサクションの胸腔ドレナージシステムの管理手順について説明している。

表・14-2　胸腔ドレナージシステムの比較

種類	解説	コメント
従来型のウォーターシール・チャンバー(wet-suction)	3つのチャンバーがある。排液チャンバー、ウォーターシール・チャンバー(中央チャンバー)、吸引圧制御チャンバー	● 滅菌蒸留水をウォーターシールおよび吸引チャンバーに注入する必要がある。 ● 陽圧と陰圧の開放弁がある。 ● 断続的な気泡によって、システムが正しく機能していることがわかる。 ● システムを吸引器に接続することで吸引圧を上昇させることができる。
ドライサクション・ウォーターシール(dry-suction)	3つのチャンバーがある。排液チャンバー、ウォーターシール・チャンバー(中央チャンバー)、吸引圧制御チャンバー	● 滅菌蒸留水をウォーターシール・チャンバーに2cm注入する必要がある。 ● 吸引チャンバーに水を入れる必要はない。 ● 吸引圧はレギュレーターで設定する。 ● 陽圧と陰圧の開放弁がある。 ● 吸引圧が十分かどうか示すためのインジケーターがある。 ● 従来のウォーターシールシステムより動作音が静かである。
ドライサクション(乾式密閉胸部ドレーン)(一方向弁システム)	一方通行の弁があり、胸腔から空気を排出し、その空気が胸腔に戻らないようになっている。	● 吸引チャンバーに水を入れる必要はない。緊急時には迅速にセットできる。 ● 装置が倒れても作動する。歩行可能な患者に適している。

(From Smeltzer, S., and Bare, B. [2010]. *Brunner & Suddarth's textbook of medical surgical nursing* [12th ed.]. Philadelphia, PA: Lippincott Williams & Wilkins, with permission.)

必要物品

- 滅菌生理的食塩水または滅菌蒸留水
- 先端にパッドまたはゴム付きのケリー鉗子2本
- 清潔なハサミ1本
- ディスポーザブルグローブ
- 他のPPE(指示があれば)
- フォームテープ(クッション性・伸縮性のあるテープ)または結束バンド
- 指示されたドレナージシステム(交換が必要な場合)

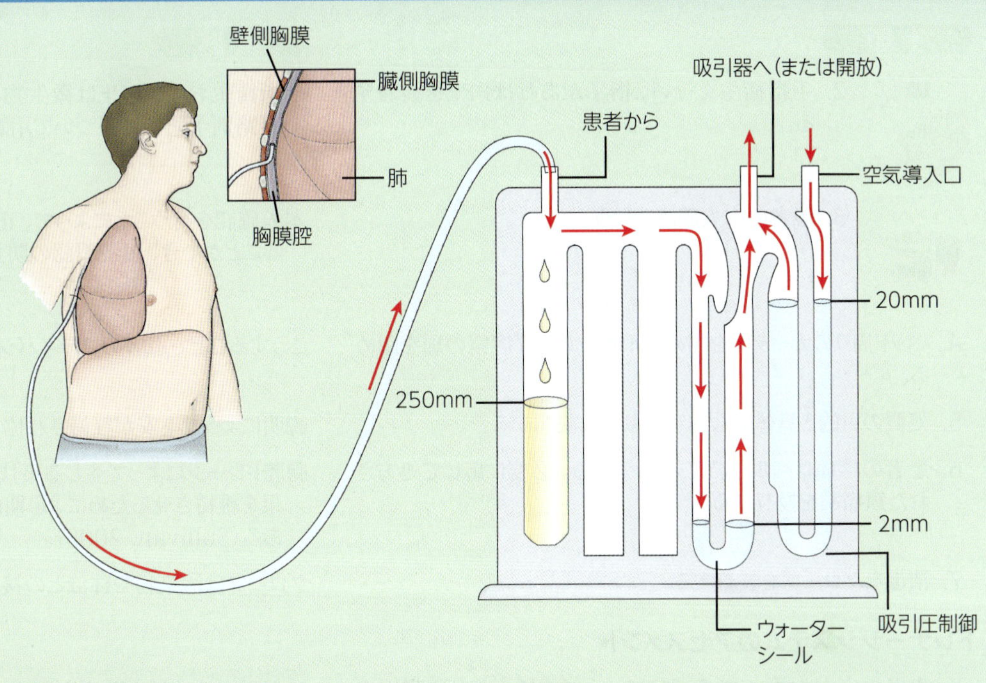

図1　胸腔ドレナージシステム

アセスメント

患者のバイタルサインをアセスメントする。基準値からかなり変化している場合は合併症が示唆される。酸素飽和度など患者の呼吸障害をアセスメントする。チェストチューブが適切に機能していない場合、患者は頻呼吸および低酸素症になる可能性がある。患者の肺音をアセスメントする。チェストチューブ部位の肺音は体液、血液、空気などの存在によって減弱することがある。疼痛のアセスメントも行う。突然、圧痛が出現したり疼痛が増強したりする場合は、合併症の可能性がある。多くの患者がチェストチューブ挿入部位の疼痛を訴え、鎮痛薬を希望する。患者のチェストチューブについての知識をアセスメントし、チェストチューブを使用する根拠を理解していることを確認する。

看護診断

患者の現在の状態に基づき、看護診断を行うための関連因子を決定する。適切な看護診断はガス交換障害のリスク状態である。他に適切な看護診断としては以下がある。

- 活動耐性低下リスク状態
- 知識不足
- 急性疼痛
- 不安

成果確認と看護計画立案

望ましい成果とは、患者が胸腔ドレナージシステムに関連する合併症または呼吸障害を起こさないことである。その他に適切な成果としては、患者がチェストチューブの必要性を理解すること、チェストチューブ挿入部の疼痛コントロールが十分であること、肺音が明瞭で両側が均等であること、患者が活動耐性を徐々に向上させていること、などがある。

看護技術の実際

手順	根拠
1. 必要物品をベッドサイドまたはオーバーテーブルに運ぶ。	必要物品をベッドサイドに準備することで時間と労力の節約になる。物品を手元に用意しておくことで、利便性が高まり時間が短縮でき、看護師の不必要な動きが省略できる。

（続く）

スキル・14-13　胸腔ドレナージの管理　（続き）

手順	根拠
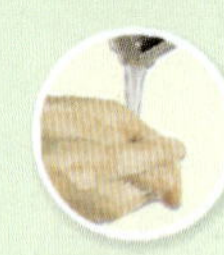 2. 手指衛生を行い、指示があればPPEを装着する。	手指衛生およびPPEは微生物の伝播を予防する。PPEは感染経路別予防策に基づいて用意する。
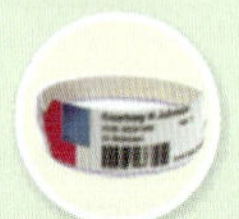 3. 患者の本人確認を行う。	本人確認を行うことによって、正しい患者に確実に介入を実施することができ、患者誤認の防止になる。
4. ベッド周りのカーテンを閉め、可能であれば病室の扉を閉める。	こうすることで患者のプライバシーが保たれる。
5. 処置の目的と具体的な内容を患者に説明する。	説明によって不安が軽減され協力が得やすくなる。
6. 患者の疼痛レベルをアセスメントする。必要に応じて処方された鎮痛薬を投与する。	胸腔ドレーンによって生じる不快感や疼痛を和らげる鎮痛薬の効果を維持させるために、定期的な疼痛のアセスメントが必要である（Sullivan, 2008）。
7. 清潔なグローブを装着する。	グローブは汚染物や体液との接触を防止する。

ドレナージシステムのアセスメント

手順	根拠
8. 患者の病衣をずらしてチェストチューブの挿入部位を露出する。必要に応じて、タオルケットを患者に掛け、できるだけ露出を少なくする。**チェストチューブ挿入部位周囲を観察し、ドレッシング材が乾燥しており、問題なく貼付されていることを確認する（図2）。**	患者にできるだけ掛け物をかけておくことで、患者のプライバシーが保たれ、不要な露出が制限できる。ドレッシング材が十分密閉されていない場合、エアリーク、肺組織の変位、挿入部位の汚染などが起こる可能性がある。刺入部位に大量の排液や出血がみられることもある。挿入部位の密閉性を保つためにドレッシング材を交換する必要がある。

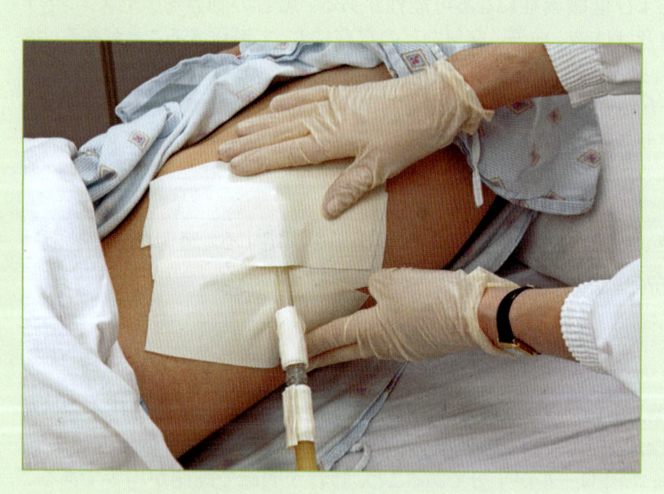

図2　チェストチューブ挿入部位のアセスメント

手順	根拠
9. 接続部分がテープで固定されていることを確認する。刺入部位の周辺を優しく触診し、皮下気腫（皮膚の下に溜まった空気やガス）を触知しないか確認する。皮下気腫の感触は、プチプチと軟らかい小粒が弾けるような、またはスポンジのような感触が指の下に感じられる。	少量の皮下気腫はチェストチューブ抜去後に体内に吸収される。皮下気腫が大きくなったり数が増えたりする場合は、チューブの位置が不適切であるか、エアリークの可能性が示唆される。これらは患者に不快感を生じさせる原因になる。
10. ドレナージチューブに垂れ下がりやねじれがないことを確認する。ドレナージ機器はチューブ挿入部位より下に置く。	チューブに垂れ下がりやねじれがあると、排液が適切に排出されない可能性がある（Sullivan, 2008; Halm, 2007）。ドレナージ機器はチューブ挿入部位より下に置くことで、排液がチューブから排液チャンバーに移動する。

手順

11. チェストチューブの吸引の指示があれば、吸引圧制御チャンバーの液面を確認し、指示された吸引圧であることを確認する。吸引圧制御チャンバー内で気泡が出ているか確認する。一時的に吸引器への接続を外してチャンバー内の液面を確認する。必要に応じて滅菌水を追加し、正確な吸引圧を保つ。

根拠

チャンバー内の蒸留水は蒸発により減少する。指示よりも吸引圧が低い場合は、蒸留水の量を増やし十分な陰圧が胸膜腔にかかり、胸膜腔のドレナージが十分行われるようにする必要がある。吸引圧が高い場合は、繊細な肺組織を損傷しないよう水の量を減らす必要がある。吸引チャンバーの中で穏やかに気泡が出ている場合は、ドレナージを促す吸引圧がかかっていることを示す。

12. ウォーターシール・チャンバーを観察し、患者の吸気と呼気に従って液面が変動すること（呼吸性移動）を確認する。吸引を行う場合、一時的に吸引器への接続を外して、変動を観察する。**ウォーターシール・チャンバー内の気泡の有無をアセスメントする。**必要に応じて滅菌水を加え、液面を2cm、または製造業者が推奨する高さに維持する。

呼気と吸気によってウォーターシール・チャンバー内の液面が変動することは、望ましいことであり正常な所見である。チェストチューブが挿入され、吸引が開始された当初に、ウォーターシール・チャンバー内に気泡が出るのは正常な所見である。チェストチューブ挿入後、時間が経過してもウォーターシール・チャンバー内に継続して水泡が現れる場合は、システム内のエアリークが疑われる。エアリークは挿入部位のドレナージユニット内で生じることがある。

13. 排液の量と性状をアセスメントする。各勤務帯の最後に、テープを貼って排液の液面に印をつけ、排液量を確認し日時を記載する（図3）。ドレナージバックの排液量は現バックに貯留した総量であり、途中で廃棄することはない。排液チャンバーが満量になったらバックを交換する。

測定によって、IN-OUTの正確な測定が可能になり、治療の効果をアセスメントしドレーン抜去の判断材料にすることができる。ドレナージシステムは開放されると陰圧が損なわれる。

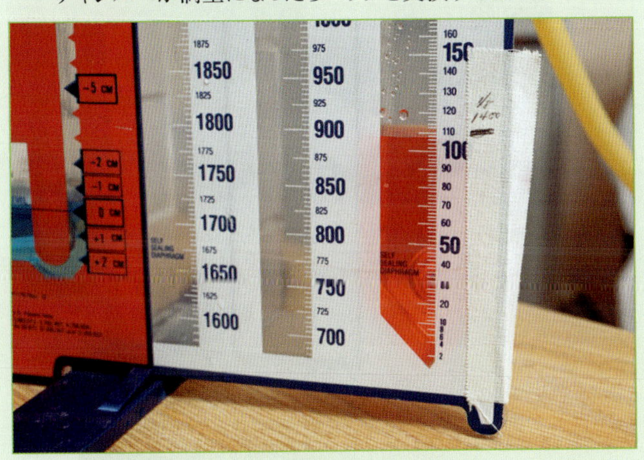

図3　排液チャンバーに排液量の印を付ける。

14. グローブを外す。患者を安楽な体位に戻す。必要に応じて、ベッド柵を上げ、ベッドを一番低い位置に下ろす。

PPEを適切に外すことで感染伝播および他の物品への汚染リスクが低下する。患者の安楽を促進する。適切な体位をとりベッド柵を上げ、ベッドの高さを適切に調整することで、患者に安楽と安全を提供する。

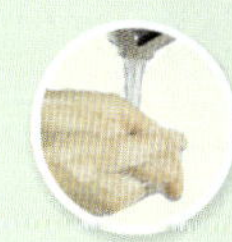

15. 他にもPPEをつけている場合は外す。手指衛生を行う。

PPEを適切に外すことで感染伝播および他の物品への汚染リスクが低下する。手指衛生によって微生物の伝播が防止される。

ドレナージシステムの交換

16. パッド付きのケリー鉗子2本、新しいドレナージバック、滅菌水のボトル1本を用意する。新しいドレナージバックのウォーターシール・チャンバーに、2cmの目盛または製造業者の推奨する印に達するまで滅菌水を注入する。吸引の指示がある場合は、製造業者の指示に従って、吸引圧制御チャンバーに滅菌水を注入する。

必要物品をまとめておくことで、整然としたアプローチが行える。胸腔内に空気が入らないように、ウォーターシール・チャンバーに適切な量の水を入れておく必要がある。吸引チャンバーに適量の蒸留水が入っていることで、指示通りの吸引が実施できる。

（続く）

スキル・14-13　胸腔ドレナージの管理　（続き）

手順	根拠
17. 清潔なグローブと他のPPE（指示があれば）を装着する。	グローブは汚染物や体液との接触を予防する。
18. **刺入部位から4-6.5cmの位置をケリー鉗子でクランプし、2.5cm離れた位置に反対側からケリー鉗子を入れてクランプする（図4）。**	クランプすることによって、完全な密閉状態を保ち、チェストチューブから胸膜腔への空気の流入が防止される。
19. 使用中のドレナージシステムと吸引器の接続を外す。チェストチューブとドレナージシステムの接続部に貼付されているフォームテープを外すか（図5）、ハサミで慎重に切って（図6）除去する。軽くひねってドレナージシステムを外す。**チェストチューブを引っぱってはならない。**	吸引器への接続を外すことで新しいシステムに交換できる。チェストチューブとドレナージシステムを確実に接続するために、結束バンドやフォームテープを使ってチェストチューブとドレナージシステムのつなぎ目を固定する施設が多い。チューブ内は陰圧になっているため、チューブを外す際には軽くひねる。チェストチューブは適切な場所で縫合されているため、引き抜かないようにする。
20. **チェストチューブの先端は無菌状態を保ち、新しいドレナージシステムの先端をチェストチューブに挿入する（図7）。**ケリー鉗子を外す。指示があれば、吸引器に再度接続する。チェストチューブとドレナージシステムの接続部を結束バンドまたはフォームテープで留める。	チェストチューブは無菌状態である。チューブは吸引器に再度接続する。これによって、陰圧になり、肺の再拡張または体液の排出が可能になる。クランプの時間が長くなると、気胸を引き起こす可能性がある。バンドまたはフォームテープによって、ドレナージシステムからチェストチューブが外れるのを防ぐ。

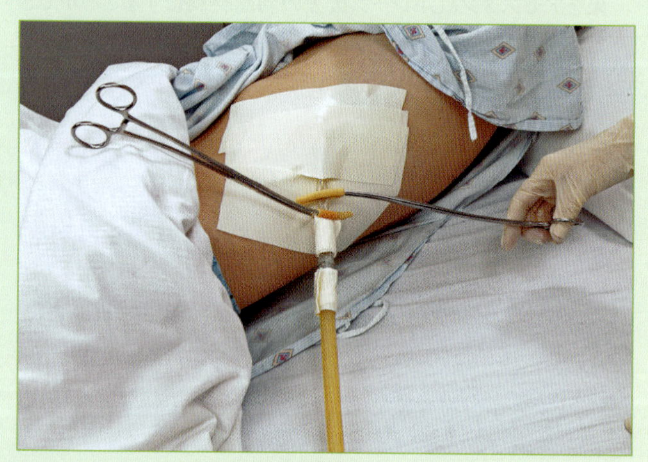

図4　チェストチューブのクランプにパッド付き鉗子を使用する。

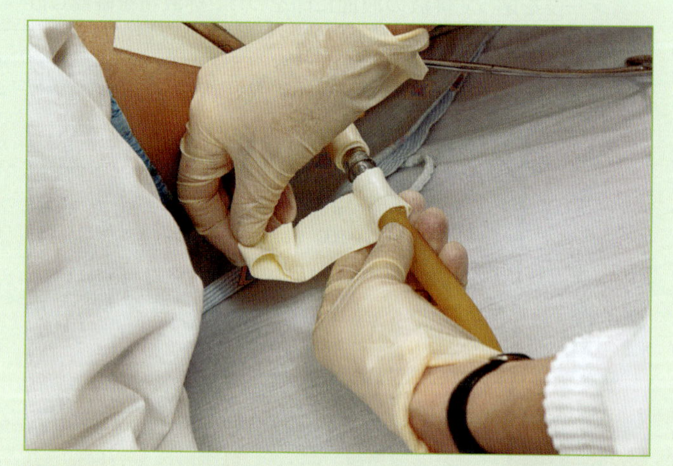

図5　巻いているフォームテープを外す。

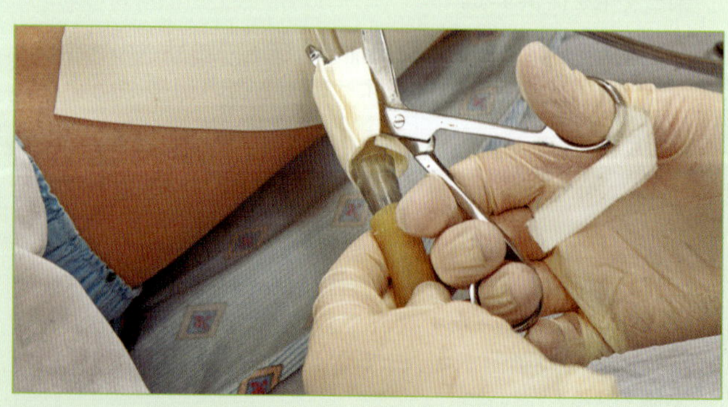

図6　フォームテープを切る。

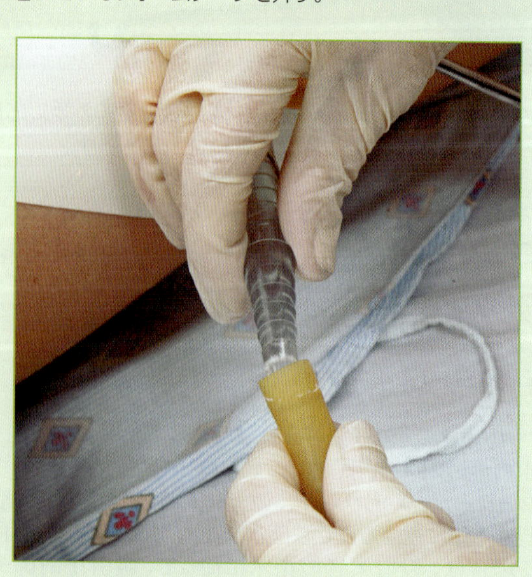

図7　新しいドレナージチューブを接続する。

手順	根拠
21. 前述の手順8-15(p.766-767)と同様に、患者とドレナージシステムをアセスメントする。	システム操作や新しいドレナージシステムの位置などについて変化がないかアセスメントする。
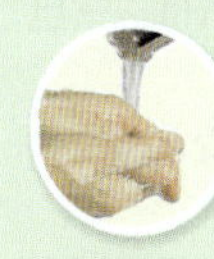 22. 他にもPPEをつけている場合は外す。手指衛生を行う。	PPEを適切に外すことで感染伝播および他の物品への汚染リスクが低下する。手指衛生によって微生物の伝播が防止される。

評価

望ましい成果が達成されるのは、胸腔ドレナージシステムが開通性を保ち、正しく機能する場合である。さらに、患者に呼吸障害や胸腔ドレナージシステムに関連する合併症の徴候や症状がない、患者の疼痛が十分に緩和する、徐々に活動耐性が向上する、チェストチューブの必要性に理解を示す、などの場合である。

記録

ガイドライン

チェストチューブの部位、排液量と性状、吸引圧、気泡、呼吸性移動、皮下気腫の有無などを記録する。また、使用したドレッシング材の種類、患者の疼痛レベル、患者の疼痛緩和のために実施した対策について記録する。

記録例

12/9/10　18：05　チェストチューブ挿入部は胸郭右下の中腋窩線上。血性漿液性の排液が中等量。吸引圧20cmH_2O、吸引チャンバー内に穏やかな気泡を確認。ウォーターシール・チャンバー内に呼吸性移動あり、エアリークは認められない。挿入部位周辺に小さな皮下気腫があるが、前回のアセスメントから変化なし。患者に疼痛はない。ドレッシング材は密封され異常なし。

—— C・バウスラー、看護師

予期しない状況と対処方法

- チェストチューブがドレナージ機器から外れた：グローブを装着する。滅菌生食または滅菌水のボトルを開封し、チェストチューブが汚染されないうちにチューブをボトルの中に入れる。新しいドレナージユニットが取り付けられるまでは、これがウォーターシールとなる。呼吸障害の徴候がないか患者をアセスメントする。医師に報告する。患者のそばから離れない。新しいドレナージシステムと胸部X線検査が必要になることが予想される。
- チェストチューブが抜けた；グローブを装着する。刺入部位に、速やかに閉鎖性ドレッシング材を貼布する。閉鎖性ドレッシング材は、滅菌ワセリンガーゼを閉鎖性テープで覆う方法にすべきか、10×10cmの滅菌ガーゼを折って閉鎖性テープで覆う方法にすべきかについては、文献でも意見が分かれている。(閉鎖性テープの例としてはフォームテープやIV刺入部に使用する透明のドレッシング材などがある)。呼吸障害の徴候がないか患者をアセスメントする。医師に報告する。胸部X線検査が必要になることが予想される。チェストチューブを再挿入すべきかどうか医師が判断する。
- チェストチューブのアセスメント時に、以前は排液の貯留があったが、現在は排液の貯留がないことに気づいた：チューブのねじれやチューブ内に詰まりがないか確認する。チェストチューブに設定されている吸引圧を調べる。チューブの「ミルキング」(指でチューブの一部分をしごいたり、放したりすること)、および「ストリッピング」(指を離さずにチューブの端まで搾り出すように押しつぶしていくこと)は推奨しない。こうした処置によって肺組織の挫傷と外傷が生じることがあり、胸膜腔の陰圧が上昇して危険な状態になる可能性がある。吸引圧が適切に設定されていないときは、指示された圧になるまで調整する。ベッドまたは椅子の上ではチューブを水平にして、その後ドレーン装置に垂直に下がっていくようにする。チューブに垂れ下がりやねじれができないようにすることで、最適な排出状態にする。それでも排液が少ない場合は医師に報告する。
- 排液が100mL/時を超える、または鮮紅色になる：速やかに医師に報告する。出血の可能性がある。
- チェストチューブの排液量が急に少なくなり、ウォーターシール・チャンバーに呼吸性移動がみられない：速やかに医師に報告する。これはチューブ閉塞の徴候である可能性がある。

(続く)

スキル・14-13　胸腔ドレナージの管理　（続き）

注意事項

- 滅菌水または生食のボトルは常にベッドサイドに準備しておく。ドレナージシステム交換時以外はチェストチューブを決してクランプしない。チェストチューブが偶発的にドレナージシステムから外れたときは、チェストチューブの先端を滅菌蒸留水の中に入れる。こうすることでチェストチューブから胸膜腔への空気流入を防止し、いっぽう、胸膜腔に入ってしまった空気は、一旦陰圧が確立されれば、呼吸を通じて排出される。
- 先端にゴムが付いた鉗子2本と追加のドレッシング材をベッドサイドに準備し、必要なときにすぐ使えるようにしておく。
- 患者に小さな気胸が生じ、排液はほとんどない状態で、吸引器を使用していない場合、チューブをハイムリッヒバルブに接続することがある。ハイムリッヒバルブは、チェストチューブから空気を排出するが流入させないため、ウォーターシール・チャンバーと同様の役割を果たす。弁が正しい方向に向いていることを確認する。青色の先端はチェストチューブに接続し、透明の方は換気孔として開けておく。ケースに付いている矢印は患者と反対の方向に向ける。
- 胸腔ドレナージシステムは垂直に立てて、チューブ挿入部位より低い位置に置く。これは、システムを適切に機能させ排液を促すために必要である。
- 指示があればインセンティブ・スパイロメーターの使用を患者に勧め、また、頻繁に深呼吸や咳嗽をするよう勧める。これによって肺からの排気・排液が促され、肺の拡張が促進され、無気肺を予防する。

スキルバリエーション　ドライサクション（ドライシール）による胸腔ドレナージシステムの管理

1. 必要物品をベッドサイドまたはオーバーテーブルに準備する。

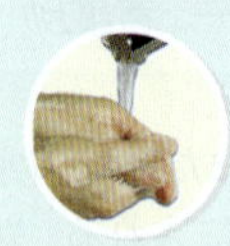

2. 手指衛生を行い、指示があればPPEを装着する。

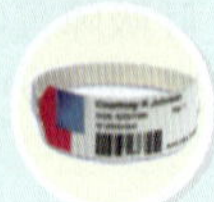

3. 患者の本人確認を行う。
4. ベッド周りのカーテンを閉め、可能であれば病室の扉を閉める。
5. 処置の目的と具体的な内容を患者に説明する。
6. 清潔なグローブを装着する。
7. 患者の病衣をずらし、チェストチューブの挿入部位を露出する。必要に応じて、タオルケットを患者に掛け、できるだけ露出を少なくする。チェストチューブ挿入部位周辺を観察し、ドレッシング材が乾燥し、問題なく密閉されていることを確認する。
8. 接続部分がテープで固定されていることを確認する。挿入部位の周囲を優しく触診し、皮下気腫（皮膚の下に溜まった空気やガス）を触知しないか確認する。皮下気腫の感触は、プチプチと軟らかい小粒が弾けるような、またはスポンジのような感触が指の下に感じられる。
9. ドレナージチューブに垂れ下がりやねじれができていないことを確認する。ドレナージ機器はチューブ挿入部位より下に置く。
10. チェストチューブの吸引の指示があれば、指示された吸引圧どおりに設定されているか確認する。任意の吸引圧に吸引圧制御調節器で圧調整する際には、吸引圧制御インジケーター（蛇腹型・浮球型）の表示を確認する。
11. 診断に役立つ徴候として、患者の吸気と呼気に対応した変動についてアセスメントする。
12. 一方向弁を使用したドライサクションのシステム内でエアリークがないか、インジケーターを点検する。
13. 排液の量と性状をアセスメントする。各勤務帯の最後に排液量を確認し、テープを貼って排液の液面に印をつけ、日時を記載する。ドレナージバックの排液量は現バックに貯留した総量であり、途中で廃棄することはない。ドレナージシステムが満量になったらバックを交換する。
14. ポータブル胸腔ドレナージシステムには、手動で排液をチャンバー内から廃棄しなければならないものもある。チャンバーの排液を廃棄するタイミングは製造業者の推奨に従う。通常は、排液の漏れを防ぐために満量になる前に廃棄する。グローブをつけ、アルコール綿でシリンジポートを消毒し、60mLのルアーロックシリンジを使ってシリンジを回転させてポートに挿入し、吸引して排液を回収する。必要に応じて、チャンバーが空になるまで繰り返す。排液は施設の規定に従って廃棄する。

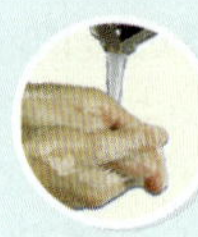

15. グローブを外し、他にもPPEをつけている場合は外す。手指衛生を行う。

実践のための エビデンス

Halm, M. (2007). To strip or not to strip? Physiological effects of chest tube manipulation. *American Journal of Critical Care*, 16(6), 609-612.

この臨床レビューでは、チェストチューブのミルキングやストリッピングの実践がチェストチューブの開通性と臨床結果に及ぼす有害性について、現在の科学的エビデンスを要約している。著者は既存のエビデンスに基づいた推奨事項を概説し、より良い臨床実践を知らしめるには、さらに方法論的に正確な研究が必要であると示唆している。レビューされたエビデンスからは、チェストチューブの操作がチェストチューブの開通性を改善する明確な効果は示されなかった。ドレナージを促すためのチェストチューブのルーチン操作が必要であることを示す、強力なエビデンスは見当たらない。チェストチューブのストリッピングは、胸腔内の陰圧を非常に強めるため、損傷を引き起こす可能性がある。チューブからのドレナージは、吸引と、チューブの垂れ下がりやねじれの防止など、チューブの適切な設置によって促進される。胸膜腔からのドレナージは、チューブの垂れ下がりやねじれによって阻害される。ドレナージには、チューブを真っすぐに下ろし、その後コイル状に巻いた状態のチューブが最適なポジションである。

スキル・14-14　チェストチューブ抜去の介助

チェストチューブは、肺が再拡張し排液が十分に減少した場合に抜去される。チェストチューブの抜去は通常、医師(MD)、上級実践看護師(APRN)または医師助手(PA)が実施する。チェストチューブ抜去が可能かどうかは、胸部X線写真の評価、患者の状態とチューブからの排液量のアセスメントによって担当医が判断する。

必要物品

- ディスポーザブルグローブ
- 他のPPE(指示があれば)
- 抜糸セット(摂子と抜糸剪刀)
- 滅菌ワセリンガーゼおよび10×10cmガーゼドレッシング材
- フォームテープなどの閉鎖性テープ

アセスメント

呼吸数、酸素飽和度など患者の呼吸状態をアセスメントする。これが基準値となり、チューブ抜去後との比較が可能となる。患者に呼吸障害が起こった場合、多くは頻呼吸か低酸素症になる。患者の肺音をアセスメントする。チェストチューブを挿入している側の肺音はチューブのせいで減弱していることがある。患者の疼痛アセスメントを行う。多くの患者がチェストチューブ挿入部位の疼痛を訴え、鎮痛薬の使用を希望する。患者が鎮痛薬の投与を最後に受けてから時間が経過している場合は、抜去時の疼痛を緩和するために、チェストチューブ抜去前に投与してもよい。

看護診断

患者の現在の状態に基づき、看護診断を行うための関連因子を決定する。妥当な看護診断としては以下のような例がある。

- 知識不足
- 急性疼痛
- 皮膚統合性障害

成果確認と 看護計画立案

チェストチューブ抜去後のケアにおける望ましい成果とは、患者が呼吸障害を起こしていないことである。その他に適切な成果は、挿入部位が清潔で乾燥しており、感染の徴候がないこと、チェストチューブ抜去時に十分な疼痛コントロールが行われていること、肺音が明瞭で両側が均等であること、患者の活動耐性が徐々に向上すること、などである。

(続く)

スキル 14-14　チェストチューブ抜去の介助（続き）

看護技術の実際

手順	根拠
1. 必要物品をベッドサイドまたはオーバーテーブルに運ぶ。	必要物品をベッドサイドに準備することで時間と労力の節約になる。物品を手元に用意しておくことで、利便性が高まり時間が短縮でき、看護師の不必要な動きが省略できる。
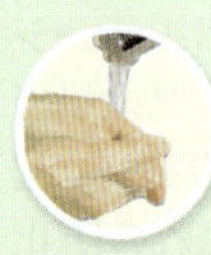 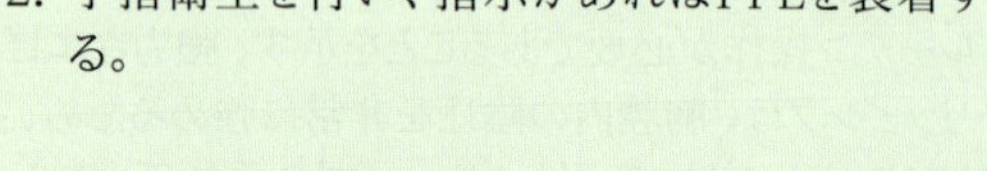 2. 手指衛生を行い、指示があればPPEを装着する。	手指衛生およびPPEは微生物の伝播を予防する。PPEは感染経路別予防策に基づいて用意する。
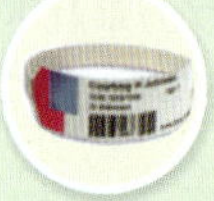 3. 患者の本人確認を行う。	本人確認を行うことによって、正しい患者に確実に介入を実施することができ、患者誤認の防止になる。
4. 指示があれば、鎮痛薬を投与する。**チェストチューブ抜去前に投薬を行った場合は、薬剤の効果が得られるように、投与した薬剤に応じて十分な時間をおく。**	ほとんどの患者がチェストチューブ抜去時に不快感を訴える。
5. ベッド周りのカーテンを閉め、可能であれば病室の扉を閉める。	こうすることで患者のプライバシーが保たれる。
6. 処置の目的と具体的な内容を患者に説明する。チューブ抜去時の不快感を抑制するために、疼痛の非薬理学的介入について患者に説明する。	説明によって不安が軽減され協力が得やすくなる。リラックス法などの非薬理学的疼痛管理介入は、チェストチューブ抜去時の疼痛緩和に役立つことが示されている（Friesner, et al., 2006）。実践のためのエビデンスを参照。
7. 清潔なグローブを装着する。	グローブは汚染物および体液との接触を防止する。
8. 医師がドレッシング材を外し、チューブを抜去する間に、患者を安心させるようなケアを行う。	ドレッシング材およびチューブの除去は患者の不安レベルを上昇させる。患者に安心感を与えることで、患者は安全であることを感じ不安を軽減させることができる。
9. **医師がチェストチューブを抜去し閉鎖性ドレッシング材を貼付したあと、患者の肺音、呼吸数、酸素飽和度、および疼痛レベルをアセスメントする。**	ほとんどの施設では、医師がチェストチューブを抜去するが、一部の施設では、看護師にチューブ抜去の訓練を行うところもある。チューブが抜去されたら、患者の呼救状態を評価し、呼吸障害がないか確認する必要がある。
10. 医師から胸部X線撮影の指示があることが予想され、その場合は対応する。	チェストチューブ抜去後の肺の状態を評価するために、医師が、胸部X線写真の撮影を指示する可能性がある。
11. 物品を適切に廃棄する。	これによって、微生物伝播および他の物品の汚染伝播リスクが低下する。
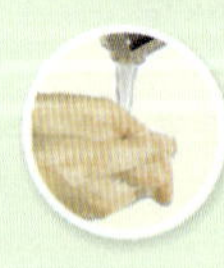 12. グローブを外し、他にも使用しているPPEがあれば外す。手指衛生を行う。	PPEを適切に外すことで感染伝播および他の物品への汚染リスクが低下する。手指衛生によって微生物の伝播が防止される。

評価

望ましい成果が達成されるのは、チェストチューブ抜去後に患者が呼吸障害の徴候と症状を示さない場合である。また、疼痛管理が十分だったと患者が言葉で表現する、肺音が明瞭で均等である、および患者の活動レベルが徐々に上昇する、などの場合である。

記録

ガイドライン

呼吸数、酸素飽和度、肺音、チェストチューブからの総排液量、および挿入部位とドレッシング材の状態などを記録する。

記録例

> 12/9/16　19：50　処置について患者に説明した。指示により硫酸モルヒネ2mgを静注。ベッドサイドにて、医師が中腋窩線上右下よりチェストチューブを抜去。ワセリンガーゼおよびガーゼドレッシング材を挿入部位全体に貼付しフォームテープで固定する。肺音は明瞭、右側下葉で軽度減弱。呼吸は非努力性で16回／分、脈拍88、血圧118/64。酸素飽和度はルームエアで97％、ドレナージ装置に血性漿液性排液322mLを認めた。患者に疼痛および呼吸障害はない。
>
> ── *C・バウスラー、看護師*

予期しない状況と対処方法

- チェストチューブ抜去後、患者に呼吸障害がみられる：肺音を聴診する。肺音減弱または聴取不能な場合、肺が十分に再拡張していないか、胸水の再貯留の徴候かもしれない。速やかに医師に報告する。胸部X線写真の指示およびチェストチューブの再挿入が予測される。
- チェストチューブのドレッシング材が剥がれる：チェストチューブのドレッシング材は最低24時間ごとに、または施設の規定に沿って交換し、挿入部位の紅斑や排液をアセスメントする。無菌操作で閉鎖性ドレッシング材を交換する。ドレッシング材により少なくとも3日間は閉鎖性を維持した方がよい。

実践のためのエビデンス

チェストチューブの抜去は、多くの患者にとって痛みの伴う処置である。この処置時に患者の苦痛を緩和するために薬理学的介入および非薬理学的介入が用いられている。

関連する研究

Friesner, S., Curry, D., & Moddeman, G. (2006). Comparison of two pain-management strategies duringchest tube removal: Relaxation exercise with opioids and opioids alone. *Issues in Pain Management*, 35(4),269-276.

本研究の目的は、冠状動脈バイパス手術後のチェストチューブ抜去時に、ゆっくり深呼吸するリラックス法を行うことで、オピオイド鎮痛薬の補助的手段として疼痛を緩和させることができるかどうか検討することであった。垂直のビジュアル・アナログ・スケールを用いて、チェストチューブ抜去前、チェストチューブ抜去直後、チェストチューブ抜去から15分後、の3時点での疼痛を測定した。実験群は、通常の用量のオピオイド投与を受け、ゆっくりと深呼吸するリラックス法を行った。オピオイド鎮痛剤の補助的手段としてリラックス法を行った群において、チェストチューブ抜去直後および15分後の疼痛レベルで有意差が認められたことが報告された。

看護実践との関連性

看護師は患者ケアに影響を及ぼす重要な立場にある。チェストチューブの抜去は疼痛の原因になる。看護師は、チェストチューブ抜去時の疼痛管理のために、オピオイド鎮痛剤の補助的手段としてゆっくり深呼吸するリラックス法を患者に指導・奨励することを検討すべきである。

スキル・14-15　手動式蘇生バッグとマスク

患者が十分な呼吸数および深さで呼吸していない場合や、呼吸運動が失われた場合には、患者が回復するまで、または気管内チューブが挿管されるまで、酸素を投与するためにバッグとマスクを使用する。バッグアンドマスクは、アンビューバッグ（Ambu ＝ Air mask bag unit）またはバッグバルブマスク（BVM ＝ bag-valve-mask）と呼ばれることが多い。バッグは新生児用、小児用、成人用のサイズがある。バッグの構成は、酸素リザーバー（米国では一般にテールと呼ぶ）、酸素チューブ、バッグ本体、分泌物がバッグに入らないようにするための一方通行弁、呼気ポート、バッグを患者の胸部に置けるようにするためのエルボーコネクター、およびマスクである。

必要物品

- 手動式の蘇生バッグとマスク
- 酸素アウトレット、酸素流量計
- ディスポーザブルグローブ
- フェイスシールド、またはゴーグルとマスク
- 他のPPE（指示があれば）

（続く）

スキル・14-15　手動式蘇生バッグとマスク　（続き）

アセスメント

患者の呼吸努力と呼吸運動をアセスメントする。患者の呼吸数が1分あたり10未満になった、呼吸が浅すぎる、まったく呼吸していない、などの場合は、BVMによる支援が必要となる。酸素飽和度をアセスメントする。呼吸努力と呼吸運動が低下している患者は酸素飽和度も低下している。心拍数および心臓のリズムをアセスメントする。徐脈が生じ酸素飽和度が低下すると、心臓のリズム障害に至る。多くの場合、BVMは危機的状況で使用される。手動式換気は気道を吸引する際にも使用される。

看護診断

患者の現在の状態に基づき、看護診断を行うための関連因子を決定する。妥当な看護診断としては以下のような例がある。

- 非効果的呼吸パターン
- 心拍出量減少
- ガス交換障害
- 誤嚥リスク状態

他の多くの看護診断でも、このスキルの使用が必要となる。

成果確認と看護計画立案

望ましい成果とは、十分な酸素飽和度である状態を示すことである。その他に適切な成果は、BVMによって患者が十分な換気量を得ること、および患者が正常な洞調律を維持すること、などである。

看護技術の実際

手順	根拠
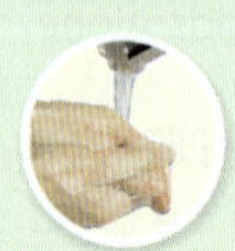 1. 危機的状況でなければ、手指衛生を行う。	手指衛生により微生物の伝播を防ぐ。
2. 指示があればPPEを装着する。	PPEは微生物の伝播を予防する。PPEは感染経路別予防策に基づいて用意する。
3. 緊急でなければ、患者の本人確認を行う。	本人確認を行うことによって、正しい患者に確実に介入を実施することができ、患者誤認の防止になる。
4. 処置の目的と具体的な内容を患者に説明する。患者の意識がないようにみえる場合でも、説明は行う。	説明することで不安が緩和される。患者の意識がないようにみえても、怠らずに手順を説明する。
5. ディスポーザブルグローブを装着する。フェイスシールド、またはゴーグルとマスクを装着する。	グローブを使用することで微生物の伝播を阻止する。個人防護具によって病原菌から看護師が保護される。
6. **マスクをバッグに接続し（図1）、酸素チューブを酸素流量計に接続し、酸素流量を10-15L/分に調節して酸素を流す（図2）。**これらは視覚的にまたはリザーバーの開口部の音で確認する。エアの流れる音が聞こえたら、酸素は接続され流れている。	酸素流量計に接続されず、または酸素が流されていなければ期待した結果は得られない。
7. 可能であれば、ベッドの頭部側に回り、ヘッドボードを外す。**患者の頸部を軽く伸展させる（禁忌でないかぎり）。伸展できない場合は、下顎挙上法を用いて気道を開く**	ベッドの頭側に立つことで、マスクを顔に密着させるときの体勢がとりやすい。頸部を軽く伸展させることで気道が開く。
8. 口腔を覆うように患者の顔にマスクをあてる。マスクが涙型の場合は、幅の狭いほうが鼻橋部の上にくるようにあてる。	こうすることで十分に密閉性が維持され、酸素が肺に送与される。
9. **利き手の3本の指を下顎にかけ、頭部は軽く後屈させた状態を保持する。母指と示指でCの文字を作ってマスクの上に置き、患者の顔にマスクを押しつけ、密閉状態にする（図3）。**	こうすることで十分な密閉状態が形成され、酸素が肺に送与される。

手順　　**根拠**

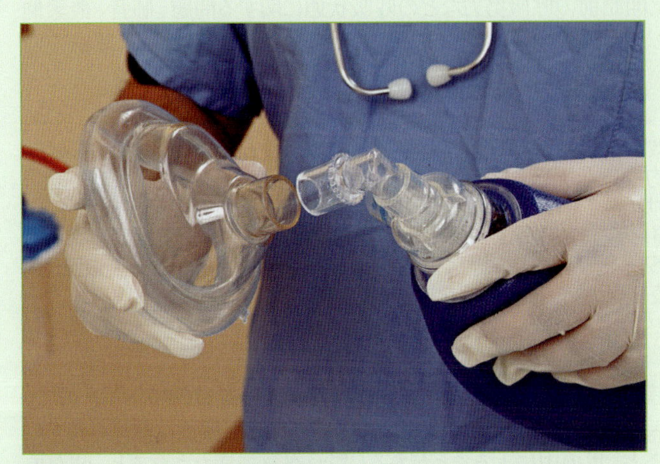

図1　マスクをバッグに接続する。

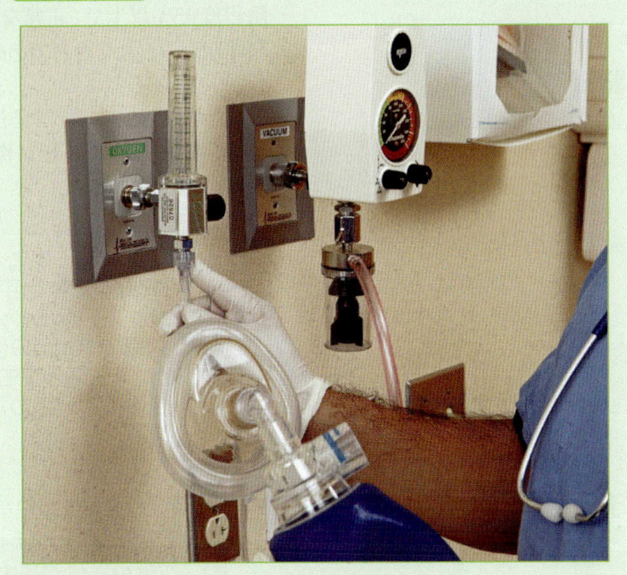

図2　バッグの酸素チューブを酸素流量計に接続する。

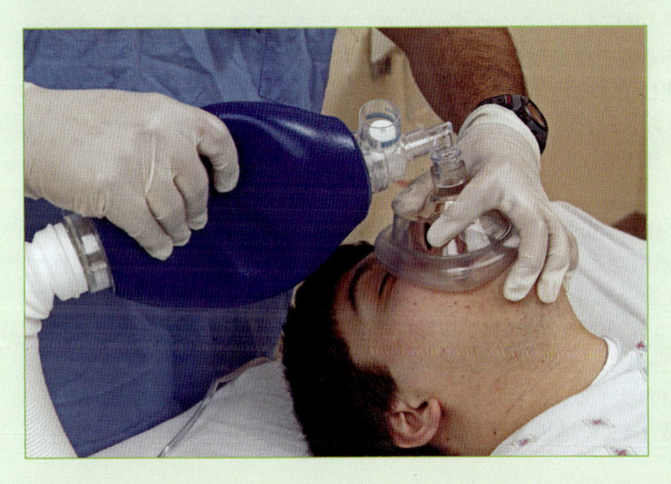

図3　マスクを患者の顔にあてて密閉状態にする。

10. **利き手と反対の手で、優しくゆっくり(2-3秒かけて)バッグを押して加圧しながら、胸部が左右対称に膨らむのを観察する。**2人で処置を行うことができる場合、1人は両手をマスクの上において密閉性を維持し、もう1人がバッグで加圧し換気と酸素化を行う。

送気量は患者の体格に基づく。胸郭の上昇が見られれば、十分な量が送気されている。空気が急速に送与されると、胃に入ることがある。

11. 患者の自発的な吸気努力があれば、それに合わせて送気する。患者が息を吐いているときに送気しないようにする。患者の自発的な呼吸運動がみられないときは5秒ごとに1回送気する。患者の呼吸運動が回復するか、挿管され機械的換気に接続されるまで人工呼吸を継続する。

患者の気道が確保されるか、患者が自発呼吸を開始したら、バッグアンドマスク換気は中止してよい。

12. 物品を適切に廃棄する。

これによって微生物および他の物品への汚染の伝播リスクを低減する。

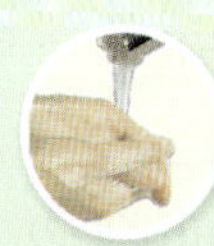

13. フェイスシールド、またはゴーグルとマスクを外す。グローブを外し、他のPPEを使用していればそれらも外す。手指衛生を行う。

PPEを適切に外すことで感染伝播および他の物品への汚染リスクが低下する。手指衛生によって微生物の伝播が防止される。

(続く)

スキル・14-15　手動式蘇生バッグとマスク　（続き）

評価

望ましい成果が得られるのは、患者の皮膚色が改善し、爪床にチアノーゼの所見がなく、酸素飽和度95%以上で、正常な洞調律が認められる場合である。さらに、気道の開通性を維持し、自発呼吸がみられる場合である。

記録

ガイドライン

バッグアンドマスクによる送気開始前の呼吸努力などの呼吸状態に関する問題、肺音、酸素飽和度、胸郭上昇の左右対称性、および問題の解決方法（たとえば挿管や患者の呼吸運動の回復）などを記録する。

記録例

12/9/1　20：15　患者が救急部に到着。呼吸数4回／分、浅呼吸、成人用バッグとマスクを用いて100%酸素で用手的換気を実施、8回の送気後、酸素飽和度78%から100%へ上昇。アルサップ医師がベッドサイドにてミダゾラム5mgで鎮静後、7.5mmの気管内チューブを挿管。口唇で10cmの位置をテープで固定。肺音は明瞭で全葉で均等、人工呼吸器の設定のためにグラフィックモニターを確認した。経鼻胃管チューブを右外鼻孔から挿入し低圧で吸引、少量の濃緑色の排液を認めた。胸部X線を撮像した。

―― C・バウスラー、看護師

予期しない状況と対処方法

- 抵抗があり送気するのが困難になっていく：経鼻または経口胃管チューブ留置の指示を得て、胃内の空気を排出する（多くの施設では、規定で蘇生時の胃管チューブ留置は認められている）。空気の送気が速すぎると、胃の中に入ることがある。胃が空気で満たされると、肺が拡張する空間が減少する。
- 送気時に胸郭が上昇せず、抵抗を感じる：頭部の位置を変えるか下顎挙上を行う。胸郭がまったく膨らまず、抵抗がある場合は、舌または異物が気道を塞いでいることが考えられる。体位変換をしても問題が解決しない場合は、ハイムリック法の実施を検討する。
- 胸郭の上昇が非対称的である：もう1人の看護師に両側の肺音を聴診するよう指示する。気胸を発症している場合は、チェストチューブの留置が必要となる。チェストチューブ留置の必要性が予測される。
- 酸素飽和度が100%から80%に低下した：胸郭の上昇があるかアセスメントする。胸郭の上昇が非対称的であれば、気胸が生じている可能性がある。チェストチューブ留置の必要性が予測される。酸素チューブを点検する。誰かがチューブを踏んでいたり、チューブがねじれていたり、酸素供給源からチューブが引っ張られて抜けている場合がある。
- 患者の顔面で密閉状態が作れず、大量の酸素がマスクの周囲から漏れる：顔とマスクについてアセスメントする。マスクのサイズが患者に合っているか？　マスクサイズが適切であれば、押さえている指の位置を変えるか、他の看護師にマスクを押さえるように依頼し、バッグを加圧する。

注意事項

- マスクによる用手的換気時には空気が胃に入り、腹部膨満を引き起こすことがある。この腹部膨満が嘔吐や誤嚥を引き起こす可能性がある。嘔吐に注意してマスクの中を観察する。患者が嘔吐しはじめたら、換気を速やかに中止し、マスクを外し、吐物を拭き、必要であれば吸引したのちに、換気を再開する。

理解を深めるために

● 統合事例検討との関連

本書の第3部に掲載している事例検討は、さまざまな概念を組み合わせることに焦点を絞って設定した。これらの事例検討を参照することで、本章で取り上げたスキルに関連する概念の理解を深めることができる。

- 事例検討基礎編：ケイト・タウンゼント、p.964
- 事例検討中級編：オリヴィア・グリーンバウム、p.968、ジョージ・パテル、p.981
- 事例検討上級編：コール・マッキーン、p.983、ディウェイン・ウォーレス、p.985、ジェイソン・ブラウン、グワェン・ギャロウェイ、クラウディア・トラン、ジェイムズ・ホワイト、p.989

● クリティカルシンキングをのばす練習問題

1. スコット・ミンガス氏は胸部手術後、縦隔にチェストチューブが留置されている。チェストチューブからは20-30mL／時の血性漿液性の排液が排出されていたが、突然、チェストチューブの排液量が110mL／時になり、排液は鮮紅色になった。看護師はどうすべきか?

2. サラナム・スリヴァスターヴァさんは喫煙歴がある。腹部手術を受ける予定があるため、インセンティブ・スパイロメーターの使用方法を学ぶ必要がある。インセンティブ・スパイロメーターの使用に関する指導はどのような内容にするべきだろうか?
3. ポーラ・カニンガムさんは、気管内チューブからの吸引が必要である。どのようなアセスメントの結果からこの結論(気管内吸引)が導かれるのだろうか?　ポーラさんの気道吸引の効果はどのように判断すべきだろうか?

● 解答例

1. 速やかに医師に報告する。これは現在出血していることを示している。患者のバイタルサインおよび意識レベルをアセスメントする。基準値から大きく変化している場合は合併症が示唆される。患者の酸素飽和度など呼吸状態をアセスメントする。患者は頻呼吸および低酸素症になる可能性がある。患者の肺音をアセスメントする。チェストチューブ部位の肺音は血液が溜まり減弱しているかもしれない。疼痛のアセスメントも行う。急な圧痛や疼痛の増強は合併症の可能性がある。必要に応じて患者を安心させ、不安を軽減する。ベッドで安静を保ち、注意深くモニターする。追加の静脈内輸液または輸血の必要性、および出血を止めるための手術が行われる可能性がある。
2. インセンティブ・スパイロメーターの使用に関する患者の知識レベルをアセスメントする。患者の疼痛レベルをアセスメントする。必要に応じて、指示があれば鎮痛薬を投与する。薬剤の効果が出るまで十分に時間を置く。インセンティブ・スパイロメーターの使用理由と行動目標を説明する。患者が腹部または胸部手術を受けて間もないのであれば、胸部・腹部の手術創の上に、固定のために枕か折りたたんだ毛布を置く。片手で枕等を固定し、もう一方の手でマウスピースを把持する方法を実際に行う。患者が手を使えない場合は、看護師がインセンティブ・スパイロメーターを持つ。通常どおり息を吐いてから口唇でマウスピースをしっかりくわえるように指導する。鼻を使わずにマウスピースからゆっくりとできるだけ深く息を吸い込むように指導する(要望があれば、鼻クリップを使用してもよい)。患者がそれ以上息を吸えない状態になったら、息を止めて、3つ数えてもらう。目盛をみて、上達度や達成度を確認する。患者が咳嗽をしはじめたら、腹部・胸部の手術創を固定する。マウスピースから口を放し、通常どおりに息を吐くよう指導する。スパイロメーター使用中に患者にふらふら感が生じたときは、練習を中止し数回正常な呼吸を行ってからインセンティブ・スパイロメーターの使用を再開するよう伝える。インセンティブ・スパイロメーターは、できれば、1-2時間ごとに5-10回使用するように勧める。マウスピースは水で洗浄し振って水気を取る。患者は、使用の根拠、手順、物品の洗浄について理解していることを言葉で表し、インセンティブ・スパイロメーターを実際に使用できるようになる必要がある。
3. 肺音をアセスメントする。患者に連続性副雑音、断続性副雑音、ゴロゴロ音が聴診された場合、吸引が必要となる。酸素飽和度をアセスメントする。患者に吸引が必要なとき、酸素飽和度は概して低下している。呼吸数および呼吸の深さなど呼吸の状態をアセスメントする。吸引を必要とするときに、頻呼吸になっていることがある。鼻翼呼吸、陥没呼吸または呻吟など呼吸障害の徴候をアセスメントする。気管内チューブによる吸引の適応は、他に、チューブ内の分泌物、急性呼吸障害、頻回の持続的な咳嗽などがある。現在の疼痛と介入の際に生じる可能性のある疼痛についてアセスメントする。患者の必要性に応じて個別の疼痛管理を実施する(Arroyo-Novoa, et al., 2007)。患者が腹部の手術や他の処置を受けている場合は、吸引の前に鎮痛薬を投与する。適切な吸引カテーテルの長さを測定する(Box 14-1参照)。患者を再度アセスメントし、気道吸引が効果的であったか確認する。効果があれば、気道吸引の必要性を示す症状がなくなっているか、かなり軽快しているはずである。また、患者は呼吸障害の徴候を示さず、酸素飽和度は正常範囲内であることが期待される。

引用文献

American Association for Respiratory Care (AARC). (2004). Clinical practice guideline: Nasotracheal suctioning—2004 revision & update. *Respiratory Care*, 49(9), 1080–1084.

American Heart Association (AHA). (2005a). Guidelines for cardiopulmonary resuscitation and emergency cardiovascular care. *Circulation*, 112(24), Supplement: IV I–IV 5.

American Heart Association (AHA). (2005b). Highlights of the 2005 American Heart Association guidelines for cardiopulmonary resuscitation and emergency cardiovascular care. *Currents in Emergency Cardiovascular Care*, 16(4), 1–27.

Arroyo-Novoa, C., Figueroa-Ramos, M., Puntillo, K., et al. (2007). Pain related to tracheal suctioning in awake acutely and critically ill adults: A descriptive study. *Intensive & Critical Care Nursing*, 24(1), 20–27.

Aschenbrenner, D., & Venable, S. (2009). *Drug therapy in nursing*. (3rd ed.). Philadelphia, PA: Wolters Kluwer Health/Lippincott Williams & Wilkins.

Björling, G., Belink, AL, Hellström, C., et al. (2007). Tracheostomy inner cannula care: A randomized crossover study of two decontamination procedures. *American Journal of Infection Control*, 35(9), 600–605.

Booker, R. (2008a). Pulse oximetry. *Nursing Standard*, 22(30), 39–41.

Booker, R. (2008b). Simple spirometry measurement. *Nursing Standard*, 22(32), 35–39.

Carlson, J., Mayrose, J., Krause, R., et al. (2007). Extubation force: Tape versus endotracheal tube holders. *Annals of Emergency Medicine*, 50(6), 686–691.

Carpenito-Moyet, L. (2008). *Nursing diagnosis: Application to clinical practice*. (12th ed.). Philadelphia, PA: Wolters Kluwer Health/Lippincott Williams & Wilkins.

Collins, C., & Andersen, C. (2007). Deceptive simplicity: -systemic oxygen delivery and pulse oximetry. *Journal of Paediatrics & Child Health*, 43(7–8), 510–512.

Davis, M., & Johnston, J. (2008). Maintaining supplemental oxygen during transport. *American Journal of Nursing*, 108(1), 35–36.

Day, T., Farnell, S., Haynes, S., et al. (2002). Tracheal suctioning: an exploration of nurses' knowledge and competence in acute and high dependency ward areas. *Journal of Advanced Nursing*, 39(1), 35–45.

Day, T., Wainwright, S., & Wilson-Barnett, J. (2001). An evaluation of a teaching intervention to improve the practice of endotracheal suctioning in intensive care units. *Journal of Clinical Nursing*, 10(5), 682–696.

DeMeulenaere, S. (2007). Pulse oximetry: uses and limitations. *The Journal for Nurse Practitioners*, 3(5), 312–317.

Dulak, S. (2004). Manual ventilation. *RN*, 67(12), 24ac1–4.

Dulak, S. (2005). Placing an oropharyngeal airway. *RN*, 68(2), 20ac1–3.

Eastwood, G., Gardner, A., & O'Connell, B. (2007). Low-flow oxygen therapy: Selecting the right device. *Australian Nursing Journal*, 15(4), 27–30.

Fernandez, M., Burns, K., Calhoun, B., et al. (2007). Evaluation of a new pulse oximeter sensor. *American Journal of Critical Care*, 16(2), 146–152.

Ferns, T., & West, S. (2008). The art of auscultation: evaluation a patient's respiratory pathology. *British Journal of Nursing*, 17(12), 772–777.

Friesner, S., Curry, D., & Moddeman, G. (2006). Comparison of two pain-management strategies during chest tube removal: Relaxation exercise with opioids and opioids alone. *Issues in Pain Management*, 35(4), 269–276.

Halm, M. (2007). To strip or not to strip? Physiological effects of chest tube manipulation. *American Journal of Critical Care*, 16(6), 609–612.

Haynes, J. (2007). The ear as an alternative site for a pulse oximeter finger clip sensor. *Respiratory Care*, 52(6), 727–729.

Hockenberry, M. (2005). *Wong's essentials of pediatric nursing*. (7th ed.). St. Louis, MO: Mosby.

Ireton, J. (2007). Tracheostomy suction: a protocol for practice. *Paediatric Nursing*, 19(10), 14–18.

Jarvis, C. (2008). *Physical Examination & Health Assessment*. (5th ed.). St. Louis, MO: Saunders/Elsevier.

The Joanna Briggs Institute. (2000). Tracheal suctioning of adults with an artificial airway. *Best*Practice, 4(4), 1–6.

Jongerden, I., Rovers, M., Grypdonck, M., et al. (2007). Open and closed endotracheal suction systems in mechanically ventilated intensive care patients: A meta-analysis. *Critical Care Medicine*, 35(1), 260–270.

Kyle, T. (2008). *Essentials of pediatric nursing*. Philadelphia, PA: Wolters Kluwer Health/Lippincott Williams & Wilkins.

Lannefors, L. (2006). Inhalation therapy: Practical considerations for nebulisation therapy. *Physical Therapy Reviews*, 11(1), 21–27.

Macnee, W. (2007). Pathogenesis of chronic obstructive pulmonary disease. *Clinics in Chest Medicine*, 28(3), 479–513.

McCool, F., & Rosen, M. (2006). Nonpharmacologic airway clearance therapies: ACCP evidence-based clinical practice guidelines. *Chest*, 129(1), (Supplement): 250S–259S.

McGloin, S. (2008). Administration of oxygen therapy. *Nursing Standard*, 22(21), 46–48.

Moore, T. (2007). Respiratory assessment in adults. *Nursing Standard*, 21(49), 48–56.

NANDA. (2009). *Nursing diagnoses: Definitions and classification 2009–2011*. Philadelphia, PA: Author.

Pate, M. (2004). Placement of endotracheal and tracheostomy tubes. *Critical Care Nurse*, 24(3), 13.

Pate, M. & Zapata, T. (2002). Ask the experts: How deeply should I go when I suction an endotracheal or tracheostomy tube? *Critical Care Nurse*, 22(2), 130–131.

Pease, P. (2006). Oxygen administration: Is practice based on evidence? *Paediatric Nursing*, 18(8), 14–18.

Porth, C., & Matfin, G. (2008). *Pathophysiology: Concepts of altered health states*. (8th ed.). Philadelphia, PA: Wolters Kluwer Health/Lippincott Williams & Wilkins.

Pruitt, B. (2007a). Latest advances in respiratory care. *Nursing*, 37(7), 56cc1, 56cc3.

Pruitt, B. (2007b). Take an evidence-based approach to treating acute lung injury. *Nursing*, 37(Supplement): 14–18.

Rodden, A., Spicer, L., Diaz, V., et al. (2007). Does fingernail polish affect pulse oximeter readings? *Intensive and Critical Care Nursing*, 23(1), 51–55.

Roman, M. (2005). Tracheostomy tubes. *MEDSURG Nursing*, 14(2), 143–144.

Rushing, J. (2007). Clinical do's and don'ts: Managing a water-seal chest drainage unit. *Nursing*, 37(12), 12.

Simpson, H. (2006). Respiratory assessment. *British Journal of Nursing*, 15(9), 484–488.

Smeltzer, S., Bare, B., Hinkle, J. H., & Cheever, K. H. (2010). *Brunner and Suddarth's textbook of medical–surgical nursing*. (12th ed.). Philadelphia, PA: Lippincott Williams & Wilkins.

Subirana, M., Solà, I., & Benito, S. (2007). Closed tracheal suction systems versus open tracheal suction systems for mechanically ventilated adult patients. *Cochrane Database of Systematic Reviews, Issue 4*. Art. No.: CD004581.DOI: 10.1002/14651858.CD004581.pub2.

Sullivan, B. (2008). Nursing management of patients with a chest drain. *British Journal of Nursing*, 17(6), 388–393.

Taylor, C., Lillis, C., LeMone, P, et al. (2008). *Fundamentals of nursing*. (7th ed.). Philadelphia, PA: Wolters Kluwer Health/Lippincott Williams & Wilkins.

VISN 8 Patient Safety Center. (2009). *Safe patient handling and movement algorithms*. Tampa, FL: Author. Available at http://www.visn8.va.gov/patientsafetycenter/safePtHandling. Accessed April 20, 2010.

Walters, T. (2007). Pulse oximetry knowledge and its effects on clinical practice. *British Journal of Nursing*, 16(21), 1332–1340.

Weber, J., & Kelley, J. (2007). *Health assessment in nursing*. (3rd ed.). Philadelphia, PA: Wolters Kluwer/Lippincott Williams & Wilkins.

第15章

体液、電解質、酸塩基平衡

焦点とする患者ケア

本章では、体液、電解質、酸塩基平衡、輸血に関するスキルの習得を目指し、次のような患者のケアに必要とされるスキルを学ぶ。

サイモン・ローレンス 3歳。2日間嘔吐があり、その後の脱水症で小児科病棟に入院している。水分補給のために点滴静脈内注射が必要である。

メリッサ・コーエン 32歳。車両衝突事故に遭った。多量の出血があり、輸血が必要である。

ジャック・トレイシー 67歳。化学療法を受けている。退院するため、ポートの抜針が必要である。

学習目標

本章学習後に実施できるようになるスキルを以下に示す。

1. 末梢静脈ルートからの点滴静脈内注射の開始
2. 輸液容器および輸液セットの交換
3. IV刺入部の観察および輸液の管理
4. 末梢静脈カテーテルのドレッシング材の交換
5. 末梢静脈カテーテルのフラッシュと間欠的使用
6. 輸血の実施
7. 中心静脈カテーテル(CVAD)のフラッシュとドレッシング材の交換
8. 埋め込み型ポートへの穿刺
9. 埋め込み型ポートからの抜針
10. 末梢挿入型中心静脈カテーテル(PICC)の抜去

基本用語

埋め込み型ポート:CVADの一種。カテーテルに接続する皮下注入ポート。カテーテルの先端は、上大静脈の下部3分の1から上大静脈と右心房の接合部手前に留置される(Infusion Nurses Society [INS], 2006)。カテーテルの末端、つまりポート部分は、通常、胸壁上部の皮下組織に埋め込まれる。肘窩に留置される埋め込み型ポートは、前腕部ポートと呼ばれる。

(続く)

基本用語 *(続き)*

経皮的非トンネル型中心静脈カテーテル：留置期間が短い(3-10日)CVADの一種。ダブル、トリプル、4ルーメンがある。カテーテルの長さは8cmを超えるが患者の体格によって異なる。皮膚から内頸静脈、鎖骨下または大腿静脈内へ挿入され適切な位置で縫合される。重症患者の管理や救命救急の場で使用されることがほとんどである(Gabriel, 2008a)

血液型タイピング：人の血液型(A、B、ABまたはO)を判定すること

交差適合試験：2つの血液検体の適合性を判断する検査。クロスマッチ

高張性：比較している溶液より溶質濃度が高いこと

個人防護具(PPE)：感染の可能性のあるものからの曝露を最小限に、または防止するために必要な、グローブ、ガウン、マスク、防護メガネなどの装備

自己血輸血：入院中に輸血が必要になると予測される患者に対し、本人から採取しておいた血液を輸血すること

循環血液量過多：細胞外間隙の等張液(水とナトリウム)の過剰

循環血液量減少：細胞外間隙の等張液(水とナトリウム)の不足

水分過剰：体液量が増加すること

脱水症：体液量が減少した状態

中心静脈カテーテル(CVAD)：静脈カテーテルの先端を中心静脈まで挿入する。通常は、上大静脈と右心房の接合部の手前に留置される

低張性：比較している溶液より溶質濃度が低いこと

等張性：比較している溶液と同じ溶質濃度であること

トンネル型中心静脈カテーテル：CVADの一種。長期使用を企図し、内・外頸静脈または鎖骨下静脈に挿入される。このカテーテルの長さは8cm以上で(平均約90cm)、患者の体格によって異なる。皮膚の下の皮下組織(通常は胸部中央領域)に7.5-15cmのトンネルを形成する

浮腫：体組織への体液の貯留

末梢静脈留置カテーテル：短い(7.5cm未満)末梢カテーテルで、短期間の治療のために末梢静脈に留置される。このデバイスは、起壊死性抗がん剤を使用した化学療法、起炎症性抗がん剤に分類される薬剤、または完全非経口栄養(TPN)などの治療には適していない。

末梢挿入型中心静脈カテーテル(PICC)：CVADの一種。長さは20cm以上であるが、患者の体格により異なる。末梢静脈(通常は尺側皮静脈、上腕静脈、橈側皮静脈)から挿入し、先端は上大静脈の下部3分の1から上大静脈と右心房の接合部手前に留置される(INS, 2006)

本章では、体液、電解質、および酸塩基の平衡を必要としている患者のケアに必要とされるスキルについて説明している。体液は身体の主要な構成要素であるため、体液平衡は非常に重要である。水と電解質のバランス、つまりホメオスタシスは、体のほぼ全ての器官の機能によって維持される。健康な人の水分の摂取量と排泄量はほぼ同等である。基礎知識15-1では、平均的な成人の1日の水分摂取源と排泄経路を一覧にしている。

体液および電解質の平衡異常の一般的な治療方法は、さまざまな輸液製剤の点滴静脈内注射である。医師は使用する輸液製剤の種類および量を指示するという責任を担っている。主な輸液製剤の成分を一覧にし、その使用法についてコメントを添えて基礎知識15-2にまとめた。看護師の役割は、静脈注射による治療を開始し、注意深く観察し、終了することである。他の治療薬と同様に、看護師は輸液治療の必要性、種類や使用される輸液の望ましい作用、および生じる可能性のある有害反応を理解しておかねばならない(基礎知識15-3)。

基礎知識 15-1

平均的な成人の水分出納

水分摂取(mL)		水分排泄(mL)	
飲料水	1,300	腎臓	1,500
食物からの水	1,000	皮膚	600
代謝性酸化水	300	肺	300
計	*2600*	消化管	200
		計	*2600*

基礎知識 15-2

主な輸液製剤

輸液製剤	概要
等張液	
5%ブドウ糖液(D_5W)	ブドウ糖50gを含む約170cal/Lの補液 ナトリウムを含有しないため、過剰量を投与してはならない。大量・急速投与により体液が希釈され、血清中のナトリウム量が減少する。脳浮腫またはナトリウム欠乏性脳障害が急速に発現することがあり、速やかに発見し治療しなければ、死に至ることがある。
0.9%NaCl(生理的食塩水)	この製剤はNa^+およびCl^-のみが含まれており、これらが過剰になるためルーチンの維持輸液としては望ましくない。 循環不全が問題である場合、一時的に細胞外液を補充するのに用いられる。また、糖尿病ケトアシドーシスの治療にも用いられる。
乳酸リンゲル液	血漿に近似する濃度で多数の電解質を含む**等張液**である(ただし、この製剤にはMg^{2+}とPO_4^{3-}が含まれていない)。 循環血液量減少、熱傷、および胆汁などの体液損失や下痢の治療に使用される。 軽度の代謝性アシドーシスの治療に有用である。
低張液	
0.33%NaCl(1/3濃度の生食)	**低張液**の輸液はNa^+、Cl^-と自由水を補充する。 Na^+とCl^-は腎臓によって選択され、必要量が保持される。 自由水の補充は腎臓が溶質を排泄するのに役立つ。
0.45%NaCl(1/2濃度の生食)	低張液の輸液はNa^+、Cl^-と自由水を補充する。 高ナトリウム血症の治療に用いられることが多い(この製剤にはNa^+が少量しか含まれていないため、血漿中のナトリウムを希釈するが、その濃度を急速に低下させないため)。
高張液	
0.45%NaCl+5%ブドウ糖液	一般的な**高張液**で、循環血液量減少の治療に用いられる。維持輸液にも使用される。
10%ブドウ糖液($D_{10}W$)	340cal/Lを補充する。 末梢静脈栄養(PPN)に使用される。
0.9%NaCl+5%ブドウ糖液	栄養分と電解質の補給 血漿増量剤が利用できない場合、一時的に循環血液量減少を治療するために使用される

(Data from *Portable fluids & electrolytes*. [2008]. Philadelphia, PA: Wolters Kluwer Health/Lippincott Williams & Wilkins, with permission)

基礎知識 15-3

点滴静脈内注射による合併症

合併症と原因	徴候と症状	看護上の注意事項
血管外漏出：輸液が皮下組織へ漏出 注射針のずれ 静脈壁の貫通	刺入部周囲の腫脹、皮膚蒼白、冷感、または疼痛。流量がかなり減少する	1時間に数回、刺入部位を観察し、徴候・症状がないか確認する 症状が認められたら、輸液を中断する 別の部位で輸液を再開する 静脈注射（IV）を挿入している腕または脚の動きを制限する
敗血症：微生物がカテーテル刺入位から血流に侵入すること 粗雑な刺入手技 マルチルーメンカテーテル 長期に渡るカテーテル留置 頻回のドレッシング材の交換	刺入部位の発赤と圧痛 発熱、倦怠感、その他のバイタルサインの変化	カテーテル刺入部位を毎日アセスメントする 感染徴候があれば速やかに担当医に報告する 滲出液の培養検査については施設の判断基準に従う 輸液開始時は徹底した無菌操作を実施する
静脈炎：静脈の炎症 注射針またはカテーテルによる機械的外傷 輸液製剤による化学的外傷 （汚染による）敗血症	局所の急性圧痛 刺入部より上の静脈の発赤、熱感、軽度の**浮腫**	直ちに輸液を中止する 炎症部位に温湿布を行う 炎症のある静脈の使用を避ける 他の静脈で注入を再開する
血栓：凝血塊 注射針またはカテーテルによる組織の外傷	静脈炎と同様の症状 注射針が血栓により閉塞すると、輸液の流れが止まる	直ちに輸液を中止する。 担当医の指示により温湿布を行う 他の部位で静注を再開する **血栓のある部位をさすったり、マッサージしたりしてはならない。**
スピードショック：循環系に急速に薬液が注入されたことに対する身体の反応 血管内への輸液速度が速すぎる	拍動性頭痛、失神、頻脈、不安感、悪寒、背部痛、呼吸困難	症状が現れた場合は、ただちに輸液を中止する スピードショックの症状を速やかに担当医に報告する 症状が現れた場合は、バイタルサインを測定する 適切なIVチューブを使用する 輸液の流量を慎重に管理する 輸液流量が正確であるか頻繁に確認する 時間毎の輸液量を書いたテープが有用
水分過負荷：過剰な輸液量を循環系に注入したときに生じる状態 血管内への過量輸液	頸部静脈怒張、血圧上昇、呼吸困難	症状が現れた場合は、流量を下げる 速やかに担当医に報告する バイタルサインを継続的に測定する 輸液流量を慎重に管理する 流量が正確であるか頻繁に確認する。
空気塞栓：循環系に空気が混入すること 心臓より高い位置で輸液セットが破損し、循環系に空気の塊が混入する	呼吸障害 心拍数上昇 チアノーゼ 血圧低下 意識レベルの変化	輸液セットやカテーテルをクランプし、空気の混入を防ぐ トレンデレンブルク体位で患者を左側臥位にする すぐに応援を要請する バイタルサインおよびパルスオキシメトリをモニタリングする

スキル・15-1　末梢静脈ルートからの点滴静脈内注射

点滴静脈内注射の投与および管理はルーチンの患者ケアの中でも極めて重要なものである。担当医は、体液と電解質の平衡に関する問題の予防や是正のために輸液による治療を指示することが多い。輸液療法を実施するには、IVカテーテルを挿入しなければならない。図15-1は末梢静脈カテーテルの刺入部位として使用できる部位を図に示している。

看護師は投与する輸液の量と種類、指示された流量を確認しなければならない。施設の規定およびガイドラインに従って、輸液ポンプまたは自然落下のいずれの方法を使用するか判断する。自然落下による輸液の流量を算出するためのガイドラインは、Box 15-1を参照。

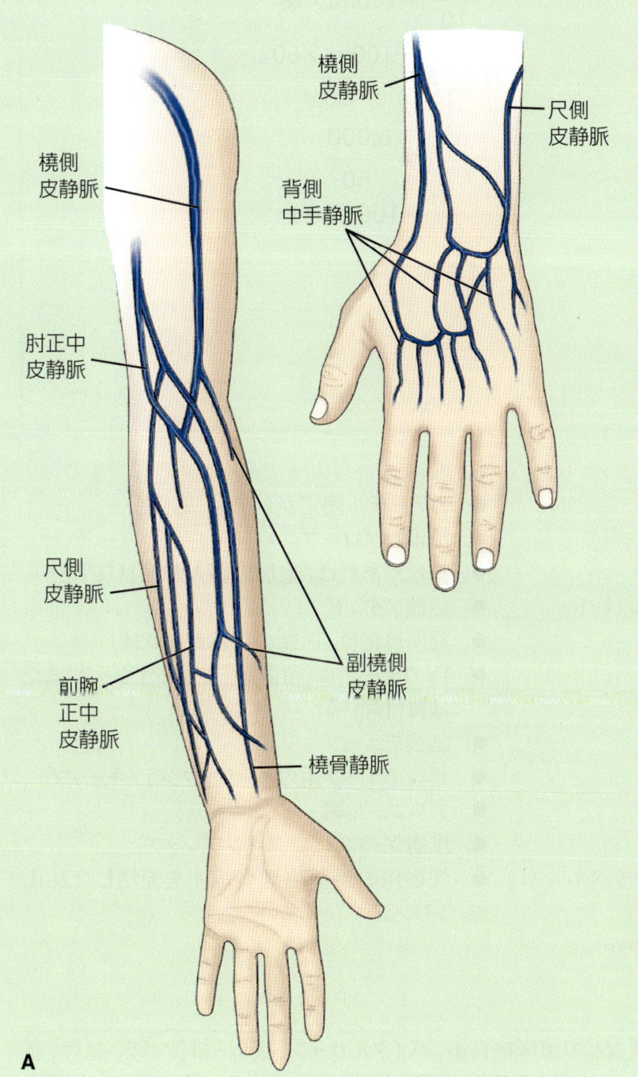

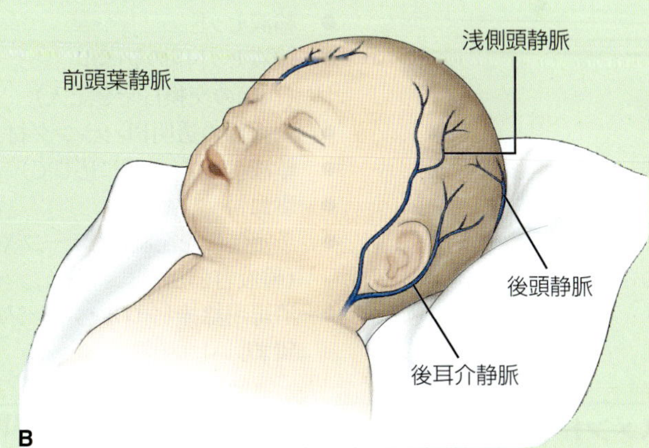

図15-1　輸液注入部位(A)前腕内側と手背　(B)頭皮

(続く)

スキル・15-1　末梢静脈ルートからの点滴静脈内注射（続き）

Box 15-1　点滴静脈内注射の流量の算出

輸液を実施する際に、輸液ポンプまたは自然落下のどちらを用いるかは、施設のガイドラインに従って判断する。

- 輸液製剤に関する医師の指示を確認する。
- IVラインと注射針の開通性を確認する。
- 使用する輸液セットの1mLに必要な滴数を確認する。
- 流量を算出する。
  例——10時間で5%ブドウ糖液 1000mLを投与する。
  （使用する輸液セットは60滴で1mL）

a. 標準的な公式

$$滴数／分=\frac{容積(mL)\times 1mLの滴数(滴数／mL)}{時間(分)}$$

$$滴数／分=\frac{1000mL\times 60}{600(60分\times 10時間)}$$

$$=\frac{60,000}{600}$$

$$=100滴／分$$

b. 1時間あたりの輸液量（mL）を使用した簡易式

$$滴数／分=\frac{1時間あたりの量(mL)\times 1mLの滴数(滴数／mL)}{時間(60分)}$$

1000mLを10時間で割り、1時間あたりのmLを出す

$$\frac{1000}{10}=100mL／時$$

$$滴数／分=\frac{100mL\times 60}{60分}$$

$$=\frac{6,000}{60}$$

$$=100滴／分$$

必要物品

- 指示された輸液製剤
- 薬剤投与記録（MAR）または電子薬剤投与記録（CMAR）
- タオルまたはディスポーザブルパッド
- 非アレルギー性テープ
- 輸液セット
- 輸液セット用のラベル（次回の交換日時を記入）
- 刺入部の透明ドレッシング材
- 輸液ポンプ（必要に応じて）
- 駆血帯
- 予定時間を記載したテープやラベル（輸液容器用）
- 消毒用綿棒（クロルヘキシジンが望ましい）
- カテーテル固定具（必要に応じて）
- 清潔なグローブ
- 指示があれば、追加の個人防護具（PPE）
- 点滴スタンド
- 局所麻酔薬（医師の指示があれば）
- IVカテーテル（留置針、アンギオキャス）または翼付静注針
- 延長チューブ
- 延長チューブ用のインジェクションキャップ
- アルコール綿
- 皮膚保護剤（例、スキンプレップ）
- 注射用の滅菌生理食塩水を充填した2mLシリンジ

アセスメント

患者記録を確認し、血清電解質などの臨床検査値、バイタルサイン、摂取・排泄バランス等、基準となるデータを得る。患者にとって使用する輸液が適切かどうか評価する。輸液投与に影響を及ぼす可能性のあるアセスメントおよび臨床検査データを確認する。IV刺入部位として可能性のある前腕や手背をアセスメントする。末梢静脈カテーテルおよび刺入部位と関連のある次のガイドラインに留意する。

- 輸液ルートとして最も望ましい静脈を決定する。橈側皮静脈、副橈側皮静脈、中手静脈、尺側皮静脈は、輸液ルートに適している（INS, 2006）。刺入部として適した部位が手背の皮静脈となる場合もあるが、他の部位よりも疼痛が強くなる（I.V. Rounds, 2008）。成人患者の場合は、手首のしわより少なくとも5cm上の位置で、静脈穿刺を実施する（Masoorli, 2007）。

上肢の静脈ルートは末梢に近い部位から穿刺を開始する。こうすることで、前回の刺入部位に近い部位を以後の穿刺に使用することができる（INS, 2006）。輸液療法にはどちらの腕を使用してもよい。患者が右利きでどちらの腕も同等に使用可能にみえる場合は、左腕を選択し、患者が右腕を自由に使えるようにする。

- ルート確保の難易度は患者の状態に左右される。例えば、両前腕に重度の熱傷を負っている患者の場合、それらの領域の血管は使用できない。また、腋窩リンパ節郭清の既往がある患者の場合は、患側の腕に静脈穿刺をするべきではない。
- 他の静脈が使用できる場合は前肘静脈を使用すべきではない。この部位は静注には適していない。時間が経つにつれて、患者が腕を曲げることで、IVカテーテルがずれる可能性がある。また、末梢静脈カテーテルの部位として前肘静脈を避けることで、のちに必要になった場合に、PICCラインを挿入することができる。
- 他の部位が使用できない場合を除き、下肢の静脈は使用しない。末梢循環のうっ滞と重篤な合併症の危険性がある。下肢へのIVカテーテル挿入は、塞栓症と血栓性静脈炎のリスクを伴う（INS, 2006）。成人患者の下肢に静注カテーテルを挿入する際には、医師の指示が必要となる施設もある。
- 手術領域の静脈を使用してはならない。手術領域に血流障害が生じる恐れがあるため、最近広範な乳房手術を行った側と同側の腕や、透析用のアクセス（シャント）が挿入されている腕に輸液を実施すべきではない。

看護診断

患者の現在の状態に基づき、看護診断を行うための関連因子を決定する。妥当な看護診断としては以下のような例がある。

- 体液量不足
- 身体損傷リスク状態
- 感染リスク状態
- 皮膚統合性障害
- 体液量不足リスク状態

成果確認と看護計画立案

望ましい成果とは、無菌操作を用いて1回の穿刺でIVカテーテルが挿入できることである。また、患者の損傷を最小限に抑え、輸液が問題なく実施されることである。

看護技術の実際

手順	根拠
1. 医療記録のMAR／CMARで、輸液の指示を確認する。矛盾がないか確認する。患者にアレルギーがないか医療記録で確認する。輸液製剤の色、漏出、使用期限を確認する。IV挿入手技、事故防止策、IV投与の目的、薬剤について理解しておく。	これによって、正しい輸液、流量、投与すべき薬剤などが確認できる。これらの情報とスキルは安全で正しい輸液と薬剤投与のために必須である。
2. 必要な物品は全てベッドサイドに準備する。	こうすることで時間を節約し、手技が円滑に進められる。
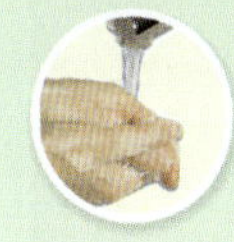 3. 手指衛生を行い、指示があればPPEを装着する。	手指衛生とPPEによって微生物の伝播が防止される。PPEは感染経路別予防策に基づいて用意する。
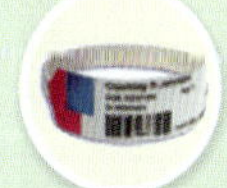 4. 患者の本人確認を行う。	本人確認を行うことによって、正しい患者に介入を確実に実施することができ、患者誤認の防止になる。
5. ベッド周りのカーテンと、可能なら病室の扉も閉める。処置の具体的な内容と実施理由を患者に説明する。必要に応じて、薬剤、テープ、皮膚消毒薬などにアレルギーがないか患者に尋ねる。局所麻酔の使用を検討している場合は、それらの薬剤に対するアレルギーについても患者に尋ねる。	患者のプライバシーを確保する。説明によって患者の不安が軽減し、協力が得やすくなる。薬剤、テープ、または局所麻酔薬に関連するアレルギーが存在する可能性がある。注射用麻酔剤によりアレルギー反応や組織損傷が生じることがある。

（続く）

スキル・15-1 末梢静脈ルートからの点滴静脈内注射 (続き)

手順	根拠
6. 局所麻酔薬を使用する場合は、根拠と手順を患者に説明する。刺入部位として可能性のある部位数カ所に麻酔薬を塗布する。麻酔薬が作用するまで十分な時間をおく。	説明によって患者が安心し、協力が得やすくなる。局所麻酔薬は刺入部位の疼痛レベルを軽減させる。麻酔薬によっては、作用するまで最大1時間かかるものもある。
輸液と輸液セットを準備する	
7. 輸液容器のラベルとMAR/CMARの記録を照合する。必要であれば、輸液バッグの外装を外す。使用期限を確認する。必要時、容器のバーコードを読み取る。患者のIDリストバンドとMAR/CMARの情報を照合する。または、患者の名前、輸液の種類、混注する薬剤、日時を書いたラベルを輸液容器に貼る。注入の予定時間を記載したテープを輸液容器に貼る。	ラベルとMAR/CMARを照合することで、正しい輸液を投与することができる。本人確認を行うことによって、正しい患者に薬剤を投与することができ、患者誤認を防止する。予定時間を記載したテープによって、輸液が正確に注入されているか視覚的に素早く確認することができる。
8. 無菌操作で滅菌包装および輸液製剤を開封する。滅菌包装から輸液セットを取り出す(図1)。施設のガイドラインに従って、次回の輸液セットの交換日時を記載したラベルをチューブに貼る。	微生物伝播の防止に無菌操作は不可欠である。チューブにラベルを付けることで、輸液セット交換に関する施設の規定遵守が促され、微生物伝播のリスクを低下させる。一般的に、IVチューブは72-96時間毎に交換される。
9. 輸液セットのローラークレンメまたはスライドクランプを閉じる(図2)。輸液容器を逆さにして、チューブ挿入部のキャップを外す。露出した挿入部位に触れないように注意する。輸液セットのびん針のキャップを外す。輸液セットのびん針を、輸液容器の挿入口にひねりながら挿入する(図3)。または、製造業者の指示に従ってびん針を挿入する。	輸液セットのチューブのクレンメを閉じ、この時点で空気や輸液がチューブの中に入らないようにする。 容器を逆さにすることで、挿入口への接続が容易になる。キャップを外した輸液容器の挿入口および輸液セットのびん針に触れると、その部位が汚染され、容器や輸液セットを廃棄しなければならなくなる。びん針を輸液容器に刺して挿入することで輸液がチューブ内に流れるようになる。
10. 点滴スタンドに輸液容器を吊るす。ドリップ・チャンバー(点滴筒)を指で押しつぶしてから放し、少なくとも半分まで液を満たす(図4)。	吸引力によって、輸液がドリップ・チャンバーの中に流れ込む。チューブ内を先に輸液が移動することで、新たな空気がチューブ内に入るのを防止する。

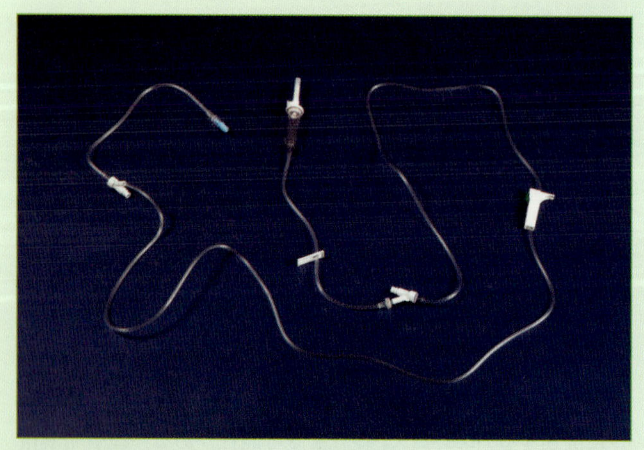

図1 自然落下注入用の基本的な輸液セット(Photo by:B. Proud)

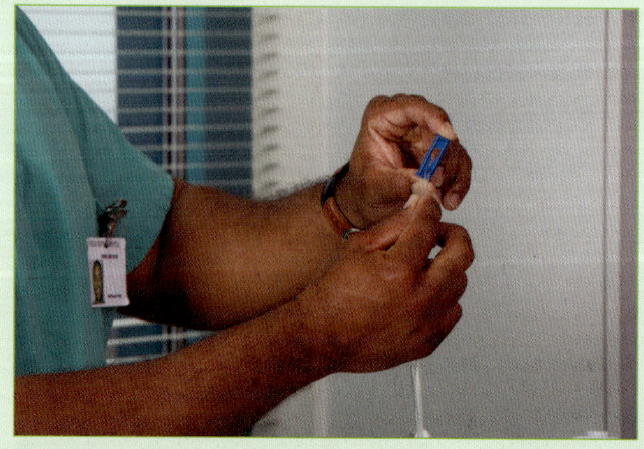

図2 輸液セットのクレンメを止める。

手順

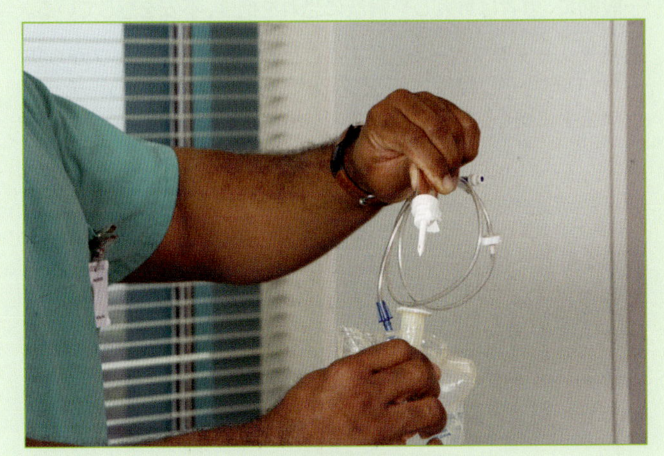

図3　輸液セットのびん針を輸液容器に挿入する。

11. 輸液セットのクレンメを開き、輸液をチューブ内に流入させる。輸液ポンプは、必要に応じて製造業者の使用説明書に従って操作する。**気泡が全て消え、チューブ全体に輸液が行きわたるまで輸液を流入させる**(図5)。クレンメを閉じる。一部のチューブには、輸液セットの先端キャップを外さなければ輸液が流入しないものがある。無菌性を維持しながらチューブ内を輸液で満たし、チューブの先端に再びキャップを付ける。
12. 輸液ポンプを使用する場合は、製造業者の指示に従ってチューブをポンプに設置する(図6)。

根拠

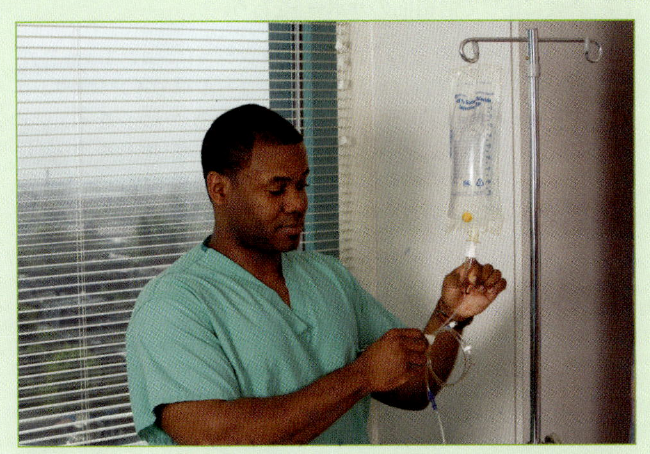

図4　ドリップ・チャンバーを押しつぶしてから放し、少なくとも半分まで輸液で満たす。

この手技によって、輸液投与の準備が整い、空気をチューブから取り除くことができる。大量の空気がチューブから取り除かれないまま輸液を行うと、空気による塞栓が起こる。チューブの先端に触れると、チューブが汚染され輸液セットを廃棄しなければならなくなる。

説明書に沿って操作することで、物品が適切に使用される。

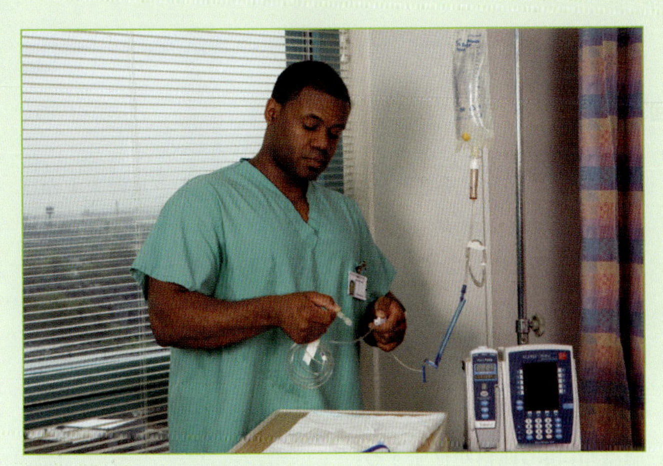

図5　輸液セットに輸液を満たす。

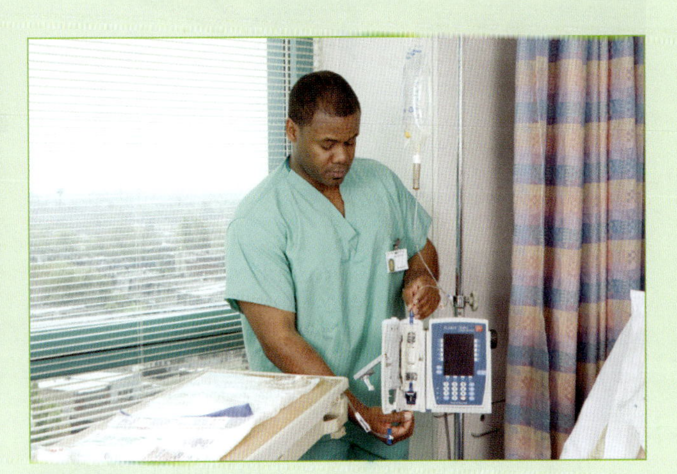

図6　輸液セットを輸液ポンプに設置する。

末梢静脈ルートを確保する

13. 患者をベッド上でセミファーラー位にする。患者の腕の下に汚染防止用のタオルまたはパッドを敷く。

仰臥位によってどちらの腕も使用することが可能になり、身体の位置も安定する。タオルによって刺入部の下のリネンを血液汚染から防護する。

(続く)

スキル・15-1　末梢静脈ルートからの点滴静脈内注射　(続き)

手順	根拠
14. 必要に応じて情緒面のサポートを行う。	一般的に、患者は針刺しや輸液に恐れを抱き、不安を感じている。
15. 延長チューブの包装を開ける。インジェクションキャップが付いていない場合は付ける。アルコール綿でインジェクションキャップを消毒する。生食が入っているシリンジをインジェクションキャップに挿入する。延長チューブに生食を注入し、スライドクランプを閉める。シリンジを延長チューブから外し、包装の上に乗せ、手の届く場所に置いておく。	延長チューブをプライミングすることで、空気がチューブから抜け、IVルートに接続したときの空気混入が予防できる。チューブを手に届くところに置くことで、作業がしやすくなる。
16. 穿刺に適した静脈を選び触診する。アセスメントの項で前述したガイドラインを参照する。	適切な静脈を使用することで、患者の不快感および身体組織への損傷リスクが減少する。
17. 選択した部位に体毛があり施設の規定で認められている場合は、刺入する部位の周囲5cmの体毛をハサミで切る。	体毛は微生物の生育環境となり、またドレッシング材の貼付を妨げることもある。
18. グローブを装着する。	グローブによって血液や体液との接触を予防する。
19. 静脈血流を妨げ血管が浮き出るように、静脈穿刺部位から約7.5-10cm上の上腕に駆血帯を巻く(図7)。駆血帯の端は刺入部位と反対側に向ける。橈骨動脈の脈拍が依然として触知できることを確認する。	心臓へ戻る血液の流れを妨げることで、静脈が浮き上がる。浮き上がった静脈は観察、触知、刺入が容易である。駆血帯の先端が刺入部位のほうに向いていると、直接刺入部位に触れて汚染することがある。 駆血帯は強く締めすぎることがあるため、橈骨動脈の脈拍の確認は重要である。 橈骨動脈の脈拍を触知することで、動脈の流れは妨げられていないことが確認できる。

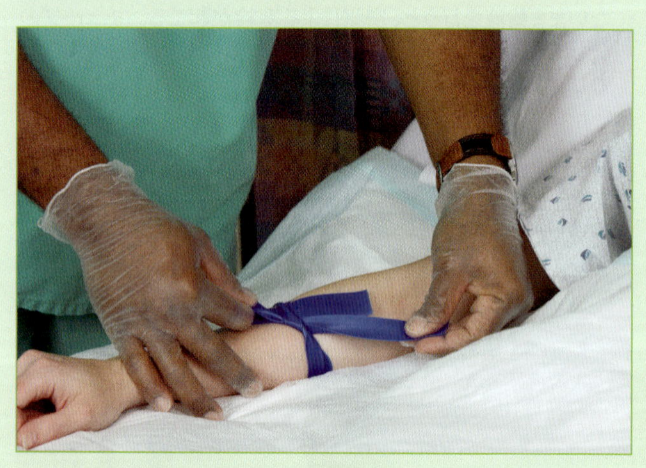

図7　駆血帯を巻く。

手順	根拠
20. 患者に腕を心臓より下に下げるように伝える。	腕を心臓より低くすることで、静脈が血液で満たされ浮き上がりやすくなる。
21. まず手拳を開いて閉じるように伝える。視診と触診を行い適した静脈を選択する。静脈が触知できない場合は次の方法を試みる。	前腕の筋肉を収縮させることで血液が静脈に集まり、さらに静脈が浮き上がる。
a. 患者の腕を中枢から末梢に向けてマッサージし、静脈の上を軽く叩く。	マッサージしたり軽く叩いたりすることで、静脈に血液が充満し静脈が浮き上がりやすくなる。
b. 駆血帯を外し、静脈の上に10-15分間温湿布を巻く。	温湿布により血管が拡張する。
22. **クロルヘキシジンまたは施設で規定された消毒液で穿刺部位を消毒する。消毒用綿棒を皮膚に当て、適度に圧をかけながらクロルヘキシジンを最低30秒間塗布する。拭き取らずに完全に乾燥させる。**	消毒液を塗布する動作と経過時間(最低30秒)はクロルヘキシジンを有効利用するために必要である(Infection Control Today[ICT], 2005)。皮膚に常在する微生物は、注射針の刺入によって組織または血流内に侵入することがある。クロルヘキシジンが消毒液として望ましいが、ヨウ素、ポビドンヨード、および70%アルコールも使用可能な選択肢とされている(INS, 2006)。

手順	根拠
23. 刺入部位から約2.5-5cm下に利き手と反対の手を当て、静脈の周りの皮膚を伸展させる。**消毒した部位には触れないよう注意する。**静脈穿刺を行っているあいだは動かないよう患者に伝える。	静脈と周囲の組織を圧迫することで、注射針またはカテーテルを挿入したときに静脈が動かないようにする。無菌ではない手からの汚染を防止するため、留置針の刺入部位には触れてはならない。患者の動きによって、正しいIV挿入手技が妨げられることがある。
24. 利き手でカテーテルの針基部分を持ち、針先の切り口を上に向け、10-15度の角度で皮膚に優しく刺入する(図8)。留置針を静脈の真上から、または側面から挿入する。静脈の向きに沿うように、留置針を静脈内へさらに押し進める。留置針が静脈内に挿入されたときは、血管の“弾力性”が感じられる。	これによって、留置針またはカテーテルが、静脈を突き抜けることなく、外傷を最小に抑えた状態で静脈に挿入される。

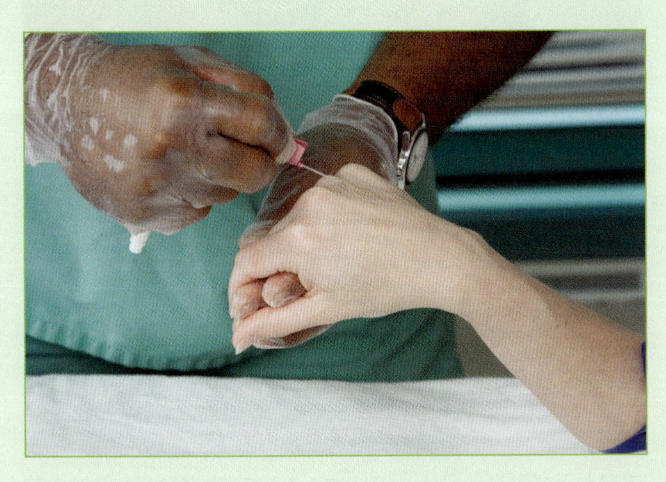

図8　皮膚を伸展させて留置針を挿入する。

手順	根拠
25. 血液が留置針の針基に逆流してきたときは、針基が静脈穿刺部に来るまで、注射針をさらに静脈内に進める。細かい手技は使用する器具の種類によって異なる。	駆血帯によって静脈圧が上昇し、自然に逆流が生じることがある。留置針またはカテーテルを十分に静脈内に進めることで、抜去を防止する。
26. 駆血帯を外す。速やかに延長チューブの保護キャップを外し、留置針に接続する。留置針は利き手と反対の手で固定する。	留置針とチューブの接続が円滑に行われることで、出血は最小限に抑えられ静脈の開通性が維持される。
27. 留置針を固定したまま、生食で静かにフラッシュし、刺入部位のもれや血管外漏出がないか観察する。	血管外漏出や刺入部のもれ、および患者からの疼痛や不快感の訴えは、静脈への挿入がうまくいっていないことを示しており、手技を中止すべきである。
28. 皮膚保護剤を開封する。少なくともドレッシング材が貼付される領域は覆うように、皮膚保護剤を該当部位に塗布する。静脈穿刺部位に、透明の滅菌ドレッシング材を貼付するか、またはカテーテル固定具を取り付ける。刺入部位の近くでチューブにループを作り、部位の近くにテープ(非アレルギー性)で固定する。	皮膚保護剤はドレッシング材の粘着力を増し、ドレッシング材を剥がす時の皮膚損傷リスクを減少させる。透明のドレッシング材は刺入部が観察しやすく、保護に役立つ。固定具は静脈カテーテルの機能を維持し、カテーテルのずれや抜けを予防する(INS,2006, p. S44)。一部の固定具は刺入部位のドレッシング材としての役割も果たす。チューブが適切に固定されていないと、その重みで抜けてしまうことがある。非アレルギー性テープは、脆弱な皮膚を傷つけにくい。
29. ドレッシング材に日時、部位、使用したカテーテルまたは留置針の種類とサイズを記載したラベルを貼付する(図9)。	これによって、輸液を行う他の看護師は、使用されている器具の種類、部位、刺入時間を知ることができる。IV刺入部位の変更は、48-72時間ごとに、または施設の規定に従って実施する(Lavery, 2005)。

(続く)

スキル・15-1　末梢静脈ルートからの点滴静脈内注射　（続き）

手順

30. 消毒用綿棒を使用して、延長チューブのインジェクションキャップを消毒する。輸液セットのエンドキャップを外す。輸液セットの先端をIVカテーテルのインジェクションキャップに挿入する（図10）。刺入部の近くで輸液セットのチューブにループを作り、テープ（非アレルギー性）で固定する。グローブを外す。

根拠

輸液セットを挿入することで、輸液が開始できる。チューブが適切に固定されていないと、その重みで抜けてしまうことがある。非アレルギー性テープは、脆弱な皮膚を傷つけにくい。グローブを適切に外すことで感染伝播や他の物品への汚染リスクが低下する。

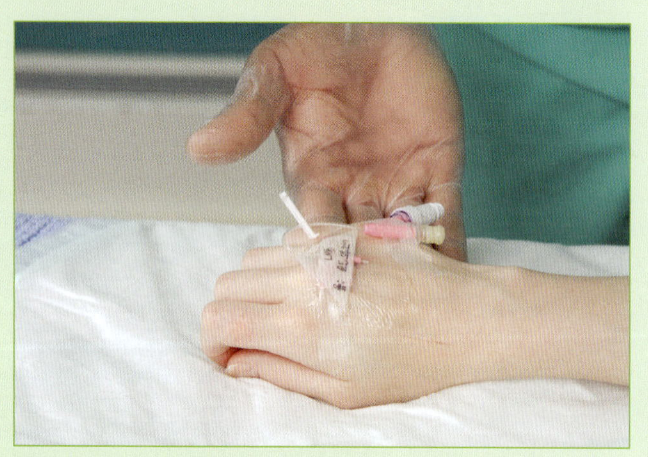

図9　静脈カテーテル刺入部位のドレッシング材とラベル

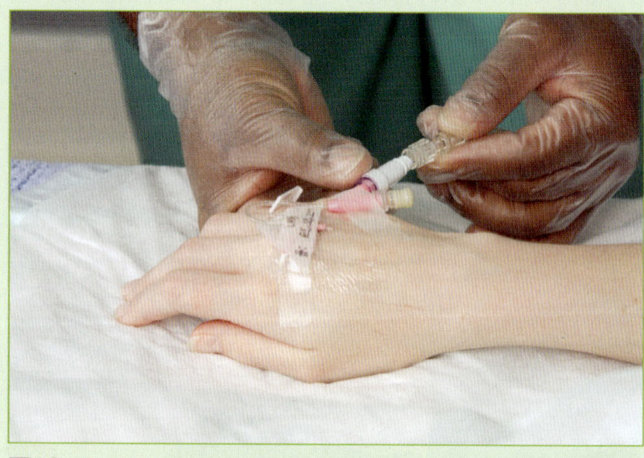

図10　輸液セットを静脈カテーテルのインジェクションキャップに挿入

手順

31. 輸液セットのクレンメを開く。流量を設定し、輸液を開始する（図11）。または、クレンメを緩めて輸液を流し滴下数を数える。正しい滴下速度になるよう調整する。輸液の流れ具合を評価し、輸液ポンプの機能を確認する。血管外漏出の徴候がないか刺入部位を観察する（図12）。

根拠

流量および器具の設定を確認することで、患者は正しい量の輸液投与が受けられる。カテーテルまたは注射針が静脈からずれている場合は、輸液が周囲の組織に貯留（血管外漏出）する。

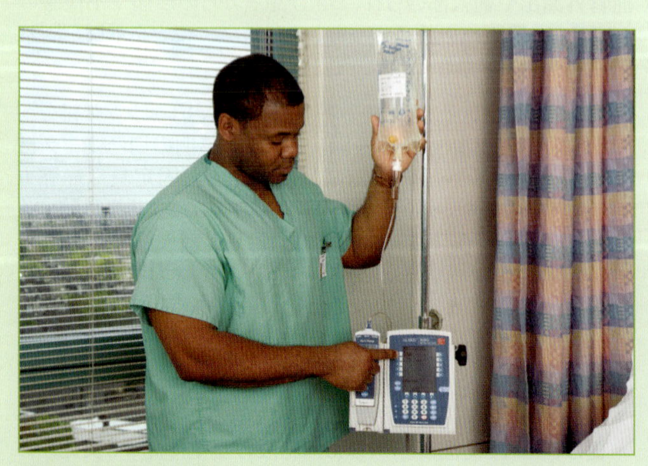

図11　輸液注入開始

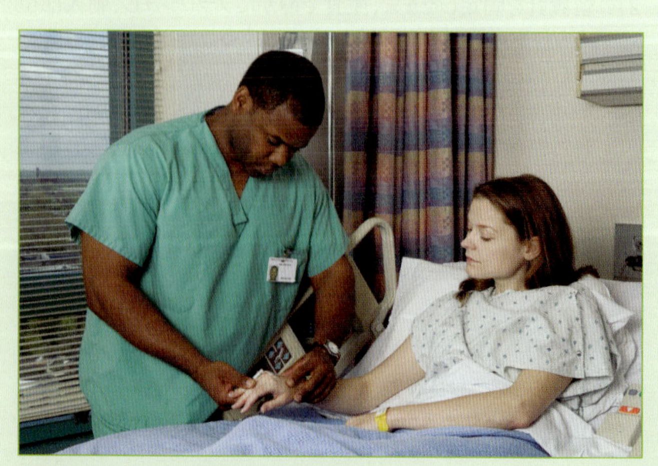

図12　刺入部の観察

手順	根拠
32. 刺入部位の固定具をドレッシング材の一部としてまだ使用していない場合は、施設の規定に基づき必要に応じて使用する。患者に固定具の目的を説明し、取り付けた腕を使用するときはその部位を保護することが重要であることを伝える。	これらの固定具は中心静脈カテーテルを含め、全ての静脈カテーテル部位での使用が推奨され、カテーテル類の機能を維持し、カテーテルのずれや抜けなどを防止する（INS, 2006, p. S44）。一部の固定具は刺入部位のドレッシング材としてすでに使用していてもよい。
33. 不要な物品を外し、患者を安楽な体位に戻す。ベッドの高さを一番低くしていない場合は、ベッドの高さを下げる。	患者の安楽と安全が促進される。
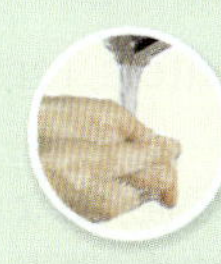 34. 使用している場合は他のPPEを外す。手指衛生を行う。	PPEを適切に外すことで、感染伝播と他の物品への汚染のリスクが低下する。手指衛生によって微生物伝播が防止される。
35. 輸液開始から30分後と、その後は少なくとも1時間ごとに訪室し、流量およびIV刺入部に血管外漏出がないか確認する。患者に輸液に伴う疼痛や不快感がないか尋ねる。	継続的な観察は、正しい流量を維持するために重要である。問題の早期発見は迅速な介入につながる。

評価

望ましい成果が達成されるのは、IVカテーテルが1回で挿入される場合、血管外漏出の徴候がなく、輸液が静脈内に問題なく流入する場合、患者が挿入時にほとんど不快感がなかったと言葉で表現する場合、および輸液の目的について理解を示す場合である。

記録

ガイドライン

IVカテーテル刺入部位、IVカテーテルまたは留置針のサイズ、輸液の種類、輸液流量、固定具の使用の有無などを記録する。発赤、腫脹、滲出液の有無など刺入部の状態、手技に対する患者の反応および患者指導（輸液による疼痛があったとき、または刺入部位に腫脹がみられたときは看護師に知らせるなど）について記録する。適宜、摂取と排泄の記録に輸液量を記録する。

記録例

12/11/02　8：30　左手背の中手静脈に20GでIV開始。透明のドレッシング材を貼付。刺入部位に発赤、滲出液、腫脹なし。110mL／時で$D_5$1／2NS+KCl20mEqを開始。疼痛または腫脹が生じた時はナースコールを押すよう患者に指導した。

―― *S・バーンズ、看護師*

予期しない状況と対処行動

- 輸液が静脈内にうまく注入されない：患者の腕の向きが注入を妨げている場合があるため、腕の位置を変える。自然落下での輸液は点滴スタンドの高さを上げると輸液注入が促進される。2-3mLの生食入りシリンジでチューブをフラッシュする。クレンメが完全に開いているかを確認する。なおも輸液が順調に流入しない、またはフラッシュ時に抵抗を感じた場合は、IVカテーテルが静脈弁に当たっている可能性があるため、別の位置で刺入し直す必要がある。
- 輸液が静脈内にうまく注入されず、刺入部周囲の皮膚に浮腫がみられ、触れると冷感がある：血管外漏出している。グローブを装着しカテーテルを抜去する。滅菌ガーゼを当てて圧迫する。ガーゼを刺入部位にテープで固定し、新たな部位で輸液を開始する。
- カテーテル挿入時に小さな血腫が形成された：静脈が“損傷”している。静脈に小さな穴があき、血液が組織に漏出している。カテーテルを抜去・廃棄し、別の刺入部位を選択する。
- 刺入部位から周囲に輸液が漏出する：IV刺入部のドレッシング材を交換する。漏出が止まらなければ、感染リスクを低下させるためにカテーテルを抜去し、新たな刺入部位で再開する。
- 輸液セットがIVカテーテルから外れた：感染を予防するためにIV延長チューブは廃棄する。生食3mLでIVカテーテルをフラッシュする。IVラインが開通している場合は、カテーテルの針基が汚染されていない限り、その刺入部位を使用することができる。
- IVカテーテルの一部が刺入部から抜けた：カテーテルを元の位置に再挿入してはならない。IVラインがその後も使用可能かどうかは静脈内に残っているカテーテルの長さによる。そのカテーテルを外さない場合は、血管外漏出がないか綿密に観察する。

（続く）

スキル・15-1　末梢静脈ルートからの点滴静脈内注射　（続き）

注意事項

一般的注意事項

- 患者への静脈穿刺は2回までとする。2回失敗した場合は、IV担当看護師や他の熟練看護師が静脈カテーテル挿入を行う（Arbique & Arbique, 2007）。

乳児と小児についての注意事項

- 小児の場合、手背を刺入部位の第一選択肢としない。手の神経終末は、皮膚表面に近く、非常に疼痛が強い。歩行できる小児には、刺入部位として下肢を使用しない。
- 新生児および小児に用いる他の刺入部位としては、頭部、頸部、および下肢の静脈がある（INS, 2006）。乳児の頭皮の動脈は視覚で確認可能である。挿入前に部位を慎重に触診する。拍動が触知される部位を使用してはならない。
- 臨床的に必要と認められない限り、小児に末梢カテーテルの交換は行わない（Centers for Disease Control and Prevention, 2002）。
- 新生児には、イソプロピルアルコールまたは同液を含む製品での刺入部位の消毒は推奨しない。ポビドンヨードまたはクロルヘキシジン溶液を推奨するが、薬剤の吸収防止のため、消毒後は滅菌蒸留水または滅菌生食で完全に洗い流す必要がある。（INS, 2006, p. S42）。
- クロルヘキシジンは、体重1000g未満の新生児に使用したとき、接触性皮膚炎と関連がみられた。低出生体重児へは慎重に使用する必要がある（INS, 2006）。

高齢者についての注意事項

- 刺入部位への強い摩擦やアルコールの大量塗布は避ける。いずれも高齢者の脆弱な皮膚と静脈に損傷を与える可能性がある。
- 血管への損傷リスクを低下させるために、患者の血管が浮き出ていて、それらの血管がとくに脆弱な場合、熟練した看護師は駆血帯を使用しないことがある。
- カテーテル類の機能維持や、カテーテルのずれや抜けなどの防止のために、高齢者へはカテーテル固定具をルーチンに使用する（INS, 2006, p. S44; Smith & Hannum, 2008）。

実践のためのエビデンス

Infusion Nurses Society. (2006). Infusion nursing standards of practice. *Journal of Infusion Nursing*, 29(1S), S1-S92.

Infusion Nurses Society（輸液看護師協会）は、輸液療法に関わる世界的な機関として認識されている。輸液看護実践基準（Infusion Nursing Standards of Practice）はエビデンスに基づいた、輸液療法に関わる看護師へのガイドラインである。輸液療法に携わっている全ての看護師は、これらの実践基準（Standards of Practice）を全ての医療施設の現場に導入し、その普及に努める責務がある（INS, 2006, p. S3）。

静脈穿刺は、小児にとって痛み、恐怖、苦難に満ちた処置である。局所麻酔薬は、静脈穿刺の際に疼痛緩和の効果を得られるが、最大の効果を得るには塗布後30-90分の時間が必要となり、緊急の処置が必要な状況では有用性がない。イオントフォレーゼ（電流を利用してイオン化したリドカインを皮膚に浸透させる方法）も小児に対して鎮痛効果が示されているが、作用するまで最大15分かかる。効果発現時間の短縮と穿刺時の疼痛緩和に向けた新システムは、現在検討中である。

関連する研究

Migdal, M., Chudzynska-Pomianowska, E., Vause, E., et al. (2005). Rapid, needle-free delivery of lidocaine for reducing the pain of venipuncture among pediatric subjects. *Pediatrics*, 115(4), e393-e398.

この研究では、リドカイン細粒を薬剤充填済みの針なし単回使用システムで経皮的に吸収させ、迅速な麻酔効果を得る（1-3分以内）という治験中のシステムを評価した。研究目的は、システム使用時の薬剤の至適用量を決定することであった。小児（3-18歳）に対して静脈穿刺の2-3分前に2用量（0.25mg、0.5mg）を投与した群とプラセボの群で比較し、いずれの用量も安全性・忍容性が高いと結論付けられた。0.5mg用量群の疼痛スコアは、プラセボ群と比べ有意に低かったが0.25mg用量群は統計学的有意性には達しなかった。

看護実践との関連性

看護師は、小児を含む患者に静脈カテーテルの挿入や採血を行うことが多い。効果的な技術を用いることで、小児の疼痛と親の不安を緩和させることができる。多くの成人患者も静脈穿刺に伴う疼痛やストレスを感じている。看護師は疼痛緩和技術の成人患者への適用も検討すべきである。

スキル・15-2　輸液容器と輸液セットの交換

点滴静脈内注射には複数の輸液バッグやボトルが使用されることが多い。投与すべき輸液の量や種類に加えて指示された流量も確認する必要がある。施設の規定およびガイドラインに従って、輸液を輸液ポンプまたは自然落下のどちらで実施するかを判断する。自然落下の場合の流量計算方法についてはBox 15-1を参照のこと。さらに、輸液の流入状態を観察し、必要に応じて輸液容器を交換する。その際には以下の項目に注意する。

- 2つ以上の輸液またはIVによる薬剤投与を指示されたときは、施設の規定および該当の文献を調べ、追加の輸液・IVを現在挿入されているチューブに接続してよいか確認する。
- 1つの輸液を注入しながら、次の輸液バッグを準備し、1つ目の輸液の残りが50mL未満になったときには交換の準備が整っているようにする。
- 局所および全身に輸液療法の合併症がみられないかアセスメントしながら、輸液療法の望ましい成果に関するアセスメントを同時に実施する。
- 輸液容器を交換する前に輸液セットの日時を調べ、交換する必要がないか確認する。輸液セット交換のガイドラインについては施設の規定を参照する。一般的な輸液の場合、72-96時間ごとの交換が推奨される。

必要物品

輸液容器交換時

- 指示された輸液製剤
- MAR／CMAR
- 予定時間を記載したテープやラベル（輸液容器用）
- 指示があれば、PPE

輸液セット交換時

- 輸液セット
- 輸液セット用のラベル（次回交換日記入）
- 滅菌ガーゼ
- 非アレルギー性テープ
- 必要に応じて、カテーテル固定具
- 清潔なグローブ
- 指示があれば、追加のPPE
- アルコール綿

アセスメント

患者記録を確認し、血清電解質などの臨床検査値、バイタルサイン、摂取・排泄バランス等、基準となるデータを得る。患者にとって使用する輸液が適切かどうか評価する。輸液に影響を及ぼす可能性のあるアセスメントおよび臨床検査データを確認する。

IV刺入部を観察する。ドレッシング材は剝がれがなく、外周が皮膚に密着していなければならない。ドレッシング材の下や周囲にもれがないか確認する。IV刺入部周囲の組織に腫脹、冷感、皮膚蒼白がみられないか観察する。これらは周辺組織への輸液の血管外漏出を示す徴候である。また、刺入部に発赤、腫脹、熱感がないかも確認する。これらの徴候は、静脈炎の発現、つまり刺入部位の血管の炎症を示している。IVラインに関する疼痛や不快感がないか患者に尋ねる。疼痛または不快感は、輸液の血管外漏出や静脈炎に関連していることがある。

看護診断

患者の現在の状態に基づき、看護診断を行うための関連因子を決定する。妥当な看護診断としては身体損傷リスク状態がある。その他の看護診断には以下のような例がある。

- 体液量不足
- 体液量不足リスク状態
- 感染リスク状態
- 皮膚統合性障害

成果確認と看護計画立案

輸液容器と輸液セット交換時の望ましい成果とは、指示された輸液が滞りなく継続され、輸液療法に関連する合併症が認められないことである。

（続く）

スキル・15-2 輸液容器と輸液セットの交換 （続き）

看護技術の実際

手順

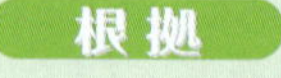

根拠

1. 医療記録のMAR／CMARにより輸液の指示を確認する。矛盾がないか確認する。医療記録で患者にアレルギーがないか確認する。輸液製剤の色、漏出、使用期限を確認する。輸液と薬剤投与（指示があれば）の目的について情報を得る。

これによって、正しい輸液、流量、薬剤などが確認できる。これらの情報とスキルは安全で正しい輸液と薬剤投与のために必須である。

2. 必要な物品を全て用意しベッドサイドに準備する。

必要な物品を手元に準備することで時間の節約になり、手技を円滑に進めることができる。

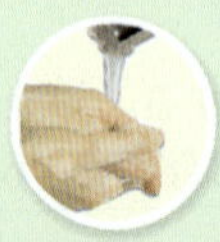

3. 手指衛生を行い、指示があればPPEを装着する。

手指衛生とPPEによって微生物伝播が防止される。PPEは感染経路予防策に基づいて用意する。

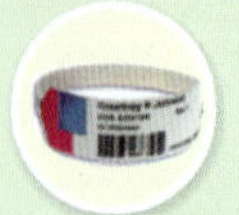

4. 患者の本人確認を行う。

本人確認を行うことによって、正しい患者に介入を確実に実施することができ、患者誤認の防止になる。

5. ベッド周りのカーテンを閉め、可能であれば病室の扉を閉める。処置の具体的な内容と実施理由を患者に説明する。必要に応じて、薬剤、テープなどにアレルギーがないか患者に尋ねる。

これによって患者のプライバシーを確保する。説明によって患者の不安が軽減し、協力が得やすくなる。輸液への混注薬剤やテープなどに関連するアレルギーが存在する可能性がある。

6. 輸液容器のラベルとMAR／CMARの記録を照らし合わせる（図1）。必要であれば、輸液バッグの外装を外す。使用期限を確認する。必要時、容器のバーコードを読み取る。患者のIDリストバンドとMAR／CMARの情報を照らし合わせる。または、患者の名前、輸液の種類、混注する薬剤、日時を書いたラベルを輸液容器に付ける。注入の予定時間を記載したテープを輸液容器に貼付する。

ラベルとMAR／CMARを照合することで、正しい輸液を実施することができる。本人確認を行うことによって、正しい患者に薬剤を投与することができ、患者誤認の防止になる。予定時間を記載したテープによって、輸液が正確に注入されているか視覚的に素早く確認することができる。

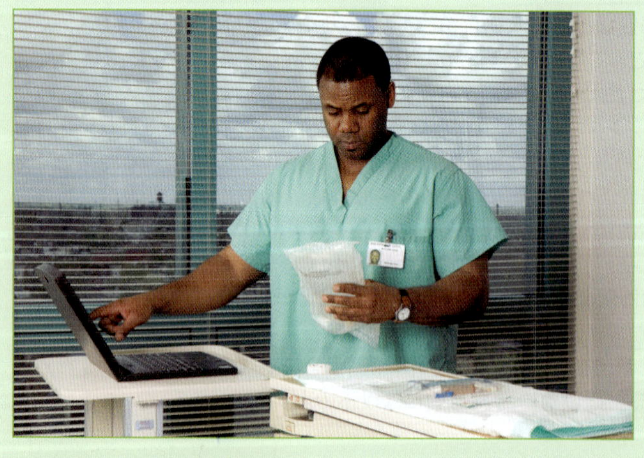

図1　輸液容器のラベルとMAR／CMARを照合する。

7. 無菌操作で滅菌包装および輸液を開封する。包装から輸液セットを取り出す。施設のガイドラインに従って、次回の輸液交換の日時を記載したラベルをチューブに貼る。

微生物伝播の防止に無菌操作は不可欠である。チューブにラベルを付けることで、輸液セット交換に関する施設の規定遵守が促され、微生物伝播のリスクを低下させる。一般的に、輸液セットは72-96時間毎に交換する。

手順　　**根拠**

輸液容器の交換

8. 輸液ポンプを使用する場合は、ポンプを“停止”の状態にしておく。ドリップ・チャンバーに最も近い位置で輸液セットのローラークレンメを閉じる。自然落下で注入する場合も、輸液セットのローラークレンメを閉じる。

輸液容器を交換している間は、輸液ポンプを停止させておかなければならない。クレンメを閉じることで、手技中にドリップ・チャンバーが空になり、空気がチューブに混入するのを防ぐ。

9. 新しい輸液容器の挿入口のキャップを慎重に外し、露出させる。露出した挿入口には触れないように注意する。

輸液容器の露出した挿入口に触れると、その部位が汚染され、容器を廃棄しなければならなくなる。

10. 空の輸液容器を点滴スタンドから外し、逆さにする。**汚染しないように気をつけながら、**速やかに古い輸液容器からびん針を外す。古い輸液容器を廃棄する。

輸液セットのびん針に触れると、汚染され、チューブを廃棄しなければならなくなる。

11. 輸液セットのびん針を輸液容器の挿入口にひねりながら挿入する。または、製造業者の指示に従ってびん針を挿入する。点滴スタンドに輸液容器を吊るす。

びん針を輸液容器に刺入することで輸液がチューブに流れるようになる。

12. もう一つ別の方法がある。新しい輸液容器を点滴スタンドの空いているフックに吊るす。新しい輸液容器の挿入口のキャップを慎重に外し、挿入口を露出させる。露出した挿入口に触れないように注意する。空の輸液容器を点滴スタンドから外し、逆さにする。**汚染しないように気をつけながら、**速やかに古い輸液容器からびん針を抜く(図2)。古い輸液容器を廃棄する。輸液容器を点滴スタンドに吊るしたまま、輸液セットのびん針を輸液容器の挿入口に当て、ひねりながら挿入する(図3)。

露出した輸液容器の挿入口および輸液セットのびん針部分に触れると、その部位が汚染され、容器や輸液セットを廃棄しなければならなくなる。びん針を輸液容器に刺入することで輸液がチューブに流れるようになる。

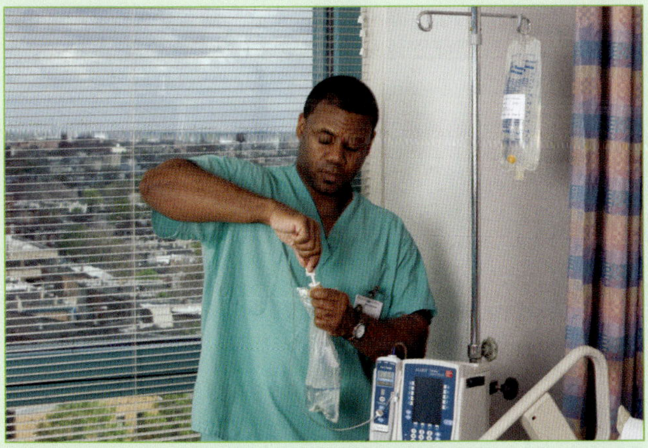

図2　輸液セットのびん針を空の輸液容器から抜く。

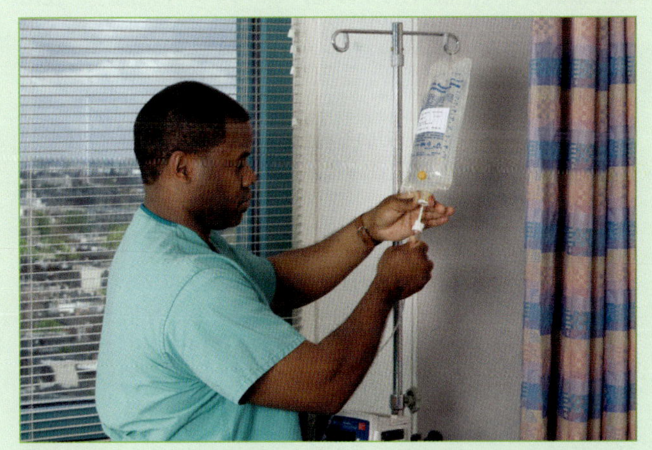

図3　輸液セットのびん針を新しい輸液容器の挿入口に挿入する。

13. 輸液ポンプを使用する場合は、ローラークレンメを開き、輸液セットのドリップ・チャンバーの液面と、輸液ポンプで設定した流量を確認し、装置を“開始”にする。

流量と装置の設定を確認することで、患者に正しい量の輸液を投与できる。

14. 自然落下で注入する場合は、輸液セットのローラークレンメをゆっくり開き、滴下数を数える。適切な滴下速度になるまで調整する(図4)。

クレンメを開くことでドリップ・チャンバーへ流入する流量を調節する。流量を確認することで、患者に正しい量の輸液を投与できる。

(続く)

スキル・15-2　輸液容器と輸液セットの交換　(続き)

手順 / 根拠

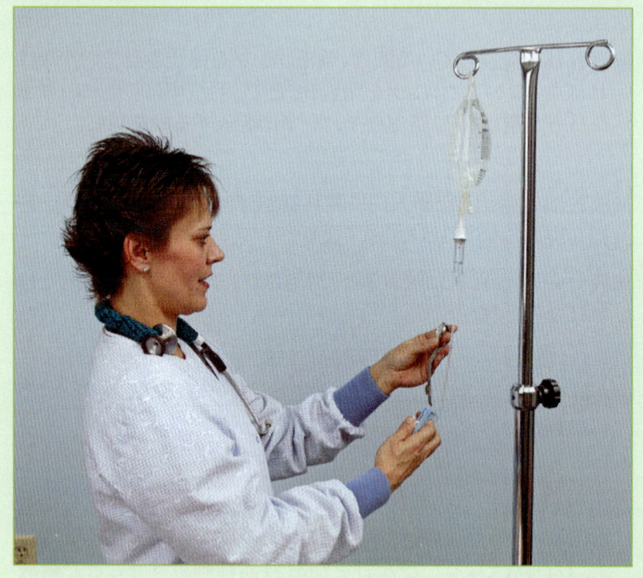

図4　クレンメを開き、流量を調整する。

輸液容器と輸液セットの交換

15. 輸液および輸液セットを用意する。スキル15-1の手順7-12を参照する。

16. 輸液容器を点滴スタンドの空いているフックに吊るす。使用している輸液セットのクレンメを閉じる。患者の腕に挿入中のIVカテーテルに接続している延長チューブのクランプも閉じる。
　根拠：使用している輸液チューブのクレンメを閉じることによって、輸液セットを外したあとの漏れを防止する。延長チューブをクランプすることで、空気が延長チューブ内に入らないようにする。

17. 輸液ポンプを使用している場合は、使用中の輸液セットを装置から外す。製造業者の指示に従って、新しい輸液セットを輸液ポンプに設置する。
　根拠：新しいチューブを輸液ポンプに挿入するために古い輸液セットは外さなければならない。

18. グローブを装着する。使用している輸液チューブを延長チューブの接続ポートから外す。抗菌薬スワブを使用し、延長チューブの接続ポートを消毒する。新しい輸液セットのエンドキャップを外す。輸液セットの先端をインジェクションキャップに挿入する。刺入部位の近くでチューブにループを作り、テープ(非アレルギー性)で固定する(図5)。
　根拠：インジェクションキャップを消毒することで、汚染リスクを低下させる。輸液セットを挿入することで輸液が開始できる。チューブが適切に固定されていないと、その重みで血管から抜けてしまうことがある。非アレルギー性テープは、脆弱な皮膚を傷つけにくい。

19. 延長チューブのクランプを開く。輸液セットのクレンメを開く。
　根拠：クレンメを開くことで輸液が患者のほうへ流れ込む。

20. 輸液ポンプを使用している場合は、ローラークレンメを開き、輸液セットのドリップ・チャンバーと、輸液ポンプに設定した流量を確認し、装置を“開始”にする。
　根拠：流量と輸液ポンプの設定を確認することで、患者に正しい量の輸液を投与できる。

21. 自然落下で注入する場合は、輸液セットのローラークレンメをゆっくり開き、滴下数を数える。適切な滴下速度になるまで調整する。
　根拠：クレンメを開くことでドリップ・チャンバーへ流入する流量を調節する。流量を確認することで、患者に正しい量の輸液を投与できる。

22. 不要な物品を取り除く。患者を安楽にする。グローブを外す。ベッドの高さを一番低くしていない場合は、ベッドの高さを下げる。
　根拠：患者の安楽と安全が促進される。グローブを適切に外すことで感染伝播および他の物品への汚染のリスクが低下する。

手順　**根拠**

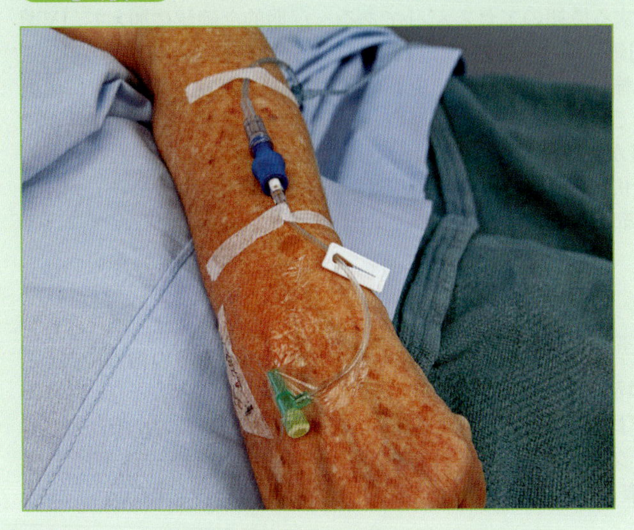

図5　延長チューブがテープで固定され、新しいチューブのクランプが開いていることを確認する。

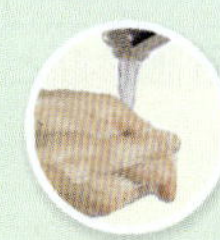

23. 使用している場合は他のPPEを外す。手指衛生を行う。

PPEを適切に外すことで、感染伝播と他の物品への汚染のリスクが低下する。手指衛生によって微生物伝播が防止される。

24. 輸液開始から30分後と、その後は少なくとも1時間ごとに訪室し、流量およびIV刺入部に血管外漏出がないか確認する。患者に輸液に関連した疼痛や不快感がないか尋ねる。

継続的な観察は、正しい流量を維持するために重要である。問題の早期発見は迅速な介入につながる。

評価

望ましい成果が達成されるのは、輸液容器と輸液セットが交換される場合、輸液が滞りなく継続され、輸液療法に関連する合併症が認められない場合である。

記録

ガイドライン

輸液の種類と流量、発赤、腫脹、または滲出液の有無、処置に対する患者の反応および実施した患者指導(輸液による疼痛があったとき、または刺入部位に腫脹がみられたときは看護師に知らせるなど)などを記録する。必要に応じて、摂取と排泄の記録に輸液量を記録する。

記録例

> 12/11/3　10:15　輸液を$D_5$1／2NS+20mEqKCl／L(125mL／時)から$D_5$0.9%NS+20mEqKCl／L(80mL／時)に変更。腫脹、発赤、滲出液はなくIV刺入部も問題なし。
> ―― *S・バーンズ、看護師*

予期しない状況と対処方法

- 輸液バッグと輸液セットの交換後、輸液が注入されない、または流量が変わる：クレンメが開いていて、ドリップ・チャンバーが約半分まで輸液で満たされていることを確認する。輸液ポンプが適切に作動していることを確認する。カテーテルの屈曲や患者の腕の位置など、カテーテルに問題がないかIV刺入部位を点検する。また、合併症の徴候の有無についても確認する。流量を再度調整する。
- 新しい輸液セットに交換した後に、チューブ内の気泡に気づいた：気泡がローラークレンメより上にあるときは、ローラークレンメを閉じ、チューブを下に延ばし、指でチューブを弾いて気泡をドリップ・チャンバーのほうへ移動させることで、簡単に取り除くことができる。チューブ内に大量の空気が入っている場合は、空気の位置より下部にある薬剤投与ポートを消毒液で消毒し、ポートにシリンジを取り付ける。アクセスポートより下の位置でチューブをクランプする。シリンジでチューブから空気を吸引する。輸液セットのプライミングを行う際にローラークレンメを全開にせず、ゆっくりと流すことでチューブ内の気泡が、減少することを覚えておく。

実践のためのエビデンス

Infusion Nurses Society. (2006). Infusion nursing standards of practice. *Journal of Infusion Nursing*, 29(1S), S1-S92. 詳しくはスキル15-1の実践のためのエビデンスを参照。

スキル・15-3　末梢静脈ルートの刺入部と輸液の管理

看護師には、輸液の流量とIV刺入部を管理する役割がある。これは勤務開始時にルーチンの業務として行うもので、患者に対する最初のアセスメントである。定期的な確認に加えて、IV薬剤の投与毎にも確認する。1時間毎に確認するのが一般的であるが、勤務している施設の規定を熟知しておくことが重要である。輸液の流量確認は、患者の全般的な管理の中でも非常に重要な部分である。指示された流量で輸液されていない場合、輸液量の不足が生じる可能性がある。一方で、時間あたりの輸液量が多すぎると、体液量過剰の徴候を示す可能性がある。IV刺入部位を観察する際は、他にも合併症の有無や、IVによる望ましい成果および輸液療法に対する有害反応の有無をアセスメントすることが重要である。

必要物品

- 指示があれば、PPE

アセスメント

輸液製剤に微細な異物がないか調べ、ラベルを確認する。医師の指示どおりの輸液であることを確認する。自然落下の場合は滴下数を確認し、輸液ポンプの場合は設定を確認して、現在の流量をアセスメントする。チューブにねじれや、輸液の遮断・妨害などの問題がないか確認する。IV刺入部位を調べる。ドレッシング材は異常がなく、皮膚に密着していること。輸液に関わる合併症がないか確認する。水分摂取と排泄、輸液療法の患者の知識をアセスメントする。

看護診断

患者の現在の状態に基づき、看護診断を行うための関連因子を確認する。妥当な看護診断としては以下のような例がある。

- 体液量過剰
- 体液量不足
- 身体損傷リスク状態
- 感染リスク状態
- 体液量不足リスク状態

成果確認と看護計画立案

望ましい成果とは、患者が合併症を発症せずに、体液平衡が維持されていることである。

看護技術の実際

手順	根拠
1. 医療記録のMAR／CMARで輸液の指示を確認し、矛盾がないか確める。医療記録でアレルギーの有無を確認する。輸液製剤の色、漏出、使用期限を確認する。輸液と与薬（指示により）の目的について情報を得る。	これによって、正しい輸液製剤または薬剤が正しい流量で確実に投与される。これらの情報とスキルは安全で正しい静注と薬剤投与のために必須である。
2. **輸液は1時間毎、または施設の規定に沿って観察する。薬剤注入中は、より頻回の確認が必要となることがある。**	輸液および薬剤投与の安全性が促進される。
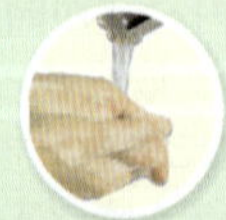 3. 手指衛生を行い、指示があればPPEを装着する。	手指衛生とPPEによって微生物伝播が防止される。PPEは感染経路予防策に基づいて用意する。
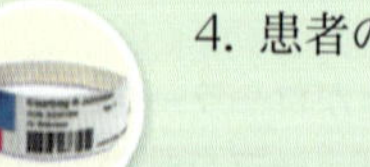 4. 患者の本人確認を行う。	本人確認を行うことによって、正しい患者に介入を確実に実施することができ、患者誤認の防止になる。
5. ベッド周りのカーテンを閉め、可能であれば病室の扉を閉める。処置の内容を患者に説明する。	これによって患者のプライバシーを確保する。説明によって患者の不安が軽減し、協力が得やすくなる。
6. 輸液ポンプを使用時は、流量等の設定、アラーム、インジケーターのライトを確認する（図1）。輸液容器内の液面が予定時間を記載したテープどおりの位置にあるか確認する。輸液ポンプのアラームの特徴を患者に説明する。	観察によって輸液ポンプとアラームが機能していることが確認できる。“アラーム”についての知識不足から患者の不安がかき立てられることがある。

手順

7. 自然落下で注入する場合は、ドリップ・チャンバーを確認し滴下数を調節する(図2)。自然落下で注入する場合の流量の算出方法はBox 15-1を参照する。

根拠

これによって、流量が正しく調整される。自然落下による注入の滴下数を数えるときは秒針付きの時計を使用する。

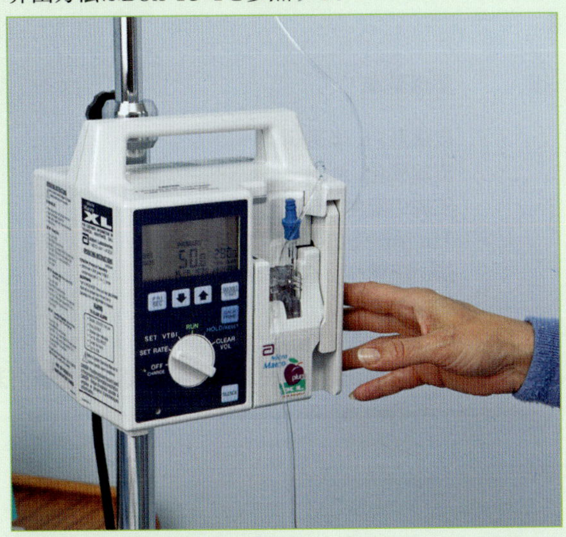

図1　輸液ポンプの設定を確認する。

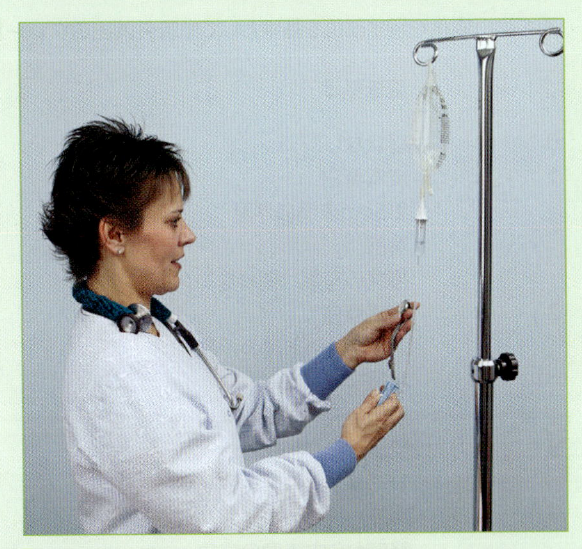

図2　ドリップ・チャンバーと滴下数を確認する。

8. 流れを妨げるような問題がないかチューブを確認する(図3)。クランプが開いていることを確認する。

チューブにねじれや圧迫が起こると、流れが妨げられる。

9. 輸液が漏出していないかドレッシング材を観察する。

チューブと注射針やカテーテルの針基との接続部分に漏れが生じると、輸液量が減少する。

10. **IV刺入部の周囲の組織に腫脹、輸液の漏出、皮膚の冷感・蒼白感がないか確認する。これらは血管外漏出を示す徴候である(図4)。疼痛や不快感がないか患者に尋ねる。このような症状がみられる場合は、IVカテーテルを抜去し別の部位で再開しなければならない。血管外漏出の処置については施設の規定を確認する。**基礎知識15-3およびBox15-2を参照。

カテーテルが血管からずれると、輸液は皮下組織へ注入される。

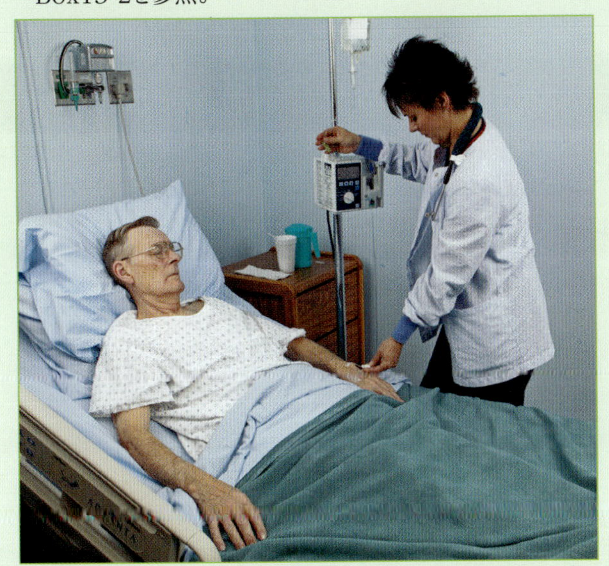

図3　流量に影響するような問題がないかチューブを確認する。

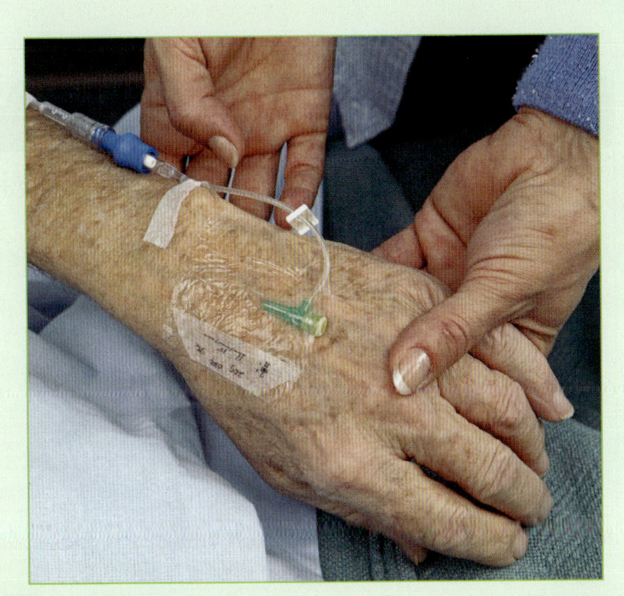

図4　IV刺入部を観察する。

(続く)

スキル・15-3 末梢静脈ルートの刺入部と輸液の管理 （続き）

手順　根拠

Box 15-2 血管外漏出評価スケール

最も強い変化を示す部位を基準として血管外漏出のグレードを決定する。

グレード	臨床基準
0	症状なし
1	皮膚蒼白 2.5cm未満の浮腫 冷感 疼痛の有無は問わない
2	皮膚蒼白 2.5-15cm未満の浮腫 冷感 疼痛の有無は問わない
3	皮膚蒼白、半透明 15cm以上の広範囲な浮腫 冷感 軽度から中等度の疼痛 しびれ感
4	皮膚蒼白、半透明 皮膚硬化、漏出 皮膚の変色、皮下出血、腫脹 15cm以上の広範囲な浮腫 深い圧痕をつくる浮腫 循環障害 中等度から重度の疼痛 血液製剤、炎症性または壊死性製剤の血管外漏出（漏出量は問わない）

(From Infusion Nurses Society. [2006]. Infusion nursing standards of practice. *Journal of Infusion Nursing,* 29(1S), p. S60, with permission.)

11. **刺入部位に発赤、腫脹、および熱感がないか確認する。硬結がないか触診する。疼痛がないか患者に尋ねる。これらの所見は静脈炎を示す徴候である。静脈炎が疑われるときは担当医に報告する。輸液を中止し他の部位で再開する必要がある。静脈炎の処置方法については施設の規定を確認する。**基礎知識15-3およびBox 15-3を参照。

静脈への化学的な刺激または機械的な外傷から静脈炎に至ることがある。静脈炎は、輸液療法に関連する合併症としては最も多い（Lavery, 2005）。

Box 15-3 静脈炎評価スケール

最も強い変化を示す部位を基準として静脈炎のグレードを決定する。

グレード	臨床基準
0	症状なし
1	刺入部位の紅斑（疼痛の有無は問わない）
2	紅斑や浮腫を伴う刺入部位の疼痛
3	紅斑や浮腫を伴う刺入部位の疼痛 索条硬結の形成 触知可能な索条硬結
4	紅斑や浮腫を伴う刺入部位の疼痛 索条硬結の形成 長さ2.5cmを越える触知可能な索条硬結 化膿性滲出液

(From Infusion Nurses Society. [2006]. Infusion nursing standards of practice. *Journal of Infusion Nursing,* 29(1S), p. S59, with permission.)

手順	根拠
12. **感染の存在を示す局所的な症候(発赤、排膿、熱感、硬結、疼痛)が刺入部位にないか、また、刺入部位の局所感染に伴って生じる全身性の症候(悪寒、発熱、頻脈、低血圧)がないか確認する。感染の徴候があれば、輸液を中止し担当医に報告する。**患者に病衣を着せるときや移動を援助する際に、IVチューブが外れないように注意する。	物品を取り扱う際の不注意な無菌操作によって、細菌が注射針、カテーテル刺入部位、またはチューブ接続部位に侵入する可能性がある。
13. 輸液療法の他の合併症に注意する。	
a. **体液過剰の結果として、心不全や呼吸不全の徴候が生じることがある。水分摂取量と排泄量およびバイタルサインを継続的に観察する。浮腫がないか評価し肺音を聴診する。息切れがしないか患者に尋ねる。**	輸液の過剰注入によって体液の循環量が増加する。 高齢者は心機能や腎機能が低下していることが多いため、この合併症のリスクが非常に高い。
b. 刺入部位に出血がないか確認する。	抗凝固療法が出血を引き起こすことがある。刺入部位の出血は、IVカテーテルを抜去したときに生じることが多い。
14. ナースコールが必要な場合とは、刺入部位に不快感がある、輸液容器が空になる、注入の状態に変化が見られる、または輸液ポンプのアラームが鳴っている、などである。可能であれば、このような場合にはナースコールで看護師を呼ぶように患者に依頼する。	これによって患者の協力を促し輸液の安全性を高める。

評価

望ましい成果が達成されるのは、患者が身体損傷(特に、輸液療法関連の合併症)を負わず、IV刺入部位の開通性が維持され、指示された流量で輸液が注入される場合である。

記録

ガイドライン

輸液の種類および流量、刺入部位の位置と部位のアセスメント結果、輸液療法に対する患者の反応および、疼痛や注入時に寒気や熱感などの不快感が生じたという患者の訴えの有無などを記録する。また、体液過剰の徴候や症状、輸液関連の合併症を示していないことを記録する。必要に応じて摂取と排泄の記録にも記入する。

記録例

12/11/6　10:20　IV刺入部位の右前腕、橈側皮静脈は問題なく、腫脹、発赤、滲出液なし。$D_5$0.9%NS+20mEqKClを110mL／時で持続的に輸液。腫脹や疼痛があればナースコールを押すように患者に指導した。

—— *S・バーンズ、看護師*

予期しない状況と対処方法

- 患者の肺音が以前はクリアだったが、今は肺底部に断続性副雑音が聴診される：担当医に速やかに報告する。患者は体液過剰の徴候を示している。これまでの摂取と排泄の総量、バイタルサイン、およびパルスオキシメトリの所見を担当医に報告できるよう準備しておく。
- 輸液が以前のようにはうまく流れない：チューブのクランプを全てチェックし、チューブにねじれがないか確認する。患者がチューブを体の下に敷いていないか確認する。IV刺入部が関節部分にある場合は、腕の位置を動かして流れが変わるか確認する。腕を固定するシーネが必要となる場合もある。2-3mLの生食でフラッシュを試みる。患者に疼痛があり、フラッシュ時に抵抗を感じるときは、輸液を中止し他の部位で再開する。

実践のためのエビデンス

Infusion Nurses Society. (2006). Infusion nursing standards of practice. *Journal of Infusion Nursing*, 29(1S), S1-S92.

詳細はスキル15-1の実践のためのエビデンスを参照。

(続く)

スキル・15-4　末梢静脈ルートのドレッシング材の交換

静脈内注射の刺入部は、微生物の血流への侵入門戸になることがある。これを防止するために、密閉性の高いドレッシング材を使用して刺入部を閉鎖し、合併症を予防する。これらのドレッシング材を交換する必要があるときは、常に、汚染の可能性を最小限に抑えるために細心の注意を払って無菌操作を順守する。施設によっては、使用するドレッシング材およびドレッシング材交換時期を規定している場合がある。末梢静脈ルートのドレッシング材交換時には、同時に刺入部を変更することが多い。しかし、ドレッシング材の交換は、看護アセスメントおよび看護師の判断に基づいて、より頻繁に行わねばならないことがある。湿気、緩み、汚染のあるドレッシング材は速やかに交換する。

必要物品

- 透明な密閉性ドレッシング材
- 2%クロルヘキシジン、ポビドンヨード、70%アルコール
- 粘着剝離剤（適宜）
- アルコール綿
- テープ
- 清潔なグローブ
- タオルまたはディスポーザブルパッド
- 看護師および患者用のマスク、滅菌グローブ（カテーテル留置を延長する場合、患者に免疫力がない場合に使用する。[INS, 2006, p. S57]）
- 指示があれば、追加のPPE

アセスメント

IV刺入部位をアセスメントする。滲出液、発赤、漏出、またはドレッシング材の交換が必要となる他の症状がないか注意する。刺入日とドレッシング交換日が異なる場合は、刺入日および直近のドレッシング交換日に注意する。患者が静脈ルートを維持する必要性があるかどうかアセスメントする。患者が静脈ルートを必要としない場合は、担当医と留置中止の可能性を話し合う。アレルギーがないか患者に尋ねる。

看護診断

患者の現在の状態に基づき、看護診断を行うための関連因子を確認する。妥当な看護診断としては以下のような例がある。

- 感染リスク状態
- 身体損傷リスク状態

成果確認と看護計画立案

末梢静脈ルートのドレッシング材交換時の望ましい成果とは、カテーテル刺入部位が清潔で乾燥していること、感染、血管外漏出、静脈炎の徴候および症状がみられないことである。さらに、ドレッシング材は清潔で、乾燥しており密閉状態を保っていること、患者が身体損傷を負っていないことである。

看護技術の実際

手順	根拠
1. ドレッシング材交換の必要性を確認する。施設の方針を確認する。必要な物品を全て用意しベッドサイドに準備する。	施設によっては、使用するドレッシング材およびドレッシング材交換時期を規定している場合がある。ドレッシング材の交換は、看護アセスメントおよび看護師の判断に基づいて、より頻繁に行わねばならないこともある。湿気、緩み、汚染がある刺入部位のドレッシング材は速やかに交換する。 必要な物品を手元に準備することで時間の節約になり、手技を円滑に進めることができる。
2. 手指衛生を行い、指示があればPPEを装着する。	手指衛生とPPEによって微生物伝播が防止される。PPEは感染経路予防策に基づいて用意する。
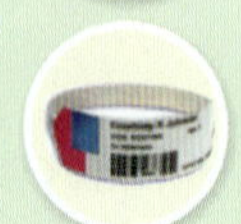 3. 患者の本人確認を行う。	本人確認を行うことによって、正しい患者に介入を確実に実施することができ、患者誤認の防止になる。

手順

4. ベッド周りのカーテンを閉め、可能であれば病室の扉を閉める。処置の具体的な内容と実施理由を患者に説明する。テープ、皮膚消毒薬などにアレルギーがないか、患者に尋ねる。

根拠 これによって患者のプライバシーを確保する。説明によって患者の不安が軽減し、協力が得やすくなる。テープ、または消毒薬に関連するアレルギーが存在する可能性がある。

5. 指示があれば、マスクを装着し患者にもマスクを着用してもらう。グローブを装着する。IVカテーテルを刺入している腕の下にタオルまたはディスポーザブルパッドを敷く。現在輸液を注入している場合は、注入を一時的に中止する。利き手と反対の手でカテーテルを固定し、**古いドレッシング材や固定具を慎重に外す（図1）**。必要に応じて、粘着剥離剤を使用する。ドレッシング材を廃棄する。

根拠 マスクは、カテーテルの留置を延長する場合、患者に免疫力がない場合に使用する（INS, 2006, p. S57）。グローブによって血液や体液との接触が予防される。パッドによってその下の表面が防護される。ドレッシング材の適切な廃棄によって微生物伝播が予防される。

6. **IV刺入部位に静脈炎（炎症）、感染、または血管外漏出がみられないか確認する。**もし徴候がみられた場合は、輸液を中止して部位を変える。基礎知識15-3、Box15-2、およびBox 15-3を参照する。

根拠 炎症（静脈炎）、感染、または血管外漏出によって組織への損傷が生じ、静脈カテーテルの抜去が必要になる。

7. **クロルヘキシジンまたは施設で規定された消毒液で部位を消毒する。消毒用綿棒を皮膚に当て適度に圧をかけながら、クロルヘキシジンを最低30秒間塗布する。拭き取らずに完全に乾燥させる。**

根拠 消毒液の塗布と経過時間（最低30秒）はクロルヘキシジンを有効利用するために必要である（ICT, 2005）。皮膚の常在菌は、注射針の刺入によって組織または血流内に侵入することがある。クロルヘキシジンが消毒液として望ましいが、ヨウ素、ポビドンヨード、および70%アルコールも一般的に認められた選択肢である（INS, 2006）。

8. 皮膚保護剤を開封する。少なくともドレッシング材が貼付される領域は覆うように、皮膚保護剤をIV刺入部周辺に塗布する（図2）。乾燥させた後、透明の滅菌ドレッシング材、またはカテーテル固定具を貼付する（図3）。

根拠 皮膚保護剤はドレッシング材の粘着力を増し、ドレッシング材を剥がすときの皮膚損傷リスクを減少させる。透明のドレッシング材は刺入部が観察しやすく、刺入部の保護に役立つ。固定具は静脈カテーテルの安定性を維持し、カテーテルのずれおよび抜けを予防する（INS,2006, p. S44）。一部の固定具は刺入部位のドレッシング材としての役割も果たす。

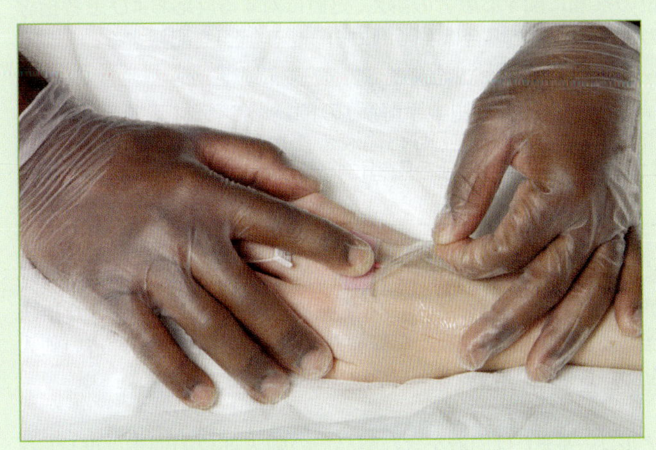

図1　慎重に古いドレッシング材を外す。

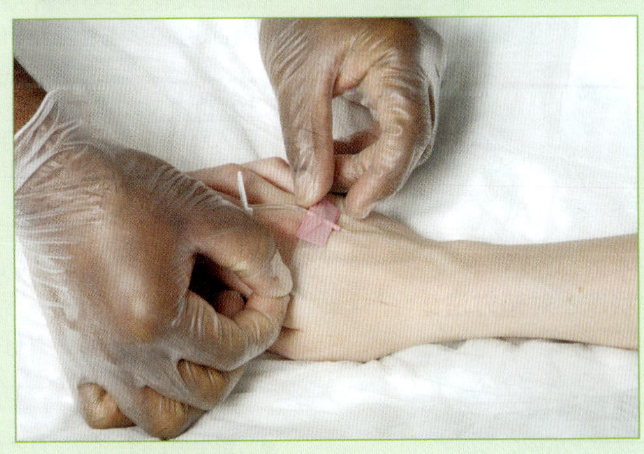

図2　皮膚保護剤を刺入部周囲に塗布する。

9. ドレッシング材に交換した日時と留置針の刺入日時を記載したラベルを貼付する。刺入部の近くでチューブにループを作り、テープ（非アレルギー性）で固定する（図4）。必要に応じて、輸液を再開する。輸液の流量と、システムの開通性を確認する。スキル15-3を参照。

根拠 ラベルによってIV刺入部のドレッシング材交換についての情報が伝達される。チューブが適切に固定されていないと、その重みで抜けてしまうことがある。非アレルギー性テープは、脆弱な皮膚を傷つけにくい。

10. 不要な物品を取り除く。患者を安楽にする。グローブを外す。ベッドの高さを一番低くしていない場合は、ベッドの高さを下げる。

根拠 患者の安楽と安全が促進される。グローブを適切に外すことで、感染伝播と他の物品への汚染のリスクが低下する。

（続く）

スキル・15-4 末梢静脈ルートのドレッシング材の交換 （続き）

手順 / **根拠**

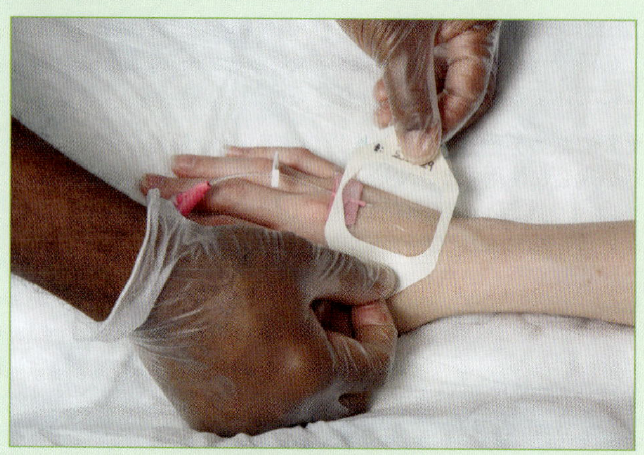

図3 透明のドレッシング材を刺入部に貼付する。

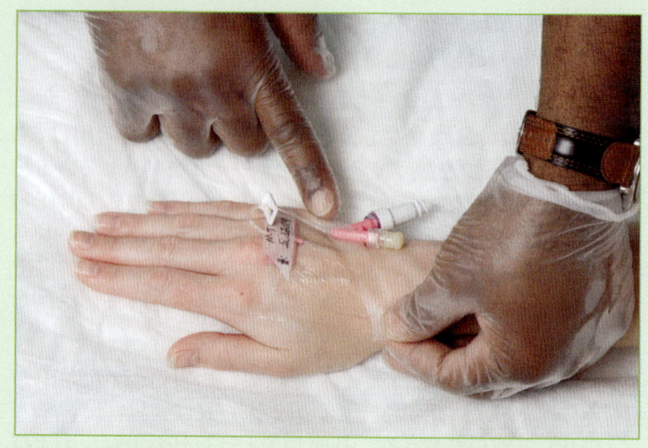

図4 ラベルが付けられたドレッシング材と固定されたチューブ

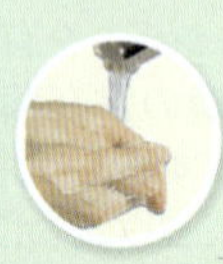

11. 使用している場合は他のPPEを外す。手指衛生を行う。

PPEを適切に外すことで、感染伝播と他の物品への汚染のリスクが低下する。手指衛生によって微生物伝播が防止される。

評価

望ましい成果が達成されるのは、静脈カテーテル刺入部位に、感染、静脈炎、血管外漏出の徴候および症状がみられない場合である。さらに、刺入部位のドレッシング材が清潔で、乾燥しており、密閉状態が維持されている場合、患者が身体損傷を負っていない場合である。

記録

ガイドライン

静脈ルートの位置や、刺入部の紅斑、発赤、腫脹、滲出液の有無など、刺入部の状態を記録する。刺入部の合併症については、基礎知識15-3、Box15-2、およびBox15-3を参照し、臨床基準に沿って記入する。刺入部位の疼痛に関する患者の訴え、処置に対する反応および患者指導（静注関連の疼痛や刺入部位の腫脹が生じた場合は看護師に知らせるなど）を記録する。

記録例

> 12/11/15　11：20　左手背IV刺入部位（背側中手静脈）のドレッシング材交換を実施。刺入部位に紅斑、発赤、浮腫または滲出液なし。D_5NS輸液を75mL／時で注入。疼痛、腫脹、その他疑問が生じた時はナースコールを押すよう患者に指導した。
>
> ――*S・バーンズ、看護師*

予期しない状況と対処方法

- IV刺入部に"異和感"と疼痛を患者が訴える：静脈ルート部位を観察し、発赤、浮腫、熱感がないか確認する。症状があれば、チューブをクランプして輸液を中断し、カテーテルを抜去し、ガーゼドレッシング材を当てる。別の部位で新たな静脈カテーテルを挿入する。古い刺入部位のアセスメントと介入を記録し、新しい静脈ルートについても同様に記録する。

注意事項

乳児と小児についての注意事項

- 新生児には、イソプロピルアルコールまたは同液を含む製品での刺入部位の消毒は推奨しない。ポビドンヨードまたはクロルヘキシジン溶液を推奨するが、製品の吸収を防止するため、消毒後は滅菌水または滅菌生食で完全に洗い流す必要がある。（INS, 2006, p. S42）。
- クロルヘキシジンは、体重1000g未満の乳児に使用したとき、接触性皮膚炎と関連がみられた。低出生体重児へは慎重に使用する必要がある（INS, 2006）。

実践のためのエビデンス

Infusion Nurses Society. (2006). Infusion nursing standards of practice. *Journal of Infusion Nursing*, 29(1S), S1-S92.

詳しくはスキル15-1の実践のためのエビデンスを参照。

スキル・15-5　末梢静脈カテーテルのフラッシュとロック

輸液の持続的な注入が不要となった場合、IVカテーテル刺入部は間欠的または緊急時のルートとして使用される。IVカテーテルと延長チューブは、インジェクションキャップでロックされた状態で留置する。留置しておく方法は様々である。間欠的に使用するためのルートとして維持する方法については施設の規定を参照する。間欠的に使用される**末梢静脈カテーテル**は、カテーテルの開通性維持およびカテーテル内での血栓予防のために定期的に生食でフラッシュする。一般的には、生食によるフラッシュは少なくとも12時間ごと、およびIVによる薬剤投与の前後に実施する。具体的なガイドラインについては施設の規定を参照する。

本スキルでは、延長チューブがある場合の輸液ラインのロック方法を述べ、後述のスキルバリエーションでは、延長チューブを用いずに輸液セットがIVカテーテルの針基に直接接続されている場合の輸液ラインのロック方法を説明する。

必要物品

- インジェクションキャップ
- 清潔なグローブ
- 指示があれば、追加のPPE
- 10×10cmのガーゼ
- 施設の規定に従って、フラッシュ用の生理的食塩水（1-3mL）、シリンジ
- 消毒綿
- テープ

アセスメント

IV刺入部に合併症の徴候がないかアセスメントする。基礎知識15-3、Box15-2、およびBox15-3を参照。輸液の中止について医師の指示を確認する。

看護診断

患者の現在の状態に基づき、看護診断を行うための関連因子を決定する。妥当な看護診断としては以下のような例がある。

- 感染リスク状態
- 身体損傷リスク状態

成果確認と看護計画立案

末梢静脈ラインのロックを実施する際の望ましい成果とは、患者に身体損傷が生じないこと、IVによる合併症の徴候および症状がみられないこと、ロックしたIVカテーテルが開通性を維持することである。

看護技術の実際

手順	根拠
1. 輸液を間欠的投与に変更する必要性を確認する。医師の指示、施設の規定を確認する。必要な物品を全てベッドサイドに準備する。	正しい患者に正しい介入が確実に行われる。必要な物品を手元に準備することで時間の節約になり、手技を円滑に進めることができる。
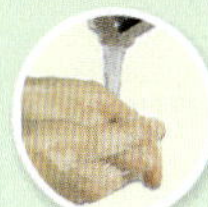 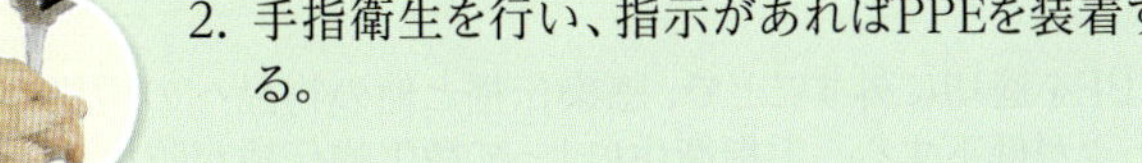 2. 手指衛生を行い、指示があればPPEを装着する。	手指衛生とPPEによって微生物伝播が防止される。PPEは感染経路予防策に基づいて用意する。
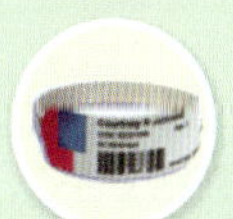 3. 患者の本人確認を行う。	本人確認を行うことによって、正しい患者に介入を確実に実施することができ、患者誤認の防止になる。
4. ベッド周りのカーテンを閉め、可能であれば病室の扉を閉める。処置の具体的な内容と実施理由を患者に説明する。テープ、皮膚消毒薬などにアレルギーがないか、患者に尋ねる。	これによって患者のプライバシーを確保する。説明によって患者の不安が軽減し、協力が得やすくなる。テープ、皮膚消毒薬などに関連するアレルギーが存在する可能性がある。
5. IV刺入部位をアセスメントする。スキル15-3を参照する。	血管外漏出、静脈炎、または感染などの合併症により、その部位での輸液を中止せざるを得ない場合がある。

（続く）

スキル・15-5 末梢静脈カテーテルのフラッシュとロック （続き）

手順	根拠
6. 輸液ポンプを使用している場合は、停止させる(図1)。輸液セットのローラークレンメを閉じる。自然落下で注入している場合も、輸液セットのローラークレンメを閉じる。	チューブを外す時に輸液が漏出しないよう輸液ポンプを停止させ、クレンメを閉じる。
7. グローブを装着する。患者の腕のIVカテーテルに接続している延長チューブのクランプを閉じる。	延長チューブのクランプを閉じることで、空気が延長チューブに入るのを防ぐ。
8. 延長チューブから輸液セットのチューブを外す。消毒綿でインジェクションキャップを消毒する。	輸液チューブを外すことで注入が止まる。キャップの消毒によって汚染リスクを低下させる。
9. 延長チューブのインジェクションキャップに生食入りのフラッシュ用シリンジを挿入する。シリンジの内筒を引き、血液の逆流確認のためにカテーテルを吸引する。逆血が確認できれば、1分間生食を注入するか、施設の規定に従ってラインをフラッシュする(図2)。延長チューブからシリンジを外し、再びクランプを閉じる。	逆血を確認することによって薬剤や輸液投与前に開通性が確認できる(INS, 2006, p. S56)。フラッシュすることでIVラインの開通性が維持される。陽圧をかけながらインジェクションキャップからシリンジを抜くことで陽圧フラッシュの効果が維持される。その後クランプを閉じる。クランプを閉じることで、空気が延長チューブに入るのを防ぐ。

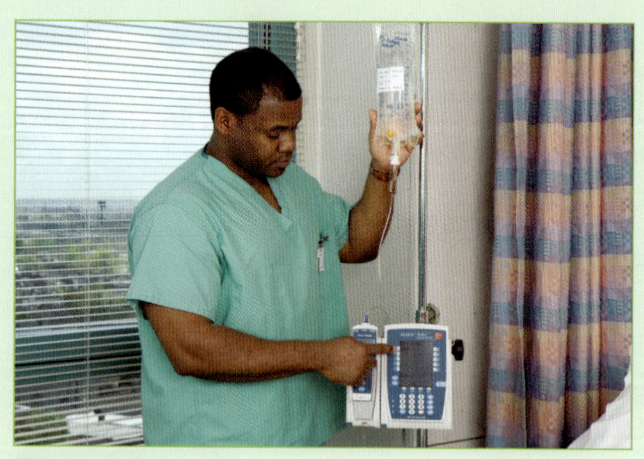
図1　輸液を停止させる。

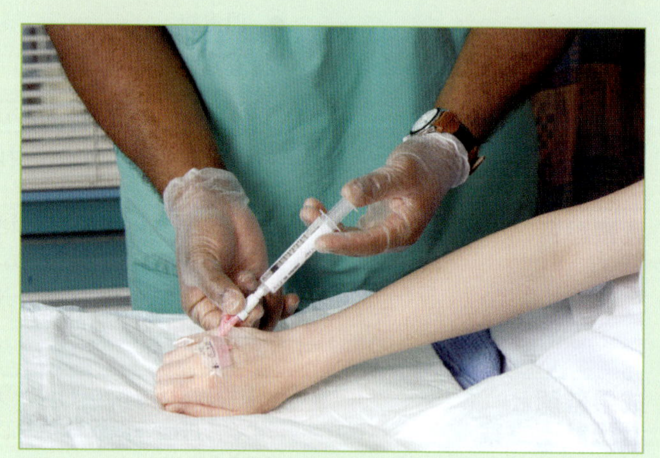
図2　静脈カテーテルをフラッシュする。

手順	根拠
10. 必要に応じて、刺入部の近くで延長チューブにループを作り、テープ(非アレルギー性)で固定する。	チューブが適切に固定されていないと、その重みで血管から抜けてしまうことがある。非アレルギー性テープは、脆弱な皮膚を傷つけにくい。
11. 不要な物品を取り除く。患者を安楽にする。グローブを外す。ベッドの高さを一番低くしていない場合は、ベッドの高さを下げる。	患者の安楽と安全が促進される。グローブを適切に外すことで、感染伝播と他の物品への汚染のリスクが低下する。
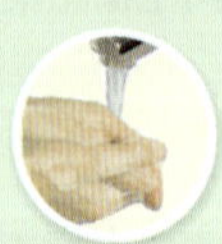 12. 使用している場合は他のPPEを外す。手指衛生を行う。	PPEを適切に外すことで、感染伝播と他の物品への汚染のリスクが低下する。手指衛生によって微生物伝播が防止される。

評価

望ましい成果が達成されるのは、末梢静脈留置カテーテルのフラッシュを抵抗なく実施できる、カテーテル刺入部の密閉性が維持されている、感染、静脈炎、血管外漏出の徴候と症状がない、刺入部のドレッシング材が清潔で、乾燥し、剥がれていない場合である。

記録

ガイドライン

輸液を中止したこと、および静脈カテーテル刺入部の状態を記録する。静脈カテーテルをフラッシュしたことを記録する。これはMARに記録されることが多い。処置に対する患者の反応、および患者指導を行った場合はその指導内容を記録する。

予期しない状況と対処方法

- フラッシュすると、末梢静脈カテーテル刺入部から生食が漏出した：感染や他の合併症を予防するため、カテーテルを抜去し別の部位から再度挿入する。
- IVカテーテルのフラッシュ時に抵抗を感じる：刺入部に血管外漏出や静脈炎が生じていないかアセスメントする。症状がある場合は、カテーテルを抜去し別の部位から再挿入する。刺入部でカテーテルがねじれたためにカテーテルの閉塞、血液凝固が生じている可能性がある場合は、カテーテル内を吸引し再度フラッシュする。なおも抵抗を感じる場合は、無理にフラッシュを行わない。無理に行うと、カテーテル先端の凝血塊が血管内に混入する可能性がある。カテーテルを抜去し別の部位から再挿入する。カテーテルが少しでも抜けていた場合は、押し込んではならない。抜けた部分はすでに無菌状態ではない。カテーテルを抜去し別の部位から再挿入する。

注意事項

- 一部の施設では、陽圧フラッシュができないアダプタで静脈カテーテルのロックを行っている。この場合は、推奨されている量の生食でフラッシュし、シリンジ内に0.5mL残してフラッシュを終える。シリンジの圧を維持しながら、延長チューブをクランプする。これで陽圧になり、血液のカテーテル内への逆流が予防され、閉塞リスクが低下する。

スキルバリエーション　延長チューブを使用していない輸液ラインのロック

末梢静脈カテーテル挿入時に延長チューブが使用されていない場合に、延長チューブを追加することは、血液との接触リスクを低下させ、感染制御の観点からも望ましいことである。末梢静脈ルートをロックするという医師の指示を確認後、看護師はインジェクションキャップと延長チューブ、および他の必要物品をベッドサイドに準備する。

1. 物品を用意し医師の指示を確認する。
2. 手指衛生を行う。
3. 指示があればPPEを装着する。

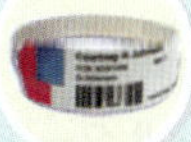

4. 患者の本人確認を行う。
5. 患者に手順を説明する。
6. キャップと延長チューブを生食で満たす。
7. IV刺入部位をアセスメントする。
8. グローブを装着する。
9. IVカテーテルとチューブの間にある針基の下に、10×10cmのガーゼを敷く。
10. **IVカテーテルの針基を利き手と反対の手で固定する。利き手ですばやく輸液セットのチューブをひねりカテーテルから外す。輸液セットを廃棄する。無菌操作で、延長チューブをIVカテーテルの針基に取り付ける。**
11. 消毒綿でインジェクションキャップを消毒する。
12. シリンジをインジェクションキャップに挿入し、施設の規定に従って生食でゆっくりフラッシュする。シリンジを外す。延長チューブのスライドクランプを閉じる。
13. グローブを外す。
14. 刺入部位の近くで延長チューブにループを作り、テープ（非アレルギー性）で固定する。

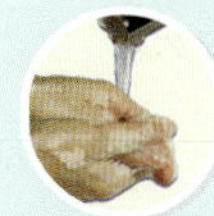

15. 患者を安楽にする。手指衛生を行う。
16. 施設の規定に応じてIV投与の記録を、MARやCMAR、医療記録に記載する。

実践のためのエビデンス

Infusion Nurses Society. (2006). Infusion nursing standards of practice. *Journal of Infusion Nursing*, 29(1S), S1–S92. スキル15-1の実践のためのエビデンスを参照。

スキル・15-6　輸血の実施

輸血とは、全血または、血漿、赤血球、血小板などの血液成分を患者の静脈血流に注入することである（表15-1）。患者に輸血する前に、適合血液を間違いなく投与するよう患者の血液型を調べなければならない。そうでなければ、赤血球の凝集や溶血反応など重篤な生命にかかわる輸血副作用が起こり、場合によっては死に至る（表15-2）。看護師は、施設の規定または医師の指示に基づいて、流量も確認しなければならない。施設の規定およびガイドラインに従って、輸血を輸液ポンプか自然落下で注入するかを決定する。自然落下で注入する場合の流量を算出するためのガイドラインは、Box 15-1を参照。

（続く）

スキル・15-6　輸血の実施（続き）

表・15-1　血液製剤

血液製剤	フィルター	投与速度	ABO適合性検査	2名でダブルチェック
赤血球濃厚液	要	2-3時間で1単位、4時間未満	要	要
血小板	要	患者の許容範囲内で急速投与	不要	要
クリオプレシピテート	不要（輸血セットのみ）	3分間かけて静注	推奨	要
新鮮凍結血漿	不要（輸血セットのみ）	200mL／時	要	要
アルブミン	要	1-10mL／分（5%） 0.2-0.4mL／分（25%）	不要	不要

表・15-2　輸血の副作用

副作用	徴候と症状	看護活動
アレルギー反応：輸血に対するアレルギー	蕁麻疹、掻痒感 アナフィラキシー	● 輸血をただちに中止し生食で静脈確保する ● 速やかに医師に報告する ● 必要に応じて、非経口抗ヒスタミン剤を投与
発熱反応：輸血中の発熱	発熱と悪寒 頭痛 倦怠感	● 輸血をただちに中止し生食で静脈確保する ● 医師に報告する ● 症状に対する治療を行う
溶血性輸血副作用：血液製剤の不適合	即時型の発症 顔面紅潮 発熱、悪寒 頭痛 腰痛 ショック	● 輸血をただちに中止し生食で静脈確保する ● 速やかに医師に報告する ● 刺入部位から採血 ● 輸血後最初の尿を採取 ● ショック症状がみられる場合は治療する ● 輸血製剤のパック、チューブ、フィルターを検査室へ提出する ● 血清学的検査用に採血し、尿検体を検査室へ提出する
循環過負荷：輸血量過多	呼吸障害 乾性咳嗽 肺水腫	● 輸血流量を下げる、または輸血を中止する ● バイタルサインを監視する。 ● 医師に報告する。 ● 床に足を付けた端坐位にする
細菌感染症：血中に存在する細菌	発熱 高血圧 乾燥、紅潮した皮膚 腹痛	● 輸血をただちに中止する ● 患者の血液培養検査の結果を得る、血液バッグを検査室へ返却する ● バイタルサインを監視する。 ● 医師に報告する ● 速やかに抗生物質を投与する

必要物品

- 血液製剤
- 輸血セット（ろ過網付セット、生理食塩水投与用のY型セット）
- 点滴静脈内注射用0.9%生理的食塩水
- 点滴スタンド
- 静脈ルート。末梢静脈ルートの場合は、20G以上のカテーテルで開始するのが望ましい
- 清潔なグローブ
- 指示があれば、追加のPPE
- テープ（低アレルギー性）
- 血液製剤と患者情報をダブルチェックするための実施者以外の看護師

アセスメント

バイタルサイン、心音、肺音、排尿量などアセスメントを行い、基準値を得る。最新の臨床検査値、とくに全血球検査（CBC）値を確認する。患者に、過去の輸血回数と輸血時の輸血副作用の有無を確認する。IVカテーテルが20G以上の太さであることを確認する。

看護診断

患者の現在の状態に基づき、看護診断を行うための関連因子を決定する。妥当な看護診断としては以下のような例がある。

- 身体損傷リスク状態
- 体液量不足
- 心拍出量減少
- 体液量過剰
- 非効果的末梢組織循環

成果確認と看護計画立案

輸血実施時の望ましい成果とは、身体損傷がなく、輸血の合併症の徴候と症状がみられないこと、ロックされた静脈カテーテルが開通性を維持することである。

看護技術の実際

手順 / **根拠**

1. 血液製剤輸血の医師の指示を確認する。医療記録にインフォームドコンセントの取得記録があるか確認する。輸血前に投与する薬剤について医師の指示があるか確認する。指示がある場合は、輸血開始の最低30分前に薬剤を投与する。

医師の指示を確認することで、患者に確実に正しい介入が実施される。前投薬は、過去に複数回の輸血を受けたことがある患者のアレルギーや発熱反応のリスクを低下させるために実施されることがある。

2. 必要な物品を全て用意しベッドサイドに準備する。

必要な物品を手元に持ってくることで時間の節約になり、処置をスムーズに進めることができる。

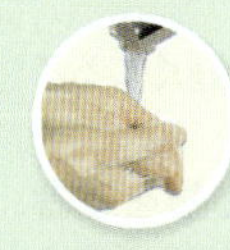

3. 手指衛生を行い、指示があればPPEを装着する。

手指衛生とPPEによって微生物伝播が防止される。PPEは感染経路予防策に基づいて用意する。

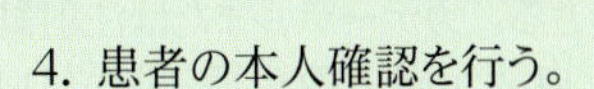

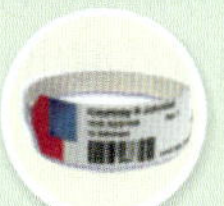

4. 患者の本人確認を行う。

本人確認を行うことによって、正しい患者に介入を確実に実施することができ、患者誤認の防止になる。

5. ベッド周りのカーテンと、可能なら病室の扉も閉める。処置内容と実施理由を患者に説明し、過去の輸血経験とその時の輸血副作用の有無を確認する。悪寒、掻痒感、発疹や通常とは異なる症状は知らせるよう患者に伝える。

これによって患者のプライバシーを確保する。説明によって患者の不安が軽減し、協力が得やすくなる。過去の輸血副作用から今回の副作用リスクが高まることがある。輸血副作用があれば、輸血を直ちに中止し、状況を評価する。

6. 輸血セットを生理食塩液でプライミングする。スキル15-2を参照する。

生食は血液製剤投与時の第一選択溶液である。ブドウ糖溶液は赤血球凝集および溶血反応を導く恐れがある。

7. グローブを装着する。末梢静脈ルートを確保する（スキル15-1を参照）。延長チューブを用いて輸血セットを静脈カテーテルに接続する。（スキル15-1を参照。）

グローブによって血液や体液との接触が予防される。IVルートを確保するまでに30分以上要する場合があるため、血液製剤を用意する前に確保し、通過性を維持する。

（続く）

スキル・15-6　輸血の実施　（続き）

手順

施設の規定に従って生食を注入する。

根拠

血液は慎重に管理された温度（4℃）で保存し、血液保管庫から出して30分以内に輸血を開始しなければならない。

8. 施設の規定に従って血液保管部門から血液製剤を入手する。必要に応じて、血液製剤のバーコードをスキャンする。

一部の施設では、現在、安全対策の強化のため、血液製剤のバーコードを輸血データの認識、トレーサビリティの確保、照合に使用している。

9. 看護師2名で、医療記録、患者のIDリストバンド、および血液製剤のラベルに記載されている次の情報を照合して確認する
   - 血液製剤の輸血についての医師の指示
   - インフォームドコンセント
   - 患者のID番号
   - 患者の氏名
   - 血液型（ABO式、Rh式）
   - 製剤の使用期限
   - 血液製剤に凝血がないか観察する

大部分の州／施設では、2名の正看護師が次の情報を確認するよう規定している：単位数、ABO式・Rh式が指示および患者と一致していること、使用期限内であること（採血後35日間を過ぎると、赤血球の質が低下しはじめる。訳注：日本の赤血球有効期限は21日間で諸外国とは異なる）。IDリストバンドのない患者に輸血をしてはならない。凝血が認められる場合は、血液を輸血管理部門に返却する。

10. **輸血を開始する前にバイタルサインの基準となる値を測定する。**

輸血中のバイタルサインの変化は、輸血の副作用を示していることがある。

11. グローブを装着する。輸液ポンプを使用する場合は、ポンプを“停止”にしておく。輸血セットの生食側のドリップ・チャンバーに最も近いローラークレンメを閉じる。輸液ポンプの下にあるローラークレンメを閉じる。自然落下で注入する場合は、輸血セットのローラークレンメを閉じる。

グローブによって血液や体液との接触が予防される。輸液ポンプを停止させておくことで、準備が整う前に血液が患者へ注入されないようにする。生食をクランプすることで、血液製剤が輸液ポンプを介して注入される。

12. 輸血セットの血液製剤側のドリップ・チャンバーに最も近いローラークレンメを閉じる。血液製剤の輸血口の保護カバーを外す。輸血セットのびん針の保護キャップを外す。びん針を汚染しないよう気を付けながら、血液バッグの輸血口にひねりながら挿入する。血液製剤を点滴スタンドに吊るす。輸血セットの血液側のローラークレンメを開く。ろ過網を通りドリップ・チャンバーに血液が溜まるまで指で押しつぶす（図1）。グローブを外す。

ドリップ・チャンバーを満たすことで空気が輸血セットに混入しないようにする。輸血セット内のフィルターによって血液保存時に形成される微粒子物質が除去される。輸血セットが汚染された場合は、セット全体を廃棄し交換しなければならない。

13. **ゆっくり投与を開始する（最初の15分は25-50mL以下とする）。輸血開始から5-15分は患者のそばにいる。**輸液ポンプの下のローラークレンメを開く。流量を設定し輸血を開始する。または、チューブのクランプを外し、輸血注入を開始し、滴下数を数える。適切な滴下速度になるまで調整する。血液の流れおよび輸液ポンプ機能のアセスメントを行う。血管外漏出の徴候がないか刺入部位を調べる。

輸血の副作用は一般的にこの期間に起こる。流量を遅くすることで、注入される赤血球の量を最小限に抑える。

流量と輸液ポンプの設定を確認することで、正しい輸血量を患者に投与することができる。カテーテルまたは注射針が静脈から抜けている場合は、血液が周辺の組織に貯留（血管外漏出）する。

14. 顔面紅潮、呼吸困難、掻痒感、蕁麻疹、発疹、または通常とは異なる状態の訴えが出てこないか患者を観察する。

これらの徴候と症状は初期の輸血副作用を示している可能性がある。

15. 観察期間後（5-15分）、指示された時間内で注入を完了するために算出した流量まで、設定を上げる（4時間以内）。

この期間に副作用が生じなければ、流量を上げる。合併症が生じた場合は、速やかに輸血を中止し合併症の観察を行う。流量と輸液ポンプの設定の確認によって、正しい輸血量を患者に投与することができる。血液製剤内の細菌が室温で増殖する可能性があるため、輸血は4時間以内に完了させる必要がある。

16. 15分後にバイタルサインを再度アセスメントする（図2）。その後は施設の規定および看護師の評価に基づいたタイミングで、バイタルサインを測定する。

副作用の発生を予測した管理の一貫として、バイタルサインを測定しなければならない。施設の規定および看護師の判断に基づき頻度を決定する。

手順　　**根拠**

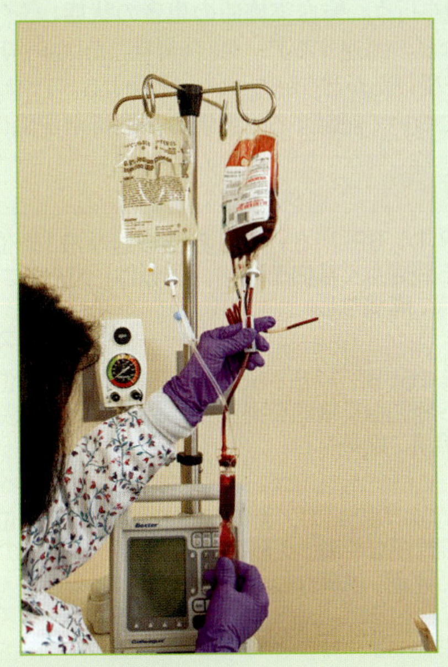

図1　ゆっくりと輸血を開始する。

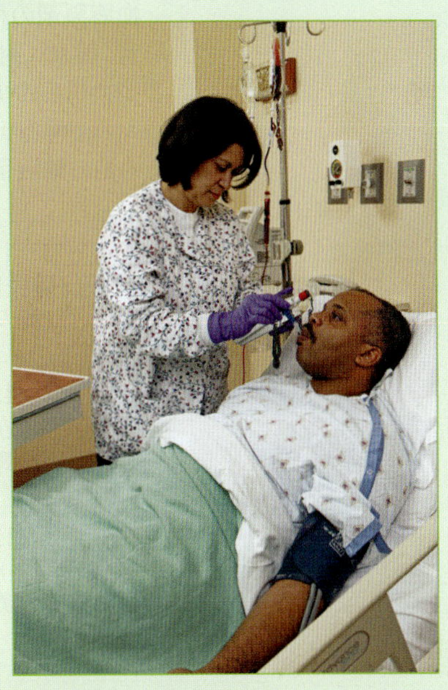

図2　15分後にバイタルサインを測定する。

17. 安全な輸血のための上限流量に留意し、医師に指示されたとおり、または患者の全体的な状態に基づいて適切とされる流量を維持する。副作用の早期発見のために、輸血中は継続的な観察が必要である。

流量は慎重に管理しなければならない。また、患者の反応は頻繁に確認しなければならない。

18. **輸血中、輸血の副作用がみられないか頻繁にアセスメントする。副作用が疑われる場合は輸血を中止する。すぐに、輸血セットを生食でプライミングした新しい輸液セットに交換する。生食の輸液は任意の流量で行うが、通常は40mL／時で開始する。バイタルサインを測定する。医師および輸血管理部門に報告する。**

輸血の副作用が疑われるとき、輸血は中止しなければならない。輸血セットから生食を注入すると患者の体内に注入される血液の量が増え、副作用が強まる可能性がある。また、高齢者や心機能が低下している患者においては、生命を脅かすような重篤な輸血副作用である体液量過剰が生じる可能性がある。

19. 輸血が終了したら、輸血セットの血液側のローラークレンメを閉じ、輸血セットの生食側のローラークレンメを開ける。生食の注入を開始する。全ての血液が患者に注入された後、輸血セットのクレンメを閉じる。バイタルサインを測定する。グローブを装着する。静脈ルートをロックするか輸血前の輸液を再開する。（スキル15-1およびスキル15-5を参照。）施設の規定に従って、輸血バッグを廃棄するか、輸血管理部門に返却する。

生食によって赤血球の溶血反応が予防され、輸血セットに残った血液が注入される。
物品の適切な廃棄により、微生物の伝播および血液や体液との接触の可能性が低下する。

20. 不要な物品を取り除く。患者を安楽にする。グローブを外す。ベッドの高さを一番低くしていない場合は、ベッドの高さを下げる。

患者の安楽と安全が促進される。グローブを適切に外すことで、感染伝播と他の物品への汚染のリスクが低下する。

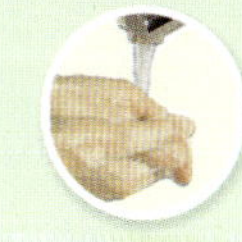

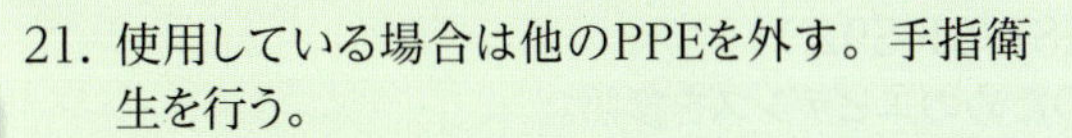

21. 使用している場合は他のPPEを外す。手指衛生を行う。

PPEを適切に外すことで、感染伝播と他の物品への汚染のリスクが低下する。手指衛生によって微生物伝播が防止される。

評価

望ましい成果が達成されるのは、輸血の副作用または合併症の所見を示すことなく患者が輸血を受ける場合である。さらに、患者に体液平衡、心拍出量の改善、末梢組織循環促進の徴候と症状がみられる場合である。

（続く）

スキル・15-6　輸血の実施　（続き）

記録

ガイドライン

血液製剤の種類など、輸血に関した記録を行う。輸血実施時の患者の状態、バイタルサイン、肺音、輸血に対する患者の主観的な反応などの関連するデータ、合併症または副作用、および患者が合併症や副作用を示すことなく輸血を受けたかどうかについて記録する。IV刺入部のアセスメント、輸血実施中に注入した他の輸液について記録する。患者の摂取排泄記録に、輸血量とその他の輸液量を記録する。

記録例

12/11/2　11：00　T 36.4℃、P 82、R 14、BP 116／74。赤血球濃厚液1単位を左前腕（尺側皮静脈）18Gの静脈カテーテルから問題なく輸血を開始。患者は「不快感はない」と述べた。IV刺入部は異常がなく、腫脹、発赤、疼痛なし。

―― *S・バーンズ、看護師*

12/11/2　11：15　T 36.4℃、P 78、R 16、BP 118／68。赤血球濃厚液1単位を左前腕（尺側皮静脈）18Gの静脈カテーテルから問題なく輸血を実施中。患者は「不快感はない」と述べた。IV刺入部は異常がなく、腫脹、発赤、疼痛なし。

―― *S・バーンズ、看護師*

12/11/2　14：45 T 36.4℃、P 82、R 14、BP 120／74。赤血球濃厚液1単位を左前腕（尺側皮静脈）18Gの静脈カテーテルから問題なく輸血を終了。患者から合併症の症状の訴えはない。IV刺入部は異常がなく、腫脹、発赤、疼痛なし。

―― *S・バーンズ、看護師*

予期しない状況と対処方法

- 患者は発熱しているが、その他には輸血副作用の徴候がない：担当医に報告する。担当医は、アセトアミノフェンと抗ヒスタミン剤の投与を指示することが予測される。
- 患者が息切れを訴え、両側肺底部に断続性副雑音を聴診した：この患者のバイタルサインを正常値と比較する。パルスオキシメトリの測定値を得る。担当医に報告する。担当医は利尿剤の投与または輸血流量の減少を指示する可能性がある。体液過剰の徴候と症状がないか引き続き患者をアセスメントする。
- 患者に発熱、頻脈がみられ、背部痛を訴えている：患者は輸血副作用を呈している。直ちに輸血を中止する。0.9%生理食塩液と新たな輸液セットを用意する。担当医と輸血管理部門に報告する。血液バッグ、チューブ、フィルターを検査室に提出する。施設の規定に基づいて血液および尿検査などの診断的検査を実施する。

注意事項

一般的注意事項

- 指示された流量を維持するために輸液ポンプを使用する場合は、輸血を開始する前に、そのポンプが輸血に対応可能であることを確認する。
- 電子レンジで血液を温めてはならない。とくにCVAD（中心静脈カテーテル）から急速輸血を行うときなど、適応や指示があれば、血液加温装置を使用する。冷たい血液の急速投与から不整脈が生じることがある。

在宅ケアの注意事項

- 在宅医療機関は、在宅輸血を受ける可能性のある患者の適応を評価する。
- 在宅での輸血は、活動性出血、または、最近輸血の副作用がみられた患者には不適切である。
- 自宅への血液製剤の輸送は、看護師が輸血用の冷蔵コンテナを利用して行う。看護師と介護者が共にシリアル番号や他の認識情報を確認する。

実践のためのエビデンス

Infusion Nurses Society. (2006). Infusion nursing standards of practice. *Journal of Infusion Nursing,* 29(1S), S1-S92.

詳細はスキル15-1の実践のためのエビデンスを参照。

スキル・15-7 中心静脈カテーテルのフラッシュとドレッシング材の交換

中心静脈カテーテル（CVAD）は、静脈カテーテルの先端を中心静脈まで挿入し、通常は上大静脈と右心房の接合部の手前で留置する。CVADには、**末梢挿入型中心静脈カテーテル（PICC）**（図1）、**経皮的非トンネル型中心静脈カテーテル**（図2）、経皮的トンネル型中心静脈カテーテル（図3）、および**埋め込み型ポート**（スキル15-8、図1参照）がある。CVADは輸液、薬剤、血液製剤、TPN（完全静脈栄養）などを投与するためのルートとなり、血流力学的モニタリングや採血にも使用できる。患者の診断、必要なケアの種類、および他の因子（例、静脈ルートの部位の制限、刺激性薬剤の投与、患者の要望、長期の間欠的注入の必要性）によって、使用するCVADの種類が決まる。部位の密閉性を保ち、微生物の血流への侵入を予防するために、刺入部にはドレッシング材を貼付する。刺入部には細心の注意を払い、感染制御を行う。一般的には、施設の規定によって、使用するドレッシング材の種類、ドレッシング材交換の頻度が規定されているが、湿気、緩み、汚染がみられるドレッシング材は速やかに交換すべきである。

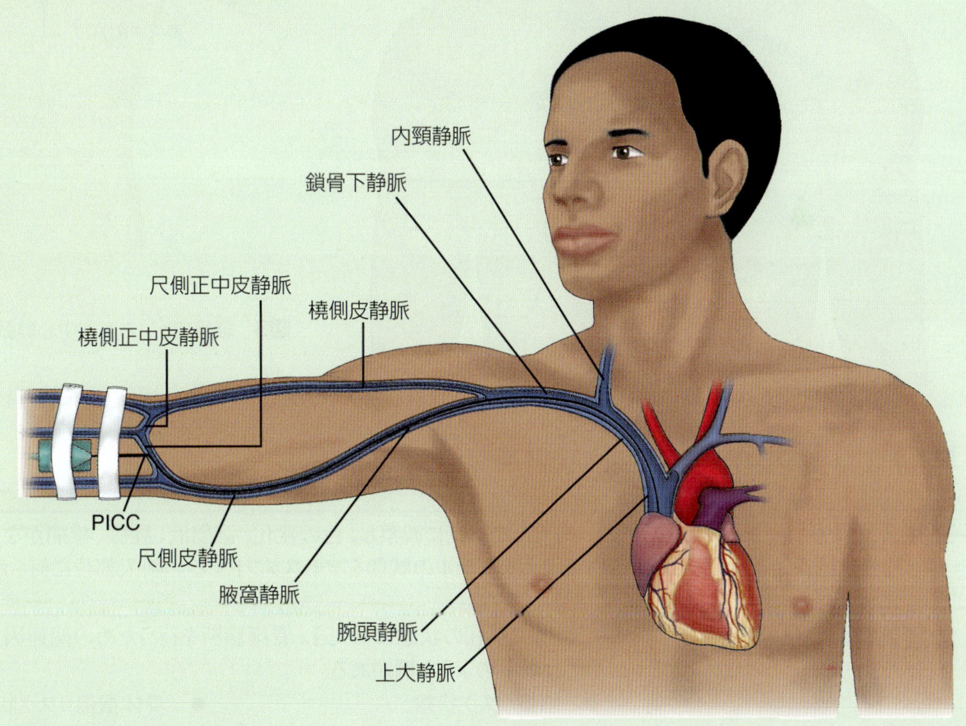

図1　末梢挿入型中心静脈カテーテル（PICC）の挿入位置

必要物品

- 滅菌テープまたはステリストリップ
- 滅菌半透性透明ドレッシング材
- 5×5cmガーゼ数枚
- 滅菌タオルまたはドレープ
- 2％クロルヘキシジン溶液
- 生理的食塩水および10mLシリンジ（CVADのルーメン1つにつき1本）
- ヘパリン生食（100U／mLに希釈）、10mLシリンジ（CVADのルーメン1つにつき1本）
- マスク（2枚）
- 清潔なグローブ
- 滅菌グローブ
- 指示があれば、追加のPPE
- 皮膚保護剤
- アルコール綿
- 陽圧ロックが可能なインジェクションキャップ（CVADのルーメン1つにつき1本）
- 必要に応じて、カテーテル固定具
- タオルケット

スキル・15-7　中心静脈カテーテルのフラッシュとドレッシング材の交換　(続き)

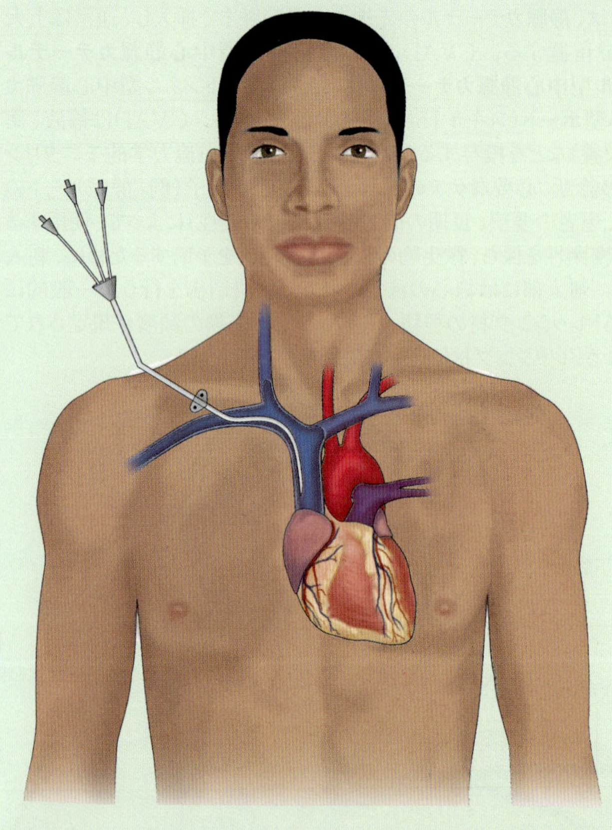

図2　トリプルルーメンの経皮的非トンネル型中心静脈カテーテルの挿入位置

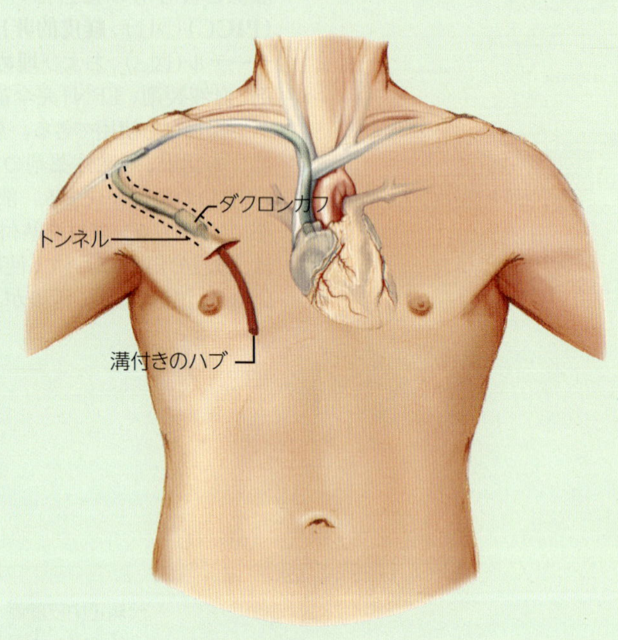

図3　経皮的トンネル型中心静脈カテーテル

アセスメント

刺入部を綿密に観察し、色の変化、滲出液、腫脹、疼痛がないか確認する。圧痛がないか触診する。カテーテルの状態をアセスメントする。刺入部位に何らかの症状がないか患者に尋ねる。

看護診断

患者の現在の状態に基づき、看護診断を行うための関連因子を決定する。妥当な看護診断としては以下のような例がある。

- 感染リスク状態
- 知識不足
- 身体損傷リスク状態

成果確認と看護計画立案

CVADのドレッシング材交換時の望ましい成果とは、患者に感染の徴候および症状がみられないことである。また、刺入部位は清潔で乾燥しており、ドレッシング材に剥がれがないこと、および発赤、排液、腫脹、疼痛など静脈内注射の合併症の徴候または症状がないことである。さらに、CVADの開通性が維持されることである。

看護技術の実際

手順	根拠
1. 医師の指示や施設の規定および手順を確認する。CVADのフラッシュおよびドレッシング材交換は看護基準で規定されていることが多い。物品を用意しベッドサイドに準備する。	医師の指示や施設の規定を確認することで、適切な処置が確実に実施される。必要な物品を手元に準備することで時間の節約になり、処置を円滑に進めることができる。
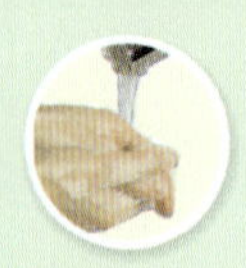 2. 手指衛生を行い、指示があればPPEを装着する。	手指衛生とPPEによって微生物伝播が防止される。衛生状態の悪い手指および不適切な技術はCVADへの感染源になりかねない。PPEは感染経路予防策に基づいて必要とされる。

手順	根拠
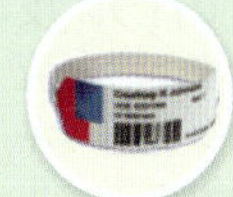 3. 患者の本人確認を行う。	本人確認を行うことによって、正しい患者に介入を確実に実施することができ、患者誤認の防止になる。
4. ベッド周りのカーテンを閉め、可能であれば病室の扉を閉める。処置の具体的な内容と実施理由を患者に説明する。テープ、皮膚消毒薬などにアレルギーがないか、患者に尋ねる。	これによって患者のプライバシーを確保する。説明によって患者の不安が軽減し、協力が得やすくなる。テープまたは消毒薬に関連するアレルギーがあるかもしれない。
5. 処置時に使用するために、手が届く範囲に廃棄物容器または袋を置く。	廃棄容器を手の届く範囲に設置することで、微生物を拡散させることなく汚れたドレッシング財を容易に廃棄することができる。
6. ベッドを処置しやすい高さに調整する。通常は実施者の肘の高さにする(VISN 8 Patient Safety Center, 2009)。	ベッドを適切な高さにすることで、看護師の腰の緊張や筋肉疲労の予防になる。
7. CVAD刺入部位とドレッシング材の処置がしやすく、患者が安楽な体位になるように介助する。PICCの場合は、心臓より下の位置に患者の腕を伸ばす。タオルケットを、刺入部位以外の露出部位に掛ける。	患者の体位調整およびタオルケットの使用により患者が安楽になり、体温が保持される。この体位は空気塞栓のリスクを低下させるために推奨される。
8. マスクを装着する。患者に、刺入部位と逆側に顔を向けるよう指示する。または、患者にマスクをつけてもらう。オーバーテーブルを手の届く位置に移動させる。テーブルの上に滅菌野を作る。ドレッシング材の包装を開け、滅菌野に置く。輸液をCVADから注入している場合は、ドレッシング材交換中は一時中断する。CVADの各ルーメンのスライドクランプを閉じる。	マスクによって微生物伝播が阻止される。マスクはカテーテルの留置期間が長い場合、カテーテルの先端が中心静脈に留置されている場合、患者の免疫力が低下している場合に使用すべきである(INS, 2006, p. S57)。患者のマスク装着は、刺入部位と逆側に顔を向けられないとき、または施設の規定によって実施する。多くの施設では、滅菌ドレッシング材をひとつのパッケージにしたセットを使用している。輸液を止め、各ルーメンをクランプで閉じることで空気がCVADに入らないようにする。
9. 清潔なグローブを装着する。古いドレッシング材を貼付した状態でCVAD刺入部位(炎症、発赤などがないか)をアセスメントする(図4)。縫合部分がある場合は、その状態を確認する。カテーテルを固定しながら、古いドレッシング材を自分から遠い端から剥がし始め近い方へと進む(図5)。ドレッシング材を廃棄容器に捨てる。グローブを外して廃棄する。	CVADがPICCの形式である場合は、PICCをどのように固定しているか注意する。PICCのカテーテルは縫合で固定されておらず、ドレッシング材でのみ固定されている可能性がある。ドレッシングの交換時にカテーテルが抜けないよう注意する。

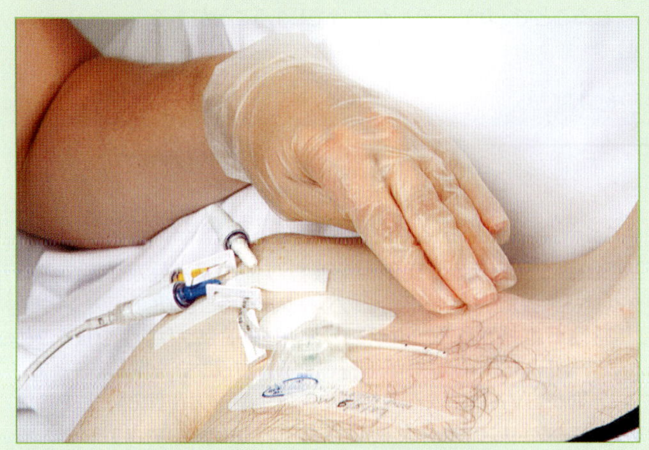
図4　CVAD挿入部位に異常がないか確認する。

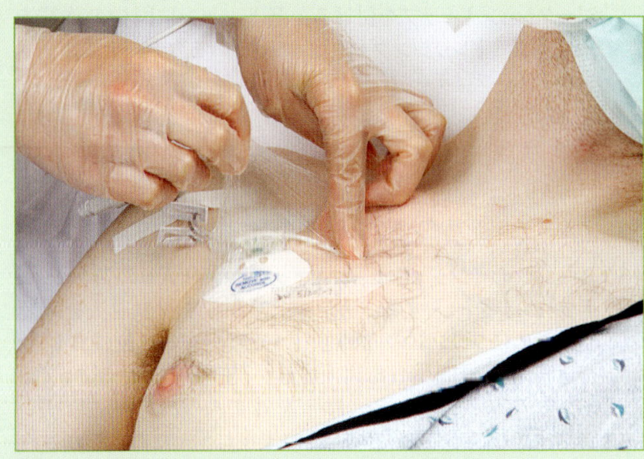
図5　ドレッシング材を剥がす。

(続く)

スキル・15-7　中心静脈カテーテルのフラッシュとドレッシング材の交換　（続き）

手順	根拠
10. 滅菌グローブを装着する。殺菌消毒薬を使用し、刺入部から円を描くように血液や滲出液を拭きとる。クロルヘキシジンに浸した綿棒などで、刺入部を消毒する。綿棒等で皮膚を圧迫しながら刺入部を直接消毒する。**適度な圧をかけながらクロルヘキシジンを最低30秒間塗布する（図6）。**綿棒等を刺入部から外側へと移動させ、少なくとも5-7.5cmの範囲を消毒する。**拭き取らずに完全に乾燥させる。**皮膚保護剤を消毒した領域に塗布し（刺入部は避ける）、乾燥させる。	刺入部のケアおよびドレッシング材の交換は無菌操作で行う。皮膚に常在する微生物は、注射針の刺入によって組織または血流内に侵入することがある。CVAD刺入部ケアにはクロルヘキシジンを推奨する。クロルヘキシジンは、中心静脈カテーテル関連感染症の最もよくみられる原因に対し、有効である（Centers for Disease Control and Prevention [CDC],2002; INS, 2006）。消毒液塗布の動作と経過時間（最低30秒）はクロルヘキシジンを有効利用するために必要である（ICT, 2005）。皮膚保護剤はドレッシング材の粘着力を増し、ドレッシング材をはがすときの損傷と炎症から皮膚を保護する。
11. 利き手と反対の手でカテーテルのハブを把持して固定する。アルコール綿でカテーテルの各ルーメンを消毒する。刺入部から開始し外側へと消毒する。	皮膚に常在する微生物は、注射針の刺入によって組織または血流内に侵入することがある。
12. 刺入部が中心にくるように、透明のドレッシング材か固定具を貼付する（図7）。PICCを留置している場合は、刺入部から出ているカテーテルの長さを測定する。	ドレッシング材はCVカテーテルの汚染を防止し、刺入部を保護する。固定具は偶発的なずれや抜けを予防する。外に出ているカテーテルの長さを測ることで、記録されているカテーテル挿入時の長さと比較し、カテーテルが内側または外側へ移動していないか確認することができる。

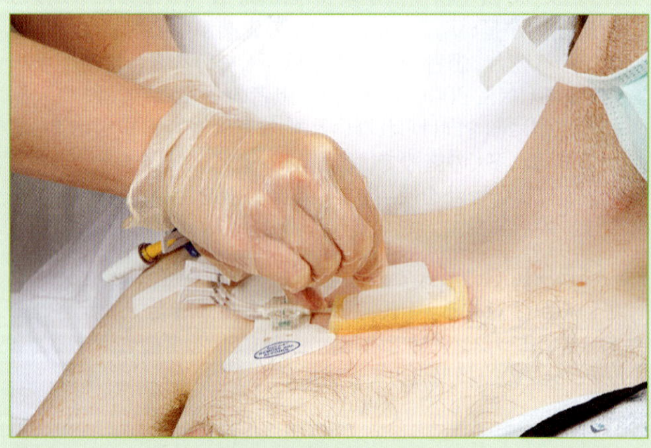

図6　適度な圧をかけながら消毒する。

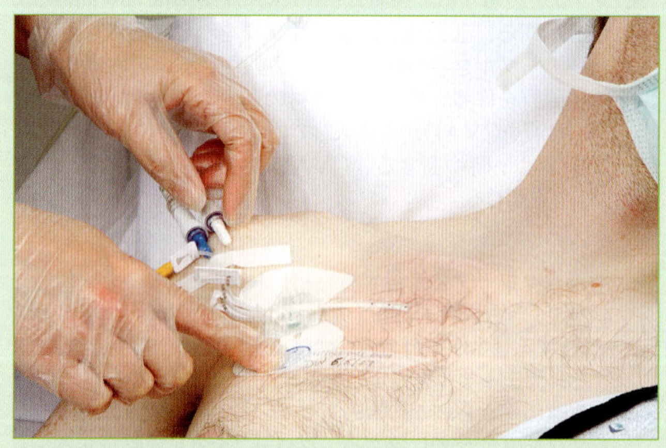

図7　ドレッシング材および固定具の貼付。

手順	根拠
13. ルーメンは1度に1つずつ扱い、インジェクションキャップを外す。アルコール綿でルーメンの先端を消毒し、新しいインジェクションキャップを付ける。各ルーメンに同様の作業を繰り返す。ドレッシング材の外に出ているカテーテルルーメンやチューブはテープで固定する。 **必要に応じて、CVADの各ルーメンをフラッシュする。フラッシュで使用する生食およびヘパリンの量は使用しているCVADや施設の規定によって異なる。**	感染を防止するために、カテーテルの末端を消毒しインジェクションキャップを交換する。チューブの重みやチューブが引っ張られることで、カテーテルが抜けてしまうことがある。
14. アルコール綿でインジェクションキャップを消毒する。	インジェクションキャップを消毒することで汚染リスクが低下する。
15. ルーメンのインジェクションキャップに生食入りのフラッシュ用シリンジを挿入する。カテーテルから血液の逆流を確認するためにシリンジの内筒を引いて吸引する。逆血が確認できれば、1分間生食を注入するか、施設の規定に従ってラインをフラッシュする。シリンジを外す。ヘパリン生食シリンジを挿入し、1分間または施設の規定に沿った時間をかけ施設で規定された量を注入する。シリンジを外し、ルーメンにキャップを付ける。グローブを外す。	逆血を確認することで薬剤や輸液投与前に開通性が確認できる（INS, 2006, p. S56）。フラッシュすることでCVラインの開通性が維持される。クランプを閉じる前にシリンジを抜くことで、陽圧ロックの効果が維持される。クランプを閉じることで、空気がCVADに入るのを防ぐ。CVADの閉塞を防止するためにヘパリンロックが推奨される（Hadaway,2006; INS, 2006）。グローブを適切に外すことで感染伝播や他の物品への汚染リスクが低下する。

手順	根拠
16. ドレッシング材に、CV開始日時と交換日時を書いたラベルを貼付する。必要に応じ、輸液を再開する。輸液流量とシステムの開通性を確認する(スキル15-3参照)	ラベルによって、静脈カテーテル刺入部位のドレッシング材交換についての情報伝達が確実になる。
17. 不要な物品を取り除く。患者を安楽にする。ベッドの高さを一番低くしていない場合は、ベッドの高さを下げる。	患者の安楽と安全が促進される。
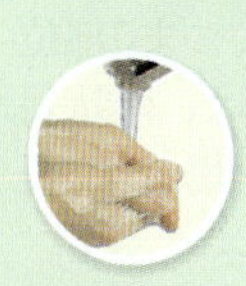 18. 使用している場合は他のPPEを外す。手指衛生を行う。	PPEを適切に外すことで、感染伝播と他の物品への汚染のリスクが低下する。手指衛生によって微生物伝播が防止される。

評価

望ましい成果が達成されるのは、CVADの抜去など、合併症を起こすことなくドレッシング材が交換される場合である。その他には、患者の刺入部が清潔で乾燥しており、発赤または腫脹がない場合、ドレッシング材が清潔で乾燥しており、剝がれがない場合、およびCVADが開通性を維持している場合などである。

記録

ガイドライン

CVAD刺入部位の位置と外観について記録する。刺入部には発赤、滲出液、腫脹がないことが望ましい。CVADに関連する疼痛または不快感の有無を記録する。CVADルーメンのフラッシュは問題なく実施されることが望ましい。CVADのずれなど異常な所見、異常な挿入状態のアセスメント結果、またはCVADをフラッシュできない場合は、担当医に報告する。

記録例

12/11/12　4:00　PICCラインは右側尺側皮静脈に留置。古いドレッシング材を除去した。刺入部に滲出液、発赤、腫脹なし。刺入部ケアを実施した。透明ドレッシング材を貼付し、インジェクションキャップを交換した。外に出ているカテーテルの長さは5cm。看護基準に従って、問題なく生食フラッシュ後ヘパリンフラッシュを実施。疼痛および不快感の訴えなし。PICCラインに関する疼痛、腫脹、漏出などがあれば、看護師に知らせるように患者を指導した。

── S・バーンズ、看護師

予期しない状況と対処方法

- ドレッシング材を交換時、PICCが偶発的に抜けた：PICCが全て抜去されていない場合は、担当医に知らせる。担当医は胸部X線を撮像し、PICCラインの先端の位置を確認することが考えられる。胸部X線を撮像する前にドレッシング材を貼付しなおし、PICCがそれ以上抜けないようにしておく。
- ドレッシング材を外した時、刺入部位に化膿性滲出液が認められる：刺入部の培養検査用検体を採取し、刺入部の消毒とドレッシング材交換の実施後、担当医に報告する。こうすることで、担当医に報告する間に、PICCラインが大気に開放され、感染を受けやすくなるのを防ぐ。さらに、培養検査用の検体を採取するために、再びドレッシング材を外す必要がなくなる。担当医が培養検査を実施しない場合は、検体を適切な容器に廃棄する。

注意事項

- PICCのフラッシュには、過剰な圧を避けるために、10mL以上のシリンジを使用する。10mL未満のシリンジを使用すると、PICCカテーテルを損傷するほど大きな圧がかかる可能性がある。
- 埋め込み型ポートをフラッシュする場合、装置を満たすためにより大きな容量でフラッシュを行わねばならない。
- グローションカテーテルにはヘパリン生食のフラッシュは必要ない。
- 一部の施設ではパワーフラッシュ(少量で急速にフラッシュすること)の実施を規定している。
- ヘパリン起因性血小板減少症(HIT)がヘパリンフラッシュ溶液の使用に関連して報告されている。HITの徴候および症状がないか患者を注意深く観察する。徴候がみられる、またはHITが疑われる場合は、ヘパリン投与を中止する(INS, 2006, p. S 56)。
- HITのリスクが高いときは、ヘパリンフラッシュ溶液を使用している患者の血小板数を継続的に確認する(INS, 2006)。

スキル・15-8　埋め込み型ポートへのアクセス

埋め込み型ポートとは、CVカテーテルに接続されている皮下注入ポートである。カテーテルの先端は上大静脈の下部3分の1から上大静脈と右心房の接合部付近に留置され(INS, 2006)、末端、つまりポートは通常は胸壁上部の皮下ポケットに埋め込まれる(図1)。肘窩から挿入され前腕に留置される埋め込み型ポートは、末梢アクセス型ポートと呼ばれる。使用していないときは、ポートは体外からは見えないようになっている。CVルートが必要な場合は、埋め込みポートの位置を触知して使用する。ポート専用の曲針であるノンコアリング針(ヒューバー針)を皮膚とセプタムからポートに穿刺し、CVルートを確保する。ルートが確保されたら、定期的にフラッシュを行って開通性を維持する。ポートへ挿入する注射針の長さとゲージは患者の解剖学的構造、つまり部位の皮下組織の量および注入する輸液の種類に基づいて選択する。一般的には、有効長20G×19mmの注射針が使用されることが多い。患者の皮下組織の量が非常に多い場合は、長い(25-38mm)ヒューバー針を選択する。血液製剤の輸血には、太めの19Gが望ましい。

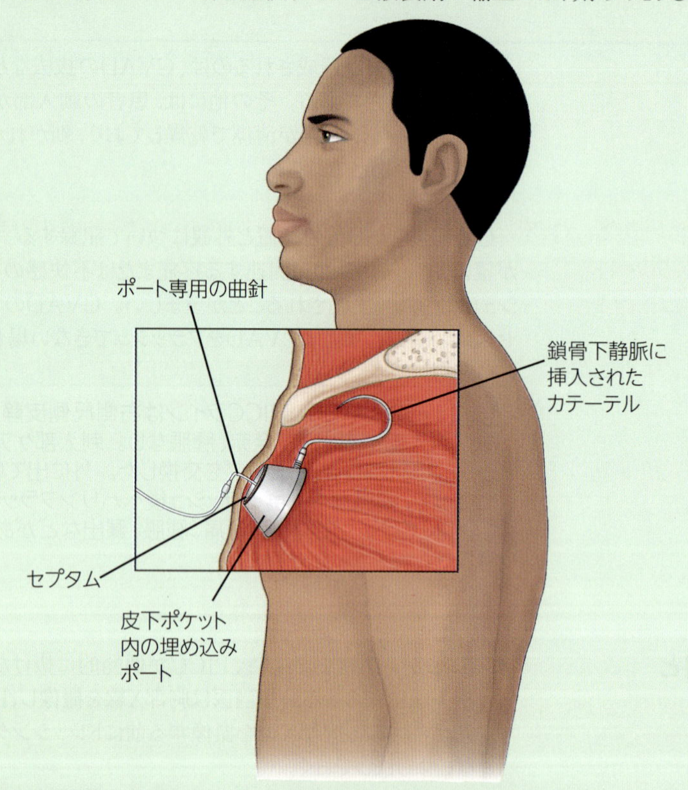

図1　鎖骨下静脈に挿入されたカテーテルと埋め込み型ポートおよびポートに挿入されたヒューバー針

必要物品

- 滅菌テープまたはステリストリップ
- 滅菌半透過性透明ドレッシング材
- 5×5cmガーゼ、数枚
- 滅菌タオルまたはドレープ
- 2%クロルヘキシジン溶液
- 生理的食塩水アンプルと10mLシリンジ
- ヘパリン生食(100U／mLに希釈)が入っている10mLシリンジ
- 適切な長さとゲージのノンコアリング針(ヒューバー針)
- マスク(2枚)
- 清潔なグローブ
- 滅菌グローブ
- 指示があれば、追加のPPE
- 皮膚保護剤
- アルコール綿
- 陽圧ロックが可能なインジェクションキャップ
- 必要に応じて、カテーテル固定具
- タオルケット

アセスメント

ポート上の皮膚を観察し腫脹、発赤、滲出液がないか確認する。また、ポート上の部位に疼痛や圧痛がないかアセスメントする。患者記録から、ポートが埋め込まれてからの時間を確認する。ポートが埋め込まれて間がないときは、外科的切開部をアセスメントする。ステリストリップ、縫合部の癒合、出血斑、発赤、浮腫、滲出液などについて状況を確認する。

看護診断

患者の現在の状態に基づき、看護診断を行うための関連因子を決定する。妥当な看護診断としては以下のような例がある。

- 感染リスク状態
- 知識不足
- 急性疼痛
- 身体損傷リスク状態

成果確認と看護計画立案

埋め込み型ポートへアクセスする際の望ましい成果とは、ポートへの注射針の挿入が患者にできるだけ不快感を与えずに実施されること、刺入部位に損傷または感染が認められないこと、患者がポート関連のケアについての理解を言葉で表現すること、などである。

看護技術の実際

手順	根拠
1. 医師の指示や施設の規定・手順を確認する。埋め込み型ポートへのアクセスやドレッシング材交換は看護基準で規定されていることが多い。物品をベッドサイドに準備する。	医師の指示や施設の規定を確認することで、適切な処置が確実に実施される。必要な物品を手元に準備することで時間の節約になり、処置を円滑に進めることができる。
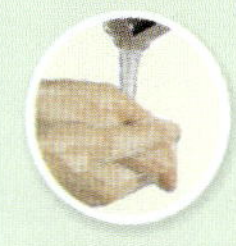 2. 手指衛生を行い、指示があればPPEを装着する。	手指衛生とPPEによって微生物伝播が防止される。衛生状態の悪い手指および不適切な技術はCVADへの感染源になりかねない。PPEは感染経路予防策に基づいて用意する。
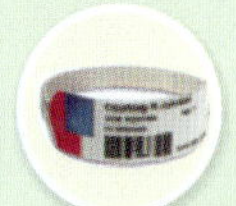 3. 患者の本人確認を行う。	本人確認を行うことによって、正しい患者に介入を確実に実施することができ、患者誤認の防止になる。
4. ベッド周りのカーテンと、可能であれば病室の扉を閉める。処置の内容と実施理由を患者に説明する。テープ、皮膚消毒薬などにアレルギーがないか、患者に尋ねる。	これによって患者のプライバシーを確保する。説明によって患者の不安が軽減し、協力が得やすくなる。テープまたは消毒薬に関連するアレルギーがあるかもしれない。
5. 処置中に使用するために、手が届く範囲に廃棄物容器または袋を置く。	廃棄容器を手の届く範囲に設置することで、微生物を拡散させることなく汚れたドレッシング材を容易に廃棄することができる。
6. ベッドを処置しやすい高さに調整する。通常は実施者の肘の高さにする（VISN 8 Patient Safety Center, 2009）。	ベッドを適切な高さにすることで、看護師の腰の緊張や筋肉疲労の予防になる。
7. 患者を、ポート部の処置がしやすく、安楽な体位にする。タオルケットを、刺入部位以外の露出部位に掛ける。	患者の体位およびタオルケットの使用により患者が安楽になり、体温が保持される。
8. マスクを装着する。患者に、刺入部位側と逆側に顔を向けてもらう。または、患者にマスクを着用してもらう。オーバーテーブルを手の届く位置に移動させる。テーブルの上に滅菌野を作る。ドレッシング材の包装を開け、滅菌野に置く。	マスクによって微生物伝播が阻止される。マスクはCVカテーテルが留置され、長期留置の場合や、患者の免疫が低下している場合に使用すべきである（INS, 2006, p. S57）。患者のマスク装着は、刺入部位と逆側に顔を向けられないとき、または施設の規定によって実施する。滅菌ドレッシング材類を1セットにしたものが多く使われている。
9. 清潔なグローブを装着する。ポートの位置を触知する。ポート部のアセスメントを行う。外科切開部があれば状態を確認する。グローブを外して廃棄する。	安全に穿刺するには、ポートの位置と境界域を知る必要がある。

（続く）

スキル・15-8　埋め込み型ポートへのアクセス　（続き）

手順

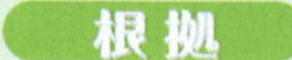

10. 滅菌グローブを装着する。インジェクションキャップをヒューバー針の延長チューブに接続する。インジェクションキャップをアルコール綿で消毒する。生食シリンジをインジェクションキャップに挿入する。延長チューブを生食で満たし、クランプで止める。滅菌野の上に置く。

延長チューブをプライミングすることでチューブから空気を除去し、ポートへ接続した時に空気を混入させないようにする。

11. クロルヘキシジンの綿棒を使って、ポート部位を消毒する。綿棒を皮膚に押し当てる。**適度な圧をかけてクロルヘキシジンを最低30秒間塗布する。**綿棒をポート部から外側へと円を描くように、少なくとも5-7.5cmの範囲を消毒する。**拭き取らずに完全に乾燥させる。**

刺入部のケアおよびドレッシング材の交換には無菌操作を用いる。皮膚に常在する微生物は、注射針の穿刺によって組織または血流内に侵入することがある。CVAD刺入部ケアにはクロルヘキシジンを推奨する。クロルヘキシジンは、中心静脈カテーテル関連感染症の最もよくみられる原因に対し有効である(CDC,2002; INS, 2006)。綿棒による消毒と経過時間(最低30秒)はクロルヘキシジンを有効利用するために必要である(ICT, 2005)。

12. 利き手と反対の手でポートの位置を触知する。ポートをつかんで固定し、皮膚を伸展させる(図2)。

ポートの中心に注射針を穿刺できるよう、ポートの縁を触知しなければならない。利き手と反対の手でポートを固定することで、利き手で注射針をポートへ穿刺できる。

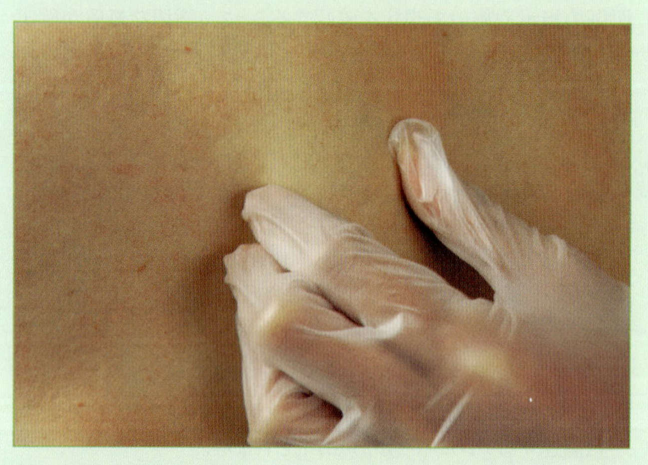

図2　利き手と反対の手でポートを固定する。(*Photo by　B. Proud*)

13. ポートの中心に見当をつける。注射針を手にとる。延長チューブはコイル状にして手掌に納める。注射針を皮膚から90度の角度に把持し、**皮膚からポートセプタムに穿刺し(図3)、注射針がポートの底に接触するまで注射針を進める(図4)。**

適切に機能させるため、注射針はポートの中央に穿刺し、ポートの奥まで挿入しなければならない。

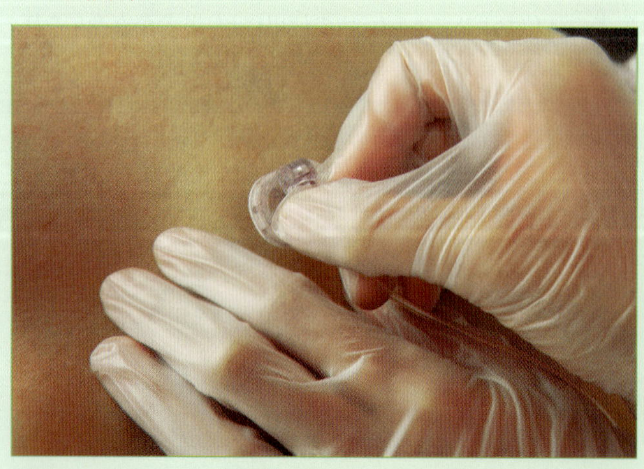

図3　皮膚からポートへ注射針を刺入する。(*Photo by　B. Proud*)

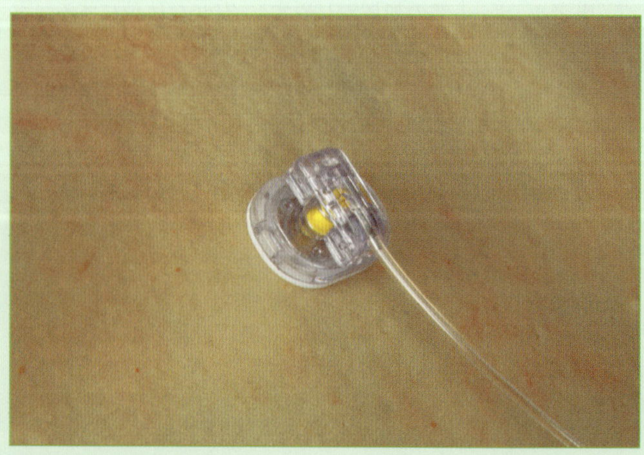

図4　ヒューバー針(ノンコアリング針)の挿入(*Photo by　B. Proud*)

手順	根拠
14. 延長チューブのインジェクションキャップをアルコール綿で消毒し、生食の入っているシリンジを挿入する。**延長チューブのクランプを開け、3-5mLの生食でフラッシュし、その際に液漏れがないか刺入部を観察する。**	注射針が正しく挿入されていなければ、輸液が組織内に漏れ、組織の腫脹を引き起こし、液漏れの徴候が生じる。フラッシュ時に抵抗を感じないことは、注射針が正しく挿入されたというひとつのサインである。
15. シリンジの内筒を引き、逆流確認のために血液を吸引する(図5)。吸引する血液の量はほんの数ミリリットルでよい。シリンジ内に血液が入らないようにする。可能であれば、1分間で溶液を注入するか、施設の規定に従ってラインをフラッシュする。シリンジを外す。ヘパリン生食のシリンジを挿入し1分間で(または施設の規定どおり)溶液を注入する。シリンジを外し、延長チューブをクランプで留める。輸液を開始する場合は、ヘパリンフラッシュは実施しない。	血液の逆流はポートの開通性を示している。逆血の確認によって薬剤や輸液投与前に開通性が確認できる(INS, 2006, p. S56)。シリンジ内に血液を入れないことで、注射針が生食のみでフラッシュされる。CVラインの開通性が維持される。**生食およびヘパリンのフラッシュの量や回数はそれぞれのCVADおよび施設の規定により異なる。**クランプを閉じる前にシリンジを引き抜くことで、インジェクションキャップの陽圧ロックの効果が維持される。クランプを閉じることで、空気がCVADに入るのを防ぐ。CVADの閉塞を防止するためにヘパリンロックが推奨される(Hadaway,2006; INS, 2006)。

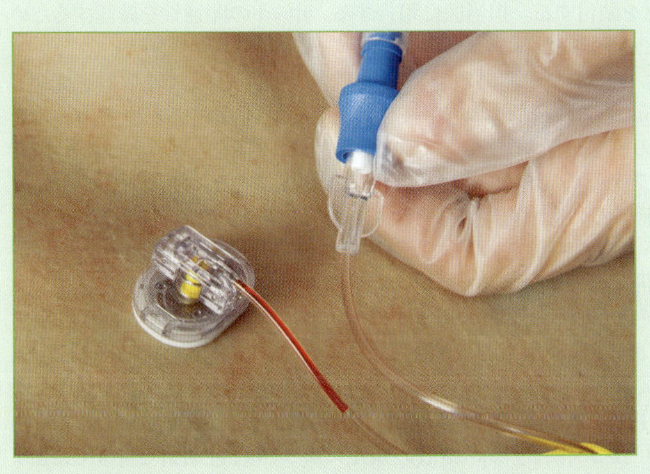

図5　逆血確認のための吸引(*Photo by　B. Proud*)

手順	根拠
16. グリッパーニードルを使用する場合は、一方の手で注射針をポートにしっかり固定し、もう一方の手で両側のグリップを合わせ、一緒につまんでグリップを注射針から取り外す。	グリップは注射針を穿刺する際に役立つがドレッシング材貼付前に取り外さなければならない。
17. 皮膚保護剤を刺入部の周囲に塗布し(刺入部は避ける)、乾燥させる。	皮膚保護剤はドレッシング材の粘着力を増し、ドレッシング材をはがすときの損傷と炎症から皮膚を保護する。
18. テープまたはステリストリップを注射針の上に星形に交差させて貼付する。	注射針を固定することで事故抜針を予防する。
19. 刺入部が中心にくるように、透明のドレッシング材または固定具を貼付する。	ドレッシング材はCVカテーテルの汚染を防止し、刺入部を保護する。固定具は注射針の偶発的なずれや事故抜針を予防する。
20. ドレッシング材に交換日時および開始日時を記載したラベルを貼付する。輸液が指示されている場合は、輸液セットを延長チューブに接続し投与を開始する。スキル15-1参照。	ラベルによって、CVカテーテル刺入部のドレッシング材交換についての情報伝達が確実になる。
21. 不要な物品を外す。患者を安楽にする。ベッドの高さを一番低くしていない場合は、ベッドの高さを下げる。	患者の安楽と安全が促進される。
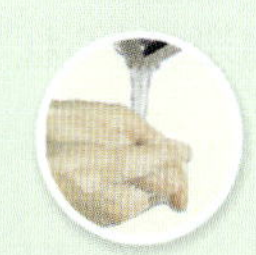 22. 使用している場合は他のPPEを外す。手指衛生を行う。	PPEを適切に外すことで、感染伝播と他の物品への汚染のリスクが低下する。手指衛生によって微生物伝播が防止される。

(続く)

スキル・15-8 埋め込み型ポートへのアクセス （続き）

評価

望ましい成果が達成されるのは、疼痛や問題がなくポートへアクセスできる場合、患者に感染や損傷の徴候や症状がみられない場合、患者がポート関連のケアについての理解を示す場合である。

記録

ガイドライン

ポートの位置、ポートに穿刺した注射針のサイズ、逆血の有無、ポートフラッシュの抵抗がないこと、などを記録する。処置に対する患者の反応や患者がポート関連の疼痛または不快感を示したかどうか、刺入部のアセスメント結果を記録する。該当する患者指導があれば、記録する。

記録例

12/11/22　12:45　右胸部に埋め込み型ポート確認。ポート部位に滲出液、腫脹、発赤なし。20G×19mmのヒューバー針をポートにアクセスした。フラッシュは容易に実施でき、逆血は良好。腫脹、疼痛、漏出がみられた場合はナースコールを押すように患者に指示した。
——*S・バーンズ、看護師*

予期しない状況と対処方法

- 生食でフラッシュするとポート部に腫脹がみられる：フラッシュを中止する。注射針がセプタム内にあることを確認する。フラッシュを試みる。腫脹が続くようであれば、フラッシュを中止し、抜針する。別の新たな注射針を用意し、再度ポートに穿刺する。逆血を確認しフラッシュする。腫脹が続くようであれば、フラッシュを中止する。施設の規定によっては、注射針を穿刺したまま透明のドレッシング材を貼付する。担当医に報告する。ポートの開通性を確認するために診断検査が行われることが予測される。
- ポートがフラッシュできない：クランプが開いていることを確認する。やさしく注射針を押し下げ、再度フラッシュを試みる。患者にバルサルバ手技を実施するよう依頼する。患者の体位を変える、ポート埋め込み側の腕を頭部より上に挙上する、ベッドの頭部を上げるまたは下げる、などを試みる。依然としてフラッシュできない場合は、注射針を抜針する。別の新たな注射針を用意し、再度ポートに穿刺する。逆血を確認しフラッシュする。それでもフラッシュできない場合は、担当医に報告する。施設の規定によっては、注射針を穿刺したまま透明のドレッシング材を貼付する。ポートの開通性を確認するために診断検査を行うことが予測される。
- ポートをフラッシュしたが逆血がみられない：患者にバルサルバ手技を実施するよう依頼する。患者の体位を変える、ポート埋め込み側の腕を頭部より上に挙上する、ベッドの頭部を上げるまたは下げる、などを試みる。依然ポートに逆血がみられない場合は、注射針を抜く。別の新たな注射針を用意し、再度ポートに穿刺する。逆血を確認しフラッシュする。それでも逆血がみられない場合は、担当医に報告する。施設の規定によっては、注射針を穿刺したまま透明のドレッシング材を貼付する。ポートの開通性を確認するために診断検査や血栓溶解剤の点滴注射の実施が予測される。

注意事項

一般的注意事項

- 埋め込み型ポートをフラッシュする場合、ポートを満たすためにより大きな容量でフラッシュを行わねばならない。
- グローションカテーテルにはヘパリン生食でのフラッシュは必要ない。
- 一部の施設ではパワーフラッシュ（少量で急速にフラッシュすること）の実施を規定している。
- ヘパリン起因性血小板減少症（HIT）がヘパリンフラッシュ溶液の使用に関連して報告されている。HITの徴候および症状がないか患者を注意深く観察する。徴候がみられる、またはHITが疑われる場合は、ヘパリン投与を中止する（INS, 2006, p. S 56）。
- HITのリスクが高いときは、ヘパリンフラッシュ溶液を使用している患者の血小板数を継続的に確認する（INS, 2006）。

乳児と小児についての注意事項

- 新生児には、イソプロピルアルコールまたは同液を含む製品での刺入部位の消毒は推奨しない。ポビドンヨードまたはクロルヘキシジン溶液を推奨するが、製品の吸収を防止するため、消毒後は滅菌水または滅菌生食で完全に洗い流す必要がある。（INS, 2006, p. S42）。
- クロルヘキシジンは、体重1000g未満の乳児に使用したとき、接触性皮膚炎と関連がみられた。低出生体重児へは慎重に使用する必要がある（INS, 2006）。

在宅ケアの注意事項

- CVADを留置したまま退院する患者は少なくない。患者および家族などの介護者には自宅でのCVADケアについて指導する必要がある。
- 埋め込み型ポートは4-6週ごとに（施設の規定に従って）アクセスし、フラッシュを行う必要がある。

実践のためのエビデンス

Infusion Nurses Society. (2006). Infusion nursing standards of practice. *Journal of Infusion Nursing*,29(1S), S1-S92.
詳細はスキル15-1の実践のためのエビデンスを参照。

スキル・15-9　埋め込み型ポートの抜針

患者が退院するときなど、埋め込み型ポートをしばらくの間使用しないときは抜針し、ポートへのアクセスを中断する。

必要物品

- 清潔なグローブ
- 指示があれば、追加のPPE
- 10mLの生食を満たしたシリンジ
- 5mLのヘパリン生食を満たしたシリンジ（100U／mLまたは施設の推奨する量に希釈）
- 滅菌ガーゼ
- アルコール綿
- 絆創膏

アセスメント

刺入部に腫脹、発赤、滲出液がないか確認する。ポート部に疼痛または圧痛がないかアセスメントする。患者記録から、ポートが埋め込まれてからの時間および注射針の留置時間を確認する。

看護診断

患者の現在の状態に基づき、看護診断を行うための関連因子を決定する。妥当な看護診断としては以下のような例がある。

- 感染リスク状態
- 知識不足
- 急性疼痛
- 身体損傷リスク状態

成果確認と看護計画立案

埋め込み型ポートの抜針の際の望ましい成果とは、患者にできるだけ不快感を与えずに抜針すること、損傷または感染が認められないこと、および患者がポートケアについての理解を示すことである。

看護技術の実際

手順	根拠
1. 医師の指示や施設の規定および手順を確認する。埋め込み型ポートの抜針およびドレッシング材の交換の手技は看護基準で規定されていることが多い。物品を用意しベッドサイドに準備する。	医師の指示や施設の規定を確認することで、適切な処置が確実に実施される。必要な物品を手元に準備することで時間の節約になり、処置をスムーズに進めることができる。
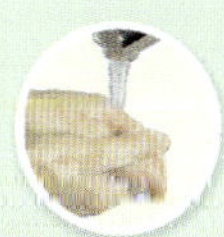 2. 手指衛生を行い、指示があればPPEを装着する。	手指衛生とPPEによって微生物伝播が防止される。衛生状態の悪い手指および不適切な技術はCVADへの感染源になりかねない。PPEは感染経路予防策に基づいて必要とされる。
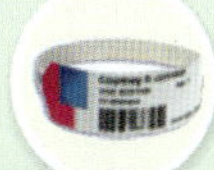 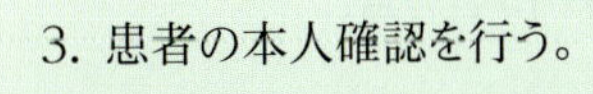 3. 患者の本人確認を行う。	本人確認を行うことによって、正しい患者に介入を確実に実施することができ、患者誤認の防止になる。

（続く）

スキル・15-9　埋め込み型ポートの抜針　*(続き)*

手順	根拠
4. ベッド周りのカーテンを閉め、可能であれば病室の扉を閉める。処置の具体的な内容と実施理由を患者に説明する。	これによって患者のプライバシーを確保する。説明によって患者の不安が軽減し、協力が得やすくなる。
5. ベッドを処置しやすい高さに調整する。通常は実施者の肘の高さにする(VISN 8 Patient Safety Center, 2009)。	ベッドを適切な高さにすることで、看護師の腰の緊張や筋肉疲労の予防になる。
6. 患者を、ポート部の処置がしやすく安楽な体位にする。タオルケットをポート部位以外の露出部位に掛ける。	患者の体位およびタオルケットの使用により患者が安楽になり、体温が保持される。
7. グローブを装着する。利き手と反対の手で注射針を固定する。透明のドレッシング材を優しくはがす。ドレッシング材の縁の一端から剥がしはじめ、周囲を徐々に剥がしていく。注射針を固定している全てのテープを慎重に剥がす。	グローブによって血液や体液との接触が予防される。ドレッシング材の縁を優しく剥がすことで患者の損傷が少なくなる。
8. 延長チューブのインジェクションキャップを消毒し、生食の入っているシリンジを挿入する。延長チューブのクランプを開け、最低10mLの生食でフラッシュする(図1)。	長期間使用されない可能性があるため、埋め込み型ポートのタンクから全物質をフラッシュしておくことが重要である。**ヘパリン生食のフラッシュ量および回数はそれぞれのCVADおよび施設の規定により異なる。**
9. シリンジを外し、ヘパリン生食が入ったシリンジを挿入し、5mLのヘパリン生食でフラッシュする(100U／mLまたは施設の規定に沿う)。シリンジを外し、延長チューブをクランプする。	**ヘパリン生食のフラッシュ量はそれぞれのCVADおよび施設の規定により異なる。**クランプを閉じる前にシリンジを抜きながらインジェクションキャップに陽圧をかけることで、陽圧ロックの効果が維持される。クランプを閉じることで、空気がCVADに入るのを防ぐ。CVADの閉塞を防止するためにヘパリンロックが推奨される(Hadaway,2006; INS, 2006)。
10. 利き手と反対の指でポートの縁を固定する。利き手の指で注射針の翼をつかむ。確実かつ滑らかに、注射針を皮膚と90度の角度でまっすぐセプタムから抜針する(図2)。針刺し防止機能が抜針時に自動的に作動しない場合は、手動で作動させる。	注射針を抜く間、ポートを固定する。

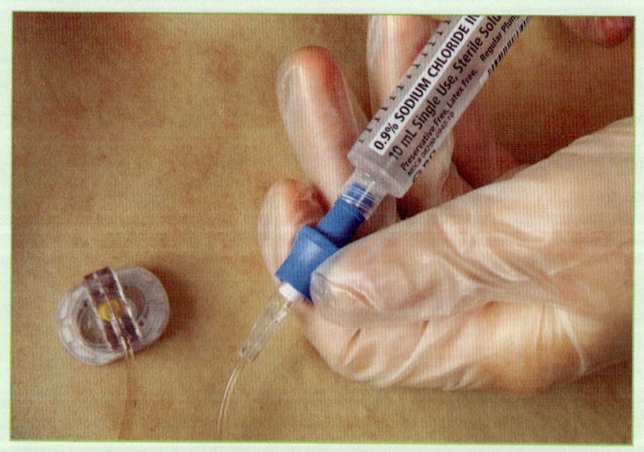

図1　生食でポートをフラッシュする。(*Photo by　B. Proud*)

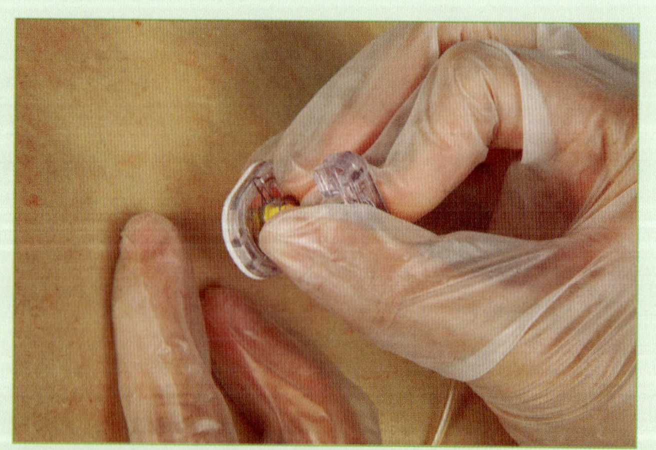

図2　自動針刺し防止機能付き注射針をポートから抜針する。(*Photo by　B. Proud*)

手順	根拠
11. 刺入部にガーゼを当て、優しく圧迫する。毛細血管の出血がある場合は、ポート上に絆創膏を貼付する。出血がなければ、ドレッシング材は不要である。グローブを外す。	注射針の刺入部から少量の血液が出血する可能性がある。健全な皮膚は感染のバリアになる。

手順	根拠
12. 患者を安楽にする。ベッドの高さを一番低くしていない場合は、ベッドの高さを下げる。注射針を処理するためにグローブを装着する。延長チューブをつけたまま注射針を鋭利物廃棄容器に廃棄する。	患者の安楽と安全が促進される。注射針の適切な廃棄によって偶発的な損傷が防止される。
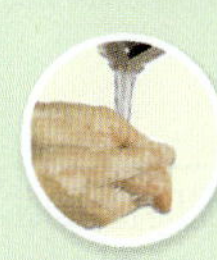 13. グローブを外し、使用している場合は他のPPEを外す。手指衛生を行う。	PPEを適切に外すことで、感染伝播と他の物品への汚染のリスクが低下する。手指衛生によって微生物伝播が防止される。

評価

望ましい成果が達成されるのは、ポートのフラッシュが円滑に実施でき、抜針できる場合、ポート部が清潔で、乾燥し、発赤、炎症、熱感の所見がみられない場合、および患者がポート関連のケアの理解を示す場合である。

記録

ガイドライン

ポートの位置およびポートのフラッシュの難易、注射針の抜針、および、滲出液、腫脹、発赤などの刺入部の外観を記録する。該当する患者指導があれば、それも記録する。

記録例

> 12/11/13　10：20　10mLの生食および5mLのヘパリン生食（100U／mL）を使用し、左胸壁の埋め込み型ポートを抵抗なくフラッシュした。血腫なし。問題なく抜針する。刺入部に発赤、腫脹、滲出液、熱感なし。患者から不快感の訴えはない。
>
> ―― *S・バーンズ、看護師*

予期しない状況と対処方法

- ポートをフラッシュできない：クランプを調べチューブが開通していることを確認する。やさしく注射針を押し下げ、再度フラッシュを試みる。患者にバルサルバ手技を実施するよう依頼する。患者の体位を変える、ポート埋め込み側の腕を頭部より上に挙上させる、ベッドの頭部を上げるまたは下げる、などを行う。依然としてフラッシュできない場合は、担当医に報告する。
- 刺入部の出血が止まらない：圧迫を続ける。患者がなんらかの凝固障害を有する場合、圧迫時間は通常より長くしなければならない。

注意事項

一般的注意事項

- グローションカテーテルにはヘパリン生食でのフラッシュは必要ない。
- 一部の施設ではパワーフラッシュ（少量で急速にフラッシュすること）の実施を規定している。
- ヘパリン起因性血小板減少症（HIT）がヘパリンフラッシュ溶液の使用に関連して報告されている。HITの徴候および症状がないか患者を注意深く観察する。症候がみられる、またはHITが疑われる場合は、ヘパリンの使用を中止する（INS, 2006, p. S 56）。
- HITのリスクが高いときは、ヘパリンフラッシュ溶液を使用している患者の血小板数を継続的に確認する（INS, 2006）。

在宅ケアの注意事項

- CVADを留置したまま退院する患者は少なくない。患者および家族などの介護者には自宅でのCVADケアについて指導する必要がある。
- 埋め込み型ポートは、4-6週ごとに（施設の規定に従って）、穿刺しフラッシュを行う必要がある。

実践のためのエビデンス

Infusion Nurses Society. (2006). Infusion nursing standards of practice. *Journal of Infusion Nursing*, 29(1S), S1–S92.

詳細はスキル15-1の実践のためのエビデンスを参照。

スキル・15-10　末梢挿入型中心静脈カテーテル（PICC）の抜去

PICCが不要となった場合、または刺入部に局所合併症の徴候がみられた場合は留置を中止する。看護師または専門的な輸液チームに属している看護師がPICCラインの抜去を行う。カテーテルの破損を防止するためには特定の看護基準に従わねばならない。

必要物品

- 清潔なグローブ
- 指示があれば、追加のPPE
- 滅菌ガーゼ
- テープ
- ディスポーザブルのメジャー

アセスメント

刺入部位に腫脹、発赤、滲出液がないか確認する。関連する臨床検査値、とくに凝固時間と血小板数を確認する。血液凝固時間に変化がある患者は、カテーテル抜去後の圧迫止血時間を長くとる必要がある。抜去後のPICCの長さを計測する。

看護診断

患者の現在の状態に基づき、看護診断を行うための関連因子を決定する。妥当な看護診断としては以下のような例がある。

- 感染リスク状態
- 身体損傷リスク状態
- 知識不足

成果確認と看護計画立案

PICC抜去時の望ましい成果とは、患者にできるだけ不快感を与えずにPICCを抜去すること、および患者に損傷、感染が生じないことである。

看護技術の実際

手順	根拠
1. PICC抜去の医師の指示や施設の規定および手順を確認する。物品を用意しベッドサイドに準備する。	医師の指示や施設の規定を確認することで、適切な処置が確実に実施される。必要な物品を手元に準備することで時間の節約になり、手順を円滑に進めることができる。
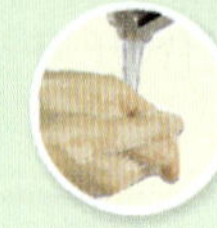 2. 手指衛生を行い、指示があればPPEを装着する。	手指衛生とPPEによって微生物伝播が防止される。衛生状態の悪い手指および不適切な技術はCVADへの感染源になりかねない。PPEは感染経路予防策に基づいて用意する。
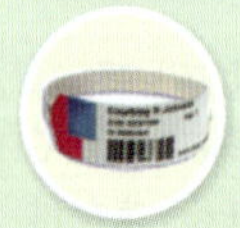 3. 患者の本人確認を行う。	本人確認を行うことによって、正しい患者に介入を確実に実施することができ、患者誤認の防止になる。
4. ベッド周りのカーテンを閉め、可能であれば病室の扉を閉める。処置の具体的な内容と実施理由を患者に説明する。	これによって患者のプライバシーを確保する。説明によって患者の不安が軽減し、協力が得やすくなる。
5. ベッドを処置しやすい高さに調整する。通常は実施者の肘の高さにする（VISN 8 Patient Safety Center, 2009）。	ベッドを適切な高さにすることで、看護師の腰の緊張や筋肉疲労の予防になる。
6. 患者を介助して仰臥位にし、腕を伸ばし、カテーテル刺入部位を心臓より低い位置にする。タオルケットを、刺入部位以外の露出部位に掛ける。	この体位は空気塞栓症リスクを抑えるために推奨されている。タオルケットの使用により患者が安楽になり、体温が保持される。
7. グローブを装着する。カテーテルの針基を利き手と反対の手で固定する。透明のドレッシング材を優しく剥がす。ドレッシング材の縁の一端から周囲へと徐々に剥がしていく。カテーテルを固定している全てのテープを慎重に剥がす。	グローブによって血液や体液との接触が予防される。ドレッシング材の縁を優しく引き剥がすことで患者の外傷が少なくなる。
8. 利き手でカテーテルの刺入部位近くを把持し、皮膚と平行を保ちながらゆっくり優しく、滑らかかつ慎重な動きで徐々にカテーテルを抜いていく（図1）（BestPractices,2007）。	優しく引くことでカテーテル破損のリスクが低下する。カテーテルは抵抗なく抜けるはずである。

手順　　**根拠**

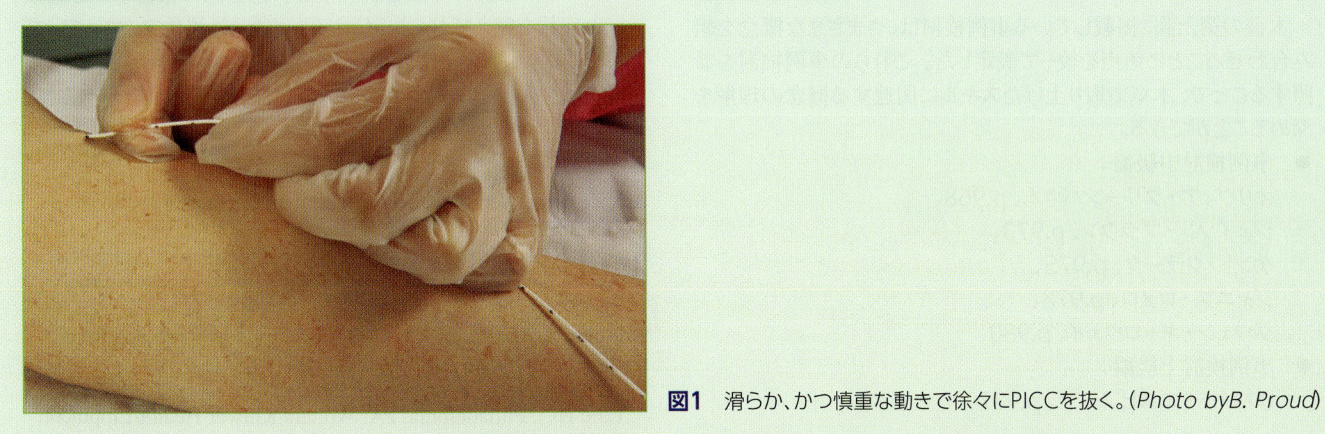

図1　滑らか、かつ慎重な動きで徐々にPICCを抜く。(*Photo byB. Proud*)

9. 抜去後、止血するまで滅菌ガーゼで刺入部を圧迫する(最低1分)。その後、小型の滅菌ドレッシング材を刺入部位に貼付する。

　適切に加圧することで血腫形成が予防される。

10. カテーテルの長さを測定し、挿入時に医療記録に記載した長さと比較する。カテーテルの開通性を調べる。施設の規定に従ってPICCを廃棄する。

　計測と目視確認によってカテーテルが全て抜去されたことが確認できる。適切な廃棄によって微生物の伝播が抑えられ、血液および体液との接触が予防される。

11. グローブを外す。患者を安楽にする。ベッドの高さを一番低くしていない場合は、ベッドの高さを下げる。

　患者の安楽と安全が促進される。

12. 使用している場合は他のPPEを外す。手指衛生を行う。

　PPEを適切に外すことで、感染伝播と他の物品への汚染のリスクが低下する。手指衛生によって微生物伝播が防止される。

評価

望ましい成果が達成されるのは、患者にできるだけ不快感を与えずにPICCを抜去する場合、および患者に損傷または感染が生じない場合である。

記録

ガイドライン

PICCの位置および抜去、カテーテルの長さと開通性を記録する。滲出液、腫脹、発赤などの刺入部位の外観を記録する。該当する患者指導があれば、それも記録する。

記録例

12/4/1　12:30　左上腕からPICC抜去。カテーテル長は37.5cm。全長にわたって損傷なし。刺入部位を2分間圧迫止血した。刺入部に出血、出血斑、発赤、滲出液なし。乾燥ドレッシング材を貼付。患者に、疼痛や出血があれば看護師に知らせるよう指導した。

—— S・ストーン、看護師

予期しない状況と対処方法

- PICCを抜去しようとしたが抵抗がある：カテーテルを除去しようとしたときに抵抗がある場合は、抜去を中止する。カテーテルをテープで固定し、軽く張りをもたせる。数分待ち、そのあと抜去を試みる。依然として抵抗がある場合は、無理に抜去せず、担当医に報告する(Best Practices, 2007)。
- PICCを抜去中に、カテーテルの一部が破損した：速やかに上腕の腋窩近くに駆血帯を巻き、カテーテルの破片が右心房のほうへ進まないようにする。患者の橈骨動脈の脈拍を確認する。脈拍が触知できない場合は、駆血帯がきつく締まりすぎている。速やかに担当医に報告する。カテーテルの破片の位置を確認するためのX線写真を撮像し、カテーテルを取り出すために手術を行うことが予測される(Best Practices, 2007)。
- 抜去後、カテーテルの長さを測定すると、挿入時に記録された長さより短かった：担当医に報告する。患者に苦痛な様子がないか継続的に観察する。カテーテルの一部が静脈血管系内に残っているか、右心房に移動している可能性がある。

理解を深めるために

統合事例検討との関連

本書の第3部に掲載している事例検討は、さまざまな概念を組み合わせることに焦点を絞って設定した。これらの事例検討を参照することで、本章で取り上げたスキルに関連する概念の理解を深めることができる。

- 事例検討中級編：
  オリヴィア・グリーンバウム、p.968、
  ジェイソン・ブラウン、p.973、
  ケント・クラーク、p.975、
  ジャニス・ロメロ、p.978、
  グウェン・ギャロウェイ、p.980
- 事例検討上級編：
  ロバート・エスピノーザ、p.987

クリティカルシンキングをのばす練習問題

1. サイモン・ローレンス君の母親が、IVカテーテル留置のリスクについて質問してきた。IVカテーテル留置と水分補給に関するリスクについて何を伝えるべきか?
2. メリッサ・コーエンさんは赤血球濃厚液の輸血開始後、最初の5分で頭痛と腰痛を訴えている。患者のアセスメントを行ったところ、体温が38.3℃でシバリングがみられている。この時点で最も適切な看護活動とは何か?
3. ジャック・トレイシー氏が、新たに埋め込まれたポートのケアについて質問してきた。退院する前に話し合うべきことは何か?

解答例

1. IVカテーテルの留置が必要な理由、および輸液交換の必要性を説明する。末梢静脈ルートおよび輸液に関する合併症(血管外漏出、静脈炎、および感染など)の可能性を伝える。それらの合併症を予防するために看護師が行う処置を説明し、母親が合併症を防ぐために行えるケアや、気を付けておくべき合併症の徴候および症状について話し合う。質問があればいつでも声をかけてもらい、息子が感じている症状や徴候に気付いた場合は報告するよう母親に伝える。末梢静脈カテーテル挿入前に局所麻酔薬を使用する利点を伝える。サイモンに固定具を使用する場合は、その器具が静脈カテーテルの偶発的なずれや抜去を予防することを母親に説明する。
2. メリッサ・コーエンは、溶血性輸血副作用と考えられる徴候と症状を示している。この種の反応は即時に起こることが多く、ドナー血液とレシピエントの血液が不適合である結果として生じることが多い。輸血をただちに中止する。輸血セットを外し別の新しい輸液セットから生食を注入する。速やかに担当医に報告する。バイタルサインと症状を継続的に観察する。血圧低下などの副作用に対処するための薬剤投与が予想される。血清学的検査のための血液検体と尿検体採取の準備をする。血液製剤と輸液チューブを検査室へ提出する。
3. トレイシー氏には、ポート部に関するアセスメントとスキンケアの情報を伝えるべきである。ポートにアクセスするときに、ポートの取扱い方法を説明する。担当医に報告すべき徴候と症状を覚えておくよう伝える。また、外科的フォローアップの間隔と、ポートを使用しない場合はヘパリン生食でフラッシュするための受診予約の間隔に注意するよう指導する。

引用文献

Advice p.r.n.: Venipuncture. Armed with the facts. (2008). *Nursing*, 38(6), 10.

American Red Cross. Blood eligibility guidelines. Blood services. Available www.redcross.org/en/eligibiity. Accessed February 15, 2009.

Arbique, J., & Arbique, D. (2007). I.V. rounds. Reducing the risk of nerve injuries. *Nursing*, 37(11), 20–21.

Best Practices: Evidence-based nursing procedures. (2007). (2nd ed.). Philadelphia, PA: Wolters Kluwer Health/Lippincott Williams & Wilkins.

Bleasdale, S., Trick, W., Gonzalez, I., et al. (2007). Effectiveness of chlorhexidine bathing to reduce catheter-associated bloodstream infections in medical intensive care unit patients. *Archives of Internal Medicine*, 167(19), 2073–2079.

Bulechek, G., Butcher, H., & McCloskey Dochterman, J. (Eds.). (2008). *Nursing interventions classification (NIC)* (5th ed.). St. Louis, MO: Mosby Elsevier.

Carpenito-Moyet, L. (2008). *Nursing diagnosis: Application to clinical practice.* (12th ed.). Philadelphia, PA: Wolters Kluwer Health/Lippincott Williams & Wilkins.

Centers for Disease Control and Prevention (CDC). (2002). Guidelines for the prevention of intravascular catheter-related infections. *Morbidity and Mortality Weekly Report*, 51(RR10), 1–32. Available www.cdc.gov/ncidod/dhqp/gl_intravascular.html. Accessed February 14, 2009.

David, K. (2007). IV fluids: Do you know what's hanging and why? *RN*, 70(10), 35–40.

Dudek, S. (2006). *Nutrition essentials for nursing practice.* (5th ed.). Philadelphia, PA: Lippincott Williams & Wilkins.

Evans, S. (2008). Sticking point. New nurse-led initiatives aim to manage pain for children during venous access procedures. *Advance for Nurses*, 10(1), 27–28.

Fischbach, F., & Dunning, M. (2006). *Common laboratory values and diagnostic tests.* Philadelphia, PA: Lippincott Williams & Wilkins.

Fischbach, F., & Dunning, M. (2009). *A manual of laboratory and diagnostic tests.* (8th ed.). Philadelphia, PA: Wolters Kluwer Health/Lippincott Williams & Wilkins.

Fluids & electrolytes: A 2-in-1 reference for nurses. (2006). Philadelphia, PA: Wolters Kluwer Health/Lippincott Williams & Wilkins.

Fluids & electrolytes made incredibly easy. (2008). (4th ed.). Philadelphia, PA: Wolters Kluwer Health/Lippincott Williams & Wilkins.

Gabriel, J. (2008a). Infusion therapy part one: Minimising the risks. *Nursing Standard*, 22(31), 51–56.

Gabriel, J. (2008b). Infusion therapy part two: Prevention and management of complications. *Nursing Standard*, 22(32), 41–48.

Hadaway, L. (2006). Technology of flushing vascular access devices. *Journal of Infusion Nursing*, 29(3), 137–145.

Hammond, T. (2004). Choice and use of peripherally inserted central catheters by nurses. *Professional Nurse*, 19(9), 493–497.

Infection Control Today (ICT). (2005). Chlorhexidine: The preferred skin antiseptic. Available www.infectioncontroltoday.com/articles/406/406_521feat4.html. Accessed March 2, 2009.

Infusion Nurses Society. (2006). Infusion nursing standards of practice. *Journal of Infusion Nursing*, 29(1S), S1–S92.

Ingram, P. (2006). The safe removal of central venous catheters. *Nursing Standard*, 20(49), 42–46.

Institute for Safe Medication Practices (ISMP). (2007). Smart pumps are not smart on their own. Available www.ismp.org/Newsletters/acutecare/articles/20070419.asp?ptr=y. Accessed February 15, 2009.

I.V. Rounds. Comparing short peripheral cannula insertion sites. (2008). *Nursing*, 38(5), 60.

Jarvis, C. (2008). *Physical examination & health assessment.* (5th ed.). St. Louis, MO: Saunders/Elsevier.

Joanna Briggs Institute. (2008). Best Practice. Management of peripheral intravascular devices. *Australian Nursing Journal*, 16(3), 25–28.

The Joint Commission. (2009). *2009 National patient safety goals.* Available www.jointcommission.org/PatientSafety/NationalPatientSafetyGoals/09_hap_npsgs.htm. Accessed February 15, 2009.

Kear, T. (2005). Fluid & electrolyte balance. Nurses' early recognition of imbalances often can prevent complications. *Advance Extra/Advance for Nurses,* 7(3), 21.

Kyle, T. (2008). *Essentials of pediatric nursing.* Philadelphia, PA: Wolters Kluwer/Lippincott Williams & Wilkins.

Lavery, I. (2005). Peripheral intravenous therapy: Key risks and implications for practice. *Nursing Standard*, 19(46), 55–64.

Masoorli, S. (2007). Nerve injuries related to vascular access insertion and assessment. *Journal of Infusion*, 30(6), 346–350.

Migdal, M., Chudzynska-Pomianowska, E., Vause, E., et al. (2005). Rapid, needle-free delivery of lidocaine for reducing the pain of venipuncture among pediatric subjects. *Pediatrics*, 115(4), e393–e398.

Mimoz, O., Villeminey, S., Ragot, S., et al. (2007). Chlorhexidine-based antiseptic solution vs alcohol-based povidone-iodine for central venous catheter care. *Archives of Internal Medicine*, 167(19), 2066–2072.

Moorhead, S., Johnson, M., Maas, M., et al. (Eds). (2008). *Nursing outcomes classification (NOC).* (4th ed.). St. Louis, MO: Mosby Elsevier.

Morris, W., & Heong Tay, M. (2008). Strategies for preventing peripheral intravenous cannula infection. *British Journal of Nursing*, 17(19) (Suppl.): S14–S21.

North American Nursing Diagnosis Association (NANDA). (2009). *Nursing diagnoses: Definitions and classification 2009–2011.* Philadelphia, PA: Author.

Portable fluids & electrolytes. (2008). Philadelphia, PA: Wolters Kluwer Health/Lippincott Williams & Wilkins.

Porth, C, & Matfin, G. (2009). *Pathophysiology: Concepts of altered health states.* (8th ed.). Philadelphia, PA: Wolters Kluwer Health/Lippincott Williams & Wilkins.

Rosenthal, K. (2006). I.V. rounds. Intravenous fluids: The whys and wherefores. *Nursing*, 36(7), 26–27.

Scales, K. (2008). Intravenous therapy: A guide to good practice. *British Journal of Nursing*, 17(19) (Suppl.): S4–S12.

Scales, K., & Pilsworth, J. (2008). The importance of fluid balance in clinical practice. *Nursing Standard*, 22(47), 50–57.

Smeltzer, S., Bare, B., Hinkle, J., et al. (2010). *Brunner & Suddarth's textbook of medical-surgical nursing*. (12th ed.). Philadelphia, PA: Wolters Kluwer Health/Lippincott Williams & Wilkins.

Smith, B., & Hannum, F. (2008). Optimizing IV therapy in the elderly. *Advance for Nurses*, 10(18), 27–28.

Tabloski, P. (2006). *Gerontological nursing.* Upper Saddle River, NJ: Pearson Prentice Hall.

Taylor, C., Lillis, C., LeMone, P., et al. (2011). *Fundamentals of nursing.* (7th ed.). Philadelphia, PA: Wolters Kluwer Health/Lippincott Williams & Wilkins.

Tsuchida, T., Makimoto, K., Toki, M., et al. (2007). The effectiveness of a nurse-initiated intervention to reduce catheter-associated bloodstream infections in an urban acute hospital: An intervention study with before and after comparison. *International Journal of Nursing Studies*, 44(8), 1324–1333.

VISN 8 Patient Safety Center. (2009). *Safe patient handling and movement algorithms.* Tampa, FL: Author. Available at http://www.visn8.va.gov/patientsafetycenter/safePtHandling. Accessed April 23, 2010.

Zempsky, W., Bean-Lijewski, J., Kauffman, R., et al. (2008). Needle-free powder lidocaine delivery system provided rapid effective analgesia for venipuncture or cannulation pain in children: Randomized, double-blind comparison of venipuncture and venous cannulation pain after fast-onset needle-free powder lidocaine or placebo treatment trial. *Pediatrics*, 12(5), 979–987.

第16章 心血管系のケア

焦点とする患者ケア

本章では心血管系のケアに関するスキルの習得を目指し、次のような患者のケアに必要とされるスキルを学ぶ。

コビー・プルーダー 40歳男性。健康診断で心電図検査を受けることになっている。コビーは自分が健康だと思っているが、緊張している。

ハリー・ステビングス 67歳。胸痛があり、心電図モニタリングのために救急診療部に収容されている。

アン・クリベル 54歳女性。心疾患集中治療室(CCU)に入院している。心不全と診断され、心電図モニタリングを受けている。動脈ラインから動脈血の採血が必要である。

学習目標

本章学習後に実施できるようになるスキルを以下に示す。

1. 12誘導心電図の記録
2. 心電図モニターの装着
3. 動脈ライン(三方活栓付き)からの動脈血採取
4. 動脈ラインの抜去(大腿動脈)
5. 心肺蘇生術(CPR)の実施
6. 自動体外式除細動(AED)の実施
7. 手動体外式除細動(非同期性)の実施
8. 体外式ペースメーカー(経皮的ペーシング)の装着

基本用語

カルディオバージョン:低用量電気エネルギーを使って、心調律異常を正常洞調律に変換すること。心拍動に同期させて電気ショックを与える装置を用いる。

個人防護具(PPE):感染の可能性のあるものからの曝露を最小限にする、または防止するために必要なグローブ、ガウン、マスク、防護メガネなどの装備

細動:1本の筋線維または独立した神経繊維の特発的な活性化から生じる、小刻みの局所的な不随意収縮(Porth & Matfin, 2009)

除細動:電子機器を用いて胸壁の上に貼付した電極を通して心臓にカウンターショックを与え、心臓の細動を停止させること。このカウンターショックは、心臓の正常洞調律を回復させ維持するために行われる。

心停止:心静止または除細動など、心臓(律動)の循環機能が突然停止すること。1本以上の冠状動脈の閉塞または心筋症によって引き起こされることが多い

心電図(ECG/EKG):心臓の電気的活動をグラフに表したもの

心電図モニタリング:心拍動を刺激する心臓の電気的活動の視覚化とモニタリング

心肺蘇生術(CPR):一次救命処置(BLS)とも呼ばれる。自発呼吸と心拍がみられない場合、除細動および二次循環救命処置が行われるまでの間、心臓と脳の機能を維持するために、呼吸と心拍を回復させる処置。胸骨圧迫により手動で心臓のポンプ機能をもたらし、mouth-to-mouth(口対口)人工呼吸法を行って肺に酸素を送りこむことで救命を図る。

(続く)

基本用語　(続き)

動脈血液ガス(ABG)：動脈血の酸素、二酸化炭素、重炭酸塩とpHを評価する臨床検査の一つ。代謝性または呼吸性のアルカローシスまたはアシドーシスの判定にも利用される

心臓機能のアセスメントによく用いられるのは、聴診、触診、時には打診などの非侵襲的技術である。心機能を示す基本的かつ重要な他の指標としては、脈拍数、脈拍の強さ・リズム、血圧、皮膚色、体温、および意識レベルがある。非侵襲的な心臓のモニタリング方法には、心電図記録法および**心電図モニタリング**がある。動脈血液ガス(ABG)は、血液中の酸素濃度およびpHの測定に用いられ、患者の酸塩基バランスに関する情報も得られる(「第18章　検体採取」を参照)。万一心臓のポンプ機能が停止した場合は、電気的**除細動**および他の医療サポートが到着するまで、**心肺蘇生術(CPR)**を行うことによって手動で心臓を動かすことが可能である。スキル16-6では除細動について説明している。他の電気的治療機器については、以下に示す基礎知識16-1で説明している。

本章では、心血管系のケアを実施する看護師にとって有用な非侵襲的スキルを選択的に取りあげている。図16-1は心臓の解剖図の概観、図16-2は心臓の刺激伝導系の概要を示している。図16-3と16-4は、心臓の位置標識の基準線および聴診領域を示している。

侵襲的技術には、肺動脈モニタリング、スワンガンツカテーテル、心拍出量の測定、大動脈内バルーンパンピング(IABP)による心臓サポートなどがある。これらの技術は、一般的に、訓練を受けたクリティカルケアの担当者が追加的なモニタリングおよびサポートを行うために使用する。これらの侵襲的技術は本書では取り扱っていない。

基礎知識 16-1

電気的治療機器

除細動に加えて、以下の機器を用いて電気的治療を実施することがある。

- **植込み型除細動器**(ICD)は、心室頻脈を検知すると自動的に電流を放出する高性能デバイスである。心室細動の既往、駆出率不良(35%)、または心不全(ニューヨーク心臓協会[NYHA]クラスⅢまたはⅣ)を有する患者はこのタイプの機器の適応となる。
- **同期カルディオバージョン**は、上室性頻拍、心房粗動、心房細動と症候性心室性頻拍など、迷走神経刺激手技または薬物治療に不応の不整脈に対する治療法として選択される。カルディオバージョンは、除細動器と同様に実施するが、心拍動のリズムに同期させ、使用エネルギーが少ない。カルディオバージョンは、R波のピーク時に電気的負荷を心筋に与える。これが即時の脱分極を引き起こし、リエントリーの回路を遮断して、洞房結節の制御を再開させる。電気的負荷をR波と同期させることで、電流が弱いT波に重ならず、そのため再分極を中断させることができる。通常はクリティカルケア領域で、医師、麻酔医の管理下で、他の救急救命装置のある状態で使用される。患者には前投薬として鎮痛薬が投与される。
- **ペースメーカー**は、心臓の内在性の電気的活動が心拍出量を支えるのに十分な心拍動を効果的に作り出せない場合、心拍を開始させるために使用される電子機器である。(Urden et al., 2002)。ペースメーカーは一時的な使用も可能で、皮下に植込む方法(経皮的)、心臓手術時に心外膜ペーシングリードを挿入する方法、経静脈的に、ペーシングリードを静脈(鎖骨下静脈または内頸静脈)から右心房または右心室に挿入する方法がある。また、手術によって永久的にペースメーカーを植込むことも可能である。
- **両心室ペースメーカー**(心臓再同期療法)は、電流を使用して左心室収縮の同期を改善する。両心室ペースメーカーは、心不全(NYHAクラスⅢまたはⅣ)、心室内伝導遅延(QRS>120ms)、および左室駆出率35%以下の患者に使用する。これらのデバイスは右室および左室の収縮を改善し、左室駆出率を適度に上昇させる(Ermis et al., 2004)。

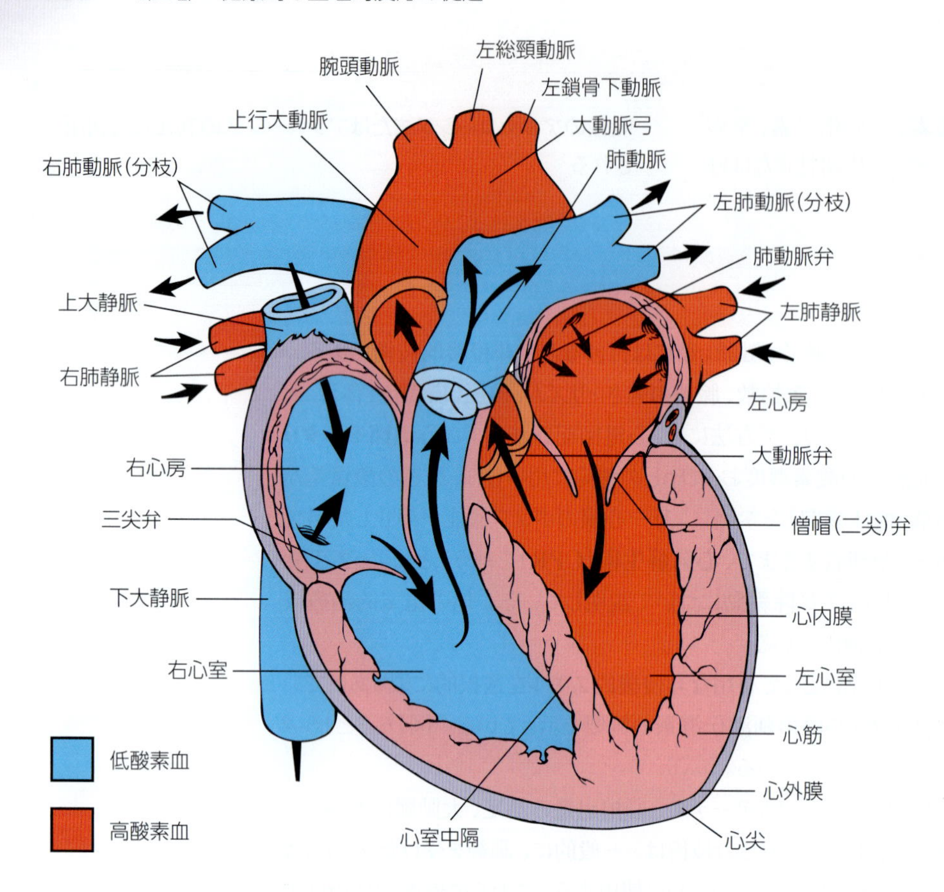

図16-1　心臓の解剖図

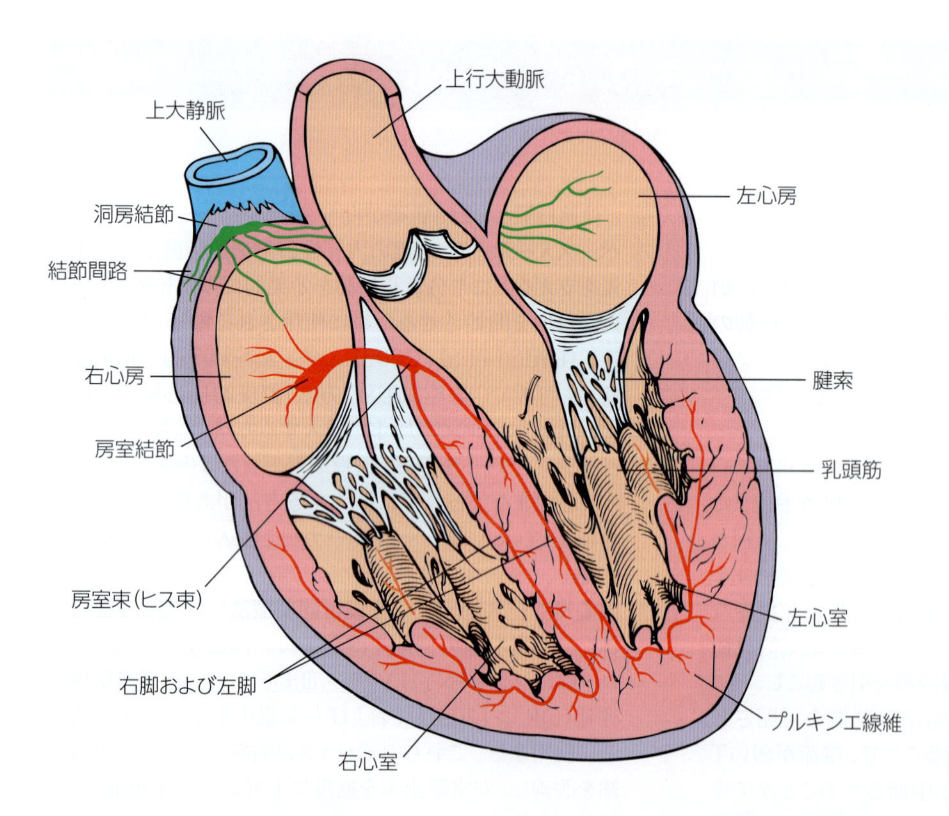

図16-2　心臓の刺激伝導系

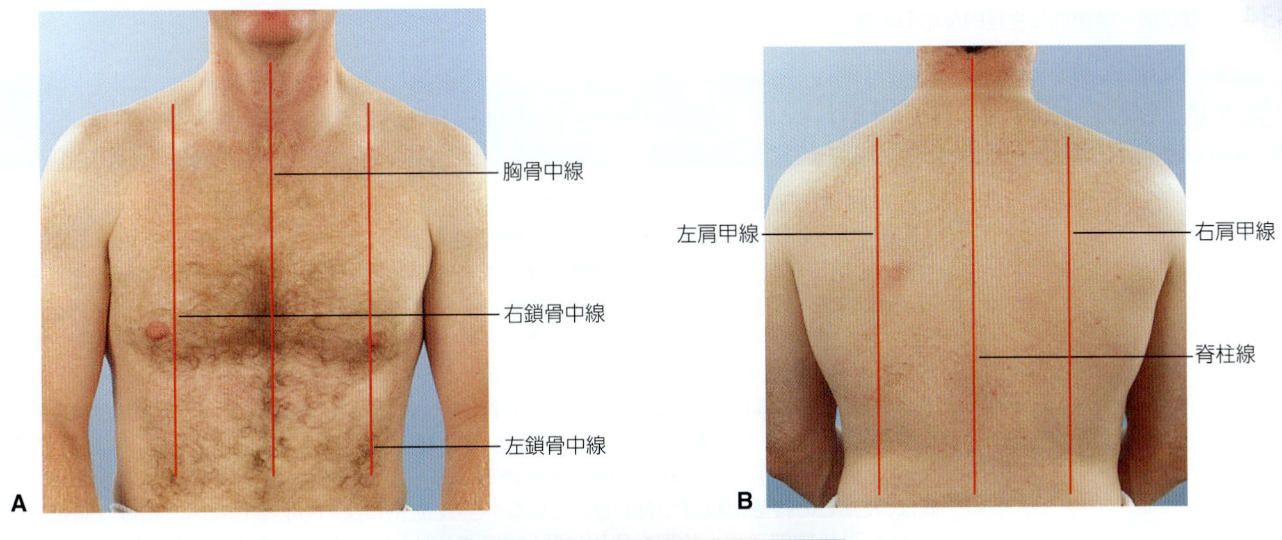

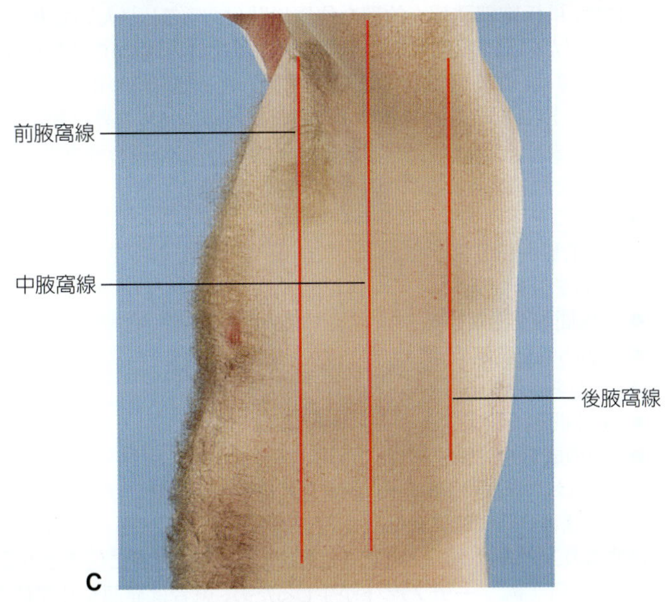

図16-3 心臓の位置標識：基準線。（**A**）前胸部（**B**）胸部背面（**C**）胸部側面

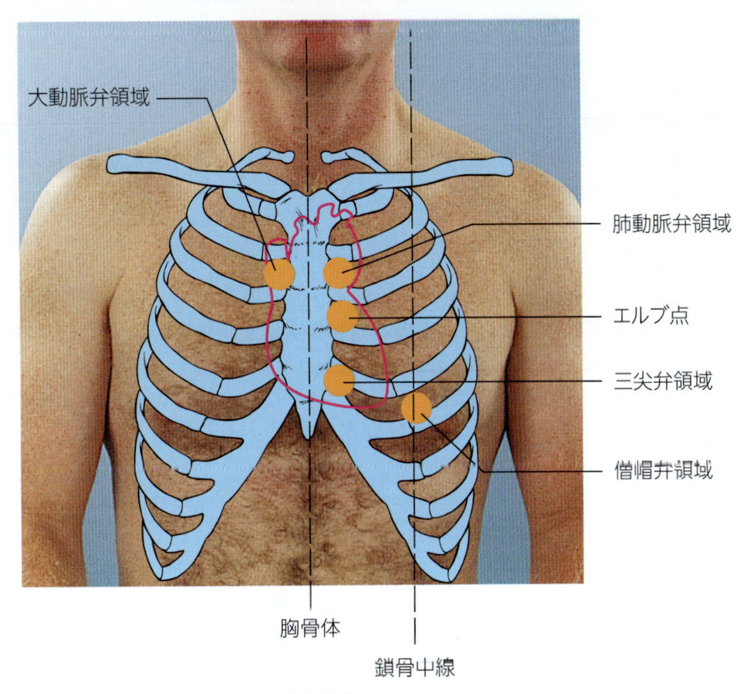

図16-4 心臓の位置標識：聴診部位

スキル・16-1　心電図(ECG)の記録

心電図(ECG)は、最も有用で使用頻度の高い診断ツールのひとつであり、心臓の電気的活動を測定する(文献によってはEKGという略語で記されている)。心臓の刺激伝導系を通る電気的刺激から電流が発生し、その電流が体表面上で記録される。皮膚に貼付された電極がそれらの電流を検知して機器に送信すると、その機器が心臓の活動を記録(**心電図**)する。データは波形としてグラフに表される。ECGは、心筋虚血と梗塞、リズムと伝導障害、心房・心室肥大、電解質異常と薬物毒性の確認・同定に用いることができる。

標準的な12誘導ECGは、四肢と胸壁に装着した一連の電極を用いて、12ヵ所から心臓を眺める形で評価する。12誘導には、3つの標準的な双極肢誘導(I、II、III)、3つの単極肢誘導(aV_R、aV_L、aV_F)、および6つの単極胸部誘導(V_1 - V_6)からなる。四肢に貼付する電極の位置は、皮膚との接触が良好で骨を避けているかぎり、厳密に決める必要はない。正確な測定のためには、単極胸部誘導を的確な位置に貼付することが大切である。四肢誘導と単極肢誘導は前面から見た心臓を反映する。単極胸部誘導は水平面から見た心臓を反映する。

各誘導は、心筋の特定の部位に配置され、細胞膜の電気化学的活動の電位図を断片的に記録する。ECGは、各誘導電極の電気的ポテンシャルの差を測定し、平均化し、それらを経時的にグラフに表し、PQRSTと呼ばれる標準的なECGの複合波を描く(Box16-1)。

ECGを解釈するには次の手順が必要である。

- リズムを評価する
- 心拍数を測定する
- P波を評価する
- PR間隔を測定する
- QRS幅を測定する
- T波を評価する
- QT間隔を測定する
- 他の成分を評価する

ECGは、一般的に多チャンネル方式を使用して測定が行われる。全ての電極を患者に装着し、全ての誘導から同時に眺めた電位を心電計に記録する。電極やリードは電気的興奮を検知し記録するのみであり、電気を感じることはないことを患者に伝えて安心させることが大切である。体動によりECGにアーチファクトが生じるため、患者は発語をせず体を動かさないように臥床していることが必要である。標準的なECGの他に、運動負荷ECG(負荷ECG)や24時間ECG(ホルター心電図)がある。

必要物品

- 心電計
- 記録紙
- ディスポーザブルのゲル付き電極
- 粘着剝離剤
- 10×10cmガーゼ
- 石鹸と温水(必要に応じて)
- **個人防護具(PPE)**(指示があれば)
- タオルケット

アセスメント

患者の診療録およびケアプランを確認し、患者のECGの必要性について情報を得る。心拍数と血圧の測定、心音の聴診などを行い患者の心臓の状態をアセスメントする。患者が心電図モニターをすでに装着している場合は、単極胸部誘導を最適に受信し、ECGトレースの電気的干渉を最小限にするために心電図モニターの電極を外す。物品や電源コードなど、電気的干渉を引き起こす恐れのあるものは患者の近くに置かない。患者の胸部に電極の取り付けを妨げる炎症、皮膚損傷、過剰な体毛がないか確認する。

看護診断

患者の現在の状態に基づき、看護診断を行うための関連因子を決定する。妥当な看護診断としては以下のような例がある。

- 心拍出量減少
- 体液量過剰
- 非効果的健康維持
- 不安
- 急性疼痛
- 知識不足
- 活動耐性低下

Box 16-1 心電図波形

心電図波形は、P、Q、R、S、Tという5つの波形で構成されている。さらに、U波の発現が時折見られる。

- P波：心房の脱分極を表す（心房を通る電気的刺激の伝導）。ECG波形の第1の成分である。
- PR間隔：心房からの電気的刺激が房室結節を通過するまで、つまり洞房結節から房室結節までの刺激伝導の時間。P波の始まりからQRS波の始まりまでを測定する。正常なPR間隔は0.12 - 0.2秒である。
- QRS波：PR間隔に続く心室の脱分極（電気的刺激がヒス束とその分枝を経てプルキンエ線維に到達するまでの時間）、または興奮の伝導と筋細胞の収縮（心室収縮）を示す。Q波はQRS波の中で最初の陰性波として現れ、R波は最初の陽性波として現れる。S波は第2の陰性波またはR波後の最初の陰性波として現れる。正常なQRSは0.06 - 0.1秒である。
- ST部分：心室への刺激伝導および脱分極の終了、ならびに心室の回復・再分極の開始を表す。J点はQRS波の終わりとST部分の始まりの接合点を示す。
- T波：心室回復・再分極を表す。
- QT間隔：心室脱分極・再分極を測定する。心拍数によって変化する（例えば、心拍数が早くなれば、QT間隔は短くなる）。QRS波の始まりからT波の終わりまでの長さである。正常なQT間隔は0.4秒未満であるが、心拍数によって異なる。
- U波：プルキンエ線維または心室伝導線維の回復期を表す。ECG波形上に毎回現れるわけではない。

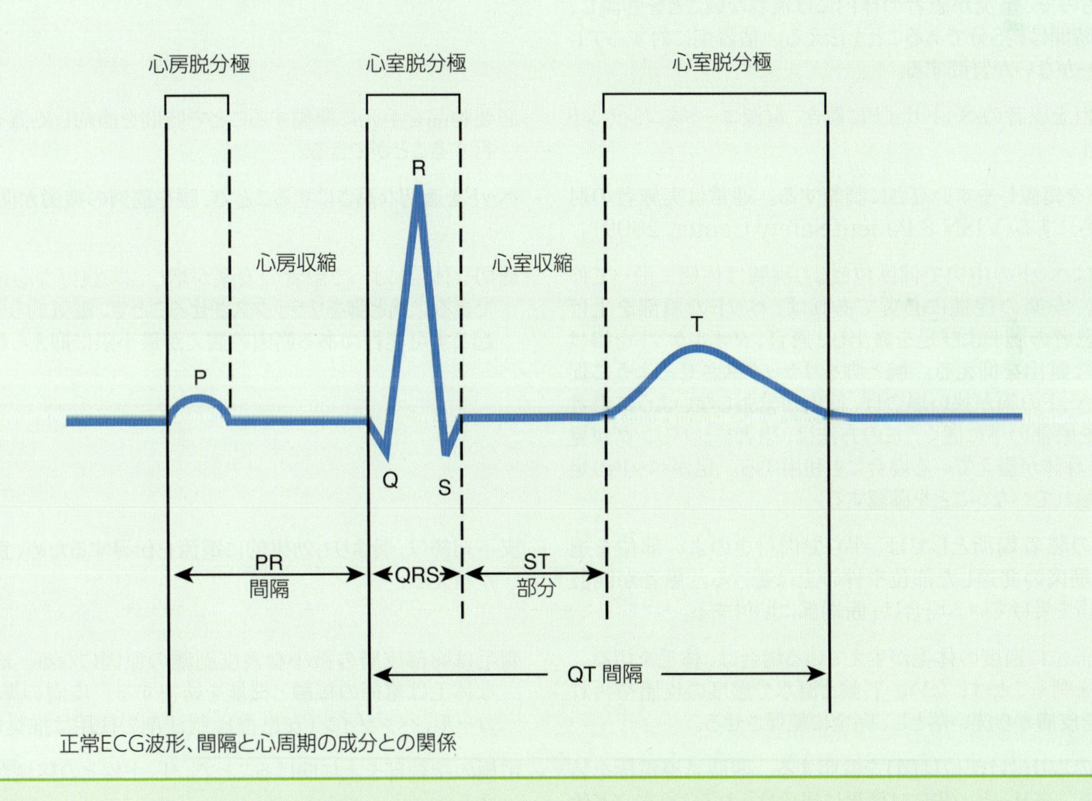

正常ECG波形、間隔と心周期の成分との関係

成果確認と看護計画立案

望ましい成果とは、患者が合併症を生じることなく心電図の記録を得ることである。その他に適切な成果は、患者がECGへの理解を深めたことを示すこと、患者の不安が軽減することである。

（続く）

スキル・16-1　心電図(ECG)の記録 (続き)

看護技術の実際

手順	根拠
1. 患者の医療記録でECGの指示を確認する。	記録や指示を確認することによって、正しい患者に確実に介入を実施することができる。
2. 必要物品を全てベッドサイドに準備する。	これにより時間を節約し処置を円滑に遂行することができる。
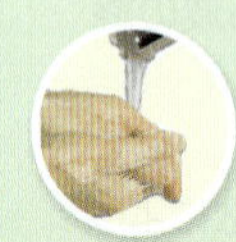 3. 手指衛生を行い、指示があればPPEを装着する。	手指衛生およびPPEは微生物の伝播を予防する。PPEは感染経路別予防策に基づいて用意する。
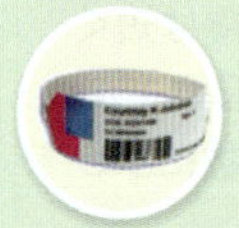 4. 患者の本人確認を行う。	本人確認を行うことによって、正しい患者に確実に介入を実施することができ、患者誤認の防止になる。
5. ベッド周りのカーテンと可能なら病室の扉も閉める。12誘導ECGの機器の設置を行い、手順を説明する。患者に、この検査は一定の間隔で繰り返される心臓の電気的活動を記録するもので、電流が患者の体内には流れないことを強調し、検査時間は約5分であることを伝える。粘着剤に対するアレルギーがないか質問する。	こうすることで患者のプライバシーが保たれる。説明によって不安が軽減され協力が得やすくなる。ECG電極の粘着剤に対してアレルギーが生じることがある。
6. 心電計を患者のベッドサイドに置き、電源コードをコンセントに差す。	必要物品を手元に準備することで時間を節約し処置を円滑に遂行することができる。
7. ベッドを処置しやすい高さに調整する。通常は実施者の肘の高さにする(VISN 8 Patient Safety Center, 2009)。	ベッドを適切な高さにすることで、腰や筋肉の疲労が防げる。
8. 患者はベッドの中央で仰臥位となり両腕は体側に沿って伸ばす。安楽の促進に必要であれば、ベッドの頭部を上げる。患者の腕および足を露出し、適宜、タオルケットを掛け不要な露出を抑える。腕と脚をリラックスさせるように促す。ベッドの幅が狭い場合は、筋肉が緊張しないように患者の手を殿部の下に置く。この方法は、患者にシバリングが見られ、身体が震えている場合にも利用する。足がベッドの足板に触れていないことを確認する。	適切な体位によって患者の安楽が増し、より良好な心電図が記録できる。腕と脚をリラックスさせることで、電気的な干渉を引き起こす可能性のある筋肉の震えが最小限に抑えられる。
9. 電極の装着場所としては、平らで肉付きのよい部位を選ぶ。筋肉の発達した部位や骨の上は避ける。患者が四肢切断術を受けている場合は、断端部に貼付する。	皮下組織は、骨よりも効果的に電流を伝導するため、良好な記録が行える。
10. 装着部位に過度の体毛が生えている場合は、体毛を切る。**体毛を剃ることはしない。**石鹸と温水で過度の皮脂や汚れなどを皮膚から洗い落とし、完全に乾燥させる。	剃毛は胸部皮膚の微小な表皮剥離の原因になる。皮脂と過剰な体毛は電極の接触と機能を妨害する。皮膚の準備に、アルコール、ベンゾイン(安息香)、制汗剤の使用は推奨しない。
11. 電極の取り付け部位は図1を参照する。四肢誘導電極を装着する。各リードの先には簡単に見分けられるよう文字と色が付いている。右腕はRA・赤色、右脚はRL・黒、左腕はLA・黄、左脚はLL・緑のリードを装着する。粘着剤付きのディスポーザブル電極の剥離紙を外し、準備した部位に直接貼付する(図2)。下肢に貼付した電極のリード接続部は上に向けておく。	電極の接続部を上に向けることで、リード線との接続が適切に行える。 訳注：米国のリード線は日本と仕様が異なりRA-白、RL-緑、LA-黒、LL-赤である。メーカーによっても異なる。
12. 四肢の電極にリードを接続する。電極の金属部分に汚れやサビがないことを確認する。	汚れやサビのある電極は良好な電気的接続の妨げになる。

手順

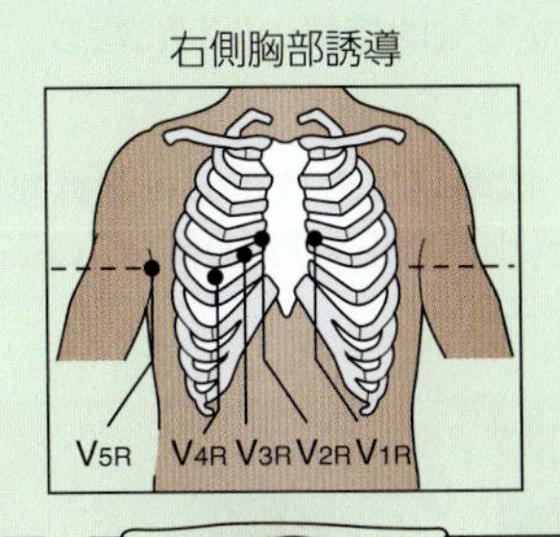

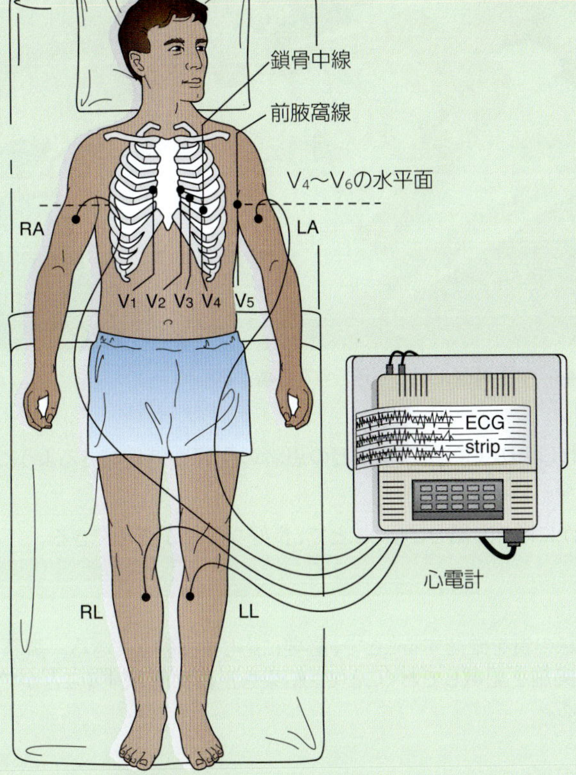

図1　ECG誘導の装着部位。注：V_6(図には示していない)は、V_4と同じ高さで中腋窩線上に装着する。(From Smeltzer, S. C., Bare, B. G., et al. (2010). *Brunner and Suddarth's textbook of medical-surgical nursing.* (12th ed.). Philadelphia, PA: Lippincott Williams & Wilkins, with permission.)

13. 患者の胸部を露出する。胸部誘導の電極を装着する(図3)。各誘導のリードの先端には、容易に見分けられるよう文字と色がついている。赤色のV_1からV_6までリード線を胸部に取り付ける。粘着剤付きのディスポーザブル電極の剥離紙を外し、準備した部位に直接貼付する。次のように胸部電極を装着する(図1参照)：
- V_1：第4肋間胸骨右縁
- V_2：第4肋間胸骨左縁
- V_3：V_2とV_4の結合線の中点
- V_4：第5肋間と左鎖骨中線の交点
- V_5：第5肋間と前腋窩線の交点(V_4とV_6の中点)
- V_6：第5肋間と中腋窩線の交点、V_4と同じ高さ

根拠

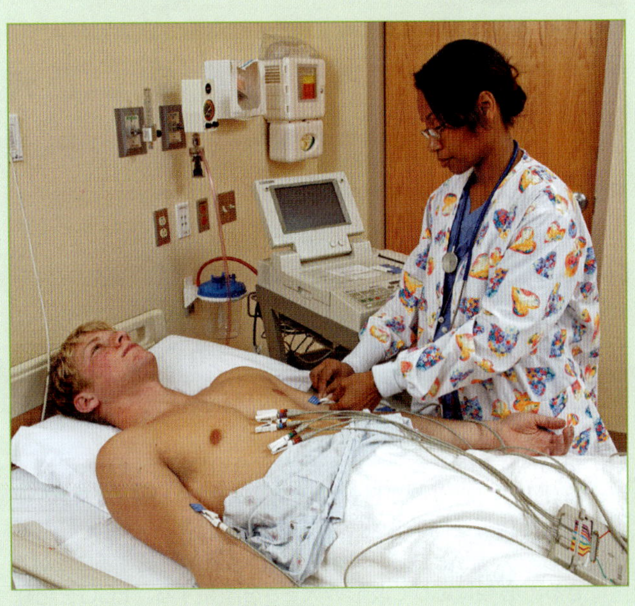

図2　四肢誘導のリードを装着する。

正確な検査結果を得るには、正しい位置に電極とリード線を装着する必要がある。

訳注：米国では、V1は茶色である。メーカーによっても異なる。

(続く)

スキル・16-1　心電図(ECG)の記録　(続き)

手順	根拠
14. 胸部誘導のリード線を電極に接続する。電極の金属部分に汚れやサビがないことを確認する。	汚れやサビのある電極は良好な電気的接続の妨げになる。
15. すべてのリードを装着後(図4)、紙送り速度が標準的な25mm/秒に設定され、機器が最大電圧に設定されていることを確認する。	心電計で校正波を記録する。標準感度の校正波は記録紙のマス目の大きな正方形2個分(小さな正方形10個分)の高さである。

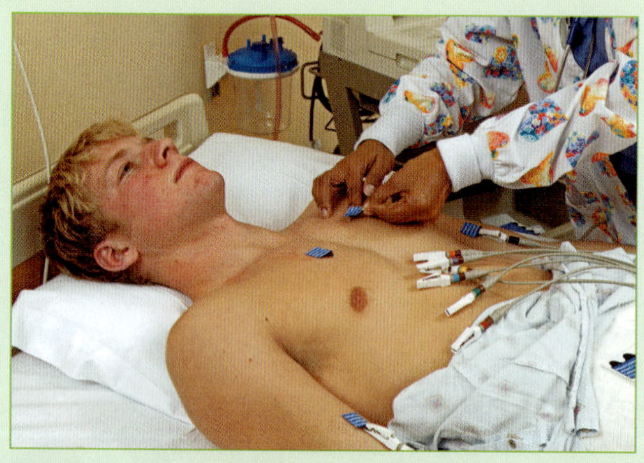

図3　胸部誘導のリードを装着する。

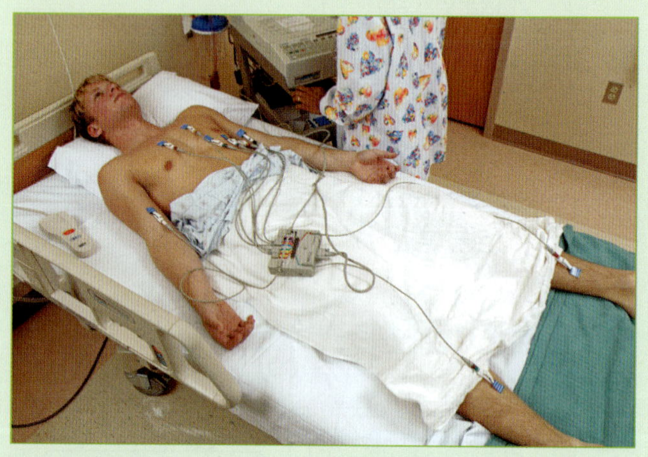

図4　12誘導ECGのリードを全て装着する。

手順	根拠
16. 必要に応じて、患者の適切な認識データを機器に入力する。	これによりECG記録紙がどの患者の記録か特定できるようになる。
17. 患者にリラックスして通常どおりに呼吸するよう伝える。**ECG記録中は静止した状態で、発語しないように患者に指示する。**	静かに臥床し話をしないことで、良好な記録が実施できる。
18. 自動開始ボタンを押す。波形がきれいに出ているか観察する(図5)。心電計が自動的に全12誘導を記録し、3つの連続した誘導を同時に記録する。ディスプレイを備えた心電計もあり、記録を紙に印刷する前に波形を確認することができる。必要に応じて波形の大きさを調整する。ECGを記録用紙に印刷したとき、波形が大きく一部が印刷範囲を超えてしまう場合は、感度を標準から半減させて再度印刷する。ECG記録用紙に調整を行ったことを記載しておき、結果を解釈する際はこれを考慮する。	記録の質を確認することで、必要に応じた調整ができる。調整の実施を記載しておくことで、結果を正確に解釈することができる。
19. 心電計が12誘導ECGの記録を終了したら(図6)、電極を外して患者の皮膚を拭き、粘着剤が残っている場合は、必要に応じて剝離剤を使用する。	電極の除去と清拭によって患者の安楽が促進される。
20. リード線を電極から外した後、電極を廃棄する。患者を安楽な体位に戻す。ベッドの高さを下げ、ベッドの頭部を安楽な位置に調整する。	適切に廃棄することで、微生物の伝播が阻止される。頭部の位置を調整することで患者の安楽が促される。ベッドの高さを低くすることで患者の安全を確保する。

手順　根拠

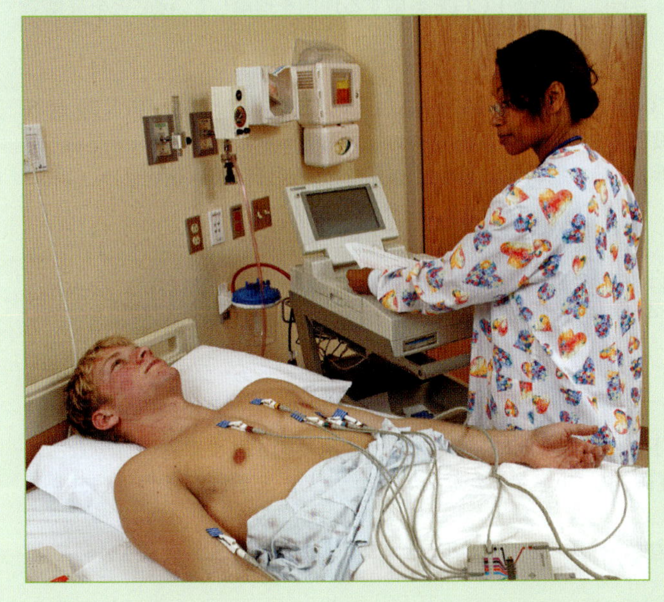

図5　波形がきれいに出ているか観察する。

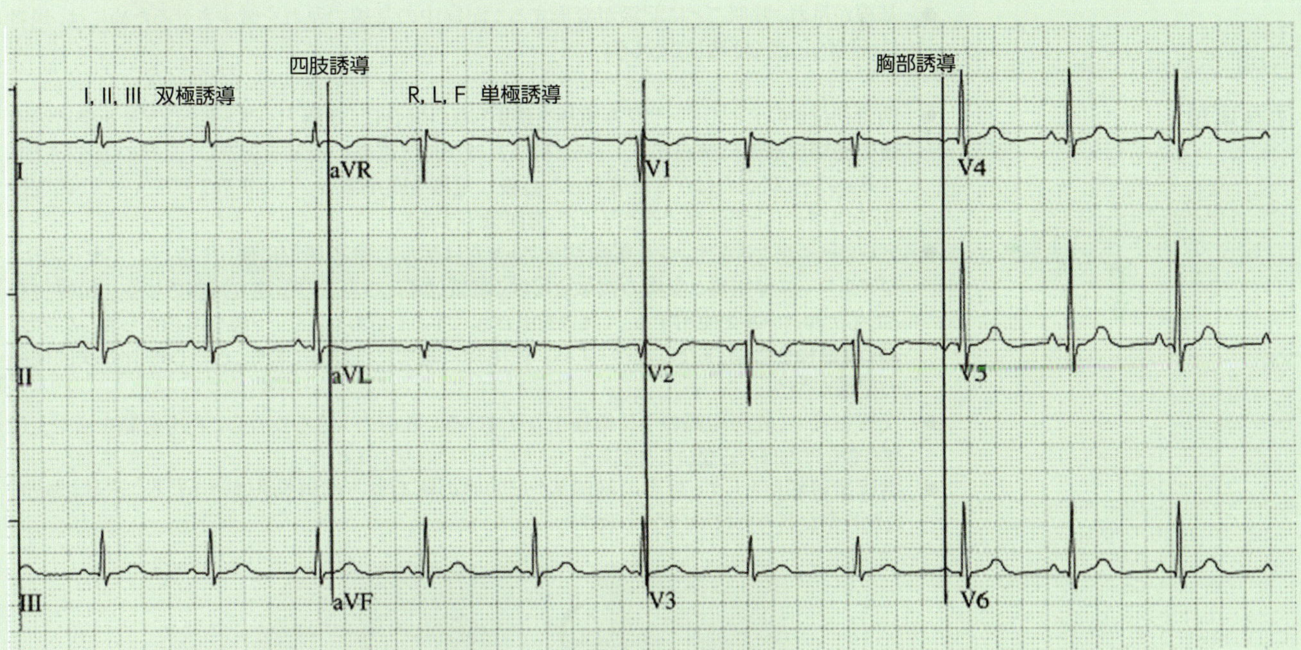

図6　正常な12誘導ECGの波形図。(From Diepenbrock, N. (2007). *Quick reference to critical care.* (3rd ed.). Philadelphia, PA: Wolters Kluwer Health: Lippincott Williams & Wilkins, with permission.)

21. 施設の規定に従って心電計を清潔にする。心電計に患者データがデジタル入力されていない場合、患者の氏名、生年月日、場所、検査日時、その他、検査中に生じた症状など関連情報を記載したラベルをECGの記録紙に貼る(Jevon, 2007b)。

使用後に物品を清潔にすることで微生物の伝播リスクが低下する。正確にラベルを貼付することで、正しい患者にECG記録が加えられる。

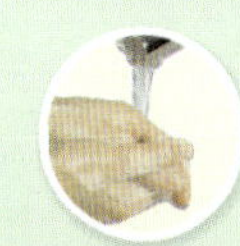

22. PPEをつけている場合は外す。手指衛生を行う。

PPEを適切に外すことで感染伝播および他の物品への汚染リスクが低下する。手指衛生により微生物の伝播を防ぐ。

(続く)

スキル・16-1　心電図(ECG)の記録　(続き)

評価

望ましい成果が得られるのは、患者に過度の不安、合併症や損傷がない状態で、質の高いECG測定が実施できる場合である。さらに、患者がECGを実施する理由を理解していることを言葉で表現する場合である。

記録

ガイドライン

重要なアセスメント所見、ECG測定日時、処置に対する患者の反応を記録する。ECG記録紙に患者の氏名、病室番号、施設内での認識番号(心電計がこれらを印刷しない場合)を記載したラベルを貼る。患者が胸痛を訴えている場合は、日時と、血圧などの適切な臨床情報もECG上に記入する。

記録例

12/11/10　17:45　患者は663号室に入院。患者に疼痛、悪心、息切れはない。心尖部心拍数82で規則的。血圧146／88。ECGを入院時の指示に従って装着。記録紙をマーティン医師にファクスした。

—— B・クラップ、看護師

予期しない状況と対処方法

- 心電図記録にアーチファクトが生じている：アーチファクトは電極のずれや患者の体動などで生じる。電極の接続を再度確認し、患者に動かないように伝える。必要に応じてECGを再度実施する。
- 細かい波形がみられる：極度の徐脈により生じることがある。通常より長い時間をかけて記録する。
- 基線が乱れ、呼吸ごとに記録が変形する：記録中の基線の乱れを減少させるためには、患者に一時的に浅く呼吸してもらう。

注意事項

- 粘着剤付きのディスポーザブル電極を使用しない場合は、電極ペーストまたはゲルを患者の皮膚の適切な部位に塗布する。ペーストまたはゲルは電極の接触を促進し、記録の質を向上させる。ペーストまたはゲルを塗布した直後に電極を固定する。こうすることでペーストの乾燥を防ぐ(ペーストが乾燥するとECGの質が低下する)。
- アルコールまたはアセトンを電極ペーストまたはゲルの塗布部位に使用しない。アセトンおよびアルコールは電極と皮膚の接触を妨げ、電気的インパルスの伝達を減弱させる。伝導材料としてアルコールを使用すると、熱傷を引き起こすことがある。リード線を電極から外したあと、適宜、電極を廃棄(または洗浄)する。使用後に適切に洗浄しておくことで心電計の次回使用の準備が整う。
- 女性患者は、乳房組織の下に電極を取り付ける。乳房の大きな女性は、乳房組織を横や上にずらさなければならないことがある。
- 電極装着部位として、患者の胸部または四肢の体毛を一部切る必要が生じることがあるが、これは常に行うわけではない(図7)。

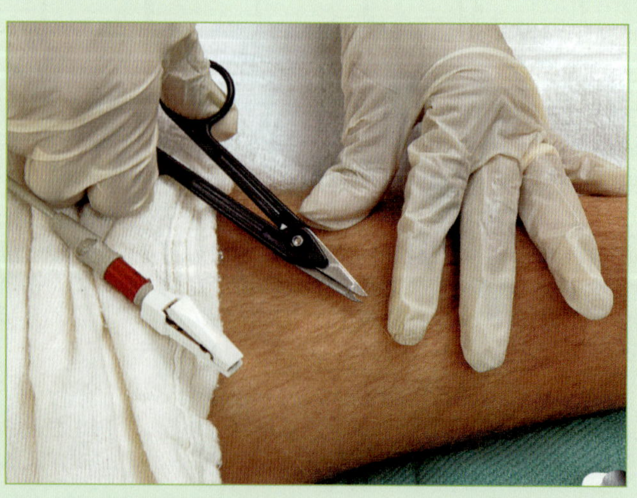

図7　下肢の体毛を切る。

- 患者の皮膚に著しい皮脂、垢、発汗がみられるときは、電極取り付け前に、電極部位を10×10cmのガーゼで拭くか石鹸と温水で洗浄し、記録時の干渉を低下させる。皮膚の準備を整える際にアルコール、ベンゾイン、および制汗剤の使用は推奨しない。
- ペースメーカー装着中の患者のECGは、マグネットの使用／不使用について医師の指示を確認する。ペースメーカーの装着、およびマグネットの使用について記録用紙に記入する。
- 新しい80誘導ECGシステムが利用可能であることに留意する（体表面マッピング）。これは患者の心臓を80ヵ所からみるシステムである。このシステムは標準的な12誘導ECGより最大15%多く患者の心筋梗塞例を検出することができる。この技術を利用するには付加的な訓練が必要である。体表面のマッピングによって得たECGは、標準的な12誘導ECGと同様のスキルを用いて約5分で解釈することができる（Self, et al., 2006）。

スキル・16-2　心電図モニターの装着

ベッドサイドでの心電図モニタリングにより、心臓の電気的活動を連続的に観察することができる。これは臨床的に重要なリズム障害の検出に焦点を絞っている（Larson & Brady, 2008）。心電図モニタリングは、伝導障害のある患者、術後患者や鎮静剤を投与された患者のような生命にかかわる不整脈のリスクを有する患者に使用される。心電図記録（ECG）と同様に、心電図モニタリングも電気信号を伝達するための電極を患者の胸部に装着する。この電気信号はオシロスコープ上で心拍動のリズムの波形に変換される。電極の装着部位は、3点誘導法または5点誘導法を使用する（図1）。3点誘導法は、四肢誘導の一つの誘導としてモニタリングを行う。5点誘導法は標準12誘導の一つを選択してモニタリングを行う。

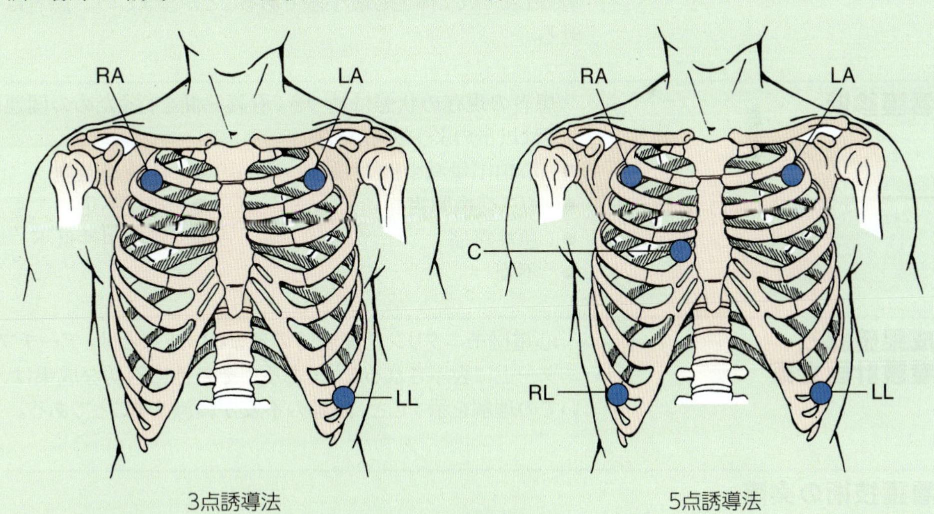

図1　3点誘導法（左）および5点誘導法（右）の電極の位置
3点誘導法の装着位置：
RA（赤色の電極）右鎖骨下、第2肋間、右鎖骨中線上
LA（黄色の電極）左鎖骨下、第2肋間、左鎖骨中線上
LL（緑色の電極）胸郭左側下部、第8肋間、左鎖骨中線上　（訳注：米国では上から白・黒・赤）
5点誘導法の装着位置：
RA（赤色の電極）右鎖骨下、第2肋間、右鎖骨中線上
RL（黒色の電極）胸郭右側下部、第8肋間、右鎖骨中線上
LA（黄色の電極）左鎖骨下、第2肋間、左鎖骨中線上
LL（緑色の電極）胸郭左側下部、第8肋間、左鎖骨中線上
C胸部（白色の電極）胸部誘導位置のいずれか、通常はV_1（第4肋間、胸骨右縁）

（訳注：米国では上から白・緑・黒・赤・茶）

（続く）

スキル・16-2 心電図モニターの装着 （続き）

モニタリングには、有線式または無線式の2種類がある。有線式モニタリングでは、患者はベッドサイドのモニターを装着する。心拍動のリズム（律動）はベッドサイドに表示されるが、離れた場所にあるセントラルモニターにも伝達される。無線式では、小型の送信機を歩行可能な患者に装着し、電気信号をモニター画面に送信し、画面に波形を表示させる。電池式ポータブル送信機は、扱いにくいワイヤやケーブルがなく、患者は快適に移動することができる。無線式は、睡眠、安静、運動、または強いストレス下で生じる不整脈の監視に特に有用である。無線の遠隔操作装置は、マイクロチップを用いて患者データを記録するもので、患者が別の場所へ移動するたびに新たなリードを使う必要がない（Goulette, 2008）。

種類にかかわらず、心電図モニターは患者の心拍数およびリズムを表示することができ、心拍動のリズムの記録を印刷し、心拍数が規定範囲を超えたとき、または下回ったときアラーム音で知らせることができる。また、モニターは異常な心拍や変化を測定し認識する。電極はゲル状のものが一般的に使用されている。皮膚の炎症を防止するために、電極は24時間ごと、または施設の規定に従って交換する。テープまたは粘着剤に過敏な患者には、低刺激性電極が利用可能である。ずれやすく粘着力の弱い電極は、不正確な測定やデータ欠失を防ぐために速やかに交換する。

必要物品

- リード線
- ゲル付き電極（3～5個）
- アルコール綿
- ガーゼ
- 有線式心電図モニタリング用の患者ケーブル
- 無線式用の送信機、送信機のポーチ、電池
- PPE（指示があれば）

アセスメント

患者の医療記録およびケアプランを確認し、心電図モニタリングの必要性についての情報を得る。心拍数・血圧測定および心音の聴診などを行い患者の心臓の状態をアセスメントする。患者の胸部に電極の貼付を妨げる炎症、皮膚損傷、過剰な体毛がないか確認する。電極装着部は、乾燥していて、体毛も最小限であることが望ましい。患者はベッドまたはイスで坐位か仰臥位にさせる。

看護診断

患者の現在の状態に基づき、看護診断を行うための関連因子を決定する。妥当な看護診断としては以下のような例がある。

- 心拍出量減少
- ガス交換障害
- 急性疼痛
- 不安
- 体液量過剰
- 知識不足
- 活動耐性低下

成果確認と看護計画立案

心電図モニタリング実施時の望ましい成果とは、アーチファクトのない明確な波形が心電図モニター上に表示されることである。その他に適切な成果は、患者がモニタリング実施の理由についての理解を示すこと、患者の不安が軽減することである。

看護技術の実際

手順	根拠
1. 患者の診療録で心電図モニタリングの指示を確認する。	患者記録の確認を行うことによって、正しい患者に確実に介入を実施することができる。
2. 必要な物品を全てベッドサイドに準備する。	必要な物品を手元に準備することで時間を節約し処置を円滑に遂行できる。
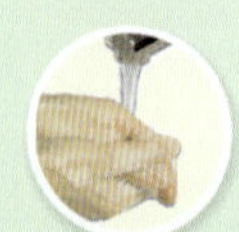 3. 手指衛生を行い、指示があればPPEを装着する。	手指衛生およびPPEは微生物の伝播を予防する。PPEは感染経路別予防策に基づいて用意する。

手順	根拠
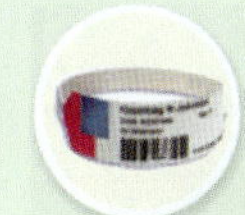 4. 患者の本人確認を行う。	本人確認を行うことによって、正しい患者に確実に介入を実施することができ、患者誤認の防止になる。
5. ベッド周りのカーテンを閉め、可能であれば病室の扉を閉める。手順を患者に説明する。患者にモニタリングは心臓の電気的活動を記録するものであることを説明し、電流が患者の体内に流れるわけではないことを強調する。必要に応じて、粘着剤に対するアレルギーがないか患者に質問する。	こうすることで患者のプライバシーが保たれる。説明によって不安が軽減され協力が得やすくなる。ECG誘導の粘着剤に対してアレルギーが生じることがある。
6. 有線式モニタリングの場合、心電図モニターの電源プラグをコンセントに挿し、電源を入れ、必要物品と患者の準備が整うまで装置のウォームアップをしておく。無線式の場合、新しい電池を送信機に入れる。送信機の電池は、ケースの電極の印に電池の電極を合わせる。装置の上面にあるボタンを押し、電池の残量を確認し、電池が使用可能かどうかをテストする。	適切な設置によって適切な機能が保たれる。すべての機種にテストボタンが付いているわけではない。製造業者の指示に従ってテストを行う。
7. ケーブルをモニターのソケットに挿入する。	適切な設置によって適切な機能が保たれる。
8. リード線をケーブルに接続する。一部のシステムには、リード線がケーブルに固定されているものがある。無線式の場合、リード線と無線式ユニットが取り外し可能なものは、それらをしっかり固定する。リード線が分かれている場合は、各リード線を適切な差し込み口に接続する。	適切な設置によって適切な機能が保たれる。
9. 電極をそれぞれのリードに接続し、各リードが正しい差し込み口に設置されていることを慎重に確認する。	適切な設置によって適切な機能が保たれる。
10. ベッドの高さが変えられる場合は、ベッドを処置しやすい高さに調整する。通常は実施者の肘の高さにする（VISN 8 Patient Safety Center, 2009）。	ベッドを適切な高さにすることで、腰や筋肉の疲労が防げる。
11. 患者の胸部を露出させ、使用されているシステムおよび誘導に基づいて電極の位置を確認する（図1参照）。必要に応じて、電極装着位置の周囲は直径約10cmの領域の体毛を切る。電極の機能を妨害する恐れのある皮膚の分泌物を取り除くため、石鹸と温水で洗浄し十分に乾燥させる。	これによって電極の粘着力が高まり良好な伝導が得られる。皮膚の準備を整える際にアルコール、ベンゾイン、および制汗剤の使用は推奨しない。
12. ジェル付きの電極の剥離紙を外す。ジェルに十分水分が含まれていることを確認する。ジェルが乾燥しているときは、廃棄して新しい電極に交換する。**電極を装着部位に貼付し、密着するように押しつける。**残りの電極も同様に装着し3点誘導または5点誘導法の準備を整える（図2および3）。	ゲルは伝導媒体の役目を果たすため、水分を含みしっかりと固定されなければならない。
13. すべての電極を取り付けたら、適切なリードを各電極に接続する。波形の明確性、位置、大きさを確認する。**モニターがすべての心拍を検出しているかを確認するために、患者の心拍数を聴診で数え、心拍数のデジタル表示と比較する。**必要に応じて、記録される波形の大きさはゲインコントロールで調整し、モニター上の波形の位置は位置コントロールで調整する。	こうすることで測定の正確性が保たれる。
14. 患者の状態と病棟の規定に基づいて、心拍数アラームの上限値および下限値を設定する。	アラームの設定により、心拍数が上限・下限値を超えたときに警告音が発せられる。初期設定ではすべてのアラームが自動的に起動する。上限・下限値は患者ごとに設定すべきである。

（続く）

スキル・16-2　心電図モニターの装着　（続き）

手順	根拠
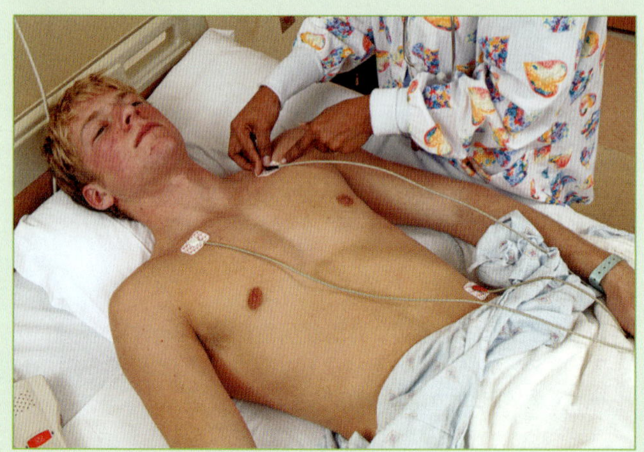 図2　3点誘導法モニタリング実施のために電極を装着する。	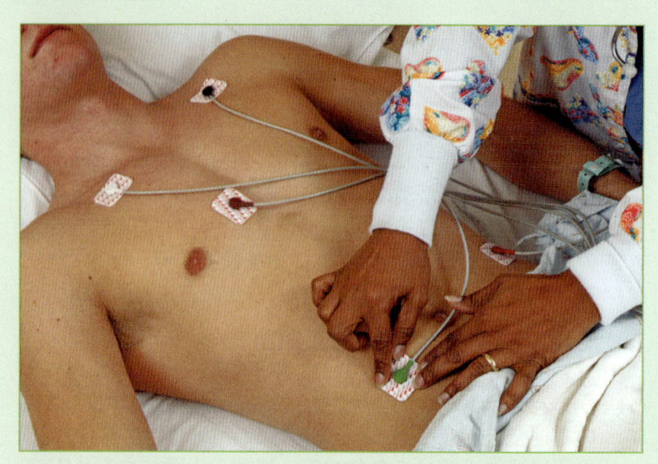 図3　5点誘導法モニタリング実施のために電極を装着する。
15. 無線式では病衣に備わっているポケットに送信機を入れる。病衣が利用できない場合は、携帯用のポーチを使用する。ポーチのひもを患者の頸部および腰回りで結び、不快感を生じさせないように適切な場所に納まるよう調整する。ポーチが利用できないときは、患者の着衣のポケットに送信機を入れる。	安楽になると患者は指示に従いやすくなる。
16. 波形記録を得るためには、ベッドサイドモニターまたはセントラルモニターの“記録”ボタンを押す。記録紙に、患者の氏名、病室番号、日時、および波形の判別を記したラベルを付ける。適宜、記録を解析する。患者のカルテの適切な位置にリズム記録紙を添付する。	波形記録によって基準となるデータが得られる。
17. 患者を安楽な体位に戻す。ベッドの高さをさげ、ベッドの頭部を安楽な位置に調整する。	体位変換によって患者の安楽が促進される。ベッドの高さを低くすることで患者の安全を促進する。
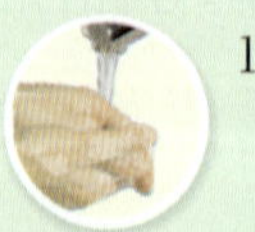 18. PPEをつけている場合は外す。手指衛生を行う。	PPEを適切に外すことで感染伝播および他の物品への汚染リスクが低下する。手指衛生により微生物の伝播を防ぐ。

評価

望ましい成果が達成されるのは、心電図モニタリング波形が患者の心拍動のリズムを表示し、その波形が各心拍を検知しており、明確で適切な位置やサイズである場合である。さらに、患者が過度の不安を示さず、合併症や損傷を生じていない場合である。

記録

ガイドライン

患者記録にモニタリング開始日時、誘導方法を記録する。少なくとも8時間ごと、および患者の状態に変化があった場合に（または施設の規定の指示に従って）、波形記録をとる。記録紙に患者の氏名と病室番号、日時を記載する。

記録例

12/12/3　16：15　患者が入室。無線式の心電図モニターを装着。第II誘導のモニタリング実施。アセスメントデータとしてフローシートと初回の波形記録を参照。
―― *T・シャー、看護師*

予期しない状況と対処方法

- 心拍数の上限アラームの誤警報が鳴る：モニターの波形上で、大きなT波をQRS波と解釈していないか、それによって心拍数が倍になっていないか、または骨格筋活動が混入していないか確認する。QRS波がT波より高くなる誘導に電極の位置を変え、筋肉量の多い場所から離れた部位に電極を装着する。モニター上の誘導を変える。可能であれば“再学習(relearn)”機能を用いて正常なQRS波の位置を特定する。
- 心拍数の下限アラームの誤警報が鳴る：患者の体動によって電気軸が変動し、QRS波が小さすぎて記録できない、QRSの低振幅、または皮膚と電極の接触不良などが生じていないか確認する。電極を装着し直す。QRS波の高さが1mVより高くなるようにゲインを設定する。
- 低振幅：ゲインダイアルの設定が低すぎる、皮膚と電極の接触不良、ジェルの乾燥、リードの断線・はずれ、患者とモニター間の接続不良、モニターの故障の可能性がある。全てのリードとモニターケーブルの接続を確認する。必要に応じて電極を交換・再装着する。
- 基線が動揺する：電極の装着位置や電極と皮膚の間の接触が不良ではないか、呼吸に合わせて胸郭が動いていないかをアセスメントする。電極の位置を変える、または交換する。
- アーチファクト(波形の干渉)：患者の体動、電極の装着不良、静電気が生じていないか確認する。電子機器はすべてアースに接続する。プラグの差し込みが外れていないか確認する。
- 電極の下に擦過傷がある：電極の粘着剤に対するアレルギー反応か電極を皮膚に長時間装着しすぎていないかを評価する。電極を外し、低刺激性電極および低刺激性テープを貼付する、または電極を外し、装着部位を清拭し、別の部位に電極を再装着する。

注意事項

一般的注意事項

- 感電と電気干渉(アーチファクト)を避けるため、全ての電子機器およびコンセントがアースに接続されていることを確認する。
- ジェルが乾燥しないよう、電極の包装は使用直前まで開けないようにする。
- 電極の装着部位として、骨突出部、体毛の多い部位、除細動器パッドが置かれる部位、または胸骨圧迫が行われる部位は避ける。
- 患者の皮膚に著しい皮脂、垢、発汗がみられるときは、電極装着前に、電極貼付部位を10×10のガーゼで拭き、トレース時の干渉を減少させる。
- 8時間毎に皮膚統合性を評価しリード線を点検する。適宜、電極の交換・位置変更を行う。
- 無線式で患者をモニタリングしている場合、患者に送信機がどのように動作するかをみせる。可能であれば、どのボタンを押せば、ナースステーションでECGの印刷が開始されるかを示す。患者に、症状が現れたときはそのボタンを押すように指示する。これによってナースステーションのセントラルモニターが波形記録を印刷する。また、症状が現れたときは速やかに看護師に知らせるように伝える。
- 医師からの指示があれば、シャワーや入浴中は送信機を外してもよいが、機器を外す際は看護師に知らせることを患者に強調する。

乳児と小児についての注意事項

- リードや電極が装着位置からずれないように、新生児や小児にはリードの上から身体に合った肌着を着せる(Kyle, 2008)。

実践のためのエビデンス

心臓、呼吸器、および他の急性の健康問題で病院へ入院した患者の多くは、心電図モニタリングの対象となる。このモニタリングによって看護師を含む医療提供者は、患者の不整脈をモニタリングすることができる。心電図モニタリングが非常に重要である患者がいる一方で、濫用や適応外の使用が認められるケースも多い。この種のモニタリングは有効に使用されているのだろうか?

関連する研究

Larson, T., & Brady, W. (2008). Electrocardiographic monitoring in the hospitalized patient: A diagnostic intervention of uncertain clinical impact. *American Journal of Emergency Medicine*, 26(9), 1047-1055.

この文献レビューでは、入院患者の無線式送信機の使用およびその影響を考察し、入院患者におけるモニターの適用基準を提案している。著者らは、心電図モニタリングはある種の高リスク患者にとって有用であるが、低リスク患者には濫用されていることが多いと結論付けている。濫用によって、過密化(モニターを置くことで病床スペースが狭くなる)、情報源の依存(有害事象の見落

(続く)

スキル・16-2　心臓モニターの装着　（続き）

とし）、および病院の財政的負担の増加が起こる。本論文は低リスク患者集団を特定するための基準を示し、不要な心電図モニタリングを減らすために、医療提供者に低リスク患者への心電図モニタリングの使用を控えるように提案している。心電図モニタリングを実施せずに病院内で治療を受けることのできる患者としては、関連する症状がなく、ECG所見が正常でバイオマーカーも正常な非定型の胸痛を有する患者がその一例である。

看護実践との関連性

プライマリケア提供者として、看護師には心電図モニタリングが適切かどうか、患者を査定する機会を持っている。看護師は、各患者にとって最適なケアを確実に提供するための先導者として活動するべきである。

スキル・16-3　動脈ライン（三方活栓付き）からの動脈血採取

動脈血の採取には、上腕動脈、橈骨動脈、または大腿動脈への経皮的穿刺が必要である（「第18章 検体採取」を参照）。しかし、動脈血は、動脈ラインから採取することもできる。採取された検体は、**動脈血液ガス（ABG）**の分析、臨床検査、または他の数値を測定するために使用される。

以下の手順は開放式動脈ラインから検体を採取する方法を説明している。閉鎖式動脈ラインから動脈血を採取する方法については、このスキルの最後にあるスキルバリエーションを参照のこと。

必要物品

- 動脈血液ガス（ABG）のシリンジセット、ニードルレスカニューラ（指示があった場合）
- グローブ
- ゴーグル
- 追加のPPE（指示があれば）
- 5mLシリンジ2本
- 指示された検査用の採血管、真空採血管、ニードルレスアダプター
- アルコール綿またはクロルヘキシジン（施設の規定による）
- ABGシリンジに接続するラバーキャップ
- 氷を入れたビニール袋またはカップ
- 患者の識別情報および検査依頼番号の書かれたラベル
- 検査依頼書（必要に応じて）
- バイオハザードバッグ（生物学的危険物の袋）

アセスメント

患者の診療録およびケアプランを確認し、患者の動脈血検体の必要性について情報を得る。心拍数と血圧の測定、心音聴診などを行い、患者の心臓の状態を評価する。患者の呼吸数、呼吸による胸郭の往復運動、肺音、酸素の使用など、患者の呼吸状態を評価する。動脈ラインの開通性および機能性を確認する。臨床検体を採取する直前に動脈ラインシステムのデッドスペース量を確認する（次頁の手順10を参照）。デッドスペースとは、カテーテルの先端から三方活栓の検体採取ポートまでの容積で、カテーテルのゲージおよび長さ、接続チューブの長さ、および三方活栓の数によって異なる。検査室で検査する動脈血を採血する前に、廃棄分の血液を十分な量で採取する必要がある。廃棄量が不十分な場合、検体にフラッシュ液が混入し希釈されていることがある。廃棄量が過剰であった場合、患者は医原性（医療により誘発された）失血を起こすことがある。検体採取の必要性について理解しているかどうか患者をアセスメントする。

看護診断

患者の現在の状態に基づき、看護診断を行うための関連因子を決定する。妥当な看護診断としては以下のような例がある。

- ガス交換障害
- 心拍出量減少
- 体液量過剰
- 感染リスク状態
- 身体損傷リスク状態
- 不安

成果確認と看護計画立案

動脈血を採取する際の望ましい成果とは、動脈ラインの開通性を妨げることなく検体が採取されることである。さらに、患者の不快感や不安が最小限に抑えられる、感染がない、患者が検体採取の必要性を理解していることを示す、などがある。

看護技術の実際

手順	根拠
1. 患者の医療記録で臨床検査の指示を確認する。	指示の確認を行うことによって、正しい患者に確実に介入を実施することができる。
2. 必要物品を全てベッドサイドに準備する。	必要な物品を手元に準備することで時間を節約し処置を円滑に遂行できる。
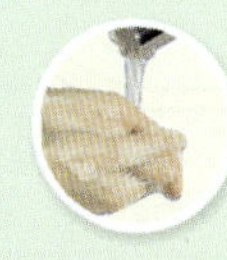 3. 手指衛生を行い、指示があればPPEを装着する。	手指衛生およびPPEは微生物の伝播を予防する。PPEは感染経路別予防策に基づいて用意する。
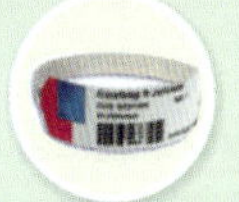 4. 患者の本人確認を行う。	本人確認を行うことによって、正しい患者に確実に介入を実施することができ、患者誤認の防止になる。
5. ベッド周りのカーテンを閉め、可能であれば病室の扉を閉める。手順を患者に説明する。	こうすることで患者のプライバシーが保たれる。説明によって不安が軽減され協力が得やすくなる。
6. 検体ラベルと患者のIDリストバンドとを照合して確認する。ラベルには患者の氏名および認識番号、検体採取の時間、採取経路、検体採取者のID、および施設の規定によって必要とされる情報が記載されている。	患者のIDを確認することで、正しい手技が正しい患者に実施され、検体のラベルが正確に貼付される。
7. グローブと、ゴーグルまたはフェイスシールドを装着する。	グローブとゴーグル（またはフェイスシールド）により血液と体液との接触の防止になる。
8. 施設の規定に従って、動脈血圧アラームを解除モードか、一時的な消音モードにする。	システムの完全性が変化することで、アラーム音が鳴る原因になることがある。施設の規定によってアラームは作動状態にしておかねばならない場合もある。
9. 動脈ラインの刺入部に最も近い三方活栓を選択する（図1）。アルコール綿またはクロルヘキシジンを使って、三方活栓のサンプリングポートを消毒し、空気乾燥させる。	消毒によって、サンプリングポートの微生物汚染が防止される。
10. 5mLシリンジを三方活栓のサンプリングポートに接続し、廃棄する量まで最初の血液（希釈血液）を吸引する（図2）。三方活栓のOFFコックをフラッシュ液の方に向ける。血液がシリンジに入ってくるまで慎重に吸引する。吸引を止める。シリンジ内の容量をみる。これがデッドスペース容量である。デッドスペース容量が計3回分採取されるまで吸引を続ける。例えば、デッドスペース容量が0.8mLであれば、2.4mLの血液を吸引する。	臨床検査用の血液検体採取の前に、十分な量の廃棄用血液を抜いておく必要がある。この最初の血液はフラッシュ液で希釈されており、検査結果が不正確になるため廃棄する。デッドスペースとは、カテーテルの先端から三方活栓のサンプリングポートまでの容積である。デッドスペースの容積はカテーテルのゲージおよび長さ、接続チューブの長さ、および三方活栓の数によって異なる。廃棄血液の採取量が不十分な場合、検体にフラッシュ液が混入し希釈されていることがある。廃棄血液の採取量が過剰であった場合、患者は医原性（医療により誘発された）失血を起こすことがある。
11. 三方活栓のコックを回し、3方向すべてが閉じるよう、フラッシュ液とサンプリングポートのあいだにコックを向ける。	三方活栓を閉じることでシステムの完全性が維持される。
12. 廃棄液用シリンジを外し、適切に廃棄する。	標準予防策を守る。希釈された血液にも感染伝播のリスクがある。

（続く）

スキル・16-3　動脈ライン（三方活栓付き）からの動脈血採取　（続き）

手順　**根拠**

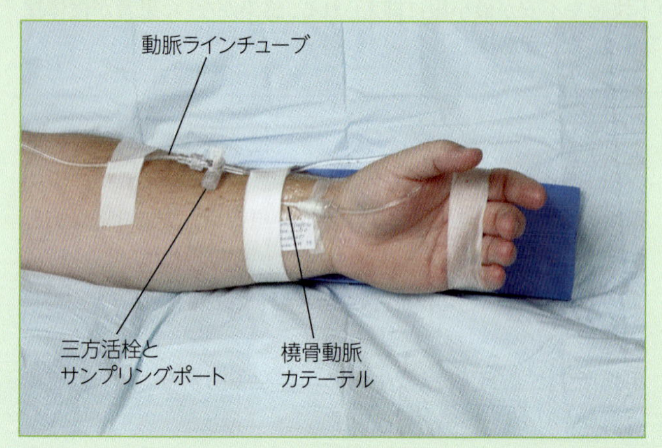

図1　三方活栓の位置（From Spring house [2007], Cardiovascular Care Made Incredibly Visual!）

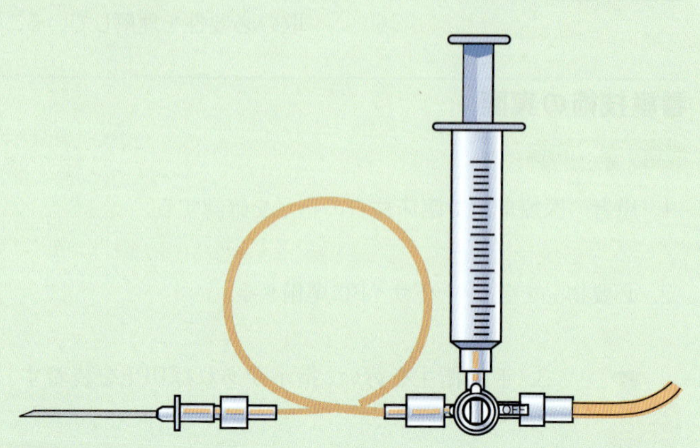

図2　5mLシリンジを三方活栓のサンプリングポートに接続する。

13. 三方活栓のサンプリングポートに検体用のシリンジまたは真空採血管を接続する。フラッシュ液のラインをコックで閉じ、血液を必要な量だけ慎重に採取する。追加の検体が必要なときは、この手順を繰り返す。凝固系検査が必要な検査に含まれている場合は、最後に採取する。

三方活栓でフラッシュ液のラインを閉じることでフラッシュ液による希釈が防止される。

14. 三方活栓のコックをフラッシュ液とサンプリングポートの中間の位置に回し、3方向すべてが閉じている状態にする。シリンジまたは真空採血管を外す。必要に応じて、ABGシリンジにラバーキャップで栓をする。

三方活栓でラインを閉じることによりシステムの完全性が維持される。

15. 5mLシリンジを三方活栓のサンプリングポートに挿入する。三方活栓のコックを患者のほうへ向ける。接続しているフラッシング装置を作動させる。**サンプリングポートを経由してシリンジへとフラッシュし、三方活栓とサンプリングポート内の残留血液を取り除く。**

三方活栓を閉じインラインフラッシュを行うことで血液凝固と感染を防ぎ、システムの完全性が維持される。

16. 三方活栓のコックをサンプリングポートのほうへ向ける。シリンジを外す。サンプリングポートのキャップを外し新しい滅菌キャップと交換する。**チューブの血液がクリア（透明）になるまで、接続しているフラッシング装置を用いて間欠的に動脈血カテーテルをフラッシュする。**

三方活栓を閉じインラインフラッシュを行うことで血液凝固と感染を防ぎ、システムの完全性が維持される。

17. グローブを外す。モニターのアラームを再び作動させる。検体採取日時および、検体採取者を識別するための必要な情報もラベルに記入する。ABG用の検体を採取する場合、酸素流量（またはルームエア）をラベルに記載する。検体は、施設の規定に従ってラベルを貼付し、バイオハザードバッグに入れる。ABG用検体は氷と共にバッグに入れる。

グローブを適切に外すことで、感染伝播および他の物品への汚染リスクが低下する。システムを再作動させることで、適切に機能させる。適切なラベル貼付は患者誤認の防止になる。酸素流量を記録することでABGの結果を正確に解釈できる。バイオハザードバッグの使用によって血液および体液との接触を防止する。氷によって検体の安定性が維持される。

18. モニターの動脈血波形および血圧測定値が元どおり表示されているか確認する。

これによって、システムの適切な機能と完全性が維持される。

19. 患者を安楽な体位に戻す。必要に応じて、ベッドの高さをさげ、ベッドの頭部を安楽な位置に調整する。

体位変換によって患者の安楽が促進される。ベッドの高さを低くすることで患者の安全を促進する。

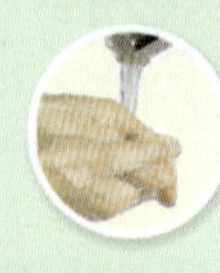

20. ゴーグルを外し、他にPPEをつけている場合はそれも外す。手指衛生を行う。速やかに検査室・検査機関に検体を送る。

PPEを適切に外すことで感染伝播および他の物品への汚染リスクが低下する。手指衛生により微生物の伝播を防ぐ。検体は適時に処理することで正確性が増す。

評価

動脈血採血時の望ましい成果が達成されるのは、動脈ラインの開通性を妨げることなく検体が採取される場合である。さらに、患者の不快感や不安が最小限に抑えられる、感染がない、患者が検体採取の必要性を理解していることを示す、などの場合である。

記録

ガイドライン

動脈血採血に関連するアセスメント、採取した検体、採取日時、および検体の最終的な処理を記録する。

記録例

12/10/20　02:30　左鎖骨下の中心静脈カテーテルからヘパリン900Uの持続的静注を施行中。指示により、右側橈骨動脈ラインから反復PT/PTT、CBC、BMP(基本的な生化学検査)の血液検体採取。施設規定に従ってラインをフラッシュする。検体を検査室へ提出する。

―― *R･チン、看護師*

予期しない状況と対処方法

- 採取した血液の色が黒っぽい：黒っぽい血液は静脈血を採血したか、血液の酸素化が不良であることを示している。検体を採取したラインが確かに動脈ラインかどうか確認する。また、患者の酸素飽和度を確認し低酸素血症の可能性がないか評価する。
- 廃棄用血液をシリンジに吸引するときに抵抗を感じる：刺入している手または足の位置を動かし、刺入部に明らかな問題がないか確認する(カテーテルのねじれなど)。その後、廃棄用の検体採取を試みる。まだ抵抗を感じる場合は、担当医に報告する。
- 検体採取後、動脈血モニタリングシステムを再作動させたが、波形が表示されない：三方活栓の患者側が開いているか確認し、すべての接続および部品が適切に設置されているか再度確認する。必要に応じて、トランスデューサーの再調整またはシステムの交換を行う。問題が解決しない場合は、カテーテル先端に凝固血液があることが疑われる。施設の規定に従って動脈ラインの血液凝固が疑われる際の処置を行い、担当医に報告する。

注意事項

- 患者が酸素供給を受けている場合、ABG分析用の動脈血採血の少なくとも15分前からその酸素療法が進行中であったことを確認する。検査依頼用紙に患者が受けている酸素療法の量および種類を記載する。また、患者の現在の体温、最新のヘモグロビン値、現在の呼吸数も記録する。患者が人工呼吸器を装着している場合は、吸入酸素濃度と一回換気量を記録する。
- 患者が酸素供給を受けていないときは、ルームエアで呼吸していることを記載する。
- 患者がネブライザー治療を受けたばかりのときは、約20分時間を置いてから、ABG分析用の血液を採取する。

スキルバリエーション　閉鎖式リザーバーシステムから動脈血検体を採取する

1. 必要物品を全てベッドサイドに準備する。

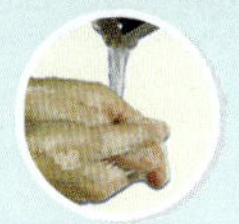

2. 手指衛生を行う。指示があればPPEを装着する。
3. 患者の本人確認を行う。検体ラベルと患者のIDを照合して確認する。
4. 手順を患者に説明する。ベッドの周りのカーテンを閉め、可能であれば病室の扉を閉める。
5. ベッドの高さが変えられる場合は、ベッドを処置しやすい高さに調整する。
6. グローブとゴーグルを装着する。
7. 閉鎖式リザーバーと血液採取部位を確認する。モニターのアラームを解除するか、一時的に消音にする(施設によってはアラームを作動状態にしておかねばならない場合がある)。
8. 採血部位をアルコール綿かクロルヘキシジンで消毒する。
9. リザーバーを上向きに把持し、蛇腹部分の上をつまんで引き、3-5秒かけてゆっくりリザーバーに血液を採取する。抵抗を感じたときは、採血部位の腕の位置を変え、カテーテルの刺入部位に明らかな問題がないか確認する(例、チューブのねじれ)。その後、血液採取を継続する。

(続く)

スキル・16-3　動脈ライン(三方活栓付き)からの動脈血採取　(続き)

スキルバリエーション　閉鎖式リザーバーシステムから動脈血検体を採取する　(続き)

10. 一方向弁のコックをチューブに対して垂直にすることで、一方向弁のリザーバー側を閉じる。カニューレに取り付けたシリンジを使って、カニューレをサンプリングポートに挿入する。ゆっくりと、シリンジを血液で満たす。カニューレのサンプリング部位に近い部分をつまんでシリンジおよびカニューレを一緒に外す。必要に応じて手順を繰り返し、必要な数のシリンジを血液で満たす。血液凝固検査が指示されている場合は、最後のシリンジをその検査用の血液として採取する。
11. シリンジを満たしたら、一方向弁を元の位置に戻し、チューブと平行になるようにする。蛇腹部分が完全に閉じた状態で固定され、リザーバーの中の液体が全て注入されるまで、プランジャーを押す。液体は3-5秒かけて再注入されるようにする。フラッシュ装置を作動させる。
12. サンプリング部位をアルコール綿またはクロルヘキシジンで消毒する。モニターのアラームを再作動させる。必要に応じて、血液検体を適切な採血管に移す。検体採取日時および、検体採取者を識別するための必要な情報もラベルに記入する。施設の規定に従ってラベルを検体に貼付する。バイオハザードバッグに入れる。ABG用検体は氷と共にバッグに入れる。グローブを外す。
13. モニターの動脈血波形および血圧測定が元どおり表示されているか確認する。

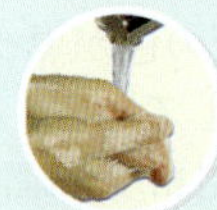

14. ゴーグルを外し、他にPPEをつけている場合はそれも外す。手指衛生を行う。速やかに検査室に検体を提出する。

スキル・16-4　動脈ラインの抜去(大腿動脈)

動脈および大腿動脈ラインは、集中ケアとして心電図モニタリングを行う際に使用される。ラインが不要になったとき、または効果がなかったときは、抜去する必要がある。施設の規定において、看護師によるこの手技の実施が許可されているか確認する。止血が確認されるまでベッドサイドに看護師は2名待機し、必要に応じて救急薬剤が使用できるようにしておく。患者は血管迷走神経反射から悪心が生じる場合があるため、カテーテルが抜去されるまでは絶食とする。

必要物品

- 滅菌グローブ
- 清潔なグローブ
- ゴーグルまたはフェイスシールド
- 滅菌ガーゼ
- 防水保護パッド
- 滅菌抜糸セット
- 透明ドレッシング材
- アルコール綿
- 低刺激性テープ
- 大腿動脈ライン用：小さい砂袋(2-4.5kg)。タオルまたは枕カバーで包んでおく。
- 緊急時に対応する救急薬剤。施設の規定およびガイドラインに応じて準備する(例　アトロピン、大腿動脈ライン抜去時の血管迷走神経性反射への治療薬)
- 油性ペン

アセスメント

患者の診療録およびケアプランを確認し、患者の動脈および大腿動脈ラインの中止に関係する情報を得る。凝固能障害から派生する合併症のリスクを減少させるために、臨床検査を含む患者の血液凝固の状態についてアセスメントを行う。この手技に関する患者の理解度をアセスメントする。刺入部の漏れ、出血、血腫がないか観察する。皮膚色と体温、末梢脈拍の強さと性状をアセスメントする。処置後に容易に特定できるよう、末梢脈拍部位に「×」の印をつける。患者の血圧をアセスメントする。カテーテル抜去前の収縮期血圧は180mmHg未満であることが望ましい。

看護診断

患者の現在の状態に基づき、看護診断を行うための関連因子を決定する。妥当な看護診断としては以下のような例がある。

- 身体損傷リスク状態
- 皮膚統合性障害
- 感染リスク状態
- 不安

成果確認と看護計画立案

動脈ライン抜去時の望ましい成果とは、患者の身体を損傷することなくラインが抜去されることである。また、刺入部に感染、出血、血腫の所見がなく、清潔で乾燥していることである。

看護技術の実際

手順	根拠
1. 患者の診療録で、動脈ライン抜去の指示を確認する。	指示の確認により、正しい患者に確実に介入できる。
2. 必要な物品を全てベッドサイドに準備する。	必要な物品を手元に準備することで、時間を節約し処置が円滑に遂行できる。
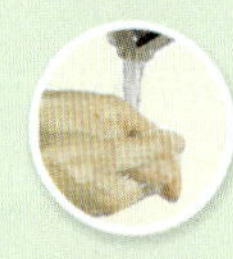 3. 手指衛生を行い、指示があればPPEを装着する。	手指衛生およびPPEは微生物の伝播を予防する。PPEは感染経路別予防策に基づいて用意する。
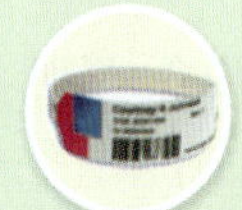 4. 患者の本人確認を行う。	本人確認を行うことによって、正しい患者に確実に介入を実施することができ、患者誤認の防止になる。
5. ベッドの周りのカーテンを閉め、可能であれば病室の扉を閉める。手順を患者に説明する。	こうすることで患者のプライバシーが保たれる。説明によって不安が軽減され協力が得やすくなる。
6. 患者に排尿をすませてもらう。医師の指示や施設ガイドラインに従い、静脈ラインの輸液は維持する。	排尿することで患者の安楽を促進させる。 静脈ルートは低血圧または徐脈の場合に必要となることがある。
7. ベッドの高さが変えられる場合は、ベッドを処置しやすい高さに調整する。通常は実施者の肘の高さにする(VISN 8 Patient Safety Center, 2009)。	ベッドを適切な高さにすることで、腰や筋肉の疲労が防げる。
8. 清潔なグローブ、ゴーグル、ガウンを着用する。	これによって血液および体液との接触が防止される。
9. 大腿動脈ラインを抜去する場合、超音波ドップラー法を使用し、大腿動脈ラインの刺入部位から2.5~5cm上の動脈の位置を確認する。油性ペンを用いてX印を入れる。	これによって大腿動脈の正確な位置が確認できる。
10. モニターのアラームの電源を切り、フラッシュ液の注入をクランプで止める。刺入部のドレッシング材を慎重に外す。抜糸セットを用いて縫合部を抜糸する。糸がすべて除去されたことを確認する。	こうすることで動脈ライン抜去の準備が整う。
11. **カテーテルを血管と平行に保ち、一定の速度でゆっくりとカテーテルを抜去しながら、周辺の組織を慎重に触診し、血腫が形成されていないか確認する。血腫ができかけていたら、両手の位置をずらしながら出血部を十分圧迫できる部位を探し、血液がそれ以上漏出しないようにする。**	血管と平行に慎重かつ安定的に動かすことで、外傷リスクを減少させる。
12. **抜去直後は、刺入部の×印上に10×10cmの滅菌ガーゼを当て、上から圧迫する。最低10分、または施設の規定に従い圧迫する。出血がにじむ程度でも持続する場合は圧迫を延長する。** 患者に凝固障害がある場合や抗凝固薬を使用している場合は強く圧迫する。	十分に圧迫していない場合、有痛性の、大きな血腫が生じることがある。

(続く)

スキル・16-4　動脈ラインの抜去（大腿動脈）（続き）

手順	根拠
13. **圧迫している間は、3~5分ごとに末梢の脈拍を確認する。** 注意：大腿動脈が十分圧迫されている場合は、足背動脈および後脛骨動脈の脈拍が通常よりも著明に減弱する。	末梢脈拍のアセスメントによって、末梢の血液循環が確認できる。脈拍は圧迫を止めると、通常の強度に戻る。
14. 適切なドレッシング材で刺入部を覆い、テープでドレッシング材を固定する。施設の規定で明記されている場合は、圧迫包帯法を実施する。10×10の滅菌ガーゼ4枚を半分に折ったものを大腿部に当てて圧迫し、その後包帯を巻く。	持続的な出血と血腫形成を防止するためには、十分な圧迫が必要である。
15. 施設の規定に従って、ドレッシング材の上から強力な粘着包帯で覆い、その後大腿部の包帯で砂袋を固定する。グローブを外す。ベッドの上で患者を安静に保つ。ベッドの頭部挙上は30度未満にし、砂袋は6時間置いたままにする。ベッドの位置を下げる。安静時は頭を持ちあげないように患者に指示する。	持続的な出血と血腫形成を防止するためには、十分な圧迫が必要である。グローブを適切に外すことで、感染伝播および他の物品への汚染リスクが低下する。頭部を持ちあげることで、腹腔内圧が上昇し、刺入部位の出血につながる可能性がある。
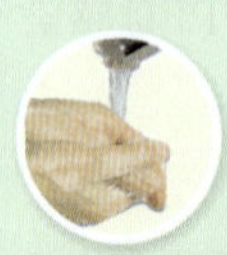 16. 他のPPEを外す。手指衛生を行う。検体は速やかに検査室に提出する。	PPEを適切に外すことで感染伝播および他の物品への汚染リスクが低下する。手指衛生により微生物の伝播を防ぐ。検体は正確性を保持するために適時に処理する。
17. 刺入部位の出血を観察する。皮膚色、脈拍と感覚を評価し、刺入部より遠位となる四肢の血行を評価する。最初の1時間は15分ごと、次の2時間は30分ごと、次の2時間は1時間ごと、その後は4時間ごと、または施設の規定に従って、アセスメントを繰り返し行う。必要に応じて、便器を使用する際は、患者を介助するためにログロール法を用いる。	継続的なアセスメントによって、万一問題が発生した場合、早期発見および迅速な介入が行える。

評価

望ましい成果が達成されるのは、患者の動脈または大腿動脈ライン刺入部位が清潔で乾燥した状態であり、損傷、感染、出血または血腫の所見がみられない場合である。さらに、良好な末梢循環が認められ、不安が減少したと患者が言葉で示す場合である。

記録

ガイドライン

抜去した時刻、圧迫時間、圧迫時の5分ごとの刺入部位評価（応援の看護師が実施してもよい）、末梢循環のアセスメント、刺入部位の外見、貼付したドレッシング材の種類、時間ごとのアセスメント、患者の反応、投与された薬剤などを記録する。

記録例

> 12/12/20　18：30　指示に従って右上肢の動脈ラインを抜去。刺入部を10分間圧迫。血腫の徴候はなく刺入部異常なし。橈骨脈拍は+2で規則的。手は暖かく乾いている。右手の皮膚色は左手と一致。刺入部位に圧迫包帯を巻く。患者に疼痛、悪心、息切れはない。バイタルサインは処置前後を通して安定。フローシートを参照。
>
> ―― *B・クラップ、看護師*

予期しない状況と対処方法

- アセスメント時、刺入部に鮮血が認められる：圧迫する。出血が続く場合は、担当医に報告する。
- 患者に末梢血管疾患の既往がある：末梢循環に変化がないか評価する。必要に応じて、少し弱めの圧迫を刺入部に加える。
- ラインを挿入していた手または足が冷たい、または脈拍が触知できない：速やかに担当医に報告する。
- 患者が重度の背部痛を訴える、または低血圧が認められる：後腹膜出血による症状である可能性がある。速やかに担当医に報告する。

注意事項

- 感染源の特定のために、カテーテル先端の培養検査が指示されることがある。指示があれば、10×10滅菌ガーゼにカテーテル先端を置く。出血が抑制され、ドレッシング材を固定したあと、滅菌容器の上にカテーテルを置く。滅菌バサミでカテーテルの先端を切り、滅菌容器内に落とす。検体にラベルを貼り検査室に提出する。

スキル・16-5　心肺蘇生術(CPR)の実施

心肺蘇生術(CPR)は、一次救命処置(BLS)として知られ、自発呼吸や心臓の拍動がみられない場合、除細動や二次救命処置(ACLS)が行われるまでの間、心臓および脳の機能を維持するために実施するものである。心肺蘇生術は胸骨圧迫と"mouth-to-mouth"(口対口)の人工呼吸からなる。胸骨圧迫によって心臓のポンプ機能を手動で動かし血液を体内に循環させ、人工呼吸によって、肺へ酸素を送りこむ。

患者のアセスメントを実施し、緊急時対応システムを作動させ、CPRのABCDを実施する。CPRのABCDとは、気道確保(airway)、人工呼吸(breathing)、胸骨圧迫(circulation)、および「D」は、心臓突然死を回避するための除細動(defibrillation)である(American Heart Association [AHA], 2006)。

病院内では、蘇生処置を望まないという意志表示を行っている患者がいることに留意しておかねばならない。蘇生処置の拒否は、明確な意思表示が患者の診療録に記録されていなければならない。

2008年、米国心臓協会(American Heart Association:AHA)は、医療施設外での救命処置に関する勧告を改訂した。既存のCPRを学ぶことは依然として推奨されているが、AHAは改訂した勧告の中で、成人が突然倒れたとき、その近くにいた人は911番(日本は119番)に連絡(救急車要請)し、倒れた人の胸部の中心を強く速く圧迫することとした。家庭や、職場、または公衆の場で起こった現実の緊急事態に関する研究では、ハンズオンリーCPRと呼ばれるこの2ステップ(119番通報と胸骨圧迫)が、従来のCPRと同様に効果的であることが示されている。突然の**心停止**で倒れた成人に対するハンズオンリーCPRの実施により、その患者の生存率は2倍以上増加する(AHA, 2008)。

必要物品

- フェイスシールド、一方向弁マスク、グローブなどの個人防護具。(利用可能な場合)
- アンビューバッグおよび酸素(利用可能な場合)

アセスメント

患者のバイタルサイン値をアセスメントし、患者の反応レベルを判定する。気道の部分的または全面的な閉塞がないか確認する。呼吸の有無、効果をアセスメントする。循環の徴候と脈拍をアセスメントする。

看護診断

患者の現在の状態に基づき、看護診断を行うための関連因子を決定する。妥当な看護診断としては以下のような例がある。

- 心拍出量減少
- 非効果的脳組織循環リスク状態
- ガス交換障害
- 自発換気障害
- 非効果的気道浄化
- 誤嚥リスク状態
- 身体損傷リスク状態

成果確認と看護計画立案

CPR実施時の望ましい成果とは、患者が有害作用を生じることなくCPRが効果的に実施されることである。その他の成果としては、患者が心臓の拍動や呼吸を回復させること、患者の心臓および肺が生命維持に十分な機能を存続させること、および二次救命処置が開始されること、患者が身体損傷を負わないこと、などがある。

看護技術の実際

手順	根拠
1. 患者の反応をアセスメントする。患者に反応がなければ、ナースコールで応援を要請し、施設の緊急時対応システムと自動体外式除細動器(AED)を要請する。	反応を評価することで、意識のある人へのCPR実施を予防回避する。緊急時対応システムを作動させることで迅速な処置を開始することができる(CPRコール)。
2. 可能であれば、グローブを装着する。固い平面上で患者の両腕は体に沿わせた仰臥位にする。患者がベッドにいる場合は、背板や他に表面が固い板を患者の下に敷く(ベッドの足板がよく使用される)。	グローブは血液や体液との接触を予防する。仰臥位は蘇生と評価を効果的に行うのに必要である。背板の硬い表面によって患者への胸骨圧迫が効果的に実施できる。患者の体位変換を行う場合は、頭部、肩、躯幹をねじらず同時に動かす。

(続く)

スキル・16-5　心肺蘇生術（CPR）の実施　（続き）

手順	根拠
3. 頭部後屈・顎先挙上法を用いて気道を確保する（図1）。片手を患者の額において固定し、手掌で後ろに押して頭部を後屈させる。もう一方の手指を下顎骨の下におき、下顎を上にあげ、上下の歯が咬みあうくらい顎先を前に出す。頭部や頸部に外傷が認められる、または疑いがある場合は、下顎挙上法を用いて気道を確保する（図2）。両手をそれぞれ患者の頭部の側面におく。肘を患者の下の平らな表面に置き、患者の下顎の隅角部をつかみ、両手で上に挙げる。	この方法を実施することで、気道が確保され、自発呼吸が促されることがある。

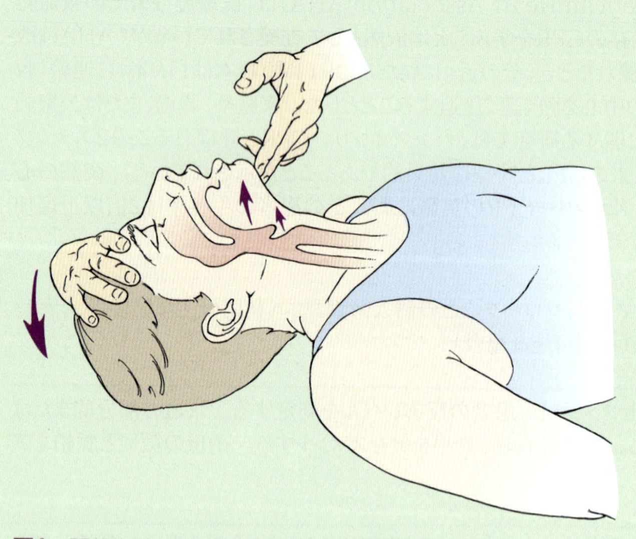
図1　頭部後屈・顎先挙上法を用いて気道を確保する。

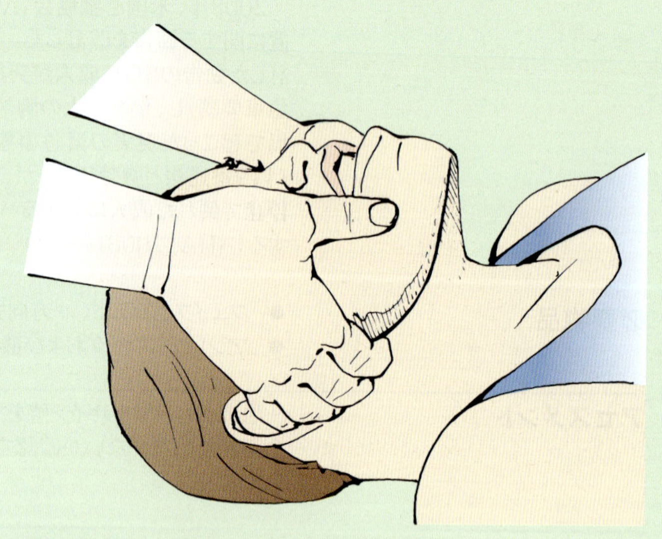
図2　下顎挙上法を用いて気道を確保する。

手順	根拠
4. 呼吸の有無を、見て、聴いて、感じて、確認する。この確認は5秒以上10秒未満で行う（AHA, 2006）。	この技術によって、患者の呼吸についての情報が得られ、人工呼吸の必要性がわかる。
5. 患者が呼吸を再開する、または十分な呼吸が行えるようになり、循環の徴候が認められる場合は、患者を回復体位にする。	回復体位によって、背部と脊椎の位置を保ちつつ、継続的な観察ができ、患者への処置も維持できる。
6. 自発呼吸がみられない場合は、可能であれば、フェイスシールド、一方向弁マスク（図3A）、またはアンビューバッグ（手動式蘇生バッグ）（図3B）を患者の口と鼻に密着させる。それらがない場合は、救助者の口を患者の口に密着させる。	患者の口と鼻に密着させることで、空気が漏れるのを防ぐ。マスクなどの器具を使用することによって感染伝播のリスクが減少する。
7. 呼気の吹き込みを2回行う。1回の吹き込みに1秒かけ、胸部が上昇するように行う。	患者への人工呼吸によって、酸素が患者の肺に送りこまれる。過換気になると胸腔圧の陽圧が増加し静脈還流が低下する。CPR時に肺へ流れる血液量は、通常の約25%-33%しかない。酸素を供給し二酸化炭素を除去するためにはより少ない換気で十分である。人工呼吸が長すぎると、心臓を再充満させる血液量が減少し、胸骨圧迫によって生じる血流量が減少する。強制的な人工呼吸は、胃の膨張を引き起こす。

手順　　**根拠**

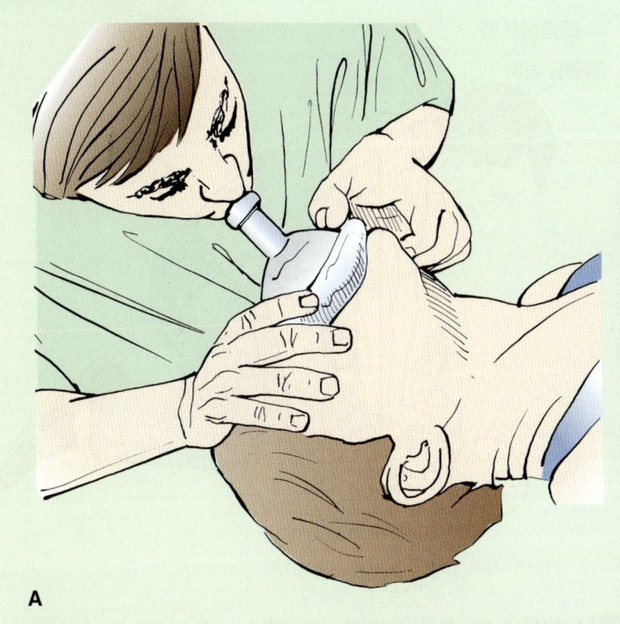

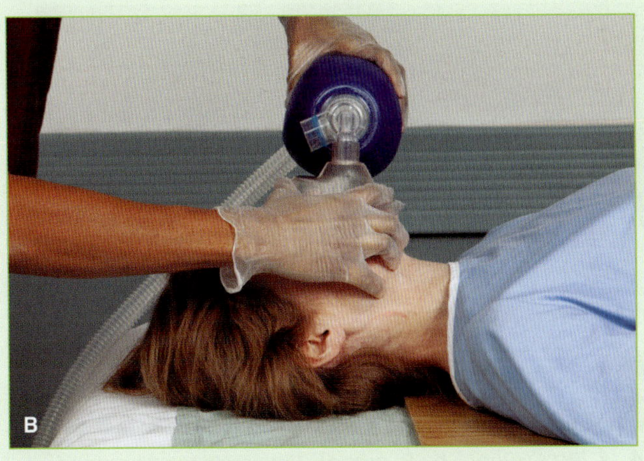

図3　A.一方向弁マスクの使用。B. 手動式蘇生バッグの使用。*(Photo courtesy B. proud)*

8. 換気できない、または換気中に胸部が膨らまない場合は、患者の頭部の位置を動かし、再度、換気してみる。それでも換気できない場合は、CPRを開始する。人工呼吸を行うために気道を確保し、気道に物が詰まっていないか目視する。口腔内に気道を障害する物があった場合は、それを取り除く。障害物がなければ、CPRを継続する。

　換気できないということは、気道の閉塞を示唆している。体位変換によって、十分に気道が開き、自発呼吸が促進される。血液循環を維持するために、胸骨圧迫の中断を最小限にとどめることが重要である。

9. 頸動脈の脈拍を確認し、同時に呼吸、咳嗽、体動も評価する。このアセスメントは少なくとも5秒かけるが10秒は超えないようにする。呼吸が再開したら回復体位にする(図4)。

　脈拍やその他のアセスメントにより心機能を評価する。大腿動脈で脈拍を確認してもよい。

10. 脈拍は触知できるが自発呼吸がない場合、人工呼吸は1回あたり5-6秒、1分あたり10-12回の速度で継続する。

　人工呼吸によって十分な酸素化が維持される。

11. 患者に循環のサインが見られない場合は、胸部中央で胸骨の下半分を直接おおうように片手の掌底をおく。もう一方の手を最初の手の上に当てる。指は伸ばしても組んでもよいが、胸部の上に置いたままとする。両腕をまっすぐに伸ばし、両肩が手の真上に来るような姿勢をとる。

　手を適切な位置におくことによって、圧迫の力が確実に胸骨に加わり、また、肋骨骨折、肺損傷、または肝臓裂傷のリスクが低下する。

12. 1分あたり100回のペースで、30回胸骨圧迫を行う。「1、2、……」と30回まで数えながら実施する。両肘は固定し両腕を伸ばし、両肩は手の真上にくるように姿勢を維持する。胸骨圧迫では、胸骨を4cm-5cm押し下げなければならない。患者の胸骨をまっすぐに押し下げる。1回の圧迫ごとに、胸部が完全に戻る(再膨張する)ようにする(図5)。

　直接的な心臓圧迫と胸腔内圧の操作により、CPR実施中は血流が供給される。胸骨を4cm-5cm押し下げることで、浅すぎず適度な圧迫が保たれ、十分な血流が供給される。胸部が完全に戻るようにすることで、心臓への静脈還流が促進される。

13. 30回の胸骨圧迫を1セットとし、各セット終了後、人工呼吸を2回行う。圧迫30回と人工呼吸2回を5サイクル行う。

　人工呼吸と胸骨圧迫によって肺と心臓の機能が代行され酸素供給と循環が維持される。

14. **AEDが使用可能になりしだい、できる限り早く除細動を行う。** スキル16-6の自動体外式除細動(AED)およびスキル16-7の手動体外式除細動を参照。

　心停止から除細動が実施されるまでの時間は、心停止後の生存を左右する重要な決定因子である(AHA, 2005b)。

(続く)

スキル・16-5 心肺蘇生術(CPR)の実施 (続き)

手順 / **根拠**

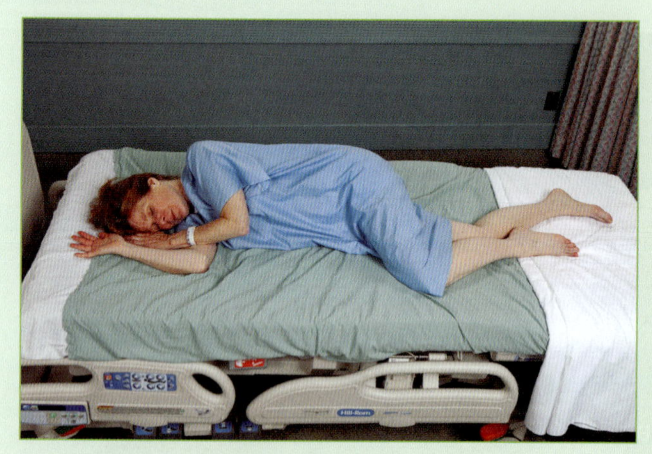

図4 回復体位 *(Photo by B. proud)*

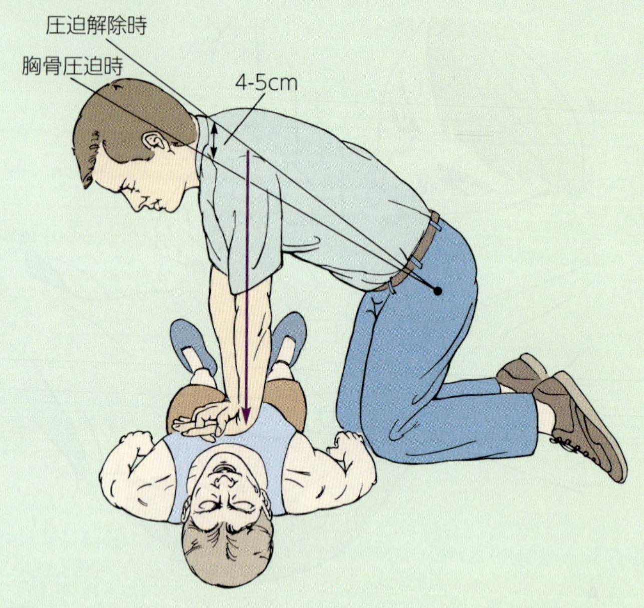

図5 胸骨圧迫時の正しい姿勢。胸骨を4cm-5cm押し下げる

15. CPRは、二次救命処置の実施者に引き継ぐまで、または患者が体を動かす、救助者の体力が消耗してCPRが続けられない、医師からCPR中止の指示が出る、といった状況まで続ける。二次救命処置の実施者は、脈拍の確認や他の治療に引き継ぐタイミングを指示する(AHA, 2006, p. 34)。

CPRはいったん開始したら、これらの条件の一つに合致するまで継続する。病院内では、数分以内に応援が到着する。

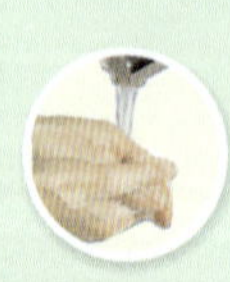

16. グローブを使用している場合は外し、手指衛生を行う。

PPEを適切に外すことで感染伝播および他の物品への汚染リスクが低下する。手指衛生により微生物の伝播を防ぐ。

評価

望ましい成果が達成されるのは、患者への有害作用を生じることなくCPRが効果的に実施される場合、心臓の拍動や呼吸が回復する場合、患者の心臓および肺が生命維持に十分な機能を存続する場合、二次救命処置が開始される場合、および患者が重篤な身体損傷を負っていない場合などである。

記録

ガイドライン

患者に反応がないことに気づき、CPRを開始した時間を記録する。救急医療チームなどによって継続された介入は、通常、緊急対応用書類に記録される。この書類によって、緊急時に実施された救命活動および処方された薬剤を確認できる。患者の医療記録には、これらの事象を要約して記録する。

記録例

12/07/06 22:30 患者の妻からナースコール。患者の呼吸・循環の徴候なし。緊急時対応システム作動、CPR開始。緊急対応用書類参照。

—— *B・クラップ、看護師*

予期しない状況と対処方法

- 胸骨圧迫を実施時、破裂音がした:この音は、肋骨骨折を示すもっとも一般的な音であることに留意する。手の位置を再度確認する。圧迫を続ける。
- 看護師が到着したとき、患者が床に倒れていた:患者の反応レベルを確認する。患者に反応がない場合は、周りの障害物を速やかに取りのぞき、応援とAEDを要請し、CPRを開始する。

注意事項

一般的注意事項

- 心停止が病院外で発生し、目撃者がいない場合、CPRを約2分(5サイクル)実施し、AEDを装着する。ECGリズムを確認したのちに、除細動を行う(Brunetti, 2008; AHA, 2006)。
- 患者の脈拍が触知できないときは、CPRを開始する。不必要なCPRでも、本当に必要な場合にCPRが実施されないよりは、害が少ない(AHA, 2006, p. 12)。
- **胸骨圧迫の中断を最小限にするために、できるかぎりのことを行うべきである。圧迫が中断する原因としては、脈拍確認の時間が長すぎる、人工呼吸に時間をかけすぎる、患者の移動、およびAEDの使用などがある。中断時間は10秒未満にとどめるようにするが、挿管、除細動、または危険な場所からの患者の移動は除く(AHA, 2006)。**
- 患者が肥満であっても、通常と同様の方法でCPRを実施する。
- 妊婦患者に対しても同様のガイドラインを使用してCPRを実施するが、いくつか処置を追加する。胸骨圧迫の開始前に患者を30度左側臥位にすることで、大静脈圧迫による心拍出量減少を防止する(Castle, 2007)。左側臥位をとるには、患者の背部に楔形の発泡ゴム製枕や固い体位固定用具を使用する。胸骨圧迫の際は、患者の胸部中央に両手をおき、垂直に下方ではなく、胸骨を脊椎のほうに向けて圧迫する。胸骨圧迫には強めの圧迫を加える。妊娠中の胸郭コンプライアンスの減少によって胸骨圧迫の効果は低下する。電極パッドは前後に装着することによって、乳房サイズの増加に伴う問題が回避できる(Castle, 2007)。
- 口腔の外傷などが原因で患者の口を完全に密閉できない場合は、口対鼻の人工呼吸を実施する。患者が気管切開チューブを挿入している場合は、口ではなく気管切開部を通じて換気を行う。
- 2008年に、米国心臓協会(AHA)が、医療施設外での緊急介入に関する勧告を改訂したことに留意する。従来のCPRを学ぶことは依然として推奨されているが、AHAは勧告を次のように改訂した:成人が突然倒れたとき、その近くにいた人は911番(日本では119番)に連絡(救急車要請)し、倒れた人の胸の中心を強く速く圧迫すること。家庭や、職場、または公衆の場で起こった現実の緊急事態に関する研究では、ハンズオンリーCPRと呼ばれる2ステップの対応が、従来のCPRと同様に効果的であることが示されている。突然の心停止で倒れた成人に対するハンズオンリーCPRの実施により、その患者の生存率は2倍以上増加する(AHA, 2008)。
- ハンズオンリーCPRは、溺水、外傷、気道閉塞、急性呼吸窮迫症には推奨されていないことに留意する(AHA, 2008)。

乳児と小児についての注意事項

- 思春期に達している小児(女性は乳房発育、男性は腋窩、胸部、顔に体毛が認められる)の蘇生にあたっては、成人用のCPRガイドラインを適用する(AHA, 2006)。
- 乳児または小児に反応がみられないと気づいたら、すぐに叫んで応援を呼ぶ。そばに自分しかいない場合は、速やかにCPRを開始し、1分当たり圧迫100回の速度で約2分間CPRを継続し(CPR約5サイクル、圧迫と換気の比は30:2)、その後、乳児／新生児から離れて緊急時対応システムを作動させる。小児が小さく、看護師と一緒のほうが安全な場合は、緊急時対応システムを作動させる際に、小児を連れて行くことを検討する。
- 小児が突然倒れたときは、まず、緊急時対応システムを作動させ、可能であればAEDを入手し、その後CPRを開始する。
- 患者が1歳から思春期の小児である場合、小児の体の大きさに合わせて胸骨圧迫に片手または両手を使うか判断する。圧迫の深さは、胸部の厚みの3分の1か2分の1とする。
- 1歳未満の乳児については、乳頭線から1横指下の正中に2 3本の指を当て、胸部の厚みの3分の1か2分の1までの深さで圧迫を加える。
- 小児の気道を確保するには、小児の額に片手を乗せ、もう一方の手で優しく顎を引き挙げる(乳児ではスニッフィングポジションと呼ばれる)。頭部または頸部外傷が疑われるときは、下顎挙上法を用いる。
- CPR時、可能であれば、1方向弁マスクを使って小児の鼻と口をおおう。
- 乳児および小児への人工呼吸は、1回あたり3-5秒、1分当たり12-20回の速度で行う。
- ハンズオンリーCPRは、反応のない乳児および小児には推奨されていないことに注意する(AHA, 2008)。

(続く)

スキル・16-5　心肺蘇生術(CPR)の実施　*(続き)*

実践のためのエビデンス

米国心臓協会は心肺蘇生術および救急心臓処置に関するガイドラインを発表し、そのガイドラインを、心血管・呼吸の救急医療に携わる医療提供者に対する一次救命処置および二次救命処置の教育に組み入れている。

American Heart Association (AHA).(2005a). Advanced life support: 2005 International consensus conference on cardiopulmonary resuscitation and emergency cardiovascular care science with treatment recommendations. *Circulation*, 112(22 Suppl.), III25-III54.

American Heart Association (AHA). (2006). *BLS for healthcare providers*. Dallas, TX: Author.

スキル・16-6　自動体外式除細動の実施

突然の心停止が発見された場合に、最初に確認される心臓リズムで最も多いものは**心室細動**である(AHA, 2005b)。電気的除細動は心室細動の治療としてもっとも効果が高い。電気的な治療は、除細動、**カルディオバージョン**、ペースメーカーを使用して実施される。(本章の基礎知識16-1を参照。)迅速な除細動は患者の生存率を高めるために不可欠である(AHA, 2006)。

除細動は、短時間に大量の電流を患者に通電する。除細動は、心室細動(VF)では標準的な治療法であり、無脈性心室頻拍(VT)の治療にも使用される。その目的は、不規則に拍動している心臓を一時的に脱分極させ、より連係のとれた収縮活動を再開させることである。心筋を完全に脱分極させることで、瞬間的な収縮が生じ、良好な収縮活動が再開する。これによって、心臓が持つ本来のペースメーカー機能に正常な活動を再開する機会が提供される。

自動体外式除細動器(AED)は、ポータブルの体外式除細動器で、自動的に心拍動のリズムを検出・解析し、電気ショックが必要な場合はそれを操作者に知らせる。AEDの使用が適切とされるのは、患者に反応がない、呼吸していない、および脈拍が触知できない場合である。(AHA, 2006)。除細動器は、患者の情報から、「電気ショックが必要」または「電気ショック不要」の指示を示す。完全自動型の機器は、自動的にリズムを解析し、適応であれば、電気ショックを実施する。この種の機器は、一般的に病院外の環境に設置されている。半自動型の機器は、操作者が「解析」ボタンを押すと、リズム解析を開始し、「電気ショック」ボタンを押すと、適応であれば、電気ショックを実施する。半自動型の機器は、院内環境によくみられる。AEDは、電極パッドが正しく装着され、ショックが必要なリズムが検知されない限り、電気ショックを実施しない。AEDには体動検出機能が備わっているものがある。これにより、患者に接触している人の体動などなんらかの体動があれば、除細動器が放電しないようになっている。電圧の強さはあらかじめ設定されている。パッドを装着し、機器の電源を入れたら、機器が示すメッセージに従う。以下に述べるガイドラインは米国心臓協会(AHA, 2005a)のガイドラインに基づいている。AHAのガイドラインの推奨事項は、継続的な心電図モニタリングまたは血行力学的モニタリングの設備が整っている病院では、その環境に合わせて修正してもよいとされている。

現行では、AEDの装着は可能なかぎり早く行うよう勧告されている。早期に装着できれば、成人や小児の心臓の状態が早期に解析され、適応の場合には、初回の電気ショックが実施される。初回の電気ショックのあと、胸骨圧迫／換気(30/2)を5サイクル行い、心拍動のリズムを再度解析する。電気ショックを1回実施・CPRを2分間実施という処置を、AEDに「電気ショック適応なし」と表示されるまで、またはACLSが使用できるようになるまで繰り返す(AHA, 2006)。

医療施設には、蘇生処置を望まないという意志表示を行っている患者がいることに留意する。蘇生処置の拒否は、明確な意思表示を患者の診療録に記載しておかねばならない。

必要物品

- 自動体外式除細動器(AED)
- 除細動器用の粘着パッド(6枚)
- パッドとAEDを接続するケーブル
- かみそり
- タオル

機器によっては、パッド、ケーブル、AEDがあらかじめ接続されているものがある。

アセスメント

患者の反応、呼吸への効果、循環の徴候の有無についてアセスメントする。患者のバイタルサインをアセスメントし、患者の反応レベルを判断する。部分的気道閉塞か、完全な気道閉塞か確認する。呼吸の有無または効果、循環の徴候と脈拍の有無についてアセスメントする。AEDは患者に反応がみられない、呼吸がない、および循環の徴候(脈拍、効果的な呼吸、咳嗽、体動)がないときにのみ使用する。患者の年齢を確認する。一部のAEDは、成人または小児用のいずれかの電気量で電気ショックを実施できるよう設計されているものがある。患者の体格／年齢に合った適切な電極パッドを選ぶ。可能であれば、8歳未満の小児には、小児用パッドまたは小児用のシステムを使用する。

AEDの使用前に、他の処置を必要とする特別な状況がないか、または使用が禁忌ではないか確認する。(このような状況と適切な処置についての詳細は、Box 16-2　AEDに関する特殊な状況を参照)

Box 16-2　自動体外除細動器(AED)に関する特殊な状況

- ***患者が水たまりの中か、その近くにいる。***水は電気伝導が良い。水の中にいる患者に除細動を実施すると、AEDの操作者やそばにいる人が感電する可能性がある。他にも可能性のある影響としては、患者の皮膚近くの水が電気の直接的な経路となって、両電極のあいだに電流が流れる恐れがある。この場合、電流が心臓を迂回して電極間で流れるため、心臓に届く電流が不十分になる。患者を水たまりから遠ざけ、AEDを開始する前に胸部の水分を素早く取り除く。
- ***患者が植込み型ペースメーカーを使用している。***AED電極パッドは、植込み型ペースメーカーの縁から少なくとも2.5cm離れた位置に取り付ける。AED電極パッドを植込み型ペースメーカーの真上に取り付けると、植込み型ペースメーカーが心臓への電気ショックを妨害する可能性がある。植込み型ペースメーカーが電気ショックを患者に与えた場合は(胸部表面に筋肉収縮がみられる)、30-60秒時間をおき、植込み型ペースメーカーが治療サイクルを終了するのを待って、AEDの電気ショックを実施する。
- ***経皮投与パッチまたは他の物質が電極部位に貼付されている。***パッチを取り除き、その部位を清拭したあと、電極パッドを取り付ける。薬剤パッチの表面に直接電極を取り付けないこと。パッチが心臓への通電を妨害する可能性がある。

(Adapted from American Heart Association. [2006]. *BLS for healthcare providers.* Dallas, TX: Author.)

看護診断

患者の現在の状態に基づき、看護診断を行うための関連因子を決定する。妥当な看護診断としては以下のような例がある。

- 心拍出量減少
- 非効果的気道浄化
- 自発換気障害
- ガス交換障害
- 非効果的脳組織循環リスク状態
- 身体損傷リスク状態

成果確認と看護計画立案

自動体外式除細動を実施する時の望ましい成果とは、患者に有害作用が生じることなく除細動が正しく実施され、整った電気的リズムと脈拍があり循環の徴候が回復することである。その他の成果としては、患者が呼吸を回復すること、患者の心臓および肺が生命維持に必要な機能を保つこと、患者が重大な損傷を受けないこと、および二次救命処置が開始されることがある。

看護技術の実際

手順	根拠
1. 患者の反応を評価する。患者に反応がなければ、ナースコールを押して応援を呼び、施設の緊急時対応システムとAEDを要請する。可能であれば、グローブを装着する。除細動器および他の救急救命装置が到着するまで、心肺蘇生術(CPR)を実施する。	反応を評価することで、意識のある人へのCPR実施を回避する。緊急時対応システムを作動させることで迅速な処置を開始することができる。グローブは血液や体液との接触を予防する。CPRを開始することで、除細動が行われるまでの間、心臓および脳の機能が保持される。
2. AEDを準備する。AEDの電源を入れる。作動ボタンを押す。機器によっては、ケースを開けると自動的に電源が入るものもある。	適切な設置によって適切な機能が保たれる。

(続く)

スキル・16-6　自動体外式除細動の実施（続き）

手順	根拠
3. AEDの接続ケーブルをAEDに接続する（あらかじめ接続されているものもある）。AEDケーブルを粘着電極パッドに接続する（あらかじめ接続されているものもある）。	適切な準備によって適切な機能が保証される。
4. 胸骨圧迫を停止する。電極パッドの剥離紙を外し、粘着面を露出させる。電極パッドを患者の胸部に取り付ける。1つ目のパッドを胸骨右縁上部・右鎖骨のすぐ下に貼付する。2つ目のパッドは左乳頭の外側で、腋窩から5-8cm下にパッドの上縁が来るように貼付する（図1）。	適切な準備によって適切な機能が保証される。粘着パッドの使用により、手でパッドを押さえずに除細動が実施でき、皮膚と電極の接触も非常に良好になる。接触が良好になると、インピーダンス（電気抵抗）が低下し、アーチファクトが減少し、使用者の安全性が高まる（Dwyer et al., 2004）。
5. パッドを適切な位置に取り付けたら、AEDの電源を入れ、機器に表示されるメッセージに従う。患者から離れリズムを解析する。患者に誰も接触していないことを確認する。大きな声で「患者から離れて」と周りに伝える。必要に応じて“解析”ボタンを押し、解析を実施する。一部の機器は、患者にパッドを取り付けると、自動的に解析を開始するものがある。解析中は患者に影響を与えるような動きは避ける。	体動および電気インパルスは解析時のアーチファクトの原因になる。アーチファクトを回避することで正確なリズム解析が得られる。患者への接触を避けることで、感電が防止される。
6. 心室頻拍または心室細動がみられる場合、AEDは電気ショックが適応であることを通知し、充電を開始する。AEDの充電が終わると、電気ショックを患者に与えるためのメッセージが通知される。	電気ショックのメッセージは、AEDの画面上の文字または視覚的なメッセージ、音声アラーム、または合成音声によって表示される。
7. “ショック”ボタンを押す前に、「患者から離れて」と大声で周りに伝える。患者に触れている人がいないか目視で確認する（図2）。“ショック”ボタンを押す。AEDが完全自動型の場合、電気ショックは自動的に実施される。	患者から離れていることを確認することで、患者以外の人の偶発的な感電を防ぐ。

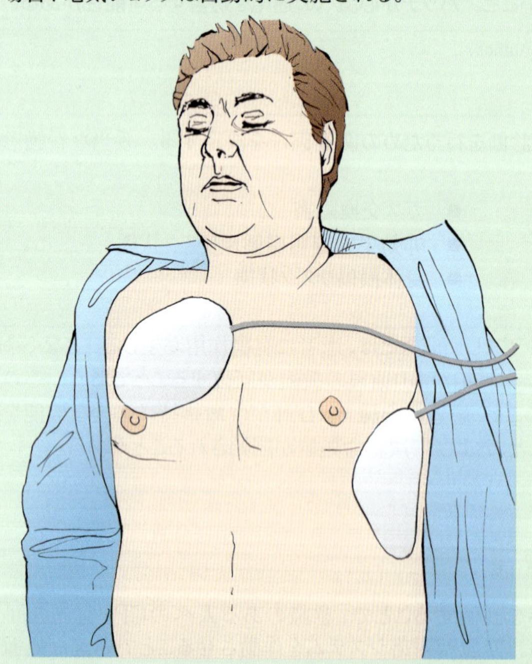
図1　AED電極パッドの装着

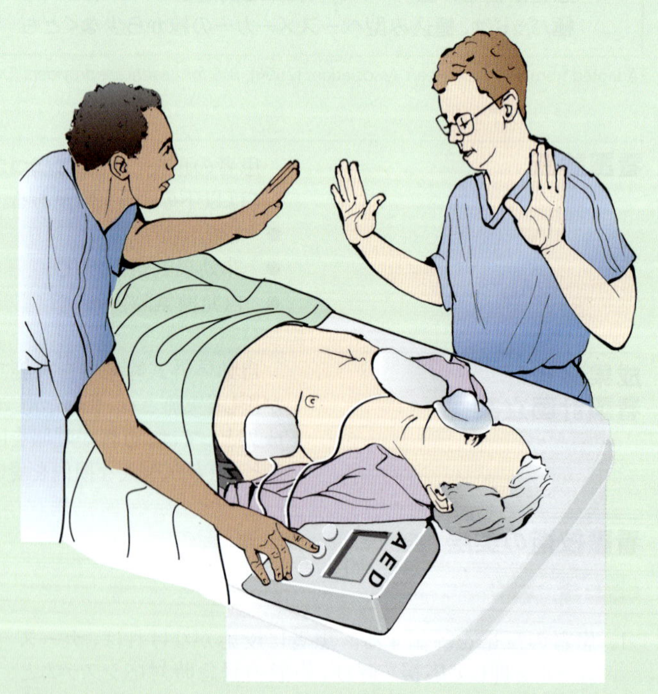

図2　患者から離れる。

手順	根拠
8. 速やかにCPRを再開し、胸骨圧迫を開始する。CPRを5サイクル(約2分間)実施後、AEDを使って心拍動のリズムの解析を実施する。電気ショックの実施メッセージが通知されない場合は、CPRを再開し、胸骨圧迫を開始する。脈拍があるか再確認は行わない。AEDの音声メッセージに従う。その後は、二次救命処置を行う医療チームに引き継ぐまで、または患者の体動がみられる、疲労のため胸骨圧迫を継続できなくなる、医師がCPR中止の指示を出す、というような状況までCPRを継続する。二次救命処置の実施者は脈拍確認または他の治療に引き継ぐタイミングを指示する(AHA, 2006, p. 34)。	CPRを再開することで最適な治療が提供される。CPRによって心臓および神経の機能が保たれる(AHA 2006推奨ガイドラインに基づく)。電気ショックによって不整脈が排除されたとしても、心拍動のリズムが確立されるまでには数分を要し、灌流が確保されるまでにはさらに時間がかかる。心臓が機能を取り戻すまでのあいだ、胸骨圧迫によって冠状動脈および脳の灌流が維持される(Zed, et al., 2008)。一般の人に使用されるよう地域に備えられているAEDの中には、解析／電気ショックの3サイクルを1セットとして繰り返すよう自動的にプログラムされているものがある。この場合は、1回目の電気ショック後AEDの電源を切り、次の解析と除細動を行う際には電源を再度入れる必要がある。施設で利用可能なAEDの型式に慣れておくこと。
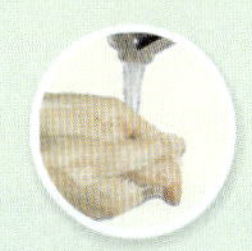 9. グローブを使用している場合は外す。手指衛生を実施する。	PPEを適切に外すことで感染伝播および他の物品への汚染リスクが低下する。手指衛生により微生物の伝播を防ぐ。

評価

望ましい成果が達成されるのは、自動体外式除細動が患者への有害作用を示すことなく正しく実施され、患者が循環のサインを回復する場合である。その他には、患者が呼吸を回復する、患者の心臓および肺が生命維持に必要な機能を保つ、患者が身体損傷を受けていない、二次救命処置が開始される、などの場合がある。

記録

ガイドライン

患者に反応がないことに気づき、CPRを開始した時間、AEDの電気ショックを実施した時間を記録する。緊急医療チームなどによって継続された介入は、通常、緊急対応用書類に記録される。この書類により、緊急時に実施された救命活動および処方された薬剤を確認できる。患者の医療記録には、これらの事象を要約して記録する。

記録例

12/07/06　22:30　患者の妻からナースコール。患者に呼吸・循環の徴候なし。緊急時対応システム作動、CPR開始。22:32にAED実施。緊急対応用書類参照。
—— *B・クラップ、看護師*

予期しない状況と対処方法

- AEDに「パッドを確認」または「電極を確認」というメッセージが表示される：電極パッドの貼付が不安定、またはケーブルがしっかり固定されていない。パッドが患者の皮膚に十分かつ均等に貼付されていることを確認する。ケーブルとAED、およびケーブルと電極パッドの接続を確認する。患者の皮膚が濡れていないか、または発汗していないか、または過度の胸毛がないか確認する。この場合は、次に述べる対処方法を参照する。
- 過度の胸毛がみられる：粘着性の電極パッドが皮膚ではなく胸部の体毛に密着し、皮膚との十分な接触が妨げられている可能性がある。十分密着させるために電流パッドを上から圧力を加えて固定する。問題が解決しない場合は、電極パッドを勢いよく外し、十分な量の胸毛を取り除く。相当な量の体毛が残っている場合は、AEDのケース内にあるかみそりで体毛を剃る。同じ部位に別の電極パッドを装着する。処置を継続する。
- 患者に著しい発汗がみられる、または皮膚が濡れている：濡れた皮膚または発汗している皮膚には、電極パッドを固定できない。電極パッドを取り付ける前に、布やタオルで胸部の水分を拭きとる。

注意事項

一般的注意事項

- AEDの適切な保全は適切な動作を維持するために不可欠である。AEDに損傷がないか目視で確認する。AEDの画面に“使用可能”と表示されていることを毎日確認する。製造業者の推奨または施設の規定に従って保全管理を行う。
- 妊娠している患者には、電極パッドを前後に取り付けることで、乳房サイズ増大に伴う問題を避けることができる(Castle, 2007)。

(続く)

スキル・16-6　自動体外式除細動の実施　*(続き)*

乳児と小児についての注意事項

- 米国心臓協会は、1歳未満の乳児へのAEDの使用については、推奨する・しない、のいずれにもエビデンスが不十分であると発表している(2006年)。実施に関しては施設の規定に従う。
- 8歳以上の小児患者は、成人用のパッドと成人と同様の電気ショック量で除細動を実施する。
- 小児用のパッドが使用でき、小児用の電気ショック量への通電切り替えスイッチがAEDに備わっている場合は、1-8歳の小児にこれらを両方使用する(AHA, 2006)。
- AEDに小児用パッドまたは小児用スイッチが備わっていない場合は、成人用のパッドを使用し成人用の電気ショック量で電気ショックを実施する(AHA, 2006)。

実践のためのエビデンス

米国心臓協会は心肺蘇生術および救急心臓処置に関するガイドラインを発表し、そのガイドラインを、心血管・呼吸の救急医療に携わる医療提供者に対する一次救命処置および二次救命処置の教育に組み入れている。

スキル16-5の実践のためのエビデンスを参照。

スキル・16-7　手動体外式除細動(非同期式)

電気的治療は、致死性不整脈を迅速に停止・制御するために行われる。電気的治療は除細動、カルディオバージョンまたはペースメーカーを使用して実施される。

除細動は、短時間に大量の電流を患者に通電する。除細動は、心室細動(VF)では標準的な治療法であり、脈拍が触知できない患者の心室性頻拍(VT)の治療にも使用される。その目的は、不規則に拍動している心臓を一時的に脱分極させ、より連係のとれた収縮活動を再開させることである。心筋を完全に脱分極させることで、瞬間的な収縮が生じ、良好な収縮活動が再開する。これによって、心臓が持つ本来のペースメーカー機能に正常な活動を再開する機会が与えられる。電流を通電する電極パドルは患者の胸部に装着するか、心臓手術時は心筋に直接接触させる。心室細動が生じると、治療しなければ死に至るため、この種の不整脈の早期発見と迅速な治療が除細動の成功を左右する。

手動式除細動は、操作者がリズムの解析、充電、胸郭の適切な位置へのパドル貼付、カウンターショックの実施という一連の処置を行わなければならない。操作者には、迅速かつ正確な不整脈の検知スキルが求められる。以下に述べるガイドラインは、米国心臓協会2005年のガイドラインに基づいている。AHAガイドラインの推奨事項は、継続的な心電図モニタリングまたは血行力学的モニタリングの設備が整っている病院では、その環境に合わせて修正してもよいとされている。

医療施設には、蘇生処置を望まないという意志を示している患者がいることに留意しておかねばならない。蘇生処置の拒否は、明確な意思表示を患者の診療録に記載しておかねばならない。

必要物品

- 除細動器(単相性または二相性)
- 体外パドル(心臓手術用には体内用滅菌パドル)
- 伝導パッド
- レコーダー付き心電図(ECG)モニター
  (除細動器に組み込まれていることが多い)
- 酸素療法用の物品
- 手動式蘇生バッグ
- エアウェイと関連物品
- 緊急ペーシング用物品
- 心臓用の緊急薬剤

アセスメント

患者の反応、効果的な呼吸、循環の徴候の有無についてアセスメントする。患者のバイタルサインをアセスメントし、患者の反応レベルを査定する。部分的または完全な気道閉塞がないか確認する。呼吸の有無または呼吸への効果をアセスメントする。循環の徴候と脈拍の有無をアセスメントする。応援を要請し、心肺蘇生術(CPR)を実施しながら、除細動器および他の救急用物品が到着するのを待つ。

看護診断

患者の現在の状態に基づき、看護診断を行うための関連因子を決定する。妥当な看護診断としては以下のような例がある。

- 心拍出量減少
- ガス交換障害
- 自発換気障害
- 非効果的気道浄化
- 身体損傷リスク状態

成果確認と看護計画立案

手動体外式除細動を実施した時の望ましい成果とは、患者への有害作用を生じずに除細動が正しく実施され、循環の徴候が回復することである。その他の成果としては、患者が呼吸を回復すること、患者の心臓および肺が生命維持に必要な機能を保つこと、患者が重篤な損傷を受けないこと、および二次救命処置が開始されることなどがある。

看護技術の実際

手順 / **根拠**

1. 患者の反応をアセスメントする。患者に反応がなければ、ナースコールを押して応援を呼び、施設の緊急時対応システムとAEDを要請する。可能であれば、グローブを装着する。除細動器および他の救急用物品が到着するまで心肺蘇生術(CPR)を行う。

   根拠：患者の反応をアセスメントすることで、意識のある人へのCPR実施が回避できる。緊急時対応システムを作動させることで迅速な処置を開始することができる。グローブは血液や体液との接触を予防する。CPRを開始することで、除細動の準備ができるまで心臓および脳の機能が保持される。

2. 除細動器の電源を入れる。

   根拠：充電とパドル設置によって除細動の準備を整える。

3. 除細動器に“クイックルック”(パドルを当てると心電図を表示する)機能がついている場合は、患者の胸部にパドルを当てる。その機能がない場合は、除細動器のモニター用のリードを患者に接続し心拍動のリズムを評価する。

   根拠：モニターのリードを患者に接続することで、心拍動のリズムの迅速なモニタリングが行える。

4. 患者の胸部を露出し、パドルを当てる位置に伝導パッドを装着する。前胸部に装着する場合は、1つ目のパッドを胸骨右縁上部・右鎖骨のすぐ下に貼付する。もう一方のパッドの位置は、左の前腋窩線上の第5または第6肋間腔の上である(図1)。“ハンズフリー”の粘着パッドが使用可能な場合も、同様の位置で使用する。胸部の前後に装着する場合は、前方のパドルを胸骨下縁の左側、心臓の上に直接当てる。平らな後方パドルは、心臓の裏側にあたる背部の肩甲骨のすぐ下(しかし脊柱の上ではない)に当てる(図2)。

   根拠：この位置に取り付けることで、電気刺激が心臓に到達するまでの距離が短くなる。

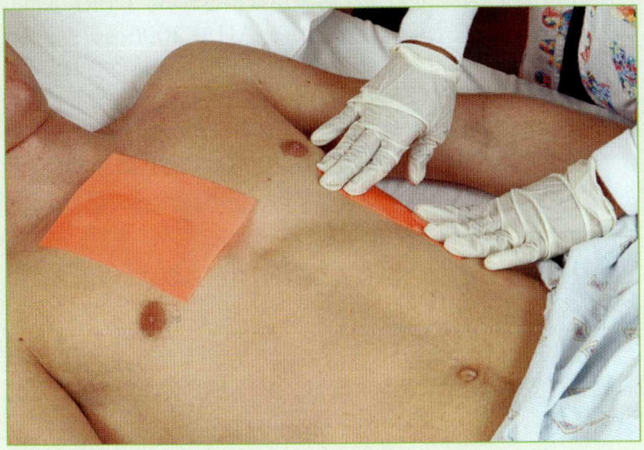

図1　前胸部への除細動パッドの貼付位置

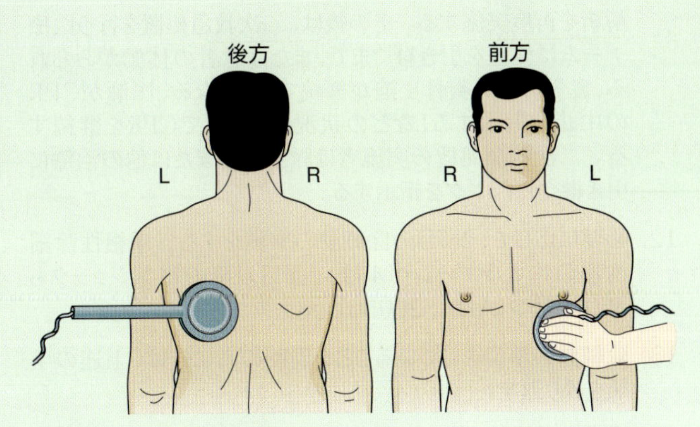

図2　胸部前後への除細動パッドの位置(From Smeltzer, S. C., Bare, B. G., et al. (2010). *Brunner and Suddarth's Textbook of medical-surgical nursing.* (12th ed.). Philadelphia, PA: Lippincott Williams & Wilkins)

(続く)

スキル・16-7　手動体外式除細動（非同期式）　（続き）

手順	根拠
5. 成人患者の場合、単相性除細動器はエネルギーレベルを360J（ジュール）に設定する。二相性除細動器を使用時は150-200Jから開始し、臨床的に適切なエネルギーレベルに調整する（AHA, 2005b）。	適切な準備によって適切な機能が保証される。
6. 充電ボタン（機器本体かパドルにある）を押してパドルを充電する。	適切な準備によって適切な機能が保証される。
7. **伝導パッドの上にパドルを当て（図3）、約11kgの圧力で患者の胸部に強くしっかり押しあてる。ハンズオフパッドを使用している場合は、パドルに触れないこと。**	適切な準備によって適切な機能が保証される。伝導させるには、しっかり密着させる必要がある。

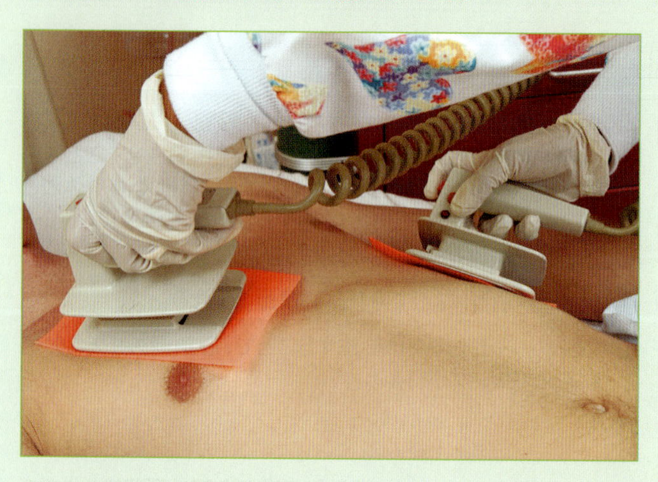

図3　患者の胸部にパドルを当てる。

手順	根拠
8. 心拍動のリズムを再評価する。	準備中にリズムが変化することがある。
9. **依然として患者がVFか無脈性VTを呈している場合は、機器の操作者を含む周りにいる人全員に患者およびベッドから離れるように指示する。**	ベッドおよび患者から離れて立つことによって、患者以外の人への感電防止になる。
10. 両方のパドルの充電ボタンを同時に押して放電する。遠隔式除細動パッドを使用している場合は、機器の充電または電気ショックボタンを押す。	充電ボタンを押すことで、除細動用の電流が放電される。
11. 電気ショック後、速やかにCPRを再開し、胸骨圧迫を開始する。CPRを5サイクル（約2分間）実施後、心拍動のリズムの解析を再度実施する。その後は、二次救急処置を行う医療チームに処置を引き継ぐまで、または患者の体動がみられる、疲労のため胸骨圧迫が継続できなくなる、医師がCPRの中止を指示する、などの状況になるまでCPRを継続する。二次救命処置の実施者は脈拍確認または他の治療に引き継ぐタイミングを指示する。	CPRを再開することで最適な治療が提供される。CPRによって心臓および神経の機能が保たれる（AHA 2006推奨ガイドラインに基づく）。電気ショックによって不整脈が排除されたとしても、心拍動のリズムが確立されるまでには数分を要し、灌流が確保されるまでにはさらに長い時間がかかる。心臓が機能を取り戻すまでのあいだ、胸骨圧迫によって冠状動脈および脳の灌流が維持される（Zed, et al., 2008）。
12. 必要に応じて、2回目の除細動の準備をする。単相性除細動器のエネルギーレベルは、2回目以降の電気ショックも360Jを保つ（AHA, 2005b）。	心臓を刺激するためにさらに電気ショックが必要になる場合がある。
13. 除細動の準備をしていることを周囲の者に告げ、上述の手順を繰り返す。	心臓を刺激するためにさらに電気ショックが必要になる場合がある。
14. 除細動によって通常のリズムが回復した場合：	
a. 循環の徴候を確認する。中心および末梢動脈の脈拍を確認し、血圧、心拍、および呼吸数を測定する。	さらなる問題を予防するために継続的なモニタリングが必要となる。継続的なモニタリングにより、万一問題が生じたときの早期検出および迅速な介入が可能となる。

手順	根拠
b. 循環の徴候が認められた場合は、呼吸の有無を確認する。呼吸が不十分なときは、呼吸の補助が必要となる。人工呼吸を開始する（1回の呼吸は5秒）。	
c. 呼吸が十分であれば、患者を回復体位にする。患者のアセスメントを続ける。	
d. 患者の意識レベル、心拍動のリズム、呼吸音、皮膚色、体温をアセスメントする。	再評価によって継続的な介入の必要性を判断する。最適な治療が実施される。
e. 指示があれば、ベースラインのABG値と12誘導ECGを測定する。	
f. 必要に応じて、酸素投与、人工呼吸器の装着、薬剤の投与を行う。	
15. 電気ショックによる熱傷が胸部にないか確認し、指示があれば副腎皮質ホルモンやラノリンベースのクリームで治療する。ハンズフリーパッドの使用時は、心室性頻拍や心室細動の再発に備え、パッドを貼付したままにしておく。	皮膚の観察により身体損傷がないか確認する。パッドを適切な位置に保持しておくことで、次回の使用に備える。
16. グローブを使用している場合は外す。手指衛生を実施する。	PPEを適切に外すことで感染伝播および他の物品への汚染リスクが低下する。手指衛生により微生物の伝播を防ぐ。
17. 速やかに再使用できるよう除細動器の準備を整えておく。	患者が不安定な場合、さらなる介入が必要となる場合がある。

評価

望ましい成果が達成されるのは、手動体外式除細動が患者への有害作用を示すことなく正しく実施され、患者が循環の徴候を回復する場合である。その他には、患者の呼吸が回復する、心臓および肺が生命維持に必要な機能を保つ、患者が身体損傷を受けていない、二次救命処置が開始される、などの場合がある。

記録

ガイドライン

患者に反応がないことに気づきCPRを開始した時間、除細動前後の患者のECGリズム、除細動実施回数、各電気ショックに使用した電圧、脈拍回復の有無、投与した薬物の用量・経路・時間、CPR実施の有無、気道確保の方法、および患者のアウトカムなど処置に関する項目を記録する。緊急医療チームなどによって継続された介入は、通常、緊急対応用書類に記録される。この書類によって、緊急時に実施された救命活動および処方された薬剤が確認できる。患者の診療録には、これらの事象を要約して記録する。

記録例

12/07/06　22：30　患者の妻からナースコール。患者の呼吸・循環の徴候なし。緊急時対応システム作動、CPR開始。22：32に手動式除細動開始。緊急対応用書類参照。
―― *B・クラップ、看護師*

予期しない状況と対処方法

- 除細動器が放電しない：電源が入っていることを確認する。除細動器が電源コンセントに接続されていない場合は、バッテリーが減っていないか、充電量は十分か確認する。
- パッドを当てた部位に熱傷が生じた：指示に従って、熱傷部位の治療の準備を行う（副腎皮質ホルモンまたはラノリンベースのクリームなど）。ほとんどの場合、熱傷の原因は伝導媒体量の不足である。

注意事項

一般的注意事項

- 除細動によって治療提供者が偶発的に感電することがある。
- 除細動器は製造業者によって使用方法や機能が異なるため、施設に備えられている装置に十分慣れておく。除細動器の動作は、少なくとも8時間毎、または施設の規定に従って確認する。使用後も確認する。

（続く）

スキル・16-7　手動体外式除細動（非同期式）　*（続き）*

- 除細動は次のようないくつかの因子によって影響を受けることがある。例えば、パドルのサイズや位置、患者の心筋の状態、徐脈の持続時間、胸部の抵抗性、およびカウンターショックの回数などである。

乳児と小児についての注意事項

- 8歳未満または体重25kg未満の小児には、体重に基づいて除細動のエネルギー量を手動で調整する必要がある。初回電気ショック：2J/kg、2回目：4J/kg、3回目4J/kg（AHA, 2005b）。

実践のためのエビデンス

米国心臓協会は心肺蘇生術および救急心臓処置に関するガイドラインを発表し、そのガイドラインを、心血管・呼吸の緊急治療に携わる医療提供者に対する一次救命処置および二次救命処置の教育に組み入れている。

スキル16-5の実践のためのエビデンスを参照。

スキル・16-8　体外式ペースメーカー（経皮的ペーシング）

一時的に使用されるペースメーカーは体外式で、電池式パルス発生器と電気的に心拍を刺激するためのリードまたは電極で構成されている。経皮的ペーシングは、心臓の電気伝導に異常が生じたとき、電流を一時的に心臓に供給することができる。生命にかかわる状況では、時間が非常に重要であることから、短時間で実施できる体外式ペースメーカーは最良の選択肢である。この装置は、患者の胸部の前後に装着された2つの電極を介して、パルス発生器から電気的刺激を患者の心臓に送る。これによって、心筋が電気刺激（脱分極）を受け、心筋線維の収縮が促される。経皮的ペーシングは迅速で効果的であるが、通常は問題が解決するか経静脈ペーシングが開始されるまでの短期的な治療法として利用される。経皮的ペーシングは、重度低体温症および時間が経過している徐脈性心静止の患者には禁忌である（Craig, 2005）。

必要物品

- 経皮的ペーシング用機器
- 経皮的ペーシング用電極
- 心電図モニター

アセスメント

患者の診療録とケアプランを確認し、ペーシングの必要性についての情報を得る。経皮的ペーシングは、緊急処置として実施されるのが一般的である。モニターの波形記録や12誘導ECGなど初期の心拍動のリズムをアセスメントする。心拍数、呼吸数、意識レベル、皮膚色を継続的に観察する。脈拍が触知できなければ、CPRを開始する。

看護診断

患者の現在の状態に基づき、看護診断を行うための関連因子を決定する。妥当な看護診断としては以下のような例がある。

- 心拍出量減少
- 知識不足
- 不安
- 身体損傷リスク状態

成果確認と看護計画立案

経皮的ペーシングを使用する際の望ましい成果とは、患者が有害作用を生じることなくペースメーカーを適切に取り付けられ、最低心拍数の確保など患者が循環の徴候を回復させることである。その他の成果としては、患者の心臓および肺が生命維持に必要な機能を保つこと、患者が損傷を受けないことがある。

看護技術の実際

手順	根拠
1. 必要物品をベッドサイドまたはオーバーテーブルに準備する。	必要物品の準備により、時間と労力が節約でき、作業効率が向上する。看護師の不必要な動きも省略できる。
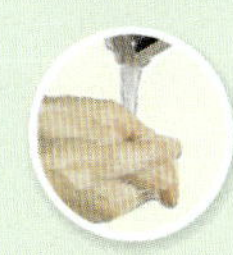 2. 手指衛生を行い、指示があればPPEを装着する。	手指衛生およびPPEは微生物の伝播を予防する。PPEは感染経路別予防策に基づいて用意する。
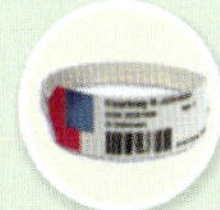 3. 患者の本人確認を行う。	本人確認を行うことによって、正しい患者に確実に介入を実施することができる。
4. 患者に反応がある場合は、手順を患者に説明する。若干の不快感を伴うこと、患者の安楽を維持しリラックスしやすいように薬剤を投与することを説明する。緊急事態でなければ、指示に応じて、鎮痛剤や鎮静剤を投与する。	体外式ペースメーカーは、意識のない患者への使用が一般的である。体外からのペーシングには高エネルギーが必要で、そこから生じる不快感に意識のある患者は耐えられないため、使用の際には鎮静剤が投与されることが多い。
5. ベッドの周りのカーテンと可能なら病室の扉も閉める。	こうすることで患者のプライバシーが保たれる。
6. 必要時は、電極取り付け部位の体毛をハサミで切る。**剃毛してはならない。**	剃毛によって、皮膚の炎症を引き起こす微小な擦過傷やパルス発生器からの電流による不快感が生じる可能性がある。
7. 心電図モニタリング用の電極を患者に装着する(誘導I、II、IIIの位置)。すでに無線式モニタリングが装着されていても、この電極は装着する。第II誘導を選択する場合、前方のペーシング電極と体格に合わせて左足の電極位置を調整する。	無線電極はペースメーカーに接続する必要がある。
8. モニタリング電極をECGケーブルに接続し、ペーシング発生器の前面にあるECG入力口に接続する。選択スイッチを“モニター開始”位置にセットする。	これによって、装置が適切に機能する。
9. モニター画面上のECG波形を確認する。R波信号音を適切な音量に調整し“アラーム・入”ボタンを押してアラームを作動させる。内因性心拍数より下限は10-20回少なく、上限は20-30回多くアラームを設定する。	これによって、装置が適切に機能する。
10. “開始／停止”ボタンを押し、波形をプリントアウトする。	プリントアウトは客観的なデータになる。
11. 2つのペーシング電極を装着する。患者の皮膚が清潔・乾燥の状態であり、十分な皮膚接触が得られることを確認する。後方の電極(“後ろ”と表示あり)の保護シートをはがし、肩甲骨のすぐ下の、脊柱の左側に電極を装着する(図1)。	この位置によって、電気刺激が短い距離で心臓に到達する。
12. 前方のペーシング電極(“前”と表示あり)を装着する。この電極には2つの保護シートがあり、1つはジェルのついた部分を覆い、もう1つは外縁部分を覆っている。ジェル部分を露出し前胸部の皮膚に貼付する。通常は胸骨左縁のV_2-V_5の位置で、最大心尖拍動部付近を中央に当てる(図1参照)。最良の波形が得られる位置に、電極を貼布する。電極の外縁部分のテープを外し皮膚に密着させる。	この位置によって、電気刺激が短い距離で心臓に到達する。
13. 心臓ペーシングの準備を行う。エネルギー出力のミリアンペア(mA)が0になっていることを確認し、電極ケーブルをモニター出力ケーブルに接続する。	これによってペーシングの閾値が設定される。

(続く)

スキル・16-8　体外式ペースメーカー(経皮的ペーシング)　(続き)

手順　**根拠**

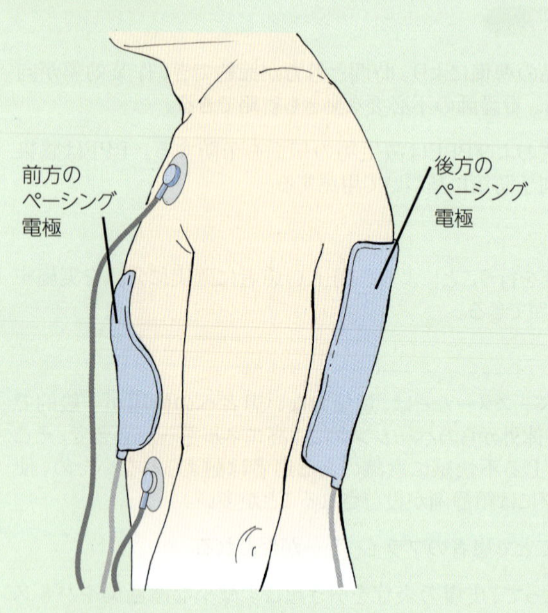

図1　経皮的ペーシングの適切なパッド位置

14. 波形を確認し、第II誘導の高いQRS波を探す。

15. 選択スイッチを"ペーシング開始"にする。医師の指示に従って、同期(デマンド型)または非同期(固定レートまたは非デマンド型)モードを選ぶ。**患者に、叩かれたような、または痙攣のような感覚が生じることを伝える。不快感が強い場合は薬剤の投与を受けられることを伝える。**

　非同期ペーシングは、自発的な心筋脱分極の発生にかかわらず、設定(固定)されたレートの刺激を伝える。同期ペーシングは、心臓の内因性ペースメーカーの機能があらかじめ設定した速度まで低下した場合にのみ、刺激を伝える。ペーシングにかかわる不快感を和らげるために、鎮痛剤や鎮静剤を指示に応じて投与してもよい。

16. ペーシングレートのダイヤルを、内因性心拍数より10-20回多く設定する。レートを多くしたときに、アーチファクトまたはスパイクが現れないか確認する。患者の内因性心拍数が不明な場合は、80回／分に設定する(Craig, 2005)。

　ペーシングレートを内因性心拍数より高く設定することで、十分な心拍出量が得られる。

17. ペーシングの出力電流を設定する(ミリアンペア[mA])。徐脈患者は最低設定から開始し、**"出力"(mA)ダイヤルを調整して心臓へ送るエネルギー量を徐々に上げていく。電気的捕捉が達成されるまでこれを続ける。電気的捕捉とは、ペーシングのスパイクにつづいて、心室性期外収縮に似た、幅広のQRS波と高く幅の広いT波がみられることである。**

　ペーシング出力電流を設定することで、十分な心拍出量が得られる。

18. 出力を2mAまたは10%上げる。**患者のリスクと不快感が高くなるため、これ以上は上げない。**

　出力を上げることで、一貫した捕捉が得られる。完全な捕捉時には、患者の心拍数は機器に設定したペースメーカーのレートとほぼ同一になる。通常のペーシング閾値は40-80mAである。閾値は、最近の心臓手術、心膜滲出液、心タンポナーデ、アシドーシス、および低酸素により変化する。これらの状態にあるときは、閾値を高くする必要があるかもしれない。

19. 機械的捕捉をアセスメントする。脈拍の触知と心拍出量改善の徴候(血圧上昇、意識レベルの改善、体温の改善)を確認する。

　電気的および機械的捕捉はいずれも、患者の利益になるように生じさせなければならない(Del Monte, 2006)。

手順	根拠
20. 収縮不全のある患者に対しては、最大出力で開始する。捕捉が起こった後、捕捉がなくなるまでゆっくり出力を低下させ、その後、2mAまたは10%加える。	出力を増加させることで一貫した捕捉が得られる。完全に捕捉した場合、患者の心拍数は機器に設定したペースメーカーのレートとほぼ同じになっている。通常のペーシング閾値は40-80mAである。
21. ペーシングのリードとケーブルを患者の体に固定する。	これにより、ペーシングまたはセンシングの失敗につながる電極の偶発的なずれが防止できる。
22. 患者の心拍数と心拍動のリズムをモニタリングし、ペーシングに対する心室の反応を評価する。患者のバイタルサイン、皮膚色、意識レベル、末梢動脈の脈拍を評価する。両腕の血圧を測定する。	アセスメントによりペーシングしたリズムの効果判定が可能となる。片方の腕の血圧がもう一方に比べて顕著に高いときは、その腕を計測に使用する。
23. 患者の疼痛を評価し、指示に従って鎮痛剤／鎮静剤を投与し、胸壁の筋収縮による不快感を和らげる（Craig, 2005）。	鎮痛剤および鎮静剤によって患者の安楽が促進される。
24. 12誘導ECGと付加誘導ECGを毎日、または臨床的な変化があれば実施する。	ECG モニタリングによって、今後の評価の基準値を得る。
25. 継続的なモニタリングでECG波形を確認し、捕捉、センシング、レート、内因性心拍数、および競合や内因性リズムに注意して観察する。ペースメーカーが正しくセンシングしているときは、パルス発生器のセンシング表示が拍動に合わせて点滅する。	継続的なモニタリングは、患者の状態の評価や治療効果の確認に役立つ。
26. PPEをつけている場合は外す。手指の洗浄消毒を行う。	PPEを適切に外すことで感染伝播および他の物品への汚染リスクが低下する。手指衛生により、微生物の伝播が減少する。

評価

経皮的ペーシング使用時の望ましい成果が達成されるのは、患者への有害作用を生じることなく経皮的ペーシングが適切に装着される場合、最低心拍数の捕捉など、循環の徴候が回復する場合、患者の心臓および肺が生命維持に十分な機能を存続させる場合、患者が身体損傷を負っていない場合、患者の合併症を最小限におさえ、最低心拍数の捕捉ができる場合、などである。

記録

ガイドライン

ペーシングの使用理由、ペーシング開始時間、電極の位置、ペーシングの設定、処置および一時的ペーシングに対する患者の反応、合併症、実施した看護活動について記録する。患者の疼痛強度、投与した鎮痛剤または鎮静剤、患者の反応を記録する。心電図波形の記録をとるタイミングは、ペーシングの装着前後、および実施中、ペースメーカーの設定を変更したとき、患者がペーシングによる合併症で治療を受けたとき、などである。

記録例

12/1/2　12:18　基準となるリズムを記録し、43bpmの洞徐脈がみられた。フローシート参照。一時的な経皮的ペーシングをグッドマン医師が装着。心電図モニタリングの電極を誘導Ⅰ、Ⅱ、Ⅲの位置に貼付。同期モード、レート80bpmに設定。ペーシングの出力電流72mA。強い大腿脈拍を触知。バイタルサインについてはフローシートを参照。患者が胸部の不快感を訴え、疼痛スコア4／10。指示にある2mgのモルヒネをIV投与。指示に従って、ペースメーカーのアラームは50-90bpmに設定した。

—— *R. ロビンソン、看護師*

12/1/2　12:50　患者は疼痛が緩和したと述べ、疼痛スコア1／10。

—— *R. ロビンソン、看護師*

（続く）

スキル・16-8　体外式ペースメーカー(経皮的ペーシング)　(続き)

予期しない状況と対処方法

- ペーシングできない:この問題は、ペーシング装置本体が放電していないか、放電の頻度が多すぎるときに生じる。パルス発生器(本体)が適切に作動していない、または刺激が患者に伝達されていない可能性がある。ペーシングまたはセンシングのインジケーターが点滅している場合は、ケーブルとの接続、ペーシング電極の位置、皮膚の接着状態を確認する。ケーブルが緩んでいる、または電極の接触が悪い可能性がある。パルス発生器の電源を入れても、インジケーターが点滅しないときは電池を交換する。それでも解決しない場合は別のパルス発生器を使用する。ペーシングの放電頻度が多すぎる場合は、設定を確認する。設定が正しいとき、または(施設の規定または医師の指示に従って)設定を変えても問題が解決しない場合は、パルス発生器を交換する。
- 捕捉できない:ペーシングのスパイクはみられるが、心臓が反応しないことがある。この場合の最も一般的な原因は、電流の強さが十分ではないことである。または、虚血、電解質異常(カリウム値またはマグネシウム値が高いまたは低い)、アシドーシス、薬物療法の有害作用、線維症などからペーシングの閾値が変化した可能性もある。患者の状態が変化したときは、担当医に報告し、新しい設定を依頼する。ペーシングの設定が患者(または患者の家族)によって変えられていた場合は、正しい位置に戻しペーシング本体機器の前面がプラスチックの保護枠で覆われていることを確認する。患者とその家族にダイヤルに触れないよう指示する。心臓が反応しない場合は、次のうちのいずれかまたはすべてを行う。
  - 全ての接続を慎重に確認し、全てが適切にしっかりと接続されていることを確認する。
  - ミリアンペアを徐々に上昇させる(施設の規定または医師の指示に従って)。
- 内因性心拍数をセンシングできない:ペーシングが弱いT波と同時に放電すると、心室性頻拍または心室細動が生じることがある。ペーシングが外部の刺激をQRS波として検知することで生じることがあり、これによって収縮不全となる。またはペーシングに十分な感度がないために生じることがあり、この場合は、心臓サイクルのいずれの場面でも放電することがある。ペーシングの感度が低い場合は、感度コントロールつまみを右に最大まで回す。感度が高い場合は、コントロールのつまみを少し左に戻す。ペーシングが正しく機能しないときは、電池またはパルス発生器を交換する。電気干渉の原因になる物品を室内から出す(例、電気シェーバー、ラジオ、焼灼器)。ベッドの上のアース線および他の装置に明らかな損傷がないか確認する。電源をコンセントから1つずつ抜き、干渉が消えるかどうか確認する。原因を特定したときは、院内の技師に知らせ確認を依頼する。ペーシングが依然としてT波に重なって放電し、他の波形が認められない場合、ペーシングの電源を切り、担当医に報告する。患者の心拍数が下がった場合に備えて、アトロピンが利用できるように準備しておく。必要に応じて、緊急コードを要請し心肺蘇生術を実施する準備を整える。

注意事項

- 非侵襲的なペーシングを実施時は、患者を1人にしないこと。ペーシング中に患者にふれ、(CPRなど)処置を実施しても安全である。グローブを装着する。
- 患者の基礎的なリズムの変化を観察する。心室細動には速やかな除細動が必要である。
- 電極を取り付けている部位の皮膚に熱傷または組織損傷がないか確認する。必要に応じて電極の位置を変える。
- 機械的捕捉を得るために頸動脈の脈拍を用いることは避ける。電気刺激が痙攣的な筋収縮を引き起こすことがあり、これが頸動脈拍動と解釈されることがある。大腿脈拍で評価する。
- 緊急の除細動が必要な場合は、ペーシングが徐細動に耐えられる機器であることを確認する。確認できない場合は、パルス発生器の接続を外して機器の損傷を防ぐ。
- 骨は電気伝導が良くないため、骨の上に電極を取り付けない。
- 女性患者には、前方電極を患者の乳房の下に、横隔膜の上を避けて装着する。
- アース(接地)されていない電気製品は使用しない(電話、電気シェーバー、テレビ、または電気スタンドなど)。これらを使用した場合、ミクロショックを引き起こすことがある。
- 除細動が適応の場合、電気の短絡を避けるため、除細動電極パッドは、ペーシング電極と少なくとも2.5cm離して取り付ける。CPR実施時は経皮的ペーシングの電源を切る(Jevon, 2007c)。

理解を深めるために

統合事例検討との関連

本書の第3部に掲載している事例検討は、さまざまな概念を組み合わせることに焦点を絞って設定した。これらの事例検討を参照することで、本章で取り上げたスキルに関連する概念の理解を深めることができる。

- 事例検討上級編：コール・マッキーン、p.983

クリティカルシンキングをのばす練習問題

1. コビー・プルーダー氏は、ECGの検査装置が運ばれ、看護師が物品の包装を開けはじめると、明らかに不安そうにしている。彼の不安を軽減するために何をすべきか?
2. ハリー・ステビングス氏のアセスメントを実施するためにベッドサイドに行くと、彼に反応がみられなかった。どのような処置を行うべきか?
3. アン・クリベルさんの動脈ラインから採血しようとしたとき、抵抗を感じた。採血を行うために過度の圧をかけて採血するべきだろうか?この予期しない状況下で、問題解決のための適切な活動について考察せよ。

解答例

1. ECG測定に関する手順を説明する。プルーダー氏には、この検査は一定の間隔で繰り返される心臓の電気的活動を記録するものであることを伝える。電流が体内に入るわけではないこと、およびECGによって健康に有用で重要な情報が得られることを強調する。検査は通常約5分で終わることを伝える。
2. ナースコールを押して応援を要請し、施設の緊急応答システムと自動体外式除細動器(AED)を要請する。可能であれば、グローブを装着する。固い平面上にステビングス氏を仰臥位にし、両腕は体に沿わせる。ベッド上にいるときは、背板または他に表面が固い板を患者の下に敷く(ベッドの足板がよく使用される)。CPRを開始する。
3. 過度の圧をかけてはならない。クリベルさんにラインの刺入している手または足の位置を変えるように伝える。刺入部位に問題がないか確認する(カテーテルのねじれなど)。採血を試みる。依然として抵抗を感じる場合は、担当医に報告する。

引用文献

ACLS review made incredibly easy. (2007). Philadelphia, PA: Wolters Kluwer/Lippincott Williams & Wilkins.

American Heart Association (AHA). (2005a). Advanced life support: 2005 International consensus conference on cardiopulmonary resuscitation and emergence cardiovascular care science with treatment recommendations. *Circulation*, 112 (22 Suppl.), III25–III54.

American Heart Association (AHA). (2005b). Defibrillation: 2005 International consensus conference on cardiopulmonary resuscitation and emergence cardiovascular care science with treatment recommendations. *Circulation*, 112(22 Suppl.), III17–II24.

American Heart Association (AHA). (2006). *BLS for healthcare providers*. Dallas, TX: Author.

American Heart Association (AHA). (2008). *Hands-only CPR*. Available online: http://handsonlycpr.eisenberginc.com. Accessed September 17, 2008.

Automated external defibrillator algorithm. (2005). *Nursing*, 35(5), 28.

Best Practices: Evidence-based nursing procedures. (2007). (2nd ed.).Philadelphia, PA: Wolters Kluwer Health/Lippincott Williams & Wilkins.

Brunetti, J. (2008). A brief overview of some of the changes of the American Heart Association's guidelines for cardiopulmonary resuscitation and emergency cardiovascular care. *Critical Care Nursing Clinics of North America*, 20(3), 245–250.

Bulechek, G., Butcher, H., & McCloskey Dochterman, J. (Eds.). (2008). *Nursing interventions classification (NIC)*. (5th ed.). St. Louis, MO: Mosby Elsevier.

Cardiovascular care made incredibly visual. (2007). Philadelphia, PA: Wolters Kluwer/Lippincott Williams & Wilkins.

Carpenito-Moyet, L. (2008). *Nursing diagnosis: Application to clinical practice*. (12th ed.). Philadelphia, PA: Wolters Kluwer Health/Lippincott Williams & Wilkins.

Castle, N. (2007). Resuscitation of patients during pregnancy. *Emergency Nurse*, 15(2), 20–22.

Cottle, E., & James, J. (2008). Role of the family support person during resuscitation. *Nursing Standard*, 23(9), 43–47.

Craig, K. (2005). How to provide transcutaneous pacing. *Nursing*, 35(10), 52–53.

Del Monte, L. (2006). *Medtronic. Noninvasive pacing: What you should know*. Educational Series. Redmond, WA: Medtronic Emergency Response Systems, Inc.

Diepenbrock, N. (2004). *Quick reference to critical care*. (2nd ed.). Philadelphia, PA: Lippincott Williams & Wilkins.

Dulak, S. (2005). In-hospital CPR: Building on success. *RN*, 68(7), 53–57.

Dwyer, T., Williams, L., & Jacobs, I. (2004). The benefits and use of shock advisory defibrillators in hospitals. *International Journal of Nursing Practice*, 10(2), 86–92.

Ermis, C., Lurie, K., Zhu, A., et al. (2004). Biventricular implantable cardioverter defibrillators improve survival compared with biventricular pacing alone in patients with severe left ventricular dysfunction. *Journal of Cardiovascular Electrophysiology*, 15(8), 862–866.

Gerber Zimmerman, P. (2008). Minimally interrupted cardiac resuscitation. *American Journal of Nursing*, 108(10), 73–74.

Goulette, C. (2008). Follow your heart. Wireless telemetry devices track patients wherever they go. *Advance for Nurses*, 10(13), 23–24.

Jarvis, C. (2008). *Physical examination & health assessment*. (5th ed.). St. Louis, MO: Saunders/Elsevier.

Jevon, P. (2007a). Cardiac monitoring: Part 1. Electrocardiography (ECG). *Nursing Times*, 103(1), 26–27.

Jevon, P. (2007b). Cardiac monitoring: Part 2. Recording a 12-lead ECG. *Nursing Times*, 103(2), 26–27.

Jevon, P. (2007c). Cardiac monitoring: Part 3. External pacing. *Nursing Times*, 103(3), 26–27.

The Joint Commission. (2009). *2009 National patient safety goals*. Available www.jointcommission.org/PatientSafety/NationalPatientSafetyGoals/09_hap_npsgs.htm. Accessed February 15, 2009.

Kaur, A. (2006). Caring for a patient with an arterial line. *Nursing*, 36(4), 64cc1–64cc2, 64cc4.

Kyle, T. (2008). *Essentials of pediatric nursing*. Philadelphia, PA: Wolters Kluwer/Lippincott Williams & Wilkins.

Larson, T., & Brady, W. (2008). Electrocardiographic monitoring in the hospitalized patient: A diagnostic intervention of uncertain clinical impact. *American Journal of Emergency Medicine, 26*(9), 1047–1055.

Markenson, D., Pyles, L., Neish, S., and the Committee on Pediatric Emergency Medicine and Section on Cardiology and Cardiac Surgery. (2007). Technical report. Ventricular fibrillation and the use of automated external defibrillators on children. *Pediatrics*, 120(5), e1368–e1379.

Moorhead, S., Johnson, M., Maas, M., et al. (Eds.). (2008). *Nursing outcomes classification (NOC)*. (4th ed.). St. Louis, MO: Mosby Elsevier.

NANDA. (2009). *Nursing diagnoses: Definitions and classification 2009–2011*. Philadelphia, PA: Author.

Porth, C., & Matfin, G. (2009). *Pathophysiology: Concepts of altered health states*. (8th ed.). Philadelphia, PA: Wolters Kluwer Health/Lippincott Williams & Wilkins.

Rijnders, B. (2005). Catheter-related infection can be prevented . . . If we take the arterial line seriously too! *Critical Care Medicine*, 33(6), 1437–1439.

Self, W., Mattu, A., Jartin, M., et al. (2006). Body surface mapping in the ED evaluation of the patient with chest pain: Use of the 80-lead electrocardiogram system. *American Journal of Emergency Medicine*, 24(1), 87–112.

Smeltzer, S., Bare, B., Hinkle, J., et al. (2010). *Brunner & Suddarth's textbook of medical-surgical nursing*. (12th ed.). Philadelphia, PA: Wolters Kluwer Health/Lippincott Williams & Wilkins.

Spearpoint, K. (2008). Resuscitating patients who have a cardiac arrest in hospital. *Nursing Standard*, 23(14), 48–57.

Taylor, C., Lillis, C., LeMone, P., et al. (2011). *Fundamentals of nursing*. (7th ed.). Philadelphia, PA: Wolters Kluwer Health/Lippincott Williams & Wilkins.

Tough, J. (2008). Elective and emergency defibrillation. *Nursing Standard*, 22(38), 49–56.

Vines, D. (2004). AARC clinical practice guideline: Resuscitation and defibrillation in the health care setting—2004 revision & update. *Respiratory Care*, 49(9), 1085–1099.

VISN 8 Patient Safety Center. (2009). *Safe patient handling and movement algorithms*. Tampa, FL: Author. Available at http://www.visn8.va.gov/patientsafetycenter/safePtHandling. Accessed April 23, 2010.

Weber, J., & Kelley, J. (2007). *Health assessment in nursing*. (3rd ed.). Philadelphia, PA: Lippincott Williams & Wilkins.

Zed, P., Agu-Laban, R., Shuster, M., et al. (2008). Update on cardiopulmonary resuscitation and emergency cardiovascular care guidelines. *American Journal of Health-System Pharmacy*, 65(24), 2337–2346.

第17章

神経学的ケア

焦点とする患者ケア

本章では、神経学的ケアに関するスキルの習得を目指し、
次のような患者のケアに必要とされるスキルを学ぶ。

アレタ・ジャクソン 68歳。正面衝突事故に遭った。頸部固定のため、頸椎カラーを処方されている。

ユカ・チョン 16歳。脊柱側弯症の治療のために脊椎ロッドの挿入手術を受けた。看護師はログロール法を用いて患者の体位変換を行う必要がある。

ニッキ・グラッドストン 19歳。頭蓋内悪性腫瘍の手術後、集中治療室に入室。脳室ドレナージと頭蓋内圧のモニタリングを行っている。

学習目標

本章学習後に実施できるようになるスキルを以下に示す。

1. ログロール法による患者の体位変換
2. ツーピース型の頸椎カラーの装着
3. てんかん発作時の対応と事故予防対策
4. ハロー牽引中の患者のケア
5. 脳室ドレナージ中の患者のケア
6. 光ファイバー頭蓋内カテーテル留置中の患者のケア

基本用語

意識：覚醒の程度、または覚醒できる能力

個人防護具(PPE)：感染の可能性のあるものからの曝露を最小限にする、または防止するために必要な、グローブ、ガウン、マスク、防護メガネなどの装備

昏睡：覚醒させることができない睡眠様状態として特徴づけられる病理学的な無意識状態。常に眼は閉じた状態で、発話や発音が認められず、自発的な四肢の動きもみられない(Hickey, 2009)

頭蓋内圧(ICP)：頭蓋冠内の圧。正常なICPは10-15mmHg未満(Arbour, 2004; Hickey, 2009)

前兆：てんかん発作の予兆、または前駆症状で、視覚的、聴覚的、嗅覚的な症状。

てんかん発作：脳内ニューロンの異常な電気信号の過剰放出によって脳機能が一時的に変化すること。これによって、身体運動の制御不能、痙攣、意識状態の変化が生じる(Bhanushali & Helmers, 2008)

(続く)

基本用語　(続き)

脳灌流圧(CPP)：脳血流量を算出する方法。次の式で算出する。MAP(平均動脈圧)−ICP(頭蓋内圧)=CPP。成人の正常なCPPは60-90mmHgである(Hickey, 2009)

脳室ドレナージ：頭蓋骨に開けた孔からカテーテルを脳室内へ挿入する。ICPのモニタリングや脳脊髄液のドレナージに使用する。

頭部、頸部または脊柱の外傷を経験している患者は多い。さらに、感染症や腫瘍など多くの疾患が脳や脊髄に影響を及ぼし、神経機能を妨げる。頭蓋内圧をモニタリングし管理するには、特殊な装置を使用する。損傷や外傷後のケアには細心の注意を払い、さらなる損傷の発生を防止しなければならない。

本章では、看護師が神経学的ケアを実施する際に有用なスキルを解説している。グラスゴー・コーマ・スケール(GCS)は、標準化された観察尺度のひとつで、**意識**レベル(LOC)を客観的かつ正確に評価するためのツールである。この尺度は、急性の神経学的損傷後最初の数日間に生じる変化の把握や、不安定な**昏睡**状態の患者の観察に使用される(Hickey, 2009)。基礎知識17-1ではこの重要な評価ツールについて説明している。基礎知識17-2および17-3では、頭蓋内圧(ICP)亢進患者ケアのスキルの理解を深めるための重要な知識を説明している。また、神経学的なアセスメントの内容の復習には、「第2章　ヘルスアセスメント」を参照するとよい。

基礎知識 17-1

グラスゴー・コーマ・スケール

グラスゴー・コーマ・スケール(GCS)は、脳の上位中枢の活動性を最も厳密に反映している3つの重要な身体反応、開眼(eye opening)、言語性反応(verbal response)、運動反応(motor response)を評価する尺度である(Waterhouse, 2005)。項目ごとに、反応のレベルによって点数を付加する。最高得点は15点で、完全に覚醒し、見当識が良好な状態を示す。最低得点は3点で、深い昏睡状態を示す(Hickey, 2009)。GCSは、患者の状態を評価するために、瞳孔反応やバイタルサインの測定値など他の神経学的アセスメントと共に使用される(Waterhouse, 2005)。

項目	点数	反応
開眼(Eye opening)	4	人が近づくと自発的に開眼する
	3	呼びかけ(通常の声または大声)により開眼する
	2	痛み刺激により開眼する(第3指または4指の外側面をペンで最長10秒間圧迫し、その後ペンを放す)
	1	痛み刺激に全く反応なし
運動反応 (Motor response)	6	正確に命令に従う(「左手をベッドから上げてください」等の簡単な命令に従う)
	5	疼痛に適切に反応し(痛み刺激部位のほうへ手を動かす)、払いのける動作を示す
	4	屈曲反射。痛み刺激部位は特定できない。痛みに対し逃避反応が出る
	3	痛み刺激に対し、肘関節と手関節は屈曲し、下肢は伸展する。除皮質姿勢
	2	痛み刺激に対し、上肢・下肢ともに伸展。除脳姿勢
	1	痛みに対し、いずれの四肢にも運動性の反応なし
言語性反応 (Verbal response)	5	会話する。時間、場所、人に関する見当識良好
	4	会話する。時間、場所、人に関し見当識不良(どれかひとつでも)
	3	質問の内容に対し、ほとんど意味をなさない言葉を発するのみの会話
	2	痛み刺激に対し、理解不能な声の応答、理解できない言葉やうなり声、うめき声、悲鳴を上げる
	1	反応なし

(Adapted from Hickey, J. V. [2009]. The clinical practice of neurological and neurosurgical nursing. (6th ed.). Philadelphia, PA: Wolters Kluwer Health/ Lippincott Williams & Wilkins; and Waterhouse, C. [2005]. The Glasgow Coma Scale and other neurological observations. *Nursing Standard*, 19[33], 56–64c.)

基礎知識 17-2

頭蓋内圧波形の解釈

頭蓋内圧(ICP)を解釈する際には、3つの波形(A、B、C)が用いられる。**A波**は頭蓋内の代償機能障害と頭蓋内コンプライアンス低下の徴候である。**B波**は、呼吸の変化と相関し、**C波**は動脈圧の変化と相関している。

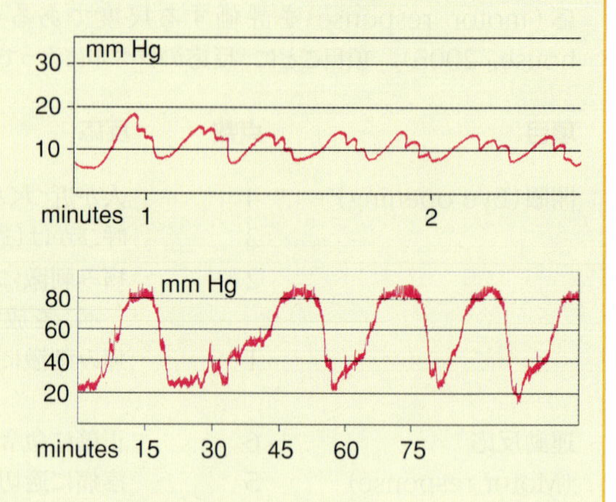

正常波形

正常なICP波形は、通常、収縮期の急激な上昇があり、その後は拡張期に複数の山が連なりながら下方へ傾斜する。多くの場合、この波形が連続して生じICPは正常圧の0-15mmHgを示す。

A波

臨床的にもっとも重要なICP波形はA波である。ICPは50-100mmHgまで上昇し、その状態が5-20分継続したあと、急激に落ちる。脳のコンプライアンスを維持する機能の低下をを示している。A波は間欠的で、胸郭内圧の一時的な上昇や、脳のコンプライアンスの限界を超えてICPが上昇するという状況が生じると、スパイク状に現れる。胸郭内圧は、持続性の咳嗽や排便時のいきみなどの行為によって一時的に上昇することがある。

B波

B波は、鋸の歯のように鋭く規則的なパターンがみられる。1-2分ごとに生じ、頭蓋内圧は50mmHgに達することがある。B波の臨床的な重要性は明らかになっていないが、呼吸の変化と相関し、代償機能の低下に伴って頻繁に生じることがある。時折、B波の発生後にA波が生じるため、B波が頻繁に生じる場合は、医師に報告する。

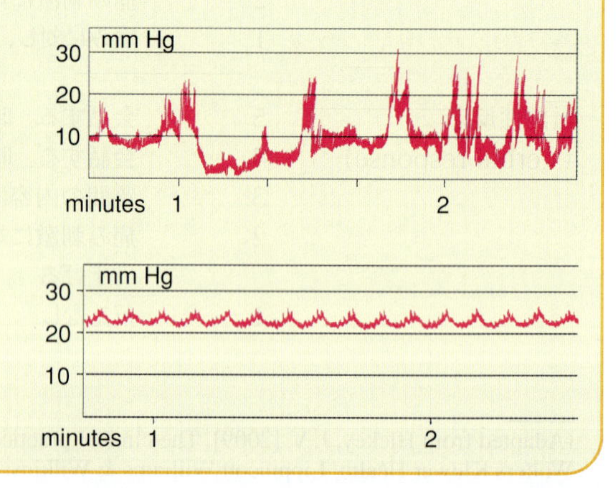

C波

B波と同様に、C波も急速で規則的な変化であるが、B波ほど鋭角的ではない。臨床的な重要性は、呼吸または全身血圧の変化に伴って変動するという点である。

基礎知識 17-3

頭蓋内圧亢進症状と徴候

- 意識レベル低下
- 精神状態の変化
- 嗜眠
- 昏睡
- 錯乱
- 落ち着きのなさ
- 易刺激性
- 反射減弱
- 応答時間の遅延
- 運動失調
- 失語症
- 緩慢な発語
- 進行性の重度頭痛
- 悪心嘔吐(通常は噴出性嘔吐)
- てんかん発作
- 瞳孔の大きさの違い:瞳孔不同
- 対光反射の遅延または欠如
- 脈圧の拡大
- 呼吸パターンの変化
- 黄色透明または血性の耳漏・鼻漏

スキル・17-1　ログロール法による体位変換

“ログロール”法とは、患者の脊柱をねじったり曲げたりすることなく椎骨の配列(アライメント)を維持したまま、患者の体を1本の丸太のように回転させて動かす方法である。この手技は、脊柱や背中の手術を受けた患者、または背部や頸部に外傷を負った患者の体位変換時に使用されることが多い。頸部外傷のある患者にログロールを実施する場合は、患者の頭部の下には柔らかい枕を用いない。患者を動かす際には、頸椎カラーを取り付けなければならない場合がある。また、脊柱をまっすぐに保つために、タオルケットや小さな枕を頭部の下に敷くことがある。患者の頸部は体位変換中および変換後もまっすぐに保たねばならない。患者の体位変換時にログロール法を用いることで、頸部と脊椎のアライメント維持が容易になる。この手技を安全に実施するには、必要に応じて3人以上の介助者が必要である。十分な応援のない状態で患者にログロールを実施してはならない。ログロール時は患者の頭部、脊柱、肩、膝関節、または股関節をねじってはならない。

必要物品

- 応援の介助者は少なくとも2人
- スムーズな動きを促すための低摩擦シーツ、またはドローシーツを代用
- 足のあいだに挟む小さい枕
- 患者の背中に当てるくさび型枕または枕(2個)
- PPE(指示があれば)

アセスメント

不安定な神経学的状態、重度の疼痛、ドレーン留置など、ログロールが禁忌となる状況がないか確認する。基準となる神経学的状態のアセスメントを行う。感覚異常、疼痛、頸椎カラーの必要性をアセスメントする。患者が疼痛を訴えている場合は、体位変換前の投薬を検討する。

看護診断

患者の現在の状態に基づき、看護診断を行うための関連因子を決定する。妥当な看護診断としては以下のような例がある。

- 身体損傷リスク状態
- 身体可動性障害
- 皮膚統合性障害リスク状態
- 急性疼痛
- 組織統合性障害
- 皮膚統合性障害

成果確認と看護計画立案

ログロール法を用いて患者の体位変換を行う際の望ましい成果とは、患者の脊柱の適切なアライメントが維持され、それによって身体損傷リスクが低下することである。その他の成果としては、疼痛が和らいだと患者が述べること、患者の関節可動域が維持されていること、患者の皮膚統合性と組織統合性に変化がないこと、などである。

看護技術の実際

手順	根拠 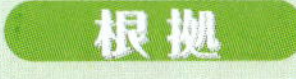
1. 医療記録およびケアプランに目を通し、患者の移動能力や体位変換能力に影響を及ぼす可能性のある行動指示や状況がないか確認する。体位変換の手順が変更になる可能性のあるチューブやIVライン、手術創の有無、または装具がないか確認する。体動制限がないか確認する。	医療記録およびケアプランを確認することで、正しい患者に正しい手技を実施することができる。物品および可動範囲を確認しておくことで体位変換時の身体損傷リスクが低減する。
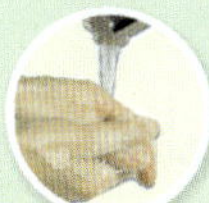 2. 手指衛生を行い、指示があればPPEを装着する。	手指衛生とPPEによって微生物伝播を防止する。PPEは感染経路別予防策に基づいて用意する。
3. 患者の本人確認を行う。	本人確認を行うことによって、正しい患者に確実に介入を実施することができ、患者誤認の防止になる。
4. ベッド周りのカーテンを閉め、可能であれば病室の扉を閉める。ログロール法の目的と手順を説明する(患者に意識がない場合でも説明する)。患者から質問があれば答える。	これによって患者のプライバシーを確保する。説明によって患者の不安が軽減し、協力が得やすくなる。

(続く)

スキル・17-1　ログロール法による体位変換　（続き）

手順	根拠
5. ベッドを処置しやすい適切な高さに調整する。通常は実施者の肘の高さにする（VISN 8 Patient Safety Center, 2009）。	ベッドを適切な高さにすることで、看護師の腰の緊張や筋肉疲労の予防になる。
6. 少なくとも1人の看護師がベッドの一方の側に立ち、他の2人はベッドの反対側に立つ。患者に頸椎カラーを取り付けていない場合は、1人の看護師がベッド頭部側に立つ。ベッドを水平にする。ベッド柵を下げる。患者の膝関節の間に小型の枕を1つ挟む。	3人以上で患者の体位変換を行うことにより、患者の脊柱をまっすぐに保つことが可能になる。膝関節のあいだに枕を挟むことが脊柱のアライメント維持に役立つ。
7. 低摩擦シーツをまだ敷いていないときは、患者の動きを促進するためにこのタイミングで敷いておく（低摩擦シーツの使用については、後述の予期しない状況の項目を参照）。	低摩擦シーツを使用することで、介助者全員で同時にスムーズな動きが行え、患者の体を引く行為を最小限に低減できる。低摩擦シーツが使用できないときはドローシーツを用いる。
8. 患者が腕を動かせる場合は、両腕を胸部の前で組むように指示する。低摩擦シーツの端を巻くか、扇状に折りたたみ、患者の側面近くでシーツを把持する。看護師同士の動きを合わせて、患者が体位変換後に向く側と反対側の端に患者を静かに滑らせる。	胸の前で両腕を組ませることで、回転時に腕が脇へ出て体位変換の妨げにならないようにする。また、こうすることで、患者がベッド柵を引くなどして自力で体を動かそうとする行為を予防することができる。患者を回転させる側とは逆の端にまず寄せることで、患者を回転させたときにベッド柵に近づきすぎないようにする。患者の体が大きいときは、患者の身体損傷を防止するために、より多くの介助が必要となることがある。
9. 低摩擦シーツが患者の下で、しわがなくまっすぐに敷かれていることを確認する。	ドローシーツは皮膚損傷を防止するために、しわを寄せないようにする。シーツの端を巻くことで、シーツの強度が増し、看護師がシーツを把持しやすくなる。
10. 必要に応じて、患者を回転させる側に看護師が2人立つように看護師の立ち位置を変更する。3人目は反対側に立つ。**股関節と肩の位置の低摩擦シーツを把持する。**	看護師が適切な位置に立つことで、患者を支え牽引する力が均等に分散され、脊柱のアライメントが保持できる。
11. 全員が患者のほうに向いて立つ。予め規定した合図で、患者の体を支えるようにシーツを張った状態に把持し患者を回転させる。患者頭部側に立った看護師は、患者の耳の上を直接手で把持し、頭部の両側を固定する。看護師2人で動きを合わせて同時に、患者の脊柱を動かさないようにベッドの手前側に患者を回転させる。患者の頭部、肩、脊柱、股関節、および膝関節が、同時に回転するようにする（図1）。	患者の頭部を把持することで、頸椎を固定する。患者を回転させているとき、患者の脊柱がねじれないようにする。脊柱は1本の丸太のようにひとかたまりとして同時に動かさなければならない。
12. **患者を回転させたら、側臥位で患者の頸部、背部、殿部、および脚がまっすぐになるように、枕を使って支える。**必要に応じて、ベッド柵を上げる。	枕やくさび型枕は、体位変換後の脊柱アライメントを維持する助けになる。
13. **ベッドの足側に立ち、脊柱はねじれや屈曲がなくまっすぐになっているか、脊柱のアセスメントを行う。**ベッドを一番下まで下げる。ナースコールや電話が手に届く場所にあることを確認する。掛け物をかける。	脊柱を目視で確認することで患者の背部がねじれたり曲がったりしていないことが確認できる。ベッドの高さを下げることで患者の安全が確保される。
14. 患者の神経学的状態と安楽のレベルを再度アセスメントする。	再度アセスメントすることで、患者の体位変換の効果を評価する助けになる。
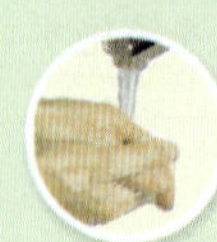 15. 使用している場合はPPEを外す。手指衛生を行う。	PPEを適切に外すことで感染伝播および他の物品への汚染リスクが低下する。手指衛生によって微生物伝播を防止する。

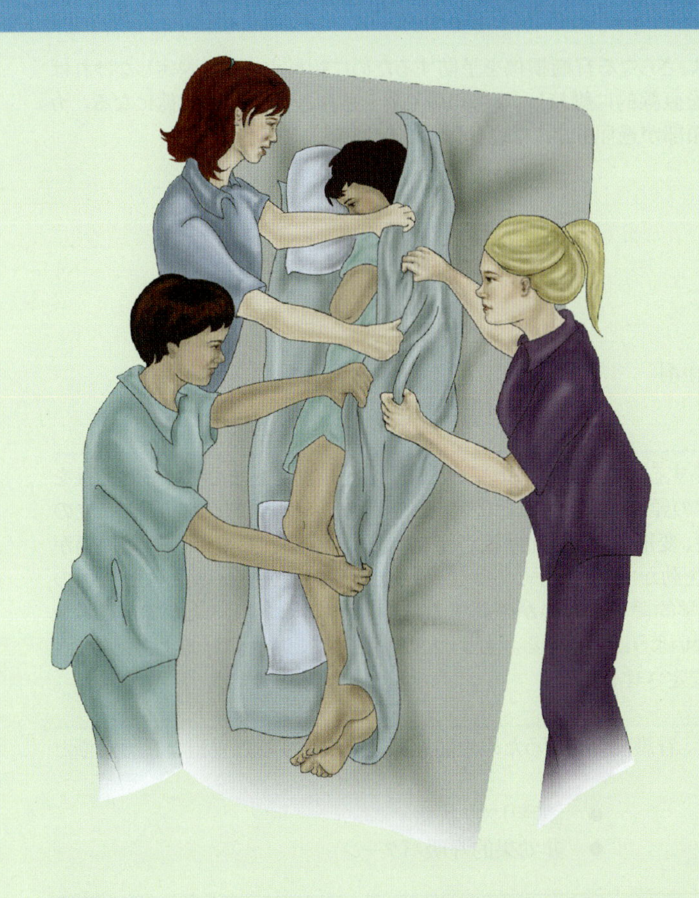

図1　患者の脊柱のアライメントを維持したまま回転させる。

評価

望ましい成果が達成されるのは、体位変換時および変換後のいずれも身体損傷がなく、側臥位で適切な脊柱アライメントを保持できている場合である。その他の成果としては、体位変換による疼痛がわずかであったことを患者が表現する、患者の関節可動域が十分である、皮膚損傷の徴候および症状がみられない、などの場合である。

記録

ガイドライン

体位変換を実施した時刻、他の介助者の有無、神経学的アセスメントおよび皮膚のアセスメントなどの関連する観察結果、体位変換に対する患者の反応や状態を記録する。多くの施設がベッドサイドのフローシートに体位変換の記入欄を設けている。

記録例

12/11/15　11:20　看護師4人でログロールを行い、患者を左側臥位へ。患者は体位変換の前に患者管理鎮痛法（PCA）のボタンを押した。頸部から腰部まで背部中央に貼付されたドレッシング材は清潔で乾燥しており異常なし。背部および殿部に発赤なし。
——*B・トラウデ、看護師*

予期しない状況と対処方法

- ログロール法を使って患者の体位変換を実施する必要があるが、ドローシーツや低摩擦シーツが患者の下に敷かれていない：ドローシーツや低摩擦シーツを敷くことで患者の動きがスムーズになるため、患者がベッドを使用する前に敷いておく必要がある。あらかじめ敷かれていないときは、この機会にシーツを敷いておく。シーツを敷く際は、ログロール法を用いて患者を慎重に動かさねばならない。また、介助者は少なくとも3人必要である。患者の両耳の上を直接把持することで頸椎を固定する。
- ログロール法を使って患者の体位変換を実施する必要があるが、介助できる看護師が自分1人しかいない：他に介助者が得られないときは、少なくとももう1人介助できる者が現れるまで待つ。1人で患者の体位変換の実施を試みてはならない。患者の体位変換のためにログロール法を実施する際は、少なくとも3人の介助者が必要である。体の大きな患者には、4人以上が必要になることもある。

スキル・17-2 ツーピース型の頸椎カラーの装着

頸椎損傷が疑われる患者は、さらなる脊髄損傷を予防するために頸椎カラーで固定しなければならない。頸椎カラーは頸部を直線的に維持し、下顎は軽く挙上され、内側に引く状態になる。カラーを装着する際は、患者の頸部が過屈曲または過伸展にならないように注意する。

必要物品

- 非滅菌グローブ
- 指示があれば、他のPPE
- メジャー
- 適切なサイズの頸椎カラー
- ウォッシュクロス
- 石鹸と温水または皮膚洗浄剤
- タオル

アセスメント

気道の開通性をアセスメントする。気道が閉塞している場合は、下顎挙上法を用いて開通性を回復させる。この方法は患者の頸部を動かすことなく気道を確保する助けになる。頸椎部位の視診・触診を行い、圧痛、腫脹、変形または関節摩擦音がないか確認する。頸椎部の脊髄損傷が疑われる場合は、患者に頸部を動かすよう指示してはならない。患者の意識レベルおよび指示の理解力をアセスメントし、神経学的障害がないか確認する。患者が指示に従うことができる場合は、頭部または頸部を動かさないように指示する。もう1人の看護師に、患者の耳の上あたりを直接把持して固定させ、頸椎を安定させる。

看護診断

患者の現在の状態に基づき、看護診断を行うための関連因子を決定する。妥当な看護診断としては以下のような例がある。

- 身体損傷リスク状態
- 急性疼痛
- 誤嚥リスク状態
- 非効果的呼吸パターン

成果確認と看護計画立案

望ましい成果とは、患者の頸椎を固定し、脊髄へのさらなる損傷を予防することである。その他の成果としては、患者が頭頸部を動かさずに保持できること、患者がほとんど疼痛を感じないこと、患者が固定の必要性についての理解を示すことである。

看護技術の実際

手順	根拠
1. 医療記録とケアプランに目を通し、頸椎カラー装着の必要性を確認する。運動制限を明確にする。	医療記録とケアプランの確認は、正しい患者に正しい処置を行う検証になる。運動制限の確認によって損傷を防止する。
2. 必要な物品をベッドサイドまたはオーバーテーブルに準備する。	準備を整えることで、効果的な時間管理と整然とした処置が行える。必要物品をベッドサイドに準備することで時間と労力の節約になる。物品を手元に用意することで、利便性が高まり時間が短縮でき、看護師の不必要な動きが省略できる。
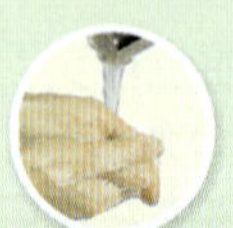 3. 手指衛生を行い、指示があればPPEを装着する。	手指衛生とPPEによって微生物伝播を防止する。PPEは感染経路別予防策に基づいて用意する。
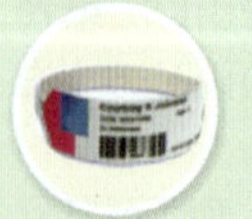 4. 患者の本人確認を行う。	本人確認を行うことによって、正しい患者に介入を確実に実施することができ、患者誤認の防止になる。
5. ベッド周りのカーテンを閉め、可能であれば病室の扉を閉める。処置の具体的な手順と実施理由を患者に説明する。	これによって患者のプライバシーを確保する。説明によって患者の不安が軽減し、協力が得やすくなる。
6. 患者の神経学的状態に変化がないかアセスメントを行う（アセスメントの詳細は第2章を参照）。	頸椎損傷患者は神経系に障害を有するリスクが高い。

手順 / **根拠**

7. ベッドを処置しやすい適切な高さに調整する。通常は実施者の肘の高さにする(VISN 8 Patient Safety Center, 2009)。必要時、ベッド柵を下げる。

ベッドを適切な高さにし、ベッド柵を下げることで、看護師の背中や腰の緊張を和らげることができる。

8. 低刺激石鹸と温水で患者の顔と頸部を慎重に洗浄する。患者に外傷がある場合は、創部をよく調べ、患者や看護師に切傷を生じさせる恐れのあるガラスの破片や他の異物がないか確認する。洗浄部位をパッティングして乾燥させる。

血液、ガラス破片、葉、小枝などが患者の頸部に付着していることがある。皮膚損傷を防止するために、頸椎カラー装着の前に洗浄する。

9. もう1人の看護師に患者の耳の上で頭部を把持し固定してもらう。下顎の先端から胸骨の上端までの長さを測る。その長さと頸部の周囲径値を製造業者の推奨サイズ表と照らし合わせる。

耳の上で頭部を把持し両側から固定することで、頸椎が固定される。頸椎を固定し、カラーの下の皮膚損傷を防ぐために、正しいサイズのカラーを使用しなければならない。

10. 平坦なカラーの後部を患者の後頭部の下に当てる。**カラーの中心を患者の頸部の中心に合わせる。カラーを当てている時は、患者が頭部を動かさないようにする。**

頸椎の固定は頭部の動きを制御するために重要である。頭部が動くことで頸椎のさらなる損傷を引き起こす可能性がある。カラーを中心に合わせることで、頸部が正しい位置に固定される。

11. カラーの前部の凹部に顎がぴったり合うようにして、前部の中心を顎に当てる。カラーの前部が後部と重なり合うことを確認する。両側のマジックテープを固定する(図1)。患者の頸部とカラーのあいだに指1本分のすき間があることを確認する。

カラーをしっかり合わせることで、患者の頸の動きが抑制され、さらなる頸椎損傷の予防になる。マジックテープにより、カラーが適切な位置に維持される。カラーをきつく締めすぎて、患者に不快感を生じさせないようにする。

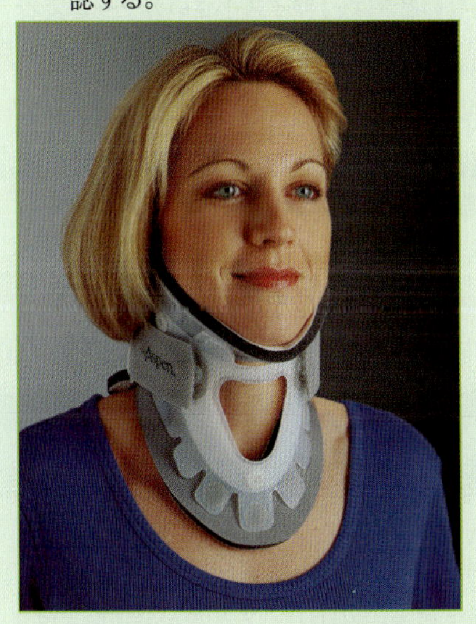

図1　頸椎カラーを装着したところ (From Hickey, J. [2009]. *The clinical practice of neurological and neurosurgical nursing.* [6th ed.] Philadelphia, PA: Wolters Kluwer Health/Lippincott Williams & Wilkins, p. 417)

12. ベッド柵を上げる。ベッドを一番低い位置に下げる。ナースコールボタンが手に届く場所にあることを確認する。

ベッドの高さを一番低くし、ナースコールを手元に置くことで、患者の安全が維持される。

13. 患者の神経学的状態と安楽度を再度アセスメントする。

再アセスメントはこの処置の効果を評価する一助になる。

14. 使用している場合はPPEを外す。手指衛生を行う。

PPEを適切に外すことで感染伝播および他の物品への汚染リスクが低下する。手指衛生によって微生物伝播を防止する。

15. **少なくとも4時間ごとに頸椎カラーの下の皮膚を確認し、皮膚損傷の徴候がないか調べる。**1日に1回カラーの前部を外し、カラーの下の皮膚を洗浄する。**カラーを外しているときは、もう1人の介助者が頸椎を固定させる。**

皮膚のチェックや洗浄を怠ると、頸椎カラーの下で皮膚損傷が生じる可能性がある。

(続く)

スキル・17-2 ツーピース型の頸椎カラーの装着 (続き)

評価

望ましい成果が得られるのは、患者の頸椎がさらなる損傷を負うことなく固定され、患者にほとんど疼痛がない場合、患者が頸椎固定の理由を理解していることを示す場合である。

記録

ガイドライン

頸椎カラーのサイズ、装着前に必要なスキンケア、頸椎カラーの下の皮膚状態、疼痛レベルなど頸椎カラー装着に関する情報、神経学的アセスメントおよびその他のアセスメントの結果、などを記録する。

記録例

12/11/22 09:00 患者が治療室に到着。頸椎を固定。中型の頸椎カラーを装着、患者は覚醒し、意識があり、見当識も正常。頸部右側の疼痛を訴えるが、他の疼痛はない。神経学的アセスメントについてはフローシートを参照。皮膚はピンク色で温かく、乾燥している。頸部右側前方に3cmの裂傷を認めた。創部を洗浄し抗菌薬軟膏を塗布した。患者に介助なしでは動かないように指導し、右手にナースコールを持たせた。

―― B・クラップ、看護師

予期しない状況と対処方法

- 胸骨までの長さと頸部周囲径が2つのサイズの中間である：小さいサイズから試す。カラーが大きすぎると、頸部が固定されない可能性がある。
- 肩、頸、および耳に皮膚損傷が認められる：皮膚損傷部位に保護ドレッシング材を貼付し、他にも皮膚損傷がないかアセスメントを継続する。
- カラーで「息が詰まる」と患者が訴える：禁忌でない場合、患者を逆トレンデレンブルグ体位にし、それで安楽になるか確認する。頸椎カラーの締まり具合を評価する。カラーの下に少なくとも指が1本入るすき間があるように締める。
- 頸椎カラー装着後も患者が頭部を左右に動かすことができる：可能であれば、頸椎カラーをさらに強く締める。カラーがそれ以上強く締められないときは、1サイズ小さいカラーを装着し、装着具合が良好かどうか評価する。

注意事項

- 頸椎カラー関連の褥瘡は、後頭部、耳、下顎部、肩甲上部、および喉頭部全体に生じることがある。後頭部の皮下組織は非常に薄く、その下に骨があるため、とくに損傷を受けやすい部位である(Jacobson, et al., 2008)。これらの患者のケア管理には、適切なサイズの選定と皮膚のケアが必要不可欠である。

スキル・17-3 てんかん発作時の対応と事故予防対策

てんかん発作は、脳の電気的活動に乱れが生じたときに起こる。脳ニューロンから電気信号が突然過剰発射され、運動性、感覚性、自律神経性、精神性の異常な活性が、単発エピソードまたは複合エピソードとして生じる(Hickey, 2009; Smeltzer et al, 2010)。てんかん発作時には、低酸素症、嘔吐、誤嚥のリスクが高くなる。医療施設内の全てのてんかん発作を有する患者に対して、てんかん発作時の事故予防対策を実施し、身体損傷のリスクを最小限にとどめなければならない(Bhanushali & Helmers, 2008)。看護師によるてんかん発作管理における看護介入には、誤嚥防止、身体損傷からの保護、およびてんかん発作後のケアが含まれ、さらに事象の詳細な記録も行う(Bhanushali & Helmers, 2008; Hickey, 2009)。図1では身体損傷から患者を保護するための看護上の対策を示している。

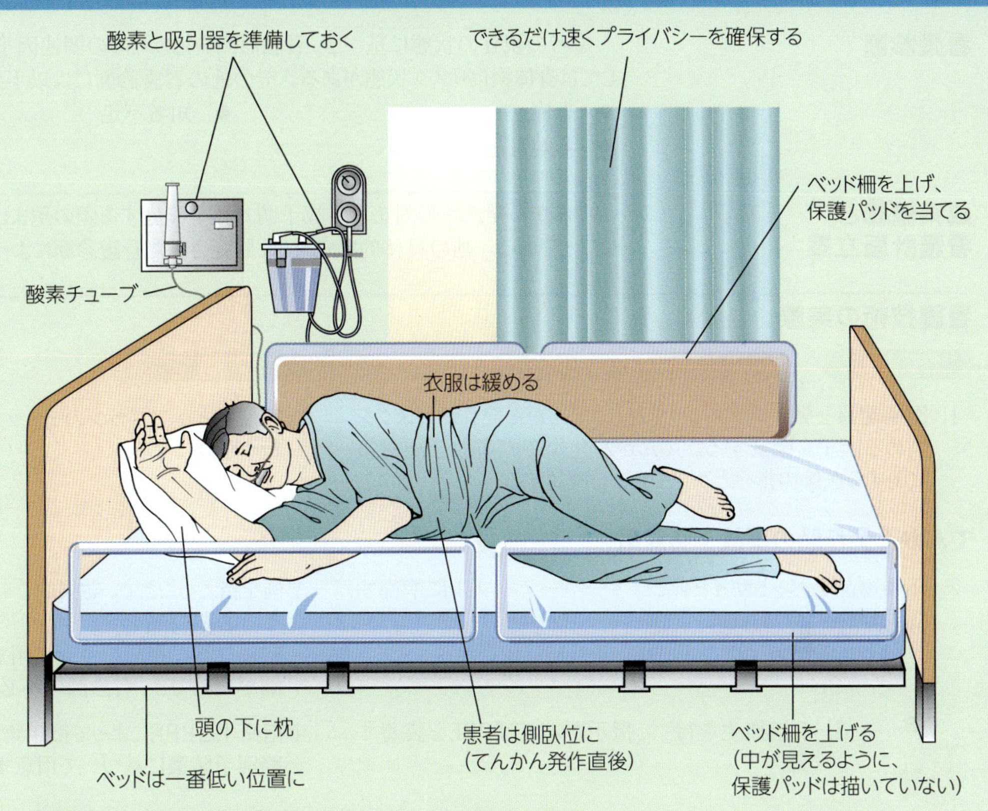

図1　身体損傷から患者を保護する。(From Smeltzer, S., Bare, B., Hinkle, J., et al. [2010]. *Brunner & Suddarth's textbook of medical-surgical nursing.* [12th ed.]. Philadelphia, PA: Wolters Kluwer Health/Lippincott Williams & Wilkins, p. 1883.)

必要物品

- 指示があれば、PPE
- チューブを接続した吸引器(ポータブルまたは壁掛式)
- 適切なサイズのカテーテルが入った吸引キット、または
  - 適切なサイズのY字管付滅菌吸引カテーテル(成人10F-16F)
  - 滅菌ディスポーザブル容器
  - 滅菌グローブ
- 口腔エアウェイ
- ベッド柵用保護パッド
- 酸素供給用の物品
- 酸素投与用の鼻腔カヌラまたはマスク
- 手動式バッグバルブマスク、蘇生バッグ

アセスメント

てんかん発作活動の発生リスクを高める基礎疾患や状態、例えば、発作性疾患、てんかん、脳血管障害、低酸素血症、頭部外傷、高血圧、中枢神経系感染症、代謝性障害(たとえば腎不全、低カルシウム血症、低血糖症)、脳腫瘍、薬物／アルコール離脱、アレルギーなどの既往歴についてアセスメントする。視覚的、聴覚的、嗅覚的な刺激、触覚の刺激、情緒的障害、心理的障害、眠気、過呼吸などてんかん発作前の状況をアセスメントする。**前兆**があったかどうか確認する。てんかん発作が始まったときは、運動または硬直が始まった部位、注視眼位および頭部の位置に注意する。てんかん発作時に影響があった身体部位および動きの種類をアセスメントする。てんかん発作時に開眼している場合は瞳孔の大きさ、および眼球や頭部の偏位をアセスメントする。反復的な不随意運動の有無(たとえば反復嚥下運動)、尿失禁または便失禁の有無、てんかん発作の継続時間、意識消失の有無と継続時間、てんかん発作後の四肢の明らかな麻痺や脱力、発話・運動・睡眠の障害、または錯乱についてアセスメントを行う。てんかん発作の終了後、患者に身体損傷がないかアセスメントする。

(続く)

スキル・17-3　てんかん発作時の対応と事故予防対策　（続き）

看護診断

患者の現在の状態に基づき、看護診断を行うための関連因子を決定する。妥当な看護診断としては身体損傷リスク状態がある。その他の看護診断には以下のような例がある。

- 恐怖
- 非効果的コーピング
- 知識不足

成果確認と看護計画立案

てんかん発作時の対応と事故予防対策を実施する際の望ましい成果は、患者に身体損傷がないことである。他の具体的な成果は、特定された看護診断によって異なる。

看護技術の実際

手順	根拠
1. 医療記録とケアプランに目を通し、てんかん発作のリスクを高める因子を確認する。てんかん発作時の事故予防対策に関する医師の指示とケアプランを確認する。	医療記録とケアプランのチェックは、正しい患者に正しい処置を行う確認になる。
てんかん発作時の事故予防対策	
2. 必要物品をベッドサイドまたはオーバーテーブルに準備する。	準備を整えることで、効果的な時間管理と整然とした処置が行える。必要物品をベッドサイドに準備することで時間と労力の節約になる。物品を手元に用意することで、利便性が高まり時間が短縮でき、看護師の不必要な動きが省略できる。
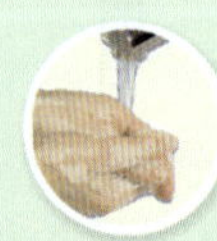 3. 手指衛生を行い、指示があればPPEを装着する。	手指衛生とPPEによって微生物伝播を防止する。PPEは感染経路別予防策に基づいて用意する。
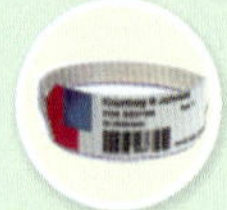 4. 患者の本人確認を行う。	本人確認を行うことによって、正しい患者に確実に介入を実施することができ、患者誤認の防止になる。
5. ベッド周りのカーテンを閉め、可能であれば病室の扉を閉める。処置の具体的な内容と実施理由を患者に説明する。	これによって患者のプライバシーを確保する。説明によって患者の不安が軽減し、協力が得やすくなる。
6. ベッドを一番低い位置に下げ、2-3カ所のベッド柵を上げる。ベッド柵に保護パッドを取り付ける。	ベッドを一番低い位置にすることで、安全が促進され、身体損傷のリスクが低下する。ベッド柵用の保護パッドも身体損傷のリスクを低下させる。
7. 酸素流量計をベッド頭部の壁の酸素アウトレットに取り付ける。鼻腔カニューレまたはマスクは必要なときに手が届く場所に置く。	てんかん発作時、患者は低酸素症、嘔吐、誤嚥のリスクが高くなる。てんかん発作時に酸素投与が確実に実施できるように準備しておく。
8. 吸引器をベッド頭部の壁の吸引アウトレットに取り付ける。吸引カテーテル、口腔エアウェイ、蘇生バッグは必要なときに手が届く場所に置く。	てんかん発作時、患者は低酸素症、嘔吐、誤嚥のリスクが高くなる。てんかん発作時に吸引が確実に実施できるように準備しておく。口腔エアウェイや蘇生バッグは、万一呼吸が停止した場合、緊急に人工呼吸が実施できるよう用意しておく。
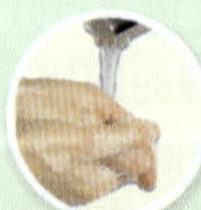 9. 使用している場合はPPEを外す。手指衛生を行う。	PPEを適切に外すことで感染伝播および他の物品への汚染リスクが低下する。手指衛生は微生物伝播を防止する。
てんかん発作への対応	
10. てんかん発作の既往が何度かある患者に対しては、前兆がわかればその発生に注意する。患者から前兆となる症状の訴えがある場合は、患者を臥床させる。	てんかん発作が始まろうとしていることを示す前兆や兆候は視覚的、聴覚的、嗅覚的な症状である。発作前に患者から報告がある場合は、患者を臥床させることで転倒による身体損傷を防止する。

手順	根拠
11. てんかん発作が始まったら、ベッド周りのカーテンを閉め、可能であれば病室の扉を閉める。	扉やカーテンを閉めることで患者のプライバシーが確保できる。
12. 患者が椅子に座っている場合は、床で楽な姿勢にする。	床で楽な姿勢にすることで、転倒による身体損傷を防ぐ。
13. 患者の眼鏡を外す。体を締めつけている衣服は緩める。折りたたんだ毛布など、平らで柔らかいものを頭の下に敷く。家具など近くにある障害物をわきに寄せる。	障害物を取り除き、衣服を緩めることで、身体損傷を防止する。毛布によって、頭部を固い表面（床）で打つなどの身体損傷を防止する。
14. ベッドに臥床中の場合は、枕を外しベッド柵を上げる。	ベッド柵を上げることで身体損傷を防止する。
15. 患者を拘束してはならない。必要に応じて、動きを誘導する。患者の口腔内に何かを挿入しようとしたり、口を開こうとしたりしてはならない。	動きを誘導することで身体損傷を防止する。拘束すると、患者を傷つける恐れがある。口を開ける行為や何かを挿入するという行為によって、歯が折れたり、口腔内、口唇、舌などに損傷を負わせたりすることがある。
16. 可能であれば、患者を側臥位にして頭部は前方に曲げさせ、ベッドの頭部を30度挙上する。施設の規定に応じて酸素投与を開始する。必要に応じて、吸引を実施し気道を浄化する（「第14章　酸素化」のスキル14-6　鼻咽頭および口咽頭の吸引を参照）	てんかん発作時、患者は低酸素症、嘔吐、誤嚥のリスクが高まっている。この体位によって、舌を前方へ出しやすくなり、唾液や粘液の排出が促され、誤嚥のリスクが最低限に抑えられる。酸素投与によって、神経および筋肉の活動亢進に伴う代謝量の上昇を支える。換気を支援するためには気道確保が不可欠である。
17. てんかん発作を最初から最後まで観察する。	患者の観察によって安全を確保する。
18. 必要に応じて静脈ラインの確保・維持を行う。医師の指示および施設の規定に基づいて、適宜、薬剤を投与する。	患者の病歴や医学的診断に基づいて、薬理学的治療が適切と判断されることがある。静脈ラインは緊急に薬剤を投与する際に必要である。
19. てんかん発作後、患者を側臥位にする。必要に応じて、吸引を実施し気道を浄化する。	側臥位によって、分泌物の排出が促される。換気を支援するためには気道確保が不可欠である。
20. 必要に応じて、バイタルサイン、酸素飽和度をモニタリングし、毛細管採血で血糖値を測定する。	様々なパラメーターを測定することで、患者の状態の正確なアセスメントに必要な情報が得られる。
21. てんかん発作後、患者が入眠するようならそのまま眠らせる。患者が覚醒したら、見当識を確認し、患者を安心させる。	患者はてんかん発作のことを思い出せない可能性がある。また、てんかん発作後の患者は、混乱や不安、羞恥心、疲労などを感じることがある。
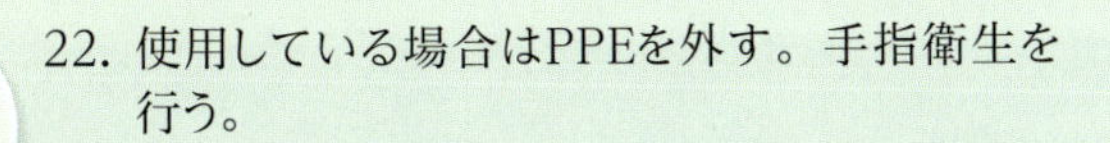 22. 使用している場合はPPEを外す。手指衛生を行う。	PPEを適切に外すことで感染伝播および他の物品への汚染リスクが低下する。手指衛生によって微生物の伝播が防止される。

評価

てんかん発作時の対応と事故予防対策を実施する際の望ましい成果が達成されるのは、患者が身体損傷を負っていない場合である。

記録

ガイドライン

てんかん発作時の事故予防策の開始と、実施した介入について記録する。てんかん発作の始まりを目撃したかどうか、目撃した場合は、視覚的、聴覚的、嗅覚的な刺激、触覚の刺激、情緒的障害、心理的障害、眠気、過呼吸など、発作前にみられた状況について記録する。前兆発生の有無、発作が始まったときに、運動または硬直が始まった部位、注視眼位および頭部の位置、発作時に影響があった身体部位および動きの種類、発作時に開眼していた場合は瞳孔の大きさ、眼球や頭部の偏位、反復的な不随意運動の有無（たとえば反復嚥下運動）、尿失禁または便失禁の有無、発作の継続時間、意識消失の有無と継続時間、発作後の四肢の明らかな麻痺や脱力、発話・運動・睡眠の障害、意識障害などについて記録する。使用した場合は、酸素投与、気道吸引、安全対策、与薬について記録する。発作時に、患者が身体損傷を負った場合は、そのアセスメント結果も記載する。

（続く）

スキル・17-3　てんかん発作時の対応と事故予防対策　（続き）

記録例

12/1/22　07：45　患者は介助を受けながら入浴中、「感覚がおかしい」と言った後、突然、会話の応答ができなくなり、上肢を伸展させ四肢の硬直が約15秒続いた。5秒間の無呼吸、尿失禁あり。その後四肢の筋収縮は約30秒続いた。閉眼し苦悶様の表情がみられた。発作後、患者は入眠しBP102／68、P88、R16、酸素飽和度94%。20分後、患者は覚醒し、頭痛と疲労を訴え、また入眠した。メイソン医師に発作イベントとアセスメントを報告する。てんかん発作時の事故予防対策を実施した。

—— *D･タイン、看護師*

予期しない状況と対処方法

- 病室に入ると患者がてんかん発作を起こしている最中だった：前述したてんかん発作の看護介入を開始する。てんかん発作の始まりは目撃していないことを記録する。

注意事項

乳児と小児についての注意事項

- 小児に発生するてんかん発作のほとんどは、高熱、感染、頭部外傷、毒物、不整脈など脳以外の障害が原因である。発熱性のてんかん発作は小児期にもっともよくみられるタイプで、通常は良性である(Kyle, 2008)。

在宅ケアの注意事項

- 患者、その家族、重要他者などに、てんかん発作の記録を参考にしながら、てんかん発作のリスクについて指導を行う。指導内容には、基本的な救急処置も含める。発作時の対応を以下に示す：患者が横になるのを介助する。眼鏡を外し、体を締めつけている衣服を緩める。固いものや鋭角なものを患者のまわりから取り除く。折りたたんだ上着など、平らで柔らかいものを頭の下に敷く。可能であれば、やさしく側臥位にする。患者の口に何かを挿入しようとしてはならない。てんかん発作時は患者のそばを離れない。静かな環境を維持する。てんかん発作後、意識が回復するまで患者のそばにいて、必要に応じて見当識を確認する。
- 救急医療支援を求めるべき状態について、ガイドラインに沿った指導も行う。患者の家族や重要他者に、次のような場合は救急医療支援を要請するように指導する。水中でてんかん発作が起こったとき、てんかん発作後患者が呼吸を開始しないとき、全身性強直・間代発作が2分以上続いたとき、てんかん発作の直後に意識を取り戻すことなく次のてんかん発作が始まったとき、またはてんかん発作中に患者が身体損傷を負ったとき、などである。

スキル・17-4　ハロー牽引中の患者のケア

ハロー牽引は、脊髄損傷患者の頭頸部を固定するために使用される。ハロー牽引は、金属の輪で患者の頭部を固定するが、この輪は頭蓋骨に埋められたピンと金属のバーで固定され、金属の固定装置の重みを胸部周辺に分散させるために作られたベストを着用する。ハロー牽引は、頚椎の外傷後に患者の頭頸部を固定し、早期の運動を促すことができる。

看護師の役割は、患者を安心させ、牽引装置の維持、神経血管系および呼吸器系の状態の継続的観察、運動の促進、治療による合併症の予防、ピン挿入部のケアによる感染予防、指示の遵守とセルフケアに関する患者指導を行うことである。ハロー牽引開始から最初の48-72時間は、ピン挿入部のケアを頻繁に行い、それ以降は滲出液が多いときに行う。その後のケアは、定期的に実施する。装着後最初の48-72時間は、ドレッシング材を貼付することが多いが、その後は開放する。ピン挿入部の管理に関する研究のエビデンスはほとんどない(Baird-Holmes & Brown, 2005; Walker, 2007)。ピン挿入部のケアは医師や施設の規定によって異なる。実際の患者へのケアは、医師の指示や施設のガイドラインを参照する。

必要物品

- 温水の入ったベースン
- バスタオル
- 医療用のスキンパウダーまたはコーンスターチ（医師の指示または施設の規定に応じて）
- 滅菌綿棒
- 洗浄液（通常は滅菌生理的食塩水またはクロルヘキシジンであるが、医師の指示または施設の規定に従う）
- 滅菌ガーゼまたはドレッシング材（医師の指示または施設の規定に従って）
- 抗菌薬軟膏（医師の指示または施設の規定に従って）
- 鎮痛剤（医師の処方による）
- ハローベストより下の入浴時に使用する清潔なグローブ（必要に応じて）
- ピンのケアを実施する際の滅菌グローブ（施設の規定に従って）
- 他のPPE（指示があれば）

アセスメント

医療記録、医師の指示、およびケアプランをチェックし、使用中の牽引装置の種類と指示されているケアを確認する。ハロー牽引装置のアセスメントを行い、機能と位置が適切かどうか確認する。呼吸・神経系・皮膚のアセスメントを実施する。ピン挿入部位に、腫脹、滲出液の混濁、疼痛、発赤など炎症や感染の徴候がないか調べる。装置、セルフケア、患者がすべきことに関する患者の知識、および治療に対する患者の感情面についてアセスメントする。

看護診断

患者の現在の状態に基づき、看護診断を行うための関連因子を決定する。妥当な看護診断としては以下のような例がある。

- 不安
- ボディイメージ混乱
- 知識不足
- 身体損傷リスク状態
- 急性疼痛
- セルフケア不足（排泄、入浴、更衣）
- 睡眠パターン混乱
- 転倒転落リスク状態
- 非効果的コーピング
- 感染リスク状態
- 身体可動性障害
- 皮膚統合性障害

成果確認と看護計画立案

ハロー牽引を受けている患者のケアを行う際の望ましい成果とは、頸部のアライメントを維持することである。その他の成果としては、患者に感染の所見がみられないこと、呼吸障害、起立性低血圧、皮膚損傷などの合併症がないこと、患者の疼痛が緩和すること、患者が身体損傷を負わないこと、などがある。

看護技術の実際

手順	根拠
1. 医療記録とケアプランに目を通し、使用中の牽引装置の種類と指示されたケアを確認する。	医療記録およびケアプランを確認することで、正しい患者に正しい手技を実施することができる。
2. 必要物品をベッドサイドまたはオーバーテーブルに準備する。	準備を整えることで、効果的な時間管理と整然とした処置が行える。必要物品をベッドサイドに準備することで時間と労力の節約になる。物品を手元に用意することで、利便性が高まり時間が短縮でき、看護師の不必要な動きが省略できる。
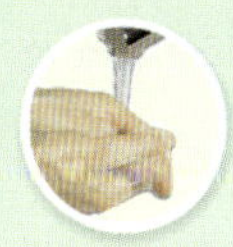 3. 手指衛生を行い、指示があればPPEを装着する。	手指衛生とPPEによって微生物伝播を防止する。PPEは感染経路別予防策に基づいて用意する。
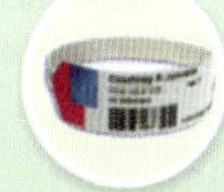 4. 患者の本人確認を行う。	本人確認を行うことによって、正しい患者に確実に介入を実施することができ、患者誤認の防止になる。

（続く）

スキル・17-4　ハロー牽引中の患者のケア　（続き）

手順	根拠
5. ベッド周りのカーテンを閉め、可能であれば病室の扉を閉める。処置の具体的な手順と実施理由を患者に説明する。	これによって患者のプライバシーを確保する。説明によって患者の不安が軽減し、協力が得やすくなる。
6. ケアの開始前に非薬理学的な疼痛緩和の介入、または鎮痛剤の投与が必要かどうかアセスメントする。処方された適切な鎮痛剤を投与する。鎮痛剤が作用するまで十分な時間をおいたあと処置を開始する。	疼痛は過去の経験が影響を及ぼす主観的な経験である。一部の患者は、ピン挿入部のケアによって疼痛を感じることがある。
7. 手が届く範囲に廃棄物容器を置き、処置中に使用する。	廃棄物容器を手の届くところに用意することで、微生物を拡散させることなく汚れたドレッシング材を廃棄することができる。
8. ベッドを処置しやすい高さに調整する。通常は実施者の肘の高さにする（VISN 8 Patient Safety Center, 2009）。または、可能であれば、患者を坐位にする。	ベッドを適切な高さにすることで、看護師の腰の緊張や筋肉疲労の予防になる。
9. 患者を介助し、頭部の処置が行いやすく、安楽な体位にする。患者が臥床している場合は、頭部の下に防水パッドを敷く。	患者の安楽を得るために体位を調整する。防水パッドを敷くことで、リネンが汚れないように保護する。
10. バイタルサインを測定し、施設の規定に従って、意識レベル、運動機能、感覚など神経学的アセスメントを実施する。これは通常、少なくとも2時間おきに24時間または1時間おきに48時間の頻度で実施する。	神経学的アセスメントの変化は、迅速な介入を必要とする脊髄損傷を示していることがある。
11. ハロー牽引ベストは8時間おきに、安定性、接続、位置を確認する（図1）。頸部が屈曲や伸展していないか、頭部がハロー牽引装置の中央にあるか、各ピンが緩んでいないかを確認する。	アセスメントによって、装置の正しい機能と患者の安全が確保される。

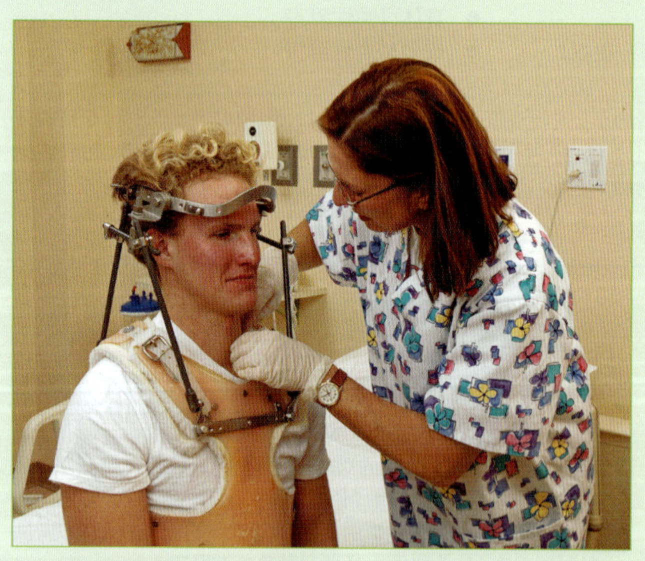

図1　ハロー牽引ベストの安定性、接続、および位置を点検する。

手順	根拠
12. ベストが身体に適合しているか確認する。患者が仰臥位になった状態で、肩や胸の位置でベストの下に手指を1-2本入れられるようにしておく。	ベストの着用状態を確認することによって、呼吸状態に影響を及ぼしかねない胸部への圧迫を予防する。
13. 必要に応じて、非滅菌グローブを装着する。患者のシャツまたはガウンを脱がせる。患者の胸部と背部を毎日清拭する。下部のマジックテープを緩める。	グローブによって血液および体液の接触を予防する。衣服を脱がせることで、適切な部位が視認でき、手が届きやすくなる。毎日の清拭によって、皮膚損傷の防止とアセスメントが可能になる。ストラップを緩めることで胸部と背部へ手が届く。

手順	根拠
14. バスタオルを温水に浸してから絞る。ベストの前部の下にバスタオルを通し前後に引き動かす。ベストの下の皮膚には石鹸または洗浄剤は使用しない。	過度に水分を含んだタオルの使用は皮膚の浸軟や皮膚損傷を招く。石鹸や洗浄液は皮膚の炎症を引き起こすことがある。
15. 乾いたタオルを使って同一の方法で皮膚を拭き、皮膚を十分乾燥させる。皮膚に圧痛、発赤、または圧迫されている部位がないか調べる。処方された薬用スキンパウダーまたはコーンスターチを皮膚に軽く塗布する。	乾燥させ、パウダーやコーンスターチを使用することで、湿気が吸収され、皮膚損傷を防止する。
16. 患者が側臥位の場合は向きを変え、仰臥位の場合は少なくとも45度にして、背部も同様の手順を繰り返す。マジックテープを締める。患者が希望すれば新しいシャツを着せる。	こうすることで皮膚損傷を防止する。石鹸や洗浄液は皮膚の炎症を引き起こすことがある。
17. 呼吸アセスメントを実施する。呼吸音の消失、副雑音の存在、吸気努力の低下、息切れなど呼吸障害がないか確認する。	ハロー牽引ベストは胸部の拡張を制限するため、呼吸機能が変化する可能性がある。肺塞栓は、脊髄損傷に伴ってよくみられる合併症である。
18. ピン挿入部位に、発赤、皮膚のテンティング(引っ張られてテント状になる)、滲出液の持続、膿性滲出液、腫脹がないか観察し、ピンの弯曲、屈曲、緩みがないかもアセスメントする。体温を継続的に測定する。	ピン挿入部位は微生物の侵入路になり得る。万一問題が生じた場合、アセスメントによって早期検出および迅速な介入が実施できる。
19. ピン挿入部のケアを実施する(図2)。(スキル9-19および9-20参照)	ピン挿入部ケアによって、感染リスクとそれに続く骨髄炎リスクが減少する。

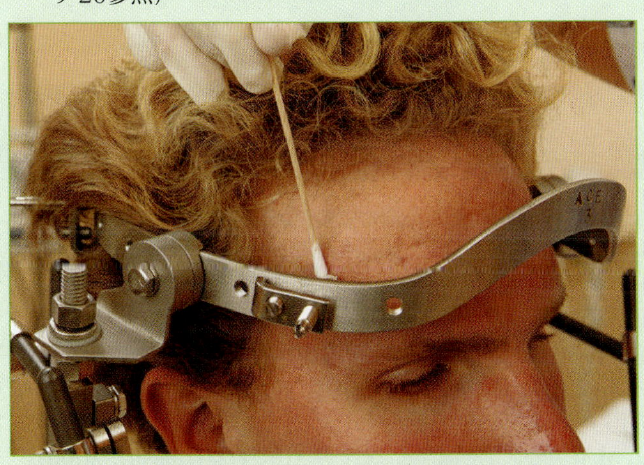

図2　ピン挿入部の周囲を生食および綿棒で洗浄する。

手順	根拠
20. 医師の指示および施設の規定によって、抗菌薬軟膏をピン挿入部位に塗布しドレッシング材を貼付する。	抗菌薬軟膏は感染予防に役立つ。ドレッシング材は皮膚の保護と滲出液の吸収に役立つ。
21. グローブを外し、適切に廃棄する。必要に応じて、ベッド柵を上げ、ベッドを一番下まで下げる。患者を介助し安楽な体位に戻す。	グローブの廃棄によって微生物伝播のリスクが減少する。ベッド柵は患者の体位維持に役立つ。ベッドを適切な高さにすることで患者の安全を確保する。
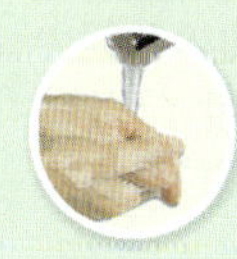 22. 他のPPEを使用している場合は、それを外す。手指衛生を行う。	PPEを適切に外すことで感染伝播および他の物品への汚染リスクが低下する。手指衛生によって微生物の伝播が防止される。

評価

望ましい成果が達成されるのは、患者が頸椎のアライメントを維持する場合である。その他には、患者に感染の所見がみられない、呼吸障害、起立性低血圧、および皮膚損傷などの合併症がない、患者の疼痛が緩和する、患者が身体損傷を負っていない、などの場合がある。

(続く)

スキル・17-4　ハロー牽引中の患者のケア　（続き）

記録

ガイドライン

牽引装置を装着した日時、および装置の種類、皮膚のアセスメント、ピン挿入部のアセスメント、個人衛生、およびピン挿入部のケア、装置に対する患者の反応、神経学的アセスメント、呼吸アセスメント、などを記録する。

記録例

12/11/10　20:30　ハロー牽引は適切に装着されている。ベストの下のスキンケアを実施。肩と胸の部分に手指2本分の緩みあり。皮膚は発赤や炎症なく問題なし。ピン挿入部のケアを実施。ピン部位を生食で洗浄し、空気乾燥させた。挿入部に発赤、腫脹、滲出液なし。神経血管状態は良好。患者からピン挿入部の疼痛の訴えあり（4／10）。医師の指示に沿って、イブプロフェン600mgを投与。1時間後に疼痛の再評価を予定。

――*M・ルルー、看護師*

予期しない状況と対処方法

- ハロー牽引による治療を受けている患者が、医師に頭蓋骨のピンを締められたあと、頭痛を訴えている：これはハロー牽引患者全てに共通する訴えである。医師から鎮痛剤投与の指示を得る。しかし、疼痛が顎の動きに伴うものであれば、ピンが側頭骨にずれている可能性があるため、速やかに担当医に報告する。

注意事項

- 万一CPRを実施する必要性が生じた場合、緊急にベスト前部を取り外せるように、ベスト専用のレンチをベッドサイドに常備しておく。
- 身体損傷を予防するための患者指導は非常に重要である。体位変換はゆっくり行い、転倒を避けるために前屈してはならないことを患者に理解してもらう必要がある。
- 牽引装置のフレーム部分に負荷がかかると、脊髄のアライメントのずれや皮膚の緊張や裂傷を引き起こすことがある。

スキル・17-5　脳室ドレナージ中の患者ケア

脳室ドレナージとは、頭蓋内圧（ICP）を監視する方法のひとつで、脳室内ドレナージとトランスデューサーによる圧測定を行う。ドレナージを行う際は、頭蓋骨を穿頭し貫通した孔から、一般的には非優位側の側脳室へカテーテルが挿入される。硬膜を切開した後、カテーテルは脳組織を通り、脳室へ挿入される（Arbour, 2004）。脳室ドレナージは、ICPの測定、水頭症などに伴う過剰な脳脊髄液（CSF）の排出、頭蓋冠の容積を減少させるためのドレナージ（これによりICPは低下する）、および薬剤の注入に使用される。ICP値を利用して、脳内の血液供給が適切かどうかを推定する**脳灌流圧（CPP）**が算出できる。CPPは脳全体の圧の差である。CPPは全身の平均動脈圧（MAP）とICPの差であり、MAPからICPを減ずることで導き出される（Blissitt, 2006）。

必要物品

- 懐中電灯
- 脳室ドレナージ回路
- 必要に応じてPPE

アセスメント

脳室ドレナージによる排液の色をアセスメントする。正常な脳脊髄液（CSF）の色調は透明・淡黄色である。混濁したCSFは感染症が示唆される。赤色またはピンク色のCSFは出血の徴候である。バイタルサインの変化は神経系の問題を反映していることがあるため、バイタルサインをアセスメントする。患者の疼痛レベルをアセスメントする。患者は、脳室カテーテル挿入部位に疼痛を感じている可能性がある。

患者の意識レベルをアセスメントする。患者が覚醒している場合は、人、場所、時間に関する見当識をアセスメントする。患者の意識レベルが低下している場合は、患者の反応と覚醒状態に注意する。瞳孔の大きさと対光反射を確認する。瞳孔は左右同じ大きさの円形で、対光反射にも左右差がなければ正常である。意識レベルまたは瞳孔の反応に変化がある場合は、神経系の障害が示唆される。患者が四肢を動かせる場合は、上肢・下肢の筋力をアセスメントする（筋力のアセスメント方法についての詳細は、「第2章　ヘルスアセスメント」を参照）。筋力の変化、または筋力の左右差がある場合は、神経系の障害が示唆される。

看護診断

患者の現在の状態に基づき、看護診断を行うための関連因子を確認する。妥当な看護診断としては以下のような例がある。

- 身体損傷リスク状態
- 活動耐性低下
- 非効果的脳組織循環リスク状態
- 疼痛
- 感染リスク状態

成果確認と看護計画立案

望ましい成果としては、頭蓋内圧が10-15mmHg未満（Arbour, 2004）、脳灌流圧は60-90mmHg（Hickey, 2009）に維持されることである。その他の適切な成果は、患者に感染症や疼痛がないこと、患者や家族が脳室ドレナージの必要性を理解していること、などがある。

看護技術の実際

手順	根拠
1. 医師の指示を確認し、脳室ドレナージに関する具体的な情報を得る。	看護師は脳室ドレナージ回路の高さに関して、最新の医師の指示を知っておかねばならない。たとえば、担当医が脳室ドレナージ回路の高さを10cmに指示したとすると、脳室ドレナージによるCSF排出を行う前に、患者のICPは10cm分の上昇が推定されていることを意味する。
2. 必要物品をベッドサイドまたはオーバーテーブルに準備する。	準備を整えることで効果的な時間管理と整然とした処置が行える。必要物品をベッドサイドに準備することで時間と労力の節約になる。物品を手元に用意することで、利便性が高まり時間が短縮でき、看護師の不必要な動きが省略できる。
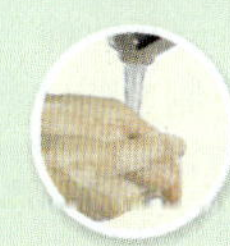 3. 手指衛生を行い、指示があればPPEを装着する。	手指衛生とPPEによって微生物伝播を防止する。PPEは感染経路別予防策に基づいて用意する。
4. 患者の本人確認を行う。	本人確認を行うことによって、正しい患者に確実に介入を実施することができ、患者誤認の防止になる。
5. ベッド周りのカーテンを閉め、可能であれば病室の扉を閉める。処置の具体的な手順と実施理由を患者に説明する。	これによって患者のプライバシーを確保する。説明によって患者の不安が軽減し、協力が得やすくなる。
6. 患者の神経学的状態に変化がないかアセスメントを行う。（「第2章 ヘルスアセスメント」を参照）	脳室ドレナージ実施中の患者は神経系障害のリスクが高い。
7. **施設の規定に従い、角度定規、気泡管水準器、レーザーポインターなどを使用して、患者の外眼角と耳珠（外耳孔）との中間の高さ（Littlejohns, 2005）に三方活栓があることを確認し、脳室ドレナージ回路の高さをアセスメントする。**必要に応じて、回路の高さを調整する。**ドリップ・チャンバーを指示された高さに移動させる（図1）。**脳室ドレナージによりCSFを排出している場合はドリップ・チャンバー内のCSFの量をアセスメントする。	正確な測定のため、三方活栓はモンロー孔の高さにしなければならない。モンロー孔が実際に測定する基準点である。トランスデューサーと脳室内ドレーン（EVD）が、角度定規、気泡管水準器、またはレーザーポインターなどを使用してモンロー孔に正しく調整されていなければ、重大な問題が生じる可能性がある（March, 2005）。脳室カテーテルがICPの測定にのみ使用され、CSFの排出には使用されない場合、三方活栓はドリップ・チャンバー側をOFFにする。脳室カテーテルをCSFの排出にも使用する場合、三方活栓のドリップ・チャンバー側は開けておく。ICP値を測定後、忘れずに三方活栓はトランスデューサー側をOFFにして、CSFが排出されるようにしておかねばならない。

（続く）

スキル・17-5　脳室ドレナージ中の患者ケア　(続き)

手順　**根拠**

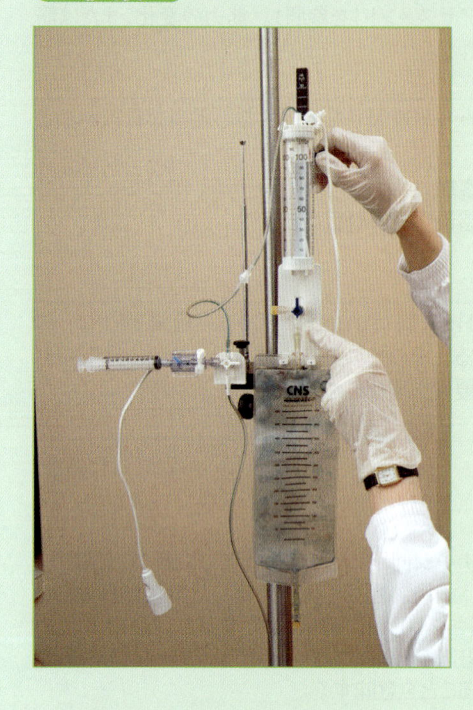

図1　ドリップ・チャンバーの位置を調整する。

8. **トランスデューサーをゼロ点に合わせる。**三方活栓は患者側をOFFにする。トランスデューサーのキャップの先端に触れないように注意しながら、キャップを外す。モニターの校正ボタンを押し、音が鳴るまで押し続ける。トランスデューサーのキャップを元どおり閉める。**ICPを測定するために、三方活栓はドリップ・チャンバー側をOFFにする。測定後、三方活栓はトランスデューサー側をOFFにする。**

トランスデューサーのゼロ点合わせを行ってから時間が経過している場合は、測定値が正確ではないとみなされる。三方活栓の患者側が開いており、回路が大気に開放されている場合、CSFが三方活栓から漏出する可能性がある。感染予防のためキャップの内側は無菌状態を保つ。ICP測定時、三方活栓はドリップ・チャンバー側を閉じる(トランスデューサー側を開ける)。脳室カテーテルからCSFを排出する場合、三方活栓はドリップ・チャンバー側を開ける。ICP値の測定後、忘れずに三方活栓のトランスデューサー側をOFFにして、CSFがドリップ・チャンバーの方へ排出されるようにしておく。

9. **ドレナージの量が多すぎたり、少なすぎたりしないように、またICP測定値が不正確にならないように、脳室ドレナージ回路の高さを調整する。**

患者の頭部が脳室ドレナージ回路より低くなっていると、CSFの排出は緩慢になるか止まる。患者の頭部が脳室ドレナージ回路より高くなっていると、CSFの排出は増加する。脳室ドレナージ回路が外眼角と水平でないときに測定されたICPは、正確とはいえない。

10. 医療施設の規定に従って、挿入部のケアを実施する。挿入部に膿性排液、発赤、熱感など、感染の徴候がないかアセスメントする。施設の規定に沿って、カテーテルが固定されていることを確認する。

挿入部のケアは、空気に開放する方法から抗菌薬軟膏を塗布しガーゼを貼付する方法まで、さまざまな方法がある。挿入後のカテーテルの固定により、カテーテルの抜けや装置の破損が防止される。

11. 必要に応じてCPPを算出する。CPPは全身のMAPとICPの差である。

CPPは脳への血液供給の妥当性を推定するための値である。

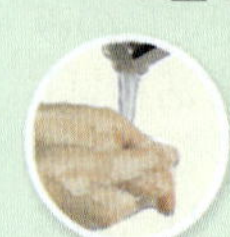

12. 使用している場合はPPEを外す。手指衛生を行う。

PPEを適切に外すことで感染伝播および他の物品への汚染リスクが低下する。手指衛生によって微生物の伝播が防止される。

13. ICP、MAP、CPPを少なくとも1時間おきに測定する。

測定を頻回に行うことによって、問題発生を示すわずかな変化を検出するための有用な指標が得られる。

評価

望ましい成果が達成されるのは、患者のCPP値とICP値が許容範囲内にある、感染がみられない、患者が脳室ドレナージの必要性を理解している、疼痛の訴えがない、などの場合である。

記録

ガイドライン

CSFの量と色調、ICPおよびCPP、瞳孔の状態、両側の運動能力の強さ、時間、人、場所の見当識、意識レベル、バイタルサイン、疼痛、挿入部の外観、および脳室ドレナージ回路の高さなどを記録する。

記録例

12/11/2　14:10　脳室ドレナージ回路のゼロ点調整を行う。トランスデューサーの高さを眼の外眼角と合わせた。ドリップ・チャンバーの高さは10cm。淡黄色の混濁したCSF排出(12mL)あり、医師にCSFの性状を報告。ICP 10mmHg、CPP 83mmHg。脳室カテーテル挿入部から少量の血性漿液性の排液あり。大気開放中。握力は両側とも同等に強い。患者は覚醒しており、人、場所、時刻の見当識あり。瞳孔は左右とも等しく、円形で、対光反射は左右良好(6／4)。バイタルサインについては温度板を参照。疼痛なし。

── B・トラウデ、看護師

予期しない状況と対処方法

- CSFのドレナージが停止する：チューブにねじれや狭窄がないか評価する。チューブの接続が良好か、CSFがチューブから他へ漏れていないか確認する。ドレナージ回路とドリップ・チャンバーの高さを確認する。回路の位置が高すぎる場合、CSFの排出は次第に減少する。患者の頭部周辺のシーツに液体が漏れていないか確認する。脳室カテーテルが閉塞している場合、CSFは挿入部の周辺から漏れはじめる。脳室カテーテルの開通性をアセスメントする。回路を高くしたり低くしたりしてみる。脳室カテーテルが開通している場合は、チューブ内の液は拍動し、また回路の高低変化によって上下する。依然としてCSFが排出されない、またはカテーテルの閉塞が考えられる場合は、担当医に報告する。場合によっては、開通性を確認するために、カテーテルを無菌的にフラッシュする必要がある。
- CSFの排出量が増加する：ドレナージ回路とドリップ・チャンバーの高さを確認する。回路の位置が低すぎると、CSFの排出量が増加する。CSFの排出量が増加したままの場合は担当医に報告する。ドリップ・チャンバーの高さをさらに高くする必要があるかもしれない。
- CSFの色調が半透明から混濁してきた：速やかに担当医に報告する。これは感染を示している可能性があり、抗菌薬の投与を開始する必要がある。
- CSFの色調が淡黄色から淡血性、または血性漿液性に変化した：速やかに担当医に報告する。これは脳室内での出血を示している可能性がある。
- カテーテルが事故抜去した：速やかに担当医に報告する。滅菌グローブを装着し、挿入部に滅菌ガーゼを当てる。挿入部から排液が漏れている場合は、CSFの色調と量を観察する。

注意事項

- カテーテル挿入後、施設の規定に従ってカテーテルを固定する。カテーテルの抜去や破損を防ぐために、患者を移送する際は適切なケアを実施する(March, 2005)。
- 体位変換やポジショニングなどの主体的な看護活動によって、ICPの上昇がみられることに留意する。ICPをモニタリングしている患者にケアを実施する際は、ICPの上昇因子とされるものに注意する。患者の体位変換を行うときは、体の一部が屈曲しないようにして、適切な身体アライメントを維持する。大腿股関節部の極度の屈曲により、腹腔内圧が上昇し、ICPの上昇につながることがある。体位変換にはログロール法を用いる。頸部の静脈圧迫は静脈還流を妨げる可能性があるため、頸部の圧迫を避け、常に中立位置を維持する。医師の指示および施設の手順に沿って、ベッドの頭部は水平か30度挙上する。有害な刺激を避けるために、穏やかな声で話しかけ音楽は静かに流し、優しく触れるようにする。ICPの上昇因子となるケアや処置を連続して実施しないように看護計画を立案する。入浴、体位変換、および他のルーチンなケアが続けて実施されると、ICPを上昇させる蓄積効果が生じることが多い。処置の合間に患者を安静にする時間を設け、介入に対する患者の反応を注意深くアセスメントする(Hickey, 2009; Hockenberry & Wilson, 2009)。

スキル・17-6　光ファイバー頭蓋内カテーテル留置中の患者ケア

光ファイバーカテーテルは、頭蓋内圧（ICP）をモニタリングするためのもうひとつの方法である。光ファイバーカテーテルは、カテーテルの先端に付いている頭蓋内圧測定用トランスデューサーを使用して、ICPを直接モニタリングする。カテーテルの先端に付いている小型のトランスデューサーは、長く伸びた光ファイバーケーブルにつながり、外部電子モジュールに接続される。この装置は側脳室、クモ膜下腔、硬膜下腔、脳実質の中に、または骨弁の下に挿入される。硬膜に開けた孔からトランスデューサー・プローブを脳組織へ挿入し、任意の深さまで進めて固定する（Hickey, 2009）（図1）。光ファイバーカテーテルはICPおよび脳灌流圧（CPP）をモニタリングするために使用する。カテーテルのなかには脳脊髄液（CSF）の排出にも使用できるタイプがある。この装置は製造業者によってキャリブレーションが行われているため、ゼロ点補正は挿入時に1度実施するだけでよい。

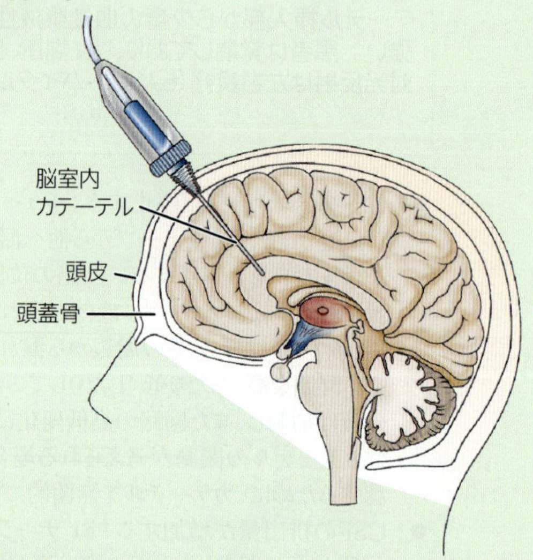

図1　脳室内に挿入した光ファイバーカテーテル（From Smeltzer, S., Bare, B., Hinkle, J., et al. [2010]. *Brunner & Suddarth's textbook of medical-surgical nursing.* [12th ed.]. Philadelphia, PA: Wolters Kluwer Health/Lippincott Williams & Wilkins, p. 1866.）

ICP値を使用して、脳内の血液供給の妥当性を推定するための値であるCPPを算出することができる。CPPは脳全体の圧の差である。CPPは全身性の平均動脈圧（MAP）とICPの差から算出される（Blissitt, 2006）。

必要物品

- 指示があればPPE

アセスメント

神経系のアセスメントを実施する。患者の意識レベルをアセスメントする。患者が覚醒している場合は、人、場所、時間に関する見当識をアセスメントする。患者の意識レベルが低下している場合は、患者の反応と覚醒の状態に注意する。瞳孔の大きさと対光反射を確認する。瞳孔は左右同等で、円形、対光反射に左右差のない状態が正常である。意識レベルまたは瞳孔反応に変化がある場合は、神経系の障害が示唆される。患者が四肢を動かせる場合は、上肢と下肢の筋力をアセスメントする（筋力のアセスメント方法についての詳細は、「第2章　ヘルスアセスメント」を参照）。筋力の変化、または両側の筋力に差がある場合は、神経系の障害が示唆される。バイタルサインの変化は神経系の問題を反映していることがあるため、バイタルサインをアセスメントする。患者の疼痛レベルをアセスメントする。患者は、光ファイバーカテーテル挿入部位に疼痛を感じている可能性がある。

看護診断

患者の現在の状態に基づき、看護診断を行うための関連因子を確認する。妥当な看護診断としては以下のような例がある。

- 感染リスク状態
- 非効果的脳組織循環リスク状態
- 身体損傷リスク状態
- 疼痛

成果確認と看護計画立案

望ましい成果は、患者のICPが10-15mmHg未満（Arbour, 2004）、CPPが60-90mmHg（Hickey, 2009）に維持されることである。その他の適切な成果としては、患者に感染および身体損傷がみられないこと、患者に疼痛がみられないこと、患者や重要他者がカテーテルおよびモニタリングの必要性を理解していること、などがある。

看護技術の実際

手順	根拠
1. 医師の指示を確認し、モニタリングするパラメーターについて具体的な情報を得る。	看護師はICP値およびCPP値の許容範囲に関して、最新の医師の指示を知っておく必要がある。
2. 必要物品をベッドサイドの台またはオーバーテーブルに準備する。	準備を整えることで、効果的な時間管理と整然とした処置が行える。必要物品をベッドサイドに準備することで時間と労力の節約になり、利便性が高まる。看護師の不必要な動きが省略できる。
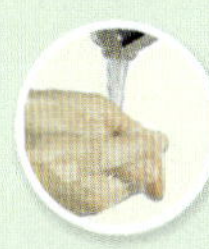 3. 手指衛生を行い、指示があればPPEを装着する。	手指衛生とPPEによって微生物伝播を防止する。PPEは感染経路別予防策に基づいて用意する。
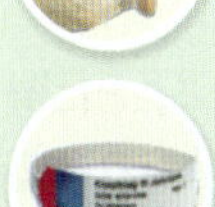 4. 患者の本人確認を行う。	本人確認を行うことによって、正しい患者に確実に介入を実施することができ、患者誤認の防止になる。
5. ベッド周りのカーテンを閉め、可能であれば病室の扉を閉める。処置の具体的な内容と実施理由を患者に説明する。	これによって患者のプライバシーを確保する。説明によって患者の不安が軽減し、協力が得やすくなる。
6. 患者の神経学的状態に変化がないかアセスメントを行う。（アセスメントの詳細については、「第2章　ヘルスアセスメント」を参照）	光ファイバーカテーテル留置中の患者は神経系障害のリスクが高い。
7. ICP、MAP、CPPを少なくとも1時間おきに測定する。モニターに示されたICPの波形を確認する。**A波またはB波が出現している場合は、担当医に報告する。**	頻回にアセスメントを行うことで、問題発生を示すわずかな変化を検出するための有用な指標が得られる。A波およびB波は臨床的に重要な問題の指標である（基礎知識17-2を参照）。
8. 施設の規定に従って、挿入部のケアを実施する。挿入部に排液、発赤、熱感など、感染の徴候がないかアセスメントする。施設の規定に沿って、カテーテルが挿入部に固定されていることを確認する。	挿入部位のケアは、空気に開放する方法から抗菌薬軟膏を塗布しガーゼを貼付する方法まで、さまざまな方法がある。挿入部位のケアにより、感染リスクが減少する。挿入後のカテーテルの固定により、カテーテルの抜去や破損が防止される。
9. 必要に応じてCPPを算出する。CPPは全身のMAPとICPの差である。	CPPは脳への血液供給の妥当性を推定するための値である。
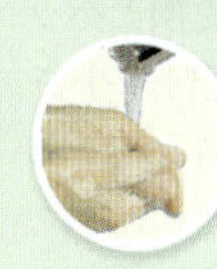 10. 使用している場合はPPEを外す。手指衛生を行う。	PPEを適切に外すことで感染伝播および他の物品への汚染リスクが低下する。手指衛生によって微生物の伝播が防止される。

評価

望ましい成果が達成されるのは、患者のCPPとICPが許容範囲内にある、感染がみられない、患者がカテーテルとモニタリングの必要性を理解している、疼痛の訴えがない、などの場合である。

記録

ガイドライン

神経系のアセスメント、ICPとCPP、バイタルサイン、疼痛、挿入部の外観を記録する。

（続く）

スキル・17-6　光ファイバー頭蓋内カテーテル留置中の患者ケア　（続き）

記録例

12/11/2　17:10　覚醒時に見当識障害を示し攻撃的であったため、鎮静中。瞳孔は左右差なく円形で、対光反応も良好（6／4）。バイタルサインは温度板を参照。ICP 22mmHg、CPP 61mmHg。担当医に報告済み。ドーパミンの点滴を8mcg／kg／分に増加。挿入部に少量の血性漿液性排液あり。大気に開放中。
―― *B・トラウデ、看護師*

予期しない状況と対処方法

- 光ファイバーカテーテルが偶発的に抜けた：速やかに担当医に報告する。滅菌グローブを装着し、挿入部位に滅菌ガーゼを当てる。抜去部位からCSFが漏出していないか観察する。
- ICPの上昇を引き起こす因子として知られている処置（吸引など）を行っても頭蓋内圧波形が変化しない：光ファイバーカテーテルが損傷している可能性がある。製品取扱説明書のトラブルシューティングを確認する。担当医に報告する。
- CSFが挿入部から漏出している：担当医に報告する。CSFは細菌の主な媒介物であり、漏出から感染につながる可能性がある。施設の規定に従う。挿入部の周囲に滅菌ドレッシング材を貼付する施設、看護師による挿入部の消毒を頻回に実施する施設など、施設により対応は異なる。

注意事項

- カテーテル挿入後は、施設の規定に従ってカテーテルを固定する。カテーテルの抜去や装置の破損を防ぐために、患者を移送する際は適切なケアを実施する（March, 2005）。
- 体位変換やポジショニングなどの主体的な看護活動によって、ICPの上昇がみられることに留意する。ICPをモニタリングしている患者にケアを実施する際は、ICPの上昇因子とされる処置を行う際の上昇防止対策を実施する。患者の体位変換を行うときは、体の一部が屈曲しないようにして、適切な身体アライメントを維持する。股関節部の極度の屈曲により、腹腔内圧が上昇し、ICPの上昇につながることがある。体位変換にはログロール法を用いる。頸部の静脈圧迫は静脈還流を妨げるため、頸部は常に中立位置を維持する。医師の指示および施設の手順に沿って、ベッドの頭部は水平か30度挙上する。穏やかな声で話しかけ音楽は静かに流し、優しく触れることで、有害刺激を避ける。ICPを上昇させるものとして知られているケアや処置は連続して実施しないように看護計画を立案する。入浴、体位変換、および他のルーチンなケアが続けて実施されると、ICPを上昇させる蓄積効果が生じることが多い。手技の合間に患者を安静にする時間を設け、介入に対する患者の反応を注意深くアセスメントする（Hickey, 2009; Hockenberry & Wilson, 2009）。

理解を深めるために

統合事例検討との関連

本書の第3部に掲載されている事例検討は、さまざまな概念を組み合わせることに焦点を絞り設定した。これらの事例検討を参照することで、本章で取り上げたスキルに関連する概念の理解を深めることができる。

- 事例検討中級編：ケント・クラーク、p.975

クリティカルシンキングをのばす練習問題

1. アレタ・ジャクソンさん、68歳は、正面衝突事故に遭った。アレタさんは頸椎カラーのせいで頸部が痛いと訴えはじめた。この問題にどのように取り組むべきか？
2. ユカ・チョンさんは昨日脊髄の手術を受け、2時間ごとにログロールによる体位変換を受けなければならない。担当看護師が、体位変換の10分前に、患者自己管理鎮痛法のボタンを押すように助言した。あなたがユカさんの体位変換とベッドのリネン交換の準備をしているとき、ドレッシング材に小さなシミがあり、そのシミがシーツにも付いていることに気づいた。この問題にどう対処するべきか？
3. グラッドストン夫妻が、脳室カテーテルのことを、「娘の頭から出ているチューブ」と呼び、それについて質問してきた。脳室ドレナージについて両親にどのように説明すべきか？　患者の両親への指導に何を盛りこむべきだろうか？　ニッキさんのケアを行うとき、体位変換やポジショニングに関してどのようなガイドラインを心に留めておくべきか？

解答例

1. カラーの装着具合と位置を確認する。カラーの中心は患者の頸部の中心に一直線に合わせる。カラーの前部は患者の顎が中心になるように合わせ、カラーのへこみが顎にぴったり合うようにする。カラーの前部が後部と重なり合うことを確認する。患者の頸部とカラーの間に少なくとも指1本分の隙間があることを確認する。頸椎カラーの下の皮膚に皮膚損傷の徴候がないか確認する。2人目の看護師に頸椎を固定してもらい、頸椎カラーの前部を外し、カラーの下の皮膚を洗浄する。炎症や損傷の徴候がないか皮膚をアセスメントする。禁忌でなければ、患者を逆トレンデレンブルグ体位にし、それで安楽になるか確認する。カラーを再度装着したあと、頸椎カラーの締まり具合を確認する。カラーの下に少なくとも指が1本入る隙間があるようにする。
2. まず、手術部位から過剰な出血がみられないか患者のアセスメントを行う。ドレッシング材とベッドリネンに付着した排液のしみの大きさを確認する。バイタルサインを測定する。ふらふら感、めまい、顔面蒼白など過剰な出血の徴候や症状がないか患者をアセスメントする。手術部位より遠位で、神経血管性のアセスメントを実施する。患者の体位変換の介助には、少なくとも他に3人の応援看護師を確保する必要がある。他の看護師が患者を体位変換している間にシーツを交換するために、必要なリネンを用意する。さらに排液がある場合に備えてリネンを保護するために、創部やドレッシング材の位置に合わせて、防水パッドを患者の下に敷くように準備する。ドレッシング材の交換や補強についての医師の指示を医療記録で確認する。ドレッシング材の交換や補強と時間を合わせてベッドリネン交換や、ログロールによる体位変換を行い、必要以上に患者をログロールしないようにする。結果を担当医に報告する。
3. 患者とその家族との話し合いに次の内容を盛りこむ。脳室ドレナージとは何か、脳室カテーテル留置の根拠、使用頻度、患者のケアにどのように役立っているかなどである。装置についての質問に答える。患者の体位変換を行うときは、脳室カテーテルの位置と接続されているチューブに注意する。体位変換によってチューブがねじれたり、閉塞したりしないようにする。体位変換後は、回路の高さを再度アセスメントし、三方活栓の高さが患者の外眼角と外耳道の耳珠との中間点に維持されていることを確認する。患者の体位を変換することでICPが上昇することが示されている。患者の体位変換を行うときは、体の一部が屈曲しないようにして、適切な身体アライメントを維持する。大腿股関節部の極度の屈曲を避ける。これらによって腹腔内圧が上昇し、ICPの上昇につながることがある。ログロール法を使い、静脈還流を妨げる頸部の静脈圧迫を避けるために、頸部は常に中立位置に維持する。医師の指示および施設の手順に沿って、ベッドの頭部は水平か30度挙上する。穏やかな声で話しかけ、音楽は静かに流し、優しく触れることで、有害刺激を避ける。ICPを上昇させるものとして知られているケアや処置を連続して実施しないようにケアを計画する。入浴、体位変換、および他のルーチンなケアが続けて実施されると、ICPを上昇させる蓄積効果が生じることが多い。処置の合間に患者を安静にする時間を設け、介入に対する患者の反応を注意深くアセスメントする（Hickey, 2009; Hockenberry & Wilson, 2009）。

引用文献

Allen, L. (2005). Neurosurgical emergency care. *Australian Nursing Journal*, 12(11), 38.

Arbour, R. (2004). Intracranial hypertension. Monitoring and nursing assessment. *Critical Care Nurse*, 24(5), 19–32.

Bader, M. (2006). Gizmos and gadgets for the neuroscience intensive care unit. *Journal of Neuroscience Nursing*, 38(4), 248–260.

Baird-Holmes, S., & Brown, S. (2005). Skeletal pin site care. National Association of Orthopaedic Nurses: Guidelines for orthopaedic nursing. *Orthopaedic Nursing*, 24(2), 99–106.

Best practices: Evidence-based nursing procedures. (2007). (2nd ed.). Philadelphia, PA: Wolters Kluwer/Lippincott Williams & Wilkins.

Bhanushali, M., & Helmers, S. (2008). Diagnosis and acute management of seizure in adults. *Hospital Physician*, 44(11), 37–42, 48.

Blissitt, P. (2006). Homodynamic monitoring in the care of the critically ill neuroscience patient. *AACN Advanced Critical Care*, 17(3), 327–340.

Cox, B. (2008). The principles of neurological assessment. *Practice Nurse*, 36(7), 45–50.

Epilepsy Foundation. (2009). *First aid*. Available www.epilepsyfoundation.org/about/firstaid/. Accessed January 31, 2009.

Epilepsy Foundation. (2009). *Seizures and syndromes*. Available www.epilepsyfoundation.org/about/types/. Accessed January 31, 2009.

Hickey, J. (2009). *The clinical practice of neurological and neurosurgical nursing*. (6th ed.). Philadelphia, PA: Wolters Kluwer Health/Lippincott Williams & Wilkins.

Hockenberry, M., & Wilson, D. (2009). *Wong's essentials of pediatric nursing*. (8th ed.). St. Louis, MO: Elsevier Mosby.

Jacobson, T., Tescher, A., Miers, A., et al. (2008). Improving practice: Efforts to reduce occipital pressure ulcers. *Journal of Nursing Care Quality*, 23(3), 283–288.

Kyle, T. (2008). *Essentials of pediatric nursing*. Philadelphia, PA: Wolters Kluwer/Lippincott Williams & Wilkins.

Littlejohns, L. R. (2005). Ask the experts . . . external ventricular drainage (EVD) systems. *Critical Care Nurse*, 25(3), 57–59.

Lynn-McHale, D., & Carlson, K. (Eds.). (2005). *AACN procedure manual for critical care*. (5th ed.). Philadelphia, PA: Elsevier Saunders.

March, Karen. (2005). Intracranial pressure monitoring: Why monitor? *AACN Clinical Issues: Advanced Practice in Acute & Critical Care*, 16(4), 456–475.

Mayo Foundation for Medical Education and Research (MFMER). (2008). Spinal injury: First aid. Available www.mayoclinic.com/health/first-aid-spinal-injury/FA00010. Accessed January 24, 2009.

NANDA. (2009). *Nursing diagnoses: Definitions and classification 2009–2011*. West Sussex, Wiley-Blackwell.

Porth, C., & Matfin, G. (2009). *Pathophysiology: Concepts of altered health states*. (8th ed.). Philadelphia, PA: Wolters Kluwer Health/Lippincott Williams & Wilkins.

Pullen, R. (2004). Logrolling a patient. *Nursing, 34*(2), 22.

Rechtine, G., Conrad, B., Bearden, B., et al. (2007). Biomechanical analysis of cervical and thoracolumbar spine motion in intact and partially and completely unstable cadaver spine models with kinetic bed therapy or traditional log roll. *The Journal of TRAUMA® Injury, Infection, and Critical Care*, 62(2), 383–388.

Smeltzer, S., Bare, B., Hinkle, J., et al. (2010). *Brunner & Suddarth's textbook of medical-surgical nursing*. (12th ed.). Philadelphia, PA: Wolters Kluwer Health/Lippincott Williams & Wilkins.

Taylor, C., Lillis, C., LeMone, P., et al. (2011). *Fundamentals of nursing*. (7th ed.). Philadelphia, PA: Wolters Kluwer Health/ Lippincott Williams & Wilkins.

VISN 8 Patient Safety Center. (2009). *Safe patient handling and movement algorithms*. Tampa, FL: Author. Available at http://www.visn8.va.gov/patientsafetycenter/safePtHandling. Accessed April 23, 2010.

Walker, J. (2007). Evidence for skeletal pin site care. *Nursing Standard*, 21(45), 70–76.

Waterhouse, C. (2005). The Glasgow Coma Scale and other neurological observations. *Nursing Standard*, 19(33), 56–64.

第18章

検体採取

焦点とする患者ケア

本章では、体液等の検体採取に関するスキルの習得を目指し、次のような患者のケアに必要とされるスキルを学ぶ。

ジョセフ・コンクリン 90歳。尿路感染症の疑いがあり、それに関連した混乱状態のため入院中。一般尿検査と尿培養検査のために尿検体を採取することになっている。

フアナ・ヨン 67歳。年1回の健康診断のためにプライマリケア医師の診察を予約している。便潜血検査のために便検体を採取する必要がある。

キャサリン・エルツキー 54歳。テレメトリーユニット（ICUと一般病棟の中間に位置する病棟）に入院中。うっ血性心不全の診断で心電図モニタリングを受けている。糖尿病の診断も受けており、血糖値の継続的な測定のために末梢（指先）の毛細血管からの採血が必要である。

学習目標

本章学習後に実施できるようになるスキルを以下に示す。

1. 便潜血検査
2. 便培養検査のための採便
3. 血糖検査のための毛細管血の採取
4. 鼻腔スワブの採取
5. 鼻咽頭スワブの採取
6. 喀痰培養検査のための喀痰採取
7. 尿一般検査と尿培養検査のための採尿（クリーンキャッチ、中間尿）
8. 尿道留置カテーテルからの採尿
9. 静脈穿刺による静脈血採血（ルーチン検査）
10. 血液培養検査と薬剤感受性検査のための静脈血採血
11. 血液ガス分析のための動脈血採血

基本用語

外鼻孔：鼻底部の楕円形の開口部

喀痰喀出：口から痰や唾液を吐き出すこと

看護基準：特定の状況で実施されるべき看護活動を詳細に記述した基準書

個人防護具(PPE)：感染の可能性のあるものからの曝露を最小限にする、または防止するために必要なグローブ、ガウン、マスク、防護メガネなどの装備

潜血：肉眼では見えない、便等の検体の中に混入した血液

動脈血液ガス(ABG)：酸素化、換気、酸塩基状態が適切かどうかを評価する臨床検査

鼻咽頭：鼻腔の後方に位置する咽喉(咽頭)の上部

標準：精度管理機関、習慣、またはコンセンサスに基づいて定められた、一般に許容され、期待される測定値

標準予防策：診断や感染の可能性の有無に関係なく(疾患非特異性)、医療施設内にいる全ての人のケアに適用される予防策。標準予防策は血液、全ての体液、分泌物、排泄物(汗は除く)、障害のある皮膚、粘膜に適用される

無菌操作：器材と領域を微生物のいない状態にし、それを維持するために必要な技術

ランセット：皮膚を穿刺して採血するための小型の鋭利な器具

検体採取の目的は、患者の健康問題のスクリーニングや診断、治療方針の決定、および治療効果の確認に役立てることである。一般的に採取されることが多い検体は、血液、尿、便、喀痰である(Fischbach & Dunning, 2006)。検体の採取、取扱い、輸送は施設の**看護基準**に従う。常に**標準予防策**を遵守し、必要に応じて**無菌操作**を用いる。看護基準および検査基準を遵守し、適切な量を採取し、適切な容器や培地を使用し、各検査で規定されている時間内で検体を保存し輸送することが、非常に重要である(Fischbach & Dunning, 2006)。また、医療施設の規定に従って、採取した検体に正確なラベルを付けることも極めて重要なことである。このような対策によって、検査結果が無効になったり不正確になったりするのを防止する。

患者指導は、検体採取において重要な役割を果たしている。検体採取の根拠や手順を説明し、患者が検体採取のための特定の手順に沿った行動がとれるかどうかを評価しなければならない。

検体採取時、採取容器の外側が分泌物や体液で汚染されないように注意する。臨床検体はすべてポリ袋に入れ、“バイオハザード(生物学的有害物質)”と記載し、輸送中に漏れないように袋を密閉する。

本章では一般的な臨床検査のための検体採取方法を説明する。看護師はこれらの臨床検査に関係する正常所見および異常所見についても知っておかねばならない。基礎知識18-1および18-2では、便および尿検体の正常所見について取りあげている。

基礎知識 18-1

便の性状

性状	正常所見	観察時の注意事項
量	さまざま	便の量は食事の摂取量および内容によって異なる。たとえば、繊維質の多い食事を摂取したときは、柔らかく刺激の少ない食事を摂取したときより、便の量が多い。 持続する多量の下痢は、小腸または近位結腸における障害を示す。便意の切迫感を伴う少量で頻回の便は、左結腸または直腸の障害を示す。
色調	乳児：黄色または茶色 成人：茶色	便が茶色いのは、ステルコビリン（胆汁色素が変化したもの）の影響である。母乳栄養の乳児は腸の蠕動運動が急速であるため、その便は黄色になる。 便の色は食事の影響を受ける。例えば、赤身肉とホウレンソウなどの濃緑色の野菜を食べている人の便はほとんど黒に近い色になる。ミルクや乳製品の割合が高く、肉が少ない食事を摂っていると、便は淡茶色になる。 胆汁が欠如すると、白色や灰白色の便になる。 薬物も便の色に影響する場合がある。例えば、鉄塩によって便は黒色になる。制酸薬は便がやや白くなる。 腸管内上部で出血が起こっていると、血液は消化液の影響を受け、便の色は黒色になる。腸管下部の出血があると便に鮮血が混じる。 時間の経過とともに便の色は黒くなる。
臭気	刺激臭：摂取した食物によって変化する	便の特異臭はインドールとスカトールに起因する。また、下部の腸管での腐敗と発酵によって生じる。 便臭はpH値の影響を受ける。通常は中性または弱アルカリ性である。 過度の腐敗により強力な臭気が生じる。 便に血液が混入していると、独特の臭気が生じる。
粘稠度	軟便、半固形、有形便	便の粘稠度は摂取した水分と食物、胃の蠕動運動の影響を受ける。大腸の通過時間が短い（または腸管が短い）ほど、便の水分量が多くなる。粘稠度は、多くの病理学的状態によっても変化する。
形状	有形便は通常直径約2.5cmで結腸の形を反映した管状であり、結腸の状態によって、太くも細くもなる。	消化管の閉塞によって、細い鉛筆様の便がみられることがある。急速な蠕動運動は便を細くする。大腸の通過時間が長くなると、硬く、粒状の便塊になることがある。
成分	消化後の不要物：胆汁、腸分泌物、脱落した上皮細胞、細菌、無機物（主にカルシウムとリン酸塩）、また少量の種子、肉の線維、脂肪がみられることもある。	内出血、感染、炎症、その他の病理学的状態によって、異常な成分がみられることがある。異常な成分とは血液、膿汁、過度の脂肪、寄生虫、寄生卵、粘液などである。 異物が混入していることもある。

基礎知識 18-2

尿の性状

性状	正常所見	観察時の注意事項
色調	新鮮尿の検体は、濃度によって淡黄色、または琥珀色である	尿量が少なく濃縮されている場合は正常より濃い色になる。尿量が多く希釈されている場合は正常より薄い色になる。 カスカラ、L-ドーパ、スルホンアミドなどの薬剤によって尿色が変化する場合がある。 食物によっても色が変わる。例えば、ビート(甜菜)で尿色が赤くなることがある。
臭気	正常尿は特有の芳香臭がある。尿を放置すると、細菌の作用でアンモニア臭が生じることが多い。	尿に特有の臭気を生じさせる食物がある。例えば、アスパラガスは強烈な尿臭が発生する。 尿糖が多い尿は甘い臭いがする。 重度の尿路感染症の尿は悪臭を放つ。
混濁	新鮮尿は透明または半透明で、放置して温度が下がると、混濁してくる。	混濁した新鮮尿は異常で、赤血球、白血球、細菌、帯下、精液または前立腺液の混入が原因となる。
pH	正常なpHは約6.0で、正常範囲は4.6-8である。(尿のアルカリ度または酸性度は食事によって助長され、細菌増殖または尿結石の発生を阻害したり、ある種の薬剤の治療効果を促進したりする。)尿を放置すると、二酸化炭素が大気に拡散しアルカリ性になる。	高蛋白食によって尿は強い酸性になる。 柑橘類の果実、乳製品、野菜(特にマメ科植物)は、アルカリ性の尿を生成する傾向がある。 肉類は、酸性の尿を生成する傾向がある。 薬剤は尿の酸度またはアルカリ度に影響を及ぼす。例えば、塩化アンモニウムは酸性尿を生成し、クエン酸カリウムと炭酸水素ナトリウムはアルカリ尿を生成する。
比重	尿中に溶解している物質の濃度を測定したものである。正常範囲は1.015-1.025である。	濃縮尿の比重は正常より高く、希釈尿の比重は正常より低い。腎疾患がない状態で、比重が高い場合は通常脱水症を示しており、比重が低いときは水分過剰を示す。
成分	尿の有機成分は、尿素、尿酸、クレアチニン、馬尿酸、インジカン、尿色素、窒素成分などである。 尿の無機成分は、アンモニア、ナトリウム、塩化物、微量鉄、リン、硫黄、カリウムおよびカルシウムである。	尿の異常成分は、血液、膿汁、アルブミン、糖、ケトン体、円柱、大量の細菌、胆汁などである。

スキル・18-1　便潜血検査

潰瘍性疾患、炎症性腸疾患や大腸癌などの疾患が存在すると、腸管出血のリスクが高くなり、出血の痕跡は便中に検出される。便**潜血**(肉眼では見えない血液)は、簡単なスクリーニング検査で検出することができる。この検査は、ヘモグロビン分子中のペルオキシダーゼ酵素を検出する試薬を使用して、施設内では看護師が、家庭では患者自身によって短時間に実施することができる。ヘマテストやグアヤック試験は、便中の潜血を確認するために一般的に使用されている。

検体採取前にある種の食物を摂取すると、結果が偽陽性となることがある。この食物とは、赤身肉、動物の肝臓と腎臓、サーモン、マグロ、サバ、イワシ、トマト、カリフラワー、西洋わさび、カブ、メロン、バナナ、大豆、などがある。薬剤では、325mgを越えるサリチル酸塩の連日摂取、ステロイド、鉄剤、抗凝固剤によっても偽陽性となることがある(Fischbach & Dunning, 2009)。ビタミンCの摂取は、出血していても検査結果が偽陰性になることがある。以下に、便潜血検査を受ける患者への推奨事項を示す。

- 便検査の前は、検査結果に影響を及ぼすような食物(4日間)および薬剤(7日間)の摂取・服用を避ける。
- 月経中の女性は、月経終了後3日経過するまで検査を延期する。
- 血尿または出血性の痔核がみられる場合は検査を延期する。
- 最近鼻や咽喉に出血があった患者は検査を延期する。
- 青色に対する色覚異常のある人が検査結果を判定しないよう注意する。

臨床の場では、これらの制限は通常は実施されないことが多い。しかし、前述のいずれかの状態の有無に注意しなければならない。以下に述べる手順は便器、コモード、またはトイレ内でプラスチック容器に採便する方法を説明している。便潜血検査用に採便するための直腸指診の方法については、このスキルの最後にあるスキルバリエーションで取り上げている。直腸指診は心臓疾患患者には禁忌である。患者の担当医に確認する。

必要物品

- 非滅菌グローブ、指示があれば他のPPE
- 木製の採便棒
- 便潜血検査用のカードおよび試薬
- 便器、コモード、トイレ用のプラスチック製採便容器
- バイオハザードバッグ
- 施設の規定および手順に基づいた、検体用のラベル

アセスメント

採取手順を患者が理解しているか、またどの程度採取に協力できるか、アセスメントする。消化管出血の既往をアセスメントする。薬剤および食事について指示された制限を確認し、必要な制限を患者が守っているか評価する。痔核、月経、尿路感染、または膣や直腸の裂傷など、陰部領域での出血がないか患者をアセスメントする。血液は消化管以外の出血源から混入する場合もある。

看護診断

患者の現在の状態に基づき、看護診断を行うための関連因子を確認する。妥当な看護診断としては以下のような例がある。

- 知識不足
- 便秘
- 下痢
- 不安
- 疼痛
- 便失禁

成果確認と看護計画立案

望ましい成果とは、患者が有害作用を生じることなく、指示された採取方法に沿って汚染されていない便検体を採取すること、検体は推奨された時間内に検査室に提出されることである。その他に適切な成果としては、患者が検査手順に正確な理解を示すこと、不安が減少したと述べること、不快感や羞恥心を最小限に抑えた状態で検体が採取されることである。

(続く)

スキル・18-1 便潜血検査 *（続き）*

看護技術の実際

手順	根拠
1. 必要物品をベッドサイドまたはオーバーテーブルに準備する。	必要物品をベッドサイドに準備し時間と労力を節約する。物品を手元に用意することで、利便性が高まり時間が短縮でき、看護師の不必要な動きが省略できる。効果的な準備により手順が円滑に進む。
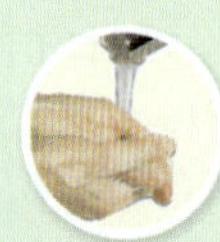 2. 手指衛生を行い、指示があればPPEを装着する。	手指衛生およびPPEは微生物の伝播を予防する。PPEは感染経路別予防策に基づいて用意する。
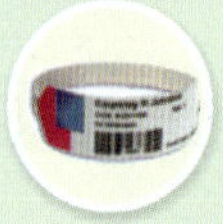 3. 患者の本人確認を行う。患者と便検体採取の必要性を話し合う。便器、コモード、またはトイレにてプラスチック容器を使用して採便する手順を患者に説明する。	本人確認を行うことで、正しい患者に確実に介入することができ、患者誤認の防止になる。話し合いや説明によって、患者の不安が和らぎ、処置への準備ができる。
4. 検査室に検体を提出する場合は、検体ラベルを患者のIDリストバンドと照合する。ラベルには患者の氏名、ID番号、検体採取時間、採取経路、検体採取者のID、および施設の規定で定められたその他の情報を記載する。	医療施設によっては、ベッドサイドや各科で検査ができる場合と、検体を検査室に提出する場合がある。患者の識別情報の確認によって、正確な検体ラベルが貼付される。
5. ベッド周りのカーテンを閉め、可能であれば病室の扉を閉める。	扉やカーテンを閉めることで患者のプライバシーが確保できる。
6. 必要に応じて、トイレ内にプラスチックの採便容器を置く。患者を介助して、トイレに行くか、ベッドサイドのコモードに座らせ、または患者の体の下に便器を差し込む。便の上に排尿しないよう、またトイレットペーパーを捨てないよう患者に伝える。	採便用の適切な容器に正しく採取することで、検査結果の正確度が増す。尿やトイレットペーパーによって検体が汚染されると、正確な結果が出ないことがある。
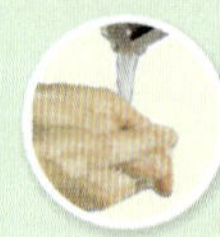 7. 排便後、患者を介助してトイレ、コモードからベッドに戻る、または便器を取り外す。手指衛生を行い、ディスポーザブル・グローブを装着する。	手指衛生により微生物の伝播を防止する。グローブは便内の微生物から看護師を防護する。
8. **木製の採便棒を使って、排泄された便の真ん中あたりから少量の便を取り、潜血検査カードの1つのウィンドウに塗布する。木製の採便棒の反対側で他の部分から別の便検体を採取し、潜血検査カードのもう一方のウィンドウに少量の便を塗布する（図1）。**	痔核または肛門の裂傷などから微量の血液が混入している場合があるため、同じ便の2つの離れた部位から検体を採取する。木製採便棒の反対端を使うことで、相互汚染を回避する。
9. 便検体を覆うように検査カードのカバーを閉じる。	カバーを閉じることで検体の汚染を防止する。
10. 検査室に提出する場合は、施設の規定に従って検体カードにラベルを貼付する。密閉できるプラスチックのバイオハザードバッグの中に入れ、速やかに検査室に提出する。	施設によっては、ベッドサイドや各科で検査ができる場合と、検体を検査室に提出する場合がある。正しいラベル貼付は正確な結果を得るために必要である。検体をバイオハザードバッグに入れることで検体容器を運ぶ人の検体接触を防止する。
11. ベッドサイドで検査を行う場合は、検査カードの反対側のカバーを開け、**各ウィンドウに2滴ずつ試薬を滴下し取扱説明書で規定された時間をおく（図2）。**	試薬は便に血液が混入しているときに反応する。製品の取扱説明書に従うことで、検査の正確性が上がる。
12. 青色の部分がないかカードを観察する（図3）。	カード上に青色の部分があれば、潜血検査の結果は陽性である。
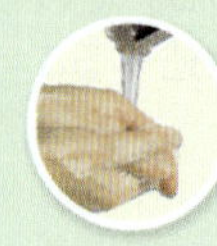 13. 施設の規定に従って、潜血検査標本を適切に廃棄する。グローブと使用していれば他のPPEを外す。手指衛生を行う。	PPEを適切に外すことで感染伝播および他の物品への汚染リスクが低下する。手指衛生および物品の適切な廃棄により微生物の伝播を防止する。

手順

根拠

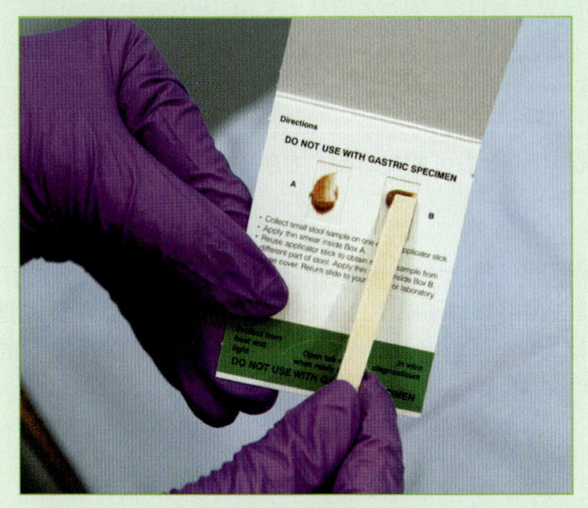

図1　木製の採便棒を使って便を検査カードのウィンドウに付着させる。

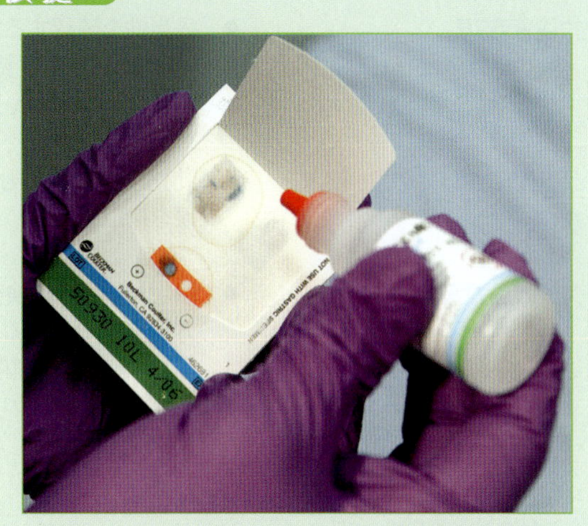

図2　カードのウィンドウに試薬を滴下する。

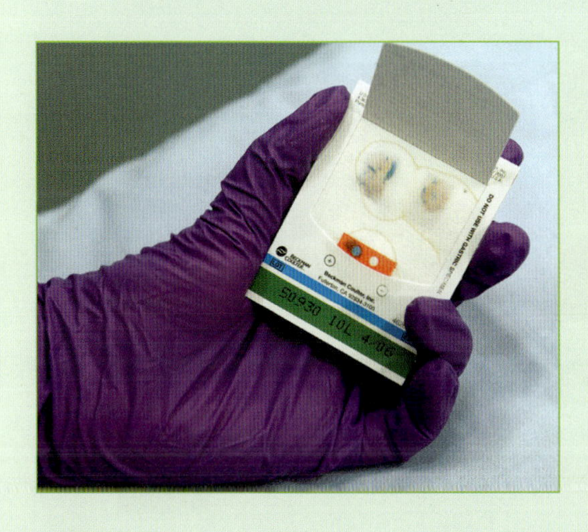

図3　青色の部分がないかカードのウィンドウを観察する。

評価

望ましい成果が達成されるのは、患者に有害作用が生じることなく、指示された採取方法に従って便検体が採取される、検体が推奨された時間内に検査室に提出される、患者が検査手順に正確な理解を示す、不安が減少したと述べる、不快感や羞恥心を最小限に抑えた状態で検体が採取される、などの場合である。患者が自分自身で便検体を採取した場合は、患者が便を採取しカードに適切に塗布できる場合も望ましい成果が達成されたといえる。

記録

ガイドライン

検体採取方法および検査室への提出方法を記録する。看護師が検査を実施する場合はその結果と、担当医へ結果を報告したことを記録する。重要なアセスメント所見および便の性状を記録する。

記録例

> 12/07/12　10：40　便から検体を採取。ラベルを貼付し便潜血検査のために検査室へ提出。便は半固形で濃茶色。肉眼で出血の徴候は認められなかった。
> ――*K・サンダース、看護師*

予期しない状況と対処方法

- 1つのウィンドウは陽性だが、もう1つは陰性を示す：これは消化管以外からの出血を示唆している。結果を記録し、担当医に報告する。

(続く)

スキル・18-1　便潜血検査　（続き）

注意事項

一般的注意事項

- 妥当性を確認するためには、検査は異なる日に、異なる検体で3-6回繰り返す。
- 検体は、ストーマ装具から採取することも可能である。清潔なストーマ装具を取り付け、患者が装具へ排便後、速やかに採便する。

乳児と小児についての注意事項

- 乳児や小児のおむつから便を採取することも可能である。できるだけ尿で汚染されていない便を採取する。

在宅ケアの注意事項

- 患者は、便潜血検査用に自宅で採便し、在宅ケアの事業所、クリニック、検査機関へ提出する方法を指導されることが多い。結果の妥当性を確実にするためには指示の遵守が重要であることを患者は理解していなければならない。患者は検体の採取と採取カードへの塗布のみを行う。検査はクリニック、在宅ケアの事業所、検査機関などで実施される。

スキルバリエーション　直腸指診による採便と便潜血検査

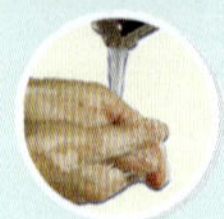

1. 手指衛生を行う。

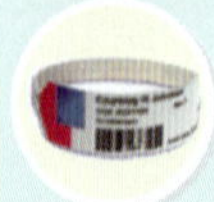

2. 患者の本人確認を行う。患者と採便の必要性を話し合う。直腸指診による採便について、手順を患者に説明する。
3. 検査室に検体を提出する場合は、検体ラベルを患者のIDリストバンドと照合する。ラベルには患者の氏名、ID番号、検体採取時間、採取経路、検体採取者の識別情報、および施設の規定で定められたその他の情報を記載する。
4. 非滅菌グローブを装着し、指示があれば他のPPEも装着する。
5. ベッド周りのカーテンを閉め、可能であれば病室の扉を閉める。
6. 患者が立てる状態であれば、診察台または安楽な高さに調整したベッドの方におじぎするように身体を曲げてもらう。臥床患者の場合は、シムス位か側臥位にする。
7. **便検体を採取するために肛門に挿入する指先2.5-4cmに水溶性の潤滑剤を十分に塗布する。**
8. 利き手と反対の手で殿部の片側を持ちあげる。患者に鼻から大きく息を吸って、口から吐き出すように指示する。潤滑剤を塗った利き手の指を2-5cmほど直腸に静かに挿入し、便がないか触診する（図A）。
9. 指を抜く。**便潜血検査カードの1つのウィンドウに便を塗布する。グローブの別の部分に付着した便を便潜血検査カードのもう1つのウィンドウに塗布する。**
10. 便検体に被せるようにカバーを閉じる。
11. 施設の規定に従って、便検査をベッドサイドで実施するか、検査室へ検体を提出する。

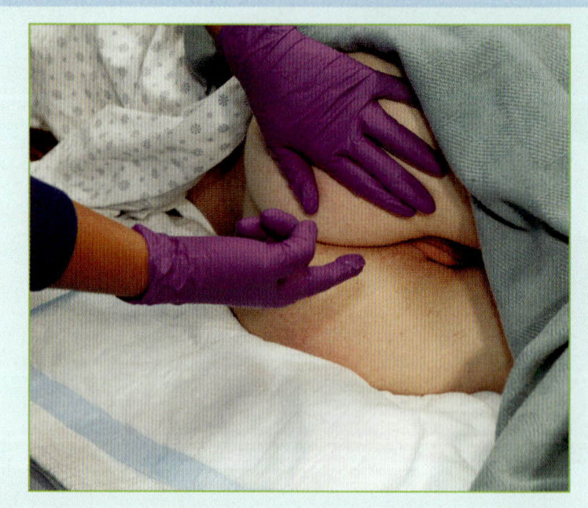

図A　利き手と反対の手で殿部の片側を持ちあげて、潤滑剤を塗った指を直腸に挿入する。

12. 検査室に提出する場合は、施設の規定に従って検体カードにラベルを貼付する。密封可能なプラスチックのバイオハザードバッグの中に入れ、速やかに検査室へ提出する。
13. ベッドサイドで検査を行う場合は、検査カードの反対側のカバーを開け、**各ウィンドウに2滴ずつ試薬を滴下し取扱説明書で規定された時間をおく。**
14. 青色の部分がないかカードを観察する。

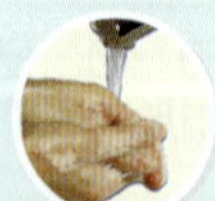

15. 施設の規定に従って、潜血検査標本を適切に廃棄する。グローブと、使用していれば他のPPEを外す。手指衛生を行う。
16. 検体採取方法と検査結果を記録する。

スキル・18-2　便培養検査

便検体は、クロストリジウム・ディフィシル(clostridium difficile)または寄生卵・寄生虫などの病原体、電解質、脂肪、白血球などの検査のために採取が指示される。看護師は医療施設で定められた手順に基づいて検体を採取し、ラベルを貼付し、規定された時間内に検査室に提出する。施設の規定、看護マニュアル、検査マニュアルで、必要な便の量、便を採取すべき時間枠、使用する検体容器の種類を確認する。

一般的には、有形便であれば2.5cm、液状便であれば15-30mLの採便量で十分である。便に、血液、粘液、膿などを認める部分があれば、それを検体として採取する。また、検体にバリウムや浣腸液などが混入しないようにする。新鮮な検体のほうが、結果が正確に出るため、検体は速やかに提出する。それができない場合は冷蔵する。ただし、寄生卵や寄生虫などの検査で禁忌とされている場合は除く。冷蔵は寄生卵や寄生虫に影響を及ぼす。寄生卵や寄生虫は温かい便中が最も検出されやすい。一部の施設では、寄生卵や寄生虫用の検体は防腐剤を充填した容器に入れるよう規定している。施設の規定を確認しておく。

必要物品

- 舌圧子(2本)
- 清潔な検体容器(寄生卵・寄生虫検査用は防腐剤入りの容器)
- バイオハザードバッグ
- 非滅菌グローブ
- 指示があれば、追加のPPE
- 施設の規定や手順に基づいた、適切な検体ラベル

アセスメント

患者が検査の必要性と必要事項を理解しているかをアセスメントする。採取手順を患者が理解しているか、また患者が採取にどの程度協力できるかをアセスメントする。患者に最終排便の日時を訊ね、患者の医療記録でこの情報について確認する。

看護診断

患者の現在の状態に基づき、看護診断を行うための関連因子を確認する。妥当な看護診断としては以下のような例がある。

- 知識不足
- 不安
- 下痢

成果確認と看護計画立案

望ましい成果とは、汚染のない便検体を採取し、速やかに検査室に提出することである。また、患者が実際に採便することができ、採便に関する不安が減少したと言葉で表現することである。

看護技術の実際

手順	根拠
1. 必要物品をベッドサイドに準備する。	効果的な準備により手順が円滑に進む。
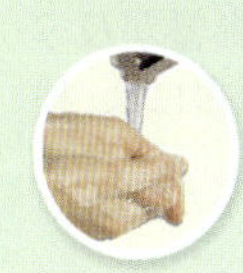 2. 手指衛生を行い、指示があればPPEを装着する。	手指衛生およびPPEは微生物の伝播を予防する。PPEは感染経路別予防策に基づいて用意する。
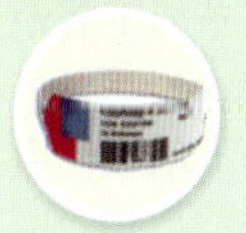 3. 患者の本人確認を行う。患者と採便の必要性について話し合う。便器、コモード、またはトイレ内にプラスチック容器を置いて使用し、尿が混入しないように便を採取する手順を患者に説明する。最初に排尿を済ませ、便の上にトイレットペーパーを捨てないように指導する。排便が終わったら速やかに看護師に知らせるよう伝える。	本人確認により、正しい患者に確実に介入することができ、患者誤認の防止になる。話し合いや説明によって、患者の不安が和らぎ処置への準備ができる。便中に尿が混入していると検査結果が不正確となるため、患者は最初に排尿しておく必要がある。トイレの便器やコモードの中に採便容器を置くことで、尿に汚染されていない便が採取できる。
4. 検体ラベルを患者のIDリストバンドと照合する。ラベルには患者の氏名、ID番号、検体採取時間、採取経路、検体採取者の識別情報、施設の規定による他の情報を記載する。	患者のID情報の確認によって、検体に正しい患者の正確なラベルが貼付される。

(続く)

スキル・18-2 便培養検査 (続き)

手順	根拠
5. 患者の排便後に、グローブを装着する。舌圧子を使って、血液や尿を避けて検体を採取し、所定の清潔な容器に入れる。	便は無菌ではないため、容器は滅菌されていなくてもよい。正確な結果を得るためには、便に尿や月経血が付着しないようにする。
6. できるかぎり多くの便を採取し検査室へ提出する。	検査の種類や検査機関によって便の必要量は異なる。できるだけ多く採取することで、検査室は検査に十分な量の検体が得られる。
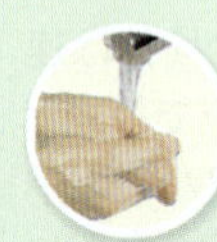 7. 容器の蓋を閉じる。使用した物品は施設の規定に従って廃棄する。グローブを外し、手指衛生を行う。	物品の適切な廃棄により微生物の伝播を防止する。グローブを適切に外すことで、感染伝播や他の物品への汚染リスクが低下する。手指衛生によって微生物伝播を阻止する。
8. 施設の規定に従って容器にラベルを貼付する。容器を密閉可能なプラスチック製のバイオハザードバッグに入れる。	正しいラベル貼付は正確な検査結果を得るために必要である。検体をバイオハザードバッグに入れることで、容器を輸送する人の便への接触を防止する。
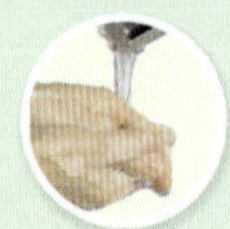 9. 使用しているPPEがあれば外し、手指衛生を行う。	PPEを適切に外すことで感染伝播および他の物品への汚染リスクが低下する。手指衛生によって微生物の伝播を防止する。
10. 採便後は速やかに検体を検査室に提出する。すぐに提出できない場合は、検査室に問い合わせるか規定のマニュアルを確認し、冷蔵保存が禁忌ではないか調べる。	大部分の検査は、新鮮な便の方が結果が良い。検査を速やかに行えない場合は、検査の種類によって検体の保管方法が異なる。便を冷蔵すると結果に悪影響が及ぶ検査もある。

評価

望ましい成果が達成されるのは、患者の排泄した便が尿または月経血に汚染されていない状態で、清潔な容器に採取される場合である。また、検体が適切に検査室に提出される場合、患者が採便に協力し、手技に関する不安が解消されたと述べる場合である。

記録

ガイドライン

採取した便の量・色調・粘稠度、採取時間、検査の種類、検査室への提出について記録する。

記録例

> 12/7/12 20:45 寄生卵および寄生虫検査用に、多量の粘稠度の高い緑色の便を検査室に提出した。
>
> ── *K・サンダース、看護師*

予期しない状況と対処方法

- 患者が月経中またはコモード内の便の上にトイレットペーペーを捨てた：検査室に電話をして、検査結果に影響が出る可能性を確認する。すべての検査が汚染によって影響を受けるとは限らない。汚染された検体を検査室が受理してくれる場合もある。検体とともに検査室に提出する検査依頼書に汚染があることを記載しておく。
- 不注意で、検体が検査室に提出されていない：検査室に電話をかけ、検査結果に及ぶ影響について確認する。検体がしばらくの間、放置されていたとしても、すべての検査に影響が及ぶとは限らない。放置された検体を、検査室が受理してくれる場合もある。検査依頼書には、検体を実際に採取した時間を記入する。

注意事項

一般的注意事項

- 患者が成人用の失禁用下着を着用している場合は、尿で汚染されていない限り、その下着から便を採取してもよい。
- 検査の有効性を保つために、検体採取前の1週間は、バリウムを使った検査や緩下剤の使用を避ける。
- 検体は、ストーマ装具から採取することも可能である。清潔なストーマ装具を取り付け、患者が装具へ排便後、速やかに採便する。

● 脂肪便検査など一定期間中の便検査を指示された場合は、24-72時間に排泄された全糞便を検査室に提出する。採取時間が終わるまで保管しておく方法については指示に従う。

乳児と小児についての注意事項

● 乳児や小児のおむつから便を採取することも可能である。ただし、尿で汚染されていない状態で採便する。

在宅ケアの注意事項

● 患者は、自宅で採便し、在宅ケアの事業所やクリニック、検査機関へ提出する方法を指導されることが多い。結果の妥当性を確実にするためには指示の遵守が重要であることを、患者は理解していなければならない。また、検査機関や在宅ケア事業所へ提出する前に検体を保管しておく正しい方法を理解しているか確認しておく。

スキル・18-3　血糖検査のための毛細管血の採取

血糖値を継続的に測定することで、身体がどのように糖代謝を制御しているかの情報が得られる。患者の血糖値管理は医療ケアの重要な役割である(American Diabetes Association [ADA], 2008; Levetan, 2005)。血糖値の測定は、糖尿病、てんかん発作、経腸および非経口(経静脈)栄養、肝疾患、膵臓炎、頭部外傷、脳卒中、アルコール・薬物中毒、敗血症など多くの病的状態の患者を治療する際、または副腎皮質ホルモンの処方を受けている患者に必要となる。ポイント・オブ・ケア検査(検体を検査室に提出せずにベッドサイドで検査を行うこと)は、簡便かつ迅速に正確な血糖値が測定できる(ADA, 2008; Ferguson, 2005)。血液検体は通常、成人の場合は手指の腹の部分から採取するが、検査の時間や使用する検査機器によって、手掌、前腕、上腕、大腿前面などから採取することもある(Dale, 2006)。手指の先端は皮膚感覚が鋭いため、穿刺は避ける。皮膚の損傷を予防するため、採取部位は毎回変更する。**正確な測定結果を得るために、検査機器の製造業者のガイドラインおよび施設の規定に従い、手順に習熟することが重要である。**成人の正常な空腹時血糖値は110mg/dL未満である(Fischbach & Dunning, 2009)。

必要物品

- 血糖値の測定器
- 滅菌**ランセット**
- 綿球またはガーゼ
- 血糖値測定用の試験紙
- 非滅菌グローブ
- 指示があれば他のPPE
- 石鹸と温水、またはアルコール綿

アセスメント

高炭水化物食(高糖質食)の摂取、糖尿病の病歴、副腎皮質ホルモン療法など、血糖値の測定が必要となる適応症があるか患者の病歴をアセスメントする。また、血糖値測定に関する患者の知識をアセスメントする。検査に使用する皮膚の部位を検討する。打撲傷や開放創がある部位は避ける。

看護診断

患者の現在の状態に基づき、看護診断を行うための関連因子を確認する。妥当な看護診断としては以下のような例がある。

- 血糖不安定リスク状態
- 身体損傷リスク状態
- 知識不足
- 不安

成果確認と看護計画立案

望ましい成果とは、有害作用を生じることなく血糖値を正確に測定できることである。その他に適切な成果としては、患者に身体損傷がみられないこと、患者の血糖値が許容範囲内であること、患者が測定に参加する能力を示すこと、患者が手技に関して安楽が増したと言葉で表現すること、などである。

(続く)

スキル・18-3　血糖検査のための毛細管血の採取　（続き）

看護技術の実際

手順	根拠
1. 患者の医療記録または看護計画に目を通し、測定スケジュールを確認する。看護上の判断および患者の状況に基づいて、追加検査の必要性を判断する。	記録から血糖検査のスケジュールが確認できる。患者の状態に応じて、自律した看護判断により、測定回数を増やす決定が導かれることもある。
2. 必要物品を用意する。	効果的な準備により手順が円滑に進む。
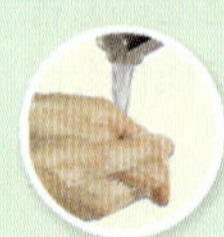 3. 手指衛生を行い、指示があればPPEを装着する。	手指衛生およびPPEは微生物の伝播を予防する。PPEは感染経路別予防策に基づいて用意する。
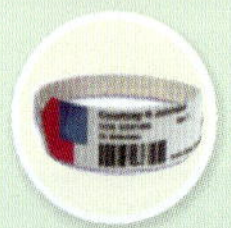 4. 患者の本人確認を行う。患者に、血糖測定の必要性と手順について説明する。	本人確認の実施により、正しい患者に確実に介入でき、患者誤認の防止になる。患者への説明により不安が軽減され協力が得やすくなる。
5. ベッド周りのカーテンと可能なら病室の扉も閉める。	カーテンや扉を閉めることで患者のプライバシーが確保できる。
6. 血糖測定器のスイッチを入れる。	測定器の使用時は、電源を入れなければならない。
7. 施設の規定に従い、必要に応じて患者のID番号を入力する。	ID番号の利用により、患者を正確に認識し、電子化された患者データを保存することができる。
8. 非滅菌グローブを装着する。	グローブは血液や体液への曝露から看護師を保護する。
9. 無菌操作でランセットを準備する。	無菌操作によって無菌状態が維持される。
10. 試験紙を保管容器から取り出し、**迅速に蓋を閉める。**試験紙は個包装されているものもある。**試験紙のコード番号と測定器に表示される番号が同じかどうかを確認する。**	速やかに蓋を閉めることで、試験紙の湿気、光への曝露や変色の防止になる。試験紙と測定器のコード番号を合わせることで、機器が正しく確実に校正される。
11. 取扱説明書に従って、試験紙を血糖測定器に差し込む。	正しく試験紙を挿入することで、血糖値が正確に測定される。
12. 成人患者は指の側面を穿刺部に向かってマッサージする。	マッサージによって、穿刺部位の血行が促進される。
13. **患者に石鹸と温水で手洗いを行ってもらい、完全に乾燥させる。または、アルコール綿で皮膚を消毒し、皮膚を完全に乾燥させる。**	石鹸と温水での手洗いまたはアルコールで穿刺部位を消毒する。温水も血管を拡張する。アルコールが完全に乾燥していない場合、結果の精度を低下させることがある。
14. 皮膚と垂直になるようにランセットを持ち、穿刺する（図1）。	適切な位置でのランセットの把持が、適切な皮膚穿刺を促す。
15. 測定器の製造業者の指示がある場合は、血液の最初の1滴はガーゼまたは綿球で拭き取る。	血液の最初の1滴は血清や消毒液の混入を考慮し、測定に使用しないよう推奨している製造業者がある。
16. 手を下におろし、重力によって出血を促す。測定器の血液必要量を取扱説明書で確認し、試験紙の血液吸引部を十分な量の血液で覆うように、必要に応じて軽く指をさする。指を締めつけたり、穿刺部から血液を搾り出したりせず、また、穿刺部や血液に触れないよう注意する。	適正な量の血液により正確な結果が得られる。圧迫や搾り出しは患者の身体損傷を引き起こしたり、検査結果に影響したりすることがある（Ferguson, 2005）。
17. 試験紙に血液を塗りつけるのではなく、球状の血液に静かに試験紙を接触させる（図2）。	試験紙に血液をこすり付けると、正しい検査結果が得られないことがある。
18. 製造業者の指示がある場合は、測定時間のボタンを押す。	正しい測定方法によって正確な結果が得られる。
19. 綿球または乾いたガーゼで穿刺部を圧迫する。**アルコール綿は用いてはならない。**	圧迫止血を行う。アルコールによって患者が刺激を感じたり、出血が長引いたりすることがある。
20. 血糖値の測定結果を読み、ベッドサイドで適切に記録する。患者に検査結果を知らせる。	測定方法は測定器の種類によって異なる。

手順

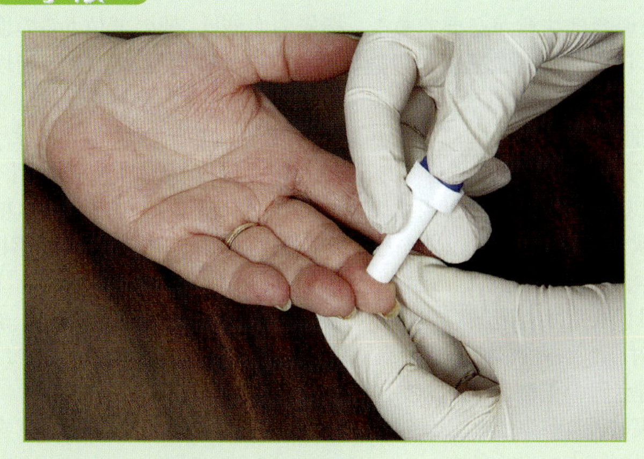

図1　ランセットで患者の指を穿刺する。

根拠

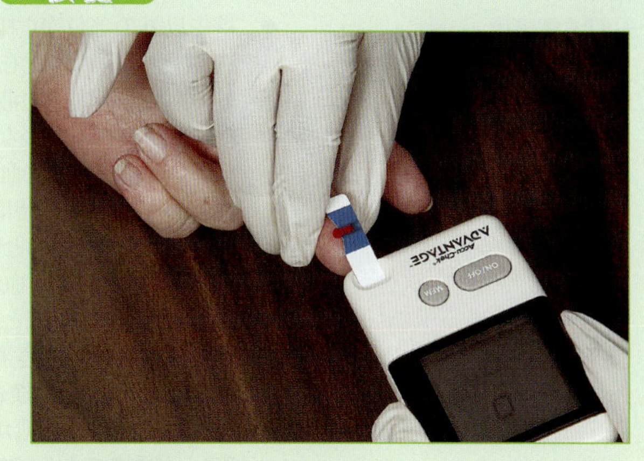

図2　血液を試験紙に吸引させる。

21. 測定器の電源を切り、試験紙を外し、使用物品を適切に廃棄する。ランセットは鋭利物の廃棄容器に捨てる。

適切に廃棄することで、血液への曝露や針刺し事故の防止になる。

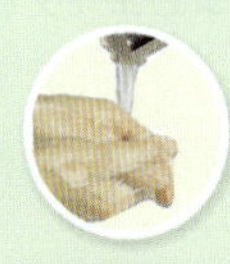

22. グローブと使用していれば他のPPEを外す。手指衛生を行う。

PPEを適切に外すことで感染伝播および他の物品への汚染リスクが低下する。手指衛生によって微生物の伝播を防止する。

評価

望ましい成果が達成されるのは、有害作用が生じることなく血糖値を測定できる、患者の血糖値が許容範囲内である、患者が血糖測定に参加する、手技が安楽であったと患者が言葉で表現する、などの場合である。

記録

ガイドライン

施設の規定に従って、医療記録のフローシートに血糖値を記録する。関連のある患者のアセスメント、血糖値に関する介入、患者指導についてなどを記録する。異常な結果や重要なアセスメント結果は担当医に報告する。

記録例

12/11/1　8：00　患者は指先での血糖値を測定し、最小限の指導で実施できた。空腹時に測定する根拠と、低血糖の症状を述べることができた。患者の指先での血糖値は168。インスリンはスライディングスケールにより4単位のヒューマリンRと、8：00に投与が予定されていたNPHヒューマリン10単位を投与。患者に、インスリンの皮下注射のガイドラインを読むように促し、夕食前に手順を復習し、患者自身でインスリン注射を行うよう計画した。患者は理解を示した。

――B・クラップ　正看護師

予期しない状況と対処方法

- 腕が青白く触ると冷たい：まず腕を暖める。成人患者には、手をこすり合わせて暖めさせる。温罨法を実施してもよい。
- 血糖値が正常値より高い、または低い：それぞれ、高血糖または低血糖の徴候がないか患者をアセスメントする。インスリン注射や糖質の投与など、介入の指示がないか医療記録を確認する。検査とアセスメントの結果を担当医に知らせる。

（続く）

スキル・18-3　血糖検査のための毛細管血の採取　（続き）

注意事項

一般的注意事項

- 指先以外の部位から採血した場合は注意が必要である。指先の血液は、他の部位からの血液より血糖値の変化を早く示す。つまり、血糖値が急速に変化するような状況では、指先以外の血液と指先の血液とでは血糖値は実際に異なっているため、食後やインスリン投与後、または運動中や運動後などは、血糖値に違いがみられる可能性がある。患者には、以下のような場合は指先から採血するように助言しておくべきである。即ち、食後2時間以内、速効型インスリンの注射後2時間以内、運動中、運動後2時間以内、体調不良時、ストレス下、低血糖の症状が認められるとき、症状が低血糖によるものかどうか見分けられないとき、患者が感じている状態と部位の血糖値の結果が一致しないとき、などである(Dale, 2006)。
- 血糖測定器は少なくとも月に1回または製造業者の指示に従って校正を行う必要がある。また試験紙の新たな容器を開封したときにも校正を行う。校正後は、既に血糖値が明らかになっている対照液を検査し、測定器の正確さを確認する。
- 不適切な検体の採取から結果に誤りが生じることがある。使用する測定器の要件に注意することが重要である。
- 皮膚からグルコース濃度を測定する機器が最近利用できるようになった。この機器のひとつに、電気刺激を用いて皮膚を傷つけずに、腕時計のように腕に装着した経皮パッドから間質液を吸引し、20分ごとに測定を行うタイプのものがある。また、測定器をベルトで身体に装着し、皮下組織に極細の注射針を穿刺して間質液のグルコース濃度を測定し、結果をコンピュータに送信するタイプもある(Brown, 2008)。

乳児と小児についての注意事項

- 乳児および幼児から採血する場合は踵を使用する。乳児は踵外側から採血する。
- 踵が冷たいときは、足部に温罨法を行う。

高齢者についての注意事項

- 血糖測定器には、視力障害をもつ患者のために、大きなデジタル表示や音声機能が備わっているものもある。

在宅ケアの注意事項

- 患者は自宅でも定期的に血糖値測定を行う場合がある。
- さまざまな種類の測定器がある。各患者に適した機能を備えた測定器が選択できるように患者を支援する。

スキル・18-4　鼻腔スワブの採取

鼻腔スワブは、培養検査の検体として使用され、感染の診断やある種の微生物の保菌状態を検出する。鼻腔スワブは、インフルエンザなど呼吸器感染症の診断に使用される。一般的には黄色ブドウ球菌などの菌の存在を検出するために使用されることが多い。これらの菌は鼻腔内の皮膚、皮膚の皺、毛髪の生えぎわ、会陰部や臍でコロニーを作ることがある。これらの菌は、皮膚や深い組織に侵入せずに、感染を引き起こすことなくその部位で生存していることが多い(CDC, 2005)。黄色ブドウ球菌の中には、抗生物質に耐性を示す耐性株がある。鼻腔スワブは、薬剤に耐性を持つ微生物の潜在的感染を検出するために、スクリーニングの一貫として行うことができる(Higgins, 2008e)。

必要物品

- 鼻腔スワブ
- 滅菌水(任意)
- 非滅菌グローブ
- 指示があれば他のPPE
- バイオハザードバッグ
- 施設の規定および手順に基づいた、検体ラベル

アセスメント

採取方法および検査目的に対する患者の理解度と、どの程度採取に協力できるかをアセスメントする。患者の**外鼻孔**に分泌物、紅斑、うっ血などの症状がないか観察する。外鼻孔または鼻腔内の損傷、鼻の手術など鼻腔スワブ実施が禁忌となる状態がないかアセスメントする。

看護診断

患者の現在の状態に基づき、看護診断を行うための関連因子を確認する。妥当な看護診断としては以下のような例がある。

- 感染リスク状態
- 急性疼痛
- 知識不足

成果確認と看護計画立案

望ましい成果とは、患者に損傷を与えることなく、汚染されていない検体を採取し、迅速に検査室に提出することである。その他に適切な成果は、患者が検査の目的を理解していること、検体採取に関する不安が減少したと述べること、などである。

看護技術の実際

手順	根拠
1. 必要物品をベッドサイドまたはオーバーテーブルに準備する。スワブの包装に記載されている使用期限を確認する。	必要物品をベッドサイドに準備し時間と労力を節約する。物品を手元に用意することで利便性が高まり時間が短縮でき、看護師の不必要な動きが省略できる。効果的な準備により手順が円滑に進む。スワブは滅菌包装されており、使用期限が過ぎているものは使用しない。
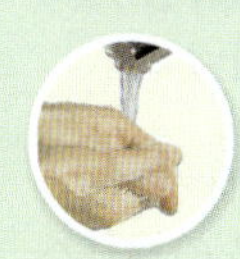 2. 手指衛生を行い、指示があればPPEを装着する。	手指衛生およびPPEは微生物の伝播を予防する。PPEは感染経路別予防策に基づいて用意する。
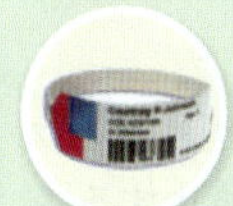 3. 患者の本人確認を行う。鼻腔スワブの必要性について患者と話し合う。患者に検体採取の方法を説明する。	本人確認により、正しい患者に確実に介入することができ、患者誤認の防止になる。話し合いや説明によって、患者の不安が軽減し、処置に向けて準備ができる。
4. 検体ラベルと患者のリストバンドを照合する。ラベルには患者の氏名、ID番号、検体採取時間、採取経路、検体採取者のID情報、および施設の規定で定められたその他の情報を記載する。	患者のID情報の確認によって、検体に正しい患者の正確なラベルが貼付される。
5. ベッド周りのカーテンを閉め、可能であれば病室の扉を閉める。	扉やカーテンを閉めることで患者のプライバシーが確保できる。
6. 非滅菌グローブを装着する。	グローブは血液や体液への曝露から看護師を保護し、微生物の伝播を防止する。
7. 患者に頭を後ろに傾けるよう依頼する。必要に応じて介助する。	頭部を傾けることで、外鼻孔へスワブが挿入しやすくなる。
8. スワブの包装を開け、採取容器を取り出す。白いキャップを採取容器から外し、廃棄する。スワブの持ち手部分をつまみ包装から取り出す。スワブを他の表面に接触させて汚染しないように注意する。施設の規定によっては、滅菌水に浸す。	検体が汚染されないよう、スワブは無菌状態を維持しなければならない。スワブの先端を濡らすことで、患者の不快感を最小限に抑える。
9. 一方の**外鼻孔**にスワブを2cmほど挿入し、施設の規定に基づいて、鼻前庭粘膜に3秒間当てるか、5回、回転させる（図1）。	潜在病原菌を採取するために粘膜に接触させる必要がある。
10. スワブを抜き、同じスワブでもう1つの外鼻孔も同様に繰り返す。	2つ目の外鼻孔で手技を繰り返すことによって正確な検体が得られる。

（続く）

スキル・18-4　鼻腔スワブの採取　(続き)

手順	根拠
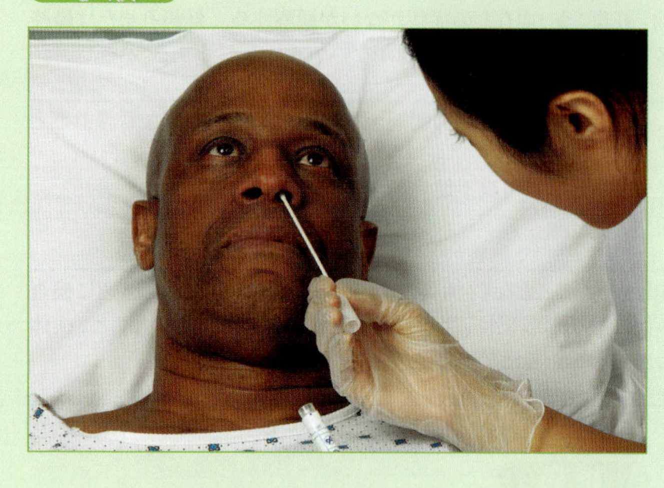	図1　鼻腔スワブを外鼻孔に挿入する。(Photo by B. Proud)
11. 他の表面に接触させないように注意しながら、採取容器の中へスワブを挿入する。スワブの持ち手を採取容器にしっかり押し込む。	正確な検査結果を得るために、スワブは汚染されていない状態を保つ。スワブを完全に挿入することで、採取容器内に固定される。
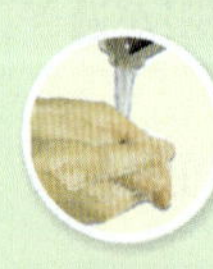 12. 使用した物品は施設の規定に従って廃棄する。グローブを外す。手指衛生を行う。	物品の適切な廃棄によって、微生物の伝播を防止する。グローブを適切に外すことで、感染伝播および他の物品への汚染リスクが低下する。手指衛生によって微生物の伝播を防止する。
13. 施設の規定に従って採取容器にラベルを貼付する。容器を密閉可能なプラスチック製のバイオハザードバッグに入れる。	正しい患者の適切なラベルが検体に貼付される。検体をバイオハザードバッグに封入することで、容器を輸送する人の検体への接触を防止する。
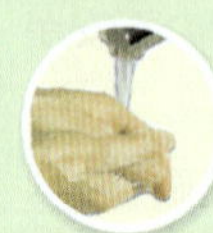 14. 使用しているPPEがあれば外し、手指衛生を行う。	PPEを適切に外すことで感染伝播および他の物品への汚染リスクが低下する。手指衛生によって微生物の伝播を防止する。
15. 検体を速やかに検査室に提出する。速やかに提出できない場合は、検査室に問い合わせるか規定のマニュアルを確認し、冷蔵保管が禁忌ではないか調べる。	迅速な提出によって正確な結果が得られる。

評価

望ましい成果が達成されるのは、鼻腔スワブが汚染されることなく採取され、可及的速やかに検査室に提出される場合である。さらに、患者に身体損傷がなく、検体採取の目的が理解できていることを患者が言葉で表現する、および手技に関する不安が減少したと言葉で表現する場合である。

記録

ガイドライン

検体を採取した時間、検査室に提出した時間、患者の外鼻孔に関するアセスメントの結果、および分泌物、紅斑またはうっ血など鼻の症状の有無などを記録する。

記録例

> 12/8/21　15:45　鼻腔スワブを採取し検査室に提出。患者の外鼻孔は、鼻水、うっ血、紅斑がなく開通していた。
>
> ——*S・ターナー、看護師*

予期しない状況と対処方法

- スワブの鼻孔への挿入・取り出しの際に、外鼻孔内部以外の表面に触れてしまった：スワブを廃棄する。新しい培養検査用スワブを用意し、検体をもう一度採取する。

注意事項

- 患者の外鼻孔または鼻腔に損傷がある、または鼻の手術を受けている場合は、担当医と連絡を取り、検体採取について検討する。このような状況の場合は採取が禁じられる場合がある。

スキル・18-5 鼻咽頭スワブの採取

鼻咽頭スワブは、培養検査の検体採取に使用され、感染の診断やある種の微生物の保菌状態を検出するために使用される。柔軟なワイヤの先についたスワブで、**鼻咽頭**後方から検体を採取する。これは主にウイルス感染の検出に用いられる。

鼻咽頭スワブは、百日咳菌、ジフテリア菌、RSウイルス、パラインフルエンザウイルス、および鼻炎の原因となるウイルスの検出に適している(Fischbach & Dunning, 2009)。

必要物品

- 鼻咽頭スワブ
- ペンライト
- 舌圧子
- 非滅菌グローブ
- 指示があれば他のPPE
- バイオハザードバッグ
- 施設の規定および手順に基づいた、検体ラベル

アセスメント

採取手順、検査の目的を患者が理解しているか、また患者がどの程度採取に協力できるかをアセスメントする。患者の外鼻孔に分泌物、紅斑、うっ血などの症状がないかアセスメントする。鼻咽頭を観察する。外鼻孔または鼻腔の損傷、鼻腔または咽頭の手術など鼻咽頭スワブ実施が禁忌となる状態がないかアセスメントする。

看護診断

患者の現在の状態に基づき、看護診断を行うための関連因子を確認する。妥当な看護診断としては以下のような例がある。

- 感染リスク状態
- 急性疼痛
- 知識不足

成果確認と看護計画立案

望ましい成果とは、患者に損傷を与えることなく、汚染されていない検体を採取し、迅速に検査室に提出することである。その他の適切な成果は、患者が検査の理由を理解していると言葉で表現すること、および検体採取に関する不安が減少したと言葉で表現することである。

看護技術の実際

手順	根拠
1. 必要物品をベッドサイドまたはオーバーテーブルに準備する。スワブの包装に記載されている使用期限を確認する。	必要物品をベッドサイドに準備し時間と労力を節約する。物品を手元に準備すると、利便性が高まり、時間が短縮でき、看護師の不必要な動きが省略できる。効果的な準備により手順が円滑に進む。スワブは滅菌包装されており、使用期限が過ぎているものは使用しない。

(続く)

スキル・18-5　鼻咽頭スワブの採取 （続き）

手順	根拠
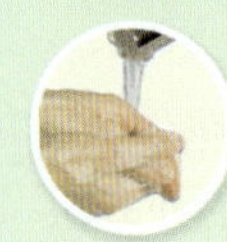 2. 手指衛生を行い、指示があればPPEを装着する。	手指衛生およびPPEは微生物の伝播を予防する。PPEは感染経路別予防策に基づいて用意する。
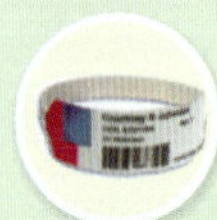 3. 患者の本人確認を行う。鼻腔スワブの必要性を患者と話し合う。患者に検体採取の手順を説明する。	本人確認により、正しい患者に確実に介入することができ、患者誤認の防止になる。話し合いや説明によって、患者の不安が和らぎ、処置に向けた準備ができる。
4. 検体ラベルと患者のリストバンドを照合する。ラベルには患者の氏名、ID番号、検体採取時間、採取経路、検体採取者の識別情報、および施設の規定で定められたその他の情報を記載する。	患者の識別情報の確認によって、検体に正しい患者の正確なラベルが貼付される。
5. ベッド周りのカーテンを閉め、可能であれば病室の扉を閉める。	扉やカーテンを閉めることで患者のプライバシーが確保できる。
6. 非滅菌グローブを装着する。	グローブは血液や体液への曝露から看護師を保護し、微生物の伝播を防止する。
7. 患者に咳払いをしてから頭部を後ろに傾けるように依頼する。必要なら介助する。	咳払いによって、検体の精度を低下させる可能性がある鼻咽頭の異物が浄化される。頭部を傾けることによって、外鼻孔へスワブが挿入しやすくなる。
8. スワブの包装を開け、採取容器を取り出す。採取容器のキャップを外し、廃棄する。スワブの持ち手部分をつまみ、包装から取り出す。スワブを包装の表面に接触させて汚染しないように気を付ける。	検体が汚染されないよう、スワブは無菌状態を維持しなければならない。
9. 患者に口を開けるように伝える。舌圧子を使って患者の咽頭の奥を観察する。	潜在する病原体を採取するために粘膜に接触させる必要がある。
10. 鼻咽頭を観察しながら、一方の外鼻孔から鼻咽頭へとスワブを約15cm（成人）挿入する。スワブを回転させる。スワブを鼻咽頭の中に15-30秒挿入したままにしたあと、抜く。スワブが患者の舌や鼻孔の側面に触れないように注意する。	採取時に鼻咽頭を観察することで、適切な部位の検体が採取される。正確な検査結果を得るために、スワブは汚染されていない状態を保つ。
11. 容器の表面に接触させないように注意しながら、スワブを採取容器に挿入する。	正確な検査結果を得るために、スワブは汚染されていない状態を保つ。
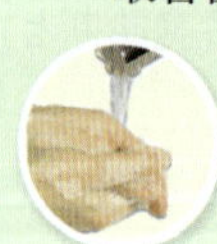 12. 使用した物品は施設の規定に従って廃棄する。グローブを外す。手指衛生を行う。	物品の適切な廃棄によって、微生物の伝播を防止する。グローブを適切に外すことで、感染伝播および他の物品への汚染リスクが低下する。手指衛生によって微生物の伝播を防止する。
13. 施設の規定に従って採取容器にラベルを貼付する。容器を密閉可能なプラスチック製のバイオハザードバッグに入れる。	正しい患者の適切なラベルが検体に貼付される。検体をバイオハザードバッグに封入することで、容器を輸送する人の検体への接触を防止する。
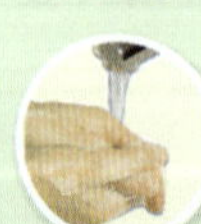 14. 使用しているPPEがあれば外し、手指衛生を行う。	PPEを適切に外すことで感染伝播および他の物品への汚染リスクが低下する。手指衛生によって微生物の伝播を防止する。
15. 検体を速やかに検査室へ提出する。速やかに提出できない場合は、検査室に問い合わせるか規定のマニュアルを確認し、冷蔵保管が禁忌ではないか調べる。	迅速な提出によって正確な結果が得られる。

評価

望ましい成果が得られるのは、鼻咽頭スワブが汚染されることなく採取され、速やかに検査室に提出される場合である。さらに、患者に身体損傷がない、検体採取の根拠が理解できていることを患者が言葉で表現する、手技に関する不安が減少したと言葉で表現する、などの場合である。

記録

ガイドライン

検体を採取した時間、検査室に提出した時間、患者の外鼻孔に関するアセスメントの結果、および分泌物、紅斑、うっ血など鼻の症状の有無、患者の口腔および咽頭の重要なアセスメント結果、などを記録する。

記録例

12/8/21　15：45　鼻咽頭スワブを採取し検査室に提出。患者の外鼻孔は、鼻水、うっ血、紅斑がなく開通していた。鼻咽頭は黄褐色の分泌物が付着し、鮮紅色であった。
——*S･ターナー　正看護師*

予期しない状況と対処方法

- 患者の口腔内で舌圧子を使用した直後に患者が吐き気を催した：舌を押し下げるときは、舌の中央から後方を舌圧子で押し下げる。咽頭反射誘発を避けるために、中心をやや外して押さえる(Jarvis, 2008)。

注意事項

一般的注意事項

- この検査はやや不快感が生じる可能性があるとあらかじめ患者に知らせておく。
- この検査により吐き気が生じることがあると患者に知らせておく。

乳児と小児についての注意事項

- 幼児に損傷を負わせることなく、看護師が舌を押さえて口腔の後方が見えるようにするために、幼児の身体を固定しなければならないことがある(Kyle, 2008)。
- 重症の患児は、不注意に咽頭反射が誘発されると気道に損傷が生じることがある。このような問題を防止するには、舌圧子で舌を押さえる代わりに、小児に「あー」と言うように指示する(Kyle, 2008)。

スキル・18-6　喀痰培養検査

喀痰検体は、後鼻腔領域からでなく、それより奥の気管支に由来するものである。喀痰分析は、疾患の診断、薬剤感受性検査、患者の治療指標として用いられる。また、病原菌の同定、悪性細胞の検出や、過敏症の状態をアセスメントするために採取されることもある。患者に細菌性、ウイルス性、または真菌性の呼吸器感染症が疑われる場合、医師から喀痰採取が指示される。喀痰の採取は、患者による滅菌容器への喀出、気管内吸引、気管支鏡検査時、経気管吸引などによって行われる。分泌物は夜のあいだに貯留するため、患者が起床した朝一番に喀出した検体を採取することが望ましく、その方が採取しやすい(Smeltzer et al., 2008)。次に説明する手順は、喀出による検体採取の方法である。気管内チューブの吸引による喀痰検体の採取については、本スキルの最後にあるスキルバリエーションで説明する。

必要物品

- 喀痰用の滅菌容器
- 非滅菌グローブ
- ゴーグルまたは保護メガネ
- 指示があれば他のPPE
- バイオハザードバッグ
- 施設の規定および手順に基づいた、検体用ラベル

(続く)

スキル・18-6　喀痰培養検査（続き）

アセスメント

患者の肺音のアセスメントを行う。湿性咳嗽のある患者では、粗い断続性副雑音、連続性副雑音が聴取され、肺音の減弱がみられる。肺からの分泌物が過剰になると酸素飽和度が低下することがあるため、酸素飽和度を測定する。患者の疼痛レベルをアセスメントする。患者に咳嗽させなければならないため、検体採取前に鎮痛薬の投与を検討する。喀痰の色、量、血液の有無、粘稠度など、喀痰の性状をアセスメントする。

看護診断

患者の現在の状態に基づき、看護診断を行うための関連因子を確認する。妥当な看護診断としては以下のような例がある。

- 感染リスク状態
- 急性疼痛
- 非効果的気道浄化
- ガス交換障害

成果確認と看護計画立案

喀痰採取時の望ましい成果とは、患者が肺から十分な量の検体を喀出することである。その他に適切な成果としては、気道の開通性が維持されていること、酸素飽和度が上昇すること、患者が検体採取の必要性への理解を示すこと、患者の呼吸器状態が改善を示すこと、などである。

看護技術の実際

手順

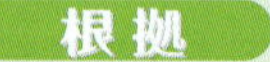

根拠

1. 必要物品をベッドサイドまたはオーバーテーブルに準備する。

   必要物品をベッドサイドに準備し時間と労力を節約する。物品を手元に用意することで、利便性が高まり時間が短縮でき、看護師の不必要な動きが省略できる。効果的な準備により手順が円滑に進む。

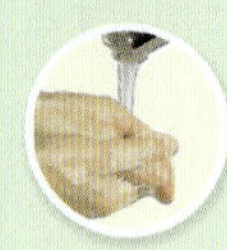

2. 手指衛生を行い、指示があればPPEを装着する。

   手指衛生およびPPEは微生物の伝播を予防する。PPEは感染経路別予防策に基づいて用意する。

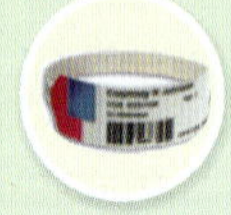

3. 患者の本人確認を行う。患者に手順を説明する。患者が咳嗽時に疼痛を感じる場合は、指示があれば、鎮痛薬を投与する。採取方法の指導後、患者が介助なしで喀痰喀出できる場合は、ベッドサイドに容器を置いておき、検体が採取できしだい速やかに看護師に知らせるよう伝える。

   本人確認により正しい患者に確実に介入することができ、患者誤認の防止になる。説明することで不安が軽減され協力が得やすくなる。疼痛緩和によって患者の順応性が高まる。

4. 検体ラベルを患者のIDリストバンドと照合する。ラベルには患者の氏名、ID番号、検体採取時間、採取経路、検体採取者の識別情報、および施設の規定で定められたその他の情報を記載する。

   患者の識別情報を確認することで、正しい患者の適切なラベルが検体に貼付される。

5. ベッド周りのカーテンと、可能であれば病室の扉を閉める。

   カーテンや扉を閉めることで患者のプライバシーが確保できる。

6. ディスポーザブルグローブとゴーグルを装着する。

   グローブやゴーグルは血液や体液との接触を予防する。

7. ベッドを処置しやすい高さに調整する。通常は実施者の肘の高さにする（VISN 8 Patient Safety Center, 2009）。看護師に一番近いベッド柵を下げる。患者をセミファーラー位にする。**採取開始前に、患者には鼻をかみ、咳払い、含漱をしてもらう。**

   ベッドを適切な高さにすることで、看護師の背中や筋肉の伸展が予防される。セミファーラー位になることで咳嗽や痰の喀出がしやすくなる。水が口腔内の唾液や食物片を洗い流す。

8. **2、3回深く息を吸って、呼気とともに咳嗽するように患者に指示する。**腹部手術を受けた患者には、患者を介助して腹部を固定する。

   検体は肺から排出されなければならず、唾液は検体として適切ではない。創部を固定することで開腹術による疼痛が軽減する。

9. 患者の喀痰が出たら、容器の蓋を開け、患者に検体を容器の中へ**喀出**するように指示する。

   検体は肺から排出されなければならず、唾液は検体として適切ではない。

手順	根拠
10. 患者がさらに喀痰喀出できるようであれば、手順を繰り返してもらう。	これによって、十分な量の検体が確保できる。
11. 容器の蓋を閉める。患者の口腔ケアを行う。	容器の蓋を閉めることで、検体の汚染および感染伝播を防止する。口腔ケアは口腔から病原体を取り除くのに役立つ。
12. 物品を片づけ、患者を安楽な体位に戻す。ベッド柵を上げ、ベッドの高さを低くする。	体位変換によって患者の安楽が促進される。ベッド柵を上げることで安全性が高まる。
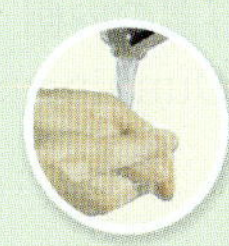 13. ゴーグルとグローブを外す。手指衛生を行う。	グローブとゴーグルを適切に外すことで感染伝播および他の物品の汚染が抑制される。手指衛生によって微生物の伝播を防止する。
14. 施設の規定に従って容器にラベルを貼付する。容器を密閉可能なプラスチック製のバイオハザードバッグに入れる。	検体への適切なラベル貼付によって、検体が正しい患者のものとして確実に処理される。検体をバイオハザードバッグに封入することで、容器を輸送する人の検体への接触を防止する。
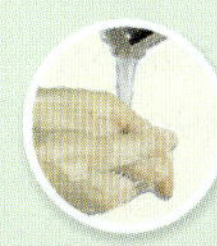 15. 使用しているPPEがあれば外し、手指衛生を行う。	PPEを適切に外すことで感染伝播および他の物品への汚染リスクが低下する。手指衛生によって微生物の伝播を防止する。
16. 検体を速やかに検査室へ提出する。速やかに提出できない場合は、検査室に問い合わせるか規定のマニュアルを確認し、冷蔵保管が禁忌ではないか調べる。	迅速な提出によって正確な結果が得られる。

評価

望ましい成果が達成されるのは、患者が喀痰を喀出し、それを滅菌容器に採取し、速やかに検査室に提出する場合である。その他には、気道の開通性が維持されている、酸素飽和度が期待した数値である、患者が検体採取の必要性に理解を示す、などの場合がある。

記録

ガイドライン

検体を採取した時間、検査室に提出した時間、分泌物の性状と量、検体採取を必要とした検査、採取前後の呼吸状態のアセスメントなどを記録する。施設で規定があれば、過去24時間以内に投与した抗生物質を検査依頼書に記載する。

記録例

12/9/13　10:15　呼吸は非努力性。肺底部後面で呼吸音が減弱。黄色粘稠性の喀痰を中等量採取。検体は培養検査および感受性検査のために検査室に提出。

—— *C・バウスラー、看護師*

予期しない状況と対処方法

- 患者は喀痰を採取したが看護師に知らせなかったため、検体がベッドサイドにどの程度放置されていたのかわからない：患者から検体採取時間を聞けない場合は、検体を廃棄し、再度採取する。ほとんどの検体は、有効な結果を得るために可及的速やかに検査室に提出する必要がある。
- 患者が、容器の中に痰ではなく唾液を吐き出した：患者に、検体は肺から出た痰が必要であることを説明する。採取手順を復習する。汚染された容器は廃棄し、ベッドサイドに新しい容器を用意する。

（続く）

スキル・18-6　喀痰培養検査（続き）

注意事項

一般的注意事項

- 抗酸性菌（AFB：結核菌の検査）のための喀痰検体を採取する場合は、3日間連続で、毎朝、飲食や喫煙の前に採取する（Pennsylvania Department of Health, 2007）。
- 患者が指示を理解し、協力が得られる場合は、患者が可能なときに喀痰を採取できるよう、検体容器をベッドサイドに置いておいてもよい。喀痰を採取したら、速やかにナースコールで知らせるよう患者に指示し、検体を速やかに検査室に提出する。

在宅ケアの注意事項

- 患者が自宅で検体を採取する場合、患者が採取手順および、検体を速やかに検査機関に提出しなければならないことを十分に理解しているかどうか確認する。患者に、採取容器の内側に触れないよう強調する。喀痰検体は、通常は冷蔵できない（Fischbach & Dunning, 2006）。

スキルバリエーション　気管内吸引による喀痰の採取

1. 喀痰検体は、気管内チューブまたは気管切開チューブの吸引で採取することができる。滅菌採取容器を吸引カテーテルと吸引チューブの間に取り付け、患者の気道から吸引された痰が、吸引ビンに到達する前に採取する。
2. 気管内吸引の手順についてはスキル14-8および14-9を参照する。
3. 吸引圧を確認後（スキル14-8では手順9、スキル14-9では手順8）、接続していないほうの先端を汚染しないように注意しながら、滅菌喀痰トラップを吸引チューブに接続する（図A）。

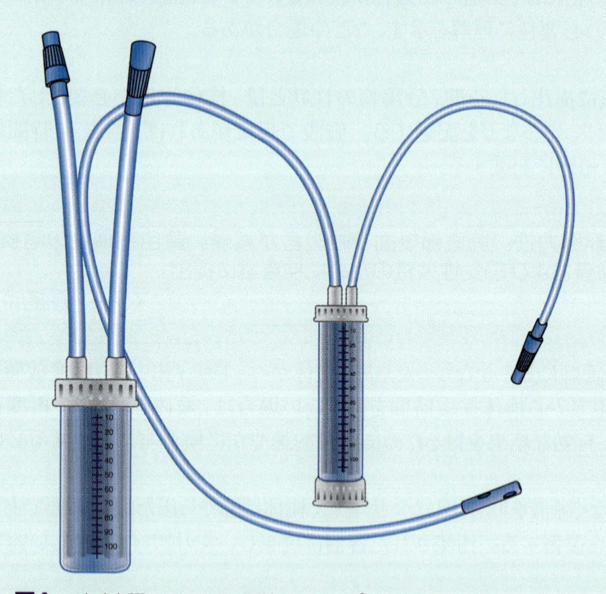

図A　喀痰採取のための吸引用トラップ

4. 吸引チューブと喀痰トラップを利き手でないほうの手で扱いながら、スキル14-8では手順10、スキル14-9では手順9へと進む。吸引手技を進める。
5. 初回の吸引を終え、喀痰が1-2mL採取できたら、検体容器を外し、わきへ置いておく。採取量が1mL未満であれば、患者の呼吸状態が回復するまで十分な時間をおき、再度吸引を実施する。
6. 分泌物の粘稠度が過度に高く粘着性がある場合は、少量（1-2mL）の滅菌生食でフラッシュし、分泌物がトラップの中に移動しやすいようにする。
7. 喀痰トラップを外したら、吸引チューブと吸引カテーテルを接続する。再度吸引する前に、カテーテルを生食でフラッシュしてもよい。必要に応じて、スキル14-8またはスキル14-9の以降のステップに従って、吸引手技を継続する。
8. 吸引が終わったら、検体のラベルと患者のリストバンドを照合する。ラベルには患者の氏名、ID番号、検体採取時間、採取経路、および施設の規定で定められたその他の情報を記載する。施設の規定に従って容器にラベルを貼付する。容器を密閉可能なプラスチック製のバイオハザードバッグに入れ、速やかに検査室へ提出する。

実践のためのエビデンス

喀痰検体は、後鼻腔領域からでなく、それより奥の気管支に由来するものである。健康問題の診断を正確に行うためには、信頼性の高い喀痰検体を得ることが不可欠である。

関連する研究

Khan, M., Dar, O., Sismanidis, C., et al. (2007). Improvement of tuberculosis case detection and reduction of discrepancies between men and women by simple sputum-submission instructions: a pragmatic randomised controlled trial. *Lancet*, 369(9577), 1955-1960.

いくつかの臨床現場において、結核が疑われる女性は結核が疑われる男性より検査が陽性になる確率が低かった。信頼性の低い喀痰が提出されたことが、男女間に差が出たひとつの理由であるという仮説が立てられた。パキスタンの結核施設で患者が、喀痰の提出前に喀痰提出の指導を受ける群と、指導を受けずに喀痰を提出する群に無作為に割り付けられた。この研究では、指導を受けた群と受けなかった群で、検査が陽性となった女性の割合を検討した。研究者らは、信頼性の高い喀痰検体を採取する方法、唾液ではなく喀痰を提出する重要性、および信頼性の高い喀痰検体を喀出するために使用する技術について指導を受けた群は、喀痰検査陽性の割合が明らかに増加することを見出した。喀痰提出に関する指導は、低コストで簡便な介入でありながら疾患の検出率を改善すると考えられる。

看護実践との関連性

この研究は、患者教育の重要性とその影響力を強く示している。十分な指導と患者の理解は、患者の安心感を強め、不安を和らげ、協力を促すだけでなく、至適医療の提供にも役立つ。医療の質の向上につながる適切な患者教育を実施するにあたって、看護師は理想的な立場にある。

スキル・18-7　尿一般検査と尿培養検査(クリーンキャッチ、中間尿)

尿検体の採取による尿一般検査と尿培養検査は、患者の尿の性状を判定するアセスメント方法のひとつである。培養検査のための尿検体は、体内で生成された尿に最も近い性状を反映している検体を得るために、中間尿を採取する。患者が手順を理解し実行できる場合は、採尿について説明と指導を行った後、患者が自分自身で採尿してもよい。

必要物品

- ウェットティッシュ、または石鹸、水およびタオル
- 非滅菌グローブ
- 指示があれば他のPPE
- 滅菌検体容器
- バイオハザードバッグ
- 施設の規定および手順に基づいた、検体ラベル

アセスメント

検体採取に関する医師の指示を確認後、薬剤は検査結果に影響を及ぼす可能性があるため、患者に使用中の薬剤がないか質問する。熱感、疼痛(排尿困難)、頻尿など、尿路感染症の徴候や症状がないかアセスメントする。患者が検体採取に協力できるかどうかアセスメントする。正しく検体を採取するために介助が必要か判断する。

看護診断

患者の現在の状態に基づき、看護診断を行うための関連因子を決定する。妥当な看護診断としては以下のような例がある。

- 排尿障害
- 知識不足
- 不安

成果確認と看護計画立案

望ましい成果とは、患者から十分な量の汚染されていない尿を採取することである。その他の成果としては、検体採取時に患者の不安が最小限に抑えられること、患者が汚染されていない尿検体を採取できることである。

(続く)

スキル・18-7　尿一般検査と尿培養検査（クリーンキャッチ、中間尿）（続き）

看護技術の実際

手順	根拠
1. 必要物品をベッドサイドまたはオーバーテーブルに準備する。	必要物品をベッドサイドに準備し時間と労力を節約する。物品を手元に用意することで、利便性が高まり時間が短縮でき、看護師の不必要な動きが省略できる。効果的な準備により手順が円滑に進む。
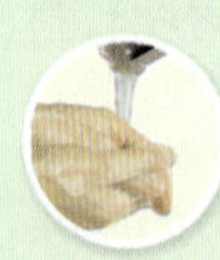 2. 手指衛生を行い、指示があればPPEを装着する。	手指衛生およびPPEは微生物の伝播を予防する。PPEは感染経路別予防策に基づいて用意する。
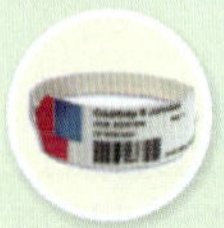 3. 患者の本人確認を行う。患者に手順を説明する。採尿方法を指導した後に、介助なしで患者が採尿を行えるようであれば、ベッドサイドに容器を置いておき、採尿後速やかに看護師に知らせるよう伝える。	本人確認を行うことによって、正しい患者に確実に介入することができ、患者誤認の防止になる。説明することで不安が軽減され協力が得やすくなる。
4. 患者自身で採取を行う場合は、患者に手指衛生を実施してもらう。	手指衛生によって微生物伝播を防止する。
5. 検体ラベルと患者のIDリストバンドを照合する。ラベルには患者の氏名、ID番号、検体採取時間、採取経路、検体採取者の識別情報、および施設の規定で定められたその他の情報を記載する。	患者の識別情報の確認によって、検体に正しい患者の正確なラベルが貼付される。
6. ベッド周りのカーテンを閉め、可能であれば病室の扉を閉める。	扉やカーテンを閉めることで患者のプライバシーが確保できる。
7. 非滅菌グローブを装着する。患者を介助してトイレか、ベッドサイドのコモードに座らせ、または便器を使用する。排尿した中に排便しないように、またトイレットペーパーを捨てないように、患者に指示する（図1）。	グローブによって微生物伝播を防止する。便やトイレットペーパーは検体を汚染する可能性がある。
8. 女性患者には、外陰部の清拭時・採尿時は陰唇を開くように指導する。女性患者の場合は、ウェットティッシュ、濡れタオルを使用して、前から後ろへ尿道の両側、中央の順で清拭する。1回拭くごとに新しいウェットティッシュまたは濡れタオルの清潔な部分を使用する（図2）。男性患者にはウェット・ティッシュを用いて、陰茎の先端から円を描くように腹部に向かって清拭する。環状切開（包茎手術）を受けていない男性患者には、洗浄前と採尿時には包皮を後退させておくように伝える（図3）。	外陰部または陰茎の清拭によって検体の汚染リスクが低下する。

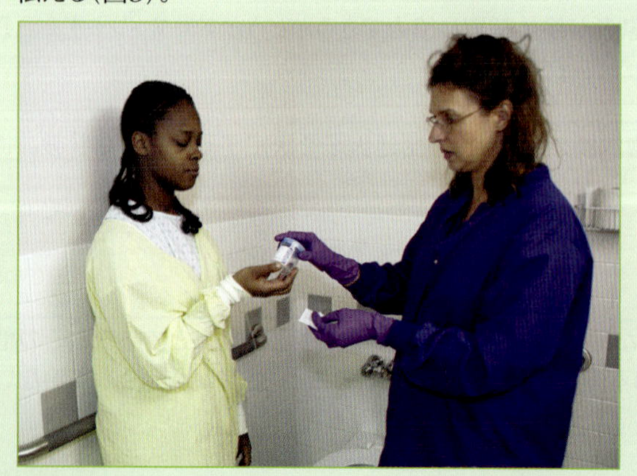

図1　患者に採尿の手順を説明する。

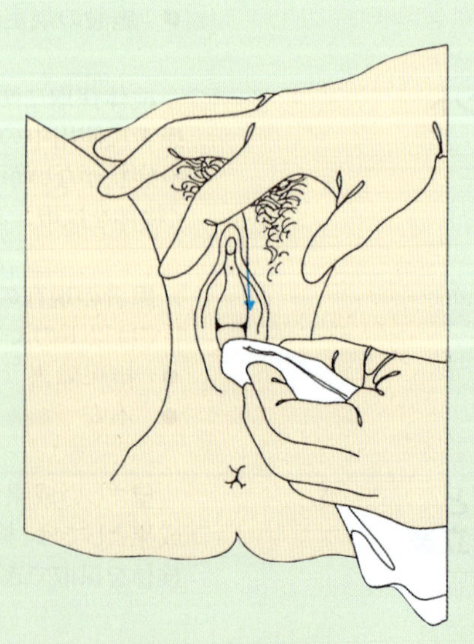

図2　女性の外陰部を清拭する。陰唇を開き、前から後ろに向かって拭く。

手順　**根拠**

図3　陰茎を清拭する。尿道口から円を描くように拭く。

9. **患者に少量の尿をトイレの便器、コモード、便器に排尿するよう指示する。一時的に排尿を止め、その後採取容器の中に排尿するよう伝える。検体を採取し（10-20mLでよい）、排尿を終わらせる。容器や蓋の内側には触れないようにする。**
中間尿の採取によって、確実に新鮮尿が検査される。前回の排尿時に一部の尿が尿道に残留している可能性がある。検体採取の前に少量を排尿することで、新鮮尿のみが検体として採取される。

10. 容器の蓋を閉じる。必要であれば、施設の規定に従って、指示された検査容器に移し替える。
容器に蓋をすることで、検体の汚染とこぼれを防止する。

11. 患者を介助してトイレ、コモードから戻る、または便器をはずす。必要に応じて外陰部のケアを行う。
外陰部のケアによって患者の安楽と衛生を促進する。

12. グローブを外し、手指衛生を行う。
グローブを適切に外すことで、感染伝播および他の物品への汚染リスクが低下する。手指衛生によって微生物の伝播を防止する。

13. 施設の規定に従って容器にラベルを貼付する。容器を密閉可能なプラスチック製のバイオハザードバッグに入れる（図4）。
適切なラベル貼付によって、正確な結果報告が得られる。検体をバイオハザードバッグに封入することで、容器を輸送する人の尿への接触を防止する。

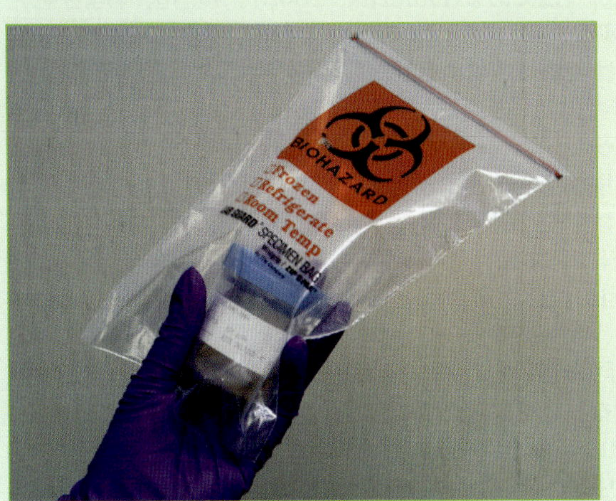

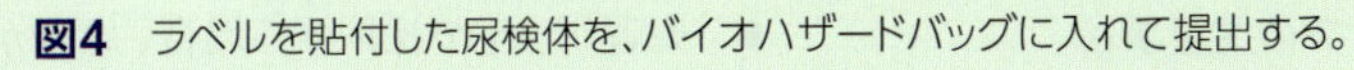
図4　ラベルを貼付した尿検体を、バイオハザードバッグに入れて提出する。

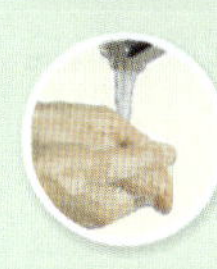

14. 使用しているPPEがあれば外し、手指衛生を行う。
PPEを適切に外すことで感染伝播および他の物品への汚染リスクが低下する。手指衛生によって微生物の伝播を防止する。

15. 検体を可及的速やかに検査室へ提出する。速やかに提出できない場合は冷蔵する。
速やかに冷蔵しなければ、尿が培地のような役目を果たして、細菌が増殖し、正しい検査結果が得られない可能性がある。冷蔵することで細菌増殖の防止になる。

（続く）

スキル・18-7　尿一般検査と尿培養検査(クリーンキャッチ、中間尿)　*(続き)*

評価

望ましい成果が達成されるのは、汚染されていない尿検体を採取し、速やかに検査室に提出する場合である。その他には、患者が適切な方法で採尿を行い、不安が和らいだと述べる場合である。

記録

ガイドライン

検体を検査室へ提出したこと、尿の臭気、量(計量していれば)、色調、透明度など尿の性状、および熱感や排尿時の疼痛など患者の訴えを記録する。患者の重要なアセスメント結果についても記録する。

記録例

> 12/7/10　22:00　患者に中間尿の採取方法を指導した。患者は指示を理解したと述べた。70mLの特に臭気のない黄色混濁尿を検査室へ提出。患者に排尿時の疼痛および不快感なし。
>
> ── *A・ブリッツ、看護師*

予期しない状況と対処方法

- 患者から十分な量の尿検体が得られない：水分を多く摂りすぎると尿が希釈され、検査が無効になる恐れがあるが、患者に飲み物を飲ませる。時間をおいてから、患者に再度採取してもらう。次回の排尿時には、介助して採尿することを患者に伝える。
- 患者が検体容器ではなくトイレの畜尿容器内に排尿した：この尿は培養検査用の検体として使用してはならない。細菌にかなり汚染されているため、不正確な検査結果が出る可能性がある。次回の排尿時に採尿する。採尿時には介助することを患者に伝える。

注意事項

一般的注意事項

- 一般的な尿検査、薬物試験または糖尿病の検査など多くの尿検査では、検体が無菌状態である必要がなく、中間尿を採取する必要もない。しかし、一般尿検査で尿検体から亜硝酸塩と白血球が検出されたとき、尿検体の培養検査を医師から指示されることがある。
- 1日の最初に排出された尿(早朝尿)は細菌数が最も多いため、できるだけこの尿を採取する。
- 尿検体は、尿道カテーテルから直接採取することも可能である。カテーテルの挿入手技についてはスキル12-5および12-6を参照する。

乳児と小児についての注意事項

- 生後2ヵ月~2歳の乳児および小児の尿検体を採取するために、もっとも信頼性の高い方法は、恥骨上穿刺または経尿道カテーテル法である(Dulczak, 2005)。担当医、および患児の親と話し合って、採尿方法を選択する。
- 中間尿の採取は、2歳以上の小児には実施可能であるが、小児が指示に従い看護師に協力できなければ採取は不可能である。小児には、便座にまたがって後ろ向きに座らせる。看護師または親は、採尿用の滅菌容器を持って小児の後ろに立つ(Dulczak, 2005)。
- 採尿バッグから取った検体は一般的尿検査に使用できるが、培養検査には使用できない。次のスキルバリエーションで、乳児または小児を対象に採尿バッグによる採尿方法を説明している。採尿バッグによる検体の尿検査によって尿路感染の存在が示唆されたときは、診断を確定し原因菌を特定するために、2回目の検体は尿道カテーテルまたは恥骨上穿刺によって採尿し、培養検査を行わねばならない。
- 幼児に説明を理解させるためには、「ちっち」や「しーしー」など幼児に馴染みのある言葉を用いる(Hockenberry, 2005)。適切な言葉を選ぶために患者の親や保護者の協力を求める。

在宅ケアの注意事項

- 患者が自宅で採尿する場合、患者が採取手順や検体を速やかに検査機関に提出しなければならないことを理解しているか、また、担当医または検査機関から必要物品を得たかどうかを確認する。患者に、採取容器の内側を手で触れないよう強調する。尿検体は検査機関に提出するまで冷蔵しておかなければならない。

スキルバリエーション　採尿バッグによる乳幼児の一般尿検査の採尿

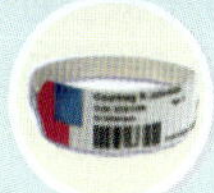

1. 患者の本人確認を行う。患者の親および、理解できる年齢であれば幼児に手順を説明する。小児にもわかる言葉で話しかけ、疼痛はないことを強調する。

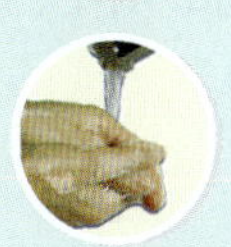

2. 手指衛生を行い、非滅菌グローブを装着する。

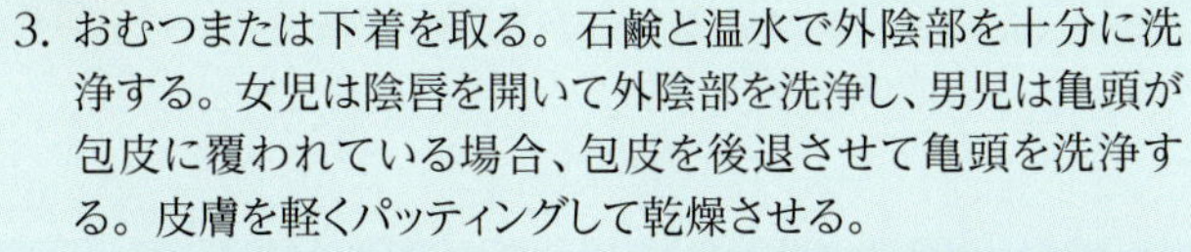

3. おむつまたは下着を取る。石鹸と温水で外陰部を十分に洗浄する。女児は陰唇を開いて外陰部を洗浄し、男児は亀頭が包皮に覆われている場合、包皮を後退させて亀頭を洗浄する。皮膚を軽くパッティングして乾燥させる。
4. 粘着性のある面の剥離紙を剥がす。採尿バッグを陰唇または陰茎の上からかぶせる。粘着面を軽く押しつけ、皮膚に密着させる（図A）。

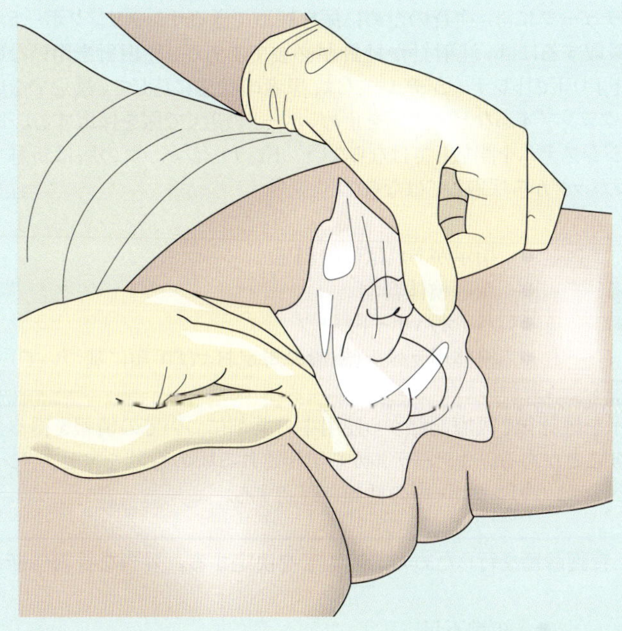

図A　乳児に採尿バッグを取り付ける。

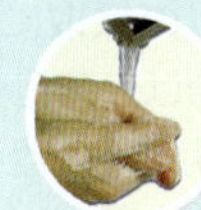

5. バッグがずれないように、清潔なおむつまたは下着を着用させる。グローブを外し、手指衛生を行う。**小児が排尿したかどうか15分ごとにバッグを確認する。**

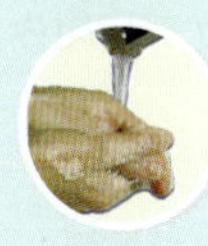

6. 患者が排尿したあとは、すみやかに手指衛生を行い非滅菌グローブを装着する。バッグから皮膚を押し剥がしながら、優しくバッグを外す。尿を適切な容器に移し替える。
7. 外陰部を洗浄し、おむつまたは下着を着用させる。

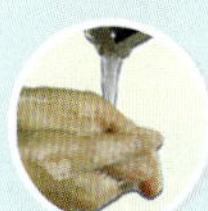

8. グローブを外す。手指衛生を行う。
9. 検体ラベルを患者のIDリストバンドと照合する。ラベルには患者の氏名、ID番号、検体採取時間、採取経路および施設の規定で定められたその他の情報を記載する。施設の規定に従って容器にラベルを貼付する。容器を密閉可能なプラスチック製のバイオハザードバッグに入れる。
10. 検体を速やかに検査室へ提出する。すぐに検査室へ提出できないときは、冷蔵しておく。
11. バッグ装着後15分以内に排尿が生じなければ、バッグを外し、同様の洗浄を行った後、バッグを再装着する。**患者が排尿するまで15分おきにバッグを確認する**（Dulczak, 2005）。
12. 採尿バッグが外れたりして完全に密着しないときは、バッグを外し、会陰を洗浄し、新しい採尿バッグを取り付ける。

実践のためのエビデンス

尿検体を採取して行う尿一般検査と培養検査は、患者の尿の性状を判定するアセスメント方法のひとつである。検体採取方法に問題があると尿路感染の誤診につながる恐れがある。検体の汚染リスクを低下させるために、外陰部または陰茎の洗浄が一般的に採取手順に含まれている。しかし、この部位の洗浄はどの程度有効なのだろうか?

関連する研究

Vaillancourt, S., McGillivray, D., Zhang, X., et al. (2007). To clean or not to clean: Effect on contamination rates in midstream urine collections in toilet-trained children. *Pediatrics*, 119 (6), e1288-e1293.

この研究の目的は、トイレットトレーニングを終えた小児から採取した中間尿の細菌汚染率に関して外陰部／外性器の洗浄の効果を評価することである。小児（年齢2-18歳）は、外陰部を石鹸で洗浄する群としない群に無作為に割り付けられた。尿検体の汚染率は洗浄群で7.8%であったのに対し、非洗浄群では23.9%であった。洗浄群に割り付けられた小児は尿検査で陽性となる率は非洗浄群より低かった（20.6%対36.8%）。

（続く）

スキル・18-7　尿一般検査と尿培養検査(クリーンキャッチ、中間尿)　(続き)

トイレットトレーニングを終えた小児から中間尿を採取する場合、尿汚染率は外陰部／外性器の洗浄をせずに採尿した場合のほうが高かった。

看護実践との関連性

看護師は中間尿の採取に関わることが多く、また、患者に適切な採取手順を指導する機会も多い。さらに、看護師は自分自身で採尿を行う患者が、適切な方法で採尿を実施できるようにする責任がある。外陰部／外性器の洗浄によって、培養検査の繰り返しや、不必要な抗生物質の投与、その他の介入を受けるリスクが低減すると考えられる。外陰部／外性器の洗浄は低コストで、施設の規定や看護ケアに組み入れられやすい簡便な介入であろう。

スキル・18-8　尿道留置カテーテルからの採尿

留置カテーテルのドレナージチューブには、検査のために尿を採取できるサンプリングポートがある。サンプリングポートから採取するには、注射針か鈍針が必要であるが、注射針を用いないポートもある。サンプリングポートより下のドレナージチューブは、患者の状態に応じて、禁忌でないかぎりチューブを折り曲げるか、クランプするなどで流出を止め、ポートの近くで尿を採取する。尿検体を採取するためにドレナージシステムを開放してはならない。ドレナージバッグの尿は新鮮ではないため、尿検体はドレナージバッグから採取してはならない。

必要物品

- 10mL滅菌シリンジ
- 18G注射針、鈍針(使用するカテーテルに応じて必要時)
- 非滅菌グローブ
- 指示があれば他のPPE
- 滅菌検体容器
- バイオハザードバッグ
- 検体用ラベル(施設の規定および手順に基づいて)

アセスメント

検体採取に関する医師の指示を確認後、医療記録から使用中の薬剤についての情報を得る。薬剤は検査結果に影響を及ぼすことがある。カテーテルから排出される尿の性状をアセスメントする。カテーテルチューブを調べ、サンプリングポートの種類を確認する。

看護診断

患者の現在の状態に基づき、看護診断を行うための関連因子を決定する。妥当な看護診断としては以下のような例がある。

- 排尿障害
- 不安
- 知識不足

成果確認と看護計画立案

望ましい成果とは、汚染や有害作用が生じることなく、患者から十分な量の尿を採取すること、検体採取時の患者の不安が最小限に抑えられること、患者が採尿理由について理解したと示すことである。

看護技術の実際

手順	根拠
1. 必要物品をベッドサイドまたはオーバーテーブルに準備する。	必要物品をベッドサイドに準備し時間と労力を節約する。物品を手元に用意することで、利便性が高まり時間が短縮でき、看護師の不必要な動きが省略できる。効果的な準備により手順が円滑に進む。

手順	根拠
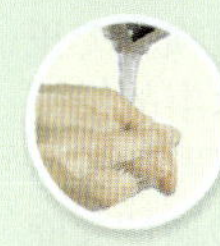 2. 手指衛生を行い、指示があればPPEを装着する。	手指衛生およびPPEは微生物の伝播を予防する。PPEは感染経路別予防策に基づいて用意する。
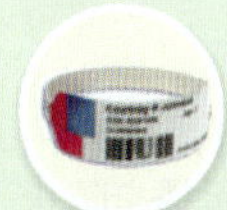 3. 患者の本人確認を行う。患者に手順を説明する。	本人確認を行うことによって、正しい患者に確実に介入することができ、患者誤認の防止になる。説明することで不安が軽減され協力が得やすくなる。
4. 検体ラベルと患者のリストバンドを照合する。ラベルには患者の氏名、ID番号、検体採取時間、採取経路、検体採取者の識別情報、および施設の規定で定められたその他の情報を記載する。	患者の識別情報の確認によって、検体に正しい患者の正確なラベルが貼付される。
5. ベッド周りのカーテンを閉め、可能であれば病室の扉を閉める。	カーテンや扉を閉めることで患者のプライバシーが確保できる。
6. 非滅菌グローブを装着する。	グローブによって微生物の伝播を防止する。
7. サンプリングポートからバッグ側のドレナージチューブを折り曲げるかクランプして、流出を止める。チューブ内の尿量が十分でない場合は、禁忌でなければ、最長30分間クランプし、十分な量の尿を採取する(Fischbach & Dunning, 2006)。容器と蓋の内側が汚染されないように注意しながら、検体容器の蓋を外す。	チューブをクランプすることで十分な量の新鮮尿を採取することができる。長時間クランプすると、膀胱の過膨張につながる。患者の状態によって(膀胱の手術後など)は、クランプが禁忌の場合がある。尿が汚染しないように容器は無菌状態を維持する必要がある。
8. **吸引ポートをアルコール綿で消毒し、乾燥させる。**	アルコールで消毒することで、針をポートに刺したときに微生物が侵入するのを防ぐ。
9. シリンジに取り付けた注射針、鈍針をポートに挿入する。または、針不要のポートにシリンジを直接、接続する。尿検体に十分な量をゆっくり吸引する(通常10mLで十分だが、施設の要件を確認する)(図1)。注射針、シリンジをポートから外す。針刺し防止の安全装置を使用する。**ドレナージチューブのクランプを外す。**	先が鋭利でない鈍針を使用することで、針刺しの予防になる。ポートから採尿することによって、新鮮尿を検体として採取することができる。ドレナージチューブのクランプを外すことで、膀胱の過膨張や損傷が防止される。

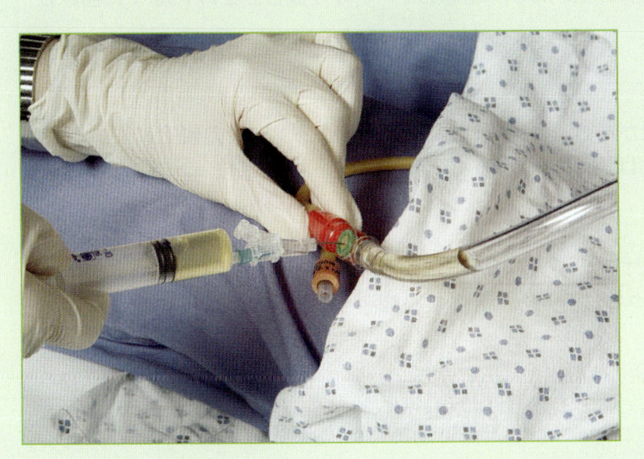

図1　注射針を吸引ポートに挿入し、尿検体をゆっくり吸引する。

(続く)

スキル・18-8　尿道留置カテーテルからの採尿　(続き)

手順	根拠
10. **注射針、鈍針をシリンジに取り付けているときは、針をシリンジから外した後、シリンジの尿を検体容器に移す。注射針は鋭利物廃棄容器に入れる。シリンジ内の尿を検体容器にゆっくり注入する。容器の蓋を閉める。シリンジを適切に廃棄する。**	尿を無理に注射針に通すと、細胞が破壊され、顕微鏡検査で正確な結果が得られなくなる。鋭利物の安全な廃棄は事故損傷の予防になる。容器内に急速に尿を注入すると、容器の外へ飛び散り、看護師の目に入る可能性がある。物品の適切な廃棄は身体損傷や微生物伝播の予防になる。
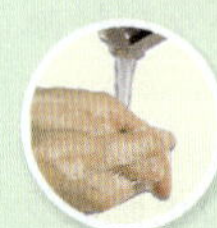 11. グローブを外し、手指衛生を行う。	グローブを適切に外すことで、感染伝播および他の物品への汚染リスクが低下する。手指衛生によって微生物の伝播を防止する。
12. 施設の規定に従って検体容器にラベルを貼る。容器を密閉可能なプラスチック製のバイオハザードバッグに入れる。	適切なラベル貼付によって、正確な結果報告が得られる。検体をバイオハザードバッグに封入することで、容器を輸送する人の検体への接触を防止する。
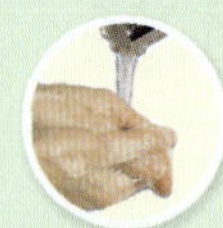 13. 使用しているPPEがあれば外し、手指衛生を行う。	PPEを適切に外すことで感染伝播および他の物品への汚染リスクが低下する。手指衛生によって微生物の伝播を防止する。
14. 検体を速やかに検査室へ提出する。すぐに検査室へ提出できない場合は、冷蔵する。	速やかに冷蔵しなければ、尿は培地のような役目を果たし、細菌が増殖し、正しい検査結果が得られない可能性がある。冷蔵することで細菌増殖の防止になる。

評価

望ましい成果が達成されるのは、有害作用を生じさせずに、汚染されていない尿検体を採取し、速やかに検査室に提出する場合である。さらに、患者が検体採取時に不安感を募らせない場合である。

記録

ガイドライン

検体採取方法、提出した検体の種類、尿の性状、重要な患者のアセスメント結果などを記録する。必要に応じて、摂取・排泄記録に尿量を記録する。

記録例

> 12/10/20　15：15　患者は尿道カテーテル留置中。尿は黄褐色で混濁あり。患者の体温39.4℃、脈拍96、呼吸18、BP 118／64。バーニング医師に報告。尿培養検査の検体を留置カテーテルから採取し、医師の指示により留置カテーテルを抜去。21:15までに自尿が確認できればよい。
>
> ── *B･クラップ、看護師*

予期しない状況と対処方法

- カテーテルチューブの中に尿がない、または尿量が不十分である：施設の規定に従い患者の状態に応じて、禁忌でなければ、最長30分間、アクセスポートより下でチューブをクランプする。

注意事項

- チューブをクランプしたままにするという医師の指示がない限り、検体の採取が終わり次第ドレナージチューブからクランプを外し、患者の膀胱の過膨張や身体損傷を防ぐことが非常に重要である。

スキル・18-9　静脈穿刺による静脈血採血（ルーチン検査）

静脈穿刺は注射針を静脈に穿刺することで、静脈血検体をシリンジや採血管に採取するために行われる。一般的には前腕の表在静脈に静脈穿刺を行うことが多い。特に、肘窩の静脈で尺側皮静脈、肘正中皮静脈、橈側皮静脈が使用される（Fischbach & Dunning, 2009）（図1）。しかし、前腕外側や手背、その他穿刺可能な部位であれば静脈穿刺を行うことができる。静脈穿刺を実施する際は、以下の項目に留意する。

- 手首の内側からの採血は、皮下組織を損傷するリスクが高いため実施しない。
- 浮腫や麻痺がある部位や、乳房切除術、動静脈シャント、移植術を受けた部位と同側からの採血は避ける。
- 感染部位、または皮膚の状態が異常な部位は避ける（Fischbach & Dunning, 2006）。
- 薬剤の静脈内投与、輸液、輸血を行っている部位と同じ四肢から採血してはならない。一部の施設ではそのような部位を「最後の手段」として、輸液等を一時的に中止して採血に使用することがある。必要に応じて、IV刺入部位から離れた部位を選ぶ。施設の規定と手順を確認する（Infusion Nurses Society [INS], 2006; Fischbach & Dunning, 2006）。
- 脳卒中の発作後に上肢が弛緩している患者は、正常な静脈ポンプ機構が失われており、静脈血栓症のリスクが高まっているため、その部位への静脈穿刺は避ける。（Armed with the facts, 2008）。

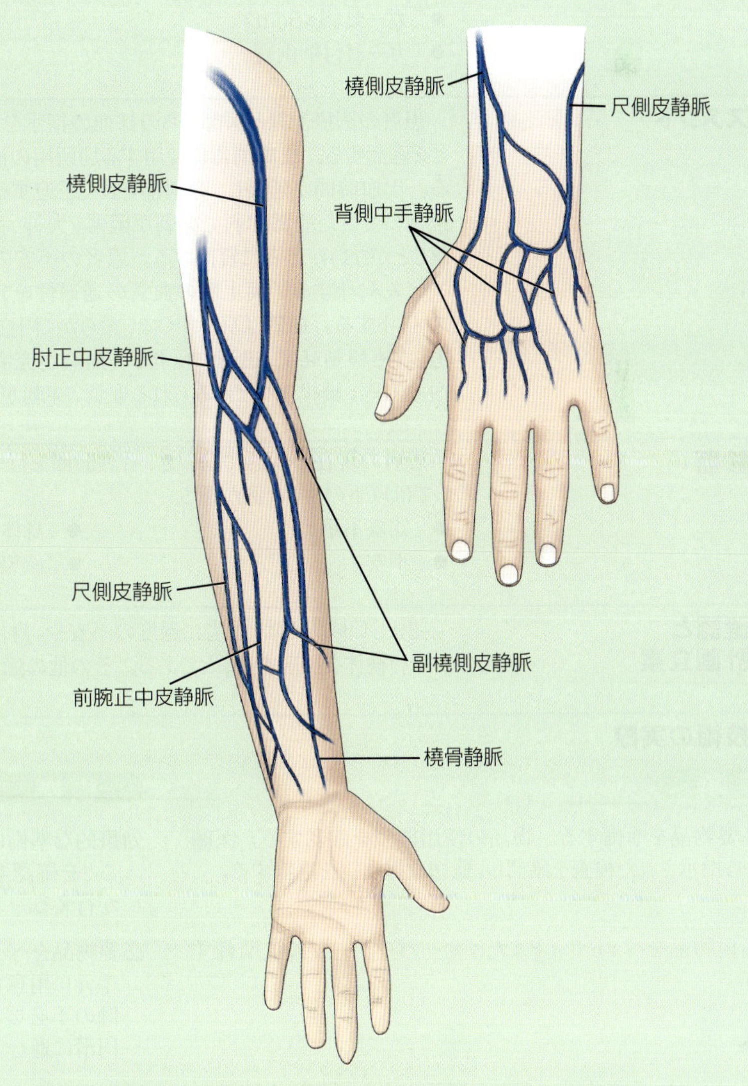

図1　静脈穿刺に一般的に使用される腕の血管

（続く）

スキル・18-9　静脈穿刺による静脈血採血(ルーチン検査)　(続き)

静脈穿刺についての説明を行い、必要性に関して患者と話し合うことで、患者の不安を軽減することができる。血液検査の必要性に関する情報は、患者の理解を高めるために注意深く説明する。

感染リスクを低下させるための対策は、静脈穿刺の手順のなかでも重要な部分である。手指衛生、無菌操作、**個人防護具**の使用、鋭利物の安全な廃棄は、安全な静脈穿刺を実施するうえで重要なポイントである(Lavery & Ingram, 2005)。

必要物品

- 駆血帯
- 非滅菌グローブ
- 指示があれば他のPPE
- クロルヘキシジンまたはアルコールなどの消毒用スワブ
- 滅菌注射針(血管と検体検査の種類に適した可能な限り小さいゲージのもの)
- 真空採血管用の採血ホルダー
- 指示された検査に適した採血管
- 施設の規定および手順に基づいた、検体ラベル
- バイオハザードバッグ
- ガーゼ(5×5cm)
- ガーゼ付絆創膏

アセスメント

患者の医療記録と医師からの採血の指示を確認する。必要な検査依頼書が作成されていることを確認する。皮膚消毒に使用する局所用の消毒薬に対して、患者にアレルギーがないか確認する。出血時間が延長し、穿刺部を長く圧迫する必要がある状態や薬剤の使用がないか調べる。以前に受けた静脈穿刺で穿刺が困難、失神、眩暈、頭のふらふら感、悪心など、何か問題が生じたことがないか患者に質問する。患者の不安の程度と血液検査の理由を理解しているかどうかをアセスメントする。両上肢の血管の通過性をアセスメントする。血管を触診し血管の状態をアセスメントする。血管は真っすぐで、柔らかく円柱状で、軽く押すと弾力がある。適切な血管は、圧迫しても移動せず、迅速に反発して血液が充満する血管である(Scales, 2008)。圧痛、硬化、血液凝固、繊維化などがみられる血管、穿刺が困難な血管は避ける(Weinstein, 2006)。

看護診断

患者の現在の状態に基づき、看護診断を行うための関連因子を決定する。妥当な看護診断としては以下のような例がある。

- 知識不足
- 不安
- 身体損傷リスク状態
- 感染リスク状態

成果確認と看護計画立案

望ましい成果とは、患者に過度の不安や、身体損傷、感染などを生じさせることなく、汚染されていない検体を採取することである。その他の適切な成果は、各患者の看護診断によって異なる。

看護技術の実際

手順	根拠
1. 必要物品を準備する。物品の使用期限を確認する。医師から指示された検査を確認し、適切な採血管を選択する。	効果的な準備により手順が円滑に進む。物品が正常に機能することを確認する。正しい採血管を使用することで正確な採血が行える。
2. 必要物品をベッドサイドまたはオーバーテーブルに準備する。	必要物品をベッドサイドに準備し時間と労力を節約する。物品を手元に用意することで、利便性が高まり時間が短縮でき、看護師の不必要な動きが省略できる。効果的な準備により手順が円滑に進む。
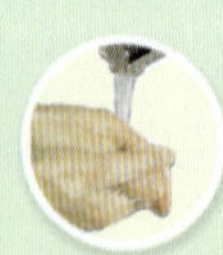 3. 手指衛生を行い、指示があればPPEを装着する。	手指衛生およびPPEは微生物の伝播を予防する。PPEは感染経路別予防策に基づいて用意する。

手順	根拠
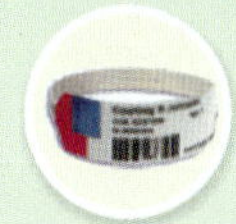 4. 患者の本人確認を行う。手順を説明する。患者が静脈穿刺について質問や心配事を話せる時間を設ける。	本人確認を行うことによって、正しい患者に確実に介入することができ、患者誤認の防止になる。説明することで不安が軽減され協力が得やすくなる。
5. ベッド周りのカーテンを閉め、可能であれば病室の扉を閉める。	扉やカーテンを閉めることで患者のプライバシーが確保できる。
6. 検体ラベルと患者のリストバンドを照合する。ラベルには患者の氏名、ID番号、検体採取時間、採取経路、検体採取者の識別情報、および施設の規定で定められたその他の情報を記載する。	患者の識別情報の確認によって、検体に正しい患者の正確なラベルが貼付される。
7. 手元には十分な明るさを確保する。人工光が推奨される。手が届く範囲に、廃棄物容器を置く。	手技を適切に実施するには、十分な明るさが必要である。廃棄容器を近くに設置することで汚染物品を安全に廃棄できる。
8. 患者を介助し、坐位または仰臥位の安楽な体位にする。患者がベッド上にいるときは、ベッドを処置しやすい高さに調整する。通常は実施者の肘の高さにする(VISN 8 Patient Safety Center, 2009)。	適切な体位によって、採血部位に刺入しやすくなり、患者の安楽と安全が促進される。ベッドを適切な高さにすることで、手技を実施する看護師の背中や腰の緊張を和らげることができる。
9. 患者の過去の経験に基づいて、患者が希望する部位を確認する。腕を露出し、テーブルなど表面が固いものに乗せて支える。部位を選択したら、その部位と同じ側に立つ。穿刺予定部位から約7.5-10cm上の上腕に駆血帯を巻く。静脈血流は妨げ、動脈血流は妨げない程度に、十分な圧迫を加える。	患者の意向を聞くことで、患者は治療に関わることができ、看護師は部位の選択に役立つ可能性がある情報を得ることができる(Lavery & Ingram, 2005)。選択した部位の近くに立つことで、看護師の背中の緊張が減少する。駆血帯の使用により、静脈圧が上昇し静脈が浮き上がり、確認しやすくなる。損傷やうっ血、血液濃縮を予防するために、駆血帯は60秒以上巻いたままにしない。それらが生じると、検査結果が変化する恐れがある(Fischbach & Dunning, 2009)。
10. グローブを装着する。使用する血管のアセスメントを行い、触診で穿刺に最適な部位を確認する。前述のアセスメント情報を参照する。	グローブによって微生物の伝播が予防される。最適な部位を穿刺に使用することで、患者の損傷リスクが低下する。触診することで、腱と動脈など他の組織との区別が可能になる。
11. **駆血帯を外す。静脈血管の圧が下がったことを確認する(Lavery & Ingram, 2005)。**	駆血帯を外すことで、駆血帯の使用時間を短くする。損傷、うっ血と血液濃縮を予防するために、駆血帯は60秒以上巻いたままにしない。それらが生じると、検査結果が変化する恐れがある(Fischbach & Dunning, 2009)。血液凝固が生じた静脈は固く触知される。静脈穿刺に使用してはならない(Lavery & Ingram, 2005)。
12. 注射針を採血ホルダーに取り付ける。最初の採血管をホルダーに入れるが、採血管を奥までは挿入しない。	器具は採血に必要なものであることを確認して準備を整えておく。
13. 穿刺部位の皮膚を消毒する。クロルヘキシジンを使用する場合は、スワブの往復運動で30秒間消毒するか、製造業者の推奨する方法で消毒を行う。アルコール綿を使用する場合は、中心から外へ向かって円を描くように消毒する。穿刺を行う前に、皮膚を乾燥させる。または滅菌ガーゼで皮膚の水分を取ってもよい(Fischbach & Dunning, 2009)。施設の規定を確認する。	患者の皮膚を消毒することで、微生物の伝播リスクが低下する。皮膚を乾燥させることで、消毒効果が最大となり、また注射針の刺入時に消毒薬との接触が抑えられ、刺痛が減少する。
14. 穿刺部から約7.5-10cm上に駆血帯を再度巻く(図2)。**静脈血流は妨げ、動脈血は妨げない程度に、十分な圧迫を加える。**	駆血帯の使用によって静脈圧が上昇し、静脈が確認しやすくなる。損傷、うっ血、血液濃縮を予防するために、駆血帯は60秒以上巻いたままにしない。それらが生じると、検査結果が変化する恐れがある(Fischbach & Dunning, 2009)。

(続く)

スキル・18-9　静脈穿刺による静脈血採血（ルーチン検査）（続き）

手順 / **根拠**

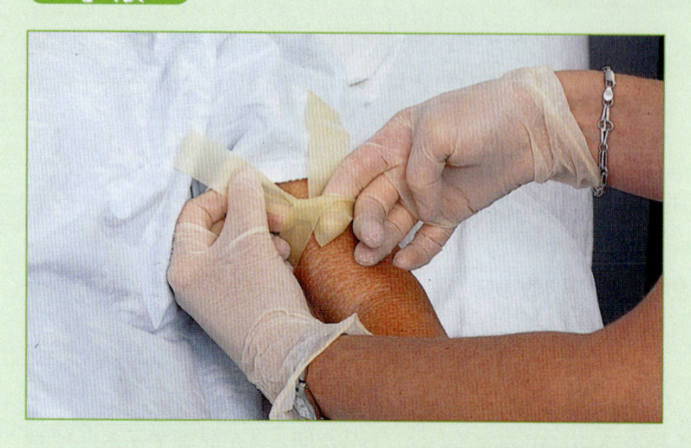

図2　駆血帯を腕に巻く。

15. 患者の腕の下側を利き手でないほうの手で固定する。選択した静脈と注射針、採血ホルダーが一直線になるように利き手で把持する。利き手でないほうの母指または示指で、刺入部位のすぐ下の皮膚を引っ張るようにして伸展させる。

　圧迫することで静脈を固定し動かないようにする。刺入部位の皮膚を伸展させることで、注射針が穿刺しやすくなる。

16. **患者に痛みを感じることを伝える。**針の刃面を上に向け、注射針を皮膚から15度の角度で静脈に穿刺する（Fischbach & Dunning, 2009）（図3）。

　患者に警告することで、患者が驚いて動くことがないようにする。注射針の位置を適切な角度にすることで、針が静脈を突き抜けるリスクが低下する。

17. 注射針が血管内に留置されるように採血ホルダーを利き手でないほうの手でしっかり固定する。ホルダー内に最初の採血管をラバーキャップが貫通するまで押し込む。ホルダーの定位置に到達すると、貫通した感触がある。血液は自動的に採血管に流れ込む（図4）。

　採血管は真空である。採血管内は陰圧になっているため、血液が採血管内に流れ込む。

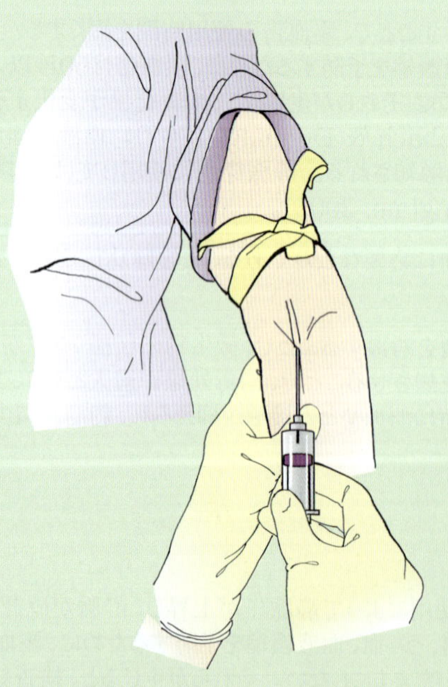

図3　注射針の切り口を上に向け、15度の角度で挿入する。

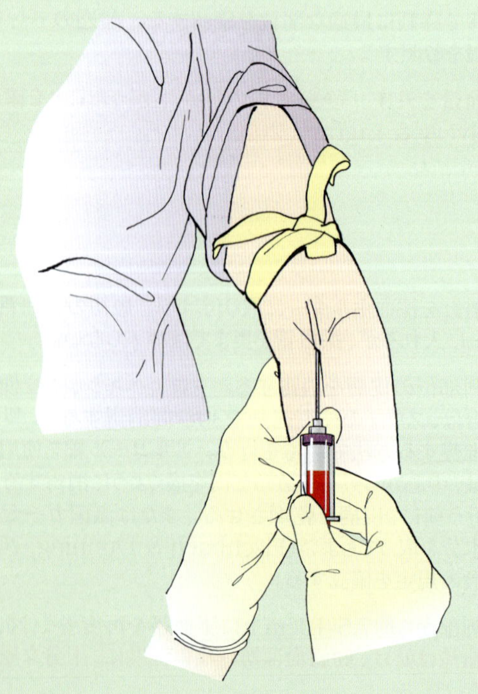

図4　血液が採血管に流入する様子を観察する。

手順	根拠
18. **血液が採血管内に十分に流入しはじめたら、速やかに駆血帯を外す。**	駆血帯を外すことで、静脈圧が下がり静脈環流が回復し、出血と挫傷を防止する(Scales, 2008)。
19. 注射針、採血ホルダーを固定したまま、必要な数の採血管を順次交換しながら採血する。外した採血管はゆっくり回転させる。	必要な数の採血管を満たすことで、採血が正確に実施されたことの確認になる。静かに回転させることで、血液検体と採血管内の添加剤が混ざりあう。
20. 必要な採血が全て終了したら、採血ホルダーから最後の採血管を外す。**穿刺部にガーゼを当て、ゆっくりと静かに注射針を静脈から抜去する。注射針を針刺し防止カバーで覆う。注射針が完全に抜けるまで、穿刺部を圧迫してはならない。**	ゆっくり、静かに抜針することで、静脈の損傷を予防する。抜針前に真空採血管を外すことで、静脈の損傷や血腫形成の予防になる。注射針の安全装置の使用によって針刺しによる損傷が防止できる。
21. 穿刺部を2-3分間、出血が止まるまで優しく圧迫する。	抜針後に刺入部を圧迫することで、損傷、出血、周囲組織への血管外遊出(これによって血腫が生じることがある)を防止する。
22. 出血が止まったら、ガーゼ付きの絆創膏を貼付する。	絆創膏は刺入部を保護し、圧迫を促進する。
23. 物品を片づけ、患者を安楽な体位に戻す。ベッド柵を上げ、ベッドの高さを下げる。	体位変換によって患者の安楽が促される。ベッド柵を上げることで安全が促進される。
24. 採血ホルダーと注射針を鋭利物廃棄容器に廃棄する。	物品の適切な廃棄により、微生物の伝播防止になる。
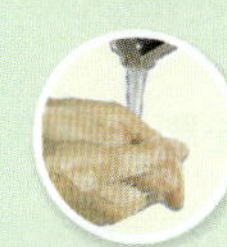 25. グローブを外し、手指衛生を行う。	グローブを適切に外すことによって、感染伝播リスクおよび他の物品への汚染リスクが低下する。
26. 施設の規定に従って検体容器にラベルを貼付する。容器を密閉可能なプラスチック製のバイオハザードバッグに入れる。	適切なラベル貼付によって、正確な結果報告が得られる。検体をバイオハザードバッグに封入することで、容器を輸送する人が血液および体液と接触するのを防止する。
27. 静脈穿刺部に血腫ができていないか確認する。	血腫が生じた場合は、他の介入が必要になる。
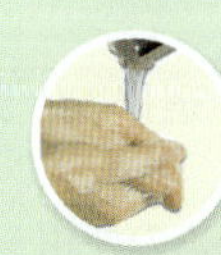 28. 使用しているPPEがあれば外し、手指衛生を行う。	PPEを適切に外すことで感染伝播および他の物品への汚染リスクが低下する。手指衛生によって微生物の伝播を防止する。
29. 検体を速やかに検査室へ提出する。すぐに提出できない場合は、検査室に問い合わせるか規定のマニュアルを確認し、冷蔵保管が禁忌ではないか調べる。	迅速な提出によって正確な結果が得られる。

評価

望ましい成果が達成されるのは、有害作用が生じることなく、汚染されていない血液検体が採取される場合である。その他には、患者が血液検査の理由を述べられる、患者が静脈穿刺部の疼痛を訴えたとしても、軽度であると言葉で表現する、不安が軽減したと患者が述べる、患者が静脈穿刺部位の損傷の徴候および症状を示さない、などの場合である。

記録

ガイドライン

静脈穿刺の日時と部位、検査名、検体を検査室へ提出した日時を記録する。必要に応じて採血量、重大なアセスメント結果、患者の反応などを記録する。

記録例

12/6/10　09：45　CBCと白血球分画の検体を右肘窩から採血。約8mLの血液を採取し検査室に提出。静脈穿刺部に出血または血腫の所見なし。患者に疼痛または頭部のふらふら感はなかった。

—— C・ルイス、看護師

(続く)

スキル・18-9　静脈穿刺による静脈血採血（ルーチン検査）（続き）

予期しない状況と対処方法

- 駆血帯を巻いたあと、浮き上がる静脈が見つからない：患者に拳を握ってもらう、または静脈の上の皮膚を数回、軽くたたく。それでもうまくいかないときは、駆血帯を外し、患者の腕を下におろし、血液が静脈に溜まるようにする。必要に応じて、約10分間温罨法を実施したあとに、再度駆血帯を巻く。
- 患者の静脈が太く浮き出ており、非常に見やすい：血腫のリスクを最小限に抑えるため、駆血帯を使用せずに静脈穿刺を実施する。
- 患者が凝固障害を有するか、抗凝固療法を受けている：血腫形成を予防するために、抜針後少なくとも5分間は静脈穿刺部をしっかり圧迫し続ける。
- 穿刺部からの出血が（にじむ程度から明らかな出血まで）数分以上続く：穿刺部位を高い位置に上げ、圧迫包帯をつける。出血が多い、または10分以上続くときは、担当医に報告する。
- 静脈穿刺部位に血腫が生じている：出血が止まったと確信できるまで（約5分）圧迫する。担当医に報告する。血腫の大きさと外観、担当医への報告、および指示された介入を記録する。
- 患者がふらふらすると訴え、気絶しそうだと言う：静脈穿刺を中止する。患者がベッド上にいる場合は、ベッドをフラットに戻して寝かせ、下肢を高くする。患者が椅子に座っている場合は、頭部を膝のあいだに入れるように指示する。ゆっくりと深呼吸するよう患者を促す。応援を要請し、患者に付き添う。可能であれば、バイタルサインを測定する。

注意事項

一般的注意事項

- 正確な結果を得るために、複数の採血管への採取指示に関する施設の規定を確認する。
- 採血管へ流入する血液の流れが緩い場合、駆血帯を巻いておく時間を長めにする。ただし、必ず、抜針する前に外す。駆血帯は60秒以上巻いたままにしない。
- 必要に応じて、駆血帯の代わりに、収縮期血圧と拡張期血圧のあいだの値までカフを膨らませたマンシェットを使用してもよい（Fischbach & Dunning, 2009）。
- 浮腫や動静脈シャントがある部位からの採血は避ける。また、リンパ節郭清や乳房切除術と同側の上肢、感染部位、または静脈内輸液を行っているのと同一の四肢、および以前に血腫や脈管損傷のあった部位は避ける。
- 静脈血栓症のリスクが上昇するため、静脈穿刺に下肢の静脈は使用しない。医師から下肢または足部の静脈からの採血指示があった場合は、下肢からの採血を認めている施設もある。施設の規定を確認する。
- 静脈を見つけるのが難しい場合は、静脈の拡張を促すために採血前の15-20分間、選択した部位に温罨法を実施する。
- 施設の規定に従って、患者の不快感や疼痛を最小限にするために、局所麻酔クリームの使用を検討する。使用可能な製品の要件と特性に精通しておく。薬剤の塗布はあらかじめ行い、効果が現れるまで十分な時間をとる。
- 必要に応じて、採血への注意を逸らさせる。特に小児では、注意を逸らすことで静脈穿刺に関する不安の軽減に効果があることが示されている。患者に、リラックスして深呼吸をするように伝えることも効果がある。もうひとつの方法として、静脈穿刺時に咳嗽をするように患者に依頼することも、静脈穿刺に伴う疼痛を減少させる効果があることが示されている（Usichenko, et al., 2004）。

乳児と小児についての注意事項

- 乳児と小児の静脈は細く脆いため、注射針はより小さいゲージのものを使用する。
- 乳児および幼児に静脈穿刺を実施する前には常に、細い静脈を浮き上がらせるために温罨法を実施することを検討する（Fischbach & Dunning, 2006）。
- 乳児および幼児に対し採血を実施する場合は、必要に応じて、頭皮静脈針（または「翼状針」）を使用する。
- 乳児または幼児に静脈穿刺する場合は、頭皮（生後約9ヵ月までの乳児［Kyle, 2008］）、手背、足部など代替部位があることに留意する。足部に穿刺する場合は足底動脈を避けるために、踵外側を使用する。熟練した採血者による静脈穿刺では、踵の穿刺も選択肢のひとつである（Shah & Ohlsson, 2007）。

- 血液検体の採取に大腿静脈または頸静脈が使用される場合があることを考慮に入れる。この手技は上級実践看護師または医師によって実施される(Kyle, 2008)。
- 乳児の疼痛を抑えるために静脈穿刺の開始1-2分前に経口ショ糖を与える(Kyle, 2008)。
- 乳児や小児の疼痛を抑えるために、局所麻酔クリーム・ゲル、冷却スプレー、イオントフォレーゼ(電流を加えイオン化したリドカインを皮膚に浸透させる方法)の使用を検討する(Kyle, 2008; Migdal, et al., 2005)。薬剤を使用後、最大の効果を得るために十分時間を置く。

高齢者についての注意事項

- 高齢者の静脈は脆弱で血管壁の破綻が起こりやすいことに留意する。加えて、皮膚は弾力がなく、皮膚を伸展させるのが困難である。
- 毛細血管の断裂を予防するために、高齢患者には駆血帯なしでの静脈穿刺の実施を検討する。穿刺する前に、手を強く握るよう患者に指示する。患者が拳を振らないように注意する。拳を振ると、血漿カリウム濃度が上昇することがある(Fischbach & Dunning, 2009)。

実践のためのエビデンス

踵穿刺は新生児のスクリーニング検査の採血法として、以前から用いられている。踵穿刺は乳児の疼痛の原因になるが、通常の静脈穿刺と比べて疼痛は軽いのだろうか?

関連する研究

Shah, V., & Ohlsson, A. (2007). Venepuncture versus heel lance for blood sampling in term neonates. *Cochrane Database of Systematic Reviews.* Available at http://www.cochrane.org/reviews/en/ab001452.html.

この文献では、新生児の採血方法として、静脈穿刺と踵穿刺のどちらが疼痛が少なく、効果的かを評価している。両採血法に対する疼痛反応を比較した複数の無作為化比較対照試験が調査され(1966-2007年)、疼痛反応のアウトカム比較データ、再採血の必要性、穿刺部の挫傷・血腫、親の不安、新生児の疼痛に関する親の認識について、要約、分析された。著者らは、熟練した採血者が新生児の採血を実施する場合、静脈穿刺を選択すべきであろうと結論づけた。

看護実践との関連性

看護師は、新生児を含む患者に採血を実施することが多い。効果的な技術を用いることで、新生児の疼痛とその親の不安を和らげることができる。この研究では、新生児の採血方法として従来の静脈穿刺を支持している。この結果は、小児を看護する際に考慮に入れる。

実践のためのエビデンス

採血または静脈留置針のための静脈穿刺は、小児にとって疼痛、恐怖、苦難に満ちている。局所麻酔薬は、静脈穿刺の際に局所麻酔作用を得るために使用されてきた。この薬剤は、最大の効果が得られるまで塗布後30-90分の時間が必要となるため、緊急の処置が必要な状況では有用性が制限される。イオントフォレーゼも、静脈穿刺を受ける小児に対し鎮痛効果が示されている。だが、この方法も、作用するまで最大15分間待たねばならない。作用するまでの時間を短縮し、静脈穿刺の疼痛を効果的に緩和する新たなシステムが現在検討されている。

関連する研究

Migdal, M., Chudzynska-Pomianowska, E., Vause, E., et al. (2005). Rapid, needle-free delivery of lidocaine for reducing the pain of venipuncture among pediatric subjects. *Pediatrics,* 115(4), e393-e398.

この研究では、リドカイン細粒を薬剤充填済みの針なし単回使用システムで経皮的に吸収させ、迅速な麻酔効果を得る(1-3分以内)という治験中のシステムを評価した。研究目的は、システム使用時の薬剤の至適用量を決定することであった。小児(3-18歳)に対して静脈穿刺の2-3分前に2用量(0.25㎎、0.5㎎)を投与した群とプラセボの群で比較し、いずれの用量も安全性・認容性が高いと結論付けられた。0.5㎎用量群の疼痛スコアは、プラセボ群と比べ有意に低かったが、0.25mg用量群は統計学的有意性には達しなかった。

看護実践との関連性

看護師は、小児を含む患者に採血を実施することが多い。効果的な技術を用いることで、小児の疼痛とその親の不安を和らげることができる。この研究では、静脈穿刺に関する疼痛を減少させるのに有効な局所鎮痛の新たな方法を示唆している。この結果は小児を看護する際に考慮することが望ましい。

スキル・18-10 血液培養検査と薬剤感受性検査のための静脈血採血

血液には、通常細菌はいないが、輸液ラインを介した感染や、血栓性静脈炎、シャント感染、心臓の人工弁置換術に起因する細菌性心内膜炎などから感染を受けやすい。細菌が局所組織の感染部位からリンパ系や胸管を通じて血管系に侵入する場合もある。

血液の培養検査は、細菌の侵入(菌血症)や、血流を介し全身に波及した感染症(敗血症)を検出するために行われる。この検査では、静脈穿刺によって採取した血液を、2本1組のボトルに注入する。2本のボトルのうち1本は嫌気性培地、もう1本は好気性培地である。これらのボトルを保温し、検体内に存在する微生物を培地内で培養し増殖を促す。理想的には、1時間おきに採血した検体、または別の部位から採血した検体を2-3組用意して培養検査することが望ましい。

血液培養検査時に直面する主な問題は、検体が環境中の細菌に汚染されやすいことである。皮膚常在菌による汚染を防止するために、静脈穿刺部位の皮膚消毒を完全に行い、検査は無菌操作で実施しなければならない。さらに、カルチャーボトルの刺入部は、検体を注入する前に充分に消毒しなければならない。

必要物品

- 駆血帯
- 非滅菌グローブ
- 指示があれば他のPPE
- 施設の規定に沿ったクロルヘキシジンなどの消毒用スワブ(皮膚、カルチャーボトル刺入部の消毒用)
- 真空採血管用の採血ホルダー
- 滅菌翼状針、静脈の太さと検査の種類に適したゲージで、可能な限り細いもの。
- 各検体につきカルチャーボトル2本。1本は嫌気性ボトル、もう1本は好気性ボトル
- 施設の規定および手順に基づいた、検体用ラベル
- バイオハザードバッグ
- 非滅菌ガーゼ(5×5cm)
- 滅菌ガーゼ(5×5cm)
- ガーゼ付絆創膏

アセスメント

血液培養検査に必要な検体数と種類に関する医師の指示を、医療記録で確認する。適切な検査依頼書が作成されていることを確認する。感染の徴候と症状についてバイタルサインを含め患者のアセスメントを行う。また抗生物質による治療の有無を確認する。侵襲的なモニタリング機器の刺入部や感染を示唆する切開部などがないか調べる。患者のアレルギーを確認し、特に皮膚消毒に使用する局所消毒薬に関するアレルギーがないかアセスメントする。出血時間の延長や、穿刺部に通常より長く圧迫を必要とするような状態、薬物の使用がないか調べる。以前に受けた臨床検査でなにか問題が生じたことがないか患者に質問する(例、静脈穿刺が困難、失神、眩暈、頭のふらふら感、悪心などの症状)。患者の不安の程度と血液検査の理由を理解しているかどうかをアセスメントする。両上肢の血管の通過性をアセスメントする。血管の状態をアセスメントするために血管を触診する。血管は真っすぐで、柔らかく、円柱状で、軽く圧迫すると弾力がある。採血に適した血管は、圧迫しても移動せず、迅速に反発して血液が充満する血管である(Scales, 2008)。圧痛、硬化、血液凝固、纖維化などがみられる血管、穿刺が困難な血管は避ける(Weinstein, 2006)。

看護診断

患者の現在の状態に基づき、看護診断を行うための関連因子を確認する。妥当な看護診断としては以下のような例がある。

- 高体温
- 知識不足
- 不安
- 身体損傷リスク状態
- 感染リスク状態

他にも多くの看護診断で、本スキルを使用しなければならないことがある。

成果確認と看護計画立案

望ましい成果とは、患者に過度の不安や、身体損傷などを生じさせることなく、汚染されていない検体を採取することである。その他の適切な成果は、患者ごとの看護診断によって異なる。

看護技術の実際

手順	根拠
1. 必要物品を用意する。物品の使用期限を確認する。カルチャーボトルのセット数と種類が指示通りであるか確認する（少なくとも嫌気性・好気性が各1本）。培養検査の他にも検査が指示されているときは、まず血液培養の検体を採取し、その後に他の検体を採取する。	効果的な準備により手順が円滑に進む。物品が正常に機能するか確認する。正しいボトルを使用することで正確な検査が行える。
2. 必要な物品をベッドサイドまたはオーバーテーブルに準備する。	必要物品をベッドサイドに準備し時間と労力を節約する。物品を手元に用意することで、利便性が高まり時間が短縮でき、看護師の不必要な動きが省略できる。効果的な準備により手順が円滑に進む。
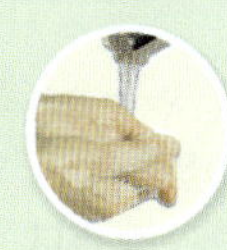 3. 手指衛生を行い、指示があればPPEを装着する。	手指衛生およびPPEは微生物の伝播を予防する。PPEは感染経路別予防策に基づいて用意する。
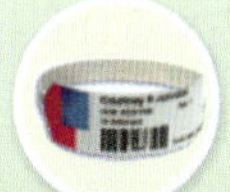 4. 患者の本人確認を行う。手順を説明する。患者が看護師へ質問したり、静脈穿刺の手技についての不安を話したりする時間を設ける。	本人確認を行うことによって、正しい患者に確実に介入することができ、患者誤認の防止になる。説明することで不安が軽減し協力が得やすくなる。
5. ベッドの周りのカーテンを閉め、可能であれば病室の扉を閉める。	扉やカーテンを閉めることで患者のプライバシーが確保できる。
6. 検体ラベルを患者のIDリストバンドと照合する。ラベルには患者の氏名、ID番号、検体採取時間、採取経路、検体採取者の識別情報、および施設の規定で定められたその他の情報を記載する。	患者の識別情報の確認によって、検体に正しい患者の正確なラベルが貼付される。
7. 手元に十分な明るさを確保する。人工光が推奨される。手が届く範囲に、廃棄物容器を置く。	手技を適切に実施するには、十分な明るさが必要である。廃棄容器を近くに設置することで汚染物品を安全に廃棄できる。
8. 患者を介助し、坐位か仰臥位の安楽な体位にする。患者がベッド上にいるときは、ベッドを処置しやすい高さに調整する。通常は実施者の肘の高さにする（VISN 8 Patient Safety Center, 2009）。	適切な体位によって採血部位に刺入しやすくなり、患者の安楽と安全が促進される。ベッドを適切な高さにすることで、処置中に背部や腰の緊張を和らげることができる。
9. 患者の過去の経験に基づいて、患者が希望する採血部位を確認する。腕を露出し、テーブルなど表面が固いものに乗せて支える。部位を選択したら、その部位と同じ側に立つ。穿刺する部位から約7.5-10cm上の上腕に駆血帯を取り付ける。静脈血流は妨げ、動脈血流は妨げない程度に、十分な圧迫を加える。	患者の意向を聞くことで、患者は治療に参加することができ、看護師は部位の選択に役立つ可能性がある情報を得ることができる（Lavery & Ingram, 2005）。選択した部位の近くに立つことで、背部の緊張が減少する。駆血帯の使用により、静脈圧が上がるため、使用する静脈が選定しやすくなる。損傷を予防するために、駆血帯は60秒以上巻いたままにしないようにする（Lavery & Ingram, 2005）。
10. 非滅菌グローブを装着する。検査に使用する血管のアセスメントを行い、触診で穿刺に最適な部位を確認する。前述のアセスメント情報を参照する。	グローブによって微生物の伝播を予防する。最適な部位を穿刺に使用することで、患者の損傷リスクが低下する。視診と触診で、腱と動脈など他の組織との判別が可能になる。
11. **駆血帯を外す。静脈が減圧されたことを確認する（Lavery & Ingram, 2005）。**	駆血帯を外すことで、駆血帯の使用時間を短くする。損傷、うっ血と血液濃縮を予防するために、駆血帯は60秒以上巻いたままにしないようにする。それらが生じると、検査結果が変化する恐れがある（Fischbach & Dunning, 2009）。血液凝固が生じた静脈は固く触知される。静脈穿刺に使用してはならない（Lavery & Ingram, 2005）。

（続く）

スキル・18-10 血液培養検査と薬剤感受性検査のための静脈血採血 (続き)

手順	根拠
12. 翼状針のチューブを採血ホルダーに取り付ける。	接続しておくことで採血の準備が整う。
13. カルチャーボトルは腕の近くに移動させ、テーブルに上向きに置く。	カルチャーボトルは翼状針のチューブが届く範囲に置く。ボトルは中身が患者に逆流しないよう上向きに立てる。
14. 施設の規定に従って、選択した穿刺部位の皮膚を消毒薬スワブで消毒する。クロルヘキシジンを使用する場合は、スワブの往復運動で30秒間消毒するか、製造業者の推奨する方法で消毒を行う。消毒部位を乾燥させる。	患者の皮膚を消毒することで、微生物伝播のリスクが低下する。皮膚を乾燥させることで、消毒効果が最大になり、また注射針の刺入時に消毒薬との接触が抑えられ、刺痛が減少する。
15. 施設の規定に従い適切な消毒薬のスワブでカルチャーボトルの蓋を消毒する。施設の規定に基づいてボトルの上面を滅菌ガーゼで覆う。	ボトルの上面を消毒することで微生物がボトル内に伝播するリスクが低下する。上にガーゼを掛けることで汚染のリスクが低下する。
16. 穿刺部から約7.5-10cm上に駆血帯を再度取り付ける(図1)。静脈血流は妨げ、動脈血は妨げない程度に、十分な圧迫を加える。**消毒後は、グローブを装着していたとしても、静脈穿刺部を触診してはならない。**	駆血帯の使用によって、静脈圧が上昇し静脈が確認しやすくなる。損傷、うっ血、血液濃縮を予防し、検査結果への影響を回避するため、駆血帯は60秒以上巻いたままにしない。触診は血液培養の汚染原因としてもっとも大きな割合を占める(Fischbach & Dunning, 2009)。

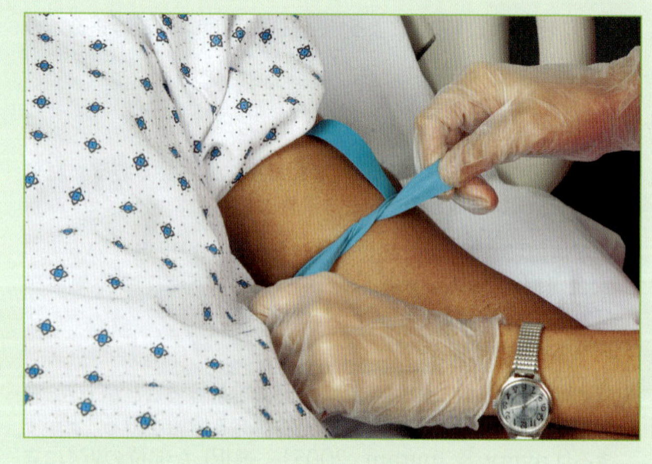

図1 駆血帯を巻く。(Photo by B. Proud)

手順	根拠
17. 患者の腕の下側を利き手でないほうの手で固定する。選択した静脈と翼状針が一直線になるように利き手で翼状針を把持する。利き手でないほうの母指または示指で、刺入部位のすぐ下の皮膚を引っ張るようにして伸展させる。**刺入部位には触れないこと。**	圧迫することで静脈を固定し動かないようにする。刺入部位の皮膚を伸展させることで、注射針が穿刺しやすくなる。刺入部位に触れないことで汚染を予防する。 触診は血液培養の汚染原因としてもっとも大きな割合を占める(Fischbach & Dunning, 2009)。
18. **患者に、これから痛みを感じることを伝える。**針の刃面を上に向け、注射針を皮膚から15度の角度で静脈に刺入する(Fischbach & Dunning, 2006)。静脈に入ったら、注射針から延長チューブの方へ血液が逆流するのがみえる。	患者に警告し、患者が驚いて動くことがないようにする。注射針を適切な角度で刺入し、針が静脈を突き抜けるリスクを低下させる。血液の逆流は静脈内への穿刺を示す。
19. 翼状針を利き手でないほうの手で把持し、血管内に留置されるようにしっかり固定する。採血ホルダーに最初のカルチャーボトル(嫌気性ボトル)をゴム栓が貫通するまで押し込む。ホルダーの定位置に到達すると貫通した感覚がある。血液は自動的にカルチャーボトルに流れ込む。	カルチャーボトルは真空状態である。ボトル内は陰圧になっているため、血液が流入する。

手順	根拠
20. **血液がボトル内に十分に流入しはじめたら、速やかに駆血帯を外す。**	駆血帯を外すことで、静脈圧が下がり静脈環流が回復し、出血と挫傷を防止する(Scales, 2008)。
21. 静脈内に翼状針を固定したまま、1本のボトルを満たしたら、そのボトルを採血ホルダーから外し、次のボトルを挿入する。培養検査用の採血が終了したら、続けて他に必要な採血管を順次挿入する。採血ホルダーから外したボトルや採血管はゆっくり回転させる。	必要な数のボトルを満たすことで採血が正確に実施されたことが確認される。ゆっくりと回転させることで、採血管内の血液と添加剤が混和する。
22. **必要な採血をすべて終了したあと、採血ホルダーから最後の採血管を外す。穿刺部にガーゼを当て、ゆっくりと注射針を静脈から抜去する。注射針を針刺し防止カバーで覆う。** 注射針が完全に抜けるまで、穿刺部を圧迫してはならない。	ゆっくりと抜針することで、静脈の損傷を予防する。抜針前に真空採血管を外すことで、静脈の損傷や血腫形成の予防になる。注射針の安全装置の使用によって針刺し事故が防止できる。
23. 穿刺部を2-3分間、出血が止まるまで圧迫する。	抜針後に刺入部位を加圧することで、損傷、出血、周囲組織への血液漏出(これによって血腫が生じることがある)を防止する。
24. 出血が止まったら、ガーゼ付きの絆創膏を貼付する。	絆創膏は刺入部位を保護し、圧迫を促進する。
25. 物品を片づけ、患者を安楽な体位に戻す。ベッド柵を上げ、ベッドの高さを下げる。	体位変換によって患者の安楽が促される。ベッド柵を上げることで安全が促進される。
26. 採血ホルダーと翼状針を鋭利物廃棄容器に廃棄する。	物品の適切な廃棄により、微生物の伝播防止になる。
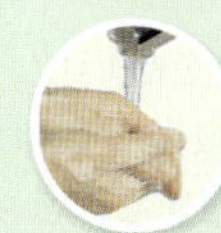 27. グローブを外し、手指衛生を行う。	グローブを適切に外すことで、感染伝播および他の物品への汚染リスクが低下する。手指衛生によって微生物の伝播を防止する。
28. 施設の規定に従って検体容器にラベルを貼付する。容器を密閉可能なプラスチック製のバイオハザードバッグに入れる。施設の規定を参照し、カルチャーボトルと他の血液検体を別のバイオハザードバッグに分けて入れる必要があるかどうか確認する。	適切なラベル貼付によって、正確な結果報告が得られる。検体をバイオハザードバッグに封入することで、容器を輸送する人の血液および体液への接触を防止する。一部の施設の規定では個別の封入が必要となる。
29. 静脈穿刺部位に血腫ができていないか確認する。	血腫が生じたときは、他の介入が必要になる。
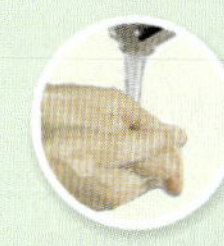 30. 使用しているPPEがあれば外し、手指衛生を行う。	PPEを適切に外すことで感染伝播および他の物品への汚染リスクが低下する。手指衛生によって微生物の伝播を防止する。
31. 検体を速やかに検査室へ提出する。速やかに提出できない場合は、検査室に問い合わせるか規定を確認し、適切な取扱い方法を確認する。	迅速な提出によって正確な結果が得られる。

評価

望ましい成果が達成されるのは、患者に有害作用を生じさせることなく汚染されていない血液培養検体を採取する場合である。その他には、患者が血液培養検査の理由を述べられる、静脈穿刺部位の疼痛を訴えたとしても、軽度であると述べる、不安が軽減したと述べる、静脈穿刺部位の損傷の徴候および症状を示さない、などの場合である。

記録

ガイドライン

静脈穿刺の日時と部位、検査名、検体を検査室へ提出した日時を記録する。必要に応じて採血量、および重大なアセスメント結果または患者の反応を記録する。

(続く)

スキル・18-10　血液培養検査と薬剤感受性検査のための静脈血採血　（続き）

記録例

12/6/6　17：10　患者の体温が40.1℃に上昇。患者は嗜眠状態で、蒼白、発汗状態にある。皮膚は湿潤し冷感あり。脈拍数56回／分の徐脈で、血圧は90／50mmHgで低血圧の状態。医師に報告する。血液培養検査（2セット）を異なる2箇所から採血の指示があり、左右の前肘静脈から採血。静脈穿刺部位に出血または血腫の所見なし。

——*B・ピアソン、看護師*

予期しない状況と対処方法

- 血液培養検査用の検体を採取したところだが、もう1組必要になった。右肘窩から培養検体を採血するつもりで、患者の腕に駆血帯を巻いていると患者が「前回採血した部位だ」と言う：患者が前回と言ったのは、最後に血液培養検査の採血をしたときのことか、他の検査用に採血したときのことかを確認する。最後の培養検査用に採血していた場合は、別の部位で採血する。その部位がルーチンの採血に使用されている場合は、その部位を使用することが苦痛かどうか質問し、そうであれば、他の静脈穿刺部位を選ぶ。不快でなければ、その部位で静脈穿刺の準備をする。
- 駆血帯を巻いた後、浮き上がる静脈が見つからない：患者に拳を握ってもらう、または静脈の見えている皮膚を数回、軽く叩く。それでもうまくいかないときは、駆血帯を外し、患者の腕を下におろし、血液が静脈に溜まるようにする。必要に応じて、約10分間温罨法を実施したあとに、再度駆血帯を巻く。
- 患者の静脈が太く浮き出ており、非常に見やすい：血腫のリスクを最小限に抑えるため、駆血帯を使わずに静脈穿刺を実施する。
- 患者が凝固障害を有するか、抗凝固療法を受けている：血腫形成を予防するために、抜針後少なくとも5分間は静脈穿刺部をしっかり圧迫し続ける。
- 穿刺部からの出血が（にじむ程度から明らかな出血まで）数分以上続く：採血部位を高い位置に上げ、圧迫包帯をつける。出血が多い、または10分以上続くときは、担当医に報告する。
- 静脈穿刺部位に血腫が生じている：出血が止まったと確信できるまで（約5分）圧迫する。患者の担当医に報告する。血腫の大きさと外観、担当医への報告、指示された介入を記録する。
- 患者がふらふらすると訴え、気絶しそうだと言う：静脈穿刺を中止する。患者がベッド上にいるときは、ベッドをフラットにして患者を寝かせ、足を高く上げる。患者が椅子に座っているときは、頭部を膝のあいだに入れるように指示する。ゆっくりと深呼吸するよう患者を促す。応援を要請し、患者に付き添う。可能であれば、バイタルサインを測定する。

注意事項

一般的注意事項

- 施設によってカルチャーボトルのサイズは異なる可能性があるが、検体の希釈比率は常に1:10であることに注意する。
- IVライン挿入時、またはカテーテル敗血症が疑われている場合の採血以外は、培養検査用の検体として既存のIVラインからの採血は避ける。
- 浮腫や動静脈シャントがある部位は避ける。また、リンパ節郭清または乳房切除術と同側の上肢、感染部位、輸液を行っている同一の四肢、血腫または脈管損傷がある部位は避ける。
- 静脈血栓症のリスクが上昇するため、静脈穿刺に下肢の静脈は使用しない。しかし、医師から、下肢または足部の静脈からの血液採取の指示があった場合は、下肢からの採血を認めている施設もある。施設の規定を確認する。
- 静脈の位置の特定が難しい場合は、静脈の拡張を促すために、選択した部位に穿刺前の15-20分間温罨法を実施する。
- 施設の規定に従って、患者の不快感や疼痛を最小限にするために、局所麻酔クリームの使用を検討する。使用可能な製品の要件と特性に精通しておく。薬剤の塗布はあらかじめ行い、効果が現れるまで十分な時間をとる。
- 採血から注意を逸らせる。特に小児では、注意を逸らすことで、静脈穿刺に関する不安の軽減に効果があることが示されている。患者に、リラックスして深呼吸をするように伝えることも効果がある。別な方法として、静脈穿刺時に咳嗽をするように患者に依頼することも、静脈穿刺に伴う疼痛を減少させる効果があることが示されている（Usichenko, et al., 2004）。

乳児と小児についての注意事項

- 乳児および幼児に静脈穿刺を実施する前には常に、細い静脈を浮き上がらせるために温罨法を実施することを検討する(Fischbach & Dunning, 2006)。
- 乳児や幼児から血液培養検査用に安全に採取できる血液量は1-5mLのみであることに注意する。1mL未満では、細菌検出には不十分である(Fischbach & Dunning, 2009)。
- 乳児や幼児への静脈穿刺では、頭皮(生後9ヵ月までの乳児[Kyle, 2008])、手背、足部など代替部位がある。足部の穿刺では、足底動脈を避けるために踵外側を使用する。熟練した採血者による穿刺では、踵穿刺も選択肢のひとつである(Shah & Ohlsson, 2007)。
- 血液検体の採取に大腿静脈または頸静脈が使用される場合があることを考慮に入れる。この手技は上級実践看護師または医師によって実施される(Kyle, 2008)。
- 乳児の疼痛を抑制するために、静脈穿刺の1-2分前に経口ショ糖を与える(Kyle, 2008)。

高齢者についての注意事項

- 高齢者の静脈は脆弱で破綻しやすい。また、皮膚は弾力がなく伸展させるのが困難である。
- 毛細血管の断裂を予防するために、高齢患者には駆血帯なしでの静脈穿刺を検討する。注射針を穿刺する前に手を強く握るよう患者に指示する。患者が拳を振らないように注意する。拳を振ると、血漿カリウム濃度が上昇することがある(Fischbach & Dunning, 2009)。

実践のためのエビデンス

血液培養の検査結果が偽陽性の場合は、入院期間の延長、不適切な抗生物質の投与、および医療費の増加につながる可能性がある。カルチャーボトルはもちろん、患者の皮膚の消毒が非常に重要であり、皮膚の常在菌や他の汚染物質による検体の汚染を防止するための無菌操作も非常に重要である。では、最も効果が高いのはどの消毒薬だろうか?

関連する研究

Malani, A., Trimble, K., Parekh, V., et al. (2007). Review of clinical trials of skin antiseptic agents used to reduce blood culture contamination. *Infection Control & Hospital Epidemiology*, 28(7), 892-895.

この文献レビューでは、皮膚消毒薬の効果と血液培養検査の偽陽性の発生率について評価した。偽陽性の結果を予防するために使用すべき消毒薬を示唆する明確なエビデンスは得られなかった。あらかじめ包装されている皮膚消毒キットおよびアルコール含有消毒薬の使用によって効果が得られる可能性があると考えられた。

看護実践との関連性

看護師は、血液培養検査などで患者の血液検体を採取することが多い。患者の皮膚や採血ボトルの消毒に特定の消毒薬を使うことより、施設の規定および製造業者のガイドラインに従って、徹底した消毒を実施する方が重要であると考えられる。

スキル・18-11 血液ガス分析のための動脈血採血

動脈血液ガス(ABG)測定の目的は、酸素化と換気が適切であるかの判定、酸塩基平衡のアセスメント、および治療効果の管理である。採血部位としては橈骨動脈がもっともよく使用される。他の部位も使用可能であるが、その場合は、医師の指示を必要とする施設がほとんどである。

ABG分析では、動脈血pH、動脈血酸素分圧(PaO_2)、動脈血二酸化炭素分圧($PaCO_2$)によって換気を評価する。血液のpH測定によって血液の酸塩基平衡が明らかになる。PaO_2は、肺から血液中に溶けこむ酸素の量を示し、$PaCO_2$は肺の二酸化炭素除去能力を示す。また、ABG検体は、酸素含量および酸素飽和度、重炭酸イオン濃度の分析にも使用される。表18-1にABGの正常値をまとめた。呼吸療法士(respiratory technician)や特別に訓練を受けた看護師は大部分のABG採血を実施することができるが、大腿動脈からの採血の場合は、施設の規定に従って通常は医師が採血する。橈骨動脈を使用するときは、その前に必ずアレンテストを実施し、採血時に万一橈骨動脈が損傷しても、尺骨動脈が手と指に十分な量の血流が確保できるか確認する。アレンテストの実施方法については、本項のガイドラインを参照のこと。

(続く)

スキル・18-11　血液ガス分析のための動脈血採血　(続き)

表・18-1　動脈血液ガスの正常値

測定項目	正常値
pH	7.35-7.45
$PaCO_2$	35-45mmHg
HCO_3	22-26mEq／L
SaO_2	酸素飽和度>95%
PaO_2	>80-100mmHg(正常値は年齢と共に低下し、60歳以上90歳までは80mmHgから1年で1mmHgずつ低下する[Fischbach & Dunning, 2006])
Base Excess(塩基過剰または欠乏)	±2mEq／L

必要物品

- ABGキット、またはヘパリン入り10mLシリンジ(自動流入タイプ。22G/1inchの注射針付)
- シリンジの密閉キャップ
- 5×5cmのガーゼ
- 絆創膏
- クロルヘキシジンなどの消毒用スワブ
- バイオハザードバッグ
- 施設の規定および手順に基づいた、検体用ラベル
- カップまたは袋に入れた氷
- 非滅菌グローブ
- 指示があれば他のPPE
- 筒状に巻いたタオル

アセスメント

患者の医療記録とケアプランを確認し、ABG採血の必要性に関する情報を得る。心拍数や血圧の測定、心音の聴診などを行い、患者の心臓の状態をアセスメントする。また、呼吸数、胸郭の可動域、肺音、酸素使用中の場合は酸素投与量など、呼吸状態のアセスメントを行う。アレンテストを実施し(詳細は後述)、採血に使用する腕の末梢血流が十分かどうか確認する。アレンテストによって、手への側副循環がない、またはわずかであった場合は、その動脈には穿刺しない。患者の橈骨動脈の脈拍をアセスメントする。橈骨動脈の脈拍が触知できないときは、もう一方の手首の使用を検討する。採血の必要性に関する患者の理解度をアセスメントする。採血時に失神、発汗、悪心などを感じたことがあるか患者に質問する。

看護診断

患者の現在の状態に基づき、看護診断を行うための関連因子を決定する。妥当な看護診断としては以下のような例がある。

- 急性疼痛
- 身体損傷リスク状態
- ガス交換障害
- 恐怖
- 非効果的気道浄化
- 不安
- 心拍出量減少

成果確認と看護計画立案

望ましい成果とは、動脈に損傷を与えずに血液検体を動脈から採取することである。その他の適切な成果は、採血時に患者の疼痛や不安が最小限に抑えられ、患者がABG採血の必要性に対する理解を示すことである。

看護技術の実際

手順	根拠
1. 必要物品を用意する。製品の使用期限を確認する。血液ガス分析の指示を確認する。患者が採血から15分以内に吸引の処置を受けていないことを医療記録で確認する。施設の規定や手順に動脈穿刺時の局所麻酔に関するガイドラインがあるか確認する。局所麻酔薬を使用し、十分作用するまで時間をおいてから、穿刺を開始する（American Association of Critical Care Nurses [AACN], 2005; Hudson, et al., 2006）。	効果的な準備により手順が円滑に進む。物品が正常に機能するか確認する。吸引による酸素飽和度の変化は一時的なものであり、患者のベースライン値と混同しないようにする。動脈穿刺によって不快感や疼痛が生じる。動脈穿刺前に、穿刺部周囲にリドカインの皮内注射を行うことで、疼痛の発生や強度を抑制する効果が示されている（AACN, 2005; Hudson et al., 2006）。
2. 必要物品をベッドサイドまたはオーバーテーブルに準備する。	必要物品をベッドサイドに準備し時間と労力を節約する。物品を手元に用意することで、利便性が高まり時間が短縮でき、看護師の不必要な動きが省略できる。効果的な準備により手順が円滑に進む。
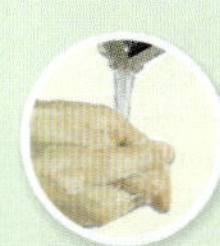 3. 手指衛生を行い、指示があればPPEを装着する。	手指衛生およびPPEは微生物の伝播を予防する。PPEは感染経路別予防策に基づいて用意する。
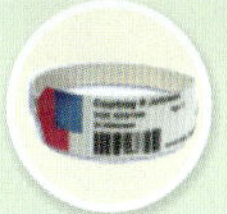 4. 患者のID番号と、本人確認を行う。動脈血の採血が必要であることを患者に伝え、手順を説明する。注射針を刺した時にいくらか不快感があるが、採血時は動かないように患者に伝える。	本人確認により、正しい患者に確実に介入することができ、患者誤認の防止になる。説明によって、患者の協力が得やすくなり、患者に安心感を与えることができる。
5. ベッド周りのカーテンを閉め、可能であれば病室の扉を閉める。	扉やカーテンを閉めることで患者のプライバシーが確保できる。
6. 検体ラベルを患者のIDリストバンドと照合する。ラベルには患者の氏名、ID番号、検体採取時間、採取経路、検体採取者の識別情報、酸素投与時はその量、および施設の規定で定められたその他の情報を記載する。	患者の識別情報の確認によって、検体に正しい患者の正確なラベルが貼付される。
7. 手元に光が十分に当たるようにする。人工光が推奨される。手が届く範囲に、廃棄物容器を置く。	手技を適切に実施するには、十分な明るさが必要である。廃棄容器を近くに設置することで汚染物品を安全に廃棄できる。
8. 臥床患者の場合は、仰臥位にし、頭部を少し高くし、両腕は脇に沿わせる。歩行可能な患者は椅子に座り、片腕をアームレストまたはテーブルの上に乗せて安定させるように指示する。防水パッドを下に敷き、巻いたタオルを手首の下に置く。	患者の体位を安楽に整えることで不安を最小限に抑えることができる。筒状に巻いたタオルを手関節の下に敷くと、穿刺部に刺入しやすくなる。
9. **橈骨動脈から採血する際は、その前にアレンテストを実施する（図1）** a. 手に血液が流れないように患者に手を固く握り締めるように伝える。 b. 看護師は示指と中指を使って、橈骨動脈と尺骨動脈を押圧する（図1A）。数秒間、この位置を押圧したままにする。 c. 動脈から指を外さずに、患者に握りこぶしを開き、安楽な位置に手を置くよう依頼する（図1B）。指で押圧され正常な血流が妨げられているため、掌が白くなる。	アレンテストは、尺骨動脈および橈骨動脈の開通性を評価する試験である。

（続く）

スキル・18-11　血液ガス分析のための動脈血採血 (続き)

手順

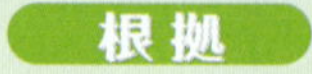

根拠

d. 尺骨動脈の圧迫を外す(図1C)。手に血色が戻ってきた場合、血液が血管に充満していることが示され、橈骨動脈穿刺を進めても安全である。これは検査陽性とされる。手に血色が戻らなければ、もういっぽうの手で検査を行う。

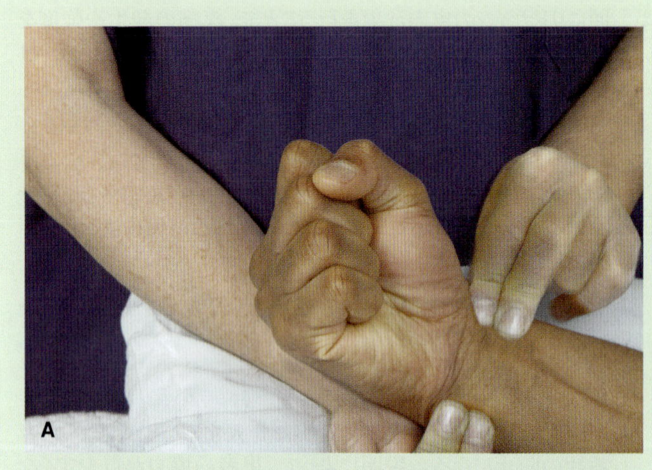

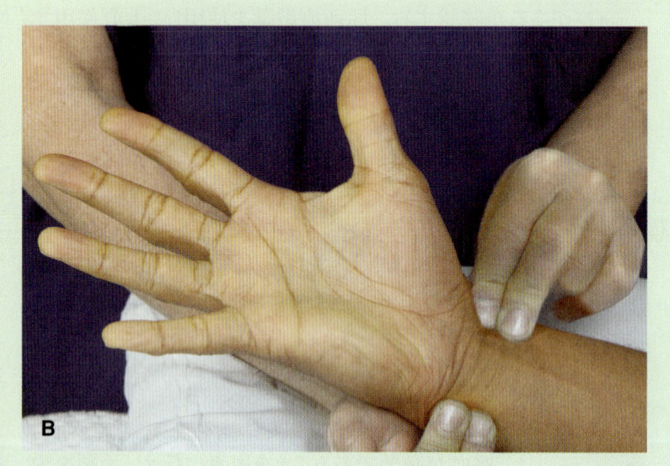

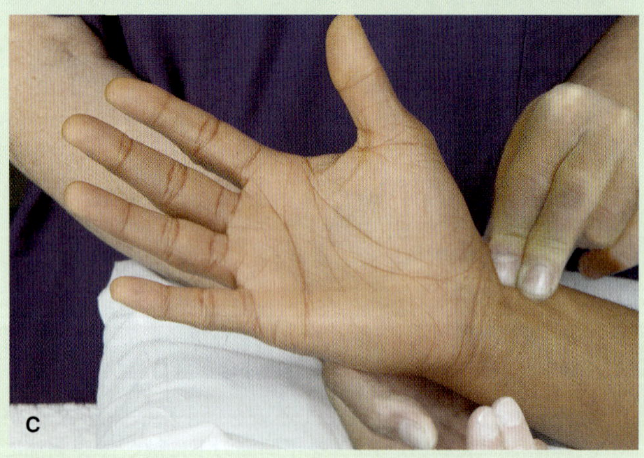

図1　アレンテストの実施。(**A**)患者の手を握らせて動脈を圧迫する。(**B**)圧迫は維持したまま患者に手拳を開かせる。(**C**)橈骨動脈のみを圧迫する。

10. 非滅菌グローブを装着する。橈骨動脈の位置を確認し、軽く触診し脈拍の強さを確認する。

グローブによって微生物伝播を防止する。触診時に強く圧迫しすぎると、橈骨動脈が触知できなくなり、触診が困難になる。

11. 消毒用スワブで穿刺部位を消毒する。クロルヘキシジンを使用する場合は、スワブの往復運動で30秒間消毒するか、製造業者の推奨する方法で消毒を行う。穿刺部位を乾燥させる。**消毒後は、グローブを装着していたとしても、穿刺部を触診してはならない。**

穿刺部位の消毒によって、感染性の皮膚細菌叢が穿刺時に血管内に侵入しないようにする。消毒後に触診すると部位が汚染される。

12. 手掌を上に向け、巻いたタオルの上で手関節を伸ばして手を固定する。利き手でないほうの示指および中指で、穿刺部より上の動脈を触診し、利き手は穿刺部の上でシリンジを把持する。**穿刺部を直接触れてはならない。**

手を固定し、いっぽうの手でシリンジを把持し、もう一方の手で動脈を触診することで、動脈へ穿刺しやすくなる。穿刺部上を触診すると消毒した部位が汚染される。

手順

13. 拍動がもっとも強い部位に45度の角度で、シリンジは動脈血管と平行になるようにして、注射針の刃面を上に向けて把持する（上腕動脈に穿刺するときは、注射針を60度に保つ）

14. 皮膚と動脈壁を一気に穿刺する。シリンジ内に血液が流入する様子を観察する（図2）。脈動血は自然にシリンジ内に流入する。シリンジの内筒を引いてはならない。5mLの目盛までシリンジを満たす。

根拠

正しい注射角度によって、動脈へ正しく穿刺できる。橈骨動脈は浅いため、深い角度で穿刺する必要はない。

動脈圧によって、血液は自然にシリンジ内に流入する

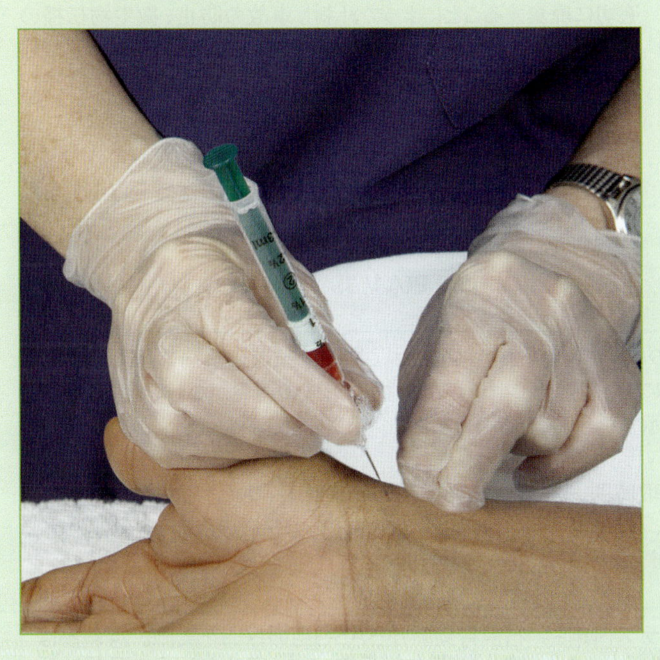

図2. 血液がシリンジに流れこむ様子を観察する。(Photo by B. Proud)

15. 検体採取後、5×5cmのガーゼを穿刺部の近くに当て、利き手でないほうの手で圧迫しながらシリンジを抜く。出血が止まるまで（少なくとも5分間）ガーゼで穿刺部を圧迫する。**患者が抗凝固療法を受けている、または血液疾患を有する場合は、10-15分間圧迫する。必要に応じて、ガーゼの圧迫を他の看護師に依頼し、検体を検査室に提出する準備をしてもよいが、患者にガーゼの圧迫を依頼してはならない。**

圧迫が不十分であった場合、有痛性の大きな血腫が形成され、次回の穿刺にその部位は使用できなくなる可能性がある。

16. 出血が止まり、適切な時間が経過したら、絆創膏か、圧迫包帯で圧迫する（四つ折にした5×5cmのガーゼを貼布し、皮膚をしっかり伸ばしテープで圧迫する）。

ドレッシングの貼付も、血腫の原因となる動脈からの出血や、他の組織への血液漏出の防止になる。

17. 検体を採取したら、シリンジ内に気泡がないか確認する。気泡が認められた場合は、シリンジを上に向け、5×5cmのガーゼに少量の血液と共に気泡をゆっくりと排出する。

気泡は検査値に影響を及ぼすことがある。

（続く）

スキル・18-11　血液ガス分析のための動脈血採血　（続き）

手順	根拠
18. 注射針に針刺し防止ガードをかぶせ、注射針を外す。シリンジに密閉キャップを付ける。やさしくシリンジを回転させ、ヘパリンをよく混和させる。振ってはならない。シリンジを氷の入ったカップか袋の中に入れる。	注射針のガードは、針刺し事故や損傷を防止できる。密閉キャップは、検体の漏れを防ぎ、シリンジ内に空気が入るのを遮断する。血液は酸素を吸収し続けるため、空気との接触があると値が不正確となる。ヘパリンは血液凝固を防止する。氷は血液の分離を防止する。強く振ると溶血の原因となる。
19. 施設の規定に沿ってラベルをシリンジに貼付する。氷で冷やしたシリンジをプラスチック製の密閉バイオハザードバッグに入れる。	ラベルの貼付によって、正しい患者の適切な検体であるという確認になる。検体をバイオハザードバッグに入れることで検体容器を運ぶ人と血液との接触を防止する。
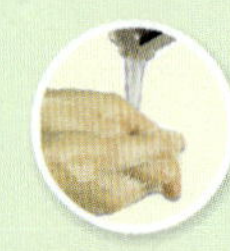 20. 注射針を鋭利物廃棄容器に廃棄する。グローブを外し、手指衛生を行う。	適切に廃棄することによって針刺し事故の防止、微生物伝播の抑制になる。グローブを適切に外すことで、感染伝播および他の物品への汚染リスクが低下する。手指衛生によって微生物の伝播を防止する。
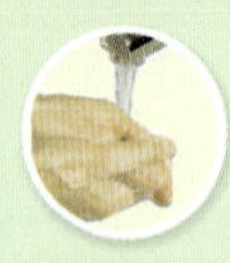 21. 使用しているPPEがあれば外し、手指衛生を行う。	PPEを適切に外すことで感染伝播および他の物品への汚染リスクが低下する。手指衛生によって微生物の伝播を防止する。
22. 検体を速やかに検査室へ提出する。	迅速な提出によって正確な結果が得られる。

評価

望ましい成果が達成されるのは、動脈血検体が採取され、穿刺手技時の疼痛の訴えが最小限に抑えられる場合である。さらに、穿刺部位に損傷がなく、血腫形成の所見がない場合、および患者が検体採取の目的を言葉で示すことができる場合である。

記録

ガイドライン

アレンテストの結果、検体採取時間、動脈穿刺部位、圧迫止血を実施した時間、患者が受けている酸素療法の種類と投与量、パルスオキシメトリの値、呼吸数、努力呼吸の有無、その他の重要なアセスメント結果などを記録する。

記録例

> 12/9/22　12：45　アレンテスト陽性。右橈骨動脈からABG用の採血を実施。穿刺部は5分間圧迫する。患者には鼻腔カニューレから酸素3L投与中。パルスオキシメトリ94％、呼吸は規則的で努力呼吸なし。呼吸数18回／分。患者に呼吸困難はない。
>
> ―― *C・バウスラー、看護師*

予期しない状況と対処方法

- 動脈穿刺を試みているときに、患者が激痛を訴える：穿刺時に力を加えすぎると、注射針が骨に接触し、疼痛を引き起こすことがある。また、力を加えすぎることで、注射針が動脈の反対の壁まで突きぬけることがある。このような場合は、注射針を少しだけゆっくり引きもどし、血液がシリンジ内に流入するか確認する。依然として血液がシリンジ内に流入しない場合は抜針し、穿刺をやり直す。
- 同じ部位で2回試みたが、採血できない：穿刺を中止する。同一部位で採血を試みるのは2回までとする。動脈を探ることで血管や橈骨神経を損傷する可能性がある。
- 血液がシリンジ内に流入しない：これは動脈攣縮が起こると生じる典型的な例である。注射針を細いサイズに替えて、再度穿刺を実施する。注射針の内径は、小さい方が動脈攣縮の起こる可能性が低くなる。
- 注射針を挿入後、シリンジに暗赤色・赤紫色の血液が緩やかに流入する：患者が重篤な状態である場合、これは動脈血である可能性があるが、患者が覚醒しており、パルスオキシメーターの値が正常値の範囲内であるときは、静脈血を採取している可能性が高い。検体を廃棄し採血しなおす。
- 患者がワルファリン（クマジン）療法を受けている：穿刺部を少なくとも10分間圧迫し続ける。圧迫時間が十分でなければ、血腫形成により動脈が圧迫され、血流が低下することがある。

- 患者が手関節(手首)を伸ばしていられない、または平らにできない：静注の固定に使用する腕用シーネと筒状に巻いたガーゼを用意する。ガーゼを患者の手関節の下に置く。手指と前腕をシーネにテープで固定する。これで、採血中に手関節を伸ばした状態が維持できる。
- 問題なく血液を採取したが、2時間後、患者が手指に刺痛を訴え、手が冷たく蒼白である：医師に報告する。動脈血栓が生じた可能性がある。治療しなければ、血栓症からその腕の組織壊死に至ることがある。
- 穿刺部に、にじむ程度の出血が続く：穿刺部の出血が激しくないときは、小さな圧迫包帯の使用を検討する。これによって動脈血のにじみが抑えられる。継続的に出血部位を確認し、穿刺した腕の血流が十分であることを確認する。
- アレンテスト結果が陰性：もう一方の腕にアレンテストを実施する。もう一方の腕のテスト結果が陽性(側副循環あり)の場合は、その腕を使用する。アレンテストが両腕とも陰性であった場合は、医師に報告する。

注意事項

一般的注意事項

- 穿刺部位の動脈は次のような理由で使用が禁忌となる場合があり、注意を要する。橈骨動脈の脈拍が触知できない、アレンテストの結果、手に血液を供給している動脈が1本だけである、アレンテストの結果、尺骨動脈内の閉塞が示された、穿刺部位に蜂巣炎または感染がみられる、動静脈瘻またはシャントがある、重度の血小板減少症(血小板数20,000／mm^3以下、または施設の規定に基づく)、プロトロンビン時間または部分トロンボプラスチン時間の延長、などの理由である。
- 肌の色が濃い、または非協力的な患者の血流と灌流を評価するためには、ドップラー血流計または指尖部の脈波計を使用する(Fischbach & Dunning, 2006)。
- 患者が酸素療法を受けている場合、動脈血採血の少なくとも15分前から酸素が投与されていることを確認する。また、検査依頼書と検体ラベルに患者が受けている酸素療法の量と種類を必ず記載する。患者が機械的換気を受けている場合は、吸入酸素濃度および一回換気量を記載する。
- 患者が酸素療法を受けていないときは、ルームエアで呼吸していることを記載する。
- 患者がネブライザー治療を受けたばかりのときは、約20分間待ち、その後検体を採取する。
- 施設の規定に基づき、医師の指示を得て、患者の不快感と疼痛を抑えるために局所麻酔薬(1%リドカイン溶液)を使用することを検討する。動脈穿刺部位の周辺にエピネフリンの皮内注射を行わずに1%のリドカインを使用することで局所の疼痛が緩和することが、文献で示されている(Hudson, et al., 2006; AACN, 2005)。使用可能な薬剤の要件と特性に習熟しておく。薬剤の効果が現れるまでの時間を考慮し、穿刺前に十分時間をおいて薬剤を投与する必要があるが、患者の状況によっては禁忌となる場合がある。患者はリドカインにアレルギー反応を呈する可能性があり、また、薬剤投与による血管収縮から穿刺の失敗につながる可能性もある。リドカインの使用に関しては、患者の反応によって処置の開始が遅れることもあるため、慎重に検討する。
- 大腿動脈を動脈血採血に使用する場合は、最低10分間は圧迫止血を行う。
- 動脈ラインから採血することも可能である。方法は「第16章 心血管系のケア」を参照する。動脈ラインから採血するときは、検体ごとに採血量を記録する。頻繁に採血を行うと、結果として相当な量の血液が失われる可能性がある。

乳児と小児についての注意事項

- 小児のABGの正常値については、表18-1とほぼ同様であるが、次の項目のみ異なることに注意する(Fischbach & Dunning, 2009)
- pH：7.32-7.42
- $PaCO_2$：30-40mmHg

理解を深めるために

統合事例検討との関連

本書の第3部に掲載している事例検討は、さまざまな概念を組み合わせることに焦点を絞って設定した。これらの事例検討を参照することで、本章で取り上げたスキルに関連する概念の理解を深めることができる。

- 事例検討基礎編：ジョー・リロイ、p.962、トゥーラ・スティルウォーター、p.965
- 事例検討中級編：ヴィクトリア・ホリー、p.970
- 事例検討上級編：コール・マッキーン、p.983

クリティカルシンキングをのばす練習問題

1. 看護師は必要な尿検体の採取方法について、コンクリン氏に説明した。残念ながら、患者はこのときひどく混乱しており、指示どおりに自分自身で採尿することができなかった。この状態に対してどのように対処すべきか？　十分な協力が望めない患者から、どのようにして汚染されていない検体を採取するべきか？
2. フアナ・ヨンさんのプライマリケア医師は患者に対して、受診の前後に患者教育と情報提供を行っている。看護師の役割は、予約診療の前に患者に連絡を取り、予測される臨床検査に関する情報と準備しておくべきことを患者に伝えることである。患者に受診前の電話をする場合、便潜血検査のための便検体採取に関して、どのような情報を患者に伝えるべきか？　薬剤の服用、生活習慣、またはその他の習慣に関して、どのような質問をすべきか？　検査の準備として、患者にどのような情報を伝えるべきか？
3. 看護師は、受け持ち患者であるエルツキーさんに、自宅での血糖値測定について尋ねると、エルツキーさんは、「前回先生に診て頂いたときに受け取った測定器は、どうやって動かすのかよくわからないのです。ボタンはとっても小さいし、画面の文字もよく見えません。それに、わたしの糖尿病はごく軽いものですよ」と話された。この患者から、他にどのような情報を得るべきか？　糖尿病についての理解が不足している可能性があるが、どのように対処すべきか？　患者の血糖値を管理するために、どのような介入を行えば患者を支援することができるか？　患者の健康上の習慣について他に確認しておくべきことは何か？

解答例

1. コンクリン氏のケアで優先すべきことは採尿である。尿検査の結果は、症状の根本的な原因の特定や直接的な治療に役立つ。従って、看護師は採尿時にもう少し踏みこんだ役割を果たさねばならない。つまり、看護師が直接採尿を介助する必要がある。採尿の必要性を引き続き患者に伝える。必要物品を用意し患者の病室かトイレに置く。次回、コンクリン氏の排尿時に採尿するための計画を立てる。計画を他の介助者にも伝える。患者から尿意を伝えられたら、非滅菌グローブを装着する。コンクリン氏に付き添ってトイレに行く。採尿の必要性とその理由を再度説明する。看護師が陰茎を清拭し採尿することを患者に説明する。ガイドラインに沿って患者の陰茎を清拭する。便器に排尿するようにコンクリン氏に伝える。検体カップを準備しておき、排尿中の尿から検体を採取する。検体容器の蓋を閉める。患者がトイレを済ませるのを介助したあと、検体採取時に尿が検体容器の外側に付着した場合は容器の外側を清潔にする。検体にラベルを貼り検査室へ提出する。
2. 検査の目的と採便の手順を説明する。避ける必要のある食物と薬剤の情報を伝え、それらの食物は便採取の4日前、薬物は7日前から避けるようヨンさんに伝える。さらに、血尿、出血性の痔核、最近鼻腔や咽頭の出血がないかなどを質問する。これらが生じていた場合は、検査を延期する必要がある。また、患者が閉経前であれば、患者の月経周期についても質問し、月経3日目までは検査を延期すべきであることを理解させる。1日325mg以上のサリチル酸塩の摂取、ステロイド、鉄剤、抗凝固薬など、薬剤の使用について質問する。これらを摂取すると検査結果が偽陽性になる可能性がある。受診日の朝に採便する必要性と検体の取扱方法をヨンさんに理解してもらう。
3. エルツキーさんの糖尿病に対する理解度、つまり、糖尿病とはどういう疾患か、身体への影響、合併症の可能性、食生活の指針、糖尿病治療薬、活動レベル／習慣、個人衛生、特に足のケアについて、アセスメントする。患者教育としては、糖尿病の定義を簡潔に説明し、血糖値の正常範囲、インスリンと運動の効果、食物とストレスの影響、基本的な治療方法について指導する。可能であれば、糖尿病専門医への紹介と同時に、外来でのフォローアップを依頼することが望ましい。血糖値の継続的な測定、および血糖値測定器具の使用方法について、エルツキーさんの理解度を確認する。他の血糖値測定器具の利用を検討する（視力障害のある患者を支援するタイプの装置がある）。エルツキーさんが利用できる支援と、糖尿病管理に関して協力が得られる重要他者が必要であるかを調査・検討する。

引用文献

Alexander, M. (Ed.). (2006). Infusion nursing standards of practice. *Journal of Infusion Nursing*, 29, (1S), S1–S92.

American Association of Critical Care Nurses (AACN). Lynn-McHale Wiegand, D., & Carlson, K. (Eds.). (2005). *AACN Procedure manual for critical care*. (5th ed.). Philadelphia, PA: Saunders/Elsevier.

American Diabetes Association (ADA). (2008). Standards of medical care in diabetes—2008. *Diabetes Care*, 31(Suppl. 1): S12–S54.

Armed with the facts. (2008). *Nursing*, 38(6), 10.

Brown, A. (2008). Clinician's guide to diabetes gadgets and gizmos. *Clinical Diabetes*, 26(2), 66–71.

Bulechek, G., Butcher, H., & McCloskey Dochterman, J. (Eds.). (2008). *Nursing interventions classification (NIC)*. (5th ed.). St. Louis, MO: Mosby Elsevier.

Carpenito-Moyet, L. (2008). *Nursing diagnosis: Application to clinical practice*. (12th ed.). Philadelphia, PA: Wolters Kluwer Health/Lippincott Williams & Wilkins.

Centers for Disease Control and Prevention (CDC). (2005). Community-associated MRSA information for clinicians. Available at www.cdc.gov/ncidod/dhqp/ar_mrsa_ca_clinicians.html#1. Accessed August 20, 2008.

Centers for Disease Control and Prevention (CDC). National Health and Nutrition Examination Survey. (2000). *Specimen collection procedures manual*. Available at www.cdc.gov/nchs/data/nhanes/sc.pdf. Accessed August 21, 2008.

Coggon, J. (2008a). Arterial blood gas analysis 1: Understanding ABG reports. *Nursing Times*, 104(18), 28–29.

Coggon, J. (2008b). Arterial blood gas analysis 2: Compensatory mechanisms. *Nursing Times*, 104(19), 24–25.

Dale, L. (2006). Make a point about alternate site blood glucose sampling. *Nursing*, 36(2), 52–53.

Dulczak, S. (2005). Overview of the evaluation, diagnosis, and management of urinary tract infections in infants and children. *Urologic Nursing*, 25(3), 185–192.

Ferguson, A. (2005). Blood glucose monitoring. *Nursing Times*, 101(38), 28–29.

Fischbach, F., & Dunning, M. (2009). *A manual of laboratory and diagnostic tests*. (8th ed.). Philadelphia, PA: Wolters Kluwer/Lippincott Williams & Wilkins.

Fischbach, F., & Dunning, M. (2006). *Common laboratory & diagnostic tests*. (4th ed.). Philadelphia, PA: Lippincott Williams & Wilkins.

Gilbert, R. (2006). Obtaining a catheter specimen of urine. *Nursing Times*, 102(19), 22–23.

Guest, J. (2008). Specimen collection. Part 5: Obtaining a sputum sample. *Nursing Times*, 104(21), 26–27.

Higgins, D. (2008a). Patient assessment. Part 4: Blood glucose testing. *Nursing Times*, 104(10), 24–25.

Higgins, D. (2008b). Specimen collection: Obtaining a midstream specimen of urine. *Nursing Times*, 104(17), 26–27.

Higgins, D. (2008c). Specimen collection. Part 2: Obtaining a catheter specimen of urine. *Nursing Times*, 104(18), 26–27.

Higgins, D. (2008d). Specimen collection. Part 3: Collecting a stool specimen. *Nursing Times*, 104(19), 22–23.

Higgins, D. (2008e). Specimen collection. Part 4: Obtaining a nasal swab. *Nursing Times*, 104(20), 26–27.

Hockenberry, M. (2005). *Wong's essentials of pediatric nursing*. (7th ed.). St. Louis, MO: Elsevier Mosby.

Hudson, T., Dukes, S., & Reilly, K. (2006). Use of local anesthesia for arterial punctures. *American Journal of Critical Care*, 15(6), 595–599.

Infusion Nurses Society (INS). (2006). Infusion nursing standards of practice. *Journal of Infusion Nursing*, 29(1S), S1–S92.

Jarvis, C. (2008). *Physical examination & health assessment*. (5th ed.). St. Louis, MO: Saunders Elsevier.

Jevon, P. (2008a). Neurological assessment. Part 1: Assessing level of consciousness. *Nursing Times*, 104(27), 26–27.

Jevon, P. (2008b). Neurological assessment. Part 2: Pupillary assessment. *Nursing Times*, 104(28), 26–27.

Khan, M., Dar, O., Sismanidis, C., et al. (2007). Improvement of tuberculosis case detection and reduction of discrepancies between men and women by simple sputum-submission instructions: a pragmatic randomised controlled trial. *Lancet*, 369(9577), 1955–1960.

Kyle, T. (2008). *Essentials of pediatric nursing*. Philadelphia, PA: Wolters Kluwer Health/Lippincott Williams & Wilkins.

Lavery, I., & Ingram, P. (2005). Venipuncture: Best practice. *Nursing Standard*, 19(49), 55–65.

Levetan, C. (2005). Blood glucose in the hospital. *Diabetes Forecast*, 58(9), 49–50.

Levin, B., Lieberman, D., McFarland, B., et al. (2008). Screening and surveillance for the early detection of colorectal cancer and adenomatous polyps, 2008: A joint guideline from the American Cancer Society, the US Multi-Society Task Force on Colorectal Cancer, and the American College of Radiology. *CA–A Cancer Journal for Clinicians*, 58(3), 130–160.

Mandel, J. (2008). Screening for colorectal cancer. *Gastroenterology Clinics*, 37(1), 97–115.

Malani, A., Trimble, K., Parekh, V., et al. (2007). Review of clinical trials of skin antiseptic agents used to reduce blood culture contamination. *Infection Control & Hospital Epidemiology*, 28(7), 892–895.

MedlinePlus. (2006). Nasopharyngeal culture. Available at www.nlm.nih.gov/medlineplus/ency/article/003747.htm. Accessed August 24, 2008.

Migdal, M., Chudzynska-Pomianowska, E., Vause, E., et al. (2005). Rapid, needle-free delivery of lidocaine for reducing the pain of venipuncture among pediatric subjects. *Pediatrics*, 115(4), e393–e398.

Moorhead, S., Johnson, M., Maas, M., et al. (Eds.). (2008). *Nursing outcomes classification (NOC)*. (4th ed.). St. Louis, MO: Mosby Elsevier.

National Guideline Clearinghouse. (2006). Management of multidrug-resistant organisms in healthcare settings. Available at www.guideline.gov/summary/summary.aspx?doc_id=10764&nbr=005592&string=nasal+AND+swab. Accessed August 22, 2008.

NANDA. (2009). *Nursing diagnoses: Definitions and classification 2009–2011*. West Sussex: Wiley-Blackwell.

Pennsylvania Department of Health (PA Department of Health). Bureau of Laboratories. (2007). Sputum collection for tuberculosis. Available at www.dsf.health.state.pa.us/health/lib/health/labs/sputum_collection_directions.pdf. Accessed August 22, 2008.

Scales, K. (2008). A practical guide to venepuncture and blood sampling. *Nursing Standard*, 22(29), 29–36.

Shah, V., & Ohlsson, A. (2007). Venepuncture versus heel lance for blood sampling in term neonates. *Cochrane Database of Systematic Reviews*. Available at http://www.cochrane.org/reviews/en/ab001452.html.

Smeltzer, S., Bare, B., Hinkle, J. H., & Cheever, K. H. (2010). *Brunner and Suddarth's textbook of medical surgical nursing*. (12th ed.). Philadelphia, PA: Lippincott Williams & Wilkins.

Taylor, C., Lillis, C., LeMone, P., et al. (2011). *Fundamentals of nursing*. (7th ed.). Philadelphia, PA: Wolters Kluwer/Lippincott Williams & Wilkins.

Usichenko, T., Pavlovic, D., Foellner, S., et al. (2004). Reducing venipuncture pain by a cough trick: A randomized crossover volunteer study. *Anesthesia & Analgesia*, 98(2), 343–345.

U.S. Food and Drug Administration (U.S. FDA). (2005). Glucose meters & diabetes management. Available online www.fda.gov/diabetes/glucose.html#11. Accessed August 20, 2008.

Vaillancourt, S., McGillivray, D., Zhang, X., et al. (2007). To clean or not to clean: Effect on contamination rates in midstream urine collections in toilet-trained children. *Pediatrics*, 119(6), e1288–e1293.

VISN 8 Patient Safety Center. (2009). *Safe patient handling and movement algorithms*. Tampa, FL: Author. Available at http://www.visn8.va.gov/patientsafetycenter/safePtHandling. Accessed April 23, 2010.

Wallymahmed, M. (2007). Capillary blood glucose monitoring. *Nursing Standard*, 21(38), 35–38.

Weinstein, S. (2006). *Plumer's principles and practice of intravenous therapy*. (8th ed.). Philadelphia, PA: Wolters Kluwer/Lippincott Williams & Wilkins.

第3部

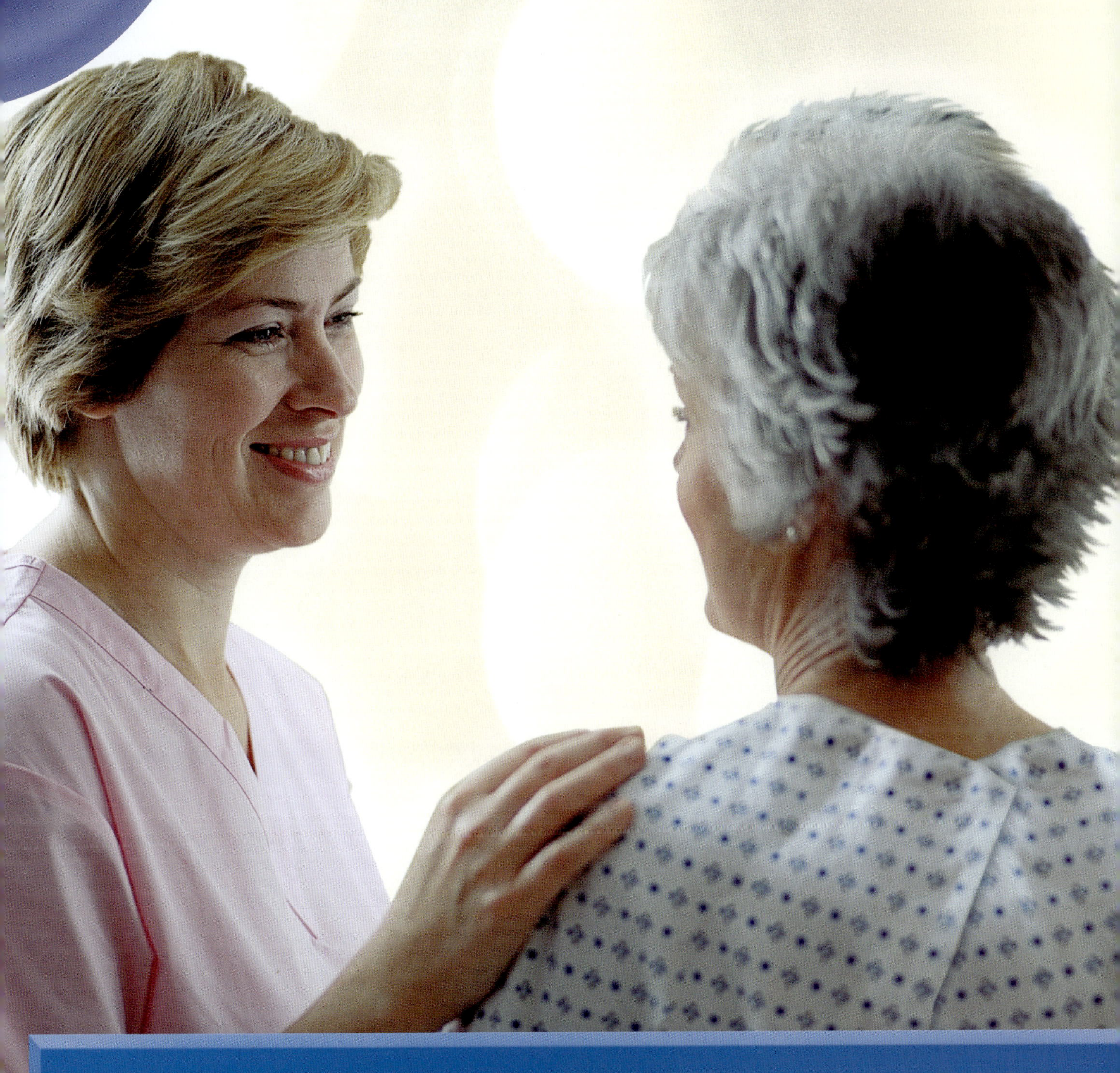

統合事例検討

この事例検討は、すべてを網羅しているわけではないが、さまざまな概念を組み合わせることに焦点を絞って構成されている。クリティカルシンキングを高める問題は、類似した問題を検討するきっかけとなるだろう。統合看護ケアの項目にある考察部分では、問題を解決するための看護ケアの例を挙げている。これらに加えて一般的に実施されている他の解決策も紹介している。

第1編

事例検討基礎編

事例検討

アビゲイル・カントネッリ

アビゲイル・カントネッリ、80歳。凍結した歩道で転倒し、左膝関節と手関節を負傷した。整形外科・神経科病棟に数日間入院している。長期に及ぶ心筋症の既往があり、フロセミド（ラシックス）を服用している。バイタルサインは安定している。患者自身の疼痛スケールの評価は1から10（10が最大の疼痛）のうち2である。カントネッリさんは転倒のリスクが高いため、担当医からは、退院前に理学療法と杖歩行の指導の指示があった。理学療法士はすでに杖歩行の指導を開始しているが、看護師も勤務中にカントネッリさんに杖を使用した歩行訓練を行う必要がある。あなたがカントネッリさんに付き添いながら廊下を歩いていると、カントネッリさんが「ああ、めまいがする」と言ってバランスを崩し、あなたのほうへ倒れかかってきた。

医師の指示

理学療法　杖歩行の指導
杖を使用した歩行訓練の介助　各勤務帯
ラシックス20mg　毎朝、経口投与
塩化カリウム10mEq　連日、経口投与
ロータブ5mg錠　1回1錠　経口投与、疼痛時4-6時間あけて
（注：内服薬の表示は全て1回量）

クリティカルシンキングを高める問題

- カントネッリさんの転倒の危険因子を特定しなさい。
- 危険因子を考慮すると、カントネッリさんの歩行前および歩行時に実施すべき重要なアセスメント、および事故防止策はなにか？
- カントネッリさんが転倒しそうになったときに介助している看護師がとるべき行動を述べよ。

（続く）

統合看護ケア

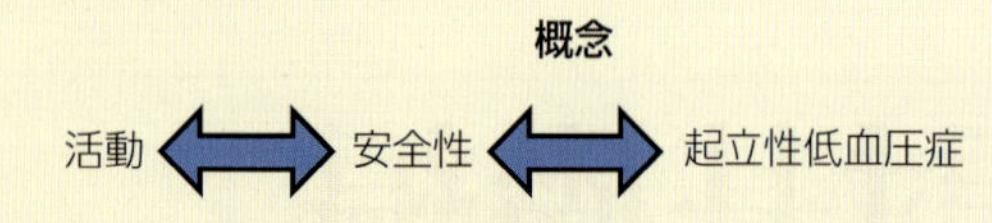

転倒は、80歳以上の高齢者における死亡事故の主な原因である。患者の年齢、転倒の既往、運動障害などから、カントネッリさんの転倒リスクは今後も継続する。負傷による体の衰弱と疼痛もこのリスクに影響を及ぼしている。また、内服中のロータブ（鎮痛薬）と、ラシックス（利尿剤）は、転倒および転倒後の身体損傷のリスク上昇に関与する（Taylor et al., 2011）。

歩行介助を行う前に、いくつかのアセスメントと事故防止策を実施し、起立性低血圧を予防する。患者に数分間端坐位になってもらい、眩暈や脱力感、ふらふら感がないか確認する（第9章参照）。心筋症の既往歴があるため、息切れと胸痛のアセスメントを行う。これらの症状がなくても、ベッドに端坐位になっていられない場合は、起立や歩行は不可能である。歩行の直前に疼痛レベルをアセスメントする。鎮痛薬を投与する必要があるときは、鎮痛薬が作用するまで待ち、その後歩行訓練を行う。カントネッリさんは左半身の筋力が弱いため、右半身の強さをアセスメントし、杖で体重を支えられるか確認する（第9章参照）。バランスの維持が困難であれば、杖での歩行訓練を開始する前に安全ベルト（歩行ベルト）を装着する（施設によっては安全ベルトの使用を必須としている）。

カントネッリさんが杖を使って歩行している様子を細かく観察する。杖の使い方をアセスメントする。眩暈、胸痛、息切れなどの症状がないか観察する。歩行を継続している間に、杖歩行がどの程度可能であるかを評価する。退院前に、杖の使用に関して患者の自信と全体的な使用能力を評価する。

カントネッリさんが転倒しかけたときは、患者を守ると同時に自分自身も守ることが重要である。患者が転倒しそうだと感じたときは、広い支持基底面を保ちながら、安全ベルトをしっかりとつかみ、患者の体重を自分の体で支え、その後ゆっくりと静かに床に下ろす（第9章参照）。患者の見当識をアセスメントし、他の看護師が応援に来るまで、患者のそばで待つ。バイタルサインを測定し基準となる値から変化していないか確認する。転倒の原因となった因子がほかにないか十分に確認し、今後の転倒を予防するための対策を立てる。転倒の問題が解決しない場合は、歩行器の使用を検討する。

事例検討

ティファニー・ジョーンズ

ティファニー・ジョーンズ、17歳。ティファニーさんは局所麻酔下で卵巣嚢腫の生検を受ける予定である。夜12時からNPOとなっている。IDリストバンドをつけ、同意書は署名済みである。ティファニーさんの母親は待合室にいる。あなたは術前ケアを実施しようとしている。ティファニーさんの左手にIVルートを問題なく留置した。次に行うのは尿道留置（フォーリー）カテーテルの挿入である。患者の両下肢の間に滅菌野を準備した。尿道口を消毒していると、ティファニーさんが両足を閉じようとする。あなたが注意すると、ティファニーさんは足を広げ「ごめんなさい。動かすつもりはなかったのです」と答えた。カテーテルを尿道口から挿入しようとすると、ティファニーさんは驚いて突然膝を閉じた。その後膝を開いたときは、カテーテルは挿入されているようにみえたが、尿が流出してこない。

医師の指示

点滴静脈内輸液：5%グルコース+0.45%生食　@50mL／時
フォーリーカテーテル挿入（自然流出）

（続く）

クリティカルシンキングを高める問題

- 尿道カテーテルはどこに挿入されたのか？　またカテーテルをさらに奥へ挿入するべきか？
- どのようにすれば、より安定した滅菌野を設置できただろうか？
- 神経質になっているティファニーさんに対応する方法を述べなさい。
- カテーテルと滅菌野がまだ無菌状態であるかどうか、どのように判断するか？
- 手術前の患者が不安に思うことは何か明らかにしなさい。

統合看護ケア

概念

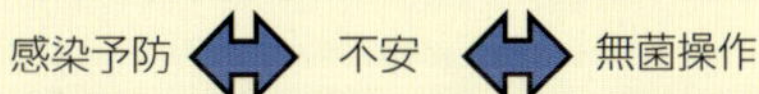

女性の尿道は短く、3.5-6cmほどである。カテーテルをその長さまで挿入しても尿が流出しない場合は、カテーテルが膣内に入っている可能性がある。そのカテーテルは抜去せずに、尿道口の位置を見つけるための目安とする。尿道口は膣のすぐ上にある（第12章参照）。カテーテルが尿道に入っていたとしても、それ以上奥へ挿入しない。おそらくティファニーさんが足を閉じたとき、カテーテルが皮膚と接触したため、カテーテルはもはや無菌状態ではない。汚染したカテーテルを尿道の奥へ挿入すると、尿路感染症の発症リスクが上昇する。また、滅菌野もティファニーさんの足が触れた可能性があり、滅菌状態とみなすことはできない（第12章参照）。

カテーテルの挿入に際しては、新しいセットを用意する必要がある。ティファニーさんに掛け物を掛け、これから行う処置を理解しているか確認する。偶発的な汚染を防止するため、新しいキットは患者の足の間ではなく、ベッドサイドテーブルに置く（第12章）。

尿道カテーテルの挿入は、看護師が外陰部を見て触れるため、ティーンエイジャーにとっては概して不快なものである。また、大腿内側や陰唇に触れるとほぼ無意識に両膝を閉じる "nervous legs（ナーバスレッグ）" の状態であることがある。羞恥心を覚えやすい年齢の女性にとって、このようなプライバシーの侵害は心的外傷（トラウマ）になることもある。看護師をもう1人呼ぶか患者の保護者に対応を依頼する。他の看護師や保護者に、患者の気をそらしたり、落ち着かせたりしてもらい、この処置の不快感を最小限に抑える。また、他の看護師や保護者の介助により患者の膝を開いておいてもらい、無菌状態を維持する。

多くの術前患者と同様に、ティファニーさんが神経質になるにはいくつか理由がある。ティファニーさんの目前に控えている手術は、未知の体験で不安も強い。点滴や尿道カテーテルの挿入などの術前処置は不快で落ち着かないものである。術前患者の不安を軽減するために実施できる対策はいくつかある。患者の近親者に患者のそばにいてもらう。看護師の名前を患者に伝える。処置を開始する前に、処置の説明を明確に行う。処置を行う理由とかかる時間も伝える。尿道カテーテル挿入に関しては、留置する期間も患者にとっては気になる点であると考えられる。質問があれば尋ねても構わないことを患者に強調する。処置を行うときに患者がどのように感じるかを説明する。例えば、「消毒するときは、ひやっとして湿った感じがします」と声をかける。穏やかな声で話し、処置の間は冷静な態度を保つ（第6章参照）。

事例検討

ジェイムズ・ホワイト

ジェイムズ・ホワイト、COPDの増悪がみられる患者で、内科・外科病棟に入院中。あなたはホワイト氏のバイタルサインを測定し、その後入浴介助を行う必要がある。午前8時のバイタルサインは次の通りである。体温36.9度、脈拍86回／分で整脈、呼吸数18回／分、血圧130／68mmHg。この患者のコンディショニングを担当している理学療法士がちょうど、訓練を終えて患者を連れて戻ってきた。患者の呼吸は努力性で呼気時に連続性副雑音が聴取される。口腔体温とバイタルサインを測定中も、呼気性喘鳴は継続して聞こえている。現在のバイタルサインは次の通りである。体温36度、脈拍106回／分で不整脈あり、呼吸数26回／分、血圧140／74mmHg。

医師の指示

コンディショニングの理学療法　毎日
バイタルサイン測定　4時間毎
パルスオキシメーター<90%の場合、経鼻カニューレから2Lで酸素投与
パルスオキシメーターで酸素飽和度を測定　各勤務帯および必要時

クリティカルシンキングを高める問題

- 2回目のバイタルサイン測定のタイミングは最適な時間だったか？　最適であった理由、または最適ではなかった理由は？
- ホワイト氏が必要とする入浴のタイミングと種類および介助の程度を述べよ。その根拠も説明しなさい。
- ホワイト氏の訓練はバイタルサインの正確度にどのような影響を及ぼしたか？
- ホワイト氏の努力性呼吸に対してあなたはどのような行動を取るべきか？

（続く）

統合看護ケア

概念

バイタルサイン 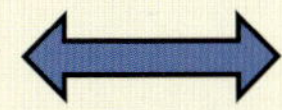 酸素化 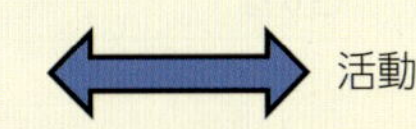 活動

臨床判断を行う際には必ず、バイタルサインを基準となる値と比較する（第1章参照）。前回測定したバイタルサインと今回の測定値を比べると、ホワイト氏の脈拍、呼吸数、血圧が上昇していることに気づく。脈拍のアセスメントも示しているように、ホワイト氏には現在不整脈が認められている。ホワイト氏はかなり活動性の高い訓練をしてきたばかりであるため、疲労から回復するまで待つほうが、安静時のバイタルサインを測定するには適切であった。

体温の低下は何を示しているのだろうか？　思い出してほしいのは、他のバイタルサインを測定中にも聞こえていたホワイト氏の激しい呼吸音である。ホワイト氏は口唇をすぼめて、体温計を密閉状態にすることができなかった。このような場合は、体温が正確に測定できないことが多い。口呼吸と呼吸障害がある時は、口腔での体温測定は禁忌である。看護師は、最も適切な部位で体温を測定する責任がある（スキル1-1参照）。

ホワイト氏の呼吸数上昇と副雑音は、呼吸障害または酸素供給の必要性を示しているのではないだろうか？　パルスオキシメトリで酸素飽和度を測定する必要があり、この介入についてはすでに医師の指示がある。酸素飽和度がホワイト氏にとって十分な値であれば、患者自身が上昇した酸素需要量を補っていると考えてよい。ベッドの頭部を上げた状態で、患者を安静にさせ、15-30分後に再度バイタルサインを測定する。患者の状態から必要と判断される場合もバイタルサインを測定する。ホワイト氏を安静にさせたあとも、酸素飽和度およびバイタルサインが基準となる値から逸脱している場合は、担当医に報告する（第1章参照）。

入浴も活動性の高い行為である。ホワイト氏は、訓練から回復する時間を十分とってから入浴を実施すべきである。ホワイト氏は椅子に座ることができると考えられ、実際に呼吸は臥位よりも坐位のほうが楽になる。平らなベッドに臥床すると、心代償不全に陥る可能性があるため、臥床させたままのベッドメーキングは実施すべきではない。坐位になるよう促すことで、ホワイト氏はおそらく、入浴動作を十分自力で行える状態になるだろう。

事例検討

ナオミ・ベル

ナオミ・ベル、90歳。胸痛を訴え昨日から入院中である。左耳に補聴器を付けている。報告によると、ベルさんは"混乱"しており、"質問に適切な回答ができない"ようである。夜間のバイタルサインは次の通り。体温36.7度、脈拍62回／分、呼吸数18回／分、血圧132／86mmHg。ベルさんには、朝の与薬を行うことになっている。ベルさんに薬剤を渡し、内服の目的について説明すると、ベルさんはラノキシンを指さして言った。「看護師さん、わたし、このお薬は飲まないわ」

医師の指示

ジゴキシン0.125mg　朝1回　経口投与
フロセミド20mg　朝1回　経口投与
塩化カリウム10mEq　朝1回　経口投与
腸溶性アスピリン81mg　1日1回　経口投与
ファモチジン20mg　1日2回　経口投与
カプトプリル50mg　1日3回　経口投与
（注:内服薬の表示は全て1回量）

クリティカルシンキングを高める問題

- 「看護師さん、このお薬は飲まないわ」と言ったベルさんにどう対応すべきか？
- ベルさんに正しい薬剤を与薬していることを確認する方法を提案しなさい。

（続く）

- 与薬前にアセスメントが必要な薬剤を特定しなさい。

- ベルさんの混乱のレベルをどのように判定するか?

- 適切でない回答を引き起こした原因となりうる因子を述べ、それらの因子を減らすための看護活動を記述しなさい。

統合看護ケア

概念

コミュニケーション 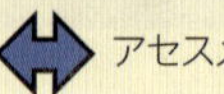 アセスメント 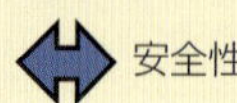 薬剤投与 ⇔ 安全性

患者が薬剤について質問してきたときは、話を聞く。このような質問は患者からの“危険信号”とみなす。たいていの場合、患者は通常服用している薬剤に馴染みがあるため、いつもと違う薬剤があれば知らせてくれる。ベルさんにジゴキシンを服用するよう強く言う前に、医師の指示が正しいかどうかを確認すべきである。今回の事例では、ベルさんは単に看護師の言葉が聞き取れなかっただけかもしれない。常に患者の言葉を復唱して確認する。また、ベルさんはディジテックやラノキシンなど薬剤の商標名の方が聞き慣れているかもしれない。

安全な与薬のためには多くの安全確認方法がある。与薬前に薬剤についてリサーチしたり、全てが“正しい”薬剤であるか、ダブルチェックしたりする方法がある。薬剤投与記録(Medication Administration Record)と医療記録にある医師の指示とを照合する。それでも医師の指示に不明瞭な点がある場合は、担当医に連絡し確認する(第5章参照)。

薬剤の中には、与薬前に患者のアセスメントを必要とするものがある。今回の事例で与薬前のアセスメントが必要な薬剤は、ベルさんの内服薬のうち4つである。ジゴキシン、フロセミド、カプトプリルは脈拍および血圧に影響を及ぼす。さらに、カリウムとジゴキシンは、臨床検査結果を参考にして投与量を調整する。脈拍数低下、血圧低下、または臨床検査で中毒を示す結果が出た場合は、これらの薬剤は投与せずに担当医に報告する(第5章参照)。

時折、高齢患者は院内で混乱を示すことがある。しかし、いつも混乱しているとは限らない。報告した看護師はベルさんの不適切な回答は混乱のせいだとみなしたが、本当は聴力の問題が関係しているかもしれない。聴力障害のある患者が入院したときは、補聴器を装着するよう促し、電池を点検して補聴器が確実に機能するようにする。ベルさんが混乱しているかどうかはっきりしない場合は、施設で使用している標準的な精神状態の検査を実施する。これによってベルさんの基準となる精神状態のアセスメントが得られ、個別的な看護ケアプランを作成することができる。

ベルさんが混乱していると確認できた場合は、混乱の原因を特定する。心臓の状態を考慮すると、呼吸状態とパルスオキシメトリで測定した酸素飽和度をアセスメントし、低酸素症や虚血を起こしていないかどうか確認する必要がある。原因が生理学的なものであった場合は、速やかに担当医に報告する。混乱のもうひとつの原因として、聴覚障害による孤立状態がある。ベルさんの混乱を緩和する方法のひとつとして、コミュニケーションの改善がある。補聴器の電池が作動しているか、正しく装着されているかを確認する。その他のコミュニケーション改善方法は、目線を合わせて話しかけること、顔を見ながら話しをすること、または障害のないほうの耳に向かって話しかけることなどである。ベルさんの視力が聴力より良い場合は、筆談で必要な情報を伝えてもよい。

事例検討

ジョン・ウィリス

あなたは、看護学科の第1学期を迎えた学生である。最初に担当として割り当てられた患者は、あなたが到着する前に退院してしまった。臨床指導者から、スタッフナースの薦めに基づいて新たな担当患者として別の患者の名前を告げられた。指導者と共に患者の情報を調べようとしたとき、指導者は別の救急患者の処置について、もう1人の学生と医師を交えて相談するために呼び出された。あなたはジョン・ウィリスのクリニカルパスを読み、喀痰検査でメチシリン耐性黄色ブドウ球菌（MRSA）が検出され、肺結核（TB）の疑いがあるという情報を得る。授業や学習資料センターでこのような問題について検討したことは覚えている。指導者はまだ救急患者のケアに関わっているため、指導者と情報を検討するのを待って時間を浪費するより、新しい患者のケアを開始しようとあなたは判断する。患者の病室へ向かうと、感染管理対策用の物品を載せた隔離用カートが病室の外にあった。カートには、TBおよびMRSA患者に対する感染防止策に関する病院の規定および手順が掲示されている。個人用マスクや保護メガネが用意されているが、それらが入っているビニール袋には自分ではない人の名前が書かれている。授業で、感染防止策を実施する際はフィット力の強い特別なマスクを装着することなどの説明があった気がするが、はっきりと思い出せない。どうすべきか迷っていると、別の病室で他の患者を担当している看護師を見つけた。そこで、会話中のその看護師に次のように話しかけた。「患者さんのケアをしたいのですが、マスクがありません」その看護師は鋭い声で応えた。「向うへ行って、さっさと始めたらいいでしょ。こっちはいま手が離せないのよ」こう言われて、あなたは、ジョン・ウィリスの病室に入って自己紹介し、患者の状態をチェックしようかと考える。ここで、あなたはビニール袋に入っているマスクのひとつを“借りる”べきだろうか？　この患者のケアをするのは自分の義務だと感じてはいるが、安全のためにもう少し情報が必要かもしれない、とも考えている。

医師の指示

空気予防策
接触予防策
培養検査と感受性検査のための喀痰採取
バイタルサイン測定　各勤務帯

クリティカルシンキングを高める問題

- TBおよびMRSAの感染経路を比較しなさい。
- TB患者およびMRSA患者をケアする際に必要とされる適切な防護具を挙げなさい。
- 看護師が厳しく鋭い反応を示したのはなぜか？
- この状況に対処するために取り組めたであろう他の方法について述べなさい。

（続く）

- 適切な感染経路別予防策をとらずに他の患者の病室に入った場合、どのようなことが起こりうるだろうか?

統合看護ケア

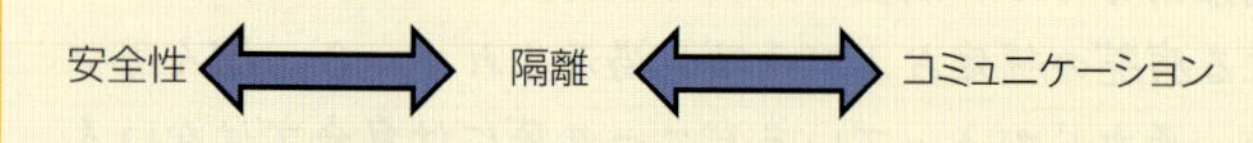

肺結核は空気中の呼吸性飛沫によって伝播する。MRSAは、汚染された血液・体液に接触することによって伝播する。MRSAは直接的および間接的接触によって拡散しうる。この事例の場合、MRSAは、マスクなどの汚染された物品との接触によって間接的に伝播する可能性がある(CDC, 2007)。

医療施設では、TBおよびMRSA患者をケアするときには、ガウン、グローブ、マスクの装着が義務付けられる。特にTB特有の空気予防策で必要とされるのが、高機能微粒子用(HEPA)マスクと呼ばれる密着度の高いマスクで、空気中の微生物の吸入を防御するために使用される(第4章参照)。ディスポーザブルマスクも利用可能であるが、その場合もHEPAマスクと同様に、フィットテストが必要である。医療施設でフィットテスト済みのマスクの装着が求められる場合は、マスクのフィットテストを受けるか(職員の健康診断時に行われることが多い)、テストを受けていない場合は、担当患者が変更になる。さらに、咳嗽などによって目の汚染を受ける可能性がある場合は常に、自分自身を防護するために、ゴーグルやフェイスマスクを装着すべきである(Taylor et al., 2011)。施設によって供給される防護具はまったく異なる。適切な感染経路別予防策を実施しなければ、自分自身が疾患に曝露するリスク(今回の事例では、TBとMRSA)を高めることになる。さらに、他の患者の病室に入ることで、院内感染の伝播を引き起こしかねない。学生であっても、臨床実習を行っている施設の規定や手順に従う責任がある。

病院は緊張を要する場所である。他者といつどのようにコミュニケーションを取るべきか理解することは、非常に貴重なスキルである。看護師が会話と処置を終えるのを待つ方が、望ましい状況であったかもしれない。看護師は実施するケアの優先順位を決めなければならない。「わたしと一緒に検討していただきたいことがあるのですが、お時間ありますか?」と訊ねるのが、注意を引き、時間を取ってもらうには良い方法である。バイタルサインの測定と喀痰採取は、いずれも緊急を要する内容ではないため、安全なケアが行えると確信できるまで保留してもよい。

この患者への対応の妥当性に疑問を持ったことは正しい判断である。この場合、指導者と患者の情報を検討するまで待つというのが理想的な解決策である。指導者は患者についてのすべての情報を得る前に緊急処置に呼ばれて行ってしまった。この患者の診断データを検討していれば、患者のケアに密着度の高いマスクが必要であることを理解し、あなたをこの患者の担当にしなかったであろう。あなたは指導者を待っている間に、できるだけ多くの情報を得ておくべきである。背景調査および知識は強力なツールになる。入手可能な情報源としては、病院の規定や手順のマニュアル、感染管理マニュアルがあり、感染管理担当の看護師および経験のある職員に協力を求めることもできる。ただし看護師や職員に協力を求める場合は、彼らが患者のケアから手が離せるタイミングで行う。その後、指導者の手があいたとき、得た情報を指導者と共有し、その日にあなたが行うべきケアの計画を立てればよい。

事例検討

クラウディア・トラン

クラウディア・トラン、84歳。脳血管障害（CVA）発症後、回復期リハビリ病棟（skilled nursing floor：SNF）に数週間入院中。トランさんは以前から長期療養施設に入所していた。患者の神経学的検査およびバイタルサインは、入院時の基準となる値から変化していない。CVAによって咀嚼および嚥下能力が損なわれている。左半身は脱力し、左手は弛緩している状態。衰弱しており、皮膚は非常に脆弱である。尾骨、踵、および肘関節に発赤が見られる。悪性貧血のために週1回、ビタミンB_{12}製剤の注射を受けている。前の週に、トランさんは混乱状態が強くなり失禁がみられた。何度も栄養チューブを引き抜いてしまい、その度に再挿入しなければならなかった。このため、手首の軽い拘束が指示された。経鼻胃管が挿入され、8時間ごとに経管栄養を受けている。あなたは勤務中に、経管栄養を実施しなければならない。胃内残量を確認すると、380mLであった。

医師の指示

安全のため、手首の軽い拘束
ビタミンB_{12}注射用液　1,000mcg　筋注　週1回
胃内残量≧200mLで栄養剤の注入を中止し、担当医に報告

NGチューブから経管栄養
食物繊維入り栄養剤320mL　8時間毎に投与
理学療法　1日1回、受動的および自動的関節可動域訓練（ROM）（可能な範囲内で）

クリティカルシンキングを高める問題

- トランさんの状態を考慮し、拘束を実施するうえで、どのような個別の安全対策があるか？
- この患者の転倒・転落のリスクは何か？
- この患者の経管栄養に伴うリスクを特定しなさい。
- トランさんにあてはまる皮膚損傷の危険因子と予防対策を述べなさい。
- トランさんにビタミンB_{12}を注射する際の適切な注射部位を記述しなさい。この注射部位をローテーションするスケジュールを立てなさい。

（続く）

統合看護ケア

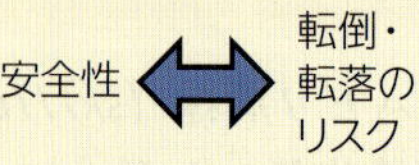

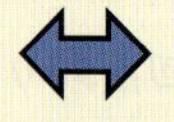

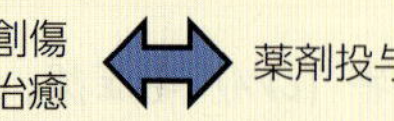

拘束は、他のすべての対策に失敗したときの最後の手段として用いるべきである。他の対策としては、ベッドを一番低い位置にする、家族に付き添いを依頼する、ナースステーションに近い病室に移す、などがある。拘束は医師の指示がある場合にだけ実施し、看護師は、患者を保護するため、厳密なガイドラインに従わねばならない。トランさんの皮膚はすでに損傷が生じているため、拘束部位には適切な大きさのパッドを当てる。付加的な安全対策としては、熱感や知覚を確認し、毛細血管再充満検査を実施するなど、神経血管状態のチェックを頻回に行う。決まった頻度で拘束を解除する。これによってトランさんの腕の血行が改善し、皮膚損傷の可能性が低減し、拘束部位のアセスメントの機会が生まれる。トランさんの左半身は脱力しているため拘束する必要はなく、弛緩した腕を拘束すると損傷が生じる可能性もある(第3章参照)。

トランさんには皮膚損傷の危険因子が多く存在する。たとえば、不動、栄養障害、不安定な精神状態、年齢、失禁、経管栄養のためのポジショニング、などである。これらの危険因子を低減し、さらなる皮膚損傷を防止するためには、多面的なアプローチが必要である。たとえば、体位変換のスケジュール作成は必要不可欠である。体圧分散マットレスなど、特殊なマットレスも有用である。自動的・受動的ROM訓練のための理学療法プログラムも役に立つ。また、蛋白質やその他皮膚統合性に必要なビタミンやミネラルなどを十分に摂取させるための栄養学的検討も極めて重要である。

不動と失禁がもたらす合併症として、皮膚にはどのような損傷が生じるだろうか？ トランさんに対する尿道カテーテル留置の危険性と有用性について担当医と検討してもよい。失禁の繰り返しを防ぐためには、非侵襲的な方法として、定期的に便器を使用し、排泄を促す。

トランさんは混乱しており、拘束下でもあるため、転倒・転落リスクが高い。ベッドは常に低い位置にしておき、ナースコールを手の届く場所におく。トランさんのような患者は頻繁に状態を確認し、患者の孤立感を和らげ見当識を高めなければならない。

トランさんは経管栄養を受けているが、胃内残量が過剰となっている。仰臥位にしておくと経管栄養から肺への誤嚥リスクが高くなる。誤嚥リスクを低下させるため、経管栄養を実施する前には必ず胃内残量を確認する。この事例では、トランさんの胃内残量は200mLを超えている。そのため、頭部を挙上し、経管栄養は保留として、速やかに担当医に連絡する(第11章参照)。

トランさんにビタミンB_{12}を注射する際は、大きな筋肉を選び、注射部位はローテーションする。この注射部位のローテーションスケジュールはケアプランに組み入れて実施する。トランさんは衰弱しており筋肉量も多くないため、特に重要なプランとなる。発赤部位や結節が触知できる部位、瘢痕部位は避ける。ビタミンB_{12}の注射によって炎症が生じることがあるため、薬剤はゆっくり注入し、疼痛、損傷、不快感を最小限に抑える(第5章参照)。

事例検討

ジョー・リロイ

ジョー・リロイ、60歳。娘に付き添われて、あなたが勤務している郊外の小さな病院に入院してきた。リロイ氏は自宅で数日前にウイルス性胃腸炎を発症し、脱水状態に陥っている。リロイ氏は、3年前の脳血管障害(CVA)により右側半身不随の状態である。強度の衰弱と疲労のため、入院後は臥床したままである。

あなたは担当している7人の患者に関する報告を受けた。報告によると、リロイ氏は頻回に水様便(平均3-4回／勤務帯)を排泄している。培養検査と薬剤感受性検査のための便検体採取の指示が医師から出ている。リロイ氏の病室に入ると、シーツが非常に汚れており、患者は体臭を放っていた。

医師の指示

輸液：5%グルコース+0.45%生食　@125mL／時
培養検査と薬剤感受性検査用の採便
バイタルサイン測定　各勤務帯

(続く)

クリティカルシンキングを高める問題

- リロイ氏の看護ケアの順序として以下の項目に優先順位をつけ、その根拠を示しなさい。
  - ○ シーツ交換
  - ○ 午前のアセスメントの実施
  - ○ バイタルサイン測定
  - ○ 検体の採取
  - ○ 入浴の介助

○ 採便時に考慮すべき注意事項は何か?

○ 看護ケアを実施中に、特に注目しておきたいアセスメントはあるか?

○ 看護師のどのような態度や非言語的行動がリロイ氏の入院中の体験に影響を及ぼすだろうか?

統合看護ケア

概念

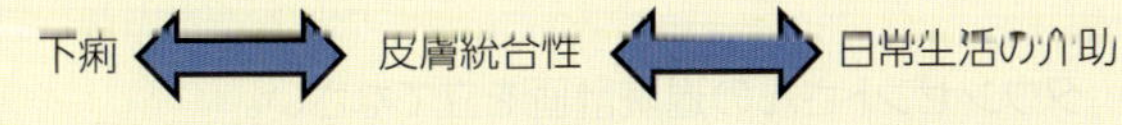

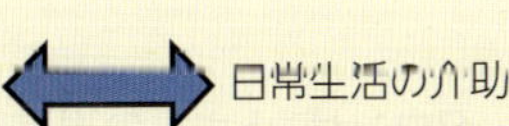

ケアの優先順位の判断は難しいが、どの看護師にとっても重要なスキルである。リロイ氏がモーニングケアを自分自身でできるかどうか判断すべきであるが、半身不随で衰弱しているため自身で行える可能性は低い。日常生活の介助を行う必要がある場合は、その介助を実施する前に、他の担当患者に対するケアの必要性を判断しておかねばならない。リロイ氏のそばを離れる前に、自分の予定と入浴介助が行える予定時刻を知らせておく。または、看護助手に(病棟に人材がいる場合)、リロイ氏が入浴とリネン交換を必要としていることを知らせる。リロイ氏の初回アセスメントを行う際は、汚れが目立つ部分に青色の防水パッドまたは清潔なシーツを敷く。また、温かい清拭タオルと乾いたタオルを患者に渡し、アセスメントを実施しているあいだに、本人にまず清拭してもらってもよい。便検体の採取が必要であることも患者に伝えなければならない。

フロアに看護助手がいない場合は、他の患者のアセスメントが済んでから、リロイ氏のところに戻る。まず、新しい便検体を採取し、清拭した後、リネンを交換する。清拭や排泄介助の際にリネンが汚れることが多いため、この順序は看護師と患者の時間とエネルギーの節約になる。

グローブ装着中に、便検体を採取し速やかに検査室に提出する。体温下では存在していた微生物が検体の温度が変化すると死滅する可能性があり、偽陰性の結果をまねくため、便検体は温度が維持されているうちに提出する(第13章参照)。

アセスメントでは、皮膚の状態に特に注意を払う。リロイ氏は、年齢、下痢、栄養状態の変化、および不動性から、褥瘡のリスクがある。リロイ氏の体位変換を介助し、皮膚損傷が最も生じやすい背部と骨突出部を観察する。皮膚損傷を認めたときは、速やかに治療を開始するために医師に報告する。

看護師の非言語的行動は患者の入院中の体験に劇的な影響を及ぼす可能性がある。肯定的な態度や受容的なケアによって、入院という慣れない状況に患者が適応しやすくなる。リロイ氏の体臭や便臭に不快感を覚えるかもしれないが、看護師として、強い臭気を管理する対策を学ぶ必要があり、表情やボディランゲージに不快感や嫌悪感が表れないよう注意しなければならない。

事例検討

ケイト・タウンゼント

ケイト・タウンゼント、70歳。慢性閉塞性肺疾患（COPD）患者で、良性腸ポリープの切除術を終え内科・外科病棟へ戻ってきたところである。正中腹部横切開部は縫合され、乾燥滅菌ドレッシング材で覆われている。輸液は、右腕の末梢静脈から5%グルコース+0.45%生食を75mL／時で実施している。COPDの治療のためにステロイドを長期間使用している。右外鼻孔に経鼻胃管（NGチューブ）を留置しているが、現時点ではクランプされている。鼻腔カニューレから酸素2Lの投与を担当医から指示されている。あなたは、患者の担当看護師から酸素投与の依頼を受けた。経鼻胃管を挿入している外鼻孔にカニューレを挿入しようとしたが、患者の不快感が予想され、少し異様な感じも受けた。こちらのほうが安楽だろうと思い、タウンゼントさんにはカニューレではなく簡易酸素マスクを使用することにした。タウンゼントさんのバイタルサインは次の通り。体温37.6℃、脈拍76回／分、呼吸24回／分、血圧110／70mmHg、酸素飽和度92%。

医師の指示

経鼻胃管はクランプ
硫酸モルヒネ2-4mg静注、疼痛時4時間あけて
輸液：5%グルコース+0.45%生食　@75mL／時
インセンティブ・スパイロメトリ（必要に応じて）
酸素2L　鼻腔カニューレより

クリティカルシンキングを高める問題

- 酸素投与経路として鼻腔カニューレと簡易酸素マスクを使用したときの違いは何か？
- 簡易酸素マスクに変更した場合にタウンゼントさんに生じる可能性のある合併症は何か？
- タウンゼントさんの慢性肺疾患を考慮すると、生じる可能性のある合併症は何か？　また、それらの合併症を予防するためにはどのような看護介入があるか？
- タウンゼントさんに提供すべき安楽を高める介入は何か？
- タウンゼントさんの退院計画を立てなさい。

（続く）

統合看護ケア

概念

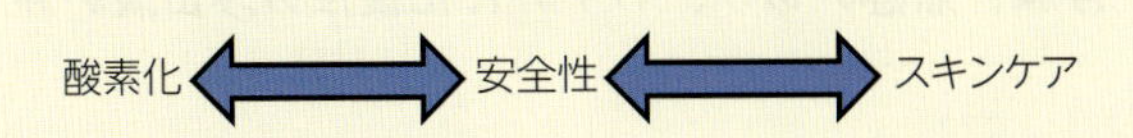

患者への酸素供給システムにはいくつかの種類があり、それぞれの投与酸素量は異なっている。鼻腔カニューレから2Lという設定で酸素を投与した場合、実際には約28%の酸素が投与される、簡易酸素マスクによる酸素供給では、流量計の設定に応じて40%-60%の酸素が投与される(第14章参照)。酸素は薬剤の一つと見なされているため、看護師ではなく医師の指示によって投与されるものである。酸素濃度や投与方法は医師の指示に従って調整する。

慢性肺疾患がない場合は、血中の二酸化炭素濃度の蓄積(過炭酸ガス症)によって換気ドライブが刺激される。COPD患者の換気ドライブは、酸素濃度の低下(低酸素血症)によって刺激されることが多い。このため、COPD患者は酸素濃度が上昇すると、呼吸ドライブが低下することがある。従って、タウンゼントさんが安楽であろうという理由で、鼻腔カニューレからマスクに変更すると、投与酸素量が約12%-32%上昇することになる。たとえ酸素量の増加が小さくとも、これによってタウンゼントさんの呼吸が止まる可能性がある。外鼻孔にNGチューブ以外にもう1本挿入されるのは安楽とは言いがたいが、この状況は異常ではない。看護師が2本のチューブを適切な位置に調整する。

慢性肺疾患患者は、無気肺や肺炎など、手術後の肺合併症のリスクが高い。全身麻酔は呼吸および気道浄化に関わる筋肉すべてに変化を及ぼす。COPDは肺の弾力性低下、肺のコンプライアンス低下がみられ、拘束性換気障害としての側面もある。タウンゼントさんの場合、基礎疾患に手術による影響が付加されたことで、分泌物を排泄する能力が低下し、無気肺や肺炎を引き起こす可能性がある。タウンゼントさんは、体温が37.6℃であることから、無気肺が疑われる。無気肺の他の徴候は、肺底部の呼吸音低下、息切れ、呼吸数の増加、パルスオキシメトリの酸素飽和度低下である。看護介入を実施しなければ、無気肺から肺炎に進行しかねない。肺の拡張と分泌物の排出を促進する対策を行えば、無気肺を最小限に抑えることができる。看護活動としては、ベッド頭部の挙上、深呼吸訓練、インセンティブ・スパイロメトリ、十分な疼痛管理、早期の歩行などがある。

ステロイドの長期使用によって、皮膚は非常に脆弱になり、皮膚損傷の可能性が高まり、創傷治癒が遅れる。これらを避けるために、NGチューブおよび酸素カニューレの下の皮膚を観察する。顔面や耳の後ろに当たっているチューブの圧迫で皮膚統合性が破綻することがある。NGチューブを固定しているテープの位置を変えることで、安楽を促進することができる。皮膚に発赤が生じているときなどは、ハイドロコロイドドレッシングでチューブの下の皮膚を保護する必要がある(第8章参照)。鼻腔カニューレとNGチューブを固定するための製品が多く市販されており、それらを利用することもタウンゼントさんの安楽を高めるのに役立つだろう。

タウンゼントさんの退院計画には、基礎疾患であるCOPDと今回の腸手術の両方を組み入れる必要がある。患者指導は、肺のコンプライアンスを改善し酸素化を強化させる対策に集約すべきである。インセンティブ・スパイロメトリと日常生活行動の計画は必ず指導に含める。ステロイドの使用期間が長期に及んでいるため、創傷治癒の遅延が予想される。患者には最適な栄養摂取と感染予防についても指導する。退院前に、肺合併症および創傷合併症の予防策に関するタウンゼントさんの知識を確認する。

事例検討

トゥーラ・スティルウォーター

トゥーラ・スティルウォーター、36歳のネイティブ・アメリカン。26歳から糖尿病を発症している。体重98.9kg。1回経妊1回経産。4,250gの男児を3日前に帝王切開で出産した。腹部横切開部はステープルで固定している。切開部の右側に圧痛、切開部の左側には急性疼痛があると訴えている。午前8時のバイタルサインは次の通り。体温38.7℃、脈拍76回／分、呼吸18回／分、血圧134／78mmHg。朝食前の血糖値は185mg／dL。ここ数日の血糖値の範囲は40-124mg／dLである。

(続く)

アセスメントを行ったところ、スティルウォーターさんの切開部は開放されており、ステープルも問題がなかった。切開部の癒合は良好で右側に紅斑は認められない。しかし、切開部の左側は創部の離開が認められ、浮腫、熱感があり、わずかに化膿性の滲出液がみられた。

医師の指示

バイタルサイン測定　4時間毎
血糖測定（指先）　AC（食前）およびQHS（就寝前）
スライディングスケールに応じた速効型インスリン
約束指示：退院前にステープルを抜去
約束指示：状態が安定していれば術後3日目に退院

クリティカルシンキングを高める問題

- スティルウォーターさんのバイタルサインをどう解釈するか？　誰にいつ報告すべきか？
- スティルウォーターさんの糖尿病と手術後の状態との関連性は何か？
- 指先で測定した血糖値には、どのように対応すべきか？
- インスリンを投与するタイミングと投与方法を述べなさい。
- スティルウォーターさんが退院の基準を満たしているかどうか、どのように判断するか？
- ステープルの抜去に影響を及ぼす因子は何か？
- 実施が予想される看護介入は何か？

（続く）

統合看護ケア

概念

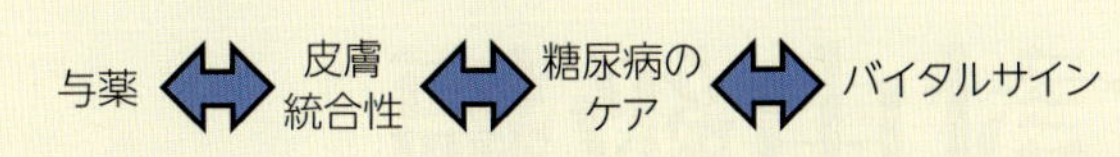

スティルウォーターさんのバイタルサインは合併症の可能性を警告している。体温の上昇と創部の急性疼痛という主訴から考えると、スティルウォーターさんは、手術創に関連した感染症を発症している可能性がある。血圧は疼痛の影響があるかもしれないが、基準となる値と比較しながら継続して測定する必要がある。あなたは感染の徴候がないか創部を注意深く観察した。このような合併症の可能性がみられる場合は、速やかに担当医に報告する必要がある。

糖尿病患者の創傷治癒は遅延することがあるため、糖尿病患者に対しては、綿密な創傷アセスメントが求められる。また、手術のストレスから通常は血糖値が上昇する。スティルウォーターさんの指先の血糖値は基準となる値から上昇しており、これは感染を示す徴候かもしれない。糖尿病患者の血糖値が劇的に上昇した場合は、可能性のある原因を検討する。

この創部の感染という新たな合併症の治療は急を要するが、スティルウォーターさんのインスリン投与と朝食摂取は通常通りでよい。インスリンの投与は皮下注射で行い、注射部位は患者本人が決定してもよい。自宅での糖尿病管理に慣れている患者は、病院での管理にも自分なりの意向があり、その意向は尊重すべきである。

帝王切開術を受けた患者の多くは術後3日目に退院する。退院時の望ましい成果の一つに、感染症に罹患していないことがある。スティルウォーターさんは感染の徴候があり、創部の疼痛、発熱、指先の血糖値の上昇がみられる。担当医にこれらの症状を報告すると、CBC、創部の培養検査、手術創のケア、および退院中止の指示があると考えられる。

退院の延期、創傷治癒の遅れなどを考慮すると、この時期に創部からステープルを抜去した場合、スティルウォーターさんの創部離開のリスクが高まる可能性があり、ステープルは抜去しない方がよい。創部離開と創部治癒遅延のリスクに影響を及ぼすもう一つの因子は、スティルウォーターさんの皮下脂肪である(Taylor et al., 2011)。

CBCと創部の培養検査、および創部ケアの実施を予測できただろうか？　また、この患者は退院すべきではなく、ステープルも抜去すべきではないと判断できただろうか？　さらに、身体的なケアは非常に重要であるが、感染に関する不安を軽減し、今日は自宅へ帰れないと知った患者の失望も理解する必要がある。

第2編

事例検討中級編

事例検討

オリヴィア・グリーンバウム

オリヴィア・グリーンバウム、生後9カ月の乳児。RSウイルスに感染し入院した。オリヴィアは在胎週数30週の早産児である。出生時の合併症は、呼吸窮迫症候群（RDS）、敗血症の疑い（×1）、乳糖不耐症であった。大豆蛋白調整乳を摂取し5週間後に自宅へ退院した。今回が退院後初めての入院である。オリヴィアはグリーンバウム夫妻の1人娘で夫妻は強い不安を感じている。母親が主にオリヴィアの世話をしている。

オリヴィアは十分加湿された酸素濃度40％の酸素テントに収容されている。オリヴィアは機嫌が悪く母親からほとんど離れられない。輸液は、右手の末梢静注から5％グルコース+0.225％生食を20mL／時で行っている。点滴中はソックパペット（靴下人形）を腕にかぶせている。Tシャツと紙おむつを着用。小児用ベッドの中で活発に動いている。前回のバイタルサインは次の通り。腋窩体温36.4℃、脈拍84回／分、呼吸数38回／分、血圧94／58mmHg。

グリーンバウムさんは娘に付き添って一夜を過ごし、今はオリヴィアの部屋のリクライニングチェアで眠っている。あなたは部屋に入り、入眠中のオリヴィアを観察した。オリヴィアは蒼白で口唇周囲のチアノーゼを伴っている。呼吸数は40回／分で呼気時に連続性副雑音を聴取。モニター上の心拍数は86bpm、パルスオキシメーターの脈拍は62bpm、パルスオキシメーターの現在の酸素飽和度は68％であった。

医師の指示

バイタルサイン測定　4時間毎
酸素テントに収容　酸素濃度40％
パルスオキシメトリ　安静時は連続、活動時は1時間毎
輸液：5％グルコース+0.225％生食　@20mL／時
咳嗽の誘発
酸素飽和度93％-97％を維持。酸素濃度は2％単位で増加、最大50％とする
覚醒時、大豆調整乳180-240mLを4時間毎
心拍数・呼吸数モニターの装着

クリティカルシンキングを高める問題

- 入眠中のオリヴィアを観察したあと最優先で行うべきことは何か？
- 酸素投与量を増量するべきか？

（続く）

- オリヴィアのバイタルサインと酸素飽和度をどのように解釈するか?
- 酸素テント内の温度調節管理方法の例を挙げなさい。
- 酸素飽和度の正確さに影響を及ぼす因子を特定しなさい。
- オリヴィアのIV刺入部をアセスメントする頻度は?　腕人形をつける目的は何か?
- 生後9カ月の乳児に対して、どのように咳嗽を誘発するか?

統合看護ケア

概念

酸素化  低体温 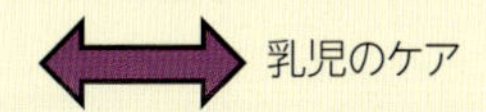 乳児のケア

まず最優先で実施すべきことは、オリヴィアが低酸素状態になっているかどうかの確認である。オリヴィアは呼吸が速く、口唇周囲のチアノーゼを呈しており、これらはいずれも低酸素症の症状である。パルスオキシメーターの心拍数は心臓モニターの心拍数と合致していない。オリヴィアを起こさないようにしながら、静かにパルスオキシメーターを外して、再度装着する。

予備アセスメントは、パルスオキシメーターが酸素飽和度を正確に測定していないという判断である。足指にセンサーを装着したところ、測定値は95%であった。オリヴィアは目を覚ましかけている。オリヴィアの心尖拍動部で心拍数を測定する。この部位は、乳児や幼児の心拍を測定するには最も信頼性の高い部位である(第1章参照)。心尖拍動部の心拍数を、パルスオキシメーター、心電図モニターの心拍数と比較する。看護師は常に、測定機器が患者の状態を正確に反映しているかどうか確認しなければならない。次に、体温を測定すると36.2℃を示している。加湿酸素によってオリヴィアの体温は下がり、手、足、口唇は冷え、蒼白また浅黒い色になっている(第14章参照)。

オリヴィアが覚醒したら、足部のパルスオキシメーターのプローブが気になって引っ張り、取ってしまうだろう。酸素飽和度は間欠的に確認する必要がある。次に優先すべきことは、オリヴィアの体温を上昇させることである。小児は身体が冷えると、エネルギー消費が増える。乳児は好気的代謝に負荷がかかると、嫌気的代謝を使用する。これによって乳酸が産生され、血液はアシドーシスに傾き、呼吸障害を悪化させる。母親に衣服を持ってくるように依頼し、衣服を重ね着させ、加湿酸素テント内でもオリヴィアの体温を維持する。酸素濃度を上げる必要はない。最初は低酸素症のように見えたが、実際は低体温であったからである。

パルスオキシメトリ測定値の正確さは、患者の灌流や末梢血管収縮などいくつかの因子に影響を受ける。酸素飽和度検出を妨げる他の因子としては、マニキュアや付け爪などがある(第14章参照)。

乳児の咳嗽誘発は、泣いたり笑ったりしているうちに達成される。乳児が周期的に力強く泣いていれば、それで十分である。1歳の小児を笑わせるには、くすぐったり、「いないいないばあ」をしたりしてみるとよい。泣いたり笑ったりするには、深い呼吸が必要となり、それによって咳嗽が誘発され、気道の浄化が促進される。

オリヴィアのIV刺入部は1時間毎に確認し、血管外漏出の徴候がないか点検する。

(続く)

靴下人形は、IV刺入部を検査時に使用できるよう残しながら、ドレッシング材を隠しておくための一つの方法である。小児は、IV刺入部が見えていると、看護師がいくらやめさせようとしても、テープやドレッシング材をはがそうとすることが多い。刺入部を隠してしまえば、小児はその存在を忘れてしまう。ピアジェの認知発達理論に対象の永続性という概念がある(Taylor et al., 2011)。生後9カ月の乳児は、目に見えないものの存在を想像することはできない。つまり、見えないものは記憶に残らないのである。

事例検討

ヴィクトリア・ホリー

ヴィクトリア・ホリー、68歳。貧血と重度の脱水症で最近入院した。脱水症の治療のため、右手から5%グルコース+0.45%生食の輸液を行っている。貧血の治療として内服と、左腕に輸血の場合にのみ使用するIVカテーテルを留置しロックしている。赤血球濃厚液2単位の輸血を受けたばかりである。あなたはCBC・生化学検査のための採血を医師から指示されている。ホリーさんは数年前にイレオストミーを造設し、自己管理している。最初のフィジカルアセスメントでの、ホリーさんのバイタルサインは以下の通りである。体温36.2℃、脈拍96回／分、呼吸数18回／分、血圧88／50mmHg。ホリーさんの皮膚は、つまんでも元に戻らない"テンティング"の状態で、末梢の脈拍触知が困難である。口唇は乾燥し亀裂がみられる。ストーマ周辺の皮膚は鮮紅色でストーマに表皮剥離がみられる。パウチの開口部がストーマよりかなり大きく切られている。ホリーさんは疲労が強く「元気が出ない」と訴えている。家族からの情報では、ホリーさんは普段は非常に独立心の強い性格だが、ここ数カ月"彼女らしくない"状態にあるという。

医師の指示

輸液：5%グルコース+0.45%生食　@125mL／時
体重測定　毎日
厳密な摂取・排泄量の管理
CBCと生化学検査(CMP)至急

クリティカルシンキングを高める問題

- 採血に適切な部位と必要な器具を述べなさい。
- ホリーさんの末梢循環をどのようにアセスメントするか、記述しなさい。
- ホリーさんの現在の状態で、自立した日常生活動作(ADL)を行う場合に懸念される事は何か?
- ホリーさんのイレオストミーについて注意すべきことは何か?　ストーマの状態について説明する場合、予測される内容を述べなさい。

(続く)

- 輸液と輸血が十分かどうかの判断に使用できる測定可能な臨床パラメータは何か?
- ホリーさんのストーマケアに関する退院指導計画を立てなさい。

統合看護ケア

概念

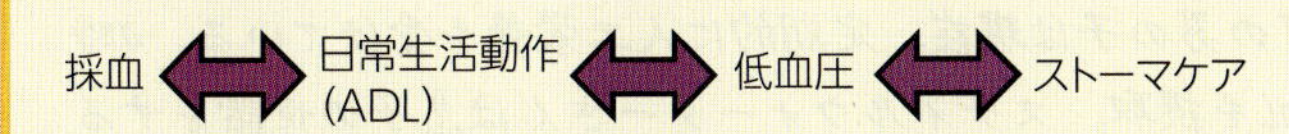

輸血専用のIVラインから採血することはできない。また、右手のIV刺入部の上からも採血することはできない。そこから採血した検体は、5%グルコース+0.45%生食溶液が混入しているため、正しい検査結果が得られないからである。施設の規定に従って、絶対に必要な場合でなければ、IV刺入部からの臨床検査用の検体採取は最良の方法とはみなされない。ホリーさんの採血は、IV刺入部のある右腕を避け、左腕から静脈穿刺を行って実施すべきである。

ホリーさんのバイタルサインは、血圧が低いため不安定になっている。低血圧が原因で、ADLに過度の負担がかかっている可能性がある。バイタルサインが改善されるまで、ADLを介助する必要がある(第7章参照)。また、ホリーさんは両腕にIVルートを留置している。IV刺入部を感染から保護しつつ、患者自身でストーマのケアを行うのは困難である。

ホリーさんにとって望ましい成果の一つが、血圧の上昇である。他の成果としては、末梢動脈の脈拍が触知できること、および皮膚のツルゴールが正常に戻ることである。また、主観的な成果としては、元気が出てきたとホリーさんが表現することである。そうなれば、家族もまた“彼女らしさ”が戻ってきていると評価するだろう。ときに、医療従事者は、高齢者は常に疲れているものだという見方で患者を判断してしまうことがある。医療従事者は、患者の通常の状態を知らないことが多いため、患者の家族からの言葉が経過を判断するのに非常に役に立つことがある。これは、患者とコミュニケーションをとれない場合は特に重要である。客観的な成果としては、ホリーさんが自分のケアをより活動的に行えることである。

患者の末梢動脈の脈拍が触知できないときは、さらに詳しく調べなければならない。生命にかかわる状態を示す徴候である可能性があり、脈拍の触知ができないときは決してそれを無視してはならない。他の看護師に脈拍を確認してもらうか、ドップラーを使用してもよい。ホリーさんの脈拍をドップラーで確認したときは、次回のアセスメントが進めやすいよう聴取できた位置に“×”印を付けておく。ホリーさんは循環血液量が減少しているので、最初のアセスメントで脈拍が触知できなくても、驚くにはあたらない(第1章参照)。

ホリーさんのイレオストミーは発赤が強く、表皮剥離が認められた。これによって感染のリスクが高まるため、注意を要する。担当医はストーマ周辺の表皮剥離をみているはずだと憶測してはならない。血圧の低下など患者がより切迫した状況で病院を受診した場合、担当医はイレオストミーを観察していないかもしれないため、担当医に報告しなければならない。ホリーさんは、ストーマのサイズの適切な測定方法と開口部の切り方について知識不足の可能性がある。患者は面板の開口部を大きく切り取りすぎており、そのため皮膚が水様便に汚染され、表皮剥離を引き起こしたのではないかと考えられる(第13章参照)。

看護師が調査すべき問題の一つに、入院前にホリーさんのストーマケアの能力がどの程度あったかということがある。ストーマの周辺の皮膚は、長期間このような状態であった可能性がある。退院する前に、ホリーさんが実際にケアしている状態をみて、自分自身でストーマのケアができることを確認し、かつ家族に介助を頼める人がいるかを確認しておく。ストーマのケアを正しく行っているかどうかを確認するために、在宅介護機関を紹介することも有用である。

事例検討

トゥーラ・スティルウォーター

スティルウォーターさんは現在、入院5日目である。帝王切開術の手術創にブドウ球菌感染症を発症した。あなたがこの患者を担当するのは2回目である。糖尿病の状態や、基準となるバイタルサイン、ルーチンの産後ケアは把握している。現在、抗生物質の点滴を実施している。スティルウォーターさんのバイタルサインは次の通り。体温37.7℃、脈拍74回／分、呼吸18回／分、血圧130／80mmHg。朝食前の指先の血糖値は120mg／dLであった。

報告によれば、切開部右側は問題なく治癒しつつあるが、左端はアルギン酸カルシウムの創傷ドレッシング材で治療中である。創の離開部は長さ約2.5cm、幅1.3cm、深さ2.5cmである。離開部からは、不快な臭気がある黄緑色の化膿性排液が多量に排出されている。患者はこの切開部に強い疼痛がある。鎮痛薬投与前のスティルウォーターさんの疼痛評価尺度は、1-10のうちの6（最大の疼痛が10）であった。

スティルウォーターさんの生後5日目の男の子は現在、定期的に人工栄養を受けている。4時間毎に調整乳（鉄分入りSimilac®）90mLを摂取。スティルウォーターさんは息子の世話をすることを強く望んでいる。

医師の指示

IVルートは輸液後にロック。各勤務帯および適宜、フラッシュ。
バンコマイシン1.0g IV 12時間毎
滅菌ドレッシング材の交換。アルギン酸カルシウムの創傷ドレッシング材をゆるく貼付し、外側のドレッシング材が排液で飽和状態になったら交換する。ドレッシング材を外す前に生食で創を湿らせる。
ドレッシング材交換時に生食で創洗浄
毎食前と就寝前に、指先の血糖値測定
スライディングスケールに応じてヒューマログ® インスリン投与
バイタルサイン測定 4時間毎
ロータブ® 7.5mg 2錠 疼痛時4-6時間あけて

クリティカルシンキングを高める問題

- ドレッシング材の交換をどのように計画するか？ また、そのときの必要物品は何か？
- この手術創についてのアセスメントと介入方法を述べなさい。
- スティルウォーターさんが生後5日目の息子の世話をするまとまった時間を作るためには、看護ケアをどのように計画したらよいか？
- スティルウォーターさんの運動性や、赤ちゃんを抱き世話をする能力を向上させるために、どのような方法を示すことができるか？

（続く）

- スティルウォーターさんの創傷治癒を促進させる因子を特定しなさい。
- 抗生物質のIVを行う際の手技について説明しなさい。

統合看護ケア

概念

スティルウォーターさんにとって、ドレッシング材の交換はストレスが多く不快なものになる。疼痛管理のために、ドレッシング材の交換は、鎮痛薬投与後、その薬剤が作用するまで十分な時間をおいてから実施する。糖尿病の状態を考慮すると、患者のインスリン投与や朝食が済んでから、ドレッシング交換を行うべきである。母親の関心はおそらく自分の息子に向けられている。スティルウォーターさんが息子に朝のミルクを飲ませられるように調整し、息子が気持ちよく眠っている状況に満足感を持たせた後、ドレッシング交換を行う。

第8章を見なおし、ドレッシング材の交換に必要な物品のリストを作成する。滅菌野を準備し、ドレッシング材の交換中は滅菌状態を維持する。スティルウォーターさんを仰臥位にして体を少し左側に傾け、洗浄時に創の排液を流れやすくするとよい。

創傷のアセスメントは、大きさ、肉芽組織の有無、排液の性状、創の色調、浮腫と紅斑の有無、および体温について行う（第7章を参照）。創縁部の皮膚およびドレッシング材貼付部の皮膚状態に注意する。創の状態に変化がないか観察し、ドレッシング材交換時のスティルウォーターさんの様子に注意する。この創傷ケアとドレッシング材の交換を自宅で行う方法について指導する場合は、指導と患者の実施状況の確認を退院計画に加える。

創傷を治癒させるためには、感染からの回復と、創縁部の癒合が必要である。創傷を最適に治癒させるために、スティルウォーターさんは蛋白質とミネラルが豊富な食事を摂取する必要がある。栄養学的な助言も得た方がよい（Taylor et al., 2011）。

スティルウォーターさんにとっては、息子の世話が最優先事項である。創傷ドレッシング材の交換、バイタルサイン、与薬などをまとめて実施することで、患者が息子の世話を行うために十分な時間を確保する。

スティルウォーターさんが、体動時や咳嗽時に枕などを腹部に当てて腹筋をサポートする方法を知っているか確認する。安楽な椅子に座って時間を過ごすほうがベッドから出たり入ったりするより望ましい場合がある。スティルウォーターさんが、息子にミルクをあげるときやあやすときに“フットボール抱き”をしている状況をアセスメントする。この抱き方の利点は、赤ちゃんが母親の腹部に乗らないことである。赤ちゃんを抱くときには、腕を支えられるよう複数の枕を使うようにするとよい。

抗生物質をIVするために、IV刺入部の通過性を確認し、薬剤投与前に、施設の規定に従ってIVルートをフラッシュし、薬局または製造業者のガイドラインに沿って抗生物質を投与する。その後、IVルートをロックする。

事例検討

ジェイソン・ブラウン

ジェイソン・ブラウン、21歳の大学生でフットボールの選手。右側脛骨・腓骨骨折整復術の術後2日目である。右下肢の膝部前面、外踝、腓骨側後面を縫合している。かなりの疼痛を訴え続けている。夜間のバイタルサインは次の通り。体温36.8℃、脈拍58回／分、呼吸12回／分、血圧118／70mmHg。午後10時ごろの患者自身の訴えによる疼痛レベルは1-10の3（最大の疼痛は10）であった。

（続く）

ブラウンさんには、左前腕の末梢静脈ルートから5%グルコース+0.45%生食を@20mL／時で輸液を行っている。疼痛緩和のために、PCAポンプを使用している。朝の看護ケアは、午前のルーチンケア、ギプスのケア、理学療法訓練への付き添いなどがある。朝のカンファレンスの直後、病棟の事務職員に声をかけられ、「ブラウンさんが看護師を呼んでいます。痛みがひどいとのことです」と言われた。

病室に行ってみると、ブラウンさんは蒼白で発汗がみられた。シーツ上には、濡れた跡が点在している。ブラウンさんは「足が痛い。ものすごく痛いんだ」と訴える。疼痛の尺度を訊ねると、「少なくとも8。痛み止めのポンプを押したけど、まだ痛いままだ」と答える。IV刺入部は問題がなさそうにみえる。ブラウンさんに「なぜ痛いままなのか調べます。まずバイタルサインを測定します」と声をかけた。現在のバイタルサインは次の通り。体温37.2℃、脈拍72回／分、呼吸20回／分、血圧124／78mmHg。

医師の指示

バイタルサイン測定　4時間毎
輸液：5%グルコース+0.45%生食　TKO（IVルートが閉塞しない程度の流量で点滴）
アンビエン® 5mg　就寝前、必要時
PCA：硫酸モルヒネ1mg、ロックアウト時間6分、最大量は1時間に10mg
理学療法、患者の状態に応じて荷重

クリティカルシンキングを高める問題

- ブラウンさんのバイタルサインにおける重要な変化は何か？
- 看護ケアや理学療法の前に、疼痛緩和のために早急に行うべき介入とは何か？
- 次の項目をどのようにアセスメントする？
  - 感染なのか、炎症なのか
  - 神経血管障害
  - IVルートの通過性

統合看護ケア

概念

バイタルサイン 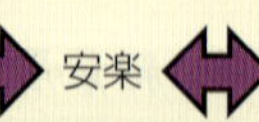 安楽 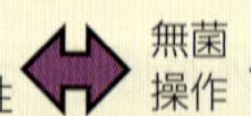 皮膚統合性 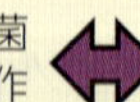 無菌操作 ⇔ IVの維持管理

バイタルサインは常に、基準となる値や前回測定したバイタルサインと比較しなければならない（第1章参照）。ブラウンさんの体温はわずかに上昇しているが、感染症を発症しているときほど劇的な上昇ではない。夜中の呼吸数と脈拍数は低値であった。患者は若く健康なアスリートであるため、安静時の脈拍数は、正常値より低いと考えられる。夜勤帯での安静時の脈拍数は56-60回／分で推移していることに注目する。脈拍数を低下させるもう一つの因子は、午後9時に入眠剤として服用したアンビエン® の作用である。そのため、朝の呼吸数と脈拍数は正常範囲内にあったとはいえ、ブラウンさんの安静時の基準となる値と比較すると増加している。これらは疼痛が増加しているという患者の訴えを裏付ける客観的な指標となる。

（続く）

術後患者の疼痛が増加する理由の一つとして、感染の可能性がある。すべての手術創を迅速にアセスメントし、発赤、腫脹、または不快な臭気がないか観察する(第8章)。入院時間が短い場合、感染の徴候や症状が出現するのは患者が退院してからであることが多い(Taylor et al., 2011)。

感染に加えて、右脚の外傷だけでなくスプリント(副子)とドレッシング材に起因する神経血管障害のリスクがある。神経血管障害のアセスメントを実施し、ギプスのケアを実施する(第9章参照)。ブラウンさんの骨折には、現在の外科手技ではより多く用いられているスプリントが使用され、ギプス固定は行われていない。しかし、看護師は受傷した四肢のケアのことを"ギプスのケア"と呼んでいる。コンパートメント症候群の徴候がないか確認する(第9章参照)。このアセスメントに物品は必要なく、時間もほとんどかからない。これを速やかに行うべきである。

アセスメントの結果、ブラウンさんの下肢がピンク色で温感があり、2+の脈拍が触知された。浮腫はなく、感覚・動きも正常、毛細血管再充満時間は3秒未満であった。創に発赤、腫脹、排液、または不快な臭気はみられなかった。

疼痛のもう一つの原因は、IVルートが開通していないため、鎮痛薬が投与されていない場合である。順を追ってIVラインの接続を確認している際に、ベッドに点々と濡れた部分があったことを思い出してほしい。IV刺入部に腫脹はなく、患者はその部位の疼痛を訴えていない。次にチェックすべきはIV刺入部からIVラインの部分である。調べてみると、IV留置針とIVラインの接続が弛んで液が漏出していた。IV留置針が閉塞していないか確認する(第15章参照)。IVルートが開通していれば、IVラインのチューブを交換するだけでよい(第5章参照)。PCAポンプ内の薬剤を調べ、正しい薬剤が入っていることを確認する。4時間毎または施設の規定に従って、PCAの履歴を調べ使用された薬剤の量および残量を確認する(第10章参照)。

担当医に連絡を取り、PCAの鎮痛薬がシーツに流出したことを説明し、すぐにブラウンさんが疼痛緩和ケアを受けられるように、適切なボーラス投与の指示を得る。30分後、バイタルサインを再度測定し、疼痛アセスメントを実施する。介入の評価を記録する。実施予定の看護ケアは、ブラウンさんの疼痛が軽減してから実施する。疼痛が消失するまで理学療法のスケジュールを組み直してもらうようPTと調整を図ることも、看護師の役割である。

事例検討

ケント・クラーク

ケント・クラーク、29歳。自動車事故のあと、閉鎖性頭部外傷が疑われ、観察のため24時間前に入院した。クラーク氏の基準となるバイタルサインは安定している。頸椎カラーを装着し、頸椎損傷の有無を確認するためにMRIを撮影する予定である。あなたは担当医から、頸椎損傷が否定されるまで、患者の活動を控えさせるように指示を受けている。

現在クラーク氏は覚醒し、意識は明瞭で、見当識(人、場所、時間)も良好、瞳孔は左右差なし、正円、対光反射および調節反射異常なし(PERRLA)。四肢両側の可動性あり。頭蓋内圧(ICP)亢進と脳浮腫を最小限に抑えるために頭部を30度挙上している。右腕の末梢IVルートから5%グルコース+0.45%生食を20mL／時で輸液している。

あなたがMRIに連れて行こうとする直前に、クラーク氏は落ち着きをなくし不安そうに見える。神経学的アセスメントを行うと、あなたは右瞳孔の反応が鈍いことに気づいた。クラーク氏は疼痛を否定しているが、「医者がなんと言おうと関係ない。このベッドにこれ以上寝ていられない」と訴える。担当医を呼ぶと、ロラゼパム0.5mgの急速静注を指示された。クラーク氏に急速静注を行っていると、IVラインの中に混濁した沈殿物が生じているのが確認された。患者がIV刺入部が少しひりひりすると訴えた。

医師の指示

ベッド上安静
ベッドの頭部を30度挙上
頸椎カラー
輸液：5%グルコース+0.45%生食　@20mL／時
神経学的チェック　2時間毎

(続く)

クリティカルシンキングを高める問題

- クラーク氏の状態が変化していることを示す臨床症状は何か？　他にどのようなアセスメントを行うか？
- クラーク氏に対し実施すべき特有の体位や移送方法について説明しなさい。
- クラーク氏の怒りを静め、ベッドから降りないようにするにはどうすべきか？
- IV刺入部の疼痛の原因とIVチューブ内の沈殿物を特定しなさい。
- このような合併症を防止するために何をすべきであったか？　また、今からどのような介入を実施したらよいか？

統合看護ケア

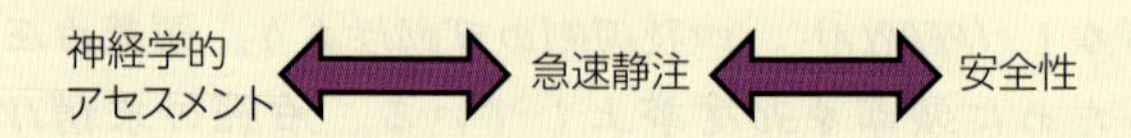

閉鎖性頭部外傷患者の場合、頭蓋内で出血や腫脹が生じることがあり、これらはICP亢進につながる。ICP亢進は、広範な脳損傷を引き起こす可能性がある。クラーク氏は落ち着きがなく不安が増強したが、これはICP亢進のわずかな症状であった可能性がある。頭蓋内の緩徐性出血でも変化が生じうる。変化を認めたときは、速やかに神経学的アセスメントを実施し、さらに神経系の変化がみられないか確認する。クラーク氏が不穏状態になったとき、看護師は右瞳孔の対光反射が鈍いことに気づいたが、これも頭蓋内圧亢進症状の一つである。患者の状態に応じた頻度で神経系のチェックを行い、わずかでも変化があれば、速やかに医師に報告する。神経系チェックで基準となる状態を綿密に記録し、その後のアセスメントによって神経系のかすかな変化を検出することが非常に重要である(第17章参照)。

頸髄損傷の重症度は多様であり、患者に正しい体位や移送方法を適用していない場合は、毛髪様骨折であっても不安定になりうる。クラーク氏は頸椎カラーをつけており、医師は動きを最小限にするよう指示していた。クラーク氏の体位変換を実施する場合は、ベッドの頭部を下げ、頸部の屈曲やねじれが生じないようログロール法を用いなければならない。他の看護師に応援を要請し、頭部、頸部、および躯幹の直線的なアライメントを維持したまま、体位変換を行う(Taylor et al.,2011)。クラーク氏をベッドからストレッチャーに移乗させる場合は、低摩擦シーツや横移動させるための装置を利用して、脊柱を動かさないよう慎重に移乗させる。頸椎カラーを付けているからといって、ベッドで坐位になったり、ベッドから出て動きまわっても安全だと考えてはならない。

クラーク氏は腹を立て、ベッドから出たがっている。拘束は最も避けたい選択肢である。この場合、クラーク氏を拘束するとさらに興奮し捕らえられたような気持ちになり、それによってICPが亢進する可能性がある(第3章参照)。

(続く)

クラーク氏にとっては、慎重な薬理学的鎮静がより良い選択肢であろう。医師は、彼の興奮と不安を抑えるためにロラゼパム投与を指示した。もう一つの介入としては、クラーク氏が現在の状況を自分で制御できるという感覚が持てるよう支援することである。これは、家族が患者のそばにいるだけでよい場合がある。また、患者のニーズを頻回に確認する。

IV刺入部の疼痛は、IVルートが開通していないことを意味する場合がある。急速静注の実施前および実施中は静脈炎や血管外漏出の徴候がないかIV刺入部を注意深く観察する。クラーク氏のIVルートの逆血は良好で血管外漏出もないと判断した場合は、IV刺入部のひりひりする感覚は、静注の影響かもしれない。薬剤を静脈からボーラス投与すると、刺激を生じることがある。静注時やその後のフラッシュは速度を下げて行う。禁忌でなければ、指示に応じて薬剤を希釈してもよい(Karch, 2007)。

クラーク氏のIVラインに現れた沈殿物の原因として、もっとも可能性の高いものは、ロラゼパムと輸液(5%グルコース+0.45%生食)の化学的不適合による薬物の沈殿である。IVラインから薬剤投与を実施するときは、薬剤と輸液製剤が化学的に適合しているかを確認しなければならない(第5章参照)。静注薬剤が適合していなければ、視認できなくとも危険な反応がすぐに生じることがある。これを予防するために、施設の規定に従って、薬剤注入の前後にIVラインのフラッシュを実施する。沈殿物がすでに形成されてしまった場合は、クラーク氏にもっとも近い部位でチューブをクランプし、その沈殿物が患者の体内に入らないようにする(第5章参照)。施設によっては、静注を中止し、新しいIVラインで別の静注を再度開始するよう規定しているが、他の施設では、IVラインのチューブの交換のみを要求する場合もある。不適合の徴候が生じたら、担当医に報告し、さらなる薬剤投与の必要性があるかどうか、クラーク氏のアセスメントを行う。

事例検討

ルシール・ハワード

ルシール・ハワード、78歳。重度の尿路感染症(UTI)で入院中。尿閉およびUTIの既往あり。患者は肥満で、心不全の既往があり、複数の抗生物質など多くの薬剤に対し過敏症がある。24時間前、ハワードさんは強い悪心と嘔吐があり、絶食(NPO)の指示が出た。左腕に挿入したIVカテーテルから、5%グルコース+0.45%生食を75mL/時で輸液されている。ハワードさんは、アムホテリシンBで持続的に膀胱洗浄を行うためトリプルルーメンの尿道留置カテーテルを挿入されたところである。カテーテルは午前6:30に挿入されており、あなたは勤務を午前6:45から開始した。勤務中、断続性副雑音が聴取され、呼吸困難を呈しはじめた。ハワードさんは腹部の疼痛を訴えている。

医師の指示

膀胱洗浄:アムホテリシンB 50mgを滅菌蒸留水1,000mLに混注　@40mL/時で5日間、
厳密な摂取・排泄量の管理(I&O)

輸液:5%グルコース+0.45%生食　@75mL/時
NPO

クリティカルシンキングを高める問題

- ハワードさんの現在の症状について考えられる原因は何か?
- どのような活動をすべきか?

(続く)

- 現在の症状の原因をどのように特定するか?

統合看護ケア

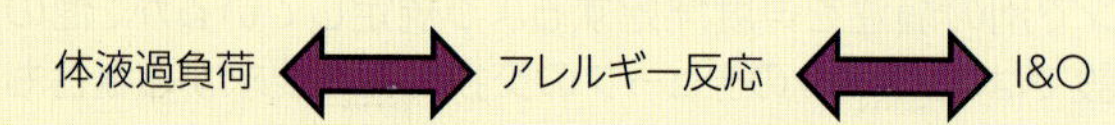

ハワードさんの症状には原因として考えられるものがいくつかある。ハワードさんの薬剤への過敏症を考慮すると、アムホテリシンBに対し過敏症があるのかもしれない。アレルギー反応には、呼吸困難の他に掻痒感、発疹などがある。症状発生のもう一つの原因として、心不全に関連するものがある。心臓に障害がある場合は水分過負荷になりやすい。水分過負荷は心不全患者の共通の問題であり、その症状には、肺内の断続性副雑音、異常心音、浮腫などがある。最後に挙げる原因は、カテーテルが膀胱ではなく膣内に誤って留置されている可能性である。

ハワードさんの症状の原因を特定するために、複数のアセスメントを実施する必要がある。最初に心音と肺音を聴診し、腹部を触診する。また、皮膚に発疹がないかアセスメントし、掻痒感がないか患者に尋ねる。心音と肺音は正常だが、下腹部が硬い場合は、カテーテルの位置を確認する。特にカテーテルの周囲が腫脹していたり、患者が肥満であったりする場合は、見るだけではカテーテルが正しい位置にあるかどうかの判断が困難なことがある。摂取量(INPUT)を確認し、排泄量(OUTPUT)と適合するかどうか調べてもよい。現在、ハワードさんは輸液を75mL／時、またアムホテリシンB　洗浄液を40mL／時で投与されている。少なくとも70mL／時で尿を排泄すべきである。これは、1時間あたりに注入される膀胱洗浄液(40mL)と1時間に排泄が期待される最低限の尿量(30mL)の合計量である。カテーテルが正しく留置され、全体のINPUTがOUTPUTより多い場合は、水分過負荷のリスクがある。カテーテルが正しく留置されていない場合、膀胱洗浄は実施されず、膣洗浄が実施されている(第12章参照)。

ハワードさんがアレルギー反応を示している場合は、アナフィラキシーに関する看護判断基準に従って、速やかに洗浄を中止し、担当医に報告する。心不全から水分過負荷の問題を生じかけている場合は、輸液流量をTKO(閉塞しない程度の速度)に落とし、洗浄液の注入を止め、担当医に報告して指示を得る。カテーテルが正しく留置されていないことに気付いた場合は、洗浄液を止め、元のカテーテルはその位置に留置したまま、新しいカテーテルキットを用意する。トリプルルーメン尿道留置カテーテルを尿道に挿入し、その後元のカテーテルを抜去する。新しいカテーテルを留置したら、洗浄液の注入を開始し、担当医に報告する。ハワードさんの状態が安定し、症状が回復したと確認できるまでハワードさんのモニタリングを継続する。

事例検討

ジャニス・ロメロ

ジャニス・ロメロ、24歳。急性リンパ性白血病(ALL)と最近診断された。静脈ルートを長期にわたって確保するため、埋め込み型ポートを設置することになり入院した。術前に21G末梢静脈留置針を右腕に挿入した。ポート設置後、ロメロさんの担当医は赤血球濃厚液2単位(PRBC)の輸血を指示した。ロメロさんに輸血について伝えると、前回輸血を受けたとき、輸血中に悪寒と発熱があったと訴えがあった。あなたは、輸血時に血液加温器を使用するという医師の指示があることに留意する。

(続く)

医師の指示

赤血球濃厚液2単位　至急輸血　血液加温器を使用
輸液：5%グルコース+0.45%生食　@50mL／時

クリティカルシンキングを高める問題

- ロメロさんに輸血するための部位を特定しなさい。なぜその部位を選択したのか説明しなさい。
- ロメロさんに輸血するための手技を説明しなさい。
- 血液を加温する目的を明らかにし、血液を加温する最も安全な方法を説明しなさい。
- ロメロさんの既往歴と診断結果を考慮して、輸血前に実施すべき事故防止策を説明しなさい。

統合看護ケア

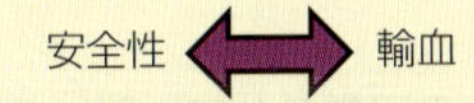

輸血を実施する前に、適切な部位を選択しなければならない（第15章参照）。刺入部位の選択は、IVカテーテルの太さと輸液の種類に左右される。輸血の場合は、赤血球の損傷を予防するため太いIVカテーテルで実施すべきである。デキストロースは赤血球溶血を引き起こすため、血液と一緒に投与できるのは生食だけである。これらの2つの理由から、輸血の最適な部位は埋め込み型ポートである。ポートから輸血する前に、ポートが化学療法の薬剤など他の輸液に使用されていないことを確認する。

ロメロさんの埋め込み型ポートは新しいので、使用前に正しく機能するか確認する。医療記録の医師の指示により、ポートが使用できることを確認する。施設の規定に応じて、ポートにアクセスする際にはマスクおよび滅菌グローブを装着する。特にロメロさんは白血病であり、免疫無防備状態であると考えられるため、確実に感染予防策を講じる。さらに、輸血には太いゲージ（19G）のヒューバー針が推奨される（第15章参照）。施設の規定に従って、ポートの通過性と血液の逆流を確認する。生食をゆっくり注入しながら、ポート部位の腫脹がないか観察する。ポート部に血管外漏出の徴候があれば、担当医に報告し、輸血には他の部位を選択する。

一部の患者には、輸血前に血液を加温する必要がある。心臓不整脈のリスクがある患者、免疫反応異常の患者、新生児や小児などがそうである。輸血時の血液製剤の加温には医師の指示が必要である。血液を加温する装置にはさまざまな種類がある。血液製剤を加温するために電子レンジを使用してはならない。これは、血液中の蛋白質が凝固し、赤血球が破壊され重度の溶血を引き起こすためである。血液を加温する必要があるときは常に、施設で承認されている血液加温器を使用する。

ロメロさんの悪寒と発熱という過去の経験は、輸血副作用の可能性がある。従って、この患者は輸血副作用のリスクが高い。同意書に署名し、輸血の必要性を十分理解していることを確認する。担当医は輸血副作用の既往について注意していなければならない。輸血の前に、他の反応を引き起こすリスクを低減するために、ジフェンヒドラミン（ベナドリル®）、アセトアミノフェン（タイレノール®）、またはヒドロコルチゾンなどの前投薬を医師が指示することがある。輸血開始から最低15分は患者のそばを離れないようにする。施設の規定に従って、頻回のバイタルサイン測定を継続的に行う。病室を出るときは、ナースコールが患者の手が届く場所にあることを確認し、通常と異なる症状があれば知らせるように指導する。

事例検討

グウェン・ギャロウェイ

グウェン・ギャロウェイ、64歳。左側乳房切除術を受けたが、現在は腋窩リンパ節を含む乳癌再発により、追加の化学療法を受けている。入院して48時間が経過した。左胸部および左腋窩の疼痛を訴えている。右胸部にはダブルルーメンのヒックマンカテーテルが挿入されている。最近の臨床検査結果では、白血球数は1800／μLと低く、血小板数も39,000／μLと低値であった。出血、皮下出血が非常に起こりやすい状態である。あなたはバイタルサインを測定し、午前中のケアを実施しなければならない。また、CBCの採血と、中心静脈ラインのドレッシング材交換も実施しなければならない。

医師の指示

バイタルサイン測定　4時間毎
CBC採血　至急、および毎朝
硫酸モルヒネ6–8mg静注、疼痛時2時間あけて
セファゾリンナトリウム（アンセフ®）1g静注、8時間毎
中心静脈ラインのドレッシング材交換、72時間毎

クリティカルシンキングを高める問題

- ギャロウェイさんのバイタルサインを測定する際の特別な注意事項とは何か?
- ギャロウェイさんの体温を測定するときにいくつかの部位が禁忌とされる理由を述べよ。
- ギャロウェイさんから採血を行う時に特に注意すべきことを述べよ。また、採血する部位を特定しなさい。
- ギャロウェイさんの中心静脈ラインのドレッシング材を交換する際の介入と、その介入の根拠を述べよ。
- ギャロウェイさんの日常のケアに関して使用する物品、制限、注意事項について考察しなさい。

（続く）

統合看護ケア

概念

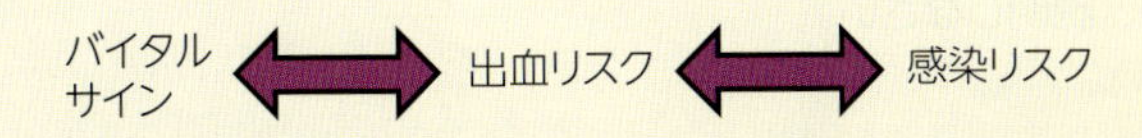

個別性のあるケアを行うためには、患者の状態とその患者特有のニーズを常にアセスメントする必要がある。患者が乳房切除術を受ける場合、患側の腋窩リンパ節郭清が行われることが多い。患側の腕で血圧を測定することで、その腕の血流が妨げられ、損傷を与える可能性がある(第1章参照)。ギャロウェイさんの場合、患側は左であるため、血圧は右側で測定する。

ギャロウェイさんの血小板数は減少しており、出血リスクが高くなっている(第1章参照)。さらに、白血球数も減少しているため、感染や他の合併症リスクが高くなっている。そのため、直腸温の測定はギャロウェイさんにとって禁忌である。また、最近の乳房切除術によって依然として不快感が残っているため、左側腋窩温の測定も禁忌である。

ギャロウェイさんの出血リスクを考えると、CBCのための採血方法として、末梢静脈穿刺は最良の選択肢だろうか?出血が遷延するリスクがあるため、中心静脈ラインが採血の方法として最良であろう(第15章参照)。担当医が化学療法だけに中心静脈ラインを使用するよう制限しているかどうか確認する。中心静脈ラインが化学療法の使用のみに限定されている場合は、静脈穿刺による採血を行う。静脈穿刺を行わなければならない場合、ギャロウェイさんの左側からの採血は、乳房切除術のため禁忌である。出血リスクが高いため、静脈穿刺部位は通常より長く圧迫する必要がある。

ギャロウェイさんの中心静脈ラインのドレッシング材を交換する場合は、感染リスクが高くなっているため無菌操作を用いる。施設の規定によっては、看護師およびギャロウェイさんにもマスクの装着が必要とされる。中心静脈ライン挿入部の出血と皮下出血を防止するため、中心静脈ラインのドレッシング材の交換を行っているときにカテーテルを動かしたり抜去したりしないようにする。

ギャロウェイさんの日常生活のケアを行う場合、複数の制限がある。出血リスクが高い患者は剃毛を避ける。もう一つの注意事項は、毛の硬い歯ブラシやデンタルフロス使用時の粘膜からの出血である。損傷を最小限に抑えるため、マウスウォッシュや非常に柔らかい歯ブラシを使用する(第7章参照)。

事例検討

ジョージ・パテル

ジョージ・パテル、64歳。3日前、気管切開術により気管カニューレを挿入した後、あなたのフロアに入院した。手術前の診断は急性上気道閉塞であった。左腕にIVカテーテルが挿入され、使用時以外はロックされている。現在、気管切開部から40%で酸素投与を受けている。パルスオキシメトリ測定値は90台前半を維持している。パテル氏は吸引時、酸素供給が中断されるとすぐに呼吸困難を呈した。勤務中に、あなたは、必要に応じて吸引を実施し、ルーチンの気管切開部のケアを実施しなければならない。また、放射線科で胸部X線(正面像・側面像)を撮影するために、携帯用酸素ボンベを使用しながら、パテル氏を移送しなければならない。

医師の指示

硫酸モルヒネ2-6mg静注　疼痛時2時間あけて
パルスオキシメトリ　各勤務帯および必要時
気管切開ケア　各勤務帯および必要時
気管切開吸引　必要時
胸部X線(正面像・側面像)
酸素投与40%　気管切開部からベンチュリマスクにて
IV終了後ロック、各勤務帯でフラッシュ

(続く)

クリティカルシンキングを高める問題

- パテル氏の吸引の必要性は、どのように判断するべきか?
- 吸引および気管切開部のケアに対する望ましい成果を説明しなさい。
- パテル氏の気管切開部ケアの必要性は、どのように判断するべきか?
- パテル氏を放射線科に移送時、安全を確保するために実施すべき事故防止策は何か?

統合看護ケア

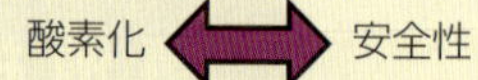

吸引の必要性を評価するため、最初にパテル氏の呼吸状態をアセスメントする。酸素飽和度を測定し、基準となる値と比較する。酸素飽和度が基準となる値より低下している場合は、吸引が必要な状態であることを示すと考えられる。呼吸が通常より努力性であるかどうか観察する。断続性副雑音または連続性副雑音がないか肺音を聴診する。また、ゴロゴロ音がないか気管切開部周囲を聴診する。喀痰を排出するような湿性咳嗽はあるか? これらの項目すべてが、吸引の必要性を示す徴候や症状となる。

気管切開部のケアの必要性をアセスメントするために(第14章参照)、気管切開部、気管カニューレの固定バンド、および切り込みガーゼドレッシングを詳細に調べる。ドレッシング材が濡れている、または湿っている場合は、気管切開部のケアが必要である。ドレッシング材が乾燥していて問題がない場合は、気管切開部のケアを予定している時間まで待ってもよい。吸引とその後の咳嗽によって気管切開部のドレッシング材が汚れることが多いため、ドレッシング材の交換は吸引後まで待ってもよい。

気管切開部の吸引時に望ましい成果は、低酸素症、不快感、および疲労を最小限に抑えることである。施設の規定に応じて、吸引前に高酸素化することで低酸素症を抑えることができる。パテル氏の吸引時間は10-15秒に抑え、再度吸引を実施する前には休息する時間を設ける(スキル14-13を参照)。気管切開部のケアまたは吸引を繰り返す場合、素早く酸素供給装置を戻して装着し、酸素中断時間を短時間に抑える。パテル氏の気管切開部は新しいため、おそらく鎮痛薬としてモルヒネを処置前に投与する必要がある。モルヒネは呼吸抑制をもたらすため、鎮痛薬投与後は継続的に呼吸状態を評価する。さらに、十分な休息時間をとり、吸引による疲労を最小限に抑える必要がある。気管切開部の吸引と気管切開部のケアとの間にも安静にする時間を取る必要があるだろう。

パテル氏を移送する場合の事故防止策は、十分な酸素供給に焦点を絞る。まず、パテル氏の移送前に酸素飽和度と呼吸状態をアセスメントする。必要に応じ、病室から出る前に吸引を実施する。また、携帯用酸素ボンベが満量であることと、ボンベに“酸素”と記載されたラベルが付いていることを確認する。壁掛け式の酸素流量計の酸素を止める前に、携帯用酸素ボンベが適切に機能していること、および必要物品が準備されていることを確認する。このようにして、患者に携帯用酸素ボンベを使用するときに酸素化を中断しないようにする。

第3編 事例検討上級編

事例検討

コール・マッキーン

コール・マッキーン、4歳の男児。小児集中治療室（PICU）に入院している。体重22kg。3日前に隣家のプールで溺れたため入院した。コール君が水中に沈んでいたのは5-10分間であった。隣人がCPRを開始し、救急隊は到着後10分以内に心拍を再開させた。プールの水を吸い込んでいたため、炎症反応が強く、肺水腫に至った。気管内チューブ（ETチューブ）を挿管し人工呼吸器を装着した。2日間は気管支に大量の分泌物が貯留し、約2時間毎に吸引が必要であった。本日、呼吸音はこれまでより明瞭で吸引が必要となる頻度も減少した。酸素投与量は徐々に減量している。本日は、可能であれば抜管する予定である。動脈ラインは左橈骨動脈に確保し、生食を2-3mL／時で注入している。末梢挿入型中心静脈カテーテル（PICC）は右腕から挿入し、5%グルコース+0.45%生食を75mL／時で輸液している。心拍数、呼吸数、動脈圧波形をモニタリング中。パルスオキシメーターのセンサーは右足部に装着している。尿道（フォーリー）カテーテルを留置し尿を重力により自然流出させ、また経鼻胃管を留置し低圧間欠的吸引を行っている。鎮静剤を投与しているが、コール君は時々目を開け、四肢を動かしている。コール君の活動性は高まりつつある。

人工呼吸器のアラームが鳴った。コール君を見ると、目を開け、泣き声を上げている。正しく挿管されていれば、小児は声を出すことができない。酸素飽和度は81%に低下し皮膚の色は浅黒くなっている。ETチューブの周囲から自発呼吸を行っている。腹部は膨満している。コール君の呼吸状態と酸素化をアセスメントしていると担当医がベッドサイドにやってきた。担当医から、ETチューブの抜管とフェイスマスクで40%の酸素投与開始の指示が出た。コール君にフェイスマスクを装着すると、酸素飽和度は90%台半ばまで回復した。担当医は「この子はチューブを外す準備ができていたようね」と言って、15分後にフォローアップABGの採血を実施するよう指示した。

医師の指示

連続的パルスオキシメトリ
酸素飽和度92%-98%に維持
人工呼吸器設定：FiO_2 36%、IMV36、圧26／6
バイタルサイン測定　1時間毎
神経系チェック　1時間毎
気管内吸引　必要時
フォーリーカテーテル　自然排出
I&O（input & output）
経鼻胃管　低圧間欠的吸引
動脈血液ガス　2時間毎
輸液：5%グルコース+0.45%生食　@75mL／時
動脈ライン：生食　2-3mL／時

（続く）

クリティカルシンキングを高める問題

- 抜管の可能性があるとき、抜管に対処するあなたの最初の行動を説明しなさい。
- 小児患者に対するABG用の採血はどのように行うか?
- 酸素マスクをつけたコール君に対し、今後は反応の評価をどのように行うべきか?
- コール君の安静や睡眠の時間を確保しつつ、1時間ごとのアセスメントを実施するためのケアプランを作成しなさい。
- コール君の呼吸状態を観察する際に使用する看護スキルを特定しなさい。

統合看護ケア

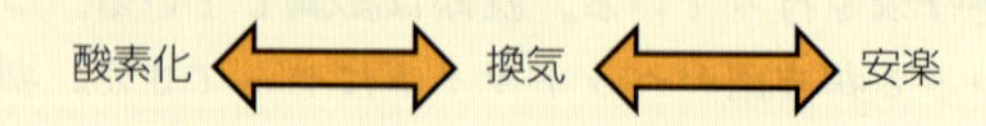

患者が挿管されている場合は、気道確保が最優先事項である。コール君の泣き声が聞こえたときは、ETチューブが適切な位置にあるかどうか確認しなければならない。肺野および腹部にも聴診器を当てて聴診する。肺野に人工呼吸器による呼吸音が聞こえない場合は、ETチューブが定位置に入っていないということである。小児の頸部は非常に短いため、気管チューブが食道に誤って挿入されることもありうる。食道挿管となった場合は、人工呼吸器の周期的な音が腹部で聞こえる。ETチューブが正しい位置になければ、酸素飽和度は不安定で、チアノーゼ、腹部膨満などの徴候がある。コール君の場合、ETチューブはすでに抜管していると看護師は判断した。人工呼吸器を装着している全ての患者のベッドサイドには、アンビューバッグと正しいサイズのマスクを常備しておかねばならない。今回、コール君はバッグ・マスクによる人工呼吸を必要としなかったが、これらが必要になる可能性もあった。

コール君の反応を評価するとき、ABGの検査結果が酸素投与に関する臨床決定の一材料となる。コール君の場合、40%の酸素マスクに交換してから10-15分後に、ABG用の採血を行っている(第18章参照)。結果は次のとおりであった：$PaO_2$82mmHg、$PaCO_2$46mmHg、ph 7.34、$HCO_3$20mEq／L。このABGの結果は、コール君の酸素濃度が許容範囲内ですぐに再挿管を行う適応ではないことを示している。コール君の治療に対する反応を評価するために、定期的にABG採血を継続すべきである。

呼吸状態を観察するためには、呼吸仕事量の観察、呼吸数測定、顔色の観察、呼吸音の聴取などを行う。著明な呼吸障害が認められず、呼吸数が安定しており呼吸音が明瞭であれば、酸素投与経路の変更に良好に反応しているということである。さらに、パルスオキシメトリを用いて酸素飽和度を連続的にモニタリングする。酸素飽和度の上昇・下降がみられたときは、速やかに担当医に報告する。

小児の総血液量は少ないため、動脈ラインから抜いた血液は、廃棄せずに検体採取後に患児の体内に戻すのが普通である。検査に提出する小児用の採血管に入れる血液量も成人より少量である。小児用の動脈ラインでは、急速フラッシュする際の溶液量は成人より少量に設定されている(ピッグテイルカテーテル使用時など)。

(続く)

患者、とくに小児の患者が重篤な状態であるときは、ケアをまとめて実施するようにし、1時間ごとの介入の合間に患者が十分な睡眠と安静を確保できるようにする。集中治療室で看護師が行う初期アセスメントの一つは、各モニタリング装置が患者の実際の状態を正確に示しているかを確認することである（第14章および16章）。モニター装置が正確に患者のバイタルサインを反映していることが確認できれば、病院の規定に従って、患者とモニターから交互にバイタルサインを得ることも可能となる。静かな環境を維持することも重要である。集中治療室には騒音と医療行為が絶えずあるため、多くの小児集中治療室では、夜は照明を暗くし、小児のために昼と夜のサイクルを作っている。

事例検討

ディウェイン・ウォレス

ディウェイン・ウォレス、19歳は、酩酊中の喧嘩でナイフによる刺創を生じ、約4時間前に救急治療室に搬送された。ディウェインさんの担当看護師が新たな救急患者の処置をしているあいだ、あなたはディウェインさんのケアをするよう依頼された。担当看護師からは次のような報告を受けた。病院到着時は刺創による出血と呼吸障害があった。刺創は右胸部第6肋間腔にあり、長さは約2.5cm、縫合は問題なく終了した。胸部X線写真によって右側に血胸が確認され、医師がチェストチューブを挿入した。チェストチューブはディスポーザブルの排液バッグに接続し、−20cmH_2Oで持続吸引中。チェストチューブからは暗赤色の血液が少量排出されている。この2時間は新たな排液がみられない。

ディウェインさんの最新のバイタルサインは次の通り。体温36.9℃、脈拍88回／分、呼吸24回／分、血圧112／74mmHg。酸素マスクから30％の酸素投与を受けており、連続的にパルスオキシメトリでモニタリングしている。酸素飽和度は現在96％。患者は息切れがすると訴えている。努力性呼吸はみられず副呼吸筋の使用もない。チェストチューブ挿入部および刺創部の疼痛を訴えている。左前腕のIVルートは開通している。臨床検査結果によれば、血中アルコール濃度は0.12であった。担当看護師は報告しながら言った。「非行少年の相手をよろしくね。疼痛があるようだけど、鎮痛薬はすでにボトル1本ほど飲んでるわよ」

ディウェインさんがナースコールを押した。ベッドサイドに行くと、ディウェインさんには鎖骨下の陥没呼吸と努力性呼吸がみられている。パルスオキシメータの値は95％。ディウェインさんは言った。「この、横にあるやつが本当に痛いんだ」

再度バイタルサインを測定したところ、体温37℃、脈拍90回／分、呼吸37回／分、血圧118／78mmHgであった。右肺の呼吸音が減弱しているのに気付いた。チェストチューブの垂れ下がりはないが、ディウェインさんがチューブの一部を体の下に敷いていた。ディウェインさんに疼痛の尺度を1-10（10が最大の疼痛）とした場合、どの程度かと質問すると、「だいたい5くらい」という返答であった。前回もらった薬で疼痛は改善したか尋ねると、鎮痛薬はもらっていないという答えであった。医療記録を調べると、重酒石酸ヒドロコドン5mg／アセトアミノフェン500mg（ロータブ5／500）の指示が約3時間前に記載されていた。しかし、与薬記録をみると、与薬したという記録はなかった。担当の看護師を見つけて、ロータブを与薬したか訊いたところ、答えは次のようなものだった。「冗談でしょ。酔って喧嘩するほどタフなんだから、細いチェストチューブぐらい平気でしょ。自業自得よ。あんな男、ただ寝かしておけばいいのよ」

（続く）

医師の指示

チェストチューブはドレナージバッグに接続し吸引圧 $-20cmH_2O$
酸素マスクからの酸素投与30%
連続的パルスオキシメトリ
輸液：生食　@100mL／時
ロータブ5／500、1または2錠、疼痛時経口投与　4時間あけて

クリティカルシンキングを高める問題

- ディウェインさんのニーズで最優先すべきはどれか？　優先順位に関するアセスメントについて説明しなさい。
- チェストチューブドレナージの問題をどのように解決するか？　呼吸障害の原因は何が考えられるか？
- 血胸におけるチェストチューブドレナージの目的を述べよ。
- 鎮痛薬の投与に関する医師の指示が“必要時”となっている場合、看護師が鎮痛薬を与えない正当な理由を述べよ。
- 十分な疼痛管理を妨げかねない看護師の先入観について考察しなさい。

統合看護ケア

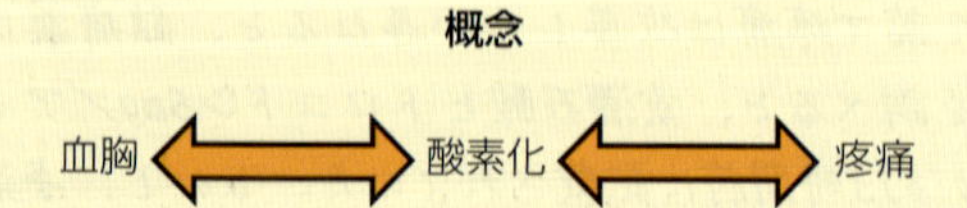

最優先事項はディウェインさんの悪化した呼吸障害の状態である。酸素飽和度の変化は非常に小さいが、これは、ディウェインさんの体内で現在、代償機序が働いているせいである。ディウェインさんの呼吸仕事量は劇的に変化しており、これは呼吸状態の変化を示している。今回のアセスメント時の呼吸数は37回／分で、最初に測定した24回という呼吸数からかなり上昇している。胸部を観察したとき、鎖骨下の陥没呼吸に気付いた。これはディウェインさんが肋間筋を使って呼吸していることを示している。呼吸音を聴診すると、右肺の空気の動きが減弱していた。これは血胸を示している。

血胸になると、血液が胸膜腔内に溜まり肺を圧迫する。チェストチューブの目的は、血液を排出し肺を十分に拡張させることである。ディウェインさんの場合、ナイフによる刺創が胸膜に達し、血液が胸膜腔内に貯留した。右肺をルーチンに評価し、胸膜腔内の血液が除去され肺が再拡張できていることを確認しなければならない。

（続く）

呼吸状態の変化はチェストチューブのドレナージに問題があることを示している。

今回気付いたように、ディウェインさんは呼吸状態が変化していた。フィジカルアセスメントを終えたら、次は装置の点検を開始する。他の装置のチェックと同様に、患者側から開始し装置へと進める。まず、チェストチューブの挿入部位の観察を開始する。ドレッシング材が密閉状態を維持しているか観察し、チューブに漏れ、ねじれ、垂れ下がりなどができていないか調べる。最近の排液量を以前の排液量と比較し、吸引量を確認する(第14章参照)。ディウェインさんはチューブの上に寝ており、このため排液の適切な排出が妨げられた。ディウェインさんのチューブの位置を正しく戻すと、約60mLの黒っぽい古い血液がドレナージバッグの中に流出した。患者の呼吸状態はすぐに改善した。従って、胸膜腔内に貯留していた血液が、彼の呼吸障害の原因であった。

麻薬性鎮痛剤の投与が禁忌になる状況はいくつかある。救命処置を行う際は、疼痛緩和が常に最優先になるとは限らない。ディウェインさんの場合は呼吸停止のリスクがあったため、チェストチューブ挿入前に鎮痛薬を投与されていなかった。麻薬性鎮痛剤は、神経系の変化がわかりにくくなってしまうため、意識状態のアセスメントが重要である場合も禁忌となる。麻薬性鎮痛剤は呼吸抑制およびバイタルサインの変化という有害作用も伴う。看護師がこのような有害作用を懸念した場合も、指示された鎮痛薬が投与されないことがある。このため、疼痛管理の有益性が有害作用のリスクを上回るかどうかについて議論がある。多くの病院では、これらの倫理的決定を支援するための委員会があり、看護師、医師、薬剤師間の話し合いによって、有害作用を最小限に抑えた最適な疼痛管理を実施している。有害作用を防止するために鎮痛薬を投与しないことを看護師がひとりで決定せずに、担当医と話し合うべきである。

看護師が与薬を控えるもうひとつの理由として、患者の疼痛についての先入観と偏見がある。一部の看護師はそのような感情を抱いていることに気付いてさえいない。看護学生として、患者に対して自分がどのような反応を示しているか理解すべきであり、自分の信念や偏見についてよく考えておくべきである。一般に認められている看護基準には、患者が自身の疼痛を明確に評価し、それを看護師が適切に管理することが記されている。疼痛管理のガイドラインは、米国保健福祉省の看護委員会、世界保健機関(WHO)、およびその他の専門機関によって発表されている。

事例検討

ロバート・エスピノーザ

ロバート・エスピノーザ、44歳。試験的開腹術を受けた。麻酔後回復室(PACU)の看護師から午後2:10に電話があり、エスピノーザ氏に関して次のような報告を受けた。末梢静注カテーテルを右腕に挿入し、生食を50mL/時で輸液中。腹部正中に2本のジャクソン・プラット(JP)ドレーンを挿入し、貼布されているドレッシング材は乾燥し汚染は認められない。経鼻胃管(NGチューブ)および尿道カテーテル(フォーリー)を留置し重力により自然流出中。NGチューブは挿入位置を確認し、黄緑色の排液が中等量貯留している。PACUでのバイタルサインは次の通り。体温36.7℃、脈拍86回/分、呼吸16回/分、血圧134/80mmHg。疼痛の尺度は1-10(10が最大の疼痛)の6であったため、午後2時に6mgのモルヒネ硫酸塩をIVで投与した。

午後3時、エスピノーザ氏は内科・外科病棟に病院内の移送係によってストレッチャーで移送されてきた。鼻孔付近でNGチューブを固定していたテープが外れていた。脚の上に置かれている蓄尿バッグには、淡黄色の尿が少量ある。エスピノーザ氏は病室で「背中の下が濡れている気がする」と言った。病室到着時のバイタルサインは次の通り。体温36.7℃、脈拍130回/分、呼吸18回/分、および血圧100/68mmHg。呼吸は規則的で非努力性、皮膚の色はピンク色。現在の疼痛尺度は1-10(10が最大の疼痛)の2である。エスピノーザ氏の家族がフロアの待合室で心配そうに待っている。

(続く)

医師の指示

尿道留置カテーテル(フォーリー)　自然流出
厳密なI&O
経鼻胃管　間欠的に吸引
輸液：生食　@50mL／時
ルーチンのJPドレーンケア
ルーチンの術後バイタルサイン測定
モルヒネ硫酸塩4-10mg静注、疼痛時・必要時
　2時間あけて

クリティカルシンキングを高める問題

- エスピノーザ氏の術後間もない状態を考慮して、ストレッチャーからベッドへ移乗させる方法を説明しなさい。
- 次の項目におけるアセスメントおよび看護の優先順位をつけ、根拠を述べよ。
  - 速やかなフィジカルアセスメントおよび介入
  - チューブ類のアセスメントおよび管理
  - 疼痛管理および安楽レベル
  - 患者家族のケア

統合看護ケア

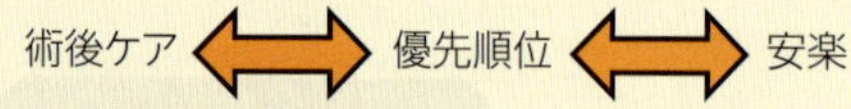

エスピノーザ氏をベッドへ移乗する場合、次の要素について十分注意する：疼痛レベルを最小限に抑える、手術創を保護する、およびチューブ類の通過性を維持する。移乗の際の過剰な負荷によって腹部の手術創の損傷および出血が生じる可能性がある。病院の規定に従って、他の看護師らの応援を得て患者を慎重に移乗させる。移乗時、チューブ類またはドレッシング材を破損しないよう注意する。エスピノーザ氏をベッドに移したら、尿のドレナージバッグをベッドの枠に取り付け、膀胱より下の位置に吊るす。この位置によって尿が重力で自然流出し、尿路感染症を防ぐ(第12章)。

エスピノーザ氏は手術を終えたばかりの患者であるため、最優先で実施すべきケアは、蘇生のABC(気道[airway]、呼吸[breathing]、循環[circulation])に基づいたアセスメントを実施することである。病室到着時のバイタルサインを基準となる値と比較する。エスピノーザ氏の呼吸数はベースラインからあまり変化していない。禁忌でなければ、深呼吸を促すため頭部を挙上し、気道と呼吸状態のアセスメントを継続する(第6章参照)。

次に優先される項目は循環である。エスピノーザ氏の場合、血圧が低下し心拍数がPACUでの基準となる値から増加している。これらはいずれも出血に伴う循環血液量の減少を示していると考えられる。従って、エスピノーザ氏の腹部に貼付したドレッシング材が乾燥し問題ないかを調べる必要がある。ドレッシング材の表面に血液が見られないからといって手術創が乾燥しているとみなしてはならない。そのドレッシング材がポリウレタンフォーム素材である場合、血液がフォーム材に吸収され簡単に確認することができない。患者の下に敷いているシーツなどを見て、血液がドレッシング材の裏から漏出していないか確認する。エスピノーザ氏は背中の下が“濡れている”ような気がすると言っていた。彼の体の向きを変えると、体の下には水たまりのように多量の鮮紅色の出血がみられた。これは腹部手術創からの急性の出血によるものである。この場合、腹部のドレッシング材を外してはならない。しかし、医師の指示があれば、ドレッシング材を補強することはできる。

可能性のある他の出血部位をすべて確認する。JPドレーンをアセスメントするときは、血液の色、量、粘度に注意する。腹部をアセスメントし、腹部膨満など腹腔内出血の徴候がないか確認する。また、尿量の減少がないかも確認する。これも、循環血液量の減少を示す一つの徴候である。尿量が30mL／時未満であれば、循環血液量減少性ショックの徴候かもしれない。エスピノーザ氏は出血しており循環血液量減少の徴候を示しているが、まだ循環血液量減少性のショック状態には至っていない。エスピノーザ氏の血圧が低下し続ける場合は、下肢を挙上し、静脈還流を促す。体内もしくは体外または両方の出血の徴候を担当医に報告する。急性の術後出血の場合は外科的な修復術が必要である。

優先順位で次にすべきことは、チューブ類がすべて問題なく適切に機能しているかどうかを確認することである。最初に確認すべきチューブはIVラインである。特にエスピ

(続く)

ノーザ氏は再手術を受ける可能性があるため、IVラインの通過性は確認しておかねばならない。次に調べるのはJPドレーンである。持続吸引を維持するため、JPドレーンの排液貯留は半分以下にとどめる。JPドレーンの排液の色や性状をアセスメントする(第8章参照)。次にNGチューブのアセスメントを行う。エスピノーザ氏のNGチューブの固定テープは外れていたため、チューブが胃の中にあると確信はできない。NGチューブの位置を確認し、排液の色調、pHと量をアセスメントし、その後NGチューブから間欠的な吸引を行う(第11章参照)。体外に出ているチューブの長さを測定し、挿入時に記録された長さと比較する。次に、尿道カテーテルを評価し適切に排泄されているか確認する(第12章参照)。

次に、エスピノーザ氏の疼痛レベルを継続的に確認する。急性疼痛がある場合は、ただちに手術創の離開がないか確認する。エスピノーザ氏は出血しているため、血圧がそれ以上低下しないようにモルヒネを少量ずつ増量し、一度に多量のモルヒネを使用しないようにする必要がある。身体的な安楽に加え、手術室に戻るかもしれないという不安感にも配慮する。エスピノーザ氏のケアを行うときは穏やかな声と態度を維持する。

担当医にアセスメントの結果をすべて報告する。

エスピノーザ氏の家族のことも忘れてはならない。家族らはエスピノーザ氏との面会を願っている。あなたが病室でエスピノーザ氏の処置を行っている間、他の看護師から家族に状況を伝えてもらうとよい。エスピノーザ氏の状態が安定したら、家族と面会する前に、患者の体につながれたチューブについて、その目的、機能を含めて家族に説明する。家族が病室に入り、エスピノーザ氏と会うタイミングは柔軟に対応する。

事例検討

ジェイソン・ブラウン、グウェン・ギャロウェイ、クラウディア・トラン、ジェイムズ・ホワイト

今週から、あなたは郊外の小規模病院で看護師として働きはじめた。今は内科・外科病棟の夜間勤務についている。今夜は、唯一の看護助手と看護師の1人から病欠の連絡があったため、病棟スタッフが不足している。応援が必要であると夜間の看護管理者に連絡をすると、看護管理者は他のフロアから看護助手を応援として配置してくれた。看護管理者からは、1時間後にはそのフロアに誰かを応援に行かせるので、それまでは優先順位の高い患者からケアを実施しているようにと指示があった。

あなたが担当している患者のうち6名は比較的合併症の少ない患者で、単純なケア（バイタルサイン測定、与薬）を実施する予定である。その他に、次に説明する気掛りな患者が4名いる。

- ジェイソン・ブラウン氏、64歳。気管切開術を受けており、気管切開部からゴロゴロ音が聞こえ、頻繁に乾性咳嗽がみられる。パルスオキシメトリの酸素飽和度は88%。必要に応じて気管切開部の吸引を行うという指示が出ている。
- グウェン・ギャロウェイさんは化学療法を受けていたが、胃腸炎を発症し、現在は病院に戻っている。あなたが勤務についたとき、グウェンの悪心、嘔吐はまだ持続している。
- クラウディア・トランさん、84歳。老人介護施設から入院した患者で、脳血管障害後の患者である。尾骨にステージⅢ、左殿部にステージⅠの褥瘡がある。トランさんはすぐに骨突出部に紅斑が生じるため、15分おきに体位を変える必要がある。また、混乱がみられ、過去に2回、夜間に付添いがいないため拘束していたにもかかわらず転落したことがある。家族は今、彼女に付き添っているが、30分ほどで帰る予定である。
- ジェイムズ・ホワイト氏はCOPDの患者である。看護助手の報告によると、自動血圧計での血圧は168/100mmHgであった。通常の血圧は130/70mmHgである。看護助手から、ホワイト氏は重度の頭痛を訴えているがその他の愁訴はないとの報告があった。

(続く)

クリティカルシンキングを高める問題

- これらの患者に提供するケアを優先順位に従って述べよ。根拠と介入についても説明しなさい。

統合看護ケア

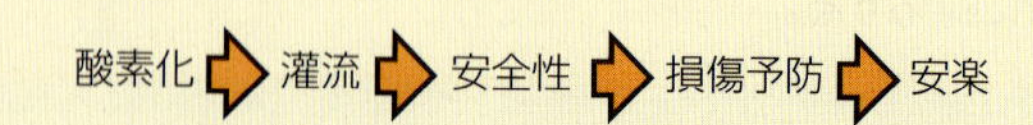

ブラウン氏は気道浄化および酸素化が困難な状態であるため、彼のケアを最優先に実施すべきである。看護の優先順位は常に、蘇生のABC、つまり気道（airway）、呼吸（breathing）、循環（circulation）に従って決定する。ブラウン氏には迅速な気管内吸引と呼吸状態のさらなる評価が必要である（第14章参照）。この患者の酸素飽和度が安定したら、他の患者のケアを行う。

次は、バイタルサインが劇的に変化したホワイト氏のケアに取り組む。ホワイト氏の血圧が速やかに管理されず高いままであれば、脳卒中のリスクがある。他の介入について計画する前に、あなた自身で手動式血圧計を用いて血圧を測定する（第1章参照）。初回看護アセスメントには、測定器具の正確性や看護助手から報告された情報の正確性を確認することが含まれる。実際に測定した血圧は190／110mmHgであった。担当医の指示に、血圧に関する約束指示がないか確認する。担当医に直ちに連絡を取り、ホワイト氏の状態変化を知らせる。

トランさんは、付添いがいなければ転倒・転落のリスクが高く、実際に転倒・転落が発生した時は重度の損傷を受ける可能性がある。身体損傷のリスクを低下させることが次に優先すべき事項である（第3章参照）。トランさんの場合、家族に今夜は付き添ってもらうか、少なくとも病棟内に応援が到着するまでは付き添ってもらうよう依頼することが可能であろう。多くの家族は、状況を説明すれば、意を汲んで快く協力してくれるだろう。家族が帰ってしまう場合は、看護助手に拘束を解いて、ベッドを一番低い位置にし、他の応援が得られるまで、トランさんのそばにいるように依頼する。トランさんの体位変換のスケジュール管理を看護助手に委任してもよい。

嘔吐というのは明らかに苦痛な状態ではあるが、ギャロウェイさんの状態は生命にかかわるものではない。従って、この患者の状態は他の3名の患者より優先順位が低い。

ギャロウェイさんには安楽が必要である。制吐剤の指示があるか確認し、なければ、担当医に連絡し、指示を得る。

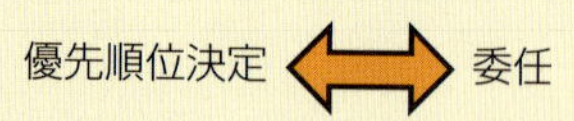

ギャロウェイさんの薬剤が作用するまでに実施できる他の介入は、照明を暗くし、頸部に冷たい布を当て、周りで音を立てないようにし、臭気の強い物質を除去し（例えば食物や吐物）、頭部を挙上することである。

ケアの優先順位を決定し委任するとき、以下のような状況判断が意思決定のプロセスに役立つであろう。

- 生命にかかわる状況か？
- この患者が悪化する速さはどのくらいか？
- その問題を改善するのにかかる時間は？
- 誰かに応援を要請できるか？

患者の気道、呼吸、循環が危機的状況の場合は常に、生命にかかわる緊急事態である。蘇生のABCに基づいて優先順位を決定する。ブラウン氏は気道および酸素化に問題があったため、最優先に対処すべき患者である。患者の状態が急速に悪化しそうな場合も、優先すべきである。ホワイト氏の場合、血圧が急激に上昇したため、脳卒中の危険性がある。この生命にかかわるイベントを防止するために速やかなケアが必要である。2人の患者が、酸素化などの同程度の緊急性を持つ問題を呈している場合、すぐに解決できる問題から対処する。時には、短時間で多くの看護活動を実施しなければならず、応援を求めるための時間を確保することさえ困難なときがある。多くの病院では夜間の看護管理者がおり、問題解決の支援をしている。さらに、医師を電話で呼び出すことができ、また院内に待機していることもある。看護助手など、資格のない職員も、ときには簡単な業務を支援することができる。看護の優先順位を決定し、簡単な業務は委任することも、看護スキルとして高めるべき技術の一つである。

事例検討の参考文献

Centers for Disease Control and Prevention (CDC). (1999; updated 2007). Information about MRSA (methicillin-resistant *Staphylococcus aureus*) for healthcare personnel. Accessed July 28, 2009. Available at www.cdc.gov/ncidod/dhqp/ar_mrsa_healthcareFS.html.

Centers for Disease Control and Prevention. (2004a). *Guidance for the selection and use of personal protective equipment (PPE) in healthcare settings*. (Slide presentation). Available at www.cdc.gov/ncidod/dhqp/ppe.html. Accessed June 10, 2009.

Centers for Disease Control and Prevention (CDC). (2007a). *Droplet precautions. Excerpted from guideline for isolation precautions: Preventing transmission of infectious agents in healthcare settings*. Available at www.cdec.gov/mcidod/dhqp/pdf/guidelines/Isolation2007.pdf. Accessed June 12, 2009.

Centers for Disease Control and Prevention (CDC). (2007b). *Standard precautions. Excerpted from guideline for isolation precautions: Preventing transmission of infectious agents in healthcare settings*. Available at www.cdec.gov/mcidod/dhqp/pdf/guidelines/Isolation2007.pdf. Accessed June 12, 2009.

The Institute for Safe Medication Practices (ISMP). (2009). ISMP and FDA campaign to eliminate use of error-prone abbreviations. Available at www.ismp.org/tools/abbreviations/. Accessed June 19, 2009.

The Joint Commission, (TJC). (2009). *National patient safety goals*. Available at http://www.jointcommission.org/PatientSafety/NationalPatientSafetyGoals/ Accessed April 12, 2009.

Karch, A. M. (2007). *2007 Lippincott's nursing drug guide*. Philadelphia, PA: Lippincott Williams & Wilkins.

Taylor, C., Lillis, C., LeMone, P., & Lynn, P. (2011). *Fundamentals of nursing: The art and science of nursing care*. 7th ed. Philadelphia, PA: Wolters Kluwer Health/Lippincott Williams & Wilkins.

索引

な

は